岳美中全集

·上编·

岳美中　原著
陈可冀　主编

中国中医药出版社
·北　京·

图书在版编目（CIP）数据

岳美中全集 / 岳美中原著；陈可冀主编 . — 北京：中国中医药出版社，2012.5（2025.6 重印）
ISBN 978-7-5132-0499-6

Ⅰ . ①岳…　Ⅱ . ①岳…②陈…　Ⅲ . ①医案—汇编—中国—现代　Ⅳ . ① R249.7

中国版本图书馆 CIP 数据核字（2011）第 092259 号

中国中医药出版社出版
北京经济技术开发区科创十三街 31 号院二区 8 号楼
邮政编码　100176
传真　010-64405721
山东临沂新华印刷物流集团有限责任公司印刷
各地新华书店经销

开本 710×1000　1/16　印张 122.25　字数 2089 千字
2012 年 5 月第 1 版　2025 年 6 月第 3 次印刷
书号　ISBN 978 – 7 – 5132 – 0499 – 6

定价　498.00 元（全三册）
网址　www.cptcm.com

服务热线　010-64405510
购书热线　010-89535836
维权打假　010-64405753

微信服务号　zgzyycbs
微商城网址　https://kdt.im/LIdUGr
官方微博　http://e.weibo.com/cptcm
天猫旗舰店网址　https://zgzyycbs.tmall.com

如有印装质量问题请与本社出版部联系（010-64405510）

《岳美中全集》编辑委员会

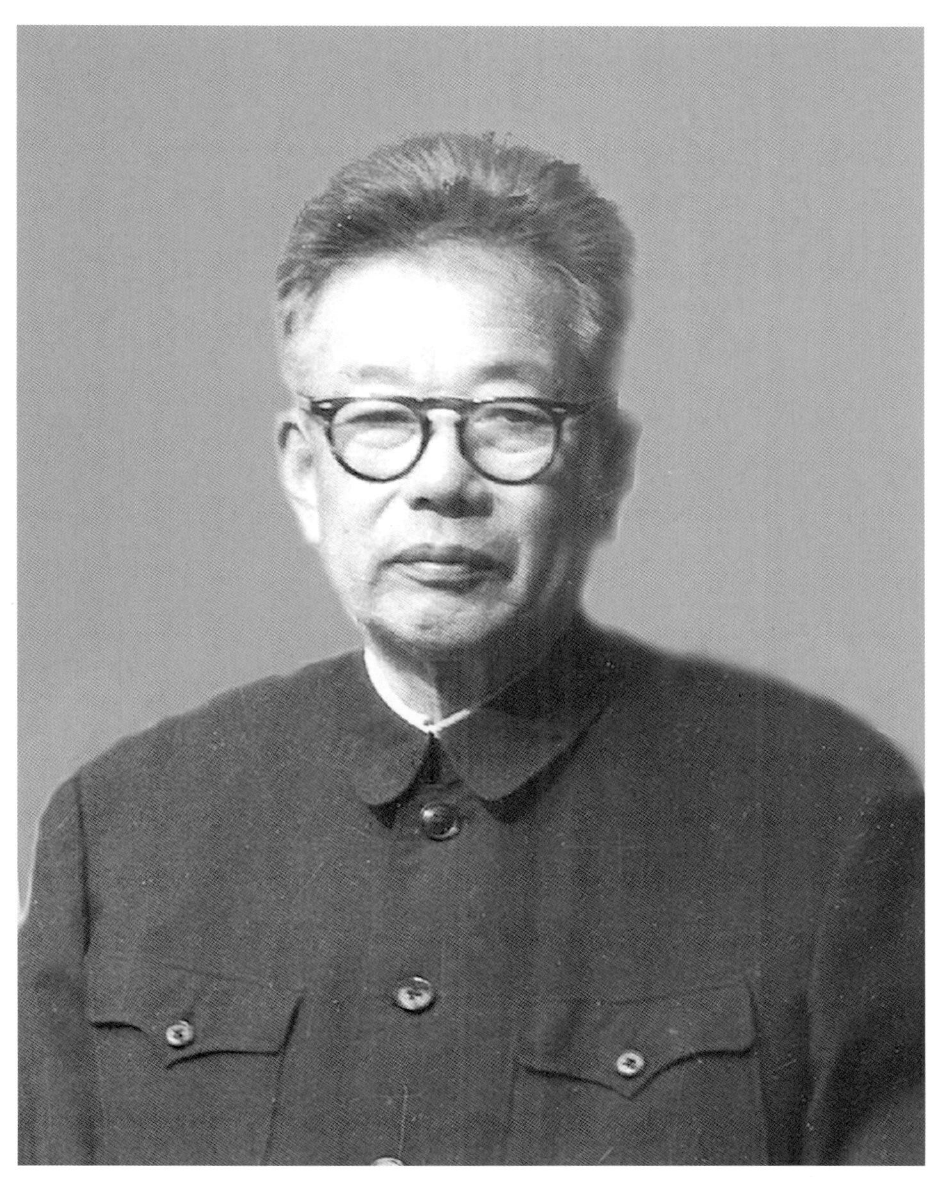

岳美中（1900 — 1982）

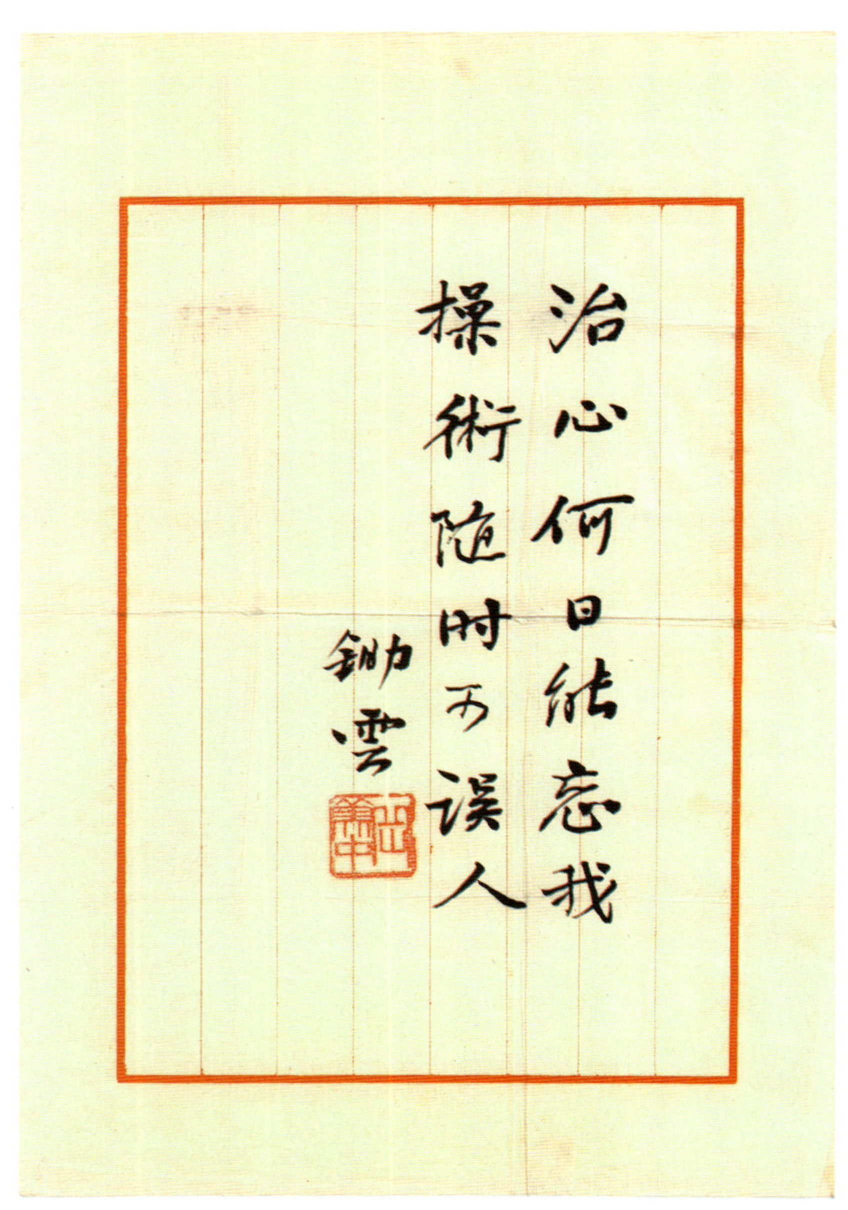

治心何日能忘我
操術隨時不誤人
鋤雲

岳美中座右铭

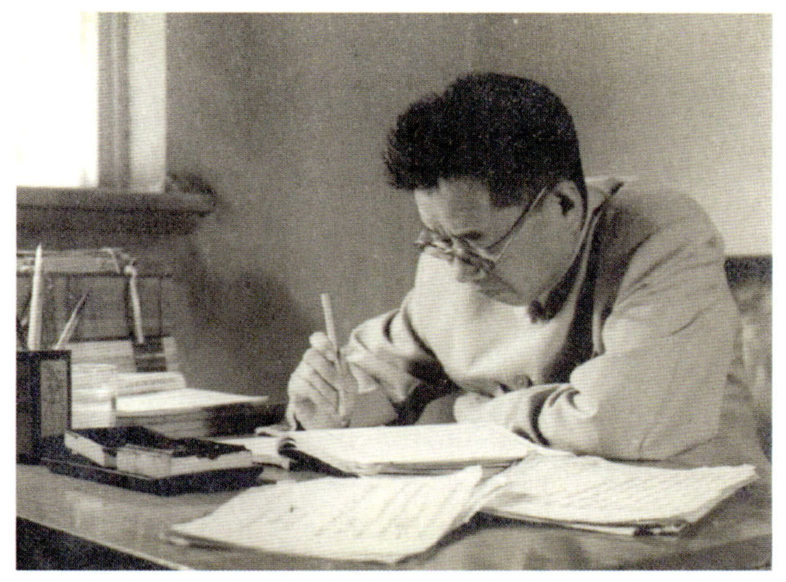

岳美中在著述（1956 年）

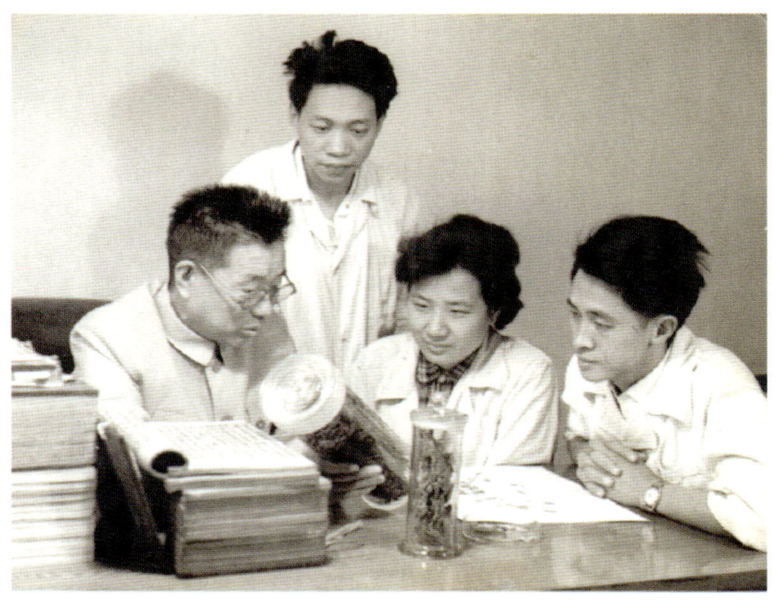

岳美中与学生陈可冀（左二）、曹履朴（左三）、周霭祥（右一）探讨问题（1956 年）

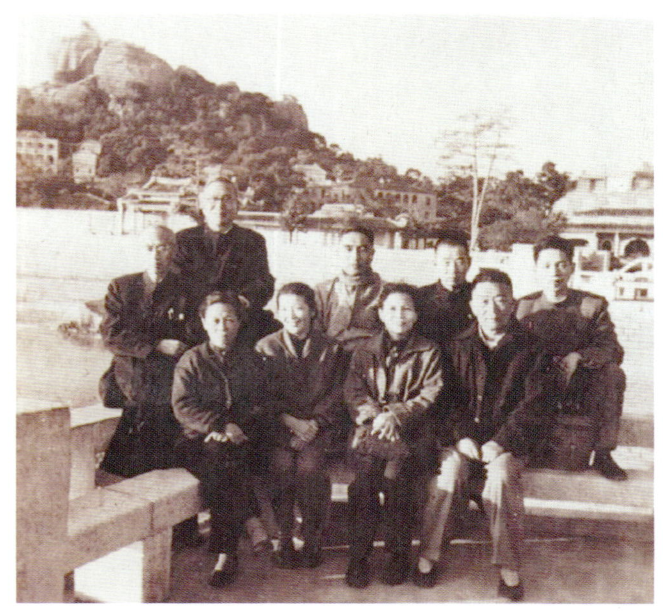

岳美中（后排右二）同梁漱溟（后排左一）、陈可冀（后排右一）在厦门鼓浪屿参加中医辨证论治座谈会，与时任福建省卫生厅厅长王灼祖（后排左二）等合影（1961 年）

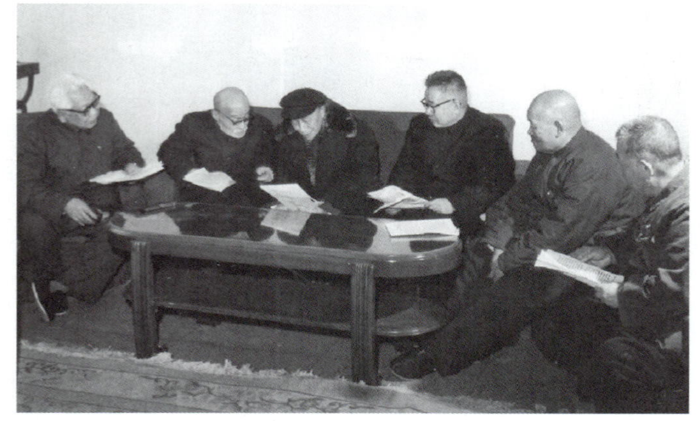

西苑医院著名老中医在一起探讨学术问题。左起赵心波、钱伯煊、王文鼎、岳美中、赵锡武、郭士魁（1972 年）

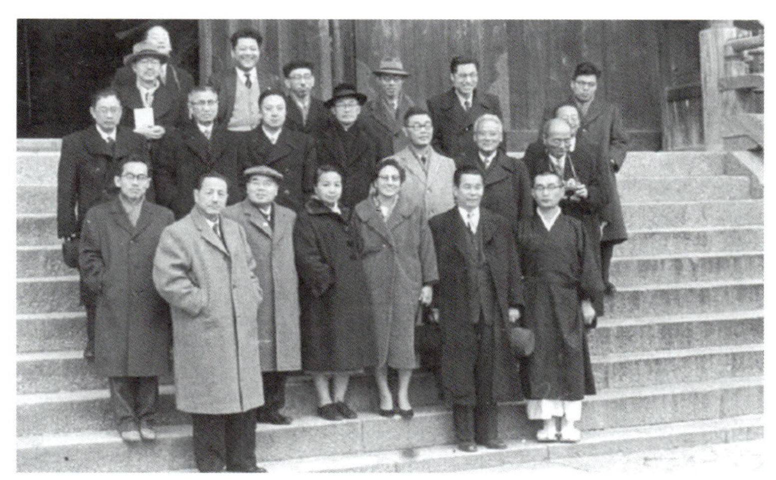

岳美中参加中国医学代表团访问日本。二排左一为岳美中，左三为吴阶平，前右二为团长柯麟（1957 年）

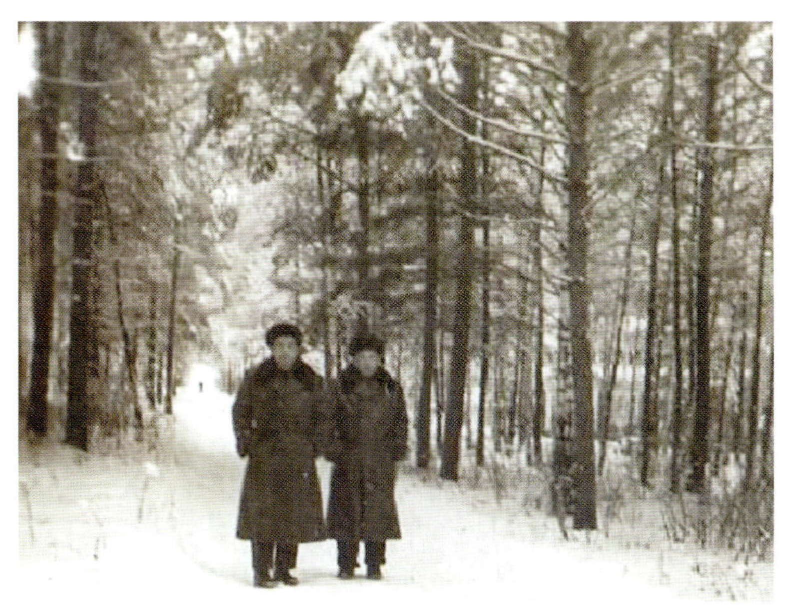

岳美中（右）与李志明在莫斯科（1958 年）

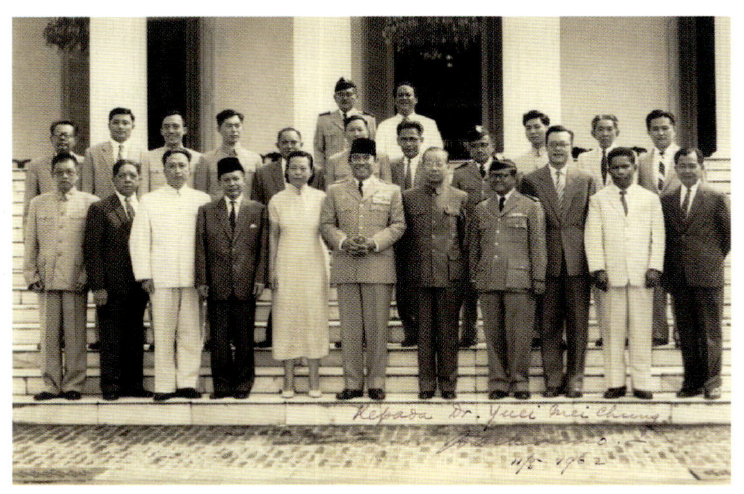

中国医疗组赴印度尼西亚为苏加诺总统治疗。前排左一岳美中、左三吴阶平、左五胡懋华、左六苏加诺，前右五姚仲明大使、右三方圻。照片下方是苏加诺的签字（1962 年）

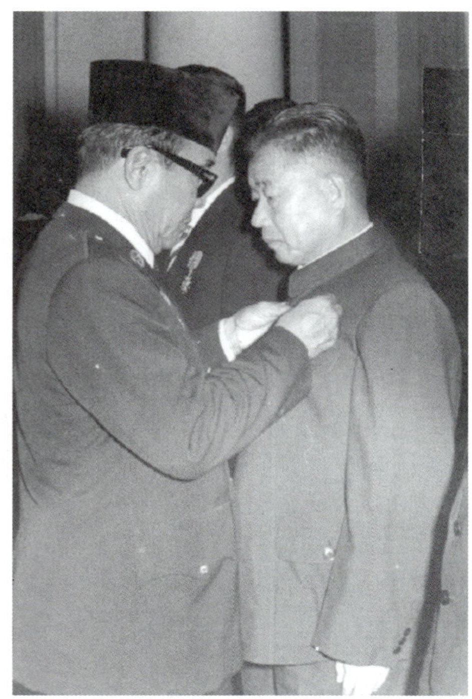

苏加诺总统为岳美中授勋（1965 年）

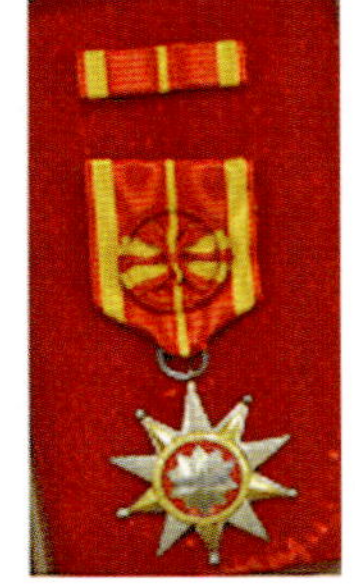

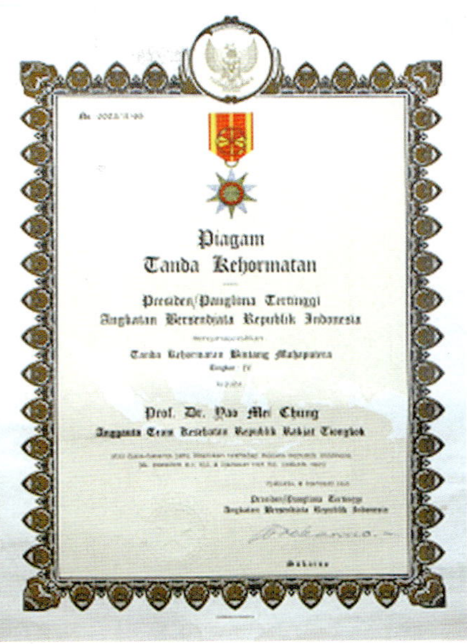

Piagam
Tanda Kehormatan

Presiden/Panglima Tertinggi
Angkatan Bersendjata Republik Indonesia

Tanda Kehormatan Bintang Mahaputera
Tingkat IV

Prof. Dr. Yao Mei Chung
Anggota Team Kesehatan Republik Rakjat Tiongkok

Presiden/Panglima Tertinggi
Angkatan Bersendjata Republik Indonesia

Sukarno

苏加诺总统授予岳美中的“伟大儿子”勋章及证书（1965年）

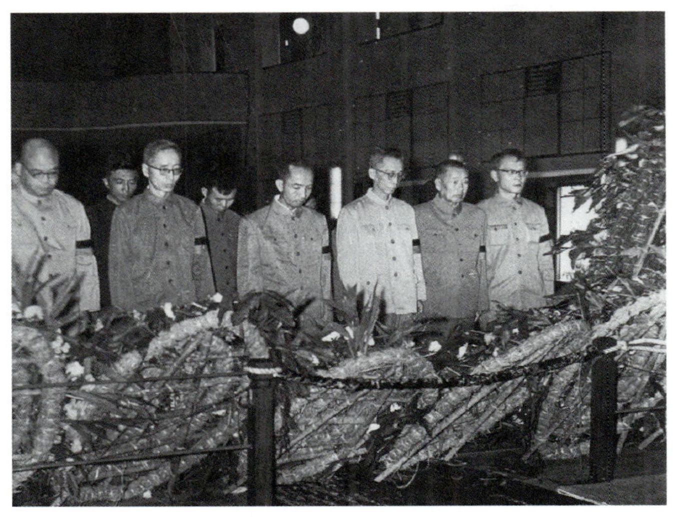

岳美中（前右二）和中国医疗组在河内悼念胡志明主席。前排左一孙振寰，前排左二陶寿淇，前排右一黄宛，后排右二胡旭东（1969年）

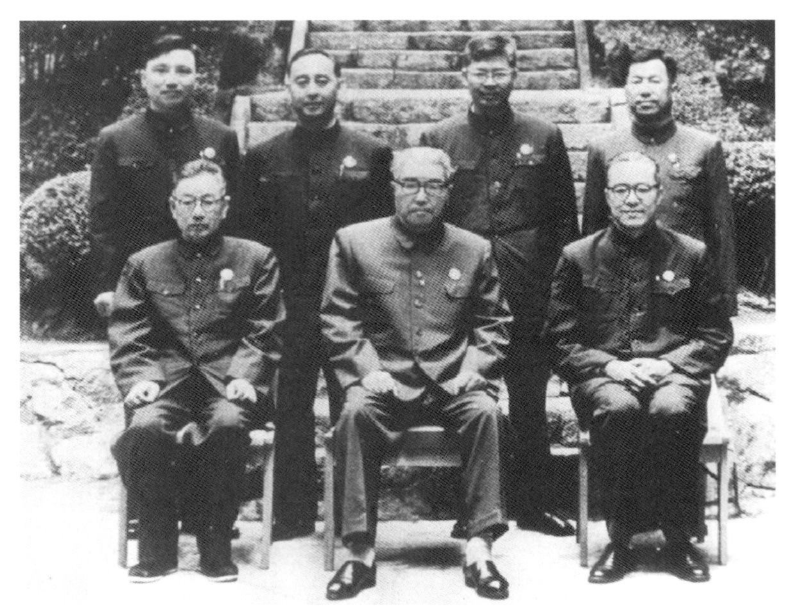

中国医疗组在平壤为朝鲜崔庸健委员长治疗。前排左一岳美中、左二崔庸健、右一方圻，后排左三谭铭勳（1971年）

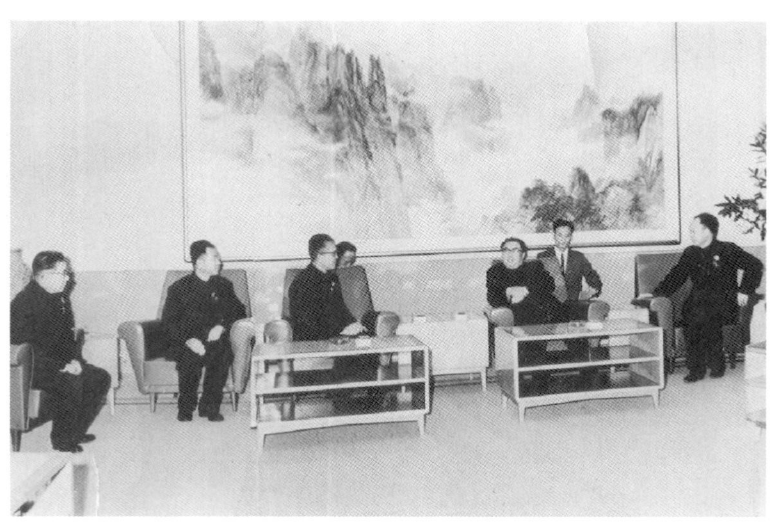

朝鲜金日成主席会见中国医疗组。左一岳美中，左三方圻，左四金日成，右一李云川大使（1971年）

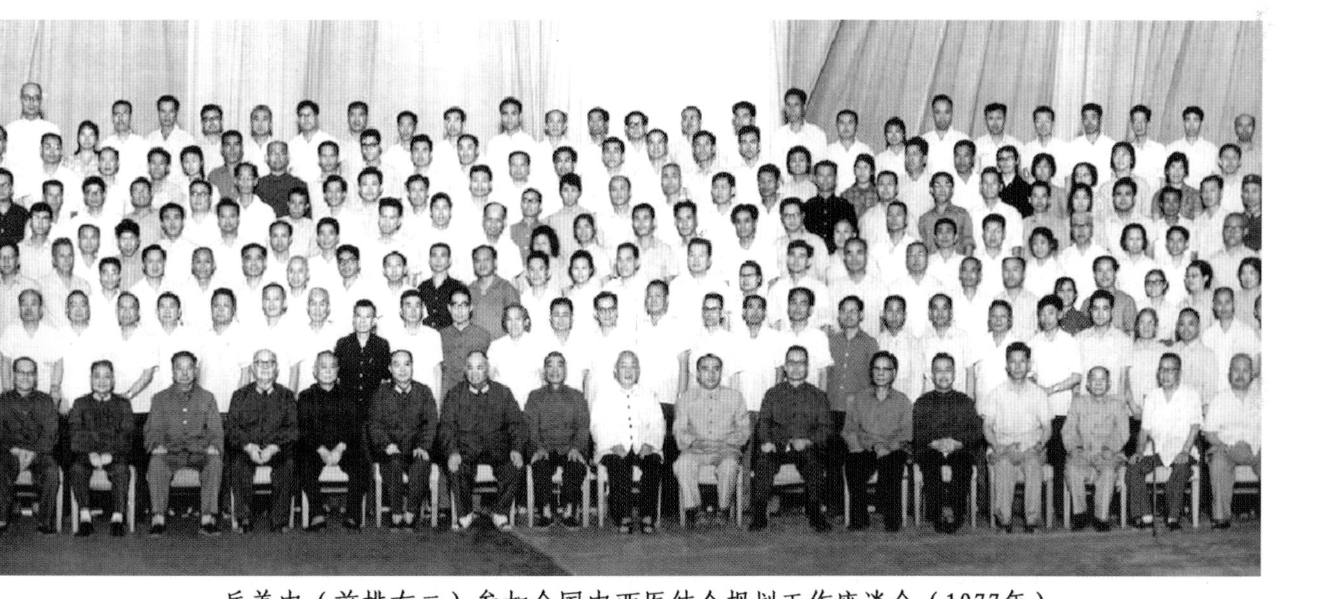

岳美中（前排右二）参加全国中西医结合规划工作座谈会（1977年）

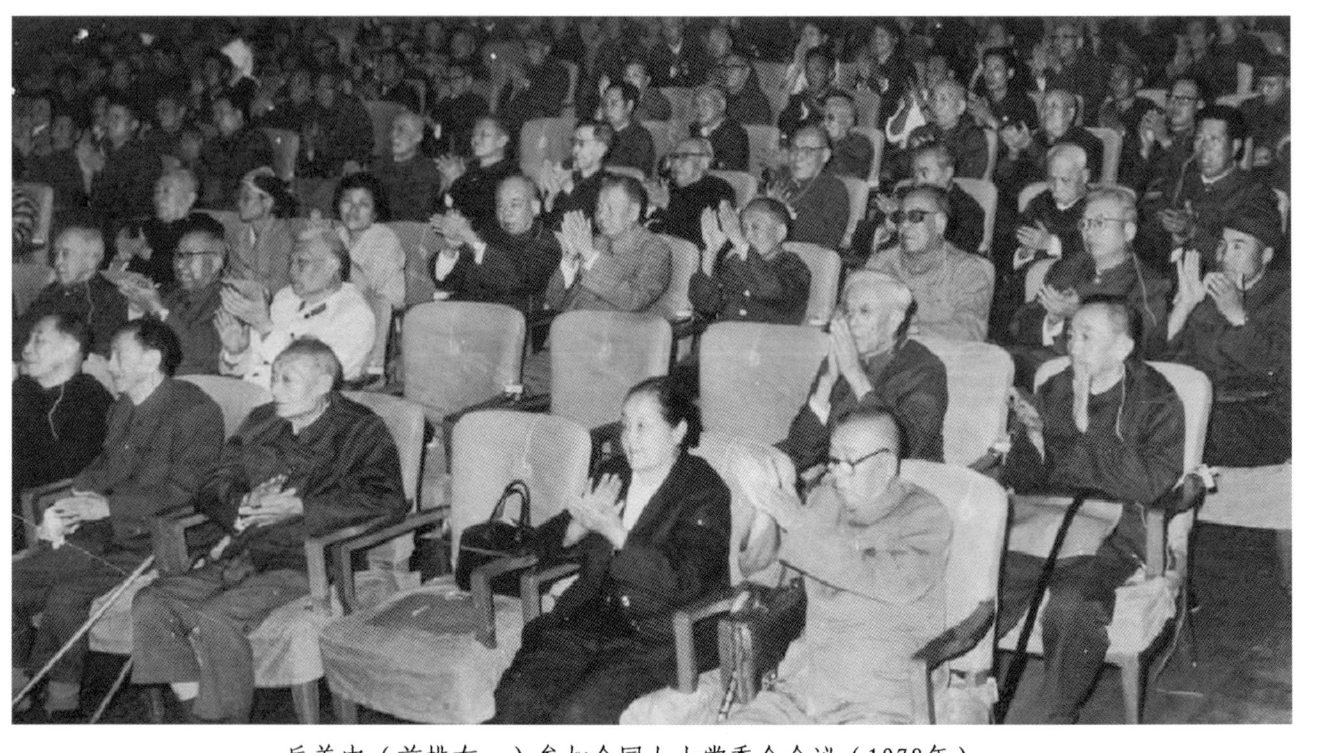

岳美中（前排右一）参加全国人大常委会会议（1978年）

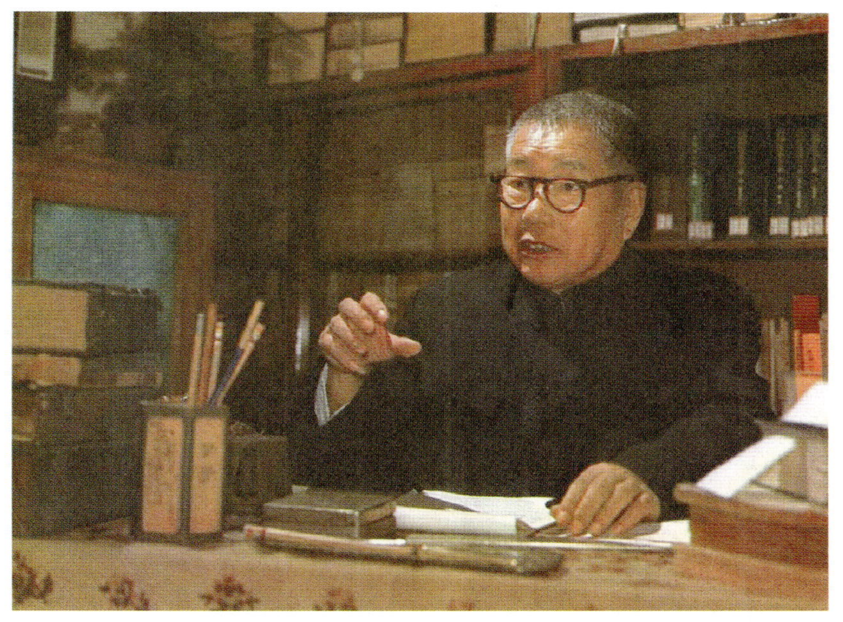

岳美中为学生讲授医疗经验（1978 年）

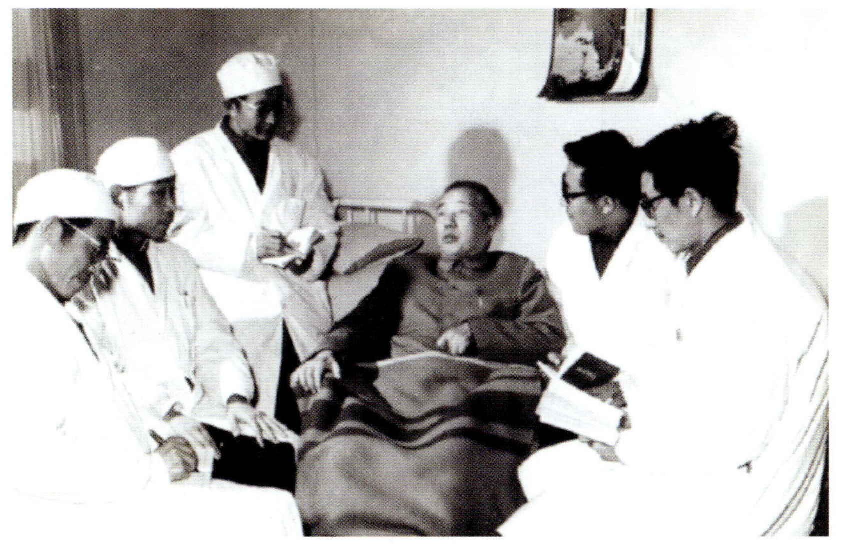

岳美中在病中向学生讲授医疗经验。左一项琪，左二房定亚，左三李春生，右一于振宣，右二赵健雄（1979 年）

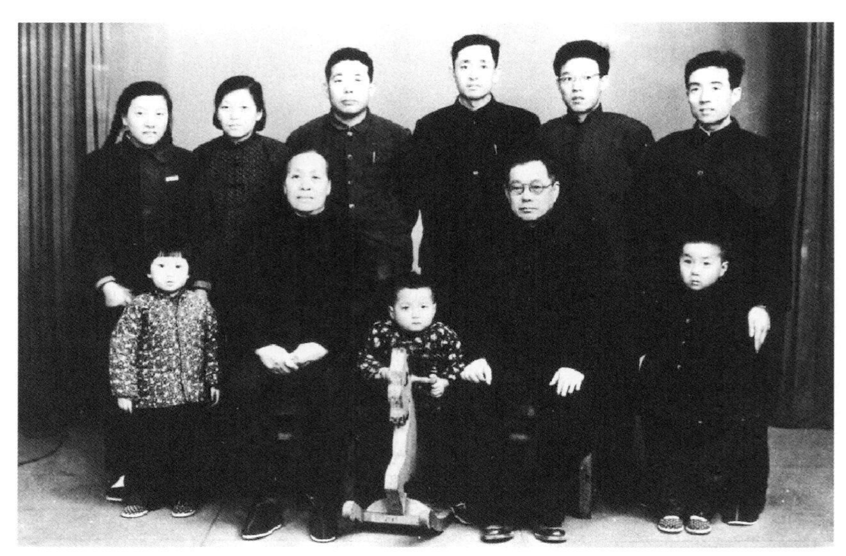

岳美中与部分家人、学生合影。前排坐者左为夫人王秀敏，右为岳美中。后排左起岳沛芬、岳沛芝、王继述、王国三、李庆瑞、岳沛祯（1965 年）

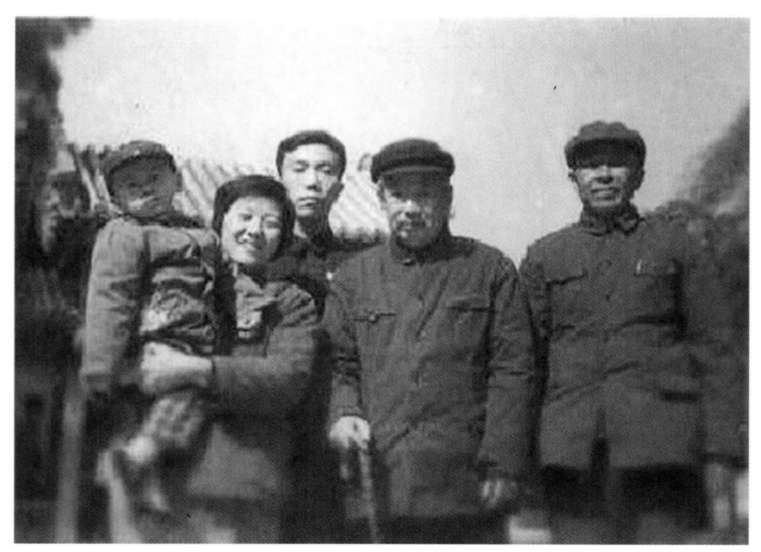

岳美中与部分家人在颐和园。左起李一鑫、岳沛芬、李雅清、岳美中、唐晓峰（1976 年）

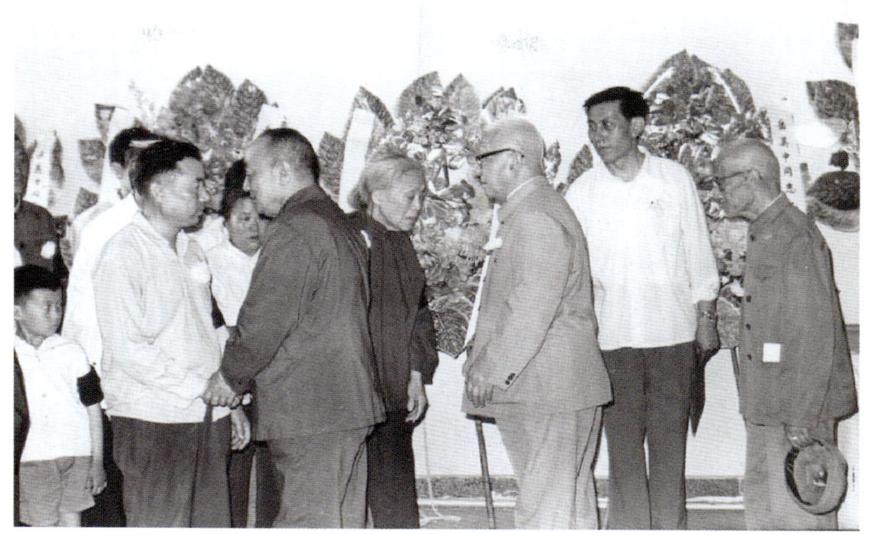

在岳美中追悼会上，杨尚昆、刘澜涛、梁漱溟等慰问岳美中的亲属（1982 年）

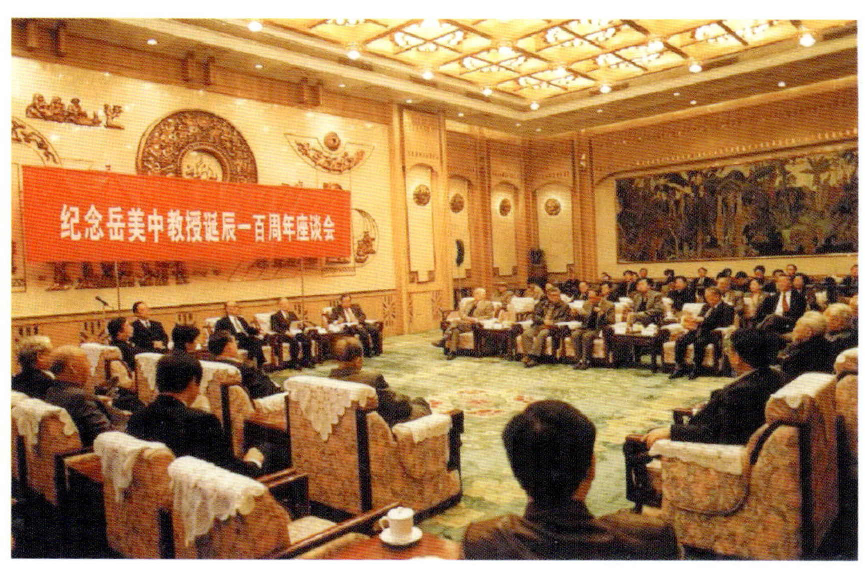

纪念岳美中诞辰一百周年座谈会在人民大会堂举行（2000 年）

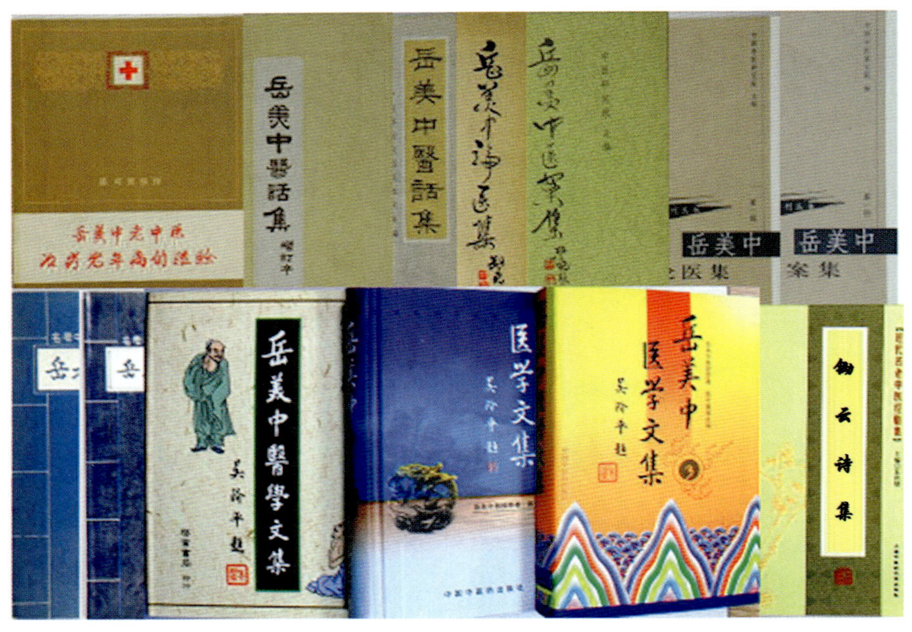

岳美中已出版的部分著作

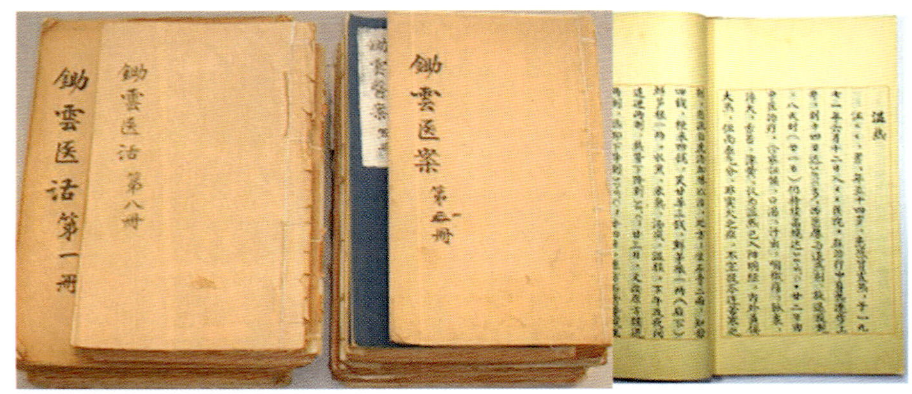

《锄云医案》、《锄云医话》部分手稿

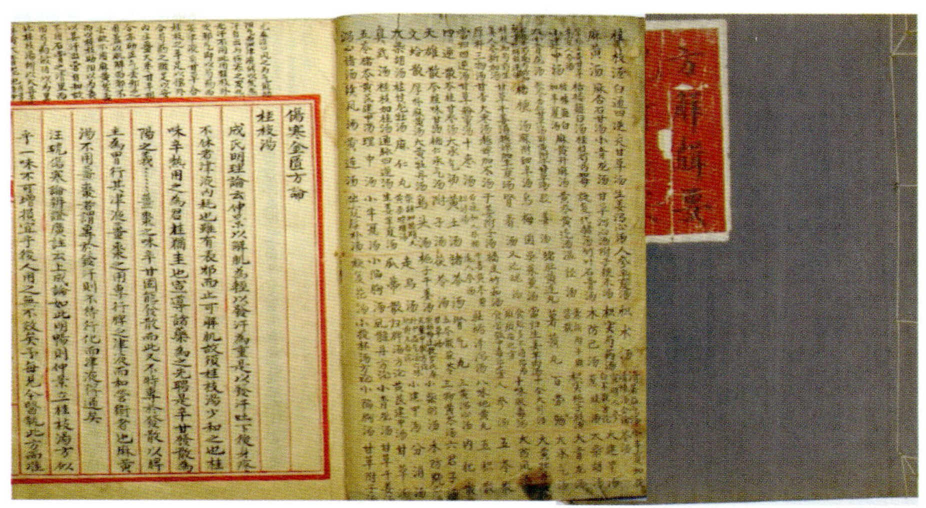

《方剂学辑要》手稿

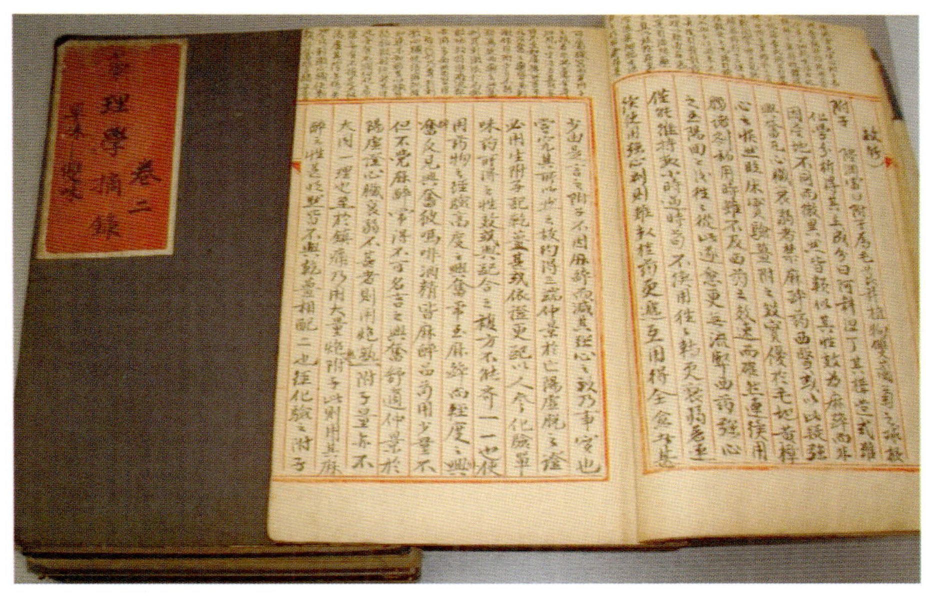

《药物学辑要》手稿

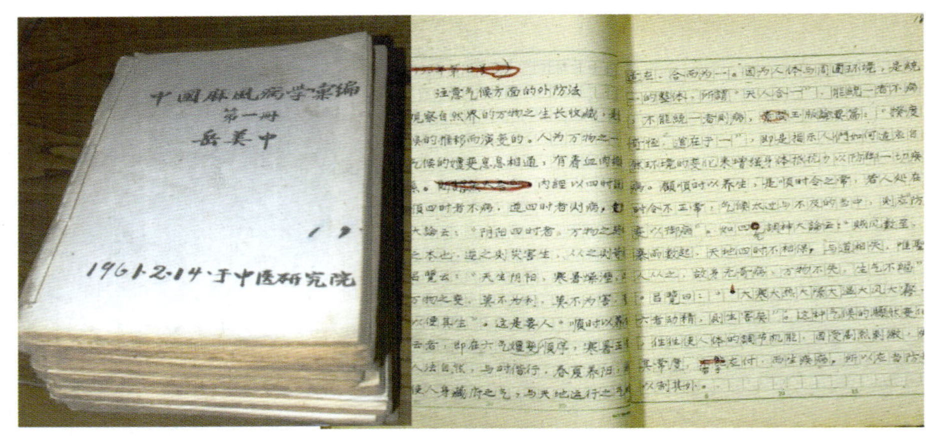

《中医麻风病学》手稿

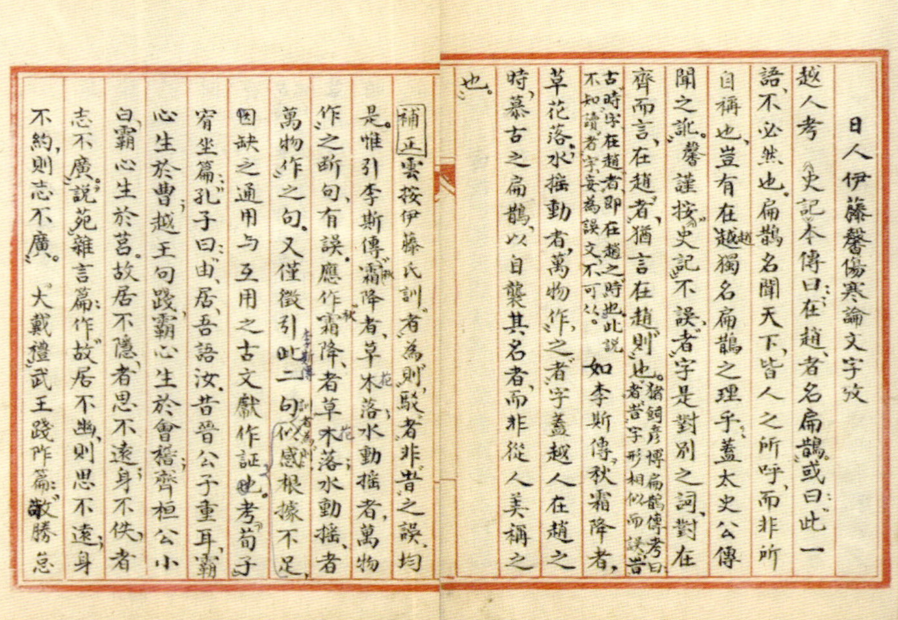

日人伊藤馨傷寒論文字攷

越人考 《史記》本傳曰：在趙者名扁鵲，或曰此一語不必然也。扁鵲名聞天下，皆人之所呼，而非所自稱也，豈有在趙獨名扁鵲之理乎？蓋太史公傳聞之訛。馨謹按《史記》不誤，者字是對別之詞，對在齊而言，在趙者猶言在趙則也。豬飼彥博扁鵲傳考曰：者昔字形相似而誤，昔古時字，在趙者即在趙之時也，此說不知讀者字，妄為誤文，不可以。如李斯傳秋霜降者，草花落，水搖動者，萬物作之者字，蓋越人在趙之時，慕古之扁鵲，以自襲其名者，而非從人美稱之也。

補正 雲按：伊藤氏訓者為則，駁者非昔之誤，均是。惟引李斯傳霜降者，草木落，水動搖者，萬物作之斷句有誤，應作霜降，者草木落；水動搖，者萬物作之句。又僅徵引此二句，似感根據不足，因缺之通用与互用之古文獻作証也。考《荀子·宥坐篇》：孔子曰：由，居，吾語汝，昔晉公子重耳霸心生於曹，越王句踐霸心生於會稽，齊桓公小白霸心生於莒。故居不隱者思不遠，身不佚者志不廣。《說苑·雜言篇》作故居不幽，則思不遠，身不約，則志不廣。《大戴禮·武王踐阼篇》：敬勝怠

《〈伤寒论文字考〉补正》手稿

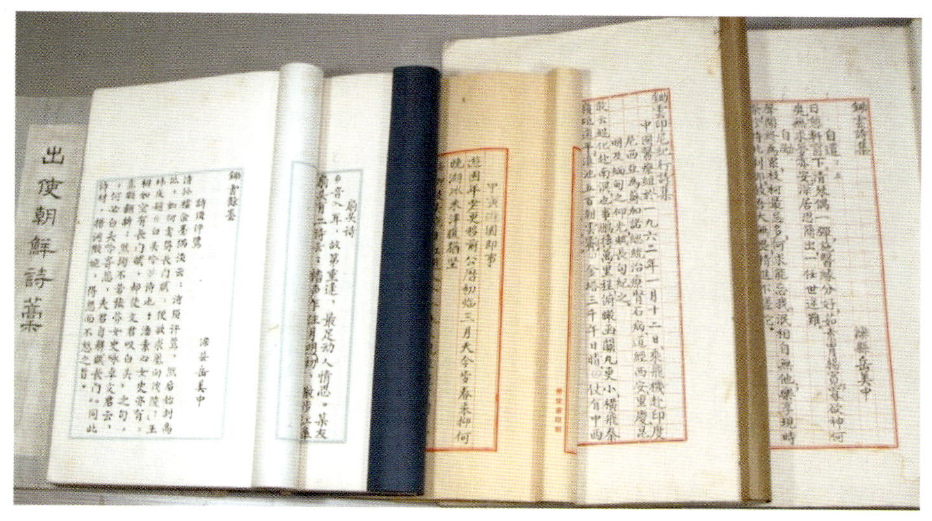

岳美中部分诗词手稿

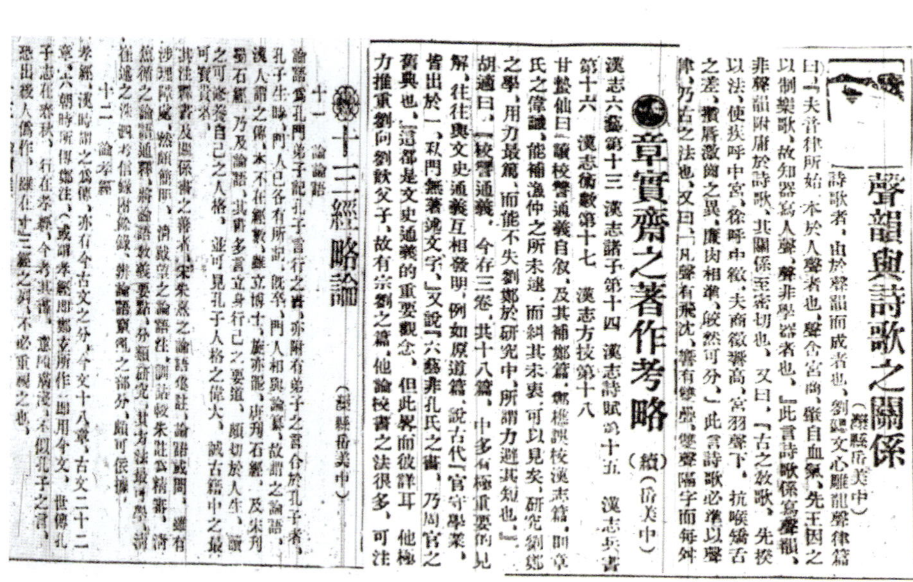

聲韻與詩歌之關係

（灤縣岳美中）

詩歌者，由於聲韻而成者也，劉勰文心雕龍聲律篇曰：「夫音律所始，本於人聲者也，聲合宮商，肇自血氣，先王因之以制樂歌，故知器寫人聲，聲非學器者也，」此言詩歌係寫聲韻，非聲韻附庸於詩歌，其關係至密切也，又曰，「古之教歌，先揆以法，使疾呼中宮，徐呼中徵，夫商徵響高，宮羽聲下，抗喉矯舌之差，攢脣激齒之異，廉肉相準，皎然可分，」此言詩歌必準以聲律，乃古之法也，又曰，「凡聲有飛沈，響有雙疊，雙聲隔字而每舛

章實齋之著作考略（續）

（岳美中）

漢志六藝第十三　漢志諸子第十四　漢志詩賦第十五　漢志兵書第十六　漢志術數第十七　漢志方技第十八

甘蟄仙曰「讀校讎通義自敘，及其補鄭篇，鄭樵撰校漢志篇，則章氏之偉識，能補漁仲之所未逮，而糾其未衷，可以見矣，研究劉鄭之學，用力最篤，而能不失劉鄭於研究中，所謂力避其短也，」胡適曰，「校讎通義，今存三卷，共十八篇，中多有極重要的見解，往往與文史通義互相發明，例如原道篇，說古代「官守學業，皆出於一，私門無著述文字，」又說「六藝非孔氏之書，乃周官之舊典也，」這都是文史通義的重要觀念，但此略而彼詳耳　他極力推重劉向劉歆父子，故有宗劉之篇，他論校書之法很多，可注

十三經略論

（灤縣岳美中）

十一　論論語

論語為孔門弟子記孔子言行之書，亦附有弟子之言合於孔子者，孔子生時，門人已各有所記，既卒，門人和與論纂，故謂之論語，漢人謂之傳，本不在經數，雖立博士，旋亦罷，唐刊石經，及宋刊蜀石經，乃及論語，其書多言立身行己之要道，頗切於人生，讀之可涵養自己之人格，並可見孔子人格之偉大，誠古籍中之最可寶貴者，

其注釋者及關係書之著者，宋朱熹之論語集註，論語或問，雖有涉理障處，然頗簡明，清戴望之論語注，訓詁較朱註為精審，清焦循之論語通釋，將論語教義要點，分類研究，其考證最有學，清崔述之洙泗考信錄附餘錄，辨論語竄亂之部分，頗可依據，

十二　論孝經

孝經，漢時謂之為傳，亦有今古文之分，今文十八章，古文二十二章，六朝時所傳鄭注，（或謂孝經即鄭玄所作）即用今文，世傳孔子志在春秋，行在孝經，今考其書，意陋膚淺，不似孔子之言，恐出後人僞作，雖在十三經之列，不必重視之也，

岳美中早年发表的部分论文剪报（1928 年）

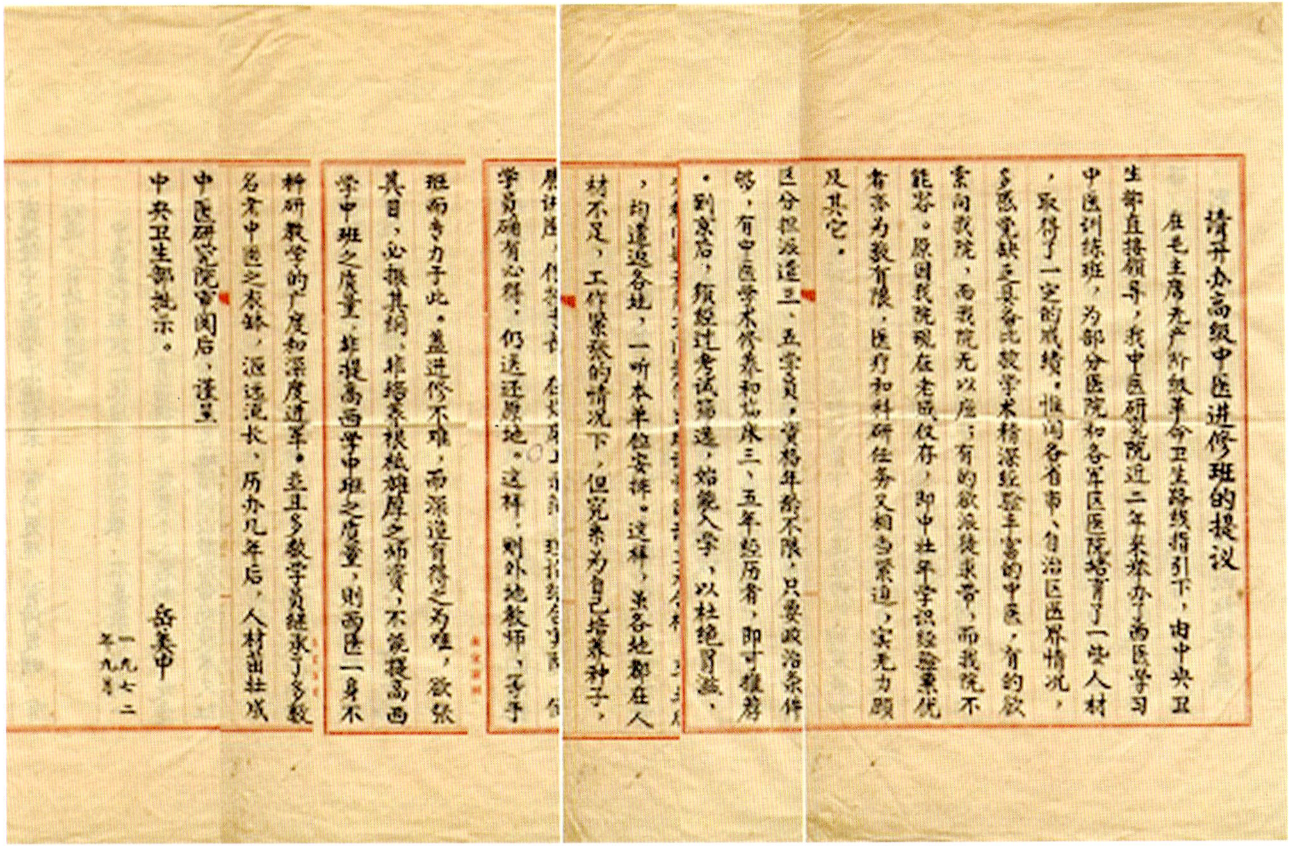
请开办高级中医进修班的提议

在毛主席无产阶级革命卫生路线指引下，由中央卫生部直接领导，我中医研究院近二年来举办了西医学习中医训练班，为部分医院和各军区医院培育了一些人材，取得了一定的成绩。惟闻各省市、自治区医界情况，多感觉缺乏具备比较学术精深经验丰富的中医，有的欲索向我院，而我院无以应；有的欲派徒求带，而我院不能容。原因我院现在老医仅存，即中壮年学识经验兼优者亦为数有限，医疗和科研任务又相当紧迫，实无力顾及其它。

[illegible]区分批派送三、五学员，资格年龄不限，只要政治条件够，有中医学术修养和临床三、五年经历者，即可推荐。到京后，须经过考试筛选，始能入学，以杜绝冒滥，[illegible]，约远近各地，一听本单位安排。这样，来各地都在人材不足，工作紧张的情况下，但究系为自己培养种子，[illegible]学有确有心得，仍送还原地。这样，则外地教师，[illegible]班而专力于此。盖进修不难，而深造育才之为难，欲张其目，必振其纲，非培养根柢雄厚之师资，不能提高西学中班之质量，非提高西学中班之质量，则西医一身不[illegible]研教学的广度和深度进军。并且多数学员继承了多数名家中医之衣钵，源远流长，历办几年后，人材当壮成[illegible]

中医研究院审阅后，谨呈

中央卫生部批示。

岳美中

一九七二年九月

岳美中《关于开办高级中医进修班的建议》底稿（1972年）

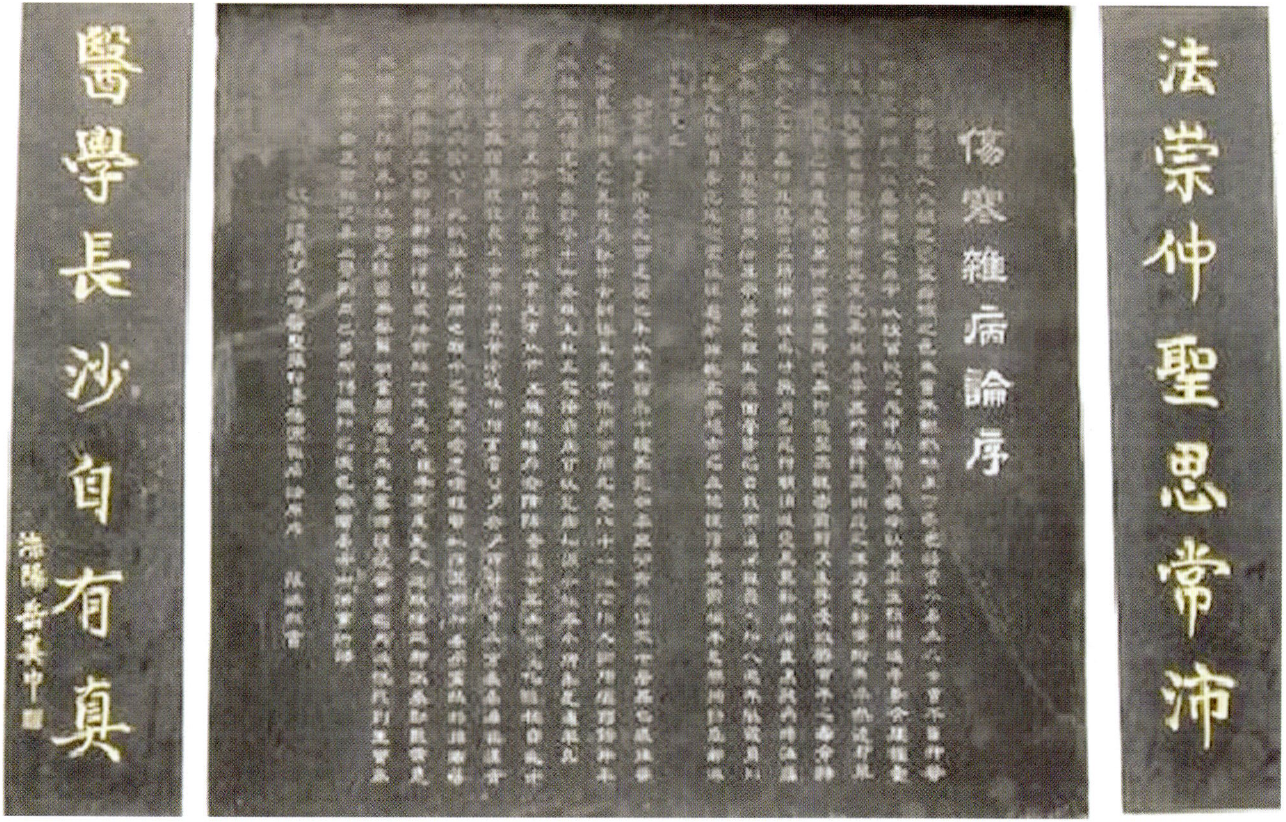

法崇仲聖思常沛

傷寒雜病論序

醫學長沙自有真

淅陽 岳美中

岳美中为南阳医圣祠题联：法崇仲圣思常沛，医学长沙自有真

英年績學展鴻猷中西結合喜
善收鳥影不移參窔邃梅枝獨
俏企風流力港辨証求吾是弗
去分型相尔由山媚川輝蘊珍
寶只看我輩識耶不
陳可冀同志存
岳美中初稿
丁巳桂月

岳美中赠陈可冀诗手迹

序

岳美中教授是我国当代杰出的中医药学大家，享誉海内外。往事钩沉，岳老作为一名中医大夫，多次远涉重洋，应邀为多国国家元首诊疗急难重症，效验卓著，有“东邻鸿爪，西土萍踪，南洋丹鼎，北国青囊”多处会诊的经历。今日往事近忆，诚足以令我国中医药界同仁引以为傲。

岳老具有高尚的人品和爱国敬业的人生真情。他临诊操守的座右铭是：“治心何日能忘我，操术随时可误人”，所以他临床和“学问无遗力”，经典“故书不厌百回读”，善用经方起大症，倡导专病专方与辨证论治相结合，屡次教育晚辈“无恒难以做医生”，实为当今浮华世界里做一名良医的重若千斤的警句。

岳老还是一位深思远虑、重视中医药高级人才培养的教育家。1972 年，他看出当年的现实境遇和社会需求，向中央上书，得到李先念、汪东兴等中央领导的支持，创办了全国第一批中医高级研究班和研究生班，培养造就了一大批高级中医人才，其中数十人成为日后我国中医药界之佼佼者。中医药界在纪录史事经纬时，当不应忘却岳老教育生涯中的这些事。

岳老学识渊博，不仅医学知识多所创见，致广大而尽精微，在中华文化和诗词学识方面，更有惊艳的魅力。我在岳老身旁随诊之余，他经常诗词佳句脱口而出。他心中有理想，有信念，有风向标，有《诗经》所云之“如切如磋，如琢如磨”的风格，笔头有春秋，有学术思维，更有中华文化灵魂。1978 年 1 月，岳老在为叶剑英元帅诊病时，曾示以和叶帅《八十书怀》诗作《七八初辰有作，用叶副主席〈八十书怀〉原韵》：“医政科研喜倡兴，承先启后有多人。内经岁露嫌迷路，宋代局方待洗尘。新学自宜

勤汲取，遗猷讵可任湮沦。夕阳莫叹黄昏近，晚霁风光分外明。”叶帅读后又索阅了他的部分诗稿，赞其为善诗词之“老手”，认为其诗作及韵律水平甚高。诗词实为岳老饱学有思维之一大亮点。

在“岳美中名家研究室”成立两周年的时刻，岳老家人李雅清、岳沛芬伉俪，以及西苑医院李春生教授、谢元华博士和我，多次商议编纂出版《岳美中全集》，以飨后世。李雅清、岳沛芬伉俪更是经年不遗余力，极尽孝心，认真完成该书的编写事宜，将岳老生前不少宝贵的手稿尽力检索，并加以整理。中国中医科学院与西苑医院领导及中国中医药出版社诸同仁也积极支持本书的面世，谨在此一并致以谢忱。

“山高人为峰”，岳老就是中医药学术界的杰出代表。谨以为序。

中国科学院院士　陈可冀

2011 年 6 月于北京世纪城

时年八十一

前　言

岳美中先生（1900—1982），名钟秀，字美中，号锄云，以字行，河北省滦县人，当代著名中医学家、临床家、教育家。

先生早年攻读文史，25 岁时因病习医，早年悬壶于冀东、鲁西。新中国成立后，曾任唐山市中医公会主任、唐山市人民医院中医科主任。1954 年后，一直在中国中医研究院（中国中医科学院前身）从事临床、科研和教学工作。先生矢志医学，又广涉文史，具有深厚的文化修养。他非常重视临床，又十分注重理论探索，具有深湛的理论造诣和丰富的医疗经验。他宗奉张仲景，精研李东垣、叶天士，又博采各家，汲取新学，形成了固承本源又切合时代条件、具有个人特点的学术思想。在承担临床和研究任务的同时，他始终致力于中医人才培养、关注中医药事业的继承与发展，倾心以赴，百折不回，为中医人才的培养和中医事业的发展作出了重要贡献。

先生一生刻苦治学、勤于写作，积累了大量医学和文史方面的手稿。晚年他在学生和家人的协助下，整理出版了《岳美中论医集》、《岳美中医案集》、《岳美中医话集》、《岳美中老中医治疗老年病的经验》、《岳美中医学文集》及《锄云诗集》，但遗存和散落的文稿尚多。为了更全面地反映先生的学术成就、治学道路、文化学养和社会贡献，我们特编写了这部全集。

全集分为上、中、下三编。上编包括前述已出版医学著作的全部内容，及已在刊物发表、当时未收入文集的部分医学文稿，包括医论医话、论方剂与药物、临床验案、治疗老年病的经验四个部分。中编所收基本是先生未发表过的医学文稿。一是 20 世纪 30 年代末至 50 年代初形成的部分医学笔记，包括诊断学辑要、方剂学辑要和药物学辑要。这些笔记，虽然不是已完成的著作，但是从一个方面反映了先生当时的研究方向、治学思路和部分学术观点。二是20世纪五六十年代对《伤寒论》、《金匮要略》做文字考证和文义讲释时形成、目前尚存的文章和部分讲义。三是完成于60年代初的《中医麻风病学》，是当时未出版的一部专著。下编收录先生的诗文及书信、序铭。其内容：一是写于不同时期的自述性文稿。二是新中国成立以后，先生在不同时期就中医学术研究、中医人才培养和中医事业发展等问题，向中央和有关方面提出的建议。三是上世纪20年代先生从医前和从医初在报刊发表的部分诗文。四是已出版的《锄云诗集》所收诗词，并补入了当时未收入的少量诗词。五是能搜集到的少量信函和书序、铭文。

全集所收文稿，已经发表过的，对个别衍脱、差错之处做了订正；未发表过的，则依手稿整理。原稿遗失、由报刊转录的早期诗文，文字衍脱、多处无法辨识的，未收；全篇完整，个别字、词辨识不清的，以〇代阙。为便于读者了解每编文稿的有关情况，加了简要的题记，放在各编之前；需要具体说明背景的文稿，加了题注；对诗文中的用典不做注释，对个别需要说明的内容作了注释；编者所加注释标明“编者注”，其他注释和按语，均为先生原注。

本书所收文稿，写作的时间跨度比较长。有些早年文稿，特别是诗文，难免存有当时时代条件和社会环境的痕迹；有些医学笔记的内容（包括个别治法和方药），在后来的研究中有了新的认识，或者国家有了新的规定，个别方剂中的药物含有重金属，或有一定毒性，这是应当注意的。

限于时间和条件，虽然在文稿的收集、选择、核对上做了很大努力，仍难免疏漏和差误，希望读者指正。有的遗稿，一时还难以整理出来；一些确知发表于报刊的早年诗文，此次未能查到；大量的书信，也未能收全。这些缺憾，希望有机会再版时有所补救。

《岳美中全集》编委会

总 目 录

上 编

中 编

下 编

上编题记

本编主要收录岳美中传略及其已出版的医学著作和已发表的医学论文。其中医论医话72篇，论方剂与药物38篇，临床经验99篇，治疗老年病的经验10篇，共计219篇。

“医论医话”、“论方剂与药物”两部分收入了《岳美中论医集》和《岳美中医话集》的内容，顺序上做了调整，同时补充了15篇两书未收的已发表论文。《我对于辨证论治的认识》、《阴阳五行学说的学习和对待》、《养生之道应有鉴别地接受》的部分章节曾摘要发表，这次予以全文收录。《岳美中论医集》和《岳美中医话集》中原收录的论医诗词和部分其他文稿，移入了本书其他部分。鉴于《中医麻风病学》已完整地收在全集中编，本编只保留了一篇综述性文章。

“临床验案”部分收录《岳美中医案集》的内容，补入了16篇已发表的医案和临床经验总结。为便于阅读和体例的统一，对补入医案的题目做了调整，临床经验总结性文稿的题目依旧。与他人合作完成的经验总结，均在文末标明。

“治疗老年病的经验”收录《岳美中老中医治疗老年病的经验》一书的内容，《岳美中医话集》中“治疗老年病的经验续谈”，及关于老年病治疗、老年保健的文章，也一并收在了这部分。

目　　录

医 论 医 话

论方剂与药物

临床验案

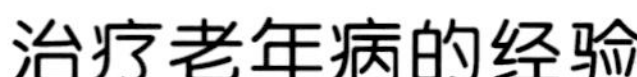

治疗老年病的经验

岳美中传略[①]

做一名医生，有两条至为重要：一是治学，二是临证。治学，要忠诚于学术的真理，直至系之以命；临证，要真诚地对病人负责，此外决无所求。只有这样，才能认真坦诚地对待患者，谦虚诚挚地对待同道，勇敢无畏地坚持真理，实事求是地对待成败。

——岳美中

岳美中（1900—1982），原名岳钟秀，字美中，号锄云，河北省滦县人，为自学成才的著名中医学家、临床家、教育家。他家境贫寒，早年攻读文史，25岁时因患严重肺结核求医无效，乃发愤自学中医，以自救救人，曾行医于冀东、鲁西一带。中华人民共和国成立后，任唐山市中医公会主任、唐山市卫生局顾问、唐山市人民医院中医科主任，华北行政委员会卫生局医务主任。卫生部中医研究院筹建时，任筹备处门诊部内科主任，其后任中医研究院内外科研究所内科副主任、中医研究院西苑医院内科主任。

岳美中较早提出了“辨证与辨病相结合、辨证论治与专方专药相结合”的观点，对20世纪80年代以来开展的中医药理论与临床研究产生了重要的学术影响；提出了“治急性病要有胆有识，治慢性病要有方有守”的原则。他医术精湛，善用经方治大病，主张医药结合，重视对复方和药量以及药味配伍规律的研究；博通中医经典，重视阴阳学说的临证应用；于中医老年病学有新的创见，提出了治疗老年病要“细观察、勤总结、慎用药”的原则，创老年补益六法，并出版了中华人民共和国成立后国内最早的中医老年病专著，为老年医学的发展奠定了基础。

① 本文转引于张镜源主编的《中华中医昆仑》丛书，撰稿人刘南燕，收入本书时，对个别史实和文字作了核对和补正。

岳美中长期从事教学工作，倡导要“重视经典”学习，重视临床实践；提出“振兴中医”这一具有战略意义的口号，为发展中医药事业奔走呼号；创办全国中医研究班和研究生班，培养出一批承前启后的中医高级人才，开中医研究生教育之先河，被誉为中国中医研究生教育“第一人”；多次出国从事重要医事活动，以精湛的医术和丰富的临床经验为国家赢得了荣誉，提高了中医药的国际地位，被誉为中国20世纪最著名的“中医药外交官”。

岳美中曾任全国人大第五届常委会委员，是中医界担任这一重要职务的第一人。并先后任全国政协医药卫生组副组长，中华医学会副会长，中华全国中医学会副会长，中国中西医结合学会顾问，国家科委中医专业组成员，卫生部中西医结合领导小组成员，卫生部科委委员，中国中医研究院学术委员会委员、荣誉委员，中国中医研究院研究生班（部）主任。

岳美中的学术思想和医疗经验，主要反映在《岳美中医学文集》、《岳美中论医集》、《岳美中医案集》、《岳美中医话集》、《岳美中治疗老年病的经验》、《实验药物学笔记》、《中国麻风病学》等著作和发表的百余篇论文中。

2000年3月19日，首都中医药界、中央有关方面及各界代表在人民大会堂隆重举行了纪念岳美中教授诞辰一百周年座谈会。

虚心勤奋　自学成名

1900年4月7日，岳美中出生于一个贫苦农民家里，在兄妹六人中，他居长。父母看他体弱多病，难务耕事，东挪西借地供他附读了八年私塾。他16岁考进半公费的滦县师范讲习所，一年后当上小学教员，担起养家重担。教书之余，他跟随举人李筱珊等学习古文诗词。其时，军阀混战，民不聊生。岳美中满怀一腔救国热血，写了《灾民泪》和鼓词《郑兰英告状》、《民瘼鼓儿词》等，发表在天津《益世报》等报刊上，但呐喊无应。他25岁报考清华国学研究院，落榜后更加发愤读书，不久竟累得吐了血。求医无效，考学无望，教职又被辞，绝望中，岳美中萌发了学习中医以自救的念头。他买了《医学衷中参西录》、《汤头歌诀》、《药性赋》和《伤寒论》等书，边看书，边试着吃药，肺病竟慢慢好起来了。因此，他决心学医，治病救人。

其后，岳美中抱着病弱的身体，在一个大户人家教书，并读了宋元以后各大医家的名著。为了体察药性，他亲自尝试过二百多味中药。一次因服生石膏过量，泻下不止，浑身瘫软，几天起不来床，人瘦得躺在床上，盖着被单，几乎看不出下面还躺着个人。聘其任教的东家知道岳美中在自学中医，家人生病就找他医治。他慎重地认证用药，多有疗效。几剂药治好了东家亲戚女人的血崩，患者全家坐车来致谢，轰动一时。邻村一个小木匠突患精神病，烦躁狂闹，发病月余，诸医束手。岳美中细察其脉象证候，认为系阳狂并有瘀血，采用调胃承气汤加赭石、桃仁。一剂而愈，消息传开，就医者门庭若市。

1928年秋，岳美中在滦县司各庄开设小药铺，取名“锄云医社”，正式行医。他还和友人办了“尚志学社”，白天看病卖药教书，晚上读医书，思索日间的病案。几年间，岳美中便名闻乡里。

1935年，岳美中任山东省菏泽县医院中医部主任，在看病授徒的同时，他坚持参加上海名医陆渊雷所办的遥从（函授）部学习。其“述学”课卷受到陆渊雷赞赏，评语曰：“中医界有此文才，大堪吐气”，并被推荐刊载在《中医新生命》上。这期间，岳美中又认真研读了《伤寒论》、《金匮要略》、《千金方》、《外台秘要》等，领悟了仲景学说的真谛，以及唐代以前医书中的精华，学术上大有提高。

两年后山东沦陷，岳美中返乡当小学教员，后又到唐山市行医。1946年，岳美中赴北平参加全国中医考试，取得中医师执照。岳美中专用古方治病，时起大证，成为唐山地区最著名的中医。

实践中，岳美中逐渐认识到，专执古方亦有不足。他在博览群书的基础上总结出：只学伤寒而不精，容易侧重温补；单学温热而不博，容易涉于轻淡。必须学古方而能入细，学时方而能务实。他强调：“治重病大症，要用张仲景的经方；治脾胃病、虚弱证，用李东垣的效方较好；治温热症及时病，叶派方剂细密可取。”只有因人、因证、因时制宜地选方用药，才能恰中病机。岳美中熔古方、时方于一炉，进一步提高了疗效。

20世纪50年代初，岳美中在中医学术上博采各家之长，对李东垣、朱丹溪、王肯堂、张景岳、赵献可等医家的学术经验，叶天士、王孟英、吴鞠通的温病学说，王清任的瘀血学说，傅青主女科治疗经验，以及近代恽铁樵、唐容川、何廉臣、张锡纯等医家的思想，均作到了博观约取，终于使自己在中医学术上达到了炉火纯青的境界。总结以前的医疗经验和学术思想，他又有了新的认识：执死方以治活人，即使综合古今、参酌中外，也难免有削足适履之弊。他重视对复方和药量以及药味配伍规律的研

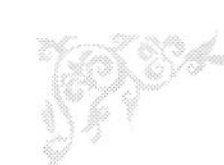

究和运用，并身体力行，取得了重要的成果。组方用药是中医治病的特点。方剂是根据中医的基本理论和实践经验，按照一定的原则，由许多药物组合在一起的。因此学习方剂要“在药物配伍和方剂组织历史演变的痕迹中，寻求它的规律性”，“只有善于学习和使用成方，才能掌握中医学方剂配伍的精华和用药独到之奥妙”。这种治学方法，不仅可以为临床一些病的治疗开拓新的思路，而且可以使辨证论治的理论得到丰富和深化。

岳美中认为，成就学问要具备三个条件，勤奋苦学、良师益友、天资善悟。其中勤奋最为重要。他谦虚地说：“论天分，我至多是中中之材。如果说掌握了一些中医知识而能承乏医务，所靠的一是‘勤’，二是‘恒’。”几十年来，他基本是“日里临床夜读书”。临床常无假日，读书必至子时。以致于午夜之后“岳美中窗口的灯光”，一度成为中医研究院的一道风景线。即使是出国为外国元首治疗时，他也是有空就读书，手不释卷。由于常年伏案，他胳膊肘下面磨起了大片茧子。60岁后，他还近乎苛刻地规定了几条自律：一要有恒。除极特别的事情外，每日按规定时间温课，不得擅自宽假，时作时辍。二要专一。不得见异思迁，轻易地改变计划。要有始有终地完成一种计划后，再做另一种。三要入细。不可只学皮毛，不入骨髓；只解大意，不求规律；只涉藩篱，不至堂奥。要防止轻淡，轻淡则流于薄弱，薄弱则不能举大证；还要防止琐屑，琐屑则陷于支离，支离则不能集中主力，也不能理细证。四戒玩嬉。忌看小说，非星期日不着棋，不赋诗，非有应酬不看戏。五节嗜好。衣食方面，不求肥甘，不务华美，随遇而安，自甘淡泊。否则必致躁扰不宁，学术上难于探深致远。此外，非独茶酒不事讲求，即书画篆刻，也不宜偏好过多，免得耗费有限的光阴。耄耋之年，岳美中自检，除在旧体诗词方面，有时情有难禁，占了一些时间外，其他都尽力遵守了。

岳美中习医的另一个特点是十分注重临床。他在长期习医过程中体会到，“中医学术的奥妙，确在于临床”，只有长期深入临床实践，才能入细地掌握生命和疾病发展的规律，不断提高疗效，领悟中医学的真谛。他从医五十余年，从未脱离过临床。到中医研究院工作后，他结合医疗和科研任务，对很多病种从理论与实践的结合上进行了深入研究。他参加了对流行性乙型脑炎的治疗和研究；参加了对消化系统疾病的治疗和研究；主持了同解放军三〇二医院合作进行的急性肝炎的治疗和研究；结合保健工作，进行了老年病的治疗和研究；特别是长期进行了泌尿系统疾病的治疗和研究。在这些方面，他都取得了重要的成果，获得了良好的疗效，并对这些学科的建设作出了重要贡献。在丰富的临床和深入研究的基础上，形成了自己独到的学术思想和医疗特色。

岳美中认为，做任何一种学问，没有绝对意义上的无师自通，所以一有机会就会向良师益友学习。在唐山时，有位高怀医师精针灸之术，擅长用“大灸疗法”，系其祖传，能起大症，但年事已高，秘不传人。为防绝技失传，岳美中虽年过五旬，仍执弟子礼前去受学。每至入夜，即趋聚灯前，问难请业，无间风雨，终于掌握了这套疗法。他晚年已有盛名，仍然十分注意从同事处体察、吸收其特长和经验。

岳美中不仅博学多才，而且非常谦虚。常常在治好病人后，别人由衷赞赏他的医术和疗效，他却带着浓重的唐山口音风趣地说：“我又捡了一个‘驴蹬’!”（唐山乡谚“瞎子捡驴蹬——碰到脚上了”，是凑巧碰上了、侥幸成功的意思）。

岳美中说，医生这个职业的特殊之处，在于他一举手一投足都接触病人。医术好些精些，随时可以助人、活人；医术差些粗些，随时可以误人、害人。从这个意义上说，医生真可以说是病人的“司命工”。一个医生，如果不刻苦学习，医术上甘于粗疏，就是对病人的生命不负责任。当然，就是勤奋学习，也并非就一定能治好病，但不怠于学，至少可以无愧于心。做一名医生，有两条至为重要，一是治学，二是临证。治学，要忠诚学术的真理，直至系之以生命；临证，要真诚地对病人负责，此外别无所求。只有这样，才能认真坦诚地对待患者，谦虚诚挚地对待同道，勇敢无畏地坚持真理，实事求是地对待成败。岳美中正是从这样的职业道德和责任出发，几十年倾心以赴，刻苦读书，注重临床，广收博取，熔铸升华，成为一位学识渊博的中医学家和医术精湛的临床家。

经方大师　屡起沉疴

朋辈们称誉岳美中“经方浩博寄君身”，岳美中评价自己：“专用古方治病，时起大证。”“古方”，主要指张仲景的经方；“大证”，则指急性热症、危重症和疑难症等。

东汉张仲景所著《伤寒杂病论》集中了汉代以前经方的精华，共178方，后世医家称之为“经方”，并常以此作为母方，依辨证论治的原则而化裁出一系列的方剂。经方药味少，五味药以下的小方占半数以上，且多用药性较猛、带有偏性的药物，轻如麻黄、桂枝，重如大黄、附子，毒如乌头、巴豆，剧如芫花、大戟。此外，经方针对性很强，这就要求使用者对于病症的病机病理要有系统、准确的把握，对于每味药的作用和相互之间的关系要有深入的理解。经方对证则效如桴鼓，误用则非但无效，还能伤人，故不少人不敢用或不会用。岳美中说："那些经过几代人肯定的、确有价值的东西，通过辨证选用或稍加增减，强胜于师心自用。"我们临床所用的方剂，大部分来自古书成方，若舍此不用，只能事倍功半。岳美中将此形象地比喻为："有现成的梯子不上，又何苦去爬墙。"岳美中采用经方，匠心独运，屡起沉疴。

急性高热，中西医均感棘手。岳美中治疗高热待查、乙型脑炎等，善用经方取卓效。一名 3 岁男孩，高热达 40℃，人迎脉数，小脸烧得通红，汗出微喘，是有表邪；舌黄不燥，呕恶上逆，大便溏泄且次数多，是脾胃蕴有暑湿，挟热下利。岳美中开葛根黄芩黄连汤原方，连服 3 剂，患儿热减，大便转佳，也不呕吐恶心了，继服此方，很快痊愈出院。

岳美中善于用经方治疗肾脏病症，包括急慢性肾炎、尿毒症、肾盂肾炎、膀胱炎、肾结石、前列腺肥大、男性不育症及顽固性腹泻等。一女病人，患胃穿孔合并腹膜炎，手术后血压一直很低，尿量极少，甚至无尿，持续数日，渐呈半昏迷状态，肌肉抽动，诊断为急性肾功能衰竭，治疗无效。岳美中接诊，发现患者时而躁动，脉细肢冷，属阳气势微，肾关不开，遂成尿闭。投以真武汤加西洋参、生薏苡仁煎服，一剂之后，能自排小便，四肢渐温，肌肉不再抽动。二诊改用四君子汤加生薏苡仁、车前子、牛膝、泽泻，服后神志全清，排尿自如，精神略振，但仍口干。改用沙参麦冬汤加味服之，诸症好转，血压恢复正常，最后痊愈出院。一老年患者，三年来总是天刚亮就腹泻。某医曾用理中汤、四神丸、附子理中丸等，好转二三天，接着又泻，求诊于岳美中。察其苔净，六脉俱弱，岳美中说："这是肾虚作泻，理中汤是理中焦，这是下焦之泻，如果一定要投理中汤，须去掉甘草再加味。"即处以此方去甘草，加细辛引药入肾以激发肾阳，驱除浊阴之邪；增吴茱萸温肝以暖肾，畅水而降浊阴。服药三剂病愈，三个月后随访未复发。

岳美中亦善于用经方治疗肝脏病症，包括急慢性肝炎、胆囊炎、肝硬化以及癫痫等。谭某，患急性黄疸性肝炎，全身皮肤及巩膜明显黄染，恶心呕吐，右上腹发胀，小便黄，属阳黄热重，投以茵陈蒿汤加味，症状逐渐消失，黄疸减轻，以后改用茵陈五苓散。住院 27 天，黄疸指数降至正常，但转氨酶仍高。岳美中发现患者脉数，舌质深红有少量黄苔，胸闷气短，口干渴喜饮，认为系上焦燥热，改投竹叶石膏汤加龙胆草、连翘以清之。5剂后，口渴止，转氨酶降至正常而出院。姬某，患慢性肝炎一年余，轻度黄疸不退，转氨酶高。岳美中切其脉，左关浮弦，右脉滑大，望其舌，中部有干黄苔，此属少阳阳明并病而阳明热重，选用大柴胡汤，治少阳蕴热之黄疸与阳明痞结之胀满，更辅以小陷胸汤，专开心下热结。连服十余剂，诸症消失，转氨酶正常而出院。

岳美中还擅长用经方治疗心脏病症，包括心绞痛、心律紊乱、肢端动脉痉挛等病。患者陈某，稍一劳累，或精神紧张，或吸烟时，即感气短，左胸部堵塞作痛，严重时心痛彻背，服滋补之剂无效。察其脉濡弱，左脉尤甚，舌本及沿中线偏右处有黄底白苔，乃浊阴上犯胸阳之象，以枳实薤白桂枝汤合苓桂术甘汤为治。痛稍减，改投枳实薤白桂枝汤，心痛大减。但脉仍濡细，继用人参汤加桂枝，病情逐渐好转。

用经方治疗各种疑难杂症也是岳美中所长。一名17岁男患者，因入河水中受凉，数日后左股关节肿痛，渐及两膝关节，亦发红肿疼痛，左侧尤甚，不能行走，两膝屈伸不利，发热38℃左右已4个月，多方医治无效。岳美中认为属风湿内侵，久郁化热，投以桂枝芍药知母汤，数剂取效。患者李某，项部自汗，竟日淋漓不止，颇感苦恼，脉浮缓无力。岳美中认为项部是太阳经所过，长期汗出，是经气向上冲逆，持久不愈，必致虚弱。因投以仲景桂枝加龙骨牡蛎汤，和营降逆，协调营卫，收敛浮越之阳气，服4剂而汗止。

岳美中认为学好仲景书，获益无穷。他常教导弟子："要背诵与精读仲景书，不可安于小家书"，"学通仲景学问，再钻研李东垣的《脾胃论》、《内外伤辨惑论》以及叶天士、吴又可、王孟英、何廉臣的温病著述，可概知中医学术，临证当可圆活不涩了。"岳美中临证从来不一味一味药口授处方，而是以仲景处方为基础作必要加减，他几乎无日不用《金匮要略》医方，弟子们必须熟背出仲景各方，才能在一旁写出处方，熟记的标准是"做到不假思索，张口就来"。

岳美中告诫弟子说："临证时，如证与方合，最好不要随意加减。""若欲加减，宜谙习古人之加减法而消息之。""若证候不完全符合原书成方的主治证和加减证，便应更方。除非不得已，决不独出心裁。"这是他从实践中得来的真知。他曾诊治一妇女，患慢性肾盂肾炎，尿频、血尿，用猪苓汤原方三剂，诸症均逝。数日后又复发，但稍轻，岳美中考虑其久病必虚，便于方中加山药一味，孰料病情反重；再用猪苓汤原方，诸证又减，只是排尿时尿道稍感疼痛。又虑其尿道久痛恐有砂石瘀滞，加入海金砂以导其浊。药后两剂，诸症又大作。鉴于两次复发的教训，岳美中再不敢任意加减，仍守猪苓汤原方，患者服10剂而获痊愈。其实，岳美中的医案中有不少是加减变化古书成方，如大柴胡汤加金钱草、滑石、鸡内金等治慢性胆囊炎、黄疸及胆结石等，关键在于不能“随意”加减。

成方的药量亦不可随意增减，尤其应注意关键药物的配伍比例。如刘某，患脉结代、心动悸证，服药未效，求治于岳美中。岳美中索阅前医之方，是仲景炙甘草汤，方药对证，只是未遵照仲景药量，于是按仲景原方药量调整。“以水四盅，酒三盅，先煮八味，取二盅，去渣，纳阿胶化开，分两次温服”，吸取了仲景以多量水加酒久煎的方法，意在将药汁浓缩成稀膏，增强调补心脉的力量，患者4剂而愈。岳美中形象地把配方调剂比喻为烹调：“治某病用某方，只有依据原方固有比例调剂，如法煎煮，才能收到最佳的治疗效果。正像做某种菜肴，依据食谱所列的原料和佐料的比例，如法煎炒，做出来的菜才好吃。”又胡某患慢性胃炎，症见干噫食臭，腹中雷鸣，岳美中诊为痞证，处以生姜泻心汤原方，以水八盅，煎至四盅，去渣再煎，取二盅，分两次温服。服一周后，所有症状基本消失。这里运用了张仲景“去渣再煎”的特殊煎法，原因在于泻心汤同柴胡汤一样，是调和之剂。方内寒热并投，旨在和解，去渣再煎，从煎法上体现了调和之意，是张仲景匠心独运之处，岳美中忠实地继承下来。他多次对弟子说，仲景方的运用，既要牢记其证候，又要注意其配伍、剂量比例、加减进退，甚至煎服法都要熟记，不能轻易放过，其中蕴含深意，亦可能是疗效所在。仲景方药不传之秘在于用量，随处可以体会得到。岳美中提出，在患者病情严重而方药煎法复杂时，宜由医生、护士煎煮，以提高疗效。

岳美中认为，“法崇仲圣思常沛，医学长沙自有真”。他对仲景方剂倍有会心，故临证如源头活水，触机即发，信手拈来，因此说他是当代经方派大师，实不为过。

重视辨病　善用专方

20世纪50年代后期，由于政府的提倡，中医学术振兴，中西医结合医学尚处于起步阶段，不少中医在临床上忽视或不会辨证论治，以中医方药简单地对应西医的病名，使辨证论治简单化；同时，也存在泛谈辨证，忽视对症的专方专药使用的情况。这两种倾向严重影响了中医药疗效的提高和学术进步。根据这一实际情况，岳美中于1958年提出了“辨证与辨病相结合、辨证论治与专方专药相结合”的重要观点，促进了中医治疗水平的提高。

岳美中指出，辨证论治是中医学术特点和精华所在。数千年来，它在中医学术的发展和促进诊断治疗水平的提高方面起着重要作用。临床上通过辨病因、辨病位、辨病态、辨病机、辨证候、辨方药、辨人的虚实强弱，采用积极主动、恰如其分的治疗，既注意到人体内外环境的联系和统一性（如内外相应与脏腑经络相关的辨证），又注意到个体体质差异等特点，因而有一病多方、多病一方的同病异治与异病同治，不但临床效果好，而且是中医研究工作中的重大理论问题。

1971年初夏，岳美中会诊汪某，男，54岁，8天来体温39℃～40℃，用过多种抗生素和退热剂治疗无效。阳明经证大热、大汗、脉洪大、大渴四大证皆具，诊为阳明热盛，处方白虎汤加味：生石膏、知母、粳米、炙甘草、鲜茅根、芦根、连翘。其中生石膏用量60克，是常规用量的两倍！陪侍人员惊问：“生石膏能用如此大量?”岳美中成竹在胸。患者一天内连进二剂，热势顿减。第二天继续服用原方，体温降至37.4℃。以后生石膏减为45克，续服二剂而体温正常，后予调理而愈。此案轰动一时，以多种西药不能退热之疾，竟用如此平淡之方而奏功，是平凡之中见神奇。此例高热患者，舌苔薄黄，咽微痛，宜略佐透解，故在白虎汤中增入茅根、芦根、连翘，于此可见岳美中辨证论治之精当。

岳美中认为，辨证论治即“因势利导”，因势概括辨证，利导概括论治。岳美中主张：在临证时，要先辨病，后辨证，再论治。其理由是，每种疾病的基本矛盾决定疾病的发生、发展和预后，证候的寒热表里虚实等，仅是从属基本矛盾的不同表现。所以，先辨病是要了解疾病的本质和特殊性，以便解决疾病基本矛盾；后辨证是要了解证候的属性，以助基本矛盾的解决；再论治是要找出解决矛盾的方法。三者是密切相关的统一体，只不过是主次先后而已。但病是本、是纲，证是标、是目，证依附于病。根据本标原委、纲举目张之理，在临诊时不能停留于辨识证候，以免本末倒置，以偏概全，务必以辨病为重心。首先辨明疾病，然后辨病的证候属性，病证既明，再辨古今专方专药的应用。如病人辨病为黄疸者，用专方专药茵陈剂治疗；辨证属于阳黄者，茵陈蒿汤主之，阴黄者，茵陈四逆汤主之。

岳美中指出，《伤寒论》开宗明义，以“辨某病脉证并治”为篇名，并在每篇中都详论主病、主证、主方，《金匮要略》以专病专证成篇，以“病脉证治”为题，二者都是在专病专证专方基础上进行辨证论治的著作，为后世提倡这一学术思想奠定了基础。如：太阳病中风，桂枝汤主之；太阳病伤寒，麻黄汤主之；阳明病经热证，白虎汤主之；阳明病腑实证，承气汤主之；痉病属刚痉者，葛根汤主之；痉病属柔痉者，栝蒌桂枝汤主之等。其皆以病概证，以证明治，治有专方，形成了病证与方药的统一。像百合病特设百合剂治疗，疟母用鳖甲煎丸治疗，柴胡证由小柴胡汤主之，五苓散证由五苓散主之等。病有病的专方，证有证的专方，为辨病论治与专方专药的应用树立了典范。岳美中指出，书中某病某证某方“主之”，即为“专病专方专药”。某病证“可与”或“宜”某方，是在辨证之下随宜治之。后世《千金要方》、《外台秘要》皆依此法。因此，“可知汉唐医家辨证论治是外感、杂病分论各治，在专方专药的基础上照顾阴阳表里虚实寒热。”这种诊治疾病的思路方法，对当前中医临床研究，仍有一定借鉴意义。

岳美中明确指出，强调专病用专方治疗，并不违背辨证论治精神，二者非但不悖，而且相辅相成。所谓辨证论治就是根据四诊八纲、脏腑经络辨认病证，再依据病证予以相应的方药治疗。而专病专方的初始阶段恰源于辨证论治，一旦形成了“专病专方”，就发展了辨证论治。因此，专病专方是辨证论治的升华，是千万人实践和智慧的总结。中医治病，必须辨证论治与专方专药相结合。对于有确实疗效的专方专药，必须引起高度的重视。

岳美中依据自己的临床体会，将内科杂病分为两大类：一为气化病，即一般所说的功能性疾患；一为实质病，即一般所说的器质性疾患。就治法言，气化病多取泛用通治法，而实质病则取特殊治法。在特殊治法中，再照顾机体的内外情况，辅以其他治法，即专病专方专药与辨证论治相结合的治法。例如痢疾，《金匮要略》治下利脓血的热痢所用白头翁汤，是已为临床证实的专方，白头翁、黄连为下利脓血的专药。后世专方有《普济方》地榆丸、《仁斋直指方论》香连丸、东垣升阳渗湿汤等，专药有马齿苋、鸦胆子、大蒜等。他说，这些专病专证专方中的专药，与方剂配伍中的“主药”意义颇相接近，且有一定联系。使用它们，既符合辨证论治原则，又都有明显效果，体现了专病专方与辨证论治相结合的过程，这才是提高中医疗效的可靠措施。

由于岳美中较为成功地解决了中医、中西医结合内科实践中如何应用传统医药提高疗效的理论问题，从而提高了中医学术水平。他本人临证应用这一原则，以疗效显著而名闻遐迩。

岳美中注重专病专方，绝不仅仅限于经方，而是遍览群书，博采众方，勤于验证。无论经方还是时方，杂书所载方或民间流传的单方验方，他都细心研究，凡可取者无不录之备用。他说："作为一个好的医生，除了通晓医学著作以外，还应该多读杂书。中国文化广博精深，经史子集中往往有不少有关医学的内容，引以借鉴，既可丰富医疗经验，又可启发人的思想。我经常留心医书之外的文史书籍，凡有奇闻异说，辄录之，供实践中运用，好像军械库一样，储存的武器越多，制敌之法就越广。"他从《验方新编》里采得四神煎，治疗"鹤膝风，膝关节红肿疼痛，步履维艰"，多获良效。岳美中有个女儿，每一感冒，即剧烈头痛，面红发热，迭服中西药物不能根除，颇为苦恼。岳美中从《止园医话》查得一方，说治偏头痛极灵，药用连翘、菊花、桑叶、黄芩、薄荷、苦丁茶、夏枯草、藁本、白芷、荷叶边、鲜茅根。投原方，果然一剂痛减大半，三剂痊愈，后未再犯。其他如治疗慢性肾炎的芡实合剂，治疗心胃作痛的延年半夏汤，治疗慢性肝炎肝肿大的抑肝散等，都是岳美中从万千方剂中精选出来、又经验证的有效方剂。

岳美中重视专病专方，并不拘于一病一方。他说："所谓专病，也并不是孤立与静止的，是变化与运动着的，所以在专病专药应用中，若不注意先后的阶段性，不问轻重缓急，一意强调固定专药，也是不对的。"如他治疗肝炎恢复期虽无明显症状，但残留某项肝功能不正常的病人，并不拘泥于肝炎多病湿热，治疗必用茵陈、柴胡的惯例，而是细致地寻找辨证线索，抓主要矛盾，随机应治。如患者郑某，诊得脉虚无力，舌质及眼睑色淡，岳美中认为属血虚见证，他不拘泥于"黄疸多湿不宜滋补"之诫，治以补血之品，辅以清利药物，用四物汤加茵陈、茯苓治疗，肝功能得以明显好转，充分显示了其辨证论治的灵活性。

岳美中不仅熟悉药物功效，而且掌握遣方规律，从而达到专方专药与辨证论治相结合的目的。如徐某，21岁，头顶脱发，如胡桃大小的圆圈，连结成片，渐成光秃，小伙子十分懊恼。切其脉濡，舌稍白，无其他痛苦。处一味茯苓饮，茯苓研为细末，每服6克，白开水冲服，一日两次。约服两月余，来复诊，发已丛生，基本痊愈。在气化理论指导下，以利水通阳法治疗脱发，真乃奇案，又很有理论价值！此例因水气上泛巅顶，侵蚀发根，使发根腐而枯落。茯苓能上行，渗水湿而导饮下降，湿去则发生，虽不是直接生发，但亦合乎“伏其所主，先其所因”的治疗法则，说明岳美中掌握辨证论治极为纯熟，可谓左右逢源。

在临床实践中，岳美中根据病证创制了许多经验良方，如治冠心病心绞痛的加味冠通汤、治顽固性气管炎的固本丸、治咳嗽的锄云止咳汤、治支气管哮喘的锄云利肺汤、治虚劳咳嗽的参蛤三七散、治女性不孕症的妇宝胜金丹，以及治小儿肾炎的玉米须常服，治寻常疣的单味薏苡仁粉等，临床均获满意疗效。

有胆有识　有方有守

对于急性病和慢性病的治疗，岳美中提出了“治急性病要有胆有识，治慢性病要有方有守”的原则。

岳美中说，医生对急性病要有胆有识，迅速抓住当前证候特点，迎头痛击，因势利导，以解除患者病痛。急性病来势凶猛，证多凶险，病情瞬息万变，治疗的有利时机转瞬即逝，任何犹豫和疑惧都会贻误病机，酿成后患。医者须当机立断，在准确辨证的基础上敢于用药，包括敢于用峻猛之剂，治之宜准、宜重，同时又要准确把握分寸，即所谓要“有胆”。岳美中说：“有胆有识要学仲景，大剂量，单刀直入，速战速决。”当然，光有胆还不行，还必须要“有识”。识是胆的指导，胆是识的执行，眼明而后手快。唐·孙思邈说：“胆欲大而心欲小”，意思是既要有敢想敢干、当机立断的精神，又要小心谨慎，周密思考。故清代名医吴鞠通说：“治外感如将，兵贵神速，机圆法活，去邪务尽，善后务细。”

岳美中指出：古人在治急性病的紧要关头“急下之”、“急温之”，“急”字之义，应包含着有胆；同时在“下之”、“温之”之中，应包含着有识。方剂中白虎汤、大承气汤、大陷胸汤、大剂清瘟败毒饮、附子汤、四逆汤、干姜附子汤、桂枝附子汤等，都是猛剂峻剂，必须认准证候，掌握分寸，既不可畏缩不前，更不可孟浪从事。医生投药，关系至重。有识无胆会坐失时机，而有胆无识更会误人杀人于顷刻。

岳美中长于治疗热性病，治愈过许多无名高热症，包括乙型脑炎、心肌炎引起的高热等，有较好疗效。

开滦矿务局一位14岁女孩，发热半年余，体温高时达40℃，多方治疗无效。岳美中接诊后，根据她“但渴不多饮，二便自调，舌苔淡黄”的症状，认为虽然高烧，但不是真热，发热恶风、脉见浮缓、时有汗出，系中风症未罢，营卫失和，拟桂枝汤原方，三剂而愈。《伤寒论》曰："桂枝下咽，阳盛即毙；承气入胃，阴盛则亡。死生之要，在乎须臾。"意思是说阳盛患者喝下桂枝汤，马上毙命；阴盛患者喝下承气汤，立即死亡。生还是死，取决于瞬间。女孩发高烧半年余，一般医生绝不敢用桂枝汤。联想到岳美中当年治疗突患精神病的小木匠，用的正是承气汤，其胆识可见一斑，而这种胆识是靠精于《伤寒论》和千百次临床的积累而来。辨证失误之差池闪失，常决断于细微之处。

至于慢性病的治疗，岳美中指出："要注意病变质与量的变化规律，治疗时要做到有方有守。若病程较久，量变达到一定程度，不守方则难获全效。有时久病沉疴，虽服数剂药病情明显好转，临床上看似痊愈，其实只是病情向好的方面发展，由量变向质变的开始。此时停药，稍有诱因即可复发。即使在用药过程中病情亦常有反复，原因就是量变尚未达到质变的程度。"岳美中曾治一例病已三十余年，每年均反复发作的腹痛胀气，大便溏薄，日三至五行的脾胃虚寒患者（西医诊断为慢性胃炎、溃疡性结肠炎），用理中汤加木香、焦三仙，药服17剂痊愈，再进15剂巩固疗效，后改为丸剂，连服两年，观察4年，虽经多种诱因，仍未见复发，原因就在于病情由量变达到了质变。有方有守，是指准确辨证后，当守方勿替。清代医家吴鞠通所说"治内伤如相，坐镇从容，神机默运，而人登寿域"，即是指此。

岳美中说："有方有守要学东垣，小剂量缓投，假以时日，由量的积累到质的变化。"在古代医家中，除张仲景外，岳美中尤其推崇补土派医家李东垣。"内伤脾胃，百病由生"，是东垣脾胃学说的基本思想，它开辟了一条治病由脾胃入手的路子。岳美中继承并发展了其脾胃论思想。李东垣调理脾胃主要以益气升阳除阴火为主，岳美中在此基础上，更注重于补脾气，调五脏，顺六腑。他自述："余到晚年，在治疗一些杂症和老年慢性病方面，运用东垣方剂，灵活变通，收益匪浅。治慢性病，若终得培土一法，常可峰回路转，得心应手，调理后天脾胃，确是治疗内伤杂病的善策。"

岳美中早年对治疗慢性疾患急于求功，效果不好。于是仔细观察一位富有经验的名老中医临证，发现老先生治疗慢性病，除了调气理血、滋阴温阳的几个寻常方剂外，并未见有什么奇方妙药。观察一年，百思不得其解，故请教"秘诀"。老中医指点迷津说："治疗慢性病，除先认识到疾病的本质，再辨证准确、遣方恰当以外，‘守方’要算是第一要着。”岳美中茅塞顿开，明白了“一锹掘不出一口井”，“有方”还要“守方”。此后，岳美中以这一理论指导实践，在临床中每获良效。

如陈某，男，1970 年 6 月诊断为慢性肝炎，连进中西药两个多月，各项指标未见好转。服中药至 1973 年春，不但各项指标居高不下，而且经扫描检查，怀疑为初期肝硬化。因患者舌苔黄白长期不退，舌面及牙龈出血，医生诊为湿热久郁，频投清热利湿之剂。患者服中药千余剂之多，未获显效。1974 年 3 月岳美中接诊，诊其脉左寸关沉紧，舌红有裂纹，苔黄厚腻。查过去处方，都是清利之剂。岳美中据其清利无效，断非湿热实证，根据牙龈出稀血水，诊为气虚失于摄持，血有脱象；肝脏肿大则由气血不足，远非湿滞淤留肋下可以解释。他从脾胃入手，投以东垣圣愈汤，配合缓中补虚的大黄䗪虫丸，守方 50 余剂，诸症减轻，肝功能正常，精力旺盛。

在慢性病的治疗上，岳美中主张用方要准、使用要稳。有一非特异性结肠炎患者，轻时日泻两三次，重时日泻十余次，甚则日泻廿余次，消瘦，纳呆，缠绵不愈，西药治疗无效，曾两次住院中医治疗，缓解出院后又复发。岳美中认为，此为不知培土之法、培植之方之过。遂以资生丸为主方，小剂量频服，培土以治其病本；间用附子理中汤暖土，以治其泻不止之标。守法守方，经治三年，大便成形，二十年痼疾得愈，并恢复工作。

岳美中的一个女儿患肾炎，用济生肾气丸（作汤剂），连进 44 剂未见效，要求改方，岳美中嘱原方继服，又进 3 剂，果然效验大显。某医院副院长患肾盂肾炎，迁延年余，发作越来越频繁。岳美中于发作时用猪苓汤，间歇期用肾气丸，持续服用半年，未再复发。岳美中用玉米须治小儿慢性肾炎，强调坚持用药，最好一次备齐晒干的玉米须 12 公斤，连服半年以上，疗效甚好。岳美中从理论和实践上都充分阐明了治疗慢性病有方有守的重要意义。

在用药方面，岳美中说，急性病用药要单纯，要有力量。如张仲景治伤寒，三阳实证应“治病留人”，而三阴虚证应“留人治病”。他推崇轻量处方，但强调药量以有效为准则。如治急性高热，生石膏可一剂达 240 克，治结石，金钱草一剂至 210 克；但治慢性脾胃病，砂仁、陈皮常用 1.5 克即可。他认为，能小量则不用大量，因药有偏性，积久大剂频进，会使脏腑有不能应付之虞，发生难以预料的后果。

老年医学　开拓创新

20世纪六七十年代，除日常诊务外，岳美中还参加了毛泽东、周恩来、叶剑英等中央领导的医疗和保健工作。他注重着力研究老年疾病和老年保健，《岳美中老中医治疗老年病经验》是中华人民共和国成立后第一部中医老年医学专著，在老年病治疗首重脾胃、注意老年人的生理病理特点方面有所突破，将补益六法开创性地运用于老年病，成为现代著名的老年医学专家。

中国老年医学兴起和发展较早，唐代孙思邈《养老大例》和宋代陈直《养老奉亲书》奠定了老年医学的基础。明清时期医家防治老年疾病，多注重养生和食疗，相对地轻视药物治疗。加之孙思邈虽倡行补益而立法较少，故后世除多谈健脾补肾之外，缺少较为系统全面的补益法则，中医老年医学的许多理论和实际问题都有待于研究和解决。

岳美中将老年病治疗首重脾胃问题提到新的理论高度。陈直《养老奉亲书》简略提到“脾胃者，五脏之宗也”，后世医家仅宗之以发展老年食疗，治病健身。岳美中提出，人之衰老，肾精先枯，累及诸脏，此时全仗脾胃运化，吸收精微，使五脏滋荣，元气得继，才能祛病延年，故调整饮食，促进消化功能之康复，保持大小便通畅，实为防治老年病的关键。

岳美中强调，应注意老年人的生理病理特点，针对老年病病情复杂、病程长、体质弱等特点，提出“细观察、勤分析、慎下药、常总结”的治疗原则。

岳美中治疗老年病一贯主张：“药宜平和”，“用量要小”，“多用补药，少用泻药”，“多用丸散，少用汤剂”，不要急于求成。他认为，“老年人药量小不怕，药力到就行。”一般从70岁开始，方剂的药量应减半。视体质情况，弱者每一味药用3～6克，发汗药不超过9克，泻下药不超过5克。老人偏于气虚、阳虚者多，黄芪、附子较常量稍大一点无碍，苦寒药（如黄连）1～3克足矣。老年病多虚证，补药能振奋脏腑机能，改善人体羸状，利于延寿祛病；泻药应中病即止，若施用不当，一泻则恐气脱。但补与泻二者关系又应活看。清代医家徐灵胎说，药物治病的针对性第一紧要，投对了就是补药，投不对就是泻药。岳美中说，医者要用好补法亦属不易，要补得恰当，当补则补，补之不当，则滞气机，所以要“先其所因，伏其所主”，找出虚的主要矛盾方面，才能使补益之法用得恰到好处。

岳美中将平补、调补、清补、温补、峻补、食补等六种补益方法开创性地运用于老年病，发前人之所未发。

平补即用平和的方药，不寒不热，不攻不泻，不湿不燥，不刚不柔。有医者认为，这类药是普通敷衍药，而不予以重视，实际这正是岳美中因人制宜的体现，在平淡中求奇效。如一老年肾结石病人，用清化湿热药过程中，阳痿加重。岳美中曾考虑用桂附、阳起石、海狗肾等“兴阳药”，因恐刺激力过大，反招致性功能短暂兴奋后长时衰减，遂改用平补药，于方中加入具有兴阳作用的当归，服 15 剂而恢复。

调补寓有调理的意思，适用于虚实夹杂、阴阳错综之证，用药不能峻补、温补、平补，只有调补可图。岳美中曾治一位 70 高龄男患者，病人素常多病，曾患肝炎。来诊时称腹胀、纳呆，长期以来每餐不及一两，午后心下痞硬，嗳气不止，大便稀薄，诊断为浅表性胃炎。因服西药多不耐受或有不良反应，改服中药半年余，药后腹胀稍舒，不多时则胀满又起，逐日加重，有碍工作。诊之脉濡无力，右关沉取欲无，左关稍弦，舌苔白而润，辨证属肝脾不和，脾胃升降失调，脾虚尤为主要矛盾。患者过去用开破药较多，越开破则运化功能越弱，故应健脾和胃。因患者进食一两即发胀，故药量不宜大，以资生丸方研粗末，每用 10 克，水煎两次，合成一茶盅（约 200 毫升），作一日量，午饭与晚饭后半小时温服半盅。一周后复诊，嗳气减，矢气多，胀满轻，胀的时间亦缩短，脉沉取较有力，舌苔少，纳食由每餐一两增至二两。续服原方半月，脾虚症状基本痊愈，后仍服此方一段时间以巩固疗效。

清补是补而兼清，岳美中告诫：清补法要清而不凉，凉药易伤脾肾之阳；还要注意滋而不腻，否则有碍脾胃吸收。他举例说，养脾阴以慎柔养真汤为好，该方出自明朝胡慎柔《慎柔五书》，方中选用党参、黄芪、白术、茯苓、白芍、莲肉、山药、五味子、麦冬等清补之品，以取清补脾阴、甘淡滋脾之效。为避其温燥之弊，故要求弃头煎，服二、三煎。中医治病绝非只知选方用药，煎服法中亦具医理。由此可见，对老年人阴虚有热者，轻清养阴的分寸把握必须达到入微的程度，方有卓效；稍有失度，反增不适。不是立法不当，而是方法尺度不巧。岳美中的临证功底，从中可见一斑。

温补是针对阳虚者运用温而兼补法。首先要明确是何脏何腑的阳虚，根据脏腑生理特点选方用药。如全真一气汤等，适用于五脏阳虚，元真之气消亡。

峻补适用于垂危极虚、不用大剂汤液不能挽回的患者。如阳脱垂危者，须独参汤时时灌服；极虚者，需参附膏一日数两。

食补即以食物代药，适宜病后调理，在中药处方里常以食品入药，诸如玉米、莲子、龙眼肉、赤小豆、糯米、芦根、牛羊肉等即是。由于食物本身属性有寒有热、有阴有阳、有气有味、有升有降之不同，故必须因人而异。如素体偏热，不能妄食参茸以及辛辣之品；如素体偏寒，不能过用滋阴以及咸寒之品，这是必须注意的。

治疗老年病要首重脾胃。治疗脾胃病，应以清淡补脾为主，辅以少量行气消食调理之品，代表方剂是资生丸。此方岳美中常重用薏苡仁和芡实。薏苡仁是陆上的补药，芡实是水中的补药。一个补脾阳，一个补脾阴，能推动脾的运化。作粗末或丸药小量长期服用，对老年人少食腹胀、脉象软弱、二便不调者，具“坤厚载物，德合无疆”之妙。

治疗老年病，方法应多样化。气功、按摩、针灸、食疗、药疗都可以使用。药疗以丸散为好，应尽可能少用汤剂荡之。

治疗老年病，药物和饮食当知宜忌。药物方面，健脾药多用常用无碍；养阴补肾药滋腻碍脾者多，如天冬、麦冬等，生熟地更甚，一般均不作常服药，但天花粉、玉竹不在此例；凉药害脾，也不宜多用；发汗药和泻药，应中病即止，过则生变。食物方面，老年人当少食甜味，因甜能壅脾，妨碍消化。糖类以冰糖为佳，缘其兼可止咳，红糖食后咳嗽易剧。老年人多痰，不宜过食鱼和肥肉等助火生痰之物。梨能清痰止嗽，但不是每个人都适合。冬瓜解渴利尿，治糖尿病有效；西瓜是天生白虎汤，夏季解暑堪称良剂，颇利老人。

岳美中治疗老年病能始终从老年人的生理特点出发，治病平和稳妥，不求数日取效，多用王道之治以达祛病延年，法度精详。

立足经典　引领学术

20 世纪 70 年代，岳美中和一批著名中医一起，积极推动和引领中医学术的发展。他发表了一系列论文，如《辨证论治的探讨》、《治急性病要有胆有识，治慢性病要有方有守》、《读书和临证应当注意些什么》、《如何开展中药研究的我见》、《试探辨证论治和时间空间》等。

岳美中倡导“重视经典”的学习。他认为，中医有自己完整、独特的理论体系，学习中医的人，要想真正掌握中医，必须要学习其理论体系，而不能只学其皮毛。几部重要的中医经典正是中医理论的原创。从治学而论，经典犹如树之干，后世医家之论如树枝，学中医应从干入手。不学习这些经典，不可能掌握中医的精髓。岳美中为研究生指定的四门重点课程是：《内经》、《伤寒论》、《金匮要略》、《温病条辨》。岳美中认为学习中医，当从方剂入手，方剂之祖为仲景，因而读书还以从《伤寒论》、《金匮要略》入手为好。仲景最讲求的是辨证论治，《伤寒论》六经标题，首揭辨三阳三阴“病脉证并治”，鲜明地昭示后人。论中更有“随证治之”、“依法治之”等语。在具体治疗中，某病以某方“主之”，某病“可与”或“宜”某方，则是点明专病专证专方与辨证之下随宜治之的方治精神。《金匮要略》则论述三因，以专病专证成篇，题目亦揭出“辨某病脉证治”，是在专病专证专方专药基础上行使辨证论治的经典著作。总之，仲景之书分论各治，既昭示辨证论治的原理原则，又指出了辨证论治的具体方法，其规律之谨严，对临床实践具有高度的指导意义，实是中医书籍的精髓，最宜反复钻研。

岳美中强调，对中医经典著作要扎扎实实地下功夫，主张“早背读，积资料，晚下笔”。对医学经典著作，要趁年轻、记忆力较强时下功夫，晚则无济。读书要随时随地积累专题和个人感兴趣的资料，劄记盈箧，才能著作等身，并注意摘录史料和诸子百家有涉医学的部分。下笔要晚，是说欲写作承先启后的著作，就要有攀登高峰的雄心壮志、传世不朽的百代思想，完成自己一代的学术任务，才算不负此生。要注意时代背景，设身处地读书，讲求古训，对经典著作，要开卷而不放过一个字。对医律要入细。历代注疏《伤寒论》的不下数百家，见仁见智，岳美中强调直接阅读原文，“读白文本”，即没有经过注家注解的原文本，在实践中理解，反复研读，以自己临床验之。读伤寒如此，读其他经典医籍也应如此。对中医典籍要学深学透，根深才蒂固。

岳美中学宗三家：张仲景、李东垣、叶天士，认为此“三子者，上下两千年，筚路蓝缕，斩棘披荆，于医术有所发明，对人民有所贡献。历代医药著作，固亦不乏人，或长于一技，或擅于一专，不能与三子同日而语。”

中医与传统文化的关系密切，“文是基础医是楼”，要阅读中医典籍，没有相当的古文基础很难读懂。诗人陆游有“功夫在诗外”之说，岳美中则主张“功夫在医外”。他认为，对中医人才的培养，若只专注于中医诊断、方剂、药物的学习和要求，很难成就一代医学大家。离开了传统文化的土壤，中医药学便成了无本之木、无源之水。岳美中“从儒、佛特别是从道家学说中，认识人体的倾向与辩证法思想，并着力研究，医学上的长进，有得益于此者”。他非常喜爱唐朝柳宗元的“种树郭橐驼传”，一生“揣摩此文数百遍，获益匪浅”。该文介绍了郭驼背的植树经验，“借传立说”，阐述植树经验最重要的一点是顺应树木生长的自然规律，不破坏生机，从而阐述了一种哲理。元代医家吕复（元膺）评论金代刘完素（河间）时说：“刘河间医如橐驼种树，所在全活。”岳美中深受启发，“认为其种树之道可以通于医，尤其是治疗慢性病更应取法于此。”他从中领悟到，治病要善于“扶助人体之自然”，不可伐其生生之气，并树立了重视培土运脾为本的学术思想，在临床中大获裨益。岳美中说：“专一地研讨医学，可以掘出运河；整个文化素养的提高，则有助于酿成江海。”中医药学所以历数千年而不湮，不仅在于有一套系统、完整的科学理论及确实的临床疗效，亦与历代辈出的医学大家承续薪传有莫大关系。中医药学的继承、发扬、发展、创新，需要一大批于医于文均有较高素养的中医药人才。

《内经》中谈到的五运六气是中医最神秘的部分，也是中医药伟大宝库中一颗光彩夺目的明珠。五运六气学说是通过观察时间和气候的变化，来预测疾病发生、流行和体质变化的方法。其中包含了天文、历法、气象、物候、医学等多学科的学术内涵，是天人合一思想的最高体现，对疾病预测和临床治疗均具有非同寻常的指导意义。历代对此多有争议，岳美中主张研究这些内容，他说：“一个中医，如果不会运用五运六气，就不是一个完全的中医。”1978年，岳美中发表《辨证论治和时间空间》一文，并将五运六气列入中医研究生班课程内容，授课时注重讲述张仲景《伤寒论》重视时间空间的问题。

岳美中在临床实践中，重视因时、因地、因人、因证制宜，根据大自然阴阳气交的变化，对病人有所体认。岳美中说，人类是与大自然浑然不可分离的一体，生息于大地之上、日星之下，因其旦暮昼夜的变化，春夏秋冬二十四节气发展的不同，而随之有生命的抑扬起落，或张或弛，所以产生了所谓周期性、节奏性的规律。一日十二时辰的子午卯酉，一年二十四节气的二分（春分、秋分）二至（冬至、夏至），是阴阳气交的枢机，为一日与一年的最关键时刻。子午与二至，是阴阳交替之候；卯酉与二分，是阴阳平衡之际。能注意到这些时令的发展变化，对外感急性病，可以掌握病情转化与传变的时刻；特别是慢性疾患，则可以观察恶化的趋向，甚至可以推断危亡的时刻。重病痼疾多发或多死于“二分、二至”：冬至一阳生，夏至一阴生，此时病人的机体应之，也宜阴阳交替，阳生阴长，否则阴阳离决，非病重即预后不良。一日一夜是一年的缩影，昼为阳，夜为阴，黎明卯时及薄暮酉时，相当于春分、秋分，为寒暖阴阳平衡之际；日中午时一阴至，夜半子时一阳生，相当于夏至、冬至，为阴阳交替之时。以下病例，充分说明了阴阳两纲在辨证中的重要性。

一陈姓中年妇女经血漏下，经中西医多次诊治无效，找到岳美中。岳美中采用止血漏的古今方数剂，均无效。因此仔细询问患者漏血的时间，是白天，还是夜里？她说只在上午，别的时间没有。岳美中陷入沉思：昼属阳，上午为阳中之阳，患者是因为阳气虚，无力摄持阴血，所以才一到上午就经血漏下。因此处以四物汤加炮姜炭、附子炭、肉桂。投药3剂，经漏即止，长期追访未复发。

一季姓10岁女孩，由父亲抱持而来。她趴在父亲肩上，四肢瘫软下垂，双眼紧闭，嘴微张，如同没有知觉。其父代诉，孩子病已三天，每到上午午时、夜半子时上下即出现这种症状，叫她也不答应，大约一个小时后苏醒如常。看过多位医生，诊断不出是什么病，没有给药。岳美中看到病状，听了病情，亦感茫然。他从医数十载，从未遇到、甚至未曾听说过有这等奇症。他沉吟良久：子时是一阳生之际，午时是一阴生之际，子、午两时，正是阴阳交替的时候，而女孩正是在这两个时辰出现痴迷并四肢不收之症，治疗应于此着眼。但苦无方药，又再三考虑，想到小柴胡汤是调合阴阳之剂，姑且开两帖试试。不料其父隔日兴冲冲来告，服药两剂，已恢复常态，打算第二天去上学了。

岳美中临证，把人放进社会、自然、精神情志的大系统中，在“天人相应”的理性思维中，把握疾病的蛛丝马迹，作到秋毫不差、药无虚发。这正是我们所说的“阴阳汇通之医”，也是为医者的最高境界。

岳美中行医五十余载，深感古医籍既能辨客观存在的具体疾病，又能觉察到时间发展变化的证与脉，从而分析并解决急性病与慢性病。如《伤寒论》，在总的辨病上，既审察到病在空间上的客观存在，又抓住时间上的发展变化。如太阳病痊愈、欲解之候与传经之时，有“太阳病法当七日愈，若欲作再经者，针足阳明，使经不传则愈”。《内经》谓“伤寒一日，巨阳受之”，又云“七日太阳病衰，头痛乃愈”。抓住病愈与传经的时间，则能掌握疾病的处理措施。

岳美中指出，在《伤寒论》中有“太阳病欲解时，从巳至未上”等六条，是说患了太阳病，从上午9点到下午3点时，病自已就转轻见愈。巳午为阳中之阳，故太阳主之，至未上者，阳过其度也。人身阴阳，合于大自然的气候，至太阳之时，人身太阳之病，得藉其主气而解。六经病亦各随其主气而解。阴阳在一日一夜的六气上，随着时间的变化，子时一阳生，午时一阴生，是阴阳交替之际，卯时阳与阴平，酉时阴与阳平。这些在《内经》和《伤寒论》中论述详细，使用明确。历代《伤寒论》有七百多注家、一千多种注，但对这六条多不作注或认为不可理解。岳美中根据人与天地相应和时间医学的原理做了科学的解读，把这六条解释清楚，不仅解决了这一重大的疑难，还弘扬了中医理论的特色，其博大精深令人叹服。

1974年，为倡导和推动中医典籍的学习，岳美中作为卫生部中西医结合领导小组成员，在王雪苔、耿鉴庭的协助下，拟定了两批共78种中医古籍书目，建议组织全国有关出版社分工印刷出版。岳美中重视经典，重视中医和中国传统文化的结合，这些对于深化中医研究，对于中医的发展，有重要的指导意义。

振兴中医　中流砥柱

岳美中时刻关注着国家中医事业的发展，他以振兴中医为己任，多年来奔走呼号，百折不挠。在他不懈的努力下，中医研究生教育体制得以开创。他当选全国人大常委后，更是为发展中医登高而呼，积极推动发展与振兴中医政策措施的制定和落实。

1951年，岳美中作为唐山市人大代表、政协委员和唐山市中医公会主任，专程赴北京，向卫生部上书，提出开办正式中医院校与举办中医进修学校相结合，满足中医人员提高业务技术水平的需求。1953年春，他和著名爱国人士李鼎铭之子、老中医李振三合作，撰写《整理和发扬中医的意见》、《关于中国医学的历史》和《整理中国医药的初步方案》三万余言，对中医学的历史和地位、中医队伍的建设和管理、中医院校的设置、中医科学研究等问题提出了系统的建议，经习仲勋、范长江两位领导人上报国务院。

1955年，岳美中到中医研究院工作后，奉派进行中医工作考察、讲学和参加学术会议，足迹遍及上海、辽宁、福建、广西、河北、四川等省市。针对中医学术和中医事业发展的情况和问题，他发表讲话、撰写文章。特别是目睹国内中医界老成凋零、后继乏人乏术的状况，他分别于1960、1961、1963年，先后三次上书卫生部和中医研究院，建议加快中医高级人才的培养。1965年，卫生部郭子化副部长主持中医座谈会，参加者为岳美中、秦伯未、蒲辅周、宗维新、齐振华，时称“五老座谈会”，每月一次。岳美中参与了对如何继承发扬中医传统、发挥老中医和中医专家的作用、抓紧培养中医人才等问题的讨论，积极提出意见和建议。

面对1966年以后中医高级人才青黄不接、后继乏人的状况，1972年9月，岳美中上书中央领导，力陈中医人才培养的重要性和紧迫性，建议开办全国高级中医研究班。获得批准后，他马上开始为筹备工作操劳。在困难、干扰和压力很大的情况下，古稀之年、体弱多病的岳美中主持制定办班方案，制定教学计划，拟订教学书目，招收学员，商请名医授课，克服了许多难以想象的困难。为了解决筹办中遇到的每一个问题，生性耿介寡言的岳美中到处求人。凡是和岳美中接触过的人，都与中医学家关幼波有相同的感触：“在和岳老接触的过程中，感觉他所做的一切都是为了中医事业的发展。”

在国务院领导的支持下，1975年，九千多平米的两栋教学科研楼和一栋宿舍楼在中医研究院西苑医院拔地而起。翌年，浸透了岳美中心血的全国中医研究班正式开学。岳美中喜不自禁，援笔赋诗：“满园桃李迎人笑，正是莺歌燕舞天”，“学子莘莘来各地，研几探颐兴何如”。1978年，全国中医研究班改为中国中医研究院与北京中医学院联合举办的中医研究生班，岳美中为主任，方药中、任应秋、董建华、刘渡舟为副主任，招收了我国中医教育的第一批中医学硕士学位研究生。岳美中为中医界培养高级人才殚精竭虑，在研究生复试后不久，就病倒在床上。如今，中医研究院研究生班已发展成中国中医科学院研究生院。岳美中作为中医研究生教育体制的构建者、开创者，值得我们永远记念。

1978年3月，岳美中当选为第五届全国人大常委会委员，他是中医界担任这一重要职务的第一人，具有标志性意义。他以各种形式呼吁加强中医建设，切实重视中医工作。岳美中在全国医药科学大会和中西医结合规划工作会议上发言，呼吁采取有力措施，对祖国医药学在继承的基础上发掘，在发掘的基础上提高，真正把宝贵的中医药学遗产继承下来，发扬光大。提出“要有时代的紧迫感，从发展我国医药科学的战略高度来看待这个问题，采取有力措施认真做好”。同年12月，中共中央下发《关于认真贯彻党的中医政策，解决中医队伍后继乏人问题的报告》。邓小平批示说：“这个问题应该重视，特别是要为中医创造良好的发展与提高的物质条件。”该报告指出：“在发展西医队伍的同时，必须大力加快发展中医中药事业，特别是要为中医创造良好的发展与提高的物质条件，抓紧解决中医队伍后继乏人的问题。”文件下达后，作为全国人大常委，岳美中抱病写了《为检查和监督中发［1978］56号文件的贯彻落实情况事》的提案，在北京医院病房接受了人民日报记者的采访，呼吁落实中央文件精神。他还用提案等形式，对保护中医古代遗迹和文物、重视整理出版中医古籍、成立中医古籍出版社、解决中医抢救急危重病处方得到合法承认等问题，提出了意见和建议。

中央文件下达后，国家每年拨专款用于发展中医事业，中医药也被提上了各级政府的议事日程，并着重解决了最迫切、最核心的三大问题：从各地民间集体单位精选一万名中医充实到公立医院；建设省级中医院和中医学院，国家拨款支持办学建院，并建立了六个中医科研基地；抓县级中医院建设，全国中医机构和中医事业迅速发展起来，中医事业勃发了新的生机。

1979年，中华全国中医学会（后改为中华中医药学会）在北京成立，岳美中当选副会长。同年，岳美中当选中华医学会副会长，在这个全国最大的医学学术团体中，岳美中成为中医的代言人。

1980年，中医古籍出版社成立，岳美中任该出版社顾问。

1982年，“发展现代医药和我国传统医药”写入《中华人民共和国宪法》。

1986年，在岳美中去世4年后，国家中医药管理局成立，从此中医工作走上相对独立发展的新阶段。

岳美中是“振兴中医”口号的大力倡导者，他为此殚精竭虑，奔走呼号，为推动我国中医药事业的发展，发挥了中流砥柱的作用，作出了重大贡献。

中医使者　载誉亚欧

蓝天，白云，在飞往雅加达的客机上，岳美中难得闲暇，闭目沉思……

记得第一次飞雅加达是在1962年。当时，印度尼西亚总统苏加诺患尿路结石合并左肾功能消失症，健康状况日益恶化，到有“世界医疗中心”之称的维也纳治疗，邀请美国、日本以及西方其他一些发达国家的医生会诊，结果是建议切除丧失功能的左肾。苏加诺不同意，转请中国的医生主要是中医治疗。中国政府派出了以吴阶平为组长的医疗组飞赴印尼，在11位组员中，岳美中是主要中医专家。

到达印尼后，医疗组确定了“西医诊断，中医治疗，中西医共同观察”的原则。用中药治疗苏加诺疾病的重任，主要落到了岳美中肩上。派出如此高规格的医疗组，用中医药为外国元首治病，中华人民共和国成立以来尚属首次，责任重大。岳美中反复推敲，依据苏加诺的舌苔脉象，参合其生活习惯，认为证系高年命火偏亢，损耗真阴，并蕴有湿热，致使下焦熬炼结石，日久不出，肾功能消失。治疗宜先清化湿热，以扫除砂石积滞。采用专方六一散配合专药金钱草、海金沙、冬葵子为主体的方剂，间或辅以补肾的大生地、川杜仲、川牛膝等。岳美中密切地观察着病情变化，专药金钱草用量由每剂60克逐渐增大至210克。看到苏加诺吃药后病情见好，岳美中松了口气。在为苏加诺总统治疗的同时，中国医疗组还为苏加诺总统的亲属进行了治疗。他们服用中药后颇见成效，这无疑增加了苏加诺对中医治疗的信心。他对医疗组说：“看来爱喝你们‘中国咖啡’的人还真不少，我自己的感觉也不错。”中药汤剂，以其颜色、苦味酷似咖啡，被苏加诺幽默地称为“中国咖啡”。

苏加诺服药91剂后，做肾造影发现，左肾结石消失，肾功能基本恢复！这神奇的疗效让他大喜过望，在记者招待会上，神采奕奕的苏加诺高兴地说：“这是社会主义中国中医学的奇迹。”“这说明，先进的医学不一定在西方。”苏加诺嘉奖了中国医疗组，印尼总统府发了公报，中国国内也作了报道，岳美中等声名大震。

此后，岳美中又四次赴印尼，除继续为苏加诺总统做巩固治疗外，还治愈了一百余位患者，在印尼享有极高的声望。印尼空军副参谋长阿布少将患尿道结石，岳美中7剂中药就使其排出结石。解除了多年病痛的少将亲自开车，陪岳美中等游览，以示谢忱。一位结婚20年不怀孕的妇女，西医诊断为左侧输卵管阻塞，渴求做母亲的她，到中国“神医”处求治。岳美中沉思良久，投四乌贼骨一芦茹丸。服药两个月后，经X光片检查，左侧输卵管阻塞已通。

岳美中记得，自己第一次走出国门是1957年，作为首批中国医学代表团的唯一中医代表访问日本。访日期间，岳美中向日本医学界介绍了新中国的中医政策和中医事业发展情况，考察了日本汉方医学研究和医疗机构，结识了大冢敬节、矢数道明等一大批日本汉方医学界的朋友。中医参加正式代表团出访史无前例。遥想当年，百业凋零，国土沦丧，中医中药备受摧残。20年前的1938年春，自己到山东博山应诊，遇日军攻城，被困在城内五天五夜。城破后，只身逃回家乡。茫茫冀鲁，竟没有一个医生的悬壶之地……

令人欣慰的是，1954年纠正了歧视中医的错误政策，中医受到党和国家的重视。毛泽东主席提出要把中医组织起来。1955年，中央政府建立了国家中医研究机构，至此，自己才有条件结合读书与临证，对一些问题进行较系统地整理和研究；自己才可能以一技之长报效祖国，为国争光。这次是作为苏加诺总统的特邀客人，第四次到印尼了。抚今追昔，岳美中感慨万千……

飞机徐徐降落，岳美中在机场受到热烈欢迎。1956年元旦，在印度尼西亚总统府，苏加诺总统亲手把一枚“伟大儿子”银质勋章佩戴在他胸前。告别的时候，小于岳美中一岁的苏加诺总统亲切地称呼他“哥哥”。

1969年9月，周恩来总理亲自安排岳美中去越南，为病重的胡志明主席治疗。

1971年3月，受周恩来总理的委派，岳美中赴朝鲜为崔庸键委员长治病。崔庸键年逾古稀，患脑动脉硬化、震颤麻痹、前列腺肥大。当年岳美中已72岁高龄，且患有糖尿病，不宜远途跋涉。然而，先期被派赴朝的医疗组工作不顺利。朝方亦有一个汉医组，对中方医疗组所开药方严格审查，认为不当的药立即删去。中药讲究君臣佐使，不要说删去药味，就是药量随意增减，疗效都大不一样，甚至主治迥异。出于谨慎，医疗组拟出治疗方案后，往往要先用电报发回国内请示，再决定用药。情况反映到周恩来总理处，总理考虑再三，决定让岳美中和方圻教授等亲赴朝鲜。岳美中以病弱之躯飞抵朝鲜时，崔庸键排小便不畅，尿线变细、有分叉已数月，排尿困难，溺色清，无尿路刺激症状。小腿无力，转弯时步态不稳，像是要跌倒。舌象无改变，脉稍数无力。岳美中细询病情，察色按脉，认为此属体内相火已衰，肾阳已虚，气化不行，下焦排泄功能减损，加之肺气不足，气血流行不畅，造成筋肉失养，故又有小腿无力、行步不正等中风先驱症状。遂予补阴配阳，化气行水之味，佐以益气通络，投金匮肾气汤加生黄芪、广橘络、地龙皮内服，并嘱配合针灸按摩以助气血运行。孰料遭到汉医组的质疑，他们认为地龙有毒，不适合年逾古稀的人服用。岳美中于1941年在唐山开办了“明仁堂”药店，浸润药肆，对中药材的性能了如指掌。他成竹在胸，亲口试药，坚持原方。崔庸键服了4剂药，溺即通畅，小便次数减少，精神体力改善。继续治疗25天，排尿基本正常，气力倍增，步态渐正，自己能步行二里路。71岁的他笑着对岳美中说："我现在的身体是60岁！"由于中国医疗组的出色表现，金日成主席给毛主席、周总理写了热情洋溢的感谢信。而劳累过度的岳美中，在乘机回国途中流了几次鼻血，他不无遗憾地说，以后再有任务出去，看来只能坐火车了。其实，岳美中患有晕动病，晕车，晕船，也晕飞机。坐任何一种交通工具出行，对他来说都很艰辛。

1973年10月底，越南劳动党中央政治局委员、国家副主席阮良朋患肝炎腹胀，久治不愈，来中国求医。岳美中受周恩来总理的委托为其治疗。就诊时患者自述脘胀，食欲不振，很长时间每餐不过一两，午后心下痞硬，嗳气不止，大便稀薄，肝功能不正常。服西药多有副作用，因而改服中药已半年余，药后脘胀稍舒，不多时则胀满又起，且逐日加重，体力不支。其保健医生递交给岳美中一份对阮疗效不好的禁忌药物，品种竟达一百多味，第一味为人参。患者形体消瘦，脉象缓弱。岳美中诊后认为，证属肝脾不和，而脾虚尤为主要矛盾。因脾虚日久，食量特少，治宜注重培本，取补脾之法，稍佐理气降逆，以消除当前的胀满，并推动补药的运行，乃选资生丸方，改为粗末，每日煎服三钱，煮取两盅，早晚两次服。一周后，患者嗳气减少，矢气增多，胀满渐轻，时间亦缩短，患者非常高兴。继服原方半月，脾虚基本痊愈，肝功能检查亦有所改善，恢复工作。屡用轻剂以起沉疴，也是岳美中的特长。

此外，岳美中还接待过印尼、日本、柬埔寨、老挝等一些国家的领导人和著名人士来京就诊，何时希称其"名闻东亚"。

岳美中一生中曾九次受命出国，为外国领导人、有关人士治病和参加医学交流，以丰富的临床经验为国家赢得了荣誉，提高了中医药的国际地位。他有两方闲章，"东瀛鸿爪，西土萍踪"，"北国青囊，南洋丹鼎"，是其足迹遍及欧亚多个国家的真实写照。岳美中医疗成绩卓著，成为中国在医疗外交方面有突出贡献的中医专家，被中医界同仁誉为"圣惠传方"。

传道解惑　呕心沥血

岳美中认为，中医发展，首重人才，不仅仅是在课堂上、院校里培养，而且应该在实践中培养提高。医生的一生，就是学习的一生。他说："长期研究和治疗的实践，使我既坚信中医药学宝库的丰富，也深知中医事业发展与中医人才培养之不易。耿耿于此数十年，力量所及，未敢稍懈。”

早在1935年，岳美中在山东省菏泽就办过中医学习班，收学员十几名；20世纪40年代在唐山教授的学生中，出现了王国三、高濯风、王继述等知名中医；1950年主持开办中医学习班，组织开业医生学习；1952年倡议举办唐山市中医进修班，担任班主任，亲自授课，毕业的二百多学生中，很多成为华北地区中医队伍骨干。

1955年12月，中医研究院建立时，云集了全国最知名的三十多位老中医，自此，中国医学的“国家队”成立了。为培养中医人才，岳美中按照中医研究院的安排，积极带徒授徒。史庆敦、黄静、周霭祥、翁维良、周绍华等先后拜师问学，陈可冀、王占玺、时振声、李春生等人更是长期随岳美中学习。国家发出“派好的西医学习中医”号召后，由中医研究院创办的第一届全国西医学习中医研究班开学。岳美中积极承担教学任务，致力于培养西医学习中医的工作。弟子陈可冀回忆：“第一天听他讲课，他讲的是《金匮要略心典》。他讲课给我印象很深，因为这个《金匮要略心典》一共有262首方子，就这么很薄的一本书里，记载了四十几种内科、妇科杂病的治疗，很重要，而且非常实用。里面的方剂，到现在也都常常用。岳老的医德很好，他经常说：‘要忘我，不能想自己的得失，要想病人多一点。’他有一个座右铭：‘治心何日能忘我，操术随时可误人。’第二个就是他医疗经验很丰富，他教我们要‘勤临证、细观察、常总结、晚下笔’，就是说，看病的时候对病人的病情要细观察，要多分析，多总结经验，至于写书嘛，晚一点没关系。这对我们有很大帮助。”岳美中对培养后学十分热心，他教导弟子：读书宁涩勿滑，临证宁拙勿巧；自视当知其短，从师必得其长；读书多些有益于专，知识博些源头更活；勤可补拙恒斯效，俭能养廉贞益清。

后来，陈可冀成为国内外著名的中西医结合专家、中国科学院院士，获得爱因斯坦科学奖、吴阶平医学奖；周霭祥、时振声等成为著名的中医、中西医结合专家。

岳美中担任首届研究生班主任，不拘一格招生。当时中医研究院招收了50名，北京中医学院招收了30名。这些学生中不仅有中医学院和医学院校的毕业生，也有赤脚医生、卫生院医生、机关职员，有在煤矿工作的，有在供销社工作的……曾任浙江中医药大学副校长的连建伟原在嘉兴卫生院工作，1977年给岳美中写信，希望得到指点。他很快就收到了回信，并得知一个好消息：北京中医学院要开办中医研究生班，这让连建伟备感振奋。第二年，在数千名考生中，连建伟以优秀的成绩被录取。在岳美中的指点下，连建伟选择方剂学作为自己的专业。病榻上的岳美中还为连建伟取字“乾乾”。他说，《易经》首篇乾卦曰：“天行健，君子以自强不息”，“终日乾乾，夕惕若。”乾乾，作刚劲解。学习就要有这样的精神，永远自强不息。这里饱含着老一辈中医学家对后学的殷切期望。

岳美中对教学内容、教学资料、师资选配、图书资料、生活食宿等都给予精心设计，妥善安排，为首届中医研究生创造了良好的学习、研究环境。这期间，岳美中陆续发表中医人才《当读的古医书》、《温课与自律》、《述学》等十几篇教学论文，全面论述了中医人才成长应具有的知识结构和素养，使研究生们受益匪浅。岳美中邀请全国各地著名老中医为中医研究生班授课，学员们医术精进。多年来，岳美中坚持不懈，一而再，再而三，以坚定的信念、高度的责任感，开创性地倡议并推动了中医研究生教育体制的建立。中医招收研究生，开创了中医教育史上的新篇章，为一批青年中医提供了一个平台，改变了他们的人生。在诸多大师的教诲熏陶下，来自基层的莘莘学子们日益成长为中医界的领军人，他们活跃在中医或中西医结合科研、临床、教学和管理等岗位上，有的成为学术带头人、著名的专家、教授；有的成为医学院校的院校长、研究院院长等。中国中医界有了承前启后、继往开来的坚实的新一代。

繁重的工作使岳美中身体严重透支。1978 年夏，由于身体状况不佳，他预感来日无多，但仍呕心沥血，致力于著述。每日仍按时在案头读书写作，到后来看书要用放大镜，写字越来越吃力，只能口授。他抓紧一切时间工作。7 月底，岳美中不顾自己血糖、血压均较高，曾晕倒三次，以及弟子的百般劝阻，坚持讲授用药经验一个半小时，终因劳累过度而中风，左半身偏瘫，卧床不起。病情稍有好转后，他清醒地意识到，自己是“行将就木之人”，“余日难以年月计”，连续两次让人代笔上书，要求组织人力，继续整理他的经验，得到上级的重视和支持。在陈可冀等的协助下，他整理出版了《岳美中医话集》。当时，尽管他半身瘫痪，右上肢肌肉萎缩，药食需人喂，二便不能自理，说话多了就头晕、气短、呼吸困难，但他仍以惊人的毅力、顽强的意志，给研究生、进修生和医务人员讲课达数十次之多。

病榻旁，弟子们专心聆听岳师的教诲。耄耋老人，病弱之躯，拼尽自己最后的一点点气力，传道、授业、解惑。他一生坎坷，屡有“末代中医”之慨。看今朝柳暗花明，中兴在望，他深深寄希望于中、青年一代，希望能把自己一生智慧的结晶尽可能多地传授给他们，为后人留下些有用的经验，为振兴中医作出最后的贡献。他谈仲景方药、谈后世方药，点点滴滴，都是穷尽一生积累的临床经验，对指导弟子临证遣方用药的价值不可估量。有时讲完课大小便失禁，满床尽被湿污，岳美中无言地诠释着“春蚕到死丝方尽，蜡炬成灰泪始干”的信念，听课者莫不惨然动容。在生命的最后一段日子里，岳美中鞭策自己“活着一天，就得赶着干点事情”，可谓生命不息，奋斗不止。

尊师重友　诚恳待人

岳美中性格内向，沉静耿介，不善交往，但为人正直诚恳，尊师重道，重情守义，笃诚自谦。

对朋友，他重情守义，有始有终。岳美中与吴紫阳、裴雪峰、裴学海总角相交，义同兄弟。他们早年共同向学，后来虽然走上不同的人生道路，但道义相契，始终如一。吴紫阳很早加入中国共产党领导的抗日武装斗争，参加冀东暴动，抗日战争期间在京西斋堂壮烈牺牲。吴紫阳遇难后，其家人被追捕，夫人带着五个孩子逃到唐山，亲友避拒。岳美中担着干系，背着家人，以自己亲属的名义把她们安排在朋友开的裕丰饭店，躲过了日本人的追捕。裴雪峰考入清华国学研究院，后随梁漱溟到山东从事乡村建设试验，其间曾介绍岳美中到菏泽县医院工作。抗日战争爆发后，裴雪峰组织学生和地方武装开展抗日活动，1942 年病逝于山东。岳美中痛逾骨肉，从唐山千里赴弔，全力操持其身后事。帮助其家人迎回遗榇，托人安排其两个女儿的工作和生活，对其独子视同子侄，一直供养他完成学业，参加工作。裴雪峰从林宰平等学者研究《易经》颇有心得，投入抗日活动时将已完成的书稿交岳美中保存。虽历经多次战乱、搬迁和其他变故，岳美中一直精心地保存着这部书稿，并为无力付梓耿耿于怀。直到 20 世纪 70 年代中期，岳美中同梁漱溟商量后，交存于中国社会科学院哲学研究所，以期有所利用。裴学海从清华国学研究院毕业后，成为著名文字学家，一直与岳美中交往密切，互相帮助，直至晚年。

对师长，他笃诚向学，礼貌有加。李筱珊是一位不屈身逢世，以教书育人为业的乡间举人。为便请教，岳美中专门在李筱珊的邻村教馆随其学了三年诗文，李先生称岳美中“性直才敏”，“好学深思”。岳美中对先生执礼甚恭，学业完成后又和同学一起力劝，协助先生刊印其诗文，并为之写了序言，使《宗经室文存》、《宗经室诗存》得以问世流传。1954年到北京后，岳美中以裴雪峰身后事与梁漱溟、林宰平两先生交往，因钦敬他们的人品和学问，即认两位先生为师。此后，他一直对两位先生虚心问学，以师礼相待。20世纪60年代中期，还把自己的温课计划送给两位先生审阅。岳美中家住西苑，地近世界名苑颐和园，与梁漱溟长公子培宽住地北京大学相距不远。70年代初期，梁漱溟不时到岳美中家。每次来，家人称其为“梁先生”，岳美中则恭敬地执弟子之礼，以“老师”相称。两人多是小坐后，就一起到颐和园休憩交谈。其时，梁漱溟正在写作《人心与人生》，岳美中正在蕴酿生命疾病与时间空间关系的文章，两人通过这种交谈和书信往还，进行了很多探讨和交流。无论梁漱溟处于顺境还是逆境，岳美中是长期与他保持交往的学生和友人之一。

对同道，他率真坦直，诚恳仗义。到中医研究院工作后，岳美中与王易门、赵锡武、何时希、耿鉴庭等交往较多。一次与何时希谈论学术时，岳美中诚恳地说，你思路宽阔敏捷，爱好尤广，音韵声律、戏剧弦管、小学训诂、诗文书画篆刻，似乎无不有些门道，都是一探门径，即舍而之他，不肯深入，以成一家。医学也有同样的情况，上窥《灵枢》、《素问》，继研仲景，涉足隋唐，“游泳”宋元明清，似乎不能责以所不知，而知之不能尽，“杂学难精，专擅斯妙”。我希望你在女科和文献两方面着力，其余且搁在一边。这一席知己之言，出之肺腑，语语中的，何时希茅塞顿开，如迷茫中得一捷径。以后他的治学多遵循此迳，在妇科和文献两方面取得了突出成就。何时希曾感慨道：“《论语》云‘益者三友，友直，友谅，友多闻，益矣’，美中诚无愧为我有三益之诤友也!”老友过世后，何时希“每听唐山口音，每见近视人而不戴镜者，辄忆吾美中不置。”岳美中至真至诚，何时希情深意切，君子之交，感人至深。

岳美中以“治心何日能忘我，操术随时可误人”为座右铭，毕生重视医德修养。他对病人不论职位高低，不分贫富，一视同仁。他早年行医的诊室里，就挂着“贫者减半、赤贫免费”的牌子。1942年唐山暴发黄疸病，岳美中带头组织义诊，在一个多月里几乎昼夜不停地诊治络绎不绝的病人，并让学生和家人用大锅熬茵陈蒿汤，分送救治病人，活人无算。晚年医名日隆，除日常工作外，每年海内外信函求诊者多达千余人次，他坚持每信必复，不收取任何报酬。他说：“地位和荣誉，说明国家对中医的重视。对个人，重要的是责任。”

醇雅诗情　寄意言志

岳美中不仅长于《灵枢》、《素问》，亦长于诗词。他“平生无多爱好，医学之外，唯酷嗜文史和诗词”，亦医亦儒，终生作诗不辍，感叹“半生误我是诗书”。

岳美中早年组织空中诗社、锄云诗社，以“锄云”为其室号，取“小院栽花剪雨，深山采药锄云”意。他早年在天津、唐山等地报刊发表诗文数百篇（首），他所著《锄云诗集》收入20世纪40年代后诗词一千余首，包括记事、记游、赠友、咏物、述志等内容，生动地记录了他追求真理、执着事业、情系民众、热爱生活的思想感情和人生历程。

晚　　菘

篱豆花残韭抱根，独当老圃正秋深。
金风不翦抽蕉叶，玉露常滋卷巨心。
青夺碧光看湛湛，肥添霜气待森森。
三冬贮去鲜无碍，膳佐来春箸喜寻。

晚菘，即深秋大白菜。过去北方罕有暖棚，每至深秋，百姓就会贮藏大白菜，作为一冬的当家菜。这种再普通不过的蔬菜历经风霜、生机盎然、经济实用，鲜明地标示着农家出身的岳美中的价值取向。

岳美中生活简朴，崇尚节俭，《壬子冬杂咏三十首》之一曰：

丝袋筠笼挈向尘，自调风味倍新鲜。
园蔬易饱酸儒腹，何苦一餐费万钱。

其粗茶淡饭、自购自炊的平常人心态跃然纸上。另一首写他亦医亦诗，以一实一虚、一阴一阳，来把握自己生命的平衡：

过我论诗复说医，衡量李杜辨轩岐。
蓬瀛喜道古今事，对此终朝乐不疲。

中医研究院内外科研究所中西医自愿结合成师生关系，岳美中写了四首诗“赠诸同学”，用资相互策勉。其一曰：

主见消除意气平，好从传统听公评。
木经移接花加茂，学到交流识始宏。
在术何曾分国界，无恒难以做医生。
千年文化原相重，启后承先敢自轻。

对于中医的学无止境，岳美中感慨道：

于今才晓做医艰，敢道壶中日月宽。
研古渐深方悟细，临床愈久始知难。
星槎不惮一身老，雪案浑忘五夜寒。
假我数年非望寿，欲期补拙在衰年。

岳美中的诗作还反映了他对中医界同道的尊重和与朋辈的友情。北京医院名中医魏龙骧思路开放，岳美中赞曰："宜今宜古总推公"。对以善治急危重症、享誉医界的蒲辅周赞曰："伤寒温病见多纷，中立如公始见真。"江南名医姜春华应邀为他倡办的中医研究班授课，他喜赋：

公才公望重南天，表率唯尊孰与先。
垂老不辞千里远，披颜恨晚十年前。

从中可见他对中医药事业重之如山，对个人名利淡之如水的胸怀。

岳美中是位孝子，在他居住条件好些时，就接老母亲来北京，亲自服侍。与朋友谈起母亲时，他总是眉开眼笑。其母亲 90 多岁还耳不聋、眼不花，最后无疾而终。岳美中的《六十初度》充满了浓厚的亲情和孝意：

少小家贫病不休，学耕无力累亲忧。
因规夜课迟安梦，为备束修早饭牛。
酒食屡谋精馔供，序庠频遣远方游。
严亲纵逝慈亲在，六十孩儿也白头。

岳美中文史根底丰厚，为诗质朴典重，用他本人的话说，是"醇雅清渊"。像岳美中诗词造诣这样深的，在同代中医中尚不多见。叶剑英元帅曾阅其诗稿，赞其为"善此道之老手"。

1982 年 5 月 12 日，岳美中走完了坎坷而扎实的人生。他给世人留下了巨大的财富：《岳美中医学文集》、《岳美中论医集》、《岳美中医案集》、《岳美中医话集》、《岳美中治疗老年病的经验》、《实验药物学笔记》、《中医麻风病学》、《锄云诗集》等著作和百余篇论文。其中《岳美中医案集》获得 1981 年度全国优秀科技图书奖，《岳美中医话集》获得 1982 年度卫生部乙级科研成果奖。此外，还有《诊断学辑要》、《方剂学辑要》、《药物学辑要》和《锄云杂俎》、《习医日记》等 200 余万字的手稿。

岳美中门人弟子众多，陈可冀、王国三、王继述、周霭祥、时振声、高濯风、王占玺、唐晓峰、李春生、琐琪、江幼李、连建伟、岳沛芬等，均为当代知名中医和中西医结合专家。

岳美中出生于贫苦农民家庭，因自己染疾而偶然涉猎中医领域，从此开始了他长达半个多世纪的传奇人生。岳美中一生执着于中医药事业，有着深厚的文化根底，既勤于读书、长于读书，又注重临床、善于领悟，其医疗水平和学术境界不断提高升华。他自谦“仅是同辈先进的一个追随者”，实则德识俱丰，理论造诣与临床经验均属当代一流，为中医学的发展作出了重要贡献，为扩大中医药学的国际影响和传播发挥了巨大作用，是中医大师中的杰出代表。

“中国医学必将以更绚丽的身姿，挺立于世界科学之林”，岳美中预言了他挚爱的中医事业的美好前景！

参考文献（略）

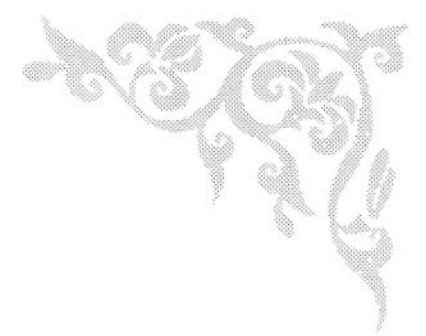

医论医话

辨证论治的探讨

辨证论治，是中医诊断治疗疾病的重要原则和方法，也是中医学术的特点和精华所在。数千年来，它在中医学术的发展和促进诊断治疗技术的进步方面起着重要的作用。临床上通过辨病因、辨病位、辨病态、辨病机、辨证候、辨病等环节，进而可针对疾病的症结所在，审察病人的虚实强弱，采用积极主动的恰如其分的治疗。辨证论治既注意到人体内外环境的联系和统一性，如内外相应与脏腑经络相关的辨证，也注意到个体体质差异等特点，因而有一病多方、多病一方的同病异治与异病同治，不但临床效果好，而且是中医研究工作中的一个重大的理论问题，值得我们继承和研究它。但是，曾经有人提出过这样的问题，即运用四诊八纲辨证论治，在某些情况下，对于若干种疾病，有时并没有满意的效果，究竟应该如何理解和运用辨证论治这个治疗原则呢？为此，本着百花齐放、百家争鸣的精神，提出我个人对于辨证论治问题的一些意见，以供参考。

一、从医学史上看辨证论治

辨证论治的具体内容在我国古代医籍《内经》上早有所论述。《素问·至真要大论》谓“谨守病机，各司其属”，其实质即在临证中要周密地进行辨证论治之意。《内经》是周秦或汉初的著作，当时阴阳学说支配着社会上的许多学术思想，医学自不能例外，医学中的辨证论治亦然。医家从作为一个对立统一的矛盾——阴阳观点出发，形成了医学上的重要理论原则，如《内经》中之内外相应、四时六气、脏腑经络、营卫气血、标本先后、正反逆顺、虚补实攻、坚消客除及七方五味等等。关于病机立论与脏腑分证，则自成系统，如病机十九条分隶上下、五脏、风寒湿热火，且以风论、痿论对诸专病专证加以阐发，使辨证论治之规模逐步趋于完备。其具体方剂杂出于各篇者，则有十二方，初具专病专方规模。后世诸家在《内经》的基础上，结合临床实践，对辨证论治有颇多补充与发展。

如张机所著《伤寒论》与《金匮要略》，大大丰富了辨证论治的内容。《伤寒论》六经标题，首揭“辨三阴三阳病脉证并治”，很鲜明地昭示后人；篇中更有“随证治之”、“依法治之”等语；在具体治疗中，某病以某方“主之”，即为专病专证专方，某病证“可与”或“宜”某方，则是在辨证之下随宜治之之意。《金匮要略》则论述三因，以专病专证成篇，题亦揭出“辨某病脉证治”，乃是在专病专证专方专药基础上进行辨证论治的著作。其显而易见者，如百合病之主以百合剂，黄疸病之主以茵陈、矾石剂，热痢之主以黄连剂，胸痹之主以瓜蒌薤白剂等，皆是。可见仲景之伤寒杂病分论各治，既为医家揭示了辨证论治之原理原则，又指出了辨证论治之具体方法，对临床实践具有高度的指导意义。

隋代巢元方《诸病源候论》辨证之细致，亦甚可贵。如书中痢病列有四十病候，虚劳病列有七十四病候。《千金方》与《外台秘要》在专病专证专药方面较仲景更有所发展。如治瘿之用羊靥（羊甲状腺）、海藻、昆布方，治消渴之用地黄剂、黄连剂，治痢之用苦参剂，治脚气之用防风、杏仁剂，治肝热抽风之用龙胆草剂，治夜盲之用羊肝等，在专方专药中再随证加减，以应常中之变，大法中之异法。其与《神农本草经》所载某药主某病、《伤寒论》某方“主之”意义相同，而有别于“可与”或“宜”某方之含义。

关于方剂之理论与应用，北齐·徐之才有十剂之分，宋·寇宗奭则列为十二剂，清·汪昂分二十一类。综观上述，辨病机、辨病候及辨病（包括辨病名）等，目的在于实施治法，运用方药。

金元之际，四大家各以实际经验，从不同方面丰富了辨证论治的内容，皆主辨证求因或审因论治，故论述多冠以“证因脉治”、“脉因证治”或“因证脉治”。当时，三因、四诊、八纲、八法渐为医家所习用。惟此间颇有种种不同之学术见解，如张洁古制《脏腑标本寒热虚实用药式》；张从正证分六门，扩展三法；刘完素主火，并论“亢则害，承乃制”；李杲辨内伤外感，重后天脾胃之强弱；朱震亨主相火，谓“阳常有余，阴常不足”。诸大家分别创制方剂，付诸临床实践以形成并实现其理论，从各自角度扩展了辨证论治的范畴。

明代张介宾方辨八纲，其《景岳全书·传忠录·阴阳篇》曰：“凡诊病施治，必须先审阴阳，乃为医道之纲领”。《景岳全书·传忠录·六变辨篇》曰：“六变者，表里寒热虚实也，是即医中之关键，明此六者，万病皆指诸掌矣。”他又就古方、新方，列“补、和、攻、散、寒、热、固、因”八阵，立论谓“阳非有余，而阴常不足”，力主温补。赵献可辨证重先天命门。清·喻昌论大气与秋燥。王清任主辨气血，明脏腑，立方遣药重行瘀益气。王泰林详肝气、肝风、肝火证治。魏之琇论滋肝阴。皆各有所见。明清之际，温病家出，对辨证论治贡献尤多。诊法之中，辨脉辨舌验齿，辨斑疹白痦，辨温病瘟疫、新感伏邪。论述证候，叶桂辨卫气营血，吴瑭辨三焦，其治法中之滋阴、息风、化湿等，为外感热病治疗之新途径，更进一步从不同角度扩展了辨证论治的范畴。

综观历代可知，汉唐医家之辨证论治是外感杂病分论各治，在专病专证专药上，照顾到阴阳、寒热、表里、虚实。宋代医药因由官方控制，机械地规定了疾病方药，有失辨证论治之真精神。迨金元四家，为解除当时常见病、多发病的威胁，从实际出发，灵活地掌握了辨证论治。

二、兹就杂病探讨辨证论治

杂病约分为两大类：一为气化病，即一般所称之功能性疾患；一为实质病，即一般所称之器质性疾患。就其治法言，气化病多取泛应通治法，而实质病则多取特殊治法。在特殊治法中，再照顾机体的内外情况，辅以其他治法。换言之，即采用专病专方专药与辨证论治相结合的治法。以下仅以《金匮要略》篇中所列之杂病为例，举其一二，对专病专方专药略作讨论，以见梗概。

《金匮要略》疟病篇关于疟病之证治方面，将疟病分为瘅疟、温疟、牝疟、疟母四种，较《内经》之瘅疟、温疟、寒疟已多一疟母，是则不但自成一篇，且于寒多热多之外，更明确了肝脾肿大之“结为癥瘕”的疟母。就所用方药言，寒疟蜀漆散之用蜀漆（常山苗），疟母鳖甲煎丸之用鳖甲、柴胡，温疟白虎汤之用石膏，皆卓有成效，可以说是专病专方之一例。后世征引沿用者亦甚多，如晋《肘后方》治疟三十方，计用常山十四方；唐《千金方》治疟二十五方，用常山（包括蜀漆）二十方；《外台秘要》五十一方，用常山三十九方、蜀漆十方；常山而外，尚有鳖甲、乌梅等十二方。当然，在专方专药的基础上，审察患者的阴阳盛衰，表里寒热，仍旧是极为重要的、不可少的治疗方法，故《外台秘要》之用常山，单味者少，每有随证配伍之例，如配鳖甲以滋阴清热，配附子以扶阳温经，合人参以补益，合黄连、石膏以清热等，使治疗既有特殊性，又富整体性。

宋元以后，医者虽以常山有呕吐副作用，转而多用鳖甲煎丸或小柴胡等剂，后之叶、王等温病家则又以柴胡劫阴不用，但常山、柴胡之临床抗疟作用，已为古人大量文献所证实，药理研究亦支持这一事实。所以，专病专证专方专药对于治疗疾病，是一件值得引起重视的事情。当然，常山、柴胡以外，如果有更多之有效专方专药提出，则不但丰富了专病专方的内容，而且丰富了辨证论治的内容。例如《肘后方》治疟之用砒石、雄黄，效果亦甚佳，后人亦多采用。而此种治法之发现，亦未尝使常山、柴胡失却其作为治疟专方之价值。此外，鳖甲煎丸治久疟、消肝脾肿大有一定效果。今人以之治晚期血吸虫病肝脾肿大亦可收效，这也是非常可贵的。

再以《金匮要略》蛔虫病篇之证治为例，亦可资说明。如蛔厥之用乌梅丸（内有乌梅、川椒、干姜、细辛、黄连、黄柏等），即是效方。后之医书如《景岳全书》猎虫丸用轻粉（即白粉），扫虫丸用乌梅，允系专方。近年来，有关论文也证明了乌梅丸治蛔虫病有一定效果。仲景以后，治肠虫病之专方专药尚有不少发展。李时珍汇有数十种，种类虽多，但无妨其各个皆为专方，其中不少均已为今日临床及实验研究所进一步证实，如槟榔、鹤虱、雷丸、贯众、苦楝根皮、使君子、石榴根皮、芜荑、榧实、阿魏、雄黄、枯矾等。这些专药若能结合八纲，揆度病情的进退强弱，辨证加减药味分量，收效自必更大。因为专方专药虽系针对专病而施，但若能考虑病人整体情况，两相结合，一定疗效好而副作用小。所以仲景《伤寒论》、《金匮要略》小柴胡汤之应用共有七种加减法，理中汤之应用共有八种加减法。

再举黄疸病为例（《金匮要略》标为病，今日看来黄疸当为证，因为多种疾病俱可致黄疸），仲景有汗、下、吐、利小便、清化、和解等治法，但杂病黄疸多不出茵陈、硝石、矾石剂，临床及药理实验均证实其为治黄疸有效药。《金匮要略》有茵陈蒿汤，《千金方》、《外台秘要》、《圣济总录》各有茵陈蒿汤加味之不同处方，罗天益《卫生宝鉴》治阳黄用茵陈蒿汤、茵陈五苓散、栀子柏皮汤加茵陈，治阴黄用茵陈四逆汤，以茵陈为主药，辨其阴阳表里寒热虚实，随证加减。至于近年来满天星、金钱草之应用，则又当为专病专药之再发展。

又如《金匮要略》治下利脓血的热痢用白头翁汤，已为临床证实之专方，白头翁、黄连为下利脓血之专药。后世专方如《普济方》地榆丸、《仁斋直指方论》香连丸、东垣升阳渗湿汤等。后世专药如马齿苋、鸦胆子、大蒜等。此外，麻风病之用毒蛇、大枫子，既以专药立方，又符合辨证论治原则，都有明显的效果。专病专证专方专药与方剂中之“君臣佐使”的主药意义颇相接近，且有一定的联系，也就是专病专方与辨证论治相结合的过程。前面所举足资说明，兹不再赘述。总之，从《金匮要略》等著作中有关杂病辨证论治的论述看来，其所使用的治疗方法，多为专病、专证、专方、专药与因人、因时、因地随宜加减互相结合的有效治疗方法。

三、再就伤寒、温病探讨辨证论治

前已述及，辨证论治应当包括辨病因、辨病位、辨病态、辨病机、辨证候、辨病并辨治法方药等数种内容，即既要全面地辨证识病，了解整体情况，又要抓住重点。但是，现在有的人认为，所谓辨证论治就是辨识证候，了解病情属虚还是属实，属寒还是属热等具体症状，就可以定治法、投方药，不必问其究竟是何疾病（即认为不必辨病或辨病名）。例如对于一些急性热病的辨证，认为不必确定其究竟是伤寒还是温病，只要运用四诊八纲，确定证候，便可“有是证，用是方”。至于张仲景《伤寒论》六经，叶桂《温热论》的卫气营血，吴瑭《温病条辨》的三焦，都只看作是一般分别证候群的代名词。这样的认识和运用辨证论治固然有其是的一面，但尚有又一面亦须加以重视，即作为各种疾病特点的本质问题亦须引起注意，也就是应该通过辨病，以了解各种疾病的基本矛盾和特殊性问题。因为作为每一种疾病的基本矛盾是决定疾病的发生、发展和预后的；至于证候之寒热表里虚实等，虽然也从不同角度反映出疾病的本质来，但一般皆是从属于基本矛盾的。临床证候和基本矛盾可以一致，也可以不甚一致，所以辨证的实质在于要全面地下诊断，既要辨病（辨基本矛盾），又要辨证候（辨从属于基本矛盾的各类矛盾），辨原始病因和致病条件，辨机体反应性。诊断明确，治疗就会“有的放矢”而少出偏差。

兹以伤寒、温病而论，从中医理论上看，二者是性质各不相同的两类疾病，其病机、证候、治法亦各不相同。伤寒以辛温解散表邪，在治疗过程中，除非寒邪纯粹化热需施以甘寒或苦寒外，其余概以温药治之。至于温病，则以辛凉解散表邪，在治疗过程中，可施以苦寒、甘寒、咸寒，或清热解毒，或清气凉血，概以寒凉药治之。可见，寒邪伤阳是伤寒病之基本矛盾，热邪伤阴是温热病的基本矛盾，所以中医治疗伤寒用汗、下法时，无论采用何种方药，固守“发表不远热，攻里不远寒”的原则，以辛温苦寒直折其邪，此系服从于伤寒伤阳的基本矛盾而施。在治疗温热病时，则“泻阳之有余，实其阴以补其不足”，因而有忌汗、忌利小便等禁则，这是服从于温热伤阴的基本矛盾而定。我们若从伤寒、温病不同阶段方药之应用上看，也可见在处理疾病发展过程中所呈现之主要证候时，皆处处服从或照顾到基本矛盾。如伤寒病，在太阳用麻黄、桂枝；在阳明必待寒邪化热，热结在里，始用白虎、承气，但用承气还提出了“下不厌迟”的警语，以防里热不实、下之过早而导致伤阳更甚；在少阳用小柴胡汤；在三阴则用四逆辈等刚药。至于温病，在上焦用银翘，在中焦用白虎、承气与之相应，在下焦则除寒湿外皆主复脉、三甲等柔药，以顾护其阴。由此可见，无论伤寒、温病，虽然在疾病之不同阶段，都将方药之力量着重于主要矛盾即主要证候上，但同时又皆从方药之不同性质上，服从或照顾到基本矛盾。此种既细致又精当之立法处方遣药，是中医学辨证论治之优越性，尤其明显地表现在伤寒与温病的辨证论治上。

关于伤寒与温病的辨证论治，如上所述，规律至为严谨。除此以外，我们还可看到这样的事实，即伤寒虽注意存津液，而温病尤注意保津液以养阴，此于温病、瘟毒、冬温项下更为明确。从具体治则上言，伤寒多急下存阴，温病多甘寒养液。表面上看来似乎二者是相同的，但实际上却不一样。因为存阴是在阳盛的情况下所施，而养液乃在阴亏的情况下而设。况以温病热邪容易化燥伤津，热愈炽而津愈亏，津愈亏而热愈炽，病必恶化，故温病家有“留得一分津液，保得一分生机”之警语。在方剂上，则有减味竹叶石膏汤以别于白虎汤，有宣白承气汤、导赤承气汤、牛黄承气汤、护胃承气汤等以别于三承气汤，并有雪梨浆、五汁饮、增液汤、益胃汤、加减复脉汤、大定风珠等方剂，符合《素问·至真要大论》“风淫于内，治以辛凉，佐以苦……热淫于内，治以咸寒，佐以甘苦”的原则。所以从伤寒、温病辨证论治的原则上看，辨识疾病的基本矛盾、辨病、辨证、辨识病名，是极为重要的。考虑到基本矛盾的施治，对于避免误治、失治也是极为重要的。这样，才不会流于万病皆以泛应通治法从事。

四、就临床实践探讨辨证论治

近几年来，我们在中西医结合治疗若干疾病的临床研究工作中，深深体会到辨证论治的临床运用，往往在治愈疾病上起着决定性作用。因人、因时、因地、因证候之转变，灵活用药，同病异治与异病同治的运用，富有整体观点。但是，我们也体会到，若能不停留于辨认证候，进而辨病、辨病名（包括中医病名与西医病名），论治时注意古今专方专药的结合应用，一定效果更好。同时，也只有在此情况下，因人、因时、因地制方才更有治疗价值。

例如，1962 年我院内科研究所与北京第二传染病院、北京协和医院协作，中西医结合治疗急性黄疸型传染性肝炎 63 例，在急性发黄阶段辨证有热重、湿重、湿热并重三种不同类型，皆以茵陈剂为主治疗。热重型主以茵陈蒿汤、栀子柏皮汤加减，湿重型主以茵陈五苓散加减，湿热并重主以茵陈蒿汤合大柴胡汤，或茵陈五苓散合甘露消毒丹，达到临床基本治愈。虽然在病情之浅深进退演变中，方药并非一成不变而有所增减，但茵陈剂作为黄疸之专方专药，已再度得到证实。当然，在此专方专药基础上随证加减，也就更使治疗比较全面。我院中药研究所在茵陈蒿汤复方之药理学研究中，看到其使四氯化碳中毒性肝炎动物死亡率显著降低。通过一系列实验，也证明了茵陈蒿汤之利胆作用与解热作用。其利胆作用与仲景所述“尿如皂角汁状，色正赤……黄从小便出也”相似，而利胆作用中，证明了茵陈蒿为茵陈蒿汤复方中起主要作用的药物。又如，1962 年，我院内科研究所与协和医院协作，总结了各种肝病所致肝昏迷 76 例的材料，发现中西医结合对提高疗效，研究辨证论治，并与专方专药相结合，有很大的优越性。西医治疗之苏醒率是 11.1%，而中西医结合为 54%。中医认为肝性昏迷主要是邪入心包，应该用开窍法施治，因证不同而有养阴清热开窍、扶正温阳开窍等法，所用方药大都为安宫牛黄丸、局方至宝丹、紫雪与苏合香丸等。关于局方至宝丹，我院中药研究所也证明，其有对抗尼古丁及卡地阿唑所致鼷鼠惊厥之作用，与对照组比较，有显著差别。关于牛黄，也证明其对鼷鼠盐酸古柯碱或咖啡等中枢神经兴奋药引起之惊厥有对抗作用，对咖啡碱惊厥过程中之昏睡亦有对抗作用，进一步证明专方专药与辨证论治结合之优越性。又如 1961～1962 年，我院内科研究所与解放军总医院协作进行烧伤研究，认为是热入营血或逆传心包，以清营汤、清宫汤、犀角地黄汤加减治疗后，其中 10 例免于死亡。再如，麻风病之用大枫子剂，疟疾之用柴胡、常山剂，结合具体情况随证加减，均经临床证明其为专病专方专药。故我们认为，通过文献、临床及实验研究探讨更多更有效之专药专方，是不断丰富与发展辨证论治具体内容的重要途径之一，也是中西医结合创立新医药学的重要措施之一。专方专药与辨证论治貌似对立，但实际上是统一的。当然，所谓专病，也并非孤立静止的，实际上是变化与运动着的。所以，在专方专药应用中，若不分阶段，不察轻重缓急，一味强调固定专药，也是不对的。因为那样做会有陷入机械唯物论和经验主义窠臼中之可能。所以，较妥当之论治当是专方专药与辨证论治相结合。

从文献及实际情况看，中医对于不少疾病已洞察其本质问题。但是由于历史条件之限制，也有不少认识欠全面而有待充实。如古籍中之病名，有一部分今日视之，实系证候之称，有的用泛应通治之方取得效验，但也有不少仍然无满意效果。西医由于在近代自然科学成就之基础上发展，其对疾病之定名较具体，也较近于疾病之本质。要彻底治愈疾病，又当中西医结合，两相参照，了解疾病之基本矛盾，发掘中医学丰富宝藏，寻求总结有效的方药，处处注意基本矛盾之处理。辨证加减一方面兼顾其他从属矛盾，一方面也为了基本矛盾之处理。所以对于若干难治病之处置，如癌症，初步认为应当以医籍中该病之理论、治法、方药以及民间流传之单秘验方做临床观察及抗癌实验研究，探讨有效治法。若谓癌症多是虚证，以四君、四物、八珍、十全大补之类有效，个别情况可能有，但必非治癌之普遍验方。又如冠状动脉粥样硬化性心脏病所引起之心绞痛，一则应以古人治“真心痛”、“卒心痛”之理论及专方专药作临床观察，一则当作实验研究，探讨其改善冠状动脉供血、镇痛及抗凝、溶栓、降血脂的作用，进而提高疗效。其他如肝硬变、慢性肾炎等病亦莫不如是。一般随证候施方药固可延缓其进展，或不同程度地减轻症状，但据我们临床所见，其彻底治愈者还不算多。在这些病上面探讨专方专药与辨证论治结合的经验，则需要作出更多更艰巨的努力。这也说明，进一步提高对难治病的疗效，丰富并发展辨证论治，必须中西医结合，文献探讨与临床研究、实验研究相结合，专病专证专方专药与辨证论治相结合，才是较有成效与可靠的措施。

总之，在辨证论治的临床运用中，不仅要辨证候的阴阳、表里、虚实、寒热，还要辨病、辨病名（包括中医与西医病名）、辨识疾病的基本矛盾所在，并根据机体内外环境的特点，证候的单纯与兼夹，病程的前中后期不同阶段，作相应的辨证用方遣药。这样，对于一些单用一般辨证论治法（泛应通治法）或专方专药而无效的病例，或可有所帮助。至于有一些病，目前虽无专方专药可资征用，但上述所指出的辨证论治原则，仍不失为探讨治疗的途径。

我对于辨证论治的认识[①]

辨证论治，是中医诊疗疾病的重要原则和方法，也是中医学术的一个特点。数千年来，它在中医学术的发展和促进诊疗技术的进步方面起着重要的作用。它既注意到人体内外环境的联系和统一性，又注意到个体体质的特点，因而有一病多方、多病一方的同病异治与异病同治的不同措施，不但临床效果好，而且也是中医研究工作中的一个重大的理论问题，值得我们继承和研究。

一、辨证先辨病——先辨基本矛盾

疾病的证候从何而来呢？毫无置疑的答案是：证从病而来。现在中医界流传着一种只重证不重病的错误倾向，理由是凭藉着八纲的阳阴、表里、寒热、虚实所表现的不同症状，施以治疗，就可以解决各种不同的疾患，是什么病，就不必搜根追底了。对吗？我认为这种态度，是把辨证论治庸俗化了。凡是一种疾病，没有它的基本矛盾，根本就不能成立，这是很普通的常识，怎么能说不需要追问呢？

从矛盾性质方面来说，“病”是基本矛盾，“证”是主要矛盾，各有自身的特殊性。矛盾基本方面的特点在于，不论疾患的矛盾运动处于何种状态，哪个阶段，另一矛盾方面归根结底总要受它所决定，即使另一矛盾方面当时起着巨大的重要作用，也概莫能外。矛盾主要方面的特点在于，它反映着矛盾运动在一定时期内直接起主导作用和决定作用的方面；按照一定具体时期内是主导的力量或服从的力量，才区分出矛盾主要方面和次要方面。如果说矛盾基本方面，从相对静的方面，从本质上，表现着矛盾双方的关系，那么，矛盾主要方面，则从动的方面，从具体方面，从特点时机出发，来表现矛盾双方的关系。由此可见，矛盾基本方面和矛盾主要方

① 编者注：岳美中先生较早论述关于辨证论治的观点，应是在1958年河北省中医内科经验交流会上，与会者记述了当时的反映，但未留下发言的记录。1961年参加福建中医辨证论治座谈会时作了深入阐述，由陈可冀整理发表，即《辨证论治的探讨》。七十年代为准备授课，又在以往论述的基础上，归纳梳理，形成本文。本文包含了《论医集》、《医话集》所收《辨证论治的探讨》、《辨证论治的方法学纲要》和《续谈辨证论治》的主要观点。

面是有区别的，我们在认识上，也应该如实地将它们区别看待。

矛盾基本方面，经常以矛盾主要方面出现。假使矛盾基本方面不经常以矛盾主要方面姿态出现，其在矛盾中占有根本支配的地位，将成了虚无缥缈的空话；假使矛盾基本方面只在矛盾运动的特殊时机才直接表现出根本的、决定的作用，人们便无法认识它和了解它。矛盾基本方面若不经常与矛盾主要方面融合、一致，它就要丧失自身的本性。事实上，在一个矛盾中，主要方面可以有时属于甲方，有时属于乙方，而且其中必有一种情况是经常的，一种情况是特殊的；与此不同，其矛盾基本方面始终只能是甲方或者乙方。如果矛盾基本方面确为甲方时，那么，甲方作为矛盾主要方面存在必然是经常的。譬如，在慢性肾炎和肾病及肝、及肺等矛盾中，矛盾基本方面和在矛盾运动中经常起主导作用的，均属于肾炎方面。

汉张机之《伤寒》《金匮》，其论治是凭辨证的。可是他在总的标题上必先辨“病”，而后辨“脉证”。如《伤寒论》六经标题，首揭“辨三阳三阴病脉证并治”，辨病在辨证之前。《金匮》以专病名篇，亦揭出“辨病脉证并治”。当然，古人受到历史条件的限制，不能洞察脏腑与组织间的病灶、病菌，往往以证候为病名，其病名多有不当。在古医书中以病分类，纷缀论说，其失在所不免，以其不知病灶病菌，而臆揣病理，妄加病名。时至今日，西医持物理化学等之诊察武器，所下诊断，其病名确实可覆。我以为诊断当从西医之病名，治疗当从中医之辨证，则病有专归，证有隶属，论施治法，才不致歧路亡羊。

二、辨证论治是在专病专药基础上发展起来的

辨证论治，最忌海阔天空，不着边际，要落实到一病一药上。举仲景《伤寒论》为例，在三阳病，虽属实而多变，而在太阳病，则以麻黄、桂枝为主药；阳明病在经，则以石膏、知母为主药，在腑则以大黄、芒硝为主药；少阳病则以柴胡为主药。三阴病属虚，少变，则概以附子、干姜为主药。这三阳三阴病在具体治疗中，必每病以某方主之，可谓是“专病专药”。但这绝不是死板的、固定的、一竿子支到底的特效方观点。在三阳辨证方面，既有其明显的阶段性，在三阳病用药方面，更有其辅佐药的灵活性，并且若有特殊的症状出现时，又有“依法治之”，“随症治之”的临时措施，即所谓辨证论治。《金匮》是仲景论治杂病的，在专病上更标出专药。其最明显者，如百合病之主以百合剂，黄疸病之主以茵陈、矾石剂，热痢病之主以黄连剂，胸痹病之主以栝楼薤白剂等皆是。可见仲景之伤寒、杂病分论各

治，既为医家昭示了辨病论治之原理原则，又指出了辨证论治之圆机活法，其规律之谨严，运用之灵巧，对临床实践具有高度的指导意义。

在唐代孙思邈之《千金方》、王焘之《外台秘要》里，于专病专药方面，视仲景更有所发展。如治瘿之用羊靥、海藻、昆布方，治消渴之用地黄剂、黄连剂，治痢之用苦参剂，治肝热抽风之用龙胆草剂，治夜盲之用羊肝等，在专方专药中再随证加减，以应常道中之变道。寓异法于大法之中，与《本草经》某某主某病，《伤寒论》某方主之，意义相同。

兹再就杂病进一步探讨辨证论治。杂病约可分为两大类，一为气化病，即一般所称功能性疾患；一为实质病，即一般所称器质性疾患。就其治法言，气化病多取泛应通治法，而实质病则多取特殊治法，在特殊治法中，再照顾机体的内外情况辅以其他治法，换言之，即采用专病专药与辨证论治相结合的治法。以下谨就《金匮》篇中所列之杂病为例，详举一二，对专病专药略作讨论，以见梗概。

《金匮》疟病篇关于疟病之证治方面，将疟病分为瘅疟、温疟、牝疟、疟母四种，较《内经》之瘅疟、温疟、寒疟已多一疟母，是则不但疟病自成一篇，且于寒多热多之外，更明确了作为肝脾肿大描述之“结为癥瘕”的疟母之一类型。就所用之方药言，寒疟蜀漆散之用蜀漆（常山苗），疟母鳖甲煎丸之用鳖甲、柴胡，温疟白虎加桂枝汤之用石膏，皆卓有成效，可以说是专病之一例。后世征引沿用者亦甚多。如晋《肘后方》治疟三十方，计用常山者十四方；唐《千金方》治疟二十五方，用常山（包括蜀漆）二十方；《外台秘要》五十一方，用常山（包括蜀漆）四十九方；除常山而外，尚有鳖甲、乌梅十二方等是。当然，在专病专药的基础上，审度患者的阴阳盛衰、表里寒热，也仍旧是极为重要的不可少的治疗方法。故《外台》之用常山，单味者少，每有随证配伍之例，如配鳖甲以滋阴清热，配附子以振阳温经，合人参以补益，合黄连、石膏以降清等，使治疗既有特殊性，又富整体性。宋元以后，医虽以常山之有呕吐副作用，转而多用鳖甲煎丸或小柴胡汤等柴胡剂，后之叶、王等温病家则又以柴胡劫阴不用，但柴胡、常山之临床抗疟作用，已为古今大量文献所证实，药理研究亦支持这一事实。所以，专病专药对于治疗疾病，是一件值得引起重视的事情。当然，常山、柴胡以外，如果有更多之有效专药提出，则不但丰富了专病专药的内容，而且丰富辨证论治的内容。例如《肘后方》治疟之用砒石、雄黄，效果亦甚佳，后人亦多采用。而此种治法之发现，未尝使常山、柴胡失却其作为治疟专药之价值。此外，鳖甲煎丸治久疟、消肝脾肿大有一定效果。今人以之治血吸虫病性肝脾肿大亦可收效，这也是非常可贵的。

再以《金匮》蛔虫病篇之证治为例，亦足资说明。如蛔虫之为病，用甘草粉蜜汤，蛔厥之用乌梅丸，也都是效方。后之医书如《千金方》驱虫散、《外台》化虫丸均用胡粉，《景岳全书》猎虫丸用轻粉（白粉、胡粉、轻粉，后人考察系一物），扫虫丸用乌梅，确系专药专方。近年来，有关论文也证明了乌梅丸治蛔虫病有一定效果。仲景以后，治肠虫病之专药尚有不少发展，李时珍汇有数十种，种类虽多，但无妨其各个皆为专药，其中不少均已为今日临床及实验研究所进一步证实。如槟榔、鹤虱、雷丸、贯仲、苦楝根皮、使君子、石榴根皮、芜荑、榧实、阿魏、雄黄、枯矾等，这些专药若能结合八纲，揆度病情的进退强弱，辨证加减药味分剂，收效自必更大。

再举黄疸病为例（《金匮》标黄疸为病，今天看来则黄疸当为证，因为多种疾病均可致黄疸），仲景有汗、下、吐、利小便、清化、和解等治法，但杂病黄疸多不出茵陈、硝石、皂矾剂，临床及药理实验均证实其为治黄疸有效药。《金匮》有茵陈蒿汤，《千金》、《外台》、《圣济》各有茵陈蒿汤加味之不同处方，罗天益《卫生宝鉴》治阳黄用茵陈蒿汤、茵陈五苓散、栀子柏皮汤加茵陈，治阴黄用茵陈四逆汤，都以茵陈为主药，再辨其阴阳寒热虚实表里，随证加减。至于近年满天星、金钱草之应用，则又当为专病专药之再发展。

近几年来，全国广泛地应用中草药于临床治疗，在实验和不断总结中，已发现了很多对专病的有效专药，解决了以前不能解决的病人痛苦，同时也丰富了中药的本草学。若在这一基础上，再本着中医的传统体系，把这诸多的专病专药结合到辨证论治上去，考虑到病人的整体情况，因时、因地、因人、因证候之转变，灵活应用，一定会疗效更好，而副作用小而少。并且，也会有有效的单味专药上升为能照顾到疾病全面的复合方剂，因为古人的复方多是在单方专药的基础上形成的，是由简到繁的过程，也就是专病专药与辨证论治相结合的过程。试观仲景小柴胡汤之应用，共有七种加减法，理中汤之应用共有八种加减法，若倒过来看，可以体会到专病专药是比较固定的，而所辅加的药，却不是死板的、一成不变的，而是可以按当时病情加减的。当然，所谓专病，也并非孤立与静止的，而是变化与运动着的，所以在专药专方应用中，若不分阶段，不察轻重缓急，一意强调固定专药，也是不对的。因为那样做会有陷入机械的经验主义窠臼中的可能。所以，较妥当之论治，当是专药专方与辨证论治相结合。

三、伤寒与温病的辨证论治

现在有人认为，治急性病必须排除哪是伤寒，哪是温病，伤寒不可持以治疗温病的成见，因为医者治病，主要在根据四诊，明辨八纲，归纳患者之证候群，运用八法以施治。则无论张机之伤寒六经，叶桂之温热卫气营血，吴瑭之温病三焦，都是证候群的代名词。现在我们要治疗急性病，如果遇到同样的证候群，则有是证，用是药，不必问什么是治疗伤寒的方剂，什么是治疗温病的方剂。如果死板地啃住病名不放，依病名而求对号的方剂，那就要犯教条主义的错误。

我认为这种主张，固然也掌握了中医治疗的锋利武器——辨证论治，但就辨证论治本身来说，还不够全面。因为凡是一种疾病，必定有它贯穿在疾患从产生到消灭整体过程中起决定作用的基本矛盾，其他的矛盾都从属于它，它的存在，是该疾患的本质存在，没有它，该疾患特定的本质就要丧失。

一种疾患的基本矛盾，一定有它的特殊性，才把这一疾患与其他疾患从根本性质上区别开来。伤寒是寒邪，发展缓慢，温病是热邪，发展急剧；伤寒不易传染，温病容易传染，这是指一般的病因的不同而言。若更具体地就现代医学而言，各种急性热病，都各自有它特殊的病原体。当然，祖国医学许多前哲于诊断上不是也不可能是这样认识的，但也早已有他深刻的观察和体验，作出分别的诊断，赋予不同的病名。所有不同的各个疾患，因为自身都具有它的特殊性基本矛盾，所以都决定着它的预后如何。这种基本矛盾，是客观存在的事实，凭什么理由也不能不予以承认。

至于所谓“有是证，用是药”，根据四诊，明辨八纲，观察它属于哪种证候群，即采取哪种方药的措施，那多半是解决疾患在发展过程中所出现的一种主要矛盾。所谓主要矛盾，是疾患发展在一定阶段上、一定时期内起着主导作用的矛盾。某一性质的疾患，在它自身发展的全过程中，往往要经历几个阶段，这几个阶段，乃决定于它出现的主要矛盾；反过来说，主要矛盾决定和标志着疾患发展的阶段性。区分疾患发展中的阶段性，则必须以其在发展中所出现的主要矛盾为依据。

这里还要声明一下，在治疗疾患采取措施时，中心环节不一定是把力量用在基本矛盾上。因为，当基本矛盾相对稳定不变时，阶段性的主要矛盾可与基本矛盾一致，也可不一致。在基本矛盾与主要矛盾不相一致时，疾患的基本矛盾往往不以主要矛盾的面貌出现，这时需要抓住主要矛盾，但也要意识到基本矛盾，不然的话，就不能了解其基本矛盾和主要矛盾的辨证关系。这时，解决基本矛盾的任务退居次要地位，直接对付主要矛盾是首要的，但是又不能随便想怎样解决就怎样去解决。解决主要矛盾，必须服从于对基本矛盾的解决，必须大大有利或有利于解决基本矛盾，最低限度，也不能妨害基本矛盾，才不违背辨证论治“标者本之，本者标之”的规律性。中医治疗伤寒用汗吐下法时，不论采取何种方药，都固守着“发表不远热，攻里不远寒”的原则，以辛温、苦寒散发和直折其邪，则是服从于伤寒伤阳的基本矛盾；在治疗温病时，泻阳之有余，实其阴以补其不足，因而有忌汗、忌利小便等禁则，是服从于温病伤阴的基本矛盾。

总之，只认识到疾患发展过程中一时期、一阶段中的主要矛盾，而不管始终起决定性作用的基本矛盾，那未免重视现象而忽视本质，对辨证论治来说，有些庸俗化了。反之，要一味强调疾患的基本矛盾，而忽视主要矛盾，那就是孤立地、静止地看问题，又未免把辨证论治机械化了，都是犯片面性的错误的。

要证明上面所谈到的一些理论，在中医学的方药方面是可以突出说明的。因为中医的辨证论治是整个的统一体，既不孤立地辨证，也不孤立地论治。辨证论治能结合得恰到好处，在临床上则丝丝入扣，曲当病情。若由方药上反映辨证、证实辨证，则更有力地显示出实践与理论的一致性。

前面曾混同地论述了伤寒与温病的基本矛盾，现在就伤寒与温病中各个具体疾患的基本矛盾从用药方面举例谈一下。如治流行性乙型脑炎的龙胆草（《千金方》治风痉），治毒痢的黄连，治黄疸属阳性的茵陈、属阴性的矾石等，都是针对特殊疾病基本矛盾的特效药。有的人偏说中医不重视病源，治疗不从病原着手，那真是终日执其法、用其方而不知其规律，不仅谈不上发扬中医学，就是连继承中医学也谈不上。

再从伤寒与温病具体用方药的阶段性上谈一下，则可以见到，在解决疾患发展过程中所发生的主要矛盾里面，处处照顾到基本矛盾。如伤寒时寒邪伤阳，初起病在太阳，虽然邪气在表，阳气未虚，可用汗法解表，但在发汗之中，就要考虑到扶阳气。服桂枝汤后啜热稀粥，其意义就是扶助阳气升发。麻黄、桂枝、大青龙汤等发汗方剂，方后都载有只可“复取微似汗，不可令如水流漓”，并谆谆告诫“若一服汗出病差，停后服”，就是指示我们服发汗剂不可太过，生恐大汗亡阳；在阳明则必待寒邪化热，大渴引饮，投予白虎，才为适宜，进而热结在里，始用承气，但于用承气时，还提“下不厌迟”的警语，以防止里热不实，下之过早，导致伤阳的毛病；在少阳则用寒热兼施的柴胡剂；统三阴则用四逆辈，更充分说明扶阳救阴的重要性。温病是伤于热邪，易损阴液，初起邪在上焦，虽然需要解表，但只可用辛凉平剂，如桑菊饮、银翘散等方，就是及早防止伤阴；在中焦用白虎，正适合养阴，即使内有实积，也只能用轻下剂，或攻补兼施，或别取增液的办法以通便；在下焦则用复脉、三甲等直接顾护其阴。从而可知，无论伤寒、温病，虽在各个疾患的各个阶段中，都把方药的力量放在主要矛盾上，但同时又从方药的不同性质上照顾到基本矛盾。这种既细密又精当地辨证的方药治法，是昔贤几千年在临床上积累的宝贵经验，是中医学的优越性，并随处皆有，而尤显现在伤寒与温病的分别治法上。

伤寒重津液，温病更重津液，唯伤寒须急下存阴，温病须甘寒养阴。从一般看来，似乎相差不多，其实有根本上的差异。存阴是在阳盛的情况下，养阴是在阴亏的情况下。现专就温病养阴谈，温病是热，最容易化燥伤津，热愈炽而津愈亏，津愈亏而热愈炽，结果必导致疾病恶化，所以温热家有“留得一分津液、保得一分生机”的口号，可以见到是如何重视津液。但保津养液，也应当在需要的情况下，不是一味地蛮保滥养。一般温邪在表未致伤津时，大家都知道不早用黏滑滋腻之药以恋邪遏邪。可是病到中焦热势猖狂的时候，则多不辨细微，漫投甘寒清滋，不计其他。叶天士谓：此时应专用苦寒直清里热，何廉臣曰：“凡温病宜用苦寒者，切忌用甘寒，盖因苦寒为清，甘寒为滋。自时医以鲜地、鲜斛、玄参、麦冬等之清滋法认作清泄法，于是热益壮，神益昏。其弊由清滋之药得大热煎熬，其膏液即化为胶涎，结于脘中，反致伏火不得从里而清泄，从此为闭，为厥，为癫，甚则为内闭外脱，变证蜂起，多由于此。”这是辨证论治的关键所在，亦是精微所在。又苦寒直降虽为清泄法，乃是一意为肃清伏火而设者，若伏火熏蒸膏液化为胶涎，则宜采用苦辛开泄法。因清泄是直降（如黄连解毒汤、黄芩汤等），开泄是横疏（如小陷胸汤、黄芩加半夏生姜汤等），分际最宜斟酌。叶天士谓，舌白不燥，或黄白相兼，或灰白不渴，慎不可乱投苦泄；虽脘中痞痛，宜以苦辛开泄。这在辨证上差之毫厘，则在施治上谬以千里。所以既要有整体观，服从于疾患的基本矛盾，又要有阶段性，侧重在主要矛盾上，才能够急其所急，缓其所缓，恰中分际，不失其宜。

四、辨证论治的时代性

汉代张仲景的《伤寒论》、《金匮要略》，在辨证论治上昭示了先辨病后辨脉证并治的大法；隋代巢元方的《诸病源候论》，辨证之细微，亦甚可贵，惜少治法；唐代孙思邈的《千金方》和王焘的《外台秘要》，在专病专药专方上随证加减，亦不失仲景之矩矱。迨金元之际，四大家各以实际经验，从不同方面丰富了辨证论治的内容，皆主辨证求因或审因论治，故论述多冠以“证因脉治”、“脉因证治”或“因证脉治”，三因、四诊、八纲、八法渐为医家所习用。唯此间颇有种种不同之学术见解。如张洁古制“脏腑标本寒热虚实用药式”；张从正证分六门，扩展三法；刘完素主火，并论“亢则害，承乃制”；李杲辨内伤外感，重后天脾胃之强弱；朱震亨主相火，谓阳常有余，阴常不足。诸大家各创制方剂，并付诸临床实践，以形成并实现其理论，从各角度扩展了辨证论治的范畴。明代张介宾主辨八纲，其《传忠录·阴阳篇》曰：“凡诊病施治，必须先审阴阳，乃为医道之纲领”；《六变辨篇》曰：“六变者，表里寒热虚实也，是医中之关键，明此六者，万病皆指诸掌矣。”且他又就古方，新列补、和、攻、散、寒、热、固、因八阵，立论谓阳非有余而阴亦不足，治主温补。赵献可辨证重先天命门。清代喻昌论大气与秋燥，王清任主辨气血、明脏腑，立方遣药重行瘀益气，王泰林详论肝气、肝风、肝火证治，魏之琇论滋肝阴，皆各有所见。程钟龄则谓“论病之情，应以寒热、虚实、表里、阴阳八字统之，而论治病之方，则以汗、下、和、消、吐、清、温、补八字尽之”，八纲八法俱见。明清之际，温热家出，对辨证论治贡献尤多，诊法之中，辨脉辨舌验齿，辨斑疹白痦，辨温病瘟疫、新感伏邪。论述证候，叶桂辨卫气营血，吴瑭辨三焦，其治法之滋阴、息风、化湿等，为外感热病创治疗之新途径，更进一步从不同角度上扩展了辨证论治的范畴。

总观历代，可知汉唐医家之辨证论治是外感杂病分论各治，在专病、专证、专方、专药上，照顾到阴阳、寒热、虚实、表里。宋代医药，因由官方控制，机械地规定了病症方药，有失辨证论治之真精神。迨金元四家，为解除当时常见病多发病的威胁，从实际出发，灵活地掌握了辨证论治。但是，各个时代各个时期之常见病，究竟多属新病，少为痼疾，以阴阳、寒热、虚实、表里和温、清、攻、补等审治之，当然既易于概括，也易于奏效，因而在治疗上虽不废专病专药，而实际上已渐开明清侧重三因、四诊、八纲、八法为辨证论治总提纲之门。这虽是一个很大的贡献，但却掩盖着另一种倾向，即与专病专方有演成对立之势。二者未能紧密结合，有异于汉唐论治的实质与精神。追溯有清之对辨证论治所以酿成仅重八纲八法之风气，其远因固与金元四家的概括审证施治有关，而其主要原因，则为清朝封建统治严酷所致。为医者在压制之下常怀戒惧之心，临证时不求有功，但求无过，审证搁于肤表，用药流于轻淡，从而浅化了辨证论治，往往摒弃峻药于不用，因而也就寓单方秘方于辨证论治范畴之外，其流风余习，直至今日，犹有存者，这对中医学的发展有着一定的影响。

五、对抗性疾患和非对抗性疾患的辨证论治

疾患虽多，概括地按性质来分，初步认为可以分作“对抗性疾患”（器质性疾患、恶性疾患或感染性疾患）、“非对抗性疾患”（功能性疾患、良性疾患或非感染性疾患）两种。这两种疾患根本不同，是绝对不能混淆的。若把对抗性疾患认作非对抗性疾患，未免幼稚；若把非对抗性疾患认作对抗性疾患，未免庸下，不仅解决不了疾患，反而会发生偏差。对抗性疾患，是敌对性的矛盾，是生命的桎梏和杀害者，这种矛盾贯穿在疾患从产生到消灭的始终，起着决定性作用，并且在发展过程中越来越激烈，演成病理与生理之间你死我活不可调和的斗争。如癌肿、肝硬化、鼠疫、真性霍乱等，其属性都是这一类的。非对抗性疾患，不是敌我矛盾，也不会发展成尖锐的冲突，如气血不调、阴阳不平衡、或某部分起惰性等。一些小损伤和非对抗性外感疾患等，都是这一类的。我们既认识了这两种根本不同的疾患，又如何去对待它呢？首先谈如何对待对抗性疾患。我们面对这种敌我矛盾，要作不可调和的殊死斗争，即在战略上要藐视困难，树立起能够得到最后胜利的信心。唯恶性疾患，毕竟是吃人的虎狼，我们要在战术上建立起策略思想，把勇敢而又缜密的态度和巧妙的医疗技术结合起来，用以战胜顽强而又恶劣的疾患。再谈如何对待非对抗性的疾患。它既不是敌我矛盾，就不应当采取残酷手段作剧烈的斗争，而要逐步地有计划地去改造，引起它的对立面的统一，和风细雨地解决这种疾患。

对这两种疾患，应当采取什么样的具体措施呢？对抗性的疾患，如癌肿、肝硬化等，在现代国际医界，固早已展开了全面的研究，我国的中医界也正在想办法，与它做不懈的斗争，在某些方面，也取得了一些成绩。但从治疗方面看，办法还不够多，并且不够有效。单就中医来说，所采取的战术，大多数是以辨证论治为主。这种从内外环境统一着眼的全面性的诊疗方法，不能说不是锋利的武器。可是仔细观察具体的措施，对这种恶

性疾患，多从辅助正气以抵抗毒邪方面着手。从一般的治疗来说，是正确的，因为在疾患发展的过程中，正气与毒邪是在不断地作斗争，随着生命的新陈代谢运动，正气抵御毒邪，毒邪侵袭正气，治疗是辅助正气去抵御毒邪的，实际是能够起到一定的作用的。可是恶性疾患是对抗性的矛盾，毒邪的发展往往超过正气的产生，使机体生理的力量日就衰颓，衰颓着的体力与滋长着的毒邪作斗争，其结果必将导致机体生理被毒邪所迫害。这就是说，在治疗上只辅助正气是不够的，从斗争方面来看，对毒邪是姑息纵容的。只有通过激烈性斗争，才能胜利。我初步认为，对恶性病的治疗，一面要辅助正气，做后方积极生产的供应工作；一面寻找对证的专药、特效药，同它做不调和的殊死斗争，把那阻碍机体生理的东西击溃，才算得到胜利。有人说这是谈何容易的事，直到现在，如癌肿等，世界医学还未能解决，岂中医药的力量所能及吗？当然尖端病是老大难问题，但从医学领域里去看，过去对于对抗性矛盾的疾患，在斗争中获得很多成绩，如鼠疫、霍乱等所谓剧烈传染病，在预防和治疗上不都有办法基本能加以控制了吗？又如抗痨药的发明，已挽救了结核病的死亡；大枫子的应用，已缓解了麻风病的扩展；水银和砒剂等，对梅毒也能制止和消灭。为医工者，果能早期发现，早期治疗，所谓害人最残酷的三大慢性传染病，在专药的发明下，不都得到有效的办法了吗？那么，在现在还没有得到解决而等待着解决的那些对抗性疾患，从过去预测将来，在中西医团结合作下，专药是会寻找得到的。就中医医疗史上看，在汉唐时代，对于医治对抗性疾患的专药专方，就早已有所发明和创造。试观《金匮》、《千金》、《外台》等古籍里，治专病的专药专方，所在多有，这是历史上遗留下来的宝贵业绩，奈后世因种种原因，或置而不用，或畏而不敢用，未能很好地继承下来。再就散布在民间的医药上看，治专病的单方秘药，也所在多有，并且美不胜收。在效果方面，往往有名的医生解决不了的大症恶疾，而一药下咽，立获卓效。但有的医生或鄙弃而不屑一顾，或畏惧而不敢吸收。因此，这些空间的零金碎玉，讫未能很好地利用起来。这些时间和空间的珍宝都不去发掘和采用，徒对对抗性疾患望洋兴叹，这在对人民疾病服务上和对中医学继承上，都是不够积极负责任的态度。当然，专药专方多峻烈有毒之品，不彻底了解它的性质，不完全掌握它的用量，而冒昧使用，不但不能成功，反而会造成医疗事故。我初步认为，对于旧籍里的专方专药，在用量方面应审慎地考核古今度量衡；在修合方面，应细密地如法炮制；在应用前，最好经过动物试验，再施之于临床。对于地方的单方秘药，应虚怀若谷地抱着徒弟向老师学习的态度，从修合到使用以及禁忌等，都全部接受过来。能够这样，尽量发掘和吸收古今经验，不患无珍宝之获。对恶性疾患，相信会尽早地打开一个缺口，逐渐地制伏它，歼灭它。

这里需要声明一下，我决不是抱着“特效药”的观点来提倡专药专方的。我知道，即使是一个绝对性专病，在它的发展过程中，也不是绝对静止的，而是运动变化着的。治专病而始终机械地停止在专药专方上，就难免遇到此路不通而碰壁。因为在具体疾患发展过程中，某一阶段、某一时期内起主导作用的矛盾，也可能与疾患的基本矛盾相一致，也可能不以疾患的基本矛盾姿态出现。我们在治疗的具体措施上，需要适当地加以解决。就是说，在用专药专方解决疾患的基本矛盾时，不要无视于疾患发展过程中出现的起主导作用的矛盾；而在解决各个阶段各个时期暂时出现的各种矛盾时，也不要忘记了疾患的基本矛盾，即使一时不需要照顾它，最低限度也不能妨害着它，而应当有利于它，才是标本兼顾的妥善办法。恰好，中医学是善于处理这种变动不居的各项问题的。取法如何？即所谓“辨证论治”。基于以上的论点，即对待对抗性疾患，须要专方专药与辨证论治相结合。

非对抗性疾患（功能性疾患、良性疾患）应当如何处理呢？这种疾患既不是对抗性的敌我矛盾，首先切忌做激烈性斗争。因为此类疾患往往牵涉到各方面，病情常比较复杂，若操之过急，则欲速不达；若予以痛击，则戕伐生机，将如治丝而益棼之，结果必至于无法调理。对这类疾患，必须法出多门。气血有滞碍的，疏瀹之；阴阳不平衡的，燮理之；趋向惰性的，振作之；过度兴奋的，抑制或缓和之。只要抓住矛盾的主要环节，并加以耐心的处理，是可以消灭疾患于无形的。法自是千头万绪，概括言之，曰“辨证论治”。这种诊治手段，的确既原则，又灵活，运用得当，可以左右逢源，无往不宜。但这里需要防止另一种倾向，即强调了辨证论治的灵活性，而忽略了辨证论治的原则性。所谓原则，即使非对抗性疾患多属于官能性病，无器质上的病变可寻，无具体的细菌可察（即有器质病变与细菌，也有属于非对抗性的），而在处理上也不可漫无边际地弥天撒网。试从遣药上论，脏腑有专归，经络有向导，气血有亲和，部位有感受。若器官不分，领域无别，漫然滥投，鲜能中的。当然，所谓非对抗性的疾患，往往不假治疗而能够自愈的很多，若医工不认识这一点，一见病愈，即沾沾自喜，贪天之功，据为己有，且号于众前，说这是辨证论治的优越性，恐怕化优越为庸俗了。不知脾胃虽为表里，而脾阳虚不等于胃阳虚，以扶胃阳之药健脾阳，疗效必有差异；肝肾固属同源，而肝阴虚有异于肾阴虚，以滋肾阴之药养肝阴，治绩亦有区别。再从选方上论，局方逍遥散一方，临床每持以治肝郁不舒之症，唯须属于肝阳虚而脉弦滞，舌苔白而润者，方为的证，投之有效；若肝阴虚而脉弦数，舌无苔而质红或燥或有裂纹者，投之必致伤阴，则宜选用魏之琇的一贯煎，方为合拍。尝见一医用济生归脾汤治血虚心悸怔忡无效，请教于其师，师询患者舌的润燥如何？曰：燥。其师曰：血虚而舌燥，可去白术、木香，加山药、鸡内金予之。改服数剂，果验。此药物之偏燥、偏润，即药之效与不效的分野处，差之毫厘，谬以千里。诗人杜甫曾自谓“晚节渐于诗律细”，此老可谓“晚节渐于医律细”者。治疗非对抗性疾患，在遣方用药上能得一“细”字，则于运用辨证论治时，可减却多少泛而无当庸俗化的流弊。

六、以十六字诀作为辨证论治的纲要

“去粗取精，去伪存真，由此及彼，由表及里”，是分析矛盾、认识事物本质和规律的基本方法。为医工者，应当以此作为辨证论治的纲领。

“去粗取精”，就是对临床辨证的材料进行选择，去掉那些粗糙的东西，把能够反映本质的材料留下来。例如：《名医类案》载，孙兆治东华门窦太郎，患伤寒，经十余日，口燥舌干而渴，心中疼，自利清水。众医皆相守，但调理耳，汗下皆所不敢。窦氏亲故相谓曰：“伤寒邪气，害人性命甚速，安可以不次之疾，投不明之医乎？”召孙至，曰：“明日即已不可下，今日正当下”，遂投以小承气，而大便通，得睡，明日平复。众人皆曰：“此证因何下之而愈？”孙曰：“读书不精，徒有书尔。”口燥舌干而渴，岂非少阴证耶？少阴证固不可下，岂不闻少阴一证，自利清水，心下痛，下之而愈，仲景之书，明有此说也。众皆钦服。孙兆所根据的是仲景《伤寒论》少阴病篇中“少阴病，得之二三日，口燥咽干者，急下之，宜大承气汤”和“少阴病，自利清水，色纯青，心下必痛，口干燥者，急下之，宜大承气汤”两条。“自利清水，色纯青，心下必痛”，是后人所谓“热结旁流”，是伤寒病纯利稀水而无粪者，系肠中有燥粪，刺激肠黏膜，使肠液分泌异常亢进所致；色纯青，则胆汁的分泌也亢进。体液的分泌及排出都过速，大伤阴液，急下所以存阴。众医见口燥咽干等证，把矛盾并列起来，未能“去粗取精”地把“自利清水”认为是主要矛盾，所以治疗无效。

“去伪存真”，是对材料进行鉴别，分清真伪，去掉假的，保存真的。

例如：临床上见到某些实热证中出现虚寒现象，或在某些虚寒证中出现实热证象，所谓“大实有羸状，至虚有盛候”。如阳明病，里实热极盛时，可出现脉迟、气短、手足厥冷等虚寒假象；少阴病，里虚寒极盛时，可出现面色赤、发热、口渴、烦躁、谵语、身反不恶寒等实热假像。如何透过“羸状”的假象而认识实证的本质，或者透过“盛候”的假象而认识虚证的本质，就在于仔细辨证，审察隐微，发现弱点。如在阳明病，当察得四肢厥冷的虚寒现象时，又诊得脉滑而有力、腹痛而拒按等特征，就可以判断为“真热假寒”之证；在少阴病，虽有烦躁、口渴、谵语、发热等实热的现象，但又诊得脉沉微而细、口渴而不欲多饮、手背独冷等特征，就可以判断为“真寒假热”之证。

“由此及彼”，是把孤立的材料联系起来，发现事物的来龙去脉和相互联系。例如：虚实夹杂之证，可以通过审察脉证的特征，予以辨别。像发热、恶寒、头项强痛，而脉反沉细者，那就不是纯属太阳表证了。因为脉沉细是里寒的征象，虽然在虚寒证中也可以出现外假热，但是根据头项强痛而恶寒这一太阳病的特征，就可以判断是里虚表实证了。实中夹虚，景岳所谓“独处藏奸是也”，医工必须仔细辨证，审察隐微，“由此及彼”，善于发现疾病的特征，进行综合分析，据理判断，从而不难掌握疾病的本质。

“由表及里”，是透过现象看本质，把握事物的内在联系。例如：日人中神琴溪《生生堂医谈》云：“京师竹屋町，下驮屋与兵卫之妻，初吐泻如倾盆，状似霍乱，全身如冰，厥冷脉绝者半日，既而烦躁，投去衣被，不食，大渴欲饮水，与水则吐。如此四五日，依然不死，请治于予。见前医所予附子理中汤，炉边尚余一二贴，诊其腹，脐下如石硬。予曰：‘是血证也，不可予理中汤’，遂倾弃其既煎之药汁，别作桃仁承气汤服之，下臭秽之物甚多，三日内厥回，诸证全退而愈。其后经二年，又发如前，予又予桃仁承气汤而愈。当时若思虑不精，必杀人矣。”这一案表面所现之证，很难鉴别出非附子理中汤证。经过腹诊，才知有瘀血里证，这一方面见患者吐泻交作，厥冷脉绝，若纯系阴证，势难延至四五日不死；一方面附子理中汤不能解决表证，必有隐疾在里，在诊察中引起医工采取腹诊，探得其症结所在，投药立效。这种“由表及里”的诊治，是合乎辨证法的。

我们医务工作者，要学会运用这十六字诀，充分发挥自己的主观能动性，锻炼思考能力，养成分析的习惯，掌握分析的方法，辨证供给论治，论治针对辨证，才能两两合拍，丝丝入扣，很好地解决患者的疾苦。

试谈辨证论治和时间空间

一、结合时间、空间辨证治疗实例分析

我在五十年治病过程中，根据大自然阴阳气交之变化，对病人有所体认，略述于下。虽不够精密，但约略得其宏观的整体，愿与中医界贤明商榷之。

人类和动物生生化化于宇宙间，是与大自然浑然不可分离之一体，生息于大地之上，日星之下，但其旦暮昼夜之变化，春夏秋冬二十四节气发展之不同，而种种生物自然随之各有其生命之抑扬起落，或张或弛，所以产生了现代生物钟的说法。其所谓周期性、节奏性规律者，盖不外此也。

今天科学家所注意研究之事理，上溯我国古代医学，早在悟见辨认中，且久已应用于诊断治疗中。《内经》和《伤寒论》论之详矣，用之确矣。案例：曾治一季姓之 10 岁女孩，其父抱持而来。合眼哆口，伏在肩上，四肢不自主地下垂软瘫，如无知觉之状。其父主诉孩子之病已三天，每到上午午时和夜半子时上下即出现这种症状，呼之不应。但过一小时，即醒起如常人，延医诊视，不辨何病，未予针药。我见病状及聆病情，亦感茫然，讶为奇症。乃深加思考，得出子时是一阳生之际，午时是一阴生之际，子午两时正阴阳交替之候，而该女孩于这两个时辰出现痴迷及四肢不收之病象，则治疗应于此着眼。但苦无方剂，又辗转思维，想到小柴胡汤是调和阴阳之方剂，姑投以二帖试治。不意其父隔日来告，服药二剂，已霍然如恒状，明日即拟上学读书云。一日十二时辰之子午卯酉，一年廿四节气之二分（春分、秋分）二至（冬至、夏至），为一日与一年最关键时刻，是阴阳气交的枢机。因为子午与二至是阴阳交替之候，卯酉与二分是阴阳平衡之际，能注意到这些时令的发展变化，就能测度阴阳的消长与平衡。对外感急性病，可以掌握它的欲解、向愈、转化与传变的时刻。即使是慢性疾患，也可以观察到它的痊愈与恶化的趋向，甚至可以推断危亡的时刻。我国医学本着昼夜的长短、寒暖的推移、时令的节气，以观察六气之交替，而进行一年外感时行病的辨证论治。

我临床五十年，本着以上日、年的运行规律，曾诊断过几例，并断定其死亡日时，兹述说如下：

在20世纪30年代间，于乡村曾诊治一吴姓青年，患肺病，中医认为是劳瘵症。脉数急，右部更甚，吐血咳嗽，汗出气短，患病年余，体力已极端困惫。我接诊系在农历年终，认为此证是阴阳俱虚，而阳虚更甚，予以气津双补之剂。延至次年二月，其脉尤数疾无伦次，且手未及脉，则指端有似火焰上燎之感觉，我把这种脉呼为“攒尖”。劳瘵病末期多有之，是距危候不远之征兆。即告其亲友，患者约在春分之日死去，其友追问能确定吗？一日是早是晚？我根据其脉右部数疾是阳脱现象，断为早晨六时左右而逝去，因卯时为阳与阴平之候。后果应余言，时日未爽。

又1936年间，曾治一唐山市李姓工人，年三十余岁，亦患劳瘵症。脉症俱虚极，而左部脉尤数疾，断为偏阴虚的肺痨病。时在农历六七月间，邀我诊治，初稍有效。到七月末，脉尤加数急，阴虚之象更显。其家各处求医求药，但每周邀我诊脉一二次，有时也处方予服。到距秋分节令十日前后，病人还下床行动，饮食尚可，其家人追问我推断此病如何？我细诊患者之脉，有“攒尖”之动象，说难以度过秋分那一日的晚酉时。其家人似信非信，仍去天津购贵重药品。但我断言不出秋分之日必死亡，且在酉刻，后果如余言。何以断定酉时，酉为阴就阳平之候也，其人阴虚，安得不死于是刻。

又曾在唐山诊治一四十余岁之妇女，久患虚劳症，但未卧床。在我接诊时，其脉数疾而有“攒尖”现象，时距春分五日，我断其死于是日，其翁父也知医，认为未必然。后果应余言而逝去，其翁问我据什么脉证以断？余答以依阴阳的运行变化，其人似未领略。

青壮年劳瘵病，似是阴阳互相斗争，到二分与卯酉之时，阴阳需要平衡，而斗争剧烈，致使离决，则精气乃绝矣。心阳式微之证，老年人之患虚性喘咳者多有。每发于夜半后丑寅之时刻，初喘，继而烦躁，坐起汗出，继而喘抬两肩，不能自解平复，则危亡立至。若接近卯时，则逐渐平复如常。这是因为夜半子时一阳当生而不能生，挨至丑寅之际，阳当转旺而仍式微，则喘咳作矣，继而烦躁汗出而转重。若阳气渐复，慢慢喘平汗敛而生，否则危亡至矣。这种病例，在病房中加以观察，往往发现不少。老人危亡多在冬至、夏至阴阳交替之时。

以我行医五十载之体会，深感仲景之《伤寒论》，在总的辨病上，既审察到病在空间上的客观存在，又抓住时间上的发展变化。如太阳病痊愈，欲解之候与传经之时，有“太阳病法当七日愈，若欲作再经者，针足阳明，使经不传则愈”。《内经》谓：“伤寒一日，巨阳受之。”又云：“七日太阳病衰，头痛乃愈。”抓住病愈与传经的时间，则能掌握疾病应施治与不施治。“太阳病欲解时，从巳至未上。”巳午为阳中之阳，故太阳主之，至未上者，阳过其度也。人身阴阳合于大自然的气候，至太阳之时，人身太阳之病得藉其主气而解。六经病亦各随其主气而解。阴阳在一日一夜的六气上，随着时间的过度变化，子时一阳生，午时一阴生，是阴阳交替之际，卯时阳与阴平，酉时阴与阳平之际，“生物时钟”最为显著，已为现代所发现。阴阳之理至微，死生之事至大，而西方生物时钟之发现见于现代，世人多惊异而研究之，却不知阴阳抱负之机缄，阴阳消长之理论，早见于两千年前之《内经》，即以“阴平阳秘，精神乃治”，“阴阳离决，精气乃绝”之精确理论，断定人之健康与危殆。吾辈操司命之中西医，该急起直追，发扬光大之，以弥补西医之不足，共创我国统一的新医药学。

二、《伤寒论》重视时间、空间与辨证论治的关系

我国历代所遗留下来的古医籍，既能辨客观存在的具体疾病，又能觉察到时间发展变化的证与脉，从而分析并解决急性病与慢性病。今就《伤寒论》而详说之。

试举太阳病中风为例。太阳中风，即外感风邪或夹有寒邪在表的病，其症是：汗出恶风，脉缓，发热，头项强痛，或恶寒等。施治：桂枝汤主之。桂枝汤的方义，从治疗方面看，以解肌和营为主。用发汗力轻的桂枝解除肌表之邪，以调整正气；芍药敛阴以调和营血；生姜散寒，伍桂枝以解肌；大枣养脾，伍芍药以缓急；甘草“通经脉，利血气”，可以助桂枝以通畅血行，使疼痛得到解除。从扶正祛邪的方面看：桂枝温阳通脉，芍药和血敛阴。桂枝、芍药相配伍，是一阴一阳的两个属性，一开一阖的两个功能，在相互依赖、相互制约的作用下，起到阴阳得和、营卫得调的效验。更佐以甘草之安中益气，使以姜、枣之开胃养脾，既能攘外，又能安内，在患中风病的当时，共达到扶持正气以祛邪外出之治疗目的，所以最宜于体弱易于感冒之汗出恶风患者，尤其对于卫阳不足、体力就衰、每易触邪的老年患者。

桂枝汤治中风，不仅在方剂的组合上非常严谨得体，而且在方后煮服

法和将息上注意了时间变化的重要性，不令病轻药重，有药过病所之弊。如“上五味，㕮咀三味，以水七升，微火煮取三升，去滓，适寒温，服一升”。这是初步服药的细心处理。“服已须臾，啜热稀粥一升余，以助药力，温覆令一时许，遍身微似有汗者益佳，不可令如水流漓，病必不除。”针对中风病情，适可而止地服药，更取饮食及盖覆法以助药力发汗，并谆嘱不可令如水流漓，病必不除，此一“必”字，是何等苦口婆心。凡仲景条文及附语中着“必”字，读者必须十分注意，切勿滑口读过。这是在时间上第二层的细心处理。“若一服汗出病差，停后服，不必尽剂；若不汗，更服依前法；又不汗，后服小促其间，半日许令三服尽。”此节更看出，治病须细心如仲景，不可有一点马虎。如“若不汗，更服如前法”，是提醒患者服药后啜稀粥，温覆取汗，不可简单地只服药。“又不汗，后服小促其间，半日许令三服尽。”这种小心翼翼地掌握在时间上的取汗法，是怕粗心大意地给药，起到反作用，乃第三层的细心处理。“若病重者，一日一夜服，周时观之，服一剂尽，病证犹在者，更作服。若汗不出，乃服至二三剂。”这是掌握了时间发展变化的重要性，不遗余力，必令汗出病愈的第四层细心处理。

将息上，“禁生冷、黏滑、肉面、五辛、酒酪、臭恶等物”，是在病中与病后短时期的禁忌，恐生冷遏邪，黏滑、肉面恋邪，五辛发邪，酒酪、臭恶助邪闭邪，令病缠绵难愈与复发，或留有后遗症，这是最终的细心处理。这种中风汗出恶风的疾病，不是什么太严重的大症，而仲景却在给药上、护理上这样重视。我体会到，他诊察出病虽不大，而素质虚弱，抗病力量不够，因此在治疗和护理上，一有疏忽，可能会出现想不到的枝节。

从仲景对中风证用桂枝汤治疗的具体措施里面，还发现一个极关重要的原则问题，即“辨病辨脉证并治”，既掌握了客观存在的空间，又抓住了发展变化的时间。从哪里见得呢？一个太阳中风的病证，有一个针对性强的桂枝汤，不是就可以解决得很好吗？为什么他又在桂枝汤的基础上，于后面拟出十几个方剂呢？宇宙间没有不变的事物，没有不发展变化的疾病，况且外感热性病属炎上的火，而中风证又体质虚弱，抗病力不足，更容易起变化。不抓住时间上的运动，只静止地孤立地掌握空间上的客观存在，那会随地碰壁，捉襟见肘，穷于应付。仲景以高度的智慧、敏捷的手腕，抓住了疾病运动的方向，随病机以赴，毫不失时地加以分析问题，自使病无遁情，方无虚发，从而愉快地解决问题。有人问，病证在空间上的客观存在，有具体的症状表现，有细菌、病毒的存在指标等，得到认识，是不难的。而像那刹那顿生顿灭，像那逝水与电光般分秒不停、不可捉摸的时间，又如何能够抓得住呢？这一问题的提出颇关重要，需要说明一下。

时间和空间纵横地交织在一起，才形成宇宙。人在其间生存下去，繁殖下去，是须臾不能离开它的。人在生理上既随着四时的运行、昼夜的转变适应它的规律而健康地生活着，一有疾病，无论是风、寒、暑、湿为其外界的诱因，或直接影响机体，若治疗不及时与不恰当，则必更迅速的发展。这虽然抽象，但仔细观察，也有它的客观存在，有蛛丝马迹可寻。人在疾病中生活的过程，容易受外界的影响，如气候的诱因、情绪的刺激，以及饮食男女的活动不当，既占有空间位置，其活动亦可假借空间而得到辨认。物体观念的形成与空间观念的形成是直接的。宇宙万象都在变化，流转不定，看似难以掌握，但也是间接地展现在人的面前，也可以说是直接的。在不可得时，则唯取其约略相当的、于瞬息万变中从患者自身感觉和医工的诊察上，摄取其片断而固定化之，以约略相似（大致不差）的为其代表，假手于一时。这与广大空间之展现有关，节取它的一时所见而不放松地抓住它，以便依据为规划设计之所资，实为必要与可能。

观仲景对桂枝汤的进退加减，都是在空间的存在上而抓住时间的运动变化加以施治。例如："太阳病，初服桂枝汤，反烦不解者，先刺风池、风府，却与桂枝汤则愈。"这条治中风之变，在时间上已初服桂枝汤一升，反烦不解，热郁于心而烦者谓之烦，发于皮肉者谓之热，服汤反烦而热不解，非桂枝汤当用也，以外感之风邪重，内之阳气亦重。风邪本自项入，必刺风池、风府，疏通来路，以出其邪，仍以桂枝汤以和营卫，则病得已。审度时间，针先汤后，以辨证施治。"太阳病，得之八九日，如疟状，发热恶寒，热多寒少……清便欲自可，一日二三度发。脉微缓者，为欲愈也；面色反有热色者，未欲解也。以其不得小汗出，身必痒，宜麻黄桂枝各半汤。"其人热多寒少而面色缘缘正赤者，是阳气怫郁在表不得越，当汗不汗，其身必痒，八九日来，正气已虚，表邪未解，不可发汗，又不可不汗，故立此法以小汗之，在时间上加以考虑也。"服桂枝汤大汗出，脉洪大者，与桂枝汤，如前法。若形似疟，一日再发者，汗出必解，宜桂枝二麻黄一汤。"风寒乘汗客于玄府，必复恶寒发热如疟状。然疟发作有时，必倍加桂枝以解肌，少与麻黄以开表。这是针对中风证的发展变化，相度病情以治之。

三、小结

《伤寒论》中除桂枝汤外，如病情严重与复杂者，用四承气汤、五泻心汤、六栀子豉汤、柴胡类方、四逆辈等，都是既掌握了空间，又抓住时间，针对病情，很仔细地随机以应对之。《伤寒论》、《金匮要略》对于急性热病和慢性杂病的空间和时间辨证规律，给我们不少启示，有助于我们更好地继承、挖掘中医学的精华。

治急性病要有胆有识，治慢性病要有方有守

对于病的态度，毛主席指示："既来之，则安之，自己完全不着急，让体内慢慢生长抵抗力和它作斗争，直至最后战而胜之，这是对付慢性病的方法。就是急性病，也只好让医生处治，自己也无所用其着急，因为急是急不好的。对于病，要有坚强的斗争意志，但是不要着急。这是我对于病的态度。"毛主席这段话，是对患者养病的指示，同时也是对医生治病的指示。医生对急性病，要有胆有识，迅速地抓住现证特点，迎头痛击，因势利导，以解除患者病痛；对于慢性病，则要有方有守，辅助机体慢慢产生抵抗力，以战胜疾病。因为急性病多属六淫时疫所致，变化较多，尤其是风火阳邪，慓悍迅疾，焚毁顷刻，治之宜准、宜重，即所谓要有胆。但胆须从识中来，有胆无识，措施往往是盲目的，必至于鲁莽偾事；有识无胆，畏怯不前，必至于贻误病机。唐朝医者孙思邈说："胆欲大而心欲小"，意思是既要有敢想敢干、当机立断的精神，眼明而后手快，又要小心谨慎，周密思考。既不可墨守成规，又要按照客观规律办事，大忌主观武断，才能很准确、很及时地处理好急性病。但有胆有识，必须具有治疗急性病的基本功和实践经验。对张仲景的《伤寒论》和历代温病家的名著，尤应熟读精研。不但要继承前人的经验，还要很好地学习当代各种先进的治疗经验，在实践中加以验证提高，达到明辨证候，缜密处方，理论与实践相结合，才能临证指挥若定。

清朝医生吴瑭说："治外感如将，兵贵神速，机圆法活，去邪务尽，善后务细……""神速"非有胆莫辨，"法活"非有识不能，而"务尽"、"务细"，若非胆识兼备，又如何做到呢？我常体会古人在治急性病的紧要关头采取的措施，如"急下之"、"急温之"的处理，"急"字之义，应包含着有胆，同时在"下之"、"温之"之中，包含着有识。方剂中白虎汤、大承气汤、大陷胸汤、附子汤、四逆汤、干姜附子汤、桂枝附子汤、大剂清瘟败毒饮等，都是猛剂峻剂，必须认准证候，掌握分寸，既不可畏缩不前，更不可孟浪从事。所谓"桂枝下咽，阳盛则毙；承气下咽，阴

盛以亡”。医生投药，关系至重，在有胆之下，不容不加以高度的警惕。“回头看痘疹，走马看伤寒”，这两句话充分地说明了治疗急性传染病要掌握住时机，因为时机稍纵即逝，转瞬就会失去治疗的机会；同时也说明了若没有足够过硬的基本功，不认得这一短暂时间的病机变化，而粗心处理，是会治错治坏的。胆小和颟顸，不用说会坐失时机，而放胆和心粗，更会误人杀人于顷刻。明朝医生张介宾说：“治病用药，本贵精专，尤宜勇敢……若新暴之病，虚实既得其真，即当以峻剂直攻其本，拔之甚易。若逗遛畏缩，养成深固之势，则死生系之，谁其罪也。”又说：“白头圭匕，而庸庸没齿者，其咎在于无定见，而用治之不精也。使其病浅，犹无大害，若安危在举动之间，即用药虽善，若无胆量勇敢，而药不及病，亦犹杯水车薪，尚恐弗济。矧可以执两端而药又妄投者，其害又将何如?”这两段话对有胆无识或有识无胆者，指出了它的贻害无穷处。

至于慢性病的治疗，不但有方，还需要有守。朝寒暮热，忽攻又补，是治杂病所切忌的。有人问，杂病虽多，概括起来，不外气、血、水、虫等方面，应当识破它的本质，抓住它的特征，药随证转，有的放矢。若呆呆守方，不怕陷入本本主义，贻误病人吗？是的，扁鹊曾说：“人之所病，病疾多；而医之所病，病道少。”疾患虽属慢性，而夹杂掺合，在所难免。辨证论治，难囿一隅，主次矛盾，常多转化，随机以赴，又何可拘于一方一药。但我所谓有方有守者，是在辨证后，或是痰得豁，或是虫得驱，或是滞气得疏，或是瘀血得活，只余元气待复；又或是伤寒温病与大失血之后，气血待补；抑或系慢性传染病，如肺痨、大麻风等，与现代医学之肝硬化、慢性肝炎、慢性肾盂肾炎、慢性肾炎等。病情若相对的稳定不变，审证既确，守方勿替，亦何悖乎辨证论治？一些慢性病，都是由渐而来，非一朝一夕之故，其形成往往是由微杳的不显露的量变而到达质变，则其消失也需要经过量变才能达到质变。应当知道，在慢性病量变过程中，病势多相对稳定，不仅医生观察不大出，连病人本身也没有多大感觉。一个对症药方，初投时或无任何效验可见。若医生无定见，再加上病人要求速效，则必至改弦易辙。但这还不会有大妨害。最怕的是，药已有效，就是还未显露出来，正在潜移默化的量变阶段中。它的前进，好像儿童学步，屡起屡仆，屡仆屡起，无待扶持，方始成行。倘一中止药力，或另易它方，那将如患者东行向愈的光明前途，反而强扭之使西，不仅走向黑暗，前功尽弃，还恐怕枝节横生，造成另一种疾病。当然，非必死疾患，患者本身又有自然疗能，经过一段时期与疾病的艰苦斗争，也有痊愈或延年的。医生于此，贪天之功，据为己有，不但可以诿过，而且还可以邀功，可是于医事之客观实际情况，就有距离了。古人治疗慢性疾患，在医案中常常见到三十剂而愈，五十剂而愈，甚至百余剂而愈的记载。表面看来，似乎迟缓颟顸，驽骀十驾，有逊于骏足千里。实际上，非有卓识定见和刚毅的精神，是不能长期守方的。就治病来说，对久虚积损之证，药投之数剂，即立冀有效，也往往是不合逻辑的。

曾记得1935年，我在山东菏泽时，治疗慢性疾患，急于求功，成绩不够多也不够好。一位名老中医临证富有经验，我在旁留心看他治疗慢性病，疗效很好。一年以后，我请他传授给我一些秘诀奇方。他笑了，接着说："哪里有什么秘诀奇方，您不是经常看到我临床的处方吗?"我听了猛然觉悟过来说："是的，您老先生治疗慢性病的处方，除掉一般的调气理血、滋阴温阳的几个寻常方剂外，并未见到有什么奇方妙药，那末，怎么就会有那样高的疗效呢?"他又笑着说："治疗慢性病，除掉先认识到疾病的本质，再辨证准确、遣方恰当以外，'守方'要算是第一要着。您曾见过一个患肺痨的青年吗?他五七日一来，一年未间断，现在已痊愈不来了。他的病是肺痨，更兼脾虚泄泻，您见到他吃得是什么药方了吗?"我说："恍惚记得在一个阶段中是六君子汤加味。"他说："不错，但不是一个阶段中，而是一年中，始终坚持服那一个方，除了元旦停药，共服了三百六十四剂，而基本痊愈了。"我很诧异地问："怎么见那人五七日一来，都是欣欣然持新方而去呢?"他说："那是应付病人要求改方的措施，有时把方中的白术换成扁豆、苡仁，有时把陈皮换成橘红，有时把砂仁换成蔻仁等，几个星期又换回来，归根到底，基本上还是加味六君子汤。在一年中，培中治肺，脾胃健旺了，营养得以充足，肺痨就慢慢好转痊愈了。十二个月治疗肺痨收到全功，在疗程上不算迟缓。视数日一改方，月余一易法，蹉跎失时，一回首二三年已过去，而病情如故，或有因杂药滥投，更使病情加重，孰得孰失，孰迟孰速，不待辨析可以知道的。"自此以后，我才明白了"有方"还要"守方"，对慢性病的治疗，比较能掌握分寸，获得一些成绩。

近年来，我在中医研究院工作，曾见到蒲辅周老医生治疗"习惯性"感冒的病人，患者一触风寒，即鼻流清涕，打喷嚏，周身淅淅恶风，翕翕发热，兼有其他慢性疾患。在治疗上，一旦感冒，即碍手治其他的病。蒲老医生决定先为他治疗"习惯性"感冒，开玉屏风散，总量270克，碾成粗末，分作30包，每服一包，水煎作一日量，分二次服下。一月后患者感觉好大半，又为之开一料继服。两月后虽冒风触寒，亦不再发。因回忆到我也曾用玉屏风散预防过“习惯性”感冒，大剂服用二三帖，服后胸闷鼻干，感冒虽暂止，五七日又复如初。常思索这里的缘故，是不是“习惯性”感冒属于卫气无力捍御外邪，要想改变体质，必须由量变才能达到质变，决非一两剂所能收功？这里蒲老医生小量长期使用玉屏风散，看来虽平易，可是不细心虚心学习，是做不来的。

评论五行学说，先要懂它

为了进一步推动我国中西医结合运动的普及和提高，为创造我国统一的新医学新药学准备好条件，必须在中医理论方面去其糟粕，取其精华，端正中医学术方向，加强阵容，做好西医学习中医的工作。创造新医药学的关键在于西医学习中医，西医是否能学到精深的理论、宝贵的经验，关键又在中医。中医学术，是人民群众几千年积累下来的宝贵财产，从人身内外环境体验中总结出来的生理活动、病理变化，治疗与理论相一致，有很正确的原则性和灵活的运用性，这是无可怀疑的。

中医五行学说是历史上遗留下来的，到现在还支配着一大部分中医的学术思想，并应用到辨证论治中去。它的是非问题，应当通过讨论去解决，不能硬下结论。允许不同的意见充分发表，才能更好地鉴别科学上的是非，促进新旧事物之间的斗争，扶植新生事物的成长。

凡要评论一种学术，要持缜密的态度，必须先要懂它。评论一个室内的设施，倘在门外望一下，或走马看花地瞧一下，就大肆评论，是会使室主不服的，也会使旁人讥讽的。评论五行学说，要逐条地讨论它，深入细致地研究它的内容实质，使中西医都得到了解。是非大白，既可使坚持谬论的人愧服，又可使研究学术的人折服，则保留与放弃，自然决之于公论。

评论五行学说，是否应当先做到：

①基本了解五行学说的起源和演变。

②五行学说是如何结合到医学中来的？

③五行学说是如何说明脏腑的生理功能与相互关联的？

④五行学说是如何说明机体病理影响的？

此外，对生克、乘侮、制化、所胜、所不胜、五胜、胜气、负气、子母（夫妻、主仆）的关系、时令（节气、三伏、十二时等）、五数（五味、五色、五气、五脏、五体、五官、五志）等问题，要全面了解和讨论，使它的全貌都呈现出来，内容都明晰起来。

初步认为，五行学说中的生克关系，看似有相互促进、相互制约的作用，但它是循环的，不是发展的，是调和的，不是斗争的。有唯物论的因素，但基本是唯心的；有辩证法的因素，但基本是形而上学。

现仅对时令和方位的规定，谈谈我的看法。昔时时令、方位的五行学说，基本上是以东京（洛阳）、西京（长安）为标准的。古人认为，东京居华夏之中，命名为中州，在春季以东风为多，气候温和，草木开始萌芽生长。这种情况，若在塞北边疆，则还是天降繁霜，地凝白卤。而在长江以南，则早已杂花生树，群莺乱飞了。若再到四季如春的云南，则长年草木畅茂，更难说草木取次竞年时了。因塞北春到迟，江南春来早，在黄河流域纬度线的时令方位，影响到人的生理活动、病理变化，可以把时序中的春、气候中的风、方位中的东、五行中的木、发育过程中的生等都比附得上。倘异地则不然，在洛阳之北，温度递减，洛阳之南，温度递增，不能以五行学说来一律推演，这是不待辩论而知的。五行学说中的时令方位是有它的地域性、局限性的，不能视为普遍的规律性。

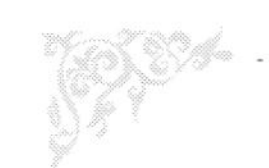

阴阳五行学说的学习和对待

阴阳五行学说，是我国古代的哲学学说，是中医学的理论基础，它指导着中医对疾病的预防和治疗。阴阳具有矛盾统一的含义，五行包含相互促进、相互制约的原理，这种古典哲学的学说，作为阐明中医的思想体系与规律，成为中医的基础理论。几千年来，它对我国人民医疗实践起着重要指导作用，中华民族的繁衍壮大，是与它的成就分不开的。这些宝贵的文化遗产，历代医家都尊奉它，在今天也不失其重要意义。

现在对于阴阳五行，分作两个部分来学习：①先学习阴阳五行的一般常识，把它的内容弄得比较清楚些，以便研究历代的医药学文献。因为阴阳五行学说是贯串在几千年医药学遗产的始终的。②对阴阳五行要作分析，体会它的合理的部分和掺杂着不合理的部分。因为古人虽然根据大自然界和人事的变迁，认识到物质的第一性、思维的第二性原理和事物运动的一些规律，但毕竟是朴素的唯物论和自发的辩证法，因历史的条件所限，不能也不可能像今天来得那么深刻和正确，所以我们要有批判地接受。主要学习这两部分，若还有时间的话，再举些治疗的例子充实一下，否则等待以后有机会再说。

一、阴阳学说的起源和含义

先就阴阳学说产生和发展来说。阴阳学说在《周易》里记载很详细，它是古代人民在生活实践中，经过对大自然与周围事物长时间的体察，归纳出来的一种极其简单的规律性。例如《周易》上说："仰则观象于天，俯则观法于地，观鸟兽之文与地之宜，近取诸身，远取诸地。于是始画八卦，以通神明之法，以类万物之情。"就是说，抬起头来观察天象，见日、月、星辰的移动，风、雨、晦、明的变化；低下头去，看到地面上草木生长枯萎，与寒暑温凉递变，同时又看到一切生物（如鸟兽的生活情况）和地理环境的关系。近的就体会人体本身的生活情况，远的则审察一切事物的变化规律，把各方面的观察结果归纳起来，画出八卦，来说明自然界一切事物的变化和发展的规律。

古人在观察大自然的实践中，先建立了一元化的“气”，就是“太极”，太极生“两仪”，两仪就是天地，《易经》叫乾坤。《易传》说：“大哉乾元，万物资始，乃统天”，“至哉坤元，万物资生，乃顺承天。”它认为天具有的阳性之气，叫作“乾元”；地具有的是阴性之气，叫作“坤元”。乾元是万物从之起始的，坤元是万物从之产生的。起始与产生的区别，也就是父和母的区别，也就是阴阳的区别。

古人进一步体会到日月东升西落，一出一没地相互推移着，就构成了白昼和黑夜；气候的寒暑更迭，一来一往地相互推移着，就构成了一年四季。《易·系辞》：“日往则月来，月往则日来，日月相推而明生焉；寒往则暑来，暑往则寒来，寒暑相推而岁成焉。”

《易传》：“一阴一阳之谓道”，就是说，“道”就是一阴一阳相互推移的过程。一阴一阳的“- -”“—”两字就是表示：阴阳是彼此对立的，又是互相结合的，彼往则此来，彼进则此退，总之，彼此相互推移。

阴阳是普遍的。天地是一阴一阳，男女是一阴一阳，一切有正面与反面的现象，都可以说包含了一阴一阳。《易传》指出，阴阳的交互作用就是世界一切变化的原因。它说，乾坤就是变化的奥妙啊！乾坤对立起来，变化就存在其中了。假如乾坤毁灭，那就看不见变化。假如看不见变化，那么乾坤也几乎止息了。（《易·系辞·第十二章》：“乾坤其易之缊邪？乾坤成列，而易立乎其中矣。乾坤毁，则无以见易。易不可见，则乾坤或几乎息矣。”）变化的根源就在于阴阳二者的交互作用。这交互作用叫作相推，《易传》说：“刚柔相推而生变化。”阳是刚的，阴是柔的，一阴一阳，一刚一柔，相互推移，就发生变化了。

《易传》指出，变化是非常复杂的。变化的过程是屡次迁移的。运动不停，在上下四方六个位置上循环流动，上下没有一定，刚柔互相转化，不可以替它立定公式，只有它变到哪里就是哪里（《易·系辞》：“为道也屡迁，变动不居，周流六虚，上下无常，刚柔相易，不可为其典要，唯变所适。”）一阴一阳所引起的变化是多种多样不可穷尽的。变化何以这样复杂、这样不可穷尽？就是因为物体自身是会运动的。每一事物都包含一阴一阳，一刚一柔，两者相互推移，就自然而然变动了。

总的来说，《易传》的唯物主义宇宙观的要点是：第一，它认为天地的交互作用，是万物由以生成的基础，而天地又是从太极分化出来的。有天地然后有万物，有天地万物然后有人类的家庭与社会诸关系。第二，它肯定一阴一阳交互作用是一切变化的根源，一切具体的东西，都是由一个阴性的物与一个阳性的物相互配合而生成的。第三，它认为一阴一阳相互推移的过程就是道。它肯定一阴一阳的交互作用是复杂的、不可穷尽的。阴阳交互的作用，就是变化的根源。

由《易传》上看，阴阳的含义，是以取类比象的方法来说明自然界的现象和规律的。乍看起来似乎很空泛，但深入研究，则可联系到自然界的一切事物，实有它的一定的含义。如以天为阳、地为阴，日为阳、月为阴，火为阳、水为阴，男为阳、女为阴……这样来概括说明事物的属性，而以水火、男女来作事物的征象。一阴一阳，相互对应，而又相互依存。所谓“阴阳互根”，这是与唯物辩证法里面的对立统一法则很相近的。

《内经》继承了《易经》的阴阳学说，认为阴阳代表着一切事物中的矛盾的双方，所以在人体上没有一处没阴阳。以人体物质结构而言，则体成形，阳化气，体为阴，用为阳，血为阴，气为阳；以脏腑形态而言，则脏为阴，腑为阳；以表现而言，则静为阴，动为阳，虚为阴，实为阳，寒为阴，热为阳；以位置而言，则下（股、足）为阴，上（头、胸）为阳，腹为阴，背为阳，里为阴，表为阳，肢体的隐藏部位为阴，肢体的显露部位为阳。视此，则阴阳在空间上无所不在，在时间上无刻不有，总的说无所不包，所以《内经》上说：“阴阳者，数之可十，推之可百，数之可千，推之可万，万之大不可胜数，然其要一也。”就是说阴阳之数，虽不可穷极，然而在每一对阴阳里，却是按着它所特有的本质及特殊的矛盾性运动着，而表现出与别的事物相区别的物质形态和功能。物质与功能的关系，阴质是代表物质的，主静，主沉降；阳气是代表功能的，主动，主升发。它们处于相对立的方向而运动着。阳亢则消耗真阴，阴盛则阳失所用，这是互相对立斗争的表现。但是功能是以物质为基础的，没有阴质也就无从产生阳气，所以中医学特别提出来，“阳以阴为基，无阴则阳无以生”，而物质又是有待功能来推动的，没有阳气也就无从运化阴质，所以也指出“无阳则阴无以化”。《内经》说：“阴在内，阳之守也；阳在外，阴之使也”，又说明了两者之间互相依存的关系；在这里我们可以看得出来，中医学已经自发地认识到功能是依赖物质而存在的，所以一再强调阴为“基”，为“守”，而阳仅为“统”，为“使”。这就是说，认识到物质是第一性。这是一个很重要的问题。

哲学上的根本问题，是思维对存在的关系问题。物质决定意识，物质是意识的根源；客观存在是主观认识的基础，主观认识是客观存在的反映。阴阳学说，对这点没有完全回答。但从《内经》所记载的对于宇宙及生命现象的认识与解释来看，认为它是坚持唯物观点的，坚持对立的两方面是可以转化的。它明确地说，物质是第一性的，思维是第二性的。《内经》说："清阳为天，浊阴为地"，"积阳为天，积阴为地"，又如"恍惚之数，生于毫厘，毫厘之数，起于度量，千之万之，可以益大，推之大之，其形乃制。"这些经文说明，世界是由许多极其微小物质组成的，决不是神所创造的。又说"重阳必阴，重阴必阳"，"热极生寒，寒极生热"，这是《内经》对立的双方互相转化的例子。当然，应该说明，古人对于物质的概念只是指具体事物及其构造而言，是自发的，也是直观的，对于对立双方转化的过程和条件缺乏深入的认识，不可能如马列主义哲学对于物质理解得那么深刻和正确。所以这里也就显示出阴阳学说的局限性。阴阳学说还不可能全面地系统地解释客观事物的发展和变化。

马克思主义哲学认为世界是物质的，运动的，而且运动是物质不可分割的属性。运动是物质的极重要的和不可缺少的特性。运动和物质一样，是永恒的。世界是运动着的物质，没有运动的物质和没有物质的运动，都是不可思议的。阴阳学说则有与之类似的思想。如"是以升降出入，无器不有，故器者生化之宇，器散则分之，生化息矣，故无不出入，无不升降"（《素问·天元纪大论》）。这就是说，凡物质必然有运动，物质一旦不存在，运动也就消失了。当然这里所说的物质与运动，是指具体事物，乃物理运动而言，和马克思主义哲学中的物质与运动的概念，是有所差别的。

二、阴阳在医学上的应用

阴阳二者之间有着相互资生、相互依存、互为因果的关系——即阴阳互根的关系。这个关系，亦即阴阳两方面对立而又统一的表现。人的生理活动是无时无刻不在运动着、变化着，刹那刹那顿生顿灭，刹那刹那顿灭顿生。恩格斯给生命下的定义说："生命是蛋白体的存在方式，这种存在方式，实质上就是这些蛋白体的化学组成部分的经常的自我更新。"即是说：生命过程的实质，就是有生命的东西在同一时间内不断地产生和破坏、同化和异化。他又说："一切生命所共有的生命现象究竟是什么呢？首先是蛋白体从自己的周围摄取其他的适当的物质，把他们同化，而体内旧的部分则分解掉或排泄掉……只要蛋白体内各组成部分的不断转变，摄食和排泄的不断交替一旦停止，蛋白体本身也就从此中止它的生存而趋于分解，就是说归于死亡。"又说："生命首先就在于：生物在于每一个瞬间是它自身，但却又是别的什么。所以，生命也是存在于物体和过程本身中的不断地自行产生再自行解决的矛盾。这一矛盾一停止，生命亦即停止，于是死就到来。”很显然，生灭之理，实属矛盾，苟生者不灭，则灭者不生。中医学用阴阳学说来解释人体生理说：“阴平阳秘，精神乃治”，“阴阳离决，精气乃绝。”就是说，人体必须保持阴阳动态平衡，才能维持正常的生理状态，否则非病即死。但阴阳是互相斗争的，斗争是绝对的，阴阳的平衡只能是相对的。“阴胜则阳病，阳胜则阴病”，“阳胜则热，阴胜则寒”，说明如果阴阳失调，任何一方面偏胜，必然影响到对方，这就是病象。可见阴阳平衡是人体健康的必要条件，而阴阳失调是导致疾病的根本原因。但是，这个平衡又应是在运动的、变化的、发展的基础上来寻求的相对的平衡，即能动的平衡，所以调合阴阳，使之恢复相对平衡，就是中医治疗的基本特点，也是中医辨证论治的核心。

三、阴阳互根，阴阳消长

1. 阴阳互根

《内经》中指出：水火为阴阳之征兆。叶天士晚年医案中，更申述了水火原不相离的道理。他说：“盖火性本热，使火中无水，其热必极，热极则亡阴而万物焦枯矣；水性本寒，使水中无火，其寒必极，寒极则万物寂灭矣。此水火之气，果可呼吸相离乎?”说明了阴阳互根的必然性。阴阳互根观点，在病理上和治疗上，都具有重大的指导意义。例如在《景岳全书》中载有由于阳虚不能摄阴，吐血下血并见，且有肢冷盗汗等症，而用四君子汤加地黄、姜、附之案。在叶天士医案中载有阴弱无能遏阳，冲阳上逆，咳嗽气喘并失红等症，而用河车胶、人参、五味子、紫石英等药以填实下隙之例。这种病机变化，其阴阳互根关系，虽未完全破裂，但已标志着相互依存的状态趋于脆弱了。最后所谓水失火而败者，不补火何以醒垂绝之阴，阳失阴而离者，不补阳，何以救散亡之气。其他如桂枝龙骨牡蛎汤之治失精，尤在泾认为其病因在于火不摄水，也就是阳不摄阴。生脉散之治疗汗多、脉散大、喘喝欲脱诸危候，吴鞠通认为是阳气发散太过，用酸甘化阴，守阴即所以留阳。这当然是阴虚不能变阳病例中之最严重者。《景岳全书》中还指出了从阳引阴的求汗于血、生气于精和从阴引阳的引火归原、纳气归肾诸法，也在于阴阳互根。故善补阳者，必于阴中求阳，则阳得阴助而生化无穷；善补阴者，必于阳中求阴，则阴得阳升而泉源不竭。

2. 阳阳消长

在病理上，阴阳的概念，应包含邪与正两个方面，正有正阴正阳，邪有邪阴邪阳。邪阴邪阳，就是寒邪和热邪。由于邪正相搏，这就构成了邪阴与正阳或邪阳与正阴互为消长的局面。《伤寒论》厥阴篇的厥热交替，就是邪正双方互为消长的表现。阴阳既代表邪正，则病体上的邪胜正复，也就称之为阴阳胜复；不过只有邪胜正复，而绝无正胜邪复的。邪胜正复的情况，例如阴寒之邪胜之极而正阳来复，则呈现汗止、厥回、脉复诸征象；阳热之邪胜之极而正阴来复，则呈现舌上津回、脉静、神安诸征象。无论正阳或正阴，之所以能够来复，都是由于真阴或真阳付出最后的努力。正气既复，邪气既溃，则邪去正安了。可是邪胜正复的情况，只出现于具有一定条件的某些急性病过程中，慢性病者的真阴真阳，每致逐渐消耗，与邪气同归于尽而结束其生命。又在急性病过程中，也常见到在一定条件下，阴证转变为阳证或阳证转变为阴证的例子。一般的规律是，阴证转阳证为顺，阳证转阴证为逆。所以，阳证不欲其转变为阴证，而阴证必欲其转变为阳证，否则就不免于死亡。

四、阴阳变化法则在医学上的具体应用

古人经过对人体与外界环境的长期观察，认识到人体与自然界是息息相通的，是有统一性的，于是得出了“天人合一”的观点。这就是，人类是自然界的生物之一，在生活过程中，时时刻刻与自然界发生着密切的关系，自然界的变化，必然会影响人体的变化。因此，人体要随时适应外界环境的变化，而做出调节。《内经》说：“阴阳者，天地之道也，万物之纲纪，变化之父母，生杀之本始，神明之府也。治病必求其本。”就是说，生活在大地上的人，生命的安危，是和自然界分不开的，能与天地正常变化相结合，人才能得到生长发育。又说：“故阴阳四时者，万物之终始也，死生之本也，逆之则灾害生，从之则苛疾不起。”阴阳四时的变化，是万物发生和毁灭的本源，也是人类死生的根本，如果违犯这个阴阳规律，则灾害丛生，顺应它，就不会发生众病。又《素问·四气调神大论》以四时春夏秋冬季气候变化、生物生长收藏的规律，来结合到人的五脏，是说人体内部脏器也是同样与四时相应的。

五、审明阴阳是诊断上辨证的方法

阴阳二字，可用来说明疾病的性质，从临床上所呈现的症状中，可以辨别出疾病的阴阳属性。如阳性是轻清升发主动的，阴性是重浊沉降主静的。以这个相对原则作为依据，所谓阳证，就是急性、进行性、机能亢进

性的症状，在临床上的表现为高热、烦躁、口渴、喜冷饮、大便秘结、小便热痛等；所谓阴证，就是慢性、退行性、机能衰减性症状，在临床上的表现为畏冷、手足厥逆、下利清谷、小便不禁、健忘等。这些阴阳属性的症状，无论在机能上还是病理上的表现，都是相对的两方面，从这一系列的矛盾现象中去认识疾病，就可以作为诊断的依据。再就人的体质来说，体力健壮，精神旺盛，能耐寒暑，劳动不易疲乏等的为阳；反之，体力衰弱，精神萎靡，不耐寒暑，劳动易感疲乏的为阴。在疾病当中，抵抗力强的，治愈机转旺盛的为阳；抵抗力弱的，治愈机能衰微的为阴。综上所举，是以阴阳相对的原则来说明病理机转的。任何错综复杂的病情，同样不能脱离阴阳这一纲领。如真寒假热，真热假寒，寒热夹杂，在阴阳方面虽错综复杂，但若能深刻观察，细加分析，是可以识别哪些是假象，哪些是真象，哪些是阳多阴少，哪些是阳少阴多，从现象到本质，都是有迹象可寻的，可以作出正确的诊断来。所以审别阴阳是诊断疾病的重要方法。

六、审别阴阳是临床的论治方法

治疗疾病，要从审别阴阳着眼，以辨明疾病性质和疾病所在、机能强弱、邪正消长等，经过临床观察分析，归纳起来，然后定出施治法则。如阳热的病，治以阴寒的药，阴寒的病，治以阳热的药，使其阴阳调和，不致偏胜为害。若因阴液不足，不能制阳而造成阳亢，则必须补其阴液的一面，所谓“壮水之主，以制阳光”；若阳气不足，不能制阴而造成阴盛，则必须补其阳气的一面，所谓“益火之源，以消阴翳”，可分别地得到制化的转归。

疾病过程中，由于正邪相争，出现了临床症状，一般治疗原则，以扶正祛邪为基本方法。但是症状变化无常，在某种情况下，采用“急则治其标，缓则治其本”的方法，也是以审别阴阳为依据。《内经》说：“诊不知阴阳逆从之理，此治之一失矣。”阴阳的作用，不仅在临床诊断和治疗上要注意审别，而且在用药方面也不能例外。以药物的性能来审别，凡属酸苦味道的，会涌泄的，为阴药；凡属辛甘味道的，会发散的，为阳药。也就像现在所称有兴奋性的，叫做阳药；能镇静、解热、消炎，有抑制性的，叫做阴药。

时令与疾病有很大的关系。重病痼疾，多发于二分、二至，死于二分、二至。二分，春分、秋分，为昼夜相停之时，即阴阳平衡之时，病人的机体应之，也宜“阴平阳秘”，否则非病重即预后不良。二至，冬至、夏至，为阴阳交替之时，冬至一阳生，夏至一阴生，病人的机体应之，也宜阴阳交替，阳生阴长，否则阴阳离决，非病重即预后不良。老年每遇节气，常感疲惫，这是四时关系到疾病；通常热病多日轻夜重，其死多在黎明、薄暮、日中、夜半之际，这是昼夜关系到疾病。以阴阳论，昼为阴，夜为阴，一日一夜，是一年的缩影。黎明卯时，薄暮酉时，等于春分秋分，是寒暖适中、阴阳平衡之时；日中午时一阴生，夜半子时一阳生，等于夏至、冬至，是寒热两极化、阴阳互为交替之时。其影响于疾病，固亦同乎一年之四季。阳明病之日晡潮热，肺痨病之日晡骨蒸，心阳式微证之鸡鸣躁扰，阳气虚证之午前疲惫，都是信而有征的具体的阴阳问题，其中自寓有深邃的道理，我们应当中西医结合起来，很好地加以研讨。

附：

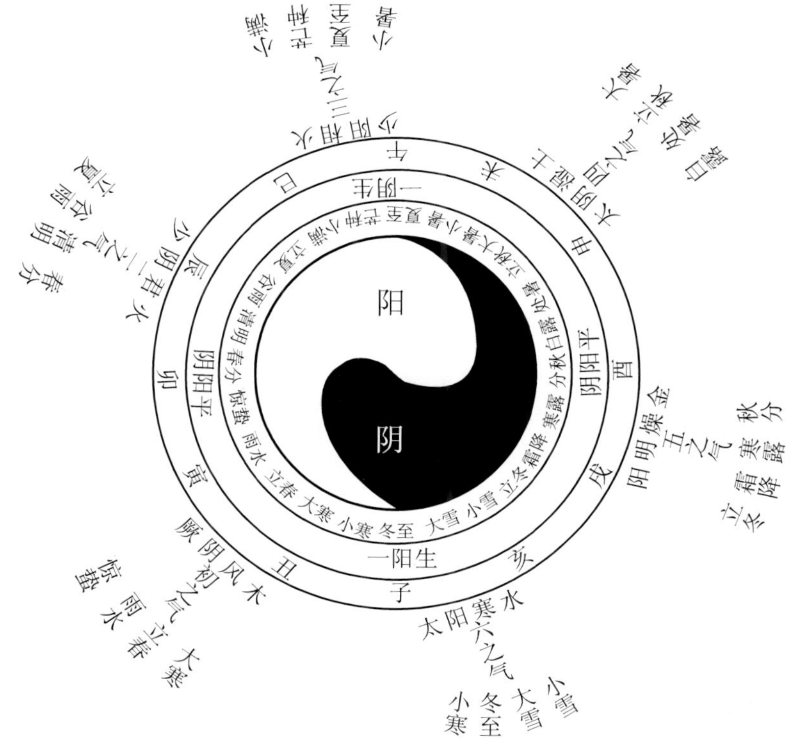

图 1　阴阳示意图

综合以上各条，可以看出阴阳学说的宇宙观是唯物主义的，它的方法是辩证的，它对于世界的看法是物质的，是运动的，而且是处在一个复杂的矛盾统一体中变化与发展的。它之所以有这样的正确观点，是因为它来自实践，不是凭空设想的；它产生了以后，又积极地起到理论指导实践的作用。医学实践证实了它的理论是可靠的，是比较正确的。但是由于历史条件的限制，它对于物质及运动的概念的理解还是朴素的，它也不可能解释一切事物的现象和本质，因此它是朴素的唯物主义和辩证法。但是我们不能因为它的朴素性，而否定了它的可靠性、正确性。我们应当以“取其精华，弃其槽粕”的正确态度来接受祖国文化遗产，然后再在中西医结合的条件下加以提高。

七、五行学说的起源和含义

五行之说，莫先于《尚书》的《洪范》。《洪范》据说是箕子所作，有的说是子思所作，真假现还不能断定，但至晚出世年代约在东周，但那时还没有生克学说。以五行附会五事五征，去言休咎，休咎就是吉凶祸福，是神秘化的东西。其生克之说，则始于墨子，至邹衍时大盛。他在《洪范》神秘化的基础上，用“五德转移，治各有宜”的主张，形成了五行是统治嬗代、循环历史的定律，如少昊是以金德王，颛顼以水德王，帝喾以木德王，尧以火德王，舜以土德王，以五行相生来排列，为专制主服务，这纯粹是邹衍的捏造。到西汉，刘季诡诈地假借此说斩蛇起义，谓赤帝之子要代白帝（秦）之子而有天下，去欺骗人民。他的子、孙（文帝、景帝）都以黄、老道家者流之说作为官方的意识形态，故终汉之世，谶录图纬的东西，主要是为当时的统治者服务的。《内经》约出于战国至西汉，在当时的社会环境下，引用五行到医学上，是势所必至的。《内经》五行又称五运，曰行，曰运，都是变动不居的意思。五行——木、火、土、金、水，是存在于自然界的物质的五种类型，也可以说是五种元素。五行的产生，是古人观察自然现象而得出来的一种概念。从社会发展历史来看，由猿人到人，由居住森林到移居大陆，人和环境接触最易引起注意的是木和土；此外，水和火也是日常生活中不可缺少的东西；再由生活的发展，由石器时代进入到铜器、铁器时代，发现了金属，于是认为木火土金水可以代表自然界的一切，就成了一种符号。人体的结构，也就以木火土金水五种物质为本原，从五行的五味推演到五脏的形成，而产生五志、五声等。

八、五行相生的推理

五行的相互关联及其转化规律，具有相互促进、相互依存的关系，称为"相生"。"生"有资生、助长的意思。五行相生，就是木生火、火生土、土生金、金生水、水生木。五行相生之理与四季交替相对应：春属木，夏属火，木生火，即春去夏来的意思；六月为长夏，属土，夏去而长夏来，为火生土；秋属金，长夏去而秋来，为土生金；冬属水，秋去冬来，为金生水；冬去春又来，为水生木。如此循环不已，往复无穷。这是以一年四时变迁为背影，用五行推演，说明它的连锁关系。古人又以五行来推理其他事物的关系，如认为由天之五方——东、南、中、西、北，生出天之五气——风、火、湿、燥、寒，再由五气生出地之五行——木、火、土、金、水，化为五味——酸、苦、甘、辛、咸，然后由五味营养人之五脏——肝、心、脾、肺、肾。把天气、地气与人体联系成为一体，这是基于"天地合一"的基本观念，来说明人体五脏相生及人与自然界一切事物的互相联系。

《内经》进一步说明五行相生和脏病的相互关系。如：

木生火：东方主春令，风和日丽，草木欣欣向荣，如肝木之畅达。木味为酸，酸味入肝，肝在体为筋，人身活动，皆筋腱主之。心之跳动不已，其肌肉组织与筋相类。肝能藏血，与血液生长和血液循环关系很大。所以《内经》说肝生筋，筋生心。这是推理肝、筋、心的相互关系，就是木生火的意义。

火生土：南方主夏令，炎夏酷热，如心动能生热。火味为苦，苦味入心。心主全身血液循环。脾主消化机能，人体的神志喜悦，气血通畅，消化机能就旺盛。所以说心生血，血生脾。这是心、血、脾的相互关系，就是火生土的意义。

土生金：中央主长夏，天气闷热，郁积为湿，湿润则土气旺，万物化生，如脾能健运。土味为甘，甘味入脾，运化机能良好，则肌肉丰盈，肺气以健。所以说脾生肉，肉生肺。肌肉强壮的人，一般少有肺部疾患，即指脾、肉、肺相互关系，就是土生金的意义。

金生水：西方主秋令，金风送爽，天朗气清，像肺之生机；到深秋，天降繁霜，地凝白卤，更像金之肃杀。金味为辛，辛味入肺。皮毛与肾又主排泄，皮毛排泄正常，肾脏功能更加健全。所以说肺主皮毛，皮毛生肾。这是肺、皮毛、肾的相互关系，就是金生水的意义。

水生木：北方主冬令、严寒之时，山空月小，水落石出，昆虫伏蛰。

肾属阴，阴亦欲其深藏静翕。百川入海，水味为咸。肾主骨而生髓，肾气足则髓满，骨髓上通于脑，脑力健旺，则精神充沛，一身运动矫健。因运动属肝，所以说肾生髓，髓生肝。是指肾、髓、肝三者之间相互关系，就是水生木的意义。

九、五行相克的推理

五行具有相互制约、相互推斥的关系，这种关系，叫作“相克”，“克”有制胜的意思。五行相克，就是金克木，木克土，土克水，水克火，火克金，用五种不同性质的物质来代表说明一切客观事物间相互制约的复杂关系。古人认为金属的利器可以砍伐树木，所以说金能克木；树木的根须能疏松土壤，所以说木能克土；土能防堵水流，所以说土能克水；水能扑灭火焰，所以说水能克火；火能熔化金属，所以说火能克金。这样就产生了五行相克的推理，也像五行相生一样，是循环不已、往复无穷的。

五行相克的归类推理，同样是把自然界的事物联系到人体的五脏、五志、五声等各方面。如四时相胜，就是春胜长夏，长夏胜冬，冬胜夏，夏胜秋，秋胜春；在五味，则是酸胜甘，甘胜咸，咸胜苦，苦胜辛，辛胜酸；在人体的内脏，就是肝病传脾，心病传肺，脾病传肾，肺病传肝，肾病传心；在五志，就是怒胜思，思胜恐，恐胜喜，喜胜悲，悲胜怒。以这些来说明人体与环境疾病等的制约关系。

《内经》进一步说明五行相克和脏腑间的关系，如：

金克木：人类的精神意志受外界刺激，则影响内脏的功能和器质的病变。如肝为木，怒为肝之志，忿怒激动就会伤肝，所以怒极要用悲来缓和，因悲能胜怒，使怒气平复则愈。又如四肢感受外风，最易伤筋（肝在体为筋），筋伤则运动发生障碍，可用燥剂以疗风疾，使运动恢复正常。木能生酸，酸能养筋，然而酸太过无制，反会伤筋。酸味能收，辛味能散，因为辛能散酸，故酸味太过，当以辛味散之。这些都是金能克木的意义。

水克火：心属火，喜为心之志，心身强健，意志舒畅，然而暴喜的刺激就会伤心，这时可用恐惧的心情来缓解，因为恐能胜喜之故。暑天气候炎热，易感暑邪，而暑气最能伤人的阳气，火热太过，当以寒药制热，使热去病愈，因寒能胜热之故。苦味能伤气，咸能胜苦，就当用咸味以制苦之过胜。这些都是说明水能克火的意义。

木克土：脾属土，思为脾之志，故思虑太过，气结于脾，唯怒可以缓解，因怒能胜思之故。长夏之时，地多湿气，湿太过则伤肉（脾在体为肉），唯东方风木可以燥土，故以胜湿。甘味入脾，食甘太过，气壅中焦，使营养不能滋荣肌肉，而酸能胜甘，故当甘味太过时，应以酸味收敛之。这些都说明木能克土的意义。

火克金：肺属金，忧为肺之志，忧愁过分则伤肺，唯喜能胜忧，故当以喜解之。金气在天为燥，燥气太过则生热，热气过胜，则伤及皮毛（肺在体为皮毛），辛散太过，亦伤皮毛，唯苦能胜辛，苦属火，辛属金。这些都是说明火能克金的意义。

土克水：肾属水，恐为肾之志，恐惧过甚则伤肾，唯脾主思，能胜恐。肾属水，脾属土，是土来制水的意思。寒能伤血，使血液凝固，唯燥热可以温暖逐寒，故当以热药治之，因燥热能胜寒之故。咸能走血，太过亦能伤血，而甘能胜咸，故以甘味调之。这些都是说明土能克水的意义。

十、五行制化的推理

五行制化，是说明五行生克的正常规律，这是五行生克相结合学说的一个基本方面。五行相生与相克是紧密相互联系，不可须臾分离的。如果五行中只有相生而无相克，就失去制约作用；只有相克而无相生，则无以生化，也就失去了促进作用。张景岳说："造化之机，不可无生，亦不可无制，无生则发育无由，无制则亢而为害。必须生中有制，制中有生，才能运行不息，相反相成。"这说明五行生克之间是一种连锁性的关系。这种理论，推论到人体内部脏器的机能活动方面，也就是说明脏器之间要经常保持相应的、有机的联系。

五行生克制化的结果，就造成一种相对的均势或平衡。《内经》说："亢则害，承乃制，制则生化。"张景岳对此阐述说："盖阴阳五行之道，亢极则乖而强弱相残矣。故凡有偏盛则必有偏衰，使盛无可制，则强者愈强，弱者愈弱，而乖乱日甚。所以亢而过甚，则害于胜而承其下者必从而制之。此天道自然之妙，真有莫之使然而不得不然者。天下无常胜之理，亦无常屈之理。"综上所述，我们知道五行之中，任何一行都具有生我、我生、克我、我克四个方面的关系，就是它的制化关系。

木能制其土，火则能生化；火能制其金，土则能生化；土能制其火，金则能生化；金能制其木，水则能生化；水能制其火，木则能生化。也就是说，母气能制己所制，则子气即能得到母气的资养，而起了生化作用。

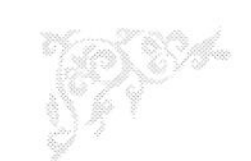

十一、五行相侮与相乘的推理

一切事物的运动、变化、发展和联系，有它的正面，也有它的反面，有其正常，也有其反常。五行相侮与相乘，就是均势平衡的局面破坏，而造成反常的现象。因为五行之中，任何一行发生太过与不及，它的生克就会失去平衡，制化也受到破坏，因而产生了相侮与相乘的反常变化。所谓相侮，即是反克的意思；所谓相乘，即是制约过甚的意思。这种情况的出现，决定于彼此之间的强弱与胜负。例如：金有余，则火不能对金作正常的制约，金便对木重作凌辱，这就是过甚的制伏自己所胜；同时，金也可以反来欺侮自己所不胜的火。如果金不足，则己所不胜的火，更加对金肆虐，而原木对金所不胜的木，也轻视金的不足，反过来侵犯它。《内经》“气有余，则制己所胜，而侮其所不能；其不及，则己所不胜侮而乘之，己所胜轻而侮之。”这就是说明五行正常的生克制化由于太过与不及失去平衡所造成的反常现象。在临床上遇到肺金实的病人，往往主诉有心烦、胸胁作痛、不眠、呼吸短促等症状。用五行术语来说，就是肺金有余，而苛虐肝木，反侮心火。又如肺金虚的病人，有咳嗽声嘶、胸胁胀满等症状，就是心火凌金，肝来侮肺，木叩金鸣。这都是强弱相残的反常现象。

十二、五行学说的基本观点

五行学说的立论基础，是以五行环节相生相制的连锁一体为根本的。分析起来，有以下几点：①原始的元素概念。产生于对物质属性的归类，认为一切物质，必有其最基本的东西。②属性的统一归纳。主要是采取抽象、比拟、类推等方法，加以归纳或分析，其中比拟是属于归纳法，类推是属于演绎法。③拮抗的连锁关系。即资生和制约的关系，其实质，是一种相互作用的能力概念，也就是作用与反作用的相互过程。④在一定条件下的能动均势。在生克制化的关系中，一定条件下的能动均势，是作为正常生化中的一种过程，在医学上，是生理范畴。但是亢了就需制，胜了就有复，这种过亢为害，胜复起伏的变化，在医学上，属病理范畴。

十三、五行学说的基本内容

五行学说的基本内容，主要是生克、王休、太过、不及四个方面。生克与王休，是五行变化之常；太过与不及，是五行运动之变。就医学上来讲，前者属生理范畴，而后者属病理范畴。

1. 生克与王休

相生相克是五行学说中最基本的理论。在相生方面，古人以春属木，主万物有初生之气；夏属火，主万物有盛长之貌；长夏属土，主万物的化生；秋属金，主万物的收成；冬属水，主万物的潜藏。从春至冬，由木到水，是从相生的关系上说明了气序变迁的规律对生物和人体脏腑生理作用的资生关系。在相克方面，则主要阐明藏器间的相互制约作用。如心的作用受制于肾，肺的作用受制于心等等。它的理论原则，便是相制相因的连锁关系。这种生中有制，制中有生的道理，普遍存在于事物中，所以《内经》说："木得金而伐，火得水而灭……万物尽然，不可胜竭。"

王休关系是指五行有其当令和不当令的情况。当令的叫王，是旺的意思；不当令叫休，是衰的意思。所以王与休，就是盛衰的代词而已。如肝木旺于春，心火旺于夏等等。在诊脉中，引用应时而旺的道理，而有春弦、夏洪、秋毛、冬石的脉法理论。这种王休之道，主要体现在由于外在影响而引起的生理正常限度以内的盛衰变化，在对病势的发展和预后探测上，也起着一定的参证作用。

2. 太过与不及

太过即亢盛，不及即衰微，乃是五行间的某一环节有偏胜，因而失去了正常生制关系的表现。某一个环节的太过或不及所导致的病理变化，可波及其他环节。例如肝木太过，一方面可导致火旺，临床所见易怒、心烦、面赤、目红、头晕胀而热，甚至口渴、舌红、脉弦劲等，这些证侯，临床术语叫做肝火、肝阳。但另一方面，由于木旺克土，证见食欲不振，脾胃功能失常，导致形体消瘦，体气渐衰，肺气渐弱，这便是土虚无以生金的表现。如果发展到心悸、气喘、面浮、肢肿、脉象散乱，病及于心，便是土不制水、水又克火的延续关系。所以在临床例证上，五行间各环节的失常，是有其具体症状应验的。

十四、五行的联系原则

五行对生理病理广泛联系的方法，首先是抽象。就是抽取疾病症象的本质属性，然后作"比拟"与"类推"。有下列一些原则。

1. 同位的联系法

是将其同一属性的事物，联系在一起。以五行的木为例，则其联系的方法，从自然界联系到人体脏腑器官以及生理现象和病理状态等，如木、风、东方、酸、肝、筋、目、色、呼、握、怒等。其他火、金、土、水四行，也是如此。这一个广泛同位联系原则，是五行学说中最基本的联系法则，也就是“同气相求”的概念。

2. 相生联系法

是从五行相生关系所推演出来的联系。如《内经》原文从“东方生风，风生木……”一段，一直联系到肝生筋为止。这些均属上面所说的同位联系，再联系下去，则为筋生心，这便是从相生的规律而推演出来的联系。

3. 亢害承制的联系

也就是根据五行亢则害、承乃制的道理而推演出来的联系。譬如怒属肝之志，所以《内经》说“在志为怒”，这是同一类属的同位联系法。在同属范畴的各个单位，本来是处于中和状态的，可是中和状态也不是绝对的，所以过怒了反伤肝，这就是“亢”。但亢了又必须制，所以悲就能胜怒。因悲为肺之志，属金，是木亢则金承而制之的道理。其他如风伤筋是亢，燥胜风，又是制；酸伤筋是亢，辛胜酸又是制。从这些关系上，推演出病理机转、治疗原则、药物性能等道理。

从联系的方法上讲，有以上三种。从其原理作用上讲，则有：①外邪致病因素论。如风伤筋，热伤气，湿伤肉，热伤皮毛，寒伤血等。②情志发病因素论。如怒伤肝，喜伤心，思伤脾，忧伤肺，恐伤肾等。③脏器作用相关论。如筋生心，心生血，血生脾，脾生肉，肉生肺，肺生皮毛，皮毛生肾，肾生骨髓，髓生肝等。④药味性能论。如酸伤筋，苦伤气，甘伤肉，辛伤皮毛，咸伤血等。⑤治疗原则论。如火胜风、寒胜热、风胜湿等。凡此，都是以五行学说为基础所建立起来的病理、病机、药性、治则的最基本法则。

十五、母病及子和子病犯母

这是从五行相生的关系而推求病变趋势的可能性。因为既然是母子相生，而且是最直接的关系，故当疾病发生后，必然是互相连累的。对于这种株连关系，一般认为病势的发展，由母及子，如肝（木）先有病而后及心（火）的，叫母病及子，病势较轻。例如肝阳患者而出现心悸、心神不宁、失眠等心的症状。倘由子病而犯母，如心（火）先有病而后及肝（木）的，叫子病犯母，病势就比较重。例如心病而出现眩晕、昏厥等。

十六、五行生克的治疗原则

1. 五行相生的治疗

（1）补肝养心法（木生火）——养心汤加枣仁。

（2）益火之源以消阴翳（火生土）——四神丸。

（3）培土生金法（土生金）——参苓白术散。

（4）清金滋水法（金生水）——百合固金汤。

（5）滋水涵木法（水生木）——左归饮。

2. 五行相克的治疗

（1）抑木扶土与用木泻土法（木克土）——六君子汤加茱萸、白芍、木香（痛泻要方）。

（2）泻火清金法（火克金）——泻心汤。

（3）培土制水法（土克水）——实脾饮。

（4）清金制木法（金克木）——甘露饮。

（5）壮水之主以制阳光（水克火）——知柏地黄丸。

十七、如何对待五行学说

五行学说是我国古代哲学理论之一，是朴素唯物的，其应用范围比较广泛，具有一定历史意义。但是由于历史条件的限制，对事物的认识不可能很完善，运用到中医学上，在一定的历史时期起了一些作用，也有的人认为，它是中医学不可缺少的基础理论之一。从唯物辩证观点来看，有它合理的部分，也有它不合理的部分。我们在现阶段，应当予以批判地接受，在中西医密切结合下，并应当逐步地加以提高。现在提出我的粗浅意见，与同志们共同商榷。

五行学说的生克定律，是单方面的生与单方面的克，生是循环的生，克是循环的克，成为环形，周而复始，机械地循环着以保持平衡，不是互相向对立方面的转化。毛主席在《矛盾论》中说："一切矛盾的东西，互相联系着，不但在一定条件之下共处于一个统一体中，而且在一定条件之下互相转化，这就是矛盾的统一性的全部意义。"五行的生克定律是循环的，缺少相互间对立方面的转化含义。

五行学说循环往复，从表面看是运动的，但它周而复始，如环无端，简单地循环着，完全重复着以往的旧事物，永恒不变，实质上是静止的，机械的，形而上学的，不符合事物发展的真实情况。因为事物的发展过程是曲折的，波浪式的前进运动。任何事物都是对立的统一体，它的内容包含着趋向不同的两个方面：一个是事物的肯定方面，它要保持事物的现存状态；另一个是事物的否定方面，它要打破事物的现存状态。在一定的条件下，否定的方面否定了旧事物中肯定方面消极的东西，同时保存和发展旧事物中肯定方面积极的东西，而成为新事物中的肯定方面。这个新事物的肯定方面，又带来了自己的否定方面。新事物在自己的发展过程中，内部趋向两个不同的方面又互相转化，从而被更新的事物所否定或代替。事物的发展，就是这样肯定、否定、再肯定、再否定的无限过程。这种转化反复不断的出现，使事物发展过程呈现了曲折性，形成了一正一反，一起一复，波浪式前进。所以，波浪式前进是矛盾运动在事物发展过程中的一种普遍的表现形态，不同于五行循环的表现形态。

十八、五行对五脏功能、地位的安排问题

五行学说对五脏的功能、地位及相互间的关系，是等量齐观，一律平等，无主次之分的。它的所谓主次之分，是何时当令即为主。如春季肝木为主，夏季心火为主，长夏脾土为主，秋季肺金为主，冬季肾水为主。是因季节的变换，而五脏的功能与互相间的关系也随之而变，这与客观实际恐未必吻合。就《内经》本身来说，在“藏象”方面即讲不通。如“心为君主之官，神明出焉……主不明则十二官危”。心主神明，是全身的最高领导者，统帅十二官，心与其他十一官的关系，是领导与被领导的关系，主明与否，关乎十二官之安危，就不是五行中之火生土、火克金、水克火、木生火的关系了。

五行学说是纯按属性归类的。肝为将军之官而主谋虑，有抵抗外侮之力，能藏血，这与木之性有何共同之处呢？肺为相傅之官而主气，这与金之性有何共同之处呢？其他三脏也是没有充分理由而相属的，五行配五脏是没有充分根据的。要说有根据，只是个“五”字。凡是一切，都纳入五行范围，多则减之，少则加之。客观的存在，凭主观的意思而随便消息之。明明一年四时，偏要加上长夏成五时；人的七情喜、怒、忧、思、悲、恐、惊比五行多了两情，则删掉两情，别名五志；六气风、寒、暑、湿、燥、火，而除去了暑；六腑中除去了三焦，强名五腑。另外，奇恒之府，奇经八脉，都把它们拒之于五行大门之外，难道这些脏器都是“多余”的吗？只能说是五行已各就本位，占满了座，不能增添为六行、七行，增添一行就与天道不合、地道有违，对于人道则可要委屈一下呢！宇

宙万事万物，都需要就范于五行之中，这能说不是主观意愿强行代替客观存在吗？所以说，五行学说的属性与机械地分类是不合理的。科学是与日俱新的，我们不能局限于用五行学说来说明人体的脏腑生理功能及其相互间的关系。

十九、五行对自然和人体安排的问题

我们对事物的观察，不但看其表面的变化，而更重要的，是了解事物内部的本质变化。五行学说不仅对事物内部的变化没有看清楚，甚至连表面现象看得也不够清楚。比如方位，方位本来是东、西、南、北四方，而五行家却把它弄成东、西、南、北、中五方。按理说，中心与四周，是轴心与外围的关系，有四周就有中心，有中心就有四周，没有四周哪里会有中心，没有中心也不会有四周。而五行家却以土居中来与东西南北四方一样平列，按生克定律发生关系。相生关系如图2，根本不成中心与四周的关系。

再看东与西、南与北的关系，应当是两对矛盾统一的关系，有东就有西，有南就有北，没有东也没有西，没有南也没有北。而五行家的方位相克关系是西克东，南克西，北克南，如图3，不能形成东与西，南与北两对矛盾的统一关系。再说东能生南，而南为何克西了呢？看来五行配方位，是与实际有距离的。

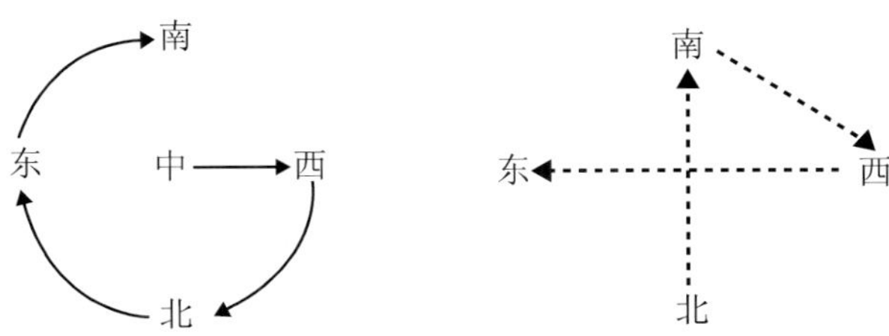

图2　方位相生示意图　　**图3　方位相克示意图**

有人问：物质第一性，这是唯物论的根本原则，谁也不能否认的，五行学说也是根据物质而推演出来的，有什么可以非议的呢？如春季多风，就北京地区来说（从《内经》看，是以黄河流域的长安、洛阳地区为准），在仲春季春以东风为多，气候温和，草木在清明节前后，开始萌芽生长。若在黑龙江，则还是地裂山秃、雪厚冰坚之时；而在大江以南，各省早已杂花生树，群莺乱飞了；若在四季如春的云南，则长年草木畅茂，更难说草木取次竞年时了。因黑龙江春到迟，而云南则春长在，倘放在印度尼西亚，那就更成问题了。这样联系起来，“木”和时序中的春、气候中的风、方位中的东、生长发展过程中的生，就都难以成立了。

二十、五行学说应用到临床上的问题

培土生金法。举一例来说，肺病而用补脾胃的方法去治疗，叫作“培土生金”。如肺痨病有脾胃虚弱、消化不良、身体消瘦等症，采取补脾胃的治疗，是“虚则补其母”的治疗法，在病理方面也可以说是“母病及子”或“子病累母”，似是因果相应、自圆其说的理论。可是全面研究一下，就会发现问题。我们知道，脾胃是仓廪之官，能营养五脏六腑和四肢百骸，为后天之本。不论何脏何腑生任何疾病，假若有脾胃虚弱、身体消瘦等症出现，特别是慢性病，一般的都应考虑用补脾胃的方法，或为主，或为次，或兼治之，是理所当然的。“虚则补之”，“实则泻之”，是非常明确的治疗法则，何必强调培土生金呢，根据临床的需要不是更好吗？其目的在表现“土生金”这条定律的现实性，其实培土生金之法是偶合的。

滋肾水以制阳亢。在临床上有肾水虚而心肝火盛的病理现象，就用滋肾水以制阳亢的治疗方法，是常用的，并认为是比较有效的。这条治疗法则，若用五行学说来解释，只能说明一部分而不够全面，甚至与五行学说相矛盾。如肾水不足而心火盛，用滋肾水以制阳亢（水克火）是对的，但不够完善，因壮水可水生木，木能生心火，所以必须加上“虚则补其母，实则泻其子”的治疗法则，但那就牵掣面太广了。若肾水不足而肝火旺，据说是“水不涵木”，治疗用滋肾水以养肝木而火自平。但按五行来讲就不对了。肾水不足固当滋肾水，可是水能生木，木能生火，木因水而盛，火因木而旺，则滋肾水而心肝之火应更旺，为什么心肝之火反能自平呢，这不是自相矛盾吗？难道说木是否生火，也以主观的愿望为转移吗，否则不能自圆其说。还是不如用阴阳学说之“虚者则补之，实者则泻之”，“勿实实”等理论作指导，最为直截了当。

【结语】

五行学说，在我国学术上两千余年赓继流布着，有五事、五德、五材等许多方面，并推演到星命、堪舆等迷信领域。至用于医药学上，则更以五行包罗了万象，如《灵枢》说“天地之间，六合之内，不离于五”，天有五色、五气、五时、五音，地有五方、五味、五运之属，而《素问》五运岁露、司天在泉等说，几等于星命之术。它虽以取类比象演绎的方法檃括事物，使之构成一种执简御繁的概念，但罅漏百出，令人难以完全信从。

哲学的科学概念，是实践检验过的客观真理。列宁在《哲学笔记》中规定了科学的概念对认识的作用："当思维从具体的东西上升到抽象的东西时，它不是离开（如果它是正确的……）真理，而是接近真理。物质的抽象，自然规律的抽象，价值的抽象及其他等等，一句话，那一科学的（正确的，郑重的，非瞎说的）抽象，都更深刻，更正确，更完全地反映着自然。"根据列宁理论来审视五行学说，可以看到，科学的概念，是概括大量个别现象的结果，是抽象的概括。概念必须是抽象的。以具体的物质概括物质，本身是不能概括得了的，因为无论多么大的具体物质，毕竟有它的局限性，是不能概括其他大量的物质的。五行是五种物质形成的循环往复的生克概念，其实质是不能概括天地间事物的，勉强去概括，是会挂一漏万的，就是说不能形成哲学的科学概念。五行学说概念的基础，是以五数为限往返兜圈子的一生一克，难以反映深刻复杂变化的现实，不能成为真正的科学概念。

五行学说虽是古代的唯物哲学理论之一，运用于中医学已有两千余年的历史，但它是自发的朴素的辩证法思想。它只描述整个世界的一般性质，它认为事物是客观的、互相联系的，也是运动的等，但对构成世界的各个个别事物的解释是不清楚的，因而对世界的一般性质的了解也是不完备的。"古代的辩证法带着自发的朴素的性质，根据当时的社会历史条件，还不可能有完备的理论，因而不能完全解释宇宙，后来就被形而上学所代替"（《矛盾论》）。我认为对于五行学说，应作如是观。

试谈分型论治的局限性

近年来，一些地方在医疗工作中对现代医学诊断的某一疾病采用中医分型治疗。这对医疗实践有一定的指导作用，但是，如何对待分型，值得进一步研究。因为任何疾病都有一个发展过程，分型往往只是一个阶段具体情况的辨证，而在疾病的全过程中，“型”是可以转化的，所以不能静止地以阶段概括全程，以局部代替整体。我认为，在西医辨病基础上进行中医分型是可以的，但一个病究竟应分成几个型，各家见解不一，故对分型不能机械地生搬硬套。我们决不能拘泥于“型”，而演变成一方一药的机械的格局，而必须根据辨证论治的原则，具体病情具体分析，根据客观证候的变化和内外环境的不同，灵活地进行诊断，真正做到有的放矢，不要陷入一病固定几型，一型固定一方，一方固定几味药的“套方”习俗。

事实证明，按型用药，在疾病的某一阶段有效，随着机体发生变化，型也在变（可以从这一型变化为那一型，有时二三型混合出现，有时病情的变化甚至超出了分型的范围）。这时如果用药不变，不仅影响疗效，有时甚至使病情加重或恶化。临床实践还证明：对于一般疾病，分型可以说明疾病过程中某一阶段的共性，并指导临床治疗，但对疾病过程中的特殊性变化，对那些病机错综复杂的疑难杂症，就嫌不足了。特别是一些本来就较严重的疾病，再加辗转失治、误治，病机错综复杂，简单的分型方法难以说明疾病的本质。只有通过全面的辨证论治，才能从特殊的病理变化中抓住疾病的症结所在，才能解释清楚错综复杂的病机，照顾到疾病过程中各种症状之次序先后、缓急轻重的不同，随机应变，给予适当的治疗。

如《伤寒论》说：“伤寒医下之，续得下利清谷不止，身疼痛者，急当救里；后身疼痛，清便自调者，急当救表。救里宜四逆汤，救表宜桂枝汤。”此条本为伤寒表证，误用下法，脾肾阳气受伤，故下利清谷不止；但表邪仍未解，故身疼痛。其正气为本，邪气为标，此时当先急救其脾肾之阳气，用四逆汤；待阳气来复，大便正常，再治身疼痛的表证。古代医家在错综复杂的病理变化中，就是这样通过辨证抓住疾病的主要矛盾。

《伤寒论》指出："观其脉证，知犯何逆，随证治之。"这种辨证论治的宝贵经验，值得我们努力继承并加以发扬提高。

本人曾运用辨证论治治愈慢性肝炎1例，简述如下：

陈某，男，41岁。1974年3月10日初诊。患者1970年6月在某医院检查肝功能：谷丙转氨酶340单位，麝浊5单位，麝絮（+）。肝肿大达肋下1.5厘米，质软。诊断为"肝炎"。在长期治疗中，因患者舌苔薄黄，医生认为属湿热久郁，频投清热利湿、活血化瘀之剂。至1974年春，前后共服中药千余剂之多，未获显效。来诊时肝功能：谷丙转氨酶480单位，麝浊13单位，麝絮（+++）。诊其脉左寸关沉紧，舌嫩红，有纵横小裂纹，有时渗出稀血水，牙龈亦出少量血，服破血药后更甚。辨证：左寸关脉沉紧，舌有裂纹，是久病肝气郁结，兼有虚寒之象。虚寒是与长期服大量清热利湿之剂分不开的。舌上出稀血水，服破血药更甚，是气乏摄持之力，血有脱象。舌嫩红系阴虚血弱之证。清化治法既不效，且有副作用，主要矛盾已是血虚欲脱，气馁无权，应以补血益气之剂治之。投李东垣的圣愈汤：当归15克，白芍12克，川芎6克，熟地黄15克，黄芪15克，党参9克。4月25日二诊：脉左关弦细，弦为阴脉，细则血虚，舌嫩红稍好转，仍有裂纹，牙龈尚有出血，口干，肝仍大。肝功能检查：谷丙转氨酶170单位，麝浊8单位，麝絮（++）。仍予原方加丹参，以助四物活血祛瘀生新，并每日服大黄䗪虫丸1丸（分两次服）。共服此方50余剂，病情好转，精神旺盛，检查肝功能完全正常。

此例患者的治疗，说明慢性肝炎久服清利克伐之剂有伤及气血、损及阴阳的副作用，因此纵有瘀滞症状与肝功能不正常，亦宜顾及是否有无力康复或正虚似邪的情况，而慎重投药。本案以圣愈汤补养剂收到满意的疗效，关键在于辨证论治。说明治病要追求疾病的本质，立方遣药决不能以套方套药对付。若遇到疑难复杂的大症，更要格外讲究，务求细密，才能丝丝入扣，恰合病机。在复杂的病症前，对于药物的出入，药量的进退，更要细心斟酌，毫不轻率，才能收到一定的疗效。

辨证论治的另一个重要特点是重视人体的特异性，即使是治疗同一疾病，根据个体体质的差异，也应分别给予不同的治疗方法。《素问·五常政大论》谈到："能毒者以厚药，不胜毒者以薄药。"说明在一般情况下，体质强壮者用药宜略重，体质娇弱者用药宜略轻。叶天士《外感温热篇》中论体质与辨证论治的关系甚为透彻："且吾吴湿邪害人最广，如面色白者，须要顾其阳气。湿胜则阳微也，法应清凉，然到十分之六七，即不可过于寒凉，恐成功反弃，何以故耶？湿热一去，阳亦衰微也。面色苍者，须要顾其津液。清凉到十分之六七，往往热减身寒者，不可就云虚寒而投补剂，恐炉烟虽熄，灰中有火也。须细察精详，方少少与之，慎不可直率而往也。”由此可见，虽致病因素相同，但由于体质的差异，在治疗过程中可以出现不同的变化，所以必须审察患者的体质情况，权衡治疗的方法。

中医学还认为，人体与自然界是息息相关的，因此，辨证应该重视气候、地理对疾病的影响，施治必须因地制宜、因时制宜。《素问·六元正纪大论》说：“用温远温，用热远热，用凉远凉，用寒远寒。”这是根据四时气候变化，在用药上应该加以注意的一般情况。《素问·五常政大论》说：“西北之气，散而寒之；东南之气，收而温之，所谓同病异治也。”说明治疗同一疾病，由于地理环境和气候条件的不同，在方药的选用上也应该有所变化，可以同病异治，也可以异病同治。正如《素问·异法方宜论》所说：“杂合以治，各得其所宜，故治所以异，而病皆愈者，得病之情，知治之大体也。”中医学这种重视人与自然关系的整体观念，对辨证论治有着十分重要的指导意义。

然在目前的分型论治中，某些医生对患者的体质差异及地区、季节的不同情况不加细辨，将患者分为何型，即投以治该型的方药，甚至药味一概不予更动，药量一概不予增损，不知体质有强弱，生长有南北，性情有刚柔，年龄有老少，更加天时有寒暖之不同，受病有浅深之各异，而执死方以治活病。这种固定成协定处方式的治疗方法，非但不符合辨证论治的精神，甚至会导致走上废医存药的歧途。

综上所述，分型论治的目的在于寻找对某一疾病过程中的某一阶段有效的专方专药，这对中医初学者的入门和临证遣方用药有一定的帮助，但毕竟比较简单化，有它的局限性，不能代替全面的辨证论治。想用一种方药自始至终控制住疾患，而不讲求全面的辨证论治，只能停留在片面的“对号入座”上，对中医学术，只能算是“登堂”，谈不上“入室”。我认为分型论治一定要发展，要把分型论治发展到辨证论治这一正确道路上去。只有使辨证与辨病相结合，辨证论治与专方专药相结合，才能使中医基础理论更好地与临床实践结合起来，从而提高中医学术水平和临床疗效。

略论医药结合

祖国医学药学从不分家，医生用好了方药，才能取到预期的效果。“医药结合”，是理论联系实际的一个重要方面。若搞不好，医药脱节，就会产生一些不良的后果。

现在先从方剂和药量的一些问题谈起：疾病不外急性和慢性两种。急性疾病包括传染病，从现代医学上看，多是细菌和病毒的感染，来势猛，发展快，危害大。治疗这种病，要抓住基本矛盾（指辨病）和矛盾的主要方面（指辨证），选方用药要单纯，要有力量。例如：张仲景治疗伤寒（指热性病），在三阳实证，太阳病用发散药，无汗用麻黄汤，有汗用桂枝汤，夹杂证都在这两个方子上加以消息；少阳病用和解药，大、小柴胡汤；阳明病用清、下药，经证白虎汤，腑证三承气，这是“治病留人”。在三阴虚证，治以四逆辈，“留人治病”。药量上，主药有多至八钱者（大、小柴胡汤中的柴胡），有多至一两六钱者（白虎汤中的石膏），其余辅佐药则二三钱。药品少至三四味，多则六七味，忌杂药滥投，以致药力分散。这种少而不漏、专而有力的用药方法，是很可取的，我们不可以嫌它药少量轻，应当继承它，发扬它，再用现代科学方法整理它，以光大这种传统疗法的优越性。

慢性病患，若病情单纯，也可以径取温、清、消、补等方法，药味不要多，药量不要重，直截了当地解决问题。若病情复杂，则以复合方剂照顾到比较多的方面，或分成小量频投，或予以丸散长服，这种相机以进、“有方有守”的措施，是符合慢性病的病理机制的。例如李东垣虽是以多味药治理慢性脾胃虚弱证的能手，但多而不杂，且在药的用量上有很丰富的经验。或少量一剂煎服，如补中益气汤，总量仅三钱二分。葛花解醒汤，每服二钱，这是治疗比较急的脾胃病。若治缓慢的脾胃虚弱证，方剂如升阳益胃汤，粗末煎服，每次半两等等。这么轻的药量，是不是能够举病？我在初学医时，读东垣书，也有这种怀疑，认为现代临床医生所疏的方剂，一帖少则四五两，多则八九两，甚至有达一斤上下者，有时还不能举病，这种每帖只不过三四钱的轻量小剂，如何能医好病症呢？后来临床既久，才逐渐体会到，用药贵在对证合拍，不在方剂大小（有例外，后面再谈，这是指的普通施治）。而长期的虚弱，尤其是慢性脾胃虚弱症，多因“饥困劳倦”而得，导致生理机能衰减，出现胃呆纳少。每天进食不过二三两，还觉得脘闷腹胀，这纯粹是脾胃功能不健康的表现，若再日夜投以两次大量药物煎剂，只会给脾胃加上负担，增重疾病。再说，脾胃的慢性疾病，来势既缓，去之哪能过速，必须缓缓以小量药扶持，假以时日，由量变达到质变，脾胃生气得到复苏，才算痊愈。东垣方药小量频投的方法，是合乎辩证法的。

东垣治病，没有用大方的时候吗？当然有。方药和用量当视病情而定，哪有大小拘于一格之理？古人立“七方”之规，早划出制方的轮廓。东垣在医术上是有所创获的，于方药用量上是不会执着的。大量如当归补血汤，黄芪一两，当归二钱即是。又如王清任补阳还五汤，黄芪四两，当归、川芎、芍药、桃仁、红花、地龙不及黄芪量的十分之一。各有所当，不能一律，这是一方中用量的多少，后面再谈。又如《疫疹一得》中清瘟败毒饮，治表里俱热、气血两燔的大症，大剂将近一斤，中剂约半斤，小剂亦四两余。这里用黄芪补气，非大量其效不显，是药物所具的特殊个性，他药不能例比。清瘟败毒饮，石膏用四两，因石膏是石性的，水煎有气无质，非大量无退热作用。甲介类药如龟板、鳖甲、石决明、牡蛎等，水煎也用大量，理亦如是。其他药物之宜大、宜小量者尚多，在传统习用上都有记载，兹不赘述。

药量以有效为准则。几千年来，前人积累了许多宝贵经验，并在药量上摸索出规律，如三钱已能达到有效者，何必超过此数而用大量。况药有偏性，积久大剂频进，会使脏腑有不能应付之虞，慢慢发生问题，不过当时不能觉察罢了。在临床之际，往往遇到这种被药所误的病人。我们要有敢想敢闯的革命精神，但须把革命精神和科学态度结合起来，贯彻发掘与提高的原则，认真学习先辈经验，通过实践，用唯物辩证法分析综合，使其具有科学性，才能推陈出新，有所创造，有所前进。

在整个制方时，用量轻重的调剂，在治疗中关系极大。前人对此比较有斟酌而主次得当的人，如明代傅青主，现举两例如下：

完带汤：治白带。白术、山药各一两，人参三钱，白芍五钱，车前子三钱，苍术三钱，甘草一钱，柴胡六分，陈皮、黑芥穗各五分，水煎一次服。

统观本方，是以静药为主的方剂，故其量极重，引经报使的动药量极轻，轻重适宜，所以应用到临床上，效果颇显。

温经摄血汤：治经水后期。大熟地一两，白芍一两，川芎五钱，白术五钱，五味子三分，柴胡五分，续断一钱。

本方在用量上多寡的差别很大，是针对病情制定的。

方剂内药量的加减方面：一味药量的增损即能改易其功用，从而治疗不同病症。例如：张仲景桂枝加桂汤，即桂枝汤原方桂枝量加二两，按现在适用量，桂枝原为三钱加二钱，共成五钱之量。以寻常眼光看，还是治中风有汗之桂枝汤，但却不然。它因二钱分量之加，改治奔豚证，气从少腹上冲心者。我曾治一妇人，患奔豚证二年，他医投大剂治奔豚之方药多剂未效，我投以此汤，六剂后即痊愈。最近追访，年余未发。又《金匮要略》中小承气汤、厚朴三物汤、厚朴大黄汤药味相同，只有分量不同，则治三种不同病证。因此，药物用量的增损，关系重大。

又在复合方剂中，改换一味药，则能治疗迥然不同的疾病。例如：麻黄汤、麻杏石甘汤、麻杏苡甘汤，三方同以麻黄为主药，都是辅以杏仁，使以甘草。一则配桂枝，为治伤寒无汗之重方；一则伍石膏，为治汗出而喘之良方；一则伍苡仁，为治风寒湿痹之轻方。一药变则全方作用全变者，主要是配合之妙。配合愈妙，则疗效愈大，而且疗效愈速。然配合不当，反受大害。仲景这种示后世以规范的著作，我们临床医生应当继承和发扬之。

又药物用量因病而异。例如：黄连用以健胃消痞，用量一钱，《伤寒论》中五泻心汤即是；用以解毒清热，用量达三四钱。又石膏在白虎汤中，与知母相配，通用量可达一两六钱以上；在麻杏石甘汤中，与麻黄相配，通用量不超过八钱。病情有重有轻，药量亦因之而异，轻重是不可以齐头并肩的。

又药量有因煎剂丸散而异者。例如甘遂用散不过三分，过则引起呕吐反应。若水煎则可重至一二钱。石膏为末服二钱，可抵水煎一两之量。药物中之剧毒剂，用量恰到有效量，确能拔大毒，起大证。若超过有效量而至中毒量与致死量，则贻害身体，危及生命。例如：水银、马钱子、砒石、斑蝥等，或内服外敷，在医学杂志上常有中毒死亡病例的报道。我认为，若使用这类剧毒药，非有传授实践或动物试验，掌握了准确的有效量及适应证，不能付之于临床，以免误人生命。

再说革新方剂和用量的问题。我们对中医学决不能守旧不前，应当随着社会主义建设事业的发展而提高，把古代受历史条件限制的推测臆想的见解，在中西医团结合作下，逐步地加以整理，去粗取精，为创造我国统一的新医药学奠定基础。

现在中药研究方面，应用现代科学方法，研究其有效成分，验证疗效，是必要的。但要注意到，中医传统用药治疗多采取复合方剂，很少使用单味药。中医方剂的形成，多是在单方单药不能泛应曲当的情况下，再看病机的趋向，辨明寒热虚实表里的属性，根据证候的不同情况，加上相应的药味，积累而成的复合方剂。这种形式是由简单到复杂、由低级到高级的发展，历代行之有效，因此我们不能停止在单味药的道路上。从某种意义上说，搞单味药太单纯、太死板，不能全面地适应疾病的发展和变化。我认为，两味或三味有配伍性的药味，例如惯用的荆芥、防风，乳香、没药，三棱、莪术等等，有一定规律，这样去研究，虽比较复杂些，但接近传统中医用方剂治病的特点。

再有，把复合方剂在动物身上做试验，也初步看到了解决方剂理论问题的苗头。记得某中药研究机构把五苓散注射到造成人工尿闭的动物身上，观察利尿作用。所得结果，用仲景五苓散原量，利尿作用很强；用药均等量，则利尿作用减弱；颠倒药量，则利尿作用更弱。这就说明了传统五苓散用量的合理性。止痉散通过多少年人体实验，观察到它的止痉作用，无论是用单味的蜈蚣或单味全蝎，都不如合用止痉力强。这也说明，传统上经常两味药相配伍，具有相互促进的作用。像这样做，可能把简单配伍药味的相互促进、相互制约、相互依赖、相互转化的作用，初步解决一些。不过这种工作，需要相当大的人力物力，更需要相当长的时间，必须中西医善于结合，才能完成这样一个艰巨而又光荣的任务。

论《金匮要略》“百合狐惑阴阳毒篇”

《金匮要略》中“百合狐惑阴阳毒篇”的三种病，是属于伤寒热性病范围，但不分六经施治，与伤寒有所不同，所以列入杂病中。有的是后遗病，像热伤脏阴的百合病，《千金方》说：“百合病者……皆因伤寒虚劳大病已后不平复，变成斯病。”而热毒上攻于喉、下注于阴、内伏于肛门的狐惑和失于表散、误治所致发斑身痛的阴阳毒，都是热性病的转归病，与后遗病虽则异流，实际是同源，所以都列在一起。

百合病

百合病虽然是伤寒的后遗病，但却不分经，所以叫百合病。又有人解为因百合一药能够治疗这种病，便以药名病。

肺为人身气化的总机，“百脉一宗，悉致病也”，是说百脉虽都有病，而归根结底是宗于肺的。肺主气，伤寒后虚劳的人，肺卫之气不能够有御外的能力，致使现症弥漫，没有经络可分。王士雄曾说过：“其实余热逗留肺经之证，凡温暑湿热诸病皆有之。”这可以理解为总的病后余气为患。

但百合病的症状没有定处，也没有定形，只有口苦、小便赤、脉微数，是具体而必有的证象。清代莫枚士强调“小便赤”为百合病的特征，是很有见地的，看后面所采取治疗的方药，可证明这一点。原文“其证或未病而预见”句，各注多说是在伤寒病前而先见百合病。我的意见，“病”应该指百合病，“证”是指头痛诸证。头痛诸证或在百合病没有发现以前，或在百合病发现以后，各随症状施以治疗，这是仲景治疗百合病的规律。

百合病恍惚迷离，很难辨认，医生不能理解是什么病，见他如寒如热，以为当汗而去发其汗，误汗就损伤心肺的阴液，以致上焦的神气有松弛懒散现象，应用百合知母汤治疗。

百脉不可治，可治一宗之肺。百合色白入肺，味甘平微苦，能润肺、补虚、清热、调理中气、通利大小便，用为主药。知母清肺，汗后津液受伤有余热的最为适宜，用作辅药。凡后遗病体力不支，用药不应当过多，后人多不能体会仲景这种用药法则，往往以重剂治疗后遗病，欲求速功，反致不达。

医生见患者有口苦溺赤症状，以为实热可下，而误用泻剂，脾和肝肾的阴液必致大伤，因而发生百合病，宜百合滑石代赭汤。滑石，《神农本草经》曰“利小便，荡胃中积聚寒热，益精气”，《名医别录》谓“通九窍六腑津液”，有运化上下、开通津液、除垢存新的效能，既帮助百合以益气滋阴，复协同泉水以利小便。又下后难免有虚气上逆，代赭石质重性涩，重镇虚逆，涩止大便。三药合在一起，以完成养阴止泻的目的。

医生见患者意欲食而复不能食，以为可吐而误去吐它。脾胃阴液受伤所形成的百合病，应用百合鸡子黄汤主治。这是鸡子黄有“安五脏，治热疾”的作用，佐百合，于清补中更具有奠定中宫的意义。

如果没有经过汗吐下的百合病，百合地黄汤是治疗的正方。生地黄汁不独清血热，且可以护肺气。后世琼玉膏取地黄汁合参治虚劳咳嗽，即从这个方脱胎而出。地黄汁与百合在相互联系下，能完成治疗百合病阴液的任务。地黄汁再服后必泻利，所以说“中病勿更服”。大便如漆，即服地黄汁后的反映，《张氏医通》有治疗百合病的医案，可以参阅。

百合病较久，到一个月左右还不能解，足征肺热久郁。百合病原为宗气涣散的证候，是可以理解的。百合能收摄肺气，皮毛为肺之合，气息相通，浸水从外面洗，使外散之气得以内敛，阴液因以保全。再加食小麦制成的煮饼（切面条）以除热解渴。如果百合洗方不效，应当采取进一步的办法，服用栝楼牡蛎散。栝楼根苦寒，生津止渴，牡蛎咸寒润下，引热下行，合散内服，饮以增添胃液的米饮，收效是必然的。

百合病是如寒无寒、如热无热的，是本来不发热的。如果一月后不解而演变成发热的证候，它的内热盛是可理解的，所以改用百合滑石散。因百合病是阴虚证，故不可过度分消，以免有伤津液。用百合佐以滑石，清利中下二焦，引热下行，则热得以解除。

从《金匮要略》百合病证治末一条，我体会仲景对阴阳二字的灵活运用，如：“百合病见于阴者，以阳法救之；见于阳者，以阴法救之。见阳攻阴，复发其汗，此为逆；见阴攻阳，乃复下之，此亦为逆。”这是一面指示治法，一面垂训戒律的总结。见于阴，阴指里，是说百合病成于下后的，能使阴液亏损，阳气涣散，以阳法救之。阳法是治表法，百合洗方是例子。见于阳，阳指的是表，是说百合病成于汗吐后的，能使阳气损伤，阴液随之亦亏，以阴法救之。阴法是治里法，百合知母汤是例子。这符合《内经》用阳和阴，用阴和阳的意思。假如见到成于表的病去攻里，再发它的汗，这就造成逆证；同样，见到成于里的病，去攻它的表，再用下法，也会造成逆证。总的来说，百合病应当清养，而禁忌攻破。

狐 惑 病

狐惑病是温毒热性病治疗不得法，邪毒无从发泄而自寻出路的重症。这个病初起有寒热，类似伤寒，因热毒内壅，则有沉默欲睡而又不能闭目安眠，睡下又想起来，神情很不安定的症状。

热毒腐蚀于喉部叫作惑，腐蚀于前后阴部叫作狐。这些病不但不想进饮食，而且怕闻到饮食的味道。患者的面目，一阵火升则烘然而赤，一阵阳伏则黧然而黑，一阵气陷则夭然以白。腐蚀在喉部的，用甘草泻心汤；腐蚀在下部的，用苦参洗，或者用雄黄熏。腐蚀于喉部的惑病会声音嘶哑，这是温邪湿热蕴积日久，蒸腐上部。甘草泻心汤主要是甘草、黄芩、黄连清热解毒，佐以干姜、半夏化湿，人参、大枣兼扶正气。但后世注家多以为干姜、人参、大枣等温补药治疗喉部的病不够恰当，认为孙思邈说应用泻心汤原方为对。我认为《金匮要略》原方，仍有一定的价值。

在狐惑与阴阳毒的中间，还有用赤小豆当归散治疗疮痈证。赤小豆当归散，是简而有效的外科内服方。

阴 阳 毒

阳毒属阳邪为病，所以面部有赤色鲜明的斑纹，见咽喉部疼痛、吐脓血等热证，治以升麻鳖甲汤为主；阴毒属阴邪为病，所以颜面及眼部是青的，有一身类似被棍棒击伤样疼痛等寒证。这二证咽喉都痛，是毒邪从口鼻而入的缘故，治以升麻鳖甲汤去雄黄、蜀椒为主。无论阴毒阳毒，都应该早治。

升麻，《名医别录》谓其主“解百毒……辟瘟疫瘴气邪气，蛊毒入口皆吐出，中恶腹痛，时气毒疠，头痛寒热，风肿诸毒，喉痛口疮。”用此药以排气分之毒，能吐能升，邪从口鼻入的，仍得从口鼻而出。甘草辅升麻以解毒，内用鳖甲、当归，即所谓用阴和阳。阳毒用蜀椒，是因阳毒热壅于上，用之以引火归原，下达命门；用雄黄是因阳毒的毒重，用之以解其毒。阴毒不用二物，是因阴邪不可劫，用之则气反受损。

百合、狐惑、阴阳毒这三种病，各注家所解颇不一致。有的直指为是后世的某种病，但按其说多属牵强。百合病有的说是伤寒病后的神经衰弱症，但临床所见与《金匮要略》所载症状完全相合的不多。狐惑病与现在小儿麻疹、瘟疫失治或误治后所引发的疮毒却很类似，亦类似现代的口眼生殖器三联征，且较为多见。阴阳毒病，有指为阴斑阳斑，也有指为斑疹伤寒或猩红热的，但要用《金匮要略》所出的方剂去治，有时不能吻合。这就要在继承的基础上，通过实践加以提高了。

论肾炎的证治

肾炎一病，多数伴有水肿证，今结合中医古籍中关于水肿证治经验和个人体会，加以阐述。

一、中医对肾炎病因、病理的认识

早在两千多年前，《灵枢·百病始生》篇曰："用力过度，若入房汗出浴，则伤肾。"《内经》所谓的肾，可能包括泌尿系、生殖器及肾上腺皮质的功能。它对"肾"所下的定义是："肾者作强之官，伎巧出焉。""用力"和"作强"，都是用力之事，事后汗出入水，则伤肾而致病。又《素问·脏气法时论》有"肾病者，腹大，胫肿，喘咳，身重，寝汗出，憎风"，都是伤肾后的衰弱现象。又《灵枢·水胀》篇曰："水始起也，目窠上微肿，如新卧起之状，其颈脉动，时咳，阴股间寒，足胫肿，腹乃大，其水已成矣。以手按其腹，随手而起，如裹水之状，此其候也。"其前半段很鲜明地描写了肾炎患者的症状和体征，后半段举出诊断的方法。但这里有一个问题需要提出：就是水肿已成，"手按其腹，随手而起，如裹水之状"，在临床诊断上有时有所不合。张介宾曾说："以愚见及察之证验，则若与此论相反。盖凡是水证必按之窅而不起，此其水在肉中，如糟如泥，按而散之，猝不能聚，未必如水囊之比。凡随按随起者，亦唯虚无之气，其速乃然，故辨当若此也。"按：景岳此说也未详悉，这是鉴别水肿与气肿的关键所在，应当辨析明确，兹再引近人诸说以明之。日人丹波氏曰："水胀篇，以手按其腹，随手而起，如裹水之状者，水也。其身尽肿，皮厚，按其腹，窅而不起者肤胀也。肤胀者，寒气客于皮肤之间所致。寒气在于皮肤之间，按而散之则不能猝聚，故窅而不起也。当知随手而起，为有水无气，窅而不起，为有气有水也。《巢源》燥水候，谓水气溢于皮肤，因令肿满，以指画肉上，则隐隐成文字者，名曰燥水。以指画肉上，随画随散，不成文字者，名曰湿水。盖湿水即《灵枢》所谓水也，燥水即所谓肤胀也。"凡水肿从目窠头面起，而肿与尿闭同时俱进者，为肾炎之常见证。水在皮下组织而为浮肿者，按之必窅而不起，然须一指尖按之，若全手掌按之，亦复随手而起。水在体腔内或在腹腔内，而为腹水者，其腹虽胀满，按之则随手而起。又有消化器病，因肠中多气体而腹大者，按之亦随按而起。唯水肿在四肢者，按之无有不陷，以其内本无腔，其水必在皮下组织间也。是故四肢之肿，按之必陷，腹部之肿，按之或陷或起，此自然之理也。丹波氏引《灵枢》、《巢源》，以窅而不起者，为肤胀燥水，随手而起者，为水，未免不究实际。且《灵枢·水胀》篇云："水始起也，目窠上微肿，如新卧起之状，其颈脉动，时咳，阴股间寒，足胫肿，腹乃大，其水已成矣。以手按其腹，随手而起，如裹水之状，此其候也。"其症状与论疾诊尺之风水肤胀悉同，所异者，一则按其腹随起，一则按手足不起。然而从实际情况看，按腹随起者，安知按手足而不陷？故以按之起不起分别水与肤胀，不可凭。尤在泾氏曰："腹中气大，而肢间气细，气大则按之随手而起，气细则按之窅而不起，而其浮肿则一也。"此说颇近理。

又《素问·水热穴论》曰："肾何以能聚水而生病？岐伯曰：肾者胃之关也，关门不利，故聚水而从其类也。上下溢于皮肤，故为胕肿。胕肿者，聚水而生病也。""诸水皆生于肾乎？岐伯曰：肾者，牝脏也。地气上者，属于肾而生水液也，故曰至阴。勇而劳甚则肾汗出，肾汗出逢于风，内不得入于脏腑，外不得越于皮肤，客于玄府，行于皮里，传为胕肿，本之于肾，名曰风水。"所谓勇而劳甚，是努力动作过于疲劳，则肾汗因之以出，肾汗出遇到外界风的袭击，那已经离位的汗则不得入脏腑，外为风所束，又不得越出于皮肤，客居于玄府——汗腺，而游行于皮下组织，传变成胕（作"浮"解）肿的病。这个病根基本在肾，而诱因却是风，所以叫"风水"。《难经》有"久坐湿地，强力入水则伤肾"，是对《内经》的阐发。

张仲景《金匮要略》曰："寸口脉沉滑者，中有水气，面目肿大，有热，名曰风水。"寸口脉沉滑者，是水的象征，所以下面紧接着说中有水气。面目肿大，有热，是水与风合，所以名曰"风水"。

从《内经》和仲景的说法来看，古人认为水肿的原因虽内主于肾，但多诱发于外感病，所以都以"风水"命名。

中医对肾炎的认识，如后汉·华佗《中藏经》曰："人中百病，难疗者莫过于水也。水者肾之制也，肾者人之本也，肾气壮则水还于海，肾虚则水散于皮。"这也具体地说明了肾炎失去行水能力，而致演成水肿。

又朱震亨《丹溪心法》曰："阳病水兼阳证者，脉必沉数；阴病水兼阴证者，脉必沉迟。水之为病不一，贾洛阳以病肿不治，必为痼疾，虽有扁鹊亦莫能为，则知肿之危恶非他病比也。夫人之所以得全其性命者，水与谷而已，水则肾主之，土谷则脾主之，唯肾虚不能行水，唯脾虚不能制水，胃与脾合气，胃为水谷之海，又因虚而不能传化焉，故肾水泛溢，反得以浸渍脾土，于是三焦停滞，经络壅塞，水渗于皮肤，注于肌肉而发肿矣。其状目胞上下微起，肢体重着，咳喘怔忡，股间清冷，小便涩黄，皮薄而光，手按成窟，举手即满者是也……大凡水肿先起于腹，而后散四肢者，可治；先起于四肢，而后归于腹者，不治。大便滑泄，与夫唇黑、缺盆平、脐突、足平、背平，或肉硬，或手掌平，又或男从脚下肿而上、女从身上肿而下，并皆不治。若遍身肿、烦渴、小便赤涩、大便闭，此属阳水。”

又李中梓《医宗必读》曰：“阴阳虚实，不可不辨。大抵阳证必热，热者多实，阴证必寒，寒者多虚。先胀于内而后肿于外者为实，先肿于外而后胀于里者为虚……滑数有力为实，弦浮微细为虚。色红气粗为实，色悴气短为虚。凡诸实证，或六淫外客，或饮食内伤，阳邪急速，其至必暴，每成于数日之间。若是虚证，或情志多劳，或酒色过度，日积月累，其来有渐，每成于经月之后。”以上所引，在肾炎疾患的阴阳虚实上，表明了它们各有不同的证候，对中医诊断和治疗都很有启发。

二、中医对于肾炎的治疗法则

我国古代医家对类似肾炎的论述不仅比较完备，而且积累了不少有效的治法。如《素问·汤液醪醴论》曰：“平治于权衡，去菀陈莝……开鬼门，洁净府。”用现代语言来解释，“平治权衡”，是诊察脉象的浮沉表里；“去菀陈莝”，是扫除郁结水液与废物；“开鬼门”，即发汗。“洁净府”，即利小便。

张仲景《金匮要略》曰：“诸有水者，腰以下肿，当利小便，腰以上肿，当发汗乃愈。”又“夫水病人，目下有卧蚕，面目鲜泽，脉伏，其人消渴，病水腹大，小便不利，其脉沉绝者，有水，可下之。”这对于治疗肾炎，在发汗、利小便方面分别划出了上半身下半身肿的界线，且又在腹大、脉沉绝（脉沉绝是因水气壅塞不行，脉道被阻遏所致，非真的沉绝，当辨）的情况下更提出下法一种，开辟了后人对实水用下法之途径。

明代虞抟《医学正传》引丹溪治肿之大法曰：“理宜补脾，又须养肺以制木，使脾无贼邪之虞，滋肾以制火，使肺得清化之令，却盐味以防助邪，断妄想以保母气，以大剂人参、白术补脾，使脾气得实，自能健运升降。此千载不易之定论，万举万全之妙法也。”又李中梓《医宗必读》曰：“余于此证，察其实者，直清阳明，反掌收功；苟涉虚者，温补脾肾，渐次康复。其有不大实亦不大虚者，先以清利见功，继以补中调摄。又有标实本虚者，泻之不可，补之无功，极为危险。”以上这些治法，是于仲景发汗利小便与下法之外，又立出补脾温肾的方法，根据不同的情况，而施以不同的治疗。

在中医一般性的治疗规律中，把本病的过程约分作三个阶段，即初期、中期、末期。初期治疗的目的是“祛邪即所以扶正”。因为这个时期邪盛正实，病邪虽然炽烈，而还未致损伤体气，只要邪去而正气自能康复。中期是“祛邪兼以扶正”。因为这个时候病邪侵扰稍久，正气渐不能敌，所以需要一方面祛邪，一方面扶正，才不致于在攻邪时伤及正气，使病邪反而得逞。末期是“扶正即所以祛邪”，因为这个时候病邪淹留既久，虽势已就衰，同时正气也因之大伤，不能支持。假使余邪稍有未净，而病人在自觉上也感负担不了；即使病邪已净，而衰弱现象亦有类于病邪。所以扶持正气，使体力恢复，则余邪不却自去；即令余邪仍在，待正气得所培养能支撑时，再为祛邪，也容易为力。上面李中梓氏所谓察其实者，直清阳明，反易收功，是初期却邪即所以扶正的治法。所谓其有不大实大虚者，先以清利为功，继以补中调摄，是中期却邪兼扶正的治法。所谓苟涉虚者，温补脾肾，渐次康复，是末期扶正即所以祛邪的治法。这里需要说明的是：患者体质素常即属虚弱，病的初期，亦多正虚之证；若患者体质素常壮健，病的期间则也有始终邪实正亦实者。所谓常规之中每有变例，是在临床之际，辨证施治因人制宜，才不致犯教条主义的弊病。李氏所谓又有标实而本虚者，攻之不可，补之无功，极为危险。在临床辨证上，病不怕重，就怕夹杂。若病情一涉复杂错综，祛邪则有伤正气，扶正则助长病邪，攻补两难，应恰当处理。

三、治疗肾炎方剂的选择

急性肾炎时，多取发汗或峻下的方法。

发汗　如越婢加术汤（张机方）治风水恶风，一身尽肿者。麻黄 12 克，生石膏 18 克，生姜 9 克，甘草 6 克，大枣（擘）4 枚，苍术 12 克，用清水三盅，煎至一盅，温服，覆被取汗。

【方解】本方以散邪清热、补中益胃的方法治水。用麻黄通阳而发表，石膏治水湿中所夹之热，而麻黄得石膏，逐表里之水的力量更大，甘草、姜、枣以和中调表里，苍术以助麻黄发汗，祛逐表湿。

峻下 如浚川散（《张氏医通》）治水肿胀急，大便不通，大实大满者。大黄、牵牛（取头末）、郁李仁各30克，芒硝、甘遂各15克，木香9克。共为细末，每服6克，入生姜自然汁，和如稀糊服之。

【方解】此方是下水积的峻药，大黄、郁李仁、牵牛、甘遂都是植物性的下剂，而它们的作用却各有不同。浚川散以六味药组成，主治大实大满，水肿兼腹中有积者，所以用大黄、郁李仁佐以下剂之芒硝，以涤荡肠胃中之积。甘遂为逐周身之水最有力量之药，佐以利大小便之牵牛，则能消水肿之胀急。火热郁结，水液不能宣通者，服之有捷效。

在慢性肾炎，多取健脾温肾补气的方法。

健脾 如六君子汤（《太平惠民和剂局方》）治气虚痰饮，呕吐痞满，脾胃不和，变生肿证者。人参3克，白术、茯苓各6克，甘草（炙）2.4克，陈皮2.4克，半夏3克，生姜3克。清水煎，温服之。气滞加木香、砂仁，名香砂六君子汤。

【方解】本方治肠胃虚弱，以致水停经络，转变为肢体浮肿者。以食欲不振，容易疲劳，血虚，腹软，脉弱，平素手足易冷者为目标。方中的人参、白术、茯苓、甘草名四君子汤，义取性味平和，能使胃肠机能增强，消化吸收良好，脾力健旺。人参、陈皮，合之能增进食欲，半夏、白术、茯苓，合之能去肠胃停水。若三焦气滞，再加木香以行之；脾胃气阻，更加砂仁以通之。

实脾饮（《济生方》）治身重懒食，肢体浮肿，口中不渴，二便不实者。白术（土炒）、大腹皮、草果仁、木香、木瓜、附子、干姜各30克，甘草（炙）15克，厚朴（姜炒）、茯苓各30克。共为粗末，每服12克，水一盅半，生姜5片，大枣肉1枚，煎至七分，去渣，温服之。气虚者加人参。

【方解】本方因脾虚不能制水，水妄行浸渍于肌表，所以身重浮肿。用白术、甘草、生姜、大枣以实脾胃之虚。脾胃虚则中寒不能化水，水潴留于肠胃之中，则懒食而不思饮，大小便均不实，用干姜、附子、草果仁以温脾胃之寒，更佐以大腹皮、茯苓、厚朴、木香、木瓜以导水利气。气行则水行，脾实则水制，所以名曰“实脾饮”。

温肾 如济生肾气丸（《济生方》）治肾虚脾弱，腰重脚肿，小便不利，腹胀，喘急痰盛，酿成水肿者。熟地黄120克，茯苓（乳拌）90克，山药（微炒）、丹皮（酒炒）、山萸肉（酒浸）、泽泻（酒炒）、川牛膝（酒浸）、车前子（微炒）、肉桂各30克，附子（制熟）9克。共为细末，炼蜜为丸，如黄豆大，每服80丸，空心服，米饮送下。

【方解】本方应用于患者一般情况现严重疲劳倦怠，但肠胃功能健全，无下利及呕吐证。方中地黄、山萸、山药有强壮滋润之效，茯苓除强壮外，又有利尿作用，泽泻又有利尿止渴作用。更配以消除瘀血及镇痛之牡丹皮，伍以鼓舞机能沉衰的肉桂、附子。此方较少用于幼童及青年，较多用于中年人，尤其老年病人。

补气 如保元汤（李杲方）治元气不足，引起浮肿者。黄芪（蜜炙）9～18克，人参9～30克，甘草（炙）3克，肉桂春夏0.6～1克，秋冬1.5～2克。清水煎，空腹时温服。

【方解】本方用黄芪保在外一切之气，甘草保在内一切之气，人参保内外一切之气，并滋五脏元阴，诸气治而元气自足。但这三种药物补水谷之气则有余，生命门之气则不足，所以更加肉桂以鼓舞肾间动气。治虚性末期水肿及在水肿消失后之善后阶段，用之恰当，常获显效。

一般治水肿之普通应用的方剂，如五苓散（张机方），治浮肿多在身半以下者。泽泻120克，茯苓、白术、猪苓各90克，肉桂30克。共为细末，每服4.5～9克，米饮送下。水肿腹胀甚者，加木香、丁香、沉香、槟榔、白豆蔻。

【方解】本方用白术以补脾，脾实则水自能得除，用茯苓、猪苓、泽泻以利水，水自渗泄而可以不为患，更加肉桂以化膀胱之气，则水道益能通利。此散通治诸湿腹满、水饮、水肿。

五皮饮（《淡寮方》）治疗水病肿满，上气喘急或腰以下肿。茯苓皮、大腹皮、桑白皮、橘皮、生姜皮各等份，共为粗末，每服15克，水一大盏，同煎至八分，去渣，温服，不拘时，日三服。忌生冷油腻、坚硬之物及盐酱。湿盛者加苍术、苡米，夹风加防风、荆芥。经常用，可加入沉香（为末冲服）3克，油桂1克，炮姜6～9克，合作汤剂用，能使疗效增强。

【方解】本方以茯苓皮渗湿健脾，大腹皮下气行水，桑白皮泻肺火，利水道，橘皮利气，生姜皮化阳，皆用皮者，治水气溢于皮表之证，取以皮走皮的意思。

再论肾炎的治疗

肾炎有急性、慢性之分。得此病之成人、小儿，无论治疗或预后，差异均较大。

小儿之急性肾炎，稍加治疗，常可不久向愈。问题在慢性肾炎，因小儿肾脏娇嫩，常因服药致病，如磺胺剂等，此类则难治。若因外感成病者，非不可治，其肾脏虽有损害，然小儿生机旺盛，稍事辅佐，可随生长发育而康复。治此病可仅用玉米须（玉米须甘平无毒，利尿退肿，益肾）一味，日用60克（干）洗净煎水服，连服6月即能痊愈，累试累验。唯须说明者，此系慢性病，非长期不间断地服药，则难望收功。所以应有方有守，则可积渐变而突变，亦即量变到质变之理。然有些家长，对于小孩之病，治疗稍久则不能坚持，城市医疗条件又好，自认无效，辗转延医，杂药乱投，效安从来？故应强调坚持用药，最好一次备齐晒干之玉米须12公斤。兹列数案于后。

赵某之子10岁，患慢性肾炎，连服玉米须半年痊愈。

余亲戚之女，8岁，患肾炎。其父为西医，故用西药治疗，年余不效。后遵嘱，连续服用玉米须半年而愈。现已18岁，未见复发。

李某之子，12岁来诊，入室径伏案上，两眼呆滞。其母诉儿患慢性肾炎3年，因尿毒症住某医院3月，先后服用西药、八味地黄丸，不效。余诊视之，论曰：小儿无七情六欲，相火未动，非阳虚证，乃六味地黄证（后世有人谓八味地黄丸系六味地黄丸加桂附，讹也）。八味地黄丸出自《金匮要略》，多为老年服用之品；六味地黄丸则是擅治小儿病的名医钱乙由八味地黄丸化裁而得。连服一月，诸证十去八九。用玉米须调补一年而愈。至今已20余岁，亦未复发。可见辨证施治，“差之毫厘，则失之千里！”

成年之慢性肾炎，多由急性转来。在急性期时稍加治疗，即称“已愈”，其实未愈。一二月后宿恙悉现，或因感冒而反复。因成人生机远逊于少儿，七情六欲颇多，加之劳累、房事、感冒等等，故康复者少，有人认为根本不可恢复。据我多年临床观察，病程在5年之内者尚属可治。病程较长之慢性肾炎，若治养得当，可延长寿命，甚至达一二十年之久。在此期间，病情时轻时重，然终难免寿折早夭。倘已有尿毒症，治之更难。急性尿毒症可治愈，慢性尿毒症现很难治愈。但在肾功能未达衰竭之极，治又得当，有拖延一二年以上者。此症为何治之更难？因在慢性期时，医之尚难愈，若久延失治，尿毒症病愈深重，岂易治愈。

慢性肾炎的治疗，应根据其发展之不同阶段，投予相应药方。在刚由急性转为慢性之初，利水为主，用胃苓汤加枳壳、党参。中期者，治以扶正利水。宜掌握脏腑之阴阳虚实，辨证论治。一般说来，肾炎先肿面部（与心脏病先肿下肢、肝硬化以腹水显著为主不同），病位不外肺、脾、肾三脏。由外感而致，病在上焦，胃阳不振用苓桂术甘汤。病在中焦，以腹之脐周肿胀为显著（即大腹肿），乃脾湿，用实脾饮。病在下焦，下焦肿甚，肾阳式微，用济生肾气丸。倘肾阴不足为主，可用六味地黄丸；肾阳不足为主，可用桂附地黄丸。

肾变期水肿显著，蛋白质亦重。在其初期，可用粤省通用之治肾炎方：云苓 18 克，泽泻 12 克，猪苓 12 克，白芍 9 克，法夏 9 克，厚朴 7.5 克，枳壳 7.5 克，陈皮 1.5 克，甘草 1 克。可退肿，消尿蛋白。后期尿蛋白持续在（++～+++），用防己黄芪汤（《金匮要略》方）有效，但黄芪不应小于 30 克，且应坚持用药半年以上，阳虚可加附子。我曾用是方治愈的一例，头两个月证减不著，守原方叠进，再两月而愈。收效关键，仍在守方，守方之中须注意观察病之动向，以消息方药。守方者，有时不在医家，而在病家，医者须与患者明言其理。我之次女，于他地患肾炎，水肿、蛋白尿，来函详叙诸证，令服济生肾气丸（作汤剂），连进 44 剂未效。来函相告，求改方。审其证，嘱原方继服，又进 3 剂，效验大显，积量变至质变了，可见守方之重要！

末期者，显阳虚证（可有发烧，是虚热），用罗止园之治肿胀方：山药 18 克，白术（土炒）24 克，茯苓皮 18 克，生姜皮 12 克，猪苓 9 克，炮附片 9 克，薏苡仁 12 克，党参 18 克，炙黄芪 18 克，白蔻仁 1.5 克，桂圆肉 12 克，怀牛膝 12 克，生姜 3 克，大枣（擘）3 枚。

此方大温，水属阴邪，虽见发热似阳，实为阴证，非温药，水弗能化。另拟简方可用，黄芪 30 克，人参 30 克（单煎兑服，一料可用 3 日）。用黄芪补六腑之阳，以人参滋五脏之阴，保内外之气。

肾盂肾炎较肾炎易治。治疗中仍应以中医理论为指导，因人、因时、因地、因脏腑、因表里、寒热、虚实之不同，临证权衡，无一方百应者，故不可泥于一方一法。斯病感染所致，尤以女性尿道短，罹患此疾为多，不易根治为其特点。用抗生素似乎好了，实则未愈，动辄即复发。前已言及，药必借人体正气而疗疾。抗生素与苦寒药相似，易伤脾胃；抑制细菌，同时也抑制人体之生理机能，抑遏肾阳，故药力无所依，而失其效。曾治某医院副院长，女性，患肾盂肾炎，初用抗生素有效，但迁延年余，复发愈频，他医又曾投清热解毒之剂，未中病机，求诊于我。诊其脉六部皆弱。嘱发作时用猪苓汤原方，间歇期用金匮肾气丸，如遇外感，停用此药。持续服用半年（同时休息）。3 月后来告，虽有复发，然间歇延长，至半年后再不复发，今已数载。

谈治疗肾炎水肿的经验

肾为先天之本，真气之源。其既为水脏，又藏龙雷真火，为命门之所在。肾之水火既济，则相辅而安，一方偏亢，则百病俱出。肾受五脏六腑之精而藏之，主五液。若肾不藏精而泄，则气化不足，命门之火衰，阳虚自见；失精日久，则血亦无由所生，阴气日亏。所以，肾炎病人虽有阳虚阴虚之异，究其病机，还是阴阳俱损，精气两伤。肾之开阖失调，膀胱气化不利，又脾阳失于温煦，则水湿蕴化受阻。肺为水之上源，肾为水之下源，又主纳气，故有“肾为肺之根”之说。肾水失养，肺气不畅，或肺受外感，不能清肃，即所谓“北牖不开，南风不畅”。《丹溪心法》云：“唯肾虚不能行水，脾虚不能制水，于是三焦阴阳气道不通，四海闭塞……于是结滞，经络壅塞，水渗皮肤，渗于肌肉而发肿矣。”《灵枢·五癃津液别》篇：“三焦不泻，津液不化，水谷并于肠胃之中，别于回肠，留于下焦，不得渗膀胱，则下焦胀，水溢则为水胀。”《中藏经》又说：“水者肾之制也，肾者人之本也。肾气壮，则水还于肾；肾虚，则水散于皮。”“其本在肾，其末在肺，其制在脾。”这些论述是很有道理的。

肾炎多虚，治以扶正为主。水肿轻者，缓则治其本，宜补肾制水为主；重者，急则治其标，以利水、攻水为先；体质极虚者，攻补兼施。临床上，肾炎水肿可大致分为实证风水、虚证风水、肾阳虚水肿、肾阴虚水肿、脾肾阳虚水肿、肾虚三焦气滞水肿、肾虚肺气不宣水肿等类型。现结合一些病例，分述如下：

一、风水

《素问·水热穴论》说：“勇而劳甚则肾汗出，肾汗出逢于风，内不得入脏腑，外不得越于皮肤，客于玄府，行于皮里，传为胕肿，本之于肾，名曰风水。”《大奇论》说：“肾肝并浮为风水。”我把风水的病因归纳为两种：其一，始病由于强力入房，或持重远行，勇而劳甚，使汗出于肾，逢于风，则酿成“风水”。其二，由于患者素有肾虚，医者以实证误治，导致小便黄、目下肿等症，而形成“风水”。二者均因肾先亏损，再遇不同外因，而成是病。其症均见脉浮、汗出、恶风。

张仲景《金匮要略·水气病脉证并治》篇中说："寸口脉沉滑者，中有水气，面目肿大，有热，名曰风水；视人目窠上微拥，如蚕新卧起状，其颈脉动，时时咳，按其手足上陷而不起者，风水。""风水恶风，一身悉肿，脉浮不渴，继自汗出，无大热，越婢汤主之。恶风加附子。"又说："风水，脉浮，身重，汗出恶风者，防己黄芪汤主之。腹痛加芍药。"仲景越婢汤证之"风水"，颇似急性肾炎之水肿，一般多为实证。症状为上半身肿甚，发热或不发热，临床又可分以下几种情况：凡发热重，口渴，尿黄少，舌红，咽痛，脉数急等，方取越婢加术汤，合双花、连翘、牛蒡子、板蓝根、白茅根等清热解毒利尿之品；发热不重，余证基本同前者，用麻黄连翘赤小豆汤加五皮饮等；发热而口不渴，舌质淡，脉不数者，则以麻黄汤为主；如兼心下有水气，水入即吐者，则以五苓散宣肺通阳利水治之。据现代药理研究，麻黄有升压作用，急性肾炎伴有高血压者宜慎用。然宣通肺气，畅理三焦，亦是麻黄一大功能，不仅平喘发汗而已。急性肾炎采用"开鬼门"之法利水时，用之每有良效。

仲景所讲的后一种风水，即汗出、身重、脉浮者，属于慢性肾炎水肿较轻型，为虚证，防己黄芪汤久久服之有效。病例以"临床验案"中之付某案最为典型，兹不赘述。

二、肾阳虚水肿

肾主水，阳虚则水无所主，阴气弥漫，水湿泛溢，故生水肿。张介宾说："经曰：'膀胱者，州都之官，津液藏焉，气化则能出矣。'夫所谓气化者，即肾中之气也，即阴中之火也，阴中无阳则气不能化，所以水道不通，溢而为肿。"张氏之说，是肾阳虚水肿的病理。中医认为，胃关之开阖，三焦水道与膀胱之气化，均赖于命门之火的作用。命门火衰，就会造成水液的停滞，形成水肿。患者一般面色苍白，无热憎寒，尿少，腰痛腿软，全身浮肿，而以下半身为甚，脉沉细而弱，两尺尤甚，舌质淡，舌苔薄白或少苔，治疗上多取严用和温化肾阳、行水利湿之法，以《济生》肾气汤主之。

1973年曾治一陆姓病人，47岁，住某医院，西医诊断为卡那霉素中毒引起之肾病综合征，用激素治疗后精神稍佳，但浮肿日重，体重骤增。后虽服用速尿，浮肿仍未消退，并见半身瘫痪，手足麻木，时有心房纤颤。由二人架扶前来就诊时，身重不能转侧，头晕不能举目，舌质淡苔白，边有齿痕，脉大，尺尤甚，小便短少，畏冷，肢凉，面色苍白。证属肾阳虚水肿，投以《济生》肾气汤：熟地30克，山萸肉12克，丹皮9克，泽泻12克，云苓12克，苡仁30克，炮附子9克，肉桂6克，山药12克，车前子12克，牛膝6克。七日后，浮肿去十之八九，唯小腿部按之稍陷。从肾阳虚为治，调理年余，基本痊愈。1975年随访，见面色红润，精神颇佳，已恢复工作。

三、脾肾阳虚水肿

肾主水液，脾主运化，脾肾阳虚，不能制水，水湿泛滥，致使水肿漫漫。所以李中梓说："肾本水脏，而元阳寓焉。命门火衰，既不能自制阴寒，又不能温养脾土，则阴不从阳而精化水。"《医宗必读》记述该病见症为：患者机体衰弱，四末失煦，气短乏力，小便短少，大便不爽或溏，或秘结，胸腹胀闷，渐次口燥咽干，鼻干，反觉热气上冲（此乃津液不能上承之故，不能与阴虚内热相混），手足浮肿，甚则全身浮肿光亮，脐部突出，日趋衰惫，不能卧下，舌质淡，苔白或白腻，舌边齿痕，脉多沉缓而滑。对此类水肿的治疗，要在健脾壮阳的原则下行水利湿。若只利尿或穿腹抽水，虽一时有效，但非善策。其他如汗、下、分利、消导诸法，亦非所宜。尤其是发汗、泻下，有伤仅存之元气，更会造成一蹶不振。只有补脾肾之阳，扶正固本，参以渗利，不急不躁，方可收效。我用罗止园治疗虚性脾肾型肿胀方，曾治愈多例。处方如下（罗氏方）：炙黄芪18克，党参18克，炒白术24克，桂圆肉12克，苡仁12克，山药12克，蔻仁1.5克，干姜6克，炮附子6克，陈皮3克，牛膝9克，龙骨9克，生姜3克，大枣3枚。

四、肾阴虚水肿

肾阴虚水肿，临床较为少见。兹举一例，略述如下：

患者风某，男，46岁，机关干部。于1974年发现肾炎，在某医院治疗不效，1975年来诊。初诊时血压150～170/100～115mmHg，耳鸣目昏，全身浮肿而下肢尤甚，小便短赤，恶心欲吐，舌质红，多裂纹，苍老，苔老黄，脉浮数。最初诊断为阴阳两亏，予验方芡实合剂阴阳两补，并加利尿之药，服后恶心除，食欲较好，尿仍少，浮肿不减。患者自服双氢克尿噻，每日能尿1000毫升左右，但尿后浮肿如故，腰间发热，并有紧缩疼痛感。继投以防己黄芪汤数剂，尿量稍增，苔由黄腻转黄白，仍肿，并有低热。后改用甘温除热法，食欲虽增，但低烧不退而浮肿反增，仍需经常服用双氢克尿噻等利尿药。复用芡实合剂，加服五皮饮，数剂不效，原因何在？经过分析病情，认为患者虽有阴阳俱伤的证候，但先前服用过大量激素，此类药有与中药助阳之品相似的作用，“助阳过剂阳反灼”，从舌、脉、症等方面细看，此病当前主要矛盾为助阳太过，而致阴伤，乃改投六味地黄汤加知母、黄柏、白茅根、赤小豆、车前草、冬瓜皮、蒲公英，标本同治。另用琥珀、生蒲黄、乳香、海金沙研末，每次冲服五厘至一分，以强肾利尿。服药月余，不用双氢克尿噻，小便可保持在1500～1800毫升/日，浮肿基本消除，食欲佳，腰不痛，精神好转，舌苔白润，舌质转淡，脉变弦虚而不数。

五、肾虚三焦气滞水肿

此类病人轻者用补肾利尿，兼以疏通三焦为治；重者则以通利为主，缓图肾虚之本。曾遇一王姓病人，15岁，3年中肾炎3次发作。这次发作极重，全身肿胀，腹大似鼓，四肢如柱，按之不陷，肤色黧黑，脉弦小。平时心烦易怒，服双氢克尿噻之类利尿药物，反见水肿加重。住院后，用补肾利水之剂，肿反增。余第一次会诊用鸡鸣散，数剂后肿势见挫，但感气闷无力，他医改用补肾之剂，肿胀复起，气喘不得卧。第二次会诊时，断为三焦气滞，施以《医宗金鉴》之木香疏气饮加黑白丑。两周后，体重减轻20余斤。木香疏气饮方中药物多为理气之品，本病服之见效，说明符合病机，是“水气本为同类，利水还须理气”的道理。

本方亦名二十四味流气饮，药味虽多而不乱，用量虽小而力专，余常喜用之。数年前，曾用此方治一40岁农妇，自觉有气在周身乱窜，疼痛难忍，不能劳作，西医诊为末梢神经炎，服此方十余剂，竟获痊愈。

六、肾虚肺气不宣水肿

急性肾炎多属此类，慢性肾炎间亦有之。治疗上重在使肺气宣，而促进膀胱气化的畅通。

一病孩，患慢性肾炎3年，上半身肿甚，眼如水泡，下半身肿反轻，胸膈以上气闷不舒，尿蛋白（+++），服麻黄连翘赤小豆汤合五皮饮，数剂后水肿消除，再视之，判若两人。

另一病孩，全身浮肿，脐突，阴囊亦肿，平卧不能转侧，尿量极少，有时每日只有50毫升，咳嗽，发热，用速尿、山梨醇、黑白丑膏等，肿胀不减。余投以五苓散合五皮饮，加桔梗、杏仁以利肺气，结果尿量大增，浮肿明显减退，由不能进食增至日食五六两之多。水肿衰其大半后，改用补肾兼利尿之法而收全功。

慢性肾炎后期的黄芪粥治疗

慢性肾炎的后期治疗比较棘手，有的浮肿长期不退，有的浮肿虽退而尿蛋白长期不消失，一劳累或一感冒则病势复发。我起初对此不够重视，以为一切症状如腰痛、头晕等消失了，浮肿也不出现了，就算“完全”治愈。在化验方面，虽有些蛋白尿，身体衰弱些，吃点补养药，休息一个时期，也就康复了。哪知尿蛋白极端顽固难去，一有情志或外界的影响，往往演成尿毒症，以致不可救药，才对慢性肾炎后期重视起来，认为症状虽然消除，体力尚未恢复，麻痹大意，后果堪虞。能够完成后一阶段的治疗，才算善始善终地治疗了慢性肾炎。

慢性肾炎善后办法，究竟应当采取何种措施呢？连年遇到不少幼儿慢性肾炎病。有的二三年不愈，有的迁延十余年，中西医药，间进杂投，而症状却都是起伏无常，不能根治。我想，幼儿体质娇脆，脏气未充，久服中西药品，补多则壅滞，攻多则摧伤，而不服药又无以愈病，苦思之下，唯觉谷气可以养人，若得到饮食常品而兼具药物作用者，长期服用，可能有益无害。乃本着陆以湉《冷庐医话》中所载黄芪粥加味成一方。生黄芪30克，生苡仁30克，赤小豆15克，鸡内金（为细末）9克，金橘饼2枚，糯米30克。先以水600毫升，煮黄芪20分钟，捞去渣，次入薏苡仁、赤豆，煮30分钟，再入鸡内金、糯米，煮熟成粥。作一日量，分两次服之，食后嚼服金橘饼1枚。每日服1剂。

本方用黄芪，取《神农本草经》“主久败疮，排脓止痛”，《名医别录》“主利气、利阴气”之功用，以治肾脏损伤，恢复其功能。用薏苡仁，取《名医别录》“消水肿”，甄权“治积脓血”，以渗湿消肿排脓。唯此物力缓，须多用方效。用赤小豆，取《神农本草经》“主下水肿”，《名医别录》“主下腹胀满”。以紧小似绿豆状的紫色、种脐为白色、状呈窄长线形者为良，不可用半红半黑之相思子，亦不可用色红赤、粒大圆形之红饭豆。金橘饼，能下气开膈消胀，其攻效捷于砂仁、豆蔻，并可防止黄芪服后引起壅胀的副作用。若无金橘饼，可用广陈皮3克与黄芪同煮，去渣。鸡内金能助消化，恽铁樵谓其能补内膜之破坏。糯米能温中益气。

此方对于慢性肾炎、肾盂肾炎残存的浮肿疗效较高，消除尿蛋白亦有效。

在服用此方之前，要检查肾功能和尿蛋白等，服过1月后，再事检查。若肾功能有所改善，蛋白尿有所消失，则持续服用1～2月。待肾功能完全恢复，尿蛋白完全消失后，仍继续服用3个月，以巩固疗效。并应当安排好休养，以免复发。

此方在肾阳虚、肾气衰弱的情况下，使用最为适宜。肾阴虚，脉细数，舌质红绛者，不宜用。

我用此方曾治愈小儿慢性肾炎迁延不愈者数例，内有尿毒症前期2例。成人服此，在掌握了辨证论治的法则下，使用得当，亦能收到满意疗效。

玉米须及其用于治小儿慢性肾炎

小儿肾脏脆弱，或因感冒，或因有病用药不慎，常发生急性肾炎。若再一失治，演成慢性肾炎者，为数亦不少。

对小儿肾炎，通过长期临床摸索到，凡在15岁以下的男女儿童，用玉米须持久服用，一般无特殊情况者，均能趋向好转或达到治愈。

玉米须为禾本科玉蜀黍的花柱和花头，因花柱呈丝状，故名“玉米须”。性味：甘、淡、平。功效：利水通淋，用于肾炎水肿，热淋、石淋等证。配方用量：15～30克。

此药在秋季很容易大量收到，晒干后备用。病家可自己采备，很经济。在多年经验中，亦唯经济较困难者，才能坚持服此药，才能达到治愈。因为经济富裕者，延医买药不难，不能长期守服此药，数日更一医、换一方，不知慢性肾炎，长期不愈有伤正气，应调护其正气，使其伤损由渐而复。假使中途易辙，培补不终，甚至操之过急，继以损伐，其结果不但会延长病期，还会导致恶化。所以我几年中治愈几个儿童的慢性肾炎，多是经济不足的家庭，能持久守方不替，才收到预期的疗效。若因外感发热日久，灼伤阴分者，可兼服六味地黄丸。

患儿田某，男性，11岁。因久患慢性肾炎，反复迁延不愈，于1973年3月17日来就诊。

患儿面色白无华，切其脉虚数，右关尤甚，舌苔白腻，指纹浅淡。证现胃呆纳少，便溏，神疲。尿检查，蛋白（+），有时微量，红细胞少许。久久不愈，遇感冒或劳累即加重。长期进以中西药无效。诊断为慢性肾炎兼脾虚，先投以参苓白术散，作汤剂以健运脾胃，进服2～3周，迨食量增加，大便正常，即长期服用玉米须。

玉米须服法：先储备干燥玉米须12公斤，用时，取玉米须60克洗净，煎汤代茶，作一日量，渴即饮之，不拘次数，勿饮其他饮料，到就睡时若饮不完，次晓即倾去，再煎新汤饮之。要逐日坚持，切勿间断，间断则效果差。饮到3个月时做检查，观察病情的趋向，若见效果，再继续服3个月，则可痊愈。但仍须避风寒以防感冒，节劳累以速康复。

1974年5月间，接到其父的来函云："坚持服玉米须8个月，并每两周注射胎盘球蛋白1支，迁延之肾炎已告痊愈，尿检查正常，无任何临床症状。食欲食量均好，面色红润，精神旺盛，一直坚持上学。"

我多年临床经验，本品用于15岁以下患慢性肾炎男女儿童，坚持服用6个月，不需要服其他中西药品及针灸，基本上可达到治愈，再适当地休养一个时期（约3个月），则可恢复健康，不致复发。20年来我治疗儿户贫困家庭之子女，延医购药困难，积年累月不愈者，单服玉米须得到痊愈，追踪几年，都在健康地上学。

儿童患慢性肾炎服玉米须效果良好，已有肯定的临床疗效，但施之于成年人，则效果不显著。

若小儿兼有浮肿，可服六味地黄丸，禁用八味丸。因小儿为稚阳之体，温补肾阳，会有不良反应。

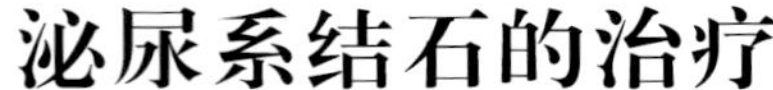

泌尿系结石的治疗

一、中医学对尿结石的记载

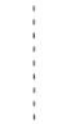

早在秦汉时，《素问·六元正纪大论》在论述不同气候变化与疾病关系时就指出，燥气偏胜时，可有“小便黄赤，甚则淋”。湿气偏胜时，会有“病中热胀，脾受积湿之气，小便黄赤，甚则淋”。这种热与湿为各种淋病形成因素的认识，便成为后世论述淋病之本的基础。后汉张机在《金匮要略·消渴小便不利淋病脉证并治》中指出：“淋之为病，小便如粟状，小腹弦急，痛引脐中。”尤怡解释说：“淋病有数证，云小便如粟状者，即后世所谓石淋是也。乃膀胱为火热燔灼，水液结为滓质，犹海水煎熬而成盐碱也。小腹弦急，痛引脐中者，病在肾与膀胱也。”按巢氏云：“诸淋者，由肾虚而膀胱热也，故……肾气通于阴，阴，津液下流之道也……膀胱津液之府……肾虚则小便数，膀胱热则水下涩，数而且涩，则淋沥不宣，故谓之为淋。”张机又在《金匮要略·五脏风寒积聚病脉证并治》中指出：“热在下焦者，则尿血，亦令淋秘不通。”这两条就下焦表现的症状，具体地说明了淋病症状并推测到原因。唐代孙思邈在《千金方》中曾指出：“热结中焦则为坚，热结下焦则为溺血，令人淋闭不通，此多是虚损人久服大散，下焦客热所为；亦有自然下焦热者，但自少可善候之。”孙氏就当时人滥服金石制成所谓“延年益寿”的丹药，指出造成下焦积热而形成或助长结石；亦有体质素热而患结石者。他又指出，“石淋之为病，茎中痛，溺不得卒出。”元代李杲在《东垣十书》中认为，治小便淋闭证，“分在气在血而治之，以渴与不渴而辨之。如渴而小便不利者，是热在上焦肺之分……可以补肺之不足……资水之上源也。如不渴而小便不通者，热在下焦血分……热闭于下焦者，肾与膀胱也……热在下焦，填塞不便，须用感北方寒水之化，气味俱阴之药以除其热，泄其闭塞。”虽是论小便淋闭，但也包括石淋在内，指出施治的标准在渴与不渴的辨证上，是比较具体的。明代戴思恭《证治要诀》论曰：“石淋，溺有砂石之状，其溺于盆也有声，此即是精气结成砂石。”“治法除的然虚冷之外，其余诸证，若用本题药不效，便宜施以调气之剂。盖津道之逆顺，皆一气之通塞为之。

如木香流气饮，却为的当，其中自有木通、麦冬、腹皮辈。如此不效，便投以益血之方。盖小便者血之余也，血既充满，则滋腴下润自然流通，如火府丹，却为的当，其中有地黄辈，然此非特言血淋、气淋，一应淋皆可用，独不可用之虚冷耳。”戴氏为治疗诸淋广开了门路，惜未指出气滞与血虚的具体征象，因气滞、血虚均有它一定的征象，辨在药先，不应以药试病后，再投行气、益血之剂。李梴《医学入门》载有“石淋，溺有砂石，茎强痛甚，单牛膝膏、单鳖甲为末，酒调服。”又“治膏淋、石淋，郁金、琥珀开郁，青皮、木香行气，蒲黄、牛膝破血，黄柏、生地滋阴。东垣用药凡例，小腹痛，用青皮疏肝，黄柏滋肾，盖小腹小便乃肝肾部位。”这些用药法，均切合病情，为后人所宗。清代陈士铎《石室秘录》论：“人有小便中溺五色之石，未溺之前痛甚，已溺之后少少宽快，此即石淋也。”“方用熟地、山茱萸、泽泻各三两，茯苓、苡仁、车前子、麦冬各五两，青盐一两，骨碎补二两，芡实八两，肉桂三钱为末，蜜丸。早晚白滚水吞下各一两，十日必无溺石之苦矣。此证成之最苦，欲溺而不溺，不溺而又欲溺，尿管中痛如刀割，用尽气力，止溺一块，其声铮然，见水不化，乃膀胱之火熬煎而成，此异病也。其色或红或白或黄或青或黑不一，总皆水郁而火煎之也。此方之妙，全不去治石淋，而径去补肾水之不足。水足而火自消，火消而水自化，其中有妙旨也。倘治膀胱，则气不能出，又何以化水？”陈氏所制方剂，具有强肾化水作用。若遇肾气素虚，或服苦寒清湿热之品过多而伤及阳分，致结石不易排出者，服之有助于推动结石之降下。于结石复发证，服此补肾之剂，亦当有益无害。

总观有关石淋史料记载，在理论知识方面，虽有些发展，但在临床治疗方面却成就不多，时代使然，无须多议。只有在社会主义社会，医务人员在党的领导下，遵循毛主席革命卫生路线，走中西医结合的道路，取长补短，发扬中医的辨证论治治疗方法，才有可能取得更好的成绩。

二、病机认识

往昔中医认为，尿结石是“肾”的疾患。肾属脏，中医所谓脏，是藏象，是从生理活动中归纳出来的，包括甚广，不尽同于西医解剖上的脏器。如《灵枢·本神》篇指出：“肾藏精，精舍志。”《难经》亦以两肾分为肾与命门。此后，明代医家对命门的功用有不少阐述。中医认为，肾与膀胱相表里，同为水府，尿结石既为水府疾患，则结石之形成自非一端。

若水府失职，积湿蓄水，再遇到内因或外因的火热、湿热交蒸，煎熬成石，此是中医对病机的一般认识。肾附命门，若命门火衰，肾阳式微，虚寒以生，虚则运化不足，寒则凝固。水性属寒，与肾内停留之杂滓相合，势会导致结石的形成。若因腰部损伤而瘀血，或因情志惊恐而气滞，以致肾脏血流不畅，气机阻碍，也会形成与助长结石。总之，阴阳偏盛，气血的乖和，古人都认为有导致结石的可能性。如王肯堂说："盖五脏六腑、十二经脉气皆相通移，是故足太阳主表，上行则统诸阳之气，下行则入膀胱。又肺者通调水道，下输膀胱，脾胃消化水谷，或在表在上在中，凡有热则水液皆热，转输下之，然后膀胱得之而热矣。且小肠是心之腑，主热者也。其水必自小肠渗入膀胱胞中。诸热应于心者，其小肠必热。胞受其热，经谓胞移热于膀胱者，则癃、溺血是也。由此而言，初起之热邪不一，其因皆得传于膀胱而成淋。若不先治其所起之本，止从末流胞中之热施治，未为善也。予尝思之：淋病必由热甚生湿，湿生则水液浑，凝结而为淋。"王氏的观点，是从人的整体出发，认为脏腑互为影响。诸脏有热，热与湿合，都可波及膀胱。因湿为水邪，水性就下，膀胱乃水之出路，停蓄蕴郁，酿成淋病。推本求源，是关系到各个脏腑的。"治病必求于本"，审证求因，是施治的依据，此点值得注意。又张介宾说："真阴肾水不足，不能滋溉营卫，渐至衰羸……或遗淋不禁……或腰酸腿软。""元阳不足，或先天禀衰，或劳伤过度，以致命门火衰，不能生土，而为脾胃虚寒，饮食少进……或脐腹多痛……或小水自遗，虚淋寒疝。"张氏以为肾的真阴亏损，真阳不足，均为导致诸淋的原因。

以上这些理论，都是从临床实践中观察体会总结出来的，具有实际意义。在现代中西医结合治疗泌尿系结石中，仍有着指导临床的作用。

又据现在所知，我国结石疾患有地方性，如山东、广东、安徽等地，患泌尿系结石者较多。

三、治疗法则

中医文献认为，五淋中的石淋，多为下焦湿热酝酿而成；间有肾阳不足、肾阴亏损所导致之结石；气滞血瘀，使气道不行，血路阻塞，也可形成结石。原因不同，辨证治法亦异。

现在各地中西医结合治疗泌尿系结石，约分为湿热型、虚型、实型、气滞血瘀型等。也有按物理检查，以部位上下分型的。根据不同类型分别施治，是提高疗效的重要手段。兹分列于下：

1. 湿热型

因湿热下注，煎熬成石，常突然发作，伴有血尿或发热，小腹绞痛，尿频、尿急，甚至头胀腹闷，脉弦数或滑数，舌苔黄腻。治疗法则以淡渗利湿、苦寒清热为主。

2. 虚型

分肾阴虚、肾阳虚、阴阳两虚。

（1）肾阴虚：主要症状有五心烦热，口干，舌干而不多饮，头晕目眩，耳鸣，面色憔悴，盗汗，失眠，或午后潮热，尿赤，大便干，遗精。脉细数，舌红少苔，或裂或剥。患阴虚结石者比较少见，多因体质阴虚或过服利湿之剂有伤阴分所致。治疗法则，应取清养滋补，但要注意清而不凉，滋而不腻，时时照顾脾胃，才能够长期进药。

（2）肾阳虚：主要症状为畏寒，冬日更甚，腰酸腿软，面色㿠白，大便溏，小便清长，气短，自汗，有的皮肤浮肿。脉沉迟，舌胖而润，或有齿痕。这种类型也比较少，多因体质素禀阳虚，或过服清热之剂，有伤阳分所致。治疗法则，以强肾补虚、温阳化湿为主，药应远柔用刚。

（3）阴阳两虚：在治法上应权衡阴阳，或阴多阳少，或阳多阴少，针对不同情况，把动静药摆好，过细地组成方剂，才能取得预期的疗效。

3. 实型

患者体质素壮，结石久不移动，而脉搏、舌体、舌苔均无虚象者，治疗应大胆地行气破血，采取有力的药物，以推动结石的降下。

4. 气滞血瘀型

气滞可导致血瘀，血瘀也可导致气滞，二者互为因果。症状常见腰痛腹胀（气滞）或刺痛（血瘀），有时小腹绞痛，小便滴沥，甚至排出困难，出现血尿、脓尿，舌质黯红或有瘀斑，苔黄，脉弦紧或缓涩。多见于结石证病程过久，气血不畅，梗阻尿路，水液潴留，有的肾盂积水。治疗原则为行气化瘀，排石通淋。

总的治疗原则，要根据患者具体情况进行辨治。若形体壮实，以祛除结石为主；若形体虚衰，则须于治疗结石的专长药方外，辅以扶正药物，攻补兼施；若病情复杂，更须细辨，才能合乎病机，不致贻误。

另外，按结石部位所在为治。如肾内结石，以补肾为主；输尿管结石，以下行加分利为主。

又近时在中西医诊治上，根据排出结石碎渣的化学成分及患者尿液酸碱度而给予针对性药物，疗效又有进展。

四、选方

方剂是由药物组成的，一般复方都有它的配伍性，药味之间具有相互促进、相互制约作用，不能拆作一味一味的单味药来衡量它的效能。所以临证选方，是治疗中的重要环节。兹择古方和时方适用于各类型的分述如下：

1. 湿热型

《伤寒论》猪苓汤，《太平惠民和剂局方》石韦散。

2. 虚型

属肾阴虚的，钱乙六味地黄丸，或加味地黄丸（六味地黄丸加旱莲草、女贞子各60克）。

属于肾阳虚的，《济生》肾气丸，或六味地黄丸加小茴香、巴戟天各60克。

属于阴阳两虚的，选方要多加注意。因为肾中阴阳的关系是在持续不断的调节之中，平衡是相对的，而不平衡是绝对的，所以在阴阳俱虚的肾病中，阴与阳的虚衰程度也不可能是平均对称的。且阴阳互根，在立法上既应看到一方有所偏盛，又要照顾到互为影响。张介宾说过："善补阳者，必于阴中求阳，则阳得阴助而生化无穷；善补阴者，必于阳中求阴，则阴得阳升而泉源不竭。"他创制的左归、右归二方可以化裁，以绾合阴阳而补其两虚。王旭高对左归、右归方曾有精辟的方论，说："左归是育阴以涵阳，不是壮水以制火；右归是扶阳以配阴，不是益火以消水。与古方知柏八味、附桂八味盖有间矣。虽壮水益火，所用相同，而绾照阴阳，尤为熨贴。"

3. 实型

《卫生宝鉴》八正散，《证治准绳》活命饮。

4. 气滞血瘀型

《太平惠民和剂局方》木香流气饮，《医林改错》血府逐瘀汤。

五、用药

尿结石的用药，按类别分述如下：

1. 渗湿利尿药

泽泻、赤苓、车前子、猪苓、金钱草、石韦、瞿麦、萹蓄、海金沙、猫须草、川木通（此味有影响肾功能的副作用，在肾虚者勿用）。

2. 通淋滑窍药

冬葵子、榆白皮、滑石。

3. 降下排石药

牛膝、王不留行、海金沙。

4. 溶解结石药

鳖甲、牛角粉（每日 9 克，适量黄酒送下，多食醋）、核桃仁（每日 120 克，分两次嚼服）、乌梅均有酸化尿液作用，对磷酸镁铵结石有溶解作用；青陈皮有碱化尿液作用，广东（或江苏）金钱草每日 30 克，泡茶频饮，大麦秆每日 30 克，煎服，均有裨益。

5. 防止结石复发药

柳树叶、大麦秆、玉米须（根、叶）、金钱草等，都有利尿作用，于结石治愈后，可选一二种，每日煎水代茶饮之。

6. 对孤立的鹿角状肾结石

双肾鹿角状结石或输尿管较大结石，有不同程度的梗阻者，加王不留行、川牛膝等药，酌加前述改善肾功能处方，密切观察。

7. 调气理滞药

青皮、陈皮、枳实、厚朴、香附、乌药、延胡索、郁金、琥珀、姜黄、佩兰叶、佛手柑、沉香、降香、木香。

8. 活血化瘀药

归尾、赤芍、川芎、桃仁、红花、血竭、苏木、乳香、没药、三棱、莪术、泽兰叶、瓦楞子、王不留行、穿山甲、五灵脂、生蒲黄。

9. 涤痰泻浊药

半夏、橘红、茯苓、白前、旋覆花、白芥子、薤白、晚蚕沙。

10. 消食除积药

莱菔子、焦山楂、焦神曲、焦麦芽、香稻芽、炒谷芽、草果仁（消瓜果积）、砂仁、鸡内金、枳椇子（消酒湿）。

11. 补气健脾药

黄芪、党参、白术、炙草。

12. 凉血止血药

生地黄、牡丹皮、白薇、旱莲草、紫草、玄参、茅根、大小蓟、侧柏叶、地榆、茜草根、藕节、艾叶。

13. 回阳祛寒药

附子、干姜、肉桂、蜀椒、小茴香、益智仁、巴戟肉、细辛、杜仲、续断、仙茅、仙灵脾、核桃肉、沙苑子、菟丝子。

14. 解除痉挛药

地龙、蜈蚣、甘松、槟榔。

15. 控制感染药

紫花地丁、金线重楼、鱼腥草、连翘、蒲公英、败酱草、苦参、黄芩、黄柏。

以上的选方用药，只可治疗一般性的结石，还要在临证时兼顾到患者的体质、年龄、性别、职业、饮食习惯等。且尿结石虽系专病，比较单纯，但其类型既有所不同，而一个类型之中又不免夹杂着他证，在病程中更有发展和变化，必须掌握住不同情况，因时、因地、因人辨证施治，安排好先后缓急的施治次序，才能使病无遁情，有的放矢，达到治愈疾病的目的。

论“伤寒发黄”

张仲景《伤寒论》中的发黄，是急性热病中的一种病变，有异于《金匮要略》中的黄疸病。仲景恐后人把急性病和慢性病的黄染证混淆起来，所以分立发黄和黄疸两个名称，而治法亦有所不同，所谓理密法严。

近年来，急性黄疸型传染性肝炎不断有发生，我们临床所见的，是不是即属于“伤寒发黄”？而“伤寒发黄”是不是即包括了黄疸型传染性肝炎？都需要进一步用现代科学方法研究证明。我认为“伤寒发黄”较杂病黄疸更接近于黄疸型传染性肝炎。为了继承古人的经验，应用到现实的临床治疗中去，是有研究它的必要性的。兹详列《伤寒论》中发黄的条文和方剂，探讨它的理、法、方、药的规律性，以便比较适当地实施于临床治疗。

一、伤寒发黄条文之研讨

《伤寒论》中有发黄的条文计 18 条，其中太阳篇 6 条，阳明篇 11 条，太阴篇 1 条。

1. 太阳篇第 6 条：“若被火者，微发黄色，剧则如惊痫，时瘈疭，若火熏之。”

此条发黄系因温病被火。被火，古有用火治病方法，如烧针、烧地、卧灰、烫背等。微发黄之微字，与下句“剧”字相对，谓被火后变证之轻重，轻者但发身黄，重者惊痫瘈疭，而黄色亦深如火熏。今世仍采用烧针、艾灸等法治病，温病误火发黄之症，临床抑或有之。

2. 太阳篇 102 条：“得病六七日，脉迟浮弱，恶风寒，手足温，医二三下之，不能食，而胁下满痛，面目及身黄，颈项强，小便难者，与柴胡汤。后必下重，本渴，饮水而呕者，柴胡汤不中与也。食谷者哕。”

此条系表里虚寒之外感病，因误下而伤及肠胃，致使不能食，胁下满痛，面目及身黄，食谷哕。非柴胡汤之少阳证。

3. 太阳篇 116 条：“太阳病中风，以火劫发汗，邪风被火热，血气流溢，失其常度，两阳相熏灼，其身发黄。阳盛则欲衄，阴虚小便难，阴阳俱虚竭，身体则枯燥。但头汗出，剂颈而还，腹满微喘，口干咽烂，或不大便，久则谵语，甚者至哕，手足躁扰，捻衣摸床，小便利者，其人可治。”

此条非因伤寒而发黄，系因伤寒治非其法，被火劫迫而发黄者。

4. 太阳篇131条：“太阳病，身黄脉沉结，少腹硬，小便不利者，为无血也；小便自利，其人如狂者，血证谛也，抵当汤主之。”

此条成无己注云：“身黄脉沉结，少腹硬，小便不利者，胃热发黄也，可与茵陈蒿汤。身黄，脉沉结，少腹硬，小便自利，其人如狂者，非胃中瘀热，为热结下焦而为蓄血也，与抵当汤以下蓄血。”如此辨中、下二焦之证极明晰，指出临证时选用方药之标准。故病同而证异则治法自应不同，不可见发黄辄投茵陈剂。

仲景对瘀血发狂之身黄症，不用桃核承气汤，而用抵当汤，其区别在轻重新久之间。桃核承气汤证，其瘀血轻，少腹急结，其人如狂，其瘀血新，故有时不药而自下，只取桃仁、大黄，其力已足。若抵当汤证，其瘀血重，少腹硬满，其人发狂，蓄血久，喜忘，大便硬，反易通，色黑，非取虻虫、水蛭，不能抵当其任，去其固著。

坏死后性肝硬变、晚期肝硬变，往往出现黄染，进展很速，非茵陈剂所能退，症见喜忘，大便黑，少腹硬，甚则狂躁迷妄，终至出血而陷于危亡。近人有用桃核承气汤取到微效者，审其证，若投以抵当汤当更效。因论中桃核承气汤证条文无身黄，而抵当汤证条文明标“身黄”。

或谓危重肝炎与肝硬变的昏迷期中，擅用攻下剂，是否可导致肠出血而促进死亡？我认为这种顾虑是不必要的。因为其人发狂，少腹硬满，脉沉结，是阳证实证，堪任攻下，若有肠出血倾向之证，则是阴证虚证，体温低下，脉搏细微。两者体征脉象固有不同，自然治之无虞。

5. 太阳篇140条：“太阳病，脉浮而动数，浮则为风，数则为热，动则为痛，数则为虚，头痛发热，微盗汗出而反恶寒者，表未解也。医反下之，动数变迟，膈内拒痛，胃中空虚，客气动膈，短气躁烦，心中懊侬，阳气内陷，心下因硬，则为结胸，大陷胸汤主之。若不结胸，但头汗出，余处无汗，剂颈而还，小便不利，身必发黄也。”

此条系无汗、小便不利、瘀热在里之发黄，与241条相互参看自明。

6. 太阳篇153条：“太阳病，医发汗，遂发热恶寒，因复下之，心下痞，表里俱虚，阴阳气并竭，无阳则阴独，复加烧针，因胸烦，面色青黄，肤瞤者，难治；今色微黄，手足温者，易愈。”

此条亦似火逆证，但面色青黄，非比 116 条之火逆发黄重症，故云易愈。

以上《太阳篇》中言发黄者 6 条，除瘀血身黄外，多非伤寒发黄之原发病，故不出方治。因伤寒发黄系属阳明肠胃病，虽有黄染，却不属少阳病，故少阳篇中无发黄证，且不用柴胡剂，而于 102 条并著“柴胡汤不中与也”之文，暗示小柴胡汤不治阳明病。“读伤寒应于无字处着眼”，这话是有所见而云的。

7. 阳明篇 195 条：“伤寒脉浮而缓，手足自温者，是为系在太阴。太阴者，身当发黄；若小便自利者，不能发黄。至七八日大便硬者，为阳明病也。”

此条是太阴病而致发黄者，虽必形成阴黄，但必须小便不利，利不能成黄。结句提到阳明，是对举法。

8. 阳明篇 203 条：“阳明病脉迟，食难用饱，饱则微烦，头眩，必小便难，此欲作谷疸，虽下之，腹满如故。所以然者，脉迟故也。”

此条亦见《金匮要略》黄疸病篇，系杂病中之谷疸，而非急性热病之发黄，故不出方治。

9. 阳明篇 207 条： “阳明病无汗，小便不利，心中懊侬者，身必发黄。”

此条无汗，小便不利，心中懊侬，柯琴谓：“口不渴，腹不胀，非茵陈所宜，与栀子柏皮汤，黄自解矣。”

10. 阳明篇 208 条：“阳明病，被火，额上微汗出，小便不利者，必发黄。”

此条系阳明病被火劫而发黄者，柯琴亦主以栀子柏皮汤。

11. 阳明篇 214 条：“阳明病，面合色赤，不可攻之，必发热色黄者，小便不利也。”

此条是热在经，故面合色赤。在经则忌下，而反下之，致热不得发越而发黄。柯琴谓在被下伤津之后，须栀子柏皮汤滋化源而致津液，非渗泄之剂所宜。

又“发热色黄者”，“色黄”应重读，即“发热色黄，色黄者，小便不利也”。论中有“者”字句者，有此体例。

12. 阳明篇 237 条：“阳明中风，脉弦浮大而短气，腹都满，胁下及心痛，久按之气不通，鼻干不得汗，嗜卧，一身及面目悉黄，小便难，有潮热，时时哕，耳前后肿，刺之小差。外不解，病过十日，脉续浮者，与小柴胡汤。脉但浮，无余证者，与麻黄汤；若不尿，腹满加哕者，不治。”

此条云发黄，云腹满，云不尿而加哕，恐因误治所致。

13. 阳明篇 241 条：“阳明病，发热汗出者，此为热越，不能发黄也。但头汗出，身无汗，剂颈而还，小便不利，渴引水浆者，此为瘀热在里，身必发黄，茵陈蒿汤主之。”

此条渴饮水浆，瘀热在里，小便不利，是必有腹微满，故主之以茵陈蒿汤。

14. 阳明篇 263 条：“伤寒，发汗已，身目为黄，所以然者，以寒湿在里，不解故也。以为不可下也，于寒湿中求之。”

此条发汗已身目俱黄，知非瘀热，不可下，乃指茵陈蒿汤。王海藏云：“阴黄，其证身冷汗出，脉沉，身如熏黄，色黯，终不如阳黄之明如橘子色。治法：小便利者术附汤；小便不利，大便反快者，五苓散。”

15. 阳明篇 264 条：“伤寒七八日，身黄如橘子色，小便不利，腹微满者，茵陈蒿汤主之。”

此条是茵陈蒿汤之的证，与 241 条互发。大论条文简古，往往出于彼者省于此，详于此者略于彼，应前后对照读之，方能得其全貌。

16. 阳明篇 265 条：“伤寒身黄发热者，栀子柏皮汤主之。”

《医宗金鉴》云：“伤寒身黄发热者，设有无汗之表，宜用麻黄连轺赤小豆汗之可也；若有成实之里，宜用茵陈蒿汤下之亦可也。今外无可汗之表证，内无可下之里证，故唯宜以栀子柏皮汤清之也。”

17. 阳明篇 266 条：“伤寒瘀热在里，身必发黄，麻黄连轺赤小豆汤主之。”

此汤应按上条《医宗金鉴》所分析证候用之。徐大椿云：“茵陈蒿汤欲黄从下解，此方欲黄从汗解，乃有表无表之分也。”

18. 太阴篇 281 条：“伤寒脉浮而缓，手足自温者，系在太阴。太阴当发身黄；若小便自利者，不能发黄。至七八日，虽暴烦，下利日十余行，必自止，以脾家实，腐秽当去故也。”

此条已见阳明篇 195 条，唯下半段自异。前条言大便硬者，为阳明病也，是太阳转阳明而愈者；此条自七八日暴烦自利，是自愈于太阴者。

综合以上 18 条，仲景治伤寒发黄，独重阳明，既不取柴胡剂，又不取承气剂，而别出机杼，以茵陈（茵陈蒿汤）栀子（栀子柏皮汤）独树治黄之帜。虽仅有二方，于专病专药的原则上，更灵活地运用了辨证施治。意仲景既有师承又加以变通，而整饬其法，以昭示后学。后世诸治发黄者，所立方剂，均是在此基础上加以发展的。

二、伤寒发黄方剂之研讨

1. 麻黄连轺赤小豆汤方

麻黄二两（去节），连轺二两（连翘根是），杏仁四十个（去皮尖），赤小豆一升，大枣十二枚（擘），生梓白皮一升（切），生姜二两（切），甘草二两（炙）。

上八味，以潦水一斗，先煮麻黄再沸，去上沫，内诸药，煮取三升，去渣，分温三服，半日服尽。

【按】章太炎论古今权量，约古一两，为今二钱五分。麻黄二两为五钱，分三服则一钱六分强。杏仁四十个，分三服则十三个强。赤小豆一升，约九钱，分三服则三钱。余类推。

【方解】本方乃治太阳经传来之邪。太阳伤寒，理宜用麻黄汤，只因邪传阳明，热瘀于里，里非胃府，以阳明经居太阳之里。唯其里有热，所以方中用麻黄汤而去桂枝之辛热，更加赤小豆、姜、枣之甘辛，以祛在表之寒湿，复加连轺、生梓白皮之苦寒，以清解肌里之瘀热。柯琴谓："潦水味薄，能降火而除湿……半日服尽者，急方通剂，不可缓也。"

古人立方遣药，是在辨病的基础上而予以辨证施治的。病在证先，药隶方下，病证一源，方药一体，理密法周，毫不假借。观此方虽属阳明经证，而不投石膏、知母，因惧助湿；虽热瘀而不投以芩、连，因惧遏抑体气，有碍解表。选麻黄汤之大力发表方而去辛温之桂枝，选赤豆、梓皮而利湿清热，不仅能治伤寒发热之有表证者，而疥疮内陷致身面浮肿者，亦可托毒外出。

2. 栀子柏皮汤方

栀子十五个（擘），甘草一两（炙），黄柏二两。

上三味，以水四升，煮取一升半，去滓，分温再服。此汤系分温再服。设作一次量服，则用栀子八个，炙甘草一钱三分，黄柏二钱五分。

【方解】本方清热利小便，为治湿热之主方。尤怡曰："栀子彻热于上，柏皮清热于下，而中未及实，故须甘草以和之耳。"

3. 茵陈蒿汤方

茵陈蒿六两，栀子十四枚（擘），大黄二两（去皮）。

上三味，以水一斗二升，先煮茵陈，减六升，内二味，煎取三升，去滓，分温三服。小便当利，尿如皂荚汁状，色正赤。一宿腹减，黄从小便去也。

【方解】本方茵陈除湿郁之黄，栀子除胃家之热，大黄推壅塞之瘀。三物者，苦以泄热，热泄则黄散。柯琴曰："茵陈能除热邪留结，率栀子以通水源，大黄以调胃实，令一身内外瘀热悉从小便而出，腹满自减，肠胃无伤，乃合引而竭之之法，此阳明利水之圣剂也。"

【按】栀子柏皮汤用栀子、柏皮直清下焦之湿热，此方用栀子、大黄亦祛湿热从下焦出，因热瘀下焦则用黄柏，因腹微满则用大黄，而栀子则两方均倚之，为独当搜湿热、利小便之主力，随病机以赴，邪热无逃遁之处。或谓芩、连苦寒，清热燥湿之力亦有足多者，何以仲景均未采用？我以为芩、连、大黄合用，为泻心之剂，治在中焦；此二方均治在下焦，其于导湿热从小便而去之选用，不仅没有使芩、连独当一面之必要性，即加在此二方中，亦自成后世黄连解毒汤、栀子金花汤之方意，而牵制栀子、柏皮、大黄直接祛逐湿热外出之力。仲景用方，随病以决药，辨证而论治，在汗、下、清祛邪情况下，宁单纯，不复杂，宁直捷，不迂曲。后世制方，不少失掉了这一特点。

各医家对治疗伤寒发黄的总则及三方适应证的分析，《医宗金鉴》云："湿热发黄无表里证，热盛者清之，小便不利者利之，里实者下之，表实者汗之，皆无非为病求出路也。"柯琴曰："太阳、阳明俱有发黄证，但头汗出而身无汗，则热不外越；小便不利，则热不下泄，故瘀热在里。然里有不同，肌肉是太阳之里，当汗而发之，故用麻黄连轺赤小豆汤为凉散法。心胸是太阳阳明之里，当寒以胜之，用栀子柏皮汤乃清火法。肠胃是阳明之里，当泻之于内，故立本方（指茵陈蒿汤），是逐秽法。"

4. 抵当汤方

水蛭（熬）、虻虫各三十个（去足翅，熬），桃仁二十个（去皮、尖），大黄三两（酒洗）。

上四味，以水五升，煮取三升，去滓，温服一升，不下更服。

【方解】此仲景专为蓄血发黄所选之方。蓄血本杂病，其发黄则为伤寒热病，故称太阳病。柯琴曰："蛭，虫之善饮血者，而利于水。虻，虫之善吮血者，而猛于陆。并取水陆之善取血者以攻之，同气相求，更佐桃仁之苦甘，推陈致新，大黄之苦寒，荡涤邪热。"此方非剧毒峻烈之剂，惜现代医家慑于后世本草水蛭虽干死、沾水复活之说，使消瘀下血之有力专方被抛弃于临床之外。究竟死水蛭无入水复活之实，张锡纯《医学衷中参西录》中辨之甚详，且有治病实例。余亦曾以生水蛭为末，合山药粉，治愈一少妇小腹癥块，并于一年内生育一女。遇蓄血发黄证采用此方，决无偾事之虞。

三、伤寒发黄药物之研讨

1. 麻黄

《神农本草经》谓其主“发表出汗，去邪热气……除寒热。”《名医别录》：“五脏邪气缓急……通腠理，解肌，泄邪恶气。”邹澍曰：“麻黄非特治表也，凡里病可使从表分消者，皆用之。”日人吉益东洞《药征》：“旁治……一身黄肿。”《古方药品考》：“麻黄解寒，逐湿去痰。”

2. 连轺

连轺即连翘。《神农本草经》所载之物，非其根，《千金方》及《千金翼方》并作连翘。

3. 赤小豆

《名医别录》谓其主“疗寒热，热中……利小便。”邹澍曰：“麻黄连轺赤小豆汤，岂不以火蒸于中，不能化外之湿，湿盛于外，不得交在中之阳以相化乎?”

4. 梓白皮

日人丹波元坚曰：“《金鉴》曰，无梓皮，以茵陈代之，我以为不如李中梓以桑皮代之。”桑皮泻肺气，有利水消肿之效，故可以代梓皮入黄疸方。

5. 潦水

邹澍曰：“暴雨骤降，未归洼下，慢流地面者，名曰潦水。此暂未归壑，非即刻就下，则不久自干。麻黄连轺赤小豆汤用之，取其湿热不久注于土，黄即愈也。”

6. 栀子

甄权谓除时疾热，解五种黄病。邹澍曰：“仲景用栀子……于湿热成黄证者，取其于郁中鼓畅发之气而开之，则茵陈蒿汤、栀子大黄汤、大黄硝石汤皆是也……用大黄推其火，以远于津液，即津液中火有未尽，则借栀子之严厉以畅其机也。试即不用大黄之栀子柏皮汤观之，则于黄中并兼发热。发热，则其阳足达于外，而结于内者未深，遂不必大黄之峻利，但用栀子清肃畅达之可耳。于黄疸之火，是畅之而非泻之也。”周岩曰：“黄疸之瘀热在表，其本在胃，栀子入胃涤热下行，更以走散利便之茵陈辅之，则瘀消热解而疸以愈。”有称“栀子合黄柏、茵陈，消五种阳黄”者。

7. 黄柏

《神农本草经》谓其主“五脏肠胃中结热，黄疸”。邹澍曰：“黄疸与下利之候甚多，而表里寒热错杂，黄孰多孰少，不可不辨也。凡黄疸之属里属寒者不论，举其属表属热者言之，则麻黄连轺赤小豆汤证，其标见于太阳；小柴胡汤证，其标见于少阳；栀子大黄汤、茵陈蒿汤、大黄硝石汤、栀子柏皮汤证，其标见于阳明。阳明者，有在经在腑之分，发热，懊侬，汗出，皆经证也；腹满，小便不利，皆腑证也。栀子大黄汤证，经多而腑少；茵陈蒿汤证，有腑而无经；栀子柏皮汤证，有经而无腑；大黄硝石汤证，经少而腑多。试于栀子柏皮汤证以黄疸为里，则发热为表；于大黄硝石汤证以腹满、小便不利为里，则汗出为表。是汗出为表和，则发热为里和，而柏皮之用，正在表里之间，湿热壅于肌肉，是胃中结热为疸者也。”

8. 茵陈蒿

《神农本草经》谓其主“风湿寒热，邪气，热结黄疸”。《名医别录》：“治通身发黄，小便不利。”《伤寒论》、《金匮要略》二书，几若无疸不茵陈者。然栀子柏皮汤证，有内热而无外热；麻黄连轺赤小豆汤证，有外热而无里热；小柴胡汤证，腹痛而呕；小半夏汤证，小便色不变而哕；栀子大黄汤证，心中懊侬；硝石矾石散证，额上黑，日晡发热。则内外有热，但头汗出，剂颈而还，腹满，小便不利，口渴，为茵陈蒿汤证。茵陈配梓白皮，治热瘀发黄；配焦栀、黄柏，治阳黄色明；合干姜、附子，治阴黄色晦；配白术、桂枝、猪苓、赤苓、泽泻，治尿闭发黄；合枳实、厚朴、焦栀、黄柏、大黄，治便闭阳黄。

9. 大黄

茵陈发扬芬郁，禀太阳寒水之气，善解肌表之湿热，但欲其驱邪从小便而去，必得多煮以厚其力，与桂枝利小便非多用不可，正复相同。大黄只二两而又后煮，则与茵陈走肌表之力相伍，徐大椿谓：“茵陈蒿汤先煮茵陈，则大黄从小便出，此秘法也。”

论肝病治疗规律

中医所称之肝，其生理既复杂，病理亦头绪纷繁，治理之法当然也就不简单了。肝性多郁，宜泻而不宜补；肝性至刚，宜柔而不宜伐；肝内寓相火，极易变动，亦寒亦热，难事捉摸，所以有“肝为五脏之贼”、“肝病如邪”等说法。临床所见杂病中，肝病十居六七。疾病之多既如此，而病情之复杂又如彼，因之对治疗方法的研讨，是颇为重要的。为此，我搜集前人有关治理肝病之药法，参以己意，供临床参考。

肝病药法，前人分作补泻两大类，而以属性相近之他法隶之。我认为，张仲景治少阳病独取和法，厥阴与少阳同位，是表里之脏腑，少阳病寒热往来，厥阴病寒热胜复。在治法上，少阳病投以平剂，厥阴病寒热并用，均是和其表里，调其阴阳。此虽属于外感治法，而杂病亦可取径于此。故本篇于补泻两法外，增一和法，是否有当，愿与同志们共商榷之。

一、和肝法（舒肝、调肝、柔肝、化肝）

和法是指和解表里、疏瀹气血、协调上下等各方面，凡属补泻兼施、苦辛分消等均是。其具体用药法，郁结者疏之，滞窒者调之，横恣者柔之，痹塞或蕴热者化之（清化、化解）。兹分述于下：

1. 疏肝

王旭高分理气与通络二法。如肝气自郁于本经，两胁气胀或痛者，宜香附、郁金、苏梗、青皮、橘叶之属以理气。兼寒加吴萸，兼热加丹皮、山栀，兼痰加半夏、茯苓。如疏肝（气）不应，营气痹窒，络脉瘀阻，兼通血脉，宜旋覆花、新绛、归须、桃仁、泽兰叶等以通络。黄宫绣所举疏肝气的药物为：木香、香附、柴胡、川芎。张山雷所列疏肝药有：天仙藤、青木香、广木香、乌药、玄胡、郁金、蔻仁、砂仁、竹茹、丝瓜络、陈皮、橘叶、香橼。他从中特别推崇乌药与玄胡，认为“乌药气味皆薄，质亦不重，是为行导气机轻灵之品，不刚不燥，是肝脾气分之最驯良者。”“玄胡虽曰入血，而善行气滞，其质虽坚，然不重坠，疏气之效颇著，以治气机不利，闭塞胀，胸胁脘腹诸痛，最有捷应，而定逆顺降，不失之猛，故治吐溢咯衄，使不上升而血可止，非如大寒暴折者，每有留瘀结塞之弊，且亦无攻破下泄、重损真气之虞，能解肝脾两家郁结，尤其专长，和平而有速效，绝无刚燥猛烈之害。”

【按】王旭高取理气通络数药以疏肝，似嫌不足。因“肝之合筋也”（《素问·五脏生成》），“肝主身之筋膜……肝气热……筋膜干，则筋急而挛，发为筋痿”（《素问·痿论》）；又“肝足厥阴之脉，起于大趾丛毛之际……上腘内廉，循股阴，入毛中，过阴器，抵小腹……是动则病腰痛不可以俯仰，丈夫㿉疝，妇人少腹肿……所生病者……狐疝，遗溺，闭癃。”（《灵枢·经脉》）“疝者，气痛也，众筋会于阴器，邪客于厥阴、少阳之经，与冷气相搏，则阴痛肿而挛缩。”（《诸病源候论·虚劳阴疝肿缩候》）。筋挛疝痛之肝病，在药法中亦宜疏肝通络。近代有的医生曾取疏肝队中之五加皮、虎骨、木瓜、牛膝、萆薢等以疏筋止拘挛，又取橘核、荔枝核、丝瓜络、橘络、金铃子、玄胡、香附、小茴、乌药等理气通络之品以治气滞、肝络不疏而病疝痛与阴核肿痛者，可辅王氏疏肝药法之不足。

【又按】中药的效用，对归入脏腑经络之部位是颇为注重的。肝病部位，在《内经》各篇中，如《素问》之《平人气象论》、《脏气法时论》、《刺热》篇、《气交变大论》及《灵枢》之《胀论》等，都指在两胁下。肝病既不离于两胁，则治肝之药法，亦当于此讲求。考入两胁之药，应首推柴胡，张仲景用柴胡主治胸胁苦满，寒热往来，心下痞硬。日人吉益东洞《药征》谓历观仲景诸方，“柴胡主治胸胁苦满也，其他治往来寒热，或腹中痛，或呕吐，或小便不利，此一方（指小柴胡汤）之所主治，而非一味之所主治也。”其子吉益为则按之曰：“《伤寒论》中，寒热，腹痛，呕吐，小便不利而不用柴胡者多矣，胸胁苦满而有前证，则柴胡主焉，此可以见柴胡之所主治也。”黄宫绣为清代乾隆时人，在疏肝气药法中提出柴胡，是取法于仲景。乾嘉以还，医界惑于清凉派之说，无论外感内伤病，对柴胡都不敢入方，谓柴胡劫夺肝阴。于治肝郁药中，如王旭高、张山雷等均未敢提出柴胡，遑论使用柴胡。习俗移人，识者不免。不知柴胡为解郁疏肝专用之材，若弃置不用，是治肝病药法中之一大损失。然在使用柴胡时，亦宜注意它的适应范围。无论外感或内伤病，若舌无苔或绛或干，或淡红嫩红，脉细数或沉数，均属肝阴不足，当然不宜滥投柴胡。只允许在舌苔白润，脉弦或濡，并有柴胡证，方可应用。上面诸家所举的疏肝药，我认为还应区分其轻重缓急。如理气之苏梗、橘叶、天仙藤、青木香、蔻仁壳、砂仁壳、竹茹、丝瓜络、陈皮、香橼、柴胡等，适用于气滞之轻者；青皮、香附、广木香、乌药，则适用于气滞之重者。又气滞多夹血瘀，血瘀每致气滞，气血互为影响，况肝为血脏，气病鲜有不及血者，则宜郁金、玄胡、丝瓜络、川芎、柴胡、丹皮等。若血瘀重则径用通络化瘀之品，其法在后。这是从先后方面论。若暴怒伤肝，体实病实，胸部满闷，两胁支撑，噫气不舒，则宜急投香附、青皮、槟榔、木香、大腹皮、川芎等重一等的疏肝药，待病势稍杀，再缓缓善后。这是从缓急方面论。总之，要在临床时辨证论治，随病机以赴，掌握分寸，方能丝丝入扣，恰合分际。

2. 调肝

调理肝法，分在气在血。肝不宜破伐，唯调之，使气血和平，生气得达。朱丹溪调肝常用木香，张山雷用香附、川芎，谓“香附通行十二经，能于血分之中，导达气滞，气药中之最驯良而不嫌燥者”；“川芎芳香升举，肝气遏抑而不能调达者宜之。”魏玉璜用川楝子调肝木之横逆，置于大队阴柔药中，使肝驯服，是善于运用反佐制约药法者。

3. 柔肝

王旭高说：“如肝气胀甚，疏之更甚者，当柔肝。当归、杞子、柏子仁、牛膝。兼热加天冬、生地，兼寒加苁蓉、肉桂。”张山雷柔肝用羚羊角、川楝子，谓“若其肝火之炽盛者，则气火嚣张，声色俱厉，脉必弦劲实大，证必气粗息高，或则扬手掷足，或则暴怒躁烦，耳鸣头胀，顶巅俱痛，则非羚羊角之柔肝抑木……不能驾驭其方张之势焰，抑遏其奋迅之波澜。”“川楝清肝，最为柔驯刚木之良将，凡胸腹胀，胁肋撑，上之为头痛、耳痛、胃脘心痛，下之为腹痛、少腹疝痛，无论为寒为热，类多肝络窒滞，气不调达，有以致之。香燥行滞一法，固可以利其运行，然唯血液之未甚耗者，能为之推波助澜，则气为血帅，而血随气行。若果阴液大虚，虽振动之而疲馁不前，斯气药亦为无用，且反以增其燥结之苦。则唯清润和调，柔以驭之，尚可驯其横逆，此金铃子之柔肝，固非芳香诸物之可以一例观者也。”

4. 化肝

化肝有清化、化解两法。如郁怒伤肝，气逆动火，烦热胁痛、胀满动血等证，可宗张景岳法，用青皮、陈皮、丹皮、山栀、芍药、泽泻、贝母等，以清化肝经之郁火。若肝郁遏不舒，而兼有痰血食滞凝结者，可宗朱丹溪法，以香附、山栀、建曲、赤芍药、滑石、通草等化解六郁。黄宫绣用土茯苓、蒲公英、芙蓉花、皂矾、连翘、醋以解肝毒，为化肝法之别辟

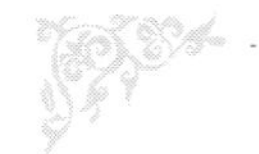

蹊径者。又没药能通血络，化瘀滞，肝为血脏，用之以化肝，亦是一法。

二、补肝法（养肝、镇肝、摄肝、敛肝、温肝、缓肝）

江笔花以枸杞、五味、乌梅为补肝药队猛药，以山茱萸、菟丝子、首乌、当归、白芍、沙苑蒺藜、鳖甲、龙骨、牡蛎、木瓜为补肝药队次药。张山雷用狗脊、菟丝、沙苑蒺藜、柏子仁、密蒙花等，并云："金毛狗脊，生意最富，经久不枯，通利关节，故善起腰脊之痿弱。"张锡纯以黄芪为补肝要药，云："肝属木而应春令，其气温而性喜条达，黄芪之性温而上升，以之补肝，原有同气相求之妙用……用一切补肝之药皆不效，重用黄芪为主，而少佐以理气之品（按：佐陈皮最好，因黄芪服后易作胀，佐以陈皮，则无斯弊）。"张洁古曾用陈皮、生姜作补肝药，后人多非议之。考《内经》"肝欲散……以辛补之"，恐洁古是在这种理论的基础上提出来的。王旭高补肝法，分阴、阳、气、血。补肝阴用地黄、白芍、乌梅，补肝阳用肉桂、川椒、苁蓉，补肝气用天麻、白术、菊花、生姜、细辛、杜仲、羊肝，补肝血用当归、川断、牛膝、川芎。黄宫绣补肝法分气血：补肝气选用杜仲、山萸、鸡肉、续断，补肝血选用荔枝、阿胶、桑寄生、何首乌、狗脊、鹿茸、獭肝、紫河车、菟丝、人乳。所谓"昔人云，肝无补，非无补也，实以肝气过强，则肝血不足，补之反为五脏害，故以无补为贵。讵识肝气不充，是犹木之体嫩不振而折甚易，非不用以山茱萸、杜仲、续断、鸡肉壮气等药以为之补，乌能以制夭折之势乎？肝血既竭，是犹木之鲜液而槁在即，非不用以地黄、山药、枸杞以滋其水……其何以制干燥之害乎（按：肝不宜于直接峻补）？"

1. 养肝

王旭高曰："如肝风走于四肢，经络牵制，或麻者，宜养血息风，生地、归身、杞子、牛膝、天麻、三角胡麻、制首乌，即养肝也。"张山雷以胡麻、黑芝麻、枸杞、阿胶为养肝药，并云："胡麻柔润，能养液以柔肝木，故亦为潜息风阳之药。"黑脂麻"脂液尤多，润泽妙品"。杞子是滋养肝肾真阴妙品，温和润泽，味厚滋填，近人误谓其能兴阳助火者，固非正确。

2. 镇肝

王旭高选用石决明、牡蛎、龙骨、龙齿、金箔、青铅、代赭石、磁石之类。张山雷选用黑铅、铁落等，并云："若金石类之黑铅、铁落、赭石、辰砂等，唯以镇坠见长，而不能吸引者次之，然唯痰火上壅，体质犹实者为宜，而虚脱者又当知所顾忌。其余如石英、浮石、玄精石、寒水石等，力量较薄，可为辅佐，非专阃材矣。”张锡纯镇肝以赭石为最胜，云：“赭石色赤，性微凉。能生血兼能凉血，而其质重坠，又善镇逆气，降痰涎，止呕吐，通燥结，用之得当，能建奇效……且性甚和平，虽降逆气而不伤正气，通燥结而毫无开破（宜生服）。”

3. 摄肝

张山雷从镇肝药中析出介类及磁石等作为摄肝药，颇有见地。所举有磁石、五花龙骨、猴枣、苍龙齿、硫黄，并云：“磁石质重而具有吸引之性，能入肾肝血分，收摄上浮之气焰”；猴枣“安神降逆，清热开痰，颇有捷验；而藏产者，质尤坚实……其色青而黑，正与肝肾二脏相合，故能摄纳……闭证之痰热壅塞，得之可以泄降，而脱证之虚痰上壅，亦可借以摄纳，并不虑其镇坠之猛”；苍龙齿“其色青黑，故能直达肝肾，涵敛浮越之虚阳，皆宜生打入煎剂”；硫黄“纯阳之精，必下元阴气太盛，激其孤阳浮游于上者，以之温养其下，而吸引无根之焰，返归故宅。黑锡丹之功效，最为奇捷，肾气虚寒，喘促欲绝者，非此不可挽救，而非可以治肝火升浮。此两者之病，皆必以镇摄成功，而一虚一实，一寒一热，正互相对峙。”又举潜阳息风之药，亦即摄肝之药，潜阳之法，莫如介类为第一良药。此真珠母、石决明、玳瑁、牡蛎、贝齿、龟板、鳖甲数者，所以为潜阳之“无上妙剂”。“玳瑁亦介类，其色深青而紫，故直入肾肝，滋阴益血……凡真阴不摄，虚火升腾，变生诸幻者，以之吸引于下，涵阴潜阳，最为必需之品。”“牡蛎咸寒，虽介属坚甲，而多粉质，入煎剂自有力量，迥非石决明、蚌壳等之坚硬无气无味者可比。”“龟板滋阴潜阳……且富有脂膏，力能滋填，以助培植，则木根既固，庶无拨动之虞，尤为善后必需之品，视金石镇坠专治其标者，又有上下床之别。”鳖甲亦是滋阴涵阳上品，气味皆清，虽不及龟板之滋补，然在痰涎泛逆之时，滋腻不可并进，则唯此能摄纳而兼有消化功用者，允为相宜。

4. 敛肝

敛肝可选用龙骨、酸枣仁、炒白芍、龙齿、乌梅、木瓜。黄宫绣云：“若使肝气既浮，而证已见目赤（按：赤不是实火红肿之表现）、发热、口渴，则宜以龙骨、枣仁、白芍、乌梅、木瓜之类以为之收，是犹木气过泄，日久必有强直之害，不治不足以折其势也”（肝以敛为泻，经曰：“以酸泻之”）。王旭高简化为乌梅、白芍、木瓜三味，而张山雷则在王氏的基础上去木瓜，而代以萸肉，并云：“芍药清肃，而微含摄敛作用，能

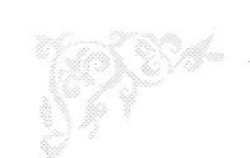

收纳肝脾耗散之气火，故亦能定肝脏自动之风阳。”“萸肉酸收，温养肝肾真阴，则能摄纳升浮之风火。”“世亦共知为峻补肝肾之用，然酸敛有余，滋填不足，摄纳元阴，是其专职，故肝肾阴虚而气火不藏者，断推必需之品，柔驯横逆，效力尤在白芍之上，是为肝胆气旺，荡抉莫制者无上妙药。”“乌梅酸收，故能敛肝。”白芍四钱至一两，佐以藕节一两、汉三七一钱、生地四钱至八钱等药，有止咯血作用。白芍止血，亦敛肝之作用。

5. 温肝

如肝有寒，呕酸上气，宜温肝，肉桂、吴萸、蜀椒。如兼中虚胃寒，加人参、干姜。江笔花的温肝猛药为肉桂、桂枝、吴茱萸、细辛、胡椒、骨碎补，温肝次药为菟丝子、艾叶、山茱萸、茴香。黄宫绣温肝血药为白蜡、肉桂、续断、川芎、香附、荆芥、伏龙肝、玄胡、炉甘石、苍耳子、海螵蛸、百草霜、酒、砂糖、兔屎、王不留行、泽兰、韭菜、刘寄奴、大小蓟、天仙藤、海狗肾、蒺藜、鹿茸、鹿角、炒艾叶。

6. 缓肝

如肝气甚而中气虚者，当缓肝。药如炙草、白芍、大枣、橘饼、淮小麦。

三、泻肝法（凉肝、平肝、破肝、抑肝、清肝、散肝、搜肝）

肝夹风热内侮，证见诸风掉眩，僵仆惊痫，宜用桂枝、羌活、乌药、香附、荆芥、钩藤、薄荷、川芎以除其风，黄芩、龙胆草、青蒿、前胡以泻其火，除其热，红花、地榆、槐角、紫草、茅根、赤芍、生地以凉其血，甘草以缓其势。黄宫绣谓“是犹木之值于风感厥厥动摇，日久必有摧折之势，不治不足以制其暴也。”肝气过盛，而脾肺皆亏，证见咳嗽喘满，惊悸气逆，则宜用青皮、铁粉、密陀僧、侧柏叶以平其肝，三棱、枳实以破其气。凡凉血、缓势、平逆、破气等，皆所以泻肝。

泻肝热：代赭石、石楠叶、琥珀、车前子、牛黄、前胡、秦皮、铜青、密蒙花、石决明、珍珠、凌霄花、生枣仁、芦荟。

泻肝火：钩藤、熊胆、女贞子、羚羊角、青黛、龙胆草、人中白、黄芩、大青叶、青蒿。

泻肝痰滞：前胡、鹤虱、磁石。

泻肝热痰：磁石、前胡、牛黄。

泻肝药，于热与火条分之，于痰滞与热痰条亦分之。火如目赤肿、舌疮等；痰滞则胸闷胁胀，热痰则神识不清，于此等加以体会，则用药法可以入细。江笔花的泻肝猛药为郁金、桃仁、青皮、莪术、沉香，泻肝次药为香附、木香、玄胡、山栀、川芎、川楝子、赤芍药、瓜蒌皮、白蒺藜、佛手、钩藤。王旭高谓："如肝气上冲于心，热厥心痛，宜泄肝，金铃、延胡、吴萸、川连。兼寒去川连，加椒、桂；寒热俱有者，仍入川连，或再加白芍。盖苦、甘、酸三者，为泄肝之主法也。""如肝火实者，兼泻心，如甘草、黄连。"张山雷用黄芩、黄连、丹皮、栀子、甘草、龙胆草、青黛、羊胆、猪胆、牛胆，则凡泻心火之药，未有不能泻肝火者。以苦寒泄降，本是泻火通治之法，黄芩、黄连、丹皮皆泻心火肝火。肝脉弦而有湿者，用青黛。

1. 凉肝

江笔花的凉肝猛药为龙胆草、胡黄连，次为羚羊角、夏枯草、石决明、青蒿、菊花。王旭高云："如肝风初起，头目昏眩，用息风和阳法，羚羊、丹皮、甘草、钩藤、决明、白蒺藜，即凉肝是也。"黄宫绣专提凉肝血药，如生地黄、赭石、蒲公英、青鱼胆、红花、地榆、白芍、槐花、侧柏叶、卷柏、无名异、凌霄花、猪尾血、紫草、夜明砂、兔肉、旱莲草、茅根、蜈蚣、山甲、琥珀、芙蓉花、赤芍、醋、熊胆。

2. 平肝

平肝气药为金银花、青皮、铁粉、密陀僧、云母石、珍珠、龙骨、龙齿。王旭高选用的平肝药为金铃子、蒺藜、钩藤、橘叶。

3. 破肝

破肝气药为三棱、枳实。破肝血药为莪术、紫贝、五灵脂、紫参、益母草、蒲黄、血竭、莲藕、皂矾、归尾、鳖甲、贯众、茜草、桃仁。张山雷提出用瞿麦、牵牛、青皮，并云："瞿麦宜专用花蕊之外壳，能宣导气分之滞，泄利下行。""牵牛破气猛将，非湿火闭塞于下，不可擅投。""青皮坚实，故重坠直达下焦，宜于下焦气滞诸病，然宣通而非遏抑，虽曰破气，犹非峻品，不可与牵牛同日而语。"

4. 抑肝

王旭高："肝气上冲于肺，猝得胁痛，暴上气而喘，宜抑肝，如吴萸汁炒桑皮、苏梗、杏仁、橘红之属。"张山雷谓："草决明坚实重坠，固皆能抑降肝胆升浮之气火。"

5. 清肝

清肝可选用羚羊、丹皮、黑栀、黄芩、竹叶、连翘、夏枯草、苦丁

茶。张山雷谓："丹皮凉血，清肝妙品。"苦丁茶"苦泄，清热下行，固其所长，唯能清肝，故主明目。""胆汁专清肝胆。"

6. 散肝

散肝用荆芥、钩藤、蛇蜕、白蒺藜、蝉蜕、浮萍、王不留行、全蝎、桂枝、白花蛇、石楠藤、蜈蚣、川乌附、樟脑，散肝风湿用桑寄生、羌活、附子、狗脊、松脂、苍耳子、豨莶草、威灵仙、海桐皮、秦艽、五加皮，散肝风热用木贼、蕤仁、冰片、决明子、炉甘石、青葙子，散肝风气用川芎、麝香、薄荷、苏合香，散肝风痰用南星、皂角、乌附尖、白芥子、天麻，散肝风寒痰用蔓荆子、僵蚕、山甲，散肝血用谷精草、石灰，散肝热用决明子、野菊花、夏枯草、木贼，散肝毒用蜈蚣、蛇蜕、野菊花、王不留行。

7. 搜肝

王旭高："凡人必先有内风而后外风，亦有外风引动内风者，故肝风门中每多夹杂，则搜风之药亦当引用也，如天麻、羌活、独活、薄荷、蔓荆子、防风、荆芥、僵蚕、蝉蜕、白附子。"

以上粗浅地对诸家治肝病的复杂药法归纳为和、补、泻三大法，自知支流有混，体系多乖，但古人对肝病各类型的选药，也不无可议之处，限于水平，尚未能一一加以分析。

传染性肝炎证治

一、中医学对急性肝炎的认识

急性黄疸型传染性肝炎，似属于中医温热病范畴中的黄疸病，古人有所谓“瘟黄”者，当属此类病。如清代沈金鳌云：“有天物疫疠，以致发黄者，俗谓之瘟黄。”在他以前，明代吴又可曾云：“疫邪传里，遗热下焦，小便不利，邪无输泄，经气郁滞，其传为疸，身目如金者。”唐代孙思邈云：“凡遇时行热病，必多内瘀著黄。”最早见于文献的，更有后汉张仲景所著的《伤寒杂病论》。于黄疸一证，他根据《内经》“湿热相薄，民病黄疸”的论述，把湿热性黄染列入传染性病“伤寒”的范围以内。这足以证明我国在两千多年以前，对传染性肝炎已有所认识，而后人更逐步有所发展。

仲景《伤寒论》云：“阳明病，发热汗出，此为热越，不能发黄也。但头汗出，身无汗，剂颈而还，小便不利，渴引水浆者，此为瘀热在里，身必发黄，茵陈蒿汤主之。”在《金匮要略》中，他把黄疸区分为五，并分别施治。内中除谷疸有似急性黄疸外，余则多属于非传染性者，兹不备述。巢元方《诸病源候论》在急黄候指出：“脾胃有热，谷气郁蒸，因为热毒所加，故卒然发黄。”又于内黄候云：“热毒气在脾胃，与谷气相搏，热蒸在内，不得宣散，先心腹胀满气急，然后身面悉黄。”朱彦修云：“疸不用分其五，同是湿热，如盦曲相似。”蒋玉式云：“黄疸……病以湿得之，有阴有阳，在脏，在腑。阳黄之作，湿从火化，瘀热在里，胆热液泄，与胃之浊气共并，上不得越，下不得泄，熏蒸遏郁，浸入肺则身目均黄，流入膀胱则溺色为之赤，黄如橘子色。阳黄主治在胃。阴黄之作，湿从寒化，脾阳不能化热，胆液为湿所阻，浸润肌肉，逆于皮肤，身如熏黄。阴黄主治在脾。”以上各家把黄疸的致病原因及发病机制都说得很明确，且划分为两类，一为湿热郁蒸之阳黄，一为寒湿阻滞之阴黄。传染性肝炎之黄疸，多属于湿热性者，因其初起多发热或间有恶寒；也有发黄夹食者，因发黄病多消化系统症状，容易发生伤食证，即所谓谷疸者。对于作为瘟黄的传染性肝炎，在仲景即已认准茵陈蒿是医治它的专药，偏热者

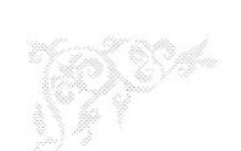

取栀子（黄疸初期，邪仍在表，可发汗而愈者，不在此例），晚期病深者取矾石。可是在临床之际，更要明辨病人体质的强弱如何，切问病人的饮食起居如何，慎思病人的情志哀乐如何，以及气候的寒暖，地域的高卑，男女老少的差别等等。结合脉诊，无一不归纳在病情以内，用作组织方剂的参考，而配以适当的药物治疗。

二、中医学治疗急性肝炎的方剂

在具体治疗传染性肝炎时，应本着病程的先后、缓急、轻重次序，选择出适应的方剂，以备临床应用。庶几能够泛应而曲当，不至于贻误病机。兹根据前人的论述，分别探讨如下：

1. 有表证者

邵仙根曰："太阳失于发表，外无汗出，而内则小便不利，热入于里而不外越，谓之瘀热。热蒸发黄，此瘀热而未实之证也。因其有表里证，故以麻黄、杏仁、生姜之发汗散表，赤小豆、梓白皮、连翘之苦清热而利水也。盖发黄热瘀而未实，均以发汗清利、双解表里为治。"这一仲景古方，后人多师之，用以治初期瘟黄，表证仍在，以之发汗，能取捷效，为早期治疗之良方。若体温较高，叶天士甘露消毒丹有效。

2. 湿热并重之实证者

邵仙根有云："阳明湿热发黄之证，但头汗而身无汗，郁热上熏，而邪不外达也。小便不利，其热又不得下泄，而又渴欲饮水，则热之蓄于内者方炽，而湿之引于外者无已。湿与热合，瘀郁不解，未能表达里通，势必蒸发而为黄矣。用茵陈蒿汤苦寒涌泄，使内瘀之湿热下趋，则黄从便出而下解也。此条《伤寒论》原文有腹满一证，因邪不得外泄下通，郁热为黄，邪深入里而腹满，为阳明热实之证，故方中有大黄清湿而下里实也。"这一仲景古方，后人师之，用以治湿热并重之瘟黄而兼有消化系统症状者，为很有效之方剂。此为阳明发黄、湿多热盛成实、二便俱秘之正治法。

3. 湿热郁蒸而未成实证者

吴坤安曰："太阴病，小便不利，湿土为热所蒸而发黄者，茵陈五苓散主之，使黄从小便而解。"邵仙根曰："太阴湿伏，不从小便而下泄，遏于内而蒸热为黄，此太阴湿热证也，用五苓散宣化膀胱之气而利小便，加茵陈以清渗湿热也。盖太阴湿郁，蒸热为黄，热而未实，当宣其气化，使邪从小便而解。"这一仲景古方，对瘟黄之属于阴黄而不甚重，面色稍形晦暗者有效。此方为太阴发黄、湿多而小便不利之正治法。

吴又可《瘟疫论》中曾把使用茵陈蒿汤与茵陈五苓散治疗瘟黄适应证之分野划分得很严格。他认为湿热盛之阳黄身目如金者，用茵陈蒿汤；若用茵陈五苓散，不但不能退热，即小便亦难利。我们在临床上，应当加以细心的观察和体会，以寻求古人使用方剂的规律。

4. 热盛于湿者

何廉臣曰："其病多发于阳明胃肠，热结在里，由中蒸上。此时气分邪热郁遏灼津，尚未郁结血分。其舌苔必黄腻，舌之边尖红紫欠津，或底白罩黄，混浊不清，或纯黄少白，或黄色燥刺，或苔白底绛，或黄中带黑、浮滑黏腻，或白苔渐黄而灰黑。伏邪重者，苔亦厚而且满，板贴不松……证必神烦口渴，渴不引饮……胸腹热满，按之灼手……湿热郁遏肌肉，发为阳黄，黄而鲜明，如橘皮色，宜苦辛佐淡渗，茵陈五苓散加栀柏伐木丸以通泄之。"

5. 湿重于热者

何廉臣曰："其病多发于太阴肺脾，其舌苔必白腻，或白滑而厚，或白苔带灰，兼黏腻浮滑，或白带黑点而黏腻，或兼黑纹而黏腻，甚或舌苔满布，厚如积粉，板贴不松。脉息模糊不清，或沉细似伏，断续不匀。神多沉困嗜睡，证必凛凛恶寒。甚而足冷，头目胀痛昏重，如裹如蒙；身痛不能屈伸，身重不能转侧，肢节肌肉疼而且烦，腿足痛而且酸；胸膈痞满，渴不引饮，或竟不渴；午后寒热，状若阴虚；小便短涩黄热，大便溏而不爽，甚或水泻……其有湿遏热伏，走入肌肉，发为阴黄，黄而昏暗，如熏黄色，而无烦渴热象；或渐次化热，舌苔黄滑，口干而不多饮。其未化火者，宜苦辛淡温法，如茵陈胃苓汤、茵陈五苓散加除疸丸（硫黄三两，净青矾一两，共为末，水泛为丸，姜半夏粉一两为衣，每服一钱或钱半，一日两次）之类；已化火者，宜苦辛淡清法，如清热渗湿汤（焦川柏、制苍术、川连、泽泻、白术、淡竹叶、甘草梢、赤苓）、黄连温胆汤、藿香左金汤（杜藿香、吴茱萸、川连、广皮、姜半夏、炒枳实、炒车前、赤苓、六一散、细木通、泽泻、猪苓、淡竹茹、鲜枇杷叶），重加茵陈及栀柏绛矾丸（皂矾五钱，面裹烧红，杜苍术五钱，真川朴八钱，广陈皮六钱，炒焦甘草三钱，为末，煮小枣去核，杵为小丸，姜半夏粉一两为衣，每服钱半或二钱，一日两次，淡姜汤送下，外加栀、柏各三钱，同制，即此方）之类。若误以脘痞等证为食滞，而消之、下之，则脾阳下陷，湿浊内渍，转成洞泄、胀满诸病矣。"

6. 寒湿者

吴坤安曰："发黄汗出，身冷，脉沉迟，小便不利（阳气不化，故小便不利），口不渴者，阴黄证也，五苓散加干姜、茵陈。二便俱利者，理中汤加茵陈。"这些方剂，对瘟黄传染性肝炎之正气素虚、体力衰弱现虚寒证象者为宜。但临床上这种症状在急性肝炎不多见。

又有一种因药误而致之阴黄证。吴坤安曰："医用寒凉太过，往往有阴黄之证。脉沉迟，肢体冷而发黄者，宜理中汤加茵陈主之。小水不利，理中加二苓、官桂；呕者，理中合二陈、生姜。"这里吴氏对黄疸在法外立法，方外求方，所谓超以象外，得其圜中。治急性肝炎，医生往往执定是急性热病，不审虚实，概投寒凉，一或有过，伤及中阳，不能化湿，则证随药变，转化为阴黄。于此则取理中加味，以温阳泄湿为治。若中阳虚弱特甚，不能宣化水湿，致小便不利，则加苓、桂以利水；呕者是胃阳虚，致寒痰积滞，合二陈、生姜以和胃化痰。仲景曾云："知犯何逆，随证治之"，这种不拘成格，恰在彀中的方药，即所谓三因（因时、因地、因人）论治，是辨证的。

有黄疸不重、肝脾肿大者，宜用化坚丸（丹皮、桃仁、杏仁、橘红、桂枝、甘草）软坚，甚者用鳖甲煎丸，佐茵陈五苓散退黄。

总之，用方药之法，应以苦辛寒治湿热，以苦辛温治寒湿，概以淡渗佐之。甘酸腻浊，在所不取。

以上所举前人所说之症状及治法，多根据何廉臣《重订广温热论》与《感证宝筏》，主要在"唯病唯药"（如茵陈、皂矾）后，更"辨证施治"，又照顾到疾病过程中先后、缓急、轻重的不同。在邪盛时，则以祛邪为主。祛邪于体外，所取之路，就其近便之处，因势而利导之。邪在表未实则汗之；在里已实则下之；湿热交缠，则从小便而利之；湿重者则取燥多于清法；热重者则取清多于燥法。若邪尚未衰，正气渐虚，则祛邪兼以扶正；方药采取祛湿而兼温脾补气。至体气虚甚之时，抗病之力已微，则虽有邪，先宜扶正；故只取理中等方，仅益以茵陈祛湿。简括言之，初期邪盛而正不虚，祛邪即所以扶正；中期邪正交争，邪尚盛而正将不支，则祛邪兼以扶正；末期正衰不能敌邪，则扶正即所以祛邪。至于救逆，亦宜本之于这些普遍规律。但也有的寒热夹杂，阴阳错综，虚实混淆之非单纯症象者，则方药亦宜错综变化，随机制宜。

附：中医治疗急性黄疸型传染性肝炎93例简述

中医研究院内科研究所传染病组于1957年春在北京252医院治疗北京

部队中之传染性肝炎，前后 3 个多月，共接收了患者 103 人，诊断确实，治疗两周以上者有 95 例。

治疗方法，按四个类型分治：

1. 黄疸显著（包括发热），偏于阳实者，用茵陈蒿汤、栀子柏皮汤等；偏于湿重者，用茵陈五苓散、胃苓汤等；若伴有高热症状，用甘露消毒丹、桑菊饮、银翘饮、安宫牛黄丸、局方至宝丹等。

2. 肠胃症状显著，以渗湿益胃健脾为主，用八正散、胃苓汤、温胆汤等。偏于阳实者，加黄连、木通、车前子、黄芩等；偏于阴寒者，加白术、砂仁、肉桂等。

3. 肝脾肿大的，用化坚丸、青蒿鳖甲汤、鳖甲煎丸、柴胡桂枝汤、龙胆泻肝汤等，另加牡蛎、水红花子、厚朴、枳实、砂仁、香附、丹皮、桃仁、青皮、木香等。

4. 肝功能不好，无明显症状的，根据化验，用化坚丸、温胆汤，加健脾胃药。

治疗效果：①痊愈 30 例，指自觉症状消失，肝脾肿大等体征和肝功能恢复正常者。②基本痊愈 34 例，指症状基本消失，肝脾缩小仅可触及，而无压痛叩痛，肝功能基本正常。③进步 29 例，指症状或体征部分消失，肝脾肿大仍超过 1 厘米以上，肝功能有进步，而未完全恢复正常者。除 2 例治疗无变化外，有效率为 97.8%。

急性传染性肝炎后期恢复肝功能的治验

余参加中医研究院传染病研究组，在302医院协作治疗传染性肝炎过程中，经常发现恢复期病人某一项肝功能不正常，如残留胆红素不退，谷丙转氨酶或絮状反应不能恢复等，以致拖延病程，未能早日出院。而恢复期大多数病人又无明显自觉症状，有时使中医施治感到途径难寻。因之，如何从中医角度出发，在恢复期病人中，广泛而细致地寻找辨证线索，以提高治疗效果，缩短疗程，实属新的而又重要的问题。经过一年半的研究，找到一些辨证线索，促进了肝功能的早日恢复。兹介绍数例于下：

例1. 患者井某，男性，40岁。住院号35745。病属急性传染性黄疸型肝炎。曾按清利湿热法和通络化瘀法治疗，胆红素降至正常范围，而谷丙转氨酶仍在200单位不降。由于以往有高血压病史，症状以夜寐不宁、易惊为主，脉两关浮大，沉取略数。因投以《本事方》真珠母丸加减，镇肝柔肝。服1周后，不仅睡眠好转，谷丙转氨酶亦降至正常范围而出院。

肝炎病人在恢复期中，有时肝功能还未正常，而又有其他各种自觉症状。尝谓值此局势，不必囿于初发的急性病——传染性肝炎范围内，可从杂病入手，在辨证上使病无遁形，施治上随机以赴，抓住当前主要矛盾，给以适当处理，往往可使症状迅速消失，肝功能亦随之恢复正常。本例即为高血压宿疾作梗，影响肝功能恢复。根据患者时有失眠、易惊等症，在治疗上从睡眠入手，睡眠既愈，谷丙转氨酶亦恢复正常。说明部分患者在恢复期间病机上不一定仍为湿热，针对突出的夹杂证治疗，而不胶执在肝炎的肝功能某一项指标上，即能促使早日痊愈。《金匮要略》云："夫病痼疾，加以卒病，当先治其卒病，后乃治其痼疾也。"本例治法，正符合此旨。

从本例亦可看出，对黄疸残留期的轻度胆红素偏高，似应认为湿热已衰，不宜用大剂苦寒清热利湿之品。如本例投龙胆泻肝汤后引起恶心纳减，以致又需用甘温香燥之剂扶胃健脾。

又，中间用通络活瘀法，看来不失为促使残留黄疸消退方法之一。可能有余邪未净，病久入络，造成肝郁络阻之病机，故用是法有效。

例 2. 萧某，男，2 岁。住院号 37677。急性无黄疸型传染性肝炎。详细情况见临床验案。此患儿在中医会诊时，已无自觉症状，只有谷丙转氨酶偏高，持续 4 个月不降。经详为诊察后，发现腹热，脉滑，舌红等，可作中医施治的根据。按余热未清，湿邪留滞中脘治之，方用三仁汤轻开上焦肺气。肺主一身气化，肺气畅则无累于脾，湿热无所附，而谷丙转氨酶自恢复正常。这一例没有腹诊、脉诊、望诊详细诊察，不能找到治疗的目标，则此病无从下手，势必杂药滥投，很难期其必效。

例 3. 谭某，男性，20 岁。住院号 411060。因食欲不振，乏力 10 天，于 1965 年 2 月 3 日入院。入院时伴有恶心呕吐，右上腹部发胀，尿黄，病后 7 天发现巩膜黄。查体：全身皮肤、巩膜明显黄染，心肺无异常，肝在右肋下刚触及，轻度叩触痛，脾未触及。化验：总胆红素为 42.5 毫克%，直接胆红质 2.7 毫克%，麝浊 8 单位，麝絮（+），谷丙转氨酶 1360 单位。诊断为：急性黄疸型传染性肝炎。中医辨证属阳黄热重型。投以茵陈蒿汤加味，症状逐渐消失，黄疸减轻。以后改用茵陈五苓汤。住院 27 天时，黄疸指数降至 7 个单位以下，谷丙转氨酶 172 单位。因患者于此时发生牙周脓肿，切开排脓后，谷丙转氨酶波动在 200～300 单位不降。到 48 天，反升至 327 个单位。余查房发现患者脉数，舌质深红，有少量黄苔，胸闷气短，口干渴喜饮。认为系上焦燥热，用仲景竹叶石膏汤加味，以生津止渴，清除内热。处方：竹叶 12 克，生石膏 30 克，太子参 15 克，麦冬 12 克，半夏 9 克，龙胆草 3 克，连翘 12 克，甘草 6 克，生姜 9 克，粳米 12 克。水煎，每日 1 剂。5 剂后口渴止，谷丙转氨酶恢复正常而出院。

本例患者系热重型。在服茵陈蒿汤取效后，似宜接用甘露消毒饮为宜。但主治者习用茵陈五苓汤，对燥热来说，不无助长之嫌。患者后期发生牙周脓肿，切开后谷丙转氨酶停顿不降，审证求因，胸闷、气短、口渴、脉数、舌黄等证，实属胃阴不足，燥热自生之象，投以竹叶石膏汤，恰合病机，故效果明显而迅捷。

例 4. 刘某，女性，18 岁。住院号 40871。因食欲不振，尿黄 5 天，于 1965 年 1 月 15 日住院。入院时尚有恶心呕吐，厌油便秘。查体：巩膜及皮肤均有黄染，心肺无异常，肝脾未触及，肝区无叩触痛。但在化验方面，肝功能显著损害，总胆红素 2.0 毫克%，直接胆红素 1.25 毫克%，麝浊 11 单位，麝絮（++），谷丙转氨酶 3270 单位。诊断为急性黄疸型传染性肝炎。入院时中医辨证属阳黄热重型，用茵陈蒿汤合小陷胸汤治疗。服药5天，黄疸指数降至7单位以下，麝浊、麝絮亦恢复正常，但谷丙转氨酶反上升至4000单位以上。以后改用茵陈蒿汤加减治疗，2周后谷丙转氨酶降为252单位，自此波动在200单位左右达6周之久。住院第67天时，鉴于患者体重由入院时50公斤增至55公斤，体肥，脉滑，舌润，乃从痰湿治之，投以二陈汤加干荷叶（炒黑）。处方：陈皮6克，半夏12克，茯苓15克，炙甘草9克，炒黑干荷叶15克。水煎，每日1剂。服5剂，谷丙转氨酶即降至117单位而出院。

此患者以黄疸消失后谷丙转氨酶不降为特征。因其体重增加，体型肥胖，中医有“肥人多痰湿”之说，乃创制此方，从化痰入手而得以速愈。在治疗此例的同时，更有一例体重增加10公斤，谷丙转氨酶亦不降，同样用此方一周后，谷丙转氨酶也恢复正常而出院。

例5. 呼某，男性，29岁。住院号393950。因精神与食欲不振半月，巩膜黄3天，于1964年9月22日入院。入院时上腹疼满，肠鸣，大便色白，口干苦，气秽。查体：巩膜及皮肤明显黄染，心肺无异常，肝右肋下未触及，剑突下4厘米，中等硬度，有叩触痛，脾未触及。化验：总胆红素5.5毫克%，直接胆红素3.24毫克%，麝浊13单位，麝絮（++），谷丙转氨酶2460单位。诊断为急性黄疸型传染性肝炎。入院后中医辨证属阳黄热重型。因有心下痞满拒按，乃以小陷胸汤加味治疗。服药20天，黄疸指数降至7单位，谷丙转氨酶亦降。但麝浊反增，麝絮（+++）。当时患者心下痞塞已开，但咽干口燥，喜饮，舌质略红，脉弦细数。恐苦寒化燥，肝阴暗耗，乃用一贯煎。两周后，又有夜寐不佳，脉舌无改变，投以归脾汤。服一周，谷丙转氨酶在172单位，而麝浊反增至20单位，麝絮（+++）。因患者形体壮实，脉弦而数，舌净，质微红，又改用茵陈蒿汤加清热解毒之品。服药40天，谷丙转氨酶虽降，但絮状反应仍无改善。鉴于患者入院后体重增加21.5公斤，体型肥胖，肝穿刺证实肝细胞有脂肪浸润，脉弦而滑，乃予茵陈蒿汤合二陈汤。以后改为单纯温化痰湿法，用香砂、平胃、二陈加减，又服40天，麝浊降至9单位，麝絮（+），基本治愈而出院。

此例在前一阶段治疗不甚应手，所以拖长了病程，后来以患者体重增加过快，肝穿刺证实肝细胞有脂肪浸润，絮状反应长期停留在较高水平，从温化痰湿论治，才获痊愈。

本例与前例虽同为体胖，但一系谷丙转氨酶增高，一系絮状反应增高，而以同一治法医之，均取到疗效。可见中医治病，主要在于辨证论治。

例6. 郑某，男性，34岁。住院号36582。因乏力、食欲不振、尿黄约10天，于1964年2月25日住院。入院时尚有恶心厌油，右胁作胀，口干便秘。查体：巩膜及皮肤明显黄染，心肺无异常，肝在右胁下1.5厘米，中等硬度，有叩触痛，脾未触及。化验：总胆红素7.4毫克%，直接胆红素4.45毫克%，麝浊15单位，麝紫（+++），谷丙转氨酶4050单位，诊断为急性黄疸型传染性肝炎，中医辨证属阳黄热重型，予茵陈蒿汤。一周后，黄疸见减，谷丙转氨酶降至495单位，但絮状反应反见上升，麝浊20单位。因无明显自觉症状，又进原方两周。胆红素降至1.65毫克%，麝浊亦减至15单位，谷丙转氨酶降至208单位。余查房时，诊得患者脉虚无力，舌质淡，眼睑亦色淡，认为属血虚，仅清利湿热，恐难奏全功。乃用补血方辅以清利之品，拟四物汤加茵陈、茯苓治之。处方：生地15克，当归9克，赤芍9克，川芎3克，茵陈30克，茯苓18克。服药4剂，麝浊降至9单位，麝絮（±），谷丙转氨酶153单位，总胆红素减为1.45毫克%。继以此方调理一周，絮状反应恢复正常，但总胆红素仍为1.45毫克%，直接反应胆红素0.3毫克%，谷丙转氨酶141单位。为了探索减低残留胆红素的方法，因试用栀柏绛矾丸。处方：皂矾（血裹烧红）15克，杜苍术15克，真川朴24克，广陈皮18克，炒焦甘草9克。为末，外加栀子、黄柏各9克，同制。煮小枣去核，杵为小丸，姜半夏粉30克为衣。每服4.5克，服用一周，终于黄疸完全消失，谷丙转氨酶正常而出院。

本例主诉亦无自觉症状，经细致观察发现血虚之证，由此突破而收效。四物汤加茵陈、茯苓施于黄疸后期，古今文献尚未见提及，若执“黄疸多湿，不宜滋养”之诫，则必致失此例于交臂。凭证用药，实为至要。对于消除残留胆红素，栀柏绛矾丸似有一定作用。仲景曾用硝石矾石散治疗黑疸，近世亦有用黛矾散治疗黄疸型肝炎者。是否矾石之类的药物对黄疸能起消退作用，尚待进一步研究。

例7. 程某，女性，29岁。住院号40768。因疲乏、食欲不振18天，巩膜黄染11天，于1965年1月14日入院。入院时尚有尿黄，大便白，恶心厌油，心下痞满拒按，腹部作胀等症状。查体：巩膜及皮肤明显黄染，心肺无异常，肝在右肋下约0.5厘米，剑突下3厘米，中等硬度，有明显叩触痛，脾未触及。化验：总胆红素13.25毫克%，直接胆红素8.50毫克%，麝浊14单位，麝絮（++），谷丙转氨酶442单位。诊断为急性黄疸型传染性肝炎，中医辨证属阳黄湿重型。以茵陈五苓加减治疗，后用茵陈五苓合小陷胸汤加减。服药半月，黄疸有所减轻。絮状反应及谷丙转氨酶均已正常，总胆红素亦有所下降。因患者大便干结，改用茵陈蒿汤加减，连续服一个半月之久，总胆红素仍高于正常，黄疸不消失。但检查舌脉，均已正常，乃改用平淡之剂。以茵陈 60 克，茅根 30 克。二味煎服。一周后黄疸全消而出院。

本例在黄疸残留期用茵陈蒿汤长达一月余之久，亦未能使残留胆红质完全退尽。对于未清之余邪，似不宜长期应用苦寒重剂。从本例看，平淡之剂通阳渗利，似可促使黄疸消退而收功。

上述 7 例的治验体会，均属在实践过程中搜索而得的点滴经验，并不是已成熟的治疗规律，仅供今后进一步观察和研究参考。由此能够看出，肝炎恢复期的轻度肝功能障碍，和早期的肝功能显著障碍，在性质上不完全相同，治疗这个患者有效之方，治那个患者未必有效。固守一方，顺利治愈的情况是有的，但不足以概括所有。何时当守，何时当变，其中自有研究的必要，应当不断地积累经验，不断地总结经验，提高认识。余之体会，在恢复期肝功能迟迟不降的情况，大概有三种：一为原有症状减轻，而肝功能不随同下降；二为夹杂了其他疾患的症状，阻碍了肝功能的恢复；三为毫无自觉症状，而肝功能不恢复。此时治疗，或坚守原方略消息之，或先理其他夹杂病证，或细心寻求辨证线索，抓住特点，区别对待。同一种肝功能障碍，用多种治疗方法可以取效；不同的肝功能损害，用同一种治疗方法也可以取效。这正符合中医“同病异治，异病同治”的机括。目前，要想用某一效方治疗某一项肝功能变化，显然是不够恰当的。还是应该致力于更细致的辨证，不拘执于已有的经验，敢想敢作，发现苗头，深入研究。这样下去，很多前人解决不了的老问题和没有遇到过的新问题，一定能在大家的努力下逐步得到解决。

论痰和饮的证治

一、痰饮沿革史

中医学关于痰饮的记载，始见于最早的医籍《内经》。《素问·六元正纪大论》篇谓："太阴所致，为积饮痞隔。"《素问·气交变大论》篇云："岁土太过……民病腹痛……甚则……饮发，中满，食减，四支不举。"类似记载，该书中还有多处。

《金匮要略》则有专篇论述，有证，有方。此后关于痰饮之证治阐述日多，所述更详。《金匮要略·痰饮咳嗽病脉证并治》称痰饮有四："有痰饮，有悬饮，有溢饮，有支饮。""其人素盛今瘦，水走肠间，沥沥有声，谓之痰饮；饮后水留在胁下，咳唾引痛，谓之悬饮；饮水流行，归于四肢，当汗出而不汗出，身体疼重，谓之溢饮；咳逆倚息，短气不得卧，其形如肿，谓之支饮。""痰饮"应作淡饮，《金匮要略》四饮曰痰，曰悬，曰溢，曰支，皆就饮之情状而命其名，皆是虚字，则痰饮不应特用实字。淡与澹通，《说文解字》说："澹，水摇也"，可证。《金匮要略》中所称"浊唾"、"涎沫"、"涎唾"等，即系后人所谓的痰。

《诸病源候论》有痰与饮之别。痰分热痰、冷痰、鬲痰、痰结等，饮分六饮，曰悬饮、溢饮、支饮、癖饮、留饮、流饮。《千金方》有五饮：一曰留饮，停止在心下；二曰澼饮，水澼在两胁间；三曰淡饮，水在胃中；四曰溢饮，水溢在膈上五脏间；五曰流饮，水在肠间，动摇有声。

今人以稠黏者为痰，稀薄者为饮。今之痰，古人为涕、唾、涎沫。

二、痰饮成因

痰饮系病理产物，乃过量之体液（或呼吸道分泌液，或胃肠道分泌液，或某些病变器官组织内积存的分泌液等）停潴于局部所成。因病而生痰者，有热痰、寒痰、风痰、湿痰、燥痰等。因痰而致病者，有痰饮、痰火、痰包、痰核、痰疟、顽痰、伏痰、宿痰等。不论因病生痰或因痰致病，均与肺脾二脏有密切关系。六淫病邪犯肺多生痰；脾阳虚弱，水湿停聚，亦可形成痰饮。故有"脾为生痰之源，肺为贮痰之器"之说。朱丹溪曰："痰之源不一，有因痰而生热者，有因热而生痰者，有因气而生者，有因风而生者，有因惊而生者，有积饮而生者，有多食而成者，有因暑而生者，有因伤冷物而成者，有脾虚而成者，有饮酒而成者。"其生成还可因体质而异，肥人多痰，瘦人多饮。

三、痰生百病，怪病生于一痰

痰饮病所多在呼吸道、胸腹膜及胃肠间，故痰饮多为消化器病和呼吸器病，或客于经络四肢，随气升降走行，遍于周身。在肺经谓之气痰，在肝经谓之风痰，在心经谓之热痰，在脾经谓之湿痰，在肾经谓之寒痰。

痰浊随气升降，无处不到。痰迷心窍，则神昏癫狂；风痰窜动，可发惊风、痫症；痰浊上冒则心悸、眩晕；痰湿上泛，则恶心、呕吐；痰停胁肋，则胸膺疼痛，喘咳痞闷；痰水互结，可生瘰疬；痰阻经络，可致半身不遂；痰流肌肤，可生痰核、阴疽；流注关节，可成鹤膝；或致偏正头痛，妇人带下等症。痰核流注，乃稀薄之痰液循经络流注，停留于局部，又称湿痰流注，是脾湿致皮肉组织失健，对水湿不能吸收或排出而形成。其大小、多少常不恒定，西医之粉瘤多属此类。

不少疑难怪症常与痰有关，所谓"怪病生于一痰"。如眩晕似坐舟车，精神恍惚，口眼瞤动，眉棱耳轮俱痒，颔腮四肢游风肿硬，满口牙浮，痛痒不一，鼻闻香臭，喉间豆腥气；或吐痰如墨汁破絮、桃胶蚬肉；或心下如停冰铁；或背寒如掌大；或塞于咽喉，状如梅核；或一肢痛硬麻木，或胁稍癖积成形；或二便时夹如脓汁之物；或关格不通；或浑身习习如虫行；或胸腹间如二气交扭；或嗳噫连声，状如膈气；或作恶梦，甚至形成癫狂；或如毛虫所螫；或晴阴交变之时，胸痞气结，闭而不发，则齿痒咽痛，口糜舌烂，及其奋然而发，则喷嚏连声，初则涕唾稠黏，次则清水如注；或眼前黑暗，脑后风声，耳内蝉鸣，眼烂肉惕，等等。其状万变，难以尽述。一般可用滚痰丸治之。

四、痰饮诊断

1. 证候：痰饮证候，甚为庞杂

痰饮停于三焦，则见喘咳，干呕吐涎，或噫或气短，心下虽满痛，揉之作水声，甚或腰重足肿，下利溺少，面目两手肿而且亮；倘痰饮滞于胸膈，则见头目眩晕，怔忡心悸，耳鸣颊赤，眼皮及眼下有烟雾灰黑色，烦虑膈热，口干思水，痞膈壅塞，吞酸嘈杂，胸胁痰饮有声，二便滞赤，甚则神昏如迷，口吐涎沫，气喘息粗。眼黑而面带土色，四肢痿痹，屈伸不便者，风湿痰之见证；眼黑而行走呻吟，举动艰难，遍体骨节疼痛，为入骨痰；眼黑而气短促者，为惊风痰。夜寐自醒是为存食，惊醒是为痰因。郁痰浊，老痰胶，顽痰韧，食痰黏，皆滞于内，不得升降。

2. 脉候：饮脉皆弦微沉滑

左右关上脉滑大者，痰在膈上；关脉洪者，痰随火动；关脉浮者，痰因气滞。若老痰、火痰，坚韧胶固，结伏于经络之间，碍其流行之道路，运行濡滞者，其脉必涩不滑，甚费调理。脉沉者有留饮，双弦者寒，偏弦者饮。若一臂不遂又移一臂，其脉沉细者，非风，必有饮在胸上。

3. 舌候：杂病痰饮，舌候多不甚显

若温热病传里，则舌苔转黄转黑转燥；而有痰饮在胸膈，则烦躁谵妄，沉昏之证俱备。但舌色白润，间有转黄转黑者，亦必仍有滑苔，或满舌黄黑，半边夹一二条白色，且苔滑而无根，或舌根舌本俱黄，中间夹一段白色，或舌如积粉，则痰湿更盛。

五、痰饮治法

脾为生痰之源，肺为贮痰之器，治痰不理脾肺，非其治。庞安时常云："人身无倒上之痰，天下无逆流之水，故善治痰者，不治痰而治气，气顺则一身之津液亦顺矣。"故痰饮治疗之大法是顺气为先，继以实脾燥湿，而分导次之。

张景岳云："痰之为病，必有所以致之者。如有因风、因火而生痰者，但治其风火，风火熄而痰自清也；因虚、因实而生痰者，但治其虚实，虚实愈而痰自平也。未闻治其痰而风火可自散，虚实可自调者。"张氏之说，是治病必求其本，"先其所因，伏其所主"。凡痰饮咳嗽，不可盲目止咳，见咳止咳乃庸工。咳嗽乃病之反应，从人体保护自身，清除病理产物角度看，咳非歹象。故热痰则清之，湿痰则燥之，风痰则散之，郁痰则开之，顽痰则软之，食痰则消之。

喻昌云："后世治痰饮有四法：曰实脾，燥湿，降火，行气。实脾燥湿，二陈二术，最为相宜，若阴虚则反忌之矣。降火之法，须分虚实，实用苦寒，虚用甘寒，庶乎可也。若夫行气之药，诸方漫然，全无着落，谨再明之。风寒之邪，从外入内，裹其痰饮，唯用小青龙汤，则分其邪外出，而痰饮从下出也。浊阴之气，从下入上，裹其痰饮，用茯苓厚朴汤，则分其浊气下出而痰饮上出也。"

张景岳又云："痰有虚实，不可不辨……凡可攻者，便是实痰。不可攻者，便是虚痰……实痰……宜行消伐，但去其痰，无不可也。虚痰……但宜调补，若或攻之，无不危矣。且凡实痰本不多，其来也骤，其去也速，其病亦易治……虚痰反多，其来则渐，其去则迟，其病亦难治。""脾胃之痰，有虚有实。凡脾土湿胜，或饮食过度，别无虚证而生痰者，此乃脾家本病，但去其湿滞而痰自清，宜二陈汤为主治，或六安煎、橘皮半夏汤、平胃散、润下丸、滚痰丸之类，皆可择而用之。若胃寒生痰而兼胀满者，宜和胃二陈煎，或兼呕吐而痛者，宜神香散。或为饮食所致，宜加麦芽、神曲、山楂、枳实之类……唯脾虚饮食不能消化而作痰者，其变最多，但当调理脾胃，使其气强，则自无食积之患，而痰饮即皆血气生矣。若脾气微虚，不能制湿，或不能运化而为痰者，其证必食减神倦，或兼痞闷等证，宜六君子汤或五味异功散之类主之，金水六君煎亦妙。又有劳倦本以伤脾，而疲极又伤肝肾，脾气伤则饮食减少，或见恶心，肝肾伤则水液妄行，或痰饮起自脐下，直冲而上，此脾肾俱伤，命门土母之病也。虽八味地黄丸乃其正治，然无如理阴煎，其效更如神也。或加白术、陈皮亦可。"

又云："肾经之痰，水泛为痰者也，无非虚证。有以肿胀而生痰者，此水入脾经……脏平者，宜六味地黄丸、左归饮之类主之。脏寒者，宜理阴煎加减、金匮肾气丸、八味地黄丸之类主之。其或宜温燥者，则单助脾经亦能化湿，唯六味异功煎及理中汤、圣术煎俱可酌用。有以虚损而生痰者，此水亏金固，精不化气，气不化精而然。使不养阴以济阳，则水气不充，痰终不化，水不归源，痰必不宁，宜以左归、右归、六味、八味等丸，酌其寒热而用之。"

又谓："风寒之痰，以邪自皮毛，内袭于肺，肺气不清，乃致生痰……但从辛散，其痰自愈，宜六安煎、二陈汤，甚至小青龙汤之类主之。其有风寒外袭，内兼火邪者，亦可兼用黄芩。若血气兼虚者，不得单用消耗，宜金水六君煎主之。若伤寒见风而兼发热嗽痰者，宜柴陈煎主之，或金水六君煎加柴胡亦可。"

有人坐处，吐痰涎满地，其痰不甚黏稠，只是沫多，此气虚不能摄涎，不可用利药，宜六君子汤加益智仁以摄之。

若"咳逆上气，时时唾浊，但坐不得眠，皂荚丸主之。"（《金匮要略》）

饮邪属湿，其性阴，其治非温不可。故仲景云："病痰饮者，当以温药和之。”《金匮要略》治疗饮邪之效法效方甚多，兹开列数条于后：

“心下有痰饮，胸胁支满，目眩，苓桂术甘汤主之。”

“夫短气有微饮，当从小便去之，苓桂术甘汤主之。肾气丸亦主之。”

“病悬饮者，十枣汤主之。”

“病溢饮者，当发其汗，大青龙汤主之，小青龙汤亦主之。”

“心下有支饮，其人苦冒眩，泽泻汤主之。”

“支饮胸满者，厚朴大黄汤主之。”

“支饮不得息，葶苈大枣泻肺汤主之。”

“呕家本渴，渴者为欲解；今反不渴，心下有支饮故也。小半夏汤主之。”

“腹满，口舌干燥，此肠间有水气，己椒苈黄丸主之。”

“卒呕吐，心下痞，膈间有水，眩悸者，半夏加茯苓汤主之。”

“假令瘦人，脐下有悸，吐涎沫而癫眩，此水也。五苓散主之。”

六、痰饮方剂示例

1.《太平惠民和剂局方》二陈汤

姜制半夏 6 克，橘红 3 克，茯苓 3 克，甘草 3 克，加生姜、乌梅。

半夏、橘红取其陈久，则无燥散之性，故名二陈。治一切痰饮为病，咳嗽胀满，呕吐恶心，眩晕心悸，治痰通用二陈（用治稀痰佳），而治稠痰则嫌药力尚弱。风痰加南星、白附子、皂角、竹沥，寒痰加半夏及姜汁，火痰加石膏、青黛，湿痰加苍术、白术，燥痰加瓜蒌、杏仁，食痰加枳实、瓜蒌、莱菔子、山楂、神曲，老痰加枳实、海浮石、芒硝（为末冲），气痰加香附、枳壳，胁痰加白芥子，四肢痰加竹沥。

二陈汤加人参、白术，名六君子汤，治气虚有痰；二陈加胆星、枳实，名导痰汤，治顽痰胶固；二陈加菖蒲、旋覆花，名六神汤，治产后神迷；二陈加枳实、桔梗，名枳桔二陈汤，治渗出性胸膜炎；二陈加砂仁、枳实，名砂枳二陈汤，行痰利气；二陈加柴胡、生姜，名柴陈煎，治风寒发热咳嗽；二陈加杏仁、白芥子，名六安煎，治痰滞气逆；二陈加干姜、砂仁，名和胃二陈煎，治胃寒生痰恶心呕吐，胸膈满闷嗳气；二陈加黄连、栀子、生姜，治膈上热痰；二陈加枳壳、苍术、片姜黄，名加味二陈汤，治痰攻眼肿，并治酒家手臂痛、麻木。

2.《证治准绳》荣卫返魂汤

何首乌、当归、木通、赤芍炒、白芷、小茴香炒、乌药炒、枳壳炒、甘草。

功在温通经络，消散痰饮。可用于治疗湿痰流注。亦可作散剂，散可走表，以治痰饮流注肌肤成核。痰核流注加独活、南星、半夏。气虚者去木通。

痰核流注，临床并非罕见。余曾诊马某儿媳，孀居，郁结成痰核多处，四肢困倦，与营卫返魂汤加味：制首乌9克，当归9克，赤芍（炒）9克，木通6克，白芷6克，小茴香6克，枳壳6克，乌药6克，甘草6克，独活9克，南星9克，半夏9克。进十余剂，流注消散。

3. 加味小陷胸汤

瓜蒌30克，川连3克，半夏9克，枳实6克，川朴6克，陈皮6克，连皮茯苓12克，治痰饮结聚，心下按之痛。

4. 雪羹加味煎

淡海蜇30克，荸荠2枚，生萝卜汁2匙。治热痰滞于膈上，或痰塞咽喉。

5.《太平惠民和剂局方》苏子降气汤

苏子、橘红、半夏、当归、前胡、厚朴、肉桂、炙草、生姜。一方加沉香。主治男女虚阳上攻，气不升降，上盛下虚，膈壅痰多，咽喉不利，咳嗽，虚烦引饮，头目昏眩，腰痛脚弱，肢体倦怠，腹痛如刺，冷热气满，大便风秘，涩滞不通，肢体浮肿，有妨饮食等。本方以苏子为主，其主要作用有三：一为除痰温中，一为降逆定喘，一为消痰润肠。苏子得前胡能降气祛痰，驱风散积；得厚朴、陈皮、生姜能内疏痰饮，外解风寒；得当归能止咳和血，润肠通便；得肉桂能温中散寒。肾火微则痰湿上泛，痰饮停积又碍肾火，故用沉香、肉桂以温肾纳气归肾。本方肺肾同治，为治上盛下虚喘咳诸证之良方（痰涎少者不宜用）。凡慢性气管炎、肺气肿，见该汤证者可用，举二案于下：

旷某，年40岁，夙患慢性气管炎，每逢秋凉，则患咳嗽。于1969年9月20日初就诊于余。诊其寸脉弦滑，视其舌润而胖，有齿痕，症见痰涎壅盛，肺气不利，咳喘频频。投以苏子降气汤原方：苏子8克，炙甘草6克，半夏8克，当归4.5克，肉桂4.5克，化橘红4.5克，前胡3克，川朴3克，生姜3片。水煎服。4剂咳喘见轻，复诊仍原方照服4剂，喘止咳平，嘱日后若遇风凉，再复发时可按原方服之。

王某，年43岁，有肺气肿宿疾，于1970年5月22日就诊。切其脉右关浮大，咳嗽咯痰，呼吸不利，短气不足以息。患者自诉胸部满闷，周身无力，腰腿酸困，小便频数，午后两胫部浮肿。西医检查尚有肝下垂。因其脉右大而无力，主气虚，投以柴芍六君子汤，用以补气化痰，兼顾其肝。服 4 剂。27 日复诊，腿肿见好，咳稍减，痰仍多，脉浮大如故，前方加苏子、桑白皮，再服 4 剂。6 月 3 日三诊，咳稍轻而痰仍未减。乃改投苏子降气汤原方，咳与痰虽俱减，而胸满、腰酸、便数等症未见消除。因考虑苏子降气汤是治疗咳喘的，就此而言，咳喘是矛盾的普遍性，而此例患者还有其矛盾的特殊性，即胸满、腰酸等症，而于原方中却未加入针对此特殊性矛盾的品味，难怪未能一起得到解决。于是加入人参以补气，加入沉香以纳气归肾，用肉桂治上盛下虚，更入冬虫夏草以化痰益气。服十余剂，诸症基本全除。

七、用药法

热痰：宜天竺黄、牛黄、竹沥、青黛、黄芩、天花粉降膈上热痰。

顽痰：宜青礞石。

老痰：宜海浮石（为末冲服少许，多服易伤人）。朱丹溪谓海浮石热痰能降，湿痰能燥，结痰能软，顽痰能消。海蛤壳可软坚痰。瓦楞子、五倍子治老痰，佐他药可治顽痰。

胶痰：宜皂角、葶苈子。

稀痰：宜半夏、菖蒲。痰迷心窍，菖蒲可开。

燥痰：宜贝母、瓜蒌。有痰而渴不用半夏，而用贝母、瓜蒌，因贝母寒润，故主肺家燥痰；半夏温燥，故主脾家湿痰。贝母为治火痰、燥痰及郁火生痰之妙品，无热之痰则不宜用。

酒痰：宜枳椇子、葛花。

风痰：多见怪证。宜白附子、南星、僵蚕、天麻。

寒痰：宜白芥子、橄榄等。白芥子能搜“皮里膜外”痰。

皮痰：宜加用黄芪。

食痰：宜莱菔子。

疟痰：宜常山。

治痰之药甚多，各有所主，上列诸条，择要举例而言。

外感咳嗽的认证和施治

咳嗽不是病名，而是一种证候。疾病原因各有不同，而咳嗽的证候也因之而异，所以用药必须视证候为标的，不能使证候俯就于专药。今以外感（伤风）咳嗽为例，略述其证治如下：

一、外感（伤风）咳嗽之证治

伤风感冒、咳嗽，有发热者，有怕冷者，或怕风者，多头痛、鼻塞、喷嚏、多涕，喉中一痒，则呛咳难忍，有痰很不易咯出，至多吐出一口白痰，或竟无痰。少壮人患此，有不治自愈的；虚弱及老年之人患此证时，或缠绵不愈，或并发喘息，渐而演变成慢性咳嗽，甚至诱发“肺痨”，故不可以为小病而忽视不治。

治法：初起宜发表，象贝、杏仁、桔梗、薄荷等，合荆芥、防风。触风寒而怕冷，舌淡苔白而不渴者，加远志、紫菀、苏叶。感风热而不怕冷，舌绛口渴者，加枇杷叶、茅根、桑叶。鼻塞多涕者，加前胡、白薇。头痛甚者，加蔓荆子。喉痛者，加牛蒡子、连翘。声音嘶哑者，加凤凰衣、锦灯笼。喉痒者，加橘红。呕者，加竹茹、生姜。胸闷者，加陈皮、苏子。夹食者，加莱菔子、焦谷芽。平日嗜酒者，加葛花、枳椇子。湿盛，咳声如在瓮中者，加赤苓、薏苡、木通。

凡治病，应当适应体内之自然抗病力，因势而利导之。伤风咳嗽咯痰，是体内驱逐风寒外出之表现，医者从而用药助其驱逐，令邪外出。所以，治疗伤风咳嗽，唯一方法就是宣达剂。荆芥、防风是宣达疏解的药物，荆芥能疏解肩背之拘急，防风能疏解两太阳之头痛，且荆芥佐以薄荷，能使风热之邪从鼻泄出，共奏宣达之功效；贝母、杏仁为治咳嗽之效药；桔梗能开肺祛痰，凡伤风咳嗽不爽者，用之最宜。

二、治外感（伤风）咳嗽之方剂

1. 古方

咳嗽口渴，身热不高，无其他特殊症状者，不论有汗无汗，宜张仲景之麻杏石甘汤（药品：麻黄、杏仁、石膏、甘草）。

咳而喘甚，或所谓哮喘，喉中如水鸡声音，宜张仲景之射干麻黄汤（药品：射干、麻黄、细辛、五味子、半夏、紫菀、款冬花、生姜、大枣）。

咳而发热怕冷，汗不出或汗出而臭，倚息不得平卧，卧则咳甚者，宜张仲景之小青龙汤（药品：麻黄、桂枝、干姜、五味子、细辛、半夏、白芍药、甘草。若口渴烦躁，杂有热象者，加生石膏）。

咳嗽，腹满，身热甚，气上升不得降者，宜张仲景之厚朴麻黄汤（药品：厚朴、麻黄、杏仁、细辛、半夏、五味子、干姜、小麦、石膏）。

以上各古方，虽不专治伤风感冒的咳嗽，然伤风感冒咳嗽之重症，用之得当，取效甚速。

2. 后世方

伤风咳嗽之轻症，鼻微塞，不发热者，可用程钟龄之止嗽散（药品：桔梗、荆芥、紫菀、百部、白前、甘草、陈皮）。此方本作末药，可改作汤剂或糖浆制剂。

咳而痰多者，可用张景岳之六安煎（药品：半夏、橘皮、茯苓、甘草、杏仁、白芥子、生姜）。

咳而怕冷，无汗痰多，趋于寒化者，可用黄元御之紫苏姜苓汤（苏叶、甘草、生姜、半夏、茯苓、橘皮、干姜、砂仁）。

咳嗽喘满，头目昏痛，鼻塞声重，痰涎不利，胸膈胀闷者，可用《太平惠民和剂局方》之金沸草散（药品：金沸草、麻黄、前胡、荆芥穗、甘草、半夏、赤芍药、生姜、大枣）。

以上时方，治伤风感冒咳嗽之轻症。对古方嫌重者，可选用之。

三、禁忌

治外感咳嗽，首宜禁用收敛药，如五味子（古方用五味子，必伍以干姜、半夏，则可制约它的收敛性）、罂粟壳等。若咳嗽敛止，痰液不易排出，虽患者一时觉快，但病邪乘机深入，不日复发，咳嗽更行加重，甚至发展成慢性支气管炎。

治风寒咳嗽，既宜宣达，则滋润黏腻甘寒之药，在所应忌。如生地黄、天门冬、麦门冬、石斛、天花粉、桑白皮、玉竹、地骨皮、白芍药等。若口味淡或微咸，涕清痰薄，误投此类，既锢闭塞邪，又助长痰涎，令病毒难于疏散。留恋下去，甚成久病。

体弱或老年人偶患伤风感冒咳嗽，亦宜先事疏解，而不宜过于发散，若仅顾忌虚弱，遂用补剂，如人参、黄芪等，使外邪久驻，病程延长，反造成“欲速则不达”之弊。

伤风咳嗽，往往消化不良，易停食积（小儿更甚），医者常加鸡内金以治之。以为鸡内金能消积，且甚和平。不知此药恽铁樵说它功专补脾，咳嗽得鸡内金，即完全不爽，最宜忌之。

感冒风寒之咳嗽，最忌葶苈子。葶苈功能泻肺，性最猛悍。伤寒大陷胸丸，用治肺实证，以摧坚敌。若认伤风咳嗽面红或声音嘶嗄不出为肺实而投之，是患诛伐无过，必致病随药变。

患风寒咳嗽人，食物宜忌荤油，观《内经》于热病人禁食肉，可以参悟。

再谈咳嗽

咳只是一种证候，不是一种病。《素问·咳论》云："五脏六腑皆令人咳，非独肺也。"意思是五脏六腑之病，一旦影响到肺，皆能致咳。因此，凡见咳之证候，即应根据四诊，诊断它是由何脏何腑所来。追本溯源以治，不能见咳治咳，仅治其肺。李东垣对《咳论》所述各证，分别选方以治：肝咳，小柴胡汤；胆咳，黄芩加半夏生姜汤；心咳，桔梗汤；小肠矢气，芍药甘草汤；脾咳，升麻汤；胃中吐虫，乌梅丸；肺咳，麻黄汤；大肠遗矢，赤石脂禹余粮丸、桃仁汤，不止，猪苓汤分水；肾咳，麻黄附子细辛汤；膀胱遗溺，茯苓甘草汤。久咳不已，三焦受之，其状咳而腹满，不欲食饮，此皆聚于胃，关于肺，使人多涕唾，面浮肿，气逆也，钱氏异功散。能把所病脏腑的症患解决了，咳嗽亦随之而愈。若不把握住咳的本质，一味执咳不放，咳即或稍愈，亦难免再犯。

后世医家在《内经》的基础上，将咳嗽分为内伤和外感两大类。张景岳指出："咳嗽之要，一曰外感，一曰内伤。外感之咳，必由皮毛而入。盖皮毛为肺之合，而凡外邪袭之，则必先入于肺。久而不愈，则必自肺传至五脏也。内伤之咳，必起于阴分，盖肺属金，为水之母，阴损于下，则阳孤于上，水涸金枯。肺苦于燥，肺燥则痒，痒则咳不能已也。但二者之中，当辨阴阳，当分虚实耳。"景岳之论，就外感内伤讲了咳嗽的共性和个性，使医者知共性之中有个性。辨析明了，治病疗效方著。

外感咳嗽，无论四时，多因于寒邪。盖寒随时气，入客肺中，所以余治嗽多以辛温，其邪自散。唯六安煎最妙，其方：半夏 9 克，陈皮 4 克，云苓 6 克，甘草 3 克，杏仁 3 克，白芥子 2 克（老弱不用）。或加生姜。凡属外感，余多以此汤加减主之。若肺脘燥涩，痰气不利，或年老血衰，咳嗽费力者，于此方加当归 6～9 克；若寒气太盛，或中寒肺气不温，邪不能解者，于此方加细辛 2 克或 3 克；若冬月寒气闭郁，邪不易散者，可加麻黄、桂枝，或用小青龙汤；若伤风见寒，或伤寒见风，而往来寒热，咳嗽不止者，宜柴陈煎主之，其方：柴胡 9 克，陈皮 4 克，半夏、云苓各 6 克，生姜 5～7 片。气逆多咳者，加杏仁 3 克。若寒邪不盛，痰量较多者，但以

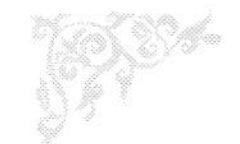

二陈汤加减治之，无不获效。

凡属阴虚血少，或脾胃虚寒之辈，最易感冒致嗽。但察其脉体稍弱，胸膈无滞，或肾气不足，水泛为痰，或心烦呕恶，饥不欲食，或年逾六旬，血气渐弱，而咳嗽不能愈者，悉宜金水六君煎加减主之，其方：当归、半夏、云苓各 6 克，熟地 9 克，陈皮 4 克，炙草 3 克，生姜 5 片。若亦阳气虚而脉微神困，懒言多汗者，必须加人参勿疑；若但以土虚不能生金，而邪不能解，宜六君子汤以补脾肺；若脾虚不能制水，水泛为痰，宜理中汤或理阴煎、八味丸之类以补土母，皆良法也。理阴煎方：熟地 30 克，炙草 9 克，当归 15 克，炒干姜 8 克，水煎服。但皆须参以祛邪之品。

外感之嗽，表邪是共性，而个人禀赋，或偏阴偏阳，或脾虚肾虚，因之所患症状亦有异，故在治疗上需把握其共性与个性之联结。临床上所谓支气管炎，多在秋冬时发作，概因秋冬寒凉之气袭于外，肺受干扰，咳嗽因生。咳本身是机体抗病的反应，因此治疗上宜因势利导，引邪外出，不能过早用敛肺之剂以锢邪。慢性病患者，肺多郁热，外寒包火，咳因以发，且多剧烈。但解其寒，内热亦散，宜小青龙加石膏汤。热盛者，不妨佐以黄芩、知母之类。

内伤之咳，多本于阴分。阴分者，五脏元精之气也。五脏皆有精气，唯肾为元精之本，肺为元精之主。五脏之精气受伤，则病必由下而上，由肾至脾及肺。肺肾俱病，则他脏不可免矣。所以，久咳要细察是外感还是内伤，外感易于处理，内伤则棘手难医，以其病在根本也。凡治内伤咳嗽，当以滋阴为主，宜一阴煎、左归丸、六味地黄丸之类，择而加减用之。但有元阳下亏，生气不布，以致脾困于中，肺困于上，而为喘促，为痞满，为痰涎呕恶，为泄泻畏寒。凡脉见细弱，证见虚寒，咳嗽不已者，皆不宜治咳，但补其阳，而咳自愈。如右归饮、右归丸、八味地黄丸、大补元煎、六味回阳饮、理中汤、劫劳汤（白芍、人参、炙草、黄芪、当归、熟地、五味子、半夏、阿胶），可随证选用。对于现代医学所说之“肺气肿”，症见咳痰多白沫，兼有喘促，夜重昼轻，舌苔白，脉虚者，属本虚标实，余曾自制保肺汤以扶正祛邪。处方：党参 12 克，黄芪 18 克，麦冬 12 克，五味子（捣）6 克，贝母 12 克，百部 6 克，苏子 9 克，葶苈子（炒，捣）4.5 克，前胡 9 克，桔梗 6 克，半夏 9 克，橘红 6 克，枳壳 6 克，杏仁 9 克，山药 18 克，炙甘草 6 克，红枣（去核）4 枚，水煎服。肾虚者，加枸杞子 2 克，菟丝子 15 克，青娥丸 10 克。此属内伤虚损之疾，治不易，恢复亦难，学者宜细心体察之。

论心痛胸痹证治

一、心痛

在我国古代丰富的医学遗产中，有着大量类似冠心病心绞痛及急性心肌梗塞的描述。如《灵枢·厥病》篇："真心痛，手足青至节，心痛甚，旦发夕死，夕发旦死。"指出了循环衰竭及预后的严重性。

关于心痛的原因，《素问·调经论》说："厥气上逆，寒气积于胸中而不泻，不泻则温气去，寒独留，则血凝泣（同涩）。凝则脉不通，其脉盛大以涩，故中寒。"又说："血气者，喜温而恶寒，寒则泣不能流，温则消而去之。"《素问·举痛论》说："经脉流行不止，环周不休，寒气入经而稽迟，泣而不行，客于脉外则血少，客于脉中则气不通，故卒（同猝）然而痛……寒气客于脉外则脉寒，脉寒则缩踡，缩踡则脉绌急，则外引小络，故卒然而痛，得炅则痛立止。因重中于寒，则痛久矣。"

以上《内经》诸说，指出了心绞痛的内外致病因素。内因是机体阳气素虚，卫阳力量不够，时有厥气上逆，寒气聚于清阳之府的胸中，久留而不去，导致胸阳亦微，是为寒气侵袭的外因。也有的先有寒气侵袭胸阳，都可使脉管缩踡而绌急。绌，屈也。绌急即拘挛，故心绞痛猝作。若频感外寒，则久痛不止。有的还会形成一系列瘀血症象。因血属阴，气属阳，阳气既微，再加上外边寒气内侵，血液凝涩，如雪住冷水中。

古人论述心绞痛的治疗方法时指出，心痛得炅（音桂，热气上冲貌）则痛止，并主张食辛热性的薤白（《灵枢·五味》）。凝血为阴性物质，因寒而形成，得热即冰释。

二、胸痹

胸痹，谓胸膺痹塞而痛。《灵枢·本脏》篇："肺大则多饮（大指"胀大"），善病胸痹，喉痹，逆气。"肺主通调水道，大则多饮。肺居胸中，开窍于鼻，以司呼吸，大则善病胸痹喉痹。肺主气，故病逆气。《金匮要略·胸痹心痛短气病脉证治》篇中之胸痹，类似心绞痛之症居多，兼及胃病等。现就有关心绞痛之部分加以论述。

胸为清阳之府，胸阳一有不振，则浊阴上干，作闷作痛而为病。巢元方《诸病源候论·胸痹候》：“寒气客于五脏六腑，因虚而发，上冲胸间则胸痹。”说明内因胸阳先自衰微，外因寒气乘之，才成胸痹证。《金匮要略》论胸痹的脉，“阳微阴弦，即胸痹而痛，所以然者，责其极虚也。今阳虚，知在上焦。所以胸痹心痛者，以其阴弦故也。”又说：“寸口脉沉而迟，关上小紧数。”阳微是寸口脉微，阳得阴脉为阳不及，是上焦阳虚；阴弦是尺中脉弦，阴得阳脉为阴太过，是下焦阴实。寸口脉沉迟者，是阳气衰微；关上小紧者，是阴寒结聚。胸痹的主脉，与主证是一致的。

胸痹证若有舌苔，则多为白苔坐底，上罩一层薄黄苔，且多滋润。因浊阴上干清阳之府而为病，苔应呈白色。若呈黄苔，一因邪踞阳位，不免表面阳化，二因阴浊逼胸中阳气上腾，也可使表面阳化，所以上罩薄黄滋润之苔，是即欲阳化而又无力祛逐阴邪以廓清阳位，此其所以为胸痹之苔。倘一见浮面敷黄，即被其迷惑，忽视底座的白苔，从阳邪论治，则差之毫厘，谬以千里了。

1. 心阳式微之诊察

心阳式微在将萌未显的时候，于临床上有两种比较简捷的诊法。其一，在手背近腕处抚摸其皮肤，必较他处为凉，甚至在心阳衰微的前一二日即现此征兆，有小手掌大。渐次过腕则重而至于厥逆，过肘即为危候了。一为在鸡鸣时，约早晨三点钟以后自觉不能安睡，烦躁起坐，喘息，冷汗，或胸中作痛，等到六点钟时则渐就安顿，否则将可能更加危险。体会这两种病理机制，一因手背属阳，距心脏很远，所谓“四肢为诸阳之本”，故心阳式微，其征兆先见于手背阳位。一因夜半子时一阳生，到鸡鸣丑时（《素问·金匮真言论》：“鸡鸣至平旦，天之阴，阴中之阳也。”）阳气渐复，阴气渐退，但心阳衰微之人当阳气欲伸之时，阴气格拒之，使心络痹阻，血脉梗塞，则烦躁不得卧，或喘而息高，或冷汗出。此时是阴阳剧斗，果能阳胜阴负，则烦躁渐宁，喘、汗渐止。倘阳不能胜阴，则烦躁愈甚，喘息抬肩，冷汗不止，将会更加危重。

2. 心痛的治法

（1）回阳救逆：急性心肌梗塞猝心痛时，患者面色苍白，心悸气短，恶寒冷汗，四肢厥逆或疼痛，或下利清谷，甚则指端青紫，唇青面黑，舌质紫黯，大、小便不禁，脉微欲绝或见结代。用回阳救逆急救，张仲景四逆汤主之。

①四逆汤方：生附子 12～24 克，干姜 4.5～9 克，炙甘草 6 克。水 10

盅，先煮生附子 3 小时，至水 3 盅，再入干姜、甘草，煎成 1 盅，热服。仲景治心阳衰微、附子与干姜相配伍，率用生附，不用熟附。

②四逆加人参汤：即四逆汤加人参。治心阳衰微、恶寒脉不出等，可以益气复脉。

（2）芳香开窍：心肌梗塞猝心痛证，中医认为是气滞血瘀，经脉不通，不通则痛，是急症，须采用芳香开窍以通之的治法，有一定的疗效。

①苏合香丸：《太平惠民和剂局方》苏合香丸，各中药店备有成品，药味不录。

此丸取多种香窜之药以开寒闭，疗效迅速，止痛作用强，大能宣利气机，有开窍醒神之功，在服之数分钟后即能生效。唯不宜多服久服，恐其耗气、损血、灼津。

②宽胸丸方：我院宽胸丸一号，对心绞痛发作，也有温通解痛的作用。荜茇 900 克，高良姜、延胡索、檀香各 450 克，细辛 150 克，冰片 30 克。

制法：提取挥发油（荜茇、高良姜、檀香、细辛）及浸膏装胶囊（挥发油与浸膏比例为 1∶1），10 料可装 1600 个胶囊，每个 0.3 克，每日服 3 次，服用 4 周为一疗程。

本方由温中散寒、理气止痛、芳香开窍的药物所组成，对阳虚寒凝气滞、胸阳不振的疾患较适用。

（3）活血化瘀：冠心病临床所见的心绞痛、胸闷、心律失常、心肌梗塞、舌质紫黯，源于心阳式微或心气不足，而导致心脉痹阻，气滞血瘀。所谓不通则痛，是冠心病的共性。中医学多用活血化瘀法治之。王肯堂《证治准绳·心痛胃脘痛门》谓有死血作梗的心痛，用化死血方。

①化死血方：当归尾 15 克，川芎 9 克，丹皮 9 克，苏木 9 克，红花 9 克，延胡索 9 克，桂枝 9 克，桃仁 9 克，赤曲 9 克，降香 3 克，通草 3 克，大麦芽 6 克，穿山甲 9 克。水煎成，入童便、酒、韭汁，饮之。

本方化瘀为主，辅以通阳行气，用治冠心病瘀血严重者。

②变通血府逐瘀汤：当归尾 9 克，川芎 9 克，桂心 9 克，瓜蒌 18 克，薤白 12 克，桔梗 6 克，枳壳 6 克，红花 9 克，桃仁 9 克，怀牛膝 18 克，柴胡 9 克。

气为血帅，气行则血行，方中既有化瘀的当归、川芎、桃仁、红花，又有行气的枳壳、桔梗、柴胡，更益以宣痹的瓜蒌、薤白、桂心，使以引血下趋的牛膝，是行气活血、治心肌梗塞比较全面的一个方剂。

【按】王清任《医林改错》血府逐瘀汤，治瘀血胸痛有效。药用当归、川芎、生地、赤芍、红花、桃仁、桔梗、枳壳、柴胡、牛膝、甘草。他强调“血化下行不作劳”，颇有见地。唯若系胸阳不振所导致寒凝气滞的瘀血，则应去赤芍、生地、甘草，加桂心、薤白头、瓜蒌治之，本方即本此意而变通。

又，我院所制的冠心Ⅱ号方亦主之，它的主要作用为活血化瘀。组成：丹参30克，川芎15克，赤芍15克，红花15克，降香15克。为一日量，作成冲剂或流浸膏剂，分3次服。

3. 胸痹的治法

胸痹亦属心绞痛范畴，在仲景《金匮要略》中有专篇，故从之而分谈治法。

宣痹通阳：胸痹证，胸闷兼有隐痛，是胸阳不振，因而导致痰浊壅塞胸部，仲景以宣痹通阳法治之。

①瓜蒌薤白白酒汤：瓜蒌（捣）1枚，薤白24克，白酒4盅。同煎取2盅，分温再服。

适应证：以喘息胸背痛为主。

②瓜蒌薤白半夏汤：瓜蒌半枚，薤白9克，半夏9克，白酒4盅。同煎取1盅，温服。

适应证：以胸痛彻背不得卧为主。

③枳实薤白桂枝汤：枳实9克，厚朴12克，薤白12克，桂枝3克，瓜蒌15克。以水3盅，先煎枳实、厚朴，取2盅，去渣，入余药再煎成1盅，温服。

适应证：以“胁下逆抢心”为主。

④薏苡附子散：薏苡仁、炮附子各等份，共为细末，每服6克，白开水送服。

适应证：以胸痹证或缓或急为主。

这里需要指出两点：即胸为清阳之府，心体阴而用阳，《素问·六节藏象论》谓为“阳中之太阳”。一有浊阴，则发生胸痹之证，必须采用阳药及通药以廓清阴邪，不可掺杂阴柔滋敛之品以助长阴邪，这是仲景的药法。观《伤寒论》太阳上篇胸满者（乃阴邪上犯之证），桂枝去芍药汤、桂枝去芍药加蜀漆牡蛎龙骨救逆汤可证。尤怡谓“其去芍药者，盖欲甘辛急复心阳，而不须酸味更益其营气也”，乃得到了仲景用药的心法。在前面血府逐瘀汤拟去芍药等阴柔药，而加温通药，就本着这个道理。这是第一点。仲景治胸中病不涉及心下者（胃的部位），不用甘草，观以上所举各方可知。《金匮要略》妇人杂病篇："妇人咽中如有炙脔，半夏厚朴汤主之。"虽不是心痛胸痹证，亦系胸膈郁气凝涎而结聚于上焦者，故不用甘草，可以互证。至于胸痹篇中之人参汤，是治心下病上犯胸中者。前人谓此汤主中气虚寒而逆抢心，心中痞，胸满者。又茯苓杏仁甘草汤是治呼吸系病者，两方虽都有甘草，不能援以为例。这是第二点。

4. 脉结代心动悸治法

（1）益阴复脉：冠心病阳虚证固居多数，但也有一些患者，频发心绞痛，心律失常，脉结代，膻中动悸，是因真气内虚，心血不足，气阴两伤之故。须用纯甘壮水之剂填补真阴，仲景炙甘草汤主之。

炙甘草汤方：炙甘草 12 克，生地黄 48 克，麦门冬 18 克，人参 6 克，阿胶 6 克，桂枝 9 克，生姜 9 克，火麻仁 6 克，大枣（擘）10 枚。以水 4 盅，黄酒 3 盅，先煎八味，取 2 盅，去渣，纳阿胶化开，分两次温服。

本方之品味、用量、煎法，均有它的特点。如用炙甘草通经脉，利血气（《名医别录》）为主，辅以大量生地黄、大枣（《神农本草经》补少气，生津液），合阿胶、麦冬共生阴津，佐以人参、桂枝、生姜、酒以升提阳气，用麻仁为使以通之，俾阳得行于阴中，则脉自复。且取用阴药而大其量，用阳药不及阴药之半的措施，推测其理，认为阴药非用重量，则仓卒间无能生血补血，但血本主静，不能自动，须凭借主动之阳药以推之挽之而激荡之，才能上入于心，催动血行，使结代之脉去，动悸之证止。假令阴阳之药等量使用，则濡润不足而燥烈有余。煮服法中，以水、酒久煎，亦浓煎，补剂取汁多气少，是与药味配伍用量多少一致的。

（2）补气生津：心脏病由于酷暑夺气伤津，或久病汗多，呈现气少神疲，脉微欲脱，甚至休克者。李东垣生脉散主之。

生脉散：麦门冬 9 克，人参（用西洋参，另炖兑服）6 克，五味子 6 克。水煎服。

方内麦冬能治热病伤津，据药理研究，有强心作用；西洋参用以益气生津，比人参尤胜；汗为心液，汗多则损心，五味子敛汗之力较强。三药合用，能益气敛汗，养阴生津，使脉搏复振，所以叫"生脉散"。

天津南开医院曾证实，生脉注射液对失血性休克动物有升高血压和强心作用。

生脉保元汤：生脉散加黄芪 30 克，炙甘草 6 克。水煎服。

李东垣谓生脉散，"夏月加黄芪、甘草服之，令人气力涌出。"若用以

治疗心脏病阴阳俱虚者，与久服通气活血伤及阴液、体力微弱者，均切合病机。

又冠心病有逢夏即重者，有如小儿疰夏症，多呈心部隐痛，渴而多汗，气短神疲，懒于动作，不思饮食，脉弦细芤迟。治宜益气养津，李东垣清暑益气汤主之。

清暑益气汤：人参1.5克，黄芪3克，炙甘草0.6克，白术1.5克，升麻3克，陈皮1.5克，当归1克，苍术3克，泽泻1.5克，炒神曲1.5克，麦冬1克，青皮0.7克，酒黄柏0.3克，五味子9粒，葛根0.3克。水煎服。

方取补中益气汤去柴胡，加葛根，合生脉散，外加苍术、黄柏、泽泻、神曲而成。以之治冠心病因盛暑炎蒸，汗出不绝，而成为气津两虚之证者，用补中益气汤以扶阳，合生脉散以滋液，更辅祛暑湿之品，恰是针对性很强的一个良方。我曾遇一妇女，素患心悸脉结代证，一到夏季则不耐暑热，心跳气短，胸部作痛，汗出体倦，不能工作。予以本方，数剂即诸证顿减。次年在入夏之始，即服本方预防，她的冠心病发作程度，较历年为轻。

冠心病治疗中一个值得注意的问题

今之冠心病属《金匮要略》胸痹范畴。然胸痹非此一病，还包括一部分消化系疾病在内。

冠心病之治疗，常用活血化瘀之法，认为是血瘀所致，但需深入分析。依中医理论，胸阳衰弱，浊阴干犯清阳之府，乃是该病之基本病机。心居阳位，属手少阴经脉，主血，血属阴，故心体阴而用阳。胸为清阳之府，不容浊阴侵袭，罹斯病者多年高。年高之人新陈代谢迟缓，阳气衰微。胸阳衰弱，则津液不能蒸化，遂成痰浊；阳虚者，胃气亦不降，浊阴则上泛，皆停滞胸府而成胸痹。当胸阳衰微之时，血行则缓慢，瘀即随之而成，甚至造成阴血凝固。此殆胸痹形成血瘀之病理。在治法上宜活血化瘀，兼以宣痹行气。因气为血帅，气行则血行，宣痹须行气，宣痹行气即可收化瘀之效。气属阳，血属阴，故予阳药以行气。仲景之瓜蒌薤白白酒汤通阳行气，薤白辛窜力强以通阳，瓜蒌苦降，除胸中浊腻，白酒亦通阳。呕者加半夏。薏苡附子散是治心脏病之胸痹方。而胸痹篇中有厚朴、甘草之方，乃是治胃肠病而显胸痹证者，二者不应混淆。本院所用治冠心病的宽胸丸（荜茇、高良姜、细辛、延胡索、檀香、冰片）并无直接化瘀之药。因其行气通阳而治病。若确有瘀血之征，即使要用活血化瘀药，也宜加入黄芪、薤白等行阳之品，其效方佳。选用活血化瘀药时，应注意选用阳药。川芎、芍药、丹皮虽都可活血，但川芎是阳药，芍药、丹皮即系阴药。故仲景有胸满者去白芍之戒，足见用药之精。

胸痹有瘀者，非三五剂药可见功，须较长时期服药方效。余曾治一胸痹血瘀患者，服 103 例治愈（处方：党参 12 克，瓜蒌 24 克，薤白 12 克，桂枝 9 克，红花 9 克，川芎 6 克，郁金 9 克，延胡索 9 克，丹参 12 克，鸡血藤 30 克）。可用于治疗胸痹血瘀的方剂，如《证治准绳》治心痛之化死血方（归尾、川芎、丹皮、苏木、红花、延胡索、桂心、桃仁、赤曲、降香、通草、麦芽、穿山甲）、清代王清任的血府逐瘀汤等。血府逐瘀汤中桔梗与枳壳、牛膝配合极好，符合其“血化下行不作劳”之意。若去甘草、生地，加栝蒌、薤白则更佳。

论肺结核的证治

肺结核一病，在我国古代医药学的著作中已有很多的论述，不过限于历史条件，对本病的病原体和体内的病灶，不可能像现代医学那样具体地了解。但本着“有诸内必形诸外”的道理，以躯体在患病时所表现的形态来探索内脏的病理变化，在今天看来，实多有当于实际。古代医家以疾病的证候为依据，对现代医学所谓肺结核的专病记载，大多包括于一般“虚损”、“劳怯”病证之内。其内容是很丰富的，但因篇幅所限，不能做过多的归纳与分析，现仅就虚损门中之劳瘵证的原因、证候、治疗等，做下列的探讨和分析，以供大家作为参考。

一、原因

华氏《中藏经》有“劳瘵传尸”的记载，是以为病人死后尸虫传注他人，故有传尸之称。葛洪《肘后方》也曾有“尸注”、“鬼疰”的病名。崔知悌更说过：骨蒸传尸，“无问少长，多染此疾，婴孺之流，传注更苦。”崔氏不但知道传尸病普遍传染，同时，认识到小儿对本病的抵抗力非常薄弱，更容易传染。因此，严用和说：“劳瘵一证，为人之大患，凡受此病者，传变不一，积年疰易，甚至灭门，可胜叹哉！大抵合而言之，曰传尸；别而言之，曰骨蒸、殗殜、复连、尸疰、劳疰、蛊疰、毒疰、热疰、冷疰、食疰、鬼疰是也。夫疰者，注也，自上注下，病源无异，是之谓疰。”又曰：“医经载五劳六极之证，非传尸骨蒸之比，多由不能卫生，始于过用，逆于阴阳，伤于荣卫，遂成五劳六极之病焉。”严用和对劳瘵病的认识，谓“病源无异”，指出病源是一个，在劳瘵病的原因上，比较明确而又肯定地提出这一观点，所以把五劳六极纷纭庞杂之症，划分在劳瘵之外，很直截地斩断了医说上的很多葛藤。

元·朱震亨《丹溪心法》说：“劳瘵之症，非止一端，其始也，未有不因气体虚弱，劳伤心肾而得之，以心主血，肾主精，精竭血燥则劳生焉。”葛可久《十药神书》说：劳症之由，“因人之壮年，气血充聚，精液完足之际，不能守养，唯务酒色，日夜耽欲，无有休息，以致耗散精液，则呕血吐痰，骨蒸烦热，肾虚，精竭形羸，颊红面白，口干咽燥，小便白浊，遗精盗汗，饮食难进，气力全无，斯因火乘金位，重则半年而毙，轻则一载而倾。”王纶《明医杂著》说：“男子二十前后，色欲过度，损伤精血，必生阴虚火动之病……此名劳瘵，最重难治。”李梴《医学入门》说：“多因十五六岁或二十前后，气血未定之时，酒色亏损精血而成，全属阴虚。”这都强调了房劳过度，有伤肾阴，身体抵抗力因而降低，则劳虫容易侵袭，是致劳瘵的一种大原因。

又李梴论劳瘵有“间有因外感久疟、久嗽而成者，多属阳虚”。这在内伤招致劳瘵外，又指出有由外因诱起劳瘵的。于此可见，古人对于劳瘵的发生，是内因、外因并重。

二、证候

《诸病源候论·虚劳骨蒸候》说：“旦起体凉，日晚即热，烦躁，寝不能安，食无味，小便赤黄，忽忽烦乱，细喘无力，腰疼，两足逆冷，手心常热。”

《外台秘要》节录苏游论说：“大都男女传尸之候，心胸满闷，背膊烦疼，两目精明，四肢无力……每至旦起，即精神尚好，欲似无病。从日午以后，即四体微热，面好颜色，喜见人过，常怀愤怒……行立脚弱，夜卧盗汗……或多惊悸，有时气急，有时咳嗽。虽思想饮食而不能多食……渐就沉羸，犹如水涸，不觉其死矣。”

虞抟《医学正传》论劳极说：“嗜欲无节，起居不时，七情六欲之火时动乎中，饮食劳倦之过屡伤乎体，渐而至于真水枯竭，阴火上炎，而发蒸蒸之燥热，或寒热进退，似疟非疟，古方名曰蒸病……大抵不过咳嗽发热，咯血吐痰，白浊白淫，遗精盗汗，或心神恍惚，梦与鬼交。妇人则月闭不通，日渐尪羸，渐成劳极之候。夫病此者，始多懈怠，姑息日久，直至发热不休，形体瘦甚，真元已脱，然后求医治疗。虽仓扁复生，莫能救其万一，良可叹哉！”

李梴《医学入门》论劳瘵说：潮热，咳嗽，或见血，或遗精，便浊，或泄泻，轻者六证间作，重者六证兼作。盖火蒸于上，则为咳血，为潮热，火动于下，则为精浊，为泄泻。若先见血，止血为先。其余流传变证虽多，亦必归重于一经。假如现有精浊，又加之胫瘦、腰背拘急，知其邪在肾也。现有咯血多汗，加之惊惕、口舌生疮，知其邪在心也。现有喘咳嗽血，加之皮枯、鼻塞声沉，知其邪在肺也。现有梦遗，加之肋痛、多怒颈核，知其邪在肝也。现有泄泻，加之腹痛痞块，饮食无味，四肢倦怠，知其邪在脾也。当随其邪之所在调之。

总观以上各家所描述的劳瘵证候，其同一的认识，是以午后潮热为重点。结核病若持续潮热，病势是进行的时期。

虞氏认为，劳瘵患者，应当早期及时就治。若一怠忽姑息，延至末期，则药不能为力。这一较正确的认识，在医家应从事宣传，在病家应加以注意。

李氏论劳瘵按证分脏，就病体的形能表现，分经审证，作为遣方用药的根本，这是中医体系之特色，也是中医的精密所在。审主证则为选主方主药做基础，察兼证则为选辅药引药作基础。中医学术是以治疗为主体的，一切审因辨证，都是为了治疗。证候能有纲有目，用药才有主有副，辨证然后施治。对此不精不密，则治疗不能有法有则。虞氏举出主证，系以兼症，由经溯脏，审表知里，见垣一方，癥结可解。若只凭主证断定何经何络，一涉粗疏，则差之毫厘，谬以千里。因为咳嗽、潮热等六种见证，不一定拘于常脏，必须审问兼证，循经辨络，加以归纳，才能得其主要，矩矱在手，“随其邪之所在而调之”，可以左右逢源。

三、治疗

因为古代医学虚损与劳瘵不分，而治法则遵《内经》“劳者温之”之旨，仲景撰用《素问》、《九卷》所出治劳证之方剂，主要取乎温补。医学是发展的，经过历代医家的临床实践与钻研，虚劳的理论与治疗逐渐丰富起来，并逐渐把劳瘵从虚劳中分出。到元代末叶，朱震亨创造性地提出“阳常有余，阴常不足”之说，倡用“甘寒养阴”，这是由理论到实践具有指导意义的承先启后之发明。所以若就劳瘵的原因证候来采取治疗措施，则甘寒疗法应居首要，其次乃因时、因地、因人而消息之。在辨证施治的原则下，自能得心应手而取效。兹就历代及现时有效之方药，摘要简介于后，以备采择。

1. *劳瘵初期（轻型）*

初起甚轻，往往只有咳嗽，发热，胃纳不佳，周身发懒等。稍进则干咳无痰，痛引胸肋，潮热，食欲减退，肌体日见消瘦，甚则痰杂血丝，或咯血。治法：由阴伤阳浮，水涸金燥，喉痒而咳，宜甘寒养肺，水旺气复而咳自已。用麦冬、天花粉、生地、杏仁、橘红、阿胶、桔梗。或由脾胃先虚，不能制水，水泛为痰，水冷金寒而咳，宜立效方（贝母、杏仁、款冬、桔梗、五味、葱白、瓜蒌仁、川椒，共为末，与猪肺同熬，取汁服）加羌活、陈皮、白术。由火烁肺金而咳，宜六味地黄丸（地黄、山药、山萸、丹皮、泽泻、茯苓）。而暴咳喘促，用《圣惠方》款冬花汤（款冬花、桑白皮、五味子、贝母、杏仁、知母、甘草）。肺中有寒热，用《千金翼方》竹叶饮子（百部草、炙甘草、竹叶、紫菀、紫苏、白前、生姜），亦有效。

这里应该注意的是，初期肺痨咳嗽，要与外感咳嗽做严格的鉴别诊断，否则一涉误诊，用药有失，病反日深。张景岳辨似损非损，颇有助于吾人诊断与治疗。其言曰：“凡似损非损之证，唯外感寒邪者乃有之。盖以外邪初感，不为解散，而误作内伤，或用清凉，或用消导，以致寒邪郁伏，久留不散，而为寒热往来，或为潮热咳嗽，其证则全似劳损。若用治损之法以治此证，则滋阴等剂愈以留邪，热蒸既久，非损成损矣。余尝治愈数人，皆其证也。欲辨此者，但当详察表里，而审其致病之由。盖虚损之证必有所因，而外感之邪，其来则骤。若或身有疼痛，而微汗则热退，无汗则复热，或见大声咳嗽，脉虽弦紧而不甚数，或兼和缓等证，则虽病至一两月，而邪有不解，病终不退者，本非劳损，毋误治也。若寒热往来不止者，宜一二三四五柴胡饮酌宜用之，或正柴胡饮亦可。若兼咳嗽者，柴陈煎。若脾肾气虚而兼咳嗽者，金水六君煎；或邪有未解而兼寒热者，仍加柴胡。”又曰：“盖外感之咳，其来在肺，故必由肺以及脏，此肺为本而脏为标也；内伤之咳，先因伤脏，故必由脏以及肺，此脏为本而肺为标也。凡治内伤者，使不知治脏而单治肺，则真阴何由以复，阴不复则咳终不愈；治外感者，使不知治阳而妄治阴，则邪气何由以解，邪不解则咳终不宁。经曰：治病必求其本。何今人之不能察也。”

《沈氏尊生书》曰：“劳病多吐血，吐血之原，未有不由五脏来者。咳嗽血出于肺，因悲忧所致也，宜二冬、二母、桔梗、黄芩。痰涎血出于脾，因思虑所致也，宜生地、石斛、葛根、丹皮、甘草、茯苓、陈皮、黄芪。吐血出于心，因惊恐所致也，宜丹参、山药、麦冬、茯神、当归、生地。吐血多块出于肝，因恚怒所致也，宜柴胡、芍药、山栀、丹皮、枣仁、生地、沉香。咯血出于肾，因房欲所致也，宜生地、丹皮、茯苓、远志、阿胶、知母、黄柏。呕血出于胃，中气失调，邪热在中所致也，宜犀角、地黄、丹皮、甘草、玄明粉。”若选择方剂，咳嗽痰中带血，用《济生方》百花膏（百合、款冬花）。加减法：合二冬膏服之，其效尤彰；加鲜白荷花，疗痰血、鼻衄有卓效。一般血证，用葛可久《十药神书》十灰散（大蓟、小蓟、荷花、侧柏叶、茅根、茜草、山栀、大黄、牡丹皮、棕榈皮，均烧灰存性，为末，用时捣白藕汁或萝卜汁，磨京墨半碗，调服15克），亦可用《直指方》黑散子（隔年莲蓬、血余、棕榈炭），治肺出血可加藕节、旱莲草、茜草根炭、白茅根，效良而妥善，能加童便冲服，效也著。

潮热骨蒸，可选用罗谦甫秦艽鳖甲汤（秦艽、鳖甲、地骨皮、银柴胡、青蒿、知母、当归、乌梅）。兼五心烦热者，用朱丹溪清骨散（北柴胡、鲜地黄、干地黄、人参、防风、熟地黄、秦艽、薄荷、赤苓、胡黄连）。若选用药物，则地骨皮、丹皮（有汗忌用）、玄参、金钗石斛、沙参、玉竹、山药、女贞子、穞豆衣、龟板、鳖甲、牡蛎等。

盗汗，可选用东垣生脉散（人参、麦冬、五味子），并酌加杭白芍、浮小麦、煅龙骨、煅牡蛎、穞豆衣、糯稻根等。

失眠，用仲景酸枣仁汤（酸枣仁、知母、川芎、茯苓、甘草）。若选用药物，则夜交藤、合欢花、花龙齿、朱茯神等。

2. 劳瘵中期（重型）

劳瘵长期不愈，则日晡发潮热，咳喘不已，或咯血时发，盗汗，失眠，厌食。因各症状的增进，消耗特甚，肌肉锐减。但亦有得病不久，即现此等症状者。

治疗劳瘵之咳嗽、咳血、潮热、盗汗等，平稳而有效的方剂为月华丸（天冬、麦冬、生地、山药、百部、川贝、茯苓、菊花、沙参、阿胶、三七、桑叶、獭肝），曾经临床验证。近人四川沈绍九治肺痨咳嗽咳血方（广三七、姜炭、白茅根、白芍、丹皮、旱莲草、川贝母、甜杏仁、紫菀、款冬花、白前根、麦冬、甘草、玉竹、百合，童便冲服），也有效验。

3. 劳瘵末期（极重型）

劳瘵到了末期，脉细数而疾，皮肤有的甲错，大肉尽脱，喘急咳嗽，声音嘶哑，肺部透视有较大空洞，病至此已极为严重。

肌肤甲错，可用仲景大黄䗪虫丸（大黄、干地黄、黄芩、桃仁、杏仁、䗪虫、蛴螬、白芍、甘草、干漆、水蛭、虻虫）。有瘀血咳嗽者，可用葛可久太平丸（天冬、麦冬、知母、贝母、款冬花、杏仁、生地黄、熟地黄、当归、阿胶、蒲黄、京墨、桔梗、薄荷、麝香）。此方可用于肌肤还没有到甲错地步，只舌上有一二紫点的征象，兼见咳嗽微喘，服之往往获效。

劳瘵到了衰弱时期或末期消耗过甚的时候，施以滋补，维护其抵抗力，是应当采用的办法。但我认为中医治疗八法的汗、吐、下、和、温、清、消、补中，唯补法最难掌握。王清任《医林改错》曾提出，要分别“因弱致病，因病致弱”，“因病久致身弱，自当去病，病去而元气自复。”即使是虚，又不专在一腑一脏，若无目的性地漫投补剂，则如枝叶生虫，而不知投药杀虫，却去从根部施肥，结果是树长而虫更壮。楼英《医学纲目》有云：虚劳“其体虚者最易感于邪气，当先和解，微利微下之，从其缓而治之，次则调之。医者不知邪气加之于身而未除，便行补剂，邪气得补，遂入经络，致死不治。如此误者，何啻千万，良可悲哉!”虞抟《医学正传》更指出不问脏腑盲目地滥投补剂之流弊，说：“假如心脾二经虚损，当以茯苓补之。虚而无汗及小水短少者，服之有功；虚而小便数者，多服则令人目盲；虚而多汗者，久服损真气，夭人天年，以其味淡而利窍也。又如肺气弱及元阳虚者，当以黄芪补之。然肥白人及气虚而多汗者服之有功；若苍黑人肾气有余而未甚虚者，服之必满闷不安，以其性塞而闭气也。甘草为健脾补中及泻火除烦之良剂，然呕吐与中满及嗜酒之人，多服必敛膈不行，而呕满增剧，以其气味之甘缓之。川芎为补血行血、清利头目之圣药，然骨蒸多汗及气弱人久服，则真气走散而阴愈虚甚，以其气味之辛散也。生地黄能生血脉，然胃气弱者服之，恐损胃不食。熟地黄补血养血，然痰火盛者，恐泥膈不行。人参为润肺健脾之药，若元气虚损者，不可缺也；然久嗽、劳嗽、咯血、郁火在肺者，服之必加嗽增喘不宁，以其气味之甘温滞气然也。白芍药为凉血益血之剂，若血虚腹痛者，岂可缺欤；然形瘦气弱，禀赋素虚寒者，服之恐伐发生之气，以其气味之酸寒也。”我们看了古人这些告诫，知道蛮补固然是填塞壅滞，能增添疾病，而漫补也是不徒无益，而又害之。

上面在三期病型后面所举的各种方药，在辨证施治下，只要适应证候，都可应用，又非机械地拘限于某一期者。

中医虽不强调特效的方药，但专病亦有专药，不过在专药后面，更重要的必须辨证准确。因寒因热，在表在里，是虚是实，适应阴阳，吻合证候，辅佐用药，所以演成多味药的复合剂。各种专病都是如此，劳瘵病也不例外，兹略举于下：

獭肝：中医既认为劳瘵系传尸虫所传染，在治疗上则亦考虑杀虫。晋・葛洪《肘后方》即用獭肝为杀劳瘵虫剂。我昔年也曾用獭肝合月华丸（见前）治疗肺结核，效果良好。关于獭肝剂，除《肘后方》中者及月华丸外，还有现代西安十三味治肺痨方加味：河车粉 75 克，白及粉 75 克，川贝 60 克，石斛 30 克，麦冬 30 克，百部 21 克，红花 15 克，獭肝 21 克，

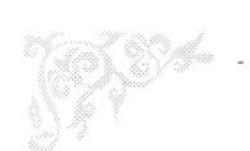

共为细末，鳖甲 75 克，鹅管石 15 克，牡蛎 15 克，海螵蛸 15 克，海浮石 15 克，煎成浓汁，吸入上药末内，再焙干。每日 9 克，早晚二次，饭后服。轻证连用两个月，重证用 4～6 个月。

百部草：本草有百部草治传尸、骨蒸痨热的记载。近来有人曾用百部丸（百部草晒干为末，雌鸡，未产蛋者）。配法：若活鸡 1000 克重，配以百部粉 500 克，将鸡杀死后，去内脏及头足，洗净，加以适量水，煮极烂，去骨，取鸡肉及汁混合百部草末，杵烂为小丸，晒干。每次 9 克，早饭前一小时服一次，晚间临睡时服一次，开水送下。服 20 天为一疗程。治疗了 52 例肺结核患者，X 线复查 52 例，病灶有好转的 16 例，说明百部丸对肺结核有一定的作用。

治疗劳瘵的古方中，使用百部草者甚多，如《千金翼方》泻肺散（百部草、紫菀、杏仁、茯苓、石斛、甘草、款冬花）、《千金翼方》竹叶饮子（方见前）、《外台秘要》治三十年咳方（百部、饴糖）。《济生方》经效阿胶圆（阿胶、生地、山药、卷柏叶、大蓟根、五味子、鸡苏、茯苓、人参、百部、远志、防风、麦冬、柏子仁），治劳嗽并嗽血唾血。《十药神书》保和汤（知母、贝母、天冬、款冬花、天花粉、薏苡仁、杏仁、五味子、甘草、马兜铃、紫菀、百合、桔梗、阿胶、当归、地黄、紫苏、薄荷、百部），治久嗽肺痿。《医学心悟》月华丸（方见前）、《沈氏尊生书》人中白丸（生地、熟地、白芍、白术、当归、阿胶、鳖甲、羚羊角、青蒿子、人中白、百部），治血虚有热兼躁烦睡眠不安。

白及：白及有补肺作用。李东垣谓肺伤有奇效，已为一般所常用。近年江苏省中医院有用白及丸（白及 150 克，百部 150 克，牡蛎 150 克，穿山甲 150 克，用黄色砂子拌炒，以上 4 味，共为极细末，糯米汤和白蜜为丸，桐子大，病轻者每服 3 克，重者 4.5 克，日 3 次，空腹温开水送下），长期服用，治肺空洞直径 3 厘米大者，得以痊愈。

劳瘵方中使用白及者，如《证治要诀》白及枇杷丸（白及、枇杷叶、阿胶、藕节、生地），治咳嗽咳血，肺损阴虚。《笔花医镜》桔梗汤（白及、桔梗、葶苈子、川贝、甘草、橘红、薏苡、银花），治肺损伤咯血。安血饮（白及、三七、藕汁、龙骨、牡蛎、白茅根、熟大黄），治肺血或胃肠出血。有的用补肺丸方（鱼鳔胶、阿胶珠、龟板胶、象牙胶、鲜白及、川贝母、怀山药、白冰糖、白蜂蜜），治浸润性与空洞性肺结核及肺出血。

此外，还有羊胆、白果、铁包金、川破石等，都有报道，可资参考。

有人谓柴胡一药具推陈致新之作用，在治劳瘵的药队中，也可以算是治劳瘵的专药吧。若论柴胡剂，仲景小柴胡汤要算总方，它能通水津，散郁热，去胸胁之苦满，升清降浊，加减合法，对治劳瘵，诚能奏效。但我终觉柴胡治劳瘵病，是有它一定范围的。若不辨证而广泛地施用，毕竟会有流弊的。楼英《医学纲目》曾有一段说："虚损复受邪热，皆宜用柴胡。《衍义》云：柴胡本经并无一字治劳，今人方中治劳，鲜有不用者，误人甚多。常原病劳有一种真脏虚损，复受邪热，因虚而致劳。故曰劳者牢也，当斟酌之。如经验方治劳热，青蒿煎丸，用柴胡正宜，服之无不效。热去即须急已，若无邪热，得此愈甚，虽至死，人亦不怨。王海藏云：苟无实热，医取用之，不死何待？用之者宜审诸。"柴胡是治邪热，不是治劳瘵，这种认识是正确的。

劳瘵证多阴虚液少，忌用香燥劫阴之药，如半夏、橘红是。亦忌苦寒化燥之药，如知母、黄柏是。但这里应说明一下，凡审察复合方剂，不同于单味药物，应当从全面着眼。若在相互制约的适当配伍组织下，则常可不在禁忌之例，像仲景麦门冬汤中之半夏，东垣清暑益气汤中之黄柏皆是。他们用一味辛燥于大队甘寒药中，用一味苦寒于多数甘温药中，是取其起监制作用，相反适所以相成。

总之，中医治疗劳瘵病，于用药物外，还有针灸疗法、饮食疗法等，同时更强调调养锻炼、增进体质，促进痨病的恢复。我们相信，通过中西医结合研究治疗本病，必将进一步获得可喜成就。

流行性乙型脑炎的治疗及其后遗症的预防

流行性乙型脑炎的死亡率较高，后遗症比较多。近几年来，在党的领导下，用中西医结合治疗，死亡率已大大下降，后遗症也明显减少。

流行性乙型脑炎，中医辨证属于温病范畴。因此，对于本病的治疗，亦应以温病治疗的规律为主而立方遣药。

今就清代叶香岩氏对温热病的治疗法则，将病邪侵入之阶段，分做四层，为“卫、气、营、血”。现在把它的症状和治法分析如下：

一、卫

温邪在表，大抵见发热、头痛、项强、无汗，或有汗不透，或见呕吐、咳嗽。审知患者脉无大变化，或浮数，或浮濡，舌面或无苔，或现白腻薄苔，是病邪在体表的浅层卫分。这个阶段的治法，主要在解表，以祛邪离体，宜辛凉透邪法。初起注重辛散，佐以轻清。辛凉轻剂，如吴鞠通的桑菊饮（桑叶 7.5 克，菊花 3 克，杏仁 6 克，连翘 4.5 克，薄荷 2 克，苦桔梗 6 克，甘草 2 克，芦根 6 克），樊开周的加味栀豉汤（焦栀衣 9 克，淡豆豉 9 克，桔梗 3 克，生枳壳 3 克，苏薄荷 3 克，枇杷叶 9 克，生甘草 1.5 克，葱白 2 根）。正当暑邪在表的时候，得此则可以汗解。治这种浅而在卫分的病，切忌犯里。不但苦寒泄热与甘寒养阴之药过早加入，有凉遏与恋邪的弊害，即入气、入营之品，若率意投入，亦能引邪入内，以致病势缠绵，给产生后遗症准备条件。正如防火，“曲突徙薪”。而在此时，若病症稍重，传变稍速，有大剂透发，仍不得汗的，则只有清其络热，宣其气机以治之，使伏邪尽透，表里洞彻，则汗自淋漓，或臭汗黏濡，邪从外解。宜选用辛凉重剂，如叶香岩荷杏石甘汤（苏薄荷 3 克，光杏仁 9 克，生石膏 12 克，知母 9 克，生甘草 1.5 克，北细辛 1 克，鲜竹叶 30 片），赵晴初的葱豉白虎汤［生石膏 12 克，知母 9 克，北细辛 1 克，生甘草 1.5 克，淡豆豉 9 克，鲜葱白 3 枚、生粳米（鲜荷叶包）9 克］，都能辛以散邪，凉以泄热。

不过感受不一，病情复杂，同一暑温，而热重、湿重，迥然有别。以治热重之法治湿重者，则湿愈遏而热愈伏，势必形成痞满，呃逆，身热不扬，或肠鸣泄泻，甚则蒙蔽清窍，谵语神昏，自汗肢冷，或口噤不语，或手足拘挛；以治湿重之法治热重者，则辛燥济热，譬之拨火使扬，将延为燎原之势，形成灼热，消渴，热盛昏狂，或风动痉厥，甚则鼻煽、音哑、舌卷、囊缩，阴竭阳越，内闭外脱。这两种辨证一谬，则贻害无穷。能理解到这一些，则知后遗症之发生，决不是偶然的变故。

湿重于热之暑温，初起在卫，舌苔必白腻，或白滑而厚，或白苔稍灰，兼黏腻浮滑。脉息模糊不清，或沉细似伏，多沉困嗜睡。证必凛凛恶寒，甚至足冷，胸膈痞满，渴不思饮，或竟不渴，头目胀痛昏沉，如裹如蒙，或肌肉烦疼，或午后寒热，小便短涩黄热，大便溏而不爽，甚或水泻。治法以轻开肺气为主，用石芾南的藿朴夏苓汤（杜藿香6克，姜川朴3克，姜半夏4.5克，赤茯苓9克，光杏仁9克，生苡仁12克，白蔻仁1.5克，猪苓4.5克，淡豆豉9克，建泽泻9克），《金匮要略》茵陈五苓散（茵陈18克，建泽泻12克，茯苓9克，猪苓9克，生白术1.5克，桂枝1.5克）。体轻而味辛淡者治之，移热下行，以为出路，湿去气通，布津于外，自然汗解。这个阶段如能够适当地掌握，则事半功倍，可弭乱于初萌，预防一切后患。至于热重于湿的暑温，初起即多涉气分。

二、气

温邪在气，比在卫较深了一层，可是仍属在肌表。审知舌苔白燥，中黄或纯黄，高热，汗出，烦渴，头痛，脉洪数等。这个阶段邪毒的发展虽较深较重，仍可提之出来，驱邪于外，但已比较复杂，应当因势利导，寻找其近便易出之路，才事半功倍。一般采用清凉法。若邪毒有向外趋势时，则辛凉开达，使热从表泄，宣气达卫，伏邪从气分而化，卫分而解。兼风的“透风热于外”。邵步青的热郁汤［苏薄荷2克，青连翘4.5克，瓜蒌皮4.5克，焦栀子9克，广郁金9克，青子芩9克，生甘草1.5克，苦桔梗3克，鲜竹叶30片，青蒿露（冲）30克］，灵而且稳。夹湿的“渗湿热于下”（此是湿还未与热相结之证），叶香岩的五叶芦根汤（鲜藿香叶3克，鲜薄荷叶3克，鲜佩兰叶3克，鲜荷叶3克，先用鲜枇杷叶30克，鲜活水芦根30克，鲜冬瓜60克，煎汤代水煮药），亦轻灵有效。若风、湿不与暑热相结合，或从汗或从下而外解，则伏热势孤，自易肃清。若热重于湿而结在里者，多由中蒸上，这时气分的邪热虽郁遏灼津，还未郁结于血

分，其舌苔必黄腻，舌之尖边红紫、欠津，或底白罩黄，混浊不清，或纯黄少白，或黄色燥刺。伏邪重者，苔亦厚而满，板贴不松。脉息数滞不调，证必神烦，口渴，渴不引饮，甚则耳聋，干呕，口气秽浊，胸腹热满，按之烙手，甚或按之觉痛。宜用枳实、栀子、豆豉合小陷胸汤（瓜蒌、黄连、半夏），加连翘、茵陈之清芬，青子芩、姜水炒木通之苦辛，内通外达，表里两彻，使伏邪从汗利而双解。若热毒内结，在里较重时，则需要苦寒直降，叶香岩所谓“苦寒直清里热”便是。轻剂如《伤寒论》黄芩汤（黄芩、芍药、甘草、大枣），重剂如《证治准绳》三黄石膏汤（黄连、黄芩、黄柏、栀子、生石膏、知母、玄参、甘草），宜审查病的浅深轻重，对证选用。这时切不可囿于温病容易伤阴之说，舍苦寒不用，早投甘寒，或辨证不细不清，漫投甘寒平和之品以塞责，则必致贻误病机，转化转深。这是因为邪结气分不能遽解之证，最宜于苦寒通降，切忌甘寒滋腻。在治法上，苦寒为清，甘寒为滋，如鲜地黄、鲜石斛、玄参、天花粉、麦冬、天冬、玉竹、沙参等都是清滋之品，若误认为清泄药，则下咽之后，那稠膏黏液受大热煎熬，结于脘腹，必致演成闭厥，或痉或狂，甚而至于内闭外脱，险证蜂起。纵勉强治愈，而后遗症恐不免，是不可不注意的。

又在气分，如遇湿多而热不重者，石膏、知母滋润大寒之品亦忌漫投（大量石膏尤不宜用）。因石膏、知母能凉遏湿邪，过服则致邪热冰伏不动，高烧反而不降，甚至大便滑泄。因这种误药而造成的后遗症，临床上所见不少，可选用三仁汤之类以治这湿多热少之证，使湿宣则热退。又在这个气分的阶段，若还没有呈现脑症状，如抽搐瘈疭等，切不可早投犀角、羚羊角、龙脑、麝香等香窜之品，如安宫丸、至宝丹之类，用之反至引邪深入，病势加重，造成种种后遗症。

三、营

温邪入营，比在气分又深一层，病势亦较严重。高烧自汗，烦躁不寐，或多睡，夜多谵语，神识时清时昏，或手足抽搐。舌绛而干，或现黄黑舌，但底必绛。脉象细数或弦数，甚则肢厥脉陷。邪热内舍于营分，盘踞络中，其血必郁而热，故舌绛；其气机亦钝而不灵，故神昏谵语。温邪乍入营分之时，神烦，少寐，脉数，舌红，犹可透营泄热，仍转气分而解，吴坤安犀地桑丹汤（犀角 2.4 克，鲜地黄 24 克，桑叶 9 克，丹皮 6 克，栀子 9 克，连翘 9 克，紫草 9 克，知母 9 克，子芩 4.5 克，青蒿 4.5

克，玄参6克，菊花9克。先用活水芦根、鲜茅根各60克，嫩桑枝30克，鲜竹叶50片煎汤代水，煮药）可用。夹秽者，透营辟秽，石芾南加味翘荷汤（连翘、薄荷、炒牛蒡子、桔梗、焦栀皮、紫草各4.5克，绿豆衣6克，蝉衣10只，芦茎30克，甘草1.5克）磨冲紫金锭最验。即伏暑晚发，一起即舌绛咽干，甚有脉伏肢冷之假象，亦不外此方加减。次予周氏五味消毒饮（银花9克，野小菊、地丁、蒲公英、天葵子各6克，加紫金锭1片）清解余秽，使毒与秽从斑疹而解，或从战汗而解。间有邪盛正虚，不能一战而解者，法宜益胃透邪，七味葱白汤（防风、生姜皮各3克，苏叶嫩枝、秦艽各4.5克，络石藤、豆豉各9克，鲜葱白4根，嫩桑枝30克）加西洋参、鲜茅根，服后停一二日，再战汗而解。但汗后肺气虚，患者虽嗜卧不语，肢冷一昼夜，却不是脱证，待气返自温暖如常，这点也不可不知。总之，治入营之邪，应挽之转出气分，由深处提到浅的一层，则有驱邪外出之路。否则伏邪愈转愈深，陷入血分，不但多发生后遗症，甚至危及生命。

四、血

温邪入血，为邪入至深，病势极为严重。目赤唇焦，狂躁不安，或神昏不语，或肢厥，或鼻衄，或发斑疹，或手足抽搐，角弓反张。舌质必深绛而干，或见黑褐色，脉细数或沉伏等。这个阶段邪毒已经入血，很难荡涤透解，唯有直接凉血散血，透窍通络。凡邪热内陷，里热壅闭，堵其神气出入之窍，而神智昏迷者，不论蒙蔽、痉厥，治法首推何廉臣瓜霜紫雪（犀角、羚羊角、青木香、上沉香、朱砂各15克，寒水石、生石膏、灵磁石、滑石各15克，玄参、升麻各48克，生甘草24克，公丁香6克，麝香3.6克，西瓜霜240克，冰片9克，制法照《局方》紫雪）。又何氏犀珀至宝丹（羚羊角、犀角、朱砂、玳瑁、藏红花各15克，郁金、血珀、连翘心、菖蒲、血竭、丹皮各9克，山甲、桂枝各6克，蟾酥1.5克，麝香3克，共为细末，猪心血为丸，金箔为衣，每丸重1.5克，大人服一丸，小儿半丸，婴儿1/4丸）亦为首选。吴鞠通安宫牛黄丸次之，《局方》紫雪又次之，而以《局方》来复丹为后备。但仍应分别轻重以定方，如热初蒸心经，心烦多言，间有糊涂语，其邪虽陷，尚浅而轻，只须丹溪清心汤去硝黄（甘草5克，连翘、栀子、黄芩、黄连、薄荷、竹叶各2克，加蜜1匙冲）以泄卫透营即可。迨陷入心包，妄言妄见，疑神疑鬼，其邪陷渐深而重，先以茶竹灯心汤（细茶叶1.5克，卷心竹叶30叶，灯心2小束）调下万氏牛黄丸，每多奏效。若服后犹不清醒，反昏厥不语，不省人事者，则邪热直陷心包，极深而重，急用安宫牛黄丸，甚或瓜霜紫雪，调入石芾南犀地汤（犀角3克，鲜地黄30克，连翘、郁金各9克，银花6克，鲜梨汁、竹沥各1匙，姜汁2滴，鲜菖蒲叶4.5克。先用活水芦根6克，灯心3克煎汤代水，煎药），以开透之，还可十全一二。以上各阶段的治疗方法，系参考何廉臣氏《重订广温热论》，施之临床，均信而有验，可资推广。

更有一种酷烈温邪，一发则兼犯营卫，表里俱病，气血两燔，临床症状表现为高热，呕吐，昏迷谵语，或狂躁不安，抽搐不止，口噤直视，或热甚发斑，或衄，口渴或不渴，舌绛或干，或黄或黑，脉洪数或弦数，或模糊不清等。治宜清热解毒法，如余师愚清瘟败毒饮配安宫牛黄丸、抱龙丸等，可以济急。

总之，暑温之因于脑炎，宜于早期发现，早期治疗。温邪在卫，则解决最为省力，而且容易。在气则比较复杂。若过卫气而转入营分，则更棘手难医。入血则已濒于危亡。当病邪已入营入血之际，则幸而治愈，而后遗症多难幸免。病势使然，所以贵乎早期发现，早期治疗，勿失其机。

乙型脑炎是一种剧烈性传染病，病情万变，症状多端，并不是一方一药所能应付、所能解决的。从事于治疗脑炎工作者，应博采深研，掌握多种理法方药，以适应临床之复杂病情与错综证候，才能控制脑炎，并消减脑炎后遗症。

温病治法简述

温病是多种急性热病的总称，亦称温热，如风温、温疫、温毒、暑温、湿温、秋燥、冬温、温疟等都包括在内。温为六气之一（温为次热），温夹风为风温，温夹湿为暑温、湿温、伏暑，温夹秽浊为温毒。燥有凉燥、温燥之殊。凡温病多始于手太阴，脉不紧而动数，或两寸独大，尺肤热，微恶风寒，身热，自汗，口渴。治法初宜辛凉解表，次用清热通便或芳香开窍，终投甘润存津，此为温病之定义及治疗之原则。至卫气营血的证治，温病与湿温的异治，详见本篇各条。温病的诊治体系，导源于刘河间，完成于叶天士，至吴鞠通始著为专书，自后若俞东扶、顾松园、王孟英、雷少逸、俞根初等皆为温病专家，辨证用药，心细如发。吾人若将上列诸家之书潜心玩索，不但对一切急性传染病有极高的治愈率，即内伤杂病，亦堪得心应手。所惜卷帙浩繁，卒读不易，唯有择其精简切用者，置于案头，不时检阅，亦可增进学识。本篇取王伯岳的业师成都廖蓂阶先生编述的《温病要决》内“温病治法”27条，逐条加注，并附周淡然、何廉臣学说于后，稿成又与王伯岳细加校阅商正，学者合三家学说而汇观研讨，并以此为基础，再进而吸收清代温病各著精华，则温病的治法自有成竹在胸矣。

1. 风温初起，身热头痛，恶寒无汗，咳嗽口渴，舌苔浮白，是感春时风寒而发，卫气闭塞也。宜辛温解表，不可骤凉，反使邪内陷也。

葱白五个，淡豆豉四钱，苏叶三钱，防风三钱，陈皮二钱，苦桔梗三钱，杏仁三钱。寒邪甚者，再加羌活三钱，以促其汗，汗出寒解，则止后服。

陈平伯云：“春月风邪用事，初冬气暖多风，故风温之病多见于此。但风邪属阳，阳邪从阳，必伤卫气。人身之中，肺主卫，又胃为卫之本，是以风温外搏，肺胃内应，风温内袭，肺胃受病。温邪之内外有异形，肺胃之专司无二致，故恶风为或有之证，而热渴咳嗽为必有之证也。”“则知风温为燥热之邪，燥令从金化，燥热归阳明，故肺胃为温邪必犯之地。且可悟风温为燥热之病，燥则伤阴，热则伤津，泄热和阴，又为风温病一定之治法也。”我们看了陈氏这段文字，可知：①风温的发病季节，多为春月或初冬；②风温初起的主要证候，是身热口渴咳嗽；③风温所伤之处为肺胃；④风温为燥热之邪，所以治疗原则是泄热和阴。

《通俗伤寒论》中风温伤寒段云：“伏气温病，感冷风搏引而发，或天时温暖，感风寒郁而暴发，一为伏气，一为新感，病因不同，病势亦轻重迥异。”本条所列各证乃新感，而非伏气，故用辛温以解表。本条所列之方，系《时病论》的辛温解表法加苏叶，雷少逸云：“防风、桔梗祛其在表之寒邪，杏子、陈皮开其上中之气分，淡豉、葱白用代麻黄，通治寒伤于表。”

2. 风温初起，发热头痛咳嗽，烦渴自汗，风邪犯肺也。宜用银翘散以清解表邪，忌用辛温。

银翘散：银花十钱，连翘五钱，桔梗三钱，薄荷三钱，竹叶四钱，荆芥四钱，牛蒡三钱，豆豉四钱，甘草二钱，芦根五钱。

本条症状，与陈平伯《外感温病篇》第二条相同，该条注云：“风属阳邪，不挟寒者为风温，阳邪必伤阳络，是以头痛畏风，邪郁肌表，肺胃内应，故咳嗽、口渴、苔白，邪留于表，故脉浮数。表未解者当先解表，但不同于伤寒之用麻桂耳。”

银翘散各药可分为三组：豆豉、荆芥、薄荷、牛蒡为发表药，银花、连翘、竹叶、芦根为清热药，桔梗、甘草为缓咳化痰药。综合全方之功效，乃以发汗解热为主、化痰缓咳为辅之辛凉平剂也。

3. 风温二三日不解，口渴便秘，脉洪数，身灼热，渐作谵语，干呕欲吐，是外邪与内热合并传入阳明也。便未甚闭，舌未甚黄者，宜凉解里热法；便秘舌黄燥者，宜凉膈散。

凉解里热法：大豆卷四钱，天花粉五钱，生石膏八钱，鲜芦根十钱，生甘草一钱，元参五钱，鲜竹叶三十片。

凉膈散：黄芩三钱，连翘四钱，栀子三钱，薄荷一钱，甘草一钱，生军四钱，玄明粉三钱。

风温身大热，口大渴，脉洪数，渐有谵语，此为顺传阳明，宜凉解里热。凉解里热法，《时病论》方，雷少逸云：“温邪初入胃者宜此法，方以芦根为君，味甘性凉而中空，不但能去胃中之热，抑且能透肌表之邪，诚凉而不滞之妙品，大胜寻常寒药。佐豆卷之甘平，花粉之甘凉，并能清胃除热，更佐石膏，凉而不苦，甘草泻而能和，景岳为玉泉饮，以其善治阳明胃热也。凡寒凉之药，每多败胃，唯此法则不然。”

汪昂曰："凉膈散乃上中二焦泻实火之药也。热淫于内，治以咸寒，佐以苦甘，故以连翘、黄芩、竹叶、薄荷散火于上，而以大黄、芒硝之猛利荡热于中，使上升下行，而膈自清。用甘草、生蜜者，病在膈，甘以缓之也。"按：此方有清热利肠之功用，盖次白虎承气汤之清下法也。

【美中按】《局方》凉膈散是发表攻里，表里双解的和剂，凡温热病表邪未尽，而内热已炽的情况下，即热之偏重于里者，用此退热甚妙。古人对于本方在加减进退之下，应用于温热病，颇为广泛。如朱丹溪在本方中加黄连，名清心汤，专治火郁上焦、大热面赤、舌黄唇焦、大便不通等证。刘河间在本方中去硝、黄，加桔梗，名桔梗汤，专治风温、暑风热郁上焦之证。余师愚极赞称此方，去硝、黄，加石膏、桔梗，治热疫初起的重症，最稳而又最验。

4. 风温不解，热渐入营，不渴舌绛，夜则热益甚，神益昏而谵语者，宜清营泻热法。

银花五钱，带心连翘五钱，绿豆五钱，西洋参一钱，麦冬三钱，犀角一钱，玄参五钱，生地五钱，丹参三钱，竹叶一钱。

舌绛不渴为邪入营分，叶天士辨绛色舌云："其热传营，舌色必绛。绛，深红色也。初传绛色中兼黄白色，此气分之邪未尽也，泄卫透营，两和可也。纯绛色鲜者，包络受病也，宜犀角、生地、连翘、郁金、石菖蒲等。"清营泻热法用生地、玄参、银花、连翘、绿豆凉营解毒，犀角、竹叶、麦冬清心热，丹参治温热狂闷，洋参培气滋液。盖治温邪入营，包络受病之方也。

5. 风温身灼热，懊憹，神昏谵语，口燥渴，溺赤而无汗，当托邪外出，透汗为要。

银花五钱，连翘四钱，生石膏八钱，知母四钱，麦冬三钱，淡豆豉拌捣生地五钱，薄荷三钱，竹叶三钱，茅根八钱，芦根八钱。

此证灼热口渴溺赤，为病在气分，神昏谵语为邪传心包，无汗为表未解，此与三黄加石膏汤证，伤寒六脉洪数，面赤鼻干，舌燥口渴，烦躁不眠，谵语鼻衄，发斑发疹，为表里三焦同病者相类似。故用生地、玄参清营热，银花、连翘、知母、石膏清气热，豆豉、薄荷解表热。其法亦与三黄石膏汤以黄芩、黄连、黄柏、栀子苦寒清里，麻黄、豆豉、石膏透疹疏表者相同。

6. 温热多汗，阴津消耗，证现唇焦齿燥，身灼热，急顾津液，勿令生风。

连翘三钱，花粉四钱，鲜石斛八钱，玄参五钱，生地八钱，麦冬五钱，参叶一钱，茅根五钱。

温病汗多伤津，而现唇焦齿燥之证者，宜清热保津，兼筹并顾，故选用《时病论》清热保津法加玄参、茅根。以连翘、花粉、茅根清上中之热，石斛、生地、玄参保中下之阴，麦冬退热除烦，参叶生津降火，此为温病汗多之主方也。

7. 温病误表，邪不传阳明而入心包，舌强神昏，谵语发狂，津枯苔黑，或笑或痉，壮热烦渴，脉来洪数者，急宜清热宣窍为治。

犀角一钱，银花八钱，连翘心四钱，玄参七钱，麦冬六钱，生地汁十钱，川贝三钱，远志三钱，至宝丹一粒。热闭甚者，酌用紫雪丹、牛黄丸等。

舌强神昏谵语，亟须宣窍；壮热烦渴，亟须清火；苔黑津枯，亟须滋液。此种症状为温邪内陷心包，病势已趋危重，故选用《时病论》祛热宣窍法，去菖蒲，加银花、玄参、麦冬、生地、远志等，大剂频进，以期转危为安。

8. 温病内陷厥阴，劫液而动肝风，神昏口噤，筋脉挛急，四肢抽搐，形强直如尸，脉来弦数者，宜却热息风法。

犀角一钱，羚羊角半钱，桑叶五钱，菊花五钱，天冬五钱，麦冬五钱，生地十钱，银花八钱，连翘四钱，钩藤三钱，郁金三钱，天竺黄三钱，荷叶连梗半张。间服紫雪、至宝、牛黄丸，量证轻重酌服。

神昏口噤，不语如尸，为温邪走窜心包；筋脉挛急，四肢抽搐，为温邪内陷厥阴。此为手足厥阴同病，较之上条仅为手厥阴病者，更觉深重。故以犀角、麦冬、银花、连翘、郁金、天竺黄清心宣窍，羚羊角、桑叶、菊花、钩藤、生地、麦冬凉血祛风，又以牛黄、至宝开闭回苏，可谓双管齐下，竭力挽救矣。又，此方对乙型脑炎现壮热、神昏抽搐之证者，可酌情用之。

【美中按】此条不仅在邪陷心包与厥阴的症状上有清楚的划界，而在药法上更有明晰的解说，这对作者可称是注疏发明，对读者可称是金针度与。

9. 温热内入阳明，其热如焚，舌苔老黄而起芒刺，甚则黑，大渴多汗，申酉潮热，腹满硬而不便者，急下之以存阴也。

生大黄四钱，玄明粉（冲）三钱，甘草一钱，细生地八钱，玄参五钱，麦冬五钱。

《温病条辨》中焦篇第一条云："面目俱赤，语声重浊，呼吸俱粗，大便秘，小便涩，舌苔老黄，甚则黑，有芒刺，但恶热，不恶寒，日晡益甚者，传至中焦，阳明温病也，脉浮洪躁甚者，白虎汤主之。脉沉数有力，甚则脉体反小而实者，大承气汤主之。"第三条云："阳明温病，诸证悉有而微，脉不浮者，小承气汤主之。"第五条云："阳明温病，无汗，小便不利，谵语者，先与牛黄丸。不大便，再与调胃承气汤。"综观以上3条，可以略识用承气汤的指标，及三承气在证候上的区别。此外，如热结旁流、连声呃者，亦用下法。本条之阳明证，为舌苔老黄起刺，汗多潮热，腹满硬，不大便，均为大承气证，而急下存阴之方，则为增液承气，未免过于慎重矣。

10. 温毒郁于皮毛，热不得汗，入于血络而成疹。小儿风温，最易发疹，春冬为多，且易传染，其证头痛身热，入夜尤甚，恶风自汗，咳逆神烦而少寐。脉来滑数浮弦，舌边尖红而苔浮白，宜加味银翘散。

银翘散去豆豉，加犀角一钱，细生地五钱，玄参七钱，桑叶四钱，丹皮三钱。

若疹隐而不出，脉见沉弦，邪内陷也，宜以升麻、葛根、郁金、桔梗以升提之；唯须与犀角、羚羊角、石膏并用，庶不至热毒上炽也。头痛身热，恶风自汗，咳逆，均为风温初起之症状，红疹亦宜宣透，故以银翘散为主，并以桑叶易豆豉。唯神烦少寐，舌边尖红，为阴虚火炎之象，故加犀角清心除烦，玄参、生地、丹皮养阴凉血，则表里兼顾，奏效自弘。

11. 热入阳明，壮热大渴，烦躁，神昏谵语，溺赤，舌绛苔黑，脉洪数而发斑者，红轻紫重，黑斑尤危，宜气血两清，解其毒火。

生石膏十钱，知母五钱，甘草三钱，犀角二钱，鲜生地十钱，玄参七钱，丹皮五钱，银花八钱，连翘四钱，芦根十钱，白茅根十钱，粳米一杯。

《时病论》云："然有因温毒而发斑发疹、发颐喉肿等证，不可不知；盖温热之毒抵于阳明，发于肌肉而成斑，其色红为胃热者轻也，紫为热甚者重也，黑为热极者危也，鲜红为邪透者吉也。当其欲发未发之际，宜用清凉透斑法治之。如斑发出，神气昏蒙，加犀角、玄参治之。"

【美中按】雷氏所谈之斑为热毒郁于阳明气分，本条所谈之斑为热毒深入阳明，气血两燔，病势轻重不同。故雷氏治斑之方为石膏、甘草、连翘、银花、芦根、豆卷、犀角、玄参清热宣透；本条治斑之方，除清气分热之药（石膏、甘草、犀角、玄参、银花、连翘、芦根）同于雷氏方外，另有清解血分毒火之品，如生地、丹皮、茅根等。方随证转，始能中病，此中医辨证施治之精神也。又斑属足阳明胃病，治法主要在清；疹属手太阴肺病，治法主要在透，此斑疹异治之大较也。

【美中按】斑除红紫黑外，有色青如蓝者，更重，而阴斑白斑，又属虚证，治法各殊。前人对红斑主以凉血透热，于紫斑主以凉血解毒，于黑斑、蓝斑主以凉血攻毒，于阴斑、白斑主以温补血气，分别施治，要在辨证明晰。篇中剖解详明，读者宜仔细体会。

12. 温毒内盛，君相二火升腾莫制，发为大头瘟。头肿如斗，神识昏迷，或红肿成块，游走不定，头痛难举，壮热便秘，口渴舌燥，脉象浮数，或但喉肿痛，或耳前耳后肿病，或但颊肿面赤，皆温毒上攻也，唯东垣普济消毒饮为宜。

黄芩三钱，川连三钱，薄荷二钱，连翘五钱，桔梗三钱，马勃半钱，僵蚕三钱，甘草一钱，牛蒡子三钱，柴胡二钱，玄参五钱，板蓝根五钱，银花十钱，升麻一钱。

便秘加生军、玄明粉各三钱；肝脉弦劲，风扬上升，去柴胡、升麻，加羚羊角半钱。上条为温毒发斑，本条为温毒上攻，发为大头瘟，或发颐，或喉痛。按所述症状，病非轻浅，亟投清解热毒，佐以透达之品，方有肿消热退之效。

东垣普济消毒饮为治大头天行之经验方，对证用之，屡获良效。本方用黄芩、黄连清热，玄参、升麻、银花清热解毒，牛蒡子、连翘消肿退斑，板蓝根、马勃清血解毒，桔梗、甘草利咽喉，柴胡、薄荷、僵蚕散风热。此方不仅用于大头瘟（颜面丹毒），对发颐尤有捷效。《温病条辨》18条治颐肿大头瘟，用本方去升麻、柴胡、黄芩、黄连、陈皮，加荆芥、银花，名普济消毒饮去升麻柴胡黄芩黄连方。此方据吾人临床经验，仍觉不如东垣原方。

13. 温邪久羁，阴伤液竭，脉虚数，身热仍不解，或两颧潮热，口干舌燥，甚则神昏，耳聋，目闭。水虚木强则痉厥，邪入少阴也，复脉汤主之。

干生地十钱，炙甘草五钱，生白芍六钱，麦冬六钱，胡麻仁三钱，明阿胶三钱。

脉弦数而痉者，加羚角、鳖甲、牡蛎、丹皮；心热甚者，加犀角；神昏者，兼服至宝丹。《温病条辨·下焦篇》第8条云："热邪深入，或在少阴，或在厥阴，均宜复脉。"至于用复脉汤的证候，据《温病条辨》所载，为身热面赤，口干舌燥，齿黑唇焦，手足心热，脉虚大或结代，耳聋，神倦欲眠，舌赤苔老等。以上诸证，总由热邪伤阴、水虚木旺所致，故以甘润滋液之剂急补肝肾也。

14. 温热久羁，或因误表，津涸阴枯，肝风内动，舌绛苔少，脉象欲脱，至危之候也。大定风珠滋阴潜阳，庶可挽回。

大定风珠即三甲复脉加鸡子黄二枚，五味子二钱。

喘加人参，自汗加龙骨、人参、小麦，悸加茯神、人参、小麦、枣仁。《温病条辨·下焦篇》第16条云："热邪久羁，灼烁真阴，或因误表，或因妄攻，神倦瘈疭，脉气虚弱，舌绛苔少，时时欲脱者，大定风珠主之。"细究此证，真阴虚损，肝风内动，故以滋阴潜阳立法。《通俗伤寒论》之坎气潜龙汤亦为滋阴潜阳法，方用坎气（何秀山按：坎气即初生脐带，一名命蒂。以其前通神阙，后通命门，最得先天之祖气。每剂用一条切寸）、龙齿、珍珠母、白芍、生地、牡蛎、磁朱丸、白薇、熟地，主治右脉浮大，左脉细数，舌绛心悸，自汗虚烦，手足躁扰，时时欲脱。两方用药虽不尽同，然都为急救肾阴，兼摄浮阳而设，附录于此，以供参考。

15. 温热入营，内服辛凉轻宣之剂，忽作战汗，汗后神虚身冷，欲作脱象，当用养阴扶正之品，使气复而余邪自出。切勿骤用姜附回阳，若正气过虚，进以独参汤亦可。

人参三钱，麦冬四钱，杭芍五钱，石斛五钱，首乌三钱，牡蛎十钱，枣仁五钱，浮小麦十钱。

独参汤：西洋参五钱，浓煎服。

《温病条辨·下焦篇》19条云："邪气久羁，肌肤甲错，或因下后邪欲溃，或因存津得液蒸汗，正气已虚，不能即出，阴阳互争而战者，欲作战汗也。复脉汤热饮之，虚甚者加人参。"本条之病为战汗后肤冷欲脱，虽与《温病条辨》所谈各异其情，但为正气虚弱则一，故以人参补气，麦冬、白芍、石斛养阴，首乌补肾，枣仁、牡蛎、浮小麦固表敛汗。

16. 妇女温病，适当经来，热邪乘隙下陷，瘀秽上冲，神识迷乱，有如癫狂，口虽大渴而无苔，入夜益热，脉滑数者，犀角地黄汤主之；脉沉数有力，少腹坚满者，宜桃仁承气以通其瘀。

犀角地黄汤：犀角、生地、赤芍、丹皮。

桃仁承气汤：大黄、芒硝、桃仁、桂枝、甘草。

周淡然云：妇人经水适来，温邪恰受，血为邪遏，多致腹痛胀满，治温法中再加桃仁、红花、玄胡、丹皮、鳖甲之类。经水适去，血室空虚，邪因虚乘入，致谵妄神昏，舌黑潮热，又当以增损小柴胡汤加养阴之品。如患温时经自行，不间断，热随血泄，只治其热，经自已。周氏所述温病期中月经适来适断之治法极为中肯，故附录之，以补本条之不及。

17. 温病最多夹痰，肺气闭塞，喘咳痰壅，烦躁溺赤，痰涎黏滞，甚则神迷，脉来滑数，小儿乳食不节，生痰化热尤多，此证宜清肺豁痰法。

生石膏八钱，杏仁四钱，茯苓皮四钱，苦葶苈三钱，冬瓜子三钱，苡仁五钱，鲜芦根五钱。

此条主因为温病夹痰，主证为身热烦躁，咳逆痰滞，小便短赤，殆即急性支气管炎症也。除本条所列治法外，亦可酌用翘石二参汤，方为连翘、石膏、杏仁、川贝、远志、茯苓、银花、沙参、玄参（方见《中国小儿传染病学》）。

18. 风温误表，化火伤津，汗出不止，语言难出，身重多眠，鼻息鼾鸣，面赤神迷，六脉浮数，其温邪内逼阳明也，宜加味竹味石膏汤。

西洋参二钱，生石膏十钱，知母四钱，麦冬四钱，竹叶三钱，鲜石斛十钱，犀角一钱，银花五钱，竹沥一杯，甘草一钱，雪梨汁一杯，甘蔗汁一杯。

此条所列症状，与陈平伯《外感温病篇》第10条相同，注云："鼻鼾面赤，胃热极盛。人之阴气，依胃为养，热邪内灼，胃液干枯，阴气复有何资，而能渗诸阳，灌诸络？是以筋骨懈怠，机关失运，急用甘凉之品以清热濡润，或有济也。"此病病因既为热邪内灼，胃液干枯，故立方以清热（如知母、石膏、犀角、竹叶、银花）养液（如梨汁、蔗汁、石斛、麦冬）为主。

19. 热伏阳明，神昏肢厥，目闭遗溺，秽气直喷，此热结胃府也。但脉象缓滑，苔黄腻而不燥，兼有浊痰也。法忌滋润，宜加味承气主之；若舌黑黄而燥者，仍宜润下救津法。

酒军四钱，玄明粉三钱，厚朴三钱，银花八钱，石菖蒲二钱，鲜石斛十钱，竹茹三团，玄参五钱，萝卜汁一杯冲。

此条所列各症，如神昏肢厥，目闭遗溺，口喷op气，均为阳明下证。脉象缓滑，舌苔不燥，则为痰浊内留之象，故以承气汤下结热，萝卜、竹茹化痰浊，佐参、斛以养阴。

俞根初云："黄苔而浊，不带白而有质地者，邪已结里，黄浊愈甚，则入里愈深，热邪愈结。由于湿热夹痰者，宜辛淡清化；由于湿热夹食者，宜苦辛通降。唯黄而糙剧，则黄而带灰带黑，黄而干砂刺点，黄而中心瓣裂者，皆为里热结实，均当速下以存津液。"按本条之舌苔，黄腻不燥，尚非下证的据，但其他症状已为热结应下，此则不当拘泥苔色，因循误事也。

20. 温病壮热，烦躁而口渴，胸痞而呕，舌黄不燥，浊痰凝聚，徒清热则气机不开，进滋润则痰结愈固，宜清肃肺气，开其痰结，而病自退。

全瓜蒌一枚，半夏五钱，雅连钱半，石菖蒲二钱，郁金三钱，连翘三钱，杏仁泥四钱，枳实三钱，川贝三钱，竹茹三钱，栀子三钱，莱菔一大个，切丝煎汤代水。

浊痰凝聚于肺，则胸肺呕逆，故以小陷胸汤加杏仁、川贝、栀子、竹茹、枳实、菖蒲、郁金，涤痰降气，消痞止呕，稍佐连翘、栀子以清热，待痰化气降，胸痞烦热诸症自迎刃而解矣。

21. 温病误投升散，劫液伤阴，壮火愈炽，神昏谵语，风动肢搐，耳聋舌燥，囊缩溺秘，营血热蒸，斑疹隐隐，脉细促者，邪盛阴枯，急与泄火益阴法。

玄参十钱，生地十钱，天冬六钱，麦冬五钱。四味开水泡汤代水。西洋参三钱，知母三钱，焦黄柏二钱，钗石斛十钱，白芍十钱，银花十五钱，犀角一钱，石菖蒲一钱，甘草梢三钱，细木通一钱。

上法苦甘相合，以化阴气而清热淫，俾阴气来复，小便得利，病机自转。再加龟板、鳖甲、百合、花粉，介以潜阳，甘凉复阴为妙。

神昏谵妄为病在手厥阴，肢搐、耳聋、囊缩为病在足厥阴，舌燥溺秘、斑疹隐隐为血热津枯。此证肝阴已虚，邪热正炽，故以二参、二冬、生地、石斛、白芍急亟滋阴，犀角、菖蒲清心开窍，知柏、银花清热解毒，木通、草梢利溺泄热，大剂频饮，冀其阴复热除，病乃转机。

22. 温病风升阳浮，下竭上逆，大渴大汗，两足如冰，神昏谵妄，面赤不瞑，脉洪而空，左手尤甚，此阴虚于下、阳脱于上也。医进清宫、白虎，病不略减，急予潜阳镇逆，填阴泄火，大剂频投，庶可挽回。

龙骨十钱，牡蛎二十钱，犀角二钱，龟板十钱，鳖甲十钱，整辰砂三钱。此六味煎汤代水。丹皮三钱，玄参十钱，生地八钱，麦冬五钱，川贝三钱，竹沥一杯，竹叶二钱，小麦五钱。

外治法：烧铁器，淬醋，令吸其气。牡蛎研粉扑汗，生附子捣贴足心。神清汗止之后，再以复脉存阴，甘凉频投。

此病大渴大汗，面赤神昏，两足如冰，如不注意脉洪而空，未有不误认为热深厥深者。由此可见，四诊必须互参，苔脉尤关重要。本条之方，以龙骨、牡蛎、二甲、生地、麦冬滋肾潜阳，竹叶、小麦、犀角、玄参凉心解毒，川贝、竹沥豁痰，丹参、辰砂安神。由方测证，可见肾阴既虚，温邪未退（热入心包），故必双管齐下，方能转危为安。

23. 温病误表，营血蒸灼而发斑疹，神识昏迷，胸脘痞闷，连声呃逆者，此痰热阻滞气分也。误进滋腻，病必不起，滥投升提，其祸尤速，只宜清营导痰，以开其闭。

犀角一钱，玄参八钱，竹茹三钱，川贝四钱，旋覆花（包）三钱，蒌皮四钱，紫菀三钱，枇杷叶（包）三钱，白前二钱，石菖蒲一钱。调冲紫雪丹 0.2 钱。

此条为温病发斑，又兼神昏呃逆，病非单纯，治疗綦难。方用犀角、玄参清营分之热，紫雪泻火散结，川贝、菖蒲开窍除痰，紫菀、白前、旋覆花、枇杷叶、竹茹、蒌皮涤痰热而降胃气。其法本于王梦隐之开豁痰呃法。

24. 风温表证未解，忽现胸满气促，腹胀下利，乃脾湿内郁，未尽化热也。

瓜蒌皮三钱，法半夏三钱，广木香一钱，枳壳二钱，茯苓皮五钱，朴花三钱，泽泻三钱，扁豆皮三钱。

如身热未退，只宜辛凉解表。太阴伏湿，有温中化浊法（藿香、川朴、陈皮、白芷、苏梗、半夏、茯苓皮、砂仁），温中疏滞法（藿香、苍术、新会皮、楂炭、砂仁、川朴、炙草、六曲），温中利湿法（带皮苓、淡干姜、广皮、泽泻、生晒术、姜半夏、猪苓、清炙草）。以上三法，均俞根初经验方，用治脾湿各证，平妥可法。本条之病因为脾湿内郁，其治应以温中疏气、利滋导湿为主。

25. 风温服银翘等剂，数得大汗，身热不退，四肢作痛，舌苔白腻，饱满腹胀，不思饮食，脉浮而濡，乃湿邪伏于太阴，化热未尽也，宜于清宣药中酌加渗湿。

茯苓皮五钱，豆卷三钱，苡仁五钱，朴花三钱，瓜蒌皮三钱，广木香一钱。

《温病条辨·中焦篇》59 条云："湿郁三焦，脘闷便溏，身痛舌白，脉象模糊，二加正气散主之。"其方以藿香、厚朴、陈皮、茯苓温中化湿为主，加防己、豆卷去经络湿郁，通草、米仁淡渗利溺。此种治疗原则，完全与本条之方相合。

26. 风温热退，身凉表解，忽自利不止，神衰气弱，乃过凉而伤脾肾也。

香砂六君子汤加补骨脂、杜仲。泄不止而现寒象者，理中、真武等剂均可酌服。

脾阳衰惫之自利不止，除本条所列之方外，他如香砂理中汤、丁蔻理中丸，亦可酌用。

27. 风温表邪退尽，脉现细数，夜不能寐，潮热津干而不渴，或喉痛齿痛者，乃阴气大伤，不宜苦泻，当复其阴。

生地五钱，麦冬四钱，知母二钱，玄参五钱，丹皮三钱，杭芍三钱，女贞子五钱，首乌三钱。甚者宜三甲复脉汤，渴者五汁饮。

潮热不寐，喉痛齿痛，其源于阴气大伤，复其阴则诸证自退。此《内经》所谓治病必求于本也，故以生地、麦冬、白芍、女贞子、首乌养阴，玄参、知母、丹皮清热。

上列27条，已将温病证治略述概要，对一切急性热病的疗法，已有规律可资遵循。兹再补述“暑痉”、“热闭”二条于后，因此二证在温病中最为险恶，如非研求有素、胸有成竹之医家，骤遇此证，鲜有不治疗失当、延误病机者。因节录前人对此二证之临床经验，以供借鉴。

暑痉 何廉臣云：暑风初起，其证有二：一为头痛壮热，项强无汗，角弓反张，咳痰惊啼，此吴鞠通所谓暑兼风寒者也。二为面红灼热，目赤自汗，脊强肢瘈，此张寿甫所谓“热动肝风而脑筋妄行”者也。暑秽初起，壮热面红，目赤上视，啮齿弄舌，手足瘈疭，神识昏迷，四肢厥逆，二便不通，或泻不爽，此叶天士所谓热气闭塞孔窍，昏迷若惊，是为暑厥也。

凡暑兼风寒者，苔白微黄，脉左浮紧，右浮滑，指纹浮红带青，或兼淡紫，无汗，宜用加味香薷饮或新加香薷饮，有汗则用加减凉膈散，兼咳则用桑菊饮。暑动肝风者，舌黄或赤，脉多弦数，甚或弦滑，小儿指纹青紫，窜出气关，热渴汗多者，古方竹叶石膏汤主之，或用新加白虎汤。营热昏痉者，暑陷营分，舌必绛赤，痉而且厥，皆宜羚羊清营汤调下紫雪丹0.3钱。面赤多言，喘喝欲脱，急用生脉散救之。暑秽闭窍者，舌多黄赤浊腻，脉多沉伏，指纹紫亦不鲜。若脉芤而喘，大汗息促，指纹青黑，直出命关者，此内闭外脱之危候，治宜清芬宣窍为主。舌苔垢腻者，清芬辟疫汤调下玉枢丹二粒，或至宝丹一粒；舌无苔者，石氏犀角地黄汤调下瓜霜紫雪丹0.1钱，或用陆氏犀羚镇痉汤调下至宝丹一颗。痉定神苏以后，用清肺轻剂清络饮主之。

附方：

加味香薷饮：香薷、川朴、羌活、扁豆衣、秦艽、钩藤。

新加香薷饮：香薷、川朴、金银花、扁豆花、连翘、竹叶。

加减凉膈散：牛蒡、滁菊、天麻、连翘、天水散、竹叶、桑芽、灯心，暑重加西瓜翠衣。

竹叶石膏汤：竹叶、石膏、半夏、西洋参、甘草、麦冬、粳米。

新加白虎汤：生石膏、益元散、知母、西洋参、竹叶、荷花露。

羚羊清营汤：羚角、银花、山栀、鲜生地、青连翘、淡竹沥。

生脉散：太子参、麦冬、五味子。

清芬辟疫汤：薄荷、佩兰叶、活水芦根、青蒿脑、鲜石菖蒲、鲜茅根。

石氏犀角地黄汤：犀角尖、银花、鲜生地、连翘、活水芦根、鲜石菖蒲、广郁金、梨汁、竹沥、姜汁少许。

犀羚镇痉汤：犀角、羚羊角、鲜生地、玄参、银花、连翘、人中黄、竹沥。

清络饮：鲜荷叶边、鲜银花、西瓜翠衣、鲜扁豆花、鲜丝瓜皮、鲜竹叶。

关于痉证的文字，见于《通俗伤寒论》“伤寒转痉”。痉病多见于小儿，但大人患此，治法无异。我们细看何氏所述暑风暑秽之证候，颇似流行性乙型脑炎，其辨证论治，层次井然。第一步苔白脉浮无汗，用辛温透表。第二步舌苔黄赤，脉洪数，热渴多汗，用辛寒清气。第三步舌绛赤，痉厥并见，用清营宣窍。第四步为内闭外脱之抢救法，以舌苔为用药指标，苔垢腻者，重在芳香宣闭，舌无苔者，用咸寒苦甘以清血热。细观何氏用药法则，全在以脉舌证候判明病的层次及表里寒热。辨证如此精细，用药如此恰当，奏效自然迅速矣。

以上所谈暑痉治法，偏于清凉；若乙型脑炎之病因有湿重于热的现象，如脉象浮弦，舌苔白滑，或白而糙，口渴不喜饮者，可酌用活络舒筋、息风化湿法，如羚羊角、竹茹、秦艽、钩藤、丝瓜络、飞滑石、梗通草、鲜桑枝等品。

热闭　周淡然云：大凡邪来迅速，直传心包，乃有内闭神昏之候；或热传胃府，与浊滞相合，亦令谵语神昏。湿与浊最能昏人神智。往往温病初起，即能令人神识模糊，烦躁不知所苦，间有神清而能自主者，梦寐多不安；或闭目即有所见，有所见即谵妄之起蒂。若湿热甚，则熏蒸膻中，蒙蔽心包，神志昏沉，如醉如痴，嗜卧懒动，渴不多饮，好向壁卧，闭目不欲见光明。宜芳香化浊，辛淡宣气，如全青蒿、佩兰、白蔻仁、光杏仁、连翘、滑石、广郁金、鲜石菖蒲、生米仁、白薇、茵陈使气行浊化，如拨云雾，即见青天，此湿蒙之治法也。若夫热邪传营，舌质必绛而无苔，其有舌绛中兼黄白苔者，及似苔非苔者，此气分郁遏之热，非血分也。宜用辛润达邪，轻清泄热法，最忌苦寒冰伏，阴柔滋腻，致气份之邪遏伏内陷，反成纯绛无苔。其有不因冰伏而舌纯绛鲜泽，神昏者，乃邪传包络，宜犀角、鲜生地、黄连、银花、连翘、郁金、鲜石菖蒲、竹沥、姜汁等味，清化之中佐以辛润开闭。若舌色紫暗，扪之且湿，乃其人胸膈中有宿瘀，与热相搏，宜鲜生地、犀角、丹皮、丹参、赤芍、郁金、花粉、桃仁、藕汁凉血化瘀；否则瘀热互结，阻遏机窍，遂变如发狂之证。亦有夏令新受暑热，昏迷若惊，此为暑厥，即热气闭塞孔窍所致，其邪入络，以牛黄丸、至宝丹芳香利窍可效。神苏以后，用清凉血分，如连翘心、竹叶心、玄参、鲜生地、银花、绿豆衣、麦冬之属。

此段文字见于《通俗伤寒论》“伤寒转闭”，温病初起，即现神昏，与乙型脑炎初起之神识不清或嗜睡者相似。周氏分析神昏的病理，有由热传胃府者，有由湿浊蒙蔽清窍者，有由热邪郁遏气分者，有由邪传心包者，更有瘀热互结而如狂者。以上五个类型症状各不相同，治法显然有别，倘一见神昏，概以牛黄、紫雪、至宝、清宫等套法治之，怎能挽救危局。即使能分析此五种神昏，若立方杂乱，用药失当，亦难生死肉白。所以诊断明确，立方工稳，为临床医家必具的条件。我们为了提高病的治愈率，应于工作之暇，潜心于前人医案，发掘经验，并常开病案讨论会，追求真理，则于温病的诊疗技术，必有甚大之进步也。

周氏所谈，为发生神昏之原因，非止一端，因之在用药上颇有差异。另有何廉臣谓神昏的程度有浅深，治疗的方剂有轻重，其言亦至当，再录如下：“邪热内闭，神昏谵语，必先辨其陷入之浅深，别其轻重以定方。如热初蒸及心之经，心烦多言，时有糊涂语，其邪虽陷，尚浅而轻，但须丹溪清心汤去硝、黄，以泄卫透营可也。迨陷入心包，妄言妄见，疑鬼疑神，其邪渐深而重，先以茶竹灯心汤调下万氏牛黄丸 1～2 颗，每多奏效。若服后犹不清醒，反昏厥不语，全不省人事，则邪热直陷心脏，极深而重，急用新定牛黄清心丸或安宫牛黄丸，甚或瓜霜紫雪丹，调入石氏犀地汤以开透之，犹可十全一二；或用加减服蛮煎，调入厥证返魂丹四五丸，亦可幸全十分之一。”从这段文字体会，病重药轻，奏效不显，病轻药重，反伤正气，必恰当而后可。又安宫牛黄丸、紫雪、至宝三种的用法，据吴鞠通云：“安宫牛黄丸最凉，紫雪次之，至宝又次之。主治略同，各有所长。”余意安神定魄，至宝独长；利窍热，安宫牛黄为胜；紫雪辟秽开窍，泻火散结，其功同于安宫牛黄。唯万氏牛黄丸药力较缓，只宜用于轻证。

【美中按】所摘何周二家之说，语虽简短，证治颇能概括。对于用紫雪、至宝、安宫等珍贵药品，尤谆谆致意。深加玩味，裨益临床不浅。

附方：

清心汤去硝黄方：连翘、黄芩、栀子、甘草、薄荷、黄连、竹叶。

茶竹灯心汤：细芽茶 0.5 钱，卷心竹叶 30 片，灯心二帚。

万氏牛黄清心丸：陕西牛黄 0.25 钱，镜面朱砂 1.5 钱，黄连五钱，黄芩、山栀各三钱，郁金二钱，为末蒸饼，为糊丸，如龙眼核大，每服 1～2 颗。

新定牛黄清心丸：西黄、雄黄、川连、子芩、山栀、广郁金、辰砂、犀角各十钱，珍珠粉五钱，梅冰、麝香各 2.5 钱，为末，树胶水丸，每丸重一钱，金箔为衣，蜡护。

安宫牛黄丸：西牛黄、犀角、广郁金、川连、山栀、雄黄、黄芩、金箔、朱砂各十钱，梅冰、麝香各 2.5 钱，珍珠粉五钱，研末，树胶水丸，每丸重一钱，金箔为衣，蜡护。

瓜霜紫雪丹：即《局方》紫雪去二硝，加西瓜硝八钱，梅冰三钱。

石氏犀地汤：见前。

加减服蛮煎：鲜生地五钱，鲜金钗石斛、知母、丹皮、辰茯神各二钱，麦冬、木通、广皮、鲜石菖蒲各一钱，犀角汁一瓢，西黄 0.1 钱。

厥证返魂丹：真麝香、生玳瑁、雄黄精、白芥子、辰砂（水飞），以上各 2.5 钱。

（与沈仲圭、王伯岳合作）

谈发热的治疗

甘温除大热，其热乃阳虚发热，属虚热范畴，与实热、外感发热不同。如老年阳虚证，由上而下，多见形肥面白，口干咽痛，口舌生疮，甚则失音，涕唾稠黏，手足心热，阳事不举，便燥溲赤，发热由子时起，巳时止，盗汗必寐时，脉右尺多虚或细而无根，或数而不伦。老年阴虚证，由下而上，虚火上炎，午后子前发热，寐时盗汗多，见神悴肌削，面色苍黑，吐痰白色，连绵不绝，胃腻恶食，食则不化，大便溏泄，遗精白浊，脉必细数或沉而空虚。此虚热之两大类别，不可不辨。

甘温除热是从治，用于饥饱劳逸，阳气不畅，阳虚发热之人。阳虚乃黄芪证（阴虚乃地黄证），方如补中益气汤、归脾汤。须注意与戴阳证之区别。20 年前诊一患者，发热十余日，体温 37℃～38℃，中西医治疗无效，连翘、黄芩、黄连之类均未应手。余细诊之，见其头热足凉，脉虚，是为“龙雷之火”上越。治斯疾若误用寒凉，犹如电线走火，与水更旺，愈凉愈热，治宜引火归原，使“龙安其宅”。改投龙骨、牡蛎、山药、石斛，加肉桂 1.5 克分冲，次日则热见退，3 剂恙除。

低热，西医往往病因难觅，治则无法。中医论治，有能治好的，也有治不好的。不过越是“无影无形”之症，西医越感困难。肾上腺皮质激素是“肾药”，似偏治肾阳虚，非百病皆效。凡中医治病，不强调特效方，都是辨证施治。如阳虚之热，轻触肌肤觉灼热，重按之，则反觉不热。手背热是为阳虚；手心发热，是为阴虚。前额发热，多为外感；乙脑、流脑之类多见枕后发热。下午发热，腰痛，是肾阴虚，应滋肾，可用都气丸加柴胡、白芍。阳虚者用升阳益胃汤。若见胸脘痞满，苔白，则用三仁汤以清热利湿。总之，低热者，要从阴阳、脾胃、肾、肺几个方面去辨。抓不住证候不行，抓不住证候则无证可辨，治无从施。曾诊一女孩，6 岁，低热，延医 3 月无效，余视所患，乃脾胃阳虚发热之证，予四君子汤加山药，共进十余剂而痊。证候不是症状。证候范围广，包括症状、时间、地点、整体情况。证候是灵活的，症状是固定的。病为本，证是标，但有时证候可上升为主要矛盾，故应灵活变通，不可固守一格。《易经》谓“穷则变，变则通”，可为诊治疾病作参考。低热是虚证，不可当实证治疗，也要注意“大实有羸状，至虚有盛候”。

临床常见一种情况：小儿因感受寒凉，或饮食不节，过食生冷，而至腹泻，或兼有午后发热等证，初用西药抗生素类有效，续用反不效。西医称是产生抗药性，也有出现菌群失调的，中医则认为是脾阳受损。如一男孩，4岁，腹泻低热，初用抗生素有效，继用效减，又轮试他种抗生素，月余诸症未减，日见消瘦。患儿家长惶然，探询于吾，嘱用参苓白术散，三日而瘳。奇乎？不奇。因抗生素乃抑制性药物，与寒凉药相似，久用则伤阳气，损脾胃。其证初为阳证，后转阴证，若一味投用抗生素，可能使机体抗病力减弱，故用参苓白术散以健脾胃，药不多而效果即显。所谓病非全赖药石，必须病人机体有治愈的可能，否则，纵有上工良药，亦属枉然。

再则，辨证之时不可仅满足于阴阳之别，单纯辨别阴证用阳药，阳证用阴药，那是一般化措施。必须进一步辨清脏腑、经络、寒热、虚实，方能做到方药精当。虽都是阴虚阳虚，但脏腑不同，投药迥异。如肾阴虚用六味地黄丸，而肝阴虚则用一贯煎。脾胃虽互为表里，脾阴虚、胃阴虚用药有相似之处，但终有别。胃主纳谷，下行为顺，故气逆则呕哕嗳气。脾主运化，脾虚故腹胀、矢气、大便异常。山药、石斛偏养脾阴，麦冬则偏养胃阴。此类差异甚多，不应含混。

谈外感发热

发热很常见，有时也很难治。历年来，余本《内经》“必伏其所主，而先其所因”的精神，因势利导，驱邪外出，治愈了一些发热病。

首先谈感冒发热。感冒，轻者叫伤风，重者就是《伤寒论》所说的“中风”。查风为百病之长，善行而数变，既能单独致病，又能合邪为患。正气强的人，风邪被抗在表，可一药汗出而愈；正气弱的人，风邪可深入经络脏腑，留恋不去，致发热不退，变端百出。例如火郁一证，就是风邪由太阳传入手少阴经而成。

感冒发热，治疗当分四时。春宜用平，可选桑叶、菊花、银花、连翘之类；夏宜用凉，可选薄荷、石膏、青蒿、藿香之类；秋宜用温，可选紫苏、荆芥、防风、羌活之类；冬宜用热，可选麻黄、桂枝、细辛、生姜之类。选药精当，疗效方能提高。

对于老人伤风夹寒者，神仙粥比麻黄汤好使。神仙粥的组成有歌曰：“一把糯米煮成汤，七个葱须七片姜。熬熟兑入半杯醋，伤风感冒保平康。”此方的主药是米醋，无醋发不出汗。米醋既治感冒，又能预防流感，安全有效，价廉易得，值得推广。

对于儿童病温夹食者，加味升降散颇佳，此方组成为：蝉蜕4.5克，僵蚕6克，地肤子6克，片姜黄4.5克，黄芩3克，黄连1.5克，熟大黄3～4.5克，蜂蜜30克（分两次冲服）。方中蝉蜕、僵蚕、地肤子散升以解表邪，大黄、蜂蜜通降以除食滞，佐芩、连苦寒直折郁火，使姜黄利胆，兼调血气。俾表里和调，气机升降有常，则热自退去。余曾治一8岁男孩，秋患高热，久稽不退，入夜热甚，少汗微咳，二便不畅，舌红脉数。曾用牛黄丸等不效。询之有存食病史，乃投以加味升降散，一剂而热除。

成人于秋冬感受雾露之湿，留连不去，历1～2月而发病者，亦属多见。因雾露之邪中于上，故症见头沉重如冒，伴恶寒有汗，鼻流清涕，骨节酸痛，肢体困乏，舌苔薄白，或薄黄而腻，脉濡。治宜散风除湿，用“轻可去实”之法，小剂量九味羌活汤主之。处方：防风3克，细辛1.5克，羌活3克，苍术4.5克，白芷3克，川芎1.5克，生地6克，黄芩4.5

克，甘草1克，葱白1寸，生姜2片。以水两盅，煎取一盅服之，日2次。余曾治一老年女性，病发热恶寒，身痛，舌脉皆见伤湿之象，多法无效，改投上方，即热退病愈。此方主药是羌活、防风，辅药是白芷、苍术，舍此常难取效。

感受外邪，治不如法，邪气留连肌表不去者，“中风”有之。余治一14岁女孩，恶风发热半年余，体温高时达40℃，发狂谵语，欲往户外奔跑，但渴不多饮，胃纳减少，二便自调，舌苔淡黄而腻，脉象浮缓。观其舌苔淡黄，渴不多饮，二便自调，知其不是真热；发热恶风，脉见浮缓，系“中风”证未罢，营卫失和。拟桂枝汤原方服之，3剂而愈。

其次，外邪入里，高热神昏谵语者，应分清是热入阳明，还是热入心包。热入阳明，则大便燥结；热入心包，则脉象模糊。前者退热之法，宜荡涤腑实；后者退热之法，宜清心开窍。倘辨证不明，则投药必误，势必祸不旋踵。曾治一女性患者，45岁，高烧7天，体温38℃～40℃，多先寒后热，病情与日俱增，就诊前入厕排便时晕倒，谵语，两脉模糊不清。曾用中西药无效。此属热并于心经，神为心主，言为心声，脉为心之外合，热偏盛则君主不明，所以出现上症。遂急投安宫牛黄丸一粒，以清心醒神。药后，下午7时，体温开始下降。至翌晨又服《局方》至宝丹一丸，以清热解毒，安神通窍。服已汗出，体温降至35.7℃。更投《局方》牛黄清心丸数粒，息风补虚，以善其后，诸恙悉痊。

至于温热病后期，稽热不退，则多属阴液耗伤，其兼见虚阳浮越者，亦易见到。1940年曾治一赵姓男病人，温热病后期，每日下午发热达39℃以上，曾经用中西药未效。切其脉两寸浮大，两尺虚弱。为热久伤阴，阴虚火无所附而外越所致。施以三甲二至，以介类育阴潜阳，加入肉桂少许，辛热与火同气相求，据其窟宅而招之，以引火归原。方用：生鳖甲15克，生牡蛎15克，生龟板12克，女贞子9克，旱莲草9克，麦门冬9克，生地黄9克，净萸肉9克，怀山药9克，油肉桂（为末，分两次冲服）1.3克。煎服一剂热减，再剂热退，逐渐平复。

发热的疑似证很多，辨证和用药必须入细，才能愈病。杂药乱投，反生他患。

如病属外感，有邪气传里，表气不能通于内，必壅于外，每致午后潮热，热甚则头胀作痛，热退即已。此非表实者，而有似表之症，误投升散之剂，经气愈实，火气上升，头痛转甚。须下之，里气一通，经气降而发热头痛立止。若感冒兼头痛，无时不痛为可辨也，且有别证相参，不可一途而取。

高热之病，病家喜要贵重药品，医者亦喜迎合其需而投之。殊不知犀角、羚羊角、龙脑、麝香、金箔、珍珠以及安宫、至宝、紫雪等含香窜、金石之品，若不对症，盲目滥投，会引热邪入里，造成昏迷和不应有的后遗症。原因是药物下咽，尤其是峻烈药物下咽，有病则病当之，无病则身受之。身体无病，如何经得住香窜、金石药物之攻伐？既受戕害，则抗病力因之衰減，热邪焉得不入而窜踞？所谓“邪之所凑，其气必虚”，引邪内陷，是容易理解的。这种“诛伐无过”，也可叫作“献门迎贼”，必至症随药变，难于收拾，这是用药不当的罪过。往昔尝见一戚家小男孩，已牙牙学语，偶有感冒，其母辄以夙蓄之犀角磨服，后遂因寒凉所遏，哑不能言。又有一友人之小女孩，偶一患病，不论轻重，其父即与抱龙丸、回春丹等药服之，因得白痴病，手足终年颤抖，十余岁即夭殇。家无医药常识，误掉了第二代的一生，实在惨痛。

若发热退后，脉静身凉，尚有他病，投药亦须审慎。如浑身肢节痛反加甚，一如被杖，一如坠伤，少动则痛苦呼号，此经气虚，营卫行涩所致。三四日内，经气渐回，其痛渐止，虽不药，必自愈。设妄引经论，以为风湿相搏，遂投疏风胜湿之剂，则可能误人。

谈杂病发热

杂病发热，源于人体阴阳气血失调。治疗这类发热，应注意专方专药与辨证论治相结合。现代医学对疾病病名的确立，不仅不妨碍中医的辨病和辨证施治，而且是对中医提出新的目标和要求。我们应该致力于更细微的辨证，不拘于已有的经验，敢于思考和验证，发现苗头，深入研究。这样下去，很多没有遇到过的新问题，一定能在大家的努力下逐步得到解决。

慢性肝炎所引起的低热，在临床上颇为常见。有人泥于此病湿热、肝郁之说，将治法限制在茵陈、柴胡剂的范围内，作茧自缚，影响疗效的提高。余曾治一陈姓患者，男，40 余岁，慢性肝炎一年余不愈，某医院曾诊为“初期肝硬化”。低热少汗，体温在 37.9℃左右，牙龈出血如水样，呈淡红色。舌苔黄厚而腻，六脉洪大，肝脏在右肋缘下扪及三指。翻阅过去处方，所用药系一派清利湿热之品。然舌厚脉大，貌似湿热太重，其实不是湿热。若是湿热，何以清化无效，反而越吃舌苔越厚，脉象越大？齿龈出血，其色淡红如水，是气血两虚之明证。因气虚则血不固，加以苦寒之品伤及阳气，寒踞于内，迫阳上浮，伤及阳明之络，致见齿衄。阴阳失调，所以有低热。肝脏肿大，是气血不足，运行涩滞，瘀留胁下。治宜大补气血为主，活血消瘀佐之。方用《医宗金鉴》圣愈汤：生地 24 克，白芍 12 克，当归 9 克，川芎 7 克，党参 18 克，黄芪 24 克，炙甘草 9 克。配合内服大黄䗪虫丸，每次半粒，一日两次。连服 7 剂。复诊：发热减轻，舌苔变薄转淡，脉较前变小，肝脏有所回缩。乃加重党参、黄芪、炙甘草之剂量，继续调理至痊。此例说明，肝病发热应细心寻求辨证线索，抓住现实，区别对待，疗效才好。

结核性渗出性胸膜炎，常见恶寒而发中等度之弛张热，胸部刺痛剧烈，呼吸困难，频频干咳，脉多弦数。此属痰饮为患，用枳桔二陈汤加白芥子，并重用此药至 12 克，效果迅捷。对于屡寒战，发高热，脉洪大而数之化脓性胸膜炎，选用《止园医话》所载之治胁痛方有效，大便干燥者，宜加大黄。

疟疾发热的证治，《金匮要略》疟病篇已初见规模。后世又加以发展，颇能体现专方专药与辨证论治相结合的特点。但须注意，治疗疟疾方法甚多，不要局限于内服药的圈子之内。1940 年秋季曾治一患者何某，疟疾发热，数日不解，往来寒热，胸胁苦满，一日一发，经用内服剂未效。诊之见舌苔白薄，脉弦而紧，属“正疟”。遂沿脊柱两旁，用食指及中指自上而下压按，得一敏感之压痛点。于压痛点水平位正中线两棘突之间，敷斑蝥粉如豆大，再以膏药固定。经片刻掀视，起一水泡，用针挑破，使水流出。仅施之一次，疟疾未再发作。此民间疗法，既有效，又经济。

肾盂肾炎之发热，亦为临床多见之病，清利下焦湿热，常可获效。但只取此法尚不全面，应从肾脏的生理病理加以认识，方可能提高效果。查水为阴邪，肾为水火之脏，水气病影响命火较甚，故余每取温阳强肾之法，在稳定期常服，能收显著效果。1964 年秋季曾治一余姓患者，女，46 岁，病低热，多汗，腰痛，尿频 9 个月。夜尿频多，4～10 余次不等，无尿道灼热感，畏冷乏力，上肢浮肿痠胀，少寐纳呆。所苦较甚者，上午颜面阵阵潮热，当此之时，心中烦闷不适。曾服黄芪复合剂多日，汗虽稍止，但面热未减。余诊之，舌净无苔，左边红紫，脉浮无力，左关微弦。因思脉浮无力、一身酸软、上肢浮肿等象，似属气虚，但长期服黄芪剂无效，知非气虚之证。综观病候，当为肾阳不充。肾阳不充，则虚阳上越，故每值上午颜面阵阵潮热，心烦。阳虚则阴寒内盛，以致腰部酸痛畏冷，不欲久坐，晨起乏力。此为病之本。命火既病，不能温养全身，病变必将丛生。如脾阳虚不能健运，则食欲不振；阳虚阴凝则肝失涵养，而脉现浮弦；心肾不能既济，则夜寐不安；且肾气虚则小便数；肾主五液，阳外越则自汗出。统观患者一系列症状，均系真阳不足之表现。此病应从肾治。前医用黄芪剂治颜面潮热，是误认为表阳虚，黄芪补六腑之阳，走表走上，服之适足以助长肾阳上越之颜面潮热，此所谓“差之毫厘，谬以千里”也。治当温养命火，补肾纳气，以景岳右归饮为佳。此方乃金匮肾气丸减去淡渗及辛凉之品，增加强肾之药，是扶阳以配阴，非扶阳以消水，王旭高论之綦详，可消息予之。处方：熟地 10 克（砂仁 1.5 克同捣），紫油桂 2.5 克（研末冲服），山萸肉 10 克，怀山药 10 克，炒杜仲 10 克，枸杞子 10 克，菟丝子 10 克，鹿角胶 7 克，当归身 10 克，茯神 10 克，炒枣仁 10 克，肉苁蓉 10 克。水煎服 7 剂。复诊时自述颜面潮热霍然而愈，排尿次数减少，低热出汗等症亦减轻。继予前方中增炮附子 7 克温肾阳，以 5 倍剂量制成丸药缓图，以期根治。

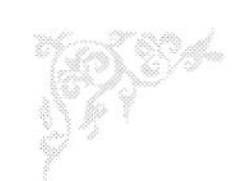

此外，妇女血虚肝郁发热，逍遥散加减有一定疗效，无须赘述。七七经期将断绝之时，若饮凉水，易患“灯笼热”。症状为身体上半截热，胸中烦热，莫可名状，皮外凉，体温不甚高，舌头发红。病机属瘀血者多。若误认虚热，愈补愈瘀；误认实火，愈凉愈凝。此病王清任血府逐瘀汤有效，血化下行，则热退烦除。

最后提请注意的是，有一些发热的诊治，需求之于外科。“败血症”和“炭疽病”，中医都按疔疮走黄治疗。用五味消毒饮加金线重楼、鼠牙半枝莲、金石斛、生甘草能消之。“流注”一证，作寒作热，腋下结块，多因宿疾失道所酿成。治之横生枝节，颇感棘手，唯王肯堂《证治准绳》荣卫返魂汤，殊有捷效。某年，马某之孀媳因郁闷而患此病，兼见喉痰如塞，胸膈微痛，饮食有碍。因投以荣卫返魂汤：生首乌 10 克，川当归 10 克，细木通 7 克，炒赤芍 10 克，香白芷 7 克，炒小茴 7 克，炒乌药 7 克，炒枳壳 7 克，生甘草 7 克。另加独活 7 克，南星、半夏各 10 克，水酒各半煎。意在顺气匀血，涤除痰涎。2 剂寒热除，10 剂食欲旺，胸膈舒。前后共进 12 剂，硬块全消，霍然愈矣。

上述杂病发热的证治，仅是示例而已。临证之际，必须入细，审病求因，从时间和空间来分析病情，治疗上应抓住主要矛盾，采用圆机活法，予以解决，获效自可如鼓之应桴。

谈治疗脾胃病

一、在认识脾胃病及其质量变化规律的同时要注意有方有守

脾为多气少血之脏，脾阳主气，脾阴为血，阳为用，阴为体，气血随阴阳消长而变化。气多于血，则脾之升运正常。若劳倦伤脾，反致血多，则以阴从阴，阳为之不足，此时脾之升清与运化失权，久而变为虚寒，临床治疗多用温运之法。

胃为多气多血之脏，阴阳所得独厚，其体阳，其用阴，性喜柔润而恶燥。胃虽为水谷之海，但饮食自倍也可受到损伤，使气血减少，摄纳与降浊功能失职。伤阴者有之，伤阳者居多。

脾胃之间的关系是，胃病可以及脾，脾病亦可及胃，故脾胃往往同时俱病，临床上多宜兼治。在辨证过程中，还应区别犯胃与乘脾之不同，胆热常犯胃，肝盛则乘脾。犯胃则恶心呕吐，脘痞胁胀，甚或吐酸嘈杂，胃痛不实，用药时忌刚喜柔，常用三仁绛覆汤合左金丸（苡米三钱，蔻仁一钱，杏仁三钱，旋覆花三钱，茜草根二钱，青葱管三寸，左金丸二钱包煎）。乘脾则腹必胀，常用逍遥二陈汤。

治疗脾胃虚寒时尚需辨别：中气不足，清阳下陷者，临床特点是少气懒言，食不知味，补中益气汤为主；脾气虚为肝所乘者，临床特点是上腹疼痛，喜温喜按，小建中汤为主；中焦虚寒，升降失调者，临床特点是下泻或吐，腹痛绕脐，理中汤为主；中阳式微，阴寒内盛者，临床特点是脘腹剧痛，有包块，大建中汤为主。

在治疗慢性脾胃病时，要注意病变质与量的变化规律，治疗时要做到有方有守。若病程较久，量变达到一定程度，不守方则难获全效。有时久病沉疴，虽服数剂药，病情明显好转，临床上看似痊愈，其实只是病情向好的方面发展，由量变向质变的开始，此时停药，稍有诱因即可复发。即使在用药过程中，病情亦常有反复，原因就是量变尚未达到质变程度。余曾治一例病已 30 余年，每年均反复发作的腹痛胀气、大便溏薄，日 3～5 次的脾胃虚寒患者（西医诊断为慢性胃炎、溃疡性结肠炎），用理中汤加木香、焦三仙。服药 17 剂痊愈，再进 15 剂巩固疗效，后改为丸剂，连服 2 年，观察 4 年。

虽经各种诱因，仍未见复发，原因就在于病情由量变达到了质变。

二、在认识脾胃与其他脏腑之间的依存制约关系时注意审因论治

治病“必伏其所主，而先其所因”，就是临床要弄清脏腑之间的关系，病症之根本，致病之原因，只有这样才能抓住主要矛盾，进行正确的治疗。

脾恶湿，胃恶燥。湿有凝滞之性，必得燥以制约，燥又需湿之柔润以和。这样燥湿相得，才能运化水谷之精微，进而变生为气血。湿之化，又需肝的和柔之气以助之，才能遂其长养之功，使津液上升，布达周流。若脾气虚弱或脾为湿困，则肝之化源不足，肝之气不足，病将至矣，此时必须治脾为主。若脾虚气陷者，当补其气，升其阳，方宜补中益气汤；若脾为寒湿所困者，宜温其阳，除其湿，轻则理中汤，重则实脾饮。

脾病可使肝之化源不足，亦可使肺气亏虚，少气懒言，即所谓的脾不生肺，治当培脾，方宜六君子汤、参苓白术散加减。若肺病及脾，治当在肺。总之要弄清病机，查明病因，然后施治。例如，一例两年来7次住院的患儿，倦怠无力，两下肢沉重，尿黄便溏，肝功损害，谷丙转氨酶波动在200～400单位之间，肝脾肿大，西医诊断为慢性肝炎，经中西药物治疗，均未获效。就诊于余，发现以往治疗多着眼在肝，对脾胃症状误认为是肝克脾，用药多属寒凉。且了解到患者为增加营养，每天吃苹果二三枚，从未间断。种种原因致使脾为湿困，运化失职，则肝之化源不足，肝气不能条达，即从理中汤加苍术、五味子温中燥湿。连服月余，肝功正常，肝脾明显回缩，经一年多观察，患儿病情稳定，恢复学习。

三、在认识脾胃病个体差异的基础上审证用药

饮食劳倦虽可使脾胃损伤致病，但由于个体差异，临床表现有所不同，因此选方用药就各有所异。

首先，当明确脾胃用药刚燥、阴柔的界限，如四君子汤、平胃散是胃之阳药，益胃汤、沙参麦冬饮是胃之阴药。二者绝然不同，必当审明。

其次，脾之升运失常，治当遵东垣之说。中气虚者以参、芪补之，芪之静，宜陈皮之动相伍。中焦虚寒者干姜，甚至桂、附以温之，务在寒尽，无使阳亢。湿盛者二术以燥之，湿除脾健则已，过则伤阴。清阳下陷者，升、柴以升之，量不宜过，当适其病所。中宫气滞者，陈皮、木香以理之，滞去则止，防其破气。总在升下陷之清阳，潜阴火之上逆。有时变法治疗，阴火

炽盛者少加黄柏以泻之。伏火煎熬，血气日减者，当归以和之。血中伏火，心烦者，少加生地以滋之。阴火不降，气浮心乱者，朱砂以镇之。

再次，胃之和降失常，宜甘平、甘凉、濡润之品。胃虽喜柔，若胃阳虚者，刚燥药也在所必用，轻者二术、二陈，重者当用附、桂。余以为，胃阴虚而热仍在者，用鲜生地、鲜石斛、沙参、元参、知母、石膏清之。热去而胃阴虚者，宜麦冬、茅根、蔗汁、梨汁清而润之。土薄津少者，宜金斛、藿斛、花粉、山药之属清而滋之，亦可用隔补隔泻法治疗。如微酸以敛肝，用白芍、木瓜、五味子之类，使胃津自充；宁心以生液，用枣仁、淮小麦、益智仁之类，使胃阴自复。人参、黄芪等补中生津，温和而不刚燥，滋润而不寒凉，为胃阴薄弱、生化不充之良药。临床可审证选用。

另外，脾胃既伤，运化失司，元气衰少。机体因缺乏气血之荣养而虚馁，中焦生成之性也随之薄弱。此时，中焦受损，已不任重负。大剂峻补，不仅无益，反而愈增其病。常以甘平柔润之品缓缓补之，相其机宜，转以食补，谷肉果菜，食养尽之。余曾用资生丸治疗一例慢性肝炎患者，获得显著效果。其主要症状是脘腹胀满，嗳气，午后心下痞硬，日进食仅两许，大便溏薄。曾服木香、沉香、槟榔、腹皮等开破之药，虽服药后腹胀稍舒，但持续时间不长，且日趋加重。脉象濡而无力，左关稍弦，苔白而润。此证系肝脾不和，脾虚为主，治当补脾为主，稍佐理气降气之品，以消除当前之胀满，并推动补药之运行。唯虑脾胃虚极，大剂量药反增其负担，故拟小剂缓投，守资生丸作煮散：人参9克，云苓9克，白术9克，山药9克，苡米6克，莲子6克，芡实6克，甘草3克，陈皮3克，麦芽6克，神曲6克，白蔻3克，桔梗3克，藿香叶3克，黄连1.5克，砂仁3克，扁豆6克，山楂6克。轧粗末，每9克作一日量，煎两次合一处，早、晚饭后半小时服。连服20余剂，病症基本痊愈。其胀满之由来，在于脾气虚衰。只消胀满而不补脾，是治其标而忽视治本。久病虚衰，宜顾护正气。而理气降逆之品，均具耗散克伐之性，愈开破正气愈虚，正愈虚则胀满愈甚。因而开破之药势必由小量增至大量，大量开破，脾气愈虚，互为因果，病患缠绵日趋严重，是势所必致之理，因取塞因塞用之法以治之。方中以人参、白术、甘草、炒扁豆、炒苡米甘温健脾阳，芡实、莲子、山药甘平滋脾阴，扶阳多于护阴，补脾元，提脾气，平以陈皮、神曲、山楂、麦芽、砂仁、蔻仁、藿香、桔梗而调理脾胃，黄连清理脾胃，且用小量，重在补而辅以调。罗谦甫谓此方“既无参苓白术散之补涩，又无香砂枳术丸之燥消，能补能运，臻于至和”。

漫谈瘀血的证治

血液瘀滞体内某个部位，便成瘀血。《金匮要略》云：“病人胸满，唇痿，舌青，口燥，但欲漱水不欲咽，无寒热，脉微大来迟，腹不满，其人言我满，当有瘀血。”《医宗金鉴》注谓：“表实无汗，胸满而喘者，风寒之胸满也；里实便涩，胸满烦热者，热壅之胸满也；面浮肿而胸满，喘不得卧者，停饮之胸满也；呼吸不快胸满，太息而稍宽者，气滞之胸满也。今病人无寒热他病，唯胸满唇痿，舌青口燥，嗽水不欲咽，乃瘀血之胸满也。”唇痿，是血不华而失色，舌青或舌有紫斑，如皮下溢血者，皆瘀血之证，甚则舌静脉胀大显露。口燥漱水，因瘀血阻滞，津液不能上承，无以濡润之故。不欲咽，是胃中本不燥。无寒热，示人以上诸证不是外感病。瘀血在身半以上，故自觉胸满。脉微大来迟，乃心脏大作张缩，欲冲去血管中留瘀之阻塞，张缩大则力不继，故济之以迟。腹不满，其人言我满，有自觉症而无他觉症，是瘀血在腹部内脏，故自觉其满而不见于外，假如承气证有燥屎，必有他觉之腹满。此条当分两截读，“无寒热”以上，言膈以上之瘀血，“脉微大来迟”以下，言腹部之瘀血。

对于瘀血一证，张仲景揭之于前，王清任述之于后，唐容川宗之大加发挥。我认为，瘀血有其特征可察，而望、闻、问、切仍为诊断瘀血之重要手段。

一、问诊

1. 问痛

唐容川说：“瘀血在脏腑经络之间，则周身作痛”；“瘀血在中焦，则腹痛、胁痛。”故瘀血证有局部疼痛，甚则拒按，即戴元礼所谓“死血痛者，痛处不行移者是也”。这是因瘀血致痛的特征。由于局部血运不畅，所以其痛为刺痛，并有固定、长期、顽固诸特点，可资辨识。

2. 问病史

应特别注意是否有出血或跌扑损伤史，尤其是吐血等上部出血史，更有价值。江河无逆流之水，脏腑无逆行之血。吐血等上行的出血不比下行的出血，它是有激而然的，必有残瘀之血，外症如胸部皮肤甲错，可与病史相互印证。

3. 问气候

瘀血症状常受气候改变之影响。如阴雨刮风则加剧。有部分患者，疼痛不仅昼轻夜重，而且遇暖则减，受寒则甚。以气属阳，血属阴，瘀血为阴分之邪，故得阴则病必进也。

4. 问热象

《金匮要略》云："妇人年五十许，病下利，数十日不止，暮即发热，少腹里急，腹满，手掌烦热，唇口干燥……曾经半产，瘀血在少腹不去。"又云："病者如热状，口干燥而渴……是瘀血也。"说明瘀血证可以有发热，而在傍晚发热者，尤宜重视之。

5. 问精神

《伤寒论》云："其人善忘者，必有瘀血。""太阳病不解，热结膀胱，其人如狂。"程应旄谓："血蓄于下，则心窍易塞，而知识昏，故应酬问答，必失常也。"说明瘀血有精神症状，问诊时当予注意。王清任癫狂梦醒汤特别重用桃仁，其义是癫狂一证，凡见哭笑不休，骂詈歌唱，不避亲疏，汗多，恶态，乃气血凝滞，脑气与脏腑气不接，如同作梦一样，故用本品化其瘀血。此外，许多顽固性头痛、失眠、耳鸣、眩晕等所谓"神经衰弱"症状，并不全属虚证，亦有属于瘀血者。在用药上，如单纯用定痛、祛风、行气等药无效，则应考虑瘀血证之可能性。

二、望诊

1. 望出血

很多出血症，往往是因瘀血存留而血出不止。故唐容川说："凡血证，总以祛瘀为要。"并认为虽鲜血亦是瘀血，这是唐氏的经验之谈。仲景论妊娠下血不止，以及吐衄血不止，皆法以祛瘀剂，就是基于此理。

2. 望二便

仲景云："阳明证……本身久瘀血，屎虽硬，大便反易，其色必黑者，宜抵当汤下之。"又说："太阳病，身黄，脉沉结，少腹硬，小便不利者，为无血也。小便自利，其人如狂者，血证谛也，抵当汤主之。"余之经验，大便黑且亮，有异臭，多为瘀血之证。

3. 望外表

《难经》云："脉不通则血不流，血不流则色泽去，故面黑如黧，此血先死。”肌肤甲错，两目暗黑无神，颜面皮肤有蛛纹丝缕，腹胀大有形，腹壁青筋暴露，如海蛇状，手鱼际色殷红或絮红，下肢絮筋突起，均是瘀血之征。因跌扑损伤后而出现肿痛，皮色渐变青紫者，也属瘀血之象。

4. 望舌色

凡舌色发紫或暗，或紫色见于舌边舌尖，呈点、片状，如再兼唇口色紫晦，则更有助于确定瘀血之存在。其中，舌边青紫或瘀斑多为肝胁瘀血，舌红绛而紫，多为瘀热在里。

三、切诊

1. 触诊

触摸全身各部，若腹部有癥块，固定不移，渐渐增大，经久不消，劳累后尤易触及，且有疼痛，乃瘀血所致。肢体骨节疼痛，关节肿胀不红，按之较韧，亦应想到瘀血。若肢体某部发生剧痛，皮色变紫或暗红，抚之较健侧为凉，疼痛部位近心侧之青色络脉有压痛，也当考虑为瘀血。若有跌扑损伤史者，诊断价值更高。

2. 脉诊

瘀血的脉象无一定规律可凭。《脉经》说：“弦而紧，胁痛脏伤，有瘀血。”王肯堂说：“有瘀血则脉涩”，可作参考。但也有脉沉结，或脉如常者。总之，切脉为四诊之一，不能单靠脉象来下诊断。

四、治疗

瘀血是一种有害物质，必须及早驱除为要。《内经》云：“血实宜决之”，是治疗瘀血证的主要原则。具体治法，还应根据疾病的性质、血瘀的程度不同而异。如破瘀、行瘀、活血、通络等。气滞者，配合理气；体弱者，攻补兼施。至于攻下一法，应从整体情况来考虑，分清标本虚实，掌握正邪消长，加以灵活运用。

治疗瘀血证的方药很多，其中仲景之方应视为规范。孙思邈、叶天士、王清任、唐容川所立之方，均为近代医者所常用。晚近张锡纯、章次公等医家，以虫剂搜剔瘀血，也值得学习和研究。

仲景治疗瘀血的方剂，约分为三类：气滞血阻，宜理气活血通络法，可用旋覆花汤。血凝成瘀，宜理血祛瘀法，轻剂为桃核承气汤，缓剂为桂枝茯苓丸。干血陈积，宜破积逐瘀法，可用下瘀血汤、抵当汤丸或大黄䗪虫丸等。

《千金方》治瘀血用耆婆万病丸等。《医林改错》治瘀血划分部位，制五逐瘀汤，功效颇著。

张锡纯用祛瘀方法治痨瘵，有独到之处。他认为瘀血在脏腑者，轻者以扶助正气为主，祛瘀为辅；剧者则逐瘀之力应峻，立理中汤、丸等方。特别是理中丸，对慢性顽疾属瘀血者，颇有奇效。其方为：黄芪、当归、知母、桃仁、生三棱、生莪术、水蛭，可随症化裁。又制活络效灵丹，能止痛生肌，对子宫外孕有良效。

衄血者，属上焦瘀热，宜犀角地黄汤；久衄不止，时发时愈，多属寒，宜《金匮》侧柏叶汤或甘草干姜汤。心下痛，手不可近，既往有呕血史者，是中焦瘀血，宜桃核承气汤。脐腹微肿而大痛，屎虽硬，大便反易，色黑者，是下焦瘀血，宜抵当汤。

瘀血心痛。中脘死血痛，此证脉必涩，口中作血腥气，饮下作呃，宜手拈散，方用玄胡、五灵脂、草果、没药，各等份为末，温酒下 6 克，加桔梗更佳。胃气虚弱，不能行其药力者，加人参 6～9 克，取相畏之味，激其性以搜血，日本汉医多用之。壮盛者宜下之，用代抵当汤，其方：大黄 12 克，芒硝 3 克，炒桃仁 6 枚，当归尾、生地黄、山甲珠各 3 克，肉桂 1.5 克，水煎服，加干漆灰尤妙。虚弱者须补而兼行，用四物汤加桃仁、山甲、肉桂、莪术、降香之属。

瘀血咳嗽。咳嗽之由于瘀血者，前后心胀，喉中有血腥气，气口脉涩。试以热姜汤呷之，作呃者即是。宜平胃散合越鞠丸，加韭叶、童便消伐之。若气竭肝伤，咳唾血腥者，宜四乌贼骨一芦茹丸。若损伤瘀积在胃，不时吐血，面槁色滞，脉多弦涩者，当先服百劳丸。其方：炒当归、乳香、没药各 30 克，人参 60 克，大黄 120 克，桃仁 140 枚，虻虫（去足翅）140 枚，水蛭 140 枚。为末，蜜丸如梧桐子大，每服 15～30 粒，百劳水送下。以下恶血为度，食白粥百日后，服异功散调补。

瘀血胁痛。此症多因挫闪或气郁日久所致。大便时黑，胁下刺痛，宜复元活血汤。此方对其他部位因跌扑损伤而致疼痛者，如脑震荡后遗症等亦验。

瘀血腰痛。此证痛若刀刺，大便黑，小便黄赤或黑，日轻夜重，脉涩，宜调荣活络饮。其方：酒军、牛膝、归尾、桃仁各 6 克，赤芍、红花、羌活、生地各 3 克，川芎 4 克，肉桂 1.5 克，地龙 3 克。食前温服。或用桃红四物汤加牛膝治之亦效。

瘀血鼓胀。鼓胀之由于瘀血者，常见于肝硬化腹水等。此证腹露青筋，或手足有红缕赤痕，小便自利，大便色黑，脉芤涩者，常用《金匮》下瘀血汤治之。早期肝硬化，大黄䗪虫丸有效。轻者，宜散血消肿汤，药用：当归尾4克，五灵脂、官桂、乌药、炙草、木香各1.7克，川芎4克，半夏、莪术各2克，紫苏1克，砂仁3克，生姜5片，水煎服。重者，宜抵当汤去水蛭，加樗鸡（即红娘子）作丸，空腹日服1～3克。体虚不任下者，宜琥珀人参丸。处方：琥珀15克，人参、五灵脂各30克，肉桂、生附子各15克，赤苓、川芎、沉香、山甲各9克，共为末，浓煎苏木水为丸，每服6克，早晚各1次，温酒送下。若下焦久瘀血，而少腹胀大，面黧黑，可用耆婆万病丸。

温热病，血结而神昏者，属瘀热迷乱心神。瘀血在上焦者，属心包络，症必脉细肢厥，胸痹痛厥，曰“血结胸”，法宜横开旁达，四逆散合白薇汤治之。此乃何廉臣验方，用鳖血炒柴胡4克，赤芍6克，枳实4克，归须4克，白薇15克，西洋参3克，甘草梢2.5克，绛通3克，水煎服。甚者，厥证返魂丹（飞片砂、明雄黄、生玳瑁、麝香、白芥子各8克，熔安息香为丸）5粒，童便化下。瘀血在中焦入脾络者，症必脘痛串胁，肢厥脉涩，其胀痛在右胁居多，曰“脾胀”，宜沈月光和血逐邪汤。药用：鳖血柴胡、荆芥穗、制香附、苏梗、大秦艽各4克，川朴、枳壳各3克，川芎2.5克，益母草、泽兰各9克，绛通3克，生姜0.8克，水煎服。重者加鳖甲煎丸12～15克。瘀血在下焦者，属肝络冲脉，症必左脉弦涩，手足厥冷，大便溏黑，小便自利，神昏如狂，治宜宣气解结，透络通瘀，方用加减小柴胡汤：鳖血柴胡4克，子芩4克，半夏4克，桃仁9克，生地15克，犀角2.5克，楂肉9克，丹皮6克，炙草2克，生姜1片，水煎服。若延久而变肝胀血患者，治宜开郁通络，用徐氏《医学举要》新加绛覆汤：旋覆花（包煎）9克，新绛4克，桃仁4克，柏子仁9克，青葱管（切碎）5寸，归须4克，乌贼骨9克，茜草2.5克，炒元胡3克，川楝子3克，水煎服。薛瘦吟《医赘方》开郁通络饮亦佳。药用：香橼皮4克，蜣螂6克，通草3克，佛手15克，先以丝瓜络1枚，路路通10枚，生苡米24克，煎汤代水。薛氏云：“鼓胀证，温邪入络居多，消滞利水，徒伤气分，焉能奏功？用此方加减出入，自能奏效。”此说确有道理。治此病，消滞莫如六曲、内金，达下莫如车前子，降气莫如苏子、川贝。痰血互结，可用《医宗金鉴》开郁正元散：白术、青皮、香附、山楂、海石粉、桔梗、云苓、砂仁、元胡、麦芽、甘草、六曲各15克，共为粗末，每用30克，加生姜3片，水煎。此散健脾消食，化痰理气，专治痰饮食积搏结气血，而成瘕聚。此外，抵当丸、桃仁承气汤合逍遥散加味，亦可选用。处方：桃仁、当归、赤芍各9克，川军3克，风化硝3克，官桂、炙甘草、柴胡各1.5克，白术2.5克，赤芍6克，薄荷1.2克，细辛1.1克，炒蝼蛄（研末包煎）10只。若瘀血夹毒攻心而昏迷者，名曰“血闭”。其证类有三：一为温毒烁血，血毒攻心，法宜峻下，方如桃仁承气汤、下瘀血汤。一为产后结瘀，血毒攻心，宜徐灵胎黑神丸（药店备有成药）。一为溺毒入血，血毒攻心，甚或上脑，其症极危，方用导赤泻心汤：川连3克，青子芩4克，生山栀4克，知母4克，西洋参3克，茯神6克，益元散9克，麦冬3克。水煎，服时先冲入犀角至宝丹1丸。

附：犀角至宝丹

白犀角15克，羚羊角1.5克，郁金9克，琥珀9克，炒山甲6克，辽细辛9克，蟾酥1.5克，辰砂15克，玳瑁15克，麝香3克，血竭9克，西红花15克，桂枝6克，丹皮9克。为末，猪心血为丸，金箔为衣，每丸重1.5克。成人每服2丸，小儿减半。

五、治瘀血用药法

仲景治瘀血，按轻重分别用药。治肠痈则桃仁与凉血泻火之牡丹皮相伍，更以泻热通瘀之大黄以下之。治妇人经血病，用桂枝茯苓丸、桃仁、丹皮行血疏瘀，消除子宫瘀血，用芍药止痛，茯苓利水，桂枝降冲逆，故能治疗停经瘀血不去之漏下。以上为瘀血之时日短而病轻者，故只用桃仁、丹皮之类足矣。

若瘀血在脐下，结而不流，以至血闭，则用桃仁配以䗪虫等噬血之品以化之。更用大黄涤荡而下之，此下瘀血汤之功用也。日人汤本求真云：“本方证之瘀血块，密著于脐下之腹底，按之则有抵抗压痛，往往为知觉过敏，不能触诊。以此可与其他瘀血证鉴别，可代刮宫治疗。”若小腹硬满，小便自利，发狂善忘，或经水不利者，用抵当汤、丸。此治久瘀之方，方中水蛭、虻虫主逐瘀血，破下血积，通利血脉及九窍，能溶解凝固之血，以便输送排泄。柯琴谓：“蛭，昆虫之巧于饮血者也；虻，飞虫之猛于饮血者也。并用水陆之善取血者攻之，同气相求耳。更佐桃仁之推陈致新，大黄之苦寒以荡涤邪热，此等方是治瘀血之重一等者。”

若瘀血已凝成痞块，甚至肌肤甲错，羸瘦腹满，静脉突起，非草木之品所能胜任，亦非一二峻烈之品所能骤下，必须用水蛭、虻虫、蛴螬、䗪虫、鳖甲、蜣螂等破积逐瘀之品合成丸剂，假以时日以攻下之。如大黄䗪虫丸、鳖甲煎丸，是疗血瘀重证而又顽固者之剂。

六、理血药之性质

通经活络行血药：茜草、路路通、丝瓜络、银花炭、青葱管、旋覆花、丹参、归须等。

攻血泻瘀药：桃仁、灵脂、刘寄奴破血下血，能止金疮出血；夜明砂肝经血分药，泻血消积明目；天仙藤活血消肿，治气血不通；紫荆皮活血行气，入肝经，胜热泻结破瘀。

破瘀搜剔药：蜈蚣入肝经，可升可降，去风邪，散血结；䗪虫去经络之瘀血，其攻窜之力与山甲无殊，治诸般损伤；水蛭攻除死血；虻虫可下胎在顷刻间；蚯蚓凉血化瘀，通经止痉；蛴螬治胁下血结，瘀血在胸胁不去；樗鸡即红娘子，入厥阴肝经，行血化瘀力大，但有毒；鳖甲治胁下坚，为益阴除热、散血结之品；蜥蜴即石龙子，治石淋下血，能滑窍破血。

通血利尿药：赤苓、车前子、冬葵子、通草、防己、萹蓄、川楝子、蝼蛄（雄者去足翅）通利大小通，有利肾之作用；山甲专攻行散，通经络，达病所，为走窜之品，并可通经下乳，凡风湿冷痹，周身强直，痛下可忍者，于五积散中加入本品及全蝎良；蜣螂堕胎，通二便，有推陈致新之力，去足翅，为末，热酒服，勿置水中，令人吐。

消瘀温化药：三棱、莪术、刺蒺藜、月季花。

消瘀清化药：赤芍、紫薇花、赤小豆、生蒲黄、土茯苓、鸡屎白、葶荠草、白桃花、芦荟、干漆、紫檀、苏木、泽兰叶入肝脾二经，苦能泻热，甘能和血，辛能散郁，香能舒脾，为行血消水之品，且其性补而不滞，行而不峻，养血调经；白薇清虚火，除烦热；紫草凉血，通九窍，可升可降；降香内服行血破瘀，治虚损吐血，血色不鲜者，外敷可止血定痛。

以上所列，只是临床上较为常用的治瘀血证法则。若有热陷心包，与血相搏，神昏谵语，皮肤、口颊黏膜、眼结膜出现瘀点，用清营开窍之药无显效者，可于煎剂中加入桃仁、红花，送服至宝丹、神犀丹，常获良效。又如心悸怔忡之属瘀血者，可用桃仁、红花、水蛭、三棱等品，配以枣仁、柏子仁、丹参、远志，是为养心祛瘀之法。癫狂证因于瘀血夹痰者，可于祛瘀涤痰药中加入生铁落等，是为镇心涤痰之法。和合得当，临床疗效方著。

噤口痢之病原及其治法

孙思邈《千金方》(卷第十五下)论曰:“余立身以来,二遭热痢,一经冷痢,皆日夜百余行,乃至移床就厕。其困笃如此,但率意治者,寻手皆愈,乃知此疾天下易治。但中性之徒,率情骄倨,良药苦口,不能克己早饵。朝遇暮过,望其自瘥,疾势日增,胃气渐弱,心力俱微,食饮与药皆不能进。既不时愈,便称痢疾难治,斯皆自误也。学者须深达斯旨。然此病随宜服一物,皆得瘥之。惟须力意苦己服食,以瘥为限,则无不愈也。”夫“胃气渐弱,心力俱微,食饮与药俱不能进”,乃成噤口痢也。噤口痢之病原,虽不尽由于延误,然久痢而转为噤口者,多由不早施治而得也。兹述噤口痢之病原及其治法。

《素问·著至教论》曰:“三阳者,至阳也。积并则为惊,病起疾风,至如礔砺,九窍皆塞,阳气滂溢,干溢喉塞。并于阴,则上下无常,薄为肠澼。”《素问》此节,乃言噤口痢也。内中虽无噤口痢之病名,然所谓九窍皆塞,干溢喉塞,因阳滂溢九窍中,致使水液涸竭,而阳气并于阴,使阴气之上下无常,薄于阴液,则为肠澼。上噤下痢,实为噤口之病征。张隐庵谓:《内经》此节,乃言奇恒痢,愚谓之噤口痢。

唐容川论噤口痢证,颇与《内经》相合,兹录其论说并方案。唐氏曰:“噤口者,下痢不食,是火热浊攻,胃气被伤而不开,各书俱遵丹溪,用石莲汤。《金鉴》谓:内热盛,上冲心作呕,噤口者,用黄连、大黄,好酒煎服以攻之。按肠胃所以能食,以胃有津液,清和润泽,是以用食。西医言,谷入于胃,即有胃津注之,将谷浑化如糜。尝探胃津搅饭,顷刻亦化为糜。据此论说,则胃之思食,全是胃液使然。今胃为邪热浊气所攻踞,其清和之津,尽化为浊滞,下注于大肠,则为痢。停聚胃中,则拒不纳食。丹溪石莲汤,虽知清火补胃,然石莲即莲米有硬壳者。今医用石莲子,不知何物,断不可用。愚按:今药肆所售之石莲,多以粤产水实伪充,大苦大寒,无治噤口痢之功,转能增疾,万不可用。即莲米,性亦滞涩,痢疾宜滑以去滞,涩乃所忌。且胃中浊滞,非洗涤变化不为功。此方虽寒热未差,然未能洗涤其滞、变化其浊,非起死回生之方也。清瘟败毒饮、竹叶石膏汤、人参白虎汤、麦冬养荣汤出入加减，庶可以洗胃变津，为开胃进食之良法。至呕不食，《金鉴》用二黄好酒，取其峻快以攻逆。然治痢洵为得法，而不知生化胃津，终未得进食之本也。吾意以为，宜用大柴胡汤加石膏、花粉、人参，则攻逆生津，开胃进食，面面俱治。治噤口者从无此论，吾今悟出切实之理，为斯大声疾呼……庶几稍有补于是民欤。”

又曰：“凡噤口痢，上噤下痢，法宜和中，此与霍乱对看自明。霍乱上吐下泻，必以和中而愈。则知噤口痢上噤下痢，亦必以和中而愈。第霍乱是中寒而发，为上下俱脱之证，治主理中汤以温之。噤口痢上闭下滞，其为中热可知。热结于中，上下不开，和中之法，宜反理中汤诸药，以寒凉治之。”

唐容川救胃煎：生地黄、生白芍、黄连、黄芩、玉竹（葳蕤之别名）、天花粉、杏仁（研）、麦门冬各三钱，桔梗二钱，石膏（宜用生者）四钱，枳壳八钱，厚朴、甘草各一钱。上十三味，清水三碗，煎取一碗半，去渣温服。服后俟舌上生津，即可进食。

唐氏开噤汤：人参、栀子、黄连、射干各二钱，麦门冬、天门冬、石膏（原方注煅用，愚按：究以生用为宜）、生地黄、生白芍、当归、杏仁（研）各三钱，黄芩、黄柏、槟榔、枳壳、甘草各一钱，清水煎服。

谢观论开噤汤曰：“此为治噤口痢之主方。生津进食，除肠胃中之炎症，力量周到，再加白头翁，则详尽无遗矣。”

【按】治噤口痢之法，莫过于生津，因其肠胃灼热，津液不升，舌干咽塞，食不得下，乃成噤口。试看其舌上，必无津液，固以生津为治噤口痢之第一要着。苟令津液盖过舌心，则饮食得下，生机可转。此治法百验不爽。切勿以香燥渗利之剂投之，津液愈枯竭，则十九必死也。唐氏二方，均以生津除热为主，故为通治噤口痢之要方。唯其所用石膏系煅用，甚为不合，愚改注生用，分量尚仍其旧。临证者，宜加以变通，可增至二三两，不可拘于成方。盖石膏性本微寒，用少恐其力量微弱，故宜多用也。

张寿甫君于噤口痢，尝以鸦胆子治愈。今节录其医案于下。《医学衷中参西录》第五期卷六《论痢证治法》篇曰：“……鸦胆子又善清胃腑之热，凡胃脘有实热充塞，噤口不食者，服之即可进食。邻村武生李佐廷，年五旬，素有嗜好，身体羸弱，当霍乱盛行之时，忽然腹中觉痛，恶心呕吐，下痢脓血，惧甚，以为必是霍乱证。诊其脉，毫无闭塞之象，唯弦数无力，左关稍实。遂晓之曰：‘此非霍乱，乃下焦寒火交迫，故腹中作痛，下脓血；上焦虚火壅滞，故恶心呕吐，实系痢症之剧者。’遂投以生杭芍六钱，竹茹、清半夏各三钱，甘草、生姜各二钱。一剂呕吐即愈，腰疼亦轻，而痢犹不愈，不思饮食。俾但用鸦胆子仁二十五粒，一日服两次，白糖水送下，病若失。审斯，知鸦胆子不但善理下焦，即上焦郁热，用之亦妙。此所以治噤口痢亦有急效也。”又曰：“鸦胆子一名鸭蛋子，为其形椭圆，若鸭卵也，大如梧桐子，外有黑硬皮，其味极苦，实为苦参所结之子，药行中亦有名为苦参子者。服时须去其硬皮，若去皮时，其中仁破者，即不宜服。因破者服后易消，其苦味遽出，恒令人呕吐。是以治痢成方，有用龙眼肉包鸦胆子仁，囫囵吞服者。药房中秘方，有将鸦胆子仁用益元散为衣，名之为菩提丹者。是皆防其入胃即化，除其苦味也。若以西药房中胶囊盛之吞服，虽破者亦可用。其性善凉血止血，兼能化瘀生新，凡痢之偏于热者，用之皆有捷效，而以治下鲜血之痢、泻血水之痢，则尤效。”

吾母于去秋曾患噤口痢，初得即呕逆不食，药饵亦不能服，一日夜下淡红血水廿余次，延至四日，即下为脓血。气息奄奄，家人惶惧，余以手足无措。乃思一救急方法，请吸鸦片烟。奈唇已无力，烟不能吸进，因用炼好鸦片膏三四厘，烧酒炼过服之，因其有止呕之功，竟未吐出。一日夜服三次，痢亦止，竟得痊愈。此亦治噤口痢之一备急方法也，然究不如张君用鸦胆子较为妥善，因鸦片性燥有毒故也。

凡患噤口痢者，不特饮食不下，即药物亦多不能服，医生临证，每致束手。兹录外治两方，以救危急于万一。

雄黄、巴豆、蓖麻子、麝香各等份，捣为细末，和蜜为丸，如芡实大，贴眉心，以膏药盖之。一炷香久，腹内若有响声，即思饮食，可告愈。

田螺两个，加上好麝香一分，连壳捣烂，置脐中，以太乙膏贴之，引热下行。

漫话咳血

咳血一证，为咳嗽而痰中带血。其血量多少，因人而异，或痰血相兼，或纯咳鲜红，或痰内仅见血丝。血因咳出，来自气道，与吐血、呕血有别。

近贤南宗景论咳血证，颇为简洁扼要。他认为，咳嗽见血者，为肺脏出血。肺脏之所以出血，原因有外感、内伤之别。咳血大抵由于风热、郁热、风燥而起。风为阳邪，热乃火气，并入肺络而伤之，则血溢络外。其证乍寒乍热，咳嗽、口干、烦躁者即是。治宜辛凉解表，参以入血之药，如炒黑荆芥、桑叶、豆卷、炒栀子、银花、连翘、杏仁、象贝、丹皮、茅根、赤芍、茜根、天花粉之属，大忌骤用滋阴，黏住风邪，酿成重证。郁热咳血者，乃因表有寒邪，闭热于经，血被热迫，而溢于络外。治法但使表解热达，则血自止，慎勿见血止血，截其去路。若表解之后而热仍不消，咳血仍不止者，始可投以清热凉血之药，如桑白皮、杏仁、象贝、藕汁、茅根、侧柏叶、鲜竹茹、炒栀子、丹皮、枇杷叶、银花之类。若因风燥蕴肺，致成咳血者，其必咳嗽气逆，声音不扬，口燥咽痛，甚则体热。杨志一谓宜先用蝉衣、薄荷、桑叶、桑皮、黄芩、兜铃、瓜蒌皮、连翘、桔梗、侧柏叶、山茶花以清宣凉血，待其风燥去而阴未复，再可投以南北沙参、石斛、玉竹、花粉、生地、二冬、杏仁、川贝以清肺养阴，循序渐进，自无不效。

【按】南、杨二氏之说颇为可取。杨氏清宣方内有桔梗一味，桔梗升开，本非血证所宜，但此药为开肺要品，肺开则风燥自散，故又必须用之，待风去燥散，宜急撤除。风燥去而肺阴未复一证，当以其舌绛为断。至若内伤之咳血，大概不出于阴虚，葛可久《十药神书》中备有各方，可供参考。若阴损及阳者，则当阴阳并顾，不可专投滋阴，伐其脾土之生气。《沈氏尊生书》中之柴前梅连散，用柴胡、前胡、乌梅、黄连、猪胆、猪脊髓、薤白、童便二盅，煎至一盅服。治伤风不醒，变成痨证，咳血及黄绿之痰，或痰中带血者，最为有效。此方并见于《四家医案》中曹伯仁先生之治验。结合余之实践，知其所言不无道理。其有痰阻胸闷、咳血气逆者，《金匮要略》之旋覆花汤加人参、三七数分，皆屡用有验。故知治疗此证，主要在于审证而佐使得宜。

至于咳血止后的其他治法，可参余论咳嗽诸篇。

麻风文献述评

古代关于麻风的文献很多，兹就其原委，约略言之。最早的一部医书《内经》里，就有麻风病因的论说。《素问·风论》："风气与太阳俱入，行诸脉俞，散于分肉之间，与卫气相干，其道不利，故使肌肉愤䐜而有疡，卫气有所凝而不行，故其肉有不仁也。"这说明麻风患者皮肤发生结节痈疡及麻木不知痛痒的原因。又"疠者，有荣气热胕，其气不清，故使其鼻柱坏而色败，皮肤疡溃，风寒客于脉而不去，名曰疠风。"这说明晚期疣型麻风鼻塌色败的原因。

古人在两千年以前，不但已认识了麻风，并且更创造出针灸的具体治法，及饮食上的禁忌。如《素问·长刺节论》："病大风，骨节重，须眉堕，名曰大风。刺其肌肉为故，汗出百日，刺骨髓，汗出百日，凡二百日，须眉生而止针。"《灵枢·四时气》篇"疠风者，素刺其肿上，已刺，以锐针针其处，按出其恶气，肿尽乃止。常食方食，无食它食。"在针灸治疗麻风病的同时，而且还可能更早就已有用药物治疗麻风病的发明。如《山海经·西山经》"英山有鸟焉……其名曰肥遗，食之已疠"。《神农本草经》"黄芪，主……大风，癞疾……"，"枳实……主大风在皮肤中，如麻豆苦痒"，"梅实，主恶疾"。两千年以前，就这么具体地明确地指出了主治麻风的多种药物，不能说不是我们祖先在劳动中运用人民智慧在医治疾病方面的伟大而光辉的成就。

仲景《金匮要略》："邪在于络，皮肤不仁；邪在于经，即重不胜。"侯氏黑散"治大风"。这是东汉末年，仲景继承了《内经》的理论与《神农本草经》的药物，并且由简单的药物上升到复杂的方剂以治疗麻风，可以看出我国的医药发生和发展的脉络。《肘后备急方》癞疾，"初觉皮肤不仁，或淫淫苦痒如虫行，或眼前物如垂丝，或瘾疹赤黑，此即急疗。"葛洪在说明麻风病因，描述麻风初起症状以外，还提出治疗白癞等各种方剂。《抱朴子》中更有治癞疾的医案。这表明晋以前的时代，在麻风学上更大大地推进了一步。《诸病源候论·诸癞候》："凡癞病，皆是恶风及犯触忌害得之……久而不治，令人顽痹，或汗不流泄，手足痠疼，针灸不痛。或在面目，习习奕奕，或在胸颈，状如虫行，身体遍痒，搔之生疮；或身面肿痛彻骨髓；或顽如钱大，状如蚝毒；或如梳，或如手，锥刺不痛，或青赤黄黑，犹如腐木之形。或痛无常处，流移非一；或如酸枣；或如悬铃；或似缚绳拘急，难以俯仰，手足不能摆动；眼目流肿，内外生疮……面无颜色，恍惚多忘……眉睫坠落……鼻柱崩倒，或鼻生息肉，孔气不通……语声变散……耳鸣啾啾，或如雷鼓之音……肢节脱落……顽痹不觉痛痒，或如针锥所刺……犹若外有虫行……彻外从头面即起为疱肉，如桃核小枣……令人多疮，犹若癣疥；或如鱼鳞，或痒或痛，黄水流出。"又有乌癞候、白癞候。"风湿生虫"，巢氏认为是癞疾的病源。他对病源病理及症状，论述綦详，若以今日之麻风病理的分类绳之，当然会有其他疾病搀杂在内，但在公元610年的旧社会里，对麻风病已有这样的详细记载，是很值得注意的资料。后来医家论麻风的，大多数都宗巢氏所说。

《千金要方·恶疾大风第五》及《千金翼方·耆婆治恶疾第三》论麻风病都很详细，并有许多治疗方剂，更嘱咐终身戒房事，是此时代关于麻风病最完备的文献。王焘《外台秘要》，是承袭巢元方及孙思邈而论述麻风的。唐释道宣《续高僧传》："收养厉疾，男女别坊，四时供承，务令周给。"在唐时（约6世纪末），我国便有"厉人坊"之设，相当于综合性之麻风病院，集体收容病人，这是历史上最先创立的麻风隔离病院。陈言《三因极一病证方论》："疠风者，即方论中所谓大风、恶疾、癞是也。虽名曰风，未必皆因风，大率是嗜欲劳动气血，热发，汗泄，不避邪风冷湿，使淫气与卫气相干……然亦有传染者，又非自致，此则不谨之故。"说明宋代注意到麻风是传染病，并载明于文献，从医学史及疾病史上看，都很有意义。金元时代，刘完素、张从正、张洁古、罗天益、朱震亨都曾论治过麻风，而朱提出"病在上者，用醉仙散"。1956年辽宁省松树麻风病院据以施治，颇获良效，足证明古人临床经验的丰富，确有疗效。又朱丹溪著《本草衍义补遗》，首先倡用大枫子治疗麻风，并提出它有"害目"的副作用，经现代科学验证，适相符合，更是可宝贵的。明·沈之问《解围元薮》四卷，专论麻风及治法，是麻风有专书的起始。其自序云："风乃大病之元，患者为害弥剧。余祖氏怡梅公素好医，宦游闽洛燕冀，得山林逸士海内高人之秘奥典，施治获愈甚多……又博而备之，活人益众。三传至于余，广求寰宇……沉潜究论，每遇知风者，即礼币款迎，研搜讨论……苟得一言善法，即珍而笔之，随记随证若干方，旁搜考试验而奇异者始录焉……发无不中。余得之甚艰，恐久湮没，编为章帙，名曰《解围元薮》。以风痨正论著于首，诸风变论、痿痹论赘其次，药品方法条贯而列之后，凡学风痨者，得是书可了然矣。”沈氏本着三世治病所得到的经验，更加以旁搜博采，发展成为麻风专书。虽然在分类方面，名目繁多，稍涉纷乱，但却是麻风的较好的文献，为不易多得之书。此外，有明一代，关于麻风的著作尚多。如：《医学入门》强调麻风是传染病；《本草纲目》详细地论列了大枫子治疗麻风病的效能；《景岳全书》开始标出大麻风的名称；《疠疡机要》详于麻风的变证类证；《证治准绳》《医门法律》，对麻风均有所论列。清初陈士铎《石室秘录》，创制麻风的和平方剂。中叶官修的《医宗金鉴》，所选录治疗大麻风的内服 9 个方剂，在 1956 年经辽宁省松树麻风病院全部采用，曾收到良好效果。肖晓亭《风门全书》上下卷，论述方治更详于前代，断制也比较谨严，这是继《解围元薮》之后的第二部麻风专书。顾世澄《疡医大全》博采治疗麻风之方。19 世纪末，侯敬庵、郑风山有《麻风辨证》一卷，附图 36 式。裘吉生主编的《珍本医书集成》中，有《秘传大麻风方》一册，提要云：“本书一卷，著者佚名，系抄本，无传考。所录之治麻风诸方，何证何药，立法谨严，大抵皆由不少年不少人经验所得而来。观其各方主要药，除蛇蝎等以毒攻毒外，多有大枫子，近来西医以大枫子油注射麻风可证也。”以后，麻风书多用中西学说参合说之，兹不论列。

漫谈刮痧

清代《刀圭闲话》载俞曲园说：家中遇有人小小感冒，但以自己所配合丸散，酌量服之。又极信刮痧法，用细瓷碗或光洁的铜钱，蘸油，往脊背上刮之，刮后重者减轻，轻者痊愈。父母尝说这就是古人砭法，古人治疗疾病，先用针灸和砭石，而后再开汤药。流传至今，针灸犹存，砭法竟然失传。岂不知刮痧之法，即是古人砭法的遗意。古代没有“痧”字，虽如《康熙字典》之博采广求，也缺少这个字，实际上它就是“沙”字。黄河之水天上来，为泥沙所滞则不行；人身气血为风寒暑湿及饮食所滞，也可比喻河中的泥沙。五脏六腑穴在背部，邪滞成痧，也表现于背部，因此于背上刮其痧，疾病就慢慢消失了。士大夫家大多数不相信刮痧的说法，认为是农村妇女的偏见，但贫穷的人家反复试用几十年，实践出真知，深知它很有道理。

读完这一段话，余愧悔交集。记得幼年时代，每患时令感冒病，母亲常常用铜钱或滑边磁碗刮痧，在脊背并肘窝、腿窝处蘸香油刮红。一边刮还一边说道：“需要顺着向下刮，不许来回刮，以免伤破皮肉。”刮后病即霍然而愈。弟弟与妹妹患时行疾病时，也如法刮之，无不立效，很少延医服药。自余学医以后，对此历史悠久的民间便方，久已淡忘，不能如“孝子不匮，永锡尔类”那样，很好地继承此法，应用于临床，以便利患者，诚为憾事。

痧病，除包括感冒外，还有中医学中的霍乱、中暑等。有人将麻疹也称为“痧子”，其实它与痧病不同。“痧”作为病症名，首见于元代危亦林《世医得效方》，而成为专书，则在清代。清代代表性著作有郭志邃的《痧胀玉衡》、陈修园的《养生镜》等，其中以郭氏论述较精。郭氏对痧气胀塞肠胃、阻塞经络之痧胀有独到见解，指出此病总以攻毒开泄为主，痧在气分者宜刮之，痧在血分者宜刺之，痧在皮肤者宜淬之，痧入脏腑者宜荡涤之。《痧胀玉衡》载录刮痧的方法较详，给后世留下了宝贵的砭法资料。目前刮痧在医院中尚未广泛应用，建议大家给予足够的重视，从实践中完善和发展这一治疗手段，给病者造福。

谈针灸

自汉以来，研著针灸学说者多矣。晋代皇甫谧《针灸甲乙经》，上继《素问》、《灵枢》。宋代王惟一铸铜人为式，纂《铜人腧穴针灸图经》，搜集旧闻，订正讹误，得其传者，多成名家。王执中之《针灸资生经》，可为治疗之法程。窦汉卿《标幽赋》，为后世所宗仰。明之针灸著作颇富，杨继州之《针灸大成》堪称巨制。是以中国针灸，成于汉晋，衍于唐宋，而盛于元明。清代注重汤液，针灸之学，后传至东邻矣。日人管周圭氏以七十穴统治百病，其国操针灸术者，多以现代科学释之，谓刺激孔穴，系兴奋或镇静神经。谓艾焫所及，是振奋机能，增加营养云云，从神经体液学说立论。余以为研究针灸，治针灸之学，其大端有二。一曰十二经、奇经八脉。有人说值此科学昌明时代，医学亦日新月异，此陈旧之说早该摒弃。余以为真理所在，新旧无分。试看今日现代医学之解剖、生理、病理可谓精细，然而针灸之疗疾，或近取诸病所，或远取诸经隧，有头痛而针足者，有胸痛而刺膊者，癫痫风疾多取四肢之末。取穴不谬，奏效颇速，其理至今还未完全阐明。若以神经学说解释，殊觉尚多不合。郭玉言针石之间，毫芒即乖。以神经学说研究针灸，非中国针灸之术也。即以今日对针灸之认识，也有认为属于神经与内分泌系者，但相信异日可能有超神经与内分泌系而归属十二经之时。二曰师承家法。汉魏各种学术，皆秉师承、重家法，而医学尤是如此。扁鹊从游于长桑君，仲景负籍于张伯祖，仓公、元化亦有所承。其中心法指诀，非口授不明；奇穴要术，非指点莫悟。又有非其人不能，非其人不传者。有人说针灸仅治功能性疾病，但瘿瘤等实质性疾病之治愈亦颇多见，无师承家法，焉能有此神术？即如“大灸疗法”，就是余受传于河北高怀医师的高氏秘法，非亲相授受，何能窥其堂奥。学术重于衣钵，治疗积于经验。今天学术交流已蔚然成风，尚望治针灸学者勤于采风，谦以学习，重视师承家传，使学有根底，术业日有精进。

论中医基本功的锻炼

所谓基本功，是从无到有，自近及远，由浅入深，循序而渐进地、经幼稚生疏到成长熟练的一些功夫。虽然这对初学的人来说很重要，但对于那些中医学术已有一定基础的同志来说，也是很重要的。这是不是多数还要再从头学起呢？我认为就是要从头学起。理由很多，主要是因为基本功一定要熟练。书读百遍，其义自见，读一遍有一遍的收获。就以读《伤寒论》、《金匮要略》来说吧，如果做到不加思索，张口就来，成了有源头的活水，到临床应用时，不但能触机即发，左右逢源，还可熟能生巧，别有会心。否则在读书时虽背诵得过，到应用时一有障蔽，却想不起或想不全。这恐怕是很多同志都经历过的，感到非常难受，这是因为读书不够认真的缘故。基本功是硬本领，要天天练，要累月积年不间断地练，学习时经常固定地练，工作时也要抓紧业余时间不断地练。正如文艺体育工作者，无论老手新手，每晨都要踢腿、练腰、练嗓子一样。假如你平时功夫不够，要在前台来个就地拔葱倒筋斗，那可能要把脖颈栽坏了的。医生在大症、难症面前，认识靠诊断准，治疗靠方药熟，疾患无穷，方药极多，没有基本功，能够迅速处理得当吗？这说的是临床急难症、重大症要靠基本功。至于平时门诊或病房工作中写病历的经常性工作，一方面要有整体与局部相结合的观念，注意四诊八纲的体现，理法方药的一致性，另一方面还应注意辨证辨病的结合。这就更需要有扎扎实实的基本功了。我们要认真揣摩钻研，“温故知新”。因为中医学术基本建立在朴素的唯物辩证法上，初学入门还比较容易，有如下围棋，很短的时间就能学会做眼、点眼、倒提、打劫等等。看去很简单，可是走起来千变万化，要想下好下精，也不十分容易。《潜斋医话》说：“戴乾斋先生精于医……尝云：医学一门，显，则譬之有形之棋，应变无方，能者多而精者少；隐……行之易而知之难。”浅显地来说，中医学术，学会了四诊八纲、汤头药物，好像已经掌握了诊断和治疗，其实，只是学会了下围棋“做眼”、“打劫”等初步的东西。疾病不下万千，方药不下万千，扁鹊说过：“人之所病，病疾多；而医之所病，病道少。”即人患病多，医患道少。各病有它的本质，专病有它的特征，若不针对本质和特征去治疗，往往会使辨证论治流于庸俗化，肤浅而不能深入，怯懦而不能举重，能理一般病而不能治特殊病，能医小病而不能疗大病。可是反过来看，若只知搜括专方专药，好奇喜僻，想用一种方药从始至终控制住疾患，而不讲求辨证论治，也会陷入机械唯物论的泥淖中去。因为每种疾病，都有它前中后的阶段性，有气候、体质、年龄等复杂性，有的再加上阴阳的错综、虚实的混淆，想只凭着一方一药，控制住疾病的全程，往往是不能实现的。可是学习中医的同志中，有的停留在片面的“对号入座”，对中医学术，只能说是“升堂”，还谈不到“入室”。那怎么办呢？应当鼓足革命干劲，为革命好好地练基本功。如行舟值逆流，撑拽又持拽，久而久之，基本功自然练成，能补偏救弊，达到纯熟的地步。螺旋式的上升，是做学问的必然过程。没有捡便宜的学问，我们应当批判那种懒汉懦夫的思想。

怎样写病历？学习为的是致用。有了相当的基本功，要在临床上运用四诊、八纲、八法去辨证论治，具体实现理法方药的措施，这是硬功夫，真本领。若基本功不够，没有自信力，抱着“亦藏拙之一道也”的思想，在上级医生监督不够的情况下，是会出现那种潦草塞责的写法的。基本功不够，还会出现中西杂糅，理法不清，矛盾百出，方药与理法不合拍等毛病。究竟中医病历要求达到什么程度才算合格呢？我认为初步建立起认真写病历的思想和态度后，再订出一具有轮廓的样板来就够了，细目不要太繁多，多则反而易挂漏。在写病历时，注意的事项主要有以下几点：

一、思想要缜密不要偏执

凡诊治一种疾病，在写病历前，先要耐心地听取患者的主诉，再细致地加以望闻切的审察，得出比较明确的病名后，在专病的基础上，更需辨明阴阳，分清虚实寒热。这样，既有了具体的检查，又有了综合；既有了整体的观念，又有了客观的标准。如忽略了具体检查，将陷于肤浅的辨证论治；若只偏重局部检查，而忽略了整体，则将局限于一隅，而失掉整体的联系，写出来都不会合乎病历的要求。我认为在认识疾病方面，偏执性的弊病大于笼统性。笼统性的病历，只不过是不能深入，敷衍塞责，理法不清，用些套方群药，效果不显而已。倘若执偏见，或在听了病人不够全面的主诉，或是在看到一两个表面突出的症状符合自己的观点，就捉住不放，一股劲地追下去。在病人方面，因为医生强调某点，而诱使患者多所附会；在医生方面，因为胸怀成见，切脉的指下会产生“幻觉”，望诊的

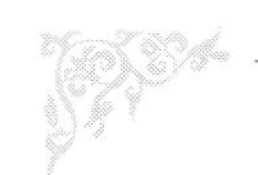

眼下会产生“幻视”，所谓“一指障天，则四方易位；一尘眯目，则天地变色”。这并不是夸大其说，在临床之际，的确有这种事例。诊察如是，则必致理欠通达，法难周到，用方与药必定要削足适履，强就自己范围，贻害之大，将不止是效果不显这一点。这些问题，归根结底，是基本功不够的缘故。

二、要有重点并要有系统

写病历最好在望、闻、问、切诊后进行分析归纳，既根据具体检查的客观现实，又结合患者的年龄、职业以及得病的地点、时间等，判断什么是疾病的本质，什么是阶段性的现象，从而抓住主要矛盾，突出重点，制定战术。判断疾病时，须避免脱离现实的概括；记述病历时，更须避免杂乱无章的堆积。要有条理，有系统，于理中出法，法下立方，方内选药，使理、法、方、药有机地联系着，才能写好一个病历。

三、要写好复诊病历

医生对一般初诊病历的书写，都是详尽无遗，理法方药亦具备。待到写复诊病历时，往往简短概括，只登记症状，而忽略疾病的发展或转化或衰退的一切情况。其实，在疾患原有的矛盾中，经过服用药物后，在某种程度上都显示出不同的趋向，而药物与疾患各以其自身的力量在不同程度上绝对地或相对地增加或扩大了，另一方面的力量在不同程度上绝对地或相对地减少和削弱了。也就是说，随着矛盾双方的斗争，其力量对比关系时时刻刻在发生变更。我们在这两种力量对比的变更中，看到药力要胜过病力，则加强药力，直追猛打，把疾病彻底征服；若病力胜过药力，则是药不对症，或是药轻病重，则须细致地慎重地加以分析，它究竟是属于哪一种，继而根本改变方药，或在原方上出入加减。但无论采取哪种措施，必须说出为什么改方，为什么出入加减，说明方药与理法的联系。能这样写，才能使病历前后一致，脉络贯通，发现和解决矛盾，提高疗效。临床做小结容易，日后做总结也容易。否则只图一时省事，日后回忆不起来，又如何会有完整细致的总结呢？这对于科研工作、对于整理提高中医学遗产，也是不利的。

附：中医初诊病历举例

某某某，男（或女），年龄，籍贯，地址，民族，职业，婚否，发病日期，入院日期，病历书写日期。

问诊：起病×日，恶寒战慄，继而发热，汗出后热势渐减。入院时已无寒，但头昏神困，心下痞满，不思饮食，恶心厌油，口苦口黏，渴不思饮，两胁作痛，大便秘结，小便赤短灼热，睡眠尚可。病前未与类似发黄病人接触。

望诊：精神萎顿，面色郁垢，身目悉黄，色鲜明，舌苔白，中心黄而有根，舌尖边红绛，舌形略胖，齿痕可见。

闻诊：气息匀和，语言清亮，口气带浊。

切诊：脉象濡数，浮取小弦，心下按之痛。

辨证：本病为肝热内陷，与中焦痰浊相结，致心下痞满，按之痛，不思饮食，便秘尿赤，舌苔黄，身目黄染。《伤寒论》曰："伤寒瘀热在里，身必发黄"，是本病的病机。

治法：发黄腹满者，仲景主以茵陈蒿汤，但此证身目发黄而非腹满，乃心下痞痛。《伤寒论》曰："小结胸病，正在心下，按之则痛，脉浮滑者，小陷胸汤主之。"本病心下按之痛，是痰热结滞在中上焦，气分痹阻，舌现白黄，是小陷胸汤证。盖茵陈蒿汤大黄、栀子并用，导温热从小便出，是中下焦药，为竖降法；小陷胸汤取瓜蒌之甘润，不用大黄之苦寒，因中上焦只宜缓解，而黄连与半夏同用，辛开苦泄，是亦协同瓜蒌成缓解之功，为横拓法。若还用直下之剂，则药过病所，反致无功，药法随病机以赴，方能合拍，小陷胸汤加枳实主之。

瓜蒌实大者1枚，黄连9g，半夏18g，枳实9g。以水600毫升，先煮瓜蒌，取300毫升，去渣，再下黄连、半夏等，煮取200毫升，去渣，待温分3次服。

此煮法是仲景所倡，先煮瓜蒌，分温3服，都是缓解上焦之法。

医有五等

中医是一门艰深的科学，易学而难精。医生也绝不是泛泛地认得几味药，记得几个方就是中医。《内经》有上工、中工、粗工之分，把医分三等。《周礼·医师章》也依技术的高低、考核的优劣而决定为工为徒，职位升迁。今天的中医，除了年高者尊为老中医以外，多没有什么区别，其实细细一看，可分为五等。

初等医生，叫开方医生。这种人只会念《汤头歌诀》、《药性歌括四百味》、《药性赋》，于中医学术实际上还是门外汉。平日打听名医好开什么方药，依样葫芦，拿去应诊，看病用方与抄方无异，冀其有效，自不可能。

二等医生，叫用药医生。这种人正式学过中医基本理论，懂得生理病理、理法方药，但是应用不好。一般的病可以治，病情稍一复杂就束手无策。因为所学尚在皮毛，辨证自然不精，全凭自己对症用药，纳呆则麦芽、山楂，头痛则白芷、川芎，头痛医头，脚痛医脚，胸无定见，幸中自少。

三等医生，叫辨证医生。这种人正式受过老师教导，学有师承，对于中医学下过一番功夫，比较精通，有点根底，会辨一点证，也能够综合分析，辨证论治。虽然学有渊源，但是经验不够，所以旁人能治的病，他能治，旁人治不好的病，他也治不好。现在所谓好医生，大致属于这一类。

四等医生，叫入细医生。这种人学验俱富，最为可贵。能够纯熟地运用中医理论辨证论治，独立地分析问题，解决问题。遇着复杂的病，不论头绪多么繁杂，病情多么凶险，一经他手，辨证如理乱丝，轻拢慢捻渐得丝头，用药如解死结，徐引缓导，切中症结。别人治不好的病，他能治好许多，一方一药之投，看似平淡，而渐入佳境，在从容和缓之中，即愈大症。这种医生内里蕴藏了深厚的学识和丰富的经验，堪称名医。

最上等医生。旁人治不了的病一到他手，往往妙手回春。辨证分析，准确细微；论治方药，贴切对病。可惜这种医林妙手，在今天所见甚少。

明了了医有五等，习医者学有方向，万不可浅尝辄止。一边投师访友，从人学；一边钻研典籍，从书学；一边勤于临证，从病学。要日积月累，循序渐进，敢于反躬自省，臻于致美，终可成为四五等医生。只有艺精，才能活人。愿天下为医者共勉之。

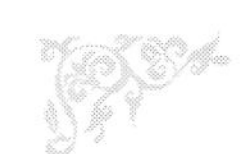

谈学习《内经》

《内经》是中医基础理论典籍，究竟怎样对待《内经》，如何学习，历来有不同的看法。

初学《内经》，第一步要先认字识句。只有把《内经》的难字难句弄懂，能够讲得，才能理解它的含义。这第一步工作，并不容易，一般得有老师指导。例如“炅”字，音“鬼”，又读作“炯”，形容火炎上貌。若不知此，“炅则气泄”即无法理解。

第二步要求深入，深入要靠背诵。像《上古天真论》、《生气通天论》、《四气调神大论》、《金匮真言论》、《阴阳应象大论》、《咳论》、《痹论》、《疟论》、《调经论》等名篇及书中警句，或谈理论，或谈病证，都得细细地背过，天长日久，才有体会。如《异法方宜论》，讲东南西北中五方地土不同，疾病不一，治法自当有别。这一篇理会深了，对不同地域的疾病，治疗就会心中有数。

一部《内经》，主要讲人的生理病理。从四时以定五脏，从生理谈到病理，这是《内经》最大的特点。例如《内经》上讲“壮火食气”，食气就是耗气；“少火生气”，少火就是阳气。少火譬如春季的温暖，春天温暖，生长万物，叫做少火。壮火譬如夏季的暑热，夏月暑湿流金，能够食气，叫做壮火。故人若保持“春天”的生气，病即易愈，一旦由少火而为壮火食气，病即危殆。由此可见，少火系指生理，壮火系指病理，两句话既讲生理、病理，也包含诊断、治疗。医者使人体春气常在，生机自然不息，俗话说春意盎然，就是这个道理。只有懂得这种生理病理，才能学好《内经》。

又如《内经》中“亢害承制”一语，十分科学，论生理病理细致入微。亢则害就是壮火，是为病理，但一经承，亢即制，是为生理。譬如水克火，火就不至于过旺；金克木，木就不会太过，这就是承乃制。《易经》说：“大哉乾元，万物资始。”“大哉坤元，万物资生。”

没有冬天的霜冻，就没有春天的生气，资始资生，阴阳互根，万事万物，靡不具备。在自然界，如夏热没有秋凉承制，必然为疠为害。有热就有寒，无冻不成春，四时气候，春夏秋冬就是亢害承制。其间道理，无非“阴阳”二字，而生理、病理均括其中，所以我主张中医应研读《内经》，而不主张单学生理、病理、解剖，只有从这个方面去悟，才是真正的中医。

《内经》13方，用法奇异，应该记住，并通过临床观察，加以总结。例如四乌贼骨一芦茹丸方，出于《素问·腹中论》，治女子血枯，经水不利，此方可以移治输卵管狭窄。其中乌贼骨味咸性温，能通经络，祛寒湿，善破癥瘕；芦茹，即今之茜草，可以通经；雀卵甘温，最能旺盛性机能；鲍鱼汁亦为血肉有情之品，除补之以味外，能入肝散血，气臭腥秽，引诸药入于胞中，亦同气相感之意。四药合用，确能兴阳开结，疏化积滞。曾在印尼治一妇人，结婚20年，久不怀孕，西医诊断为左侧输卵管狭窄阻塞，求治于我。思索良久，径投本方。服2月后，经X光片检查，左侧输卵管闭塞已通。又如同篇鸡矢醴方，有人曾经试验，确有显著利水功效。可见古人之方，确系经验总结，读书时于此等处不要轻易掠过。

学习《内经》，当知它与后世方书虽有联系，区别也很明显，但不必生硬比附。例如《伤寒论》所论“六经”，与《内经》迥异，强合一起，只会越讲越糊涂，于读书临证，皆无益处。

学习《内经》，抓住“阴阳”，就抓住了纲领。阴阳是科学的客观存在，是古代朴素的辩证法。阴阳在《易经》上最为分明，所谓“一阴一阳谓之道”。过去的名中医，大多要研究《易经》，今天我们有了唯物辩证法，比古人科学、优越得多，因此我主张要学唯物辩证法，这样才能真正学懂《内经》。

钻研《内经》《伤寒论》《金匮要略》，做到古为今用

一

“重阴必阳，重阳必阴”，就是物极必反。重，阳平声，有积累的意思。阴逐渐积累，到一定程度就转化为阳；反之亦然。如夏至一阴生，天时渐短，是重阳必阴；冬至一阳生，日晷渐长，是重阴必阳。《素问·阴阳应象大论》云：“冬伤于寒，春必温病。”“冬伤于寒”是积阴，“春必温病”是转阳，是重阴必阳之理；“春伤于风，夏生飧泄”，风是阳邪，飧泄属阴证，乃是重阳必阴之理；“夏伤于暑，秋必痎疟；秋伤于湿，冬生咳嗽”，其理相类。

重阴必阳，重阳必阴，是指病理而言。中医的病理，是从“病能”反映的。病能即疾病之外候，与四时相应，内外一致。北京的气候并非《内经》所言之气候，北京偏寒。《内经》上的气候是指中州（今洛阳）一带的气候。所以学习古籍应结合当时当地的现实。气候可以影响病人，壮人可以适应气候，而病人则适应力差。慢性病患者之病情常随气候而变化，尤其是“二分二至”的时节。

二

《伤寒论》之伤寒是广义的，包括急性热病和急性传染病。如何审证，如何施治？仲景《伤寒论》言证候不言病理，证候是客观存在的，至今已一千五百多年，依然不变；出方剂而不言药性，由实践而来，有是证，用是药，具体问题具体分析，万古常新。治病分三阴、三阳，病在表，治应表散，祛邪外出用苦寒之品则不适宜，虽有发热，要用辛温。盖表证之发热，是抵抗力的一种表现，不是里热，故用辛温以汗解之。中医治病是因势利导，为其妙处。半表半里则不可汗、吐、下，而取和法，故予柴胡剂。再入里，在经则用白虎，在腑则用三承气。三阳证总的是“实”。病实，则“治病留人”，此时机体抗病力强，故可用汗、下、和法。或顺经传，或越经传，或合病，或并病。三阴总的是“虚”，方取“温”。与四逆

汤、理中汤、乌梅丸（肝胆为寒热脏，故寒热杂投）之类。所以三阴证的治疗是“留人治病”，先将病人保住，待正气转复，再行攻邪。《伤寒论》中论证甚众，方剂之化裁亦多，但终不离此原则。

温病学说是对伤寒的补充、发展。吴鞠通的三焦辨证不如叶天士之卫气营血辨证。卫在表，宜治表；邪在气分，则宜治气分；营在里，须用清热解毒，透营转气；血分最深，常用凉血散血之品。所谓十救一二。瘟疫也是传染病，但属毒最盛者。

现在流传一种说法，似乎中医能治慢性病，不能治急性病，这是不对的。我曾在某医院会诊一病人，高热七八日，持续 38℃～40℃，虽用各种西药均不降。与白虎汤，投石膏 60 克，知母 12 克，甘草、粳米，再加芦根 30 克（王孟英用白虎汤加芦根），日进 2 剂。次日热退至 37℃多。第三剂原方石膏减为 45 克，3 日而瘥。

对《伤寒论》要精读，还要记熟，至少要背诵有证有方的条文。治慢性病更应读书，《金匮要略》是治杂病、慢性病的。专病有专方、专药。如稀痰用半夏，胶痰用皂角等，此外热痰用天竺黄，顽痰用青礞石。果类停食非草果、麝香不去，谷类停食非麦芽、神曲不消，肉类停食用山楂可解。治疟疾要用常山、草果。当然这还不够，若有寒热往来则用柴胡剂。曾见一间日疟患者，寒少热多，用奎宁无效，与柴胡剂亦无转机。余诊，见汗出热多，乃白虎汤证，投桂枝白虎汤而愈。虚疟用何人饮（何首乌、人参等，张景岳方），恶性疟之贫血用信石。什么病都要掌握虚实两套方子，可根据具体情况加减，记不住方，则无从言辨证论治。曾诊一例慢性阑尾炎，手起厚皮（肌肤甲错），予服薏苡附子败酱散，一月愈。急性的有大黄牡丹皮汤可用。

方之损益化裁：仲景的方子，还是按他的加减为好。小柴胡汤、真武汤均有加减，桂枝汤复方更多，三承气也是加减。这个经验是来自实践。早年诊一妇女，患慢性肾盂肾炎，尿频、血尿，用猪苓汤原方 3 剂愈。20 日后病又发，因见脉虚，加入山药一味，病情反重，再用猪苓汤原方，又效。后病再发，又来诊，思加入海金沙似无不可，竟又不效。再用猪苓汤原方而愈，后连续观察两个月，未复发。可见仲景方配伍精当严整，不仅方药宜守原意，即用药分量比例亦应注意。中药研究所曾对五苓散之利尿作用进行研究。按仲景方剂量，利尿效果最佳，若各药等量投与，利尿效果则明显减低。黄连苦寒，治实火，仲景三泻心汤中有黄连，量小，意在开味健胃；而葛根芩连汤中黄连量大，用其清泻实火也。过去有谓“中医不传之秘在量上”，由此可见一斑。仲景方中用石膏，凡与知母合用时，石膏用一斤；而与麻黄合用，石膏只用半斤。其他如傅青主，配方用量权衡甚精。李东垣用量亦颇讲究。再如异功散，陈皮量要小，意在推动药力，若也用大量，则抵消了参、术之功。

炙甘草汤是治“脉结代、心动悸”的方子。原方炙甘草四两，麦冬半升，大枣三十枚，生地一斤，另有人参、阿胶，多属益阴之品，分量多较重，而生姜、桂枝、酒是阳药，分量都轻，是为阴药而设，重在滋阴，以阳药推动阴药。一医者治一脉结代、心动悸患者，与炙甘草汤，未宗仲景药量，而是任予6克、9克，虽服良久，无效。问于吾，嘱按仲景原方药量再服（古今衡量不一），4剂而瘥。我在山东时治一男子脏躁，曾两次住院无效来诊，用甘麦大枣汤原方原量治愈。虽为常食惯用之品，但配伍或分量不同，作用亦异。如桂枝汤倍芍加饴，就不属于解表剂了。可见仲景之方不可任意增减，读《伤寒论》《金匮要略》，不仅要诵证记方，而且于用量上应注意。

温课与自律

余有温课的习惯。一是对重要经典定期温习，像《伤寒论》、《金匮要略》，每年一般都系统温习一遍。一是结合一个时期的研究专题，有计划地温习若干相关著作。20世纪60年代，就曾结合急性传染病的研究题目，用5年的时间，温习了《伤寒论》和清代各家温热名著及历代其他各家专著。当时虽已年高，医务繁忙，仍多用业余时间温课。晚霁晴晖，未容虚掷；三余不惜，专业将荒。余曾订了几个条律，用做自我约束及鞭策：

一要有恒。每日除有特别事情外，要按规定时间温课，不得擅自宽假。“勤能补拙恒斯效”，是我自撰的格言。倘若不严以律己，时作时辍，在日暮途远的年岁，是不能完成计划的。

二要专一。除临时有特殊需要外，不得见异思迁。须有始有终地完成一种后，再改做另一种。“主一无适”之谓专，非专，则不精、不深、不透。当然，精也是需要的，但精也是为了专，要出成果，还要归结到专一。

三要入细。在临床上遇到复杂大证，也时有碰壁。追思其故，是学习不够入细。读书如果只学皮毛，不深入骨髓，只略解大意，不掌握规律，只粗涉藩篱，不步入堂奥，必然是临大证不能解，临细证不能入。杜诗“老年渐于诗律细”，是阅历之言。治医者，也要如此，庶几能探颐研儿，解决大证和细证。入细，一要防止轻淡。轻淡则流于薄弱，薄弱则不能举大证。二要防止琐屑。琐屑则陷于支离，支离则不能集中主力，也不能中病。

四戒玩嬉。记得章次公先生曾说过，他学医时，章太炎先生曾指导说：“学技要专，即诗词亦所当戒。”以次公素好诗词也。花繁者实少，旁骛者无成。要想对一种学术深造有得，达到左右逢源的地步，非下定决心，付出最大努力，是不会成功的。

五戒嗜好。要完成温课计划，必须摒除一切无益的嗜好。于衣于食，不求肥甘，不务华美，随遇而安，自甘淡泊。否则必至躁扰不宁，不能探深致远。古今学者，蔽衣粝食，非故意标新立异，自鸣清高，是志在学问，无暇顾及其他。典范尽多，宁容自弃。我规定自己，不独烟酒，不事讲求，衣着亦很简朴，免得耗费有限的光阴。

以上是我在温课的过程中，恨来日无多，用于自我约束的几个条规。遵行多年，得益非小。至于别人，情况不同，自当因人而异。

当读的古医书

中医书籍汗牛充栋，初学者往往不知从何读起。读中医书大体上说来有下列一些方法，各人可以根据自己情况，加以选择，不必强求一致。中医讲究理法方药，理法方药能精则辨证论治无误，而活人有术。因而学习中医，可从理法方药四个部分去加以研究。

中国医药学的发展有源有流，各个时代都出现了著名的医家，他们代表了我国医学的发展方向。因之，顺着时代，从源溯流地研读著名医家的代表著作，也是一种读书方法。

中医著作甚多，有难有易，旧时学医，往往先读浅显易懂、便于应用的医书，等到有了点根底，再逐步钻研高深的典籍。这种先易后难的读书，可收循序渐进的效果。然而，也有从难到易者，清·张志聪即主张先从《内》《难》研读起，先难其所难，后易其所易，源头即充，活水不乏，医术大可精进。

不过，学习中医，我意当从方剂入手。方剂之祖为仲景，因而读书还以从《伤寒论》、《金匮要略》入手为好。仲景最讲求的是辨证论治，《伤寒论》六经标题，首揭“辨三阳三阴病脉证并治”，鲜明地昭示后人，论中更有“随证治之”、“依法治之”等语。在具体治疗中，则某病以某方“主之”，某病“可与”或“宜”某方，则是点明专病专方与辨证之下随宜治之的方治精神。《金匮要略》则论述三因，以专病专证成篇，题目亦揭出“辨病辨脉证治”，是在专病、专证、专方、专药基础上行使辨证论治的经典著作。总之，仲景之书分论各治，既昭示人辨证论治的原理原则，又指出了辨证论治的具体方法，其规律谨严，对临床实践具有高度的指导意义，实是中医书籍的精髓，最宜反复钻研。

据不完全统计，历代注疏《伤寒论》的已有四百多家，仁者见仁，智者见智，我们应该毫无依傍地直接阅读原文，从白文下功夫，反复研读，才能辨出《伤寒论》的真味道来，这样才算是善读《伤寒论》。读《伤寒论》如此，读其他经典医籍也应如此。当然，为了开拓思路，帮助理解原著，适当地参看一些注家也是可以的。《伤寒论》注释以柯韵伯《伤寒来苏集》、尤在泾《伤寒贯珠集》为最佳，语无泛谈，不可不熟阅之。《金匮要略》可看尤在泾《金匮心典》。尤氏著作颇多发挥，最能启人心思，历来为医林所重。另外，近人陆渊雷《伤寒今释》、《金匮今释》二书脱胎于日人汤本求真《皇汉医学》，但较汤书易读是其优点，可惜的是未注明出处。

《内经》分《素问》与《灵枢》两部，主要是讲中医生理、病理，要读。不懂《灵》、《素》，即不懂中医的生理、病理，不懂中医的基本理论。读《内经》，其中的生字、难句首先得懂，才能读，这就牵涉到文史哲的修养，古汉语文化的功夫。这些知识，也是学习中医的人必须具备的。

隋代巢元方《诸病源候论》是中医病理专著，辨证细微，甚为可贵，应当置于案首，时时取观。

各家学说中以《景岳全书》、《张氏医通》、《丹溪心法》、《脾胃论》、《河间六书》为好。金元四大家各有长处，他们的书都可以看，只是张子和太偏，不善学者，反而有害。

温病学方面，叶、薛、吴、王四家，以王孟英著作为最好。比较细致，用于临床较多效验。《温热经纬》和《王氏医案》都需要细读精研。其次，何廉臣的著作对温病也多发挥。何是温病学后起之秀，特别是继承了王孟英的学术思想，他的《重订广温热论》和《感证宝筏》为少见的好书，诊断确切，于舌诊尤其精到，用药熨贴，分析入微，文字清晰，是书说出了温病真象。

药物学方面，初起先看《药性歌括四百味》、《药性赋》，这类书朗朗上口，便于习诵。之后可看《本草备要》，再深一点，可看《本经疏证》、《本草思辨录》。至于《神农本草经》，文字古奥，不大适合初学。但为本草之源，义蕴精深，且简明易诵，是其长处，与《内经》、《伤寒论》、《金匮要略》合称四大经典。凡欲精研中医，亦为必读书之一。

类书方面，清·吴谦编纂的《医宗金鉴》甚好。此书比较实用，各科齐全，辨证详而方药精，书中对于《伤寒论》、《金匮要略》的编次订正，也下了很大功夫，有其意义。前清时，太医院考试就以此为标范。至今北方医生中，学《医宗金鉴》名世者不乏其人，于此也可见该书影响之大，价值之高。其他如《六科准绳》、《张氏医通》、《东垣十书》，也是好的类书，亦宜一并披阅。

学杂病以《医宗金鉴》为好，看妇科以《济阴纲目》、《傅青主女科》为优。特别傅青主的书最好，其用药自成一家，该重时用量特重，动辄以两计，该轻时用量特轻，轻到几分。例如他的完带汤，临床上用治白带多效。方中山药、白术各一两，峻补脾阳脾阴，在大队静药中加入些许陈皮，推动阴药，使脾脏功能健运，则运化有权，湿热可除，故妇女带证可愈，方名完带，当之不虚。近年山西发现《傅青主秘方》，用药一如女科，为医书中珍籍，值得加以研究。

我最喜欢仲景和东垣的书，凡与之有关的书，从源到流也都一一加以系统地学习。例如学药则先读张洁古《脏腑标本寒热虚实用药式》，继看《兰室秘藏》用药法则，再念张山雷《脏腑药式补正》，再诵何廉臣《新编药物学》等。学方则读《伤寒论》、《伤寒来苏集》、《伤寒贯珠集》、《研经言》、《经方例释》，看《金匮要略方论》、《金匮心典》、《王旭高医书六种》等，一脉相袭而来。这种从一二家系统学习的方法是否恰当，仅供参考。

除了上述的书以外，医案、医话也应当有所泛览，汲取别人经验，才能丰富自己的学识。医案以《王孟英医案》、《全国名医验案类编》为好，医话以《冷庐医话》、《止园医话》为佳。

总之，凡学医者应当勤求古训，博采众方。读一家之言，志趣每易为其所夺，落其窠臼之中而不自觉。为医切忌拘古、趋新。医药重乎实际，一理之出，一药之投，如奕棋然，必激起对方，彼此牵动得当才可战而胜之。设不得当，则为对方所胜。因此，若不广采众长，以精益其术，囿于方隅，临床之际不偾事误人者少矣。

谈读杂书

张仲景说：勤求古训，博采众方。其实还不够。作为一个好的医生，除了通晓医学著作以外，还应该多读杂书。中国文化广博精深，经史子集中往往有不少有关医学的内容，引以借鉴，既可丰富医疗经验，又可启发人的思想。我经常留心医书以外的文史书籍，凡有奇闻异说，辄录之，供实践中运用，好像军械库一样，储存的武器越多，制敌之法就越广。兹举一例，以见一斑。

如医猫咬，世多无治法，曾阅《清稗类钞》载：大埔赖智堂，名医也。尝云人被猫咬伤，重者不治亦能死。道光癸卯，海阳令史某之仆李、罗二人以捉邻猫，手指被咬伤，初视为平常，越二十余日，李忽发寒热，臂腕起小核，痛甚，虽知中猫毒，而无人能治之。数日，不省人事，声如猫叫而殂。罗则过四十余日，臂腕亦起小核，渐见气喘，不思饮食，越五六日，亦毙。甲辰，潮嘉道署有仆郑三，亦被猫咬伤中指，越二十余日，毒发，臂腕亦起核，按之疼痛，以曾目睹李、罗之祸，大惧，乞赖治之。赖思猫之咬人致死，医书鲜载治法，当自出臆见，酌制二方治之，逾月遂愈。其水药方十二味，曰普救败毒汤，方如下：防风、白芷、郁金（制）、木鳖子（去油）、穿山甲（炒）、川山豆根各一钱，净银花、山慈菇、生乳香、川贝、杏仁（去皮尖）各一钱五分，苏薄荷一二分。水煎，半饥服。口渴者，加花粉一钱。丸药方八味，曰护心丸：真琥珀、绿豆粉各八分，黄蜡、制乳香各一钱，水飞朱砂、上雄黄精、生白矾各六分，生甘草五分。先用好蜂蜜三钱同黄蜡煮溶，将余药七味共研细，末入之，搅匀取起，丸如绿豆大。另用朱砂为衣，每服一钱五分，白开水送下。每日夜先服汤药，后服丸药各一二次。忌食五辛、鱼、肉、煎、炒、发物。外用好薄荷油少许，由上臂涂至下臂，至伤处止，伤口不可涂，留以出毒气，戒恼怒房劳。这二方用意很巧，汤药方以毒攻毒，解毒败毒，搜邪溃坚，清热祛瘀，加以宣散邪毒，取其汤者荡也；辅以丸药方，久留体内解毒护心。如此措剂，则猫毒不能攻心，又获解散，所以月余即愈，不可说不巧不周。昔年曾用此方治一邻人被猫咬伤，感染化脓，毒发寒热高烧，势甚危，而予上方竟愈。可见闲书亦可增人见识。

读医药书要认真识字和读音[①]

中医药书籍，是两千余年以来遗留下来的不同时期的古典文献，生字、僻字与异读字（其实在当时也是普通字）随处都是。即使是近代和现代医药书，也多用文言或引用些文言里面的典故及古老成语。在阅读或研究中，若随便读成错字，会产生不好的后果。

因此，在阅读医药书籍时，不用说碰到生、僻字，要认真地识得它，即使碰到有些面孔很熟的字、词，而又不容易解释时，切莫持不求甚解、不了了之的态度，也不可采取望文主义的简便办法去猜测，更不可拿今天的意义硬套上去。无论是字音、字义、词义，都得请教知者，或勤查字典、词典，养成一丝不苟、认真阅读的习惯。久而久之，自可贯通无阻，似慢反快。不然的话，不仅会使古书减色，甚至会引起不必要的混乱。尤其是执教的人，更会自误误人，流毒无穷。

现在分别把药名、病名、机体名、及其他医学术语和常见的一些名词，容易读错、解错的，注在下面，供学者参考。

一、药名

玳瑁：瑁音妹，mèi。俗读作冒音（《广韵》莫佩切）。

黄蘗：蘗音百，bǎi，黄蘗即黄柏（《类篇》博厄切。蘗、蘗、檗均同柏）。

麦蘖：蘖音聂，niè，麦蘖即麦芽（《集韵》鱼列切）。

曲蘖：蘖音聂，曲也。

豨莶草：莶读显的平声，xiān。

白蔹：莶读敛，liǎn，同蔹。

芡实：芡音简，jiǎn。俗误读欠音（《广韵》巨险切）。

① 编者注：字的读音随着时代、地域的不同而变化。本文依抄存稿和发表稿校排，对文中注音与现代读法不同的字，编者依韵书标注在括号内，供参考。

能冬：能同耐，nài，假借字。

秦艽：艽音交，jiāo。俗误读九音。

牛蒡子：蒡音榜去声，bàng。

芄兰：芄音丸，wán。

茱萸：茱音殊，shū。俗读朱音（《广韵》市朱切）。

乌喙：喙音会，huì。

腽肭脐：腽肭音务、拿，去声，wù nà；俗误读温、内音。

鸡膍胵：膍胵音皮、鸱，pí、chì。俗误读比、至音。

萆薢：音卑、解，bēi、jiě（萆，《说文》卑声。现读作 bì、xiè）。

鳜鱼：鳜音桂，guì。

鳗鲡：音瞒、离，mán lí。

二、病名

金创：创音窗，chuāng，戕伤也，亦与“疮”同，与创业之创异。

卒中：卒音猝，cù，卒倒之卒，亦读猝音。中读去声。

项强：强读去声，qiàng，不随和之意，木强、舌强同。“强项”之强，读本音（《集韵》巨两切。现读 jiàng）。

罢癃：罢同疲，pí。罢极同。

哕：音曰，yuē。

痉：音井，jǐng，强急也，与痓音至异（《广韵》巨郢切。）。

吐蚘：蚘同蛔，huí。

哽咽：咽音噎，yè。

溺闭：溺音鸟，去声，niào。与尿同。

溺水：溺音匿，nì，淹没也。

瘛疭：瘛音赤，chì，筋脉拘急也。疭音纵，zòng，筋脉弛张也。

瘈犬咬：瘈音契，zhì，狂也，同猘。

飧泄：飧同餐，cān，熟食也。与飧异。朝食曰饔，夕食曰飧，飧音孙，sūn。

肉瞤：瞤音如闰的平声，rūn（《广韵》如匀切）。

肠蕈：蕈与菌同，亦同覃，xùn。俗误读谈音。

便秘：秘音披，pī。

荨麻疹：荨音谈，俗读寻音。

癫痫：痫音闲，xián。

三、机体名称

膏肓：肓音荒，从月，huāng。非读作盲目之盲。
胃脘：脘音管，guǎn（《广韵》古满切）。
臀部：臀音屯，tún。不读殿音。
吭咙：吭音冈，gāng。
尿脬：脬音抛，pāo。
膻中：膻音诞，dàn。不读擅音。
臑：音挠，náo，上臂也。若读“儒”音，即为嫩软貌。
俞穴：俞音庶，同腧，shù（《广韵》伤遇切）。
颅囟：囟音信，xìn。顶门也。囱音聪，如烟囱。
鼻准：准音拙，zhūo。
踝骨：踝音花，上声，huá（《广韵》胡瓦切）。
胸膺：膺音应，yīng。

四、其他

赝龀：赝音雁，yàn，从雁从具，假也。
凝泣：泣同涩，sè。见《内经》。
腹如敦状：敦音对，duì，大腹器。
博闻强识：识同志，音志，zhì。
瘳：音抽，chōu。不读廖音。
内药：内同纳，nà。
日晡：晡音布，平声，bū。
水浸：浸音紧，去声，jìn。多误读侵音。
炮制：炮音疱，páo，从火。
浸泡：泡音炮，pào，从水。
痏：音尾，wěi。
搏：音簸，bǒ，相扑也。
俛仰：俛同俯，fǔ。若读“兔”音，则与勉同。
玉函：函音咸，xián，匣子。
趺坐：趺音夫，同跗，fū。
铢两：铢音殊，shū（《广韵》市朱切）。
僵仆：僵音江，仆音付，jiāng fù（仆，《广韵》芳遇切）。

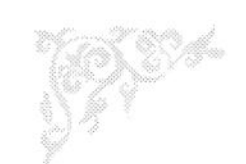

纰缪：缪同谬，miù。

绸缪：缪音谋，móu。

宝藏：藏，字浪切，zàng，牡藏同。不读苍音。

蒇事：蒇音产，chǎn。

臆度：度音铎，duó。凡心所计虑皆曰度，忖度同。读度本音非。

酝酿：酝酿音愠娘，去声，yùn niàng。

六畜：畜音触，chù。六畜，马、牛、羊、鸡、犬、豕也。

畜养：畜音勖，xù。

广袤：广音光，去声，袤音茂，guǎng mào。广，宽度；袤，长度。

枹鼓：枹音孚，fú，击鼓杖也。

星宿：宿音秀，xiù。列星也。如二十八宿。

宫徵：徵音止，zhǐ，五音之一。五音，宫、商、角、徵、羽也。

减杀：杀音铩，shāi，减削也。不读杀本音（《广韵》所拜切）。

适从：适音敌，dí，专主也（《广韵》都历切）。

批窍导郤：郤同隙 xì。

郤步：郤即却，què。

杂糅：糅音柔，róu。

水沸：沸音非，去声，fèi。读弗音非。

否隔：否音辟，pǐ。

奇偶：奇音羁，jī，单数曰奇，偶之对，如奇方、偶方，数目不成双亦曰奇数。

病差：差音钗，去声，chài。病除曰差。

参差：差音雌，cī，参差，不齐也。

口吃：吃音即，jì，口吃，言语謇难也（《广韵》居乞切）。

殷红：殷音焉，yān。

肥腯：腯音突，tū。

朘削：朘音宣，xuān。

於菟：音乌徒，wū tú，虎之别名。又地名。

姑洗：洗者先，上声，xián。姑洗，季春也。又药剂有姑洗丸。

床笫：笫音 zǐ，竹编的床席也。不作第。

华陀：华读去声，huà。凡姓应读去声，地名同，如华山、华阴。

祛邪：祛同驱，qū。从示不从衣。从衣者为袪，音密，mì。

瞑眩：瞑音面，miàn（《广韵》莫贤切）。

斡旋：斡音握，wò。

卑监：监读如陷，xiàn。脾土不及曰卑监，见《内经》。

燂：音胆，dǎn。通称焯。将药物置锅中，用水加热，使之微热为度，如焯杏仁、焯桃仁等。

煿：音博，bó，将药物置火上烤干的意思。

读医药书要注重灵活运用

医药书籍是前人临证经验的总结，要想提高医疗水平，余主张多读医药书。但读医药书同读其他书籍一样，必须联系实际，最忌囫囵吞枣，不能灵活运用，致出现意欲救人出水火，反而杀人于顷刻的弊病。《滦阳消夏录》所述刘羽冲的故事，实为研医药者戒。

刘羽冲者，沧州人，性孤僻，好讲古制，实迂阔不可行。偶然得到一本古兵书，伏案苦读经年，自以为可统领十万兵打仗。恰有土寇来犯，于是他自练乡兵，与寇角逐胜负，结果全队崩溃，差一点被寇所擒。其后，他又得到一本古水利书，伏案苦读经年，自以为可使千里成沃壤，乃绘图陈说于州官。州官也认为是好事，使试验将一村沟改为田间水渠。渠刚刚修成，水大至，顺渠灌入村内，村民几乎喂鱼。刘由于两次失败，于是心情抑郁，坐卧不安，常独步庭阶，摇头自语说："古人难道会欺骗我吗?"如是日千百遍，唯此一句话，不久发病而死。死后风清月白之夜，在他的墓前松柏下，仍好像可听到他摇头独步自语之声，时隐时现……

昔贤曾经指出：满腹皆书能害事；腹中竟无一卷书，亦能害事。国弈不废旧谱而不执旧谱，国医不离古方而不执古方。所以说："神而明之，存乎其人。"又说"能与人以规矩，不能使人巧。"尝见人谈一家之书，若无真知灼见，往往坠入其圈套之中，亦步亦趋，不能自拔。或竟如"邯郸学步"，失其故封。在我们中医界里，刘羽冲式的读书者大有人在。如果一个人毫无经验，毫无练习，死执教条，不知活用，无论办什么事，都会弄得糟糕。又不仅中医界为然。刘羽冲是一面可借的镜子。

早背读，积资料，晚下笔

我是少年养肺病时学习了中医，既乏师授，又无家传。虽然走了些弯路，也从中摸索了一些经验，现在把它写出来，就正于同道。

早背读。背读是学习经典医籍的首要功夫，我26岁以后才学医，虽然把《伤寒论》、《金匮要略》熟读了多遍，却大半忘掉。只有常见的一些疾病，还记得几处条文。自己认为天资愚钝，高度善忘。可是儿童时期念的《论语》、《孟子》以及古诗、文词等，至今还能背诵无遗。我体会到主要是年龄较大，领会力发达，而记忆力有所减退，背诵的东西，也就记得不够牢固了。因此，我常有学医恨晚之叹！

积资料。资料的积累，既可纪存备忘，又可供日后写作。中外许多著名作家，莫不札记盈箧，才能著作等身。我国历史悠久，遗产丰富，即以中医学而论，前人的文献，也是汗牛充栋。一个人的年龄和智力有限，倘不择专而攻，是难望有所成就的。我的肤浅认识，要在自己专业、兴趣之所近处，选择一窄而深的专题，随时随地地摘要记录。举方剂为例，方剂的解说，固然是钻研的对象，但方剂中药物配伍的规律和用量的准则，都有它的原则性与灵活性。可是这些，古人都没有成套的东西遗留下来，需要我们把有关这方面的材料，部别类居地摘录下来，主要的加以标志，散漫的贯以条理，怀疑的打上问号，领悟的作出分析，大胆地加以己见，不怕不对。学问是积累而上的，日后对自己以前的认识和理解，是会有所肯定和否定的。这是学问的必经过程，也是自己检验自己有否长进的一种方法。

资料的积累，要分成历史的和现代的两大类：

在历史上，最好能一条线地积累下来，从上古的经典著作，古、近古的代表性著作，按时代前后阅读起，列纲列目地随时记录。这种第一手的原始材料，既信而有征，真实可靠，又可避免凌乱无次，前后颠倒。其次，有时间的话，再摘录历代史籍和诸子百家涉及医学的部分，这虽属吉光片羽，也会积累些珍贵的东西。至于后世的一些未经评价的医药册籍，我们如已读过历代的代表性著作，那些东西，一触目就能鉴别优劣真伪，不至受其欺骗。凡无其价值者，也就无须乎把宝贵的光阴，耗费在那些乱纸堆之中了。

在现代，要把中外的杂志上有关于自己所选专题的中医资料，尽量加以收集。因为既掌握了历史上雄厚的基础材料，再去搜集现代的材料，则具备了识别能力，知道某种写作是创造性的东西，某种写作是继承性的东西，某种东西是袭旧掠美，某种东西是偷梁换柱。这样汰伪存真、去芜取精的资料，日后是容易驱遣和使用的。

晚下笔。这是指写作承先启后、流传后世的著作而言。至于写点自己心得体会的小品文章和研究工作的总结材料，不在此例。

医者对学术研究要有攀登高峰的雄心壮志，要有传世不朽的百代思想。当然，超前轶后的雄心壮志，不等于对学问就绝对有成功的把握，继往开来的百代思想，不等于就有不朽的名山事业。可是取法乎上，仅得其中，是有它一定道理的。只要逐年逐月、有计划性地把历史和现代资料积累得比较充足，到50岁以后，就可以下笔去写，但这不等于说50岁以后就取得下笔成熟的资格。光阴有限，时不我与，乘此时间写出承先启后的著作，完成自己这一代的学术任务，才算不负此生。学问是无止境的，接班人一代高于一代，也是符合发展规律的。

很惭愧，我虽然想着这样做，现在也正在这样做，可惜年事已老，知道得太晚了。所积累的资料既大大不够，下笔当然不会有多大成就，不禁时兴“少壮不努力，老大徒伤悲”之感。所以我不得已在这里把一些不够全面、不够正确的点滴经验和体会写出来，以供年丰力强、有志学问的同志参考。

论读古医书与临证

读古书应当知道时代的背景，包括文物制度以及语言的演变。对古代遗留下来的东西，我们要以历史唯物主义的观点去分析它，认识它，只有这样，才能晓得古人针对当时那种实际情况写作的目的。如果以现代的眼光去衡量古代的事物，往往会错认或苛责古人。因为这些古代著作都是不同时代的社会产物，因此都有它的历史局限性，不容加以臆测。例如张仲景的《伤寒论》，写在其宗族之人死于伤寒者过半之后；李东垣的《脾胃论》，写于金元“离乱”之际；叶天士的《温热论》，写于清代“承平”之时。不了解写作的时代背景，不以历史唯物主义观点去分析，就会责备仲景忽略温热，东垣囿于内伤，天士违背古典著作，而犯唯心主义的错误。至于语言文字学，更有时代性，若不了解这一点，而以现代语言文字的习惯，望文生义地去读古人的文章，往往不能获得真意。例如张仲景的《金匮要略》痰饮咳嗽篇，痰饮有二义，篇名中之痰饮，是津液为病之总称，篇内条文之痰饮，是水在肠间动摇有声之流饮。日人丹波氏云：“痰，本作淡。”王羲之《初月帖》：“淡闷干呕。”宋黄伯恩《法帖刊误》云：“淡，古淡液之淡。”我们若把痰饮作今义“稠则为痰，淡则为饮”，那就缺乏语言文字历史观点，而失掉了该词的真意。诸如此类甚多，若失于讲求，则坐对古书，不能通晓。

读书宁涩勿滑　临证宁拙勿巧

读书宁涩勿滑。要扎扎实实地用功，对古代著作，一句一句地读下去，一字一字地读下去。所谓宁涩，就是不懂时不要放过去，要向师友请教，查字汇词典，务使懂得后再往下读。这样看似涩滞难前，而日积月累，由少而多，由浅而深，千里之程，积于跬步，功深养到之候，恰是豁然贯通之时。归根结蒂，似迟反快。所谓勿滑，就是不要顺口读过，不求甚解，否则一日如是，日日如是，表面似快，实际等于不读。这种自欺欺人的读书，应悬为厉戒。

学习中稍浅尝即以为有得，其实是捉摸光景，模糊印象，秀而不实，实际并无所得，究其实质是自满作祟。这样是学不好的。

认真读书，说来容易，其实很难。往往因一字而查遍各书，因一义而询遍师友，坚持开卷不放过一字一义，这是需要决心和毅力的。

临证宁拙勿巧。见症状要进一步追求疾病的本质，不可仅仅停留在寒热虚实的表面上。立方遣药，要讲究主次的配伍，不能以套方套药应付。若遇到大症与杂症，要格外讲求，务期细密，才能丝丝入扣，恰合病机。“大巧若拙”，就是这个道理。

总之，没有拣便宜的学问，没有不费力气的成功。滑与巧里面都藏有侥幸的成分，于学问是皮袭貌取的，于工作是不安本分的。踏踏实实、勤勤恳恳，是毛主席教导我们对一切学习和工作应当坚持的态度。

医律务求过细

近年来，我在临床上尝碰到一些疾患，病情虽比较复杂，而病势却有痊愈的可能性。可是着手治疗下去，不但不能从心所欲地解决得很好，反而有时起到反作用，甚至枝节横生。自己的苦闷不用说，主要是解决不了病人的痛苦，扪心自问，负疚殊多。

我起初还以为病状严重，药难为力，病有它的特殊性，医药也有它的局限性，以自宽解。后来在老手前辈或朋友面前，见到他们对待大症或复杂症，在恶劣或繁烈的情势下，不颟顸，不急躁，有安排，有条理，恰如其分地治下去，对于一二味药的出入，一二钱分量的进退，都细心斟酌，毫不轻率，最后能收到起沉疴废疾的效果。视其理法平易，方药也平常，为此常请教此等诀窍何在？所谓医术“入细”，才可以理大症及复杂症。我恍然有悟，本着这个启示，返而求之于书，始知此前读书未能精透，只略解大意，未掌握细律，只粗涉藩篱，未深入堂奥，无怪乎临大症而不能举，临复杂症而不能理。

古人有诗云：“晚节渐于诗律细。”我自受到临证教训后，方体会到“晚节渐于医律细”，以自警励。

尝思“细”既不是轻淡，也不是琐碎。轻淡则流于薄弱，薄弱则无力；琐碎则陷于支离，支离则不能集中。所谓“入细”要有法度、有组织。举方剂的配伍为例，《伤寒论》治“汗出而喘，无大热者，可与麻黄杏仁甘草石膏汤”，方中麻黄伍以石膏，麻黄辛温，石膏辛寒凉，凉可监制温，使麻黄不得逞其慓悍发散之力，而无碍于汗出一症。同时辛与辛又同气相求，而辛凉亦具有透表的功能，肺热而喘，可资清解。是麻黄与石膏相伍，实寓有互相制约、互相依赖的作用。假若把辛凉之石膏易以苦寒之黄连或黄芩，则虽亦能监制麻黄辛温之性，而降下与发表背道而驰，势必减弱了它的透解作用，如何能达到清宣理肺的目的呢？且石性药石膏之量，多草本药麻黄一倍，量之轻重，亦权衡得当。这样一个与病机合拍的方药配伍，才可以谓之“入细”。又如《世医得效方》的玉屏风散，黄芪能补三焦而实卫，是补剂中的风药；防风遍行周身，为风药中之润剂。黄芪恶防风，此方取其相恶，适所以相须之用。防风佐黄芪以固表而不恋邪，且辛润而不致伤津液，若易以辛燥之羌活、独活，则于卫虚久汗之症为不适宜了。

清代温热家药法之细，超轶前人，略举一二，以见其例。《温热经纬·陈平伯外感温病篇》：“风温证，身灼热，口大渴，咳嗽烦闷，谵语如梦语，脉弦数，干呕者，此热灼肺胃，风火内旋，当用羚羊角、川贝、连翘、麦冬、石斛、青蒿、知母、花粉之属，以泄热和阴。”王士雄按云：“嗽且闷，麦冬未可即授，嫌其滋也（汪曰桢按：徐洄溪谓麦冬能满肺气，非实嗽所宜，是也），以为大渴耶？已有知母、花粉，足胜其任矣。木火上冲而干呕，则青蒿虽清少阳而嫌乎升矣。宜去此二味，加以栀子、竹茹、枇杷叶则妙矣。”杨照藜云：“议药细极微芒，读者不可草草读过。”《温热经纬·薛生白湿热病篇》第二十条：“温热证，数日后，汗出热不除，或痉，忽头痛不止者，营液大亏，厥阴风火上升，宜羚羊角、蔓荆子、钩藤、玄参、生地、女贞子等味。”王士雄按：“吴本无女贞，有白芍。”杨照藜云：“白芍不如女贞。”王又云：“蔓荆不若以菊花、桑叶易之。”杨云：“蔓荆最无谓，所易甚佳。”汪曰桢按：“枸杞子亦可用，不嫌其腻。”以上两条，诸家均按病情证候推敲药味，使之与病机合拍。“入细”之处，足为后学法程。

谈医史中的古人

人类总得不断地总结经验，有所发现，有所发明，有所创造，有所前进。如果用这个准则来衡量医史中的古人，就会发现历代是人材辈出的。

沿流溯源看祖国医史，我们的祖先为了同疾病作斗争，尽量利用天地间草、木、虫、鱼等物的长处，变废物为有用，或转害而为利，掌握它们，用以祛疾，用以保健。草根、树皮，乍看似无价值，但对帮助生存颇有灵验，关键在于能否为人所用。其中很小的一茎一株，实蕴藏着无穷的效力，假若医者在掌握之后，将它们付诸实践，可用为救死扶伤的武器。考察医者的功绩，应以他在实践中取效的次数多少作标准。理解这个道理越深刻的人，他的技术就越高，对当代和后世的贡献越大。为什么会这样呢？没有别的原因，这是由于穷究事物的原理，获得知识很多的缘故。明白这个道理，才可以知人论世。

后汉张仲景，以无穷的智慧，阐发医学的法则，总结其以前的理论与经验，不再私下相传授，将知识据为己有，而开诚布公的写在书籍中。他又亲眼看到自己家族病死于伤寒的人十居其七，于是著《伤寒论》以昭示后人，发明创作，立下规矩和法度。《伤寒论》所谈的内容，涉及范围很广，构思非常精细，语言淳朴诚恳，论述也深刻全面。所以人称仲景为“医中之圣”。

自仲景之后，医学创造的传依寄托，前不属于葛洪、孙思邈，后不属于张景岳、喻嘉言，具备体察入微的，舍李东垣又是谁呢？

东垣所生活的金元年代里，本来生活顺利快乐的人们，后来转为艰难苦痛，灾患重重。因饥饱劳逸失当，患病之人最多。东垣针对时艰，体贴民患，抓住客观实际，继承张仲景的学说，以《伤寒论》为榜样而变化之，作《脾胃论》。虽然他的方剂组合，与仲景法度简繁不同，但于临床取效，实在是异途同归。明清诸家，对《素问》七篇大论看法尽管不一致，可是唯独对东垣，看作是这方面精神上的继承人。

到清代中叶，能够穷究事物的原理，具有独创精神的，应推崇叶天士。他研究温热病，开创医学的新局面，理论和实践兼备，包括的内容多而范围广，可称为发明创造有所前进的人。

这三位医家，上下两千年，创业艰辛、斩棘披荆，于医术有所发明，对人民有所贡献。我唯独衷心信服这三个人的学识，惭愧的是未能有所发展。回顾古人，先一著的早已有了；展望来日，后继之秀还很多。中西医结合事业，急切等待高明，创造新医药学，责无旁贷，有愿意为此而出力者，可以任选目标而自为之。我们将期望你们像这三个人一样，对医学作出贡献。

谈张仲景及其著作

张机，字仲景，后汉南阳郡涅阳人（今河南邓州稂东），生于东汉桓帝和平元年，卒于汉献帝建安16～24年间。历经桓、灵、少、献四帝，曾举孝廉，官居长沙太守。他好学多才，能博通群书，学医于同郡张伯祖，尽得其传。据史书记载，幼年时往见何颙，颙说他“用思精而韵不高，后将为名医”，卒如其言。他一生致力于医学，著有《伤寒杂病论》一十六卷，即今之《伤寒论》和《金匮要略》两书，为方书之祖。可以说，中医学到了仲景，才算完备。陈修园称之为“六经辨，圣道彰”，“垂方法，立津梁”，的确是我国医学史上最有影响的伟大医家，故后世尊之为“医圣”。

仲景的书，最大的优点是列条文而不谈病理，出方剂而不言药理，让人自己去体会，其精义也往往在于无字之中。千百年来，一直对临证医疗起着巨大的作用。

《伤寒论》是怎样的一部书？有的人认为只是讲狭义的伤寒，伤寒法不能治温病。有的人认为只是论急性外感热病的专著。《伤寒论》自序谓：“余宗族素多，向余二百，建安纪元以来，犹未十稔，其死亡者三分有二，伤寒十居其七。”《后汉书·五行志》载：“献帝建安二十二年大疫。”魏文帝《与吴质书》曰：“昔年疾疫，亲故多罹其灾。”魏陈思王《论疫气》云：“家家有僵尸之痛，室室有号泣之哀，或阖门而殪，或举族而丧者。”凡此，从仲景自序与史实看来，则《五行志》所谓大疫，魏文帝所谓疾疫，陈思王所谓疫气，皆仲景所谓之伤寒。可见谓《伤寒论》专论伤寒，不论温疫，亦失古人著书之意。

《伤寒论》是不是仅为治疗急性外感热性病而设？也不尽然。伤寒示人先辨病，再辨证、脉，然后论施治的大法。若真正学到手，可以通治慢性杂病。语云“善治伤寒杂病易”，就是这个道理。一部《伤寒论》，旨在时间和空间，辨明空间上客观存在的“证”，又认识在变化发展时间上的“候”，辨得了证候，治病则左右逢源，无往不利，又何止伤寒一病。

《伤寒论》的主要特点在于从空间和时间立论。仲景在空间上把病分成三阴三阳，用阴阳揭示表里寒热，使人执简驭繁，这就是六经辨证。《伤寒论》的六经是照人身说的，太阳主外，阳明主里，少阳主半表半里。三阳都主外，三阴都主内。少阴与太阳相表里，太阳主外，少阴主里。太阴与阳明相表里，阳明主里是里中之表，太阴主里是里中之里。厥阴与少阳相表里，少阳为表，厥阴为里，少阳是全身半表半里，厥阴则是半里半表。大自然由横的空间与纵的时间交织而成，只掌握空间而忽视时间，就会看不到时间的变化。时间上的三阳传变，由太阳而阳明而少阳；三阴经的转化，太阳转少阴，阳明转太阴，少阳转厥阴，路线分明。掌握了整体的病程，则病的发展变化就了然于胸中。同时，空间随着时间的变化，也有例外，因而仲景指出了传与不传，以及并病、合病如何认识，然后在辨病基础上再缩小范围去辨证。证如何辨法？辨明患者当前的饮食、睡眠、脉象、舌苔，推究生理、病理现象，以求它是属表、属里、是热、是寒、是虚、是实，加以分析，既注意到空间的客观存在，又抓住时间的现实存在，就可以应付疾患的发展变化。例如同是太阳病，既有太少合现、三阳并病、太阳阳明病的不同，又有麻黄证、桂枝证的分别，等等。

《伤寒论》在治疗上首重“扶正祛邪”。凡病不外虚实，在体实邪实的情况下，因势利导，祛邪外出。如太阳病伤寒，不汗出，必恶寒，脉紧，体痛，呕逆，用麻黄汤辛温解表，则一剂而解，余邪无稽，是祛邪勿使伤正。设若是汗出、恶风、脉缓之太阳中风证，体质素不壮实而招致外邪，则用桂枝汤。取桂枝通阳解肌，辅以芍药敛阴，佐以炙甘草补正，生姜、大枣调和营卫，摄持中气。其通补兼施，既祛除外邪，又顾护正气，立法何等周到，方药何等细密。仲景方法，三阳病治病留人，稍有抗力不足，则在治病基础上必加顾护正气之品，如白虎加人参汤等。三阴病留人治病，扶正即所以祛邪，如用四逆汤辈。这种不伤正、护正、扶正的施治方法，是《伤寒论》在辨证分析问题下施治的重要原则。其次，《伤寒论》在治疗上是在表则汗之，在上则吐之，在里则下之，不表不里则和之，汗、吐、下、和是其大法。

总而言之，《伤寒论》治法无非损有余，补不足，旨在保持人的正气。

仲景的书，在方药组织上也法度谨严，十分精当。以治水为例，药都用白术加茯苓，方多从苓桂术甘汤化裁，而水逆则有五苓散，奔豚则有桂枝加桂汤。服法上或用薏苡仁煎水送服，或用长流水煎药，稍一变化，治即不同，此等手眼，足见仲景方药之妙。所以我主张对《伤寒论》要精读熟记，至少要背诵有证有方的条文，对于其方药、分量、煎法，也要下一番功夫。

《伤寒论》与《金匮要略》相比较，《金匮要略》价值不如《伤寒论》。《金匮要略》零散，不好研究，也是难学的原因，所以历来注《伤寒论》者多，注《金匮要略》者少。

《金匮要略》的最大特点是按病用药，专病专方专药。例如茵陈是黄疸的专药，泻表水黄芪是主药，治疟母用鳖甲煎丸，治肠痈用大黄牡丹皮汤等等。《金匮要略》的方子，不少源于《伤寒论》。如治水的苓桂术甘汤及其变方，即从《伤寒论》桂枝汤加治水之药而来。《伤寒论》与《金匮要略》，一治外感，一治杂病。按证候用药是《伤寒论》，按病用药是《金匮要略》，还是按证候用药的好，更具普遍性。

仲景治病，先辨病、辨脉、辨证，然后才处方。不按照这个方法去用药开方，是错误的。我们学习仲景的著作，就得从这些地方去寻找规律。

仲景的书，外感杂病，分论各论，示人在辨证中注意辨病，把专方专药与辨证论治紧密结合起来，既揭示了辨证论治的原理原则，又指出了辨证论治的具体方法，对临床实践具有高度的指导意义。昔人论仲景诗云："华佗化鹤烬遗编，仲景传书日月悬，祧子万家宗一脉，纷纷井底各言天。"于众多医家，独尊仲景，确不为过。1700年来，张仲景的光辉形象历久而不灭，至今俚歌云："药过十二三，大夫必不粘，没读圣人书，何敢把脉参"，足证人们对他的崇敬和信赖。他所留下的著作，永远是中医学最为珍贵的典籍。

李东垣学术思想的探讨与运用

我是主要靠自学而成的，所以特别重视对历代医学家学术经验的研究和学习。我认为，对历代医学家的学习研究，有三个要点：

首先，以每个医家在当时对医学发展所起的作用，来决定对他们的评价，而不是简单地以现在的要求，特别是个人的好恶，决定对一个医家和一种观点的弃取。

其次，对历代医家的研究，强调考察其对实践的意义，看他对当时医疗实践总结的广度和深度及在后世临床中的作用。余生平推崇张仲景，很欣赏他那种察证候而罕言病理，出方剂而不言药性，视当前之象征，投药石以祛疾的质朴的学术思想。凡是经长期医疗实践证明为正确的学术思想和有效的方法，尽管当前科学不能解释，甚至被认为“不科学”，也绝不能轻易否定。我认为，中医有些问题之所以不被人们认识，并不是其本身荒谬，而是现代科学目前还不能说明。

再次，随着研究的不断深入，不仅要注意分清各家之长短，博采众方，用人之长，而且要进一步着力于从“纵”的（一个医家）、“横”的（一种病、一个方剂、几味药等）两方面，研究探讨前人辨病辨证、方剂配伍、用药轻重的规律，力求在理论上融会贯通，临床上运用自如，形成自己的学术特点。

在古代医家中，除仲景之外，余特推崇东垣。东垣上承《内经》、仲景，又根据当时情况与发病特点，在治病、用药、组方上注重阴阳，重视时令、气候、环境对机体的影响，主张因时、因地、因人而异，采取升降浮沉的灵活治法，创立了“补土”学派，对中医学的发展有其独特的贡献。但在脾胃病的治疗上，东垣注重升脾而忽略降胃，注重内伤阳气，偏于补阳而略于补脾胃之阴血，并忽略“肾为先天之本”的作用，这是他的短处。尽管如此，其仍不失为医史上的一大家。对东垣学术思想的精华，余曾进行深入的研究，并结合临床，加以体会和发挥，较为突出的有如下一些方面。

一、注重"后天之本"的作用

"内伤脾胃，百病由生"，是东垣脾胃学说的基本思想。其开辟了一条治病由脾胃入手的路子。实践证明，这在理论和临床上确实是难能可贵的。东垣认为，脾胃内伤不仅可使五脏六腑发生病变，亦可使四肢九窍不通。他在《脾胃论》中说："胃虚则五脏、六腑、十二经、十五络、四肢皆不得营运之气，而百病生焉，岂一端能尽之乎？"又说："若饮食不节，损其胃气，不能克化，散于肝，归于心，溢于肺，藏于肾。"从而阐发了"有胃气则生，无胃气则死"的道理，明确地指出脾胃为后天之本的重要作用，因此治病首先注意脾胃。如果脾胃本身有病，应调理脾胃无疑，即使脾胃与其他脏腑俱病，或其他脏腑疾病牵及脾胃日久，导致脾胃症状突出者，亦当从调理脾胃入手，或脾胃与他脏同治。这样，脾胃既健，其他疾患随之迎刃而解者多有。即使他疾不愈，脾胃调理通和，也可防止产生弊端。因而，余治杂病多本之。

如肾炎患者李某，女性，31岁，尿蛋白（++），经久不退，1973年8月25日来诊。初用补肾化瘀诸法不愈，后考虑其每日食不过三两，而每下咽则先已腹满不饥，面色白无华，大便偏溏，身疲不任重物，遂投以补脾固精之芡实合剂。90剂而愈。

肾炎水肿病人，脾胃虚弱者亦多见。患者吴某，属脾湿不化之肾炎水肿，投以云苓、泽泻、猪苓、白芍、厚朴、枳壳、陈皮、甘草。前后共服廿余剂，浮肿消，食欲旺，蛋白转阴，后以玉米须煎水代茶，每日60克，强肾利尿善后。半年而痊愈。

即使肾炎发展到尿毒症期，调理脾胃之法亦不可少懈。此类患者一般兼有恶心，呕吐，不能进食，腹满，大便干结或溏稀等症状。现代医学认为是尿素氮刺激胃肠道之故。中医辨证属于脾气虚，浊气不降，胃气败，正气不支。余常常采用六君子汤方，重用半夏和党参（人参最好），加大黄少许，合真武汤方，以健脾和阴降浊，可起到正气来复、胃能纳食、减少痛苦、延长寿命的作用，有时亦能降低尿素氮。

肝炎日久不愈，由肝及脾而致脾虚者，则遵照"知肝传脾，当先实脾"的原则而调理之。如腹胀肠鸣，口微苦，舌苔白而稍黄腻，嗳气频频，大便不正常者，一般以半夏泻心汤化裁治之。如脾虚便溏，口淡无味，不思饮食，腹满，肝区胀痛，脉弦者，用柴芍六君子汤加刀豆、瓦楞、橘叶治之，多获效验。

风心病水肿，亦有从脾诊治者。患者靳某，患风心病多年，近2年加重，胸闷气短较甚，浑身浮肿疼痛，尿黄少，大便为细笔管形而不爽，口干不思饮，腹胀满，并失眠多梦易醒，舌苔白而腻，脉滑而弱。据此，乃考虑此水肿是阳不化气、脾虚湿重所致，治须健中州，运脾阳，处以春泽汤加黄连、升麻、柴胡、陈皮、枳壳、荷叶、谷芽。服10余剂后大便畅，小便量增多，水肿消，食欲增加，睡眠亦可。

余曾用温补脾阳法治疗一例进行性肌营养不良症，获得良效。患者陈某，男性，18岁。1973年冬查体发现两侧胸大肌平坦，以右侧为甚，手掌变薄，脸下部肌肉缩小。检查C-反应蛋白，第一次120单位，第二次降为18单位。1975年7月查两侧胸大肌，明显萎缩，脸下部肌肉消瘦，肌力不减，其他未见改变。诊为：进行性肌营养不良症（面肩肱型）。1975年7月20日开始诊治。患者自幼大便溏稀，每日1～2次，食不易消化之物后更甚。病在脾与大肠，泄泻年久未治，后天失养。脾主肌肉，脾虚则肌瘦，虚久则肌萎。大肠与肺相表里，久澼祸及肺胃，胸肩部属肺经，故萎缩由此而始。患者尚属青年，正在生长发育旺盛阶段，抓紧从培补后天治疗，可望恢复健康。处方：黄芪9克，党参9克，五味子3克，炙草3克，补骨脂6克，茯苓9克，炮姜3克，焦术6克，肉豆蔻3克。40剂后大便成形，偶有稀便，茯苓增至25克，加附片1.5克，肉桂1.5克，每日加服生蒜4～5瓣，生食。服后胃口转佳，至12月份头发变黑而粗，精神旺，面色红。1976年测胸围（二手举），为89公分，较前增加4公分，体重增加7斤。继服前方多剂，随后即使打篮球亦觉不累，后胸肌恢复正常，至今未再消瘦。

某些妇科病，从脾胃治疗亦可获效。

王某，20岁，月经闭止8个月，大便时稀，睡眠多梦，乏力，恶心，面色黄，舌质淡，苔薄白，脉弱。心脾两虚，以脾虚为主。《素问·阴阳别论》云："二阳之病发心脾，有不得隐曲，女子不月。"治用补脾益气，兼以养血。予当归六君子汤加黄芪。服9剂月经即来潮，唯仍腰痛心慌，以归脾丸善后。未用通利之药，单纯养血补脾益气而获愈。

穆某，27岁，1972年8月就诊，自述怀孕4个月，时发咳喘。夜间发憋，至今已两月余，近日喘甚不得卧，喉间有水鸡声，怕冷，舌淡，脉右滑数，左弦数。此为子喘，由血虚而发，用四物汤加紫菀、苏梗、前胡治之。服3剂效。又服不效，下午五点半至半夜喘尤甚，晨起稍轻，口黏痰黏，大便日3～5次。考虑此证原属脾虚湿停，化而成痰，痰湿犯肺而致喘咳，前方不效为辨证不细、施治不当故耳。改投四君子汤加味，以枳壳、陈皮、黄芩、砂仁、前胡、厚朴、苏梗、橘红等加减出入。服药半月，喘平咳止，足月顺产一女婴。

总之，补脾疗法不仅用于脾胃病变，而且可用于心、肝、肺、肾诸脏疾患。叶天士说："上下交损，当治其中。"说明调理后天脾胃，确是治疗内伤杂病的善策。

二、用药组方特点

东垣善补脾胃之阳，以人参、黄芪、白术为补药之长，取"劳者温之，损者益之"之意。他善用黄芪，但他用黄芪是遵仲景之旨。观仲景用药规律，《伤寒论》中无一次用黄芪，而在《金匮要略》中黄芪凡八见，可见，黄芪是为治慢性病而设，并主治表阳虚证。东垣用黄芪，亦是用之固表阳。他恐黄芪壅滞，必加陈皮以佐之，是东垣一大发明。黄芪佐陈皮之必要性，余深有体会。早年，余在唐山行医，遇一医界友人治一病，服大量黄芪后腹满欲死，用甘草、绿豆、木香、厚朴诸解毒开破之药，胀满如故。病家及医者束手无策，余告之，用陈皮可解，用后果验。凡肺心病患者，有气阴两虚兼肺部感染者，黄芪多不受用，其中道理，尚有待进一步研究。

仲景用人参治心下痞硬，即使治少阳、阳明等证，亦用人参以顾脾胃，如人参白虎汤即是。东垣亦用人参补脾虚之证。

泽泻茯苓汤，仲景用于水入则吐，头目眩冒症，取其治水气上凌。东垣遇有冒证，多加茯苓、泽泻，如升阳益胃汤、半夏白术天麻汤诸方皆是。

仲景无论《伤寒论》、《金匮要略》，方中多佐姜、枣以卫护脾胃。东垣的"煎加姜枣益脾胃"即是其意。其他如表实用麻黄、葛根，表虚用桂枝、黄芪，里实用枳实、大黄，里虚用人参、芍药等，均从仲景之说。

东垣在继承前人的基础上，从其师张洁古"古方不合于今病"之论，创制了一套补中益气、升阳散火的方剂。

其特点之一：药味多而有章可循。内伤杂病，多为久病失治或一脏牵及他脏，症情复杂，不是一两味药而能奏效的。因此，东垣组方照顾面广，标本兼治而又主次分明。他一贯主张以补脾阳为主，多用人参、黄芪、白术、炙草，但不是一味的呆补，同时很注重脾胃阳气的升发，因此，多以风燥升阳药物配伍，常常选用有鼓舞脾胃阳气、消除困脾之湿、气味轻薄的升发之品，且多分经络而用。如用防风、羌活升发太阳之火，独活、细辛升发少阴之火，柴胡升发少阳之火，升麻、葛根升发阳明之火等，以引清阳之气，兼能除湿散风，做到动静结合，补而不滞。但他恐助火太过，方中均少佐黄连、黄柏、黄芩、桑叶、石膏等药，以泻各经多余之火，使阴阳互补，少出偏差。伤阳太过，必损阴血，时加四物汤、圣愈汤、生脉散、清暑益气汤之属，刚柔相济，气阴双疗。并用引经药，如柴胡、升麻走两胁，独活、羌活入督脉等，使补药直达病所。

余平时选方用药以至自己组方，亦多虑及于此，如自组的治干咳痰不易出之“利肺汤”，就体现了这一精神。基本方为：沙参、马兜铃、山药、牛蒡子、桔梗、杏仁、枳壳、生甘草。沙参益肺气，马兜铃开豁痰结，是一开一阖，山药补虚羸，牛蒡子散结气，是一补一泻；桔梗引气排痰，枳壳、杏仁下气止逆，是一升一降。这几味药相反相成，相互制约而又相互促进，治疗干咳证，经临床验证多效。

特点之二：治慢性久病，用小剂量药频频久服。东垣善于掌握药物的用量，他的方剂虽大而用量很小。如补中益气汤，每剂总量不过三钱三分；葛花解醒汤，每服只二钱；升阳益胃汤，每次粗末半两煎服，等等。这么轻的药量，是否能够治病呢？我在初行医读东垣书时，曾有过怀疑，认为大病须大方，才能除病。通过临床长期实践，并借鉴同辈名医治病经验，逐步体会到，用药在于对症合拍，不在于方剂大小。长期虚弱证，尤其是兼慢性脾胃虚弱证，出现胃呆纳少，每天饮食不过三二两，还觉脘闷腹胀，是脾胃功能不健全的表现。倘每日吞服大剂煎药，只会给脾胃增加负担，加重病势发展，即所谓“欲速则不达”。再说慢性病乃“冰冻三尺，非一日之寒”，其来也渐，其去也缓，不可能设想投几剂药，几日即愈。治斯疾须假以时日，用小量药缓缓扶持，初看似觉太慢，日久则会“由量变到质变”，使功能恢复而病愈。因此，东垣小剂量频投之治慢性杂病的方法是科学的。当然，用药的多少和用量的轻重，应视病情而定。东垣用药也并非都是小量，如当归补血汤，黄芪用量为一两，当归为二钱，说明他并不拘于一格。

我有一例治验，能更好地说明这一问题。患者于某，女性，47岁，科学院某所一科研人员。于1958年秋早孕流产失调，患非特异性结肠炎。初，每逢交季时节或精神因素、受凉过劳、饮食不慎等，均可引起发病。轻则日溏泄二三次，重则日泻十余次，虚弱无力，卧床不起。便检有一定数量红、白细胞及黏液，多次便培养，无细菌生长。乙状结肠镜检：直

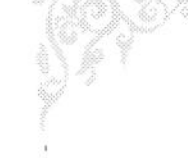

肠、乙状结肠充血发炎。1959～1966年，经常服用西药，曾两次住院，经治疗后病缓解，出院后一遇上述诱因遂又发病。重时日便二十余次，便检红、白细胞大量或满视野；轻时黏液亦（+++～++++）。纤维结肠镜检：直肠至回盲部共有18cm充血发炎，直肠与乙状结肠有两处2～3cm小溃疡面。1973～1974年，两次因大发作住院，治疗时可缓解，出院后又复发。盗汗，纳呆，下坠，身体瘦弱不支，中等身材，体重仅42公斤，基本丧失工作能力。1974年以来，经余治疗3年，连续以资生丸为主方，小剂量频服，间或救急，如投玉屏风散以治虚汗不止（亦小量服法），真人养脏汤、附子理中汤等以治泄泻不止等。至1977年夏季，病情大有转机。长年洞泄，终至大便成形，达到日便1～2次，便检也转正常。镜检：大肠及乙状结肠充血及溃疡均消失。后进一步好转，即使多年忌食的生冷之物，也可少量摄入，亦不曾导致复发。偶因劳累过度等导致日便溏二三次，自服温中理脾成药一二日即可恢复正常。现已恢复科研工作，随诊至今，未再复发。20余年重疾，遂告痊愈，正是对东垣治疗内伤久病之规律的最好证明。

三、治疗慢性内伤病的方剂

成方均是前人宝贵遗产，是经过几十年、几百年甚至几千年的人体实验而总结出来的经验，束之高阁，是最大的浪费。虽然前人的经验不能完全照搬，但那些经过几代人肯定的、确有价值的东西，通过辨证选用或稍加增减，强胜于师心自用。我喜用仲景的方剂，也喜用东垣的方剂，尤其到晚年，在治疗一些慢性杂症和老年性疾患方面，运用东垣的方剂，灵活变通，收益匪浅。

例如半夏白术天麻汤，不单纯是治太阴痰气上逆之方，更是一个调节人体机能的重要方剂，尤其是对血压忽高忽低者，有良效。其不但对发作性头痛、食后嗜睡之低血压有效，对肠胃虚弱、头痛体倦之高血压也有效。它之所以具有双向性，是因为它有增强生理功能，使气血充盈，恢复机体自身调节的作用。这种方剂，实胜于抑制血压的药物。但其只宜施于虚性高血压，若肝阳上亢，偏于实性者，则不宜用。余曾用此方调治过不少上述病症，下面仅就一例先天性左右机体发育不平衡症，介绍一下运用经验。患者薛某，女性，21岁，军人，1975年3月21日就诊。自述1972年发现高血压，血压为150/120mmHg，至今波动在150～120/120～98mmHg。视其右侧腋毛稀疏，右乳较左乳小，右侧上下肢较左侧上下肢稍短，走路稍感不平。在某医院作X线腹膜后充气造影，左肾16cm×7.5cm，右肾11.7cm×4.5cm。经常头痛，并有月经前和月经期腹痛症状，舌体小，少苔，质淡红，脉左细右大。根据以上情况，证属疑难，考虑到半夏白术天麻汤具有调整血压、增强生理功能的作用，遂书以小剂量方与之。嘱其长期煎服，以观后效。因其经期腹痛，右肾狭窄，还应参以活血通络强肾之品。此间或加入当归芍药散、新绛汤和补肾药以兼顾之。一年后，血压竟日趋平稳。每天可保持在110～120/80～90mmHg，月经亦正常，右侧腋毛、乳房均与左侧相等，走路亦觉平稳。12月6日超声检查：两肾外形大小未见异常（因未作造影，不知可靠否）。原先右肾功能低下，复查肾功能，亦恢复正常范围。现已全日工作，一如常人。

补中益气汤是提升下陷中气的良方。凡气虚明显，兼有下坠症状者，均可使用本方。一般用此方治疗以下几种病症：长期尿血不愈或尿路感染久治不愈，而尿后少腹反胀坠者，用补中益气汤加盐黄柏、盐知母或三七、血余、藕节治之；脉虚大或弱小似无，大便后气虚心悸、思睡者用之；四肢疲软，大便先干后稀，肛门胀坠者亦用之；老年气虚，舌体淡胖之前列腺肥大，尿路不畅者，亦适宜。而肾脉浮大无根或双脉弦硬或脉数舌质红者，均为慎用之列。

清暑益气汤，治疗每遇夏季则苦夏消瘦，不欲饮食，气短乏力，汗出心慌，血压低下，头晕欲倒，脉微细，甚或时有昏厥、冷汗出者，余称之为“消夏证”，常常采用此方治之。此方药味虽多，但多而不乱。夏季暑气逼人，耗气伤阴，因此方中用补中益气汤升清气，益元气；生脉散益气生津复脉，收敛耗散之肺气；黄柏泻火补水；葛根解肌清热；神曲、青皮助运化。药与证合，用之颇效。

圣愈汤，是治疗气虚不能统血，血虚不能养肝，气血双补之剂。但必须是正虚而无实邪，并兼有寒象者方为对证。曾采用此方治愈一慢性肝炎属上述病证的陈姓患者。

四、甘温除热

适用于阳虚发热和火郁证。阳虚发热属虚热范畴，由于饥饱劳倦，阳气虚张而发病，东垣称为阴火。阴火者，邪火也。脾胃内伤，元气不足，清气下陷，逼下焦相火乘位。火不安其位而为害，即为壮火，亦称贼火。《内经》云：“壮火食气，气食少火，壮火散气，少火生气。”因不论君、相，皆有少、壮火之分。少火养人，乃正常生理现象；壮火害人，乃病理

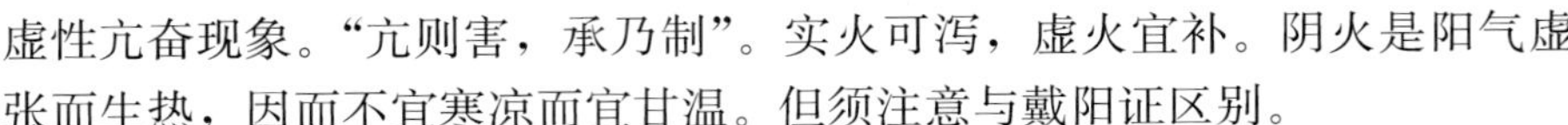

虚性亢奋现象。“亢则害，承乃制”。实火可泻，虚火宜补。阴火是阳气虚张而生热，因而不宜寒凉而宜甘温。但须注意与戴阳证区别。

曾治一患者，发热10余日，体温37℃～38℃，芩、连之类均未应手，见其头热足凉，脉虚，是为“龙雷之火”上越，当引火归原，用龙骨、牡蛎、山药、石斛加油桂治之而愈。

心肌炎病人感冒高热后，低热不退（37.1℃～37.4℃），心慌心跳，胸闷痛，脉搏高达160次/分，头痛，项背强直，恶心，舌尖边红，此乃火郁于内也。火郁则发之，用东垣升阳散火汤原方治之，亦甘温除热之一法。前后调理数周，脉搏降至84次/分，诸症均退。

治小儿低热，应注重脾胃。因小儿为稚阴稚阳之体，且喜食生冷瓜果，容易损伤脾阳，或因外感病治理失当，余热稽留，伤及脾阴，阴阳俱伤，以脾阳受损为主，往往采取四君子汤加山药一味投之有效。余曾以之治愈小儿低热数例。

谈傅青主及其著作

傅山，明末清初人，原字青竹，后改字青主，又号朱衣道人。山西阳曲（今太原市）人。博通经史百家，工诗文书画，精于医药。明亡后，高风亮节，隐居不出。康熙时，地方官曾强使之应博学鸿词科，不就而还。相传傅氏擅长烹饪，在阳曲自开“清和元”饭庄，以“头脑”菜最称佳肴，招揽四方顾客购食“清和元头脑”，以示抗清，可见其民族气节高尚。他隐于医，在医学上有很高深的造诣，传世之作有《傅青主女科》、《傅青主男科》。其中《傅青主男科》一书流传不广。

《傅青主女科》及傅氏另一著作《产后编》，均为妇产科重要文献，新中国成立后合编印行。近年来，山西中医研究所发现《傅青主秘方》一书，得自道观，就文字及方剂组合看来，与《傅青主女科》如出一辙。其方用于临床，颇多效验，很可能是傅氏手笔。需要指出的是，由于《傅青主女科》与《辨证录》女科部分文字相同，对于傅氏著作历来争论很大，但医者“求其术之可用，无庸核其书之必真”，考定的问题留待医史专家去研究，这里不影响我们评价傅氏著作。

《傅青主女科》分上、下两卷，列带下、血崩、鬼胎、调经、种子、妊娠、小产、难产、正产、产后 10 门，共计 80 证，83 方。合入《产后编》，还当增加 42 证。全书先论后方，按条排列，文字通俗晓畅，为妇科必读之书。

傅氏学术特点，治病着重脾胃，强调扶持人之正气。对于脾胃，既照顾脾阴，又注意胃阳，用药阴阳兼顾，所以方中山药、白术时常同用。例如妇人病最多郁证，从前妇科方多用疏肝理气、芳香解郁法治疗郁证。傅氏采用育阴养血、益气健脾方法治疗，用药多以扶正为主，慎用芳燥。解郁方中当归、白芍、地黄、白术、人参、山药等育阴养血、益气健脾的药用至一两，而调气疏肝之药用量则轻，如柴胡多则一钱，少者五分，香附多则三钱，少则不等。这种重用扶正、轻用疏泄的方法，既能起到补而不滞的作用，又能达到调和脾胃、理气解郁的目的，实为良法，也是傅氏重脾胃、扶正气的心传。

傅氏《女科》，每一个病之前先有详细论述，示人该病病因、病理、诊断、治疗要点，词简而意明，便利学者，是其著作长处。

傅氏用药十分大胆，方剂组合尤其巧妙。其用药多者恒多，动辄以两，少者恒少，仅用几分。这种轻重悬殊合于一方的用药法，实是匠心独运，后人评谓“用药不依方书，多意为之，每以一二味取效”，其实还未窥得奥秘。傅氏之方，粗看虽无法度，实际还是本仲景制方准则而来，不过能够神明变化而已。

举完带汤为例：白术一两，山药一两，白芍五钱，苍术三钱，车前子三钱，人参二钱，甘草一钱，柴胡六分，黑芥穗五分，陈皮五分。此方用大量白术、山药为君药，双补脾胃阴阳；用中量人参、苍术为臣药，补中气，燥脾土；芍药、甘草合用为甲己化土，车前子利湿，均为正佐之药。方中最妙者，柴胡、陈皮、黑芥穗俱用不及钱之小量，柴胡用以升提肝木之气，陈皮用以疏导脾经之滞，黑芥穗用以收湿止带，并有引血归经作用。方中山药、白术用量可谓大矣，陈皮、柴胡、黑芥穗用量可谓小矣。大者补养，小者消散，寓补于散，寄消于升，用量奇而可法，不失古人君臣佐使制方之义。

傅氏精于药。《傅青主女科》诸方，凡用补养强壮之药则往往量大，如白术、山药、熟地、黄芪等，极量可至二两。用升提开破之药则往往量小，如升麻不超过四分，陈皮不超过五分等。此等皆为人所不敢为。盖傅氏亲自采药卖药，对于药物性能了然胸中，分量轻重自能权衡在手。

读傅氏书，须知最大创造发明处就在他的方剂。这是他几十年研究医学，经过实践总结出来的经验，万勿忽略。我在临证中常用他的方子。

例如加减当归补血汤，是他用治老妇血崩不止的方，临床上用治妇女功能性子宫出血，崩漏不止，常有殊效。我院研究生班病房曾收治一李姓青年患者，月经周期紊乱，时崩时漏，淋漓不断，一月中仅三二日干净，经用补脾、化瘀、凉血、温摄诸法不效。以此方加味，药用生黄芪一两，当归一两，三七根末三钱，桑叶一两，白术四钱，白芍一两，数剂而效。用此方止血，关键在白芍、桑叶用量要大。据《止园医话》载，白芍止血力大。我加入方中，常用一两以上，治愈多人。又治鼻衄亦效。

脉管炎，中医称为脱疽，甚者溃烂发臭，临床颇觉棘手。《傅青主秘方》顾步汤甚效。曾在某医院会诊一患者，脚趾发黑，长期不愈，投以此方而瘳。后又治愈多人。药用紫花地丁、连翘茎、乳香、没药、防风、白蔹叶、白芷、蒲公英各四钱，葱头十个，痒者蜀椒三钱，煎洗极效，亦治臁疮。方歌曰："地丁公英连翘茎，乳没蔹叶芷防风，葱头十个煎熟洗，能治烂脚臭烘烘。"

《傅青主女科》生化汤用于产后恶露不尽有神效，社会上流传甚广，至今药铺还专门备有此药，也可见傅氏方剂影响之大。该方桃仁、炮姜、肉桂皆是温热药，用于产后引血归经。我的体会，尤以初产妇用之为好。总之，读傅氏书，应当精研他的用方，不要轻易地滑过。

王清任与《医林改错》

王清任，字勋臣，清代京师名医。家居河北省玉田县，与余祖籍滦县相邻。王氏是有志之士，他反对臆测内脏，主张解剖。嘉庆二年（1797年），其路经滦县稻地镇时，不避污秽，赴义冢观察染瘟、疹、痢证而死亡的小儿尸体数百具，还亲自用剪刀剥开五脏观看，并访问有实际经验的人。他用这种实事求是的治学态度来著述《医林改错》，精神是十分可贵的。

王氏由于从尸体上看到血液的淤积，故其强调，无论外感、内伤，“所伤者无非气血”，治病之要诀，“在明白气血”，气病属虚者多，血病属瘀者多，所以他力倡活血化瘀，用补气活血法治疗半身不遂和小儿抽风，取得一定疗效。又用“血化下行”治疗痨病，具有独创精神。唐容川指出：“凡痨所由成，多是瘀血为害。”其盛赞王氏之说“颇有见识”，符合医理。王清任所制的诸逐瘀汤来自其亲身体验，用之得当，临床上常可应手取效。

血府逐瘀汤是个有名的方子。方中以桃红四物汤合四逆散，动药与静药配伍得好，再加牛膝往下一引，柴胡、桔梗往上一提，升降有常，血自下行，用于治疗胸膈间瘀血和妇女逆经证，多可数剂而愈。对于肝硬化腹水出现瘀血症状者，余每于本方去生地、赤芍等凉药，加肉桂 4.5 克，茯苓、赤苓各 24 克，白术 10 克，定名为“变通血府逐瘀汤”，适宜于尿少、有少量腹水、微渴、面色紫黑、舌边红、脉沉实的患者。若胁痛，肝脾肿大，可在上方中加入鳖甲 60 克。新中国成立前，余曾治一男性患者。50岁，因肝郁而患鼓胀，症如上述，服变通血府逐瘀汤加鳖甲约 3 月余，肝脾缩小，腹水消退，症状缓解，且无副作用。

膈下逐瘀汤调理气血，逐瘀破结之力量颇强。原书主要用于治疗积块，小儿痞块，痛处不移，卧则腹坠，肾泻及久泻不愈者。余以此方治疗气滞痛经，也收到良好效果。

少腹逐瘀汤中药物偏温，原书主治少腹积块，疼痛，月经淋漓不断，兼有白带，并能种子安胎。据余临床体验，其对下焦寒证气滞血瘀者效果较好。若妇女30岁以后，白带多而不孕，少腹疼痛属寒性者，可先服少腹逐瘀汤以散寒祛瘀，继之再服《傅青主女科》完带汤，以治愈白带，方有种子孕育之希望。

补阳还五汤是王氏以补气活血立论治病的代表方剂。方中选药精，配伍当，动静得宜，主次分明。主药黄芪用以培补已损失之五成元气，药量达4～8两；助药当归、赤芍、川芎、桃仁、红花、地龙辅黄芪流通血脉，化瘀行滞，每味仅在1～2钱之间，其总量为七钱半，是主药的五至十分之一。适用于中风右半身不遂，神志清醒，右脉大于左脉，重取无力，舌苔右半边尤白，舌质淡，动转困难，属于气虚不运者。此方对左手不用者疗效较差。黄芪用量不足一两无效。而且原方服后还可能有发热反应，使用时应予注意。又服黄芪多而脘胀，宜加入陈皮少许，以消除它的副作用。此方尚可治疗老年人的帕金森病。余曾治农林部某男性患者，70岁，患震颤麻痹，初诊时两手震颤，不能自行上汽车，步态慌张，坐立不稳，脉虚弱，重按欲无，舌有少量瘀点，给予补阳还五汤。地龙用三钱，黄芪自首剂二两，逐渐加至八两，服药半年而缓解。

值得提出的是，书中治疗痫症的龙马自来丹，马前子仁必需用香油如法炸至紫红色为度，色浅则毒性大，色深则药效差，入药时皮和毛都应去掉，药物制成后应作动物实验，无中毒反应者可服。剂量成人以每次不超过二分为宜，小儿再减半。此药含番木鳖碱，不宜久服，久服可蓄积中毒。如遇中毒情况，应立即停药。轻证可内服地浆水、绿豆汤以解之，或以鹅翎探吐，并饮鲜鸭血。

谈《止园医话》

罗止园，号文杰，清末举人，原籍山东德州。于1926年迁居北京。曾任教美术专门学校，同时在京行医。罗氏善攻医籍，嗜画山水，兼通文史。早年曾受中医业于章丘邵敬甫，复受西医业于恩县姜子全，嗣又从无锡丁福保先生游，乃得尽读先生所译关于东、西医学之书籍。认为中西医各有所长，确能相济为用，然绝非一物，不能强行汇通。他主张中西医学合参，诊断、治疗相互取长补短。罗氏平生著作有：《止园医话》、《止园医话续集》、《伤寒研究》、《经史子集略要》、《国学讲习录》、《松雨楼画课》等。其中《止园医话》、《止园医话续集》为临床心得之著述。

《止园医话》的优点是对部分疾病有独到的见解，自创一些方剂，具有选药较精的特点，临床用之很灵验。兹举例如次：

治偏头痛验方：菊花9克，霜桑叶9克，黄芩6克，薄荷6克，苦丁茶7.5克，连翘12克，夏枯草12克，藁本6克，白芷6克，荷叶边半个，鲜茅根12克（编者按：方中剂量系岳老所加）。水煎服，每日一剂。主治急性偏头痛和三叉神经痛，发作时一侧头痛剧烈，太阳穴有热感，伴眼睛抽痛，甚者痛连面齿，或午后体温升高，舌质红，脉浮数。证属肝经风火上攻诸阳之会，用之可获平肝火、散风热之效。头痛严重者，于方中加防风6克，银花15克以治之。此方配伍分析和治验已在临床验案中介绍，这里从略。

治肺痨咳血验方：白芍12～30克，藕节30克，汉三七3克，生地12～24克。水煎服。罗氏云："方中主要是白芍，其止血之效力，乃至神妙而不可思议。""放胆用之，率皆一剂即有奇效。"通过临床观察，白芍用量若在30克以上，对大量吐血的确有较好的止血效果。

治胁痛方：罗氏所指胁痛，实乃各种胸膜炎。他对干性胸膜炎，主张以橘络、枳实、旋覆花、钩藤、龙胆草、赤芍、陈皮、川楝子等药治之。对渗出性者，则主张以上述诸药增入，并加重茯苓、半夏、橘红用量以治之。

治外疝病方：罗氏所谓"外疝"病，以睾丸肿痛或牵引少腹剧痛为其临床特征。余曾对罗氏“外疝”方进行研究，修订药物和剂量为：木香 6 克，延胡索 9 克，乌药 9 克，荔枝核（炒，捣碎）12 克，橘核（炒）9 克，小茴香（炒）9 克，桂枝 9 克，川楝子 12 克，附子 6 克，生大黄 6 克。水煎服。主治睾丸受寒，气滞作痛，局部肿硬发冷，舌苔白腻，脉象弦紧者。1970 年，余曾治一刘姓患者，38 岁，左侧睾丸经常肿痛，有冷感。连服上方 5 剂，脉症均见好转，继用王肯堂三层茴香丸以收全功。本方主药为附子、大黄，大寒药与大热药相配伍，可起激化作用，攻邪之力雄猛，舍此，止痛效力当即逊色。

治水肿方：罗氏对肿胀有丰富的临床经验。他认为，久病高度水肿，纯属虚寒，“一切热征，均系假象”，应扶脾渗利，益气补阳，大剂治之方效。余曾吸取罗氏之说，结合自己的经验，制一治水肿方：炙黄芪 18 克，党参 18 克，炒白术 24 克，龙眼肉 12 克，苡米 12 克，山药 12 克，蔻仁 1.5 克，干姜 6 克，炮附子 6 克，陈皮 3 克，牛膝 9 克，生姜 3 克，大枣 3 枚。水煎服。方中用党参、炙黄芪、龙眼肉以补心脾之气，干姜、附子以温脾肾之阳，白术、山药以调理脾肾阴阳之平秘，佐陈皮、蔻仁、生姜和胃气，苡米渗湿邪，合牛膝引水下行，有如骄阳当空，气化得行，大气一转，水湿邪气乃散。本方对于气虚水停，出现虚寒征象，全身或下肢浮肿，小便短少，舌淡苔白厚，脉虚者，较为适宜。若为风水兼肾气虚弱，可加虎骨以补肾强骨，除少阴伏风；尿少，“肉按如泥”，可增黄芪 30～60 克，另加茯苓 24 克，芡实 30 克（尿量极少者不用芡实），以培土制水；胃纳太差，可加砂仁 6 克，以和胃醒脾；若无心悸，可去龙眼肉。1942 年曾治一男性患者，年 30 余岁，自述在一年前发现下肢浮肿，心跳逐渐增剧，并已形成腹水，呼吸困难，卧则作喘，经治不效。察其面黄体瘦，腹大如箕，舌苔薄白，脉微弱而有结代之象。诊为心脾肾三者俱虚，水液泛滥。处以本方加虎骨 9 克。10 剂后肢肿腹大渐消，连服 2 月而愈，随访 2 年未发。

《止园医话》的缺点在于作者尚未通晓西医理论，书中对某些病奢谈中医医理而用西药，难免投药杂乱，牵强附会，阅读时应注意。

恽铁樵论医

恽铁樵（1878～1935年），名树珏，江苏武进人，是中医界近代改良学说倡导者之一。他于不惑之年致力医学，在上海创办铁樵中医函授学校，主张将古书晦涩之医理诠释明白，使举国皆能明了，然后能伸其说，通函授业者达千余人。代表著作有《群经见智录》、《伤寒论研究》等。

恽氏有“读《内经》法”，颇可启迪后学。他认为，若欲推求《内经》之旨趣，应当博考唐以前医家之学说，以分析经文之真伪和经文系统的适用范围。因吾辈居数千年之下，读数千年以上之书，已为极难。而《内经》成书，并非黄帝所作，即以文字论，已有春秋以前、战国时代及西汉人三种。其中背于经旨而无迹象可求者，当更不在少数。讹误处既无迹象可求，以意领会之，定相差极远。所以理解文意，必当有证据，有比例。既得证与例，然后才能定出系统和范围，从而辨别真伪，知道不合此系统、不在此范围者，都非真的。他说：“吾闻欧洲文艺复兴时代，学者研究柏拉图之学说，以其弟子亚里士多德之书为标准。凡亚里士多德书中所称引者，定为真柏拉图之书。所未称引者，定为非柏拉图之书。”吾辈所采此法以读《内经》，用唐以前诸名家之书以证《内经》，彼等去古未远，总较后人所见为真。彼等所言显然与《内经》之某节相违背者，则此一节《内经》经文即在可疑之列。若如此研究经文，虽未必尽中肯綮，但已相去不远。若更进一层，将诸名家学说交互印证，则当能得到《内经》的体系及其适用范围之所在。清代以前之《内经》诸注家，往往据《内经》以驳斥诸名家之说，乍视之若甚正当，细按之很不合理论。因《内经》为中国医学学问之出发点，此点既误，人各见其一偏，于是诤谏日多，纠纷并起，甚至门户之间，水火不能相容，甚嚣尘上。时至今日，《内经》之残缺不完，依然如故，掷光阴于虚牝，无聊已甚。由此看来，此误点之关系，确实不是细微末节之事。恽氏此说虽有悖于汉学家以经证经之治学方法，而其立脚点在先辨明《内经》系驳杂不纯之书，所以敢于倡言，以后世名家之说反证《内经》，其识见高超于雅训，足可遵循。因为治学之道，不可以方隅和故辙拘限于人，须圆机活法，神明变化以求其是。若稍有成见，则如一指蔽天而日月异色，一尘昧目而八方易位，差之毫厘，谬以千里了。恽氏言误点之关系“殊非细故”，因知著作事业害人害己端在于是，执笔写书的人不可不慎。

恽氏论无为恬淡，认为其意在法天则地，与天地合一。无为恬淡虽然为养生之尽头，但是也须根据各个人的情志、环境而决定是否宜行，不事勉强，不自暴弃。此中原有学问，不仅仅只是医理。所以说，有一些道德智能极高，从而被称为“圣人”的人，假若他的养生不明白因人、因环境制宜的道理，不问环境如何，妄欲实行无为恬淡，则越急于无为，越不能恬淡，或者变为无病之呻吟，或者变为过度之断丧，皆足以影响寿命。至于张景岳之扶阳抑阴，马元台之采阴补阳，皆为庸人之自扰，均无可取之处。

恽氏论社会上中医之宗派时指出，通常以能读陈修园，上溯刘守真、张戴人者，谓之伤寒派。治学宗《温病条辨》、《温热经纬》、叶天士学说者，谓之叶派。泛涉张景岳、张石顽，上溯李东垣者，谓之调理好手。也有人认为丹溪之学及沈金鳌《尊生书》所述治劳之说与方药为调理派。至于治学宗《伤寒论》，上溯《灵枢》、《素问》、《难经》者，则谓之汉医或经方派。他说：以我所知，世之号称经方家者，十人有九不能治病。为什么呢？譬如五谷不熟，不如荑稗一样。所以经方家反不为世所重视。病人对于经方家的医生，常常惧怕而不敢承教，以其既不能治愈疾病，而且还趾高气扬，夜郎自大。特别是这些人用药奇重，为福不足，为祸有余。故时医中之狡猾者为了排挤他们，动不动尊称他们为“经方家”。而病家之稍有经验的患者，已“闻弦歌知雅意”，就不敢找这些人看病，以身试其方了。世俗所谓伤寒派者，多盛行于中下层社会，用守真、戴人之学说、治法治疗流行感冒等热病，当然药到病除，取效迅速，药价又廉，所以人们都喜欢去他们那里就医。社会上有行医十年，门庭如市者，多属此派。其结果是：初因每日门诊七八十号，不及思索，仅用普通之一方取效，但经再传而后，遂仅有刻板方药一纸，其他一无所知。叶派盛行于上海、苏州等处，其流弊在避重就轻，敷衍了事，直以误人而杀人。调理派则与前数种迥异，其基础建筑于疏肝养荣、健脾补肾，如沈金鳌所述的虚劳治法即属于此。调理派的用药，如四君、六君、八珍、四物、十全、八味、归脾、养阴清肺、滋肾、补中。而其于病将愈时，末流仅执数十味清补之药，如洋参、石斛、天冬、麦冬之类，不复知有医理。调理派之窟宅中，庸手非常多，江浙两省号称知医者，如此之辈占大多数。像这样的伎俩，与掌握现代医学的西医医生相见，当然会望风而靡了。恽氏以上所述中医社会流派，新中国成立后依然存在。余认为流派产生和发展，是中医事业繁荣昌盛的标志，关键在于各个流派之间，都应相互学习，取长补短，赶上时代潮流和人民对我们的要求。余于1957年参加中华医学会访日代表团访问日本时，日本朋友也曾提出我们研究《伤寒论》是不够的，恽氏更是一针见血地指出了一些经方家的弊病，建议今后对仲景学说的研究更深入一步，使这份遗产更多地为人类造福。

章太炎轶事

章炳麟（1869～1936 年），号太炎，浙江余杭人，为近代民主革命家和思想家。先生绩学雄文，世称国学大师。对于中国医学，尤颇探绩研精，虽不给人诊治，却能自拟药方，说理断病，有独到的见解。

章先生在写读之余，每每喜谈论中医药，并撰写医药方面之文稿。他在上海寓居时，有中医师陈存仁前往拜望，两人畅谈中医事，滔滔不绝，竟终日无倦容。

章先生不仅对中医学有很高深的造诣，而且熟览西医医籍。先生常说，中医药来自临床实践，信而有征，很合乎科学。但从中医学发展史上看，曾历受劫难。一劫为阴阳家搀入五行之说，二劫为道教授入仙方丹药，三劫为受佛教及多年鬼神迷信影响。再加上理学家悬空推论的干扰，以致制定的条文苛细周密，但距离疾病的症结却越来越远，学说越说越空，这些都是中国医学受上述劫难的结果。西医学则有化学家帮助其药学，物理学家发明 X 光和显微镜帮助其诊断，电学机械帮助其治疗。这就是中西医一进一退之关键所在。章先生的看法，余以为是很有道理的。

章先生不问世俗间事，尤其对日常事物和菜肴抱糊涂的态度。他经常就近取食，每餐所食不过蒸蛋、蔬菜、乳腐之类。食毕，即手执一卷书，积久不出门。出门如无向导者，也不识归途。穿衣非常朴素，没有清洁的癖好。他常吸金鼠牌烟，日尽六七十支，有时亦吸水烟，地板上到处都是烟蒂焦痕，斑斑如麻子脸。

章先生自谓患鼻渊证，即现代医学所谓慢性副鼻窦炎。他的鼻常微塞，汩汩流清涕不已，疑为脑漏，自取辛夷，为末嗅之。陈存仁医师曾向他介绍碧云散方，还说用芙蓉叶末更有效。先生用后数日，确觉舒适而有效，但未能根治之。杭州虎跑僧人向先生索书法，先生即书“辛夷、芙蓉叶治鼻渊”之语，颇有小风趣。或有人劝先生手术治副鼻窦炎，先生认为手术后易复发，不愿采取这种疗法。

章先生与西医交往甚多，皆极恭谨，认为中西医各有长处，还身体力行，劝导人努力精研。某年名医江逢治暴病身亡，先生曾为其作一挽联。

尝记下联云："汤剂远西无四逆，少阴不治，愿诸公还读《伤寒》[1]。"语虽平淡，已见其医学功底之深厚。

章先生性情孤僻耿直，特别喜好讥评那些有名望的人，但对于不如他的人，则奖掖备至。对于好友，情谊也很忠厚。他与苏州李根源（印泉）关系很好，某年印老患脑疽非常严重，章先生便写信给印老的孙子，探问其疾病症状，讨论治疗方法，还推荐医生，赠送药剂。自2月1日起，至5月7日止，先生发出亲笔信13封，情词殷切诚恳。印老脑疽愈后，将这些信函裱制成一卷书，流传至今，传为医林佳话。先生还曾与恽铁樵友善，恽去苏州养病，尝寄寓章宅。铁樵逝世后，先生为之作挽词道："《千金方》不是奇书，更赴沧溟求启秘；五石散竟成末疾，尚怜《甲乙》未编经。"

① 编者注：据黄兆祥《章太炎轶事补遗》，章太炎先生此联的上联为："医师著录几千人，海上求方，唯夫子初临独逸。"（《健康报》1988年2月13日）

陆以湉与《冷庐医话》

陆以湉，字定圃，清代道光、咸丰年间浙江桐乡县人，曾任县教谕，有文采，精于医。著有《冷庐医话》、《冷庐杂识》及《再续名医类案》等书。近年出版之《冷庐医话》，系由原《冷庐医话》5 卷，加民国初年浙江名医曹炳章从《冷庐杂识》中择录其中有关医事部分合为一卷，附列篇末而成。前人评价其人其书为：识见超人，凡研复学识，必穷理索奥，务达其旨，于是随笔记述，分门别类成《冷庐医话》（曹炳章语）。

陆氏之《冷庐医话》对古今医家、医书有评价，所涉内容包括医德、保健、诊疗、病证、药性、验案等，极为广泛。且文笔流畅，读来如娓娓而谈。其论言简意赅，语多中肯，所选方药多切实际。

如其书卷四肿门列黄芪粥治肿胀，用黄芪四两，糯米一酒盅，煎一大碗，用大匙逐渐呷服。并载有医案云：海宁许珊林观察，炼精医理，官平度州时，幕友朴某之戚王某，山阴人，夏秋间忽患肿胀，自顶至踵，大倍常时，气喘声嘶，大小便不通，危在旦夕。因求观察诊之，令其服黄芪粥。服至盏许，气喘稍平，即于一时间服尽，移时小便畅通，溺器更易三次，肿亦随消，唯脚面消不及半。自后仍服此方，黄芪自四两至一两，随服随减，佐以祛湿平胃之品，两月复元，独脚面有钱大一块不消，恐次年复发，力劝其归。屈期果患前症，延绍城医士诊治，痛诋前方，以为不死乃是大幸，遂用除湿猛剂，十余服而气绝。次日将及盖棺，其妻见死者两目微动，呼集众人环视，连动次数，试用黄芪米汤灌救，灌至满口不能下，少顷眼忽一睁，汤俱下咽，从此便出声矣。服黄芪至数斤，并脚面之肿全消而愈。

余早年治慢性肾炎之水肿病，受其启发，即用此法，多效。而后连年遇到不少慢性肾炎患者，水肿去，而蛋白尿久久不能消退，用其他多种方法均不甚理想，于是引申用陆氏方，服用较长时间亦每见消失。其量一般为：黄芪 30 克，糯米 30 克，先煎黄芪，去滓后入糯米，煮烂服食，日 2 次，更加苡米 15 克，赤小豆 15 克，鸡内金 10 克，除蛋白尿效果更佳。此乃谷气养人，而兼药性作用之功。

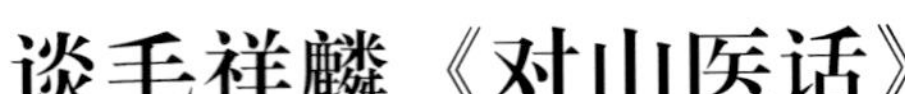

谈毛祥麟《对山医话》

毛祥麟，字对山，清代末年上海市人，精于医学，公元1902年著《对山医话》4卷。此书在新中国成立前曾由大东书局列入《中国医学大成》本排印，书中关于医理多有发明，今举数例，以示大略。

毛氏临证重视切脉。他指出，切脉、辨证、立方为医家三要，而脉尤重。原因在于脉既切明，自能辨证，投药也就不难了。做医生的，常苦于脉理难凭，于是有的竟尽弃不究，唯学写医案作门面之语，论证则以灵活开脱为能，用药只以和平无毒为贵，自谓胜于偏执好奇，轻率地沾沾自喜。其实，他不知道用药如用兵，兵贵神速，若迟疑不进，使邪势蔓延，必致救援不及，危殆而后已。偏执好奇为医家所忌，或因其立法乖异，病家尚不轻信；若用和平之剂，人们即知其未必效，也取其无害而加以迁就。岂知“因循”两字，误人不浅。在寻常的病症，不药亦愈。假若是疾病发展的生死关头，怎么能够须臾耽搁等待呢？余认为对山之言，可谓深中时病。如果医生先存一持和平之剂以应世之心，必然会对病家不肯负责任，时时因循，处处敷衍。病愈则贪天之功以盗名，不愈则逃避诽谤以欺世。这种持挟诈术的小人，怎可视为救死扶伤的医生呢？毛氏治疗虚损病，主张通过切脉来辨别阴阳。他说，虚损一症，丹溪谓阳常有余，阴常不足，主治在心肾，以心主血，肾主精，精竭血燥、火盛金衰而成劳怯，故治以四物、六味补益真阴，使火自降而肺金清肃。在东垣则又以脾胃为本，言土厚则金旺而肾水益足，故以补中益气汤为主。后世普遍宗李而以朱为非，谓造化之机只能借此春温之气，若专用纯阴清化之品，则生生大气将会被遏制净尽。这种观点，大概是不了解上损从阳、下损从阴之义。按《金匮要略》云：“脉大为劳，极虚亦为劳。”脉大，指损及心脾、营血亏而气分泄越，宜归脾、建中、益气养营为要。极虚，则言精血内夺，肝肾阴不能自立，宜以四物、八味壮水化源。由此乃知，前贤立方本各有见，后人不分阴阳，不察脉理，但言治虚损，而不知虚损之所在，实在可悲可叹。药能治病，也能致病，昔贤常说：不遇良医，不如不吃药。是因为治病尚容易，但开药却非常难啊！毛氏于此处分析虚损脉理，很有见地，学者宜深思之。

毛氏治病重视老人。他认为，凡治病必察虚实，无盛盛无虚虚，疏其血气，令其条达，而致和平，这就是《素问》审治之义。今之医士，每遇年迈之人，动不动即投温补，而补之一字，又为人所乐闻。不知老人脾气既衰，饮食入胃，输化不清，蒸发为痰，气机阻遏，气有余即是火。故治老人略同幼稚，常以清通为主，即《内经》所言“六腑传化不藏，以通为用”之旨。徐灵胎曾经说过，千年之木，往往自焚，原因是阴尽火炎，物理之必然如是。尝谓“积岁沟渠，必多壅塞”。人能体会到这一点，就当理解治老人之病，不能纯以温补为法了。明代王肯堂年逾八旬，患脾泄经年不愈，医投温补而转剧。延其邑李士材诊之，用巴豆霜下痰涎数升而愈。余谓这种治疗方法，非李之明于辨病不能用，非王之知医也不敢服，很符合张子和“良工先治实后治虚”之说。

毛氏还非常注重老人养生。他说，昔日在京内一个官员的住所，曾遇东鲁宋姓做太常官的，时年九十有四，须发皓然，颜如童子。下榻于清福道院。每天除了静坐一室，三餐之外，无所嗜好。祥麟尝叩问其摄生之术，老人回答说：饮食但取益人，毋求爽口，不吃对身体有妨碍之物。自言幼时肠胃素弱，故生平不食瓜果油腻炙煿，虽佳品罗列，未尝手取大嚼，故能保此残年。放纵口腹而不自惜身，不可为智。这句话对于延缓衰老来说，胜于服食药石。

毛氏平日重视采方。尝载：咸丰初年，郑作夫左额受枪伤，肿势日甚，医者谓是破伤风，邪已内闭，不能治。有一老兵取桑枝数十茎，以火烧其中段，取汁和酒，会服之，遂愈。此法见之方书，不意其奇验如此。又载友家一婢，左臂为蜘蛛所咬，肿胀如瓮，痛极闷绝。偶阅刘禹锡《传信方》云，蜘蛛伤颈，取大兰汁入麝香、雄黄，点于咬处有效。依法治之，两日竟平。因此，对于应验诸方，作为医者不可不熟记之。

学医要善体物性

中医学最讲援物比类，从物象中寻求医药的道理。因为中医学重要思想之一，就是人与自然相应。用物理来解释医理，在中医学中时常见到。例如，一般用于药物和诊断治疗的五行归类。肾主水，色黑，凡药物色黑而多汁者，如玄参、补骨脂等，认为属肾家药，可以治肾。如病人面青，可以诊断为肝病等等。但是，从物理体会医理，更是学医者应当时时、事事留意的地方。古时候有名的医家讲究此道，对医术的提高很有帮助。例如吴鞠通《温病条辨》中关于桑叶理肺的论述，从桑叶芳香有细毛，横纹最多，体察出它能够走肺而宣肺气，用以创制桑菊饮，治疗风温轻证但咳、身不甚热、微渴者颇效，即是善从物性学医者。这些地方值得我们认真加以总结。

余晚年主张认病在治疗之先，医贵中正，药法自然。这点认识，正得之于对物性的体认。

譬如弈道，可以适于医道。记得有这样一个故事：清朝有个叫梁魏今的人，是下围棋的国手。施定庵拜在他门下，跟他学棋，只争（差）一先。有一天，他与定庵共游岘山，见山下出泉潆漾纡徐，非常高兴，就对施说："子之艺工矣！盍究心于此乎？行乎当行，止乎当止，任其自然，而与物无竞，乃弈之道也。子锐意深求，则过犹不及，故三载未脱一先耳。"从此定庵乃悟化机之流行无迹象，百工造极，咸出自然，则棋之止于中正，犹琴之止于淡雅。于是益穷向背之由于未形，决胜负之源于布局，而技大进，终成国手。这个故事说明，弈棋的道理可以从泉水悟得，弈之道如此，医之道亦如此。布局在弈棋之先，苟穷理，辨证之不足，虽有奇方妙药，亦无所措手。病不能识，何以言治。另外，弈随棋转，当行则行，当止则止，与泉水之出一样，必顺其势而利导之。用药也是如此，药随证转，过与不及皆非其治。懂得了这个道理，医术自可精进。这些地方正是物性给人的启示，是一般书本中没有的。可见善学医者，还应善体物性。

郭橐驼种树

读经史可以长知识，读杂书可以广医闻。余特别爱读柳宗元的《种树郭橐驼传》，认为其种树之道，不独可以通于吏治，且可以通于医治，尤其是治疗慢性病，更应取法于此。医生临床执匕，果能勘透人的生理病理，治疗上顺应其天性之自然，而如种树一样，芟之薙之，辅之翼之，培之固之，未有不遂其生者。余临证数十年，揣摸此文数百遍，获益非浅。

其文曰："驼业种树，凡长安……为观游及卖果者，皆争迎取养。视橐驼所种树，或迁徙，无不活，且硕茂，蚤实以蕃。他植者，虽窥伺效慕，莫能如也。"学医者若只袭老师皮毛，不得老师之真髓，出而行道，开口动手便错。医疗效果不好者，亦与他植者同。为什么会这样呢？"有问之，对曰：驼非能使木寿且孳也，能顺木之天，以致其性焉尔。"这里所说是植树的大关键，大原则：唯因其性有不同，则植字上须因木因时因地制宜，不能忽略其客观具体情况。如何顺应其性呢？"凡植木之性，其本欲舒，其培欲平，其土欲故，其筑欲密。既然已，无动无虑，去不复顾，其莳也若子，其置也若弃，则其天者全，而其性得矣。故吾不害其长而已，非有能硕茂之也。"可见凡扶助树木生理之自然，则树自能硕茂。倘治病能扶助人体之自然，则人自能康健。"不抑耗其实而已，非有能蚤（早）而蕃之也。"临床工作中常常有治病易而善后难的情况，此时病已去，当善后调养，以养代药，让其恢复人体之自然。否则揠苗助长，欲期其早实为蕃，峻投浪药猛剂，结果必适得其反。"他植者则不然，根拳而土易"，凡用药滥投滋补，反滞其生机，动辙换方，或药尚就奇冷僻，根拳而土易者，势必违其生理，业医者当不慎之？"其培之也，若不过焉，则不及。"医道中蛮补横填则为太过，轻药淡味则属不及，皆无及于病。"苟有能反是者，则又受之太殷，忧之太勤，旦视而暮抚，已去而复顾，甚者爪其肤以验其生枯，摇其本以观疏密，而木之性日益离矣。虽曰爱之，其实害之，虽曰忧之，其实仇之。故不我若也，吾又何能为哉。"此数语，正中目前医界时弊。今之医生，投药虽有合病机，生理已默然渐复，而病家或嫌效之不速，为医者又茫无定见，辄更易其方；又或诊断本已明确，复日抽其血髓，是不啻摇其枝柯以拔其本实也，而生理日以离矣，无怪医药不效。

除了顺应自然，因人因时因地制宜，慎药守方而外，读郭橐驼种树，还要认真体会他培土植树之旨。治慢性病，若懂得培土一法，常可峰回路转，得心应手。如患者于某，女性，47岁，科学院某所技术干部。1958年因流产失于调养，患非特异性结肠炎。轻时日溏泄二三次，重时日泄10余次。屡经中西医药治疗无效，缠绵病榻10余年。1973～1974年，曾因两次大发作入西苑医院住院治疗，缓解出院后，旬余又复发，严重时日泻20余次。形体消瘦，纳呆，盗汗，基本丧失工作能力。1974年来诊，余叹曰：此不知培土之法、培植之方之过也，譬如树苗，遭逢病害，天地时利不合，则当人力以养而濡之。何得斧钺并进，动辄挪移？不培土则无养树之力，不治脾胃，虽补之沃之，徒沤根烂本而已。取大哉坤元，万物资生之意，遂以资生丸为主方，小剂频服以培土，治其病本，间以附子理中汤，暖土以治其泻不止之标。守法守方，经治3年，大便成形，日1～2次，20年之痼疾竟愈，现已恢复工作。随诊至今，未再复发。又如患者周某，女性，20多岁，北大学生。患浸润性肺结核2年，面色白，大便稀溏，食少潮热。曾用异烟肼、链霉素治疗年余，但X光摄片肺部空洞依然存在，痰中带菌。脉沉细，右关沉弱，舌白腻，系脾胃虚弱之象。是土虚不能生金，酿成此疾。选用六君子汤15剂，先服半月，继用参苓白术散。二方互用3余月，病已向愈，改用资生丸培土以生金。半年后透视，病情基本得以控制。此皆得于郭橐驼种树之启发也。

鸟影不移

庄子认为，一切事物都是在经常变化着，一切事物都是相对的存在，唯其恒动，才有事物，才有生命。他说："鸟影不移。"鸟影本来十分迅疾，何以说不移呢？因为鸟飞迅速，其影顿生顿灭，顿灭顿生，故而连续而如移动。因其移动迅速，所以给人的感觉反像是没有移动，故称不移，实际正是已移。又动又不移动，看似矛盾，实际上正是这一对矛盾构成了事物本身。推而广之，一切事物都是由矛盾的两个方面构成，而生命活动最主要的部分就在于运动。又如电影看像活的，但是一停即灭，可见其移动而如生者，似鸟飞之迅速也；活跃而不灭者，也因电影之演映未辍也。把这个道理应用到医学上，就可以通达人的生理。

人们每天饮食、呼吸、排泄，一刻不停以营养其生。究其道理，也与鸟影、电影一样，刹那顿生顿灭，刹那顿灭顿生。连续不断，未尝移也，未尝停也。恩格斯给生命下的定义说："生命是蛋白体的存在方式，这种存在方式实质上应当是这些蛋白体的化学成分的不断地自我更新。"（《反杜林论》，人民出版社，1956年2月新1版，第82页）这就是说，生命过程的实质，乃有生命的东西在同一时间内的不断产生和破坏，同化和异化。一切生命所共有的现象究竟是什么呢？首先是蛋白体从自己的周围摄取其他的适当的物质，把它们同化，而体内旧的部分则分解掉或排泄掉。蛋白体内各组成部分的转变、摄取和排泄的不断交替一旦停止，蛋白体本身也就从此终止它的存在而趋于分解，就是说归于死亡。因而，恩格斯认为生命即蛋白体的存在方式，首先就在于：蛋白体在每一瞬间是它自身，同时又是别的东西。生命也是存在于物体和过程本身中的不断地自行产生并发生变化的矛盾，这一矛盾一停止，生命亦即停止，于是死亡就来到。可见生灭之理，互相依存，苟生者不灭，则灭者不生。譬如饮食入口，由胃入肠，消化、吸收、排泄，日日如此，如见其常存也，实际上是分秒不停，一停则病。口之能饮食，是由于胃肠能消化、吸收、排泄。如果不能消化、吸收、排泄，则势必不思饮食了。此进食，彼排泄；此排泄，彼进食。顿生顿灭，顿灭顿生。究其实，未尝移也，未尝停也。移则不是原来的东西，而停则即病。不独饮食如此，气的呼吸，血的循环，莫不如此。一有刹那之停，机体即生病。不仅一般器官如此，而且神经、内分泌等特殊器官也是如此，一有刹那之停，亦即生病。例如脏躁、癫狂等，皆因思想不遂，久久滞而不去，郁而为病，以致有奇怪之举动。又如饮食停滞则可出现谵语昏妄，震颤怵惕之病，气血停则见麻痹疲癃之疾。是以上工治病，必先使人身各部分无停滞，使气血自然转动流行，俾恢复常态，则病自已。《金匮要略》曰："大气一转，其气乃散。"诚识造化之妙。顾人生究不越鸟影不移之理，换言之，新陈代谢而已。学者若能留心于此，则医理可明，学问可求。

“肺腑而能语，医师面如土”

梁简文帝与湘东王书引谚语云：“山川而能语，葬师食无所；肺腑而能语，医师面如土。”这是警世之言，也是醒医之言，对庸俗的医疗作风是尖锐的揭露和绝妙的讽刺，对于我们今天医务工作者不失为苦口之良药，利病之针砭。现略举流弊数端，以警医林。

若临床执匕，死守书本，不知变通，强疾病以就方药，自以为遵古立法，不逾矩矱。殊不知疾病万变，方药亦应万变，而泥古不化，则必致削足适履，疾患得以负隅，脏腑反被桎梏。似此肺腑而能语，将控诉庸工之胶柱鼓瑟，遗害病者。

若不问新恙痼疾，不论病因病机，均习用套方。见痞满即投槟榔、枳实、大腹皮，见懒食即予六曲、麦芽、焦山楂。头痛医头，脚痛医脚。甚者无郁亦香附、郁金，无滞亦木香、厚朴，病东药西，毫不相涉。病人初服，稍觉胃宽胸畅，便认为效果良佳，继不进已，直至气馁神疲或病随药变，医者则委为病情复杂，患者亦自叹病浑势重，体力一衰，小病转深，大病转殆。似此肺腑而语，将控告庸工诛伐无过，误药为病。

若囿于偏见，恣用寒凉，不问外感内伤、实证虚证，一意执肃杀之方。病气当之，虽暂挫其锋，但脏腑却大受摧残，生气不免于枯索，疾病即因之而恶化。犹谓私淑河间、丹溪，传薪有自，假借前人成说，文饰自己浅陋。似此肺腑而能语，将哀哀鸣冤，控诉庸工冷酷为祸。

若固执己见，专事温热，不问病情如何，一味蛮补。姜附萸桂，摇笔即来；芪术参茸，动手便是。不知病情自有多端，药性岂容一律。不虚而补，则窒塞空窍；不劳而温，则消烁肌体；甚至九窍生烟，五内如火。似此肺腑而能语，将控诉呼号庸工用炮烙之刑。

若药求特效，欲以一方概括一病的全程，不知斑疹多变，伤寒传经，一病而前、中、后病情之转化不同，肌体秉赋之反应各异，原非一方所能概治。似此肺腑而能语，将控告庸工强不知以为知。

若维仗专方，或诩秘授，或自矜家传，不顾体质之强弱，年龄之大小，地域之高下，时令之寒暖，概以酷烈之金石毒草，横施于娇嫩之脏腑血肉，果审证确凿，一击而中尚可奏功，倘投而不中，则五内为摧，肌肉被蚀，为祸惨然。似此肺腑而能语，将大声疾呼，反对残暴，敦求平和。

若漫无边际地辨证，毫无范畴地论治，对古方不加考核，对经络不加研究，既无视疾病之本质，更忽视专病的特殊，只袭几句阴阳虚实之笼统语，五行生克之连环套，自以为得医学之捷径，泛而不当，浅而不深。这种庸俗化的辨论证治，充其量也不过治些小症，一遇重症大症，自然力莫能举。似此肺腑而能语，将控诉庸工哗众取宠，投机欺世。凡此种种，医师能不面色如土。

以上仅是举例，凡是欺侮肺腑不能语的医师当知警戒，而认真地讲究医术，谨细地对待病人。诊疗之际，慎之于始，用药之后，验之于病，才能使医术精益求精，不愧人民医生的称号。

清代太医院传闻

前清中叶后，太医院医官诊治皇帝的疾病时，须个别疏方，又不得互有歧异。医官患得罪，乃共推一资格稍长者为首。凡用药之温、凉、攻、补，皆此人手拈钮珠某粒为暗示，各医生皆视为趋向。又所拟之方，必须精求出处，故诸医疏方必用《医宗金鉴》，因为是官书，不能批驳。至次日复诊，照例不能用旧方，又不得多改，唯酌易药味两三品，才为合格。所以复诊数次，与初方宗旨迥不相合。如此作医，"畏首畏尾，能愈几何"。专制皇帝处处事事为自己着想，他们企图用"个别疏方"，又"不得互有歧异"的办法限制医生，其实恰恰限制到自己身上，真所谓"坐法自困"，"其愚不可及"也。

清代旧制，选上三旗蒙古士卒之诸习骨法者，每旗十人，隶属上驷院，称为"蒙古医士"。凡是宫禁内廷、寺院僧人中有跌扑损伤者，由蒙医医治，逾期无效，则给予惩治。天台齐息园侍郎召南，曾坠马伤及头部，头脑胀痛，蒙古医士以牛膀胱蒙其首以治之，他的疮很快就痊愈了。乾隆、嘉庆年间，最著名的蒙古医士叫做觉罗伊桑阿伊，他以正骨起家，渐渐成为巨富。他教授徒弟的方法是：先将毛笔管截削数段，让徒弟抚摸，使与其管合接，达到好像没有破损时那个样子。然后令徒弟如上法接骨，常常疗效很高。又有一人从马上堕下，别无痛苦，只有两脚想向前行走时，反而向后退。延请蒙古医士看病，认为无需用药，但在空庭内，让两名壮健男子，由一人将患者举起，与另一人相互对掷，掷数十次放下，患者即放步如常。或问这种疗法的道理，回答说："因从高坠下，肝叶翻背，非药可疗，只有举掷，方能使肝叶展布，反正过来。"愚以为坠马伤筋，致筋络错位，通过互掷，有理展筋络、疏通血脉的作用，所以其病得愈。所谓"肝叶翻背"，不过是筋络错位的代词罢了。

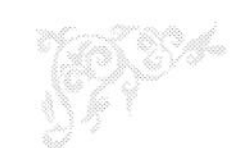

医学格言浅释

一、"医不三世，不服其药"

世人说："医不三世，不服其药。"有两种解释：一说医生没有经过父子三代相承，不可服食其药；一说"三世"是指《黄帝针灸》、《神农本草经》和《素女脉诀》三种医书，医生如果没有熟读"三世"之书，不可服食其药（见《礼记·曲礼疏》）。两说应以后者较为恰当。《黄帝针灸》可能是《黄帝内经》，它和《神农本草经》《素女脉诀》是我国最早的基础医学、药物学、诊断学的代表作品。"医不三世，不服其药"这句话，如果随文释义，好像是告诫人们择医必须慎重，其实它还有更积极的含义。它为我们指出，一个高明的中医，应当精通理论，懂得药物，熟悉诊断方法。也就是说，必须全面掌握中医知识，才能更好地为人们治病。医生自古被誉为"司命"，因为他们直接担负着保护人民身体健康的使命。一个医生要想克尽天职，就要不断钻研，提高技术水平。我国人民早在两三千年前，就强调熟读"三世"书。今天，随着社会的不断发展，人民对保健要求日益提高，一个医生必读之书又何止"三世"？学问无穷，使命重大。作为人民健康的保护者，必须加倍努力，勤奋学习。

二、"读方三年，便谓天下无病可治，及治病三年，乃知天下无方可用"

这是唐代名医孙思邈为当时那些一知半解、存在自满情绪的医生提出的警语。它是说，有些医生仅仅学了一些医书，甚至只读了一些汤头，就沾沾自喜，自命不凡，认为任何疾病都不在话下，世上没有什么难治的病。但是到了临床实践以后，碰到千变万化的疾病，才觉得过去所学的本领不够，不但疑难的病苦于无法应付，就是一般的病也感到缺乏良方治疗。这种只满足于现有的粗浅医学知识，不肯进一步勤钻苦研的医生，今天看来也并未绝迹。因此，孙思邈的这句话，仍然值得我们深思。故步自封，是要碰壁的。

三、“有故无殒”

浙人倪涵初把“痢门诸证”概括为三方，且于痢疾条下先设戒律，对汗、分利、大下、温补之法一概禁之。吴鞠通批评他“因噎废食”，“安于小成而不究大体”，余以为然。医者临床执匕，对症下药，须运用活法，方可达到丝丝入扣，恰合病机。岂有死守成规，持刻板文字而能起沉疴、救夭折的？医林中的禁法，有些是经验之谈，不容忽视；也确有一些失之于绝对，不可盲从。如夏不用麻黄，冬不用石膏，产前禁用人参，产后禁用白芍之类即是。石膏、麻黄为解寒热之药，有是症则用是药，又何必禁乎冬夏。同样，人参、白芍亦是用于治症，非专治胎产之品。如果胎产无病，即使极平和之药饵，亦无需服食，何况偏寒、偏热之参、芍呢？历来悬为厉禁者，无过于妇人妊娠期之用破血药。妇人妊娠，用破血药自当慎重，但若确有疾需理，亦非绝对禁忌。张仲景《金匮要略·妇人妊娠病脉证并治》篇：“妇人妊娠，宿有癥病，当下其癥，桂枝茯苓丸主之。”察桂枝茯苓丸，系用桂枝、茯苓、丹皮、桃仁、芍药五味药组成。桂枝、丹皮、桃仁均为引血、破血药，本草家谓之妊娠宜禁者，而仲景用之以攻癥，癥去胎反因之而安。余多年来用仲景此法于临床，无不爽者。如1946年在唐山，一妇女怀孕3月，腹痛如刀绞，诊其脉涩，知为瘀血作祟，遂用当归芍药散合桂枝茯苓丸治之而愈。后足月顺产一女婴。是谓“有故无殒，亦无殒也”。我们学习医学，怎么能囿于成规，安于小成而不究大体呢？

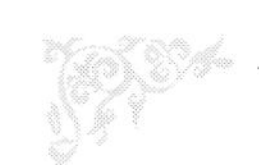

漫话延年益寿

老年衰退，是人生新陈代谢的自然规律。《内经》说，“阴平阳秘，精神乃治”，是说机体在阴阳两方面能保持相对的平衡，则身体强壮，精神健旺，直到衰老，终其天年。而保持阴阳平衡的根本条件，是饮食有节，运动有常，思想健康，讲究卫生。有时服用些药物，是在机体偶尔失去平衡，或受外界侵害的情况下，加以矫正或补救。决不可无病呻吟，妄图以金石草木健身延年。果执迷不悟，不徒无益，而又害之。

就药物而论，金石草木，无不具有一种偏性。燮理阴阳，调整寒热，是药物的本能。若无阳亢阴虚的现象，何须抑制与滋养，无寒何须燠热，无热何须沍寒。倘强加之，则会增重脏腑的负担，给机体造成一种偏性，产生疾病。即使是性质比较平和的药方，又怎能胜过和平养人的饮食力量呢?

再就延寿来说，人寿达到八九十者，在社会上并不少见，但多非服食强壮之药所致。而乡村之人，更无服食珍贵滋养药物之机会和力量，他们寿命之长者尤多。因此，老人假若没有明显的脏腑虚衰证候，我是不主张服食补益药饵的。

生命在于运动，运动是老人积极同衰老作斗争的有效手段。高年退职者，内心恬静、无忧无虑、无牵无挂地安度晚年，晨起散步，导引吐纳于山光水色之中，饱餐沆瀣，对于延寿却病，大有好处。但是这些养生活动，非旦夕可效，必须假以岁月，才能有所裨益。清·纪晓岚《阅微草堂笔记》记冯巨源一则论长生久视之术，颇透世人之惑。其中谈到冯巨源请教赤城老仙翁：“得仙者果不死欤?”曰：“神仙可不死，亦时时可死。夫生必有死，物理之常。炼气存神，皆逆而制之者也。逆制之力不懈，则气聚而神亦聚。逆制之力或疏，则气消而神亦消，消则死矣。如多财之家，勤俭则常富，不勤不俭则渐贫，再加以奢荡，则贫立至。彼神仙者，固易兢兢然，恐不自保，非内丹一成，即万劫不坏也。”传说中长生不老的“神仙”，尚且承认须坚持炼气存神，增强逆制之力，否则恐不自保。我们处在老境，若不坚持运动，意欲延年益寿，诚为难矣!

略谈养生

昔贤说："松有千年之固，雪无一时之坚。若植松于腐壤，不期而必蠹；藏雪于阴山，历夏而不消。"可见，凡是违物性者，虽坚易脆，顺物性者，虽促能长。自然界的事物是这样，人体也是这样。所以欲求长寿，养生调摄是应当讲求的。养与不养，大不一样。中医学对于养生，有自己的独特认识。历代有关养生的著述很多，现根据多年来读书临证的经验所得，将易知易行者捡列数条，虽是老生常谈，苟能认真实行，于健康长寿或有裨益。

一、保精

精、气、神是生命的源泉，古称"三宝"。精足则气裕，气裕则神充，三者又以精为首。如何才能做到保精？我以为当戒早婚，远房帷，少欲念，惜精力。《寿世保元》曾说："男子破阳太早，则伤其精气；女子破阴太早，则伤其血脉"，故主张"必须待壮而婚"，这是很有道理的。

除了早婚，房劳也可以伤肾损精。肾之元精在维持生命现象及抗老延年中有着重要的作用，所以损及肾精，直接影响寿命。关于这点，现代医学研究还不多。此外，还有精存于目则其视明，精存于耳则其听聪，精留于口则其言当，精集于心则其虑通等等。所以，中医养生特别强调节欲保精。节欲，包括节制性欲和其他不适当的欲念，使精气不散，则可积精养神而延年。保精还在于爱惜精力。既不作无谓的消耗，又使劳而有度，荣卫冲融，四时若春。否则一味耗精耗力，欲其永年，岂可得乎？

二、调息

生命在于运动，自不待言，我认为还需注意人体经气的周流。天地之气，不升则不降，不出则不入。虚管溉满，捻上悬之水固不泄，为无升气而不能降也；空瓶小口，顿溉不入，为气不出而不能入也。升降出入得其宜，则为养生之道，亦遣方用药之术，所以养生应当注意调气。能够研究气功，做到真气在体内正常运行，固然很好，就是注意调息，也可以养生。调息的方法，简言之，一是深呼吸，一是腹式呼吸，即使静息端坐片时，也很有益。

三、节食

谚云："眉毫不如耳毫，耳毫不如老饕。"一般认为健饭嗜食为永年之征，其实并不尽然。因为饱食则胃气不展，反而易生疾病。尤以体弱、少劳之人，受害为甚。

多食致病，不仅鱼肉难消之物，即谷食粗疏之常饭，若食多过饱，亦妨碍肠胃之正常运化。《内经》说："饮食自倍，肠胃乃伤"，就是最好的训诫。

"晚饭宜少"是养生之妙法，我深有体验。如多吃了一口，则通宵梦寐难安。因为胃有积食，无力运化，以至影响睡眠，所谓"胃不和则卧不安"。先母享寿94岁，平生喜劳动，节食欲，体瘦形羸而寿。我院蒲辅周老大夫，一日进食不逾三两，晚餐只进牛乳半茶杯，胡桃仁二枚，年逾八旬，仍能应诊。这些都是节食长寿的实际例子。

四、五养五不负

脏腑于人体至关重要，故养生应养五脏。昔贤谓宠辱不惊，肝木自宁；动静以敬，心火自平；饮食有节，脾土不泄；调息寡言，肺金自全；恬然无欲，肾水自足。此为五养。心为一身之主，使心寂然不著一念，我未见其人，亦难到此境。其实先贤主敬之说，亦不过不使放逸，收住此心，有事即应，如镜照物，过后便无，常活泼之地，养个欢喜神，果能不烦心，不劳心，于心为不负矣。肝主木，应东方，应春令，木喜条达，喜滋养，能无怒无郁，逍遥自得，则于肝为不负矣。脾主土，应中央，应长夏，喜燥，喜动静有节，能不过劳，节饮食，则于脾为不负矣。肺主金，应西方，应秋令，为娇脏，畏冷畏热，畏忧思，能未寒先衣，未热先解，不饮过热之酒，不食过寒之味，少言语，怡情悦性，则于肺为无负矣。肾主水，应北方，应冬令，喜润恶燥，畏意念无穷，畏色欲损精，能恬淡寡欲，少饮火酒并金石之药，则于肾为无负矣。能注意五养而不五负，使五脏安适，于延龄有望矣。

五、适节气

人知摄生者，每逢节气，皆宜保养，而二至尤为紧要。夏至欲宜节，冬至欲宜绝。因为二至为阴阳消长之际，最宜将护调摄，保养精气，稍有不慎，不是损阴，即是伤阳。冬至一阳生，夏至一阴生，其气均微，如草木萌生，易于伤伐。所以《易经》说："至日闭关"，《内经》说："冬不藏精，春必病温"，都是这个道理。在日常生活中，每见季节交换，节气前后，虚人多病，病者多重，提示我们养生必须注意适应四时气候的变化，依照不同的节气，而有养生、养长、养收、养藏，防寒、防暑、防风、防雨等调护方法。

六、叩齿漱津

养生家每讲导引，有抱昆仑、鸣天鼓、撼天柱、摩足心、漱津叩齿等名目，更有五禽诸健身术。人能久习常行，亦去宿疾，身强耐老。我因懒散，必欲依时合刻而行，反觉为难。旧有自述诗"卫生有术翻嫌苦，固齿无方悔嗜甜"，即谓此也。以后但于叩齿漱津之法讲求，久之有效。其法：于五更叩齿，晨起用冷水漱口，可以固齿。夜间遇心火上炎，卧不能寐之时，漱津满口，分作三次咽下，如是数行，其火自平，而可安寐。

当然，古往今来，绝无长生之人，养生之法亦非寥寥数语而能道，尤贵思想之修养，高尚之情操，此就不再一一赘言了。

养生之道应有鉴别地接受

黄凯钧《一览延龄》曰："松有千年之固，雪无一时之坚。若植松于腐壤，不基而必蠹；藏雪于阴山，历夏而不消。违其性则坚者脆，顺其理则促者长，物情既尔，人理岂殊。然则调摄之术，又可忽乎？"

"病蛾无能茧之蚕，破蕊无结实之果。少男少女，三关神逸，五神志荡，房中分外，业种成胎，或侏儒不振，或巨首瞠目，虽具人形，实无聪慧。"

【锄云按】早婚有百害，无一利。即此新社会之婚姻制度，优越于旧社会，何啻千百倍。

"天地之气，不升则不降，不出则不入。虚管溉满，捻上悬之，水固不泄，为无升气而不能降也；空瓶小口，顿溉不久，为气不出而不能入也。养生者能存其神，则气自裕，神之所至，气亦随之而往焉。盈天地间皆气也，长生久视之术，其要在此，人顾损精以耗其气何哉？"

"升降出入得其宜，固为养生之道，抑亦遣方用药之术。下焦不通，往往愈疏泄而愈窒滞，若加入少许升提之品，则豁然贯通，物理然也。穷则变，变则通，审常识变，需要细心，理固无所不在也。"

【锄云按】长生久视，是道家语，有无其人，在时间空间上早已证明。唯是损精的旧意，多指男子过多的性交而言，新社会对此多不注意及之，至使青壮年有的演成肾虚性的神经衰弱症，长期休养，不能参加工作与劳动，则不仅是自身的痛苦，于人民于国家亦有莫大之损失，是不能不予提醒者。

《养生要决》曰："心内澄则真人守其位，气内定则邪物去其身；行欺诈则神悲，行争竞则神沮；轻侮于人则减算，杀害于物必伤年。行一善则魂神欢，行一恶则魄神喜，魂神欲人生，魄神欲人死。常欲宽泰自居，恬淡自守，则形神安静，灾病不生矣。"

【锄云按】去掉"私"字，树立"公"字，可括尽以上八十四字。

庄子《南华经》："广成子曰：至道之精，窈窈冥冥，至道之极，昏昏默默，无视无听，抱神以静，形将自正，必静必清。无劳尔形，无摇尔精，仍可长生。慎内闭外，多知为败，我守其一，以处其和，故千二百岁而形未尝衰。人果能无劳尔形，无摇尔精，长生之道，可以无俟外觅。”

【锄云按】道家言养生，有其深察之理，亦有惑世诱民之处。人绝无长生不死者，昔秦皇、汉武穷天下之力而求之，反促其死，事实固胜于雄辩。且庄生亦非千二百岁而不衰。况无视无听，与木石何异，寄生世间，不过一蠹而已，何取为。

“精存于目，则其视明；精存于耳，则其听聪；精留于口，则其言当；精集于心，则其虑通。故闭四关，则终身无患。又口中欲不出谓之扃，外邪不入谓之闭，中扃外闭，何事不节，外闭中扃，何事不成。今文中子之二语观之，人何可不爱精而远欲耶?”

“人生类以卧眠为宴息，饮食为颐养。不知睡眠最不可嗜，禅家以为六欲之首，最损神气；饮食亦不可过多，最能抑塞阳气，升降失度。将以养生，实以残生也。君子夙兴夜寐，常使清明在躬，淡餐素食，当使肠胃清虚，则神气周流，阴阳得位，此最养生之道。若肆志裀褥，恣啖浓鲜，殊非调护所宜也。”

“邢和叔言：吾曹常须爱养精力，精力稍不足，则倦所临事，则勉强而无诚意，接宾客言语尚可见，况临大事乎？大抵能慎保始终者，却疾延年，老当益壮，虽有贫富之异，而营卫冲融，四时若春，比之抱病而富且贵者，已为霄壤之隔矣。况能进进不已，则非常人所可知也。”

【锄云按】以上前二则以节食忌懒、制欲保精为主，后一则尤强调珍爱精力，的确都是养生的要道。

《谭宾录》载卢照邻问养生之道于孙思邈，思邈曰：“天道有盈缺，人事多屯厄，苟不自慎而能济于厄者，未之有也。故养性之士，先知自慎。自慎者，恒以忧畏为本。经曰：‘人不畏威，天威至矣。’忧畏者，死生之门，存亡之由，祸福之本，吉凶之源……故养性者失其忧畏，则心乱而不理，形躁而不宁，神散而气越，志荡而意昏，应生者死，应存者亡，应成者败，应吉者凶。夫忧畏者，其犹水火不可暂忘也。人无忧畏，子弟为劲敌，妻妾为寇仇。是故太上为道，其次畏天，其次畏物，其次畏人，其次畏身。忧于身者，不拘于人；畏于己者，不制于彼；慎于小者，不损于大；戒于近者，不惧于远。能知此者，水行蛟龙不能害，陆行虎兕不能伤，五兵不能及，疫疠不能染，谗贼不能谤，毒螫不能害，知此则事毕矣。”

【锄云按】忧畏犹乎戒惧，“戒惧乎其所不睹，恐惧乎其所不闻”，不

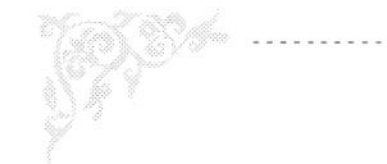

独远祸避害，诚敬存中，则畅于四肢，发于万事，利有攸往矣。”

《青州录事》：参军麻希慧年九十余致壮，唐太宗问摄生术，对曰：“臣无它术，惟是少情寡欲，节声色，薄滋味而已。”唐柳公度年八十，有强力，人问其术，对曰：“平生未尝以脾胃熟生物，暖冷物，以元气佐喜怒。”宋吕许公为相，问服食之法于任恭惠公，公曰：“不晓养生之术，但中因读《文选》有悟耳。”谓：“石蕴玉而山辉，水含珠而川媚。”许公深以为然。观此三说，则养生之道，可以悬解。若夫炼服食以冀长生，此则方士之妄谈，高明之士，惧勿感焉。

【锄云按】病从口入，老年尤宜懔戒。近人谢观对《内经》“饮食有节，起居有常”，“精神内守，病安从来”的养生之道，体会颇深。尝云：“饮食睡眠，如能很好调节，则睡眠充沛，神清气爽；饮食有节，则脏腑宽舒。睡食安，则疾病少；清心寡欲，便可延年益寿，胜于药石之养生。”谢对气功亦有研究，以为气功并不单讲静坐，主要在思想纯正，生活有节制，则无论何时何地，只要脑子毫无妄想，静息片时，即是气功养生之法。其注意运动锻炼，晚年所锻炼的“导引摄生法”，有几种方法是运动腰脚、动静相结合的锻炼法。对于病患者，注意养生尤属重要，无论急性慢性病后之调理和治疗，均不可忽视养生。

唐同州刺史孟铣致仕归伊阳，年虽晚暮，志力如壮。尝谓所亲曰：“若能保身养性者，常须善言莫离口，良药莫离手。”黄退庵曰：“窃谓善言莫离口，则德崇而福厚；良药莫离手，则病去而身康，固长久之术也。然口有善言，又当身行善事；物疗身病，又当法疗心疾，不尤为愈哉。”

【锄云按】若药物原为治病而设，本草中所谓金石延年长生之说，是汉晋道家所倡，在历史上已证实有弊无利。谁人长久服用金石，尤其是现代所谓化学保养药，肌体都会产生偏弊之害，甚至促短命期，远不如谷食之养人。余五十年身操医药，于此深有体察，固不敢随便谰言。

世言“眉毫不如耳毫，耳毫不如老饕”，此言老人饕餮嗜饮食，为永年之相也，此语未必然。饱食胃气不展，多生疾病，藜藿次之，膏粱为甚，冬春次之，夏秋为甚。《四分律》载比丘有病，先断饮食，亦一法也。犹记先大父文相公，体中稍有不适，即禁饮食，年九十二卒，终身无卧床之病，胃气运动故也。更见曹慈山先生，食精而少，不用晚餐，寿近百岁。传闻大学士张公玉书，早饭一盏，食物无几，至暮惟服冻米汤一碗，年近期颐。盖食取补气，不饥即已，饱是众疾；至用药物消导，尤伤和也。苏公每与客食，未饱已舍匕箸。予有《五节》一篇，其节食曰：“美味虽悦口，脾弱运化难。老饕且任彼，负腹腹自安”，亦从阅历而得。

【锄云按】病从口入，年老又甚，不仅鱼肉难消之物，即谷食之常饭，若贪多过饱，亦妨害肠胃之正常运化。“晚饭宜少”，我深有体验，如多吃一口，则通宵寐难安。主要因为胃有积食，无力运化，刺激神经，所谓“胃不和者睡不安”也。先母享寿94岁高龄，平生喜劳动，俭饮食，体瘦形羸。中医研究院蒲辅周老医师，一日进食不逾三两，晚餐只进牛乳半茶杯，胡桃仁两枚，现已84岁，脑力不衰，终年尚能为病家服务。养生之道，只在饮食起居间耳。

嵇康《养生论》曰：“故神农上药养命，中药养性者，诚知性命之理，因辅养以通也。而世人不察，惟五谷是见，声色是耽，目惑玄黄，耳务淫哇，滋味煎其腑脏，醴醪鬻其肠胃，香芳腐其骨髓，喜怒悖其正气，思虑消其精神，哀乐殃其平粹。夫以蕞尔之躯，攻之者非一途，易竭之身，而外内受敌，身非木石，其能久乎?”

【锄云按】药物养生之中，两晋六朝间所流行的服食法，历史上早已证明是极端错误的。五谷养人，无可非议。厚味醴醪，戕害脏腑，何况气味偏胜之药物。嵇生之论，实自相矛盾。

抱朴子曰：“凡养生者，欲令多闻多见，而择善焉，偏修一事，不足赖也。又患好事之徒，各挟其所长，知元素之术者，则曰房事中之术，可以度世矣；明吐纳之道者，则曰惟行气足以延寿矣；知屈伸之法者，惟导引可以难老矣；知草木之方者，则曰惟奇药可以无病矣。学道之不能成就，由于偏枯之若此也。”

【锄云按】文中子曰：“善养生者，先寝食而后医药”，此言简而有味。

《孙真人卫生歌》：

天地之间人为贵，头象天兮足象地，
父母遗体能宝之，洪范五福确为最。
卫生切要知三戒，大怒大欲并大醉，
三者若还有一焉，须防损失真元气。
次求长生须戒性，火不出息心自定，
木还去火不成灰，人能戒性还延命。
贪欲无穷忘却精，用心不已失元神，
劳形散尽中和气，更仗何因保此身。
心若太费费则劳，形若太劳劳则怯，
神若太伤伤则虚，气若太损损则绝。

世人欲识卫生道，喜乐有常嗔怒少，
心诚意正思虑除，顺理修身去烦恼。
春嘘明目夏呵心，秋泗冬嘻肺肾宁，
四季常呼脾化食，三焦嘻出热难停。
发宜多梳气宜炼，齿宜数叩津宜咽，
子欲不死修昆仑，双手揩磨常在面。
春月少酸宜食甘，冬月宜苦不宜碱，
夏月增辛聊减苦，秋来辛减少加酸。
季月大寒甘略戒，自然五脏保平安，
若能全减身康健，滋味能调少病缠。
春寒莫使绵衣薄，夏月汗多须换著，
秋冬觉冷渐加添，莫待病生才入药。
唯有夏月难调理，伏阴在内忌冰水，
瓜桃生冷宜少与，免致秋来成疟痢。
心旺肾衰色宜避，养精固肾当节制，
常令肾实不空虚，日食须知忌油腻。
太饱伤神饥伤胃，太渴伤血多伤气，
饥与渴饮莫太过，免至膨亨损心肺。
醉后强饮饱强食，去此二者不生疾，
人资饮食以养生，去其甚者自安逸。
食后徐行百步多，手摩脐腑食消磨，
夜半灵根灌清水，丹田浊气切须呵。
饮酒可以陶情性，剧饮过多防百病，
肺为华盖倘受伤，咳嗽劳神能伤命。
慎勿将盐去点茶，分明引贼入人家，
下焦虚冷令人瘦，伤脾伤肾防病加。
坐卧防风吹脑后，脑内入风人不寿，
更兼醉饱卧风中，风缠着体成灾咎。
雁有序兮犬有义，黑鱼朝北知臣礼，
人无礼义反食之，天地鬼神俱不喜。
养体须当节五辛，五辛不节反伤身，
莫教引动虚阳发，精竭容枯百病侵。
不问住家或住外，若遇迅雷风雨大，

急宜端肃畏天威，静坐澄心须谨戒。
恩爱牵缠不自由，利名萦绊几时休，
放宽些子留余福，免致中年早白头。
顶天立地非容易，饱食暖衣宁不愧，
思量难报罔极恩，朝夕焚香拜天地。
身安寿永事如何，胸次平夷积善多，
惜命惜身更惜气，请君熟玩卫生歌。

【锄云按】中国医学主流发源于道家，养生之术，每与医学相掺合，注重一身内外环境的统一。饮食男女，举凡有关生理的事体，莫不与时偕行，且要入微入细。孙思邈是道家者流，治医研药以至养生，都有它的独到之处。此篇除掉封建鬼神的迷信部分，养生法多有可取。

宠辱不惊，肝木自宁；动静以敬，心火自平；饮食有节，脾土不泄；调息寡言，肺金自全；恬然无欲，肾水自足。此皆吾生药石，人当请事斯语。

人知惜生，每逢节气，皆宜保养，而二至尤为紧要。夏至欲宜节，冬至欲宜绝。盖二至阴阳消长之际，损人更甚。当一阳初生，其气甚微，如草木萌生，易于伤伐，《易》称至日闭关，《内经》“冬不藏精，春必病温”。故保养精气，为来春发生之本，退远帷幕，较夏至为尤要也。

【锄云按】诸子百家中，《天隐子》对二至如何保养精气，有具体办法。

《养气训》：一少思虑养心气，二莫嗔怒养肝气，三薄滋味养胃气，四少言语养肺气，五节房室养肾气。人能六心五养，长寿永年无难也。

养生家每讲导引，如抱昆仑，鸣天鼓，撼天柱，暖心肾，摩足心，漱津叩齿诸法，更有搬运演五禽诸术。人能久习常行，亦去宿疾，身强耐老。非不愿习焉，奈予心悚野，必欲依时合刻而行，反觉为难。旧有自述诗，“卫生有术翻嫌苦，固齿无方悔嗜甜”一联，正谓此也。但于五更叩齿，晨起用冷水漱口，亦能固齿；夜间设遇心火上炎，卧不能寐，漱津满口，作三次咽，如是数行，所谓华池之水，能降浮火。盖叩齿漱津，亦不可废。余皆非予所知，故概不录。

修炼家有黄芽白雪，婴儿姹女，金童木母，铅汞龙虎诸名，不过人之五脏气血别号耳。更以精、气、神为三宝，为大药，其法循环颠倒，顺受逆行，故《参同契》单说《易》象，盖《易》亦逆数也，非有传授，虽魏伯阳复生，亦不能从事于其间。予不解修炼之术，而于五脏气血，亦可粗述。心为一身之主，使心寂然不著一念，我未见其人，亦难到此境；先贤主敬之说，亦不过不使放逸，收此心在腔子里，有事即应，如镜照物，过后便无，常活泼泼地，养个欢喜神，能如是，于心为不负矣。肝主木，应风，应东方，应春令。木喜条达，喜滋养，能无怒无郁，逍遥自得，则于肝为无负矣。脾主土，应中央，应长夏，喜香燥，喜动静有节，能不过劳，节饮食，则于脾为无负矣。肺主金，主气，应西方，应秋令，为娇脏，畏冷，畏热，畏忧思，能未寒先衣，未热先解，不饮过热之酒，少言语，怡情悦性，则于肺为无负矣。肾主水，应北方，应冬令，喜润恶燥，畏穷思极想，畏色欲损精，能恬淡寡欲，少饮火酒并金石之药，则于肾为无负矣。人能留心五负，虽不烧丹炼汞，其去长生久视之道不远矣。

尝阅养生之说，惟天隐子所著八篇，包括妙秘，简而易行，长生久视，无出是书，自伯阳以来，此为最矣。其曰神仙：人禀灵气，精明通悟，学无滞塞，则谓之神；宅神于内，遗照于外，自然异于俗人，则谓之神仙。故神仙亦人也，在于修我灵气，勿为世俗所沦折；遂我自然，勿为邪见所凝滞，则成功矣。又曰：天地之道，易简者也，天地在我首之上、足之下，开目尽见，无假繁巧，故曰易简，神仙之德也（至道不繁，至德无为）。然则以何道求之？曰：无求不能知，无道不能成。凡学神仙，先知易简，苟言涉奇诡，适足使人执迷，无所归本，此非言学也。又曰：易有渐卦，老氏有渐门，人之修真达性，不能顿悟，必渐而进之，安而行之，故设渐门：一曰宅戒，二曰安处，三曰存想，四曰坐忘，五曰神解。何谓宅戒？曰：澡身虚心。澡身者，非汤沐去垢而已，盖其法在节食调中、摩擦畅外者也。宅戒者，宅乃洁净之务，戒乃节约之称，有饥即食，食勿令饱，百物未成熟勿食，五味太多勿食，败腐闭气难化之物勿食，此所谓调中也。手掌摩擦皮肤温热去冷气，此所谓畅外也。久坐久立久劳役，皆宜戒也，此是形骸调理之法。形坚则气全，是以宅戒为渐门之首。何谓安处？曰：非华亭邃宇，重裀广榻之谓也。在乎南向而坐，东首而寝，屋宜阴阳适中，明暗相半。吾所居室，四边皆窗户，遇风即阖，风息即开，前帘后屏，太明下帘以和其内映，太暗则卷帘以通其外曜。内以安心，外以安目，心目俱安，则神亦安矣。明暗尚然，况天地之气，在亢阳之攻肌，淫阴之侵体，岂不伤哉？太多情欲，太多事虑，岂能安其内外哉？故学道以安处为次。何谓存想？曰：存谓存我之神，想谓想我之身，闭目即见自己之目，收心即是自己之心，心与目皆不离我身，不伤我神，则存见之渐也。凡人终日视它物，故心亦逐外走；终日接它事，故目亦逐外瞻，萤萤浮光，未尝内照，奈何不病且夭耶？是以归根曰静，静曰复命，成性存神，众妙之门，此存想之渐，学道之功半矣。坐忘者，曰存而忘也，行道而不见其行，非坐之义乎？有见而不知其见，非忘之义乎？何谓不行？曰：心不动故。何谓不见？曰：形都泯故。或问何由得心不动？天隐子默而不答。又曰：何由得形都泯？天隐子瞑而不视。问者有悟而退，曰：道果在我矣。我果何人哉？天隐子果何人也？于是彼我两忘，了无所照。宅戒谓之信解（言无信心即不能解）。安处谓之闲解（言无闲心即不能解），存想谓之慧解（言无慧心即不能解），坐忘谓之定解（言无定心即不能解）。信、闲、慧、定四门通神，谓之身解。故神之为义，不行而至，不疾而速，阴阳变通，天地长久。兼三才而言谓之易（易穷则变，变则通，通则久），齐万物而言谓之道德（老子《道德经》是也），本一性而言谓之真如（《涅槃》、《法华》、《楞严》皆一性），入四真如，归于无为（《圆觉经》云，佛身有为至于无为）。故天隐子生乎易中，死乎易中，动因万物，静因万物，邪由一性，真由一性，是以生死动静，邪真物我，皆以神而解之。在人谓之仙，在天曰天仙，在地曰地仙，故神仙之道五归一门（谓五归于渐，终同仙矣）。

【按】天隐子即唐时天台司马承祯也，意者不欲自显其名耶？

嵇叔夜云："服药求汗，或有未获，愧情一生，涣然流漓，情发于中，而形于外。则知七情之伤，人显而易见，故心不扰者神不疲，神不疲则气不乱，气不乱则神泰寿延矣。"此段亦说得明确可听。

《保生要录》曰：饮食所以资养人之血气，血则荣华身体，气则荣卫四肢，不可极饥而食，极饱而撤。凡食太热则伤骨，太冷则伤筋，虽热不得灼唇，虽冷不得冻齿。凡食，热胜冷，少胜多，熟胜生，淡胜盐。凡食，汗出勿令洗面，令人少颜色。夏月饮酒，切莫当风，最易受病。醉饱之后，切莫便卧。此非病寻人，人自寻病也。又，人家自造米面团饼，多伤脾胃，最难消化。老人切不可以饥腹多食，以快一时之口。

春季摄生：遇风日融合，当从园林亭阁虚敞之处凭栏凝眺，用滤滞怀，以畅生气。不可默坐以生它郁。天气寒暖不一，不可顿去棉衣，老人气弱骨疏体怯，风冷易伤腠理，备夹衣过暖易之，一重渐减一重，不可暴去。

夏季摄生：夏至后伏阴在内，虽大热不宜吃冷淘冰雪、蜜水凉糕冷粥，饱腹受寒，必起霍乱。宜从虚堂静室水亭木阴洁净空敞之处，远却贼风，自然清凉。心宜恬淡，冰雪胸怀，不可以热为热，辄生热恼。其于肥腻当戒。不得坐卧星下。睡着使人扇风，取凉一时，风入腠理，渐迫脏腑，其患不测。

秋季摄生：近年天气迟缓，往往早春多寒，早秋多热，晚春尚寒，晚秋尚热，时过中秋，尚有裸体洗浴者，故早中二秋，调摄与夏同。谚云："人过七月半，可称铁罗汉。"盖谓三伏炎蒸，啖生冷，受风凉，表易受伤。当秋风束缚之时，汗孔闭塞，伏邪欲泄，或疟或痢作焉。摄生之士，能谨于夏，再谨于秋，可无疟痢之患矣。然石成金改，人过八月半，方为铁罗汉，盖谓七月中至八月中三十日，尚有流金烁石庚金亢伏之候，正宜保养。

冬季摄生：冬三月天气闭藏，水冰地圻，无扰乎阳，早卧晚起，以待日光。设遇早起，须饮温酒一杯，食物少许，即冒大风雾露，亦不致中伤，胃实肌充故也。大寒之时，宜处密室，多烧香炉，以借暖气，不得用大火烘炙损人。手足应心，不可以火炙手引火入心，令人烦躁。冬月阳气在内，阴气在外，老人多有上热下冷之患，不宜沐浴，阳气内蕴之时，若加汤火所逼，必出大汗。高年骨节疏薄，易于感动，多生外疾。虽壮盛之年，宜远房帷，维持阳气，以为来春发生之本。

黄退庵曰：凡人总宜平明即起，今日应做之事，于卯后午前，逐件料理定当；午后仍可读书静坐，浇花扫地，稍劳其体。仲春至仲秋可早息，余或稍迟，冬夜虽长，不宜至更深。少壮之年，于二至大寒大暑，雷雨月蚀之宵，醉饱劳动之后，忧未能释、怒未能解之时，房室切宜远也。饮酒所以谋欢，若至呕吐委顿，则失矣。食物量腹而受，宁少勿多。夏月尤宜淡泊，使脏腑清虚，不致生疾。力不能为之事，莫放心中；应事必须割藤，则心无所系；偶有所失，勿戚戚于心；非理之来，当平心恕过，好言慰之，或量力周济，自然变怒为悦而去矣。千谋万算，须知总由乎天，不如守我之拙。为人之美，莫大乎孝与不淫不杀，不食牛肉，更能存心利人济物，不但自己福大寿长，子孙定为良善保家也。

食余药录

农村中的瓜果、蔬蓏、猪鱼等，多有治疗疾病之作用。若半农半医工作者，按节令将食余之品选制贮藏，既取用方便，又可节省经济开支，利于解决人民疾苦，故信手拈来，积久成篇。本篇所谈多系民间验方或传方，药味平和，毒性不大，有兴趣之读者，不妨一试。

黄瓜：取一条，对剖开，去肉去子，入明矾末，合住，线捆好，悬挂阴干。待皮上起白霜，将霜刮下，研细，贮瓷内，封固。凡心痛欲死，急不可待者，但有微微气息，即可将瓜霜点眼四角治之。

荠菜：农历三月初，取荠菜连根，挂有风处阴干。遇患痢者，放下安新瓦上，焙成炭存性，用砂糖调服。

荸荠：每年立夏前，将荸荠晒干，用烧酒浸之。痢疾患者，每次可服四枚。

藕节：平时取新鲜之品，烘干，用盐醃渍，装入罐内，封固。凡阴虚喉痛者，咀汁咽之。

萝卜缨：初冬，将食余之萝卜缨摊在瓦上，任它风霜雨雪吹打，至立春前一日收取，挂在无阳光处阴干，切碎加盐，饭锅上蒸熟，当家常小菜食之，可治疗一家之喉患。若有喉风、痢疾，亦可用之。

南瓜水：南瓜，以坛装之，埋土内，数日即化为水，愈陈愈佳。凡遇烫疱火伤者，可取此水搽之。又，此水内服，可解生鸦片毒。

南瓜蒂：老南瓜蒂头，平时收藏，愈陈愈佳。遇患无名肿毒者，取出一个，烧炭存性，研末，陈酒冲服一半，另一半用麻油调涂患处。亦可试用于乳岩。

香梗芋艿：取香梗芋艿 10 斤，去皮切片，不可烘炒。磨粉，早晚两次，用米汤送下。如不磨粉，食燥片亦可，主治颈项结核，连珠瘰串，不疼不肿，或疼痛溃烂。

糯米：清明前一日，用湖水浸之，浸到谷雨日捞起，晒干磨粉，主治石伤久烂。

苡米：生者取净仁为粉。每日早晚各服一次，每次 6 克。或用苡米仁

30克作粥，日食两次，连服一月。主治瘰子（疣赘）。

刀豆壳：将刀豆壳焙末，黄酒冲服，每次10克，日服2次，主治各种腰痛。

橘子汁：将橘子装瓶内，俟其自烂。遇有烫疤火伤作痛者，以汁搽之。

桂圆核：凡刀枪伤，可将桂圆核剥去外面光皮，再研极细，掺伤处，能定痛止血。唯需忌食茶水、粥汤数日。

梅子：取蜒蚰入瓶，加乌梅肉压之，即化为水，称为蜒蚰梅子水。如遇急喉风，取滴喉间少许。

秋葵花：将秋葵花浸入麻油或菜油中，外搽可治疗烫火溃烂。

荷花：不拘红白，焙干研末，用黄酒调服3克，每日3次，主治跌打损伤，出血不止。若无荷花，干荷叶亦效。

猪胆：每年十二月某日，取雄猪胆一个，装入白矾，阴干研末。次年同月同日，再取雄猪胆一个，将上年猪胆末装入。如是数次。凡遇喉癣，单乳蛾肿痛，吐咽不下，命在须臾者，取末约0.6克，以纸管吹之。唯虚火喉症忌用。

鳜鱼胆：鳜鱼即桂花鱼。每年冬天取其胆，悬挂阴干。遇有诸骨梗喉，即取鱼胆一枚（大者半枚亦可），水煎温服，移时呕吐，骨常随出。如其不吐，加用黄酒一小杯。若再不吐，更用鱼胆煎服。若骨在腹内刺痛，日久面黄肌瘦，或竹木卡喉，亦可试用。

鲥鱼靥：新鲜时将靥以手刮下，不可见水，阴干收贮，遇有患疔疮者，用银针拨开疔头，取靥一片贴上，以清凉膏盖之，俟一宿揭开，拔出疔根，再用丹药收口。此系拔疔秘方，望善视之。

桃花瓣：凡大便秘结者，取一大撮，用开水半碗冲服。新鲜者最佳，采后阴干者亦验。

漫谈医德

医非有德，则所持以活人者，反致误人，甚至害人。故上溯我国医史，旁涉国外医情，都很重视医生的职业道德。这里撮录日本人及近贤陆士谔对医德的看法，既可当医家之棒喝，更可作医者之箴规，对于改善医疗作风，提高医疗质量，可能有所裨益。

日本明治四十二年，奖进会会员公布医箴十五条，以告诫全国医生，作医界之风纪。法良意美，诚我国所应当学习者。其一，医为司命之职，当以慈祥为怀，拯生灵之疾苦，不可牟利求名。其二，当以诚敬为体，以威仪为用。必廉洁谦逊，诸德兼备，方可操医人之业。其三，医者临证，务须缜密，切勿疏阔。更须辅之以明察，济之以果敢。其四，虽措置细事，亦应周到，以期毫无遗憾。其五，即遇不治之病，亦须多方安慰，解其痛苦。其六，病人有自以不起为疑者，医者当示以从容之态度，且善言以慰之。其七，病人不论如何烦躁狂暴，当一概容忍之，且优遇之。其八，病人之性情与家庭之状况俱有关系，治疗当善察人情，静观事机而后施术。否则，不免被人讥为迂远而不切实际。其九，写方慎勿错误，以致贻害病人。若用危险药品，益当慎重。其十，他医治法之可否，不可妄加品评。病人如强问，宁赞前医之美。其十一，令闻广誉，不如一信。世之欲求声闻者，慎勿自堕其信。其十二，医者不可探病人之秘密，不可发病人之隐私。当沉默与言，勿负病人之信仰。其十三，对于同道，务当彼此相敬。即或不能，亦不得倾轧嫉妒。其十四，当商榷治法之际，须一意为病人计，不可发挥一己之学术，不可怀挟一毫之猜忌。其十五，国民之忠良者，医尤为最。故凡遇公共事务，苟在其职业之范围内者，均当投袂勇往，不可唯一身一家之便利是图。纵观各条，反映了对病人要救死扶伤、对同道要注重团结、对医术要精益求精的思想。

日本人贝原益轩曾言医之八事。这八事是：志欲大，心欲小，学欲博，业欲专，识欲高，气欲下，量欲宏，守欲洁。何为大？以救人为志。何谓小？以人命为重，不敢妄投一剂。何谓博？上察气运于天，下察草木于地，中察情性于人。何谓专？无外慕之思。何谓高？穷理正心，见微知

著。何谓下？虚怀下气，不弃贫贱，不嫌秽恶。何谓宏？我有能则告知人，人有善则学之，不分你我。何谓洁？富者资为药本，贫者断不可受。诸事无不涉及服务态度和质量之问题。

加忆起新中国成立前，耳闻目睹中医界里的某些所谓“时医”，恶习不少，医德很劣。陆士谔《国医新话》中，有“时医与名医”一则，笔锋犀利，入木三分地指出：时医为了沽名钓誉，事事须求合乎“时宜”。凡时势所当之一切一切，如场面务求其阔绰，风头务求其健旺，功架务求其老当，神气务极其活现，应酬务极其圆到。不仅止此，世俗崇尚虚荣，则“主席”、“院长”、“厅长”不离诸口。凡长挂时医齿颊者，尽是权要之人。好像现代权要无一不是“病夫”。王孟英曾说过，这种人未识病情，先娴事故。其实他正为想熟娴事故，所以不识病情。人之精神不能两用，既已处处在世故上着想，务求适合于社会，则于脉象之浮沉，病情之虚实，病根之浅深，搜求时忽略必多，而其打算用药丝丝入扣，则很难达此目的。故时医之状，一如宦海之猾官，既工吹牛，又精拍马。权要见召，应命未遑，颇像孝子顺孙之对于祖宗和父辈那样。然而，他可以骄视同行，骄视社会。真正的名医，则一切与之相反。明知场面之阔、风头之健，但不屑为也。孜孜兀兀，唯学问是研。对于病者，“贵至王侯，贱至庶民”，一律平等待遇，竭尽心思耳目之力，以搜求病证，痛如身受，务求能够愈病之道。不骄傲，不夸耀，常对自己的进步太慢表示不满，其追求在学术之伸，不在一己之名。所谓“此中尽有乐趣，俗子何曾解得”？如清代柯韵伯、邹润安、王孟英等，在当时都没有赫赫之名，而其学问，吾辈至今景仰之。特别是王孟英，其治疗之新奇，尤堪为后人师法。但在时医目之，必以为傻呆可笑，所以孟英先生当日曾自号“半痴”。此即区分时医与名医的标准，不能不加以辨别。余以为陆氏之上述剖析，确系阅历有得之言。新中国成立以后，陆氏所说的时医虽然少得多了，可是毕竟没有绝迹，偶尔在社会上还能遇到。余寄希望于当今医者，应当学习名医的长处，而以时医之短处为戒，果能如此，我国之医学前途光明。

医德诗话

医德，是医生诊治疾病所应遵守的社会道德规范。我自行医开始，就很注意医德的修养，并写了两句话挂在室壁："治心何日能忘我，操术随时可误人。"以此勉励和约束自己，数十年如一日，未敢稍懈。

古有"医者九流之首"的俚语，说明社会上很尊敬医生。清·袁子才82岁患痢疾甚笃，医者馈以制大黄，病竟豁然而愈，乃赠诗谢曰："药可通神信不巫，将军竟救白云夫，医无成见心才活，病到垂危胆亦粗。岂有眈人羊叔子，欣逢圣手谢夷吾。全家感谢回生力，料理花间酒百壶。"诗情感人肺腑。

病家爱戴医生，医生更应养成良好的医德，急病人所急，痛病人所痛。作风要正派，精神要专直，态度要和蔼，说话要庄重，服务要热心，手脚要干净。切记不能吹吹拍拍，拉拉扯扯，乘人之危，谋取私利，甚致剽窃别人，卖弄自己，写假文章，报假成绩，贪天之功，攫为己有，置解除人民疾苦之重任于度外。

中医学历来重视医德。《内经》对学医者"非其人不教"，《伤寒论》教导医者不要"企踵权豪"，《千金方》更有规劝医生不要胡作非为的专论。近代医家将医德诸事写成诗歌韵文，词近旨远，别饶逸趣，发人深省，值得一读。

徐洄溪《道情·行医叹》警策剀切，颇能感人。"叹无聊，便学医。唉！人命关天，此事谁知，救人心做不得谋生计。不读方书半卷，只记药味几枚。无论鼓胀风劳，伤寒疟痢，一般地望闻问切，说是谈非。要入世投机，只打听近日时医，惯用的是何方何味。试一试，偶然得效，倒觉得稀奇；试得不灵，便弄得无主意；若还死了，只说道：药不错，病难医。绝多少单男独女，送多少高年父母，拆多少壮岁夫妻。不但分毫无罪，还要药本酬仪，问你居心何忍?！王法虽不及，天理实难欺。若果有救世心，还望你读书明理……"其笔锋犀利，入木三分。作者虽受时代局限，有迷信思想，但其基本观点是正确的。

"救人心做不得谋生计"句，学医者尤宜持为圭臬。明·龚信作《庸

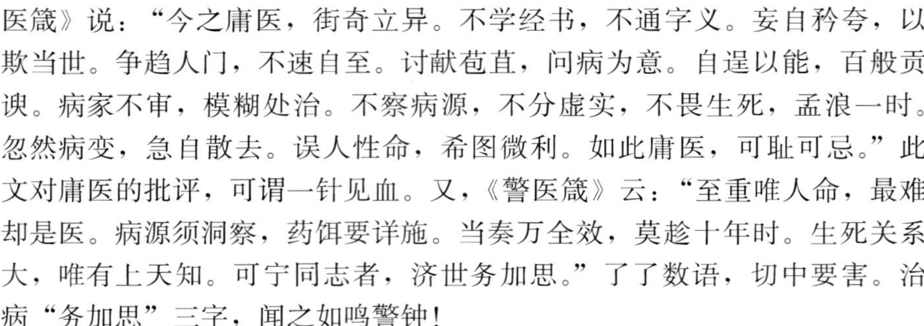

医箴》说："今之庸医，衔奇立异。不学经书，不通字义。妄自矜夸，以欺当世。争趋人门，不速自至。讨献苞苴，问病为意。自逞以能，百般贡谀。病家不审，模糊处治。不察病源，不分虚实，不畏生死，孟浪一时。忽然病变，急自散去。误人性命，希图微利。如此庸医，可耻可忌。"此文对庸医的批评，可谓一针见血。又，《警医箴》云："至重唯人命，最难却是医。病源须洞察，药饵要详施。当奏万全效，莫趁十年时。生死关系大，唯有上天知。可宁同志者，济世务加思。"了了数语，切中要害。治病"务加思"三字，闻之如鸣警钟！

我希望，医德修养问题应引起医界重视。若能造就一支医术医德兼优的中医队伍，中医学事业当前途光明。

辽宁省麻风病院
中医治疗麻风病的考察报告

1956年3月间，我奉中华人民共和国卫生部命，到辽宁省麻风病院做了一次考察及总结工作。该院在党和政府正确领导下，首先由中医使用中药治疗麻风。经治9个月，初步总结全院住院患者372名中的309名，有效率达99%。这是去年河北省石家庄由中医治疗乙型脑炎收到卓越的疗效后，又取得较好成绩的中医学案例之一。兹将我在辽宁省对麻风病的考察情况及疗效总结报告于下：

一、使用中药的治疗经过和成绩

在1955年6月间，该院入院患者用中药治疗麻风之后，引起领导的高度重视。医院聘请了中医郭利生大夫，初步开辟了20张病床，进行临床观察，结果良好。在全院患者迫切要求中医治疗下，除少数继续服砜类药外，共开辟了232张病床，经过6个月的观察，有效率达96.55%。在全院工作人员努力下，床位陆续有所增加，截至今年3月15日，全院372名患者中309名临床观察统计如下：

1. 症状观察

（1）似结核型：接近治愈24名，有显效3名，有效10名，共计37名，有效率97.3%。

（2）未定种：接近治愈2名，有效2名，共计4名，有效率100%。

（3）疣型：接近治愈2名，有显效80名，有效183名，共计265名，有效率99.3%。

2. 细菌检查

在267名疣型患者当中，经过5个月的治疗后，做了细菌检查，细菌减少9名，菌体破裂156名，减少及破裂47名，检菌阴性11名，无变化及个别查菌增加44名。有效率83.5%，无效率16.5%。

3. 组织切片检查

（1）似桔核型：共14名。消没的钉突再生，浸润细胞减少者7名，浸润细胞及萎缩细胞好转者3名，无明显变化者4名。有效率71.43％，无效率28.57％。

（2）未定种：共2名。浸润细胞及萎缩细胞好转者2名，有效率100％。

（3）疣型者：共22名。消没的钉突再生、浸润细胞减少者10名，浸润细胞及萎缩细胞好转者9名，无明显变化者3名。有效率86.36％，无效率13.63％。

总计：症状方面，有效率达99％，细菌检查方面，有效率达83.5％，病理切片方面，有效率达86.5％。

二、该院对麻风发病机制、病理机转的认识和辨证施治的原则

在临床观察和治疗当中，初期患者治以疏风去湿的方药，疣型患者用以上方药加活血解毒之品，获得良好的效果。总之，对麻风病的治法，不外“疏风去湿，活血解毒”，这与中医学历史文献所载是一致的。如“风气藏于皮肤之间，内不得通，外不得泄。风气与大阳俱入，行诸脉俞，散于分肉之间，与卫气相干，其道不利，故使肌肉愤而有疡，卫气有所凝而不行，故其肉有不仁也。疠者，有荣气热胕，其气不清，故使其鼻柱坏而色败，皮肤疡溃。风寒客于脉而不去，名曰疠风。”（《内经》）“邪在于络，皮肤不仁，邪在于经，即重不胜。”（《金匮要略》）“久而不治，令人颈痹，或汗不流泄，手足酸疼，针灸不痛。或在面目，习习奕奕。或在胸颈，状如虫行，身体遍痒，搔之生疮。或身面肿痛彻骨髓，或顽如钱大，状如蛇毒。或青赤黄黑，犹如腐木之形。或痛无常处，流移非一。或似绳缚拘急，难以俯仰，手足不能动榣，眼目流动，内外生疮，眉睫脱落，鼻柱崩倒。或生息肉，孔气不通，语声变散，耳鸣啾啾，或如雷鼓之音。肢节脱落，顽痹不觉痛痒。或如针锥所刺，犹外有虫行，从头面即起为疱肉，如桃核小枣，令人多疮，犹如癣疥。或如鱼鳞，或痒或痛，黄水流出。初起之时，或如榆荚，或如钱孔，或青或白，或黄或黑，变异无定。此等皆病之兆状也。”又“虚风因湿，和合生虫，便即作患。”又“虫因风生，五脏为食。凡风病，不出五种。五种风生五种虫，能害于人，能坏人身，名曰疾风入五脏。即入脏则食人虫生，其虫无量，在人身中乃入骨体，来去无碍。”又“醉酒露卧，不幸生癞。”（《诸病源候论》）“疠风者，即方论中所谓大风恶疾，癞是也。虽名曰风，未必皆因风，大率是嗜欲动劳，气血郁

发，汗泄不避邪风冷湿，使淫气与卫相干。然亦有传染者，又非自致，此皆不谨之故，气血相传。”（《三因方》）“湿冷之气，逢迎汗液，入于肌肤，邪毒渐滞，克剥荣卫，初起麻木，久变湿虫，蠹啮肌体，则风癞生焉。”（《解围元薮》）“麻风病有三因：一因风土所生，二因传染，三因自不调摄。”（《医宗金鉴》）

从以上古代文献看，也充分说明了麻风病的致病因素，主要是因风湿所致，或因自不调摄。该院本此原则，从 1955 年 6 月起，在临床上对似结核型、未定种型、疣型之类患者，治以疏风祛湿、解毒活血、间兼强壮之剂，获得了显著疗效，更充分说明中医学宝藏的丰富。具体用药见附表。

在这次使用《医宗金鉴》（简称《金鉴》）8 个方及 5 个验方的过程中，据主治医师报告，如能掌握药的剂型和用量，一般无不良反应。治疗前后，血液、尿的检查均无显著变化。

三、典型病例

万国清，男，40 岁，贵州籍，病期四年半。患者于 1952 年初，在右腕尺侧皮肤上生鸡卵大红色斑块，不感觉痛痒，知觉迟钝，不断地向外蔓延并肿胀。至 1954 年底，延及颜面四肢，并生有大小不等的结节。于 1955 年 1 月入该院。

检查所见：颜面肿胀暗紫，前臂及下肢也有 1/2 的肿胀，均呈弥漫性损害。其上肢大小不等之光滑红色结节失去知觉，不出汗。躯干散在大小不等红色斑，边界不清。两侧颈旁及尺神经胀大不硬，尺部为甚，如笔杆粗。组织切片细菌（++++），病理报告为疣型麻风病理改变。诊断为疣型麻风病。

治疗经过：入院后即用替彼松治疗，至 9 月份仅现结节，较松软，其他未见好转，查菌仍为（++++）。自 9 月 15 日采用中药消风散、追风散、再造散、换肌散，治疗了 3 个月，病情不但未有好转，且肿胀更甚，结节新生，鼻呼吸不畅，吞咽有梗阻感，两上肢神经疼痛难忍。12 月，改用苦参散治疗。20 日后肿胀消退，结节渐萎缩，呼吸通畅。两月后肿胀消退，结节平复，只遗褐斑，躯干损害消没，出汗，麻木恢复，颈旁及尺部胀大神经消没，查菌（+），病理组织显著好转。现继续服中药以善其后。

霍桂英，女，26 岁，山东籍，病期 4 年半。患者于 1952 年初感觉右手指端麻木，旋于两腿部发生红色斑，麻木，不出汗。继续发展至 1954 年底，面部左侧已出现同样损害，左足行走不便，于 1955 年 3 月入院。

检查所见：左侧面部及肩胛、两大腿的外3/5各有大片红色斑，麻木，不出汗，边界清楚，上附鳞屑，口唇及左侧面部浮肿、麻痹。左上臂中部以下、右上臂下1/3知觉全部消失，右手弯曲成鸟爪状。此外，四肢散在大小不等之麻木斑，皮肤干燥，两侧颈神经、尺神经胀大而硬，左腓神经胀大，左脚下垂。组织涂片查菌（—），病理切片为似结核型麻风病理改变，诊断为似结核型麻风病。

治疗经过：入院后每日内服1～3片胺苯砜。5个月后，除病灶颜色稍淡外，其他无变化。于1955年9月15日改用中药消风散、追风散、再造散、磨风散、换肌散、扫风散治疗。两个月后病灶颜色显著消退，麻木逐渐恢复。6个月后，全身病灶除残余皮肤微白斑外，全部消失，知觉恢复，并由中央向外恢复出汗功能。左手弯曲好转而有力，左脚行路方便，呈接近治愈状态。病理组织改变显著好转。现在治疗中。

四、在考察总结中的几点体会

中医治病历来是用复合剂，很少用单味药。我们在观察中药疗效的时候，最好在方剂的组织上、配伍上加以审查和体会，否则只言某药治某病，把各个药都孤立起来，强调化验理论而忽视临床实验，往往与实际有所不合。例如大枫子治疗麻风病，单独使用是有它的疗效的，但不如配伍到复合剂中起到的疗效迅速。又人参对体力衰弱的麻风病是有效的，但也需要配伍在复合剂中，不然的话，人参就不会起到治疗麻风的特效作用。这个道理，无疑是中医方剂在各个药味相互联系、相互制约的情形下起到的相互作用。这一点希望科学家帮助研究，发掘中医方药复合剂药理的奥妙，则不独是学术界的光彩，而且是疾病者的救星。

从万国清一例看，用中药治病，需要根据不同的病情，施以不同的方药，才能有效。依这次总结的统计，治疗的有效率大都为《医宗金鉴》8个方所获取。独万国清一例，历试多方，不但无效，反而恶化。这一方面是由于该院的中医少，只郭大夫一人，在临床诊断观察上不能够随时体会病情及药能；另一方面，则有力地说明了中医是以客现存在的条件辨证施治，而不是凭主观意识选专方去硬套的。即有所谓经验有效之方药，也要熟习中医的理论去运用它，才能够“发必中的”。简单一句话，就是中医无所谓绝对特效药。这个道理，在万国清病例上是可以成立的。

五、获得治疗成绩的原因

麻风病是险恶的长期疾患，在旧社会里认为是“天谴”病，而反动统治者不但不关心人民的痛苦，甚至相反地，对麻风患者采取惨绝人寰的枪杀或活埋。中医学对麻风病治疗的宝贵经验，在近百年来因受到旧社会的歧视和排斥，长期湮没不彰。自新中国成立后，在党和政府正确领导下，辽宁省麻风病院于去年6月采取了用中药治疗麻风病的积极措施，短短9个月期间，即获得惊人的效果。如患者矫元礼在春节壁报上写的，“我们得了这个病，在旧社会里不是都得死掉吗！只有在共产党和毛主席的领导下，才能够应用中药，才有今天的疗效。”该院领导不但在这次采用了中药治疗，而且经常在各方面关心麻风病人的疾苦。据我的观察和访问所得，该院从起初建院到现在，已迁移了三次院址，由乱坟岗的新江义地到小王海岛，再到新金高家屯，1954年11月，又迁到这山明水秀、环境优美的复县松树镇，建设成新式现代化的病院。这显示了党和政府对麻风病防治收容工作的重视和新社会发展的优越性。

在1954年该院建院时，购买了200多亩大田和园田，还买了300多棵苹果树，几十棵梨树、栗树。1955年春，组织了一部分休养员参加生产，主要的目的是改善生活，配合治疗。开辟一部分水田，组织劳动，分大田组、水田组、菜园组、果树组，采取了“评工记分、按劳取酬”的原则。在劳动纪律和强度上，要求有劳动能力的一定要参加。每日劳动时间，以不超过4小时、不影响身体健康为主。用富有政治意义、富有生活意义的生产劳动锻炼身体，促进肌体恢复，从各方面来配合治疗。他们总结1955年的经验，认为达到了以下的目的。第一个收获是，在富有生趣的生活劳动中转移了大脑皮质的负担。如到春天，在这四面青山、一湾绿水的幽美环境里，当山花欲笑、好鸟啼晴的时候，患者扶犁叱牛而耕，帽影鞭丝，辛勤劳作，在他人既不知其为麻风病患者，在自己亦已忘其为疾苦中人。到秋天香稻盈胜、苹果满树的时候，在登场与摘果兴趣浓厚的劳动当中，更忘却了疾病的痛苦。因之使每年春秋两季的发病率（麻风反应）由30%左右降低到4%左右，没有一个因劳累而发病的。第二个收获是，参加劳动生产的患者60多人，其中劳动好的，取酬在80～130元的有几十名。这样就解决了一部分患者的家庭困难，使他能够安心休养和治疗。即不能参加劳动的次重病男女患者，在春秋两季，或挑菜，或摘花，或垂钓河边，或捉虫树底，也把深深的痛苦转移为愉快的生活。综合起来看，这优美的环境和适当的劳动生产，对麻风病的治疗和管理，是有很大帮助的。在这次实际考察和总结中，我深深地体会到，必须做到中西医真正地团结合作，才能发掘和发扬祖国两千年来的宝贵遗产。如辽宁省麻风病院在服用中药过程中，细菌检查，病理切片，血、尿检查等，帮助了中医的诊断，证实了中药的疗效，都是西医不可磨灭的功积。只有在中西医团结合作的诊断治疗下，才会收到现在的成果。

由于患者与医生的合作，麻风患者在服用中药获得疗效后，都非常兴奋，也非常有信心。如患者张朝福，病期37年，卧床15年，在他服用中药两个多月后，腿有力量了，也灵活一点了，扶墙可以站立了。这个消息传遍全院后，大家围观的时候，张朝福特别兴奋地对人家说："我病了37年了，十五六年不能起床，这回可能站起来了，这都是大夫治疗的结果，我是非常感激的。"又患者李学礼服用中药后效果特别显著，他经常对大家说："这回病好得这样快，全是由于院方采用中药治疗，才有今天的结果。我们一定要好好地听大夫的话。"又患者桂鸿杰在春节时曾做了一首很活泼地《迎春曲》，表示服用中药的坚决性。

3月27日，我同刘副院长和主治医师到病房访问典型病患者，见到些皮肤溃烂、指趾残缺、鼻塌目矇、颜呈狮面等畸形惨状，不觉心中恻然！但这些患者，有的说服中药后手指举曲能伸的，有的说皮肤溃烂逐渐好转的，有的说目矇不明能睁而视物的，有的说红斑消失的，有的说狮子面逐渐平复的。总之，服中药后很少数不见效，且很少数有反应。出病房后，望见西山坡上有两个患者在那里缓步，刘院长用手招之说："来！来！"近见一人50余岁，面庞宽大而黑。刘院长说："这李振凯自1954年即在这里休养，以前面部肿得不像样，且黑如木炭，从服中药后才变成这个样子，好得多了！"说着李振凯低下头去将裤褪卷起，露出小腿来，是黑色鳞片，裂得像龟纹一样，纹呈好肉色。同来的那一位患者说："喝！老李的腿，以前像烧火棍，这白得多了！"李同时捏了捏自己的腿，嘟噜嘟噜地颤动了两下，说："软化多了！"我问："怎的?"他回答说："以前是棒硬的"，说完走了。刘院长说老李最信任中药，最听大夫的话，所以才收了大功。我又问那一位患者的姓名和情形。他说："那一位叫李景风，尝问过他服中药后的情形如何。他说：'谁要说中药无效，那就是丧良心的话。'"以上这些情形，都表现了患者与医生的合作。

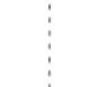

六、今后的展望

辽宁省麻风病院是在党的领导和上级的支持与中西医的团结合作下，才获得使用中药治疗麻风病的成绩。但这种工作，在病院是个新的问题，诸般都是摸索前进。虽然有了初步治疗成绩，尚未能总结出治疗的规律，即某种类型方剂治疗某种类型的病，这须待今后更进一步地努力和改进。我们虽然提出“普遍治疗，重点研究”的方法，但人力物质要充分供应，这些都是急待解决的问题。

在这次 20 多天的观察和总结当中，见到病人对于中医药的信赖是非常高的，同时患者对于中医药的要求也是非常高的。麻风病一般患者，有的轻病虽然接近治愈，还需要很好的善后，有的重病仅达到疗程的一半或未到一半，医生治疗的一般情况是，在疗程的前半段容易见效，后半段则比较困难，因而必须耐心处理患者的一切问题，深入地研究，才能竟全功。

附表：辽宁省麻风病院用药统计

药名	千年健	礞石	知母	栀子	薄荷	蝉蜕	僵蚕	金毛狗脊	防己	白鲜皮	穿山甲	大力子	大胡麻	银花	乌药	黄柏	槐花	漏芦	皂角	杜仲	砂仁	附子	青风藤	桑寄生	升麻	附注
药物性能	祛风	重泻痰	泻火	泻火	散风热	散风热	祛风化痰	平补肝肾	行水泻湿	祛风湿	通经络	散寒湿	润燥祛风	泻热解毒	顺气	泻火燥湿	泻热凉血	泻热解毒	通窍搜风	补腰膝	行气调中	逐风寒湿	活血消肿	散风湿	升阳解毒	药用1次者40种，用2次者21种，用3次者9种，用4次者6种，用5次者4种，用6次者4种，用7次者2种，用8次者4种。以上药味共91种，（把大小胡麻合而为一，计90种）
万灵丹（《金鉴》）																										
消风散（《金鉴》）																										
追风散（《金鉴》）																										
磨风散（《金鉴》）																										
醉仙散（《金鉴》）																										
再造散（《金鉴》）																										
换肌散（《金鉴》）																										
补气泄荣（《金鉴》）																										
扫风丸（验方）	●	●	●																							
退风散			●	●	●	●	●	●	●	●																
白花蛇散			●		●		●				●	●	●	●	●	●	●	●								
苦参散												●							●	●	●	●	●			
枫子丸			●																	●				●		
合计	1	1	1	4	1	2	1	2	1	1	1	1	2	1	1	1	1	1	2	2	1	1	1	1	1	

访日医学代表团关于访问专业（中医）的报告

这次中华医学会访日代表团以柯麟团长为首的一行 11 人，是根据 1955 年中华医学会和日本医学代表团所签订的友好协议而应邀访日。代表团于 1957 年 12 月 7 日离京赴日。中国医学界组成代表团正式访问日本是第一次，尤其是中医参加，更是史无前例的。代表团在日本共停留 18 日，访问了东京、大阪、京都、奈良、千叶。部分团员还访问了山梨县和福井县。访问期间，共参观了大学医部或医科大学（包括附属医院）9 处，医学研究单位 5 处，医院 6 处，保健所 1 处，残疾教养学校 1 处，药厂 6 处，医疗器械厂 5 处。

学术座谈会是分科进行的。中医座谈会一次，是东洋医学会、东京东亚医学协会共同举办的。1957 年 12 月 18 日下午 2 时，在东京日本桥中将汤大厦八楼会议室开了一次汉方医学交流座谈会，汉方医药名流 15 人出席。首先由日本东洋医学会理事长大塚敬节先生与东亚医学协会理事长矢数道明先生报告了日本汉方医学界的现状，主要谈到：日本汉方医学已有一千二百多年的历史，以中国传来之经方（张仲景方）为基础，经过多数先哲亲试，并结合民间所有之验方予以加味，保护国民大众之健康，以至今日。但于中途曾遭际明治维新之革命，在政府的医药方针领导下，欲及早赶上欧美各国之文化水平，乃步进一个新的阶段。医学教育亦在这里根据德国，失去了光辉传统之汉方医学，但我们先辈在这样艰苦环境中，仍独力继承祖先遗业，对汉方医药展开科学研究工作。例如汤本求真先生《皇汉医学》的名著，确乎是基本的文献。在 1945 年和平到来以后，我国民众再认识了祖国固有的传统医学——汉方医。在社会转变情势里，我们有志继承和发扬，创办了日本东洋医学会，已有 10 年之历史，出版了季刊学报《日本东洋医学会志》，有三个内容（病理、药理、针灸）为说明汉医的科学性。又 1938 年创办的东亚医学协会，于四年前发刊《汉方之临床》，用成互相提携之势，使东亚各地中医专家与日本汉方医学研究团体通力合作，以促进东方医学的发展。

大塚先生又报告汉方医学的特质说："探讨现代日本汉医和现代中国医学，对比有三点差异：一为日本许多先哲之新的知见。举例如腹诊、奇方、经验方，与最近成就的皮内针、刺络法、经络电探法及汉药的新剂型等。二为古典佚存之丰富文献。在中古时代，隋、唐、宋、明留学中国之学生携归之初刊本，又经传抄，保存到现在。举例如《黄帝内经太素》、《黄帝内经明堂类成》，是宋元所椠医书，为天壤间之孤本，仅一部存于日本。三为完整保存的唐代药物六十种，是1200年前日唐通交时附舶渡载而来的，现珍藏于奈良正仓院，所谓"正仓院药物"是也，足以稽考唐代药物之真面貌，于日中汉方医学交流之意义重大。"他又说："通过这次会谈，我们希望日中两国相互提携，交流学术经验，把汉方医药提高到现代科学的水平，贡献给世界和平人类健康的福祉上。"

继由清水藤太郎先生（药学博士、东邦大学药学部教授）作了比较详细的正仓院药物的报告。正仓院药物六十种，长期的保存比较好，现仍存四十种，即朴硝还存有少量的凝固体。每年曝潮拣露一次，续将原有药物种类及重量作了介绍（略）。

木付雄四郎先生（药学博士、日本大学教授）报告《汉方药化学研究情况》，内容为海人草芍药等。矢数道明先生又报告《东亚产乌头附子之药理学研究》，并谓能使用乌头附子者，是好大夫。附子小量则兴奋，加热95℃麻醉力减，中国煮服法颇好。间中喜雄先生（小田原市医师会会长）报告了《针灸医学研究状况》，谓日本现在操针灸术者有6万人，包括按摩者1万人及正骨者在内，多系盲人，均属专业，不准开汉药方。

石原明先生（医学博士、日本医史学会干事、横滨市大学讲师）报告了《日本保存的医学古文献》，谓所存之孤本《黄帝内经太素》等，现拟摄影赠送中国一份。

接着，由我就我国中医政策作了报告，对中医教育、治疗、研究及中医研究院概括作了简要的介绍，解答了问题，并进行了意见的交换。约订今后中日双方医学的友好合作。互相赠送了东亚医学协会机关杂志《汉方之临床》、我国的《中医杂志》等文献。最后由津村顺天堂演映《药草的秘密》的五彩电影片。主要放映药物园的药草如何培养、如何生长，说明药草如何炮制、如何研究等。

在这次座谈会上，日本汉医药界热情招待，表现出中日两国人民友谊及医界同道的感情。他们在会谈的最后，原三郎先生（医学博士、东京医科大学教授）曾表示过，听到中医政策颇受感动，尤其是中西医紧密团结、长期合作及西医学习中医，是继承和发扬祖国医学遗产的关键，更感到重要。并对我们新社会的人敢于大胆地暴露缺点，非常敬佩，说是非日本人所能及。20 日下午，我同徐政闻院长、刘维勤教授（代表团的中医组）在大阪市访问了针灸专家中谷义雄先生（医学博士、京都大学生理学教授）。他是良导体电气测定器的发明创造者。他很热心地说明了电气测定器的原理及使用法，并详细介绍了制造法，希望我们自己仿造。恳挚之情，令人感佩！学习了约一小时，了解到他以科学的电气学结合到古经典著作的《难经·七十五难》虚实补泻的原理，并应用十二原以测定虚实。这种用科学技术的创造去阐明文化领域的古训，确乎是发挥了高度智慧，为继承和发扬东方医学遗产的绝好范例！

是日又访问了大阪名汉医森田幸门先生（医学博士、日本东洋医学会会长、日本医史学会评议员、近几本草会会长）。他说：“汉医必能复兴，因为治不了或治不好的病，汉医往往能医得好，这是汉医的优越性。”先生并以自著之初出版《伤寒入门》第一辑见赠。

26 日上午，同大塚敬节、矢数道明、柳谷素灵三先生会谈。我问大塚先生，东京有多少汉药店？他答说：“有四五家批发行，60 余家小药店，但还不如大阪多。”柳谷先生说：“东洋针灸约分三派，即以古经络学为依据的，以神经线为依据的，利用电气的。”他曾到过法国、德国，见到他们研究针灸很努力。

谈到日本汉方研究团体数目：日本东洋医学会（370 名）包括医师、药剂师、针灸师及其他。亚医学协会（675 名），其中中国会员 91 名，包括医师、药剂师、针灸、其他。全日本汉方医师联盟（139 名）属汉医师的团体。其中开业医有半数，以及其他医院医务者等（按：此指日本现有正式汉医人数。所谓正式汉医，须正规医科大学毕业后兼习汉医者，方准执行汉医业务。注：医师为医科大学毕业者，药剂师为药科大学毕业者，针灸师为国民高等学校毕业，经专门考试合格者）。

又谈到《汉方诊疗的实际》发行的部数（5000 部）（按：此书系大塚敬节、矢数道明、清水藤太郎三先生合著。我国有唐有正先生的译本，改称《中医诊疗要览》）。

28 日，参观千叶大学医学都，有眼科大夫名铃木宜民者（医学博士、千叶大学医学部教授），导我参观了他所藏的中国旧书，部数很多。又参观了他所应用的汉药室。他常用八味丸等治眼科，往往收到西医未有的效果。

这次应邀访日，在党和政府的正确领导下，中医方面了解到日本汉医的现状和动态，知道汉医在日本是不予以支持的，任其自生自灭。但在社会上，汉医汉药和针灸仍得到人民群众的信赖，是有复兴的希望的。日本汉医在学术方面，侧重在一病一方、一症一药上，对于张仲景的《伤寒》《金匮》，有比较缜密精深的研究。药物方面，多致力于单味药的成份分析与动物试验，尚未结合到汉医临床应用复方的实际上去。但他们那种勤苦钻研的精神，很值得钦佩。针灸方面，颇努力研究，有许多地方值得我们学习，如中谷义雄先生是有创造性的发明的。

日本汉医界对医药的古代文献或关于医药的故物，能珍重地持久保存，颇足效法。日本汉医界对我国中医界的一切情况，了解得比较详尽，并且做过总括性的作品刊登在杂志上，如《中国的医药状况》、《中国汉方医学界的动向》等。汉医多订阅我国各种中医杂志，尤其是北京出版的《中医杂志》，几乎手各一册。反观我国的中医，对日本汉医界的了解则是不够的。今后要在学术上交流经验，则应对日本汉医所出之杂志与现代出版的关于汉医、汉药、针灸等书籍，都应当广为搜购与研究，才能抓住现在，做到互相了解、互相交流、互相研究、互相促进。他们曾建议我们，今后对仲景《伤寒论》应多做些研究，多发表些论文。因为从以往的杂志上看，他们认为我们对《伤寒论》的研究是不够的，并建议我们应当研究"腹诊"。我们诚恳地接受了他们的意见，今后要在这两方面予以致力。日本国立大学病院院长布施信良（大阪大学名誉教授）表示，中国过去在医学方面是领导的，今后中国仍将领导。

日本大阪大学医学部长大村得三（法医教授）赞扬中国文化，表示他研究法医就是从中国《洗冤录》开始。今后中日两国，更需团结合作。日本医师会会长武见太郎谈到，西医对疾病割裂开来看，不够全面，将来有些病还要回到汉医的整体看法。这次访日，因时间限制，只做了一般化的接触，未能够深入各地了解，以及广泛地讨论学术。肤浅之处在所难免，尚希中日中医同道鉴原。

论方剂与药物

谈善于使用古书成方

善于使用古书成方，是名中医临证治病的特色。对于中医一个病的一种类型，我提出要求，起码应备三个以上的成方。每个成方的药物组成，每味药物的剂量大小，各药之间的配伍比例，方剂的加减进退，加减药物及其用量，都应当根据原书熟记。若证候不完全符合原书成方的主治证和加减证，便应更方，除非不得已，决不独出心裁。

成方是前人给我们留下的宝贵遗产，是先贤临床经验的总结。它的配伍和剂量都有其严密性和科学性，都经过了正反两方面实践的检验。例如归脾汤，治疗心脾两虚引起的倦怠乏力、面黄心悸、吐血下血、月经过多、舌淡脉虚等症，常以平淡之药起重疴之疾。近年来，各地用以治疗慢性再生障碍性贫血表现脾虚者，取得了一定疗效。如同是上证而自行组方，常难达到预期的目的，所以我体会成方比个人组的方强。只有善于学习和使用成方，才能掌握中医学方剂配伍的精华和用药的独到奥妙。

运用古代成方于临证时，如证与方合，最好不要随意加减。1941 年我在唐山，诊治一李姓妇女，年 50 余，半年来经常尿脓血，频而且急，尿道作痛，经多方医治未效。其脉数，小腹痛拒按。此虽下焦蕴有湿热，但久溺脓血必致阴伤，处以猪苓汤：猪苓 9 克，泽泻 12 克，白术 9 克，阿胶 6 克，滑石 9 克。药尽 3 剂，诸证均逝。数日之后又复发，但稍轻，因思其久病必虚，则于方中加山药 9 克。服药 3 剂，诸证反而加重，虑加山药恐有失当之处，遂去之。复进原方 3 剂，诸证又减，只余排尿时尿道稍感疼痛。又虑及尿道久痛恐有砂石瘀滞，加入海金沙 9 克以导其浊。两剂后诸症又大作，鉴于两次复发的教训，再不敢任意加减。乃守猪苓汤原方，服 10 剂而获痊愈。我在指导学生临证时，常举此例相告，谓古方不可任意加减。若欲加减，宜谙习古人之加减法而消息之。

近人在谈论成方运用时，有的只强调辨证施治时随证化裁之灵活变通的一面，忽略了古方原来配伍和剂量比例的原则性，这种看法不够全面。准确辨证固然很难，遵照古人原意用好古方则更难。恰当使用古方取得较

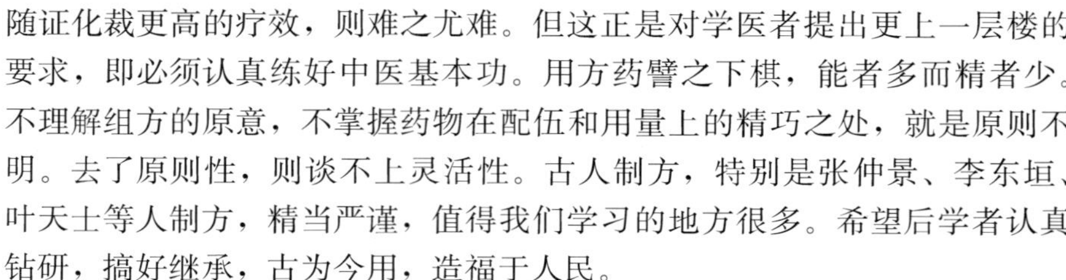

随证化裁更高的疗效，则难之尤难。但这正是对学医者提出更上一层楼的要求，即必须认真练好中医基本功。用方药譬之下棋，能者多而精者少。不理解组方的原意，不掌握药物在配伍和用量上的精巧之处，就是原则不明。去了原则性，则谈不上灵活性。古人制方，特别是张仲景、李东垣、叶天士等人制方，精当严谨，值得我们学习的地方很多。希望后学者认真钻研，搞好继承，古为今用，造福于人民。

谈专方

徐灵胎说：一病必有一主方，一方必有一主药。这是徐氏临床心得，医家不传之秘。现在的人，动辄讲辨证论治，漫无边际，让人抓不住重心，这是没有真正读懂读遍中医的典籍，还限于一知半解之中。无怪治起病来，心无定见，越旋越远，处方用药，朝更夕改，寒热杂投，以致影响疗效。

目前中医界存在两种倾向：一是不辨证论治，只强调专方、单药；一是只强调辨证论治，随证下药。两者均有所偏，未能称是。余谓中医治病，必须辨证论治与专方专药相结合。对于有确实疗效的专方专药，必须引起高度的重视。宋代《太平惠民和剂局方》，虽然收录很杂，由官药局统一方药剂量，在一定程度上限制了医药的发展，但是，对于提倡专方专药起了重要作用。我们今天常用的至宝丹、逍遥散、苏合香丸、藿香正气散等，都来源于《局方》。此外，民间采风也是发掘整理专方专药的重要途径。这项工作不重视起来，就会使中医学的大量宝贵经验丢失。专方专药能起沉疴大病，古人就有“气死名医海上方”之说，所以习医者也不可不讲。专方专药的好处是：收效快；药味少，价廉；一般用法都比较简便。即具有效、廉、便的优点，有很高的价值。下面举几个例子来说明专方的重要性。

小儿伤食，临床最为常见。邑中友人高聘卿曾传一方，治小儿伤食，鼻下人中两旁发炎，垂两条如韭叶之红线，有时发热，不喜食，或有口臭者。用黑、白牵牛子各等份，炒熟，碾筛取头末。以一小撮合红糖少许服下，大便微见溏，红线立消，喜进饮食而愈矣。余得上方，屡经投治，其验如鼓应桴。

又如小儿慢性肾炎，日久病深，面部多白无血色，或浮肿，精神委靡不振。用玉米须，每日 30～60 克，煎汤代茶，连服 6 个月，有较好的效验。

再如鹤膝风，膝关节红肿疼痛，步履维艰，投以《验方新编》四神煎，恒效。药用生黄芪 240 克，川牛膝 90 克，远志肉 90 克，石斛 120 克。

先煎四味，用水10碗，煎至2碗，再加入金银花30克，煎至一碗，顿服。历年来余与同人用此方治此病，随治随效，难以枚举。

他如疟疾用常山剂、达原饮，胸痹用瓜蒌薤白剂，肺痈用《千金》苇茎汤，胃痛用小建中汤，均有良效。凡此都说明，专方治专病，疗效确实。传说孙思邈著《千金方》，内有30首得自龙宫的秘方，是《千金方》的精髓。孙氏杂合于群方之中，后人莫辨。这个传说虽属无稽，但说明两个问题：一是古人十分重视疗效确定的专方，甚至视为治病的特效剂；一是要摸索出一个病的专方，必须在众多方药中去粗取精，不断筛选，才能得到。唯其如此，才更觉其可贵。为医者欲使医业精进，还必须在专病专方上认真下一番工夫。

专病专方是中医学的基本思想，《伤寒论》各篇皆标明“病脉证治”。何谓病？何谓证？病者，本也，体也；证者，标也，象也。有病始有证，辨证方能识病，识病然后可以施治。六经皆有主证、主方。如桂枝证、白虎证、承气证等。此皆有是证即用是药，故一证有一证之专方。又如《金匮要略》中百合病，尽管见证不同，而有百合知母汤、百合地黄汤、百合鸡子黄汤、滑石代赭汤之异，但都以百合剂为专方。阴阳毒用升麻鳖甲汤为专方，血痹以黄芪桂枝五物汤为专方。此皆有是病即用是药，故一病有一病之专方。这种专方专药与辨证论治相结合的治疗方法，正是中医学的根本所在。否则不能辨病，焉能识证，不能用方，焉能施治。可见研读经典，必须入细，对其精神，差之毫厘，则谬以千里。甚望学习中医者，随时留意专方，才不负仲景“博采众方”之意。

方剂配伍的探讨

中医的方剂是几千年积累起来的学术经验。其发源于远古民间，集成于后汉张仲景，开拓于唐代《千金方》、《外台秘要》，发展于金元四大家，而明清诸名家的研究更比较入细，所以方剂学在中医学术中占很重要的位置。我们若能把前人这种学术的规矩准绳，勤恳而又缜密地继承下来，温故知新，则熟能生巧，从而再提高发展，才是有源之水，有本之木。不然的话，徒奢谈革新创造，将等于空中楼阁。

从方剂的本身看，它是药物的综合。方剂的组成是有规律的，并且是有步骤地由简单到复杂，由低级到高级发展起来的，是在掌握了大量配伍知识和药物宜忌关系的实践过程中日渐进展的。有的一药而配数药，一药收数药之功，配数药而治数病，更有百药不治之证，而一二药物足以疗之。假如我们不从方剂的产生去寻求它的根源，必致忽视了它的客观联系性和相互之间的作用，那就无从了解方剂的组织特点，并更好地为临床服务。

想从复杂的方剂里面找到它的规律性，当然不能很简单地从一两方面着眼。可是研究学术，又需要先突破一点，抓住主要环节，其余就可以迎刃而解了。什么是方剂的主要环节呢？我初步认为，方剂学中“配伍”一项，是关键问题。由具有成效的方剂看，在配伍方面，均具有很严格的规律性。我们若按配伍规律遣药立方，自有实际疗效可期。循此以求，可以发掘古方的精蕴，衡量各方的轻重，可以有尺度地组织方剂，有把握地运用方剂。

药物有一定的属性和它的特性，是不以人的主观意志为转移的。但若调整了它的配伍关系，则能增加其主治力量，或转移其主治目标，又视其客观条件的变化而变化。现在先就历试不爽的有效古方，说明它是一个统一的整体，是各个药味彼此不可分离、有联系的。例如仲景麻黄汤中，麻黄固然是主药，对发汗是起着决定性作用的，但若不配以桂枝帮助解肌，不配以杏仁作佐药，帮助宣肺，则发汗之力量不够。麻黄因配伍而异其作用。仲景用麻黄，但取其发汗。发汗祛毒，则伍桂枝，如麻黄汤、葛根汤、大小青龙汤。为发越郁阳，则与石膏为伍，如麻杏石甘汤、越婢汤。

止咳定喘，则与杏仁为伍，如麻黄汤、大青龙汤、麻杏甘石汤。

麻黄、杏仁相配伍 治无汗而喘，日人吉益东洞《药征》曾有分析云："杏仁、麻黄同治喘，而有其别。胸满不用麻黄，身疼不用杏仁，其二物等用者，以有胸满身疼二证也。""麻黄合杏仁，则治疼痛而喘。"

石膏、知母相配伍 如白虎汤，是辛寒合辛润法，泻阳明经热，取其相互联系中的促进作用。若石膏与竹叶相配伍，则转移了治疗的目标。莫枚士注竹叶石膏汤云："此以热伤气而少气，热上气而呕吐，故竹、石治热……羸用石膏者，独孙思邈知其义，故于无比山药丸方下云：'欲肥者，加敦煌石膏。'《外台》治脾热口干方，亦竹、石同用。"移治阳明而治太阳，只在易知母为竹叶之一转手间，配伍关系之重要性可见。

茯苓、桂枝相配伍 莫枚士释茯苓桂枝甘草大枣汤云："苓、桂并用者，即《内经》开鬼门、洁净府之意。苓洁净府，桂开鬼门。鬼门即汗孔，一名玄府。此条治发汗后脐下悸者，以肾气动也，苓伐肾邪，故量倍于桂。"尤怡曰："桂枝得茯苓，则不发表而反行水。"这里苓与桂之间，起到了相互依赖的作用。

栀子、豆豉相配伍和葱白、豆豉相配伍 古人掌握了配伍的规律，从多方面消息其药味，而适当地治疗其浅深不同的证候。莫枚士对枳实栀子豉汤的加减引证说："仲景治大病差后劳复者，枳实栀子豉汤主之。《广济》加葱白、粟米、雄鼠粪。《千金》加石膏、鼠粪。崔氏单加鼠粪一味。《古今录验》加麻黄、大黄，一加鼠粪、大黄，一加鼠粪、麻黄，一去栀子加甘草、大黄、芒硝。许仁则又加葱白、生姜、干葛、麦冬、生地。或主表，主里，或兼主表里，或兼养，或兼滋，或表里与滋养并施。凡十余变，而栀豉之法尽矣。"

历代遗留下来的传统药味配伍，如龙骨、牡蛎，大黄、芒硝，乳香、没药等等，因为习用不察，常忽略其如何结合到一起，如何起到相互作用。兹略举些例子，并缀以前人之解说，共同温课。

龙骨、牡蛎相配伍 龙骨能引逆上之火、泛滥之水下归其宅，若与牡蛎同用，为治痰之神品。莫枚士曰："龙骨善入，牡蛎善软。"

乳香、没药相配伍 莫枚士曰："《名医别录》乳香微温无毒，去恶气伏尸。《开宝》没药苦平无毒，主破血。是乳香利气，没药利血，故能治疗外科病。取此二味为末，名海浮散，为一切疡证方。"

菖蒲、远志相配伍 张寿颐曰："考《本草注》，菖蒲辛温，主治湿痹；远志苦温，主治咳逆。一以辛散而开其湿痰之痹着，一以苦降而定其逆上之痰窒，则气自顺而壅自开。气血不复上菀，庶乎风波大定，神志清明。此菖蒲、远志之大功用也。”

橘皮、生姜相配伍 周岩曰：“橘、姜并用之方，有橘枳生姜汤，有橘皮汤。胸中气塞短气，只肺胃之气结；干呕哕，手足厥，明系哕由干呕而作。视单呕者轻，干呕而哕，故气不行于四肢，亦只须利脾肺之气，宣阳明之阳。盖以橘皮辛温而苦，能利水谷，为脾肺之散药泄药；生姜辛而微温，为肺胃之散药升药。二物有相须之益，故常并用。”

水蛭、虻虫相配伍 柯琴曰：“蛭，昆虫之饮血者也虻，飞虫之吮血者也……以水陆之善取血者，用以攻膀胱蓄血。”王旭高曰：“飞者走阳路，潜者走阴路，治瘀血日久者效。”

泽泻、茯苓相配伍 景冬阳曰：“水闭口渴，热在上焦气分，便宜泽泻、茯苓滋水上源清肺。”

以上七条为通过配伍关系，起相互促进作用者。

大黄、芒硝相配伍 大黄荡涤，芒硝软坚。若欲急速排除肠内容物者，宜大黄；若小肠内容干燥而便秘者，宜芒硝；若二者合用，则泻下之力尤大。

龟甲、柴胡相配伍 许益齐曰：“龟甲入厥阴，用柴胡引之，俾阴中之邪尽达于表。”

川芎、当归相配伍 邹澍曰：“古人有治风先治血之论，岂漫然血药足以当之，盖必择辛甘发散者用之，风乃能解，则芎、当归其物也。芎治风陷于血，当归治风踬于血。欲血中之风上行而散者，宜芎；欲血中之风旁行而散者，宜当归。以风性喜升喜流荡故也。”

以上三条均系通过配伍关系起相互依赖作用者。

甘遂、甘草相配伍 尤怡释甘遂半夏汤曰：“甘草与甘遂相反而同用之者，盖欲其一战而留饮尽去，因相激而相成也。”程林曰：“甘遂之性直达，恐其过于行水，缓以甘草、白蜜之甘，收以芍药之酸。虽甘草、甘遂相反，而实有以相使。”甘遂、半夏同煮，芍药、甘草同煮，复以蜜和二药汁再煮。本草谓甘遂反甘草，此煮法似有深意。仲景甘遂半夏汤在取用甘遂、甘草之拮抗作用的同时，更取白蜜以监制之，可见其配伍法之严密。

附子、大黄相配伍 日人和田东郭曰：“附子仅能激动其病根，故当更用大黄削取其动摇处而拔下之，又以附子加入于大黄中，互相扶持而上之，此药方之妙用也。”浅田宗伯曰：“大黄与附子为伍者，皆非寻常之证，如附子泻心汤，温脾汤亦然。凡顽固偏僻难拨者，皆涉于阴阳两端，为非常之伍。附子与石膏为伍亦然。”

半夏、生姜相配伍 本草谓半夏有毒，得姜则解，故今人多用姜制半夏。盖半夏之黏液中有一种苛涩之味，刺人咽喉，方既多与姜同用，则刺喉之弊可免。且生姜辛微温，半夏辛平，性味相同，是生姜在起制约半夏毒作用的同时，更具有相互联系的协同作用。胃有痰涎而呕吐者，非半夏、生姜同用不为功，仲景生姜半夏汤、小半夏汤皆是。

蜜、乌相配伍 张璐曰：“乌头善走入肝，逐风寒，故筋脉之急者，必以乌头治之。然以蜜煎，取缓其性，使之直达筋骨，以利其伸屈。且蜜之润，又可益血养筋，兼制乌头燥热之毒。”

古昔所遗留之卓有成效的方剂，无论药味单纯与复杂，悉有其配伍上之特点。不过药味愈多，愈难事分析，今列举一二。

人参、黄芪、甘草相配伍 李杲说：“人参得黄芪、甘草，为泻火之圣药，合用名黄芪汤。盖损怯烦劳，则虚而生热，三药甘温，能益元气，则邪热自退。”

竹茹、桑叶、丝瓜络相配伍 张寿颐说：“黄芩治妊娠血热，其理显而易知。然王孟英所谓血虚有火者，貌视之，似与血热无甚区别。然彼是实火，自当苦寒，此是虚火，亦非黄芩、白术可以笼统治疗。孟英所谓养血清热，独举竹茹、桑叶、丝瓜络三者，以为安胎妙用。”

菖蒲、木通、滑石相配伍 恽铁樵说：“暑日热病，常致心经有火，前人治以甘露消毒丹，其方滑石、木通、菖蒲等剂。菖蒲心经药，滑石、木通利水，所以引泻心经之火也。”

黄连、半夏、栝楼实相配伍 黄连与栝楼伍，为胃肠药中峻快之剂。《名医别录》云：“栝楼实味苦寒无毒，主胸痹。所谓胸痹者，乃胸膈痞塞。”

吴萸、附子、生姜、干姜相配伍 柯琴说：“吴茱萸配附子，生姜佐干姜，大寒始去。”

五味子、麦冬、人参、黄芪、黄柏配伍 孙思邈说：“遇夏日季夏之间，困乏无力，无气以动，与黄芪、人参、麦门冬，少加黄柏，煎汤服之，使人精神顿加，两足筋力涌出也。”

以上不过略举了一些配伍的例子，因囿于闻见，必定遗漏了很多生动而有价值的东西。但涓滴细流，对方剂之研究，或可能起到解剖麻雀的作用。

与友人论方

昔年与友人论医，互参恒德之术，上下其论，多发新义。其间也有特殊个案，辄出奇方以制胜。爰笔录于后，或可供学习者借鉴。

如血鼓（蛊）。徐灵胎治顾某血鼓案曾说："此症非桃仁所能下，抵当汤猝不及备，以唐人法下之，用肉桂、黄连、人参、大黄、五灵脂，水煎，一啜下瘀血而愈。"徐氏用唐人方，人参与五灵脂相伍而取效若此，道理在哪里呢？考《张氏医通》有治血蛊方，用人参、五灵脂各一两，琥珀、肉桂、附子（生）各五钱，赤茯苓、川芎、沉香、穿山甲（煅）各三钱，为末，浓煎苏叶汁为丸。每服二钱，早暮温酒各一服，也是人参与五灵脂并用。查十九畏中，人参畏五灵脂，相畏之品，即有相随之意。人参随五灵脂，乃更助灵脂破血消瘀，不复显补养之力。肉桂之用，亦在破血活血。唐人方之秘即在于此。张氏方中，琥珀功兼利水散瘀，能磨目翳，亦治蛊毒，又属止血生肌之品，能合金疮，自然也有消瘀散血之力。茯苓亦利腰脐间血，川芎、山甲均行血消坚之良药，因此二方皆治血蛊之良方。而桃仁、丹皮、大黄皆一泻而下之物，不能留连磨荡，用于新瘀则可，用于宿瘀则不如二方之妙，所以徐氏弃而不用。古人认为，日久腰痛，必用官桂以开之方止，腹胁痛亦然。血鼓（蛊）是瘀滞之证，腰胁常常作痛，上二方皆用桂，不仅专取活血，亦寓开闭之意。

如芎辛汤：东垣芎辛汤即九味羌活汤，治目羞明隐涩，赤肿而痛。道理何在？友人冯某说，辛皆治头痛之药，目可见，头内不可见，或者芎辛所治之头痛是因眼疾而头痛。那么玉真散的作用不是更明确吗？何以不能治目疾？查风药伤血，贫血者之头痛，一散风则头更蒙昧不清，如失知觉。血越伤则脑越失养，所以东垣之方除散风外，又兼补血，故而不仅治头痛感冒，也可治目疾。

又如治冻疮方：罗子敬如神散，用川大黄末，新水调，扫冻疮上则愈。用这种方法就应当审慎。友人冯某说："罗公南人，故为方如此寒凝，非北人所宜。"很有道理。鄙意治冻疮还是用当归四逆汤加吴茱萸、生姜，疗效比较确定。因为肿皆有湿，吴萸除湿，当归活血，桂枝驱寒，与冻疮正相吻合。当然，罗氏之方也有其适应证。温热药固然可以促进血循环，寒凉药在特定条件下也可能促进循环，北方就有用冰雪擦身取暖的方法。只是要看对象、方土、体质而施行，才能取得好的效果。

再如金水六君煎：此为张景岳方，治肺肾虚寒，水泛为痰，或年迈阴虚，血气不足，外受风寒，咳喘呕恶痰多。其方为熟地三两，当归、茯苓、半夏各二两，甘草一两，陈皮五钱（一方加党参三两，炒白术二钱），共研细，姜枣汤泛丸，每服三钱。友人曰：此方治虚不治寒，甚有见地。薛立斋在此方基础上加附子、细辛、五味子，煮薏苡仁浆丸，外用水浸生半夏、生姜二粉为衣，治肺肾虚寒、水泛为痰之证疗效颇著，诚有识之士，值得效法。我们在读古医书，用古方时，必须勤加思索，不为古人囿，才会有自己的体会，而创造出更有效的方剂来。

配方如烹调

烹调在古代是件大事，商朝宰相伊尹著《汤液经》，他就是搞烹调的。烹调术最讲究汤菜的滋味，譬如炒肉菜，用猪肉若干，炒到什么火候，加入多少花椒、大料、味精、盐、葱、姜以及其他调味品，做出来的菜才好吃。厨师对配料的比例和做法都非常讲究。假若不管肉菜多少，调味品都各放一大把，大火一烧，做出来的菜味道一定很差。中药配方调剂也具有同样的道理。张仲景《伤寒论》中的桂枝汤，用“桂枝三两去皮，芍药三两，甘草二两炙，生姜三两切，大枣十二枚擘。”煎法是“以水七升，微火煮取三升”，法度谨严。分析起来，桂枝和芍药等量很重要。桂枝味辛甘，芍药味酸苦，两味主药再配合生姜之辛，甘草、大枣之甘，微火煎煮，恰好做成一碗适口的带甜味的酸辣汤，起到调和营卫、解肌退热的作用。假若其中桂枝或芍药用量一变，煎法一改，做出来的汤剂辣酸不适口，退热效果也就差了。这说明方中药物剂量和煎法都很重要，治病遣药时不能感情用事。认为某药好，就用它几十克，或抓上一大把；认为某药不好，就不讲原则地少用或不用。在煎药时，不论治感冒或治杂病药，不论补剂或泻剂，既不分轻煎重煎，也不讲先煎后下，一概用大火一锅煮。就像不懂烹调原理的人，尽管原料很多，但颇难做出鲜美适口的佳肴。

历代对中药调剂都非常注意四气五味，也就是重视药物对脏腑经络的亲和力。不同气味的药物，入脏归经有所不同。举最通俗的例子，俗称辛辣之味，“葱辣胃，姜辣心，辣椒辣肛门”，而“五辛害目，以蒜为甚”。根据这个道理，古人创立了“引经药”。临床上常用的引经药很多，如太阳用羌活，阳明用升麻、白芷等等，比比皆是。但需要指出的是，引经药的剂量都不宜过大，否则会本末倒置，还可能把其他药物所要走的地方领错，降低方剂的疗效。

中药方剂的剂量和煎服法的规矩有其传统性，也就是说，治某病用某方，只有依照原方固有的比例调剂，如法煎煮，才能收到最佳的治疗效果。正像做某种菜肴，依照食谱所列的原料和佐料的比例，如法煎炒，做

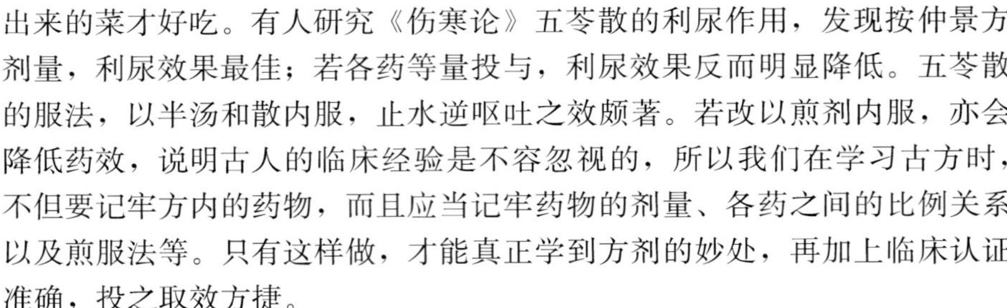

出来的菜才好吃。有人研究《伤寒论》五苓散的利尿作用，发现按仲景方剂量，利尿效果最佳；若各药等量投与，利尿效果反而明显降低。五苓散的服法，以半汤和散内服，止水逆呕吐之效颇著。若改以煎剂内服，亦会降低药效，说明古人的临床经验是不容忽视的，所以我们在学习古方时，不但要记牢方内的药物，而且应当记牢药物的剂量、各药之间的比例关系以及煎服法等。只有这样做，才能真正学到方剂的妙处，再加上临床认证准确，投之取效方捷。

谈加味肾气汤的应用

1971年3月，余受周恩来总理的委派，参加我国一个医疗组，赴国外为某某治病。

患者72岁，男性，身材魁梧，形体肥胖，无明显病容。自述排小便不畅，尿线变细已数月。无尿路刺激症状，下腹部不痛，亦不发热，溺色清，小腿无力，转弯时步态不稳，有将跌倒之势。既往有高血压病史。舌象无改变，脉稍数无力。患病后曾在本国和西方某国经治无效。由于疾病影响工作，心情颇为焦虑。医疗组体检之后，诊断为脑动脉硬化、震颤麻痹、前列腺肥大。

细询病情，察色按脉，根据《医宗金鉴》和《医林改错》的记载，认为患者年逾古稀，表面虽似壮实，体内相火已衰，肾阳已虚，气化不行，下焦排泄功能减损，故尿线变细，排尿困难。肾阳虚，不能与阴配合，失去平秘协调之用，浮越向上，是以血压增高。肾虚则子盗母气，致令肺气不足，气血流行不畅，造成筋肉失养，故小腿无力，行步不正，实乃中风前驱症也。综观诸病，病变以肾阳不足为主，肺虚血滞次之。但临证处理时，亦须顾及肺金，使金水相生，有利于疾病的康复。遂予补阴配阳、化气行水之味，佐以益气通络之品，投金匮肾气汤合加减补阳还五汤治之。处方：干地黄24克，山萸肉12克，怀山药12克，粉丹皮9克，云茯苓9克，建泽泻9克，炮附子4.5克，紫油桂3克，生黄芪30克，广橘络3克，地龙皮4.5克。水煎，每日服1剂。方中广地龙一味，为了确定其质量是否合格，余曾亲自品尝。服药过程中，每天查看病情，并配合针灸、按摩以治其外，嘱增加活动量以助气血运行。4剂服已，溺即通畅，小便次数既少，精神和体力状况有所改善，未出现不适反应。15剂之后，大见起色，排尿趋于正常。继续治疗至25天，排尿基本正常，气力倍增，步态渐正。徒步行程由治疗前的半里，治疗后增加至3里路，并能陪同医疗人员一起登山、游湖了。

谈金匮肾气丸

金匮肾气丸方，原出后汉张仲景《金匮要略》中，后人于其方义多所论列，颇具精义。

肾气丸治肾气虚弱证，若使用得当，确有实效。本方在张仲景《金匮要略》中凡四见，异病同治，以后又有所补充。如严用和加牛膝、车前，为济生肾气丸；张介宾减茯苓、丹皮、泽泻，加入枸杞、杜仲、甘草，为右归饮。随病机施用，各有所宜，可望生效。

肾气丸中六味滋阴，具“壮水之主，以制阳光”的作用；桂附温阳，具“益火之源，以消阴翳”的作用。相反，适所以相成。

清代汪昂指出：“有肾虚火不归经，大热烦渴，目赤唇裂，舌上生刺，喉如烟火，足心如烙，脉洪大无伦，按之微弱者”之十全大补汤、八味丸证，是一种真寒假热之阴证。真寒是本质，假热是现象。但汪昂仅提出“脉洪大无伦，按之微弱”一项，殊嫌不够，因为脉象也不一定固定不变，应进行全面分析。真寒假热证，是寒在内而格阳于外，有的是寒在下而格阳于上，为无根之火。汪昂所举之证很可能误认为是阳热证，所谓“至虚有盛候”。

“大热烦渴”虽是热象，但真寒在内，则索水至前而不欲饮，即或饮之亦不欲下咽，从而可知其“逼阳外越”的假象。“目赤唇裂”是热象，但目赤是粉红色，唇裂而齿多浮而润。“舌上生刺”可刮之使去，不似阳热证之生根难拔。“喉如烟火”多不红肿，即红，亦较浅淡。“足心如烙”，但重按之不热，或反而觉冷。“脉洪大无伦，按之微弱”，即脉浮大满指，按之无力。区别以上证候，可以分析出其不是真实阳热证，而是以虚热征象掩盖的真阴寒证。更有面赤颧红者，仔细看去，赤红是游移不定，且红色娇嫩带白。更有触诊患者手背腕处，其肌肤若凉，是热证的假象。用一分为二的辩证法诊察真寒假热证，就可以放胆采用桂附之剂以“导龙入海”、“引火归原”。

张景岳论济生肾气丸曰：“治虚水方，更无有出其右者。然当因此扩充，随证加减。若其人因大病之后，脾气大虚而病水胀者，服此虽无所碍，终不见效。”徐灵胎谓：“此方专利小便，水去而阴不伤，扶阳而火不升。制方之义，固非一端。但近人以此一端治天下之病，则又大失此方之义矣。”他当时是指责赵献可派滥用肾气丸的错误。因虚水一证，原因亦多端。小儿虚水，更不能助阳，以肾气丸为治，须结合具体病情，辨证施治，以万变应万变，不可以一方应万变。

效方拾零

一、抑肝散

抑肝散由二陈汤加当归、川芎、柴胡、白术、钩藤组成，主药是柴胡，用量皆为10～12克。本方为小柴胡汤之变通方，功能养血疏肝，和胃化痰，用以治疗肝胃同病而偏于痰湿盛者，可望应手取效。

曾治一老年女性，患神经衰弱，睡眠很差，伴头痛，咳嗽，吐清痰，脉象沉弦。此属肝血不足，体弱用强，凌犯脾胃，致健运失司，痰湿内生，循胃之大络上扰神明，即《素问·逆调论》所谓“胃不和则卧不安”者是也。投以抑肝散，服之即能入眠。

小女沛芬曾治一小儿，因惊吓而发热，面色发青，胸闷，脉弦。属肝脾同病，少阳升降之气违和。以抑肝散煎服，三日而愈。

二、上中下通用痛风丸

朱丹溪所制上中下通用痛风丸，是一张治疗类风湿性关节炎的良方。

根据《丹溪心法》的记载，本方的组成、用量和制法为：南星（姜制）、苍术（泔浸）、黄柏（酒炒）各二两（60克），川芎一两（30克），白芷半两（15克），神曲（炒）一两（30克），桃仁半两（15克），威灵仙（酒拌）三钱（9克），羌活三钱（9克），防己半两（15克），桂枝三钱（9克），红花（酒洗）一钱半（4.5克），龙胆草五分（1.5克）。上为末，曲糊丸梧子大，每服100丸，空心白汤下。

类风湿性关节炎即中医所谓“白虎历节风”，症状以四肢百节走痛为特征。丹溪谓此病“大率有痰，风热，风湿，血虚”，故方以苍术、黄柏、川芎为主，兼顾风、湿、热、痰、血诸因。白芷、灵仙、桃仁、红花为辅，助主药驱风活血，宣痹止痛。六曲为佐，防止诸药损伤胃气。桂枝取味薄者，引诸药以达上肢，行于手臂；防己、胆草取其苦降，引诸药下达髋膝足趾；羌活能走骨节，领诸药直至痛处，故皆用之为使。通过临床验证，此方若无黄柏、苍术、川芎三药，疗效会显著降低，使用时应予注意。

本方应用得当，收效颇著。曾治一男孩患历节风，病情发展迅速，经过多处治疗无效。就诊时手指肿胀，不能伸直，脚痛，全身关节肿痛，舌红苔白腻，脉弦数。投以痛风丸，6剂后肿痛消失。又曾治一成年女性，手指肿痛，诸药不效，以痛风丸加桑枝、松节各30克，服之而安。

桂枝芍药知母汤亦治周身关节肿痛，它与上中下通用痛风丸在主治证上的区别是：前者以下肢肿痛为主，故仲景有“脚肿如脱”之训。后者以上肢肿痛为主，故丹溪于列方之前谓：“取薄桂味淡者，独此能横行手臂，领南星、苍术诸药至痛处。”

若历节肿痛服前二方不能止之，可试用《河间六书》治历节之银花藤葛根羊藿方，亦验。

三、三痹汤

三痹汤系《千金方》独活寄生汤去桑寄生，加黄芪、续断、生姜而成。有谓其出于陈自明《妇人大全良方》，其实该书所载与之不同。

余所用三痹汤的剂量是：独活9克，秦艽9克，防风6克，细辛3克，川芎9克，归尾12克，熟地15克，白芍12克，桂枝6克，茯苓12克，杜仲15克，怀牛膝30克，党参12克，甘草7.5克，黄芪90克，续断15克，陈皮9克，生姜9克。

此方主治气血本虚，肝肾不足，复受风寒湿三邪侵袭成痹。邪气久稽不去，致腰部及下肢疼痛，不能步履，甚则出现手足拘挛之症。此方含有四君子汤和四物汤的成分，气血两调，扶正祛邪，是治疗痹证日久、气血受伤之良剂。重用黄芪，培补元气，以治阳不足而阴不利之病。黄芪补表而不实表，无碍于邪气之透达。怀牛膝下行之力甚伟，合杜仲、续断壮筋骨，对因痹证而腿弱难以行走者颇佳。

新中国成立前，余悬壶唐山，曾治50余岁男性患者，小腿骨疼痛1年余，不能站立，诸药无效，已卧床难起矣。诊得两尺脉沉细无力，但小腿肌肉未见萎缩，关节亦无疼痛。病由气血不足，肝肾两虚，外邪袭之，致筋骨疼痛废用。投以三痹汤，3剂而能下床步履，复以之配丸药调理而痊。

漫谈杂方

战国时期的医学家扁鹊有句名言："人之所病，病疾多；医之所病，病道少。"也就是说，人所患的疾病，千奇百怪，种类繁多；而医生所掌握的治疗方法却很少，远远不能满足解决病家疾苦的需求。加之每种疾病都有其前、中、后的阶段性，气候、体质、年龄的复杂性，有的还存在阴阳交错、虚实混淆，只凭着一方一药，希图控制疾病全程，往往是不能实现的。中医学是一门经验科学，要想在临床上求得较好疗效，必须重视古今各家的诊治经验，注意接受各种治疗方法。不管是经方还是时方，不管是医书的方子还是杂书上的方子，不管是手抄的方子还是口传的方子，只要言之有据，效验可靠，就应该记录下来，加以整理，并应用到医疗实践中去。有一些疾病，医书上的传统方疗效不好，而非传统的杂方却很有效，值得借鉴。现举数例，以窥其一斑。

金武祥《粟香随笔》载有狂犬病病状及治疗方法。书中大意说：疯犬之状，颈硬头低，耳垂尾弹，向前奔窜，遇人畜即咬。人略被衔衣，即受其毒。急者七日，缓者七七四十九日，或至百日，毒必发。发毒之状，心腹绞痛，神识不清，痛剧则掐胸嚼指，甚至咬衫袖或磁石，三四日必不救。诊断狂犬病的方法是：先以葵扇煽之，患此病者便缩身战慄；闻锣声，便惊慌失措；即如染狂犬毒的疯犬，也是这样。此病在方书上俱少良方可治，或用斑蝥等以毒攻毒，也不妥贴。清代道光二十六年冬，有人过湖南湘江中之沙湾，目击一米船篙工突然发病，如前所述之状，大家都不认识他患的是什么病。这时邻船有一醴陵人，用葵扇向病人一挥，大声呼叫说："危险啊！此是中狂犬毒了。若能酬谢我六千文铜钱，我有秘方，可立愈。"船主人哀求说："工人贫穷，我当代筹三千文铜钱作为酬谢，请你给他治病吧！"醴陵人不答应。大家都觉得醴陵人残忍，愤怒地一拥而上，将醴陵人绑缚至病人身边。醴陵人惧怕染毒，愿意治病而不索酬谢，请求大家给他解缚。大家考虑他会食言，要他必须传方将病治愈，才能获得释放。于是醴陵人始说出了秘方：用大剂人参败毒散，加生地榆、紫竹根，水煎服。如病者牙关已紧闭，须挈去门牙灌之。果然服一剂而神清，二剂而病若失。该书所附之方是：真纹党、羌活、独活、前胡、柴胡、桔梗、茯苓、甘草、生姜各三钱，炒枳壳、川抚芎各二钱，生地榆一两，紫竹根一大握。共13味，浓煎温服。还说要想知道狂犬病毒是否已清除，可服生黄豆作试验。毒已清者，嚼黄豆觉有生腥气；未清者，不觉此气，则应再服前方。至三服，毒必清。孕妇亦不忌。如非疯犬咬，前方加乌药一两，亦可服。余认为疯犬咬方记载颇多，大都为霸毒猛剂，虽或亦能见效，总觉未妥。此方平稳可用，但紫竹根一时难寻，应让药店采购，备用为宜。又，犬咬伤，民间以杏仁或紫苏叶嚼烂，罨伤处，以帛缚定，亦效。

小儿吞铁，世少良法。梁章巨《归田琐记》载：清代漳浦蔡文公在校《四库全书》时，发现《苏沈良方》有小儿吞铁之方：剥新炭皮，研为末，调粥与小儿食，其铁自下。其后遇幼孙偶误吞铁钉，医家以朴硝等药攻之不下，日渐消瘦。乃依前方试之，果然炭屑裹铁钉而出。乃知记杂方，受益匪浅。

其他杂方如：胡桃性能制铜，凡误食铜物者，多食胡桃自化。明矾性能制砒，服砒者，可用明矾三钱研末，调水饮之立解。苦茗、明矾、地浆水能解菌毒，食毒菌中毒者，可以选用。

杂方看去似平淡，但确实能起大症，为医者请勿忽视。

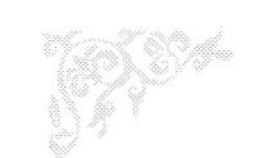

博采众方琐谈

"博采众方"是后汉张仲景编纂《伤寒杂病论》的心得总结，也是后人学医时汲取他人长处以求不断进取的格言。余从事中医工作有年，既无家传，又乏师承，全靠自己秉烛达旦的读书，在穷乡僻壤中实践，每得一方即加以记录，从临床疗效上辨其良莠，不断提高医疗水平。历年积累了不少单方、秘方和验方，现将其行之有效者略举数则，供业医执匕者参考，希冀有益于病家。

一、古人验方七则

现代医学所谓老年慢性支气管炎合并肺气肿，日本人汤本求真采用张仲景苓甘五味姜辛汤加味，临床效果显著。若有呕吐，则加半夏；无呕吐者，加瓜蒌仁。

张石顽曰：凡风湿冷痹之证，因水湿所致，浑身上下强直，不能屈伸，痛不可忍者，于五积散内加穿山甲七片，全蝎（炒）十个，葱、姜水煎，热服取汗，避风甚良。五积散方在清代汪昂《汤头歌诀》中有载，无需赘言。

王清任通经逐瘀汤治疗现代医学中的荨麻疹，较其他方剂为优。方为：刺猬皮、薄荷、地龙、皂刺、赤芍、桃仁、连翘、银花。加减法：血热者酌加山栀子、生地黄等；风冷者加麻黄、桂枝等；虚热郁成者，加银柴胡、地骨皮等；咳嗽喘息者，加杏仁、苏梗等。每日一剂，至症状消失为止。愈后继服人参健脾丸三日。

清代吴翌风《镫前丛录》载神仙粥，专治一切感冒症，如风寒、暑湿、头痛、骨痛，并四时疫气流行等。凡初得病二三日者，服之即解。法用糯米半合，生姜五六片，河水两碗，于砂锅内煮一二滚后，次入带须葱白头五六个，煮至米熟，再加酸醋半小盅，入内搅匀，乘热吃粥，或只服粥汤，于无风处睡，以出汗为度。盖以糯米补养为君，姜、葱发散为臣，而又以酸醋饮之，屡用有效。此方奥妙在于加醋，寓散于收，其力较大，殊有深意。余曾将此方用量略加变通，施于老人感冒，安全有效。

《医剩》治狐臭，用桂圆核六枚，胡椒二七粒，共研细末。每觉有汗，用粉扑之，轻者一料即可见功。

雷公保命汤，治现代医学中的炭疽病有捷效。方为：银花三两，蒲公英、当归各一两半，荆芥、防风各三钱，生甘草五钱，水煎服。方中重用银花、蒲公英，以清热解毒；辅以当归，通经活血消肿；再佐荆防疏风达邪，甘草和中解毒。对类似中医疔疮的炭疽病，可谓审证周详之药方。

擦涌泉法。元代李治《敬斋古今注》说：涌泉穴在足心之上，湿气皆从此入。日夕之间，常以两足赤肉，更次用一手握指，一手摩擦，反复多时，觉足心热，倦则少歇。或令人擦亦得，终不若自擦为佳。李治的父亲每夜常自擦至数千，所以晚年步履轻便。李治本人只令人擦至熟睡而止，也觉很得力。又有一位曾做过江东仓使的郑彦和，脚软不能下台阶与人辞行，经教以此法，数月即能拜跪。今人杨某，年八十步履如飞，亦尝言得此法之效。余以为常摩涌泉，可使肾气流动，精气充溢。

二、今人验方十二则

《中医师手册》载：中国革命的先驱者孙中山先生，尝以金针、木耳、豆腐、豆芽四物，比之为四物汤。其言大意说：人身内脏多纤维，金针有纤维之韧性，最能止衄血；人身血流易停滞，木耳可周流血液而调节之，故能治血痨；豆腐富于蛋白质，为植物中之肉类，与鸡卵、牛肉同功，而无卵肉肥壅助邪之弊；豆芽养心而通淋泌，适宜于心、肾疾病。四味虽甚寻常，久服可调节脏腑，营养生机，增加抗病力，预防疾病，幸勿等闲视之。

章次公先生擅长运用虫类药物，治疗顽固性的慢性疾病。如治王玉美案，患头痛达三年之久，作辍无常，痛剧则呕吐频作，彻夜不寐，痛苦不可名状。治风当先治血，古有明训，但追风通络之药必不可少。方用炮附块一两，当归一两，川芎六钱，甘枸杞六钱，藁本六钱，大蜈蚣（炙）十条，全蝎八钱，半夏六钱，黄芪一两，枣仁六钱，云苓六钱，白术六钱。共研细末，每饭后服一钱，一日三次。此方仅服两料，已告痊愈。以后因他病来诊，知已三年不发。此案结合余历来使用蜈蚣、全蝎之经验，觉其镇痉之效并不显著，而镇痛之力特强，用之得法，有立竿见影之妙。乌附与当归同用，镇痛之力亦殊不弱，若再配合蜈蚣、全蝎，可以相得益彰。用虫类药物，以配成丸散剂为宜，便于常服，此即叶氏“新邪宜急救，宿邪宜缓攻”之义。虫类药物对胃部略有刺激性，胃纳不佳的患者，可复入山楂、陈皮等健胃调气之品，以解除其副作用。但大多数患者，服后并无任何反应。

赵锡武教授为人纯朴挚厚，娴习《伤寒》、《金匮》，临床之际多用经方，有胆有识，常拯危险大症，深知欲起沉疴、救夭折，非仲景方不能为力。验之实际，信之终身，久而弥笃，故弛誉全国，堪称名医。赵老治内耳眩晕病（梅尼埃综合征），认为其中不少属于痰饮所致，常投加味苓桂术甘汤。方为：茯苓六钱，桂枝三钱，白术四钱，甘草三钱，泽泻八钱，半夏六钱，生姜四钱，陈皮五钱，生龙骨、生牡蛎各八钱。不用辨证，服之则效。据余临床体会，若服赵老方不验，则为血虚头晕，服枣仁（炒）三钱（或柏子仁三钱），山药三钱，五味子三钱，当归三钱，龙眼肉三钱，可愈。

现代医学之脓胸，可与中医之肺痈采取同一治法。米脂李振三老中医用丹皮三钱，薏米五钱，冬瓜仁三钱，生桃仁三钱，治之有效。若热盛，可加全瓜蒌七八钱。

喉科医师耿鉴庭研究员，长于治疗咽峡炎，曾传一治咽峡炎方：金莲花五钱，金石斛一两，甘草五钱。分为十份，酌加茶叶，沏茶饮，并含漱，临床上有一定效果。

同仁有谓磷酸盐的尿结石，可用牛角粉（用炭火煨焦存性，为末）化解之。用法：每服三钱，黄酒冲，温服下。川牛膝助尿结石排出有力。又谓助育丸能助男性无精子或精子不活跃者，使有生育能力。方用桂附地黄丸加桑螵蛸，每早晚各服三钱，长期服有效。

同仁中一医师去江西医疗队时，采访其地医疗验方，得一治目疾白内障方，试之多验。方为：田螺蛳三两，鲜猪肚一个，冰糖五两。用法：将田螺蛳去壳洗净，同冰糖放入猪肚内，蒸成糊状，吃肉喝汤。早晚各服一次，3 日服完。连服猪肚 3 个，每隔 10 天服一次。

河南冯某传治头痛，不能看书，记忆力差，用四物汤加桔梗三钱，桃仁四钱，羌活一钱，藁本二钱，木贼二钱，苍耳子七枚，菊花二钱，通草一钱，升麻五分。初得此证服之，效尤显。又传治阳狂症，骂人不避亲疏，越墙上屋，登高而歌，夜间不寐。用瓷针于曲池穴旁静脉放血，可至病人出汗或呕吐，或二便下血。再用犀角一钱，川连一钱，石菖蒲二钱，茯神二钱半，远志肉二钱，炒枣仁二钱，川贝母一钱，广陈皮三钱，川军六钱，芒硝三钱，水煎服。

沈阳市赵某治肺结核空洞方，用生菠菜子三分，生白及粉二分，生百部草一分，共为细末，每日四钱，分三次用白开水送下。云如鸡蛋大空洞，在无热状态下服之，谓可能有促进愈合之效。

吾乡谷鸿翔先生，用化州橘红一味，治愈脑后疽。化州赖氏园中所产橘红，色绿如蟾皮，肉厚有毛，此属真品，得之不易。先生精于外科，皆自作方，流传于丰润县境者尚多。他尝说："药须平淡，平淡到无病人可服，而有病人又须必效。"此医门之第一要事。

疔疮走黄，即所谓败血症。病势较轻者，五味消毒饮加金线重楼、半枝莲即有效。余在友谊医院曾有治验。较重者，如呕吐昏愦，急投七星剑、苍术、野小菊、豨莶草、地丁、半枝莲各三钱，金线重楼二钱，麻黄一钱，好黄酒一斤，煎至一大盅，去渣热服，蒙被取汗。昔年余在滦县司各庄悬壶时，当地有一老中医名崔绍宗者，术依师传，每遇此症，即以此方投之，病立起。但方纸上不著用量，以示秘不外传，盖宝之也。

有人传余一治胃癌之方，失记姓名。方用蜈蚣十条，僵蚕五钱，桃仁五钱，水煎服。按：蜈蚣能行瘀血，散肿毒；僵蚕去风化痰，备宣疏攻托之能，令结化痹开；桃仁破血润燥杀虫，有凝血者用之。徐灵胎谓：凡血瘀血结之疾，不能调和畅达者，桃仁能入其中，和之散之。张石顽亦谓桃仁为血瘀血闭之专药。此方力雄厚而不峻，服之对胃癌恶疾有近期疗效。若效不显时，可加穿山甲，因山甲能直达病所，解毒散疽，入胃经。余昔在鲁西时，闻一老中医言：蜈蚣合山甲，能斡翻胃底之癥结，因而铲除之。是以知山甲为治胃内肿物得力之药。

谈治咳经验方

咳嗽一症，虽非大病，治不得法，亦缠绵难愈，是以历代方书，论之甚详。古方良法妙药虽多，然用者难精，反而莫知适从。现仅将数十年治咳经验介绍如下，或许于临证者有所裨益。

咳嗽名目尽管繁多，有热咳、寒咳、火咳、燥咳、五脏咳、六腑咳等等，但主要仍然在肺，所谓“咳证虽多，无非肺病”。立论过繁，反令学者不得其要。其实，私心度之，但以外感、内伤二证括之，则可尽握咳嗽枢要。外感咳嗽必由皮毛而入，因肺主皮毛，最易感受外邪，以从其合。内伤咳嗽，多属脏气相互影响，如脾虚不能升清益肺，肝火上灼伤肺等等。治疗大法，外感者，邪自外而入，治当辛温，邪得温而自散；内伤者，阴气先伤，治宜甘平养阴，阴气复而嗽自宁。

大凡外感咳嗽，经月不痊而引起慢性支气管炎者，切忌敛镇而强制其咳，否则兜涩其痰，必致久咳不愈。余自制一方，名止咳汤，以宣通肺气为主，肺气一宣，其咳可止。药用白前、前胡、杏仁、甘草、荆芥、防风、连翘、贝母、桔梗、芦根。此方四季可以通用，恶寒甚加苏叶，发热甚加麻黄、石膏。加苏叶取其辛温发汗，加麻黄、石膏意在达汗透表。因为无论寒热，肺不宣通，终致咳嗽。一得汗出，皮毛通而肺气通，其咳即止。此方是从桑菊饮变化而来，故依证也可酌加桑叶、菊花等味。

对于干咳痰黏不爽之证，与燥咳稍异，也属难治。凡咳而痰不出者，肺燥胜而痰涩。燥则润，涩则疏，润肺利气是制方之本。若不知燥痰润肺，反用宣法，越宣越燥，势必干咳不止；若不知痰涩当疏，则痰黏难愈。为此，余自拟一方，定名润肺汤，药用沙参、兜铃、山药、牛蒡子、桔梗、枳壳，亦可随证加入橘红、杏仁、贝母、瓜蒌等味。此方用沙参润肺益气，马兜铃开豁结痰，是一开一阖；用山药滋脾补虚，牛蒡子宣散结气，是一补一泻；用桔梗引气排气排痰，枳壳下气降逆，是一升一降。六药合用，虽相反，实相成。咳而喉痒加橘红；痰多咳甚加杏仁、贝母；喘者加瓜蒌仁，但必新炒，定喘之力方大，陈久者不良。本方既能滋阴润肺，又能疏瀹壅塞。润肺则咳止，气展则痰豁。对于咯痰不爽，干咳频繁之症，一般连服 7 剂，即有确效。

除了自制方外，我喜用《局方》苏子降气汤和《医学心悟》止嗽散。苏子降气汤偏重于喘，用时加入枳壳，取其利肺下气。使用要点是方中需用干姜，不用生姜。凡咳嗽嘴辣，乃肺之本气虚。干姜味辛，守而不走，肺主辛，以辛补辛，其力甚大。若用生姜，偏于表散，其效反致不显。止嗽散方治外感咳嗽有殊效，是启门逐寇法。过去我院将其配制成糖浆，广施于病人，疗效甚好。

内伤咳嗽，分在脾在肾。昔贤云新咳在肺，久咳在肾，痰咳在脾，可称要言不烦。在脾者用六君子汤加枳壳、苏子，或异功散加贝母、白前。在肾者可用河车大造丸，长期久服，自有效验。

又有一种虚劳咳嗽，自拟参蛤三七散以治。昔年尝读《冯氏锦囊》，见冯楚瞻在天一散方中用人参加止咳补虚药，用治虚劳咳嗽，启发甚大。对虚嗽主张用补，是他独到的见解。于是仿其意，制参蛤三七散方，药用人参一两，蛤蚧四对，三七一两，研为细末。每日服二次，每次二至三分，感冒停服，服时忌绿豆及大凉之品，恐补泻相消故也。一料可吃两月，以冬季服用为好。方中蛤蚧，治喘力大，能补肾纳气而兴阳；人参大补元气；三七动药，能活血又能破血，用之开通防滞，与人参、蛤蚧一补一泻，动静结合，使补而不滞。本方适于老年及体虚之人，青壮年必真虚者方可用之。若瘀血甚者，酌加郁金；若肾虚久咳，可加入紫河车一具，炒炙研粉，增强补肾之力。

肺肾为母子之脏，有金水相生之义。此方之妙，既可治虚嗽久咳，又可治肾虚阳痿。曾在印尼治一国际友人，耽于内宠而患阳痿，多方医治无效，经用参蛤三七散方，加入鹿茸一两，为粉剂，每晚临睡服三分，调理百日而愈。后又用此法治愈老年阳痿多人。由上观之，治肺可以治肾，治肾也可以治肺，不过掌握虚则补其母，实则泻其子，进退消息而已。临床上常见老年咳喘病人，肺肾皆虚，用肾家药治其阳痿，久之其喘亦平。据此认识，曾治一少女彭某，10 余年咳喘宿疾，径投河车大造丸而愈。是以体虚久咳以治肾为上。

对于顽固性慢性支气管炎，经年不愈，痼疾难除者，余曾创制固本丸治疗。药用黄芪、党参、白术、防风、云苓、炙草、陈皮、半夏、补骨脂、紫河车等。方取玉屏风散、六君子汤加肾药而成。因此类病人体质多虚，治其易于外感，用玉屏风补肺气，实腠理；治其痰多咳嗽，用六君子健脾化痰；治其虚喘，用补骨脂、紫河车补肾纳气。脾为生痰之源，肺为贮痰之器，肾也为生痰之本，此方肺脾肾三脏同治，名为固本，洵不虚也。我院已制为成药，历年运用，疗效颇佳。

使用本方以秋冬之交、冬春之交为好，因此时季节转换，气候一冷一热，易于发病，亟需治疗。用之体力骤增，功效显著。另外，本方药力偏温，有不知者，辄加入一二清凉之药，意图监制，则药效顿减，盖未识“病痰饮者，当以温药和之”之义。服用本方，忌食绿豆，恐凉消温补之力。疗程一般应在3个月以上，丸以济缓，常服才见功效。

谈延年半夏汤

延年半夏汤，《古今录验》方，载于《外台秘要》。日本医家对此方颇有研究，《汉法医典》中即收录本方，其临床应用指征：一是胃部时有剧烈之疼痛者，且疼痛往往波及左侧胸部及肩胛部；二是患者喜屈其上体，抵压疼痛之部位，以冀图减轻疼痛；三是疼痛时发时止；四是多嗳气欠伸，呕吐后疼痛可缓解。药用：半夏 12 克，槟榔 6 克，桔梗 3 克，枳实 3 克，前胡 6 克，鳖甲 9 克，人参 3 克，吴茱萸 3 克，生姜 3 克。水煎温服，可获速效。

本方主要治心胃痛。然得力处，尤在治胃中，着力于治肝。

大凡神经系统疾病，中医多归于肝。胃痉挛疼痛，中医称为胃脘痛，大多兼有胁痛，发时其疼难止，除病在胃外，与肝相关。本方组成，除用半夏、生姜、吴萸和胃降逆而外，另有大量和肝镇肝之品。方中鳖甲镇肝，槟榔破气疏肝，枳实与桔梗相伍，一升一降，令肝胃气机得调，配以人参，和肝之力更强，故而肝胃不和之胃痉挛疼痛，用之特效。运用本方，病人脉象多为弦细，盖弦脉主肝，弦细属虚，所以药除两和肝胃外，更用人参培植元气，斡旋其间。是以寥寥数味，切合病机，无怪获效于顷刻之间。回忆早年曾治一 40 岁男性胃脘痛患者，每一发作，遍地翻滚，呕吐不止，疼痛难忍，脉弦细而紧，遇怒更甚，多方医治无效，经用本方，数剂而愈。

除此以外，延年半夏汤所治范围尚广。方中半夏、生姜、吴萸等味又为治水饮要药，因而移治支气管喘息兼有疼痛者，亦无不效。新中国成立前曾在唐山治一妇女，阵咳而喘，胸胁心口疼痛不止，倚伏枕上，呻吟痛楚，几不欲生。急出延年半夏汤全方，2 剂后霍然而愈。自此以后又治多人支气管喘息，皆效。根据个人经验，大凡突发性阵咳作喘，痰带白沫，舌苔白腻，证属偏寒者，投之辄效。

由于本方所治以神经性痉挛为主，故而用于两胁肋疼痛经久不治者亦效，取其能和肝镇肝也。于此可见，古方运用得好，常可治疗一些大病难症。昔越人尝叹“人之所病，病疾多，医之所病，病道少”。我国中医药数千年历史，积累了丰富的经验，只要我们勤于采掘，不忽略古之成方，所得又何止延年半夏汤一方而已。

谈阳和汤

阳和汤方：大熟地一两，鹿角胶三钱，白芥子二钱，肉桂一钱，甘草一钱，麻黄五分，炮姜炭五分。出自王洪绪《外科证治全生集》，为阴疽名方，世有阴疽活命丹之称。

《成方便读》谓："夫痈疽流注之属于阴寒者，人皆知用温散之法矣，然痰凝血滞之证，若正气充足者，自可通行无阻。所谓邪之所凑，其气必虚，故其所虚之处，即受邪之处。病因于血分者，仍必从血而求之。故以熟地大补阴血，以鹿角胶有形精血之属赞助之，但既虚且寒，又非平补之性可收速效，再以炮姜之温中散寒，能入血分者，引领熟地、鹿胶直入其地，以成其功。白芥子能去皮里膜外之痰，桂枝入营，麻黄达卫，共成解散之勋，以宣熟地、鹿角之滞……甘草协和诸药。"

其实，此方用大量熟地黄为君药，以滋补血液；用鹿角胶为臣药，以填补精血；用肉桂以消除寒凝之气；取甘草通经脉，利血气，为正佐药；用麻黄发表之性以开腠理，为反佐药；更使以白芥子消除皮里膜外之痰，吸收炎性渗出物。全方君臣佐使，调制得宜，故其效甚大。

此外，本方配伍固属周密，用量确也十分精当。熟地黄为滋腻静药，用量一两；麻黄为发散动药，用量五分。大量熟地得小量麻黄，则补血而不腻；小量麻黄得大量熟地，则通络而不发表。一守一走，相反适以相成。方中白芥子、肉桂、炮姜之量，均比熟地、鹿胶为少，体用之间，斟酌得当。各药合用，则阴疽内陷者，如日光一照，沍寒悉解。阳和之剂，名副其实。

余运用本方经验，凡治青壮之人，正气尚未大衰，回阳最易见功，一般服 20 剂可见效果。若年过 40，则必须守服 40 剂以上，始可望其痊愈。总之，使用此方关键在患者阳气盛衰，阳旺者易，阳衰者危。

马培之说："此方治阴证，无出其右，乳岩万不可用，阴虚有热及破溃日久者，不可沾唇"，可为此方禁忌。不过万不可用一语似嫌绝对，若审得确系阴证，用之亦无妨碍。

例 1. 姚某，女性，18 岁，未婚。初时乳部长一硬疙瘩，继之渐次增大，疼痛异常，求诊于余。检视乳房，并无破溃，脉缓，舌淡，属乳核阴证。为拟阳和汤全方，加贝母四钱，4 剂而愈。

例 2. 陆某，男性，19 岁，天津人。脊背肚腹疮疡成洞，久不封口，中流稀脓，治疗无效，商治于余。诊其疮口下陷，颜色发白，经常自汗，断为阴疽。随出阳和汤予服，连进 20 剂，脓液由稀转稠。阳气已回，除续服原方外，更予托脓生肌散外敷。疮面渐次封口，结疤而愈。

对于阴疽流痰，即所谓阴证结核病，如寒性脓肿者，虽属外科范畴，但非手术所宜。此时若用阳和汤内治，常可收到殊效。可见中医药学确是伟大宝库，值得我们深入研究。

谈民间验方的整理研究

流传在民间的单方、秘方和验方，是我国劳动人民长期与疾病作斗争的产物，是宝贵的医学遗产的一个组成部分。我国古代的一些医学古典著作，也有不少是从收集、整理民间单方、秘方、验方做起的。考察前代较系统、实用而有价值的医学著作，首推张仲景的医书。他在序言中说是“勤求古训，博采众方”而编纂成《伤寒杂病论》。书中所列的，如常见的桂枝汤证、麻黄汤证，“但见一症便是，不必悉具”的少阳经小柴胡汤证，“三阳多变证”，引导人们要按证用药；三阴应扶正，指出要用四逆辈温法。此种整理研究，概括而系统化，有规律可循。这是与他博采众方、精心总结的科学态度和不断实践的勤勉精神分不开的。其次则应推唐代的孙思邈，他以百余岁高龄的优越条件，旁搜博采，不但囊括“海内医方”，还包括所谓“殊方异域”的方剂，如古代印度效方耆婆万病丸等，同炉共冶，自命“千金”，勤于采访，不踵前规，不事抄袭。他自云晚年才由江南保密人手中得到仲景《伤寒论》，编排于《千金翼方》中，上续汉晋，下启宋元。当然，收集整理民间有效方药比较好的，还不仅限于仲景与思邈，仅举他们二人以见一斑。

单方、秘方、验方有的寥寥几味药，有的五六十味复合，有的是大毒，如白砒、轻粉，有的是甘草、小麦、大枣等常用的普通药物，有的有珍珠、玛瑙、珊瑚之类珍贵之品等等，我们应多方面研究，不能“师心自用”，以意去取，或谓“毒物害人”，或谓“杂品不纯”，或谓“珍品价贵”，或谓“贱品无用”。首先要以临床有效为标准，如云南治麻风的黄花断肠草复方，内含中草药51种，有10余种大毒品，单服或以水煮服可中毒，但复方用之可治病。又如《千金方》耆婆万病丸由蜥蜴、芫青、甘遂、大戟等毒烈之品汇聚成方。恽铁樵自服，治愈多年痼疾。我也曾用于一妇女经水正常、大小便畅之少腹如鼓，而获速效。所以，既不要轻视单方的简单，更不要忽视成方的“陈旧”。有的秘方献出以前人人惊为神秘，献出后看出是通常药物，看不起，不知“千方容易得，一效最难求”。中医成方，不下数万，但成方多经实际应用，经过实践的检验，所以应予重视。

我曾向河北一名同乡（针灸医生）学习过一个已经绝传的“大灸法”，这种灸法不同于寻常，治虚弱不能起床之证很有效。他毕生不传人，在其去世前夕，曾传予我与二三同好，那种背与腹灸点的布置、艾球的大小、咸萝卜片的厚薄等，纵教口授十分详细，若不亲自见习与操作，是不会用或用不好的。实践检验比一纸相传、片言口授要重要得多。我国地大物博，中草药丰富，历史悠久，验方很多，应当认真发掘，整理研究，服务于人民。

外科验方一束

这些验方是河北省唐山市各中医师在中国共产党领导下，于 1952 年 1 月在工业安全卫生展览会之前，自愿贡献出来的，并签署公开姓名、住址，表示负责。这种打破保守思想，树立为人民服务的精神，值得表扬。但在当时虽经整理完竣，而距开会之期太近，未及付印，兹摘录一部分，供医界试用，并希将试用效果总结，以便交流推广，共同发掘祖国医药宝藏。

一、治内痈穿孔方（胜利路明仁堂药店刘润斋）

膏发煎：主治内痈日久，致生瘘孔，浸淫溃烂，脓液淋漓，用外科药治之不愈，内服此膏能使瘘孔收敛平复，内痈因而全愈。

猪膏（即猪板油）半斤，乱发如鸡子大三团。

二者和在一处，煎至发消成膏，每日晨起空腹时，化服一食匙。

【美中按】此方系张仲景《金匮要略》方，一见黄疸病门，主治诸黄，一在妇人杂病门，主治胃气下泄，阴吹而正喧，此谷气之实也。刘君移治内痈穿生瘘孔，当是从“阴吹正喧”悟出。余曾见其治愈缠绵二年余之重症两人，屡经各医施内服、外敷药无效，服此膏一月余而收全功。病例仅二，北方尚有实验价值。

【编者按】动物发类不易煎消，入油煎可能焦枯，此方应用既属有效，似以焙末再煎较妥。

二、治毒疮方（富贵街 10 号吴汉卿）

主治一切有毒肉之疮疡。

蜣螂一钱，干姜五分，冰片三分。

以上三味共研细末，搽于患处。

【按】《外科证治全生集》治毒疮方是治阴疽溃久不愈，内生多骨者，用此药纳疮口内，再以膏药外贴，其多骨自出，出尽即收口而愈，用之有效，方名推车散。

三、治黄水疮方（斜阳二条5号汪安澜）

净轻粉（微炒）、穿山甲（炒）、铅粉、黄丹各三钱。

共研细末，香油调搽，忌用水洗。

又方：奇珍散（唐家庄新立街17号朱子诚）

主治面部黄水疮。公丁香、白芷、枯矾、银珠、木鳖子（去皮）、铜绿、官粉、红枣（去核焙干）各等份。

以上八味共为细末，过筛，再研极细，香油调搽患处，每日早晚各一次（搽药未愈前不可用水洗，忌食鸡子）。

又方：回毒散（华北中医实验所岳美中）

枯矾一两，血余炭（即发灰，焙至成炭，不宜过火）一两，松香（熬）一两。

共研细末，若黄水多则干渗，未溃破则用香油调涂，忌用水洗。

四、治痔疮方（胜利路荣华诊所段荣华）

猪胆一枚（将胆汁倾出一半），装入大黄豆，以装满为度，挂阴处6天，使胆汁干，重用香油（芝麻油）灌满，仍悬挂阴处6天，再用槐树皮烧新瓦，放胆于瓦上焙干，研成细末，一次服完，白糖水送下。

又方（刘秉衡）

五倍子、冰片各等份。

上药共为细末，香油调搽患处。

又方（和平路状元二条金原如）

金线重楼、木鳖子、射干、防风、羌活各三钱，粉甘草二钱。

水煎熏洗。

五、治瘤方（唐山市古冶惠生药局吴晓峰）

防风三钱，蝉蜕三钱，白鲜皮三钱，生地黄三钱，丹皮三钱，连翘三钱，金银花三钱，牛蒡子三钱，粉甘草三钱，秦艽钱半。

水三盅，煎至一盅，温服（二煎时，水二盅，煎至一盅）。孕妇忌服，有心肺病及太虚之人亦忌服。

六、治疔毒恶疮方（唐山市胜利路博爱联合诊所朱鸿泽）

鲜蒲公英（连根）三斤，洗净，用急火熬3小时，去渣取汁，再用慢

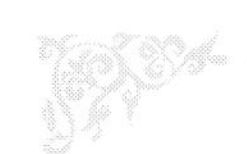

火煎熬成膏。采药期要在农历芒种节前后，药乃成熟，内有白浆，乃其消毒之成分。

此膏用以圈无名肿毒、疔毒、恶疮，将溃者速破，未溃者即消。如周身发热，疼痛难忍，心烦躁者，内服一钱，托里解表，确效。

七、化疔膏（唐山市余庆里大街15号郑德维）

治红肿剧痛，黑头或红头的疔疮，无论生于何处皆可。

嫩葱头二枚（去须叶及粗皮），生蜂蜜一食匙。

将药混合，捣烂成膏。用酒精或硼酸水洗，再将药膏敷于疔上，用药棉盖好，再用纱布绷之，一日换药二次。

此药切忌入口吞食，并忌食刺激性物品。

八、治漆中毒并漆疮方（唐山市达谢庄后街34号张叙伦）

漆中毒初起，用鲜荷叶煎水洗。

漆疮，用螃蟹黄涂患处。

九、治中粪毒方（唐山市第八支会马驹桥村王振隆）

夏日农人中粪毒，突然引起皮肤炎，心中发慌者。

青黛二钱，轻粉二钱，毛慈菇二钱，白矾一钱半，雄黄一钱，黄柏一钱，木炭二钱，冰片二钱。

共研极细末，用米醋调和如稀粥状。若中粪毒，将药搽在有秽毒之皮肤上，俟二三十分钟后，肿消痒止。

皮肤发现有红疹状，此毒气已提出于皮外矣。忌污秽之水沾染患处。

十、治癣方（滦县南安各庄高仰青）

大枫子肉一钱，枯白矾一钱，硫黄二钱，明雄黄二钱。

共捣如泥，煎过的棉花子油调搽患处。

忌食辛辣之物。

十一、治疥疮方（唐山市第八区大官屯56号王化新）

专治男妇老幼一切干湿疥症。

水银三钱，大枫子（去皮）七枚，核桃（去皮）七枚。

将大枫子、核桃仁捣烂成泥状，然后将水银入内，和合匀，分作7包。

患者在晚上解衣以后，用一包在患处频频搽之，要是疥疮不多，可以用半包。每晚一包，7 天用尽即愈。

【美中按】男子忌搽睾丸上，妇女忌搽乳上，否则肿痛难堪。

十二、疥光散（唐山市和平路 24 号星城诊所韩子居）

不论干疥湿疥，轻者三次，重者五六次可愈。

香白芷、花椒（伏椒）、白矾、硫黄各等份。

先将白芷、花椒、白矾轧成细末，另将硫黄入杓内，用火熔化，再将药末加入，调匀候冷，用香油调成膏，搽患处，每日一次。

忌食鸡、鱼、牛肉、腥辣等物一月（带梅毒性的疥无效）。

十三、治臁疮方（唐山市人民医院中医科王筱波）

凡小腿之臁疮，无论浸淫的面积多少，都可以治之。

杏仁三枚，生芝麻三捏，章丹三捏，香油三勺。

杏仁、芝麻用瓦焙干，为细末，将香油放大勺内加火，令热沸，先下杏仁、芝麻末，十数沸后，再下章丹，数沸后，不停手地以筷子搅之，令不稀不稠为度。

将上药取出后，摊油纸上，量疮之大小贴患处，三日一换，轻者两次，重者三次。忌食荤腥辣物生冷。

十四、臁疮立效膏（唐山市赵各庄胜利一条 29 号何秀亭）

一切湿烂溃疡及胎毒、伤手毒久不愈者，用之有效。

香油二两，猪板油二两，黄蜡五钱，铅粉六钱。

先将前三味共煎数沸，再入铅粉，煎成黑色为度，用油纸摊膏，贴患处即愈。如痒时勿用手搔，宜用竹、桑、柳条代之。

十五、治诸疮努肉外出方（唐山市新王谢庄中街 3 号韩祝山）

黑虎散：大熟地五钱，乌梅肉三钱。

用阴阳瓦焙干为末，调香油搽之，三日外，胬肉即消。

忌食发性物。

十六、治漏管方（前人）

蜥蜴尾三个，阴干，充作药捻，分插入疮管内。

十七、治鼠瘘破烂方（刘润斋）

乳香、没药、血竭、孩儿茶各三钱，阿魏四两，麝香一钱。

上五味，共研细末，瓷瓶封贮，用时以药少许掺疮口内，用普通膏药盖护，一日或二日换一次，拔出毒液，以愈为度。

贴后四围出痒泡时，用新笔蘸下方所制之药水，刷之立愈，不痒者不刷。

胡矾、胆矾、杏仁、竹叶、清盐各三钱，川椒目二十粒，鸡胆、鲤鱼胆各七具，新针七根。水四两，和前药装入磁罐内，埋地下三星期后，取出澄清，置一瓶中，加冰片三钱，随时听用。

十八、治瘰疬方（甲状腺肿亦有效，北京西城西安门大街64号中医门诊部岳美中）

加味五海丸：海带六钱，海浮石八钱，海藻六钱，昆布六钱，海螵蛸（去甲）六钱，广木香八钱，桔梗六钱，赤芍药八钱，玄参一两二钱，柴胡六钱，夏枯草一两，煅牡蛎一两六钱，象贝二两。

共为细末，炼蜜为小丸，如黄豆大，每服三十丸，开水送下，早晚各一次。忌茶。

十九、洗痔疮方（富长福）

漏芦、马前子、樟脑（后下）各一两。

水煎成一大盆，乘热熏之，熏完再洗。洗时另用一小盅，洗完则倾弃之，次日再熏再洗，连续七日，无论内痔外痔俱效（内痔不出者，用生草乌二钱，研末用温开水调和，塞入肛门，痔即翻出）。

【美中按】此方中医门诊部王易门大夫采用两次，俱效。

二十、治鹅掌风方（唐山市富贵街3号李香亭）

鲜荷叶四两，鲜柏叶二两，河螃蟹七个（打碎）。

共合一处，煎水洗之，三次即愈。

二十一、治脚气溃烂方（唐山市新立街聚兴药店边文彬）

樟脑一钱，冰片五分，生石膏三钱，真轻粉一钱。

共为细末，再用凡士林调匀，先用凤眼草一两煎水熏洗，再搽药膏。

二十二、治臁疮方（唐山市兴盛后街5号韩作昌）

年久不愈的臁疮腿，已无炎症现象，患部清冷而流黄水者。

银珠、炮姜、章丹、硼砂、铜绿各一钱。

共为细末，将疮洗净，香油调，摊油纸上，敷患处（油纸须先用针刺六七小孔，以便透药气）。

如何开展中药研究之我见

我们学习了毛主席关于卫生革命的一系列重要指示后，认清了我们医药学的发展方向。要遵照毛主席的教导，“古为今用，洋为中用”，坚持走中西医结合的道路，努力发掘祖国医药学遗产，使中药研究工作更好地为工农兵服务。

近几年来，从各医药杂志所发表的中药资料上看，中药的研究多是限于单味药的分析，这对于一味药物的性能，得出了比较明确的指标，而对于复合方药却甚少触及，所以与中医运用方剂未能紧密结合。

中药研究单纯找成分，不脱离实验的做法，最终只是为西医增添一些新药罢了。这样下去，中医的方药配合作用和几千年积累的宝贵经验将会从中慢慢丢掉。

祖国医学、药学从来不分家，医家掌握好用药，权衡在手，灵活运用，才能取到预期的疗效。

凡是搞一种自然科学研究工作，既要从实际出发，又要定出大方向，不能舍本逐末。所谓大方向，就是要全面地、互相联系地看问题，不能片面地、孤立地看问题；要长远地、贯彻始终地看问题，不能短浅地、割断历史地看问题。现代中药研究问题，毫无疑问，首先应贯彻中西医结合方针，阐明中医用药理论和经验，并有所侧重。我认为在药理实验和临床观察中，应特别注意对方药配合作用的研究，太单纯、太死板，不能完全适应疾病的变化和发展，不仅不能很好地供给中医组合方剂的需要，反而丢掉了中医组合方剂的大部分依据。从本草学发展到方剂学角度上看，是走回头路。因为方剂的形成，是在长期临床实践中，专病专药不能收到很好效果的情况下，深入地考察复杂病机的反映，找出阴阳表里寒热虚实的不同属性，而加入合适的药味，使疾病得到解决，而逐渐积累，反复应用所形成的有效的治病产物。这种形成过程，是由简单到复杂，由低级到高级的发展。我们不去研究这些组方规律，将它逐步地纳入现代科学轨道，反而抛开方剂，专走研究单味药的路子，这是不正确的。今后，应当在总结分析前人使用复合方剂经验的基础上，进行方药配伍的科学研究。

药理、药化等在中药研究上是一种科学方法，可发掘临床上确有良效的配伍或三四味组合性的小方剂，例如传统习用的蜈蚣、全蝎，荆芥、防风，当归、川芎，乳香、没药，三棱、莪术，红花、桃仁等等，通过实验研究，看它们是不是有化学上的作用，是不是起促进作用或相反相成的制约作用。这样做虽比较复杂，但还能办到，可给进一步研究复合方剂奠定初步的基础。

药方的组织，也常因一两味药的加减而增强其治疗作用。据报道，补中益气汤的实验证明，其中升麻和柴胡对其他药有明显的协同作用，并能增强这些药物的作用强度，尤其在肠蠕动方面。如果去掉这两药，则无以上的作用……有人对茵陈蒿汤做了动物实验，发现把茵陈、栀子、大黄三药分开，单味投药并没有明显的利胆作用。只有把茵陈、栀子、大黄（即茵陈蒿汤）三药合起来使用时，才见到胆汁排泄大量增加，并且是量与质的排泄同时增多，可见药物的配伍变化非常重要。其他中药研究单位，在简单的中医方剂方面，如四逆汤等，也有所发现。这对中西医在方药上的结合研究，确实前进了一步，有广泛推进的必要。

对方药做化学分析和实验，主要是治疗疾病，消除人民痛苦，而不是为了验证它。要知道，中药在最悠久的历史里，经过升降浮沉的观察，性味亲和的选择，主次适当的安排，佐使的量材驱遣，分量的多寡裁酌，前人积累了无数次实验。“大、小、缓、急、奇、偶、复”七方的形成，有它规矩准绳的针对性，用到人体上，适于各种疾病的症情。这足以证明它有很高的科学性。它比与人体有质的差别的动物实验结果更为准确。当然，若为了在现阶段消除西医对中药的怀疑，做些单味的实验研究，促进中西医结合的步伐，也是值得的。其实，把几千种中药一一付之实验研究，未必都做得到，也没有必要都做到。

单味药的性能，是始终不变的，麻黄发汗是任何人都不能否认的，但若与他药配伍，组织成方剂，其作用则有不同。例如张机的麻黄汤、麻杏石甘汤、麻杏苡甘汤三方，都是以麻黄为主，辅以杏仁，使以甘草。一则配桂枝，治伤寒无汗之重症；一则伍石膏，为治汗出而喘、发热之良方；一则合以苡仁，为治风寒湿痹之轻方。一药变则全方作用全变，这种变化的原理，应当从药理、药化方面证实它，提高它的治疗作用。事实是科学的基础，这样有组织的效方甚多，如四君汤、四物汤、平胃散、二陈汤等。在科学发达的今天，都是会研究出结果的。我们还应当研究习见的药性相反的药物，传统上两性相反的药物。在中药里面，所谓“十八反”，如生葱反蜂蜜，荆芥反鲢鱼等等，在制方上历来列为禁例。它们究竟在化学成分与药理实验上是绝对普遍地起拮抗作用，或者是在以前偶然起过中毒性反应，限于当时科学条件，经久未得到彻底科学的检验，就载在文献上流传下来，沿习着禁用呢？时至今日，理应一一付诸实验研究，得出准确的结果，标明在《药典》上，不致使人盲目避忌。

应当研究药物的用量。前人说："中医不传之秘在用量上"。药量或多或少，在复方中常因一味药的增损，其作用会向另一方面转化，则治疗不同的病证。例如张机的桂枝加桂汤，即桂枝汤原方更加桂枝二两（现在习用量 6 克，共成 15 克之量）。以寻常眼光看，还是治中风有汗之桂枝汤，实际却不然。它因桂枝分量二两之加，则改治奔豚证气从少腹上冲心者。我曾治一妇人，患奔豚 3 年，他医投多种治奔豚方未效，我投以此汤，6 剂后即痊愈，追访两年余未发。又《金匮要略》中的小承气汤、厚朴三物汤、厚朴大黄汤，药味相同，只是分量不同，则治疗三种不同的病证，原书可按，不多赘说。药物用量的增损，与治病是有重大关系的，作中药研究，应亦纳之于计划之中。

中医的方剂学，从历史上看，是长期发展而来的。从方剂本身上看，是具有多方面形式和内容的，内中固有的物理、化学"转化定律"，并且有它们之间错综复杂的相互联系，以及药量多少的关系。要认识这一事物和掌握它的规律，必须中西医紧密结合，逐渐地提高到现代科学上去。

例如治阴疽症凹陷平塌、流淌稀脓、长年不能收口的外科疾患，西医对此是办法不多的。中医创造出来的阳和汤若审证确凿，并坚持服药，常会收到良效，甚至达到痊愈。方中熟地是滋腻的阴药，用于寒凝湿滞的阴疽，适助长阴邪，延长病期。麻黄是发散性阳药，阴疽体力衰退，哪里经得住开发药的发散呢？殊不知，麻黄是 1.5 克，熟地量是 30 克，只起到节制熟地的凝滞，使熟地得到麻黄则补血而不滋腻，麻黄得熟地则通络而不伤阴，既相互促进又相互制约，相反适所以相成。在炮姜、肉桂、炙草、鹿角胶正面温阳药和白芥子通络祛湿痰药共同伸阳煦寒的功能中，奏到日光一照、阴翳悉解的效验，是阳和汤针对性强的结果。此中微妙，若进行实验研究，必能进一步明确它的作用。当然，治疗阻疽，有时用促进细胞生活力的黄芪为主药，组合得法，也会治愈。不独阳和汤是特效药，更主要在辨证施治的准确性。

中医复合方剂，是在用专病专药的基础上，结合对患者具体病情的辨证用药，组合而成的治病武器。若能熟悉药性，精于配伍，运用恰当，确能收到满意的疗效。如治疗慢性肝炎，要参考西医的化验指标，谷丙转氨酶与麝浊不正常，不能不注意考虑施治，但一味追求降低转氨酶和麝浊的单味特效药，则往往得不到预期效果。现在和过去，西医在这方面付出了很大的力量，想找出一种始终能控制慢性肝炎的单纯特效药。在长期研究中，西药发明出一些，在西医协同下，中药也发明出一些，可是有的验于此而不能验于彼，有的有短期疗效而得不到巩固，结果闹得疗效不固定，无所适从。这当然与肝炎的病情复杂有关，在辨证上还存在问题，只好从中医中药方面想办法。中医是使用复合方剂治疗的，很少使用单味药，这是传统上的驱遣药物的优越性，是以辨证论治为原则的。然而，现在有的中医也持特效方观点治疗慢性肝炎。一般认为肝炎是湿热内结所酿成，采取清热利湿的特效方，有的恰合病机，投药有效，达到治愈。从肝炎原因而论，清热利湿，是有针对性的好治法。但慢性肝炎病程较长，迁延日久，体力渐衰，一味清利，势必伤阳，久久利湿，势必伤阴。阴阳两伤削弱了机体的抗病能力，难怪久病不愈，反而有的病势增加。这种病例，在临床上遇到很多。当然，肝是多血之脏，肝炎常导致瘀血，在辨证论治时，也不能忽略这一点。

我提出一个研究单味药柴胡的问题。柴胡的适应证，是少阳病“寒热往来，胸胁苦满”的热型，非此型则效果不显，故《伤寒论》有非少阳证，“柴胡不中与也”之戒，这是证与药必须合拍的必要条件。现在各地提炼的柴胡注射液，作为通用的退热剂，是脱离辨证的。曾见到注射后热退不显著，我建议应当与其他针对发热类型的药物（包括中西单味药与复合剂）对照着用，先辨证，再施药，比较出它对不同病证的疗效，然后研究使用中药的途径和适应范围。不能人云亦云，随风倒，把中药都西药化，既浪费了药物，疗效也不那么显著，徒对中药大量消耗，致使中医处方无药，叫苦连声。不独柴胡，凡风行提炼的单味药，都掩盖着这么一种倾向。建议药政机构要注意这些，统筹兼顾，使药材有计划地分配使用，不使哪一方有向隅之叹。

凡事要想搞好，既需要有坚强的领导和骨干人员，又要依靠广大群众的力量。领导大力提倡和支持，骨干带头争着干，再向群众学习，向有实践经验的老中医、老药工学习，汲取中药复合有效方剂，付之于实验研究。这一工作在当前虽有一定的困难，只要中西医明确了方向，端正了思想，有计划、有步骤地前进，是会胜利完成任务的。

谈学习本草学

学习和研究本草学，没有基本功不行。只知道银花、连翘抗菌，绝非中医体系。要有基本功，才能看懂一张处方，或组织一张方子。只从单味药理解，是很不够的。不但要知道石膏、知母、黄芩、栀子等的退热、清热效用，还要明白其配伍规律。

学会认识、组织和使用方子，一定要按中医理论去掌握。现在大家都知道大青叶、板蓝根有抗菌和抗病毒作用，不少医生不管什么情况，只要发热就用它，这就不对。见热退热则常遏邪于内，犹如见汗止汗，见血止血和见咳止咳一样，往往达不到预期效果，例如五味子、麦冬、杏仁、玄参可止咳清热，但若用得不好，则可能有咳减而痰吐不出之虞。五味子在应用时为什么常伍以细辛、干姜或半夏，这里有一个开合配伍的经验，是很值得考究的。

学习和运用方药，所谓选药制方，首先要识病辨证。也就是说，要从辨证论治范畴来对待。例如痰证，有燥痰、湿痰、寒痰、胶痰、风痰等之不同，认识以后，才会分而治之。湿痰用半夏，若用之于燥痰，则可能添病。热痰可用竹茹、牛黄，若用干姜、细辛则不行。又如头痛，中医分不少证型，如偏、正、后脑、巅顶、太阳（多见）头痛，以及寒、热、风、瘀等，想用一两种药治疗不了。风热头痛常要用表散药，寒则应温之，有时吴茱萸汤很灵验。伤寒主用温散法，这更是人们所共知的，用凉散法则会遏邪于内。这方面例子太多了，有正面的，也有反面的。比如吃饭，黏米、黏饭易解饿，但也易存食，痰湿体多吃则不行。另外，黏滑之性会粘邪。

中药的药性都是从活生生的人体上体验出来，非常合乎人体的生理病理情况，所以数千年传而不衰，不是隔着人体的经验，是科学的。

学本草也要注意各药的宜忌。什么证该用什么药，不是随便瞎配的。加减药物也有一套学问，要从基本上学。辛温解表的麻黄汤加上银花、连翘，就有点不伦不类，如同“布衣上朝”、“冠带游山”，自然很不合拍。

学本草不可忽视性味。五性，寒、热、温、凉、平，是与四季相应的，当然也会有常有变，冬虫夏草就属于变的一类。冬青子（女贞子），冬季收，属寒，补肾。葱，春天长得快，得春升纯阳之气，所以通阳有一定功效。麻黄生长之处，即使冬天下雪时，其周围雪也易融化，温散的药性可能也由此悟出。夏枯草是夏季收成的，故清肝火效果较好。五味子，具苦、辛、酸、咸、甘味，入心、肺、肝、脾、肾，属阳，主涩精气，补五脏。这些关于中药性味的经验，都是有科学道理的。

五气和升降浮沉也很有规律性。气浓属阳，主升，味厚属阴，主降。中医识药用药离不开这些理论。气厚入脑，所以中医治脑病常用荆芥、防风、白芷、细辛、藁本。味厚入肝肾，所以治下常用生地、玄参、山药。

学本草更要注意药物的阴阳属性。一部《内经》谈了许多阴阳，一部《易经》也说阴阳。天地万物不统乎阴，便通乎阳。小的如草木鸟兽也是如此，知道药物阴阳属性，辨证论治可以更合理。

川芎活血，属动药，煎取时气辛而不是味辛。当归味厚、气厚，熬出来发黏，兼属阴阳。生熟地属阴药，味厚质重。方剂组成也常注意阴阳动静特点，如四物汤因有川芎而不滞腻。《伤寒论》辛温发表药麻黄和桂枝都是动药，二者相须，可以发汗。甘草属甘平药，不阴不阳，保持中气，维持正气，所以张仲景在许多方中都用它。

学本草方书，对古人记载要很好研究，不要轻易放过。各药各方各有特点，如我素常喜欢用当归芍药散治痛经，开汤药效果就不好。一女病人因嫌汤药煎煮麻烦，要求改用散药，发现功效很快。五苓散也是汤药不如散药，张仲景用五苓散以“米饮送下”，是针对“水入则吐”而设，很合理。故读书要过细。

药物归经，也是学本草时需留意的。经脉不等于脏腑。临床辨证，要善于用医生自己的五官去体察证候，结合经脉走行和病人感受，体验药物的功用。

方药用量在施治中的重要性

中药多属植物，性味平和，很少剧毒之品。但在用量上，与方剂的作用很有关系。一多一少，即可以上下药力；一进一退，亦可以左右药效。在临床论治的措施中，是绝对不容忽视的一个重要环节。日人渡边熙说过："汉药之秘不告人者，即在药量。"这是具有识见的话，窥见了中国古代名医制方当中的诀窍。兹选择前哲有关这方面的论说，并举出一些在用量上明显突出的古方加以解说，向大家请教。

一、药量在方剂君臣佐使上的具体使用法

古代名医制方，在君臣佐使的配伍上都讲究用量。如李杲云："君药分量最多，臣药次之，使药又次之，不可令臣过于君。君臣有序，相与宣摄，则可以御邪除病矣。"又吴茭山云："凡用药铢两，主病为君，以十分为率。臣用七八分，辅佐五六分，使以三四分。加减外法，数用辅佐，如此用庶不差矣。"根据古人制方的精神，先确立君药（符合主证的药）为方剂的核心，用量要重，并且要准确。再适当地辅以臣药，协助君药增加力量，用量要次于君药。其次配以佐药，佐药有正佐有反佐。一般制方多用正佐，正佐能为君臣增加一份力量；反佐是在疾病存在着矛盾性或出现矛盾的证候时，或服药后发生抗拒情况时所纳入的，用以起到相互制约的作用，在用量上，一般都要比君臣药为轻。最后选入使药（引经的药味），起到向导谍报的作用，以便直达病所，用量最小，以不妨碍君臣药的主要作用为标准，通常有"使药不过钱"的说法。此外，有时根据病情的复杂性，加入其他对症的药品，分量也要小于臣药。

二、仲景的方药用量

方剂异其组织，则治疗异其效能。一个方剂，若换了君药，它的主治与作用也就会完全不同。这在张仲景《伤寒论》、《金匮要略》中，可以找到极其鲜明的例子。

《伤寒论》阳明篇的小承气汤与《金匮要略》腹满寒疝篇的厚朴三物

汤及痰饮咳嗽篇的厚朴大黄汤，三方药味完全一样，而主治则各有不同，其关键即在于用量上。试看小承气汤：大黄四两，厚朴二两，枳实三枚，主治阳明病，其人多汗，津液外出，胃中燥，大便必硬，硬则谵语者。厚朴三物汤：厚朴八两，大黄四两，枳实五枚，主治痛而闭者。厚朴大黄汤：厚朴一尺，大黄六两，枳实四枚，主治支饮胸满者。古人对这药味相同、分量不同的三个方子曾做过一些解释，如尤怡《金匮要略心典》厚朴三物汤条下云："痛而闭，六腑之气不行矣。厚朴三物汤与小承气汤同，但承气意在荡实，故君大黄，三物意在行气，故君厚朴。"日人和久田寅叔《腹证奇览》厚朴大黄汤条下云："支饮胸满者，厚朴大黄汤主之。此方与小承气汤同药味，但分量差耳。厚朴大黄汤君厚朴，臣枳实，佐大黄，故主治胸满而不主疏涤。小承气汤主大黄，臣枳实，佐厚朴，故主利大便硬，若不通，而腹证但为腹微满，心下硬耳。此古方之所以详于分量也。"近人陆渊雷氏曰："日医多以本方（厚朴大黄汤）与厚朴三物汤为同方，和久田氏之论意亦尔。然本方大黄六两，枳实四枚，三物汤大黄四两，枳实五枚，则本方之大黄最多，枳实差少。又三物汤厚朴八两，本方一尺，考《名医别录》合药分剂法则云：'凡方云用桂一尺者，削去皮，重半两为正；甘草一尺者，二两为正。'陶所谓桂，当是桂枝，若肉桂，则同一尺度之桂，当重于甘草，不当反轻四倍。今以甘草之重推测厚朴，则一尺当重四五两，是本方之大黄最重，厚朴犹轻。盖支饮多属急性胃炎，是以有取乎大黄之荡涤也。"

以上三方，因药量多寡而改变了主药，从而分治了不同的病症，这充分说明了药物用量在方剂组织中的重要性。

仲景在一个方剂里最突出地表明君臣佐使药用量多寡的差别，要算炙甘草汤，兹本着解剖一个麻雀的办法分析一下，借以窥见仲景如何重视方剂的用量。炙甘草汤又名复脉汤，主治脉结代，心动悸。此汤既以炙甘草命名，且分量为四两之重，当然甘草是君药。甘草具"通经脉、利血气"之功能。又此方大枣用至30枚之多，在《伤寒论》、《金匮要略》诸方中，大枣用量，此方为最，而此方中药味用量之重堪与比肩者，唯生地黄，为一斤。大枣，《本经》谓主"补少气，少津液"；生地黄，《本经》谓"主伤中，逐血痹"，《别录》谓"通血脉，利气力"。则大枣、地黄为辅助甘草"通经脉，利血气"的臣药。此方生姜是合人参、桂、酒以益卫气，大枣是合甘草、地黄、阿胶、麦冬）、麻仁以益营气，各有专职，非寻常姜枣之列。

再从此方全面用药量分析一下。方中用阴药（如甘草、生地、阿胶、麻仁、麦冬），均大其量，用阳药（如参、姜、桂、酒），则小其量，是使阳行阴中，脉始得复。盖阴药非重量浓煎，则仓卒间无能生血补血；但阴则主静，无力自动，必凭借阳药主动者的力量以促激之，才能使结代之脉去，动悸之症止。假令阳药多而阴药少，润补不足，燥烈有余，何能润枯泽槁。即使阴阳之药量平衡，亦恐津液不足，空施阳动之力以推挽之，奈资本不够，不足以奏复脉之效。

炙甘草汤的药物性格鲜明，用量突出，为具有治疗脉结代、心动悸的佳效方剂。我们在临床应用时，要注意到它用量上的特点，否则就会起不到治疗作用。

再者，从仲景在方剂的用量增损上，可以看到他在运用上的变化。例如：仲景用炮附子一枚的轻量，则治阳虚（桂枝加附子汤、真武汤等）；用炮附子二枚或三枚的重量，则袪风湿、镇痛（甘草附子汤、桂枝附子汤、桂枝附子去桂加白术汤、桂枝芍药知母汤等）；若用生附子一枚或大者一枚，则系救治亡阳危重症。

仲景用黄连健胃，则仅用一两，如半夏泻心汤、生姜泻心汤、甘草泻心汤是；下利便脓血，则用至三两，如葛根黄芩黄连汤、白头翁汤是。

桂枝汤主散表邪，故桂枝量与芍药等同，而益以生姜之辛；建中汤主建中气，故芍药量倍于桂枝，而益以饴糖之甘；当归芍药散主腹痛，芍药之量独多。

又从仲景方剂配伍的用量比数上，也可以看到他在运用上的变化。例如：仲景用石膏一斤与知母六两相配伍，名白虎汤，治阳明经热证；麻黄配以加倍量的石膏，则治汗出而喘、无大热者（麻杏甘石汤）；麻黄六两配石膏半斤，则治一身悉肿、续自汗出、无大热者（越婢汤）。

从上面可以看到，用石膏治阳明病，则须大其量，而与知母相伍；治手太阴病，则须小其量，而与麻黄相伍；其病汗出，而仍需麻黄宣肺透表者，则倍用石膏以制约之（麻杏甘石汤麻黄四两，石膏半斤）。

三、名方用量举例

古昔医药名家立方遣药，莫不宗法仲景，注重用量，以提高治疗作用。兹就古方用量较为突出的举例如下：

傅青主的完带汤：白术（土炒）一两，山药（炒）一两，白芍（酒炒）五钱，苍术（制）三钱，车前子（酒炒）三钱，人参三钱，甘草一钱，柴胡六分，黑芥穗五分，陈皮五分。

此方用大量白术、山药为君药，双补脾之阴阳，而用中量人参、苍术为臣药，补中气，燥脾土，合用芍药、甘草为甲己化土，车前子利湿，均是正佐之药。最妙者，柴胡、陈皮、黑芥穗俱用不及一钱之小量，柴胡以升提肝木之气，陈皮以疏脾经之滞，黑芥穗收湿止带，并有引血归经之作用。量大的是取其补养，量小的是用以消散，寓补于散之中，寄消于升之内。假使此方若统一其量，则必致失掉补益脾元之功，不能完成止带止湿之任务。

统稽傅氏女科诸方，凡用补养强壮之药，则往往量大，如白术、山药、熟地、当归、黄芪等，极量有至一二两者。用升提开破之药，则往往量小，如升麻不超过四分，陈皮不超过五分。主要是他对各个药物的性能彻底了然于胸中，才能取舍从心，权衡在手，其分量的畸重畸轻，正足见其运用之妙。当然，这是指的书中对治疗一般慢性疾患偏于虚弱者而言，有的病症属实的，则不在此例，绝对不容混同。

《外科全生集》的阳和汤：大熟地一两，鹿角胶三钱，白芥子二钱，肉桂一钱，甘草一钱，麻黄五分，炮姜炭五分。此方主副药的组织固属周密，而最突出的一点，却在用量上。熟地黄是具滋腻性之药，用量为一两，麻黄是具发散性之药，用量为五分。大量熟地得小量麻黄，则补血而不腻，小量麻黄得大量熟地，则通络而不发表。一守一走，相反适以相成，实具有相互制约的作用。而方中白芥子、肉桂、炮姜之量，均视熟地黄、鹿角胶为少，体用之间，斟酌得当，所以能使阴疽白陷者，如日光一照，寒沍悉解。阳和之剂，名副其实。这种使用药量法，固脱胎于仲景炙甘草汤，而麻黄取用五分，则更有所发展，化板滞为灵活，伏桀骜成驯良，使具有特性之药能俯就范围，关键是在控制了用量，可谓善学古人而不脱离实际者。

以上所举，不过略以示例，其实，古人的有效成方都有它在君臣佐使上用量多寡的原则性，在相度病势上加减进退的灵活性。我们在继承古人方药的同时，就要很好地继承它们方药的用量，细心体会，验诸实践，既不死抱教条主义，又不落于经验主义，那才是善学古人，能继承而又发扬之呢！

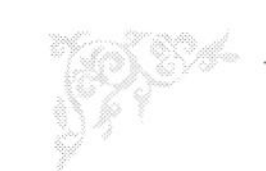

仲景方中应用石膏附子及其配伍的探讨

方剂的组织，不应看作是彼此孤立、彼此不相依赖的各个药味毫无规律性的偶然堆积，而应把它看作是一个有联系的整体，其中各个药味都是相互依赖、相互制约，有机地紧密联系着的。

要从一些错综复杂的方剂组成中去深入掌握其组织规律，最好从古人卓有成效的典型方剂中进行细致分析。

方剂有“七方”的体制，“十剂”的范围，而它的中心组成环节，究竟是什么呢？我初步认为，应当是它的药味配伍原则。

配伍是两味药以上的相辅相成、相反相抑的一种组织方法，作者拟从张仲景的几个方剂探讨药味配伍问题，如果我们能从中探索到古人用药配伍的规律性，则在处方用药时，权衡在手，进退从心，临床疗效将会有所提高。

麻黄、石膏相伍 麻黄为发汗药，但在复合方剂中，可因配伍而转移其作用。观仲景麻黄汤治无汗而喘，而麻杏甘石汤则治有汗而喘证。或谓柯琴注《伤寒论》，以为麻杏甘石汤条文当是“无汗而喘，大热者”，非用麻黄以治有汗，这可取前人之说以论列之。邹澍曾云：“说者谓麻黄得石膏，则发汗不猛，此言虽不经见，然以麻杏甘石汤之汗出而喘，越婢汤之续自汗出证之，则不可谓无据矣。”邹氏此论甚是。因麻杏甘石汤条文尚可改“汗出”为“无汗”，若改越婢汤之“续自汗出”为“续无汗出”，则不成文理了。又周岩曰：“仲景方石膏、麻黄并用……认定麻黄散寒发汗，石膏泄热止汗，相为制还相为用……大青龙汤咸以为发汗之猛剂矣。窃谓发汗之猛，当推麻黄汤，不应当大青龙。麻黄汤中桂枝、杏仁，皆堪为麻黄发汗效力，而无石膏以制麻黄。大青龙汤受石膏之制，六两犹之三两，杏仁又少三十枚，用于脉浮紧，身疼痛，则曰中风，用于伤寒，则曰脉浮缓，身不疼，但重。中风自较伤寒为轻。身不疼但重，自非但取解表……越婢汤之麻黄，亦制于石膏者，而故制之，而故多之，则越婢之证使然也。风水恶风，一身悉肿，脉浮不渴，种种皆麻黄证。唯里热之续自汗出，则不能无石膏。有石膏，故用麻黄至六两，石膏因有麻黄，故虽无大热而用之半斤。其不以石膏倍麻黄者，化阴尤要于退阳也……且石膏多则不能发汗，又有可证者，麻杏甘石之石膏倍麻黄是也。麻黄四两，虽不及大青龙之六两，而较麻黄汤之三两即多一两。即杏仁少于麻黄二十枚，而麻黄一两，则非杏仁二十枚可比。此汤何不用于无汗之证，而反用于汗出应止之证，则以石膏制麻黄，更甚于越婢耳。石膏止阳明热炽之汗，亦止肺经热壅之喘。既有麻黄，原不可加杏仁，因麻黄受制力微，故辅以杏仁解表间余邪。无大热而用石膏至半斤，其义与越婢正同。”又莫枚士曰：“麻杏甘石汤以外无热，故用麻黄汤而去桂枝；以内无烦渴，故用白虎汤而去知母，各有精义。以此方视越婢主治大同，但此喘则加杏仁，彼不喘自无杏仁，经方用药之例，其严如此。”

上面诸家所说，对经方配伍问题，均分析入微，抉出制方的精蕴，使我们可以明了麻黄、石膏相伍，是取其相互制约作用，所以麻黄不妨用于有汗之证。这从中更说明了麻黄与桂枝、杏仁相伍，则蕴有相互促进作用，能辅助麻黄发汗。同时，附带说明了药味之配伍问题，不仅在药味的搭配上，而药量多寡的关系也很重要。如麻杏甘石汤之麻黄、石膏用量，是四两与半斤之比；越婢汤、大青龙汤之麻、石用量，是六两与半斤之比。内中精义，正如周氏所云。《伤寒论》、《金匮要略》中此类者正多，果能就周说一隅反之，于处方用量上，不患不权衡在手。

另外，在麻黄、石膏相伍里面，似乎还含有另一意义。石膏为监制辛温发散之麻黄而设，从作用上来说，是相反的，但石膏性辛寒，寒与温虽相敌对，而辛与辛却又一致，则是石膏对麻黄一面起到制约作用，一面又起到协同作用，所以才能止表汗而兼通肺中壅滞。假如将石膏易以苦寒之黄芩，恐怕在监制之外，其苦降性反而削弱了麻黄的辛通止喘作用。仲景之方，义蕴无穷，能细心研讨，自会有很多发现。

半夏、石膏相伍　麻黄、石膏相配伍治太阴肺，若半夏、石膏相配伍，则兼治阳明胃。莫枚士《经方例释》越婢加半夏汤条云：“此方加半夏者，与小青龙汤加石膏同法。彼方治上气咳喘，烦躁，脉浮，与此主治相似，俱为胃热犯肺之疾。小青龙汤中有半夏而无石膏，越婢汤方中有石膏而无半夏。观二方加法，则胃热犯肺者之治当半夏、石膏并用也。竹叶石膏汤证虚烦气逆，半夏、石膏并用，徐大椿说此方与小青龙加石膏汤为治喘之主方。泉谓肺受风寒而喘者，麻黄、杏仁并用，治在肺，肺受胃热而喘者，半夏、石膏并用，治在胃，又皆卫分之治法也。厚朴麻黄汤麻、杏、半、石合用，是肺既受风寒、复受胃热者之治法。”我们能如此了解古方剂中药味的配伍规律，于临证处方时，才会心中有数，加减合度。

石膏、知母相伍 石膏合知母，则名白虎，专主胃热证。柯琴论白虎汤证曰："虽有大热而未成实，终非苦寒之味所能治也。石膏辛寒，辛能解肌热，寒能胜胃火，寒能沉降，辛能走外，两擅内外之能，故以为君。知母苦润，苦以泻火，润以滋燥，故以为臣。"今人用白虎，有独以石膏入剂而不合知母者，则所治不专主阳明，而失掉白虎汤的意义了。另外，石膏、知母相配伍，治阳明胃热，与麻黄、石膏相配伍，治太阴肺喘，在石膏用量上，是有所不同的。白虎汤中石膏之量，从不少于一斤，而麻杏甘石、越婢等汤中石膏之量，从不超过半斤，这是配伍中最重要的关键，不容忽视的。

以上举例概述了仲景用石膏和其他药物配伍的方例，以下再谈一谈仲景附子和其他药味配伍的方例。

仲景用附子回阳救逆，则必用生者与干姜作伍，不多杂以他药，如干姜附子汤、四逆汤、茯苓四逆汤、通脉四逆汤、白通汤等是。夹纯阳之性，奋至大之威，回阳于垂绝，起危于顷刻，非此等三服都尽，其人如冒状，勿怪。章次公谓桂枝附子去桂加术汤内之附子系生用，其人如冒状，系因服大量三枚生附子之故，非是。考仲景在汤剂中用附子，其极量不超过大附子一枚（通脉四逆汤），若服三枚生附子，恐不仅其人如冒状；且桂枝附子去桂加术汤是治风湿病之正方，附子与白术和生姜相配，有其通例，何容用生附子自乱其例。于此辨正之，以供参考。

有人问："生附伍干姜以回阳救逆，生附祛外寒，干姜暖内寒，取其一走一守之通力合作，则诚非他药之力所能及。但考仲景书中，干姜、附子相伍，曾不是绝对用生附子，如乌梅丸、乌头赤石脂丸、九痛丸、理中丸加附子方中，虽都是姜、附相伍，而附子却都是取乎炮者，则所说恐有所不合。"我认为这一疑问的提出，殊有讨论之必要。附子在《神农本草经》中列入大热大毒之品，古代有以生乌附粉作毒入药用者。可是其毒性虽剧，经过相当时间煎煮后，则可杀减。四逆汤辈均系煎剂，用生附子取其力宏效捷，而水煮又可制伏其毒，能奏回阳之功，却免中毒之弊。若丸剂用生附子与干姜相伍，附子不事煎煮，则毒性未经杀减，殊多危害性，故取用炮者。且丸者缓也，缓以奏功，固无取乎生附慓悍捷疾之性。

仲景用附子走表皮，祛寒湿，则取炮附子。须姜作伍时，则取生者，从不用干者，且多与白术作配。如桂枝附子去桂加术汤、白术附子汤、甘草附子汤、桂枝芍药知母汤等是。寒为阴邪，湿亦为阴邪，阳虚则寒凝湿滞，用白术、附子、生姜温阳以祛湿，化阳以开结，则阳得伸而湿以去，阳得布而表以解。又仲景之附子汤与真武汤有谓是四逆汤辈，顾是术、附相伍剂，并非姜、附相伍剂，看方中附子均用炮者可证；且真武汤中之姜亦用生者，与白术、附子、生姜相伍之例证合。观其主治身疼痛、骨节痛、背恶寒（附子汤），小便不利、四肢沉重疼痛、心下悸、头眩、身瞤动（真武汤），多是水邪侵袭之证。水湿重则阳被困，用术、附升阳祛湿，亦有同乎白术附子汤、甘草附子汤之处，并不是回阳救逆之四逆汤辈。邹澍《本经疏证》却谓附子汤中附子系生者，则殊不合姜附、术附相伍之通例，主治亦有所乖异。查赵开美刻本之附子汤，附子系炮者，颇合。又章次公《药物学》谓服大量生附子后，每有晕冒如醉之现象，此即瞑眩作用，不足虑，仲景亦曾告人注意及此。如桂枝附子去桂加白术汤条云："初服，其人身如痹，半日许，复服之。"虽属姜附剂，又自有不同于四逆辈者，因其主治亦有其差别之点。于此看出附子在各剂型中，或生用，或炮制，都有规律性。

或又有人问："附子与干姜相伍，在汤剂正方中，从无用炮附子者，如四逆汤辈是，但在小青龙与真武汤方后的加减法中，则有加入炮附子与干姜者，又当如何解释?"可以这样解释：考小青龙汤加炮附子系治噎，真武汤加干姜系治咳。噎与咳系杂病，不同于单纯大方治急性病，且亦未破四逆辈用生附子与干姜相配伍之体例。

仲景对方剂的组合加减严谨，他所著《伤寒论》、《金匮要略》中的各个方例，在多方面都有其极为严格的规律性，尤其在配伍和用量上，更具有既原则又灵活的优越性。这里不过略举了些例子，且未必道破奥秘，望同志们共同努力，对于中医学的宝贵遗产，深入缜密地加以研究，不断地有所阐发，则必大有利于中医学的继承和发展。

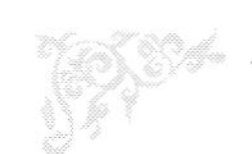

谈谈龙骨牡蛎的配伍

龙骨、牡蛎能摄纳飞越之阳气，戢敛簸摇之阴气，较赭石、铁落等镇坠之品为优。

龙骨、牡蛎、黄连同治烦躁，但部位各有所主，黄连主膻中，龙骨主脐下，牡蛎主胸腹。

龙骨、牡蛎连用之证，除烦躁外，更治惊狂、烦惊。惊证不必山崩于前或见闻骇骤，太阳伤寒加温针可生惊，少阳吐下也可发悸而惊。《素问·举痛论》所谓“心无所依，神无所归，虑无所定”，即可谓之惊。惊悸是阳不守舍或亡阳，应有区别。发汗而致者，先动其阴，后动其阳，阳动而阴逆，故应止阴之逆而安阳气。因惊而致者，先动其阳，而后曳动其阴，阳动而阴不逆，可安其阳而归阴。“脉浮更遭火迫”和“发汗多或重发汗”不同，在治疗上，桂枝去芍药加蜀漆牡蛎龙骨救逆汤和四逆辈当然不能同日而语。

仲景桂枝加龙骨牡蛎汤证称：“脉得诸芤动微紧，男子失精，女子梦交。”芤动者，阳之越，微紧者，阴之结，因阳不归阴，故阴气为结。阴愈结，阳愈不归，与惊证之无所定、无所归无不同。风引汤之除热瘫痫，也因邪郁生惊，因惊而甚。

龙骨、牡蛎有调和、推挽、摄敛阴阳的作用，所以均可与桂枝汤、柴胡汤、承气汤合用，摄阳以归土，据阴以召阳，起联接相应的作用。此其所以治内伤、外感均可有效之故。

龙骨、牡蛎同用，也是治痰之神品。若只认为二药性涩收敛，还很不全面。因为治痰作用主要在其有引逆上之火及泛滥之水（随火上升作痰）归宅的妙用。

龙骨、牡蛎还有下列常用配伍：

牡蛎、杜仲　和服能止盗汗。加麻黄根更好。

牡蛎、玄参　经验方：治瘰疬，用牡蛎 120 克（须用木炭灰炒通赤，湿地上放经宿，方用），玄参 90 克，为末，糊丸，如梧桐子大，酒服三五十丸，食后服。药尽，有除根者。

牡蛎、甘草 治瘰疬，用牡蛎和甘草末，茶调9克，甚效。

牡蛎、鳖甲 牡蛎配鳖甲，消胁积。

牡蛎、栝楼根 牡蛎合天花粉，消瘿瘤。《金匮要略》栝楼牡蛎散，治百合病变渴。尤怡曰："病变成渴……热盛而津伤也。栝楼根苦寒，生津止渴，牡蛎咸寒，引热下行，不使上烁也。"

龙骨、韭菜子 龙骨得韭菜子，治睡即泄精。

龙骨、桑螵蛸 龙骨配桑螵蛸，治遗尿。

以上龙骨、牡蛎的配伍，可供临床参考。

谈谈某些药物的不同作用

浮萍与麻黄 浮萍轻浮辛寒，入肺经，发汗之功不亚于麻黄，但麻黄性温，浮萍性寒为异。且浮萍利水之功，麻黄所不能及。震亨曰：“浮萍发汗，胜于麻黄。”

【按】麻黄冷饮，也能利尿。

巴戟天与肉苁蓉 巴戟天主少腹及阴中相引痛，肉苁蓉主女子带下阴痛。

锁阳与仙灵脾 锁阳静药，补精血，主痿；仙灵脾动药，主四肢不仁，挛急，兼瘰疬疮疡。

银柴胡与石斛 银柴胡功用等于石斛，皆能入胃而除虚热。但石斛兼入肾，涩气固筋骨，银柴胡则入肾凉血为异。

柴胡与银柴胡 银柴胡与柴胡性味相似，故上古不分。柴胡之用在升散，若阴虚火炎、气升咳嗽、呕吐等证，不可用之。唯宜于春月时邪风温等证，内应肝胆者，最为相宜。银柴胡出银州，其质坚，其色白，无解表之功，不可不分。徐大椿曰：“《和剂局方》治上下诸血，及虚劳方中参入同治，如肝劳之必用此为主，且不类于北胡。盖柴胡能升少阳清气，上行升清发表，必有外邪者方用。此则气味下达，入肾凉血，与彼绝不相符。若用柴胡以治虚劳，则咳嗽发热，愈无宁日，阴火愈升愈起，可不辨而混用乎？”孙琳曰：“凡疟，劳热从髓出。若加刚剂，气血愈亏。热有在皮肤、在脏腑、在骨髓，在骨髓者，非柴胡不可。若真银柴胡，一服可愈。”

柴胡与前胡 张璐曰：“二胡通为风药，但柴胡主升，前胡主降，有不同耳。”

白芍药与赤芍药 李时珍曰：“白芍药益脾，能于土中泻木。赤芍药散邪，能行血中之滞。”缪仲醇曰：“白芍止痛下气，能于土中泻木，入脾经血分，泻肝家火邪。故其所主，收而兼补，制肝补脾。赤者破血通利，能行血中之滞，入肝经血分。主邪气腹痛，破坚积凝滞之血，通而凉肝，肝火自平。”其禁忌：白芍药酸寒，凡中寒腹痛、中寒作泄、腹中冷痛、肠胃中觉冷等证，均忌。赤芍药破血，凡一切血虚病及泄泻、产后恶露已行、少腹痛已止、痈疽已溃，均忌。

张寿颐《本草正义》论赤白芍曰："芍药古无赤白之分，而功用自别。白者苦而微酸，能益太阴之脾阴，而收涣散之大气，亦补益肝阴，而柔驯肝气之横逆。《神农本草经》主邪气腹痛，寒热疝瘕，止痛益气。《名医别录》所谓缓中者，无一非养毓肝脾两脏之真阴，而收摄两脏之逆气。斯邪气退藏，正气裨益，腹痛及心胃之痛皆除，中气和调，寒热自已，疝瘕自定，皆白芍药养脾柔肝之功用也。赤者行滞破血，直达下焦。《本经》所谓除血痹，破坚积。《别录》所谓通顺血脉，散恶血，逐贼血，消痈肿，中恶腹痛，皆唯赤芍药行滞逐瘀，足以当之。利小便，去水气，利膀胱、大小肠，亦赤芍药泄导之功。石顽以《本经》之利小便三字，系于赤芍药之下，良有以也。"苏颂《图经本草》始有金芍药（白）、木芍药（赤）之名。成无己谓白补而赤泻，白收而赤散。故益阴养血，滋润肝脾，皆用白芍药；活血行滞，宣化疡毒，皆用赤芍药。

白芍与川芎　黄宫绣曰："川芎号为补肝之气……白芍号为敛肝之液。"气之盛者，必赖酸为之收，而令气不妄行。二药并用，肝得以平。

谈附子之应用

一、附子之品考及其炮制

在处方用附子之际，应先知附子的品种与制法，以免使用不当，有碍预期的疗效。兹将附子之品种及加工后之品名略述如下。

1. 附子加工法

每年暑季三伏日为附子出新的季节。附子在土中，最忌烈日后遇暴雨，热气遏郁，易致腐坏。凡在暑天遇暴雨后，药农必及时掘取。出土时名泥附子，先用水将泥洗净，再煮六七小时，然后刮皮切片，清水漂净，放入胆水缸（胆水系在盐汁内取出）或盐水缸泡存，视制片所宜。胆水缸可储藏四五年不坏，盐水缸可储藏十余年不坏。但附子出土后如不及时收入，短期即可腐坏。在制片时，由胆水缸或盐水缸取出（以下照习惯简称胆缸、盐缸）务须将胆盐完全漂净，不然以后无论如何烘晒，均柔润，不能干硬，且易生霉。盐缸附子，颜色黯黑，不易漂白，专制黑片。兹将各种制片法分列如下：

白片：附子由胆缸取出，漂净胆汁，用甑蒸五六小时，晒干六七成，用硫黄熏，再晒干即为成片（此片统称为天雄片，大者为大刀片，小者为小刀片）。又有一种漂至味淡，名为淡附片。

黄片：由胆缸取出，漂净胆汁，用红花、甘草或加姜黄染色后，用杠炭烘干，又晒一二日，即是成品，称为黄附片、厚附片、制附片。

临江片：此片较黄片制作更精，颜色黄亮可爱，以前专销江西临江，故称临江片。

黑片：此盐片经过蒸晒，制成厚薄两种。

卦片：用小块附子对开两片，系胆片制成，如卦形，体透明，似冰糖。

刨片：用胆片漂白，再刨成板薄小片，贴锅上烘干，煮汤作菜肴用。

柳叶片：色黑，形如柳叶，性微软，因胆汁未漂净。

火片：片最小，一等如指甲，过去专销国外。

炮片：用火炮干，起火炮形。

除以上制片法外，尚有其他种类：

盐附子：生附洗净泥土，浸入胆缸三天后，加盐泡，不切片。

干附子：生附子洗净烘干，全块不开片。

生附子：生附子洗净切片，干晒至七成，用硫黄熏过，晒干即成。

川乌头：一般未制过，即附子之母，原名“乌药”，取附子后晒干，名乌头。又名川乌。

附子膏：用生附子之小者，或削下边角，熬制成膏，作膏药用。

附子精：用蒸附片的油斗凝结成晶，服食炖肉用。

附子盐：从盐缸取出，炒干，装入竹筒。

2. 附子、乌头、侧子、漏篮的鉴定

附子：一市斤有8～10枚，名为特超，其形端正，少角、顶细、脐正、圆大者为上。顶粗有节，起凸凹，形状如鼠乳者次之。有伤缺及皱者为最下。

乌头：取附子后名乌头，橄榄形状者为真。另有一种草乌头，大毒，系野生，两者相合，如乌之喙，名乌喙。

侧子：侧生于附子之旁，大小无定，大者重不过二钱，小者不及一钱，气轻质薄，不似附子之雄壮有力。

漏篮：系附子初生细小、未成而削下者，言其小不能装篮，漏出篮子之意。

二、附子之应用

1. 回阳救逆

凡身体不温，手足厥冷，脉沉细或虚浮无力或将停顿，恶寒踡卧，大汗不止，甚至唇青囊缩，以及大失血、大吐泻后，呈虚脱状态者，都宜急用之。卒发阳气衰微，而阴液未大损者，经投附片，如灯满贮油膏，火光虽偶尔遭受外物扑灭，但持火种一行接引，自尔焰续光复，并无后患可言。若果真是无膏之火，无源之水，虽附子有回阳之功，而火难久续，后果多不良，临床所见，不容否认。所以对卒发阳气衰微者，宜用姜附剂迅速回阳救逆；而对平素即气虚之属慢性经过者，则多宜参芪剂缓缓补气增液。若互易其法，则不免两失其效，观仲景《伤寒论》，均以四逆辈回阳救逆，从不取于黄芪，而《金匮要略》则黄芪屡用于虚弱不足之证，可以悟及。

附子救阳固有余，而伤阴亦当虑，是临床用附子不可不注意之一重点。有人曾具体举出补救附子偏胜之弊：用附子以救急，则通脉四逆拨乱反正，阳亡气脱俱可治。唯用附子以补火，必防涸水，因水涸则火无所附，而势成燎原。故急证中往往有阴阳俱伤者，视其阳危，则先以附子救其阳，次以地黄、芍药、人参滋其阴；视其阴涸，则先救其阴，次救其阳。

在临床使用附子回阳救逆之际，辨认证候务须准确。若一惑于表面现象，误用时则危象见于转手间。如真热假寒者，虽四肢冷厥，脉伏不见，而口气恶，便下秽浊者，乃真热假寒之证，不可投以附子。附子所治少阴证有其临床特征。凡阴证，其肌肤必津润，此与阳证之出汗不同。阳证出汗，乃蒸发而出，其肌肤必热；阴证出汗，肌肤则凉。阴证之肤凉与热厥不同。热厥指尖凉，面赤而亮；阴证面必不赤，戴阳乃赤。无论戴阳与否，其人面部必不隐青，而头则必汗出，其肢凉绝对不限于指尖。其简捷之辨认方法，则为手背近腕处肌肤凉，为阴证。热厥指尖凉，阴证腕背面肤凉。

2. 伸阳祛湿

附子能鼓舞阳气，祛除寒湿，故可治寒湿痹痛，血滞不畅及一切阳气衰微之证。

3. 固阳止泻

附子用于中寒病的配剂，凡因中焦寒冷的慢性肠胃病及消化不良、呕吐下利不欲食，甚或完谷不化，都有明显的疗效。

仲景《伤寒论》四逆汤所主之证，多为下利清谷。霍乱篇的吐利证，亦以四逆汤主之。《伤寒论》、《金匮要略》中曾两言下利、腹胀满，用四逆汤温其里。又《金匮要略》治下利清谷，里寒外热，汗出而厥者，通脉四逆汤主之。所以日人浅田宗伯有“以四肢厥逆、下利清谷等为主证”的归纳语。

4. 振阳逐水

附子有利尿发汗作用，用于心脏、肾脏病之水肿有效。

5. 强阳补肾

因肾阳衰微、失精、自汗以致身体机能减退等病都可应用。

6. 温经治漏

附子对外科久败不敛的疮漏常可治疗。

由于附子有一定毒性，但急性病如霍乱与伤寒少阴病，四肢厥逆，体温急遽下降，附子须用到有效量，切勿畏首畏尾，用不及量，以致贻误病机。对慢性虚寒病，则切勿大量使用，孟浪滥投，因希冀速效与幸中，以致产生不良后果。

关于附子用量，初步认为治急性阳衰证之四逆汤辈，生附子配干姜、甘草等的方剂，要本着仲景用生附子一枚的规律（仲景通脉四逆汤用大附子一枚，干姜三两，甘草炙二两，分温再服）。大附子一枚，作现在市称30克计，干姜一两作7.5克计，三两为22.5克，炙甘草二两为15克，改作一次服，应折成一半，则为附子15克，干姜11克强，炙甘草7.5克。其余四逆辈，如干姜附子汤、四逆汤、白通汤等，均用附子一枚。以《金匮要略》呕吐哕下利篇四逆汤下注语“强人可大附子一枚”证之，则仲景所谓附子一枚者，是指比大附子为小的。其一枚今作市称21克计。干姜附子汤系顿服，在《伤寒论》《金匮要略》中为生附子用量最大之一方。其余则都是分温再服，都不超过7.5克，一次量9～15克。若治疗虚寒性慢性疾患时，用炮附子1.5～3克可望有效；取其镇痛作用，则须6～9克才有效。至于治疗严重的风湿病，又在例外，可依照仲景治风湿各方，多用几克。这是古人的经验，证之于现在临床，也能取到用附子的预期效验。

附子水煎服与作丸散服，其毒性之大小，有相当距离。因附子用武火煎（达4小时以上），其毒性大为杀减，一般可以照上面所说的定量；若丸散则因未经水者，毒性完全存在，宜用小量。又仲景制方，附子、干姜相配，在水煎剂型中（如四逆汤辈）一律用生附子，而于乌梅丸、赤石脂丸、九痛丸、理中丸加附子等丸药剂型里面，则用炮附子。这里完全可以理解到附子因剂型不同而毒性有所差别的关系。

三、附子之禁忌

阴虚内热，血少、吐衄、肠红，均为所戒。老人精绝，以及暑月湿热，亦不可服。因附子毒性大，不应滥用，服附子以补火，必防涸水。若阴虚之人久服补阳之药，则虚阳益炽，其阴愈耗，精血日枯，而气无所附丽，可成不救。孕妇尤忌。附子畏防风、犀角、绿豆、童便，反贝母、半夏、瓜蒌、白及、白蔹。中其毒者，黄连、犀角、甘草煎汤解之，黄土水亦可解。李时珍曰：“乌附毒药，非危病不用，而补药中少加引导，其功甚捷。”历览诸家所著，虽云伤寒传变三阴及中寒夹阴，或厥冷腹痛、唇青囊缩者，有退阴回阳之力，起死回生之功。然以附子培元阳，温经散寒，非谓附子即补药也。可资参考。

再谈附子之应用

——对一个商榷的答复

前者奉到福建中医药编辑部转来对拙作《关于附子临床应用的研究》的商榷文（以下称商榷文），提出许多问题，引证浩博，议论宏肆，并且于中西学说方面剖析详明，使我对附子有了更深刻的认识。以文会友，学术赖争鸣而益进，这不独有助于我个人已也。

但是篇中所提出的问题，如“脉浮虚无用附子者”等，我还有些不同的看法，于此提出来，作为商榷的商榷。

在提出商榷问题之前，有两个问题要先提出，作为总的答复，以免在具体问题中纠缠不清。

首先，中医的传统，无论用哪种药，演变到现在，都是复合方剂，很少用单味药，尤其是毒性药物，多配伍上减杀毒性的药，以监制其副作用。附子的使用，也是如此。所以讨论附子临床应用的问题，也就是讨论附子方剂临床应用的问题。商榷文中有“岂可一概专用一味附子”的指斥，故先作此声明。

其次，任何执笔者写任何一种文章，都有他的上下联贯性、前后呼应性。若断章取义地把某一段或某一句孤立起来看，是容易指责的，同时也容易陷于片面性。这是很浅近的道理，凡作家都懂得这一点，但碰到辩论或商榷时，又往往忽视问题的全面性。

我写的“回阳救逆”的第一段，仅仅是一个提纲。如脉“或虚浮无力”，可能提得界限不够清楚，有误读者，容或有之；但若与后面《冷庐医话》辨真寒假热中“脉沉细或浮数，按之欲散（虚），亦有浮大满指，而按之则必无力，是宜温热之剂”的一段联系起来看，我主观认为提纲中脉“虚浮无力”的提法，不会像商榷文里所说，犯那种严重的错误。因为附子证的脉象，沉细或脉微欲绝，是经常的普遍的；而虚浮无力，则是特殊的偶然的。若说特殊的偶然的不常见则可，若说绝对没有，如商榷文所引证者，则不是事实。请举古人一二例以明之。

仲景《伤寒论》太阳上篇：“太阳病，发汗，遂漏不止，其人恶风，小便难，四肢微急，难以屈伸者，桂枝加附子汤主之。”仲景著书通例，凡脉证多冠于前条，而后条从略。太阳病中风，脉浮是必有之者，此条当无例外；且条文中有“恶风，汗漏不止，四肢微急”等表证，具有浮脉兼其他脉象的证候，而方中却用附子。又有应说明的一项，条文中“小便难”一症，是伤津。桂枝加附子汤证亡阳而兼伤津，仲景在急症中，只回其阳，不养其津，有异于后世养津液之手段。

仲景《金匮要略》痉湿暍篇：“伤寒八九日，风湿相搏，身体疼烦，不能自转侧，不呕不渴，脉浮虚而涩者，桂枝附子汤主之。”此方附子为三枚，在仲景用附子之方剂中，其量为最大者，而用于脉浮虚而涩之证，难说脉浮而不用附子。又后条“风湿相搏，骨节疼烦，掣痛不得屈伸，近之则痛剧，汗出短气，小便不利，恶风不欲去衣；或身微肿者，甘草附子汤主之”。寻绎条文中“汗出、恶风”等证，其脉当亦承上条，为“浮虚而涩”者，仲景亦用大量（二枚）附子。

商榷文中多引脉家言，以证实脉浮虚用附子之非。我仅就《伤寒论》辨脉法条文中寻之，则不无脉浮用附子之例。

辨脉法：“其脉浮而汗出如流珠者，卫气衰也。”脉浮者，阳气外浮也，虚阳浮露于表，而汗出如流如珠，则卫外之阳大衰，将有亡阳之变。这条与上面所引“桂枝加附子汤”条似是互文，依此脉证，确是桂枝加附子汤所主之证。且脉家常言者有“浮微气虚”、“浮散劳极”之诀，其中也不无用附子剂之机会。又张石顽谓“少阴例有阳微阴浮者”之脉之语。商榷文谓浮脉绝对无用附子者，未免武断一些。商榷文中讨论唇青囊缩，谓囊缩应为精索上缩而将睾丸提上之“睾丸上缩”，使我增添了一项知识，无任感谢。但谓囊缩是肝经病，不该急用附子，则未免有些片面性。《伤寒论》厥阴篇中之“乌梅丸”，柯琴谓为是厥阴主方，方中附子是重要药。且囊缩有因厥阴虚寒，内则经脉失养而引急不舒，外则肢体蜷曲而下部不湿，乃肝气垂绝之候，宜急用四逆汤加吴茱萸、肉桂温之者。据此，若说囊缩之症不常用附子则可，若说不该用附子则不可。

商榷文谓失血不可用附子，恐其伤阴，是对的；若谓脉虚浮无力或脉微欲绝之失血，用附子则祸不旋踵，殊非临床事实。因失血症固有阳虚不能摄血之一种，用温补剂其效立见者。古人治失血常用附子剂，如《金匮要略》惊悸吐衄下血胸满瘀血篇“浮弱，手按之绝者，下血”。同篇“下血，先便后血，此远血也，黄土汤主之。”黄土汤治下血用附子，当然是因大量肠出血之际，有失神、面白、四肢冷、脉细或浮弱等虚寒之证，且

“浮芤失血”之脉，诸脉书屡见，而临床时亦常遇到，投黄土汤，每有速效。又此汤古人亦用治吐血（《千金翼方》、《外台秘要》）、妇人下血（用方经验），可见失血症多有用附子者。

在“回阳救逆”的文中，引用了陆渊雷等心脏衰弱的字眼，确实不够妥当，朋好多来函指出，商榷文更于此反复辩论，使我获益匪浅。因为自己是中医，不懂西医学术，率而引用，有失慎重。尝谓中西医结合过早，是会出毛病的，而互相驳斥，也未必中肯。我初步认为，涉及中西医治疗问题，应于临床上审慎地、细密地做比较长期的观察，有不同的看法，不容一意地悍然驳斥，硬下结论。陆文所提出关于附子与西医强（心）剂的一切，或既已有所失，商榷文所论亦不一定尽有所得。因字里行间，都各有意气存在也。是否这样，望加三思。

脚气用维生素乙号一种注射，可迅速见功，可能在章次公著书之时，还未发现，这不足深责乎章君用附子于脚气病。

“伸阳”字眼，前人已用过，我认为无大毛病，不作辨析。

商榷文转来之初，我因有国外之行未及作答。今日归来又事务丛集，仅草此以复，不够详尽，实深抱歉，至祈谅之。

谈 人 参

从用药历史来看，最早是用党参。张仲景的《伤寒论》和《金匮要略》中就是用党参。党参是桔梗科植物，与五加科植物的人参不同。人参的真正应用，应当是在唐太宗入“高丽国”之后，已距后汉约三四百年。

党参主治“心下痞硬，支结”，《药征》一书已作了概括。《本经》谓其可“补五脏，安精神，定魂魄，止惊悸，除邪风，明目益智，久服轻身延年”。所谓“补五脏”，为补五脏之阴，当然也有阳，是相对的。盖阴主里，这是可以理解的。所谓“安精神，定魂魄”，是着眼在“虚”字上。“止惊悸”，“明目”，“除邪风”，也都是虚象，并非实证。

金元以后，用参很广泛，标准不严。余遵仲景，针对“心下痞硬，支满”而用，可从小柴胡汤、厚朴生姜半夏甘草人参汤、人参白虎汤、生姜泻心汤、半夏泻心汤、甘草泻心汤、旋覆花代赭石汤中悟出应用道理。仲景之书，出条文不言病理，出方剂不言药理，后学应当注意体会。

人参、党参为何可治“心下痞硬”？可想见的是由于气虚所结的症状。用人参是有标准的，不应像一般医生所谓“是虚都补”、“不虚也补”、“不开人参是不把病人当回事”那样去用，这种风气不对。

我以为用人参的标准有三条：

①心下痞硬；

②亡血家（虚）；

③补虚（阴虚为主，血虚也可属阴）。

炙甘草汤用人参，是发汗后，心动悸，脉结代，亡血之故。《名医别录》称人参“通血脉，利血气”，很有道理。炙甘草汤中血药很多，人参熬出来很黏，补气少，补血为多。炙甘草汤的人参算阴药，阴多阳少。

余曾治两例重症尿毒症患者，“肾病及胃”，以移山参一两切，炖液服，不吐，“有胃气则生”。后以四逆汤和六君子汤收功。病人原来脉息都不清楚，还是收到了良效。补虚力量，老山参胜移山参，更胜别直参及党参。太子参一般处方可用，但力小。对于脱证，人参则非一两（30 克）不可，缓期也不行。

论 黄 芪

黄芪是今日应用最广泛的一种补药。因为它应用最广泛，所以有的人在临床上应用得漫无标准，超出了它的应用范围，这是不能发挥黄芪本来的长处的。中医学术蕴藏实多，极待发掘。现在我根据古代翔实可信的文献记载，结合临床实践，归纳其适应证，非敢云必当，不过是启其端绪，愿与大家共同商讨。

一、治疗慢性衰弱证

为何张仲景在《伤寒论》中，从没有用过黄芪？这一问题，已很久没有得到解决。要说仲景不用黄芪，何以《金匮要略》中凡七见，而《伤寒论》虽属三阴证，竟绝对不用，这必有它的理由。后来读邹澍的《本经疏证》，谓《伤寒论》绝不用黄芪，假如汗出亡阳，一用黄芪，也是“闭门逐贼”。所谓“闭门逐贼”，是以实表说黄芪，亦未能惬理餍心（说详后）。自后反复研究《伤寒论》、《金匮要略》，发现《金匮要略》治虚寒证，除呕吐哕下利病篇治急遽性呕吐及下利病证两用四逆汤外，则概不使用。仲景在《伤寒论》绝不用黄芪，在《金匮要略》则罕用四逆，是因为黄芪必须多服久服才能有效，不像附子、干姜，才下咽则其效立显吗？到现在还未敢妄下断语。可是就仲景的用药趋向上看，可以肯定说，黄芪对于急性衰弱病，绝无附子那种救亡于顷刻、慓悍捷疾的力量，而对衰弱性病，则有一定的疗效。

二、治衰弱性肌表病

《金匮要略》中用黄芪的七方，除黄芪建中汤治里虚外，其余六方，如黄芪桂枝五物汤、防己黄芪汤、防己茯苓汤、乌头汤、黄芪芍药桂枝苦酒汤、桂枝加黄芪汤，皆治肌表水湿之证，且日人浅田宗伯亦谓黄芪建中汤，“黄芪大抵为托表止汗祛水之用，此方可知亦以外体不足为目的也。”按：黄芪建中汤主治“虚劳里急诸不足”，而小建中汤也有主治“虚劳里急”之文，则黄芪是主治“诸不足者”，颇为明显。又仲景治虚劳方首推薯蓣丸，而方中并无黄芪，足证黄芪非专治里虚之品。日人吉益东洞《药征》谓："黄芪，主治肌表之水也"，可以说他看到了仲景用黄芪的诀窍，但专谓主治肌表之水，我认为尚有一间未达。就《金匮要略》用黄芪论之，黄芪五物汤所治之"血痹"，不一定有水；黄芪建中汤所治之"诸不足"，也不一定有水；而桂枝加黄芪汤所治之黄疸，更不一定有水。可是这三个方虽不必治水，确系治肌表之不足者。再以黄芪治自汗、盗汗证之，是治表虚，绝非治水。周岩曾有解释说："黄芪补表而不实表，不实表故不能止汗……缪仲淳谓黄芪功能实表，有表邪者勿用。岂知黄芪唯不实表，故表邪亦有用之者。如《本经》之用排脓止痛，《金匮》之治风湿、风水、黄汗，皆堪为不实表之据。若伤寒之邪宜从表泄，黄芪虽不实表，而亦无解表之长，且有补虚羁邪之患，断非所宜也。"邹澍解释说：防己茯苓汤中用黄芪，"以是知黄芪非止汗者，特能引营卫中气，营卫中气行，邪气遂无以干，则汗自止耳。"综合以上诸人的说法，对黄芪是有深一层的认识，较东洞的说法为优。盖黄芪治肌表衰弱，是从仲景用黄芪诸方归纳出来的。肌表组织之能力恢复，则停水自去，汗出止。水去汗止是其结果，并非其因。东洞谓主治肌表之水，乃倒果为因，未能说明黄芪真实功用。观《神农本草经》黄芪主治大风，《金匮要略》血痹虚劳篇黄芪五物汤主治外症身体不仁，如风痹状，结合中医之言风及风痹之用黄芪，实开后人以黄芪治瘫痪之成法。《千金翼方》中风篇之大八风汤，主治毒风顽痹，手足不遂，身体偏枯，半身不遂不仁；又三黄汤主治中风手足拘挛，百节疼痛；又黄芪酒主治偏枯；黄芪酒主治八风十二痹，皆是黄芪治瘫痪之明证。黄芪之于神经系统疾患之瘫痪麻木、消削肌肉等确有效，且大症必须从数钱至数两为一日量，持久服之，其效乃显。

三、治中气下陷

中气二字始见于《灵枢·营卫生会》篇及《灵枢·口问》篇。《营卫生会》篇曰："上焦出于胃上口，并咽以上，贯膈，并咽而布胸中。"《口问》篇曰："中气不足，溲便为之变，肠为之苦鸣。"腹肠为脾胃所司，苦泄与鸣，中气下陷，亦即脾胃之下陷。《素问·太阴阳明论》篇曰："今脾病不能为胃行其津液，四肢不得禀水谷气，气日以衰，脉道不利，筋骨肌肉皆无气以主，故不用焉。"是水谷之气生于脾，可称脾气，亦即中气。常见人因饥饱劳逸过度，以致发生体倦盗汗、言语眼视无力、食少无味、微热心烦、脉虚大等证。其原因多系脾胃内伤，谷气不胜，中气虚馁，体

力为之不足。谷气见于《灵枢·刺节真邪》篇："真气者，所受于天，与谷气并而充身者也。"后人解谷气为五谷之精气，通会于肌腠之元真，为脾胃之所主。李东垣本着《内经》各篇脾胃之说，并作《脾胃论》，以治当时常见病症，甚有功于世。其中尤以创制之补中益气汤能补中气，亦即能补脾胃之气，通会肌腠之元真（腠，是组织之罅隙，元真，即所谓"真气"），以之治饥饱劳役，脾阳下陷，气怯神疲之疾患（多因当时"啖食蔬粝"），及疟久脾虚，清气不升，寒热不止者，每有显效。但补中益气汤之补脾胃的虚馁，乃方中参、术的职事，黄芪是负鼓荡谷气以充肌表力量之职责者。东垣谓内伤者，上焦阳气下陷为虚热，非黄芪不可。然则补中益气汤之应用黄芪，仍未出仲景用黄芪之范畴，不过视乎方剂的组织法度与配合品味如何，而随宜发挥其振起肌表衰弱的能力罢了。有的人提出，治虚损，膀胱有热、尿血不止者，于蒲黄丸中，用黄芪固下焦之卫，认为这样地黄、麦冬合而奏清热之功，并借其升阳以达表，而水府之热，遂以清热而除，这是善于组织与配伍的。后人于补中益气汤中加知母、黄柏，以治清阳下陷之尿血；加赤石脂，以治气虚之慢性脱肛；加龙骨、牡蛎、茜草、海螵蛸，以治脾气下陷之带浊症，都有效验。中气下陷的患者，常有小腹重坠感，在劳作时更显，且同时表现呼吸短促，这时投以补中益气汤或张锡纯之升陷汤（是根据东垣补中益气汤所制出的，方为黄芪、升麻、柴胡、桔梗、萸肉、党参等），颇有捷效。

四、治痈疽久败疮

《神农本草经》："黄芪，味甘微温，主痈疽久败疮，排脓止痛，大风，癞疾，五痔，鼠瘘。"张寿颐曰："黄芪为固表主药，甘温之性，专走肌肉皮肤……张隐庵谓痈疽日久，正气衰弱，故为久败……溃久元虚，或虚寒之体，可以四君、六君、保元、归脾等方，随宜择用。"此外，有谓黄芪用于肾炎，可以消除尿蛋白，用于消渴症（糖尿病），可调节新陈代谢。

黄芪的禁忌：阴虚身热者勿用。表实有热，积滞痞满者忌。上焦热甚，下焦虚寒，及病人多怒，肝气不和，痘疹血分热甚者，均忌。朱丹溪说："黄芪补元气，肥白而多汗者为宜；若面黑形实而瘦者服之，令人胸满，宜以三拗汤泻之。"

【按】胸满用陈皮亦可解，在黄芪方剂中佐以陈皮，可免胀满之弊。

论大枣

大枣一药，在仲景方剂中应用的范围是很严格的，不像有的人使用大枣，信手拈来，俯拾即是。不知大枣虽系果品，而在方剂的配伍组合下，就不同于食物了。例如甘麦大枣汤之治脏躁（现代谓之癔病），小麦、大枣都是食品，即甘草一味，也是甘平无毒可饵之物，分之即是日常食饵之品，合之即可治疗脏躁病，其原因何在呢？是因药物一经组成方剂，内中即发生主、辅、佐、使的组合性，即所谓相互联系、相互促进、相互制约的作用。中医在临床上一向是采取复合剂的，能理解到复合剂不同于单味药的优越性，才会知道大枣在方剂中的重要性。现在依据仲景的《伤寒论》、《金匮要略》，归纳大枣在方剂中的应用及其用量与配伍。

一、凡外感病表虚的多用大枣

同样是外感风寒的疾患，在表实的人即无汗，在表虚的人即自汗，自汗即伤津。既属表病，就应当服解表的药，表虚自汗伤津，又再服解表的药，是犯“虚虚”之戒。处方时应当考虑到这点，那末，在这种情势下，就需要遴选一种补偏救弊的药物，则大枣一味，恰是胜任之品。《神农本草经》谓：大枣主“少津液，身中不足”。黄元御《长沙药解》云：“大枣尤宜于外感发表之际。盖汗血一也，肺主卫气而司皮毛，肝主荣血而司经络，荣行脉中，为卫之根，卫行脉外，为荣之叶。非卫则荣不生，非荣则卫不化，蕴于卫而藏于荣则为血，酿于荣而泄于卫则为汗，虽异名而实同出。故曰夺汗者勿血，夺血者勿汗。太阳中风，卫气外敛，荣郁而生内热，桂枝汤开经络而泄营郁，不以大枣补其荣阴，则汗出血亡，外感去而内伤来矣。故仲景于中风桂枝诸方皆用之，补泄并行之法也。”近人有的指出：“凡表虚自汗，胃气自和者，则发表剂中均用大枣，以摄持胃中津液。”观仲景桂枝汤等一系列的方剂中，均用大枣，可以知道其在外感性疾患使用大枣的规律。

二、凡逐水峻剂多用大枣

邹澍《本经疏证》说："十枣汤是用药过峻，恐不特泄去其饮，将尽人之津液胥泄之，故以枣约束营气而存津液也。"柯琴说："参、术所不能君，甘草又与之相反，故选十枣之大而肥者以君之，一以顾其脾胃，一以缓其峻毒。"有人证明，尝见服十枣汤者，减用大枣5枚，服后二时许，即觉胃中枯燥，声哑干呕。仲景在用峻药下水饮、痰饮的方药中伍以大枣，还不仅是十枣汤，如皂荚丸之治咳逆上气，时时吐浊，但坐不得卧。皂荚是涤痰的峻药，皂荚蜜丸如梧子大一丸，不过半钱重，而以枣膏和汤下之。尤怡谓："皂荚味辛入肺，除痰之力最猛，饮以枣膏，安其正也。"又葶苈大枣泻肺汤，治支饮不得息。葶苈是逐水饮的峻药，捣丸如鸡子大一枚，而以12枚大枣煮水送之。尤怡谓："葶苈苦寒，入肺泄气完备，加大枣甘温以和药力。"所谓"安其正"，"不使伤正"，用来解说大枣的功能，虽属妥当，究嫌抽象，不若邹澍谓约束荣卫气而存津液，柯琴谓以顾其脾胃，黄元御谓保其脾精较为具体。

三、凡和剂多用大枣

仲景的小柴胡汤、大柴胡汤、柴胡加芒硝汤等和解少阳之剂，都用大枣；半夏泻心汤、甘草泻心汤、生姜泻心汤、旋覆代赭石汤等和胃之剂（仲景煮药通例，凡和剂均去滓再煎，所以谓此方都是和胃之剂），也都用大枣。和剂用大枣，也是仲景在方剂中标示出用大枣的一种规律。

四、凡挛引强急多用大枣

日人吉益东洞《药征》："大枣主治挛引强急也。考十枣汤证曰：'引胁下痛'。葶苈大枣泻肺汤证曰：'咳逆上气'。苓桂甘枣汤证曰：'欲作奔豚'。甘麦大枣汤证曰：'脏躁喜悲伤'。小柴胡汤证曰：'颈项强'，'胁痛'。小建中汤证曰：'急痛'。大青龙汤证曰：'身疼痛'。黄连汤证曰：'腹中痛'。葛根汤证曰：'项背强'。桂枝加黄芪汤证曰：'身疼痛'。吴茱萸汤证曰：'烦躁'。历观此诸方，皆其所诸证，而有挛引强急之状也，用大枣则有治矣。"吉益东洞归纳了仲景方剂中使用大枣于"挛引强急"的规律性。此外，脉结代、心动悸之炙甘草汤证，是心液缺少；手足厥寒、脉细欲绝之当归四逆汤证，是心液不足；火逆上气、咽喉不利之麦门冬汤证，是胃中的津液不够。以上或大枣之用量独多，或专用大枣而不伍以生姜。在炙甘草汤中，大枣是辅大量生地黄生血；在当归四逆汤中，大枣是佐当归补血；在麦门冬汤中，大枣是帮助麦门冬增津液。

五、用量

考仲景《伤寒论》、《金匮要略》用大枣常例，多为十二枚，如桂枝汤、小柴胡汤、大青龙汤、葛根汤、吴茱萸汤等。但古人一剂药多作三次服，今人一剂药只用一次服，那末，今剂量应当是古剂量的三分之一。大枣十二枚，今当折成四枚。炙甘草汤三十枚，应当折合十枚。越婢汤、生姜甘草汤均用十五枚。今当为五枚，余类推。十枣汤十枚，葶苈大枣汤十二枚，仲景皆为一次量，不在此例。从仲景用大枣上看，可以明了一个问题，就是使用药物虽极寻常像大枣，也严格掌握用量。其在炙甘草汤用大枣配生地黄、麦门冬以生血，即用三十枚；在甘麦大枣汤配甘草、小麦舒缓强急，即用十枚。在十枣汤、葶苈大枣汤用以摄持胃液，则用量多；在桂枝汤、柴胡汤用以调和营卫，则用量少。不应忽视。

六、配伍

这里只取仲景比较单纯用大枣的方剂，如容易显示大枣治疗的功能，和容易见到方药组织的形式而言。大枣、生姜，成无己曰："邪至营卫者，辛甘以解之，故用姜、枣以和营卫，生发脾胃升腾之气。"邹澍曰：《伤寒》《金匮》两书，"用枣者五十八方，其不与姜同用者，十一方而已。大率姜与枣联，为和营卫之主剂，姜以主卫，枣以主营，故用四十七方中，共受桂枝汤节制者二十四，受小柴胡汤节制者六。所以然者，桂枝、小柴胡俱调和营卫之剂也。"大枣、茯苓，《伤寒正义》茯苓桂枝甘草大枣汤条云："病人有水气，故以茯苓、大枣治水气也。"成无己曰："张仲景治奔豚，用大枣滋脾土以平胃气也。"大枣、葶苈，《金匮要略·肺痿肺痈咳嗽上气病脉证治》篇："肺痈喘不得卧，葶苈大枣泻肺汤主之。"邹澍《本经疏证》解此方云："水饮壅淤，势宜峻逐，得此则抑药性之太过，固元气之遗余。"大枣的药用是应当重视的。

谈大黄、芒硝

大黄和芒硝均属降下药，但有区别。前者为植物性药，对胃肠蠕动力稍大，尤其是北大黄为甚，四川和陕西大黄则柔和一些。河北的大黄横劲大，用后腹痛。使用大黄是为了通下，因此，最好有顺劲，才能达到目的。川大黄为锦纹大黄，号称“将军”，有“冲墙倒壁”之喻，故称“川军”。熟军柔和些，入血分，力量大。大黄可用于上呼吸道感染及胃出血，有清热消炎之力，可谓从根本上治。我以前治上消化道出血，参考《医学衷中参西录》，选方用大黄、生赭石、上肉桂，压成药面，服之有效。大黄在《伤寒论》承气汤中后下，可达到泻下作用，至多用12～15克。肠胃坚实者可能不泻，但也有用6克泻得不得了的。此药和番泻叶、火麻仁、郁李仁、商陆、芫花、大戟、甘遂不同，后几味药刺激性较强。

朴硝杂质多，经细制加工而得芒硝。另有玄明粉，也是朴硝之类。冰硼散中有玄明粉，可消炎，治口疮有效，也用于结膜炎。硝石亦称火硝，与朴硝同类。制火药用它，“发性”大。《金匮要略》取之与矾石同用，曰硝石矾石散，治女劳疸（即黑疸）。此药性寒微苦，酸苦涌泄为阴，用量一般9～15克为宜。

硝、黄配伍，成为一对，相互促进，在《伤寒论》大承气汤中作主药使用。大黄，《神农本草经》谓其可“主百病，除寒热邪气，逐五脏积聚、留癖”，能蠕动肠胃，合芒硝软坚散结，对存有“宿食”、“燥屎”者有效。但临床上有时光降燥屎不行，还应加行气药枳实、厚朴，则力量更大。我认为无邪热者不用大黄，无坚积者不用芒硝。若属虚证，两者都宜慎用或不用，免生“虚虚”之弊。

谈芍药

芍药是常用中药之一，苦、酸、微寒，入肝脾经，临床应用范围甚广。《神农本草经》谓其“主邪气腹痛，除血痹，破坚积，治寒热疝瘕，止痛，利小便，益气。”通过多年临床体会，余归纳其功用主要有四点：养肝补血，敛肝止血，治痢，止痛。

养肝补血：芍药单用即可以养肝柔肝，因其酸，故能入肝，因其苦，故能泻肝之热。《药品正义》说“暂用之生肝”，确具只眼。芍药配当归则可和肝补血，因肝藏血，二药合用则养肝以补血，与黄芪、当归同用之直接补血有别。芍药、当归、柴胡三药合用则养肝疏肝，养肝之体而助肝之用。临床上若欲以补血为主，可用芍药、当归配伍地黄，阴津充而血易旺。

敛肝止血：芍药味酸，能敛能泄，成无己谓其“可成阴气而敛邪气”。肝藏血，酸而敛之收之，则可止血。临床上凡吐血、便血，皆可用之。《止园医话》曾载芍药用于止血，用量一般在一两以上。回忆新中国成立前，在家乡滦县曾治一崔姓农民，男，40岁，呕吐鲜血，每吐，量极大，动辄以“升斗”计，断为胃出血，投以旋覆花代赭石汤加芍药一两半，肉桂三分。甫一剂，血即渐止。此重用芍药敛肝以止血之故，稍佐肉桂，取桂能枯肝，使肝升发之力减弱，肝血自不妄行。妇女血崩，辨证属于脾不统血者，可在归脾汤中加用芍药一二两，往往可以收到止血效果。

治痢：芍药味酸而苦，性寒，又善泻肝胆之热，因而常用以治痢，单用即有效果。洁古芍药汤用为主药。一般经验，白痢用白芍，赤痢用赤芍，用量五钱左右。《伤寒论》黄芩汤治痢用芍药，也是这个道理。张璐谓：“芍药能于土中泻木，为血痢必用之药。然须兼桂用之，方得敛中寓散之意。建中汤妙用，人所不知，盖泄痢皆太阴之病，建中专主太阴腹痛也。”但是应分清病的寒热虚实。泄泻之腹痛多由太阴之虚寒。芍药虽能补益太阴，而酸寒之性与脾寒不宜，是以小建中汤专治中虚腹泻，重用芍药，而以桂枝温养，目的在建立中州元气，且能泄散阴寒。如果是痢疾腹痛，则多湿热积滞，虽然也属于太阴失职，乏健运之力，而证是实热，宜

清宜通，且宜破滞导浊以治，故不宜加桂。张寿颐谓：“血痢腹痛，里急后重，欲下不下，更是一团火，深入血分，蕴结于大肠回转之间，非苦寒急下，荡涤邪秽不可。仅用芍药犹虞不及，枳、朴、硝、黄、芩、连、槟、柏皆所宜选……岂有大实大热之病，而可杂以桂者，是误以建中治虚寒之例治湿热矣。”其说最是精当，可补张璐之不足。

痢疾后遗症颇为难治，痢久，肠道受损，大便总有隐血。曾治一小孩患此，予赤芍四钱，配以炒黄连四分，服后很快得以痊愈。根据芍药有治痢之功用，自创一方，名清热止血汤，用以治疗慢性痢疾，尚有效果。药用芍药五钱，银花一两，黄连二钱，生地四钱，四味炒炭，既可止血，又可解毒，且无滋腻留邪之弊。

止痛：张元素谓：“芍药得炙甘草为佐，治腹中痛，夏月少加黄芩，恶寒加桂，此仲景神品药也。”此以芍药是治腹痛主药。邹澍谓：“太阳病，下之后，脉促胸满者，桂枝去芍药汤主之。本太阳病，医反下之，因而腹满，时痛者，桂枝加芍药汤主之。同一满也，而芍药有去取之殊，何哉？芍药之用，在痛不在满，亦以满为阳，痛为阴耳。”此以芍药为治痛要药。二者虽已道出芍药主治，但言之不详。其实芍药止痛治疼，以痉挛拘急疼痛为主，所以芍药甘草汤主治痉挛拘急疼痛诸证，柴胡疏肝饮用治胸胁疼痛诸证。《金匮要略》当归芍药散，芍药量最重，可用治妇女痛经等。大凡拘急痉挛之痛，芍药皆能治之，又不限于腹痛一证。

中药夏枯草的近代观察与实验及其文献记载

1928年苏联生物学者托金（B. P. Tobin）教授发现，在某些高等植物中含有杀菌性物质，称之为“植物杀菌素”。经过多次试验，确定各种不同的植物，即有各种不同之植物杀菌素存在，并证明植物杀菌素是强有力的生物性防腐剂。因此，苏联学者认为可能进一步解释许多“民间药”的治疗作用和性质。

中央卫生实验院刘国声曾研究中药抗生之作用，选择可能用以治疗细菌性疾患之中药40种，证明在体外抗生力较强，内有夏枯草。兹根据其报告摘录如下：

夏枯草对赤痢菌（+），伤寒菌（++），副伤寒菌（+），霍乱菌（++），大肠杆菌（+），变形菌（+），绿脓菌○，葡萄球菌（+），溶血性链球菌甲（++）、乙（+），肺炎双球菌（+），白喉菌（+）。

以上系指夏枯草煎剂（100%）对于十二种病原菌之抗生力，++示抗生力较强，+示抗生力微弱，○示无抗生作用。

夏枯草含有盐化钾68%，又含难溶于水的有机碱物质，能直接使血压下降，呼吸深大，间接变更体液的集成，所以有治疗颈淋巴腺结核的作用。

夏枯草适应证：淋巴肿胀、甲状腺肿、瘰疬、子宫黏膜及阴道炎、乳腺炎、痛风、慢性关节炎症，并用于一切小便不利之症。外用为消炎防腐剂，于化脓性炎症敷洗。

我国历代有关夏枯草疗效的记载，节录如下：

《本经》：“主寒热，瘰疬，鼠瘘，破癥，散瘿。”元代朱震亨曰：“本草言夏枯草大治瘰疬，散结气，有补养厥阴血脉之功，而不言及。”

明代李士材曰：“夏枯草苦辛微寒，独入厥阴，消瘰疬，散结气，止目珠痛；然久用亦妨伤胃，与参术同用，方可久服无弊。”

明代缪希雍曰：“夏枯草味苦辛而性寒，无毒，为治瘰疬之要药。”

清代张璐曰：“夏枯草，《本经》专治寒热瘰疬，辛能散结，苦能除热，故善散癥结瘿气。”

清代黄宫绣曰："夏枯草辛苦微寒，按书所论治功，多言散结解热，治一切瘰疬湿痹、目珠夜痛等症，似得以寒治热之义矣。"

胡光慈曰："夏枯草为本草消炎解毒、散瘰疬要药，故《本经》以之主寒热瘰疬，治鼠瘘头疮。至于破癥、散瘿、结气等，癥应作炎肿之坚热如癥者解，瘿应作炎性之肿大如瘿者解，结气应作炎症之坚硬肿大、结而不散者解，皆用其消炎作用以退炎肿也。"

夏枯草临床专用于一般淋巴腺之炎肿，常与一般活血消炎药用，有良效；若结核性之不红不肿，凝结如核，触之可以转动者，其经过慢性，用本品难收速效，须制膏常服。用量二钱至四钱。"

附方：

薛己《外科经验方》云："夏枯草汤，治瘰疬马刀，不问已溃未溃，或日久成漏。用夏枯草六两，水二钟，煎至七分，去渣，食远服。此生血治瘰疬之圣药，虚甚者熬膏服及涂患处，多服益善，兼十全大补汤加香附、贝母、远志尤善。"

何廉臣曰："夏枯草合天葵子、海藻并嚼，消男妇瘰疬。"

胡安邦曰："夏枯草熬膏久服，治瘰疬有实效，曾得确证颇多，不必疑忌也。"

缪希雍曰："夏枯草得连翘、忍冬藤、贝母、玄参、薄荷、栝楼根、紫背天葵、蓖麻子仁、甘草，治一切瘰疬有效。"

牟鸿彝曰："夏枯草 6.0g，柴胡 4.0g，黄芩 3.0g，龙胆草 2.0g，黄连 2.0g，当归 3.0g，土瓜根 4.0g，白芍 4.0g，甘草 1.5g，水 2000 毫升。以上一日量，为煎剂，分服，治淋巴腺结核。"

日本宫田武雄曰："夏枯草汤为汉方治瘰疬之要药。夏枯草 8.0g，甘草 1.0g，水 6000 毫升，煎成 2000 毫升，一日三次温服。"

日本栗原广三曰："夏枯草汤：夏枯草八钱，当归三钱，白术、茯苓、桔梗、生地黄、柴胡、甘草、陈皮、贝母、香附子、白芍各一钱，白芷、红花各三钱。上十四味，加水煎服（一日数回分服）。主治瘰疬，不问已否溃烂，不论初起久病，均可服之。

夏枯草煎：夏枯草（新鲜者）一百二十钱，鲫鱼（除去肠胃之秽物）八十钱，贝母八钱。取贝母装入鲫鱼之腹，以丝线缝合，先以醇酒二升，浸夏枯草一日一夜，煮成五合，去渣，加入鲫鱼，更煮半日许，待成膏，下火，除去贝母，取鲫鱼与汁，分三日服食用。若服后吐血，则当止服。此为治瘰疬之神方。"

印尼治结石有效草药猫须草

余于1962年上半年因公旅居印度尼西亚四阅月，暇时则访求其民间草药，得十数种，均夙著效验，为印度尼西亚医生所习用者，而猫须草之治结石病，尤著效于民间。

余游于梭罗市时，曾遇有一陈姓华桥后裔操印尼医生，言其使用猫须草治疗尿路结石及胆结石症甚多，效验甚确，指座上梭罗市长云："首长即曾患尿结石病，服猫须草而排出结石者之一。"同时摘取会客厅外之猫须草一枝，赠给我医疗组，并赠结石一小盒，数达十余粒，以证实其言。

余返国之前，曾求我大使馆觅得猫须草多斤，由海船运回，备作治疗结石病之试用，并搜有猫须草混合验方，以供临床研究。

猫须草为多年生直立分枝灌木，茎高0.5～2米，呈方形，基部木质，无毛或近无毛，上部草质，略带紫色，具短柔毛。草叶对生，膜质卵圆形、披针形或菱形，长3～12厘米，宽1.5～5厘米，顶端渐尖，常卷曲成镰刀状。基部楔尖，叶片上部三分之二边缘呈粗锯齿状，下部三分之一全缘。表面深绿色、无毛，背面淡绿色，主脉及副脉处具短细柔毛，有侧脉3～5对。叶柄短，在0.3～2厘米之间，密生短细柔毛，上半部扁平、有槽，常呈绿色，下半部圆形，通常为绿色，生于枝顶的叶柄甚短。

花为顶上的总状花序，花序柄长8～23厘米。花轮六朵，苞片小，无柄，卵圆形，长0.1～0.2厘米，顶端极尖。花具柄，长约0.4厘米，密生短柔毛。花萼钟状，有毛或近无毛，绿色，长0.4～0.8厘米。二唇形，上萼卵圆形，下萼四裂，裂片顶端极尖。花冠白色或浅紫色，外生白色短柔毛，内秃净或近无毛。上唇瓣四裂，内陷，两侧裂片较中部为宽；下唇瓣长短圆形，向内凹入，花冠圆筒状，长约1厘米。雌雄蕊突出于花冠外，雄蕊四个，二长二短，着生于花管上。花丝作细长线形，白色。花药头状，紫色。子房下位，无毛。花柱长于雄蕊，柱头棒状，紫色。小坚果四个，卵圆形，色褐，长约0.2厘米，扁平，密生凹凸不平之细纹。

从印尼至南亚诸岛及澳洲均有生长，爪哇栽培历史已久，我国海南岛亦有栽培。性好湿润土壤及阴凉，在海拔700米以下生长良好。猫须草不易结子，但也有结的，通常用插枝法繁殖，极易生长。亦可用种子繁殖。除药用外，亦供观赏及绿篱之用。

成分：据称，叶及枝顶含钾盐最高。全草含配糖体、直管草碱（Crihonin）、鞣酸、尿素等。

药用成分：茎与叶。

主治：主要用作利尿剂，对肾脏无害，故为一般所采用。用于治肾结石、磷酸盐尿、胆结石、膀胱结石、足痛风、风湿及动脉硬化等；与叶下珠配合应用，更为有效。与其他草药配合应用，闻可治糖尿病。通常做茶剂饮服。

谈 用 药

用药如用兵，治病如打仗。必须掌握药物的特性，了解药与药配伍的效能，胸有成竹，才能所向披靡，无往不胜。

有一些疾病，用单味药可以制胜，就无需使用成方。例如治瘊子(疣)，薏苡仁有较好效果。将它轧面，每天冲服10克或煎服30克，一般月余可能脱落。小儿受惊吓，或生气存食，出现不思饮食，大便干燥，鼻子下面的人中穴处发红，鼻根发青，睡眠易惊，无名指关节屈伸时格格作响，用黑白丑炒焦，每天服一小撮（约1克），以泻下为度，效果较好。此方对小儿滞颐流口水亦效。泻下太厉害，可用小米粥或咸鸭蛋调补。椿根白皮主泻血，对于顽固性血便、粪色鲜红者有效。可轧面兑入适量，每次服3克，每日两次服用。黄连或黄柏口含，对口疮分泌物多者颇佳。类似单味效方很多，临证万勿轻视。俗云："单方一味，气死名医。"有时用成方效果不好，而投单味药获效者，屡见不鲜。昔在山东时曾治一患者，咽痛如刀刺，曾用中西药未效。细察咽喉，局部不红不肿，诊断为少阴咽痛。病由少阴经气不能舒展所致，予服《伤寒论》甘草汤。生、炙甘草并用，以舒其痉挛，饮后两日，其痛若失。

较为复杂的疾病，常需多种药物配伍以治之。配伍是组织方剂的基础，是前人积累经验的结晶。研究中医临床应从方剂入手，探索其中药物配伍的规律。东汉张仲景的《伤寒论》和《金匮要略》是方剂之祖，他的药物配伍规律，应当很好地钻研。例如，麻黄配桂枝，可治疗风寒束表，无汗身痛，其发汗力猛。麻黄配石膏，一祛寒一清热，各走极端，起激化作用，使其发汗力量减弱，平喘力量增强，能治疗"汗出而喘，无大热"。麻黄配附子、细辛，太阳、少阴经脉脏腑皆达，治疗少阴阳虚、感寒无汗者效佳。

昔在菏泽，曾治一成年男子，秋感风寒，全身发冷，寒甚热微，脉象沉细，多法治疗未痊。乃投麻黄附子细辛汤，半剂下咽，患者全身发热，自揭被褥。一剂入腹，皮袄亦脱，病竟霍然。药物配伍产生的作用是综合功效，这种功效虽与组成它的药物有关，但亦不尽然相同。

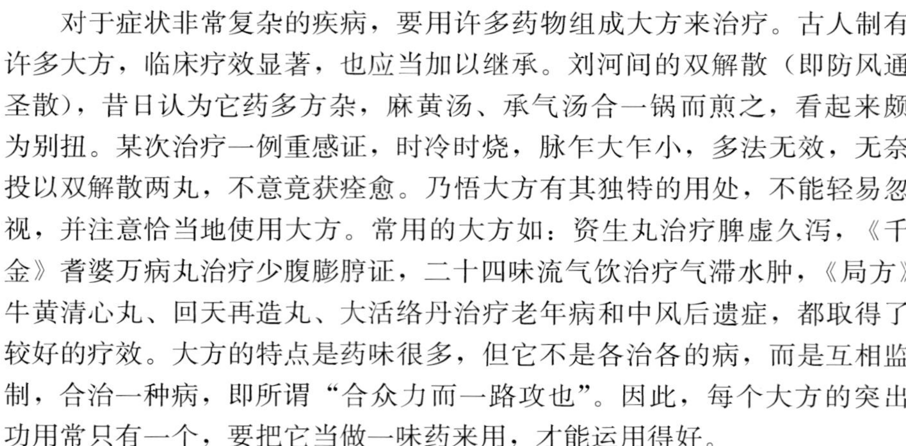

对于症状非常复杂的疾病，要用许多药物组成大方来治疗。古人制有许多大方，临床疗效显著，也应当加以继承。刘河间的双解散（即防风通圣散），昔日认为它药多方杂，麻黄汤、承气汤合一锅而煎之，看起来颇为别扭。某次治疗一例重感证，时冷时烧，脉乍大乍小，多法无效，无奈投以双解散两丸，不意竟获痊愈。乃悟大方有其独特的用处，不能轻易忽视，并注意恰当地使用大方。常用的大方如：资生丸治疗脾虚久泻，《千金》耆婆万病丸治疗少腹膨脝证，二十四味流气饮治疗气滞水肿，《局方》牛黄清心丸、回天再造丸、大活络丹治疗老年病和中风后遗症，都取得了较好的疗效。大方的特点是药味很多，但它不是各治各的病，而是互相监制，合治一种病，即所谓“合众力而一路攻也”。因此，每个大方的突出功用常只有一个，要把它当做一味药来用，才能运用得好。

任何药物都有长处，也都有短处，治病时要取其长而避其短。以补气药为例，人参、黄芪、白术、炙甘草都是好药，但用后易产生胀满。纠编之法，服人参者，加莱菔子以消之；服黄芪者，加陈皮以消之；服白术者，加枳实以消之；服甘草者，加肉桂以消之。其他药物也有救弊之味，无须一一枚举。监制得当，副作用就会减少，疗效也相应提高。

用药须动静结合

一般说来，补气养血健脾之药谓之静药，调气活血之药谓之动药。在组剂处方中，用静药佐以动药，用动药佐以静药，动静结合，常可收到好的效果。古人用方，补剂必加疏药，补而不滞，通剂必加敛药，散中有收，都是这个道理，值得我们重视和研究。

动静相伍，一般静药量大，动药量小。阴主静，阳主动。阴在内，阳之守也，阳在外，阴之使也。重用静药，因为阴为阳之基，无阴则阳无以生；轻用动药，由于阳生则阴长，阴得阳则化。凡补养之静药必重用方能濡之守之，而疏调之动药虽轻用已可煦之走之。

《伤寒论》炙甘草汤为治脉结代、心动悸的名方，其中阴阳兼顾，而静药分量最重。方内阿胶、麦冬、麻仁、生地、甘草、大枣皆为阴药，大其剂量以生阴津，补益营血。尤以地黄用到一斤之多，而仅以人参、生姜、桂枝作为阳药补益卫气。整个配方，阴药约重二斤半，阳药仅重半斤，阴药为阳药的五倍，道理何在？阴药非用大量，则仓卒间何以生血补血。然而阴本主静，无力自动，必须凭借阳药动力，使阳行阴中，催动血行，致使脉复。反之，若阳药多而阴药少，则濡润不足而燥烈有余，犹如久旱禾苗，虽得点滴之雨露，而骄阳一曝，立见枯槁。即使阴阳均衡，亦恐阴液不足，虽用阳动之力推之挽之，究难奏复脉之效。

《傅青主女科》完带汤为治白带要方，动静配合十分精当。方中白术、山药各一两，人参三钱，白芍五钱，车前子三钱，苍术三钱，甘草一钱，柴胡六分，陈皮、黑芥穗各五分。全方以静药为主，重用至两，大其量是用以补养，补土以胜湿。用动药为反佐，量不及钱，小其量是用以消散。寓补于散之中，寄消于升之内，相反实以相成，因而疗效特高。若统一其量，则必然失去补益脾元之功，难收利湿止带之效。

动静相伍中，动药宜轻，还在于恐过重耗人正气，反失其意。如四物汤是补血名方，内中当归、白芍、生地等补血养血之药可用四至五钱，属方中静药，而川芎气味香窜，属方中动药，一般只用二钱，即可起到燮理阴阳之作用，多用反而燥血耗气。即使以活血化瘀为主的王清任，在组方

中也十分注意及此。一部《医林改错》，以用血药为主，但其中所出方剂，多数养血静药用量特大，而活血动药用量却小。动静相合，新血生，瘀血去，从而达到活血化瘀目的，绝非一味攻破。如桃红四物汤，四物为静药养血，桃仁、红花为动药活血，即是明证。在逐瘀汤类中，他虽然常用桃仁、香附，但一般也都只用到二三钱。作为动药，调气活血总不多用，恐过用耗气伤血。

除了静药量大、动药量小的动静配伍而外，也有以动药为主者，但当辅以静药。如《伤寒论》桂枝汤，全力以阳动之药为主，而加入芍药一味阴静之药，使动中有止，散中有收，故可平衡阴阳，调合营卫。治阴疽名方阳和汤，全方立旨以回阳为务，方中虽有麻黄、炮姜、肉桂、鹿角胶、白芥子众多阳药，却必待加入大熟地一味柔润阴药，培补气血，其效方显。

推而广之，用方如此，用药亦然。如熟地与砂仁同用，生地与细辛同捣，皆取阴静制阳、阳动促阴之义。总之，动静相合，其间阴阳相生相化，道理深奥，非细心体认，难知其妙，学者亟当于此等处留意，则制方用药之义可得。

当然，动静结合，除了此多彼少而外，还当注意辨证，施加恰当的剂量。过与不及，皆非所宜。回忆新中国成立前，吾乡有一翟老医生，医术高超，乃孙从其学。一日归语老医云：治一归脾汤证患者，予四剂不效，奈何？老医嘱其察舌，回报舌苔白腻，令加大木香用量予服，三剂而愈。怪而问之，老医释曰：归脾汤属静药方，内中木香仅用几分，焉能动之。药不流动，白腻之苔自不能化，越用阴湿，病越不能愈。故一改木香用量，阴得阳化，而病即瘳。以后其孙又遇一例，遂将木香放胆用之，又不效，归问何故？老医嘱再察病人舌，见苔白而薄，遂曰：此脾阴不足之象，焉能再动之燥之，徒加木香，脾阴更虚。拟先加山药一两，养其脾阴，服至舌苔厚腻后，再加重木香，则可痊愈。孙用其言，病又获愈。由此可见，阴静阳动，阴阳维系，关系方药实大。

谈药物的相须、相使和相畏

药物相须，乃指同类而不相逆之功效。如人参、黄芪与甘草，俱为甘温药，按东垣理论，相须为用，可退大热，为甘温除热之圣药。东垣的这一思路，是从仲景《金匮要略》中悟出。仲景《伤寒论》113 方和 397 法中，未用黄芪。《金匮要略》23 篇中，却另有未用白通之例，反而有 17 个方剂用黄芪。是不是仲景不懂黄芪？不是。这里有很深的道理。黄芪为温补药，功效慢些，无撞墙倒壁之功和起死回生之力，不同于附子辛温剧毒，起效快，这是芪、附的不同。

仲景用黄芪的方法见于黄芪建中汤、防己黄芪汤、防己茯苓汤、芪芍桂酒汤、桂枝加黄芪汤中。日人吉益东洞《药征》、周岩《本草思辨录》对此颇有研究。黄芪主治皮肤之水，旁治更多。防己黄芪汤治皮水，恶风汗出，有时可退尿蛋白。

相须为用是指两药不可相离。如黄柏、知母相须，治下焦有热，尿黄，肾虚有火，可以滋阴降火。泽泻、茯苓去上焦水，治欲饮而渴（下焦无热）。故知柏地黄汤去肾火，茯苓泽泻汤治上焦渴而欲饮者（不思饮用知、柏）。至于五苓散，则治水入而吐。李东垣从精神上继承张仲景，用甘温除热，如升阳益胃汤、补中益气汤及清暑益气汤等，即是很好的例子。

相须为用的例子尚很多，如补骨脂与胡桃，二者合用力大，青娥丸是一证明。干姜、附子合用，其功效也大。

药物的相使，是为之所使之意。相恶者，则为夺我之能也。相畏者，受彼之制也。而相反者，乃两不可合也。仲景于此，有特殊经验。如甘遂半夏汤，甘草反甘遂而并用，附子粳米汤、小青龙加附子，附子攻半夏而同方，是值得吾人深究的。

本草学中尚有单行药者，或称单味药，其在临床上的应用有一定历史性。如独参汤作用明确，加别的药作用可能变小。气阴两虚临终者，以之 6、9、15 至 30 克煎取浓服，可能有起死回生之妙。椿根白皮治肠风下血，也是单味为好。番泻叶在复方中效果不好，为经验方也。

余深信古人药物配伍的经验。如人参、甘草均为甘平药，一般起协同作用。黄芪配党参甘温除热，加入甘草，效果益著。此为东垣独到之处，作为补中益气汤，参、草、芪就不可去。继承很重要，有现成梯子不上，又何苦去爬墙？

药物有正作用，有反作用。用药时当知诛伐无过，否则伤气、伤血、伤阴、伤阳。所以要讲究药物的相须、相使和相畏等问题。

论凉散风热药之应用

风无定体，不但四时为异，四方亦不同。即以一季而论，冷暖不齐，风寒风热，顷刻变迁，感之于人，施治当有别。伤寒有表邪，用温散法；风热有表邪，用凉散法。今选论几种凉散风热药于后。

荆芥 为肝经专药，兼入胃经、冲脉，为散风、解热、行血、疏肝之药。温热学派用荆芥的习见方剂，为吴鞠通治手太阴风温、温热、温疫、冬温初起，但热不恶寒而渴者，以辛凉平剂银翘散主之，自注："荆芥芳香，散热解毒。"又如王孟英《温热经纬》中之陈平伯外感温病篇中："风温症，身热咳嗽，口渴胸痞，头目胀大，面发泡疮者，风毒上壅阳络，当用荆芥、薄荷、连翘、玄参、牛蒡、马勃、青黛、银花之属等，以清散热邪。"又如雷丰《时病论》中，治"一切风寒暑湿，饥饱劳逸，内外诸邪所伤，及丹、斑、瘾、疹等证"。又刘完素防风通圣散中也用荆芥，取其辛以散风，凉以泄热，为温证内有邪热、风寒外缚的要药。但在风热证时，须在不恶寒而恶热无汗的情况下投之，又不可与辛燥温药相配伍。至于防风通圣散中之用麻黄，是与石膏为伍，将发散剂变为和解剂，有相互制约的作用，不得以与辛温相配伍论。

薄荷 入肺、肝二经，为去风发汗、宣肺疏肝之药。用薄荷以治疗瘟疫、温热的方剂，可概分为解表、表里双解、透里热于外三种。如吴鞠通辛凉解表的银翘散，邵步青辛凉升达的热郁汤（薄荷、连翘、栝楼皮、焦栀子、广郁金、青子芩、甘草、桔梗、鲜竹叶、青蒿露），均为解表类方剂。刘完素发表攻里的防风通圣散，叶天士解表清里的荷杏石甘汤（苏薄荷、光杏仁、生石膏、知母、甘草、细辛、鲜竹叶），均属于表里双解范畴。而内滋里液、外清标热的耐修子养阴清肺汤，滋培肝木兼升散郁火的逍遥散，则为透里热于外的方剂，各有适应证。

桑叶 治温热病之方剂中，重用桑叶者，除桑菊饮疏风平肝外，喻昌清燥救肺汤（桑叶、杏仁、黑芝麻、阿胶、西洋参、生石膏、甘草、麦冬、枇杷叶）中之桑叶，具有润燥疏风作用。吴鞠通辛凉清燥的桑杏汤（桑叶、杏仁、沙参、川贝母、淡豆豉、山栀皮、梨皮），亦是以桑叶为主

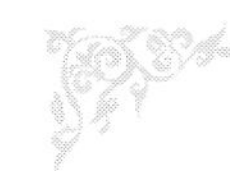

药。吴坤安之清热解毒的犀地桑丹汤（犀角、鲜生地、桑叶、丹皮、山栀子、连翘、紫草、青子芩、青蒿、元参心、菊花、知母、活水芦根、鲜茅根、嫩桑枝、鲜竹叶），也都以桑叶为重要药物。

菊花 治温病以菊花为主要药的，有吴鞠通的辛凉轻剂桑菊饮，何廉臣的新加桑菊饮（桑叶、菊花、连翘、苏薄荷、光杏仁、苦桔梗、甘草、钩藤、天竺黄、鲜菖蒲叶、竹沥、活水芦根、嫩桑枝），清温热病的气分痰热，尤轻灵有效。又《证治准绳》菊花汤（甘菊花、川羌活、防风、蔓荆子、生石膏、枳壳、甘草），治风热头痛，目眩面肿，以菊花为主药。又《医宗金鉴》之五味消毒饮（金银花、紫花地丁、野小菊、蒲公英、天葵子），方中野小菊，取其解毒消肿。而此方应用到似疖非疔而热毒炽盛之疮疖，顶尖，根盘硬，红肿，不化脓，即化脓亦不多，焮痛异常，且红肿，有时蔓延而现红丝如疔者，服之有捷效。

金银花 吴鞠通治太阴风温、温热、温疫、冬温初起，但热不恶寒者，辛凉轻剂银翘散（《温病条辨》方，药从略）主之，即以金银花为主药。治疗肿之五味消毒饮（见菊花条），亦以金银花为主药。

蝉蜕 治温热病以蝉蜕制方者，有杨璿的升降散（以僵蚕、生军、片姜配蝉蜕），清温热之表里、三焦大热。又《太平惠民和剂局方》蝉花散（蝉蜕、谷精草、刺蒺藜、甘菊花、防风、草决明、密蒙花、甘草、羌活、黄芩、蔓荆子、川芎、木贼草、荆芥），治肝经蕴热，风毒之气内搏上攻，眼目赤肿，翳膜疼痛，昏涩，内外翳障，亦是以蝉蜕为主药的。

僵蚕 杨璿之《寒温条辨》，用僵蚕合蝉蜕，加入双解、凉膈、神解等散及三黄石膏、六一顺气、大柴胡诸汤中，以治时行温病。

淡豆豉 葛洪《肘后方》之葱豉汤，本为发汗通剂，俞根初曾配以刘河间之桔梗汤，合成轻清扬散、辛凉发汗的葱豉桔梗汤（鲜葱白、苦桔梗、焦山栀、淡豆豉、苏薄荷、连翘、甘草、淡竹叶），善治风温风热之初起证。而王焘《外台秘要》之七味葱豉汤（葱白、豆豉、葛根、鲜生地、生姜、百劳水），治血虚人风热，或伏气发温及产后感冒，为发汗良剂。又俞根初更制葱豉荷米煎（鲜葱白、淡香豉、苏薄荷、生粳米），以治小儿温病初起，头痛身热，发冷无汗者。叶天士有新加栀豉汤（焦栀衣、香豉、杏仁、苡仁、滑石、通草、苓皮、鲜杷叶），清暑温气分之湿热者。樊开周有加味栀豉汤（焦山栀、淡豆豉、鲜葱白、甘草、桔梗、枳壳、苏薄荷、枇杷叶），治温热初起须解表透汗者。总之，应用豆豉以治温热疾患有效的复合方剂颇多，既平妥，又效验，故临床家多用之。

牛蒡子 治疗温热病之方剂内有牛蒡子者，石芾南加味翘荷汤（连翘、苏薄荷、炒牛蒡子、桔梗、焦栀皮、绿豆衣、甘草、蝉衣、苇茎、紫草），治温邪毒盛，能清营解毒。

苦丁茶 北京有相传，封建时代宫女断孕有用苦丁茶者，但已无考。现代节育者可试用之。以苦丁茶组织方剂者，有近人之治风热头痛方（连翘、白菊花、冬桑叶、枯黄芩、苏薄荷、苦丁茶、夏枯草、藁本、白芷、荷叶边、鲜芦根），用于偏头痛、外感头痛，均效。

秦艽 为风药之润剂，能去风燥。前人盛称其有治黄疸功能，颇值进一步实践。

处方遣药要学会用轻量

中医治病的巧处在分量上。用量的大小要因人因病而定，以适合病人的体质和病情为宜。

当前在中医界的一些同道中，有一种不善于科学用药的倾向。他们在临证时，不从入细的辨病和辨证下功夫，处方时不考虑方剂的配伍和药物对人体的利弊，一味求功。一张处方用药可达几十味，一剂煎药重量可达数斤。结果既浪费了药物，又损害了病人的身体。

古代名医处方用药，都是以药味精专、用量精当为度。如仲景除了鳖甲煎丸、薯蓣丸和升麻鳖甲汤等少数几个方子以外，处方很少超过十味以上。虽然开方时量大者较多，但将一剂药的总量折成现代剂量，并不大。有不少方剂是做成散服，实际上每日量都很轻。例如五苓散，用法是“白饮和服方寸匕，日三服”。一方寸匕草木药末约为 1 克，日三服也只有 3 克，就可以治疗“脉浮、小便不利、微热消渴”的膀胱蓄水证。如果用量太重，药过病位，反而效果不好，达不到“汗出愈”的目的。

叶天士医术也很精湛，以方小量轻为特点。徐灵胎不大佩服他的方子，认为叶氏的处方太小太轻淡，没有力量，容易误病。其实有的药量虽轻，力量却很大。曾有一个朋友吃了苍术、藿香各一钱，出现干咳、口舌干燥，反应很厉害，说明用药应从实践出发，不能以主观想象为依据。

李东垣方剂之组合，与仲景简繁异度，但在处方用药上，长于用轻剂取效。以清暑益气汤为例，方中 15 味药物，用量最大的是黄芪、苍术，各为一钱五分，用量最小的是五味子，只有 9 粒。全方总剂量为八钱五分，没有超过一两。更值得提出的是，他善于将汤剂轧成粗末，或㕮咀如麻豆大，采用煮散的方法煎服，从而减少用药剂量，提高疗效。例如一剂升阳散火汤，总量为四两五分，用法是“㕮咀如麻豆大，每服五钱，水二盏，煎至一盏，去渣，大温服，无时。”按照这样的服法，一剂药可作八次服。假若一日两服，用四天是没有问题的。

运用轻量方剂治病的适用范围，有如下几点：

其一是上焦病。吴鞠通曾指出：“上焦如羽，非轻不举。”因此治疗上焦疾患，不仅要多采用花叶一类质轻的药物，而且用量要轻。煎时不宜久煮，否则药过病所，疗效反差。余曾用苏叶黄连汤治疗妇女胎前恶阻，呕恶不止，昼夜不瘥，欲死。证属温热蕴于肺胃，肺胃不和，胃热移肺，肺不受邪，还归于胃。乃用黄连三四分以清湿热，苏叶二三分以通肺胃，投之多愈。查肺胃之气，非苏叶不能通，所以用轻量者，以轻剂恰治上焦之病。此方药只二味，量不及钱。不但治上焦宜小剂，轻药也可以治重病，所谓轻可去实也。盖气贵流通而邪气挠之，则气行窒滞，失其清虚灵动之机，故觉实矣。唯剂以轻清，则正气宣布，邪气潜消，而窒者自通。设投重药，不但已过病所，病不能去，而且无病之地，反先遭其克伐。章虚谷谓轻剂为吴人质薄而设，殆未明治病之理也。川连不但治湿热，且可用以降胃火之上冲；苏叶味甘辛而气芳香，通降顺气，独擅其长，然性温散，故虽与黄连并驾，尚减用分许而节制之，可谓方成知约矣。

其二是皮表病。皮毛和人体之表都属于人体之阳位，非轻剂药物不能达之。所以治此部位的疾病，一般采用轻剂，如桑菊饮、九味羌活汤、升阳散火汤等，应区别风热、寒湿、火郁之不同，分别予之。

其三是慢性病。如慢性肺病、胃肠病、肝肾病等，患这些病的人日久体衰，加之长期服药，耗伤正气，不能急于求成。治疗的方法，只能像《中庸·三十二章》里说的那样，“闇然而日彰”。而用药物配成散剂或丸剂，小量服之，可促进机体抗病能力的再生，通过渐积，慢慢起效，如春起回温，阳气布散，阴气自然消退，不期然而然。萌芽自然出土，茁壮而长矣。此理甚明，无待赘言。余曾治越南某患者，年迈体衰，患慢性结肠炎，久治不愈，对多种药物均有反应，中药禁服之品竟达一百余种。就诊时每天进食不到一两，形体消瘦，脉象缓弱。疾病的关键在于脾胃受损害太甚，化源不能资生，乃先令停服中西药物一周，继用资生丸一帖，以剪刀将药物剪成粗末，每日煎服三钱，煮取两盅，早晚两次内服。守方月余，饮食大进而痊。

药物使用轻量，除在轻量剂型中配方以外，还有如下两种方法。

动药与静药相配伍而用于补益时，动药用量宜轻。所谓静药，是指具有补益作用，但易产生壅滞的药物。如党参、黄芪、白术、山药、熟地、山萸、鹿角胶、炙甘草等。所谓动药，是指具有调理气血作用，而易伤正损气的药物。如川芎、枳实、当归、柴胡、陈皮、肉桂、香附、柽柳、大腹皮、砂仁、豆蔻等。以阴阳归类，动药属阳，静药属阴。在组织方剂时两类药物相配伍，动药可推动静药，使补益作用增强，而副作用减少，这

是处方的一种规律。例如在异功散中，参、术、苓、草是静药，用量宜重，陈皮是动药，用量宜轻，这样健脾的效果就会增加。久病怕动，一动则不堪收拾，所以静药应多于动药。

引经药在处方中，用量宜轻。所谓引经药，是引主药直达病所的药物。它的用量过大，反而会喧宾夺主，牵制主药发挥作用。如傅青主完带汤，主药是二术、山药、党参、白芍，用量很重，而柴胡和黑芥穗是引诸药入肝经和冲脉、带脉的药物，用量很轻，都只有几分，算得善于配伍的典型方剂。

处方用药的规律有其传统性，不能以想象代替临床实践。使用轻剂量方药治病所以能收到较好的效果，也是前人实践的结晶。我们应当学会这种用药方法，从而既可避免药物的浪费，减轻病人的经济负担，又可提高疗效，缩短疗程，真是一举两得的好事。但是，提倡学习使用轻剂量药物，不等于主张任何病都使用轻淡药物，见了病人就是一派枇杷叶、淡竹叶、灯心、六曲、麦芽、焦山楂、佛手花、代代花等轻描淡写之品。有人说此类药吃了不坏病，不会出乱子，其实一莛撞钟则不响，以寸草起重木草必折。泛用这种方法不但不能治病，反能误病，故必须区别对待，方才不致误人。

用药当知毒药的利害

中医治病，用药偏胜之性以疗疾之偏胜，因此峻烈之药，常在必用之例。不过医者当时时注意药物用量，中病即止，不可过剂，否则为害不浅。近见有人治病，唯恐去疾不速，药量越开越大，药味越开越重。在医者心里，以为非大剂不起沉疴；在病者心里，以为渠用如此重药治我，可谓尽心矣。不知重剂虽有其适应证，但非百疾皆宜。大方重药，用之不当，为祸甚矣。

《神农本草经》分药为三品，把有毒剧烈之药归入下品，诫人不可长服久服，是慎毒之始。当然毒药用之得当，确也立起沉疴。以药之毒，攻病之毒，常取良效。仲景蜘蛛散即本此意。

大凡毒药悍品，或畏不敢用，或乱用浪投，皆非所宜，爰举数例，当知用药之道。

乌头、附子雄烈之品，内含乌头碱，用之不慎，令人中毒。《汉书》记载：霍光专权，女为帝妃，欲其女贵，窜通女医淳于衍，俟后娩身，用附子药死皇后，这是用药毒杀人。新中国成立初期，曾见有医者用川乌一两，草乌一两，治一瘫痪病人，未予久煎，致中毒昏迷而死。此为不明药理，不识炮制，孟浪杀人。附子用小量则兴奋，用大量则麻醉。《伤寒论》方中，附子最大量用至三枚，也不过一两，如桂枝附子汤、去桂加白术汤等，但方后注谓："三服都尽，其人如冒状"，说明已有昏晕反应，正是治疗限制。所以，临床使用附子，一般以不超过一两为妥。

铅剂可令人蓄积中毒。曾见一肺心病患者，胸闷气喘，过服黑锡丹，抽搐不止而亡。黑锡丹内有铅粉，能重坠镇喘。临床经验，连服七日即能中毒。斑蝥剧毒，古人经验，男吃三、女吃七即能中毒，伤肾而尿血，但狂犬病用之颇效。小儿头疮百治不效者，取少许斑蝥捣碎，加水擦之可愈。过去治恶性疟疾久久不愈者，用斑蝥捣碎，贴于脊背，三日而愈。不过，总是大毒之品腐蚀力强，即使外用也当审慎，不可过量，以免被皮肤吸收而中毒。

凡用峻烈大毒之药，如水银、砒霜、马钱子等，须经传授，始能掌握药量，辨证用药。不经传授，鲜有不出差谬者。例如我院赵锡武老大夫，自制加味金刚丸，用治脊髓灰质炎颇效，内有马钱子一味。曾见有不善用者，过用该药造成医疗事故，原因是马钱子在体内有蓄积作用，长期服用，超过耐受总量即可中毒死亡。

吐剂用之不当，亦可致死。曾见人治一女性狂证，因未谙患者体质禀赋，骤予藜芦催吐，大吐不止，元气败绝而亡。又一族亲患狂，医者用瓜蒂散予服，瓜蒂量大，也造成中毒死亡。

除了剧烈峻猛之药外，轻淡药物亦有流弊。如藿香、苍术、厚朴等利湿之品，稍一多用，即燥咳不止，所以江南医生每用数分，也自有其道理，不可一概责轻。总之，医生应当于用药一道悉心精究，医术方可精进。

漫话慎药

凡药皆有毒性，能治病，亦能伤人，即补剂也是如此。故用药不可不慎之又慎，以防加害于病家。丁元荐《西山日记》载：朱远斋，病且死，苕上诸公，俱往候之。朱张目曰："仆将别矣，愿以明日过我，仆有衷言相嘱。"至明日，诸公早集，远斋拱手曰："无它言也。诸公凡有病，勿轻以药尝试！今之疗病者，不识病情十之九。徐观其证数日，进剂未晚也。数十年相知，愿以此赠。"朱公寥寥数语，真是语重心长，对于患病者及喜吃药者，实乃经验之谈，服药岂可不慎乎？

服药不慎，遗害颇多。现举古书中所载数例，读之可发人深省。

清·袁子才有《服药有悟》诗："前秋抱腹疾，香连一服佳。今秋腹疾同，香连乃为灾。方知内患殊，不可一例该。天机本活泼，刻舟求剑乖。善乎庄周言，诗书糟粕皆。荆公误宋家，直为周官绐。"又有《余病痢，医者误投参芪遂至大剧》诗曰："胸横一老字，动手便参苓。譬治萑苻盗，先存姑息心。弯弓忘审的，闭眼乱穿针。始悟中医好，俞跗何处寻？"这两首诗写的都是痢疾，前一首乃病家胡乱吃药，迷信套方，刻舟求剑，加重了病情；后一首乃医者先入为主，认为"年老便是虚"，一味蛮补，治坏了病。此系药物遗害之轻者。

药物遗害之重者，可致人于死地。《冷庐杂识·张梦庐论医书》云：桐乡张梦庐，医名隆赫。道光间，应闽浙总督无锡孙文靖公之聘至闽，时公患水胀已剧，犹笃信草泽医，服攻水之药，自谓可痊。张乃详论病情，反复数千言，劝其止药。私谓于僚属曰："元气已竭，难延至旬日矣。"越七日，果卒。梦庐谓："专科以草药为丸为醴，峻剂逐水，或从两足滂溢，或从大肠直泻。所用之药，虽秘不肯泄，然投剂少而见效速，其猛利可知。夫用药如用兵，攻守之法，参伍错综，必至于有利而无弊。从未有病经两年，发已数次，不辨病之浅深，体之虚实，只以峻下一法，为可屡投而屡效者。盖此证之起，初因饭啖兼人，胃强脾弱，继则忧劳过度，气竭肝伤。流之壅，由乎源之塞。若再守饮食之例禁，进暴戾之劫剂，不啻剿寇用兵，而无节制，则兵反为寇，济师无饷，而长驱迫，则民尽为仇。公何忍以千金之躯，轻其孤注之掷耶？彼草泽无知，守一己之师传，图侥幸于万一，以治藜藿劳形之法，概施诸君民赖之身，效则国之福，不效则虽食其肉，犹可追乎？此余所以痛心疾首而进停药之说也。”从这段话可以看出，不慎药饵，危害有多么大！

不慎药饵，危害已知，那么如何对待患病和服药呢？对于病，首先应当防患于未然，注意饮食，戒掉烟酒，除去思欲，加强锻炼，增强体质，病自然可以减少。患病之后，要查清病因，属于思虑情志引起者，宜以言语开导之；必须服药者，宜中病即止，勿使过之，伤其正也。服药知节知慎，于身体自可无害。

论张仲景煎药法的特点

对张仲景著的《伤寒论》《金匮要略》，要全面地、仔细地学习，才能系统地掌握其宝贵经验。就是书中所列的各类煎药法，看去似乎简单，无关宏旨，但仔细研究，就会发现与提高疗效关系很大。学习者应持的态度就是，对人们容易忽视的细微之处，也要加以继承和发扬，因为这是我们祖先在临床上积累下来的宝贵经验。果能认真地付诸实践，则可以提高疗效，不然则会减低疗效。我在多年实践中对此有些体会，分别提出来向大家请教。

一、主要药宜先煎者

麻黄汤“以水九升，先煮麻黄，减二升，去上沫，内（音纳）诸药，煮取二升半，去滓，温服八合。”

【按】麻黄宜先煮者，如麻黄汤、葛根汤、麻黄附子细辛汤等，都是以水九升或一斗，先煮麻黄减二升，去上沫。另有方剂中的麻黄不需要先煮，为“去上沫”。而先下者，如桂枝麻黄各半汤、桂枝二麻黄一汤等，是“以水五升，先煮麻黄一二沸，去上沫”。

茯苓桂枝甘草大枣汤“以甘澜水一斗，先煮茯苓，减二升，内诸药，煮取三升，去滓，温服一升，日三服。”

【按】仲景书中，先煮茯苓者只此方。余如茯苓桂枝白术甘草汤、茯苓甘草汤等，均不先煮。徐大椿《伤寒论类方》云：“凡方中专重之药，法必先煮。”

茵陈蒿汤“以水一斗二升，先煮茵陈，减六升，内二味，煎取三升，去滓，分温，三服。”《伤寒论类方》云：“先煮茵陈，则大黄从小便出，此秘法也。”

【按】《伤寒论》《金匮要略》中方剂先煮之例尚多，不悉举。

二、主要药不宜久煎者

大承气汤“以水一斗，先煮二物，取五升，去滓，内大黄，更煮取二升，去滓，内芒硝，更上微火一二沸，分温再服。得下，余勿服。”

【按】此方大黄后煮，是取其急下；调胃承气汤中之大黄不后煮，是不取其速降之力，而合甘草则是取其调胃；小承气汤中之大黄不后煮，是合枳、朴，而取其缓下之意；《金匮要略》三物厚朴汤，药味同小承气汤，而大黄后煮，是取其峻利；厚朴大黄汤，药味亦同小承气，大黄不后煮，且主以厚朴，是取其行气而主胸满；桃核承气汤、抵当汤、大黄牡丹汤中之大黄均不后煮，是取其走血分。对于不同的具体问题，采取不同的具体措施，以解决实际问题，是合乎辩证法则的。我们不应当无视这些方剂不同煮药法的丰富经验。

栀子豉汤以及栀子甘草豉汤、栀子生姜豉汤中之“豉”均后煮，唯《金匮要略》栀子大黄汤中，虽有豉而不后煮，以实热之邪，豆豉不当重任之故。

桂枝人参汤，其桂枝后煮。因桂枝辛香，经火久煮，则气散而力有不及，故须迟入。凡用桂枝诸方，俱当依此为例；用肉桂，亦当临用去粗皮，切碎，俟群药煮好方入，煮二三沸即服。

【按】凡芳香之药，其主要成分为各种挥发油，故贮藏须密，煎煮不可过久，否则有效成分挥散殆尽。如薄荷，一般也知后下。对于桂枝、细辛等药，若一律久煎，是不对的。不过这也不能概括不同性质的复方。考仲景诸桂枝汤方，仅此方桂枝采取后煮。而桂枝汤、桂枝加厚朴杏子汤，则全药味用微火煮，而桂枝加桂汤、桂枝加芍药汤、桂枝加大黄汤等，桂枝既不后煮，全药味亦不用微火煮，只取普通煮法，是各有所宜，不必强同。仲景书中，这类的例子很多。如大黄久煎则力减，固应后煮，可是三承气汤中之大黄，则分别对待，是仲景煎药法，多本之于患者的病情与药味的主次，采取不同的措施，既讲原则，又灵活。读仲景书者，于各个立法示意的地方，要仔细地研读，绝不可死板地执一端以概其全面。

三、去滓再煎者

小柴胡汤“以水一斗二升，煮取六升，去滓，再煎，取三升，温服一升，日三服。”

我在初学医的时候，读张锡纯《医学衷中参西录》，见有小柴胡汤“去滓再煎”之解说云：按去滓再煎，此中犹有它义，盖柴胡有升提之功，兼有发表之力，“去滓再煎”，所以去其发表之力也。然恐煎久并升提之力亦减，故重用至八两。我当时以为很对，后细读《伤寒论》，则对张氏之说产生了疑问。小柴胡汤、大柴胡汤、柴胡桂枝汤，固都可以如张氏所解释，因为都是“去滓再煎”，但还有一点与张说不相容处，即大、小柴胡汤，柴胡量均为半斤，而柴胡桂枝汤却为四两。再观柴胡加芒硝汤、柴胡加龙骨牡蛎汤，都不去滓再煎，难道也是因为这个发表的问题吗？最令人生疑的是：生姜泻心汤、半夏泻心汤、甘草泻心汤与旋覆代赭汤都无柴胡，却也“去滓再煎”，这是什么道理呢？从中可体会到一点，即张说并非仲景“去滓再煎”之原意，不过很长时期还不得其真解。

后来从《伤寒论》整体着想，仲景治疗伤寒，法取汗、吐、下、和，少阳病禁汗、吐、下，独取和法，柴胡是调和阴阳、疏解表里的专药，而“去滓再煎”，本身也具有调和之义，施于柴胡和解之剂，固具双重作用。唯对于无柴胡之生姜泻心汤等，又不适用此等解说，自知非通达之论。因再深加考虑，得两义：其一，生姜、半夏、甘草三泻心汤与旋覆代赭汤均属和胃之剂，和少阳，和阳明，均旨在和解，异病而同法，又怎么不可取“去滓再煎”之煮法呢？其二，和法在方剂上均寒热药并用，以调解其阴阳之错综，寒热之胜复。观柴胡汤中柴胡、黄芩与半夏、生姜并用，旋覆代赭汤中代赭石（味苦性寒）与半夏、人参并用，合而观之，立法之原则相同，方药配伍之取径相同，那末，煮法之“去滓再煎”，又怎么可以不相同呢？

四、以多量水久煎者

炙甘草汤“以清酒七升，水八升，先煮八味，取三升，去滓，内胶烊消尽，温服一升，日三服。”

【按】《伤寒论》中，此为最久煎之方剂，酒、水合为十五升，煎取三升，是将药汁浓缩成稀膏，非用慢火久煎莫得。否则调补心脉的力量不够，对“心动悸、脉结代”之疗效不显，临床体验，可以知之。

五、特殊煎法者

大黄黄连泻心汤“以麻沸汤二升渍之，须臾绞去滓，分温再服。”

此方用大黄泻下，这一煎煮法可增加对肠管的作用。

附子泻心汤“附子煮取汁”；大黄、黄连、黄芩三味，“以麻沸汤二升渍之，须臾，绞去滓，内附子汁，分温再服。”尤怡曰：“此证邪热有余而正阳不足，设治邪而遗正，则恶寒益甚；或补阳而遗热，则痞满愈增。此方寒热补泻，并投互治，诚不得已之苦心……方以麻沸汤渍寒药，别煮附

子取汁，合和与服，则寒热异其气，生熟异其性，药虽同行，而功则各奏。”此说可谓得仲景煎此方之要点。

乌头汤“川乌五枚，㕮咀，以蜜二升，煎取一升，即出乌头”。麻黄、芍药、黄芪、甘草四味，“以水三升，煮取一升，去滓，内蜜煎中，更煎之，服七合，不知，尽服之。”

大乌头煎“乌头大者五枚，熬，去皮，不㕮咀，以水三升，煮取一升，去滓，内蜜二升，煎令水气尽，取二升，强人服七合，弱人服五合。不差，明日更服，不可一日再服。”

乌头桂枝汤“乌头一味，以蜜二升，煎减半，去滓，以桂枝汤五合解之，令得一升后，初服二合，不知，即服三合，又不知，复加至五合。其知者如醉状，得吐者为中病。”

观《金匮要略》乌头汤等三方，乌头或以蜜煎，或先以水煎，更纳蜜中煎之。蜜煎时须令蜜减半，则须久煎方得。乌头为大毒之剂，乌头与蜜相合，因有其配伍上的治疗作用，久煎乌头，确能杀其毒而效能反不减，故以蜜久煎制毒之说，似未可厚非。

此外，仲景之各种煎法尚多，都应当加以研讨，以施之于临床。若更能本着他的原则，加以剂型改进，使之便于服用，则亦“古为今用”之一端。

不过临床施治，在用药方面，于煎法外，还有许多应当注意的事项。当然，认证准确，选方得当，是首要的。但想要使药物发挥潜力，就必须注意药的炮制；想要取效及时，就必须注意药的服法（如份量、次数、时间距离及温度等）；想要疗效准确，就必须注意禁忌（如饮食及寒暖等）；想要巩固疗效，就必须注意患者的生活、情绪。总之，只要是治疗范围内应有的事项，都应当注意到。否则，稍有疏漏或配合不好，大则枝节横生，小则影响疗效，所以富有经验的临床医生，都应注意到各个方面，以防微杜渐。这里面有护理人员的工作，也有医生的责任。

我院病房，在患者病情严重而值方药煎法复杂时，则医生、护士自行煎煮，或协助药剂人员煎煮，不敢潦草从事，力图提高疗效，这是值得发扬的。

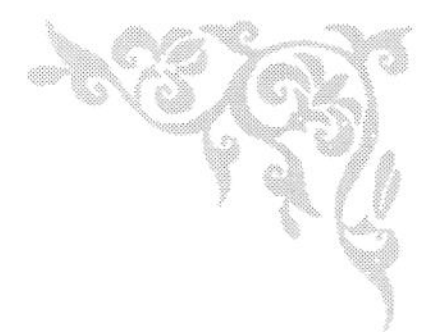

临床验案

清热化湿为主治疗尿路结石并左肾功能消失

1962年初，我们中西医紧密结合，对患者某男性，61岁，尿路结石，做了比较长期的诊治，取得较好效果。

患者“石淋”频发，1958年曾排出过结石，1961年又排出小结石9块。同年10月肾造影检查，左肾功能消失，疑仍有结石存在，不显影。主张摘除左肾，患者不同意，要求中医治疗。

1962年1月26日中医诊察：脉左寸弱，关大，尺重按不足，右寸力小，尺浮大，重按空豁，舌苔白腻。自诉：左下腹常有时隐时现的轻度不适感，晚喜敞户而睡，腰以下不欲覆衣被，饮食嗜辛辣，体格虽丰硕，但因年来事务日繁，并多内宠，常赖药物维持精力。

根据脉象、舌苔及患者生活习惯，证系高年命火偏亢，耗损真阴，并蕴有湿热，致使下焦熬炼结石，肾功能消失。先宜清热化湿，以扫除积滞。处方：金钱草60克，海金沙15克，六一散（包煎）18克，冬葵子15克。

2月8日二诊：服药后小便畅多，左下腹不适见轻，舌苔白腻见化，两脉较前为数，右尺仍大于左，感觉疲倦。前方加入补肾之品。处方：金钱草120克，冬葵子15克，六一散（包煎）24克，杜仲9克，川牛膝9克。

2月15日三诊：疲倦稍好，小便畅多，左下腹仍有隐约不适感，舌苔薄白，左脉较前有力，右脉亦趋缓和，原方加入滋阴之味以平亢阳，并杜绝长期分利药物之弊。处方：金钱草120克，六一散（包煎）24克，冬葵子15克，杜仲9克，川牛膝9克，车前子12克，大生地12克，麦门冬12克。

2月24日四诊：左下腹不适一度转为疼痛，左下腰部有痛感，旋即消失，小便畅多，3天前左脉转大带弦。刻诊：左下腹又转为不适，左脉弦象已不明显，舌苔根部略腻，舌前半部有薄黄苔，精神情绪均好。意目前脉象及下腹疼痛，可能是结石下移之征兆。前方加味并增重其量，再进。处方：金钱草150克，海金沙30克，滑石30克，川牛膝9克，杜仲9克，车前子9克，瞿麦9克，萹蓄9克，大生地15克，南沙参12克，甘草梢3克。

3月3日五诊：服上方3剂后，小便内一度有沙粒呈现，约7～8颗，如蚕矢般大，贮便器内之小便有极细小泥沙样沉淀。左下腹不适并未因此消失，精神形色俱佳，左尺脉已现有力，舌中根部苔浊尚未全清。前方消息进治。处方：金钱草180克，海金沙45克，滑石30克，川牛膝9克，川杜仲9克，车前子12克，南沙参18克，石韦9克，甘草梢3克。

3月7日六诊：服药后未见有沙粒出现，小便畅多。因事务繁忙，精神略感疲乏，两脉未有变化，胃纳尚佳。前方略减药力再进。处方：金钱草180克，海金沙45克，滑石18克，甘草梢3克，杜仲9克，车前子24克，石韦9克，南沙参18克。

3月10日七诊：昨起感冒，稍有鼻塞，咳嗽，站立过久左下腹仍感不适，小便畅多，胃纳尚佳，睡眠好，唯两脉略呈数大。前方去沙参再进。

3月20日八诊：旬日来小便畅多，有时夜尿3～4次，左下腹不适已消失。3日来左手背旧风湿痛又起，手指活动稍受影响，自觉身热，稍有咳嗽，舌苔薄白，两脉数。用西药与针刺调理身热兼风湿痛，中药仍宗前方加减治之。处方：金钱草180克，海金沙45克，块滑石18克，甘草梢3克，川牛膝9克，川杜仲9克，大生地15克，洗石韦9克，车前子24克。

3月22日九诊：身热已退，咳嗽亦减，左手背风湿痛未痊愈，手指活动已能自如，小便畅多，左下腹又复不适，两脉数象已去，舌苔中部略白腻，夜睡仍须敞户，下肢不盖衣被。前方平安，拟向前迈进一步。处方：金钱草210克，海金沙30克，块滑石12克，甘草梢3克，小木通3克，车前子12克，瞿麦9克，萹蓄9克，石韦9克，川楝子9克，川牛膝9克，川杜仲9克，王不留行9克，大生地15克，沉香（为末冲服）1.5克（今按：肾功能不全之患者，应禁用木通）。

3月29日十诊：小便畅多，左下腹不适消失，唯会议频繁，睡眠时间减少，精神略呈倦怠。据述，服上方第3剂后，性功能减弱，恐系久服苦寒，直折盛阳所致。刻两脉缓和，右尺仍大于左，肝胃两部脉略旺。前方减去苦寒之味。对阳事痿弱，不敢加入燥热兴奋之品，仅入当归以振衰起痿，免致助虚阳过亢。处方：金钱草210克，海金沙30克，块滑石12克，甘草梢3克，杜仲12克，川牛膝12克，石韦9克，车前子12克，萹蓄9克，木香3克，全当归9克，王不留行9克，大生地15克。

4月6日十一诊：近4日来左下腹有疼痛下坠感，脐左部亦疼痛1次，以服药后1小时较重，均不剧，可忍受，持续约数分钟，以后逐渐缓解，小便畅多，精力充沛，性功能已恢复正常，两脉缓和协调，左尺亦渐有力，舌苔薄白，胃纳睡眠均佳。前方再增益其量。处方：金钱草210克，海金沙30克，块滑石12克，甘草梢3克，川杜仲18克，川牛膝12克，洗石韦9克，车前子12克，萹蓄9克，广木香4.5克，全当归12克，王不留行12克，大生地15克。

4月12日十二诊：上方服后颇适，左下腹疼痛仍于药后约1小时出现，持续数分钟，有下坠感，尿畅多，精神健旺，眠食均佳。下坠感，尿畅多，可能是结石下移之征。前方再扩大续进。处方：金钱草210克，海金沙30克，块滑石12克，甘草梢3克，杜仲18克，川牛膝9克，石韦9克，车前子12克，汉防己9克，木香4.5克，归尾15克，王不留行12克，制军4.5克，生地15克。

4月16日十三诊：3日前曾因多食油腻，致恶心便泻，服西药即愈。刻间尿畅量多，左下腹痛仍于药后出现，精神佳，舌苔薄白，两脉缓和，拟分利通达为法。处方：金钱草210克，海金沙30克，块滑石12克，甘草梢3克，怀牛膝9克，石韦9克，车前子12克，汉防己9克，木香4.5克，归尾15克，王不留行12克，制军3克，生蒲黄6克，玄明粉（后下）3克，大生地15克。

4月25日十四诊：小便畅多，左下腹疼痛时间较前延长，服药1小时后痛感开始，少刻即停，旋即又起，如是反复约3～5次，大便溏薄，精力旺盛，眠食均佳，两脉缓和，左尺有力，右尺仍浮大，舌苔薄白。处方略予增损。金钱草150克，海金沙30克，滑石12克，甘草梢3克，怀牛膝9克，杜仲18克，石韦9克，汉防己9克，木香4.5克，归尾15克，制军3克，王不留行12克，生蒲黄6克，玄明粉3克，小青皮3克，大生地15克。

5月1日十五诊：3日前因腹泻未服药，每日腹泻3～4次，现在已痊，小便持续畅多，左下腹仍不时有疼痛下坠之感，两脉缓和，舌苔薄白。不日将做肾造影摄片，以测验治疗之效果如何，暂停用药。

总结此次治疗，共进行了91天，服药91剂（方中共用金钱草15000余克），配合针刺治疗24次。

5月4日早9时做肾造影，左肾功能基本恢复，病人非常高兴，谓是“社会主义中国中医学的奇迹”。但结石未见排出，因拟长期用方陆续服之。处方：金钱草60克，川杜仲9克，大生地9克，川当归9克，块滑石9克，木香3克。

上方持续服至9月间，排出如花生米大结石1颗（X线摄片结石未曾显影）。

猪苓汤、石韦散治疗输尿管结石

砂淋、石淋病，为“尿中之砂”。《医宗必读》谓“如汤瓶久在火中，底结白碱也”。此虽取类比象之说，但从临床观察，认为其内有湿热留滞，固不可移，所以多数患者有小便短赤、尿道炽热症状。若湿热灼伤脉络，则尿血；蒸于肾之外府，则腰痛。因而可用清热利湿法治疗砂淋、石淋病，亦即现代医学中之泌尿系统结石，结石可望排出，而获得痊愈。

案1 施某，男性，53岁，印尼华侨。

1962年4月16日初诊：两个月前开始右侧腰痛，尿血，经某医院X线摄片检查发现，右侧输尿管相当于第3腰椎之下缘处，有约0.8cm×0.5cm之结石阴影。同年3月，又进行泌尿系统静脉造影，结石下移至骨盆腔，估计距离输尿管口约5cm，因来求诊。疏以猪苓汤治之。

处方：猪苓9克，茯苓9克，泽泻12克，滑石18克，阿胶9克。水煎服。

5月2日二诊：前方服14剂，小便血止，尿转短赤，仍腰痛。一周前腹部平片检查，结石位置未动，因改服下方：

金钱草60克，滑石15克，石韦12克，冬葵子9克，海金沙12克，车前子12克，泽泻12克，茯苓9克。水煎服。

上方服近20剂，结石排出，诸症消失而痊愈。

案2 阿某，男性，40岁，印尼人。

1962年4月初诊：腰痛，尿常规检查经常有多数红白细胞，经泌尿系统静脉造影及腹部平片等多次检查证实，右侧输尿管第二、第三狭窄部之间有结石1块。据此处方：金钱草60克，木通9克，车前子12克，瞿麦9克，滑石15克，冬葵子9克，茯苓12克，海金沙9克，甘草梢9克，石韦9克。水煎服。

上方服10余剂，结石排出，诸症霍然，X线摄片检查，结石阴影消失。自此后，未再有不适感。

案3 余某，男性，50岁，干部。

1962年6月初诊：曾因腰痛入住某医院，该院摄片检查，左侧输尿管有约 0.3cm×0.4cm 之结石阴影数个。疏方：石韦 9 克，木通 6 克，车前子 12 克，瞿麦 9 克，滑石 12 克，茯苓 12 克，甘草梢 9 克，冬葵子 9 克，金钱草 30 克，泽泻 12 克。水煎服。

服药至 28 剂，小便时排出结石 5 块，大者如黄豆，小者如粳米。后检查，结石阴影消失，诸症亦未再现。

【按】对于泌尿系统结石属于下焦湿热者，常用石韦散、八正散、猪苓汤等方剂，虽均主清利，但其用法各不相同。如湿热蕴蓄膀胱不甚，出现小便短赤、尿道灼热者，以石韦散为宜；若湿热较甚，不仅小便短赤或不通，大便亦秘者，当用八正散兼泻二阴；若湿热踞于下焦，灼伤阴络，尿血者，苦寒清利之品非所宜，若勉为其用，必更损阴液，此时应以猪苓汤治之。猪苓、茯苓甘平，泽泻、滑石甘寒，清利湿热而不伤阴；阿胶养血止血，而不碍清利。因此，例 2、例 3 湿热不盛，均以石韦散加减取效。而例 1 始用猪苓汤，迨血止阴复后，再用石韦散加减收功。方剂必须辨证选用，恰如其分，方能奏效。

清热利湿强肾法治疗输尿管结石

刘某，男性，40岁，病历号100216。

1953年患腹泻，不久泻止。此后腹常胀痛，久治未愈。1960年5月，腹痛增剧，尿血。经北京某医院摄片，诊断为输尿管结石（结石大小为0.5cm×0.6cm，离肾约6.6cm，在第二狭窄部上缘）。住院两月，经服中药50余剂，腹胀痛减轻出院。旋来中医研究院附属医院治疗，先后服药80余剂，未获显效。出院时，我为拟一处方，嘱回家治疗。该方组成为：金钱草60克，车前子12克，瞿麦、川杜仲、海金沙、川牛膝、王不留行、建泽泻、当归尾、肉苁蓉、冬葵子、滑石粉、石韦各9克，甘草梢6克。

患者于10月29日在沛县华佗医院开始服用上述处方，并练气功、太极拳及针刺等辅助治疗。

11月6日，感觉左下腹疼痛约1小时许，并觉口渴，烦躁，欲呕，尿血，脉弦微数，体温36.8℃。8日摄片，结石下移4cm。查尿：上皮细胞（+）、脓细胞（+）、红细胞（++）、草酸钙（+）。经服上方35剂，诸症同前，继经该院医师加重冬葵子、海金沙、建泽泻、滑石粉、石韦等量各至12克，并加木通、萹蓄各9克，山栀子、赤茯苓各12克。一周后，腹痛下移，摄片检查，结石又下移2cm。继服20余剂后，因症无变化，复加鱼脑石、血余炭、鹿角霜各12克。服至20余剂，左下腹又感疼痛，尿血。摄片结果，结石又下移4cm。通过联系后，于1961年2月19日改予处方如下：金钱草150克，冬葵子、滑石各18克，赤茯苓15克，王不留行、川牛膝、海金沙、石韦各12克，猪茯苓各9克，车前子（包煎）240克。

上方煎服10余剂后，3月6日，少腹剧痛，小便频而难出，茎中胀痛。即令患者饮大量开水，跳跃。1小时之后，经一阵剧痛，结石遂应尿而出。结石色黄褐，呈不规则锯齿状，以手触之，裂成两块，其体积各约0.2cm×0.3cm。

此后，仍有针刺样腹痛，历3日始消失。尿检查逐渐转为正常，但腹胀如前，因知腹胀与结石无关。最后以六味地黄汤加枸杞子、川杜仲、金毛狗脊，服10余剂以滋养肾脏。

【按】凡一般输尿管和膀胱结石，其体积在尿道中有通过之可能者，均有可能服中药以排出。至于服中药是否能把结石破碎或化解，在临床上尚需累积经验。

在中药方剂的选择和组合方面，应当“专方专药”与“辨证论治”相结合。如八正散、猪苓汤、金钱草、石韦、海金沙等，均为有效之方药。但若下焦阳虚，则宜加入巴戟天、肉桂、当归、肉苁蓉、附子等；若下焦阴虚，则宜益以生地黄、知母、黄柏、沙参、玄参、麦门冬、怀山药等；若腰疼，则宜配以川杜仲、川牛膝、桑寄生、甘枸杞等；若小便艰涩，则宜伍以车前子、建泽泻、云茯苓、木通等；若有瘀血，则宜辅以王不留行、怀牛膝、当归尾、茜草根、赤芍药、制大黄、鸡内金、桃仁、丹皮等。随证参伍，方能收到良好效验。

针灸、太极拳、气功、热浴等综合疗法，对结石亦有作用。病人如能坚持服药，多饮水，常运动等，对结石下移与排出也会有所帮助。

当结石排出后，仍应常服些利湿之剂，以防复发。饮食方面，如酒类、辛辣物、厚味等，能助长湿热，均宜忌之。

用温热药治疗输尿管结石

马某，男性，44岁，病历号53717。因右眼视网膜广泛剥离，曾数次住院。1963年5月，在某医院住院期间，突然发生右侧腰痛，呕吐。尿常规检查，有多数红细胞，当时认为泌尿系感染，采取一般治疗而缓解，此后，腰疼经常发作，痛时尿少而频，尿中红细胞逐次增多，直至形成肉眼血尿。因此，于1964年9月2日在该院放射科做泌尿系统静脉造影及腹部平片，发现右侧输尿管第二、第三狭窄部之间，有0.6cm×0.4cm及0.1cm×0.3cm之结石两块，成竖列，已引起肾盂积水。数日后又摄片，发现积水逐渐发展，结石未移动。

1964年10月8日初诊，患者述近日腰无剧痛，小便有频数意，但尿量不多，色黄，食欲不振，大便正常。其形躯硕大，气色尚佳，舌苔白腻。其脉虚，两尺短。虚、短皆为不足之证，而尺短尤为肾气不足；腰为肾之府，肾虚故腰痛；肾气虚，不能化气行水，故肾部积水而小便不利；小便短而黄，是下焦有虚热之象。此与《诸病源候论》谓砂石淋为肾虚而膀胱热者正合。

当时，患者眼疾正盛，视物模糊不清。《灵枢·大惑论》云："五脏六腑之精气，皆上注于目而为之精。精之窠为眼，骨之精为瞳子。"眼与肾之关系至为密切。若置其不顾而专攻结石，恐为眼疾害。故当时未予处方，建议先请中医眼科诊治，视其治疗趋向，而决定结石之用药。

10月10日：中医眼科会诊，予疏香砂六君子汤，足知温补之剂与眼疾不背。乃为疏《济生》肾气丸，作汤用，温补肾阳，加清利药以祛膀胱湿热。

处方：砂熟地9克，怀山药9克，山萸肉9克，粉丹皮9克，云茯苓12克，建泽泻12克，怀牛膝12克，车前子（包煎）12克，炮附子4.5克，紫油桂4.5克，金钱草30克，生薏苡12克。水煎服，日1剂。

12月21日：上方连续服50余剂，服至30余剂复查，X线腹部平片与以往照片对比，结石下移1.5cm。腰痛减轻，小便仍黄，溲时尿道有刺激感，脉沉细。但腰未剧痛，为肾气渐复之象，复则有力鼓动结石下移。

然脉沉而细，肾阳尚属不足，乃于前方增加强肾温阳之品。因小便仍黄，清热利湿之药不减，更加重金钱草为90克。处方：砂熟地9克，怀山药9克，山萸肉9克，粉丹皮9克，云茯苓12克，建泽泻12克，怀牛膝12克，车前子（包煎）12克，金钱草90克，生薏苡12克，炮附子4.5克，紫油桂4.5克，鹿角胶9克，巴戟肉6克，淫羊藿9克。水煎服，日1剂。

1月23日、2月9日两次X线拍片，均未见结石存在，然而小便中始终未见结石排出。可能为结石分解成细砂排出，故不易被人发现。

考其病史，患阳痿两年余。张景岳谓阳痿者，火衰十居七八，更证实接治之初，诊断为肾阳虚之不误。顷切其脉，已见有力，结石既去，湿热已除，停服汤剂，以丸药缓缓图治阳痿。予桂附地黄丸，早晚各服9克，白开水饭前送下，坚持常服。另鹿茸9克，蛤蚧尾9克，研为细末，临睡服0.3克，白开水送。

【按】一般治疗尿结石症，都采用八正散、石韦散加减，以利湿清热，促进结石之排出，很少有用金匮肾气丸、桂附地黄丸加味以施治者。古籍中虽有所提出，但未见治验之纪录。此案根据脉象，并结合眼科以温补治目疾的措施，径用桂、附、巴戟天、淫羊藿等温热之品以温阳强肾，收到结石化解于无形的成效。

重用通淋利水药治肾结石

张某，男性，56岁，病历号：113419。

患者于1962年7月间，因患不典型阑尾炎，在手术前作X线摄片，发现左肾区有0.6cm×0.4cm、边缘整齐、界线清晰的椭圆形结石阴影。经静脉肾盂造影，确诊为左肾结石。阑尾手术后约1个月，又患肾盂肾炎，治疗后肾盂炎症基本消失，但显微镜检查血尿持续阳性，达8个月之久。不过患者从无绞痛、尿急、尿频或尿闭等临床表现。于1963年5月3日开始服用中药治疗结石。同年10月8日晚12时，首次发生典型肾绞痛。经X线摄片检查，发现结石裂解为3块，并先后下降。在1964年2月9日全部排出体外。自服中药到结石排出，历时9个月零6天。治疗经过如下：

1963年5月3日，溲黄且混浊，尿道偶有刺痛，左侧腰酸并有牵痛感，呈持续性，右手尺脉浮大，舌净无苔。予通淋利水，强肾止痛。处方：金钱草30克，冬葵子12克，滑石粉（包煎）12克，车前子（包煎）12克，川牛膝9克，云茯苓9克，甘草梢3克，阿胶（烊冲）12克，川杜仲9克，川断肉9克，枸杞子9克，桑寄生9克。

11月3日，上方每天服1剂，腰酸、疼痛等症状有所减轻，于10月8日晚12时首次发生左腰阵发性绞痛，持续1小时自止。9日绞痛又作，并逐渐加剧，出现血尿（肉眼可见），每次绞痛持续1～30分钟。至14日，症状始逐渐减退。此后，曾作尿常规检查16次，白细胞1～3个/高倍视野，红细胞1～2个/高倍视野。绞痛时曾加吗啡、阿托品止痛，于10月10日X线摄片，发现结石裂解成3块，并行排列，降至上端输尿管内，与第3腰椎横突（左）重迭，边缘不清。10月25日发现左肾区内又显0.4cm×0.4cm边缘清楚整齐的结石阴影，而另两块结石阴影已降至左坐骨结节上方0.9cm之输尿管第三狭窄部。加大通淋渗湿之剂，以图利导。处方：金钱草60克，海金沙12克，乳香9克，石韦12克，滑石粉24克（包），防己9克，冬葵子12克，王不留行（炒、打）12克，牛膝12克。

12月12日：上方服后，结石位置无变化。再予加重通淋利水药的用量。处方：金钱草90克，滑石粉（包煎）24克，冬葵子12克，海金沙12

克，防己 9 克，紫贝齿（打）15 克，石韦 12 克，王不留行（炒、打）12 克，乳香 9 克，牛膝 12 克，川杜仲 9 克，肉苁蓉 12 克。

服上方后，肾区的结石阴影降至左坐骨结节之上方，与前两块结石阴影并排，边缘清楚整齐。继续服药至 1964 年 2 月 9 日，结石排出体外，共 3 块，褐色，呈楔形，拼合恰成一体，大小约 0.7cm×0.5cm×0.4cm。经切片，发现 3 块结石自成核心，主要成分为草酸盐。

【按】一般认为，肾结石直径大于 0.5cm 者，即难自行排出，内科疗法一般不够满意。

中药治疗结石（石淋）的原则，是利水通淋。据古代文献记载，主要用八正散、石韦散二方及单味药金钱草。我们治疗结石症，除继承传统治法外，常选用强肾之药以图扶正祛邪，如杜仲、续断、苁蓉、桑寄生等。此外，在结石进入输尿管后，则加重利水通淋之力，以图因势利导。本例结石在 1963 年 10 月 25 日到 12 月 12 日，停滞于第三狭窄部，经两度加重利水通淋之药量，又经 2 个月之久，方得排出。

对本例的治疗中体会到：①中药治疗对于腰酸、疼痛等一般症状的改善有明显效果。②当结石形态较完整，体积不过大（如直径在 0.5cm 上下），且位于肾盂肾盏者，中药治疗取得效果的机会较多；对有自行排出之可能者，中药治疗能加速其排出过程。③坚持长期服药，是取得效果的重要一环。④本例结石先为一复合体，服中药后裂成 3 块，似可说明中药对于草酸盐复合结石，有松解其间粘合之作用。

猪苓汤、内托生肌汤治疗慢性肾盂肾炎

慢性肾盂肾炎是慢性泌尿系感染中常见的一种疾病。我们在临床上初步观察了中药治疗本病的效果，感到有意义的是，有些病人在没有应用抗菌素的情况下，单纯内服中药，一般症状有不同程度的减轻或好转；尿频、蛋白尿及脓尿方面，也收到一定效果；其中有些患者可以不再出现细菌尿，有进一步探讨和观察的价值。

慢性肾盂肾炎在中医学中大部分属于“劳淋”范畴，一部分则属于“血淋”或“膏淋”。这些病人多表现为易疲倦、面色不华、肌肤不润、腰酸腰痛、夜尿频繁等虚弱症状，呈慢性疾患，多属气血不足之证。有些患者有不同程度的蛋白尿或间歇脓尿，甚至合并慢性膀胱炎而有尿血。排尿不适、脉滑数、舌淡，则为水道有瘀血或湿热之证。我们对本病的治疗原则是清浊、利湿、泻热、行滞、活血与补虚。常用的方剂为：猪苓汤、八正散、地黄汤、左归饮加减（药略）及内托生肌汤（黄芪、乳香、没药、杭芍、丹参、甘草）。

这些方剂，根据临床见症的不同，单独使用或合方应用，但皆以清补兼施为主，初起多用清热利湿药，后期病情稳定则偏于调补。

常用的加减法为：疲乏无力，重用人参、黄芪；溲频而浑，加茅根、通草、车前子；腰酸腰痛，加牛膝、续断、当归、首乌、巴戟肉、龟板胶或鹿角胶；面肿，腿肿，加薏米、防己、冬瓜皮；蛋白尿、脓尿及血尿，加生地炭、茜草、黄柏、海螵蛸、阿胶，或重用天花粉；头痛，加枸杞、菊花；纳呆脘胀，加萸炒连、砂仁、菖蒲、陈皮、枳壳；并发尿毒症，用独参汤、外台茯苓饮、真武汤等。

病例举隅 郑某，女性，30岁，干部，1960年12月10日来中医研究院门诊治疗。患者于1957年3月间出现不明原因的尿频症状，每昼夜约13～14次，尿道灼痛，且尿后有数滴鲜血，当时诊断为急性膀胱炎。虽经治疗，但嗣后每年均有同样的急性发病两次。1960年2月间发作更重，除尿血、尿频、尿痛外，并有发热、脸肿及腰痛症状，尿培养大肠杆菌阳性，诊断为“肾盂肾炎”。经用中西药治疗后，虽有好转，但尿频、尿痛、腰痛及脸肿仍不时出现，有时更有头痛与失眠。此外，患者于1958年因子宫肌瘤作子宫部分切除术，术后月经尚调，但左下腹有时绵绵作痛。体检：脉滑数，舌淡无苔，面色略发晦，血压108/68mmHg，心肺正常，肝脾未触及，双肾亦未触得，膀胱位无明显压痛，尿培养大肠杆菌阳性，尿常规有痕迹蛋白，白细胞偶见，诊断为慢性泌尿系感染（肾盂肾炎及膀胱炎）。中医诊为“劳淋”，用清补兼施法治疗。处方：干地黄12克，生黄芪12克，车前子12克，牛膝9克，菊花9克，茯苓9克，泽泻9克，猪苓9克，枸杞12克，陈皮4.5克，甘草9克。

上方加减服月余，尿频症状明显减轻。1961年1月13日作膀胱镜及输尿管插管检查，膀胱尿稍浑，膀胱黏膜充血，右侧输尿管口肿胀，引流较差，分别检查所得之两侧肾盂尿，高倍视野各有红细胞20余个，偶见白细胞及上皮细胞。酚红排泄试验，右侧出现时间为5～7分钟（浓度+～+++），左侧则为2分钟（浓度+～++++）。分别作普通培养，皆无细菌生长。当时尿频、尿痛虽减，但左下腹仍有时绵绵作痛，系有瘀滞之征，遂以当归芍药散合桂枝茯苓丸作汤，以疏和气血，进退服10余剂后，腹痛解，但仍感倦怠，腰痛，溲黄，脉滑数。处方：内托生肌散加味，补虚消瘀，利湿清热。生黄芪12克，丹参9克，天花粉18克，乳香9克，没药9克，生杭芍12克，滑石12克，木通3克，栀子3克，生甘草9克。

上方进退服半年，尿频、尿痛相继基本消失，尿常规正常，尿培养亦无细菌生长。后以纳呆、体倦，用香砂养胃丸等缓调，患者迄今一年，除有时感冒腰痛外，未有急性再发，病情稳定。1962年9月，尿培养仍无细菌生长，酚红排泄试验1小时55%，血非蛋白氮38.7mg/dl，现正在善后调理中。

此外，在我们所治疗的病例中，还观察到1例多次尿沉渣检查有满视野红、白细胞及脓球者，单纯用内托生肌汤与左归丸治疗后，尿常规转为正常，迄今10个月未见再发。另有1例慢性肾盂肾炎、尿毒症患者，用真武汤加减治疗后，尿毒症解除，尿内病理成分减少。这些事实说明，中药治疗慢性肾盂肾炎可以改善症状，改善肾功能，甚至可消除菌尿，趋向于治愈。至于中药治疗本病的机理如何，还有待今后探索。但是，我们体会到，既然疾病是由致病因素（病邪）和机体（正气）相互作用而产生的，可见虽然有应用所谓病因治疗的抗菌素等药物（实际上用抗菌素的也有不少未能控制感染)，然而由于应用了清补兼施的治疗方法，既祛邪又扶正，注意病因的治疗，可能因此而逐步扶助了正气，加强了机体的抵抗力和防御功能，使得疾病表现为另一时相性的经过，如潜伏、好转，甚而复原。其次，清补兼施中的清法，包括清热利湿以及其他行滞消瘀药物的应用，是否有助于尿液及炎性渗出液从肾盂中清除，或消灭病菌而消除病理过程中的因果关系，是否对受损的泌尿系组织有修损的作用，这些都值得今后继续进行观察。

猪苓汤治疗慢性肾盂肾炎

高某，女性，干部，患慢性肾盂肾炎。因体质较弱，抗病能力减退，长期反复发作，久治不愈。发作时有高热、头痛、腰酸、腰痛、食欲不振、尿意窘迫、排尿少、有不快与疼痛感。尿检查：混有脓球，上皮细胞，红、白细胞等；尿培养：有大肠杆菌。

中医诊断：属淋病范畴。此为湿热侵及下焦，法宜清利下焦湿热，选张仲景《伤寒论》猪苓汤。因本方为治下焦蓄热之专剂。淡能渗湿，寒能胜热。茯苓甘淡，渗脾肾之湿；猪苓甘淡，泽泻咸寒，泄肾与膀胱之湿；滑石甘淡而寒，体重降火，气轻解肌，彻除上下表里之湿热；阿胶甘平滑润，既能通利水道，使热邪从小便下降，又能止血。即书原方予服：猪苓12克，茯苓12克，滑石12克，泽泻18克，阿胶（烊化兑服）9克。水煎服6剂后，诸症即消失。

【按】猪苓汤能疏泄湿浊之气，而不留其瘀滞，亦能滋润其真阴，而不虑其枯燥，虽与五苓散同为利水之剂，一则用白术、肉桂暖肾以行水，一则用滑石、阿胶滋阴以利水。日本医生更具体指出，治“淋病脓血”，加车前子、大黄，更治尿血之重症。从脏器分之，五苓散证病在肾脏，虽小便不利，而小腹不满，决不见脓血；猪苓汤证病在膀胱、尿道，其小腹必满，又多带脓血。

此病多属正气已伤，邪气仍实的虚实兼夹类型，故嘱其于不发作时，服肾气丸类药物，以扶正而巩固疗效。另嘱患者多进水分，使尿量每日保持在1500毫升以上。

《济生》肾气丸治疗慢性肾盂肾炎

彭某，女性，干部，43 岁。久患慢性肾盂肾炎，经常发作，中西医久治，迄无显效。半月或一月即发作一次，腰腿酸软，小便频数，有窘迫感。劳累后发作更频。1969 年 7 月 26 日就诊。尿检查：红细胞满视野。脉象虚弱，舌质淡，诊为劳淋。投予《金匮要略》当归芍药散合桂枝茯苓丸作汤用。处方：当归 9 克，白芍 18 克，川芎 6 克，泽泻 18 克，茯苓 9 克，白术 9 克，牡丹皮 9 克，桂枝 9 克，桃仁 6 克。水煎服，3 剂。

7 月 30 日复诊：尿中红细胞稍减，易以猪苓汤方，疏导瘀滞，清利膀胱。先此本欲用《济生》肾气丸，继思下焦湿热未净，用补剂过早，会导致病邪留恋不去，反使病程延长，故投以此方，为用肾气丸提供条件。但此症已积年累月不愈，肌体日趋衰弱，亦不宜常清利，以免耗伤津液，终应长服滋养强壮之剂，如肾气丸者。

8 月 8 日三诊：尿液渐清，红细胞少见，即取《济生》肾气丸作汤用。处方：熟地黄 24 克，茯苓 12 克，牡丹皮 9 克，泽泻 12 克，怀山药 12 克，肉桂 6 克，山萸肉 9 克，川牛膝 9 克，车前子（包煎）12 克，炮附子 9 克。嘱服 2 周。

8 月 28 日四诊：服前方 14 剂，腰膝已觉有力，检查基本痊愈。嘱服《济生》肾气丸一个比较长的时期，以巩固疗效。追踪观察 2 年，未再复发。

【按】积多年经验，由于本病比较顽固，病情迁延，有的积年累月，致伤正气，机体抗病能力不免减弱，治疗常需要较长时期。但具体治疗措施，宜注意阶段性。初期正气壮实，应以祛邪为主，服清热利湿之猪苓汤，能够很快奏效，不假强壮补剂以辅之，即可达到治愈，所谓“祛邪即所以扶正”。到中期邪仍在，正见衰，邪正纷争，应祛邪兼以扶正，看邪有几许，正伤几许，在疏方遣药上宜分别细致地加以照顾，在服药日程上也宜斟酌得当，再服几日清热利湿剂，在病势缓解后，服几日固本培元剂，交替使用，标本兼治，病则易愈，所谓“祛邪与扶正并重”。及至后期，体力不支，抗病能力衰减，往往容易急性发作。发作时切忌过度强调利湿清热，以免戕伤仅存之正气。应当在发作时，适当地予以抑制，服几剂猪苓汤，一见缓解，马上予《济生》肾气汤或丸，坚持服用。若再见急性发作，仍宜服猪苓汤。如此反复治疗，则抗病之机能渐增，而复发之距离渐远，病势亦渐轻，终于不再复发而告痊愈，所谓“扶正即所以祛邪”。待检查化验完全正常，仍宜服肾气丸3月至半年以巩固疗效，并宜忌劳累，兼避免风寒引起感冒，以防复发。以上是一般规律，当然还有变例。临床一经遇到，则需随时相度病机以施治之。

麻黄连轺赤小豆汤治湿疹内陷慢性肾炎

姬某，男性，45岁，干部，患慢性肾炎。诊其脉，大而数，视其舌，黄而腻，问其起病原因，8年前患皮肤湿疹，下肢多，鼠蹊部尤多，痒甚，时出时没，没时腰部有不适感，且微痛，久治不愈。作尿常规检查，蛋白(++++)，红细胞25～30个/高倍视野，有管型，为慢性肾炎。中医辨证认为是湿疹之毒内陷所引起之肾脏病。中西医向以普通之肾炎法为治，历久无效。因根据病情，投予仲景麻黄连轺赤小豆汤以祛湿毒［麻黄6克，连轺12克，赤小豆24克，杏仁9克，甘草6克，生姜9克，桑白皮9克，大枣（擘）4枚］。服4剂，未有汗，加麻黄量至9克，得微汗。服至10剂后，湿疹渐减，虽仍出，但出即落屑，而鼠蹊部基本不出，小便见清，易出汗，唯舌中心仍黄，脉数象减而大象依然。改用人参败毒散，服数剂后，湿疹基本消失，虽膝外侧有时出一二颗，搔之即破而消。化验尿蛋白(++)，红细胞1～15个/高倍视野。

【按】仲景《伤寒论》麻黄连轺赤小豆汤中之连轺，系连翘根，今用连翘。梓白皮药店多不备，代以桑白皮。此方原治瘀热在里之发黄证，《类聚方广义》用治疥癣内陷，一身瘙痒，发热喘咳肿满者。今用以移治湿疹内陷之慢性肾炎，亦初步取到效果。方中麻黄疏通经络肌表之瘀滞，连翘泄经络之积热，赤小豆、桑白皮均能利水消肿，杏仁利肺透表，甘草奠定中州，姜、枣调合营卫，以助祛湿排毒。

3年前，曾用此方治疗一过敏性紫癜肾炎。治疗中兼用甘麦大枣汤加生地黄、紫草、女贞子、旱莲草，3月余痊愈。

调和脾胃方剂治疗肾炎脾湿不化水肿

吴某，男性，12岁，于1975年3月5日来诊。

其父代诉：两个月以前患扁桃腺炎，服消炎药后，扁桃腺炎虽愈，而继发急性肾炎，于1974年12月25日住入某医院，1975年3月4日出院，为期65天。住院期间，中西药共进，截至目前，尚存腰痛，面目浮肿，手紧胀，上下眼睑晦暗（上眼睑属肾，下眼睑属脾），环唇青色（环唇亦属脾），舌苔薄白，脉虚数，精神呆钝。尿检查：蛋白（+），管型0～1，红细胞5～7。

因浮肿不消，腰痛，认为脾湿不化，投予调和脾胃之肾炎方。处方：云茯苓9克，泽泻6克，猪苓6克，白芍药4.5克，川厚朴4.5克，川枳壳4.5克，陈皮1克，甘草1克。水煎服。

3月19日二诊：服上方12剂，浮肿消失，腰痛愈，手不紧，眼睑晦暗灭迹，环唇仍微青色，脉数减，舌净。脾湿未尽除，仍予原方，嘱服7剂。

4月3日三诊：尿检查：蛋白（一），红细胞3～7个/高倍视野，面色红润，精神活泼。嘱服一个比较长时期的玉米须，每日60克，煎水代茶，并适当休息，以巩固疗效，防止复发。

3个月后曾会面，云完全告愈。

本方陈皮、枳壳、厚朴、甘草和胃理气，因胃主中焦，为水谷之海，胃气不和，则出纳之关皆不利，故水谷之津液皆积聚而生变。此方为调和脾胃之剂，斡旋中州，则升降出纳之气得行，水谷各从其道而输泄，更以猪苓、茯苓、泽泻下输于膀胱，可治水肿。

温化肾阳法治疗慢性肾炎肾变期水肿

谢某，男性，24岁，于1955年11月21日急诊入院。

主诉：眼睑及下肢浮肿已10余年，近数日头昏，腹胀，并有恶心呕吐，食欲不振，尿量少，全身无力。尿中有红细胞、管型、蛋白。据称近一月来有上呼吸道感染或感冒史。1944年曾有同样症状发生，经中医治疗，约1月而愈。

入院时化验：尿蛋白（+++），颗粒管型（+），红细胞（+），白细胞（+）。酚红试验90%，1956年2月27日33%，3月13日为60%。血浆总蛋白4.26克，白蛋白2.07克，球蛋白2.19克。非蛋白氮36.1mg/dl，二氧化碳结合力47容积%。腹水常规：无色，微混，细菌（一），李凡他试验（一），细胞数57，单核4%，淋巴96%。诊断为慢性肾小球肾炎肾变期。

治疗经过：1956年2月1日以后，病情逐渐加重，当时咳嗽，腹胀，感觉异常不适。腹围80cm，体重55.5千克，尿常规比重1.020，蛋白（+++），白细胞（+），透明管型（+），血总蛋白4.4克，白蛋白1.9克，球蛋白2.5克，非蛋白氮30.8mg/dl。胸部透视，两侧胸腔有积液，右侧达第3前肋间，左侧达第4前肋间。

3月10日以后，开始由中医治疗。因患者病程已12年之久，曾经多次复发，属阴水，水气泛溢，腹大身肿，按之没指，缺盆平满，腰背平肿，阴囊肿湿，皮厚水深，白睛青黑，面色苍黄，气短，有时喘促，头痛耳鸣，呕逆不能食，便溏溲少，舌淡有苔，两脉沉微。经10个月的治疗，中间曾复发过3次（多因情绪急而复发），且逐渐增重。初服治水肿有效的经验单味药红心萝卜草，尿利肿消，后因药缺乏，病证复发。继服神佑丸峻下剂，腹胀不减，病势增剧，险象环生。到8月初，予以香砂六君子汤加减，并服禹余粮丸。处方：禹余粮石90克，蛇含石90克，真针砂150克（前3味炮制后纳下药之内），羌活、木香、茯苓、川芎、牛膝、桂心（酒制）、白豆蔻、大茴香（炮）、蓬莪术（炒）、炮附子、炮干姜、青皮、京三棱、白蒺藜（炒）、当归（酒浸）各15克。共为细末，水泛为丸，每服15克，忌盐。半个月后，尿长肿消，大见好转。再予香砂六君子汤并黄芪粥调补之，更予《济生》肾气丸温补肾阳，以固根本，免得复发。10 月 1 日检查，腹围 72.5cm，体重 50.5 千克，已无腹水，全身水肿亦消。10 月 10 日以后化验，尿常规比重 1.012～1.016，蛋白（++）～（+++），红细胞（—），白细胞（±），颗粒管型（++～0）。血总蛋白 5.3 克，白蛋白 3.4 克，球蛋白 1.9 克。胆固醇 290mg/dl，非蛋白氮 34mg/dl。血压从入院至现在一直正常。眼底经几次检查，均正常。1957 年春季检查，肾功能已逐渐恢复，自觉症状消失，出院观察。

防己黄芪汤治慢性肾炎“风水”

傅某，男性，40岁。患风水证，久而不愈，于1973年6月25日来就诊。

患者主诉：下肢沉重，胫部浮肿，累则足跟痛，汗出恶风。切其脉，浮虚而数，视其舌，质淡白，有齿痕，认为是“风水”。

尿蛋白（++++），红、白细胞（+），诊断属慢性肾炎。

下肢沉重，是寒湿下注；浮肿，为水湿停滞；汗出恶风，是卫气虚，风伤肌腠；脉浮虚数，是患病日久，体虚表虚脉亦虚的现象。选用防己黄芪汤，处方：汉防己18克，生黄芪24克，生白术9克，炙甘草9克，生姜9克，大枣（擘）4枚。水煎服。嘱长期坚持服用之。

“去风先养血，治湿先健脾”，此为一定之法则。本证乃风与水相乘，不是血虚生风，所以但用治风逐水健脾之品，而不入和血药。方中防己通行十二经，走而不守，领诸药斡旋于周身，使上行下出、外宣内达，为治风肿水肿之主药；黄芪生用，能强壮肌理，逐肌表之水，兼治风注皮肤；白术燥湿健脾，与黄芪并用止汗，合姜、枣调和营卫，补脾胜湿。方中但温运脾阳，而不用温肾之药，因本病乃积湿下注，导致下肢重而浮肿。若肾虚寒重之素体，附子、杜仲亦可加入。

1974年7月3日复诊：患者坚持服前方10个月，检查尿蛋白（+）。又持续服两个月，蛋白尿基本消失，一切症状痊愈。现唯体力未复，为疏补卫阳，兼利水湿，用黄芪30克，白芍12克，桂枝9克，茯苓24克，以巩固疗效，并恢复健康。

在治疗此病例以后，回忆在1958年曾治疗一例慢性肾炎，“有方有守”，坚持一个方剂服用5个多月，未予变动，终使患者得到痊愈。

患者张某，男，40余岁，东北吉林省人。患慢性肾炎二年余，经住沈阳、北京某医院，治疗七八个月，未见好转，于4月间来中医研究院西苑医院住院。尿检：蛋白（++），红、白细胞少许，偶见管型。面色㿠白，眼睑微肿，汗出恶风，身重体倦，尿量尚多，脉象浮虚，舌苔薄白。颇与张仲景《金匮要略》之皮水证相符，予防己黄芪汤：

黄芪30克，防己、白术各12克，炙甘草、生姜各9克，大枣（擘）4枚。

服7剂，于5月初复诊：化验与症状均无大变化。仍投原方15剂。再诊：体倦身重稍好，续服原方10剂。

患者经常披阅中医书册，略具医药常知，自服上方以来已经月余，只汗出恶风稍好，体力渐佳，而尿检蛋白依然，为此要求改方或加药味。当时我对患者说：观察疾患虽无大的变化，但近来所出现的征兆，似有好转的趋向，如汗出、恶风均见愈，尿检亦间有（+）出现，仍以坚持原方，再观察一个阶段为宜。再予原方10剂。至6月初，仍无大的改善。患者再次要求改方，仍予婉言拒绝：慢性疾患，来得缓慢，去得不会太快，须假以时日，坚持服药，使药力积蓄到一定阶段，则由量变达到质变。否则欲速不达，反致贻误。患者勉强接受，继续服用原方两个多月，尿蛋白逐渐由（+）趋向微量、消失，体力健壮，精神好转，脉舌正常，症状消失，基本痊愈。为巩固疗效，再服原方20剂，出院返回原籍。次年来京，云已上班工作，精力充沛。

本治例由于仔细观察，在辨证明确、方药对证的前提下，坚持“有方有守”，更赖患者合作，才能收到最后满意的疗效。慢性疾患，病程的经过虽较缓慢，但也在发展变化着，医生要仔细观察，勤事总结，在病势趋向好转时，要谨慎抓住，牢固“守方”，不要轻易更替。倘若辨证有误，选方不精，病情有变化时，则应随证变化，否则又会促使疾病节外生枝，转向不利的方面。因此，我们在治疗慢性疾患的较长过程中，也要注意到时令、饮食等因素的影响，防止向其他方面转归和发展。

总之，医生是司命的职责，要随时随地地用辩证唯物主义的观点观察病情，抓住病机，提高疗效，才能很好地解决人民的疾苦。

芡实合剂为主治疗慢性肾炎脾肾俱虚型蛋白尿

案1 李某，女性，31岁，干部。于1973年8月25日来诊。

自诉患慢性肾炎已两年之久，经常汗出恶风，有低烧，腰酸腿软。检查：尿蛋白（+），红、白细胞少许。

切其脉数大，舌淡白。断为气虚表不固，予以《金匮要略》防己黄芪汤。处方：黄芪15克，防己12克，白术9克，炙甘草9克，生姜9克，大枣（擘）4枚。水煎服，14剂。嘱长期服玉米须，每日用干者60克洗净，煎水代茶。约不间断地服用6个月，以增强肾功能。

9月20日二诊：脉转滑，有齿痕，汗已止，不恶风。尿检查同前。于前方加茯苓9克，服14剂。

10月16日三诊：右脉仍滑，感觉周身舒适，经行有血块，腹微痛，胃纳、睡眠稍差。检查：尿蛋白微量，白细胞偶见。因予《金匮要略》当归芍药散作汤用，以调理经血。

处方：当归9克，川芎6克，白芍18克，泽泻18克，白术9克，云苓9克。水煎服10剂。

11月5日四诊：脉现虚数，舌白，喉微痛，失眠。尿检查，蛋白（+），管型2个。脾肾因久病俱虚，肾脉循喉咙，故喉微痛；脉虚舌白，是脾精不足。已治疗两月，而蛋白尿不退，时时出现管型，应考虑从根本着手，做长期打算。采用芡实合剂，处方：芡实30克，白术12克，茯苓12克，怀山药15克，菟丝子24克，金樱子24克，黄精24克，百合18克，枇杷叶9克，党参9克。用水三碗半，煎成一碗，分两次服。每日1剂，嘱先服14剂。

本方白术、茯苓益气健脾利水，促进运化，能使水气不得内停；芡实、菟丝子、怀山药脾肾双补，配合党参、白术、茯苓，阴阳两伤均可治；百合、黄精、金樱子入肺、脾、肾三经，补其不足，功力较强；尤妙在枇杷叶，清热入肺，能肃降肺气，使水道通利，下输膀胱。

11月23日五诊：脉仍虚，左关弦，舌白，齿痕。月经正常。尿检查，蛋白微量，红细胞1～2，白细胞2～3。前方加山楂肉9克，侧重消除蛋白尿。

此后在1974年1月至8月，一直坚持服芡实合剂，逐步好转，渐渐恢复健康。中间有时仍出现喉痛，原方加牛蒡子、连翘即治愈；有时出现睡眠不好，加枣仁、合欢皮、夜交藤，随时取到效验。

至1975年2月16日来我处，见其精神饱满，面色红润，已上半天班。

案2 郭某，男性，32岁，病历号211206。于1973年12月9日入院。

患者因上呼吸道感染发热，体温39.6℃，小便色黄赤，尿蛋白（+++），红细胞满视野，治疗62天，出院时尿检查，蛋白痕迹，红细胞0～2，白细胞1～2。两周后，因搬家劳累兼心情不舒，有所反复，经常感冒，直至1974年9月。1974年10月11日，左肩胛部生一小疮疖，脉左寸关弦。予托里定痛汤。

14日复诊：左脉数大，大便黑，检查尿蛋白（+），红细胞1～2。予《金匮要略》木防己汤。

17日三诊：脉数大已减，尿蛋白仍（+）。改予《金匮要略》防己黄芪汤。

1975年1月27日四诊：3个多月来经常感冒，时治时愈，尿蛋白因身体衰弱，逐渐上升到（++），红细胞40～60，出现颗粒管型0～1，自觉腰困、背酸、膝软怯，频频遗精，精神萎顿，思想负担很重。这一阶段经多医诊治，顷间又就诊于余。诊其脉虚数，舌净而红嫩，身体日衰，感冒因之反复发作，更使体力耗损，且频服清热发散之药，有伤阴分，脉日现虚数，舌日趋红嫩，肾炎不愈，夜多遗精，恐形成劳怯，为处“芡实合剂”方，并嘱咐应下决心服药静养。患者坚持服“芡实合剂”42剂后，检查蛋白尿微量，红细胞1～3，白细胞0～1，管型（—），腰困、背酸、膝软怯、遗精均消失，精神旺盛。又处方：黄芪15克，党参9克，山药9克，白术9克，芡实15克，金樱子30克，茯苓9克，黑大豆30克。

本方照服20剂后，尿检查蛋白（—），红细胞（—），白细胞0～1。

3月25日，仍嘱照原方再服20剂，以巩固疗效。截至5月12日随访，虽有一次因招待客人，在大风中站立谈话，感冷而有所反复，但坚持服药，很快即愈。

真武汤合六君子汤加减治疗尿毒症

中医虽无尿毒症的病名，但类似本证的记载，则散见于历代典籍中。《灵枢》云："肾气虚则厥。"又云："肾病，少腹腰脊痛，胻酸，三日背䏮筋痛，小便闭。三日腹胀……三日不已死。"又云："肾足少阴之脉，是动则病饥不欲食，面如漆柴，咳唾则有血，喝喝而喘，坐而欲起，目䀮䀮而无所见，心如悬，若饥状……"华佗《中藏经》云："寒则阴中与腰脊俱痛，面黑耳干，哕而不食，或呕血者是也。"仲景《伤寒论》云："若不尿，腹满，哕者难治。"又云："心下悸，头眩，身瞤动，振振欲擗地者，真武汤主之。"《金匮要略》云："假令瘦人脐下有悸，吐涎沫而颠眩，此水也。"

以上记载说明，由肾病而引起之小便不利、身瞤动、颠眩、视物不清、呕、哕、不食等症状，很符合于尿毒症。古籍对本病的认证则为"肾虚"、"肾寒"，对治疗和预后也有记载。可见我国古代医家对于本病早已有所认识。我们对于尿毒症，即根据这些古代文献的精神，施以治疗，虽然所接触的病例未能全部治愈，但也有幸获痊愈者。

案 1 李某，已婚，女性，50 岁，江苏籍，因上腹部疼痛 4 天，于 1958 年 6 月 21 日急诊入北京某医院。

病史：患者 10 余年来常有上腹疼痛，泛酸，服苏打后而缓解，疼痛多与饮食有关。近 4 日上腹部疼痛复作，以两肋缘为甚。入院前一日，疼痛加重，持续不解，大便两日未行，小便如常。既往史从略。

检查：急性病容，痛苦表情，皮肤无黄疸，头部器官阴性，颈软，心肺无征，腹壁普遍板硬，并有压痛，肝脾不易触及，膝反射存在。血压：100/20mmHg，血象正常。临床诊断为胃穿孔，合并腹膜炎。

入院后，先由外科作穿孔修补及胃空肠吻合术。手术进行良好，但术后血压一直很低，尿量极少，甚至无尿，持续数日，渐呈半昏迷状态，肌肉抽动，并测得非蛋白氮 150 毫克%。西医治疗无效，乃要求中医会诊。

会诊时，见患者神志欠清，时而躁动，手抽肉瞤，尿闭，脉细肢凉，乃用仲景真武汤加减，回阳利尿。药用西洋参、杭芍、白术、云苓、炮附片、生苡米。1 剂之后，能自排小便，四肢渐温，肉瞤筋惕亦止，但仍神疲，不愿讲话。二诊时改用红人参、白术、茯苓、车前子、牛膝、泽泻、生苡米。2剂后神志全清，排尿自如，精神略振，但感口干，改用党参、沙参、麦冬、花粉、苡米、玉竹，经过三诊之后，诸症好转，血压恢复正常，非蛋白氮降至37.5毫克%，最后痊愈出院。

本例由于手术后尿闭，而产生尿中毒现象，这种肾外性尿毒症，预后虽然较好，但对本例来说，西医治疗无效，服中药后病情显著改善，可见中药是起到作用的。

中医认为肾为胃关，职司开阖，肾气从阳则开，从阴则阖。初诊时，患者脉细肢凉，显然阳气式微，不能温养四肢。肾关因阳微而不能开，遂成尿闭，病在少阴，故用真武汤鼓阳利尿，肾关得阳则开，尿毒之患可解。果然1剂之后，四肢既温，小便亦行，但仍疲乏无神，懒于言语，正气尚未恢复。二诊时采用健脾补气利尿之剂，病情逐日好转。本例从利尿着手，为直接治尿毒症之法。

案2 黄某，男性，21岁，未婚，广东籍，因全身浮肿、尿少凡6月，于1955年12月6日住入北京某医院。

病史：患者于1955年4月底，感冒之后出现眼睑颜面浮肿，检查尿中有蛋白，数天之后浮肿消退。同年6月初，面部及下肢浮肿复起，尿量减少，院外治疗无效，乃入院治疗。既往史：12岁时曾有“肾炎”史。

检查：慢性病容，皮肤苍白，颜面浮肿，扁桃腺中度肿大，颈软，心尖区有收缩期吹风样杂音，右胸中下部叩浊音，呼吸音低，右肺基底部有湿性罗音、腹软，肝脾未触及，无明显腹水征，阴囊及下肢均呈凹陷性浮肿，膝反射存在。血压122/90mmHg，血红蛋白7.5克，红细胞236万，尿蛋白（+++），有颗粒及透明管型，血沉70毫米/小时，酚红试验15%，非蛋白氮38.5毫克%，胆固醇571毫克%。胸部X线片：右肺上野有结核病变，右胸腔少量积液。入院诊断为慢性肾炎，肺结核，胸腔积液。

入院后由中西医合作治疗，至1956年1月底，浮肿消退，但肾功能不见好转。至4月中旬，血压升至190/140mmHg，非蛋白氮增至92.5毫克%。病人头晕，恶心，呕吐，粒米不下，渐至神志昏迷。西医救治无效，且病情日渐加重，濒于危笃，乃于4月16日邀请中医会诊。

初诊时，患者昏迷较深，不能进食，呼吸微弱，脉细微。乃与老人参24克煎汤，频频饲入。药后神志渐清，目能视人，脉亦略起，但仍嗜睡，改用六君子汤救治，药用移山参、白术、茯苓、炙草、陈皮、法半夏。二诊之后神志全清，胃能纳谷，血压降至 150/110mmHg，非蛋白氮回至 58.3 毫克％。脱险之后，仍由中西医合作，治其肾炎。至 1957 年 5 月出院时，一般情况良好。

【按】初诊时患者气息奄奄，汤饮不下，胃气已败，正气不支。此时之处理，挽回胃气，抢救生命，是第一要着。一俟胃气来复，药饵可下之时，方可进行其他治疗。因而初用独参汤频频饲入，果能药后神志渐清，但仍嗜睡，仍属正气衰微，故专用六君子汤扶正和胃。正气既复，胃能纳食，症情得以缓解。此时若舍正气不顾，而从其他方面治疗，恐生命难以挽回，所谓“体实气壮，要治病留人；体衰气虚，须留人治病。”本例遵循着这个原则，先挽回了正气，间接治愈了尿毒症，收到满意的疗效。

温胆汤加减治疗急性尿毒症

范某，男性，56岁，农民。住院号90654。因被重物压伤，多处骨折，休克住院。继而小便短小，几近无尿（一日夜百余毫升），尿中有少量蛋白、红白细胞出现，非蛋白氮54.5毫克%。前医曾投以八正散加味，小便稍有增加，日约1000毫升。询其病情，见患者有时微感恶心，尿黄，便稀如水，口干，舌苔稍黄，脉数。给予温胆汤加减，药用陈皮、清半夏、赤苓、竹茹、枇杷叶、生姜、太子参、麦冬、五味子、丹参、制乳没等。药后翌日，小便激达1880毫升，乃续进前方，小便日达2000～3800毫升，非蛋白氮化验亦渐趋正常。

【按】本例伤后呕恶，尿短色黄，口干脉数，舌有黄苔。因原有休克，脉弱致不可扪及，正虚已极，原非湿热阻于下焦之脉证可比，前医投以八正散，故未收效。

以其气虚阳弱，升降失宜，小便不利，故以生脉扶正，温胆、枇杷叶和胃，丹参、乳没和血止痛，标本兼顾，故收到效果。肝肾同源，开其上闸即所以启其下窍，而尿闭亦有因血瘀而致者，方虽简而用意却较周到。

补中益气汤治疗脾虚气陷长期尿血

胡某，女性，28岁，已婚。于1971年6月28日来院就诊。切其脉大而虚，望其舌质淡，右侧有白苔，面色萎黄，自诉尿血证年久不愈。自22岁起，尿血即时止时发，而在劳累后更容易导致复发。曾经西医多次检查，没有找到病灶，因而也没有查明原因。也曾经过中医多次治疗，凡八正散、小蓟饮子、五淋散等清热利湿消瘀之剂，屡服都未能收效，终年郁郁，苦恼不堪。问其小腹是否常有感觉？患者述：一经劳累，则小腹坠胀而下血。我认为，这就是尿血的病原。李东垣云："劳役过度，而损耗元气。既脾胃虚衰，元气不足，而心火独盛。心火者，阴火也，起于下焦，其系系于心，心不主令，相火代之。相火，下焦包络之火，元气之贼也。火与元气不能两立，一胜则一负，脾胃气虚，则下流于肾肝。"肾受邪必影响膀胱，所以现尿血之症。现已患病六年不愈，久病脉虚大，面色萎黄主气虚，舌质淡，右侧白苔主血虚气弱，无力运化中州。本案尿血是疾患的现象，脾气下陷才是疾患的本质。脾气下陷以致下血，是虚寒证，非积热蕴湿证之有炎灶可寻。无热可清，无湿可渗，既属脾虚气陷之尿血证，则宜升举其气，温补其阳，使脾能健运，饮食之精微得以四布而无下流之患，则不治血而血自然能止。东垣之补中益气汤，确是的对之方，因即书方予之，嘱较长期的服用。处方：炙黄芪9克，白术9克，党参9克，升麻1.5克，柴胡3克，归身9克，陈皮3克，炙草4.5克，黄柏（盐炒）3克，知母（盐炒）3克。10剂，水煎服。

方中升麻、柴胡升举脾阳；黄芪、白术、党参、甘草补气健脾，因补气能间接生血，所谓阳长则阴生，且方中归身有直接补血作用；陈皮防壅滞之弊；加知母、黄柏以滋肾水，清阴火。

前后共治疗4个半月，服补中益气汤10余剂，补中益气丸20袋。自服药后，即有劳累亦从未尿血，唯有时小便滴沥。7月25日检查，膀胱口轻度充血水肿。曾予仲景当归芍药散作汤用，服10余剂。

柯琴论补中益气汤曰："仲景有建中、理中二法。风木内干中气，用甘草、饴、枣培土以御木，姜、桂、芍药平木而驱风，故名曰建中。寒水内凝于中气，用参、术、甘草补土以制水，佐干姜而生土以御寒，故名曰理中。至若劳倦形衰，气少阴虚而生内热者，表证颇同外感。唯李杲知其为劳倦伤脾，谷气不胜阳气，下陷阴中而发热，制补中益气之法。谓风寒外伤其形，为有余；脾胃内伤其气，为不足。遵《内经》'劳者温之，损者益之'之义，大忌苦寒之药，选用甘温之品升其阳，而达阳春升发之令。凡脾胃一虚，肺气先绝，故用黄芪护皮毛而闭腠理，不令自汗。元气不足，懒言气喘，人参以补之。炙甘草之甘，以泻心火而除烦，补脾胃而生气。此三味，除烦热之圣药也。佐白术以健脾，当归以和血。气乱于胸，清浊相干，用陈皮以理之，且以散诸甘药之滞。胃中清气下陷，用升麻、柴胡气之轻而味之薄者，引胃气以上腾，复其本位，便能升浮，以行生长之令矣。补中之剂，得发表之品而中自安；益气之剂，赖清气之品而气益培，此用药有相须之妙。是方也，用以补脾，使地道卑而上行，亦可以补心肺。损其肺者，益其气，损其心者，调其营卫也。亦可以补肝木，郁则达之也。唯不宜于肾，阴虚于下是不宜升，阳虚于下者更不宜升也。凡李杲治脾胃方，俱是益气，去当归、白术，加苍术、木香便是调中；加麦冬、五味辈，便是清暑。此正是医不执方，亦是医必有方。"

赵献可认为，"后天脾土，非得先天之气不行，此气因劳而下陷于太阴，清气不升，浊气不降，故用升、柴以佐参、芪，是方所以补益后天中之先天也。凡脾胃不足，喜甘而恶苦，喜补而恶攻，喜温而恶寒，喜通而恶滞，喜升而恶降，喜燥而恶湿，此方得之矣。"

陆丽京认为，"此为清阳下陷者言之，非为下虚而清阳不升者言之也。倘人之两尺虚微者，或是肾中水竭，或是命门火衰，若再一升提，则若大木将摇而拔其本也。"

加减法：如血不足，重用当归；精神短少，加人参、五味；嗌干，加葛根；头痛，加蔓荆子，痛甚，加川芎，脑顶痛，加藁本、细辛；风湿相搏，一身尽痛，加羌活、防风；有痰，加半夏、生姜；胃寒气滞，加木香、青皮、蔻仁；腹胀，加枳实、厚朴、木香、砂仁；腹痛，加芍药、甘草；能食而心下痞，加黄连；咽痛，加桔梗；有寒，加肉桂；湿盛，加苍术；阴火，加黄柏、知母；大便秘，加酒煨大黄；咳嗽，春加旋覆、款冬，夏加麦冬、五味，秋加麻黄、黄芩，冬加不去根节麻黄。

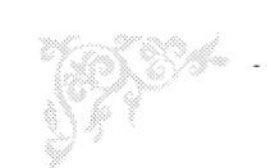

肾病阳虚的辨证论治例

于某，女性，46岁，江苏人，干部。

于1963年11月发病，开始时低热，多汗，尿频，每夜多至十几次，少则4～5次，无尿道热痛感。腰痛，四肢颜面轻度浮肿。化验检查：尿中多数红白细胞，蛋白（+），两次出现管型。多次尿培养未发现细菌。第1小时血沉20～30毫米。放射科检查：右侧输尿管狭窄，原肺部结核已硬结，部分纤维化。曾采用中西药进行多次治疗，至今年7月复查，尿中仍有少数红细胞、微量蛋白，肾盂造影发现输尿管狭窄已消失。说明肾盂炎症存在，肾结核暂不能排除。1964年8月5日来京就治，自述：经长期治疗，服过大量中西药物，症状虽有所减而不显。现在仍感腰部酸痛，且畏冷，不欲久坐，溲频，多汗，全身无力，晨起尤甚。上肢浮肿酸胀，胃纳不佳，夜寐较少，唯所苦者，上午颜面阵阵潮热，此时心中烦闷不适，曾服黄芪复合剂多日，汗虽稍止，颜面潮热未减。诊其脉，浮而无力，左关微浮弦。舌净无苔，左边红紫。

观病人脉浮而无力，多汗，一身酸软，上肢浮肿等，均为气虚象，复方黄芪剂似属合拍，但以前长期与服，其效不显，应仔细探讨其病情，方能立法遣方，即所谓“治病必求于本”。《难经》谓：“脐下肾间动气者，人之生命也，十二经之根本也。”人身之五脏六腑、四肢百骸，莫不赖以进行正常工作。譬之于阴霾弥漫，则万物之不得遂生。今于某之病，当为肾阳不充。肾阳不充，则虚阳上越，故每值上午，颜面阵阵潮热，心烦。阳虚则阴寒内盛，以致腰部酸痛畏冷，不欲久坐，晨起乏力。此为病之本。命火既病，不能温养全身，病变必将丛生。如脾胃阳虚不能健运，则食欲不振；阳虚阴凝则肝失涵养，而脉现浮弦；心肾不相济则夜寐不安；且肾气虚则小便数，肾主五液，阳外越则汗自出。统观患者一系列的症状，均系真阳不足之表现。此病应从肾治。过去所述曾用黄芪剂治颜面潮热，是误认为表阳虚。黄芪补六腑之阳，走表走上，服之适足以助长肾阳上越之颜面潮热。

因病属虚阳上越，当温养命火，补纳肾气，可用金匮肾气丸，但景岳右归饮尤佳。此方为金匮肾气丸减去淡渗及辛凉之品，增加强肾之品，是扶阳以配阴，非益火以消水，王旭高论之甚详，可消息予之。处方：熟地（砂仁 1.5 克同捣）9 克，紫油桂（研末冲服）3 克，山萸肉 9 克，怀山药 9 克，炒杜仲 9 克，枸杞子 9 克，菟丝子 9 克，鹿角胶 6 克，当归身 9 克，茯神 9 克，炒枣仁 9 克，肉苁蓉 9 克。水煎服，令进 7 剂。

8 月 12 日二诊：患者述药后颜面潮热已霍然而愈，从未再发，汗出减，小便通畅，其他症状亦有所减轻。药证合拍，其效验真如桴鼓之应。

前方既有效，当加重温阳之品，以期根治，故于前方加炮附片 6 克，增 5 倍剂量制成丸药服之。水为阴邪，肾为水火之脏，水气病影响命门较甚，故余每取温阳强肾之法治疗慢性肾脏病患。在稳定期常服，能收显著效果。

厚朴生姜半夏甘草人参汤治腹胀

尹某，男性，患腹胀，自述心下胀满，日夜有不适感，是属虚胀证。投以厚朴生姜半夏甘草人参汤［厚朴 12 克，生姜 9 克，半夏 9 克，甘草（炙）6 克，党参 4.5 克。《伤寒论》方］。经复诊 1 次，未易方而愈。

【按】腹胀一症，有实有虚，实者腹坚硬，拒按而痛，舌苔黄厚或滑腻，是食积或加秽滞，宜小陷胸汤或消导、攻下剂。虚者腹虽胀，而按之柔软，且喜按压，按下去也不作痛，即痛也很轻微，舌无苔或稍有薄白苔，是胃机能衰弱，致使食物有所残留，分解产气，壅塞于胃中而作胀。这个病例，既主诉腹胀满，且为按之不痛，是属虚胀，故投以此汤，即迅速收到效果。

“胀非苦不泄”，厚朴味苦性温，通泄脾胃之气分，用作主药；“满非辛不散”，半夏辛温和胃，生姜辛通滞气，用作辅药；人参鼓舞胃气，主治心下虚痞胀满，佐以甘草滋胃生津。通补兼施，法颇完密。

适应证：慢性胃炎等病腹胀满者，发汗后或下后腹胀者，均验。

当归芍药散治腹痛

邵某、眭某二位女同志，均患少腹作痛。邵腹痛，白带多，头晕，诊断为慢性盆腔炎。予以当归芍药散作汤（当归 9 克，白芍 18 克，川芎 6 克，白术 9 克，茯苓 9 克，泽泻 12 克，《金匮要略》方），数剂后，腹痛与头晕基本消失，白带见少。眭长期腹痛，小腹重坠，白带多，头目眩晕。投当归芍药散作汤用，三剂，腹痛白带均减，改用少腹逐瘀汤治其白带证。

《金匮要略》当归芍药散，主治“妇人怀娠，腹中疞痛”，又治“妇人腹中诸疾痛”。尤在泾谓：“疞音绞，腹中急也。乃血不足而水反侵之也，血不足而水侵，则胎失其所养，而反得其所害矣。”此方之证，腹中挛急而痛，或上迫心下及胸，或小便有不利，痛时或不能俯仰。腹诊：脐旁拘挛疼痛，有的推右侧移于左，推左则移于右，腹中如有物而非块，属血与水停滞。

方中川芎、当归、芍药和血舒肝，益血之虚；茯苓、白术、泽泻运脾胜湿，除水之气。方中多用芍药，芍药专主拘挛，取其缓解腹中急痛。合用之，既疏瘀滞之血，又散郁蓄之水。服后小便或如血色，大便或有下水者，系药中病，是佳兆，应坚持多服之。

适应证：男女老幼脐旁至胸下挛急痛，妇人子宫痉痛，头目眩晕，心悸，心下悸，肉瞤筋惕（都是水气为患），目赤痛（目赤是水气夹血上凌，目中粉赤色，不似暴发火眼之深红色并肿，应细辨），面色萎黄，有贫血倾向，腰膝易冷，小便频数或不利。应用范围颇广，如浮肿、习惯性流产、月经痛、慢性肾炎、脚气等，具有适于用本方之证候者，均可选用。

生姜泻心汤治干噫食臭腹中雷鸣

胡某，男性。患慢性胃炎，自觉心下有膨闷感，经年累月当饱食后嗳生食气，所谓“干噫食臭”。腹中常有走注之雷鸣声。体形瘦削，面少光泽。认为是胃机能衰弱，食物停滞，腐败成气，增大容积，所谓“心下痞硬”；胃中停水不去，有时下走肠间，所谓“腹中雷鸣”。以上种种见证，都符合仲景生姜泻心汤证，因疏方予之。生姜12克，炙甘草9克，党参9克，干姜3克，黄芩9克，黄连3克（忌用大量），半夏9克，大枣（擘）4枚。以水8盅，煎至4盅，去渣再煎，取2盅，分两次温服（《伤寒论》方）。服一周后，所有症状基本消失，唯食欲不振，投以加味六君子汤，胃纳见佳。

又，俞某患慢性胃炎，具有“心下痞硬，干噫食臭，腹中雷鸣”之证候，投以生姜泻心汤，不日而愈。

生姜泻心汤，仲景主治“胃中不和，心下痞硬，干噫食臭，胁下有水气，腹中雷鸣，下利者”。重点在散水气之痞结，并补益中气，故以生姜为主药，辅以半夏宣泄胁下之水气。唯痞坚之处，必有伏阳，故用苦寒性的黄芩、黄连以降之清之，但湿浊久积之邪，又非苦降直泄所能尽祛，故必佐干姜之大辛大热以开发之。一苦一辛，一降一开，相反正所以相成，在相互制约又相互促进的作用下，以成其和胃散痞之功。更用人参、大枣、甘草补益中州，振起胃机能的衰弱，以预防苦辛开泄药的过当。尤其具有特点的是，将此方药“去渣再煎”，以协调药味之手段，达到和解胃气之目的。这种煎服法，是仲景对和解剂独具匠心的创作，观大小柴胡汤等和少阳剂、三泻心汤、旋覆代赭汤之和胃剂，都用“去渣再煎”之法。

适应证：应用于慢性胃炎、消化不良性下利、胃酸过多症、胃扩张等具有此证候者。

痛泻要方治风泄

陈某，男性。患慢性肠炎，日泄泻四五次，泻前腹中辘辘作响而痛，痛则急登厕，矢气多，溏便掺泡沫。认为属风泄证，投予刘草窗痛泻要方（白术12克，白芍9克，陈皮6克，防风3克），以和肝健脾。数剂基本痊愈。

何廉臣曰："风泄，即肠风飧泄。《内经》所云久风为飧泄，此症甚多。医者往往误认为食积作泻，或认为湿积所致，而不知伏风之为病，以致邪气留连，乃为洞泄，不可挽回者数见不鲜。此案引经证医，探源用药，妙在刘草窗法，确是飧泄专方，用多奏效。接方用钱氏异功散加味，惬合'清气在下，则生飧泄'之经旨。故为医者不可不精究《内经》也。"这是能抓住当时客观存在的现象，加以分析，辨明风泄与食积作泻、湿积致泻的不同，从辨证上找到施治的依据，反过来更从施治上印证出辨证的精确。

甘草泻心汤治中焦气虚大便燥结证

宋某，男性，55岁，1960年12月31日初诊。

主诉便燥数月，每饥时胃脘胀痛，吐酸，得按则痛减，得矢气则快然，唯矢气不多，亦不渴。诊见面部虚浮，脉濡缓。投甘草泻心汤加云苓，3剂后大便稍畅，矢气转多。改投防己黄芪汤加附子4.5克，一剂后大便甚畅，痛胀均减，面浮亦消，唯偶觉烧心，原方加云苓，又服2剂。3月后随访，诸症皆消。

甘草泻心汤证本为误下太阳成痞，而兼呕、烦、下利，仲景已指出："此非结热，但以胃中虚，客气上逆。"本例诸症无一与甘草泻心汤相符者，且结硬与雷鸣下利则更属对立，而能断然施之者，是因为胃气虚馁，湿满于中，针对实质，异病同治。胃气虚馁，急于求食自安，则饥时痛胀并作；滞填中焦，枢机不利，传化迟缓，食物留于肠胃必久，而便为之燥。本方加云苓，缓中补虚，升清降浊，服后矢气转多，大便转畅，已收降浊之效，遂以防己黄芪汤补虚，更加附子通阳，祛邪兼顾扶正。中宫既健，传化为常，则诸症皆瘳。设为因燥而疏通，因胀而宽中，因痛而行气，必犯虚虚实实之戒，临证者慎之。

小陷胸汤、甘草泻心汤治胃窦炎胃脘痛

张某，男性，军人，1975年10月9日来诊。

患者喜饮酒，两个月前开始感到每酒后胃脘胀痛不适，渐至食后亦肛痛，且有堵塞感。其后不时发作，夜眠常因痛而醒。饭量大减，不敢食辣味，不敢饮酒。无矢气、嗳气。曾服胃舒平等西药，效果不显。X线钡餐透视确诊为胃窦炎。便结如羊屎，现已五六日未行，诊其心下拒按，脉浮缓而虚，用《伤寒论》小陷胸加枳实。处方：黄连6克，半夏9克，全瓜蒌9克，枳实6克。

10月27日二诊：前方服3剂，饭后及夜间脘痛减轻，怕冷，右脉滑大而缓，便仍稍干。此脾胃正气仍虚，寒热夹杂，邪未能尽去，改与甘草泻心汤加吴萸、柴胡、白芍、龙骨、牡蛎，以辛苦开降。处方：甘草30克，黄芩6克，干姜6克，半夏9克，大枣4枚，吴萸3克，柴胡9克，白芍9克，龙骨、牡蛎各18克。

10月30日三诊：疼痛已止，大便仍干，右脉滑象已减。仍用上方，改吴萸为6克，干姜改为炮姜6克，再服数剂。

1976年2月1日来信云：愈后两个半月，期间脘痛未发，食欲明显增加，辛辣亦不复畏。

资生丸治疗脾虚证

案 1 戈某，女性，12 岁。因其母体弱多病，晚生此女，先天不足，累及后天，从襁褓时即发育不够好，直到现在，身矮肌瘦，稍一动作即感劳累气短，懒于玩耍，且目力非常衰弱，一读书写字，不超过 10 分钟，即感觉目抽而痛，因之休学。在沪治疗一个时期，无效，于 1973 年 11 月初来北京就诊。切其脉虚软，舌淡，面色白，目白睛过白，大便有时不成条，食极少，每顿不过半两许。认为是脾胃不足，并无其他疾患。为治疗这种功能衰减，用资生丸以培养后天之本。处方：人参 45 克，茯苓 30 克，白术 45 克，山药 30 克，薏苡仁 22.5 克，莲子肉 30 克，芡实 22.5 克，甘草 15 克，陈皮 30 克，麦芽 30 克，神曲 30 克，白豆蔻 12 克，桔梗 15 克，藿香 15 克，川黄连 6 克，砂仁 22.5 克，白扁豆 22.5 克，山楂 22.5 克。

此方原为丸剂，微嫌蜜丸碍消化，改作煎剂用。共为粗末，每 6 克，煎两次合在一处，午饭、晚饭后 1 小时左右各服 1 次。

服 20 天后，即食量大增。1 月后，每餐可进 3 两。面色红润，精神焕发，喜玩乐动，目力亦见强，能看书写字持续半小时以上。因令她坚持服下去，并请眼科为之诊视目疾，云系远视眼，因营养不足所致，可配眼镜以帮助目力，未予开药方治疗。

案 2 某 70 岁老人，男性，干部。于 1973 年 10 月底初诊。患者经常多病。现患肝炎，脘胀，食欲不振，很长时期每餐不过 1 两，午后心下痞硬，嗳气不止，大便稀薄，肝功能不正常。服西药多反应，因只服中药已半年余，药后则脘胀稍舒，不多时胀满又起，且逐日加重，体力不支，有碍工作。

接诊时，脉濡而无力，右关沉取欲无，左关稍弦，舌质苔白而润。症状：心下胀满，午饭后胀更甚，嗳气多，间有矢气而不畅。是肝脾不和之象，而脾虚尤为主要矛盾。因脾虚日久，食量特少。

诊视后，索视以前所服方剂，则理气降逆之品居多，且量亦大。余思此证，既属肝脾同病，而脾之生理日见减退，致失健运之力，不能输布精液，灌溉全身，理宜先补脾胃以扶持其本，使脾的运化功能有所恢复，食香而多，则不理虚气而虚气自无从而生，胀满自无从而起。且久病虚弱，治宜顾护正气，而理气降逆之品，均具耗散克伐之性，愈开破则正气愈虚，正气愈虚则胀满愈甚，因而开破之药，势必由小量而增至大量。大量开破，脾气愈虚，互为因果，病患缠绵，日见沉重，是势所必至、理有固然的。因此治疗需要注重培本，取补脾之法，稍佐理气降逆，以消除当前之胀满，并推动补药之运行。古方资生丸，适为的对之方。唯虑现在脾胃无力，进少量饮食，尚不能消化吸收，若投大量药剂，反给脾胃增加负担，欲扶之，适以倾之。拟小量缓投，守方不变，因处资生丸方，改为粗末，每 9 克作一天量，煎两次合一处，分温服。

隔两日一复诊，观察病情有无变化。一周后嗳气减，矢气多，胀满轻，脉沉取较有力，舌苔少，纳食由每餐一两增至二两。患者非常高兴。续服原方半月，脾虚基本痊愈，肝功能检查亦有所改善，回原工作岗位。嘱仍服原方一个时期，以巩固疗效。

本方是缪仲醇在《太平惠民和剂局方》参苓白术散上加味而成，作者原意取《易》“大哉坤元，万物资生”而命名。方中以人参、茯苓、白术、甘草、炒扁豆、炒薏米之甘温健脾阳，以芡实、莲子、山药之甘平滋脾阴，是扶阳多于护阴，用之补脾元，提脾气；并以陈皮、神曲、山楂、麦芽、砂仁、蔻仁、桔梗、藿香调理脾胃；黄连清理脾胃，且用小量，能有苦味健胃作用。是重在补而辅以调，多寡适宜，补通得当。

本方用治纳食少而不馨之脾虚证，效果良好，尤宜于老年人。古人用治妊娠 3～5 月习惯性坠胎者，亦治妊娠呕吐，都是从固脾元着眼。

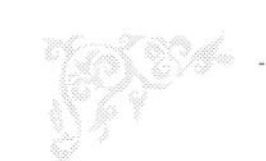

桂枝加桂、理中加肉桂吴萸治奔豚气

故乡老友娄某的爱人，年70，患呕吐腹痛一年余，于1973年4月16日偕同远道来京就诊。询其病状，云腹痛呈发作性，先呕吐，即于小腹虬结成瘕块而作痛，块渐大，痛亦渐剧，同时气从小腹上冲至心下，苦闷“欲死”。既而冲气渐降，痛渐减，块亦渐小，终至痛止块消，如常人。按主诉之病状，是所谓中医之奔豚气者，言其气如豕之奔突上冲。《金匮要略》谓得之惊发，惊发者，惊恐刺激之谓。患者因其女暴亡，悲哀过甚，情志经久不舒而得此证。予仲景桂枝加桂汤。处方：桂枝15克，白芍药9克，炙甘草6克，生姜9克，大枣（擘）4枚。水煎温服，每日1剂。

30日二诊：共服上方14剂，奔豚气大为减轻，腹中作响，仍有1次呕吐。依原方加半夏9克，茯苓9克，以和胃蠲饮。嘱服10剂。

5月13日三诊：有时心下微作冲痛，头亦痛，大便涩，左关脉弦，是肝胃气上冲，改予理中汤加肉桂、吴茱萸，以暖胃温肝，服后痊愈回乡。两月后函询，未复发。

有说此方应加肉桂，我则竟用桂枝，结果取到满意的疗效。首先，根据《伤寒论》条文：“气从少腹上冲心……与桂枝加桂汤，更加桂二两也。”果加肉桂，应云当加，不可云“更加”。其次，根据《伤寒论》有“其气上冲者，可与桂枝汤”。桂枝原治气上冲证，若加重其量，自可治气上冲甚，欲作奔豚者无疑了。

方剂用量，至关重要，于此可见。某一种药味，用量增加，不仅增大方剂的力量，且有时改变方剂的作用。桂枝汤原本治太阳中风，汗出，发热，恶风证，而仅加桂枝量后，则治奔豚气。因此医生在处方用量上，岂可掉以轻心！

耆婆万病丸治小腹膨脝证

回忆1946年2月间，曾为唐山开滦煤矿内一江姓妇人诊治小腹膨脝证。其小腹于两年前渐次胀大，来诊时已如怀妊六七月状，大、小便正常，月经正常，无甚痛苦。曾服用各种祛瘀活血与理气通络之剂，迄未收效。诊其脉稍涩，舌正常无苔，按其小腹，中等硬度，不痛。考虑此证既经用活血与理气之剂不验，则不能再走消胀去瘀之老路，乃用针刺法并辅以攻补兼施之汤剂，缓缓图治。针刺到6月间，腹围略减2寸余，因继续针下去。到9月底，腹围却分毫未减，但也未增大。我固辞乏术，奈患者坚决不允，每隔日即来央求研究治法。我感其诚意，广查医籍，见到民国初医生恽铁樵曾自服《千金方》内之耆婆万病丸，治愈不能名状的药蛊怪症，在恽大胆用药的启发下，也采用了耆婆万病丸治疗小腹膨脝证。

耆婆万病丸，《千金方》主治痞块，五脏滞气，积聚壅闭，心腹胀满等证。药品：牛黄、麝香、犀角（镑）、桑白皮（锉炒）、赤茯苓、干姜（炮）、桂心、当归、芎䓖、芍药、甘遂、黄芩、蜀椒（去目及闭口者，炒出汗）、细辛、桔梗、巴豆（去皮心膜，炒）、前胡、紫菀（去芦）、蒲黄（微炒）、葶苈（炒）、防风、人参、朱砂、雄黄（油煎）、黄连（去须）、大戟（锉炒）、禹余粮（醋煅研，水飞）、芫花（醋炒赤）各4.5克，蜈蚣6节（去头足，炙），石蜥蜴（去头足，炙）3.3厘米，芫青14枚（入糯米同炒，米色黄黑，去头足翅）。

石蜥蜴，即山地之石龙子，药店多不备，须自捉捕，新瓦焙干待用。又芫青如无，可用斑蝥代之。

制法：研为细末，牛黄、麝香、犀角、朱砂、雄黄、禹余粮、巴豆另研，余药合捣，重绢下筛，白蜜和丸，如梧桐子大。

用法：每服3丸，平旦空腹时温酒或热汤、生姜汤送下，取微下3000毫升恶水为度。若不吐利，更加1丸，或至3～5丸，须吐利为度，不得限以丸数。病强药少，即不吐利，更非他故。若其发迟，以热饮汁投之；若吐利不止，即以酢饮两三口止之。近病用多，积久疾病即少服，常以微溏利为度。

禁忌及调护：忌食陈臭生冷、酢滑黏食、大蒜、猪、鸡、鱼、狗、牛、马、驴肉、白酒，戒房事。一日服二补之，得食新米、韭根汁，作羹粥臛（音霍，肉羹也）饮食之。三四顿大良，亦不得全饱。产妇勿服之。吐利以后，常须闭口少语，于无风处温床暖室将息。

方解：张璐《千金方衍义》曰："此方首治七种癖块……八种大风，种种诸疾。方中牛黄、麝脐开关利窍，犀角、黄连消瘀散热，朱砂、雄黄镇惊豁痰，蜈蚣、蜥蜴、芫青攻毒祛风，巴豆、芫花、甘遂、大戟、葶苈破积利水，干姜、桂心、蜀椒、细辛开痹逐湿，芎䓖、当归、芍药、蒲黄、紫菀和血通经，桑皮、前胡、防风、黄芩、茯苓、桔梗透表达气，人参助诸药力，禹余粮固诸药性，共襄搜根剔弊之功。凡系实证，便可谅用，不必拘以方剂等治也。余尝用治十年、二十年痼疾，如伏痰悬饮，当背恶寒，无不神应；肢体沉重，腰腿酸痛，服之即捷；而坚积痞块，虽未全瘳，势亦大减，惜乎世罕知用耳！"

【按】此方服后，以吐利为效征，则应以巴豆为主药，而以芫花、大戟、甘遂、葶苈破积利水之品为辅药，其余攻毒祛风、通窍活血等，均为猛药。

患者服此丸一月后，大便只是有些溏薄，小便正常，从未见有下血块及排气或脓样物，小腹膨脝已消除大半，服到两月时，腹围即完全正常。此丸对膨脝大腹的治愈，其机转如何，必定有其道理在。

大柴胡汤加味治慢性胆囊炎

李某，女性。患胆囊炎，右季肋部有自发痛与压痛，常有微热，并出现恶心，食欲不振，腹部膨满，鼓肠嗳气，脉弦大。投以大柴胡汤加味［柴胡 12 克，白芍 9 克，枳实 6 克，川军 6 克，黄芩 9 克，半夏 9 克，生姜 15 克，大枣（擘）4 枚，金钱草 24 克，滑石 12 克，鸡内金 12 克］，连服 7 剂，食欲见佳，鼓肠嗳气均大减。再进原方 4 剂，胁痛亦轻，唯微热未退，改用小柴胡汤加鳖甲、青蒿、秦艽、郁金治之。

仲景《伤寒论》大柴胡汤，以柴胡疏少阳胆经之热，更有黄芩助之，枳实合芍药能除心下郁塞感，大黄能诱导瘀热下行，半夏、大枣以和胃，重用生姜以制止呕恶，外加金钱草利胆清热，滑石利尿泄热，鸡内金克化积热。此方用以治黄疸症及胆结石亦有效。

辨证治疗急性肝炎

某患者，男性，40岁，住院号35745，干部。因精神疲乏，食欲减退12天，眼黄7天，于1963年12月24日住院。病初头晕无力，不思饮食，恶心厌油，上腹闷胀，继则尿色深黄如浓茶状。最近7天发现身目俱黄，舌干口苦，不欲饮水，大便秘结。既往有高血压病。查体：血压120/80mmHg，巩膜及皮肤明显黄染，心肺无异常发现，上肝界起自右侧第六肋间，下界于右肋下1.0cm、剑突下3.0cm可以触及，中等硬度，明显叩触痛，脾未触及。化验：总胆红素9.7mg/dl，直接胆红素5.9mg/dl，脑絮（一），麝浊4马氏单位，麝絮（一），谷丙转氨酶4160单位。

入院后中医诊视：脉弦缓，舌苔黄腻，质红。口干苦而不欲饮水，尿黄赤，大便秘结，是湿热内阻，气机不畅，为阳黄热重之象，取苦寒泄热、淡渗利湿法，用茵陈蒿汤加陈皮、枳壳、厚朴、茯苓、滑石。服3剂后，大便仍干燥不行，脉数苔黄，乃改用茵陈蒿汤合栀子柏皮汤。3剂后，大便转稀，饮食增加，舌净，脉数亦减。又用茵陈五苓散以通阳利湿。3剂后，总胆红素下降至4.25mg/dl，谷丙转氨酶降至2000单位左右。继续服用原方1月，胆红素定量始终波动在2～3mg/dl之间，未见继续下降，谷丙转氨酶降至400单位左右。

住院已达40天，仍眼目微黄，身微刺痒，脉象沉数，舌苔薄黄，乃肝胆湿热未清，用龙胆泻肝汤清泄之。5剂后身痒虽除，却见恶心纳减，上腹不适，舌苔薄白，脉弦。因服苦寒有伤胃腑，改用平淡之剂缓图之，以一味茅根煎汤，内服代茶。一周后黄疸仍未见退，食纳不旺，舌净，脉缓带弦，改投香砂六君子汤以健脾开胃。10剂后，纳谷增旺，黄疸略见下降，胆红素减至1.5～2.0mg/dl，谷丙转氨酶在300单位左右。因脉弦，虑其肝邪未净，立通络活瘀法，药用醋柴胡、归身、太子参、瓦楞子、橘叶、炙鳖甲、杭芍、郁金、丝瓜络、桔梗、陈皮、木香。一周后，黄疸终于全消，胆红素定量降至正常范围，但谷丙酶转氨仍在200单位。因患者夙有失眠症，一向睡眠不好，夜寐易惊，舌苔薄白，舌略红，脉象两关浮大，沉取略数，血压最近上升至140/100mmHg，因而必须从杂病入手，不应胶执在肝功能的谷丙转氨酶上。于是用《普济本事方》真珠母丸加减：真珠母、石决明、生龙齿、龙胆草、白蒺藜、青葙子、首乌藤、合欢皮、石菖蒲、茯神。一周后，不仅睡眠好转，谷丙转氨酶亦降至正常范围，符合临床治愈标准。于1964年3月12日出院，共住79天。

【按】本例恢复正常较一般急性传染性肝炎为慢，恐与年龄较大，夹有兼症（高血压病）和中期治疗辨证不够严谨有关。年龄大者一般恢复均较缓慢，在恢复阶段血压又升高，睡眠长期不好，兼症互见，以致影响病程。中期用茵陈五苓散治疗达一月之久，黄疸始终稽留在一定水平上，未能消失，是治疗不够灵活。最后重视辨证治疗，本症兼症互治，才能痊愈出院。

肝火后期仅剩眼目微黄，血中胆红素尚有少许未恢复正常时，似湿热已衰，不宜大剂苦寒清热利湿。否则徒伤胃气，造成恶心纳减，以致又需用甘温香燥之剂扶胃健脾。黄疸久久未清，病久入络，用通络化瘀法，黄疸始清。而谷丙转氨酶仍未恢复正常，临床有血压升高，睡眠不好，且易惊，故先治睡眠。用镇肝安神清热之真珠母丸加减，睡眠既愈，肝功能亦随之恢复正常。这一点似乎有探讨的必要。因为凡是急性病，一般都有一定的病程经过，若日久迁延不愈，伴随着体力的衰惫，在化验检查上常有某项功能不能够恢复正常。这时在临床上应当加以缜密地观察，如或是阴伤难复，或是阳虚莫支，或是余毒转化，或是湿停不去，或是久虚似邪，或是宿疾作梗等，都应作全面观察、具体分析，不必囿于初发的急性病范围，更不必拘于某项化验的结果不正常。只要在辨证上使病无遁情，在施治上抓住当前客观现实的主要矛盾，给以适当的处理，解决了主要矛盾，次要矛盾亦随之迎刃而解了。

泻心汤治疗肝炎腹胀

徐某，男性，42岁，军人，病历号36479。

病程较久，1958年8月起食欲不振，疲乏无力，大便日2～4次，呈稀糊状，腹胀多矢气。曾在长春某医院诊断为慢性肝炎，治疗10个月出院。此后因病情反复发作，5年中先后4次住院，每次均有明显之肠胃症状。1964年元月住入本院，8月7日会诊，经治医师谓：肝功能谷丙转氨酶略高（150～180单位），其他项目均在正常范围内，唯消化道症状明显。8个月来多次应用表飞鸣、胃舒平、消胀灵、薄荷脑、次碳酸铋、黄连素、酵母片、四环素等健胃、消胀、止泻与制菌剂治疗，终未收效。现仍食欲不振，口微苦，食已胃脘满闷腹胀，干噫食臭，午后脘部胀甚，矢气不畅，甚则烦闷懒言，大便溏，日2～4次，甚至5次，无腹痛及下坠感，精神疲惫，不欲出屋活动，睡眠不佳，每夜3～4小时，少则2小时，肝区时痛。望其体形矮胖，舌苔白润微黄，脉沉而有力，右关略虚，为寒热夹杂、阴阳失调、升降失常的慢性胃肠功能失调病症，取仲景半夏泻心汤以调和之。

党参9克，清半夏9克，干姜4.5克，炙甘草4.5克，黄芩9克，黄连3克，大枣（擘）4枚。以水500毫升，煎至300毫升，去滓再煎，取200毫升，早晚分服，日1剂。

药后诸症逐渐减轻，服至40余剂时，患者自我总结云：月余在五个方面均有明显改善，食欲增进，食已脘中胀闷未作，腹胀有时只轻微发作，此其一；精力较前充沛，喜欢到院中散步或做些其他活动，时间略长也不感疲劳，此其二；大便基本上一日一次，成形，消化较好，大便时能随之排出多量气体，甚畅快，此其三；肝区疼痛基本消失，有时虽微微发作，但少时即逝，此其四；睡眠增加，夜间可睡5～6小时，中午亦可睡半小时许，此其五。多年久病，功效渐显。后因晚间入睡不快，转服养心安神之剂。

1965年2月5日再次就诊时，前症复作，处半夏泻心汤。10余剂后，效验不著，改服附子理中汤。7剂后，诸症不唯不减，反心下胀闷加剧，大便次数增多，复用半夏泻心汤加茯苓 20 余剂，获得显效。后来大便不实、次数多及心下痞满，虽因饮食或其他原因时有反复，但在服用甘草泻心汤、半夏泻心汤的情况下，疗效逐渐巩固，于 11 月份出院。

【按】本病例为肝炎所致的肠胃功能失调，此次住院以来，虽曾反复而且较长时间地应用西药治疗，均未获得满意效果。中药治疗后，短期内症状即基本消失，反映中药对调整肠胃机能有一定作用，唯诊断治疗必须丝丝入扣。前期措施可谓得当，后期之治，初服泻心 10 余剂不效，认为以往长期应用苦寒之芩、连，阳明邪热已清，唯余太阴虚寒，忽略了心下属胃，与口苦胀闷为胃邪犹在之征，径用附子理中，适助其热，致病情加剧，后改泻心，方奏卓效。二方之治，一在脾，一在胃，一在温中补虚，一在和解寒热，应用时当注意。

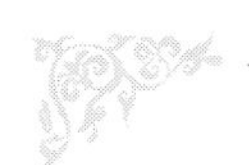

通阳淡渗法治疗肝炎湿滞

案1 刘某，男性，1岁，河北省唐山市人。

患慢性肝炎，经久不愈。于1972年4月5日来诊。现症脘胀纳差，别无所苦。脉左部略数，舌苔微白而润，触诊肝大3cm。化验：谷丙转氨酶380单位，麝浊10单位。喜食水果。诊断为湿滞上中二焦。治取温运脾阳，兼化肝瘀，六君子汤加味主之。

处方：太子参6克，茯苓9克，白术9克，炙甘草4.5克，法半夏6克，陈皮4.5克，生姜6克，大枣（擘）3枚，瓦楞子9克，青橘叶6克，茜草根6克，旋覆花（布包）6克。连服10余剂再诊。

5月5日二诊：上焦脉大，身发热，脘闷稍减，舌苔白而润，湿象仍显，谷丙转氨酶降至144单位。改用吴鞠通三仁汤，加补气活血药。

处方：苦杏仁6克，薏苡仁6克，白蔻仁3克，梗通草3克，滑石粉9克，川厚朴3克，法半夏6克，淡竹叶9克，青连翘9克，嫩白薇6克，当归尾9克，太子参6克，甘草梢3克。嘱连服数剂。

6月5日三诊：谷丙转氨酶降至80单位，麝浊7单位，肝肿大消失，脘闷已去，唯脉尚滑。仍依原方去连翘，加旋覆花6克，以蠲痰湿而巩固疗效，并嘱少食水果，以免积湿。

案2 患儿，男性，2岁，于1964年5月8日住某医院，住院号37677。

患儿因食欲不振、发热、肝功能异常20余天而就诊。诊断为急性无黄疸型传染性肝炎。经西医一般治疗，先后用葡萄糖醛酸内酯、肝宁片等，共治疗5个月，症状消失，谷丙转氨酶从1160单位下降至300～400单位后，固定不动达四月之久，乃停西医治疗，延中医会诊。当时患儿毫无所苦，眠、食、二便均如常人。乃细心检查其全体，结果发现其上腹部皮肤较他处为热，且脉象滑大，指纹略青，舌苔白，舌质红。认为是肝胃二经蕴有湿热，即用三仁汤清泄之。10剂后，热感减轻，舌红苔白见退，原方加入白薇以清余热。又因患儿不喜肉食，加焦山楂、砂仁以助运化，继服25剂，谷丙转氨酶由485单位降为152单位。仍以原方调治，终于使谷丙转氨酶降为 125 单位而出院。

此患儿在中医会诊时，已无自觉症状，只有谷丙转氨酶持久不降。详加诊察后，发现脘部扪之觉热、脉滑、舌红等，可作为中医施治的根据，进三仁汤 49 天而痊愈。假使没有腹候、脉候、舌候之详细诊视，则不能找到治疗的目标，势必杂药滥投，很难期其必效。

【按】吴氏三仁汤，以三仁苦辛淡渗，宣壅降气，破滞利湿，为主要药；以滑石、通草甘淡渗湿，为次要药；更佐以厚朴、半夏辛开苦降，泻满消痞，和胃调中；使以竹叶，分消湿热。此方总的作用，能开上中二焦之滞气，气畅则湿热无所附丽而病邪自去，肝功能不期其恢复而自然得以恢复。

慢性肝炎是缠绵难愈之症，尤其是脘闷胁痛之证候久久不除，谷丙转氨酶久久不降。此二例曾服过多种治肝炎药物，迄不能生效，而在淡渗通阳利湿之三仁汤为主的调治下，迅速降低了谷丙转氨酶，其他症状亦随之消失。这充分说明了中医辨证明确，施治才能中肯，疗效才能显著。但这里需要清楚，三仁汤是针对湿滞之方，而不是针对谷丙转氨酶高之方。这是中医辨证论治之优越性，“伏其所主，先其所因”，果能辨证准确，则有的放矢，不愁射不中鹄。

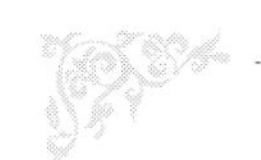

大柴胡汤合小陷胸汤治黄疸痞满

姬某，男性，33岁。患慢性肝炎，经某医院治疗已一年余，仍有轻度黄疸不退，谷丙转氨酶高达1570单位，于1971年6月15日会诊。切其脉左关浮弦，右脉滑大，望其舌中部有干黄苔。自诉胁微痛，心下痞满。综合脉舌证候，是少阳、阳明并病而阳明证重。选用大柴胡汤，治少阳蕴热之黄疸与阳明痞结之胀满，更辅以涤热散结、专开心下苦闷之小陷胸汤。处方：柴胡9克，枳实6克，白芍9克，川军6克，清夏9克，黄芩9克，生姜12克，大枣（擘）4枚，糖瓜蒌30克，川黄连3克。水煎服，7剂。

6月22日复诊：脉弦滑见减，黄苔见退，残余黄疸消失，痞满稍舒，谷丙转氨酶降至428单位。是方药已对证，续进10剂，谷丙转氨酶正常，出院。

【按】大柴胡汤为治“少阳证少，阳明证多”者，能消除严重的胸胁心下郁窒感，舌多干燥，苔黄，易便秘，腹肌紧张。因少阳证少，阳明证多，故去小柴胡中之参、草，以免助阳窒胃。大黄与芍药配合使用，可以治腹中实痛；枳实与芍药配合使用，可以治腹痛烦满不得已。本方有解热、泻实、除烦、缓痛诸作用。

关于小陷胸汤，程知云：“以半夏之辛散之，黄连之苦泻之，瓜蒌之寒润涤之，皆所以除热散结于胸中也。”何廉臣谓：“此汤是苦辛开泄法，治伏火熏蒸津液，液郁为痰者。此法与苦寒清泄有别，清泄是直降，一意肃清伏火；开泄是横开，兼能清化痰浊，分际最宜斟酌。叶天士所谓舌白干燥，或黄白相间，或灰白不渴，慎不可乱投苦泄，虽有脘中痞痛，宜从苦辛开泄是也。”

这一病例，按中医辨证，左脉浮弦为柴胡汤证，右脉滑大为陷胸汤证，因而取大柴胡汤、小陷胸汤合剂治之，残余黄疸很快消失，自觉脘满亦基本解除，同时谷丙转氨酶亦随之下降至正常。由此可见，经方若能用之得当，确能取到如鼓应桴的捷效。

辨证治疗脾胃阳虚型慢性肝炎

白某，男性，39岁，住院病历41193号，于1964年1月24日初诊。患慢性肝炎6年，两胁间歇性疼痛，大腹胀满，纳食乏味，嗳气频频，肠鸣矢气，大便溏薄，一日二次或隔日一行，曾先后5次住院。经保肝、丙酸睾丸酮等治疗后，均可获暂时效果，工作一紧张辄又复发。曾用柴胡疏肝散等方治疗，亦无显著效果。诊得六脉虚迟无力，舌胖大，苔腻而浮。病缘起于早年饥饱劳役，脾胃升降失职，健运无权，恰与《金匮要略》“呕而肠鸣，心下痞者，半夏泻心汤主之”之证相符，则予：法半夏9克，萸炒连3克，枯黄芩9克，干姜片6克，炙甘草6克，潞党参9克，大枣（擘）4枚。

二诊：1964年2月29日，前方日服1剂，一月来纳差、肠鸣矢气等症状已大为减轻，但仍有腹胀胁痛，舌脉同前，拟《伤寒论》厚朴生姜半夏甘草人参汤：厚朴9克，生姜6克，半夏6克，党参9克，炙甘草6克。

三诊：又服药20剂，腹胀大减，基本消失，除胁有隐痛之外，余症均除。脉象较前有力，精神充沛，出院返四川工作，嘱再服一段时间半夏泻心汤及补中益气丸，为善后调理。

【按】本例慢性肝炎的治疗，亦与常法不同。患者病程6年，见腹胀纳差，肠鸣便溏，六脉虚迟无力，舌胖大等症，虽有胁痛，按疏肝理气法，用柴胡疏肝散治疗不效，则说明非“肝胃不和型”，而为脾胃阳虚之证。先用半夏泻心汤以辛开苦降为治，经服药月余，纳差、嗳气、肠鸣等症大为好转，然腹胀不效，六脉如前，说明脾阳衰惫转甚。《伤寒论》：“发汗后，腹胀满者，厚朴生姜半夏甘草人参汤主之。”所谓“发汗后”，其病因为汗后伤及脾阳所致，本例虽未发汗，但病程6年之久，具有明显脾阳虚衰及顽固性腹胀，六脉虚迟无力。病因虽异，证候相同，故改用厚朴生姜半夏甘草人参汤之后，20余剂即进一步获得明显效果。

圣愈汤补养法治肝血虚型慢性肝炎

陈某，男性，41岁，于1974年3月10日来诊。

主诉：1970年6月14日经某医院检查肝功能，谷丙转氨酶340单位，麝浊5单位，麝絮（+），肝大1.5cm，质软。诊断为“肝炎”。连服中西药两月余，8月复查，谷丙转氨酶400单位以上，麝浊20单位，麝絮（++++）。医生谆嘱绝对禁止活动，服中药多剂无效。4月份又就诊于某中医院。

自1970年9月1日至1973年春，化验肝功能，谷丙转氨酶一直在600单位以上。1973年10月份肝扫描，怀疑初期肝硬化。在长期治疗中，医生因舌苔黄白，认为是湿热久郁，频投清热利湿、活血化瘀之剂。到1974年春，前后服中药达千余剂之多，未获显效。1974年3月9日检查，谷丙转氨酶480单位，麝浊13单位，麝絮（+++）。

诊其脉左寸关沉紧，舌嫩红，有纵横小裂纹，有时渗出稀血水，牙龈亦出少量血，服破血药时更甚，肝掌。自幼有手抖、唇颤宿疾。

左寸关脉沉紧，舌有裂纹，是久病肝气郁结兼寒之象。虚寒是与长期服大量清热化瘀之剂分不开的；出稀血水，服破血药更甚，是气乏摄持之力，血有脱象；舌嫩红，系阴虚血弱之症。

清化治法既不效，且有副作用，已形成血虚欲脱、气馁无权之候，应以补血益气之剂治之。投以李东垣的圣愈汤。处方：当归15克，白芍12克，川芎6克，熟地黄15克，黄芪15克，党参9克。水煎服。

本方取参芪配四物，以治阴虚血脱之症。因阴阳互为其根，阴虚则阳无所附；气血相依，血脱则气无所归。然阴虚无骤补之法，计在培阴以藏阳。若血脱，必先补气以率血。本方补血益气并重，是“阴生阳长，血随气行”之理。方中6味都是醇厚和平滋润之品，能疏通气血，调和内外，较八珍、十全大补等方为优。

4月25日二诊：脉左关弦细，弦为阴脉，细则血虚，舌嫩红稍好，仍有裂纹，牙龈尚有血，口干，肝仍大。检查：谷丙转氨酶170单位，麝浊8单位，麝絮（++）。患者4年以来肝功能首次好转。仍予原方加丹参，以助四物活血祛瘀生新，并每日服大黄䗪虫丸 1 丸（分两次服下）。

7 月 10 日三诊：服前方 50 余剂，除手抖、唇颤痼疾外，症状均减轻，检查肝功能已完全正常，精神旺盛。因左关脉仍稍弦，舌裂处有时出血，仍日服大黄䗪虫丸 1 丸，继续观察。

【按】慢性肝炎的治法，一般多以清热利湿化瘀为主，在初、中期是有效的。若病程过长，甚至 3～5 年不愈，并有肝硬化倾向者，则应考虑是否久服清利克伐之剂，有伤及气血、损及阴阳的副作用。在脘闷胁痛（多刺痛）的情形下，纵有瘀滞症状与肝功能不正常，亦宜顾及正虚似邪，宜慎重投药。果有虚象，则如四物养血，相应加入他药，可以消除症状，恢复肝功能。这一医案以圣愈汤补养剂治疗慢性肝炎有转入肝硬化趋向之患者，收到满意的效果，关键在辨证论治。

加味抑肝散治疗慢性肝炎

宋某，女性，56岁，干部。自1956年起患慢性肝炎，肝区胀痛，肝功能不正常，肝大4～8cm，17年来屡治未效，于1972年8月来诊。切其脉左关浮弦，视其舌苔白润，舌边不红绛，是肝阳虚衰之候，以致寒湿凝滞于肝脏，不能自行化解。而前期又多服苦寒解毒之药，不仅泛而无当，不中病情，反而助长寒湿，故使肝大久久不愈。又肝为血脏，有瘀血久积，以致肝大者甚多，投以活血化瘀，则逐渐缓解而消，但此证脉不涩，舌边不紫绛，胁无刺痛感，瘀血证不具，投祛瘀药亦无的放矢。既属肝阳虚，治宜用逍遥散加味，但方中芍药微寒性阴，有碍阳虚，不如抑肝散以川芎易白芍，有化解肝郁之作用，因投予加味抑肝散，作汤用。处方：当归身9克，川芎片6克，双钩藤9克，北柴胡9克，白术片9克，云茯苓9克，清半夏9克，广橘红6克，炙甘草4.5克。水煎服。

患者服药27剂后，症状好转，肝见缩小。又按原方续服20剂，肝功能恢复正常，肝脏已不肿大。

此后将此方投予肝炎久不愈，肝功能不正常，胁痛脘闷，肝稍肿大，证属阳虚者，加入瓦楞子12克，橘叶9克，效果尤迅捷。

此方原出王肯堂《证治准绳》，后人加入半夏、橘红，尤有显效。日人大冢敬节有方解云："此方乃四逆散变方之抑肝散，加陈皮、半夏……方中钩藤乃镇痉药，能平肝木，治手足拘挛；当归能润肝血；川芎能疏通肝血，与此柴胡、甘草、钩藤配伍，能缓解肝气亢进；茯苓、白术能消导胃中水饮；陈皮、半夏能去痰饮。根据以上目标，应用于神经衰弱症、癔病、发于妇人更年期障碍之神经症、中风、夜啼、疲劳症、四肢痿弱症、妊娠性剧吐、小儿痫症等。"

瓦楞子味咸性寒，朱丹溪谓其化痰积，消血块。橘叶苦平气香，能宣胸膈逆气，消肿散毒。二药均入肝胃，合之其力尤峻。

真武汤治浮肿

康某，男性，患四肢浮肿，易冷，下肢尤甚，小便少，小腹作胀，脉沉微。投予真武汤（茯苓 12 克，白术 12 克，炒白芍 9 克，炮附子 9 克，生姜 9 克），4 剂后，小便见多，再续予数剂，浮肿见消，唯夜间下利，改用实脾饮以止泻，兼防浮肿再现。

仲景《伤寒论》真武汤，又名玄武汤，为回阳去水之重剂，是少阴经之主方。其壮元阳以消阴翳，逐留垢以清水道。方中茯苓、白术补脾利水，能伐肾邪；附子回阳以壮真火，逐虚寒；生姜温散停水；尤妙在佐以芍药之酸收，亟敛阳气归根于阴，即所谓“补阳必须兼和阴”。

适应证：一般生机不足，代谢功能低下，水气停滞下腹部，目眩心悸，手足易冷，下泻水样便等。

曾用此方治慢性肾炎晚期之尿毒症，证见头晕心悸，肉瞤动，呕逆，小便不利。头晕心悸是水气上凌；肉瞤动是水袭肌肤；呕逆是胃受水毒之干扰；小便不利是膀胱尿潴留而不下。以上都合乎少阴病有水气之证。投以真武汤能使小便通利，一系列症状减轻。

炙甘草汤治心动悸脉结代

王某，男性，患心动悸，脉小弱无力，两腿酸软，予以炙甘草汤。炙甘草 12 克，桂枝 9 克，生姜 9 克，麦门冬 18 克，酸枣仁 9 克，人参 6 克，阿胶 6 克，生地黄 48 克，大枣（擘）10 枚。以水 4 盅，酒 3 盅，先煮 8 味，取 2 盅，去渣，纳阿胶化开，分 2 次温服。4 剂而两腿觉有力，再 4 剂而心动悸基本消失。

忆及 1945 年时，曾治愈一心动悸、脉结代之患者。当时同学王继述在侧，曾讨论过用此方治此病之究竟，他有整理笔记，现节录在下面：

刘某，男性，患脉结代、心动悸症。初就诊于某医，服药 3 剂未效，来师处求治。师索观某医之方，乃是仲景炙甘草汤。诊其脉，结代，问其自觉症，心动悸，的确是炙甘草汤证，因何不效？见师凝视细审前方，递给我说："你来看，此方证既对，因何不效？"我看了许久，不知所对，请示于师。师曰："此所用方虽完全取于仲景，但还有一间未达，关键在于用量上。仲景方药不传之秘，在于用量，随处可以体会得到，而此方尤显。"

今先究其脉结代、心动悸之病机。炙甘草汤在仲景《伤寒论》中治"伤寒，脉结代，心动悸"。脉何以结代？血气衰微，血液不能充盈脉管，更有病邪续行阻滞，同时心脏无力激动血脉，则其搏动不能依次而前，所以现结代之脉。心何以动悸？悸则心动，即虚里部位跳动不安，营血既亏，心无所养，真气以馁则心惊，脏神不宁，所以现心动悸之证。结代为炙甘草汤之脉候，心动悸为炙甘草汤之腹候，所以谓前医投方无误。

兹再论炙甘草汤之方义及用量。仲景炙甘草汤以炙甘草为名，显然是以甘草为君，而后世各注家都不深究仲景制方之旨，竟退甘草于附庸地位，即明如柯韵伯、精如尤在泾，也只认甘草留中不使速下，或囫囵言之，漫不经意。不知甘草具"通经脉，利血气"之功，载在陶弘景《名医别录》，而各注家只依从甘草和中之说法，抛弃古说不讲，顾甘草命方，冠诸篇首，日人丹波元坚还知注意。若方中大枣，无论中外医家，则多忽而不谈。不知此方用大枣至 30 枚之多，绝非偶然，在《伤寒论》、《金匮要略》诸方中，大枣用量居多者，唯此方为最。而本方中药味用量堪与比肩者，唯生地黄，为500克。考《神农本草经》，大枣主“补少气、少津液”，可互证此义者。仲景十枣汤用10枚，煎送甘遂等峻药，皂荚散、葶苈大枣泻肺汤也用枣膏，大枣量很重，都是恐怕峻药伤津，为保摄津液而设。《神农本草经》谓生地黄主“伤中，逐血痹”，《名医别录》谓主“通血脉，利气力”，则大枣、地黄为辅助甘草“通经脉、利血气”之辅药无疑。柯氏只认大枣与生姜相配，佐甘草以和营，直看作如卒徒之侣，不知仲景在大枣、生姜相配之方，从未有如此方为30枚者。此方生姜是合人参、桂枝、酒以益卫气，各有专职，非寻常姜枣配伍之例。前医把炙甘草汤各味药量平列起来，而欲取复脉之效，何怪其无验。

问曰：此方以胶、麦、麻、地、草、枣为补益营血，以参、姜、桂、酒为补益卫气，使阳行阴中，脉得以复，则已有领会。唯用阴药则大其量，而阳药用量反不及其半，还不能理解。

答曰：所问正是关键处。阴药非重量，则仓卒间无能生血补血，但阴本主静，无力自动，必凭借阳药主动者以推之挽之而激促之，才能上入于心，催动血行，使结代之脉去，动悸之症止。假令阴阳之药平衡，则濡润不足而燥烈有余，如久旱之禾苗，仅得点滴之雨露，立见晞干，又怎能润枯泽槁呢？此方煮服法中以水酒浓煎，取汁多气少，其用意也是可以理解的。

用量的多寡，在一个方剂里的配伍上极关重要，因它有相互依存、相互促进、相互制约的作用，需要后学细心体会，才能得到。例如仲景用黄连健胃，合现在一次用量3克，如半夏泻心、生姜泻心等汤是，下利便脓血则用至180克，如葛根黄芩黄连汤、白头翁汤是，这是普遍规律。又如石膏，配知母治阳明大热症，则用量为500克，知母量为180克，名白虎汤；配麻黄治手太阴咳喘症，则用量为250克（如鸡子大也等于250克），麻黄量往往为120克。后人对于配伍用量不知讲求，石膏一味，也名白虎，配伍麻黄，量亦相平，大枣动则4枚，甘草只缀于方尾，统轻微其量，无怪古方虽对，而效验难期，反谓古方不适用于今人，古人实不负其责。

用此方曾治友人徐某之姊咳喘，涎唾多，心中泛泛恶恶者，服3剂即愈。

叶天士常用此方治荣卫亏损之全、半身麻感，效果颇著。近年许多临床医生用于治一些心脏病脉结代，也收到一定的疗效。

适应证：心悸亢进（或有脉结代者），皮肤枯燥，容易疲劳，手足烦热，口干，大便秘结等。

加味冠通汤治胸痹

刘某，女性，年32岁，于1971年12月18日就诊。

患风湿性二尖瓣狭窄，自诉11月3日曾发生脑栓塞，清晨起床发生右半身麻木瘫软，不会说话。经过针刺，2小时后恢复了右半身活动和说话。

此后的症状是，胸闷气短，天阴更觉胸膺发憋，性情急躁。切其脉，左部滑。投予加味冠通汤。处方：党参12克，当归12克，薤白18克，红花9克，延胡索12克，广郁金9克，丹参12克，糖瓜蒌24克，鸡血藤24克。水煎温服。

服药数剂，胸闷气短见轻，继续服之。原方共服了100余剂始停药，休息了3个月零3天，已能坚持上班，精神很好，吃饭睡眠都很香甜。

1972年9月28日复诊：右手指麻木，先从末梢麻起，而且先从小指、二指、中指依次麻起，性情仍急躁，右手腕发软，写字快了就自己认不得。为疏三痹汤，嘱她多服几剂以善后。

【按】本方瓜蒌性润，用以涤垢腻之痰；薤白臭秽，用以通秽浊之气；合党参补气，当归和血，使胸痹得开，心痛得止。更入化瘀生新之品，以理宿疾。如丹参走心经，为理血之专品；红花能行散，破瘀活血；桃仁性平而润，治血闭血瘀。郁金辛香，延胡索辛温，均为血中气药。郁金宣气化痰，入上焦，能祛心窍中之痰涎恶血；延胡索行血中之气滞，使气顺而血调。仲景治胸痹证，多用瓜蒌薤白剂。王肯堂《证治准绳》认为心痛是“死血作痛，脉必涩，作时饮水下，或作呃。壮人用桃仁承气汤下，弱人用归尾、川芎、牡丹皮、苏木、红花、玄胡索、桂心、桃仁泥、赤曲、番降香、通草、大麦芽、穿山甲之属。煎成，入童便、酒、韭汁，大剂饮之。”本方师《金匮要略》、《证治准绳》方义，对证用药，缓以持之，其效自可期待。

《素问·痹论》谓，人体阳气少，阴气盛，则容易得痹证，即阳气功能虚弱，脏腑功能不足，尤其是上焦多产生阴寒证候。寒凝气滞，寒是阴邪，寒凝则在气，液易成痰浊，在血则凝滞为瘀。仲景治胸痹是温通气液，祛逐痰涎；《证治准绳》治心痛是温化死血，流通血脉，是在《金匮要略》治法的基础上有所发展。本方的拟制是合两法而一之。

凉肝法治疗高血压眩晕

梁某，男性，45岁，1958年10月4日初诊。自诉头晕胀痛已7年，每因劳累或情绪波动而加重。去年以来偶有心悸耳鸣。素嗜烟酒，宿有咳嗽。诊见舌红无苔，左寸盛尺弱，余部沉牢，血压188/102mmHg。投以百合、生地、菊花、草决明、夏枯草、白芍各12克，桑寄生9克。3剂后头晕大减，血压下降为148/88mmHg，再以白薇、龙骨、牡蛎出入其间。20剂后头晕头胀悉除，血压稳定在148～150/88～90mmHg，终止治疗。

本例遵《内经》“诸风掉眩，皆属于肝”之论，以凉肝之法获效。因肝失条达，郁久生热，邪热循经上额至巅，遂致头重高摇。然眩晕亦有因痰因虚而作者，何以别之？试观其情绪波动则加剧，舌红无苔，即为的候。临证之际应善于从微细处着眼，方可使病无遁情。

丹栀逍遥汤为主治疗高血压脑病

赵某，女性，25岁，因身体浮肿，小便短少，反复发作凡七，于1955年12月22日住入北京某医院。

1955年4月曾发现全身浮肿，小便短，经住院治疗后，浮肿消退出院。但不久复发，尿中蛋白经常存在，院外治疗效果不满意而要求住院。既往易患感冒及扁桃腺炎，其他病史从略。

检查：慢性重病容，颜面苍白，眼睑浮肿，颈软，心音正常，右胸叩音浊，呼吸音减低，腹软，无明显腹水征，肝在肋缘下两横指，脾未触及，下肢呈凹陷性水肿，膝反射存在。血压：105/85mmHg，血红蛋白13g/dl，红细胞329万，尿蛋白（+++），管型少许，酚红试验5%。

入院后第12天，感冒后血压升至196～200/134～160mmHg，非蛋白氮为49.8mg/dl，CO_2结合力49容积%，眼底检查有蛋白渗出。病人感到头痛，头晕，恶心，呕吐，躁动不安，逐渐昏迷，四肢抽动，喉有痰声。诊断为慢性肾炎合并高血压脑病，西医治疗无效，乃邀中医会诊。

初诊时，患者症状表现同前，脉弦，苔黄，乃用丹栀逍遥散加减进治。药用：丹皮、山栀、当归、白芍、杭菊、桑寄生、夏枯草、女贞子、橘皮、竹茹、炙草。2剂。二诊时，患者神志渐清，诸证悉减，唯胃呆不纳，故仍从原方加减。药用：当归、白芍、山药、茯苓、菊花、桑寄生、竹茹、牡蛎、鸡内金、炙草。再进两剂。病情续有好转，胃能纳谷，神志全清，唯烦躁不寐。三诊时改用酸枣仁汤治疗。高血压脑病脱险之后，则用黄芪、党参、茯苓、炙草、桑寄生、牛膝及六味地黄丸等从本图治，以善其后。经过几次会诊，血压降至96/70mmHg，一般情况良好。

患者入院两周后，感到头晕，头痛，恶心，呕吐，躁动不安，喉有痰声，终至昏迷抽搐，脉弦数，苔黄。显系肾病日久，肾亏不能涵肝，肝阳化热，痰火内闭，病情危在旦夕。顾病之本虽在肾，当时之处理，若从肾治，则一时不能缓肝之急，故遵古人“急则治标”之训，先从肝治。方用丹栀逍遥散加减，养肝息风，消除痰火。两剂之后，病情大有转机，足见药已对症，故仍秉原方加减。三诊时病人神志虽清，但烦躁不寐，是外越之阳尚未入阴，故用酸枣仁汤养肝安神。病情脱险之后，乃转入治本之法。本例治疗成功的原因，是遵循了辨证施治的原则，根据当时的病情，抓住从肝阳图治的环节，自始至终方针不变，故能转危为安，得以痊愈。

补虚祛风法治疗眩晕证

麻某，女性，48岁，于1974年3月19日来诊。

主诉：患眩晕症4年余。闭经已4年，汗出，经常晕倒仆地，恶心，有时呕吐，血糖75mg/dl。诊断为低血糖症，久治未愈。

切脉，沉取粗大，观舌，质淡，舌上有薄白苔，血压100/70mmHg，躯体肥胖，不任劳累。

眩晕，头目昏眩而昏厥之谓，其原因多种，属于虚者十之八九。《内经》谓“诸风掉眩，皆属于肝”，仲景则以痰饮为先，河间、丹溪谓“无火不晕，无痰不眩”，多因脾胃气虚，痰聚中焦而上泛，火借风力而飞扬。痰火乃其现象，气虚是其本质。细询患者，起初因劳倦过度兼汗出不止而得，舌淡是脾阳虚，而舌本苔白、脉大是运化失权，纳入之水谷不化精微，而酿成痰湿，弥漫中焦，遭肝风夹持，时时泛滥上冲，故眩晕仆倒，持久难愈。治取健脾涤痰为主，辅以补虚泻火祛风。李东垣半夏白术天麻汤主之。处方：姜制半夏45克，炒白术30克，麦芽45克，炒神曲30克，米泔浸苍术、党参、蜜炙黄芪、陈皮、茯苓、泽泻、天麻各15克，干姜9克，酒黄柏6克。

共为粗末，分成30包，宗东垣法小量久服，避免脾胃久虚，不能多纳，缓缓治之，以便由量变达到质变。每服9克，煎两次，合在一处，分两次，饭后半小时至一小时温服之。

本方以补脾胃为主，取半夏和胃以化中焦之湿痰；痰多阻滞，则以神曲、麦芽消之；痰系水湿，则以二术、茯苓、泽泻利之；究其痰湿之来，因脾胃虚弱，以致中焦停痰蓄饮上冲而头目眩晕，则以参、芪之大力补气，合术、苓以健脾，干姜温脾，橘皮行气，黄柏清火，天麻祛风。培本治标并进，适用于脾胃虚弱、慢性头晕、手足倦怠。

7月27日复诊：服上方3料，共90包，头晕汗出基本痊愈。月经来一次，量少。不久前因劳累，又复汗出恶风，心慌心跳，为疏保元生脉汤。处方：生黄芪15克，党参12克，桂枝9克，炙甘草9克，麦门冬12克，五味子6克。

嘱煎服数剂，止汗而补气以善后。

又，张某，男，56岁，于1974年5月7日来诊。

主诉：1960年开始头晕目眩，曾在1963、1964年因施治得愈，后因工作劳累复发。发时经常晨起出现，走路时则眩晕欲仆地，必抱持身边人或物得免，瞬时即平复，耳鸣，乘车不敢面向后，行走身摇晃，不敢自行过马路，时时有头重脚轻之感；汗多，稍一体力活动或精神紧张则出汗，多数是出冷汗；鼻多清涕，晨起喷嚏尤多，有时带血。血压偏低，一般为90～100/60～70mmHg，总胆固醇300～360mg/dl，长期低热，体温37.3℃～37.6℃，并有腰、腿部关节炎，增生性脊柱炎，肺气肿，眼底视网膜动脉反光增强。

综合各种病情及脉舌现象，是气血两虚，脾胃阳气不足，自身缺乏控制能力，所以出现种种不足病变。以治内耳眩晕症验方投之。处方：酸枣仁15克，怀山药15克，桂圆肉15克，当归15克，五味子9克。

5月22日二诊：服前药6剂，16日曾大晕一次，但无倒转感，症较前轻，脉舌同前，为处李东垣半夏白术天麻汤，为粗末，每日服12克。

6月5日三诊：服上方又晕一次，但较轻，血压同前。仍服前方，因脉微气虚，加重参、芪量。

6月25日四诊：头晕大减，脉虽小而见有力，一周以来精神觉旺，前方加太子参继服。

8月1日五诊：服药月余，只轻度眩晕一次，能走路，食量增加，精神好，宿疾都见轻减，眩晕基本痊愈，但脉仍小弱，用东人参易太子参，再制一料服之。

柴胡加龙骨牡蛎汤治疗顽固性癫痫

朱某，11 周岁，女孩，北京昌平人。出生时，因难产用产钳助产，出生后巅顶左侧隆起一个疙瘩。哭闹、呕吐甚剧。一周之后逐渐好转。

2～3 岁时发现，有时出现两腿并紧，两手伸直插在腿间，脸胀得通红，发呆，呼之不答，发病前后烦躁，犯过则一切正常。

4 岁左右诊断为非典型性癫痫。开始服咖啡因及鲁米那，两年多以后不再发病。8 岁多又有小发作，改为不自主口作吸吮，眼角眉毛上吊，有时在睡前腿和手一并伸直。继服鲁米那，但经常发作。

1969 年 6 月份，除用鲁米那外，并用针灸，经过多穴位针刺治疗，却发生精神异常兴奋，有抽搐舞蹈动作。再进行同样针刺，针未取下就又抽搐舞蹈起来。医生不敢再行针刺治疗。

8 月份在家服民间偏方一个月，有时也请医生诊治，均未见效。每天抽搐 10 次左右，最严重时达 20 多次。由于抽搐频繁，致使精神不正常。

9 月 6 日到北京某医院看急诊，在急诊室即发作两次，医生诊断为癫痫运动性发作。予鲁米那和苯妥英钠，发作仍不止。

12 日又去急诊，发现眼颤，停苯妥英钠，改用鲁米那和米苏林。每日犯病 10 次左右，病情越发增剧，无可奈何，在 22 日送入精神病医院。住院期间使用大量苯妥英钠和鲁米那等，抽搐得到控制，于 10 月 13 日出院。出院时颠跛，不能走路，也不能吃喝。16 日又去北京某医院急诊室，诊断为苯妥英钠中毒，两天后好转。出院不久，犯病次数骤增，经加重药量，至 1970 年 2 月 2 日始停止发作。

2 月底上学后又复发。3 月 1 日又去某医院急诊室住 5 天，以较大量鲁米那控制，但出院后神智不清，昏迷嗜睡，不思饮食，不会穿衣、吃饭、走路。时而大犯，时而小犯。

1970 年 5 月 17 日来院就诊。患儿病程漫长，病情复杂。

这个患儿的病情、病程和治疗经过都很具体，可供参考。

《素问·奇病论》云：痫风“得之在母腹中，其母有所大惊，气上而不下，精气并居，故令子发为巅疾也。”又说：“诸风掉眩，皆属于肝。”

孙思邈《千金方》："其一月四十日已上至期岁而痫者……病先身热，掣疭惊啼叫唤，而后发痫。脉浮者为阳痫。"明·鲁伯嗣《婴童百问》："发痫者，小儿之恶病也。幼小血脉不敛，骨气不聚，为风邪所伤，惊怪所触，乳哺失节，停滞经络而得之。其候神气怫郁，瞪眼直视，面目牵引，口噤涎流，腹肚膨紧，手足搐掣。"患儿难产出生，哭闹呕吐，是初生已有痫风之征兆。到两三岁时，腿臂直紧，脸涨红，神发呆，是婴稚已露痫风之端倪。4岁就医，断为癫痫，药投镇静，暂得平安。8岁又经常发作。明·王纶《明医杂著》有云："小儿惊药，皆些小丸散，多峻厉，取其易于成功。以之治肝、心有余之证，对病则可，中病宜即止，不可以为常也。"中医学认癫痫病为肝所致，肝性刚，最忌刚药压制。

此时患儿每日犯病10次左右，每次发作长达约半小时，至短约10分钟。主要症状是手脚乱颤，两眼直视上吊，两腿上弯，骤然下挺，脚伸直，反复多次；或角弓反张，腹部挺起一尺多高；有时喊叫，昏迷，乱指乱动；有时在地上来回行走，呼叫不应。这些都表明是肝阳横逆，上扰清窍，蒙蔽神明。切其脉浮弦而滑，证属阳痫，不可强制，唯宜取和解之剂，以协调而使之驯服，并辅以摄纳之品，以育阴潜阳，柔以制刚，才能符合"因势利导"之旨。乃取张仲景柴胡加龙骨牡蛎汤：柴胡9克，黄芩4.5克，桂枝9克，半夏9克，党参9克，生龙骨24克，生牡蛎24克，茯苓9克，生川军9克，生姜6克，大枣（擘）3枚。嘱服20剂。

这一方剂，仲景谓治"胸满烦惊"。日人尾台榕堂《类聚方广义》谓此方能治狂证痫证。日人中神琴溪《生生堂治验》载有以此方治愈一妇女幼患癫痫，长而益剧，日晕倒一二次的验案一例。柴胡加龙骨牡蛎汤，是取小柴胡汤而去甘草，以调和肝胆；加桂枝抑上冲之气，龙、牡是摄纳浮阳之要药，且龙、牡得半夏与所加之茯苓，能豁肝胆之惊痰；又导以大黄，则痰滞更得下行。去铅丹不用，是恐久服中铅毒，而疗效不减。总的方义，是和解肝胆，协调上下，潜阳息风，因势而利导之，使窒滞之机得畅，横恣之势得柔，争取到定癫平痫之效果。

6月17日二诊，服前药后，痫发每日减至6～7次，时间也有所缩短。因就原方加紫贝齿15克，增益龙、牡收摄浮阳之力。因大便稍溏薄，以熟军3克易生军。

7月1日三诊，前药服至6剂，犯病次数减至5次，以后逐日递减，到6月30日，癫痫基本停止发作。依原方加珍珠母15克，以安顿精神，再服之。

8月10日四诊，脉弦象已去，舌白腻已除。因病情已控制，乃为削减全药之量，约剩四分之一，使缓缓服之，以事观察。不意服至6剂时，又发生性情急躁，两眼直视、上吊，嘴微颤动。急改投第3方，3剂后，又复平静。

8月26日五诊，病势既稳定，因投予安神之剂，以巩固之而善其后。方为：整小麦30克，甘草9克，大枣（擘）6枚，知母6克，生地黄9克，百合9克，酸枣仁9克，茯神9克，合欢皮6克，夏枯草9克，生龙骨18克，生牡蛎18克，珍珠母18克。方中取仲景甘麦大枣汤以缓解精神之急迫；取百合地黄汤以清热养血；夏枯草能清肝火，抑肝阳；茯神、枣仁能宁心益智，同合欢皮有安五脏之功；龙骨、牡蛎、珍珠母均为治小儿惊痫之要药。服后再未犯病。9月底停药观察，1个月以后，每在早晨醒时一阵阵昏迷，有不自主的吸吮动作，声音很响。又用第二三方，各服4～5剂。10多天后，又复正常。乃为制一丸药方（半夏90克，南星45克，朱砂15克，琥珀、枯矾各9克，珍珠母30克。姜汁糊丸，朱砂为衣，每次服3克，姜汤送下，一日2次），使常服之。患儿之舌时常现有白腻苔，故以此化痰安神之丸剂善后。

3年后随访，精神正常，在校读书，当班长，颇积极。

祛风散热法治疗头痛

小女沛芬，每一感冒，即出现剧烈性头痛，面红发热，虽服些止痛或发散性的中西药物，均不过暂时缓解，不能根除，颇为苦恼。偶阅罗芷园医话，见载其自制一方，为：连翘三钱，菊花三钱，霜桑叶三钱，黄芩三钱，苏薄荷一钱，苦丁茶二钱，夏枯草四钱，藁本一钱，白芷一钱，荷叶边半张，鲜茅根四钱。共 11 味，水煎温服。云："治偏头痛极灵，屡试屡验也。"

我即录原方投之，果 1 剂痛减大半，3 剂全愈，迄今 5 年未犯。因广为传播。据探询，各用治正偏头疼，亦均获捷效。

本方连翘轻浮，为解热清气分之妙品，菊花、薄荷消散上焦风热，清利头目，桑叶搜肝络之风邪，黄芩除中上焦之火邪，苦丁茶祛头部之热邪，夏枯草解散结热，荷叶边舒散邪热，鲜茅根消除痰热，更使以白芷通窍散发表邪，引以藁本上升直达头顶。共成祛风散热之方，以治风热上攻的偏正头疼。

若寒厥或痰厥之头痛，不可滥投。

丹栀逍遥散治经期头痛

患者某，年41岁，印度尼西亚人，婚后已20年，初次妊娠为左侧宫外孕，手术治疗后，始终未能受孕。经检查，诊断为手术后左侧输卵管阻塞。月经来潮时左侧头面作痛，两乳作胀。此等症状已有多年，经治不愈。平时白带不多，无其他症状。舌正常，脉弦细有力，尺脉带涩象，眼睑下晦暗。辨证为肝郁气滞夹热。方用丹栀逍遥散加减，以调肝解郁。柴胡3克，白芍6克，茯苓6克，甘草1.5克，当归6克，白术4.5克，生姜3克，丹皮4.5克，黑栀6克，青皮3克，薄荷1克，陈皮3克，半夏4.5克，萸连3克，香附6克。每日1剂，共服药6剂。此后经期无头痛，经血亦畅，量中等，除左脉稍滑大外，无其他异常。嘱照此方，于下次来潮前再服3剂，以巩固后效。

辨证治疗周围神经炎

患者王某，男性，60岁，干部，河北蔚县人，病历号110312。因浮肿二年，麻木一年，于1963年2月8日来我院门诊求治。

患者二年前由于心情抑郁，加之营养较差，发生面部及下肢浮肿。一年前开始，四肢及胸部常感麻木，时轻时重，有时四肢稍有异常感觉，并触觉迟钝，全身疲乏，肌肉无力，口鼻干燥，口渴思饮，胸闷气短，腹胀并伴有肠鸣，矢气多，小溲较黄，唯食欲良好，大便尚调。

体格检查：体型肥胖，面色红赤，兼有浮肿，精神不振，语声不扬，神志清晰，检查合作。血压130/80mmHg，头颈部器官未见异常。胸部：心界不大，心音规律，无杂音，A2>P2，两肺无异常所见。腹部皮肤稍有浮肿，肝在右肋下4cm处可以触及，中等硬度，边缘光滑，无压痛，脾未触及，腹部无移动性浊音，下肢可见凹陷性水肿。神经系统检查：颅神经包括眼底正常。两上肢痛觉、触觉稍减退，两下肢膝以下触感减退，自髂以下音叉觉减退，躯干痛，触觉正常存在，四肢基本呈脱袜型感觉减退。上臂肌张力正常，双侧前臂肌张力低，肌力差，未见肌萎缩现象，腓肠肌有压痛。肱二头肌、肱三头肌反射低对称，双侧腹壁提睾丸反射均低，膝腱反射明显减弱，有时不能引出，跟腱反射未引出。胸透：肺内未见实质病变，心脏略呈横位，不大。肝超声波检查正常，血尿常规正常，血沉10毫米/小时，丙酮酸0.6mg/dl。

诊断：①周围神经炎；②浮肿；③营养代谢性肝大。

脉象大而硬，舌苔黄腻，舌底晦黯，舌边红紫。脉大而硬，中气有伤，舌黯边紫，肝有瘀滞，肝郁则影响于脾，以致中焦不运，腹胀肤肿，胸闷体麻，且脉大则病进，系难治之症。暂以木香流气饮疏瀹之。连服10剂后，胸闷腹胀大见好转，脉硬亦减，但仍浮肿及全身麻木，肌肉无力，阴雨时麻木较重。仍服前方至2月21日，胸闷腹胀基本消失。至4月下旬，又来门诊治疗，症状有所复发。脉仍较大，苔白，舌边红紫，面部红赤，口鼻干燥，麻木无力同前。曾服三痹汤、黄芪五物汤等未效。至5月6日，乃以祛风活络、清热滋液为治，方用甘露饮去茵陈、枇杷叶、石斛、甘草，加桑枝、葛根、于术、丹皮、淫羊藿为治。用药3剂后，肢麻虽见减轻，但面红、口鼻干燥同前，脉象及舌苔无变化。于原方加花粉，再服3剂后，仍无变化，故认为气液虽有增加，而血瘀未有改善，乃以清血为主，佐以祛风活络。方用：鳖甲12克，青蒿6克，赤芍9克，茜草9克，生地黄12克，丹皮6克，小蓟9克，连翘9克，竹叶9克，防风6克，丝瓜络9克。再服5剂后，症状续有好转，面红减轻，肢麻亦减，仍有口鼻干燥，乃易养阴清热、活血祛风之剂。方用：生地黄12克，金钗石斛9克，天门冬9克，玄参9克，龟板30克，丹皮9克，赤芍9克，小蓟12克，山药6克，防风9克，桑枝15克。连服10剂后，面红仅剩右侧少许，麻木仅头面偶有，脉右关尺稍大，舌边紫色退，但仍红，依前方加天麻9克，钩藤9克，独活3克，以驱头面之风。续进5剂后，至5月10日，四肢麻木基本消失，行动灵活，精神焕发，脉不大，舌边转为淡红。以原方去防风、独活，加女贞子9克，旱莲草9克，育阴以巩固之。

周围神经炎，是对称性的四肢远端周围神经同时发生机能障碍的病变，以麻木、疼痛、感觉过敏、感觉障碍、肌张力减退、腱反射减低或消失为特征，可因感染、中毒、营养缺乏等因素引起。本例显然是由于长期营养不良而浮肿、肝大，进一步影响神经系统所致。患者以麻木、肌肉无力、感觉迟钝为主。

中医对此病的认识，《素问·逆调论》："荣气虚则不仁，卫气虚则不用"；《素问·痿论》："脾气热则胃干而渴，肌肉不仁，发为肉痿。"是麻木不仁，肌肉无力与荣卫不和及脾胃不足有关。本例患者浮肿、腹胀肠鸣，正是脾胃虚弱之症，体虽丰而气本虚，故脉现大而硬象。气郁于中而有胸闷不舒之感，为本虚标实，先服木香流气饮标本同治，殊为合拍。药后胸闷、腹胀基本消失，但肢麻无力未减，且日久有所反复，是荣卫气血不足，风邪乘虚而入。《金匮要略》有云："邪在于络，肌肤不仁；邪在于经，即重不胜。"营卫运行不畅，不能濡养肌肤，麻木沉重何以能愈。同时患者表现口鼻干燥、面红脉大、舌边红紫等阴虚内热之象，乃以祛风活络、清热滋液同用，服后小瘥。但热象仍未减轻，血瘀未见改善，遂以清血为主，佐以祛风活络。药后症状续有好转，面红亦减。终以养阴清热、活血祛风继续治疗，达到麻木基本消失，行动灵活。最后减少祛风药品，加滋养肾阴之品以巩固疗效。

本病的治疗，起初应用木香流气饮，对于久病气血郁滞之症起到了一定作用，但多服久服却引起反作用，说明疏理之剂不可多用，多用则于正气有损，所以在中段治疗中走了一些弯路，应当引以为教训。最后，较仔细地观察了脉舌及症状，用清血滋阴的办法，收到满意的疗效。

桂枝芍药知母汤治痹证

岳某，男性，17 岁，河北省滦县人，于 1955 年 5 月，因去河中洗澡捉鱼受凉，数日后左股关节肿痛，渐及两膝关节亦发红，肿大疼痛。左侧尤甚，不能行走，两膝屈伸不利，经常发热，体温 38℃左右。已经 4 个月之久，多方医治无效，经投桂枝芍药知母汤加减，数剂而愈。

5 年后，于 1960 年夏，因淋雨受冷，又发生周围肌肉疼痛，午后发热痛剧，无汗，二便如常，苔白舌濡，乃按《金匮要略》所载“病者一身尽疼，发热，日晡所剧者，名风湿……可与麻黄杏仁薏苡仁甘草汤”的方法治疗，前后共服 16 剂而愈。但左腿仍不甚灵活，又于 1961 年 3 月 13 日来我院治疗。此时只觉左膝关节发沉而胀，足胫发凉而不出汗，走路不灵活，尤其走路后上述症状加剧，且有疼痛感，但疼痛部位游走不定。时常心跳，头晕气短。体格检查：发育中等，营养较差，舌被轻度白苔，脉数，90 次/分，右尺稍大，周身皮肤发干，颈及周身淋巴结未见肿大，巩膜未显异常。胸廓脊柱发育正常。心浊音域不大，心音钝，节律整齐，心率 90 次/分。肺无明显改变。腹部未见阳性体征，两膝关节无移动杂音，无红肿压痛，唯于移动时稍感疼痛，走路时可现左腿发直，稍呈蹒跚状，两下腿皮肤干燥，肌肉消瘦，风湿急症虽解，余邪未尽，久郁复化为热，而现热久烁津，经脉失养，久犯于下，以致步履蹒跚，肤干消瘦，风热上壅，头晕气短。《金匮要略》曰：“诸肢节疼痛，身体尫羸，脚肿如脱，头眩短气……桂枝芍药知母汤主之。”药尽二剂，遍身涔涔汗出，汗后身出核桃大紫包甚多，皮肤瘙痒。此乃风湿之邪欲从表散之候。药尽 6 剂之际，两足走路轻快，心跳气短、头晕、步行蹒跚等症消失。下肢亦潮润不干，舌有少许薄白苔，脉象和缓，68 次/分，仍用前方稍减其量而投之。3 剂后诸症消失。两年后追踪，又因淋雨受湿复发，条件所限，未能及时治疗，因而迁延不愈。

此例在病初及收尾均用桂枝芍药知母汤获效，而桂枝芍药知母汤从组方而言，其主要功用乃通阳行痹、祛风胜湿，但对方证寒热，前人有所争执。有认为是治风寒湿痹，有认为是湿热所致。然风湿之新者寒热易别，如风湿久郁，则随机体机能之反应不同，有湿从寒化而为寒湿留于关节者，而此例则为湿从风化偏热之症。参阅《金匮要略》防己黄芪汤证、桂枝附子汤证可知，此方实为风湿化热而设。桂枝附子汤则为稍偏寒湿，防己黄芪汤则风湿偏表，兹将此三方证列表于下，以资临证鉴别之参考。

方名	药物组成	立法	病机	主证
桂枝芍药知母汤	桂枝　防风　知母 芍药　麻黄　附子 甘草　白术　生姜	祛风清热以利湿	风湿留注关节，久而化热（风从热化）	诸节痛，身体尪羸，脚肿如脱，头眩短气，温温欲吐
桂枝附子汤	桂枝　附子　生姜 甘草　大枣	助阳逐湿	风湿留注，尚未化热，稍偏寒湿（湿从寒化）	伤寒八九日，风湿相搏，体痛，不能自转侧，不呕不渴，脉浮虚而涩
防己黄芪汤	防己　黄芪　甘草 白术　生姜　大枣	扶表利湿或助卫利湿	表虚卫不固，风湿之邪袭表	风湿（风水）脉浮，身重，汗出恶风，或腰以下肿

另有陈某，女性，年50余。于1960年11月为风寒所袭，发热，左肩关节疼痛，不能活动，左拇指第一节红肿热痛，两膝关节疼不可屈伸。至1961年3月来院诊治，患者已难自己行走，由其夫扶持入诊室。当时上午体温为38℃，脉象细弱而数，92次/分。自述午后每发寒热，投予桂枝芍药知母汤后，热退。3剂后已自能行动。继服10余剂，诸症皆除。可见此方所治之痹，实为偏于热者。

此例于1960年淋雨着凉后，全身肌肉疼痛，无汗，乃湿邪阻于经络所致，曾与麻黄杏仁薏苡甘草汤，以疏表利湿，服16剂而缓解。与上表互参，防己黄芪汤与麻黄杏仁薏苡甘草汤均为风湿之邪袭于表证所设，前者为表虚，后者为表实，临证时尤当细辨。

先祛邪后扶正治疗痹证

一、病历摘要

李某，男性，49岁，病历号35574。于1961年7月25日初诊，主诉为下肢疼痛发凉，已6月余。

今年1月，因骑车劳累，身热出汗，至夜觉左足弯相当于解溪穴处作痛，经封闭治疗而止，四五日后又觉小腿肚痛。近两月来左大腿内侧上部亦痛，有时左足第二、三趾抽痛。一个半月前觉左上半身疼痛，约经一周而自愈，后觉两侧腿足亦同样作痛，唯右侧较重，走动略多则痛更重，歇息后则缓解。两膝以下经常发凉麻木，不出汗。近来每走两三分钟即需休息三四次，洗澡时身体其他部位可因热而发红，独左腿色不变。夜卧两腿有沉重感，曲伸不能自如，晨起两腿常不能自行抬起，须以手搬动后方舒服，睡眠不实，多梦易倦。近两月来听力较差，时或眼花，饮食如常，但不喜冷食，近一二日口较干，喜饮，二便正常。曾服中西药、烤电、注射促肾上腺皮质激素、贴武力拔寒散等，均无效，病情日重。病程中无关节痛、腿足皮肤红斑等情况。过去一向体弱，去年7月有过“肝炎”，已愈。

平时喜抽烟，但不多，偶饮酒。家人无类似疾患。体检：形容消瘦，步履艰难，须携杖而行。无皮疹及周身淋巴腺肿大。眼戴老花镜，巩膜无黄疸。耳鼻外观无异常，颈软，甲状腺不大。心肺无异常，腹软无压痛，肝脾未扪及，脊柱四肢无畸形。两膝以下发凉，但无变色（抬高放低亦然）。足背动脉及后胫动脉均未扪得搏动。左足背痛觉较对侧迟钝，膝反射亢进，腓肠肌无压痛（仅在承山穴深部略有压痛）。血压120/72mmHg，舌苔白厚而润，根部微黄，舌尖及左舌边缘有黄豆大紫褐色三处，脉浮虚而数。西医诊断为：①血栓闭塞性脉管炎；②屈光不正（老视）。

治疗经过：因痛发于胃经解溪，延及肝经阴廉、五里一带，舌有青紫斑块，苔白厚润，当属肝胃二经瘀滞之证。血滞则气不利，脉虽浮虚而数，当先用辛通化瘀，然后议补。方用：薏苡仁四钱，嫩桑枝五钱，丝瓜络二钱，茜草根三钱，宣木瓜一钱，明没药三钱，广郁金二钱，香橼皮一钱，川佛手一钱，怀牛膝三钱，川楝子二钱，路路通三枚，细木通一钱。

2 剂后小腿与足部痛减，舌之青紫色亦转淡。此后在本方基础上又略予加减。又服 9 剂，腿足麻木见轻，但大腿内上方仍痛，脉虚大，乃用三痹汤补虚蠲痹。共服 16 剂，右腿痛及麻木见轻，左腿无多变化。

二、讨论

岳美中：患者过去因疑为关节炎，曾服过桂枝芍药知母汤，并用了西医各种疗法，均久治无效。今从风寒来治。其脉虚大、舌有紫块，表明有经络瘀滞，当先去其瘀，方可议补。所以服辛通化瘀之剂后痛得减轻，再服三痹汤而收到效果，但还未痊愈。大凡治疗，“有效容易善后难”，希望大家多提些宝贵意见，以竟全功。

叶应聪：患者身体瘦弱，且过去得过肝炎。此病得于寒冬，骑车汗出，腠理乃开，风寒趁虚入于经络，正气无力驱邪外出，因以气滞血凝而成痹证。其病首犯解溪、承山，此二穴皆阳经穴位，继而病邪入犯阴经，故近两月来，其痛上窜至两大腿内侧，继而又深入于脏。根据《内经》“脉痹不已，复感于邪，内舍于心。肌痹不已，复感于邪，内舍于脾”的记载，痹证不愈，易移于脏。本例症状以心、肾痹方面较为明显，如心慌、睡眠不实、耳聋、腿脚痿软等。以三痹而论，初起似有风痹，因其上下走注疼痛；后则以着痹为主，如四肢麻木不仁、疼痛不能转侧等。从脉、舌来看，脉浮虚而数，为表虚有热，舌苔白厚而润属寒湿，舌有紫蓝块为瘀血。由脉舌看是寒湿兼瘀的痹证。初起当搜风祛寒，利湿补虚，故用三痹汤是适合的。因为气滞血凝，所以第一方用通络疏气化瘀法，其中疏气药较多，而祛风寒者少，与第二次方之疗效相比为差，可能与此有关。三痹汤在《张氏医通》上多乌头、白术、防己三药，因病人有寒，故于方内加附子，可能效果更佳。本方合有四君、四物，若再加附子，则兼有参附、桂附、术附、黄芪附子等汤，就更为具备了。从最近一次就诊来看，麻木疼痛均已好转，但处方中又加阿胶一味，不知用意何在？

宋抱璞：症状先由足一小腿肚上升，后窜至左半身，故为游走性，属风；腿凉、膝以下无汗，为气血受阻、寒凝气滞之象；夜间两腿有沉重感，屈伸不利，必以手搬动后方舒服，也表示有瘀；心跳、耳聋、口渴能饮、梦多等为阴虚之象；不喜凉为阴寒较盛；舌苔白厚而润为湿；舌两侧紫为肝瘀。岳美中大夫诊为肝胃二经有瘀，用辛通化瘀法。化瘀必先通络，此乃正治法，故两剂后症即减轻，舌紫亦转淡。后改用三痹汤，右腿麻木疼痛大减，但左腿效果不显。我同意叶大夫看法，其人腿凉，还有其他寒象，此方有生地，是否较凉？加些温通药方好。

段胜如：本病属风寒湿之痹证，乃经络气阻。血瘀的情况除舌有青紫外，见证不明显，不如言气阻经络更为恰当。肝主筋，谓之肝瘀犹可，若言胃经瘀滞则较为牵强。在治疗上固然获得效果，方中祛风与通气血之药均备，但无祛寒药。两足如冰，明为寒证，若用《张氏医通》三痹汤方不去乌头，可能更好，不知何以未用？《张氏医通》谓牛膝、生地为阴寒柔润之药，宜避免，但此人用后也很好，如何解释？根据病人的症状表现，个人不成熟的看法是：本例应属实证。我同意岳美中大夫所说“善后较难”，可配合按摩、针灸、拔竹管等。

岳美中：刚才大家所提几个问题我来答复一下：我原意欲加虎骨胶或鹿角胶（左腿痛当用虎骨胶），因二药暂无，乃权用阿胶。因左侧属阴，物从其类。谓其瘀在胃经者，因痛初现于胃经解溪穴，舌苔中心厚。三痹汤有几个，我所用者源于《千金》独活寄生汤。以后可考虑加乌头，以验之于临床。

蒲辅周：根据脉证，大家认为本病是痹证，这是肯定的。得病于二月，寒冷、用力过度以后，所谓“邪之所凑，其气必虚”。原有耳聋为阴虚之体，阳气不藏而开，邪气乘之；喜热饮为阳不胜阴；麻木属风，上下行亦属风；睡醒后不能动，活动后好些，乃病在经络，虽属实，乃系邪实；口不干苦而喜饮能消，乃阳邪（风）伤阴，饮水自救；强直不仁，活动后好些，乃因阳气动即好。屈伸不利，其病在筋。筋络与经络间有时不能截然划清，犹如脾胃，亦有可分处，有可合处。渴而喜饮，二便正常，故此病与胃之关系较少；舌苔白腻乃邪气内滞，亦不必为邪在于胃，此人胃之症状表现甚少，而言病在肝胃，若以阳明为十二经之长言之，则尚属可以。本病当关乎厥阴、太阳营卫。营卫不协调，痹证乃生。初期用活络通瘀法是对的，服药后亦见好转。此方中灵活性最大者为没药、桑枝二味，乃天士之宣痹法。再吃不见转变，乃风寒不去之故。后用三痹汤是温化药，乃祛风寒湿痹之良方。有人提到乌头，此药对痹证固佳，但其人心跳、耳聋、头晕，用之恐伤阴分，好人吃乌头也有这类反应。在善后方面，我认为亦当补血柔筋。用阿胶虽好，但不如虎骨胶。以后是否再攻的问题，病当“衰其大半而止”，宜攻补兼施，调营卫，所谓治风先治血之意。我院某大夫治一老太太体虚汗多，四肢烦疼，叠进祛风寒与通络之剂

无效。我建议当调营卫，用小续命汤，附子换成乌头而痛减（肌肉痛用乌头佳）。但须注意者，有阴虚肝旺或胃阳盛者，用乌头后易头晕、心悸。肥人多寒湿，可多服乌、附。此人瘦削，恐非所宜。

沈仲圭：此人痹证以湿为重，舌苔厚，故岳美中大夫谓病在肝胃可能指此。患者为正虚邪实。痹证在后世有用小乌头丹者，其中川、草乌同用，力量甚大，我以前用过，但须体实方可。三痹汤与独活寄生汤皆补中兼祛风寒湿之方。杂病常有很多相反症状。如一方面有苔白恶凉，为太阴寒湿；但复耳鸣眼花，又为阴虚。照《内经》上说，痹证原有麻木，后世书中言麻木可由风、寒或湿引起，亦属痹之范围。痹之起因，最多为汗出当风，久卧湿地，事实上也常可看到。独活寄生汤、三痹汤多用风药，而汉代如《金匮要略》中则用麻黄、附子等。《内经》中关于痹证有二外治法，其中用于寒湿者为热熨法：用桂心、干姜、川椒及酒浸棉花白布，以马粪火煮之晒干，裹药渣置桑枝火上炙干，敷痛处。叶、段二大夫谓痹在经络，但痹亦可深入筋骨，当用熨法或乌头辈方可。用熨法亦当病实体实。

三、后记

8月25日患者用三痹汤后，右腿痛及麻木虽见轻，但左腿无多变化，舌微有紫色，脉浮虚，乃改用滋肾养肝法。方用：全当归三钱，杭白芍四钱，川芎片二钱，砂熟地四钱，宣木瓜二钱，怀牛膝三钱，真阿胶二钱，淫羊藿二钱，怀山药四钱，肥玉竹三钱（用淫羊藿乃以阳药推动阴药之意）。

3剂后腿足当休息时已无痛，能弃杖挺腰而行，仅左足稍麻木，走路较远后，左腓肠肌处仍稍痛。两小腿已温，足背动脉及后胫动脉仍未扪到搏动，左脉尚虚大，右寸关已较小，尺脉尚大。原方加黄精、枸杞子各三钱，再进3剂，左腿麻木已显著减轻，颇能健步，仅解溪处尚有轻微压痛，余无不适。脉关、尺浮空，因病人想回原籍，乃依原法，于8月31日配丸药如下，作为回家善后之用。

淫羊藿八钱，净萸肉两半，五味子八钱，全当归两半，杭白芍两半，怀牛膝二两，炒苡仁二两，砂熟地二两，真阿胶一两，川芎片一两，怀山药二两，肥玉竹二两，枸杞子两半，黄精二两。为末蜜丸，三钱重，每日早晚各服一丸。

四、体会

通过侍诊及讨论，我有如下两点肤浅体会，是否正确，尚望同道指正：

1. 久病多属虚证，但在用补药之后，有时不易收到满意疗效，是未查明其虚中尚夹有实（如痰阻气滞、血瘀等等），必先加以疏导消除，乃能议补。如本例舌有紫斑，乃血有瘀滞。初诊投以通络化瘀十余剂后，方进以补药，乃使痼疾获得速效。余师岳美中大夫在诊治中常强调此点，且每收良好效果，值得今后注意。

2. 关乎痹证，吾人常谓乃风寒湿三气所致，但用疏风散寒利湿之剂有时无效，是未查明其实中可能有虚。如本例后一阶段，即因用三痹汤虚实兼顾，继又滋肾养肝，方获显著效果。

三痹汤治偏枯

尉某，男，55岁，干部。于1973年8月就诊。

患者左半身偏枯已近5年，手足举动不遂，下肢麻痹尤甚，不能下床。《素问·痹论》曰："风寒湿三气杂至，合而为痹也。"明代秦昌遇加以分析云："风痹之症，走注疼痛，上下左右行而不定，名曰行痹。""寒痹之症，疼痛苦楚，手足拘紧，得热稍减，得寒愈甚，名曰痛痹。""湿痹之症，或一处麻痹不仁，或四肢手足不举……拘挛作痛，踡缩难伸，名曰着痹。"此证合于着痹，致成偏枯。察其脉紧而虚，舌质淡。因患病日久，气血兼虚，拟攻补兼施，取补多攻少之三痹汤。生黄芪18克，川续断6克，川独活6克，大秦艽6克，北防风6克，辽细辛3克，川当归9克，川芎6克，熟地黄9克，杭白芍9克，桂心9克，云茯苓9克，川杜仲9克，怀牛膝9克，东人参9克，炙甘草1.5克。嘱连续服30剂再复诊。

服20剂后即来诊。云药后大见好转，已能下床活动，非常高兴。因照原方加量，配制丸药一料，以便常服。宣痹祛湿，增强体力。

这一方剂，即《千金方》独活寄生汤去桑寄生，加黄芪、川断。黄芪强壮肌表而能祛湿，故为主药；续断性味主治与牛膝相近，且具宣而能补之力；独活、细辛温通肾经，伍以秦艽、防风，合群力疏通经络，升发阳气，祛逐寒湿；用当归、熟地、川芎、白芍四物以活血养血；用人参、茯苓、桂心、甘草以益气助阳；合杜仲、牛膝强筋健骨，共成振颓起废之功。喻昌云："此方用参芪四物一派补药，内加防风、秦艽以胜风湿，桂心以胜寒，细辛、独活以通肾气。凡治三气袭虚而成痹患者，宜准诸此。"

费伯雄云："此方峻补气血，而祛风除寒利湿之法悉寓乎其中，本末兼赅，诚治痹之上策也。"

补卫和营法治产后血痹

郭某，女性，33岁，北京某厂干部。

于1973年6月间因难产使用产钳，女婴虽取下无恙，但大量出血，达1800毫升之多。当时昏迷，在血流不止的情况下，产院用冰袋敷镇止血6个小时。血虽止住，但极端贫血，血色素3克，需要输血，一时不易找到同血型的供血者，只输了400毫升。以后自觉周身麻痹不遂，医治未效，在弥月内于6月28日即勉强支持来求治。

患者脉现虚弱小紧，面色白，舌质淡，是产后重型血虚现象，中医诊为“血痹”，以黄芪桂枝五物汤补卫和营以治之。处方：生黄芪30克，桂枝尖9克，白芍9克，大枣（擘）4枚，生姜18克。水煎温服。

7月2日二诊：上方服3剂，脉虚小紧象渐去，汗出，周身麻痹已去，唯余左胁及手仍麻，恐出汗多伤津，用玉屏风散加白芍、大枣作汤剂，以和阳养阴。处方：生黄芪24克，白术30克，防风9克，杭白芍9克，大枣（擘）4枚。水煎温服。

7月13日三诊：服上方10剂，汗止，胁痛愈，右脉有力，左偏小，食指与小指作麻，兼微痛，左臂亦痛，是心血仍虚而运行稍滞，用三痹汤治之。本方养血补气之药多于祛风散邪，宜于气虚血少而有麻痹之证者。处方：生黄芪18克，川续断6克，大独活6克，大秦艽6克，防风6克，辽细辛3克，川当归9克，川芎6克，熟地黄9克，酒炒白芍9克，桂枝9克，云茯苓9克，杜仲炭9克，川牛膝9克，台党参9克，炙甘草6克。水煎温服。

7月26日四诊：服上方10剂，周身觉有力，食指痛愈。唯左脉仍弱，血虚宜补，予人参养荣丸。

8月1日五诊：左右脉渐趋平衡，但仍弱，小指与无名指作痛。小指内侧是手少阴心经脉所终，无名指是手少阳三焦经脉所起，三焦与心包络相表里。从经脉寻求，很明显是心经虚弱，气血难以充周经脉所致，投予生脉散作汤用，以养心气。处方：党参9克，麦门冬9克，五味子9克。水煎服。

9 月 3 日六诊：上方服两周，小指与无名指疼痛消失，所患产后病症已基本痊愈，唯脉仍现虚象，嘱常服人参养荣丸以善后。

【按】本例患者产后大出血，发生周身麻痹不遂，不作痛，为《金匮要略》所谓“血痹”症。《诸病源候论·血痹候》云：“血痹者，由体虚，邪入于阴经故也。血为阴，邪入于血而痹，故为血痹。其状，形体如被微风所吹。”但只顽麻而不疼痛，不似“风痹”，顽麻疼痛兼有；又不似“历节”，唯疼痛而不顽麻。血痹之脉，《金匮要略》谓：“寸口关上微，尺中小紧”。此患者之脉，虽不尽同，而微、小紧六脉均见。根据古说，故诊为血痹。

血痹为寒滞血凝之证。从患者得病因素分析，产后大量出血，虽因外伤所致，而流血不止，亦因气虚不能摄血。当时如果中医治疗，多予以归脾汤、十全大补汤，大剂急进频投，以补气固脱而摄血以止之，则愈后流弊可能较少。

既是血痹，故不能从风痹治以表散，又不能从历节治以温通，唯宜以黄芪桂枝五物汤补卫和营，增强体力，煦燠皮肤，自行祛除病邪。此方以黄芪补卫为主，恢复皮肤组织之功能；以桂、芍和营，帮助营血之生长为辅；佐大枣和大量生姜，斡旋脾胃之气以发挥药力。用治血痹，故能收效。以后又有食指与小指作麻而微痛，左臂亦痛，因心血仍虚，运行稍滞所致，故宜养血补气为主之三痹汤治疗，食指麻痛得愈。唯终是血虚所致，故用人参养荣丸以调补而善后。

补肾温经法治疗骨质疏松症的“骨痹”

杨某，女性，55岁，北京市延庆县农民，病历号210836，于1973年11月17日上午11时入院。

七八年来，每于饭后腹痛。曾以“胃下垂”治疗，效果不佳。延及1972年，因腹痛加重，伴有恶心呕吐，在某县医院诊为“结核性腹膜炎、肠粘连”。住院期间出现头面四肢浮肿。经用抗痨药治疗两月余，病情好转出院，腹痛、恶心呕吐减轻，但仍有浮肿。又断续服用双氢克尿噻八九个月，浮肿消退，直至目前。每遇着凉及吃饭不适时仍有腹痛，肠鸣，大便稀薄。一般情况下二便尚调，睡眠尚可，纳少。

1972年11月，因感冒发热，全身疼痛，经用青、链霉素等药后热退，但仍全身疼痛，两胁、腰部、两肩关节周围、两上臂及大腿痛重，活动时尤甚。走路需用拐杖，畏寒，天气变化时疼痛加重。至1973年10月开始，疼痛逐渐加重，活动困难。曾服大活络丹40丸及其他止痛药物，效果均不显，来我院住院治疗。

既往无其他病史，患者自幼生长于农村，未去过外地。

检查：强迫体位，变换体位时困难，身体消瘦，营养欠佳。两侧第11、12肋骨压痛明显，舌苔薄，脉细，余无阳性体征。

化验检查：肝功能正常，血磷1.62mg/dl（正常3～5mg/dl），血钙8.0～10.0mg/dl（正常9.0～11.0mg/dl），碱性磷酸酶35.5单位（正常5～12单位），尿酸1.2mg/dl（正常2～4毫克%）。尿钙51～70毫克/24小时（正常0.2～0.3克/24小时），血沉18毫米/8小时，尿常规（－），大便常规（－）。血常规：血红蛋白12.0克，红细胞460万，白细胞9000，中性粒细胞72%，淋巴细胞25%，嗜酸性粒细胞2%。X线摄影：胸、腰椎普遍骨质稀疏。消化道钡剂造影显示：小肠不全梗阻、肠粘连。心电图大致正常。诊断为：①骨质疏松；②肠粘连。

治疗上除补充钙剂、维生素D外，先后给予补气养血、舒筋活络、活血化瘀等药剂。如活络丹，桑寄生、细辛、杜仲、牛膝、党参、云苓、白芍、当归、川楝子、延胡索、防风以及十全大补汤等。服用至12月18日，上述症状无明显改变，改由岳老治疗。当时主症为全身活动则痛，两胁痛甚，腰及两腿痛，尿黄，大便少，纳差，舌苔薄白，脉象细弦。认为肾主骨，治疗应着眼于肾。发病起源于外感，亦应虑及。治骨痛用独活、细辛，独活走里，细辛温肾。补骨脂加核桃肉、杜仲，名“青娥丸”，能补骨髓。治以：独活6克，细辛3克，熟地30克，山萸肉12克，菟丝子12克，川断6克，杜仲12克，川牛膝12克，补骨脂9克，鹿角霜9克，核桃仁（咀服）2枚。7剂。

12月25日二诊：患者自12月20日开始感到身上轻快，疼痛减轻，两胁及两腿疼痛均较前减轻，效不更方，停用西药。至12月27日，上肢活动较前灵活，自己能穿衣，梳头，腰已不痛。第11、12肋骨压痛明显减轻，下肢每于初下地走路时疼痛，活动后即减轻，已两天不服止痛片，不服莨菪剂，腹已不痛，但于吃水果时有些肠鸣。嘱出院后将原方再服一段时间，以巩固疗效。

本例为骨质松疏症，中医辨证，深合《素问·长刺节论》“病在骨，骨重不可举，骨髓酸痛，寒气至，名曰骨痹”所论。骨痹成因，一则为冬令感受风寒湿三气，一则为“八正之虚风，八风伤人”，内舍于骨节、腰脊节、腠理之间，为深痹也。其病机则为“虚邪之入于身也深，寒与热相搏，久留而内著，寒胜其热，则骨痛肉枯。”本例患者素有胃下垂、腹痛肠鸣、大便稀薄等症，本为虚寒之体，初冬感寒发热，应视为少阴表证，而以麻黄附子甘草汤微发汗。因失治而内传，在经为少阴，在脏为肾，肾之合为骨，全身凡肩、臂、腰、腿无处不痛，系内传之邪，从肾之合而为病。大活络丹系驱皮脉筋肉间寒邪之方，故无效验。根据肾骨相生关系，取助阳补肾专方青娥丸，加菟丝子、熟地、山萸，兼补肾阴，以增其生骨之能力；更加鹿角霜，与骨同类相求以助之；再加独活、细辛以温经，川断、牛膝以止痛。虽曰标本兼顾，而主旨仍在于滋填。肾阳日壮，肾精日充，骨自坚强，其痛自止。此时西药钙剂等亦助骨质再生，与中药殊途同归，终使大病向愈。因出院时未做X线摄影以观察骨质变化，故尚不能据此以分析中西医结合治骨质松疏症的疗效，但对骨痹治疗，则可肯定补肾温经为其大法。

滋养肾肝法治疗颤抖症

魏某，男性，12岁，河北人。1973年11月18日来诊。

其父代诉：1970年9岁时，曾受一次大的惊吓，并较长时期的忧惧，以致大便溏泄，日2～3次，手颤动不休，平举更甚，腿痿软，走路曾跌倒过，目远视模糊，头晕，后脑尤严重。中医按风治，西医给镇静剂，3年来未效，故来就诊。

切其脉，两尺虚，左关现弦细，舌红无苔。综合脉症，是属阴虚。阴如何虚的，“治病必求于本”。《素问·阴阳应象大论》曰：“恐伤肾”，“肾在志为恐”；《素问·举痛论》：“恐则气下”，“恐则精却”；《灵枢·本神》篇：“恐惧而不解则伤精，精伤则骨酸痿厥”；又《素问·脏气法时论》：“肝虚则目䀮䀮无所见，耳无所闻，善恐，如人将捕之。”总观《内经》诸说，正说明患儿的病原。肾因恐损伤阴精，而累及肝，至发生种种病态。其本在肾，应取六味地黄丸为主以滋养肾肝，从培本入手。处方：熟地黄12克，山茱萸6克，怀山药6克，建泽泻4.5克，粉丹皮4.5克，云茯苓4.5克，枸杞果6克，甘菊花3克，五味子4.5克，麦门冬4.5克，补骨脂3克，胡桃肉3克。水煎服。

本方以六味地黄丸合麦味、杞菊，再加入青娥丸之半而成。六味地黄丸是宋·钱仲阳治小儿脚软行迟等属于肾虚之方。因小儿稚阳纯气，不宜补阳，乃减去金匮肾气丸之桂附以应用于小儿。此方合麦味以敛肺纳肾，合杞菊以治头晕目弱，更反佐以轻量的温品，故予补骨脂、胡桃推动阴药，兼照顾大便溏泄。

12月23日二诊：服药30余剂，左关弦象已无，颤抖见稳定，腿不软，大便日一次。唯目不能远视，多梦。原方加龙骨再服，以敛目神而止多梦。

1974年3月14日三诊：颤抖已基本痊愈，余症亦消失，唯着急时颤抖仍稍出现，前方加巴戟肉、鹿角以壮肾，善后。

此案颤抖3年，有的中医认为系肝阳内动，应息风镇肝，有的西医则唯取镇静，而久治不愈。经详审病情，惊恐是患儿的病原，中医学认为“恐伤肾”，伤肾就是主要矛盾。据之以施治，在临床上如响斯应，取到较满意的疗效。

甘麦大枣汤治脏躁证

1936年于山东菏泽县医院诊一男子，年约30余，中等身材，黄白面色，因患精神病，曾两次去济南精神病院治疗，无效而来求诊。查其具有典型的悲伤欲哭，喜笑无常，不时欠伸，状似“巫婆拟神灵”的脏躁证。遂投以甘麦大枣汤。处方：甘草9克，整小麦9克，大枣6枚。药尽7剂而愈，追踪3年未发。

1940年于滦县诊治一女性，徐某，19岁，欠伸不安，哭笑无常，系脏躁证，亦投以上方，其父曰：“方中之药，系经常之食品。”归后，取仓中之小麦约500克左右，大枣约500克左右，购甘草一大把，用锅煎熬之，令其女恣饱饮之。药后患者感头晕颇重，继之昏睡一昼夜始醒。翌日其父来述服药经过，嘱按原方服之。进数剂，经久未发。

甘麦大枣汤治妇人脏躁，是方是病，医籍屡载。唯男子患此，且以本方治愈，则罕见。是知医学典籍不可不读，不读则无所比较遵循；亦不可死读，死读则刻舟求剑，守株待兔。更因本病系情志内伤所致，机理复杂，临证须详加辨析，务求药症相合，不可专恃一方。

本证悲伤欲哭，时出妄言，与癫狂相近。然癫狂证的妄言特点为前后相失，出口即忘；本证则近似情理，移时犹记。表现不同，机理有异，方药亦殊。

温胆汤治不寐证

肖某，男性，35岁，某厂厂长。夜难安眠已久，乱梦纷纭，睡后易惊，每晚非服安眠药物不能入睡。精神不振，易于烦躁，纳食乏味，食后则脘腹胀满不适，口干不欲饮水，舌苔黄厚，左关脉滑，余部脉象虚小。曾服酸枣仁汤一周，未获显效。睡后易惊，为肝胆郁热夹痰，扰及心神，致使夜寐不宁，拟以清胆豁痰安神之温胆汤加味为治。处方：广陈皮4.5克，清半夏9克，云茯苓9克，炙草6克，枳实3克，竹茹9克，石菖蒲6克，萸炒连1.5克。

服药一周后，不服安眠药即可入睡3～4小时，烦躁亦减，腹仍胀满不舒，舌脉如故。又以此方加减，服至月余，上症基本痊愈。

不寐系临床常见之症。自《内经》立半夏秫米汤为治以来，历代医家迭有发明。究其机理，无外虚实二端。实则为食滞肠胃，即《内经》所谓“胃不和则卧不安”。虚则当分外感内伤。外感失治，邪陷少阴，可成黄连阿胶汤证；误治，可成栀子汤证。唯内伤不寐最为复杂，必先辨明所伤脏腑，方可遣方用药。然情志内伤，往往多脏受累，扑逆迷离，区别不易。辨证须于本质处着眼，找出主要矛盾，针锋相对，否则即成隔靴搔痒。

四君子汤加山药治低热

庄某，女性，患长期低热症。于7月24日就诊。低热37.5℃，脉微数，舌布薄白苔，腹时时胀痛。认为是脾虚之证，以四君子汤加山药予之。一周后复诊，低热腹胀均减。持续服前方至8月14日，低热与腹胀痊愈。

久热不退之症，治之极难见效，低热在38℃上下者，也不易治愈。此症多属脾阴不足，如庄之低热有腹胀痛，予《太平惠民和剂局方》四君子汤加山药，兼旬而两证均愈。

1967年曾治一女孩，年6岁，患低热不退半年之久，住某医院3月余，凡西药之退热剂无不历试，而未能获效，到我院小儿科求诊。我与赵锡武医师同被邀会诊，认为小儿系稚阳之体，多脾阴不足，久热更有所耗损，共商予四君子汤加山药以滋脾阴，不数剂而热平。

低热一证，有属脾阴虚者，此两案皆是。有属肾阴虚者，杨拜苏《荐粹医话》引赵养葵《医贯》云："余见发疟有面赤口渴者，俱作肾中真阴虚治，无不立应。凡见患者寒来如冰，热来如烙，唯面赤如脂，渴欲饮水者，以六味（指六味地黄汤）加柴胡、芍药、肉桂、五味（按：即都气丸加柴胡、芍药）大帖，一服而愈。余得此法，屡屡获效，且不必拘定寒来如冰，热来如烙，即无寒但热，久而不退，或时热时退，缠绵不已者，一用此方，无不立应。犹记五年前，余长女之适嘉定秦氏者，患咳嗽发热，时作时止，余即此方与之，而其堂上不敢使服，服他医药，又不效，后乃勉以吾方姑试之，竟一药而愈。时有胡孟云者，苏常人，工诗画，亦负知医名，秦之表亲也。适下榻秦处，初见此方，极不谓然，及服之果效，始大诧为神奇。后胡遇看病有久热不退者，照方试之亦常有效。"

低热之证，得《医贯》六味丸加味方之属肾阴而发者，与四君汤加味之属脾阴虚而发者，都可得而解决。唯所谓"面赤如脂，渴欲饮水"之证，临床应加以辨析。面赤如脂，是淡红娇嫩之色，为阴盛于下、格阳于上之戴阳轻证。渴欲饮水，"欲"字宜着眼，即渴而索水至前，每不欲饮，虽饮亦不欲下咽，皆阴盛于内的表面现象，故以肉桂引火归原，五味收摄浮阳，以奏退热之功，并非无的放矢、盲目滥投温热之药者。

都气丸加柴芍桂治低热

郭某，女性，40岁，因久患低热症，于1973年6月17日来就诊。

患者主诉：3年来下午低热，常达37.7℃～37.8℃。每到夜间两腿发麻，精神萎顿不振，经现代医学检查，原因未明，久治无效。

切其脉细而稍数，左关稍弦，舌无苔略红，有阴虚肝阳旺现象，投予都气丸加柴、芍、桂，作汤用，以滋肾调肝。处方：生地黄24克，山萸肉12克，怀山药12克，丹皮12克，泽泻9克，茯苓9克，柴胡9克，五味子6克，白芍9克，紫肉桂6克。水煎服，嘱进7剂。

方中六味丸，系宗钱仲阳从金匮肾气丸减桂、附而成。《医方论》谓："此方非但治肝肾不足，实三阴并治之剂。有熟地之腻补肾水，即有泽泻之宣泄肾浊以济之；有萸肉之温涩肝经，即有丹皮之清泻肝火以佐之；有山药之收摄脾经，即有茯苓之淡渗脾湿以和之。"此证下午低热，夜间腿麻，为真阴亏损，又是女性，故以生地易熟地，入五味子成都气丸，以益气强阴；加柴胡疏理滞气，抑肝散火；益白芍以敛虚热，护营阴；要点在加桂作反佐，使引火归原，以退久虚低热。

26日复诊：体温下降到37℃，嘱再服前方十余剂，以巩固疗效。

此例本《存粹医话》所载的经验立法，很快收到退低热之显效。当然，低热一证，原因很多，包括器质性病引起的低热和功能性低热等多种，临床上尚应根据病人的各方面表现，按辨证论治原则，采用相应的治法。

滋阴活血法治阴虚夹瘀血低热

患者黄某，女性，18 岁，北京学生。

主诉：低热 3 年。3 年前，劳动中不慎砸伤后，腰痛，此后自觉身热乏力，每天下午 4～6 点腋下体温 37.1℃～37.5℃。继之发热时间提前至中午，并持续至晚 9 点左右。后又逐渐提前至早晨开始，发热持续 1 天。每日体温逐渐升至 37.5℃～38.2℃，并经常腰痛，有时膝关节疼痛，久坐或走路过多或弯腰后，均可使腰痛加重，甚则痛引背部，右胸腹串痛。自 15 岁月经初潮，经期时腹痛，但色、量正常。

既往：于 10 岁时患过气管炎，无其他病史。曾查血尿常规、血沉、抗链“O”、“OT”试验、胃液及十二指肠引流、肝超声波检查等，均为正常。咽拭子培养，有甲类链球菌和卡他球菌。3 年来，经用多种抗菌素及其他中、西药物治疗，均未获效。于 1975 年 3 月 4 日来我院门诊。上午 10 点查其腋下体温 37.6℃，舌苔薄白，脉细，诊为功能性低热（?），投与柴芍地黄汤加减。处方：生熟地各 12 克，山药 9 克，泽泻 9 克，茯苓 12 克，丹皮 9 克，柴胡 15 克，白芍 18 克，肉桂（后下）3 克。水煎服。

二诊：上方服用 6 剂，胸腹疼痛消失，腰痛减轻，体温降至 37.3℃～37.5℃，舌苔薄白，脉沉有力。先用复元活血汤加味。服 3 剂后，再用上方加五味子 4.5 克，取先通后补法。处方：柴胡 6 克，天花粉 9 克，当归 9 克，红花 9 克，甘草 3 克，炮山甲 6 克，桃仁 6 克，酒军 4.5 克，旋覆花 9 克，茜草 6 克，青葱管 9 克。先煎服 3 剂后，再服上方加五味子 4.5 克，7 剂。

三诊：服前 2 方期间，体温曾 1 次升至 38.1℃，后又降至 37.2℃。此后体温经常在 37.4℃～37.8℃，腰腿疼痛，膝关节时痛，上楼后心跳。舌质变暗，左脉偏弦，投予桃红四物汤加味，以养血活血。处方：桃仁 9 克，红花 9 克，当归 12 克，川芎 6 克，白芍 9 克，生地 12 克，旋覆花 9 克，茜草 9 克，葱管 9 克。水煎服 14 剂。

四诊：服药期间，因患急性肠炎停药数日。近日咳黄痰易出，呼吸时胸及头顶部时痛。只于晚间有低热 37.7℃，痛经已愈，腰痛消失，舌苔薄白，脉滑，改用秦艽鳖甲汤。处方：鳖甲 12 克，地骨皮 12 克，银柴胡 9 克，秦艽 9 克，当归 9 克，知母 6 克，青蒿 6 克，乌梅 6 克。

五诊：服上方 14 剂后，下午一直未有发热，只于晚间偶有 37.4℃～37.5℃低热。近几日又稍有腰痛，腹右侧偶疼痛，蹲下后眼前发晕。舌苔薄白，脉象滑数，前方加牡蛎 12 克，白芍 9 克，鳖甲改为 18 克。再服 7 剂，嘱隔日 1 剂，为善其后。

于 1975 年 9 月 21 日信访云：自治疗后，低热逐渐痊愈，近两月来从未低热。

低热的治疗较为复杂，甘温除热、养阴清热为常用之法，是用于气虚发热或阴虚发热。临床所见类型，除此之外，还有肝郁发热、血瘀发热、湿热相蒸发热、阴虚加瘀发热、血虚发热等等，往往各型症状相兼出现，故于治疗时必须详审病情。本例为砸伤后腰痛发热，属阴虚血瘀。故其治疗，始则滋阴兼活血化瘀，继予补虚而愈。

白虎汤治温热证

汪某，男性，年54岁。患感冒发热，于1971年6月12日入某医院。在治疗中身热逐步上升，到14日达38℃以上。曾屡进西药退热剂，旋退旋起，8天后仍持续高烧达38.8℃，6月22日由中医治疗。诊察证候，口渴，汗出，咽微痛，脉象浮大，舌苔薄黄，认为温热已入阳明经，内外虽俱大热，但尚在气分，不宜投芩连苦寒之剂，因疏白虎汤加味以治。处方：生石膏60克，知母12克，粳米12克，炙甘草9克，鲜茅根（后下）30克，鲜芦根30克，连翘12克。水煎，米熟汤成，温服。下午及夜间连进两剂，热势下降到38℃；23日，又按原方续进2剂，热即下降到37.4℃；24日，原方石膏量减至45克，进1剂；24日又进1剂，体温已正常，口不渴，舌苔退，唯汗出不止，以王孟英驾轻汤加减予之。随后进补气健脾剂，兼饮食调理，月余而愈。

白虎汤是方剂中的一个著名古方，由后汉张仲景著录在《伤寒论》里，标明用途。两千年来，经过多少医生准确地使用在临床上，不知治愈了多少高热证，挽救了多少危重病人，是值得我们珍视和继承的。

吴瑭说："太阴温病，脉浮洪，舌黄，渴甚，大汗，面赤，恶热者，辛凉重剂白虎汤主之。"（按：吴谓白虎汤治在手太阴肺经之热邪，非是。石膏、知母究是阳明胃经药，若治肺经，则须麻黄、石膏，细读《伤寒论》自知。）

又说："白虎本为达热出表，若其人脉浮弦而细者，不可与也；脉沉者，不可与也；不渴者，不可与也；汗不出者，不可与也。常须识此，勿令误也。""此白虎之禁也。按白虎慓悍，邪重非其力不举。用之得当，原有立竿见影之妙；若用之不当，祸不旋踵。懦者多不敢用，未免坐误事机；孟浪者不问其脉证之若何，一概用之，甚至石膏用之斤余之多，应手而效者固多，应手而毙者，亦复不少。皆未真知确见其所以然之故，故手下无准的也。"这是吴著《温病条辨》中对白虎汤立的"四禁"之说，是否正确可循，张锡纯《医学衷中参西录》中曾有说云："近世用白虎汤者，恒恪守吴氏四禁……其四条之中，显有与经旨相反之两条，若必奉之为金科玉律，则此救颠扶危、挽回人命之良方，几将置之无用之地。愚非好辩，而为救人之热肠所迫，实有不能已于言者。按前两条之不可与，原当禁用白虎汤矣。至其第三条谓不渴者不可与也，夫用白虎汤之定例，渴者加人参，其不渴者即服白虎汤原方，无事加参可知矣。吴氏以为不渴者不可与，显与经旨相背矣。且果遵吴氏之言，其人若渴则可与以白虎汤，而亦无事加参矣。不又显与渴者加人参之经旨相背乎？至其第四条谓汗不出者不可与也。夫白虎汤三见于《伤寒论》，唯阳明篇中所主之三阳合病有汗，其太阳篇所主之病及厥阴篇所主之病，皆未见有汗也。仲景当日未见有汗即用白虎汤，而吴氏则于未见有汗者禁用白虎汤，此不又显与经旨相背乎？且石膏原具有发表之性，其汗不出者不正可借以发其汗乎？且即吴氏所定之例，必其人有汗且兼渴者始可用白虎汤，然阳明实热之证，渴而兼汗出者，十人之中不过一二人，是不几将白虎汤置之无用之地乎？夫吴氏为清季名医，而对于白虎汤竟误设禁忌若此，彼盖未知石膏之性也。”

石膏合知母，方名白虎。今人用白虎独以石膏入剂，而不合知母者，则所治不专主阳明，而失掉了命名白虎的意义。另外，石膏、知母相配伍，治阳明胃热，石膏、麻黄相配伍，治太阴肺喘，在石膏用量上是有所不同的。白虎汤方中石膏之量，从不少于500克，而麻杏石甘、越婢等汤方中石膏之量，从不超过250克。这是仲景《伤寒论》方剂配伍中至关重要的部分，不容等闲视之。

芳化淡渗法治疗湿温证

郑某，年22岁，女性，未婚，运动员。

患者因出国到拉丁美洲，时值夏令，气候炎热，在回国途中（飞机上）即发低热，头痛，服解表及注射退热药而未愈。回国后于1972年4月25日住入某医院，发高热达40.5℃，用各种抗生素及柴胡液而高热不降，延至两周，于5月7日请中医会诊。病人汗出，午后高热持续多日，周身烙手，背微恶寒，头痛，胸膺上部布有红疹，前日溏便两次，昨日一次，小溲黄，泛恶胃呆，口干不欲多饮，脉数而濡，无弦象，舌苔白黄而润。西医诊断为伤寒（血培养：有伤寒杆菌），中医认为湿温证。

脉症分析：热邪熏灼故口渴，湿邪黏腻故不喜多饮，湿热之邪留滞胃腑则泛恶，阻塞清阳则发疹，浮溢肌表则汗出，上扰清窍则头痛，下注二便则溲赤便溏，脉濡数，舌白润，午后高热状若阴虚，均系湿温之候。

现既表有疹汗之宣达，里有便溏之排泄，表里俱通，何以高热不撤？此因湿为黏腻之邪，热乃无形之气，湿被热蒸，热为湿遏，其来也渐，其去也迟，郁伏肠胃，酿成湿温，缠绵时日，在所不免。既不能辛散以发表，又不能苦寒以抑降，而滋阴适助长湿邪，唯有芳香化浊、淡渗利湿以治之。

处方：鲜藿香9克，鲜佩兰9克，鲜荷叶边2张，淡竹叶9克，嫩青蒿6克，方通草3克，青竹茹9克，厚朴花4.5克，茅根30克，鲜芦根30克。清水煎服。

方剂取藿香清芬之气以宣中快膈，醒胃助脾；佩兰除恶散结，化湿悦脾，并消头中垢腻，以除湿热之头重痛；青蒿叶得春初少阳之气，能散营中郁热；厚朴花气香微苦，能化脾胃湿热；竹叶、荷叶，一则除上焦烦热，一则散血中邪热；茅根、芦根，一则导上热下行而利水，一则清胃腑之热而除烦呕；方通草渗利湿热；青竹茹制止呕逆。病蕴浊邪，非芬芳不化，故以藿、朴、佩兰、青蒿为主；湿邪非淡渗通阳不能利小便，故以茅根、通草为辅；伍荷叶是针对红疹，伍竹茹是针对泛恶，而竹叶、芦根均是清化上焦邪热之妙品；用青蒿而不用柴胡者，以脉不弦，柴胡非的对之药，而青蒿则具挽营中邪热，使转气分，可防郁热深陷。

9 日复诊：体温 39℃左右，热减疹消，唯仍泛恶欲呕，胃呆少纳，原方减藿香、佩兰之半，加大豆黄卷 9 克，半夏曲 6 克，以醒胃和脾，再宣余湿。至 12 日，体温 38.6℃。14 日，体温正常。

16 日，诊脉虚濡，体有汗，口无味，胃纳不馨，舌苔灰白。投变通四君子汤以复胃阳，并嘱调节饮馔以防食复。处方：太子参 6 克，云茯苓 6 克，扁豆衣 9 克，炒苡米 9 克，炙甘草 3 克，姜竹茹 6 克，霜桑叶 9 克。

前人倪松亭云："治湿之道非一，当细察表里上下，为用药之准的。如湿气在于皮肤者，宜用麻、桂、二术以表其汗，譬如阴晦，非雨不晴也；亦有用羌、防、白芷等风药以胜湿者，譬如清风荐爽，湿气自消也；水湿渍于胃肠，肚腹肿胀者，宜用遂、戟、芫、丑之属以攻其下，譬如水满沟渠，非导之不去也；寒湿在于肌肉筋骨之间，拘挛作痛，或麻痹不仁者，宜用姜、附、丁、桂之属以温其经，譬如太阳中天，则湿自干也；湿气在于脏腑之内，肌腠之外，微而不甚者，宜用术、苍、朴、夏之属以健脾燥湿，或溺闭不通者，宜用二苓、车、泻之属以渗利之；譬如水溢沟浍，非疏通其窦不达也。学者能于斯理精熟，则于治湿之道，必中鹄矣。"此案系湿温久延，取法摈表散、远苦寒，采用芳化淡渗，即热退湿却。师倪氏治湿之意，辨证施治，恰中病机，故可收效。

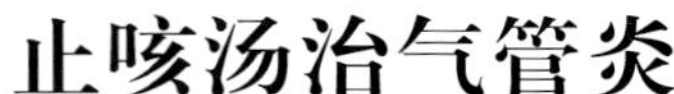

止咳汤治气管炎

高某，男性，58 岁。患气管炎，咳嗽夜甚，喉痒，胸闷，多痰，日久不愈。为疏一方：荆芥 6 克，前胡 9 克，白前 6 克，杏仁 9 克，贝母 9 克，化橘红 6 克，连翘 9 克，百部草 9 克，紫菀 9 克，桔梗 6 克，甘草 3 克，芦根 24 克。嘱服 4 剂，复诊大见轻减，夜间已不咳，剩有微喘，仍多痰，加海浮石 9 克祛痰，紫苏子 9 克定喘。服 4 剂，追访已愈。

气管炎多由感冒引起，治不得法，或强制其咳，或兜涩其痰，往往造成慢性，久咳不愈。此方之义，以荆芥疏散积久之风寒余邪，前胡下气祛痰，白前祛深在之痰，浙贝母治外感咳嗽，合杏仁利肺气，有互相促进作用，橘红咳而喉痒者必用，连翘、甘草解毒，百部草镇咳，桔梗利胸膈排痰，芦根清肺热，紫菀治伤风痰咳。诸药合力，共奏止嗽之功，因题曰“锄云止咳汤”。

利肺汤治咳嗽咯痰不爽

刘某，男性。患感冒咳嗽，感冒愈后，咳仍不止，且咯痰不爽，喉一痒，咳即作，早起尤甚。力咳而痰始稍去，总有痰涎黏着于喉间的感觉，胸部苦闷，鼻塞不通，脉数舌红。为疏：沙参9克，马兜铃6克，山药9克，牛蒡子6克，桔梗6克，枳壳6克，化橘红4.5克，杏仁9克，贝母9克，白薇6克，甘草3克。服3剂，咳即爽，胸亦畅。再服3剂，咳嗽基本痊愈。

此方用沙参补益肺气，马兜铃开豁结痰，是一阖一辟；用山药补虚羸，牛蒡子散结气，是一补一泻；用桔梗引气排痰，枳壳下气止逆，是一升一降。这六味相反相成，在相互制约之下能起到相互促进的作用。更用橘红止喉痒，白薇通鼻塞，杏仁、贝母止咳化痰，甘草亦具祛痰功效。所以对咯痰不爽、久不能愈之咳嗽，服之如沟渠壅塞而得到疏瀹，气展痰豁，指日而咳证得愈。因名此方为“锄云利肺汤”，取爽利痰咳之义。

宣肺化痰平喘法治慢性气管炎咳喘

患者王某，男性，38岁，病历号5019。素有咳喘，近日因冒雨感寒，咳喘，咯吐白沫状痰且黏，口干咽痛，晚间低热，尿黄，大便正常，舌净，脉短而数。首先用宣肺解表、化痰平喘法治疗，表解之后，仍继以宣肺化痰平喘为治，处方：杏仁9克，贝母9克，款冬6克，瓜蒌15克，橘红9克，桑叶9克，菊花6克，牛蒡子6克，马兜铃6克，前胡9克，白前6克。加减数剂而愈。

本例在治疗之初，因有恶寒发热，故以荆防之类以解其表。在《伤寒论》中，很强调有表证时先解其表。表解之后，余邪客肺，郁而化热，致使病人口渴咽痛，痰稠脉数。此均化热之象，若仅见痰白有沫，误为寒痰、风痰而论治则不合适。此方用以治疗热痰、燥痰最好。久咳，兼见黄黏状痰，难以咯出之病例，仿此方义施治，每多收效。

治疗外感，或久咳夹感时，认为咽痒者有风，宜加橘红；咽痛者，牛蒡、连翘并用；喘者苏子、前胡并用；咳者，沙参、马兜铃、山药、牛蒡并用；鼻涕中夹血者，白薇、桔梗并用，均属对证之药。

苏子降气汤治疗慢性气管炎

旷某，男性，42 岁，夙患慢性气管炎，每逢秋凉，则犯咳嗽。于 1969 年 9 月 20 日初次就诊。诊其寸脉弦滑，视其舌润而胖，有齿痕，症状：痰涎壅盛，肺气不利，咳喘频频。投以苏子降气汤原方：苏子 7.5 克，炙甘草 6 克，半夏 7.5 克，当归 4.5 克，肉桂 4.5 克，化橘红 4.5 克，前胡 3 克，川厚朴 3 克，生姜 3 片。水煎服。4 剂咳喘见轻。复诊仍原方照服 4 剂，咳止喘平，嘱日后若遇风凉再复发时，可按方服之。

王某，男性，年 43 岁，有肺气肿宿疾，于 1970 年 5 月 22 日就诊。切其脉右关浮大，咳嗽咯痰，呼吸不利，短气不足以息。患者自诉胸部满闷，周身无力，腰腿酸困，小便频数，午后两胫部浮肿，并有肝下垂症。因其右脉大，主气虚，兼患肝下垂，投以柴芍六君子汤，用以补气化痰，兼顾其肝。服 4 剂。

27 日复诊：腿肿见好，咳稍减，痰仍多，脉浮大如故，前方加苏子、桑白皮，再服 4 剂。

6 月 3 日三诊：咳稍轻而痰仍未减，乃改投苏子降气汤原方。咳与痰虽俱减，而胸满、腰酸、便数等症未见消除。因考虑苏子降气汤原方是治疗喘的，喘是矛盾的普遍性，此外尚有胸满、腰酸等症，由于原方中未加入针对性药物，所以未能一起得到解决。于是加入人参以补气，加入沉香以纳气归肾，同肉桂治上盛下虚，更入冬虫夏草以化痰益气。服 10 余剂，诸症基本痊愈。

苏子降气汤，《太平惠民和剂局方》主治“男女虚阳上攻，气不升降，上盛下虚，膈壅痰多，咽喉不利，咳嗽，虚烦引饮，头目昏眩，腰疼脚弱，肢体倦怠，腹肚疞刺，冷热气泻，大便风秘，涩滞不通，肢体浮肿，有妨饮食”。本方由九味药所组成，一方加沉香。本方以苏子为主，其主要作用有三：一为除寒温中，一为降逆定喘，一为消痰润肠。苏子得前胡能降气祛痰，驱风散积；得厚朴、陈皮、生姜能内疏痰饮，外解风寒；得当归能止咳和血，润肠通便；得肉桂能温中散寒。加沉香纳气入肾，同肉桂相伍，治上盛下虚更为有力。此方有行有补，有润有燥，治上不遗下，标本兼顾，为豁痰降气、平喘理嗽、利胸快膈、通秘和中、纳气归元之方剂。

苏子降气汤治疗上盛下虚的梅核气亦颇理想。由于此病气郁痰凝，阻塞咽嗌，咳之不出，咽之不下。虽无致命之虞，但堵塞日久，甚为痛苦。通常用小半夏汤、四七汤等开郁理痰，便可获效。如果属于上实下虚的痰气凝结，反而无功。如在本方基础上，肉桂减量（用上肉桂3克），另加桂枝4.5克，常能药到病除。因本方不但降气化痰，还能纳气归元，复假桂枝通阳宣痹、下气利咽之功，故取效更捷。

苏子降气汤能治疗胸痹疼痛，根据临床观察，胸痹疼痛，多为胸阳不振，痰饮内阻，或心肺气血不利，不通则痛。根据本方降气宽膈、豁痰宣肺的特点，诊为胸阳不振，阴霾作病的，则加桂枝、薤白、菖蒲；痰垢交阻的，则加瓜蒌、尖贝、枇杷叶（减去肉桂）；心肺气血瘀滞不利的，则加木香、郁金、延胡、枳壳。随证加减可以奏效。

另外，苏子降气汤治疗痰气噎膈，亦很理想。此证多因忧思郁结，肝郁气滞，痰涎交阻而食物难下，胃津不布，便秘不通。这样会出现痰气愈结愈甚，津液亦必日渐减少的局面。治疗方法必须开豁痰气的郁结，以敷布津液。同时，应有一定润燥通幽的作用才好。考虑到苏子降气汤堪当其任，具备了这个条件，如果再加旋覆花、代赭石降镇痰气，白蔻仁、炙杷叶开利胸脘，桃杏仁泥以滋血燥，往往取得满意疗效。

使用本方时，以下情况不应随便应用：①肺肾双虚的喘咳，不见痰气湿盛的症状；②肺肾水湿瘀结，痰喘特甚，形气俱实；③表证不解的痰喘咳嗽；④热盛灼肺或阴虚火旺的喘咳；⑤大便溏泄，气少食衰的体质；⑥有蛔虫史，经常腹痛的。

汪昂《医方集解》谓本方有散外寒的作用，所以后人在治疗风寒引起之慢性气管炎发作初期，常加入苏叶为治。

河车大造丸培补治咳喘宿疾

彭某，15 岁，生后 7 月，因感冒而贻留咳喘宿疾。每当气候变化，即诱发咳喘，且缠绵难愈，发育不良。及学龄后，一遇劳累，亦每致病发。其父知医，常以小青龙汤、二陈汤等消息治之。十余年屡发屡治，屡治屡发。1970 年夏，其父外出，嘱我随时照顾其疾。我在她感冒或劳累发作咳喘时，暂投以降气疏肺之剂，愈后即谆嘱她不间断地服河车大造丸。半年后，体格见壮。到 1971 年夏季，发育迅速，随之宿疾亦即蠲除。又观察 1 年，只在一次流感时偶发咳嗽，并未带喘。

凡久病宿疾，常常累及机体功能，致使抗病的力量日趋减弱，更易感染外邪。如慢性气管炎的咳喘症，一遇劳累或寒袭风吹，则旧病复发。而临时治疗，是急则治标的办法，虽病暂愈，而体力未能康复，且因屡病而体力更衰，抵抗力更弱，发病更频更重。互为因果，终无愈期。不从培本着手，则永无解决宿疾之希望。此理至明，惜医家病家往往忽之。即使知所注意，也多不能坚持长期服药，所以每达不到根治的目的。彭女经服河车大造丸一年之后，随着生长发育，体力即日趋茁壮，宿疾亦日见消除，终致痊愈。此预防治法，亦可推之于其他疾患。如肾盂肾炎，必治其不发作时期（急性发作时，作临时对症处理），才能根治，亦是同样道理。

河车大造丸方：紫河车（即胎盘）1 具，川牛膝、淡苁蓉、天门冬、川黄柏（盐水炒）、五味子、锁阳、全当归各 21 克，大熟地 60 克，大生地、枸杞子各 45 克，杜仲 30 克。共为细末，蜜丸 9 克重，每服 1 丸，一日 2 次，白开水送下。

紫河车本气血所生，能大补气血，为本方主药。配二地、当归以补血，牛膝、杜仲、枸杞、苁蓉以益精，天冬润燥养肺，五味生脉补肺，更用锁阳温命门，用黄柏反佐，以清相火，调剂寒热，双补阴阳。常服能使精血日增，不特劳损之疾得以蠲除，而虚弱之体亦得日臻强壮，所以能够治久病宿疾。

又，我曾用单味鲜紫河车，河流水漂净污血，切块炖食，治愈一位 40 余岁男子之慢性喘息性支气管炎。于平时服用 4 具后，疾顿除，追访 4 年未复发。

延年半夏汤治疗支气管喘息

萧某，女性，42岁，唐山市人。夙有支气管喘息病，诊视时复发甚剧，持续20余日，昼夜迭进内服药及注射剂，无效。已濒于危，其夫仓皇准备后事。其症见突发性阵咳，咳则喘，咳喘作须十余分钟，咯黏液样的白沫痰，至痰咯出而气道无阻，始渐平息。但隔半小时或一小时而咳喘又作，昼夜约20余次，不能平卧，只以两手抵额，伏于枕上，其面目因头久垂而现浮肿象。诊其脉虚弱无力，唯左关浮细而弦，无热，舌苔白腻，精神惫，不欲睁眼，见医生至，稍抬头即伏枕上，作喘息声，自云痛苦万状，不欲求生。根据其脉象及现症、舌苔，姑投以延年半夏汤，不意服药后夜间即能平卧，续进1剂，竟霍然而愈。

以此方治疗支气管喘息，我在数年间已治愈五六例。其适应证为突发性阵咳作喘，咯黏液样白沫痰，舌苔白腻，面目稍浮肿（此症不必悉具），其脉左关部浮细而弦者，投之辄效。但病例仍不够多。

延年半夏汤方：清半夏9克，炙鳖甲12克，前胡6克，苦桔梗4.5克，东人参6克，炒枳实3克，吴茱萸9克，槟榔片4.5克，生姜片9克。水煎温服。

【按】延年半夏汤系唐以前古方。日本野津猛男于此方以柴胡易前胡，治胃痉挛有效。主要以神经痉挛为主，包括支气管痉挛。因肝脉浮细而弦，用人参、鳖甲、槟榔；咯黏液性白沫痰，用半夏、桔梗、吴茱萸，且吴萸一味，治咽头至胃部之黏液样白沫壅盛，有殊效。桔梗与枳实相配伍，具升降肺气之力，兼之柴胡能除胸胁苦满，生姜主治水毒，合力共济，故能用以治支气管喘息。

《千金》苇茎汤治肺痈

张某，男性，40余岁，患肺痈，于1954年就诊。自诉吐脓血3月后，入某医院。住院两月无效果而出院，来求中医治疗。

诊其脉，右寸虚数；问其症状，口燥咽干，胸胁隐痛，有鳞甲，二便赤涩，咳腥臭脓血痰；验其痰，置水中则沉，以双箸挑之，断为两段。诊为肺痈无疑。

古人治肺痈，初起时用桔梗汤。此证历时既久，恐轻剂不能胜任；日久病重，用桔梗白散。肺脉虚数，恐峻剂伤正，考虑再三，乃取《千金》苇茎汤，因其具有重不伤峻、缓不偏懈的优点。处方：鲜苇茎（取在土中直上之茎，去软皮及节）30克，瓜瓣（即甜瓜子）15克，桃仁（去皮带尖）9克，薏苡仁24克。水5盅，先煮苇茎，去渣，取3盅，再入诸药，煮成2盅，分服。先服10剂。

苇，前人谓芦。我故乡（河北滦县）谓茎直上高3～5尺者为苇，伏地而匍行，地下根有达3～5丈者为芦。此方用鲜苇茎即可，其味甘寒无毒，主肺痈烦热；瓜瓣，黄熟味甘者佳，主腹内结聚，破溃脓血，最为内痈要药；桃仁主瘀血内结；薏苡仁主补肺，清湿热。总观苇茎汤，有化血成痰之功。肺痈所吐脓者，皆为瘀血所化。

二诊：药后口燥咽干见轻，二便稍清畅，吐臭脓血如故。嘱再照原方服10剂。

三诊：脉数稍减，胸隐痛、吐臭痰如故。患者要求加强药力，我意中也嫌药效迟缓。因改用川贝母12克，金银花9克，桔梗3克，薏苡仁15克，白及3克，陈皮3克，甘草3克，甜葶苈3克，生姜1片，以祛毒、排痰、补肺。嘱服7剂，观效果如何。

四诊：前方服5剂后，患者即来云：药后不仅无效，且急剧转重，胸部烦闷，臭痰加多，脉亦增数。是药不对证，故有这种现象，仍改用苇茎汤，服10剂。

五诊：诸证又随药转轻，吐痰臭味几无。因嘱长期服苇茎汤，若逐步见好，则无须频诊。

六诊：1月后，胸部畅适，痰基本无臭味。嘱再服5～10剂，以巩固疗效。半年后追访，情况良好。

【按】从这一病例的治疗经过中体会到，医生临床疗效的高低，除急性病外，在很大程度上取决于守方，特别是长期不愈而少变化的慢性病，要看医生掌握和动用有效方药的坚持程度如何。如果能够比较正确而熟练地运用方药，做到情况明、决心大、方法对，再能坚持下去，则可由渐变达到突变，收到预期的效果。反之，对有效方药信心不大，或嫌取效不速，擅改屡改，师心自用，不但无效，甚至会走错了路，给患者造成危害。

慢性病往往能经受各种性质不同的方药，在初服2～3剂后，反应不大。譬如病属隐蔽的阳证，审证未明，投以辛热之剂，服后也会呈现精神振作的现象，但持续不改，则现口燥舌干，二便赤滞，是即药不对证，急须另图；阴证误治亦然。又有的疾病，独处藏患，或水饮，或虫积，或死血，药力所及，捣其巢穴，则邪溃外窜，自寻出路，或泄利，或寒战，或下血。使患者瞑眩，病家惊扰，医生当此，须有定见，安慰患者，说明病机药理，使之仍服原方，以竟全功。我在临床之际，曾遇到进归脾汤而大泄，予小柴胡汤而战汗的，若无主见，纷更方药，则反误病人。

肺脾同治治疗空洞型肺结核

魏某，女性，29岁，已婚，门诊号36477。因咳嗽、痰带血丝凡8年而来就诊。患者自1953年7月起，常有咳嗽吐痰，并带血丝，疲劳气短，动则汗出，午后低热，经断层摄片证实：右上肺有空洞两处，痰中发现抗酸杆菌。近两年来腹痛频作，便溏，日二三行至六七行不等。迭经各类抗痨药（雷米封、对氨水杨酸钠、链霉素）内服，注射，肺导管注入，及内服铁破汤等，均无显著效果，乃于1961年8月29日来院门诊。

既往史及家庭史无特殊，结婚6年未育。

体检：体瘦，脸白，颧红，声音低短，脉细，舌苔薄，头部器官正常。甲状腺稍大。右肺上部呼吸音显著减低，心音正常。腹部阴性，诊断为"空洞型肺结核"。

治疗经过：诊治以来，始终以香砂六君及参苓白术二汤剂为主，随证加用之药物有生脉散、青蒿、地骨皮、百部草、白及、川贝母、诃子肉、阿胶、龟板胶等。自1961年12月28日起又加用黄连，研末口服，日量3克，持续服至1962年9月中旬最后一次门诊，历时一载许。最后患者自觉症状显著好转，X线断层照片检查：肺部空洞较治疗前缩小三分之一，并怀胎7月余。

患者症状之特点为咳嗽经年，腹泻频作，认证应属肺脾同病，治疗之法，用香砂六君、参苓白术汤等脾肺兼顾。辨证论治之外，并加服黄连，连服8月有余，因黄连对结核杆菌的抑制作用，已为多数学者所证实。患者来门诊前虽用多种抗痨药物无效，但有实验证明，结核杆菌对抗痨药（雷米封、对氨水杨酸钠、链霉素）耐药者，对黄连并无交叉耐药性，故本例取得初步疗效，可能与辨证论治结合专病专方用药有关。

清心开窍法治疗乙脑“暑痉”

患儿陈某，8岁，男性，北京市昌平区人。病历号：29149。入院日期：1958年8月18日。出院日期：9月3日。

主诉：高热，头痛，呕吐3天。

患儿于入院前3天感觉全身倦怠、头晕、头痛、恶心呕吐，日10余次，并有寒战高热。昨日起有神昏谵语，无抽搐。大便一日未行，小便量少，来本院治疗。既往曾患麻疹、咽炎及支气管炎。未接种流行性乙型脑炎疫苗。

体检：体温39℃。一般情况：发育正常，营养中等，神识欠清，呈半昏迷状态。耳鼻咽均正常。项有抵抗，腹软，肝脾未触及，脊柱四肢无畸形。神经系统：膝反射存在，巴宾斯基氏征（+），布鲁金斯基氏征（+），高登氏征（+），克匿克氏征（+），奥本罕姆氏征左（+）。检验：血象，血色素13.1克，红细胞403万，白细胞22700，中性粒细胞90%，淋巴细胞9%，单核细胞1%；小便无异常，大便有蛔虫卵；脑脊液微混，细胞186，蛋白（+），糖2～5管阳性，胸透正常。流行性乙型脑炎补体结合试验1∶8。

诊断：流行性乙型脑炎。

治疗经过：8月18日，高热无汗，头痛项强，呕吐，神昏谵语，苔白微腻，脉濡滑。证属毒邪由卫分逆犯心包，拟鲜藿香9克，香薷9克，鲜佩兰9克，鲜芦根30克，金银花30克，连翘15克，杭菊花12克，鲜竹叶40片，竹茹12克，生石膏（先下）60克，甘草4.5克，扁豆花12克。水煎服。另紫雪9克，每次服3克，3小时一次。

19日早，体温40.2℃，仍呈昏迷状，频弄舌，时而自抓小便，脉濡而数，舌苔黄。乃暑温邪热陷入手足厥阴之象，恐成痉厥险症。宜清心肝之热毒风邪，以清宫汤加减治之。处方：生杭菊6克，玉竹9克，连翘心3克，竹叶卷心6克，杭菊花3克，犀角3克，丹皮4.5克，地龙皮3克。犀珀至宝丹1丸，分2次用药汁冲服。

至下午5时10分，高热仍不退（39℃），头剧痛，躁扰不休，有时唱歌，有时颠簸，作舞蹈状。服药时极端抗拒，骂詈不止。因服药困难，权治以外敷法，冀杀减其脑热。活蚯蚓1团，皂矾1.5克，共研一处，敷囟门上（须剃净头发），用胶布固定之。

至7时，躁扰稍安，仍高热，弄舌。处清热透络之剂。犀角3克，丹皮3克，连翘心3克，赤芍药4.5克，广郁金3克，鲜菖蒲3克，龙胆草3克。另以鲜芦根30克，鲜荷叶30克，鲜茅根30克，灯心1.5克，煎汤代水煮药，送服安宫牛黄丸1丸（鼻饲）。

20日早5时40分，体温39.2℃，仍频频弄舌，躁扰，周身烙手，大便自17日早未行。前方加竹叶卷心3克，再进1剂。下午，舌苔薄黄而腻，脉象沉滑而数，呼吸平，嗜睡，已稍安舒。大便一次，量少，小便短，应属温邪蕴闭三焦，拟苦降通利之剂。金银花9克，青连翘6克，川黄连3克，子条芩3克，鲜芦根15克，滑石12克，扁豆衣9克，杏仁6克，通草3克，竹叶6克，广郁金3克，服2剂。

21日，高热已退，唯躁扰未除，时时起坐狂呼，目不识人，脉数而滑，舌中心黄白相杂。再投以清宫汤：玄参心9克，连翘心6克，竹叶卷心9克，莲子心3克，犀角4.5克，麦冬15克，鲜荷叶1张，金银花15克，鲜菖蒲6克，羚羊角（分2次冲）0.6克，送服万氏牛黄丸1丸。第2剂加麦芽、稻芽各6克。

22日，神识已清，有时娇啼作嚷，舌黄，大便未行，脉见缓和。予和胃通里之剂。糖瓜蒌9克，鲜菖蒲6克，香稻芽6克，鲜荷叶6克，竹叶卷心9克，寸麦冬9克，炒谷芽6克，瓜霜紫雪（分2次冲服）1克。

23日，药后仍便秘，辅以灌肠，下粪甚多。舌苔中心仍黄，有时头痛，是里热未清，有灼热之象，宜清热为主。杭菊花6克，玉竹9克，鲜石斛9克，金银花6克，鲜荷叶1张，竹叶卷心6克，鲜生地9克，藁本3克，鲜菖蒲3克，麦芽9克，紫雪（分两次冲服）2.4克。

24日，脉微，神清。前方去紫雪丹再进。

25日，右脉滑，左脉缓，舌黄苔微腻，前额微痛，食欲欠佳，大便二日未畅行，但腹软。是阳明余热未净，拟和胃清热。太子参3克，寸麦冬6克，糖瓜蒌9克，炒谷芽9克，香稻芽6克，炙甘草3克。

26日，停药观察。

9月3日出院时，一般情况良好，检查并无阳性发现。26日追踪访问，无后遗症发现。

此患儿狂躁异常，且弄舌不止，是心经火毒炽盛，故始终以清宫安宫为治，坚持不渝，得化险为夷。中间因抗拒服药，曾辅以外敷法，在短时间内即热势渐减，神志渐安，法简效捷，可供借鉴。

养血祛风清络法
治疗乙脑“暑温陷入血分”

患者王某，20 岁，女性，太原籍。病历号：29322。入院日期：1958 年 8 月 23 日。出院日期：9 月 15 日。

主诉：发热，头痛，凡 1 天。

患者于入院前 1 日上午开始头晕，头痛，今日上午有恶寒发热感，呕吐。下午到某医院检查脑脊液，诊断为乙型脑炎，乃转来本院。既往及月经史无特殊。

检查：体温 38.5℃，发育营养良好，皮肤无疹，未发现全身淋巴结肿大，颈有抵抗，心肺未见异常，肝脾未触及，脊柱四肢无畸形，膝反射存在。克匿格氏征阳性，巴宾斯基氏征、奥本罕姆氏征均阴性。胸部透视无异常发现。血象：血色素 12.1 克，红细胞 387 万，白细胞 17100，中性粒细胞 78%，淋巴细胞 22%。脑脊液：总细胞数 352，白细胞 270，中性粒细胞 93%，淋巴细胞 7%，蛋白（+），糖 2～5 管阳性，外观清。小便正常。流行性乙型脑炎补体结合试验，第一次阴性。

入院诊断：流行性乙型脑炎。

治疗经过：8 月 23 日，体温 38.5℃，月经适来，有时谵语，频欲外出，周身掣动。脉左大于右，舌白罩黄。拟予清卫分气分之热，免致温邪陷入血分。青蒿 6 克，鲜佩兰 6 克，淡豆豉 12 克，葱白 3 根，薄荷 6 克，金银花 12 克，香薷 9 克，连翘 9 克，竹茹 9 克，鲜竹叶 9 克，鲜芦根 30 克。瓜霜紫雪 1 克，分两次用药汁冲服。

24 日，体温升高达 40.3℃，壮热神昏，微有汗，手足厥冷，脉沉数。谨防痉厥，安脑丸 6 丸，分两次服。药引：龙胆草 3 克，犀角 6 克，细生地 18 克，菊花 12 克，归身 12 克，全蝎 6 克，川连 3 克，羚羊角屑（分两次冲服）1 克，水煎送服安脑丸。

25 日，神识昏蒙，舌苔白而腻，脉数大。原方再进。

26 日，体温 38℃，依然神昏，四肢发厥，苔黄脉缓，热已陷入血室，兼犯心包。拟养血祛风，清络热以通四末，佐以醒脑。当归身 3 克，杭白芍 9 克，白僵蚕 9 克，杭菊花 9 克，双钩藤 9 克，嫩桑枝 15 克，地龙皮 3 克。另《局方》至宝丹 2 丸，分两次服。

27 日，体温 37℃，身热已退，神识清醒，唯大便欠畅，舌苔仍薄黄微腻，脉缓。拟养血活血，兼疏通脉络。归身 12 克，京赤芍 9 克，川芎片 3 克，生地黄 12 克，白僵蚕 9 克，糖瓜蒌 9 克，怀牛膝 6 克，地龙皮 3 克，嫩桑枝 15 克，红花饼 3 克。

28 日，体温 36.4℃，脉缓，苔退，停药观察。历时半月，时服养血益气之药，至 9 月 15 日出院，一般情况良好，无后遗症。

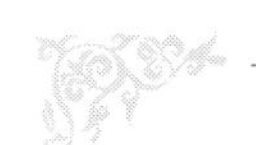

葛根芩连汤治乙脑“挟热下利”

黄某，男性，3岁，于1958年8月20日入院。病历号：29303，确诊为流行性乙型脑炎。

患儿入院时，高热达40℃，有汗，口渴，面赤，唇干，呕吐，舌苔黄而润，大便日两次，微溏。脉数，右大于左。认为暑邪已入阳明气分，予以辛凉重剂，白虎汤加味。处方：生石膏45克，知母6克，山药9克，连翘9克，粳米9克，炙甘草3克。

21日晨二诊：体温反升至40.5℃，舌黄而腻，大便日3次，溏薄。仍进原方，石膏量加至60克。午后再诊，体温升至40.9℃，更加入人参服之，热仍如故。大便溏泄不减。

22日三诊：前后大剂白虎汤连用2天，高热不但不退，而且溏便增至4次，闻声惊惕，气粗呕恶，病势趋向恶化。但汗出、口渴、高热、舌黄、脉大而数，均是白虎汤之适应证，何以服后诸证不减反有加重呢？苦思良久，忽悟到患儿人迎脉数、面赤、高热、汗出、微喘，是表有邪；舌黄不燥，呕恶上逆，大便溏泄且次数多，是脾胃蕴有暑湿，乃挟热下利证。前屡投清阳明经热之白虎，既犯不顾表邪之错误，又犯石膏、知母凉润助湿之禁忌，无怪服药后高热和溏泄反有增无减。患儿既属挟热下利，纯系葛根黄芩黄连汤证，因亟为处方：葛根12克，黄芩9克，黄连1.5克，甘草3克。1剂甫下，体温即减至39.4℃。2剂后又减至38.8℃，大便转佳，呕恶亦止，很快痊愈出院。

豁痰开窍法治疗乙脑“热深厥深”

刘某，59岁，家庭妇女，北京人。住院病历号：29506。入院日期：1958年8月27日；出院日期：9月28日。

入院情况：发热、头痛，昨日开始昏迷。于7日前发冷发热，无汗，疲乏无力，恶心，呕吐，继而陷入昏迷。由某医院介绍来本院就诊。

病前曾有恶寒、便秘，未曾接种过脑炎疫苗。既往曾患喘息、头痛、甲状腺肿大等病。

体格检查：体温39.8℃，营养较差，半昏迷状态，两眼瞳孔缩小，舌有白黄苔，心尖部有轻度收缩期吹风样杂音。巴宾斯基氏征（+），克匿格氏征（+），项部强直，颈部肿物如儿头，大而硬，无搏动。

血常规：白细胞10250，未做分类。脑脊液：中性粒细胞42个，多核细胞45个，淋巴细胞55个，糖1～5管阳性，潘迪试验阴性。

8月28日，补体结合试验阴性。

诊断：①乙型脑炎。②甲状腺囊肿。

8月27日下午3时体温39℃，手足清冷，神昏，食则呕吐，舌苔黄白而厚，大便一周未解，脉沉而数，有热深厥深之象，用安脑丸清热解毒。

安脑丸6粒，每次用药引煎汤服3粒，3小时1次。药引用犀角6克，生地黄18克，当归身9克，川黄连4.5克，龙胆草3克，菊花9克，竹茹9克。

27日晚9时，四肢已温，脉亦稍起。唯热象不显，且起卧频繁不安，神识时昏时清，仍予前药1剂（药引去竹茹，加薄荷3克）。

28日，热稍退，四肢微厥，神识似清不清，舌同昨日，脉细数无力，大便已通。以原方再进。下午6时，仍发热无汗，神识昏蒙，脉寸关沉数，舌白，微罩浅黄苔。拟清宫透邪，佐以芳香醒脑。处方：竹叶卷心9克，连翘心9克，寸麦冬9克，润玄参9克，鲜荷叶边12克，莲子心3克，乌犀角3克。水煎，送服安宫牛黄丸2丸。

29日：半昏迷，谵妄，克氏征（+），巴氏征（+）。舌黄白苔，项强，齿垢。心肺正常，腹正常。脉寸部无力，关中取弦，沉取滑无力，额、腹热，四肢清冷。舌苔白，厚腻微滑，鼻鼾，喉有痰声。证已陷入痰热阻塞心包，并虚多实少，有痰厥之虞。拟清热利痰，佐以芳化。处方：鲜菖蒲6克，远志肉4.5克，天竺黄6克，瓜蒌皮6克，茯苓9克，法半夏9克，化橘红6克，竹沥15克，生姜汁5滴。苏合香丸1丸，兑入药汁内，分3次凉服。

29日下午7时，热始退（体温36.4℃），手足回温，脉见起色，但寸部仍无力，神智未清，鼻鼾声仍在，似有痰。前方去苏合香丸，改用犀珀至宝丹1丸，分两次药汁送服，4小时1次。

30日，神识渐清，脉象升举。舌中心苔黄，微糙。拟再化痰清热，踵原方消息之。处方：鲜菖蒲6克，远志肉4.5克，天竺黄6克，瓜蒌仁（研）6克，茯苓9克，法半夏9克，化橘红4.5克，川连3克，枳实3克，竹沥15克，生姜汁15克。犀珀至宝丹1丸，分两次，用药汁冲服，4小时1次。

31日，热已退，神识渐清，舌苔黄厚而糙，脉沉细。4天以来未大便，予小陷胸汤加味。糖瓜蒌12克，清半夏9克，黄连3克，枳实4.5克。

9月1日，神识清楚，语言不甚清晰，心脏所见如前，肺无变化，腹正常。项强，克氏征（+），巴氏征（+），舌苔黄糙厚腻，有裂纹，不思食，脉细数而虚，大便未畅。原方加玄明粉（后下）3克，服1剂。

2日，无热，舌苔黄厚不燥，但有裂纹，脉细数而虚，大便仍未行，不思食。改用养阴法治之。处方：太子参9克，大麦冬9克，炙甘草4.5克，玉竹9克，五味子10粒。

3日，咽正常，舌白黄苔，肺正常，心尖仍有杂音，腹壁反射未引出，项强轻度。巴氏征（+），克氏征（+）。经灌肠，大便已通。脉细数而虚，食欲增进，饮水尚可。臀部有小儿手掌大潮红一处。体力弱，消瘦，下肢麻木，照原方再予1剂。

此后唯四肢关节作痛，以养肝补血活络之剂治之，逐渐痊可。未留有后遗症。于9月28日出院。

此病在入院以后，服安脑丸一天半，虽热势稍杀，而昏迷谵妄不减。嗣服清宫汤、安宫丸等，亦无大变化。当此之时，高热昏迷已持续两日。且衰年兼有宿疾，危险已迫于眉睫。亟谋会诊，认为鼻鼾嗜睡，舌腻肢寒，是痰阻包络之象，改用豁痰开窍，一剂则热退脉起，手足回温。以辛凉退热，而远胜清凉，化险为夷于一转手间，可见辨证在临床施治上的重要性了。

安脑丸治疗流行性乙型脑炎

患者运某，男性，33 岁。于 8 月 10 日开始头痛，头晕，身痛。13 日发热（38℃左右），食欲减退，咳嗽，以为是感冒，曾服西药治疗未效。17 日神识不甚清楚。18 日晨有谵语。因送至某医院，诊断为乙型脑炎，转至传染病医院。

18 日下午 4 时诊察病状：头痛，项强，面赤，唇干，牙关紧，舌苔白，中心较腻，舌质淡红，白睛有红丝，体温 39℃，无汗，咳嗽，神识昏迷，谵语，扬手掷足，躁扰不安，脉沉，模糊不清。认为暑风内陷，治以清热安脑息风之剂。

先用安宫牛黄丸 1 粒，煎鲜芦根、鲜竹叶汤送服，隔时即用安脑丸 2 粒。再用乌犀角（先煎）1 克，龙胆草（炒）1.5 克，细生地 12 克，蝎尾（炙、研、冲）1 克，川连 1 克，当归身 9 克，羚羊角（先煎）1.5 克。共合一处，煎两次，取 100 毫升，送服安脑丸 2 粒。因患者神昏谵妄，药难下咽，取鼻饲法。

到下午 7 时 15 分，除胸前微有汗外，其他症状如前。仍用安脑丸 4 粒，分两次，用同前的药引送服。

19 日上午 6 时，患者在夜间曾竟夕狂躁不安，叫嚷不停，目常开不闭，口噤，时啮齿，胸背部及两上肢汗出如洗，腰腹部微似有汗，两脉洪大而长。今晨脉转弦数，右甚，舌苔白少津，体温下降到 37.8℃，足冷，无大便。因得汗，至 9 时狂躁稍安。仍进安脑丸 2 粒，药引如前方。

下午 2 时，患者依然神昏口噤，大便无，两足冷。可喜上身微汗，能口饲牛乳，呼其名，有时能应。脉弦数，舌苔白。仍续服安脑丸 2 粒，药引同前。夜间 8 时，一般情况好转，仍备前方 2 剂，今晚 9 时 1 剂，明早 7 时服 1 剂。

20 日 7 时诊察：脉见代（每 32～48 次一歇止），神识已经清醒，能张口吐舌，其爱人来视，知对之流眼泪，但不能出语。下午自起在屋角大小便，已不啮齿。舌苔白，有时咳，微有痰。症属邪由表达，余邪未净（体温 37.7℃）之候，予以淡渗宣化之剂。渐次痊可，9 月 2 日出院。

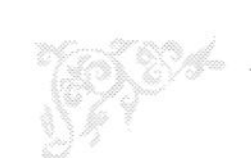

本病例治疗过程，自 8 月 18 日起，除首次服 1 丸安宫牛黄丸外，迄 20 日，共服用安脑丸 14 粒，药引始终无加减。20 日以后，略服清淡宣化之剂，病情逐步向愈，乃停药观察。自 23 日至 28 日，精神渐振，微有头晕及胃呆，予以扶正健胃药 1 帖。至 30 日食欲好转，9 月 2 日停药，除体力较弱外，无任何不适，乃出院。

本病例是暑温范畴内之偏于寒湿者。患者热不扬而足冷，是属寒象，舌苔白而稍腻，是属湿证。精神沉困如蒙，嗜睡，暑邪内伏，滞而难达。采用安脑丸的动机，是以此丸有发越寒遏湿滞之功，寒散则内邪得越，湿开则伏热得透，而后再清化余邪，自易为力。循此施治，幸而获愈。但只此 4 例，殊不足以说明问题。我们在治疗其他脑炎当中，虽也采用了几例，因为病型不同，仅用 1～2 次辄止。其中亦有能制止抽搐、减弱病势者，尚未敢确定其效果。回忆我个人于 1950 年秋季，在河北省唐山市传染病院，曾用安脑丸施治乙型脑炎 5 例，均收到良效。1951 年一旧友之爱人，怀孕 7 月，患乙型脑炎，曾用安脑丸两次，病势虽缠延月余，幸母子无恙而痊愈。

附：安脑丸方（恽铁樵原方）

金钱白花蛇（去头，隔纸烘，研筛）6 条，全蝎 9 克，白附子 4.5 克，薄荷 9 克，梅片 9 克，独活 15 克，川生乌 6 克，天麻 9 克，明雄黄 60 克，麻黄 60 克，犀牛黄 4.5 克，麝香 3 克。上药另将麻黄用陈绍兴酒 2 盅煎至 1 盅，去渣不用，再于所煎之酒内加入蜜 15 克，熬至成膏，勿令焦赤，再将前 11 味药分轧细或研细，合一处，兑入热药膏，众手疾拈做丸，如绿豆大（如无金钱白花蛇，真蕲蛇可代用。真蕲蛇约需 18 克）。

【方解】乙型脑炎发生抽搐阶段，中医谓之暑风，或暑痉，或暑痫，是季节性的流行痉病，较一般惊风抽搐为重。因系时病侵犯脑部所发之病，非有祛邪解毒之品，不足以消除沉重弥漫之脑炎，所以用多量之雄黄；非有解表通阳之药，不足以透发经脉留滞之时邪，所以麻黄之量，亦与雄黄等重。金钱蛇、全蝎能弛缓痉挛抽搐，是本方之主药。天麻、独活、白附子、薄荷疏风祛湿散热，间接治痉，并辅佐麻黄发越病邪。川乌生用，取其慓悍之力，直达病所。又用麝香、冰片之香窜以开窍，用牛黄之幽香以化痰，更以陈酒熬膏，同白附子引药上行头部。各药在相互联系下，以成其疏风止痉、解毒祛邪之功，用治流行性乙型脑炎，确为对症之良剂。

发高热抽搐用安脑丸之引药：犀角尖（磨冲）1 克，龙胆草（炒）1.5 克，细生地 12 克，蝎尾（炙研）0.6 克，川连 1 克，归身 9 克。煎汤送服安脑丸 2 粒。病重者，须连服 4 或 5 帖，并将第一帖内加羚羊角 0.6 克。此指最重者而言，通常只要照安脑丸仿单服药，即已妥当。

【方解】本方虽为安脑丸之引药，实系双轨并进之大药。龙胆草出自《千金方》，为治痉之必需品，于发高热之乙型脑炎尤好，并佐以同一气味之黄连，其力更雄厚。犀角用以解心包之毒热，蝎尾用以息肝经之风邪，生地黄滋肾液即所以荣肝，当归身养肝血即所以定风，且生地兼具有节制安脑丸中麻黄辛温发散之作用。合成煎剂，用以送服安脑丸，在发高热并抽搐之脑炎时，为常须进用之方剂。

罗氏牛黄丸（《证治准绳》）

治惊风，五痫，天钓，客忤。

牛黄、辰砂各 9 克，生川乌 1 枚（重 15 克，去皮脐），白花蛇（酒浸取肉）、白附子、全蝎、天麻、薄荷叶、片脑（另研）各 15 克，雄黄 150 克，麝香 3 克。

先将白花蛇、白附子、全蝎、川乌、天麻、薄荷叶 6 味研细，次入雄黄、辰砂、牛黄、麝香和匀，另以麻黄（去根）30 克，酒 1000 毫升，煎至一盏，去麻黄，用酒（加蜜少许）熬药得所，勿至焦赤，众手疾做丸，如芡实大，金箔为衣。1 丸作 5 服，金银薄荷汤磨化。以上可供参考。

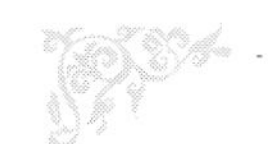

疟疾的不同治例

我在临床上治疗的疟疾病例不够多，因之对于病情的体会也不够深刻，但曾按中医辨证施治的原则去医治，却往往着手有效，故不惭一述。

温疟验案

友人裴某之第三女患疟，某医投以柴胡剂2帖，不愈。余诊其脉洪滑，询之月经正常，未怀孕。每上午发作时，热多寒少，汗大出，恶风，烦渴喜饮。思此是“温疟”，脉洪滑，烦渴喜饮，是白虎汤证，汗出恶风，是桂枝汤证，即书白虎加桂枝汤：生石膏48克，知母18克，炙甘草6克，粳米18克，桂枝9克。清水4盅，煮米熟，汤成，温服。1剂病愈大半，2剂疟不复作。足见迷信柴胡或其他疟疾特效药，而不知灵活掌握者，殊有失中医辨证施治之规律。

虚疟验案

外甥李某，农民。十五六岁读书时，余在距故乡（河北滦县）四十里司集镇行医，适回家省亲，妹言其患疟已历1月有余，屡服奎宁，虽愈而旋即复发，劳累则更甚。余视其颜面苍白，肢体羸瘦，诊其脉虚弱无力，舌稍胖大而无苔。投以八珍汤以补其气血之虚，增入草果、神曲，以治疟兼化滞。3剂气力渐充，疟发见轻，改予以何人饮加减：何首乌15克，人参9克，青皮3克，木香3克，炙甘草6克，生姜4片，大枣（擘）3枚。2剂而疟止，体气不日即恢复。此后每遇疟疾之偏虚者，必加何首乌数克，多获良效。

恶性疟疾验案

刘某，农民。平时体力很壮，秋日病疟日久，屡治无效，面黄肌瘦。

为检《良朋汇集》，见有疟灵丹，治疟疾发过 5 次者有效。“拣雄黑豆（即颗粒尖形者）49 粒，用水泡一昼夜，捏去皮，净石臼内捣烂，入红砒石末 3 克，雄黄末 3 克，和匀，做 30 丸，晒干。每服一丸。临发之日，空心日未出时，用无根水吞下一粒。此一日不许吃一点茶饭酒食，如渴，只饮凉水，晚间方许吃些冷饭。忌热物一日，犯则呕吐。”次日不发则停服。砒石虽是剧毒药，但少服无妨。按方配制与服，服后吐黄水若干，疟于此即未发而愈。

五味消毒饮治疗败血症

忆及20世纪60年代曾经治疗过1例败血症。患者王某，男性，年20岁，农民。因发高热不退而入某医院，检查体温，高达40℃。血细菌培养，金黄色葡萄球菌、绿脓杆菌生长，诊断为败血症。用各种抗生素未效，数日间高热持续在40℃不降。因约我会诊。

抚按患者皮肤烙手，形削骨立，脉数疾，舌干口红，是毒热炽盛之候。为疏五味消毒饮。金银花15克，蒲公英9克，紫花地丁9克，野小菊9克，紫背天葵根9克。酒引，水煎热服，取微汗。

二诊：服药5剂后，体温减至39℃以下，细菌培养未见控制，脉仍数，舌红略减。考虑前方虽对症，而病重药轻，为加入金线重楼9克，半枝莲9克，以增益解毒清热之力。再进5剂。

三诊：体温下降到39℃以下，细菌培养（一）。

四诊：高热基本消失，脉微数，舌质接近正常，为疏清养之剂，以善其后。

本方取金银花寒能解毒，甘不伤胃，为主药，以宣通气血，疏散毒热；蒲公英、地丁消痈毒，散结热，为佐；野小菊、天葵根凉血散瘀，为使。金线重楼，即草河车（又名蚤休）之外皮紫、内里白色者，同地丁、半枝莲配合，治疗毒甚捷；半枝莲，即鼠牙半支莲，治一切大毒疔毒，大有功效。据现代药理研究，金银花、蒲公英、地丁、野菊花分别对葡萄球菌有抑菌作用，为治疗疮毒之要药。

过去我在唐山时，为友人张某的岳父治疗疔毒走黄，曾用五味消毒饮，取得捷效。当时，患者左上臂近腕处生一紫色疔毒，麻痒特甚。经割治后，漫肿无度，并有一红线上延至肩，神识昏迷，势甚危急。邀余于百里外赴滦县城里诊治，见患者昏睡，臂肿甚，高热，脉数疾，亟投五味消毒饮，于上午11时服下，至下午4时，神智即见清醒，能识人，继续服药而愈。

复元活血汤治疗跌扑瘀血证

患者刘某，男性，1969 年 7 月 29 日来诊。六脉弦硬，左关尤甚。自诉：头痛已年久不愈，并时发身痛，有脑动脉硬化症，尝服中西药，迄无显效。自述“头痛身痛如针刺”。这种疼痛，多属瘀血，追询病史，而知其因跌倒后而患此症，因断定是瘀血性头痛兼身痛。先投复元活血汤以化瘀：柴胡 9 克，天花粉 9 克，当归尾 9 克，穿山甲（炮）9 克，桃仁 6 克，红花 6 克，川军 6 克。清水、黄酒各半煎，温服。连服 7 剂。8 月 20 日复诊，头痛已愈，再按原方服数剂，身疼亦愈。

郑某，女性，年 60 岁。于 1970 年 4 月 17 日就诊。自诉：因从高处坠下，脑震荡，头昏失眠，不能走路，已 3 个多月。诊其脉沉涩，视其舌紫黯，瘀血证俱在。投以复元活血汤，服 7 剂。29 日复诊，能安睡，但舌下静脉仍呈现紫色，喉中有痰，前方加竹茹、半夏，服数剂后，头已不昏，走路如常人。

从案一的年深日久头痛证看，因已有脑动脉硬化症，往往会认为是寻常肝阳僭越、肝风上扰的头痛证，多意识不到是瘀血性的头痛。在问诊中，因有刺痛而领会到是瘀血，由瘀血而问出曾受过外伤，肯定了外伤性瘀血是本病的实质，从而取到了满意的疗效。头痛是现象，外伤性瘀血是本质，它的如针刺的特殊点与长期的顽固性，都表明了和其他性质的头痛不一样。瘀血性疼痛的表现，不仅刺痛和长期顽固，如部位固定，或因阴雨刮风和劳累而增重，或昼轻夜重，与望诊上唇舌紫黯，切诊上脉沉弦或细涩，这些都应考虑是瘀血性的，不是一般行气息风定痛的疗法所能奏效。其起因不论是跌打坠落的暂与久的重伤，即皮肤微伤，血流于内部而作痛的，均应作瘀血治。还曾治过一例腰疼患者，中西止痛药纷投都无效。询其得病原因，云 30 年前，曾因坠马后而患此症。即投以七厘散活血化瘀，不日痊愈。

复元活血汤治跌扑损伤，坠车落马，瘀血留于胁下，痛不可忍者。汪昂谓：“不问伤在何经，恶血必留于胁下，以肝主血故也。”肝胆的经络行于胁肋，故方中用柴胡疏肝胆之气。柴胡多用，有活血化瘀之作用。山甲走窜，破诸经络之结滞。更用桃仁之润以行之，红花之温以导之，归尾之辛以通之。天花粉甘凉散血，甘草缓急止痛，大黄能荡涤凝瘀败血，酒能通经活血。本方不仅能去瘀，而且能生新，使气血通畅，疼痛自平。

本方不独治胁下瘀血作痛，凡系跌打损伤，无论周身上下，也无论新久之瘀血作痛者，均有效验。山东省中医学院骨科教研组曾用本方加减，治疗因外伤引起的腕、踝关节软组织血肿，效果良好。一般服药2～3剂后，疼痛减轻，肿胀渐消。轻者5剂，重者8剂，则告痊愈。其加减法：①局部皮色、温度正常，按之肿如绵者，加青皮、陈皮、木香、香附；②局部肿硬，表面有青紫血晕，温度正常者，加赤芍、苏木、血竭、三七；③如肿硬如石，皮色红紫，温度增高者，加赤芍、丹皮、乳香、没药、紫草、地龙；④伤在上肢，加桂枝、桑枝；在下肢，加牛膝、木瓜等。

生水蛭生山药末治瘀血成积证

1935年我在故乡执行医业时，曾为井儿里徐姓女，年25岁，治少腹瘀血已成癥块证。该女结婚5年，从未受孕，小腹左侧有一癥块，如鸭卵大，经常作痛，行经时尤甚，推之不移动，大便畅通，不似有燥屎。断为瘀血日久成积，非桃仁承气汤所能荡下，亦非少腹逐瘀汤轻剂所能温化。因先用针刺，再投以有力之祛瘀化积剂，常服之。

处方：生水蛭60克，生山药240克。共为细末，每服9克，开水冲，早晚各1次。

患者在服药期间，行经有黑血块，服完一料后，癥块消失，次年即生一女。

山药能养正补气，用以成水蛭啮血逐瘀之功，是补而不滞，攻而无伤，攻补兼施法。张锡纯《医学衷中参西录》倡用生水蛭攻瘀，于人无损，破除前人“水蛭见水复能化生，啮人脏腑”之谬说。我在初学医时，对峻烈药尝作口服试验，虽曾遇毒而无悔。拿干水蛭为，末置水中七日，见无化生复活之事，乃根据张氏之说放胆用之。张氏述说治瘀血的经验云：“凡破血之药，多伤气分，唯水蛭味咸，专入血分，于气分丝毫无损。且服后腹不觉疼，并不觉开破，而瘀血默消于无形，真良药也。遇治妇女月闭癥瘕之证，其脉不虚弱者，恒但用水蛭轧细，开水送服一钱，日两次。虽数年瘀血坚结，一月可以尽消。”

通阳和营法治肢端动脉痉挛病

朱某，女性，已婚，病历号：27144，吉林省人，于1959年3月11日来我院诊治。自诉于1958年12月发现两手发紧，麻木，厥冷，抽搐，紫绀。3个月前两手指尖发白，继而青紫，麻木，放入热水中则痛，诊断为雷诺氏症，经中西医药及针刺疗法，均未效。至12月份，右手食指末梢指肚发现瘀血青紫小点，逐渐扩大如豆粒，日久不消，最后破溃。溃后日久，稍见分泌物，创面青紫，现已两月，经外敷药物治疗不效。

诊其两脉细弱，舌尖红，两侧有白腻苔。双手置于冷水中，5分钟后指肚变暗，10分钟后指肚即现紫绀，15分钟后紫绀更加明显，尤以中指为甚。余无其他阳性体征，投以仲景当归四逆汤以通阳和营：当归9克，细辛3克，木通1.5克（《伤寒论》原方系通草，考古之通草，即今之木通），白芍6克，炙甘草4.5克，桂枝6克，大枣5枚。服药3剂，至1月28日，手指遇冷则青紫如前。唯左脉现紧象，前方加吴萸4.5克，生姜6克，同时针刺足趾相应部位出血。至2月9日，前方共服16剂，指肚发紫大为减退，右手食指创口愈合，舌两侧之苔渐退，脉稍见有力。至3月6日，前方又服17剂，手指创口愈合未发，指肚入冷水试验，疼痛减轻，脉已渐大，舌两侧白腻，苔已不甚明显。唯于晨起口干，右侧腰痛。原方当归、芍药各加3克，又服6剂，停药观察。于1962年12月13日追访，云入冬后又犯，手指坏疽未复发。

本例病状在进行中，并已引起坏疽及继发感染，局部病灶经多方治疗无效。自服当归四逆汤之后，逐渐愈合。此例经年随访，虽未根除，然当时疗效尚好。此证特点为两手发紧、麻、凉、紫绀，甚至形成坏疽、脉细弱等症，当属厥阴病。厥阴经最里，外邪侵入则阴血阻滞，不能荣于四末，故现脉细肢厥之症。当归四逆汤方中以当归为主，以和其周身之血脉；以桂、芍和荣卫之气；佐以细辛，通表里上下之经络；使以木通，开内外之孔窍；又以大枣补中宫而增血液；甘草和诸药而益中气。综合观之，可谓通阳和营之方。2月28日诊得脉紧，则加吴萸、生姜，取其温肝暖下，泻其寒实之邪。如此周身经络皆可通和，无需参苓之补，姜附之峻，而脉微、肢厥、紫绀、坏疽等症均可得以消失。

当归四逆汤治冻伤

赵某，男性，30余岁，滦县人。1946年严冬之季，天降大雪，当时国民党反动派军队以“清乡”为名，大肆骚扰，当地居民被迫逃亡，流离失所，栖身无处，死亡甚多。赵南奔至渤海滨芦丛中，风雪交加，冻仆于地，爬行数里，偃卧于地而待毙。邻近人发现后，抬回村中，其状亟危。结合病情，以其手足厥逆，卧难转侧，遂急投与仲景当归四逆汤：当归9克，桂枝9克，芍药9克，细辛3克，木通3克，炙草6克，大枣4枚。嘱连服数剂，以厥回体温为度。4剂药后，遍身起大紫泡如核桃，数日后即能转动，月余而大愈。

当归四逆汤系仲景为厥阴病“手足厥寒，脉细欲绝”而设。冻僵与厥阴似无关系，但手足厥寒，脉细或无，究其机理，则同为寒邪所干，机能减退或消失，故可异病同治。本方以当归、细辛、木通入桂枝汤中，内能温通血脉，外可解肌散寒，投之于冻伤而寒邪尚未化热之前，既可促进机体自我恢复，又可直驱寒邪从表而出。药证相合，故而获效。如因迁延时日或治不如法，转为冻疮，仍可用本方调治。

从"痰核"论治多发性脂肪瘤及慢性淋巴结炎

患者林某，男性，34岁，军人，1975年1月25日初诊。

主诉：皮下发现多数结节半年余。

病史及治疗经过：缘于半年前发现皮下有针刺样疼痛，自己可以触及许多小疙瘩，按、摸均疼痛，初发自胸开始，逐渐向上肢尺侧发展。四肢疼痛，每于午后2～10时尤甚，有时在睡中痛醒，易出汗，不时心慌气短，善太息，手足热而乏力。大便先干后溏，每2～3天一次。检查其大腿内侧及上肢内侧，有米粒至小豆大之多数结节及索条状物。病理检查：大腿内侧切除物为"多发性脂肪瘤"，上肢切除之结节为"淋巴结慢性炎症"。经中西医药治疗不效。

舌苔白腻，脉短。其脉证属阴有余而阳不足，肠胃功能不佳，影响于外。以其睡眠时发生疼痛多，先用《医宗金鉴》当归饮加减，从阴入手，以滋阴润便法调理大便。多用黄芪，有助于皮下结节之消散，再加麻仁、苁蓉润肠胃。处方：当归15克，白芍6克，赤芍6克，川芎4.5克，生地12克，白蒺藜12克，何首乌15克，黄芪24克，炙甘草6克，胡麻仁9克，肉苁蓉9克。7剂。

1975年2月1日二诊：大便已不干，四肢及胸痛减轻，舌苔薄白稍黄，脉象仍短，改投王肯堂的荣卫返魂汤加味：何首乌15克，白芷9克，乌药（炒）6克，小茴香（炒）6克，当归12克，木通6克，炒赤芍9克，枳壳6克，生草6克，独活6克，天南星9克。水酒各半煎服。

2月19日三诊：上方服14剂后，皮下结节变小，痛减轻，且较前易于活动，左背、胁部时痛，二便饮食正常，体力增加，精神好转。舌苔腻减，脉象转滑，前方加半夏12克，再服14剂。

3月1日四诊：舌脉同前，自觉全身发凉。前方去木通，再服14剂。

3月19日五诊：背胁及身痛减轻，自觉皮下结节减少。舌苔减少，脉象柔和，此方加减服至1975年4月22日。

六诊：又服22剂，身痛基本消失未发，皮下结节已基本消失，只偶触及一两个。体力增加，且已能参加半日劳动。只于第2方药后腹稍痛，大便稍稀，且有少量黏液，脉之滑象亦减。前方何首乌改为9克，再服7剂。

1975年5月7日七诊：身痛已消失，皮下结节消失后未发，别无其他症状，舌苔薄腻，改用《证治准绳》十宣散为之善后。处方：黄芪60克，党参60克，当归60克，姜朴30克，桔梗30克，川芎30克，防风30克，白芷30克，甘草30克，桂心9克。共为细末，早晚各服6克。

【按】痰之为病，既顽且幻，痰核乃其一例。《丹溪心法附余》指出："凡人头面颈颊身中有结核，不痛不红不作脓者，皆痰注也。宜随处用药消之。"总因素体阴虚，邪热内生，津血被烁，不得泄泽，凝聚于皮肉关节间，而成有形之物。肾主津液，津液凝聚，肾不为无责。而本例患者已现心慌、气短、善太息，大便先干后溏，手足热而无力，显系肾与心、肺、肝、脾五脏俱病。由于痰核起病急，发展迅速，为数众多，严重阻碍气血周流，遂致疼痛剧烈，诸症蜂起。初诊时脉短，苔白腻，中气已是大虚。此时之治，虽有《内经》"结者散之"、"损者益之"可遵，而攻邪则恐伤正，扶正又畏助邪。选方用药，稍有不当，即成抱薪救火，故开始以当归饮加减调和营卫，然后以营卫返魂汤加减，消除失道宿痰。最后以十宣散温养气血。

《医宗金鉴》当归饮系治小儿初生无皮之方，即圣愈汤加白鲜皮、白蒺藜、何首乌、甘草。以四物合何首乌养血，人参、黄芪、甘草补气，白蒺藜去风散结，白鲜皮去风通血脉。取其具营卫兼补、补中有行之妙，去人参、白鲜皮，加赤芍、胡麻仁、苁蓉，意在速补营阴。因营分为贼所在，实之则邪不能踞。

营卫返魂汤又名通顺散、何首乌散，首见于明·杨清叟著《仙授外科集验方》，后收入王肯堂《外科准绳》中，遂得广为流传。作者自论原方方义曰："此药大能顺气匀血。""此药扶植胃本，不伤元气，荡涤邪秽，自然通顺，不生变证。"书中列举本方主治之十五证，失道宿痰即其所擅。我认为，本方对痰核、流注疗效可靠，故参原书所载加减之法，令患者守服56剂，终收身不痛、核全消、体力渐增之效。

十宣散又名托里十补散，原载《太平惠民和剂局方》，亦为《外科准绳》所收。汪昂《医方集解》谓本方为"手足太阴、足厥阴、阳明药也。参芪补气，芎归活血，甘草解毒，桂心、白芷、桔梗排脓，厚朴泻实满，防风散风邪，为表里气血之药，共成助阳内托之功也。"投以本方，即取其有助阳内托之功，温养气血，以防旧薮复陷。

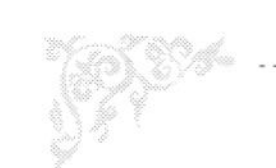

人参败毒散治惯生疮疖

李某，年39岁，男性，干部。

患皮肤病，遍体生疮疖，终年此愈彼起，并患顽癣。于1970年春季就诊。视其疮疖，项部为多，顽癣则腰、腹部及大腿部丛生，粘连成片，如掌大，时出黄水，奇痒难熬，久治不愈。已用过内服、外擦的多种方药，迄无效果。诊其脉虽稍数，而中露虚象，舌边有齿痕，因予人参败毒散作汤用。党参9克，茯苓9克，甘草6克，枳壳6克，桔梗4.5克，柴胡6克，前胡6克，羌活9克，独活6克，川芎6克，薄荷1.5克，生姜6克。嘱服数剂。

半月后复诊，察顽癣有收敛现象，嘱再服半月。后察大腿部顽癣皮脱落，露出鲜红嫩肉，腰腹部者脓汁亦减少。因令他长期服用。3个月后，只腰部之癣疾未愈，而频年惯发之疮疖从未发生。1972年冬季追询，腰部顽癣仍存在，而疮疖则终未再发。

《太平惠民和剂局方》之人参败毒散，是主治风寒湿热不正之气发为时疫之剂，并治发于皮肤致生瘾疹疮疖者。方中羌活入太阳而散游风；独活入少阴而理伏风，兼能除痛；柴胡解热升清，协川芎以和血祛湿；前胡、枳壳降气，协桔梗、茯苓以除湿消肿；甘草和里安中；人参辅正攘邪；引用薄荷、生姜，达表透邪。方意是疏导经络，表散邪滞，故名之曰“败毒”。治瘾疹，加入蝉蜕更妙。

前人谓此方之妙，全在人参一味，其力能致开阖，始则鼓舞羌活、独活、柴胡、前胡各走其经，而与热毒以分解之门；继而调协精津血气，使各守其乡，以断邪气复入之路；与桂枝汤中芍药护营之意相同，能起协济表药之作用。喻昌说：“虚弱之体，必用人参三、五、七分入表药中，少助元气，以为驱邪之主，使邪气得药一涌而出，全非补养衰弱之意也。即和解药中，有人参之大力者居间，外邪遇正，自不争而退舍，否则邪气之纵悍，安肯听命和解耶？……古方表汗用五积散、参苏饮、败毒散，和解用小柴胡、白虎汤、竹叶石膏等方，皆用人参，领内邪外出，乃得速愈。”有人批判喻昌的论点说：“但谓表药中有用人参之法则可，若谓表药中用人参更为得力则不可。”话虽笼统，颇有深意，入人参于外感药中偶一不慎，确有恋邪之弊。且在后汉仲景方内，人参系党参，视唐时发现之辽东人参，非同科植物，力量较薄。日人吉益东洞在《药征》中归纳仲景人参之作用说：“主治心下痞坚、痞硬、支结也。”人参确能振起胃机能衰减，东洞深得南阳用参之奥蕴。但有应注意的一点，即小柴胡汤证虽有心下痞硬，而加减法中“若不渴，外有微热者，去人参……若咳者，去人参”，均恐其恋邪。我的临床经验，若外感方中需人参时，用太子参比较好。

对于惯生疮疖的轻症，及湿疹疮疖体质者，日本大冢敬节等所著《中医诊疗要览》中之十味败毒汤〔荆芥、防风、桔梗、柴胡、川芎、樱皮（若无，以白鲜皮代之）、甘草、茯苓、生姜〕加连翘，有祛毒功效。故疮疖初期可以内消，即不内消，亦可大减其毒。对于疮疖体质，则以改善体质为目的。对于湿疹，亦常有卓效。由于疮疖毒气内攻所致之肾炎，亦可服用。

惯生疮疖之重者，尤其老人因血燥而皮肤枯干，兼有风热而发生痒疹者，用《证治准绳》当归饮能奏效验。方中当归、芍药、川芎、地黄是四物汤，能润血，使血行良好；防风、荆芥能驱风解毒，散瘀热；蒺藜能治皮肤瘙痒；黄芪、何首乌为皮肤营养强壮药。本方也适应于皮肤枯燥瘙痒及日轻夜重的荨麻疹。

清热祛湿法治疗慢性湿疹

慢性湿疹是皮肤科中常见的一种疾病，常反复发作，病程迁延，经久不愈。目前临床治疗多偏重于外治法，有一定效果。至于单纯用内服中药治疗慢性湿疹的病例报道，还很少见。今将在印度尼西亚临床中用内服中药治疗的5例，列之于次。

案1 男，53岁，后颈部皮肤起小丘疹，局部奇痒，并有灼热感，每因食羊肉、饮酒或情绪变化而反复发作，经久不愈。有高血压史。脉濡，舌净。治法：清热祛湿。药用厚朴、陈皮、黄连、黄芩、茯苓、防风、黄柏、苍术等。治疗32天而愈。

案2 女，51岁。右下眼睑起红色小丘疹及水泡，渗液且奇痒，迄今2年多。治法：清热祛湿化痰。药用法半夏、橘红、茯苓、炙甘草、黄柏、黄芩、苍术等。治疗21天而痊愈。

案3 男，50岁。两下肢伸屈面均有散发性水泡，并有脱屑，色素沉着，皮肤发痒，每因情绪不佳、多食辛辣而诱发或加重，至今已1年多。舌净。治法：养血疏风，清热祛湿。药用当归、地黄、荆芥、防风、生石膏、知母、木通、苍术、胡麻、蝉衣、黄柏、槟榔等。治疗19天而好转。

案4 男，70岁。右手拇、中指掌面指端皮肤有水泡，脱屑，发痒，每年二三月间发作加重，至今已多年。脉濡，舌尖略红。治法：清热祛湿。药用黄连、黄芩、滑石、陈皮、茯苓、牛黄清心丸等。医疗45天而基本治愈。

案5 男，50岁。右手食、中指因受伤脱去，该处皮肤及背、颈部刺痒，至今已12年。脉稍浮。治法：祛风燥湿。药用人参、茯苓、炙甘草、枳实、桔梗、前胡、柴胡、黄芩、防风、生姜、川芎等。治疗58天而痊愈。

从慢性湿疹的病因、皮肤部位以及不同的症状来看，类似中医学的血风疮、浸淫疮、湿癣、乳癣、四弯风、痤疮、黄水疮、茱萸疮、旋耳疮及风湿疡等病症。中医对本病有着丰富的文献记载和治疗经验，大都认为是湿热为患，因而治疗上多主清热祛湿。兼风者佐以疏风，兼血虚者佐以养血，兼血热者尚须凉血等。我的体会也是如此。如案 1 至案 3，患者或体肥多痰，或发病与过食辛辣厚味、情志怫郁有关，以致湿热内蕴而发皮肤湿疹；案 4 患者发病则与春令阳气上升有关；例 5 体质较弱，乃风湿留滞皮肤不去。所以这些患者多适用清热祛湿剂。本病二妙散、二陈汤的加减应用，有一定疗效。心热者加黄芩、黄连；肺胃热者加石膏、知母；中焦不和者加厚朴等；而体虚抗病力不足者，人参败毒散尤为有效之方。从本文 5 例的治疗效果看来，单纯内服中药，同样也可奏效，说明中医学“外病内治”理论的实践价值。

至于内治法治疗慢性湿疹获得疗效的机转方面，初步推想可能是这些方药在一定程度上调整神经系统的机能，改善了机体（包括皮肤）的反应性，使局部病损趋向于好转，而至治愈。

玉屏风散治疗表虚自汗证

案 1 张某，女性，44 岁。患头晕症，于 1972 年 10 月 14 日自山西来求诊。诊其脉虚弦，症状：头晕，耳鸣，时时呕吐，常发作，诊断为内耳眩晕症。认为是肝虚湿郁，投以加味抑肝散，先服 7 剂。复诊：郁湿见去。继投养肝之剂，用治头晕。处方：炒枣仁 9 克，山药 9 克，五味子 9 克，当归 9 克，桂圆肉 9 克。嘱服多剂，持方而去。

1973 年春季，患者由上海来函述说服药经过，前方共煎服 20 剂，内耳眩晕症基本痊愈，唯现有自汗不止，恶风，经常感冒、咳嗽。认为是久病体弱，表虚自汗，寄以玉屏风散方：生黄芪 120 克，白术 180 克，北防风 60 克。共为粗末（注意不要碾细，细则不宜煎服），每服 9 克，煎两次，早晚服。嘱服完一料，以观后效。

1973 年 7 月 18 日，患者又从上海来北京复诊。云内耳眩晕症已半年多未犯。在服玉屏风散后，自汗痊愈，今隔两月，又复劳累自汗，但较前轻，现在感冒咳嗽，因予桑菊饮。嘱其咳愈后，仍服玉屏风散一料，以固表止汗。

案 2 何某，男性，39 岁。于 1973 年 4 月 9 日来诊。其证系甲状腺瘤摘除后，身体较弱，为疏活血消瘿之剂。

4 月 19 日复诊，自诉服前药几剂后，又服抗甲状腺肿西药，服后汗出不止，且恶风，每月感冒二三次，虽处密室也不免，颇苦恼。诊其脉弦大，舌有齿痕而胖，断为疏解肌表有过，而伤表阳，致使不能卫外，津液因之不固而外泄，且畏风感冒。这与伤风的自汗不同，彼责之邪实，此责之表虚，彼宜散，此宜补，因投以玉屏风散。为粗末，每用 9 克，日煎服 2 次，服一月为限，观后果如何。

服前散剂 20 日后，又来复诊，云汗已基本不出，感冒亦无。诊其脉，弦大象亦减，唯舌仍胖大。嘱再续服 10 天，以竟全功。

此方剂出自危亦林《世医得效方》，治风邪久留不散，及卫虚自汗不止。王肯堂《证治准绳》名白术黄芪汤，治风虚汗多。我往年尝以玉屏风散作汤用，大其量，治表虚自汗，3～5 剂后，即取得汗收的效验。但不日又复发，再服再效，再复发，似乎此方只有短效，而无巩固的长效作用。

后见我院蒲辅周老医师治疗这种病症，用散剂，每日服 9 克，坚持服到 1 月，不独汗止，且疗效巩固，不再复发。我才恍然悟到，表虚自汗是较慢性的肌表生理衰弱证。想以药力改变和恢复生理，必须容许它由量变达到质变，3～5 帖汤剂，岂能使生理骤复？即复，也是药力的表现，而不是生理的康复。因之现在每遇表虚自汗证，唯取散剂持续治之，比较长期的服用，结果疗效满意。

又蒲老用玉屏风散，白术量每超过黄芪量。考白术是脾胃药，而资其健运之品，脾健则运化有权。慢性病注重培本，是关键问题。此方加重白术用量，是有其意义的。

回忆初学医时，读李东垣《脾胃论》，见好多方剂下都标明“为粗末，每服三四钱”，心窃非之，认为这样小量，能起到治疗作用吗？所以每在临床之际，使用东垣方剂时，却自以为是地把散剂擅改作汤剂用，药量之大，超出原方数倍。这样用在疗效上固无多大体会。直到近年使用玉屏风散原方后，才知道以前对东垣制方用量的认识不仅不够，而且是错误的。脾胃慢性病，是由逐渐积累而形成的，是损及了脾胃生理功能的。病程既久，不是一朝一夕服几剂大量汤药所能医治过来的。由此可知，东垣所制方剂是有其实践基础的。

桂枝龙骨牡蛎汤治项部汗自出症

李某，年46岁，男性，于1972年6月11日就诊。

患项部自汗，竟日淋漓不止，频频作拭，颇感苦恼，要求治疗。

诊其脉浮缓无力，汗自出。分析病情，项部是太阳经所过，长期汗出，系经气向上冲逆，持久不愈，必致虚弱。因投以张仲景之桂枝龙骨牡蛎汤，和阳降逆，协调营卫，收敛浮越之气。先服4剂，自汗止。再服4剂，以巩固疗效。

又杜某，亦患此症，于1972年6月28日来诊，用此汤治之，不数剂而愈。

桂枝龙骨牡蛎汤，仲景原用治失精之方，今移用治项部自汗不止，应手奏效。方中桂枝治正气虚而表邪微者；白芍药收摄津液；生姜、大枣为胃行津液，调和营卫；炙甘草合桂枝之辛，足以攘外，合芍药之酸，足以安内；龙、牡主精神不宁，正气浮越。合之以治表气虚而自汗出，故收效。

一味茯苓饮治发秃

徐某，男性，21 岁，于 1974 年 7 月 6 日来诊。

患者系发秃症，头顶上如胡桃大圆圈，连结成片，渐成光秃。心情懊侬，忧郁得很。见者多说此症难愈。

切其脉濡，舌稍白，无其他痛苦。为处一味茯苓饮：茯苓 500～1000 克，为细末，每服 6 克，白开水冲服，一日两次。嘱坚持服一个比较长的时期，以发根生出为度。

约服两月余，来复诊，发已丛生，基本痊愈。

忆及其父 10 余岁时，亦患发秃，脱去三五片，当时即曾投以一味茯苓饮，3 月后生发。

张石顽说："茯苓得松之余气而成，甘淡而平，能审五脏真气。其性先升后降。"《内经》言："饮入于胃，游溢精气，上输于脾，脾气散精，上归于肺，通调水道，下输膀胱。"则知淡渗之味性，必先上升而后下降，膀胱气化，则小便利。

发秃的形成，多因水气上泛巅顶，侵蚀发根，使发根腐而枯落。茯苓能上行渗水湿，而导饮下降，湿去则发生，虽不是直接生发，但亦合乎"伏其所主，先其所因"的治疗法则。

温热药治愈鼻衄两例

阎某，男性，21岁，河北省唐山市人。职业为汽车司机。

素患鼻衄，初未介意。某日因长途出车，车生故障，修理三日始归家。当晚6时许开始衄血，势如泉涌，历5个多小时不止，家属惶急无策，深夜叩门求诊。余视之，见患者头倾枕侧，鼻血仍滴沥不止，炕下承以铜盆，血盈其半。患者面如白纸，近之则冷气袭人，扪之不温，问之不语，脉若有若无，神智已失。急投予张仲景甘草干姜汤。炙甘草9克，炮干姜9克。即煎令灌服，两小时后手足渐温，神志渐清，脉见起，能出语，衄亦遂止。翌晨更予阿胶12克，水炖，日服两次。后追访，未复发。

患者素有鼻衄，阳络已伤，今因事不如意，遂至血出如涌。《灵枢·寒热篇》所谓"暴瘅内逆，肝肺相搏，血溢鼻口"，即其病因病机。然此例出血过多，阴液骤失，阳无所附，又值夜半，阴自旺于亥时，阳气暴亡之象毕现。若执补血、止血之法，阴或可挽，而阳终难复，变生顷刻。此际唯宜速回其阳，待厥愈足温，脉续出，神智清醒之后，方可缓图徐治。甘草干姜汤之施，意即在此。然甘草干姜汤非止血之剂，而血竟得止，固阳则阴自安于内守，即堤防既固，水流自无泛滥之虞。

于某，男孩，三岁半，于1976年8月28日来诊。

自一岁多即鼻衄，每当清晨必流血一次，经西医止血法和中医凉血法施治，均未效。其伯母因久患过敏性结肠炎泄泻，经我治愈，而携其来求予诊治。切其脉虚大，上溢出鱼际，望其面较白，视其舌质淡、苔白、舌尖有红点，呈贫血象。问其饮食，口不渴，纳食正平常，口角糜烂。前几天曾感冒发热。

小儿鼻衄，多由五脏结热所致，盖热乘于血，血随气发，故溢出于鼻窍，很少由阳虚不能摄血而导致鼻衄者。唯此儿从一岁即衄血，经很多医生止血凉血而未愈，问其口不渴，流血在清晨阳气将复之时，是内无结热；脉虚大，且溢出鱼际，是虚阳上越之候。本着这样辨证，是抓住时间特性的，遂投予《金匮》柏叶汤。处方：炒侧柏叶6克，炮姜炭1.5克，艾叶炭 6 克。将三味药用水三盅，煎成半盅，兑入童便半盅，分温再服。连服三剂，衄血即止，随访到现在，已一年未复发。

【按】本方出《金匮要略·惊悸吐衄下血胸满瘀血病脉证治》篇。原文："吐血不止者，柏叶汤主之。"今移治小儿鼻衄不止。原方柏叶三两，干姜三两，艾一把，水五升，取马通汁一升，合煮取一升，分温再服。马通汁，即马粪，用水少许化开，绞取汁，澄清。

唐容川说："气寒血脱之吐血，当温其气。后人治血，习用寒凉，不敢用此方。"查《神农本草经》柏叶、干姜、艾、马通，皆言止吐血。今用侧柏叶炒黑，取其味苦涩、性微寒，凉血之中并有收敛止血作用；干姜炮黑，味苦涩、性温，用于虚寒性吐血、衄血等，兼见四肢不温，面色苍白，脉濡细者最宜，它的辛散之力既杀减，而温守之力反增强；艾叶炒黑，辛苦气温，止血之力很强；马通汁代以童便止血，兼有咸寒引虚热下行之效。合全方用黑炭止血之作用，以古方治今日小儿之衄血，恰合病机，所以取到很满意的疗效。

燥湿化痰法治疗咬牙症

咬牙一证，多见于小儿虫积，成年人则很少见。1974年2月22日，友人宋某携其子来访，谈及其子已25岁，每夜入睡后，即上下齿相切磋，震震有声，可闻于户外。同屋之人，往往惊醒，自己殊以为苦，问我能否以中药治愈？我云：旧医籍中还未见过，临床上亦没有经验，只可据四诊投药以试治之。因切其脉滑象显露，望其体肥壮，面色光亮，断为痰饮蓄于中焦。足阳明之脉入上齿，痰阻经络，滞碍气机，或导致咬牙？为拟二陈汤加焦荷叶以燥湿化痰。处方：法半夏9克，云茯苓9克，化橘红9克，炙甘草6克，焦荷叶9克。水煎服10剂，以观后效。

服5剂后，咬牙声即减少。10剂服完，同屋之人已不复闻其齿牙相击声了。嘱再服数剂，以巩固疗效。

中医学很强调痰之为病，故有“痰生百病”、“怪病生于一痰”之说。本例患者之痰系在中焦，向上影响到齿牙，据脉象及表征是有所体现的，故投二陈，效验颇迅捷。

《太平惠民和剂局方》二陈汤之半夏、陈皮，取其陈久则无过燥之弊，故名二陈。方中半夏功能燥湿化痰，和胃止呕，消痞散结。气机不畅则痰聚，痰聚则气机更为阻滞，故用橘红理气化痰，使气顺则痰降。痰由湿生，无湿则无痰，故以茯苓健脾利湿。益以甘草和脾补中，使中州健运则湿易化，痰自易消。更加用焦荷叶，取其有助脾去湿之功，能削减肥胖，是宗丹溪的药法。综合本方，具有燥湿化痰、理胃和中之效。

妇宝胜金丹治不育证

1940年曾治唐山李某，37岁，婚后生一女孩，后13年再未受孕。经期躐前，量多而有白带，脉有濡象，投妇宝胜金丹，嘱早晚各服9克。两月后经事如期，白带减少，未及一年，即生1子。

1943年治一徐某，成人，婚后10年未孕，体瘦，乳房发育如男性，经期躐前。先投四物汤加味数剂，后投妇宝胜金丹一料。服药3个月，乳房膨隆如常人。翌年9月生一女婴，后又更生数胎。

1941年治一阎某，年30余，婚后10年未孕。一年前因患子宫内膜炎，经北京某医院手术治疗，手术后经事不行，而每隔两个月左右即吐衄一次，同时遍身起血泡，溃烂流血水。近3个月来鼻衄更甚，并觉阴道内干涩，逐日加重，多医不效。经投当归芍药散合桂枝茯苓丸加大黄、红花，日服1帖，同时针三阴交、合谷、关元、子宫等穴。药尽五六剂，阴道即湿润，血泡未再发。原方断服20余剂，月事重潮，诸症消失。又服月余，经停有妊，足月生一男婴。

1936年于山东菏泽县医院治裴某，年20余，其妻不孕。检查男方精液，发现精子不活跃，诊得两尺脉俱弱，无其他病象。投金匮肾气丸，坚嘱久服，半年后其妻有妊，先后共生3胎。

附：妇宝胜金丹方

香附1000克，熟地270克，白薇240克，人参、当归、赤白芍、川芎、白芷、茯苓、桂心、牛膝、丹皮、藁本各90克，赤白石脂、乳香、没药各60克，粉草45克，血珀、朱砂（飞）各30克。

先将赤白石脂醋浸3日，炭火上煅7次，再淬，醋干为度，研细末。统将各药用黄酒浸，春五、夏三、秋七、冬十二日，晒干，共为细末，炼蜜为丸，存备用。

前人论求子之法，女莫重于调经，男莫重于养精。以此数例证之，其论可信。然而调经、养精，关键不在于药物，如能有革命乐观主义精神，不因私利而患得患失，饮食起居有规律和性生活有节制，即可经自调，精自充。

大灸疗法治疗虚弱证

“大灸疗法”于一般针灸书中未见述及，是高怀医师的家传秘法。高医师为河北省丰润县人，精针灸术，能起大症。1950年余在唐山时向其学习，其时年已83岁。现将其疗法介绍如下。

1. 操作人员

医师1人，助手1～2人。

2. 操作用具

床1张，三棱针1支，毫针2支（2寸），大方盘2～3个，大镊子2～3个，小刀1～2把，捣药缸1个，草版纸1条（长20.5寸，宽1寸），蜡签子2～3个（插蜡用）。

3. 操作用品

艾绒250克，咸萝卜（即腌好的大红萝卜，如无，绿萝卜亦可）2000～2500克，紫皮大蒜500～750克，蜡烛1支，酒精少许，脱脂棉少许，火柴1盒。

4. 操作前准备

将咸萝卜切成2分厚1寸方块（病人中指同身寸），将紫皮大蒜捣烂如泥，平摊萝卜片上，中间用手指按一凹（深度使萝卜片呈露），蒜泥即形成一圆圈，中间放置艾绒。艾绒如食指。

5. 临床操作

先灸患者背部。

①让患者伏卧好，将草版纸长条由大椎穴起，至长强穴止，顺脊椎铺好。因脊柱骨这条线不灸。

②将做好之咸萝卜蒜片先放在两边大杼穴处各1个，以后则沿着草版纸条由大杼穴往下顺着排列到秩边穴。其间所排之片多少无定数，以排满为止。

③在第1排的外侧，沿着排第2行，起点在大杼、风门2穴之间（即在第1排第1、2块咸萝卜蒜片之间的外侧），往下排，排到秩边穴外上部（比第1排少1块）。

④将蜡烛用火柴点着，插在烛签上（粘在他处亦可），便可开始灸。

灸时要注意以下几点：

①用镊子夹住做好的艾球，在烛火上点着，放在咸萝卜片蒜凹中，逐个放好、放齐。

②注意不要使灸火熄灭，要随时接上艾球，防止火力中断。

③若患者感觉灼痛，可将萝卜片抬起一点，或将艾火减弱一些。注意防止烧伤及大灸疮的发生。

④灸部皮肤稍现深红色时即停止灸治，壮数多少要以患者的皮肤忍受性来决定。一般每个灸点灸3～5壮。

以上做完后，休息片刻，再灸腹部。

①先在膻中穴部位放一片咸萝卜蒜片，以此为中心点，在这点的上下左右周围放上8块，即形成一个9片的大方形。

②在鸠尾穴、神阙穴各放上一块不着蒜的咸萝卜片，该片的大小宽度仍如前，上下长度则要短3分（即宽3.3厘米，长2.1厘米），此点不灸，两穴之间放咸萝卜蒜片6片。

③在神阙穴以下至曲骨穴这一段放5片。若是妇女则石门穴不灸，放一块不着蒜的咸萝卜片（宽3.3厘米，长3.3厘米）。

④腹部沿正中（即正中巨阙穴与下脘穴之间为起点）的两侧，向下1行，每行放7片。

⑤沿第2行两侧（低半片，与下脘穴平），各再排1行，放6片。

以上步骤做好后，便可开始灸治。操作注意同上。灸完后，必须用三棱针于十宣放血，并针三阴交（双），深3.3厘米，泻法，不留针，借以泻大热之气（按：此灸法，只要手续完备，并无副作用）。

6. 适应证

久病体弱，虚寒痼疾，慢性肠胃衰弱，中阳不振，肾元不充及一切虚寒衰弱久病不能起床者。

7. 禁忌证

急证、新证、热证、实证及神经过度敏感者。

8. 治验举例

案1 孙某，女性，46岁，素患肺结核与神经衰弱，已有十余年，身体极衰弱，近在唐山市人民医院诊断为胃下垂。外观肢体削瘦，面色苍白，微无力，不能操持家务，终日卧床。每日只吃半磅牛乳，大便无力排出，每10日左右必须服泻药一次，心悸，眠少，易出汗，脉极沉弱。共做

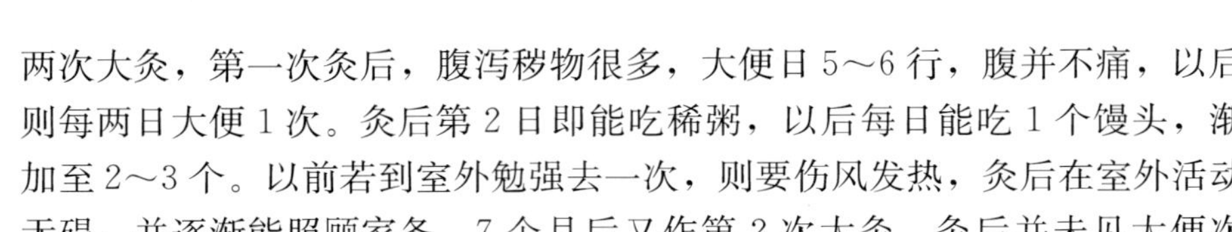

两次大灸，第一次灸后，腹泻秽物很多，大便日5～6行，腹并不痛，以后则每两日大便1次。灸后第2日即能吃稀粥，以后每日能吃1个馒头，渐加至2～3个。以前若到室外勉强去一次，则要伤风发热，灸后在室外活动无碍，并逐渐能照顾家务。7个月后又作第2次大灸。灸后并未见大便次数增多的现象，亦未产生其他副作用，身体逐渐趋于健康。

案2 王某，男性，38岁，农民。发病数载，身体瘦弱，面色苍白，精神衰颓，食欲不振，腹胀肠鸣，日下白色溏便5～6次，畏冷，脉细弱无力。于1955年秋施以大灸两次。第1次灸后自觉胸腹腰背部温暖，全身颇感舒适，精神亦觉畅快，大便次数略减，食欲渐旺。因病情大有改善，两星期后，患者又要求灸第2次。灸后腹胀肠鸣全部消失，频频思食，大便渐稠，日2～3次，有时一次。病已去大半，即参加劳动。据说回家后不久即完全痊愈。

结　语

1. 灸法能起虚弱久病，沉寒痼疾。寻常灸法力不能举的疾病，有待于此种火壮力宏的大灸法来解决，但其适应证尚有待进一步研究证实。

2. 大灸疗法在临床观察中，还未发现任何副作用，但病例较少，仍需进一步观察，始可得出结论。

3. 本文所述操作程序系师传，为了观察古法的疗效，在用品方面亦未敢擅加更改。

4. 此种大灸方法，灸点较多，倘照顾不利，容易造成烧伤，增加患者痛苦，应特别加以注意。

5. 在灸的程度上，要求接近一致，应注意防止有的部位灸出灸疮，有的部位皮肤还未见红色，以免影响疗效。

6. 灸后必须于十宣刺血，针泻三阴交，不然会影响疗效，产生副作用。

7. 我们曾经治一例神经过度敏感的患者，未效，虽未发生任何不良反应，但应研究进一步提高疗效。

8. 大灸疗法有加以系统研究，扩大临床适应证的实际意义。

大黄䗪虫丸治疗早期肝硬化

张某，男性，49 岁，机关干部。1968 年秋出现肝区疼痛不适，食欲减退，疲乏消瘦。1970 年 1 月突发高烧，体温达 40℃，昏迷 24 小时，伴有呕吐、抽搐等症状，经驻京某医院诊断为肝昏迷，抢救后转入他院住院治疗。入院检查：肝肋下 4.5cm，血压 110/56mmHg，黄疸指数 14 单位，谷丙转氨酶 220 单位。经治疗，症状缓解出院。一个月后，又因高热昏迷、肝区疼痛、恶心、腹泻入院治疗。此后常常反复发作，屡经中西医药治疗无效。于 1972 年发现脾肿大，体有肝臭味，肝区疼痛，经某医院检查，确诊为早期肝硬变。于 1972 年 10 月来诊。脉数大，有涩象，面黧黑，舌边尖红，有瘀斑，目黄，胁痛。肝炎虽然多数由湿热为患，但日久失治可以有多种转归，或肝肾阴虚，或脾虚肝乘，或阴损及阳，或气阴两虚。当求其本以治，不可概用清利湿热之剂。此例病久入络，结合舌边尖红，面黧黑，胁痛，肝硬，脉有涩象等，诊为血瘀气滞，处以大黄䗪虫丸，日 2 丸，早晚各服 1 丸，并配合化瘀汤剂，每日一帖。药后体力渐增，疼痛渐减，药病相符，遂依此法进退消息。计服䗪虫丸 240 丸，化瘀汤 180 剂，其间间服柴芍六君子汤加当归、瓦楞、橘叶。一年后肝脾已不能扪及，肝功能正常，面华神旺，恶心呕吐消失，纳佳食增，胁肋疼痛基本消失。至 1974 年 4 月基本痊愈，恢复工作。

【按】 大黄䗪虫丸系《金匮要略》方，主治“五劳虚极羸瘦，腹满不能饮食……内有干血，肌肤甲错，两目黯黑”，历来用治干血痨证，《金匮》谓其能“缓中补虚”。其方以祛邪为主，用大黄、䗪虫、干漆、桃仁、水蛭、虻虫、蛴螬等开破之药，也用地黄、芍药、甘草等濡养之品，故而既能祛瘀，又能生新。尤在泾说：“此方润以濡其干，虫以动其瘀，通以去其闭，而以地黄、芍药、甘草和养其虚，攻血而仍滋夫血也。”是对此方药理的精辟阐释。程林说：“此条单指内有干血而言。夫人或因七情，或因饮食，或因房劳，皆令正气内伤，血脉凝积，致有干血积于中，而尪羸见于外也。血积则不能以濡肌肤，故肌肤甲错；不能营于目，则两目黯

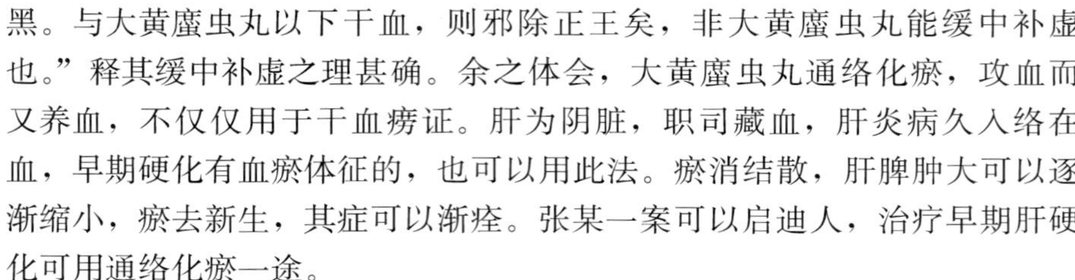

黑。与大黄䗪虫丸以下干血，则邪除正王矣，非大黄䗪虫丸能缓中补虚也。”释其缓中补虚之理甚确。余之体会，大黄䗪虫丸通络化瘀，攻血而又养血，不仅仅用于干血痨证。肝为阴脏，职司藏血，肝炎病久入络在血，早期硬化有血瘀体征的，也可以用此法。瘀消结散，肝脾肿大可以逐渐缩小，瘀去新生，其症可以渐痊。张某一案可以启迪人，治疗早期肝硬化可用通络化瘀一途。

羊肝丸治疗视神经萎缩

1965年12月，唐山市同学刘乾斋介绍一患者。尤焕达，年19岁，遵化县人，业农。西医诊断为视神经萎缩。1965年3月1日初次视力测验，右眼0.02，左眼0.01。中西医结合治疗10个月未效，来京时需人引路。余考虑此证系肾水不足，非短时期所能收效，因予以《普济本事方》羊肝丸，以滋养肾精，填补瞳睛神水。

处方：白羯羊肝一具（竹刀切薄片，新瓦上焙干）、菟丝子、车前子、麦门冬（去心）、草决明、白茯苓、五味子、枸杞子、茺蔚子、苦葶苈、蕤仁（去壳）、地肤子（去壳）、建泽泻、北防风、枯黄芩、杏仁（去皮尖，炒）、辽细辛、肉桂心、青葙子各60克，熟地黄90克。

共为细末，炼蜜为丸，每丸重9克。每服1丸，温水送下，早晚各1次。

患者服至1966年11月7日，视力测验：右0.5，左0.7。仍继续服原方。1967年7月20日作视力测验：右0.5强，左1.0弱。同年12月12日再测视力，右0.6，左1.2。较前大有进步。诊其两尺脉浮大，原方加知母30克，再配制继续服，以巩固疗效。

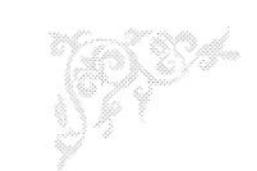

启脾丸治疗久泻

吕某，男，36岁，干部。腹泻凡九载，日三四行，偶遇烦劳则便次有加，形似稀糊之状，或时挟黏冻，气味酸腐，面色萎黄，气怯神疲而喜卧，纳谷不馨，食后脘腹作胀，反酸，舌淡嫩，苔薄白，脉虚细而数。本病乃久泻伤脾，中州失运，故长期泻痢不止。因脾为湿土，湿滞中焦，则四周营养缺乏供给。疏益气健脾，少佐清疏之品：党参9克，炒白术6克，茯苓9克，陈皮6克，炙甘草5克，广木香3克，炒黄连3克，水煎服。原方进21剂，便次递减，黏冻亦失，形气渐佳。因药缺，一医于原方易炒黄连，加炮附子5克。初服2剂，症唯不减，反觉口干，周身不适。久泻虚弱之体，津液亏乏，用刚剂过燥之药，将木火自焚，且有碍六脉之细数，用柔剂则有损中阳之式微，遣方用药实为棘手，勉选启脾丸，取其刚柔相济，可久服而无弊端。党参9克，焦山楂6克，陈皮5克，建莲肉9克，山药9克，泽泻12克。上方服至四旬余，便次减至日一二行，质亦转稠，面色见红润，谷食渐增。此类长期而又比较复杂的证候，唯有得其要领，以简驭繁，日后少服药。主要以饮食调治，建议服张洁古枳术丸，既治病又有营养，是久病应取之善法。其方如下：枳实（麸炒）60克。白术（土炒）120克（即以黄土水泡好，晒半干炒之，共为细末）。另用荷叶裹煨陈米饭（即陈小米饭）18克，荷叶一张包好，煨于灭火中，半焦枯，再轧细，兑开水或粥，前后羼和一处，每丸重3克，食前3丸，开水送之，日二服。

【按】本例中年久泻伤脾案，脾胃既虚，水谷不能输化，则水反为湿，谷反为滞，乃致合污下降为泻痢。故初寓补益之中，参以行气燥湿之品，其药量虽轻，但师出有制，疗效乃著。腹泻旷日，必耗伤阴津，温燥、阴柔之属均在禁例，投气阴并补之启脾汤，使补而不燥，阖中有开，后以洁古枳术丸收功，取其消补兼施，寓食疗于药治之中。

大柴胡汤加“三金二石”治疗胆石症

患者何某，女性，35 岁，工人，河北人，于 1975 年 4 月 3 日初诊。

患者自觉胆囊区疼痛 20 多年，时轻时重，经治未愈，于 1973 年 5 月突然出现黄疸。当时诊断为急性黄疸型传染性肝炎，住某医院，经服药及输液等治疗后，黄疸好转而出院。出院后胆区仍疼痛不减，于同年 9 月份，高热 40℃后出现黄疸，同时于右肋下胆囊区出现一拳大肿块，遂急入某医院，诊断为胆石症。转入某医院，该院在高热 40℃下急予手术治疗，术中发现胆囊内有大量结石。因术中大出血，无法取石，遂行胆囊一十二指肠吻合术及造瘘引流。此后因黄疸不退，又行二次手术，并诊断为：①胆总管切开“T”字引流；胆囊一十二指肠吻合术；②脾动脉结扎，胆囊一十二指肠吻合术，术后形成胆瘘、黄疸不退。于 1974 年 10 月 10 日转入北京某医院住院治疗，诊为：①慢性胆囊炎，胆石症；②胆道术后形成胆瘘；③毛细胆管炎，间质性肝炎；④门脉高压，脾动脉结扎术后。住院三个多月期间，虽经多方治疗，黄疸等上述病情未改进，于 1975 年 1 月 30 日出院。

1975 年 4 月 3 日来我院就诊，身面目黑黄，胆瘘不愈合，尿黄黑，大便时干，经常鼻衄，谷丙转氨酶 100 单位，血胆红素 11mg/dl，舌苔黄腻，脉大。投予大柴胡汤加三金二石及茵陈：柴胡 24 克，黄芩 10 克，半夏 9 克，白芍 12 克，酒军 10 克，生姜 9 克，大枣 4 枚，金钱草 31 克，郁金 9 克，海金沙 12 克，鸡内金 12 克，石韦 12 克，滑石 24 克，枳壳 6 克，茵陈 31 克。每日一剂，水煎两次，分服。前方服用 40 剂，至 1975 年 5 月 20 日，患者一般情况明显好转，鼻衄减轻，结石陆续由瘘管排出。瘘管已愈合，面色黑黄变淡，大便发黑，尿由黑转黄。谷丙转氨酶降至 50 单位，血胆红素降至 6.0mg/dl，舌质淡红，右脉偏数。仍用前方，加栀子 15 克，每日一剂，继续服用至 1975 年 7 月 19 日。前方又服 60 剂，鼻衄已止，余症均消，食纳转佳，舌苔正常，左脉滑数，谷丙转氨酶正常，胆红素降至 1.46mg/dl。前方剂量减半，加桂枝 9 克，茯苓 10 克，嘱再服一段时期。1975 年 9 月 19 日复查：胆红素 0.93mg/dl，患者一般

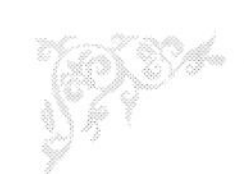

情况尚好，精神尚佳，只有嗳气、矢气、大便时稀，偶有胁胀痛、背酸、出虚汗和背部发冷现象，且已恢复工作。舌质稍暗，脉大。此属病后体虚，正气未复，肝胃不和，给予柴胡桂枝汤加旋覆花，以疏肝和胃降逆，为其善后。

三层茴香丸加减治疗睾丸肿痛

案1 刘某，38岁。患睾丸肿痛已多年，于1970年2月18日就诊。

自诉睾丸经常冷痛。诊视患者左睾丸肿硬，切其脉弦紧。疏方：川楝子四钱，延胡索三钱，广木香一钱半，荔枝核三钱，炒橘核三钱，炒小茴三钱，桂枝三钱，炮附子二钱，川大黄一钱半。水煎服，连进5剂。

2月25日二诊：服药后周身有热感，睾丸肿硬见消，自觉松滑。诊得脉弦象见去，紧象依然，按前方去桂枝，加吴茱萸一钱，嘱服4剂。

3月4日三诊：睾丸肿硬全消，仍微痛，脉紧，是寒气未去。按前方，附子量加至三钱，川大黄量减去半钱，续服四剂。

3月25日四诊：睾丸仍微感胀痛，并觉潮湿，时发凉感，脉仍稍紧，仍进前方4剂。

4月15日五诊：睾丸潮湿减轻，仍余胀感，是逐步见愈之象。疏王肯堂三层茴香丸第三方（方见附后），嘱配制常服，以竟全功。

案2 王某，30岁。患睾丸肿痛久治未愈，于1970年6月7日就诊。

自诉睾丸时时作痛，遇冷更甚，腓肠肌亦冷痛。诊视患者右睾丸肿大而硬，脉紧，舌苔白腻，显系感受寒湿、久郁不散所致。疏方：炮附子三钱，熟大黄二钱，川楝子四钱，荔枝核三钱，山楂核一钱，小青皮二钱，小茴香二钱，炒橘核一钱，延胡索一钱，生姜引。水煎温服，7剂。

6月16日二诊：服药后曾下利两天，诊见舌苔中心剥落，显系寒湿因服温药下夺。凡服非吐下剂而得吐下者，皆所谓“瞑眩”。深痼之疾，服药中病则瞑眩，瞑眩愈剧，奏效愈宏，此种现象，不可不为病家告，以免其惊惑失措。仍嘱续按前方服3剂。

6月19门三诊：睾丸已见软化，仍感微痛，脉虚数，腓肠肌冷痛消失，稍觉酸困。按前方，加鸡血藤五钱以祛瘀滞，嘱再服7剂。若痛已除，则停药。

以上病例所投方药略同。顽固性偏坠之症，药到速愈。方中附子、大黄并用，系汲取《止园医话》。罗氏肯定了附子、大黄并用治疗外疝的经验。兹节录其说及医案于下：

“肾子（睾丸）肿痛（俗名偏坠，即副睾丸炎），或牵引少腹奇痛（有将睾丸引缩入少腹内者，痛不可忍）……中医治疝之药，率用川楝子、小茴香、青木香、橘核、荔枝核、山楂核、炒玄胡等。轻证疝气，相当有效，甚则用附子，其效卓著。然以余之经验，最效之方，则为附子与大黄合剂。此种用药系合大热大寒同时并用，纵有古方，未免骇俗。然余实已经过数十年之临床实验，以附子、大黄加入普通治疝气之药中（即上列川楝子等药），迅收特效……此治外疝之经验谈也。四十年前，因有患疝气之赵某某……病发作时，二睾丸完全缩入少腹内，痛苦异常。记得最重之一次，病凡十余日，中西医治疗无效，气息已微，全身皆厥，六脉皆绝，已呈报病重矣。经某院复诊，均无效。不得已，余与刘某君合议，以附子五钱，大黄三钱，合于川楝子、小茴香、橘核、荔枝核、青木香、小青皮等药中，与服。不意服下此药，大见奇效，患者已能呻吟，四肢亦渐温暖。一日连服二剂。第二日已能转动，且思饮食（已数日因呕逆不进食物），脉亦渐渐恢复。如此奇验，竟出意料之外。此后每日即照原方（附子、大黄各二钱）连服六剂，竟而痊愈。自此以后四十年中，凡遇他人不能治之睾丸肿痛，或缩入少腹，不论如何危笃，一用此方，无不立效，无一例失败者，故特定为治此症之标推方也……”（笔者按：唯内疝不宜用大黄）又云：此方“减去附子与大黄则不效，其他各味，不过辅佐药品，然亦不可妄为加减。唯附子与大黄之分量，不必一律。医者须斟酌病人之强弱及病势之轻重，寒多或热多，与其脉象，临时酌定，大约自一钱至三四钱不等。例如病者脉沉细，现寒象，则附子可用一钱五，大黄可用一钱，以此类推……但附子、大黄必须并用，缺一不可，则为一定不易之理，万勿犹豫，致减本方效力也（小便短少，附子可少用，然不可完全减去）。”

考《金匮要略》腹满寒疝宿食篇有大黄附子汤。日本人尾台榕堂《类聚方广义》谓，此方能起寒疝，阴囊焮痛。浅田宗伯《勿误药室方函口诀》谓，大黄与附子为伍者，皆非寻常之症，如附子泻心汤、温脾汤亦然。凡顽固偏僻难拔之积，皆阴阳错杂，非常例所拘。

本方中用川楝子、山楂核散瘀消积，延胡索消瘀血结气，小青皮破气消滞，茴香、生姜降浊阴之气，木香行小肠之气，橘核疗阴核肿痛，合大黄、附子起到散寒祛湿、软坚消结而除肿痛之作用。

余昔年治睾丸肿痛，常采用日本人野津猛男《汉法医典》之橙皮汤，无论寒疝热疝、单坠双坠，均能取到满意的疗效。方为：橙皮、木通、大黄、茴香、桂枝、槟榔。如药店不备橙皮，须自行寻找。若用橘皮则不效。

从以上用大黄、附子或橙皮辅以其他药品治疗外疝有显效来看，治专病要专方专药与辨证论治相结合。若只一意侧重专方专药，则容易忽视体质、气候、习惯等复杂情况。若偏重整体而轻视专方专药，则又不着边际，涣漫无力。故必须两相结合，才不致囿于特效方之狭隘，或陷于辨证论治之泛而无当。

附：王肯堂三层茴香丸第三方

茴香（用盐五钱同炒，焦黄），川楝子（泡去核），沙参、木香各一两，研为细末，水煮米糊为丸，如梧桐子大。每服二十丸，空腹时温酒或盐汤送下，每日三次。小病一服可安。如不愈，再加荜茇一两，槟榔五钱，同轧细，依前糊丸，丸数汤使亦如前。服后仍不愈，再加白茯苓四两，黑附子五钱，依前为末糊丸，丸数至三十丸，汤使如前。虽小肠气发频及三十年者，寒疝气如栲栳大者，皆可消散（此方出自《类方准绳》卷六，67 页，清光绪十八年，上海图书集成印书局版）。

血府逐瘀汤加减治疗颤抖瘀血证

朱某，男，43岁，秦皇岛玻璃厂干部。

主诉为半年来发作性血压升高。半年前（1973年10月）在去某地途中发病。当时头晕心悸，心前区绞痛，周身汗出，手足厥冷，血压突然升高至170/120mmHg。含服“硝酸甘油”后稍可缓解，并静滴5%葡萄糖及生理盐水。当时考虑为“心绞痛”、“低血糖”（?）。此后日益加重，血压呈发作性升高，均4～5日或工作繁忙紧张则发。发作甚则有时血压达250/130mmHg，心率140/分，且于变换体位或弯腰时血压亦可升高。平时周身无力，性格易于急躁，每于急躁时又易于发病。气短，两手颤抖。自己走路无力，需人扶持方可行动。小便困难，大便正常。食欲不振，睡眠不佳。曾住唐山市某医院，诊为“肾上腺功能紊乱”，并经中、西药物治疗不效。1973年12月在首都医院及友谊医院均考虑为“嗜铬细胞瘤”。于1974年5月10日来诊。

患者被两人扶持，以蹒跚步态走入诊室，两手颤抖不宁。呈慢性病容，精神苦闷状，语言清楚，舌中部质暗，两边有黑紫斑。心脉微弱，辨为肝脾二经瘀血，投予血府逐瘀汤加味：当归三钱，桃仁三钱，红花二钱，枳壳二钱，赤芍二钱，柴胡三钱，甘草一钱，桔梗二钱，川芎二钱，牛膝三钱，郁金三钱，姜黄三钱。水煎服，另用大黄䗪虫丸二丸，分两次吞服。

5月13日二诊：自诉服一剂药后，第二天早晨排黑色血样大便，二剂药后手抖减轻，食欲增加，且可自己行走。舌质暗处减轻，但左脉仍微，又与前方去郁金，加益母草四钱。

5月15日三诊：仍排黑色血样便，腹胀大减，食欲增至每日七两。睡眠好转，夜睡鼾声递减，手指胀及颤抖消失，舌体呈卷缩之状。嘱继服前方。

8月19日四诊：患者于5月18日返秦皇岛，6月去某地疗养，继续服药，自觉病情大为好转。每日晨起游山慢步约二三里路，血压恢复正常，比较稳定，每天进食可增至八九两，精力充沛。间有发病，也极轻微。过去心前区疼痛、周身出汗、手足厥冷等症均未再现。睡眠沉静，亦无鼾声，只稍腹满，唯矢气较频，活动后出汗，舌质暗紫大部减退，只于舌两边仍遗有紫斑痕。左脉稍弱，随改投陆定圃《冷庐医话》化瘀汤。上蜣螂、茜草、玄胡各钱半，丝瓜络一枚，木瓜钱半，通草一钱，路路通十枚，生苡仁八钱，佛手三片，郁金一钱，远志八分，香橼皮五分。

每日服一剂，服后略感头晕，约时许则止，仍排紫黑色大便。服至23剂时，大便下红色血，转服血府逐瘀汤。每日服大黄蛰虫丸一丸。自5月10日初诊至10月15日，共服血府逐瘀汤150剂，大黄蛰虫丸200粒。1974年8月20日返回秦皇岛，休息近两周即开始工作，只于繁忙劳累时，下午稍有头晕及倦怠感。两目有时抽痛，血压稍有增高，130～140/95～100mmHg，每天可繁忙地工作。

【按】此例病情较为复杂，其发病是半年前因途中急躁生气之后血压升高，且波动较大，甚而体位变换时血压亦波动。不能行走，两手颤抖不宁，见乏力、纳差等症，虽然辨证较为困难，然其舌两边及中部舌紫质黑，心脉微弱，则可辨为肝脾两经有瘀血。肝藏血，脾统血，心主血脉。肝怒影响于脾，久及于心，故舌质之两边及中部皆暗紫，心脉微弱。肝脾二脏乃居血府之位，故投予血府逐瘀汤加味。逐瘀汤者，乃王清任《医林改错》之方。王氏逐瘀汤有六个：通经逐瘀汤及会厌逐瘀汤均为痘疹所设；膈下逐瘀汤则为膈以下之积聚、癥瘕、小儿痞块、痛不移处、卧则腹坠等症所备；少腹逐瘀汤则治少腹瘀血不妊等症；身痛逐瘀汤可医痹证瘀血，而用一般祛风胜湿、祛寒通痹等法不效者。此五方均非本例所宜。

本例虽为肝、脾、心三脏均有瘀血，如先治心脾，则本末倒矣！病因起急而发，肝为血府之位，故先投血府逐瘀汤加味，是从肝入手。方中虽有桃仁、红花、赤芍、川芎以活血化瘀，又有当归、甘草，使之攻而无损，活而不破；柴胡引入肝经，以活肝经之血；桔梗提升，牛膝降下，上下升降，其瘀滞则可通活；加入姜黄、郁金者，乃取前者为气中之血药，后者为血中之气药，使气血通而瘀可去。汤剂以荡之，并用大黄蛰虫丸以缓治之。此缓急并施之法。

内托生肌散加减治疗溃疡

《医学衷中参西录》中记载“内托生肌散”的验方，在临床上，只要审证准确，确能起化脓生肌、振颓起废的作用，是一个既有理论，又有经验的良方。此书说：“内托生肌散方，治瘰疬疮疡破后，气血亏损。不能化脓生肌，或具疮数年不愈，外边疮门甚小，里边溃烂甚大，且有串至它处不能敷药者。生黄芪四两，甘草二两，生明乳香一两半，生明没药一两半，生杭芍二两，丹参一两半，天花粉三两。上七味共为细末，开水送服三钱，日三次。若将散剂变作汤剂，须先将花粉改用四两八钱，一剂分作八剂煎服，较散剂生肌尤速。从来治外科者，于疮疡破后，不能化脓生肌者，不用八珍即用十全大补。不知此等药若遇阳分素虚之人，服之犹可，若非阳分素虚或兼有虚热者，连服数剂有不满闷烦热、饮食顿减者乎？夫人之后天赖水谷以生气血，赖气血以生肌肉，此自然之理也。而治疮疡者，欲使肌肉速生，先令饮食顿减，斯犹欲树之茂而先戕其根也。虽疮家阴证，亦可用辛热之品，然林屋山人阳和汤，为治阴证第一妙方。而重用熟地一两以大滋真阴，则热药自无偏胜之患。故用其方者，连服数十剂而无弊也。如此方重用黄芪，补气分以生肌肉；有丹参以开通之，则补而不滞；有花粉、芍药以凉润之，则补而不热；又有乳香、没药、甘草化腐解毒，赞助黄芪以成生肌之功。况甘草与芍药并用，甘苦化合，味同人参，能双补气血，则生肌之功愈速也。至变散剂为汤剂，花粉必加重者，诚以黄芪煎之则热力增，花粉煎之则凉力减，故必加重，而其凉热之力始能平均相济也。至黄芪必用生者，因生用则补中有宣通之力。若炙之则一于温补，固于用疮家不宜也。”

我在临床上曾采用此方治疗几例溃疡与类似溃疡之病症，皆取到满意疗效。兹述之于下：

案 1 李某，男，学生，25 岁，于 1970 年 1 月 20 日就诊。自诉在 4 岁时曾因患肠瘘管病动过手术，自此在动手术部位经常作疼，饮食少进，直到现在仍有隐痛，且皮肌索泽，肌体消瘦，面色晦暗无光，大便涩滞不畅。诊其脉沉涩，问其痛有如针刺否？曰：然。问其记忆力如何？曰：善忘。此皆腹内有瘀血之征，因投以内托生肌散作汤服（生黄芪五钱，生甘草三钱，小杭芍四钱，大花粉四钱，生乳香一钱半，生没药一钱半，丹参三钱）。30日再诊，自云服前药十剂后大便畅通，日二次，色黑，腹疼减轻，饮食增多。此是腹中有瘀血，得此药化解而出。乃于前方加陈皮一钱，以制约黄芪服后作胀之弊，嘱长期多服。到5月29日三诊，则面见华润，饮食大增，精神焕发，腹中已基本不痛。于前方加重黄芪量至一两，嘱其坚持多服，以期根治。

案2 孙某，女，37岁，患月经过多症，于1970年10月21日就诊。自诉子宫有小手指大之一肉瘤，经手术割除后，每当经行即大量出血，十余日不止，精神非常困顿。曾遍服止血之西药未效，经某老中医诊治稍好，但经行量仍多。切其脉虚大，尺部尤不足，病既系手术后遗症，因出血过多，下焦虚馁，收摄之力不足，手术创面难以愈合。当月经一行冲激，即血出不止，予内托生肌散作汤服。连进10剂，以促进创伤面之迅速愈合，则经期不致流血过多。月余后复诊，云此次较前次已少大半，因再加重黄芪之量，嘱其多服，以竟全功。

案3 回忆40年前，在河北滦县南境我乡行医时，有裴某之妻，30余岁，患阑尾炎症，因家贫失治，腹表烂穿一洞，如鸡蛋大。请疡医诊治，从疮洞中取出乱发样一团东西，敷药其上，但日久不敛。延余诊视，切其脉虚软无力，望其色皖白如纸，仰卧土炕上不能动转，其状甚苦！问其所出之脓，稀薄如米泔状。此疮已成败症，阳气虚惫，不用托里补气之剂，绝不能生肌封口，乃书内托生肌散予服。察视其疮之深处已烂，见肠外膜，想到验方玉红膏（药品：当归、紫草各二钱，白芷五钱，甘草一两二钱。制法：用麻油一斤，浸五日，煎至药枯，沥净渣，将油再熬至滴水成珠。下血竭细末四钱，搅匀，再下白蜡二两，熔化，微冷，再下轻粉四钱，待成膏盖好，放水中三日，拔去火气，愈陈愈佳。用法：药棉蘸涂之。参见《中国医学大辞典》792页），能治一切痈疽腐烂成孔且深，洞见隔膜者，正与此症相合。故为她制一料，用以外敷疮面。患者服药廿余日，并换敷玉红膏，疮脓逐渐变黄稠，疮口亦逐渐收敛。一月有半，即能起床，两月即痊愈。

案4 唐山傅某之女，18岁，已婚。产后鼠蹊部溃疡不敛，其父亦知医，投药无效。西医外科治亦无效。余就视之，见患者虽在青年，但面色白，委顿床褥间，不能起坐。问其得病原因，云系生一女孩后，在弥月内，不知产后卫生，致生此疮。溃后已近月余，屡治不愈。为切其脉，细弱无力，视其舌质淡，舌体肥胖有齿痕。疮平塌，不红肿，脓流稀薄，因知在产后，气血尚未恢复之际，偶犯房事，致酿成疮疡，虽溃破而气血无力恢复，故日久不敛。乃急书内托生肌散，作汤用。进数剂后，因青年气血易复，疮脓日见黄稠，嘱照方再服。三次复诊时，即大见起色，始终守方未改。月余告愈。

以上案例四则，从它的过程中、表面现象上看，虽有三个不同类型，但在本质上却始终贯串着一个普遍的矛盾，即阳气虚馁，新陈代谢的力量不够，不能自行收敛疮口和修复创伤面。这是四例之共性，亦即它们的主要矛盾，所以就都采用了内托生肌散。此散起主要作用的药物是黄芪。黄芪，疡医谓之“外科主药”，对此要有分寸地对待。张山雷曾对黄芪治疮疡作了分析，谓“《本草经》之痈疽久败疮、排脓止痛，明谓其专治痈疽之久败者，则排脓止痛。盖久败之溃疡，肌肉久坏，脓水频仍，表气大虚。黄芪益气固表，以疗其虚，斯能排脓止痛耳。”（《中国药学大辞典》1413 页）可见黄芪具有促进肌体新陈代谢作用。另就每个病案来看，最奇的是第一案，李某幼稚之年，剖腹理肠，瘢痕内在，生长发育，病亦随之，廿年痼疾，欲谋治疗，将从何处着手？而一张方剂，几茎草根，不到半年，短短时间内，竟逐步达到基本痊愈，可见此方组织严密，更可看到中医药学这个宝库是非常伟大的。

第二病案孙某，其病是割除子宫肉瘤的后遗症，失于术后调养，导致月经紊乱，长期难愈。诊得是下焦虚惫，收摄之力不足，乃用内托生肌散以矫正病理，恢复生理。

第三病案裴某之妻，贫妇，无力求医，呻吟床第，苦难谁救？旧时社会所在皆是，真使人触目伤怀！

第四病案傅某之女，因不知产后卫生，触犯房室忌例，致生疡疾。此应引起妇女界的注意，必须大力宣传妇女卫生，预防疾病，以尽保健责任。

六味地黄丸加味治疗口疮

患者女性（Madam Satrio），年40余，印度尼西亚人，于1955年因患胆囊炎，切除胆囊后，常有消化道机能紊乱现象及溃疡性口腔炎（下简称口疮）。近两年来口疮频作，每因吃煎、熬、熏、炙、多油的食物或劳累后发作，下肢无力，月经35天一行，于1962年2月14日初诊。脉象左尺较右尺浮大。此乃肾阴不足，虚火上浮之候，法当滋阴降火，以六味地黄丸加味，作汤剂用。生地四钱，山萸肉二钱，山药二钱，丹皮二钱，泽泻二钱，茯苓三钱，竹叶三钱，服5剂。至2月20日，口疮大减，体力较前增加，大便一日一行，脉象同前。原方加黄柏五分，玉竹三钱，以清肾火，又服5剂。至2月28日，口疮已愈，虽吃油煎食物或劳累后，左侧舌边有欲生口疮之征象，但未形成。脉象同前，仍以前方加减，服至3月5日。虽因工作繁忙，舌边稍感不适，但未发生溃疡。至4月2日，前方共服15剂，口内仍有不适感，但月余未发口疮。此久亏不可速补之候，故建议常服六味地黄丸以善其后。

【按】口疮为病，实火者十之八九，虚火为患十居一二。实火当清宜下，虚火当补。本例主要特点，是每食煎、熬、熏、炙的滋膏厚味或劳累后则发，其脉左尺浮大。左尺浮大者，乃肾水衰惫之征，故滋肾养阴，佐以清虚火，防止其虚火上炎，则口疮得以治愈。

苓桂术甘汤加味治疗水饮呕吐

1967年五六月间，一卢老太太，身体矮瘦，患心下水饮已数年。平日心下觉寒，稍胀满（西医确诊是幽门狭窄），积五六日则头晕，呕吐清水，吐尽方休。如此反复数年，愈演愈重。近又犯病而住院，服中西止呕药无效。余考虑其病系胃寒积饮，积久则吐，且在心下，有时逆满，颇与《伤寒论》苓桂术甘汤证相近。此证非温阳涤饮莫治，因久病寒甚，稍加干姜，处方如下：云苓30克，桂枝10克，焦白术24克，炙甘草10克，干姜5克。嘱服3剂，以观后效。

时隔十余日，共夫卢某告余："仅服二剂则呕立止，近两日仅有反酸感。"嘱其前方减半，并加吴萸水炒黄连少许，煅牡蛎12克常服。本方系出《金匮要略》痰饮篇，主治心下有痰饮，胸胁支满，目眩者。本证是因脾胃阳虚，健运无力，气不化水，聚湿成饮所致。由于心下伏饮，则清阳不升，浊阴不降。饮属阴邪，治宜温化，故前人有"治痰饮者，当以温药和之"的经验总结。方中茯苓健脾渗湿利水，为主药；桂枝平冲逆，通阳化气，温化水饮，为辅药；焦白术健脾燥湿，为佐药；甘草补脾益气，调和诸药，为使。四药合用，温运脾胃之阳，实为治本之剂。治水气之剂，尚有五苓散、真武汤方剂。但此病非五苓散和真武汤证。五苓散证为下焦水湿困阳，阴不行水，兼有表证口渴，水入则吐，故为苓桂术甘汤去甘草，加猪苓、泽泻，增强中下焦渗利作用。真武汤证为少阴病，脾肾阳虚，水气内止，肢体浮肿，故以附子之大热温肾之阳，术附合用能温壮脾肾，以祛水邪，兼能除湿痛。

千金独活汤加减治疗产后关节炎

产后关节炎，多为产后血虚，肌表不密，发露风寒所致，较之一般关节炎为难治。我院妇科拟一协定处方，我于1969年七八月间试用，治愈梁某、罗某两位同志的产后关节炎。1970年冬侄女某在怀孕期间患关节炎，周身关节及腰部疼痛，产后痛尤加剧，亦投该方，4剂而愈。该处方为：当归四钱，桂枝二钱，独活二钱，桑寄生六钱，大秦艽三钱，生牡蛎一两。

分析本方方义，是取《千金方》独活寄生汤方意而小其制，加入牡蛎。功能治疗肝肾虚弱，气血不足，风湿内攻所致之腰痛、关节疼痛。方中当归活血养血；独活入少阴而通血脉，与秦艽同用，得奏疏风祛湿之效；桑寄生益血气，除风湿；桂枝温阳，能通四肢寒湿之痹；尤妙在重用牡蛎一味，入肝肾而和关节。《神农本草经》谓牡蛎"久服强骨节"。《名医别录》称牡蛎能"除留热在关节营卫"。《本草纲目》则云，牡蛎"清热除湿"。虽然个人运用此方治疗病例不多，但觉此方配制得宜，治疗有效，并非偶中，故提供参考。

半夏泻心汤治疗顽固性腹胀

白某，男，41岁，住院号41193。患者自1959年9月发现肝大，当时无自觉症状，肝功能正常。以后逐渐自觉两肋间歇隐痛，甚则及背，腹胀肠鸣，日轻暮重，食欲减退，嗳气频频，大便不实，或日行二次，或间日一行。体检发现颈部有数个蜘蛛痣，肝上界在右锁骨中线第五肋间，肝下界在右锁骨中线肋下10cm，质软，无叩压痛，其他无异常发现。1962年9月以后，谷丙转氨酶曾有两次上升，其他肝功能均正常。西医诊断为慢性肝炎。曾先后四次住院，采用一般保肝疗法和胰岛素、丙酸睾丸酮等治疗，都可暂时取得效果，但遇工作紧张和劳累，则病症又发。1963年11月第5次住某医院，除采用一般保肝疗法外，更应用中药、针灸、推拿等辅助治疗。中药主要是调气散瘀、养肝健脾软坚之品，以柴胡疏肝散、四逆散、平胃散、八珍汤等方加减。腹胀胁痛依然。

1964年1月24日诊：六脉迟虚无力，舌胖大，苔浮而腻，腹胀肠鸣，干噫食臭，有时两胁及背与少腹作痛。大便糊状，日二行，或间日行。良由早年饥饱劳役、脾胃失调所致，先以仲景半夏泻心汤治之：法半夏、党参、黄芩各三钱，干姜、炙甘草各二钱，吴萸炒川连一钱，大枣（擘）四枚。

2月8日诊：服药两周，干噫、食臭、肠鸣、矢气稍减，纳食转馨，腹胀亦瘥。胁痛隐隐如故，大便先干后溏，日二行。舌苔薄黄带腻，舌体胖大，脉数，中空而无力。前药见效，然脾虚气弱较甚，拟于前方加重益气之品。党参改为五钱，加太子参五钱，茯苓三钱。

2月29日诊：服半夏泻心汤加味，干噫食臭、肠鸣矢气大减。唯腹胀稍增，胁痛隐隐，大便有时成形。舌苔厚腻，舌体胖大，边尖有齿痕。脉虚无力，肝脉尤显。此由虚不受补，用半夏厚朴生姜甘草人参汤与半夏泻心汤交替服用。制厚朴、清半夏、党参各三钱，生姜、炙甘草各二钱。

服药两月余，诸症消退，腹胀显减。干噫、食臭、嗳气、肠鸣均已消失。偶有微胀及两胁隐痛。肝脉稍有弦象，脉虚较前有力，予半夏泻心汤常服，晨起吞服补中益气丸，以丸剂缓缓善后，于1964年4月12日出院。

患者起病迄今6年，六脉迟虚无力，舌胖而苔浮腻，病由早年饥饱劳役而致脾胃失调，中气不足，运化失常。胃气不和，食谷不消，湿热内聚，浊气上逆，致干噫食臭。脾虚气滞，浊气滞留，腹部胀满，矢气频频。运化失常，则肠鸣如雷。脾虚肝木来侮，则见胁痛牵引及背，甚则少腹作痛。其本病在脾，脾病及肝，又损及胃。治疗以调理脾胃为主，用半夏泻心汤辛开苦泄，并温脾补虚，加重党参用量，增加益气之力。服药月余，诸症大减，而腹胀未除，又加用半夏厚朴生姜甘草人参汤交替服用。以厚朴、半夏、生姜辛散去滞，补泄兼施。先后守方两月余，诸症消失。腹部偶有微胀，两胁偶尔隐痛。由于中气虚损，一时难复。在诸症显减以后，加用补中益气丸缓缓善后，并嘱饮食谨慎，劳逸适宜，好好调养。

通过本例治疗体会到，《伤寒论》经方应用，只要辨证正确，选方得当，可以获得满意疗效。《金匮要略》有“呕而肠鸣，心下痞满者，半夏泻心汤主之”的论治。本病主症腹胀肠鸣而无呕，亦采用半夏泻心汤，而诸症大减。《伤寒论》第66条“发汗后，腹胀满者，厚朴生姜半夏甘草人参汤主之。”本例以往治疗未曾发汗，而有腹胀，运用此方，腹胀亦大减。因此体会，辨证不能拘于成见，必须抓住重点。通过本例治疗，还可以说明一个问题，即西医的慢性肝炎绝不等于中医的肝病。本例既往曾用柴胡疏肝散等治疗，就是这种思想表现，因而未取得效果。对慢性肝炎的治疗，必须根据患者客观现实的具体病情，作恰当的分析辨证，才能恰合病机，取得一定的效果。同时，慢性病的治疗坚持守方，是观察疗效的重要环节。

中医治疗慢性肾炎的初步经验

肾炎这个病名，是西医孛来忒氏于1886年开始命名的。在我们中医书籍里，虽没有这种病名，但是对于肾炎的症状和疗法，均有详尽的记述。我们根据历代医学的经验，对于本病进行治疗，从1954年6月开始，截至1956午3月底，前后共治疗41例。其中记载较为详细，便于分析与继续观察效果的有24例。现仅就以上情况，作出如下的初步总结。在总结报告以前，需要扼要地谈一谈中医学对本病认识的概况、治疗法则的依据和采用的方剂与药物。

一、中医学对于肾炎病因病理的认识

中医虽没有肾炎的名称，但在古医籍里有比较详细的症状记载。如："水始起也，目窠上微肿，如新卧起之状，其颈脉动，时咳，阴股间寒，足胫肿，腹乃大，其水已成矣。以手按其腹，随手而起，如裹水之状，此其候也。"（《灵枢·水胀》）"肾者，牝脏也，地气上者，属于肾而生水液也，故曰至阴。勇而劳甚则肾汗出，肾汗出逢于风，内不得入于脏腑，外不得越于皮肤，客于玄府，行于皮里，传为胕肿，本之于肾，名曰风水。所谓玄府者，汗孔也。"（《素问·水热穴论》）"寸口脉沉滑者，中有水气，面目肿大有热，名曰风水。"（《金匮要略》）从《内经》与仲景的记载看，古人认为水肿的原因是诱发于外感的，所以多先论风水。这一点在《金匮要略》水气篇的用药上也可以看出。因为通论治法中虽云"可下之"，云"当利小便"，云"当发汗"，但只举出发汗之方剂最多。全篇共11方，有麻黄的6方，有桂枝的3方，都是发汗解表之剂。

而防己黄芪汤虽无麻黄、桂枝，却仍是治风水在表的专剂。现在已经知道，急性肾炎多有诱发于外感者，而慢性肾炎亦多有由外感而复发者。古人之所谓风水，可能近似今日之急性肾炎疾患，也是可以理解的。中医对于水肿病的认识是发展的，后世的看法，比《内经》与仲景更具体化了一些，且有新的发现。如："阳水先肿上体肩膊、手三阳经，阴水先肿下体腰腹、髀跗、足三阴经，故男从脚下肿起，女从头上肿起，为逆。”（李梴《医学入门》）“阴阳虚实，不可不辨。大概阳证必热，热者多实；阴证必寒，寒者多虚。先肿于内而后肿于外者为实，先肿于外而后肿于里者为虚。小便黄赤、大便秘结为实，小便清白、大便溏泄为虚。滑数有力为实，弦浮微细为虚。色红气粗为实，色瘁声短为虚。凡诸实，或六淫外客，或饮食内伤。阳邪急速，其至必暴，每成于数日之间。若是虚证，或情志多劳，或酒色过度，日积月累，其来有渐，每成于经月之后。”（李中梓《医宗必读》）

二、中医学对于肾炎的治疗法则

古人对于水肿，不仅有比较完备的理沦，而且规定出具体而又有效的办法。如：“平治于权衡，去宛陈莝……开鬼门，洁净府。”（《素问·汤液醪醴论》）“肿在身半以上者发汗，肿在身半以下者利小便。水病目下有卧蚕，面目鲜泽，脉伏，其人消渴，病水腹大，小便不利，其脉沉绝者，可下之。”（张仲景《金匮要略》）

“平治权衡”，是察脉之浮沉表里。“去宛陈莝”，是扫除陈腐的障碍物。“开鬼门”，鬼门是汗腺，开鬼门即发汗。“洁净府”，净府是膀胱，洁净府即利小便。张仲景对于治疗这个病，在发汗、利小便方面，更具体化了，且又添出下法，开辟了后人对阳水用下法的途径。

又如：“水肿因脾虚不能利水，水渍妄行，当以参术补脾，使脾气得实，自能健运升降，运动其枢机，则水自行，非五苓、神佑之行水也。宜补中行湿、利小便，切不可下，宜二陈加白术、人参、苍术为主。二陈治湿，加升提之药，能使大便润而小便长。”（《丹溪心法》）“余于此证，察其实者，直清阳明，反掌收功。苟涉虚者，温补脾肾，渐次康复。其有不大实亦不大虚者，先以清利见功，继以补中调摄。又有标实而本虚者，泻之不可，补之无功，极为危险。”（李中梓《医宗必读》）

以上这些治法，是于仲景发汗、利小便与下法之外，又立出补脾温肾的方法。根据不同的情况辨证施治，对水肿治疗有了更进一步的发展。

三、临床常用的治法和方剂

我们在23个月内，对于肾炎疾患，是根据历代文献所留传下来的理论和治法施以治疗的。但所接受的患者，大都是慢性肾炎，长期浮肿不消，间有严重性腹水者，一般都体力衰弱，所以在临床上，采取了古人所谓“补脾温肾”的治法。在方剂方面，采用成方很多。我们初步试验能够收到效果的，有12个方，但也有因为病情错综、原因复杂，而根据现状另行疏方的，兹分别说明如下：

1. 水肿属于实性的2例

1例是因患扁桃体炎而致水肿，浮肿常在身半以上，时伴有咳嗽。疏方用茅根、白通草、滑石粉以清热利水；用牛蒡子、马兜铃、苦杏仁、象贝母以宣肺止咳；更以清热的金银花、利湿的赤小豆煎水代茶，频频饮服。结果小便多，浮肿消退。但有时因外感而扁桃体发炎，引起水肿复发。1例是肾炎兼有肝脾肿大的。以小柴胡汤去甘草，将大枣量增至30枚，送服子龙丸5粒，一日二次，连服5日，停二日再续服。

【按】子龙丸即控涎丹，用甘遂、大戟、白芥子各等份，为末，制成蜜丸，是逐水峻剂，能消周身水肿，对肝硬化腹水亦能消除。唯多服久服，损伤病人的元气。这里用小柴胡汤送服，是因它能疏肝导滞，帮助消灭肝脾的肿大。去甘草者，因它与甘遂、大戟相反；加大枣量至30枚者，是仿仲景十枣汤之义，以大枣送服甘遂等峻泻之药。因大枣不但能摄持胃中津液，使患者不致因泻下受伤，而且能缓和泻药的下趋之势，使它迂曲于中焦，以奏缓下消肿之效。该患者服后仅觉心下稍有不适感，大便稍稀，次数只增加一二次。服到10剂后，自诉心下松快，小便量增多，无不良反应。

2. 水肿（虚性）兼高度贫血的2例

1例男性，有严重的腹水，其贫血程度据检查所得，红细胞最低300万，血红蛋白10.5g/dl。服补脾温肾利水等方剂，均无效。投以八珍汤后，腹水很迅速地消退，贫血也逐渐好转。经再检查，红细胞486万，血红蛋白13.7g/dl。1例女性，面部肢体均浮肿，贫血，据检查，红细胞最低168万，血红蛋白6～8g/dl。服其他消肿药无效，改用八珍汤，浮肿消退，精神好转，检查红细胞243万，血红蛋白9.1g/dl。但肾功能不理想，血压持续性增高，症状及血液各方面虽见好转，而实际上仍未痊愈。根据这两个病例，具有气血双疗功能的八珍汤应用到水肿兼贫血的患者，可取到比较满意的疗效。

3. 尿毒症3例

1例女性，25岁，系高血压脑病。具体情况见后面所举典型病例1。1

例男性，系阎效然大夫所诊治，详见后面典型病例 2。另 1 例男性，由于慢性尿毒症而死。

4. 水肿属于脾虚的 4 例

有用外台茯苓饮者（王焘《外台秘要》方，适应证：心下有停痰宿水，致肢体浮肿者），有用实脾饮者（严用和《济生方》，适应证：身重懒食，肢体浮肿，口中不和，二便不实），有用香砂六君子汤者（《太平惠民和剂局方》，适应证：气虚停饮，呕吐痞闷，脾胃不和，发生肿症者）。均针对患者具体病情投以方药，结果都收到利水消肿的效验。

5. 水肿属于肾弱的 6 例

主要症状为小便不利，肢体浮肿，有的有腹水，服其他利水药无效。予以《济生》肾气丸或六味地黄丸（偏于肾气虚寒的用肾气丸），一切症状均好转，尿蛋白也有趋于消失的，但不巩固。

6. 水肿属于脾肾两虚的 7 例

有用加味五皮饮者（采用澹寮方，赤茯苓皮、大腹皮、桑白皮、橘皮、生姜皮。下元虚寒者加盔沉香，为末，冲服七八分，瑶桂二钱至一两，酌加干姜，湿盛者加苍术、薏苡仁；有风加防风、荆芥；脚肿加五加皮、木瓜、防己。不服水土，入胃苓汤）。有用肾炎有效汤方者［黄省三先生方，云茯苓六钱，泽泻四钱，猪苓四钱，白芍药三钱，法半夏三钱，川厚朴二钱半，川枳壳二钱半，陈橘皮六分，生甘草三分。适应证：血管球性肾炎（急性型或慢性型），真性或类脂性肾变性］。我们遇到患者体质衰弱的，有时加入黄芪。这个方剂在临床实际上有效率比较高。亦有用淡虾散的（民间验方，用淡水虾较大者，每三枚为一剂。制法：取淡水虾三枚，在每一枚虾的腹部安置砂仁、白蔻各一枚，用线扎住，放新瓦上焙干，轧细，用热黄酒冲服。忌食盐酱、腥荤及黄米食饵）。此方能利小便，但在小便量增多、浮肿见消后，须用黄芪粥（即黄芪一两，糯米二两，煮粥食之）或《济生》肾气丸常服，以补气或温肾，使体力恢复，才不致有复发之虞。

一般看来，中医治疗慢性肾炎，在辨证施治的原则下，于退水方面多数有效。唯据化验检查，尿蛋白多数不见消失，有一二例服黄芪粥或《济生》肾气九、六味地黄丸后，尿蛋白减少或竟至消失者，但病例太少，不敢肯定其疗效。此外，肾功能也少有恢复，这在病人根本上还存在着复发的可能性，需要进一步加以研究。

四、方剂的讨论及用药的分类

在慢性肾炎的治疗中，患者疾患在于下焦的，多取用肾气丸；疾患在于中焦的，多取用实脾饮。这是根据《医宗金鉴》所载施用二方之标准，有云："按苓桂术甘汤、实脾饮、肾气丸，皆治阴虚水气之证。苓桂术甘汤治上焦阳虚不能输布，水留于上，心下逆满，气上冲胸。故用苓、桂、术、甘之品扶阳通气，输水道也。实脾饮治中焦阳虚不能蒸化，水渍于中，外泛作肿，二便通利。故用姜、附、苓、术之剂培土温中，胜寒湿也。肾气丸治下焦阳虚不能行水，小便不利，肢体浮肿，喘急腹胀。故用桂、附、地、苓之辈温而补之，以行水也。"又云："风水属阳水，石水属阴水；阳水多实，阴水多虚；阳水在上，故多喘，阴水在下，故多满。所以治阳水用散用攻，治阴水用温用补。然阳中必有阴，苓桂术甘汤治阴水之在阳而上者，肾气丸治阴水之在阴而下者。于此推之，阳中亦必有阴，故有小青龙、五苓散之治法。"以上所论，悉按患者所病的部位不同，而区分出各方的应用范畴，以分别显示其功用。

汪绍宜云："八味肾气丸方中有桂附，说者乃谓其助阳，而不知实用以化气。《经》云：'膀胱者，州都之官，津液藏焉，气化则能出矣。'试观伤寒，小便不利辄用五苓散，于苦甘淡渗之中，而加桂一味，以化膀胱之气，为小便不利之圣剂。然则八味肾气丸者，于甘温酸淡之中，而加桂、附二味，亦非以化膀胱之气（应是化少阴之气），为少腹拘急，小便不利之圣剂乎？两方主治不同，而其制方之妙则一也。彼以利湿兼化气，此以补阴兼化气。"这是从二方的性质上论其在应用上的适应范畴，治腑宜利而兼化，治脏须补而兼化，是中医学之细致处，亦即中医学之规律所在。

具体地说，应用肾气丸之患者，一般疲劳倦怠感甚强，虽手足易冷，却常有烦热，小便不利，腹诊时有的膝下软弱无力。只要胃肠健全，无下痢及呕吐者，都可用之。若平素胃有积水明显者，多应忌服。服后若食欲减退，则应改用实脾饮或香砂六君子汤等健脾之剂。及临床经验，肾气丸用于小儿水肿多有反应，即无反应，效果也不显著。岂因小儿为纯阳之体，故不适于肉桂、附子之剂？这有待进一步研究。肾气丸用于老年人之具有适应证者，多有效。这也似乎可以反证小儿服用之有所不宜。

总之，辨证施治固属最基本的原则，但证虽能辨，而施治选方时，一有毫厘之失，必致千里之差。真能够药证合拍，丝丝入扣，确是大不易之事。继承中医学，在临床实际上，才会感到自己的不足和困难。

兹将用药的分类，简述如下：

1. 利小便：木通、泽泻、车前子、猪苓、茯苓、防己、茅根、通草、滑石、桑白皮、冬瓜皮、五加皮。

2. 逐水：甘遂、芫花、大戟。

3. 健脾利湿：白术、苍术、苡仁、赤小豆、木瓜。

4. 温肾祛寒：熟地黄、淫羊藿、巴戟天、盔沉香、肉桂、山萸肉。

5. 回阳补气：附子、干姜、人参、黄芪。

6. 滋养脾肾：山药、糯米、甘草、贡胶、枸杞子、女贞子。

7. 行气消胀：橘皮、枳壳、厚朴、木香、大腹皮。

8. 开胃止呕：砂仁、豆蔻、草果、生姜、竹茹、半夏。

9. 补血活血：当归、生地黄、川芎、白芍、龙眼肉、丹皮、赤芍。

10. 降血压：川牛膝、桑寄生、黄芩、夏枯草、马兜铃。

11. 解毒清热：金银花、连翘、柴胡、菊花。

12. 止咳清痰：杏仁、百合、贝母、橘红、牛蒡子、白芥子。

五、病例来源

病例来源可分为两种：一为各兄弟医院所介绍来的慢性肾小球性肾炎（以下简称慢性肾炎门诊病例）；一为自中医研究院成立以后，北京各医院请院内中医师会诊治疗的病例。共计 24 例，其中重型者 4 例，轻型者 20 例，住各医院者 8 例，在中医研究院门诊治疗者 16 例。所有病例，均先经过西医诊断，而后一律由中医诊疗。

六、病例分析

本组 24 例，男性患者 18 例，女性 6 例。年龄最幼者 6 岁半，最长者 68 岁。平均年龄，男性 33 岁，女性 37 岁。大多数患者，99%均在 25～35 岁之范围内。病期：最长时间 10 年以上，最短 5 个月，平均患病时间约 28 个月左右。发病原因：有 6 例是由于急性肾炎未彻底治愈而发生的，有 7 例原因不明。其他：均可在病历中发现有扁桃体炎、猩红热、慢性鼻炎、咽喉炎史等。

七、疗效观察

1. 治疗前后症状及体征变化情况

24 例大多以浮肿、小便短少、腰痛、头痛、头昏、心跳、心慌、贫血等为主要症状。经中医治疗后，患者症状大都有显著的改善。4例中等度胸腹水患者，经治疗后完全消失。消肿情况：本组浮肿患者共21例，其中：高度浮肿3例，均伴有胸腹水；中等度浮肿10例，1例有胸水；轻度浮肿8例。经中医治疗后，完全消失者13例，显著减轻者5例。其浮肿消失之快慢，因患者之体质好坏、浮肿程度、门诊及住院等情况的不同，颇不一致。本组患者大都为体质较弱患者，一般均用温补疗法，不采用峻泻之剂，因之消肿较慢。一般住院患者，环境饮食各方面均较有规律性，浮肿消除最短为4日，最长为21日，平均为12日左右。但门诊患者，最短为60日，最长为180日，平均为15日。二者平均数为58日。利尿情况：本组大都为门诊患者，不可能详载其液体出入量，只凭患者口述而说明之。发生利尿作用最短为4天，最长为59天，平均为27天左右。一般住院患者，约4～12天左右，即能有利尿作用。由表2看出，有16例（80%）有利尿作用。血压下降情况：本组患者20例有不同程度的血压增高，经治疗后，其中有6例血压接近正常，6例血压降低。由表2看出，有12例（60%）血压下降。治愈前后，血压始终无大改变者8例，其中有5例为持续性增高，且形成固定性。其肾炎治疗均属无效，此与血压增高有关。最使病人痛苦的是头痛、头昏、失眠、食欲缺乏、神经过敏等自觉症状，而本组用中药治疗，均有显著的效果。

表1　治疗前后症状及体征变化情况

症状及体征	治疗前后变化		症状及体征	治疗前后变化	
	治疗前	治疗后		治疗前	治疗后
浮　　肿	21	3	视力障碍	8	4
小便短少	20	4	眼底变化	7	7
腰　　痛	17	8	高血压	20	8
头痛、头昏	16	7	贫　　血	11	5
心跳、心慌	11	4			

2. 化验

本组病例以门诊较多，除少数病人或其他原因不能做全部检查外，一般均在治疗前后阶段做肾功能、血液化学及尿蛋白等检查。住院患者由该医院检查。

表 2　慢性肾炎治疗前后之肾功能和血化学、尿蛋白变化

项　　目		酚红试验（2 小时排出量，%）	非蛋白质	血浆蛋白总量	胆固醇	尿蛋白
检查例数		22	20	16	8	24
例数（治疗前）	正常	7	3	6	1	0
	不正常	15（10%～15%）	17（40～120 g/dl）	10（4～5.9 g/dl）	7（350～450 g/dl）	24（＋～＋＋＋＋）
例数（治疗后）	进步	5	5	7	5	
	无改变	10	12	5		19

由表 2 可以看出，大多数患者均有肾功能障碍，经治疗后酚红排泄试验显著进步，接近正常，有 3 例有进步，有 2 例发生尿毒症，1 例发生高血压脑病，均经西医治疗无效。由中医会诊治疗后，1 例尿中毒已恢复，1 例因慢性尿毒症而死亡，1 例高血压脑病经治疗后已出院休养。血浆总蛋白，有 4 例显著进步，1 例进步。胆固醇，有 5 例显著进步，2 例进步。尿蛋白，3 例消失，2 例减少。本组患者最长观察时间 13 个月，最短 3 个月，平均观察时间为 7 个半月。根据肾功能检查及症状改善，有效率约 62%，死亡 1 例（因慢性尿中毒），复发 3 例。

八、典型病例

例 1　赵某，女性，25 岁。于 1955 年 11 月 22 日住某医院。主诉为全身浮肿，小便困难，反复发作已 7 月有余。入院前四五天有头痛、咳嗽、咯痰，伴有发热。该患者于 1955 年 4 月间发现全身浮肿，小便困难。当时在某医院住院，经治疗后，浮肿消退出院。不久又复发，乃二度入院治疗。以后经中医诊治 3 个月，浮肿时退时消，尿蛋白始终存在，严重时颜面及四肢仍有浮肿。自称幼时常患感冒并扁桃体炎，否认有性病史。23 岁结婚，爱人有肺结核，婚后于 1954 年娩一小孩。

入院体检：重病容，颜面苍白，呼吸迫促，面部、下肢、腰臀部及会阴部均有浮肿。心不大，无杂音。肺部右侧第四、五肋以下叩诊浊音，背侧较明显，右侧呼吸音减弱。腹平软，无压痛，肝肋下一横指，中等度硬，脾扪不到。血压 105/85mmHg。腹围 71cm。白细胞 1.2 万/mm^3，中性 81%，红细胞 329 万，血红蛋白 15 克。尿蛋白（+++），尿镜检每高倍视野有1～2个白细胞及1～2个管型。酚红试验只排出5%，非蛋白氮42.6mg/dl。胸部透视：右下胸腔积液。入院印象：慢性肾炎，右侧胸腔积液合并呼吸道感染。体温高至39.7℃，经用青霉素及链霉素治疗后，体温渐降至正常。在入院第12天时发寒战二次，并有恶心呕吐，血压突然高至196～200/134～160mmHg。12月5日（即进院第14日）神志不清，非蛋白氮49.8mg/dl，血氯化物380毫克，肌酐4.05mg/dl，二氧化碳结合量49容积%。眼底检查：有蛋白渗出，无乳头水肿。此时考虑到高血压脑病，行腰椎穿刺，当时脑脊液压力不高（压力为125毫米水柱）。经内科治疗，予青霉素、25%硫酸镁，注射葡萄糖氨基茶碱、维生素C等，4天无效，血压一直持续下降，病人昏迷谵狂。至12月10日，开始请我院中医会诊，服中药治疗，其他药停用。当时症状：昏迷，有时清醒，则作惊悸，呕吐不食，脉数，舌苔白黄，小便少，头痛，稍动则哭叫，不能入睡。认为是肝气虚逆，胃蕴湿热，处方以归身、芍药养肝安神，姜竹茹、青连翘止呕恶，粉丹皮清热，橘叶、夏枯草、菊花平肝降逆，桑寄生、女贞子滋肾摄虚，稍用甘草以缓肝急。进服后，精神即逐渐安静。12日处方以山药、炙内金开胃，茯苓利水，牡蛎摄肝，而归身、芍药、桑寄生、菊花、炙草仍在。前后服药3剂，水肿、心悸、观物模糊均告消失。14日仍有失眠，给予张仲景酸枣仁汤，1剂而愈。病程经过中，酚红试验在1月24日不能比色，2月27日排出19%。非蛋白氮，2月1日为70mg/dl，故轻度尿毒症仍存在。4月6日非蛋白氮49.50mg/dl。胆固醇变化，1955年11月23日470mg/dl，12月12日555mg/dl，1956年2月1日为332mg/dl。中间曾服用中药黄芪、党参、炙草以保元补气，茯苓利水，桑寄生、川牛膝降低血压，前后服用多剂，更附以六味地黄丸以滋补肾阴，从根本上治疗肾炎。至2月底病情基本稳定，浮肿消退，血压渐趋正常，且较稳定（96～110/70～98mmHg），尿量中等，蛋白（++～+++）。出院时患者无明显浮肿，自觉轻快，尿量1500毫升左右，尿蛋白（+++），无管型及红白细胞，比重1.021～1.020，血压120～124/90～94mmHg。

出院诊断：慢性肾炎肾变期合并胸水、高血压脑病、轻度尿毒症。

例2 何某，男性，26岁，河南人，科学院职员。患者以发热10余日，腹痛5天，于1955年4月29日急诊入某医院住院。入院前10余日自觉发热、头痛不适，未经治疗即愈。2日后因劳累复发，体温38℃，腰背酸痛。5日来上腹沿肋骨角亦痛，呈持续性，并阵发性增剧，伴有恶心呕吐，食欲不振。有鼻衄，小便不畅，尿少色黄。既往无结核、伤寒及浮肿史，不嗜烟酒。检查：体温 38.5℃，血压 110/50mmHg。发育营养中等，神志清楚，表情苦闷，扁桃体不大，心肺未见异常。腹膨胀，上腹及两下腹部有轻度压痛，无移动性浊音。肝脾未触及，下肢无浮肿，病理反射阴性，胸部X线透视正常。血红蛋白 15.4g/dl，红细胞 410 万，白细胞 1.18 万/mm^3，中性粒细胞 80%，淋巴细胞 7%，血沉每小时 35 毫米，球蛋白 3.69g/dl，白蛋白 277g/dl，氯化物 637mg/dl，非蛋白氮 85.7mg/dl，二氧化碳结合量 54.1 容积%，胆固醇 260mg/dl，肌酐 2.3mg/dl，康瓦氏反应阴性。尿蛋白（+++），白细胞（++），红细胞（+++），脓细胞（++），颗粒圆柱（+++），比重 1.017，尿培养（—）。

治疗经过：入院后即按肾炎合并尿毒症处理，腹痛稍解，症状减轻。1 个月后逐渐发生下肢浮肿，腹水，血压增高至 160/140mmHg，非蛋白氮 186mg/dl，二氧化碳结合量 13.5 容积%。时有恶心呕吐，食欲不振，心脏扩大，有明显收缩期杂音。血红蛋白降为 7g/dl，球蛋白 2.01g/dl，白蛋白 4.11g/dl，非蛋白氮 120mg/dl，红细胞 240 万，每日尿量 300～500 毫升。胸部X线照片：肺水肿，心脏扩大。于 7 月 27 日由我院会诊，经服禹余粮丸（陈言《三因方》），并外贴去胀泻水膏，浮肿等症减轻，一般情况平稳。至 8 月 22 日病情复转重，曾服桂枝汤加减，配合西医治疗，又转危为安。于 9 月 27 日又复发，处方用四君子汤加味（人参、白术、茯苓、炙草、黄芪、炮附子、阿胶、熟地、龙眼肉、山药、百合、枸杞、冬瓜皮、糯米、赤小豆），崇土制水，益气补肾而愈。10 月间又复发一次，投前方亦愈。到 1956 年 2 月病情忽又增重，呼吸困难，心跳气短，脉速，心前区可闻摩擦音，临床上有心包炎征象，肝大。用金匮肾气丸加减，改作汤剂，温肾化湿，得告平复。以后情况良好，食欲颇佳，全身无浮肿，能下床活动，仅余耳聋。胸部X线透视：肺阴性，心脏稍扩大，叩诊心浊音界较前缩小，摩擦音消失，仅有收缩期杂音。肝脾不大。血红蛋白由最低 4g/dl 增至 7.5g/dl，红细胞 265 万，非蛋白氮 94mg/dl，二氧化碳结合量 39.3 容积%，尿蛋白（+++～++++），圆柱（+），红细胞（+）。每日尿量 1500～1800 毫升，血压 124/50mmHg。酚红试验 2 小时未排出，4 小时不到 10%。

出院诊断：慢性肾炎合并尿毒症。

九、讨论

慢性肾炎是一种预后不良的疾病。西医对肾炎的治疗，只限于对症疗法。由本文可以看出，用中药治疗慢性肾炎，至少利尿消肿及改善症状有着显著效果，对降低血压也有一定的疗效。少数病例尿蛋白及肾机能亦有显著改善，其中3例尿蛋白消失，1例用黄芪剂，1例用六味地黄丸，1例则用《济生》肾气丸和黄芪合剂。此3例尿蛋白消失，已很久未再出现，且肾功能亦接近正常。是否黄芪及地黄丸、肾气丸有消失尿蛋白及改善肾功能作用，因目前病例较少，还不能肯定，有待于进一步的临床观察和研究。

这里应特别指出的是，1例因尿毒症发生心包炎，1例尿毒症脑病，均用中西药治疗得到恢复，这点收获是比较突出的，值得继续加以研究。因为同是尿毒症，而用绝对不相同的方药施治，均能收到满意的效果。这是中医学的特点，充分地说明了中医治疗是针对具体的证候，更抓住时间与患者的体力、年龄等各方面的不同情况，而施以不同的治疗，与呆板的特效方药大有不同。因为特效方药是不合乎三因（因时、因地、因人）论治的，看这两个病例，可以理解到这种意义。

在这里更有应当特别提出的，我们在治疗过程中，不都是成功的经验，也有很多失败的教训。有的辨证未的，盲目投药，如前所述临床上“水肿属于实性者”第一例，浮肿常在身半以上，在用清热利水药水肿消退后，不顾实际地使用黄芪粥，意欲消除其尿蛋白，结果不但尿蛋白未能消除，反导致水肿。后因改用清热利水剂而安。有的因鉴别的能力不够，错下诊断，误阳为阴或误虚为实，治疗上走了弯路。如前所述“水肿兼高度贫血者”，曾历试多方无效。碰了多次壁以后，细心地钻研古典文献，见《内经》谓“六腑泻而不藏，五脏藏而不泻”，悟到在腑的病毒有路可去，可泻之利之、疏之导之，则能有功。若病毒在脏，则无路可出，须就地解决，则补之养之、温之化之，才能有济。因腑为阳，脏为阴，腑少虚证，脏乏实邪。阳证多暴发之疾，变动不居，但来势虽猛，若迅扫而急除之，则病邪易去而生理得安，不致转生他变。在这个时候，医生要“有胆有识”，才能当机立断，摧坚挫锐。若属虚的阴证，则比较静止（不是绝对静止，绝对静止是死），很少传变。其势虽迂缓，却沉痼难医，必须慢慢调理，才能挽回颓势。在这个时期，医生要“有方有守”，坚定不移，绝不能犯急躁病，如此则正始得复而邪因以除。且阳证既多变，而处方亦须从多方面考虑，应变采用。阴证少变，病虽较深较重，而治法却较单纯。温补之剂，足资应付，守之不替，久必见功。但本组所治之肾炎，纵然大多数是慢性之阴证、虚证，而我们往往为局部证候所惑，追逐枝节征象，未免杂药滥投，有的症随药变，应付不暇。后来在慢性水肿之属阴属虚者，掌握了温补的法则，适当地选用了方剂，对治疗才有了进一步的提高，因而杜绝了病势的恶性变化，导致了病情的良性转归。

本组 24 例患者中，伴有高度贫血的 2 例，是比较突出的。1 例男性，高度腹水。血检：红细胞 300 万，血红蛋白 45g/dl。服五苓、五皮、六君等，腹水均不消退，改服八珍汤 30 剂，为时 1 个月，腹水完全消失，贫血亦愈。1 例女性，有轻度腹水，下肢浮肿。血检：红细胞 245 万，血红蛋白 7g/dl。服八珍汤 22 剂，在贫血好转的情况下，腹水及下肢浮肿亦均告消失。这次使用益气补血的八珍汤治疗水肿伴有高度之贫血症，仅此 2 例，尚不足以说明问题。日后在临床上，如能获得较多的实验病例，当再行报告。

这一初步总结，是在中西医紧密合作下完成的，虽然缺限很多，却说明了一个问题。就是中医在过去未同西医合作以前，对于治疗水肿病，只要见其小便畅利，浮肿消退，体力恢复，即认为圆满治愈。以后复发，便认为是病人在禁忌休养方面有问题。今日观之，必须改变这个观点。症状消失后，仅是治疗了一半或未能达到一半。因为尿蛋白不退，肾功能不恢复，患者还时时存在着疾患复发的危险性。此后中医在患者水肿消退后一个阶段上，还须总结经验，利用祖国丰富多彩的方药，努力消灭复发的可能性，这是我们努力的方向之一。

十、结语

本文报告了中医治疗慢性肾炎的 24 例初步疗效，总的有效率约 62%，而消肿的有效率则高达 85%，利尿方面的有效率达 80%，其他症状及体征方面，亦均有显著的好转。这说明了中医学对慢性肾炎的治疗是有相当效果的。

这份报告缺点很多，在检查化验方面，亦多简略与疏漏之处。今将初步经验先为提出，诚恳地希望同道予以批评和指正。

附注：我们这篇总结，是在 1956 年 4 月间写成的，在 1956 年底，曾对患者进行了一次复查。24 例中，有 5 例恢复工作，7 例保持原状，2 例复发，8 例不明（因地址迁移，不得究竟），1 例死亡。

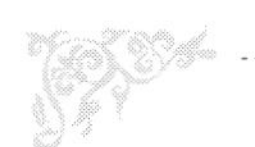

1. 重型

具有严重水肿，肾脏代偿功能不全期（尿毒症），心脏功能不全及脑病者。

2. 轻型

肾功能代偿期，通常仍有蛋白尿、血尿、浮肿和动脉压升高，或者是潜伏经过而仅有蛋白尿者。

（岳美中　傅振华）

肾炎水肿32例初步疗效观察

我们在门诊及各兄弟医院会诊所治疗的肾炎患者共32例。其中男性22例（内有急性肾炎2例），女性10例。年龄最小的18岁，最大的53岁，其中青年占多数，病期为15天到12年。其中2例初步诊断为急性肾炎，其他均为慢性肾炎。

一、疗效观察

总的观察标准，以症状及体征完全消失，尿检完全阴性，肾功能正常者为痊愈。症状及体征消退，尿检阳性但改善，肾功能转为良好者为显著进步。症状及体征消退，尿检验无多大变化，肾功能趋向好转者为有效。临床症状不太消失，小便化验及肾功能无好转者为无效。今将32例的疗效初步统计如下表。

病例分类	治疗人数			治疗结果			
	男	女	合计	痊愈	显效	有效	无效
急性肾炎	2	0	2	2	0	0	0
慢性肾炎	20	10	30	0	1	17	12

1. 属于脾肾两虚者9例

患者目窠足跗浮肿，皮不鲜泽，体弱声微，咽干不渴，四肢沉重，腹胀懒食，腰酸痛，二便不实等。以加味五皮饮（气虚者加人参、黄芪皮，肾寒者加肉桂、附子、沉香）及金匮肾气丸为主。治疗结果：7例有效，2例无效。

2. 属于脾虚者8例

患者四肢目窠浮肿，面色苍黄，腹胀呕吐，食欲不好，肢体沉困，心悸乏力，小便短少。脉一般沉微，舌有的有白苔。予实脾饮、外台茯苓饮、导水茯苓汤、理苓汤、五苓散、五皮饮、异功散等。治疗结果：1例痊愈，恢复工作；2例有效；5例无效。

3. 属于肾虚者7例

患者均现颜面及腿胫部浮肿，小便清白而量少，腰痛体倦，头昏目

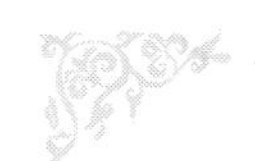

眩，心悸，口干不渴等。予《济生》肾气丸或六味地黄丸加杜仲、牛膝。治疗结果：3 例有效，4 例无效。

4. 属于瘀血者 3 例

患者均为女性，一般均现月经失常，腰腿疼痛，四肢逆冷，头昏，小便量少，大便失调等。予加味四物汤、当归芍药散加减。治疗结果：3 例均有效。

5. 属于阳水者 1 例

诊见头面、四肢、胸腹浮肿，小便不利，心悸气短，腰痛腹胀，头眩耳聋，自汗畏风，喘息呕逆。予防己黄芪汤合五皮饮治之，汗出尿利，浮肿见消。继服六君子汤及《济生》肾气丸，症状好转，化验进步，认为有效。

6. 属于皮水（阴水）者 1 例

见典型病案例 1。

7. 并发肝脾肿大者 1 例

女性。诊见面目四肢浮肿，腹大而胀，月事前后浮肿较为显著。微有腰痛，胸苦闷，头昏心悸，肢体沉重，小便量少，大便时干时稀，食欲不振，舌苔微黄，脉弦细。肝脾可触及。予四物汤加苦参、柴苓汤等。结果：无效。

8. 水肿不明显而无自觉症状者 2 例

诊见目窠及下肢时有不明显水肿，脉虚弱，微有头昏、失眠、腰痛。予五皮饮与肾气丸。浮肿消退，头昏去，认为有效。

总之，在我们治疗的 32 例肾炎中，初步统计，2 例痊愈（急性肾炎），18 例有效，12 例无效。在治疗过程中，服五皮饮者 16 例，有效者 11 例，无效者 5 例。服《济生》肾气丸者 15 例，有效者 13 例，无效者 2 例。服五苓散者 9 例，有效者 3 例，无效者 6 例。服六君子汤合禹余粮丸者 4 例，1 例有效，1 例尿利，2 例无效。服实脾饮者 2 例，1 例有效，1 例无效。据初步统计，以五皮饮（加味）、《济生》肾气丸的疗效比较高。

在临床治疗中，加味五皮饮适用于虚弱阴性水肿，确有利尿消肿的作用；而《济生》肾气丸利尿消肿则较为缓慢，且单独使用效果更不显著。若作善后调理药，则尚有一定的疗效。当然，这种分类和治疗还不够全面。采用的方剂也可能不够妥帖，其中屡经治疗无效或稍有微效的，又难免是以药试病。希望大家指正。

二、典型病案

例1 患者王某，男性，24岁，青岛籍，于1956年2月18日因颜面浮肿10天而入某医院。病的原因，1955年夏季到吉林出差，感冒后喉痛高热4～5天，经用青霉素注射后痊愈。3个月后感冒如前，又经治疗。今年1月份又到上海出差，常感觉头痛，未经医生检查，即自服阿司匹林镇痛。1个月后晨起时即现眼窝浮肿，且腹胀，食欲减。由门诊部验尿后收入住院。

既往史：幼年常患扁桃腺炎，经常易于感冒。无关节痛、猩红热等病史，无心跳、浮肿等现象。

查体：体温37.5℃，脉搏80次/分，血压140/90mmHg。颜面苍白，略现浮肿，但结合膜无贫血现象。咽红，扁桃腺中等胀大，且富有腺窝。心肺尚正常。腹部膨隆，肝脾触诊未及，无明确的腹水征，下肢有轻度压陷性浮肿。

化验检查：血红蛋白16g/dl，红细胞479万，白细胞1.37万/mm^3，中性粒细胞84%，淋巴细胞16%。小便常规：比重1.020，蛋白（++++），糖（—），沉渣无红、白细胞及管型。24小时尿蛋白定量15mg/dl。血沉第1小时43毫米。血液化学检查：血浆蛋白4.98g/dl，白蛋白2.56g/dl，球蛋白2.42g/dl，胆固醇260mg/dl，非蛋白氮37.5mg/dl，二氧化碳结合量35容积%，尿酸3mg/dl，酚红试验24小时排出48.5%。

诊断：慢性肾小球肾炎或亚急性肾病期。

病程经过：入院后即完全卧床休息，限制食盐量，给予一般支持疗法。不久发现腹部出现移动性浊音，肝脏也可摸到二横指、较硬，下肢浮肿逐渐严重，达大腿及阴囊、腹壁、胸腔、上肢等处，左侧胸腔亦同时出现积液征。患者自觉头痛，呼吸困难，饮食无味，下肢知觉迟钝，不能翻身，但无视力减退、恶心、呕吐等。小便量每日约400毫升，曾有阵发性手指抽搐，但无神智障碍。此时化验检查：非蛋白氮48.3mg/dl，二氧化碳结合量37容积%，血浆蛋白4.83g/dl，白蛋白2.3g/dl，球蛋白2.53g/dl，胆固醇340mg/dl。小便常规检查同前。

前后曾反复输少量血、血浆、高渗葡萄糖、胶性溶液、氨基苯碱、毛地黄等。为解除患者痛苦，曾少量注射撒利汞，腹腔、胸腔穿刺放水（胸腹水化验为漏出液），但小便量进步不够满意，且浮肿情形并不见好转，乃于5月17日请我院会诊。根据患者积液多潴留在皮下组织，选用了五皮饮加黄芪。处方：黄芪皮一两，桑白皮三钱，冬瓜皮一两，茯苓皮六钱，大腹皮三钱，苍术三钱，沉香（为末冲服）一钱，紫油桂（后入）四钱，薏苡仁四钱。服用1周后，腹胀即逐渐减退，大腿及阴囊浮肿消退有进展，但觉口渴思饮，照前方去苍术，加地骨皮。口渴去，腹水及腿部浮肿更见消退，小便量增多。更予以《金匮》防己黄芪汤方，服后小便量大见增多，腹围由93cm减至85cm，每24小时排尿量平均2000毫升左右。尿蛋白减至（+），24小时尿蛋白定量为0.5g/dl，尿沉淀镜检阴性，或偶有0～1个颗粒管型。截至7月5日，浮肿完全消失，腹围恢复至71cm。肾功能复查：胆固醇210mg/dl，非蛋白氮35.1mg/dl，二氧化碳结合量52容积%，尿素氮10mg/dl，酚红试验两小时排出70%，血浆蛋白6.36g/dl，白蛋白4.24g/dl，球蛋白2.12g/dl。眼底检查：正常眼底，唯血压逐渐增高，达160/100mmHg，但舒张压波动于90～100mmHg之间。因患者扁桃腺有反复感染，考虑耳鼻喉科做扁桃腺摘除，出院休养。

例2 患者谢某，男性，24岁，于1955年11月21日急诊入院。主诉眼睑及下肢浮肿已10余日。患者于近10余日发现眼睑及下肢浮肿后，头昏，腹胀，并有恶心呕吐，食欲不佳，尿量少，全身无力。无视力障碍。当地医院检查发现，尿有红细胞、管型、蛋白。据称近1个月来有上呼吸道感染或感冒史，1944年曾有同样症状发生，经中医治疗，约1个月而愈。入院时化验：尿蛋白（+++），颗粒管型（+），糖（—），红细胞（+），白细胞（+）。尿浓缩试验：①1.020，②1.020，③1.030。酚红试验90%。1956年2月27日酚红排泄率33%，3月13日酚红排泄率60%。尿蛋白定量2g/dl，爱地氏计数（12小时尿）红细胞276327210个，白细胞87999030个。血：白细胞10200/mm^3，中性粒细胞67%，嗜碱性粒细胞2%，淋巴细胞31%。血浆总蛋白4.26g/dl，白蛋白2.07g/dl，球蛋白2.19g/dl。非蛋白氮36.1mg/dl，血钙5.8mg/dl，氯化物414mg/dl，二氧化碳结合量47容积%。腹水常规：无色、微混，细菌（—），李凡他试验（—），细胞数57个/mm^3，单核细胞4%，淋巴细胞96%。

诊断：慢性肾小球肾炎肾变期。

治疗经过：1956年3月1日以后，病情逐渐加重，当时咳嗽、腹胀，感觉异常不适。腹围80cm，体重111斤，尿量150～1000毫升，尿常规比重1.020，蛋白（+++），白细胞（+），透明管型（+），氯化物206mg/dl。血总蛋白4.4g/dl，白蛋白1.9g/dl，球蛋白2.5g/dl，非蛋白氮30.8mg/dl。胸部透视：两侧胸腔有积液，右侧达第三肋间，左侧达第四肋间。

3月10日以后，开始由中医治疗。因患者病已12年之久，曾经多次复发，属阴水。水气泛溢，腹大身肿，按之没指，缺盆平满，腰背平肿，阴囊肿湿，皮厚水深，白睛青黑，面色苍黄，气短，有时喘促，头痛耳鸣，呕逆不能食，便泄溲少，舌淡有苔，两脉沉微。这种严重性的水肿，在中医文献上认为难治或不治。我们勉为其难，经10个月的治疗，中间曾复发过三次（多因情绪急躁而复发），且递次增重。初服红心萝卜草（治水肿有效的经验单味药），尿利肿消，后因药缺乏，病症复发。继服神佑丸（峻下剂），腹胀不减，病势增剧。到8月初，予以香砂六君子汤加减，并服禹余粮丸。半个月后，尿长肿消，大见好转。仍以香砂六君子汤并《济生》肾气丸、黄芪粥缓缓调补。10月1日检查，腹围72.5cm，体重101斤，已无腹水征，全身水肿已不能查到。尿量每日700毫升，能随入量自行增减。10月10日以后化验，尿常规比重1.012～1.016，蛋白（++～+++），蛋白量1.8mg/dl，氯化物220mg/dl，红细胞（—），白细胞（±），颗粒管型（++～0）。浓缩试验：①1.015；②1.018；③1.010。血浆总蛋白5.3g/dl，白蛋白3.4g/dl，球蛋白19g/dl。胆固醇290mg/dl，非蛋白氮34mg/dl。血红蛋白8.3g/dl，红细胞425万，白细胞10650，中性粒细胞51%，嗜碱性粒细胞6%，淋巴细胞37%。胸水已吸收。血压从入院至现在一直正常。眼底经几次检查正常。现仍在观察中。

附记：据1957年春季检查，肾功能已逐渐恢复，自觉症状消失，已出院观察。

三、体会及小结

1. 关于利尿情况：32例中，有16例尿量短少。经治疗后，有尿利情况的11例，其中尿量增加的6例，显著增加的5例，其他无变化。

2. 消肿的效果：32例中，有23例浮肿者。经治疗后，消肿的10例，浮肿显著减轻的4例，减轻的4例。其中有3例较治疗前反轻度加重。

3. 一般症状：症状体征完全消失的5例，基本消失的8例，减轻的12例。

4. 尿蛋白：32例中，有31例均有不同程度的尿蛋白存在。经治疗后，尿蛋白消失的2例（1例是急性，1例是慢性），9例尿蛋白降低，其他无变化。

5. 其他：血浆蛋白有2例升高至正常范围内，胆固醇有5例降为正

常，酚红试验有 4 例恢复正常，非蛋白氮有 2 例降至正常，血压有 3 例恢复正常。

6. 病案 1 是在西医确诊为水液潴留在皮肤组织的情况下进行治疗的。方剂采用的是五皮饮加黄芪皮，取以皮走皮之义。而黄芪在《金匮要略》中，多用作治皮表之水，结果收到满意的疗效。由这个病例体会到，中西医紧密合作，是有重大意义的。

7. 在病案 2 里面，可以看出起初没能确诊患者为虚水，贪功躁进，滥投单方或峻下之剂，虽取效一时，而复发多次。中间虽曾用过补剂，却未能长久坚持，致效果不显，使病人受了无限的痛苦。

8. 我们在这一年治疗肾炎中间，曾遇到尿中毒 5 例。门诊 1 例，各医院会诊 4 例，其中有 1 例死亡，4 例因采取了紧急措施，用中药均抢救过来。截至现在，有两例肾炎已接近痊愈，有两例肾炎在时愈时发的情况中，现仍住院治疗。

从以上情况看，中医治疗肾炎，在利尿消肿及改善症状方面，有较显著的效果。

（岳美中　陈中和　傅振华）

治疗老年病的经验

注意结合老年人特点，细观察、勤分析、慎下药、常总结

衰老是人类生命中的一种规律性表现。人自出生后，经童年、青年、中年而至老年，到一定年龄时，就出现一系列的衰老征象。当然，这和社会条件、个体条件都有关系。新中国成立后，随着人民保健事业的飞速发展，城乡人民的寿命都有普遍的延长，推迟了衰老的年龄，这说明人类可以控制生命的发展，达到延年益寿，为社会造福，为群众谋利益。我们是辩证唯物论者，不同意什么“永生论”，但也不同意那种把衰老的迟早看作是注定的、不可改动的、悲观的唯心主义形而上学观点。

根据社会传统概念，认为六十岁就算进入了老年行列，九十岁可以看作是长寿的人。从预防观点上看，把五十岁左右看作是老年前期，是必要的。岳老认为，人到六十岁时，脉确有变化，以粗大为多，血压也常有变化，主气虚。但也有一类人，在六十岁以后另出现一种较小的脉，主健康长寿，这种情况也不少。关键在于注意日常的体质锻炼和保健，从积极方面着手。历史上不少封建统治者求长生不老，尤其汉魏到唐初，风行一时，均以服“金石药”为贵，其结果“疽发于背”、烦躁、中毒致死者甚多，欲延寿而反促“命期”，贻害不浅。

在老年人的保健和医疗工作中，要注意做到“细观察、勤分析、慎用药、常总结”。平时要多留心其脉、舌变化规律，纳食、二便及睡眠情况，知其常才能知其变。例如有的老年人呈“六阳脉”，平素就很粗大，临终前还是“六阳脉”。若平时不细观察，下药就会与素常体质不合。老年人的病缓解可能慢一些，因为生理功能衰减，不像年青人，一二剂药也许就治好了。有的老年人肠胃尚结实，大黄用四五钱不泻，有的用一二钱却泻得不得了。了解素质寒热虚实之偏，饮食喜暖喜凉、喜酸嗜咸，对于施治均有参考价值。有的老年人大便两天一次，俗谓“后门紧”，主多寿；食多便少，主运化功能旺盛，也要了解，做到细观察。

《内经》谓：“邪之所凑，其气必虚。”老年人因为抗病力弱，最怕外感，即所谓“老怕伤寒少怕痨”。有外感时，往往体温应高而不扬，根据

“留而不去，其病为实”的原则，要疏邪。光补虚不行，补了就有可能犯“实实”之误。治疗时用量不要过大，要谨慎、细致。因为老年人生理功能衰减，治疗时可“祛邪”和“补虚”并行。具体说，如患感冒，有的以补中益气丸二三钱加苏叶一钱，同煎饮服，发发汗，就可好转。《局方》参苏饮也可以，一般量不宜大。不加辨证，动手就麻黄汤、桂枝汤、银翘散、桑菊饮下去可不行。因为老年人常在内伤基础上又外感风寒，症见发热头痛，呕逆，咳嗽痰多，头目眩晕，或大便泻泄，或发汗而热不止，可用参苏饮。其既治外感，又兼顾内伤，是“扶正兼以去邪”的好方子。当然也有“大实之火”，要用“攻破药”，甚至有用白虎汤、承气汤的，那是“变证”，要认准了用才行。

一般说，老年病平常保养要用“温和药”，针对一定证候才用攻剂、发散剂。老年人有的体质甚弱，无力康复，动辄感冒，喷嚏流涕，目微昏，轻度恶寒发热，肢体易出汗，甚或一开门窗，或夜睡翻身，亦患“感冒”，予银翘散、桑菊饮等轻剂，透表清热，即可暂愈，但不日又可复发。岂知这种情况往往是“正虚似邪”，并非真的“感冒”，越服祛邪方药，卫阳越虚，无御外之力，越发容易招致外界冷暖的侵袭。这种似病非病的证候，只有扶正，才能使卫气增强，抗病有力。以上提到的补中益气汤加苏叶方就是针对这一情况用的。有的老人饭后或行路汗出感冒，一有流感流行就容易感染，汗出恶风，经常怕冷怕热，为“里气虚馁，卫阳式微”。若投以玉屏风散小量频服，改善体质，用以治本，补气益卫，固表止汗，效果很好。岳老对老年常患感冒者，往往处方玉屏风散，长期服用，积以时日，效果自见。有的则处方王肯堂《证治准绳》的白术黄芪汤，对气虚汗多易感冒者亦验。总之，要参照张仲景治病的法则，“驱邪外出，因势利导”，不能“药过病所”，“诛伐无过”，要做到“慎用药”。

高年人精神、体力、心功能常较弱，好吃西洋参，此药性味甘寒，比东北参好些，但若有病，就不够了。例如心气虚，心脉不畅，心悸，气短，失眠，应加汉三七和琥珀。参三七（以云南、贵州产者为好）个大，力大。生三七活血消瘀力强，制三七（轧面，以香油炒成虎皮色，香油量不宜多）则补虚力大，功同人参。处方可以人参五钱，三七五钱，琥珀二钱半，共为细末，调匀，装入胶囊，每次一分半至二分，每日2～3次。老年人怕吃药，也怕汤药，药量小不怕，药力到就行。为提高效果，必要时也可用老山参，如装胶囊不便吞服，也可蒸露饮之。如兼有气喘症状，可以蛤蚧尾换琥珀末，有助于温肾、定喘、化痰。

“细观察、勤分析、慎用药、常总结”，还有一个意思，就是不要急于求成，要适应老年人的特点。岳老曾治疗一老年肾结石病人，用清热化湿药治疗过程中，阳痿加重，曾考虑用桂附、阳起石、海狗肾等“兴阳药”，因恐刺激力过大，反招致性功能短暂兴奋，长时衰减，改用平补药，于方中加入具有兴阳作用之当归三四钱，服 15 剂而恢复。以后强肾药则用杜仲三钱，牛膝三钱，补骨脂四钱。必要时才用鹿茸、蛤蚧尾，等量为末，每次服一分，于清利药中加用，有效而无副作用。此类动物药因较贵，不太常用。

补法在老年病中的临床应用

老年人通常表现为体质减弱、机体功能减退、抗病能力低下等证候特点，因此在防病或治病时，补益法是临床上经常应用的，有不少病是从“补”上下手。不过真正运用得好也颇难。气虚补气，血虚补血，阴虚滋阴，阳虚温阳，原是通例，但在实践中，若补得不合适，反阻碍“经络气机”。辨不准“阴阳虚实”，还可能出现相反的后果。

老年病应用补法，一般分平补、调补、清补、温补、峻补和食补六种，现分述如次。

一、平补法

补气四君，补血四物，气血双补八珍，这是寻常的治法。所谓“虚劳诸不足，风气百疾”，是指各类“虚损”及“气弱”。上岁数的人多“气弱”，这是很重要的两个方面。张仲景《金匮要略·血痹虚劳病脉证并治》篇载对虚劳病的治疗经验，单纯“虚劳虚烦不得眠”的，用酸枣仁汤；“失精”用天雄散；“五劳虚极”，内有瘀血的，“缓中补虚”，用大黄䗪虫丸；治“虚劳诸不足，风气百疾”，则用薯蓣丸，适用于老年人因高年气血虚损，常有周身不适、头眩、肢痛、麻木诸证，所谓“风眩”、“风痹”或“五劳七伤者”。薯蓣丸共有21味药。此方以山药为君，调理脾胃；内有四君、四物，气血双补；干姜补阳，而山药滋阴，则阴阳兼顾；方中阿胶滋养阴血，但量较少，与补气药相伍，起到气血双调、气旺血生作用；桂枝、柴胡、防风、白蔹等动药升阳达表，驱除“风气”；杏仁、桔梗升降气机，补而不滞，不是“呆补”。薯蓣丸方中的大豆黄卷是黑豆，不是黄豆，有生发之气，可以补肾。此方补中有行，不偏阴，不偏阳，不偏气，不偏血，配伍很好。其调理脾胃，气血两补，内外并治，使“阴平阳秘，精神乃治”。此方孙思邈于《千金方》中继承了下来，添了黄芩，改阿胶为鹿胶，共22味药，用治“虚劳”常见症状眩晕。宋代《太平惠民和剂局方》有牛黄清心丸，实为薯蓣丸加麝香、牛黄、冰片、雄黄、朱砂、羚羊角而成。清乾嘉时，官员中服用牛黄清心丸者甚多，因平素饮食中吃“荤”的多，用此清凉药后心腹舒适。薯蓣丸自汉、唐、宋、元至明清，代代相承，若没有好效果，不会这样普遍应用的。从传统上看，要注意继承。

临床用药，一般用于保养的要平和，用于治病的要有针对性。由于薯蓣丸方不寒不热，不攻不泻，不湿不燥，故可常服无弊。岳老曾分别给一例“肾虚”之老年病人及一例脑动脉硬化者服用此方数年，经过良好，后者则以薯蓣丸加鹿角胶、黄芩和冬虫夏草施治。冬虫夏草阴阳俱全，冬虫属阴，夏草属阳，起阴阳并补作用，所以起效。岳老称，过去在农村行医时，曾治疗一例“温病发热汗出”后不能下地走动的病人，诸方不验，后以牛黄清心丸治愈。有的人看到薯蓣丸药味多，视为“普通敷衍药”，不对。此方对平时睡眠不好，精神不支，“阴阳气精不足”者俱可用，有强壮作用。另有回天再造丸或回生再造丸，为验方，可治“痰火内发”，为薯蓣丸加白花蛇、虎骨等，共有58味药，基本上还是薯蓣丸。现在出的再造丸内有动物药，为调补或峻补药，与薯蓣丸以草木药为主不同。

二、调补法

老年人全身功能衰减，吸收、运化自不例外，常常是吃稀了不行，吃油腻了不行，吃多了也不行，这就要调理生理功能，应用调补法。中医认为，脾主运化吸收，胃主纳谷消化。肝胆也是属于消化的器官。“胆犯胃”，“肝乘脾”，是常见的证象。肝为“罢极之本”，情志不畅，可影响脾胃功能。通常辨证，呕吐吞酸、痞膈胀满属“犯胃”，泄泻、胀满为“乘脾”。老年人胀满，泄泻，消化不良，与一般治法中专用橘皮、枳实、神曲、山楂、麦芽、大腹皮，甚至槟榔、厚朴、青皮等理气降逆，以消导开破药为主者应有不同。老年人用这些药后有时反无矢气，而应以“补”为主，辅之以“调”，可参考叶天士养胃降逆、李东垣补脾升阳法选方施治，并宜以李东垣用药法小剂频投，长期守服较好。四君子汤、五味异功散加些阴药，香砂六君子汤、参苓白术散、资生丸加味，都是很实用的。

1973年10月底，岳老曾诊治一例70高龄的男性患者，病人素常多病，曾患肝炎。来诊时称腹胀、纳呆，长期以来每餐不及一两，午后心下痞硬，嗳气不止，大便稀薄，诊断为浅表性胃炎。因服西药多不耐受或有不良反应，改用中药半年余。药后腹胀稍舒，不多时则胀满又起，逐日加重，有碍工作。诊之脉濡无力，右关沉取欲无，左关稍弦，舌本苔白而润，应属肝脾不和，脾胃升降失调，脾虚尤为主要矛盾。脾因虚日久而不振，且患者过去用开破药较多，未着重补脾胃以扶其本，愈开破，运化功能愈弱，故应取“塞因塞用”法，健脾和胃。患者进食一两亦作胀,故药剂亦不宜大,遂改以“资生汤”治疗。处方:党参九钱,焦白术九钱,炒苡米九钱,茯苓四钱半,焦山楂六钱,化橘红六钱,神曲六钱,川连一钱二分,白豆蔻一钱二分,泽泻一钱五分,桔梗一钱五分,藿香一钱五分,炙甘草一钱五分,炒扁豆六钱,建莲子肉六钱,山药六钱,麦芽五钱,芡实四钱半,砂仁一钱。上药共为粗末,每用三钱,水煎两次,合成一茶盅(约200毫升),作一日量,午、晚饭后半小时温服半盅。一周后嗳气减,矢气多,胀满轻,胀的时间亦缩短,脉沉取较有力,舌苔少,纳食由每餐一两增至二两。续服原方半月,脾虚基本痊愈,后仍服此方一个时期,巩固效果。

此方为缪仲淳在《太平惠民和剂局方》参苓白术散上加味而成,方中以党参、茯苓、白术、甘草、扁豆、苡米温健脾阳,以芡实、莲子、山药滋养脾阴,扶阳多于护阴,补脾元,提脾气,并以陈皮、神曲、山楂、麦芽、砂仁、蔻仁、藿香、桔梗理气降逆,黄连清胃厚肠,补中有调。明朝医生王肯堂曾用资生丸治其父脾胃病,饮食增多,年近90而终。《医宗金鉴·删补名医方论》用之治疗妊娠三月呕吐,用原分量,研粗末。有的人喜用温胆汤、逍遥散加减作为调补,应用得好,也可取效。

补法最忌“蛮补”,好像人参之外,就是鹿茸、肉桂、黄芪。调补是为不受峻补之人而设。外感温热病后,气液虽亏,但夹有气郁、痰涎、瘀血、食滞、湿浊或“败精”者,应辨证调理之。古云:“病有三虚一实者(虚多实少),先治其实,后补其虚。”对于老年人,治实不可太猛,猛了就要“伤正”。也不应太轻,轻了治不及本。要入细。虚证夹实如为“湿热盘踞中焦”,用吴又可的四苓汤加陈皮,调脾胃而宣其湿热;气虚者香砂理中汤,小其剂而补之;液虚者用五汁饮,以清润法而调补之。上面提到过,属肝热犯胃者,可用二仁绛覆汤合左金丸[桃仁九粒,柏子仁一钱半,当归须一钱半,茜草一钱半,旋覆花三钱,青葱管(冲)三至五寸,半夏二钱,黄连一钱半,吴萸六分,此方以茜草代新绛],治应忌刚用柔,以治疗肝热犯胃的恶心、干呕、脘痞、胁胀、胃痛不食、吞酸嘈杂症状。属肝木乘脾者,药宜远柔用刚(喜燥恶湿),以治疗腹胀满、大便或溏或不爽之症,如逍遥二陈汤(枳壳五分,白术八分,半夏、云苓各一钱半,桂皮、归须、赤芍各一钱,川柴胡五分,薄荷四分,炙草二分,代代花十朵)。若胃阴亏乏,而肝风内扰,可用黄连阿胶鸡子黄汤或养胃汤加减调补。胃虽虚而不受补的,法当和胃气,用和胃二陈汤(二陈汤加干姜一钱,阳春砂五分)。补胃之法应别阴阳寒热。胃阳受伤,用陈皮、半夏、干姜、砂仁之类。胃阴受伤,应甘寒养胃,用麦门冬汤加代代花、豆蔻花、建兰叶、炒香枇杷叶等调补胃阴之法。

补中辅调。调气解郁，选炒川贝、制香附；除痰控涎，选半夏、橘红；去瘀活血，选五灵脂、生蒲黄、桃仁、红花（有热用丹皮、丹参）；消食导滞，选山楂、神曲、平胃散；利湿泻浊，选滑石、赤苓、冬葵子、榆白皮、佩兰叶、晚蚕沙；通逐败精，选怀牛膝、韭菜白。

三、清补法

清补是补而兼清的治法，如生地、二冬、白芍之用，即所谓清滋法，常用于温热病后阴津血液耗伤、邪热未全净者。老年人病后，体力有待康复，肺胃之津液伤，理当清养肺胃之阴以促进康复，如《金匮要略》的麦门冬汤（麦门冬、人参、半夏、甘草、粳米、大枣），《伤寒论》的竹叶石膏汤（竹叶、石膏、麦冬、半夏、粳米、人参、甘草），叶天士的养胃汤（沙参、麦冬、玉竹、花粉、桑叶、白芍、山药、甘草）等。照顾肺胃之阴，石斛、生地是常用的。石斛应用的指征之一为舌光红或淡红，缺少阴津者。若随便开清养胃阴的药，是不合适的。

肺胃之阴是津液，心肝脾肾之阴为血液之阴，伤阴伤血液，在方药的取舍上当然不同。养心阴用清燥养荣汤（四物汤减川芎之燥，并有麦冬、炙草、花粉），复脉汤（《温病条辨》方）也可用。养肝阴则以一贯煎为好。养脾阴则以慎柔养真汤（党参、黄芪、白术、石莲子、山药、麦冬、白芍、甘草、五味子，方见《慎柔五书》）为好。煎法上要求弃头煎，服二三煎者，取其清补脾阴、甘淡滋脾之意，可谓深得清养脾阴之法。肾分“外肾”和“内肾”，“外肾”包括阴囊、脊髓、生殖器。滋肾阴主要是清滋内肾，可选用黄连阿胶鸡子黄汤、六味地黄汤合犀角地黄汤等。清滋脑肾一般说要用黏腻有形、浓厚之品，如加味大补阴煎（熟地四钱，龟板四钱，知母八分，黄柏八分，猪脊髓一条，甲鱼头一枚），煎煮后以清酱半匙兑上后喝，取其滋填，也可用六味地黄汤加三胶（阿胶、鹿胶、龟板胶）。方药之用，各有所宜，非动物药常常滋补，很难调理“外肾”病。

清补要注意清而不凉，因病后阴阳俱伤，凉了不合适。还要注意滋而不腻，否则脾胃难以吸收。这就是说，要时时照顾脾肾，因为阴虚的病人常常阳也不足，尤其是用“凉药”，更可能伤肾阳和脾阳。

四、温补法

温补即补阳，阳虚者用。温而兼补，附子、干姜、肉桂之类。不过要注意辨脏腑。肾中之阳，为先天所基，胃中之阳，为后天所生，应注意区别。

肾中之阳贵降纳，因肾主封蛰，不纳则浮。若过升则肾气浮于上，可导致先天真气消亡。胃中之阳喜升浮，虚则反陷于下。若再行清降，则胃气遇抑不生，更不足了。现在有的人往往什么情况都用补中益气汤，这不对，补中益气汤应当在脾阳下陷、肾不虚的情况下用。此方历经应用，确是好方，为善于继承张仲景而灵活应用的范例。此方配伍规律严谨（如同外科的阳和汤、五味消毒饮，内科的苏子降气汤，均为医生广泛应用），对“饥饱劳役，中气不足”，子宫脱垂、直肠脱垂、前列腺肥大等，均可用，但要掌握好适应证，用错了可起不良反应。如肾不纳气，肾气上浮，用了可更上浮，甚至使牙浮动。

温补胃阳，可用理中汤、黄芪建中汤、归芪建中汤等。

温补肾阳。四逆汤为刚剂回阳、补少阴心肾之阳的方剂，少阴肾不纳气，肾阳式微，以及心脏性喘息均可用。四逆汤、通脉四逆汤、白通加人尿猪胆汁汤，均可温补肾阳。

柔剂养阳为另一类温养肾脏之法。因为肾为阴多之脏，肾阳不足常影响肾阴，所以要用柔剂养阳法。清《冯氏锦囊方》全真一气汤可选用。金匮肾气丸中阴药与阳药比例为 25：2，符合传统理论“升少火”法，有如春风初有温暖之意。中医理论认为，“少火生气，壮火食气”，桂附量太大就不是“升少火”，就不是“有如春风”了。所以右归饮加大桂附用量，应兼有脾阳衰的证候，而总恢复不了的才用。所以蒲辅周老中医对脾阳虚者用理中汤；健脾阳不效者，主张用右归丸。

金匮肾气丸应用时，丸剂一般比汤剂好，因为是逐渐助长生机，如同前面所比喻的“春风拂拂”，使“萌糵生虫”。后人的《济生》肾气丸由此方化出，另有适应证，宜于肾阳虚的水肿。岳老用以治疗老年人慢性肾盂肾炎，有获基本治愈者。

此外，温补肺阳，可用保元汤。温补心阳，可用人参养荣汤。温补脾阳，于补中益气汤外，可用六君子汤。温补肝阳，可用当归四逆汤。温补督脉，可用龟鹿二仙胶。

阴阳学说为中医辨证治疗中要注意紧密联系应用的大法，方剂选择也应注意把握阴阳。

五、峻补法

适用于垂危极虚病人，非大剂汤液不能挽回者。例如独参汤，煎好后需时时灌服，正如温毒大病之必须用大剂败毒散一样，“杯水”难救“车薪”，量少了不行。风寒暑湿燥火中，数“火”厉害。火有形，热无形，顷刻可以“燃遍满山树林”，所以对外感大证必用大剂。

“极虚”证候常见于心力衰竭、产后、大失血后、大出汗、大劳累后等情况，治疗应不断给以补养，才能挽救生命。疾病有虚有实，有盛有衰，治疗有的调整生理功能，有的针对病机。

要挽回大虚的证候，常需以参、附煎成膏剂备用（剂量比例为人参一两，附子一两或八钱），每日服数两，以挽救大虚阳微或将脱。

阴虚可用人参、麦冬、熟地，也得煎熬成膏，日服十两或八两，以温开水冲服，以治津液将枯之证。临床治疗上，一般输液恐不能等同于熟地、麦冬之资生津液功用。

垂危大虚病人的及时治疗很重要，有时“草木之品”不行，需用动物药。岳老曾治疗一例产后大虚的病人，发热，体温经常 38℃以上，用过多种退热药，体温不降，脉虚数。岳老处方当归生姜羊肉汤（熟羊肉二两熬汤，加药），羊肉也吃，服三剂后热就退了。羊肉实为动物性大补之品。

黄牛胶、龟板胶、阿胶、鹿胶均为动物药品，大虚者常用有效。治疗脊髓空洞症病人，这些药都有用，可加大量黄芪做引子，也可加用猪脊髓，能好转，但疗程较长。岳老经验，用小母鸡炖黄芪要煮 8 小时，可补慢性肾炎之极虚证。

猪、牛、羊脊髓也均为峻补佳品。健步虎潜丸就是以猪脊髓为引子的。本方滋阴降火，强壮筋骨，对于老年人肝肾阴虚、精血不足所致筋骨痿软，腿足痿弱无力，行步困难，腰膝酸楚者，颇适用。中风后遗症及慢性关节病可选用，但须多服方效，亦可选用三痹汤加三胶。

阳中之阴极虚，宜龟胶、人乳、牡蛎、麋茸之类。阴中之阳极虚，宜鹿胶、鹿茸、海狗肾之类。

峻补多兼顾气血，气血双补方如十全大补汤、大补元煎等。阴阳并补的，如右归饮，此方中有阴药。气血阴阳同补者，如全鹿丸，此方老人肥胖痰多者不宜用。

老人气血枯，髓枯，当滋养血液，集灵膏较理想。填补精髓也可用河车丸，对老年人慢性咳喘有效。回天再造丸填补精髓也很好用。育阴潜阳，则可用三甲复脉汤、大定风珠等，对于高血压脑动脉硬化阴虚阳亢，见眩晕、心悸、肢麻者有效。

六、食补法

食补分平时食补和病后食补两大类。老年人运化、吸收功能往往低下，尤其是大病之后，肠胃功能更形衰弱，常需进行食补，调整饮食，促进消化功能康复，起到药物治疗所不能完全起到的作用，所以有“药补不如食补”一说。外感伤寒温病后，或病后因食劳、怒劳而反复，需选用清淡入脾药治疗才比较合理，但不如食补。

医生要了解饮食品，尤其是指导老年人食疗，更需了解肉食、鱼类、果品等。中医学著作中有关“饮食谱”的论述很多，本草学著作尤其是《本草纲目》，把谷食、肉类、鱼类都列为本草，作为药物加以阐述，统计不下百数十种，例如苡米、莲肉、芡实、谷芽、麦芽、鳖肉、鸡肉、羊肉、牛肉等，均列入本草。

现在有的医生，往往一开方就开大方大药，连丸散膏丹都不喜欢用，这不好。必开的药，当然要用，但饮食品如山药、苡米、扁豆、莲子、谷芽、麦芽、神曲、山楂等，也不应小看，这些东西常是有作用的药物。

人身脏腑有阴阳。属阴性体质者，喜温性药物，再吃寒性东西就不合适了。属阳性体质的人，喜凉性、阴性食物，给温性、热性东西，吃了肠胃更亢盛，甚至有发热的。所以根据体质特点，饮食尽可能要有所选择。医生的责任就是要心中有数，引导其吃什么？凉性的，还是热性的？应吃哪几种？饮食习惯，南北有异。一般于大病后多鼓励进食平常的、常食的方物。所谓“南甜北咸、东辣西酸”。所以议论忌口应注意常食方物的特点。好吃鸡的人吃鸡没事，好生疮者吃了就不好。肠胃有习惯性，老年人几十年生活过来了，要注意了解。有的人对某些食物过敏，不吃牛肉，吃了就牙痛，有的吃了蛏、蛤就呕，有的闻狗肉味就干哕。平时不吃，有病时更不能吃。

药物中的饮食品很多，应用得当，对于康复、健壮大有裨益，现择要列举于次。

麦冬和百合：清润之品，可清肺润肺。

真柿霜：清痰解热。

人乳：补血“宝物”。

童便：降火。六分干姜炭煎后，兑入一盅半童便，可治鼻衄。

雪梨：生食清火，蒸熟滋阴。

苡米汤：治肺热和阴虚。

莲子芡实粥：治遗精与泄泻。

扁豆红枣粥：专补脾胃。

桂圆肉汤：养心脾。

乌鸡白凤丸：补阴除热，可治肝炎后综合征。

猪肺蘸白及末：治虚劳咳血。

谷食中面和酒曲、蚕豆、豆油、酒醋：均为至温食品，发热及“六阳人”不甚宜。

糯米、粳米、黑豆、黄豆、豌豆、豇豆：均性平。

小米、荞麦、绿豆、豆腐、豆豉、豆浆等：性寒，宜喜寒凉性食物者服食之。

瓜菜类中生姜、大葱、大蒜、韭、胡荽菜、芥子、胡萝卜：性温。

山药、薤白、葫芦、南瓜：性平。

苋菜、油菜、白菜、莼菜、白苣菜、黄瓜、甜瓜、丝瓜、西瓜、竹笋、芋头、茄子：性寒。

果品类中龙眼、荔枝、大枣、饴糖、砂糖、白糖、莲子、葡萄、蜂蜜、胡桃、乌梅、木瓜、橄榄、李子、栗子：性温。

黄精、枇杷、青梅、花生：性平。

梨、菱、藕、橘、瓠、百合、甘蔗、白果、柿饼（干）：性寒。

生李：性温，助湿生痰。

生桃：性燥，助热生毒。

禽兽类中鸡肉、鸭肉、雉肉、犬肉、羊肉、牛肉、鹿肉及猫肉：性温。

雁肉、猪肉、凫：性平。但猪肉虽性平，多食不免有动痰之患。

兔肉、麋肉：性寒（鹿肉则属阳）。

鳞介类中鲫鱼、鲥鱼、海虾、鲢鱼、鳝鱼：性温。

鲤鱼、银鱼（面条鱼）、乌贼鱼：性平。

醴鱼（黑鱼）、鳗鱼、田鸡、螃蟹、鳖、龟、蛤子、牡蛎：性寒。鳖及螃蟹中毒者，苏叶、黄连可助解。

虾肉：性燥，有时不免动风、动火。

中医论药常凭性味，应依其升降浮沉及寒热温凉平之性组方选药。我们在应用时要讲辩证法，不可“见汗止汗”，“见热退热”。饮食品在治疗上的应用也要注意。一般说，气辛荤而辣者，多助火散气。气重而甘者，多助湿生痰。体柔而滑者，多食之不化。烹调不熟者，服之多气壅。尤其老年人，更应注意。

以上六种补法，乃参考前人所论，结合临床实践所得，加以发挥。

老年常见病的治疗

一、慢性支气管炎

老年人慢性支气管炎很多，治疗时不宜只顾虚弱，过多地应用补剂。尤其是急性发作时，过于发散，不先事疏解，或只补虚不去邪，都可能使外邪久驻，病情加剧。

保元汤合生脉散加麻黄、附子、枸杞，对老年慢性支气管炎有效，此方标本兼顾，肺肾同治，还可酌加葶苈、大枣。本方对老年肺气肿、肾虚作喘及心气虚作喘均可用。岳老曾治疗一老年妇女，常年患咳喘，为慢性喘息性支气管炎，感冒或劳累后即发作，夜间常不能平卧，平卧时即咳嗽气喘。曾用延年半夏汤，略有好转。用玉屏风散合六君子汤加补骨脂、紫河车，也未控制。改用此方，得以控制。停药又作，服药则好转，屡经验证。后以此方配成丸药缓调。

老人慢性咳嗽，于外邪扫除后，咳嗽基本平复，可服固本丸扶正培本。

关于麻黄的应用。肾不纳气，肾虚咳喘者要慎用，以上所述方剂也用了麻黄，但有五味子和附子，起到互相制约的作用，所以可用。射干麻黄汤也有麻黄，还有细辛、半夏、五味子、款冬花。五味子可纳肾气。小青龙汤中也是既有麻黄，又有五味子。

半夏性温味辛，生用效显。半夏经水煎则无毒，是温化寒痰的常用药。本草“十八反”中有“半夏反乌头”，所以有的人认为半夏和乌、附不能同用，其实张仲景《伤寒论》中就有小青龙汤证恶寒者加附子的经验总结，还是可以配伍使用的。稀痰用半夏，稠痰则用竹茹、天竺黄、竹沥、海浮石。葶苈泻“肺中黏痰”，也治胶痰。皂角治胶痰也很好，可配制成皂角丸应用。葶苈也常与大枣同用。胶痰是指痰液黏稠胶浓。

二、支气管哮喘

中医治疗咳喘和哮喘，一般是新咳治肺，痰咳治脾，虚喘治肾。支气管哮喘痰气交阻，上壅于肺，痰多者肺脾同治，可用苏子降气汤。虚者加人参。气逆、短气、息促者，可加盔沉香1～3分冲服，肾不纳气，可加五味子、冬虫夏草。岳老以此方法曾控制过一些老年哮喘病，或使发作间隔延长。

风寒袭肺者，应先治风寒。新喘呼吸急促，胸闷息粗，可用定喘汤。

痰喘用六安煎或六君子汤加苏子、杏仁、厚朴。

肾不纳气、肾虚精气亏乏作喘者，可以八味地黄汤加鹅管石、补骨脂、五味子。平时可服金匮肾气丸。麻杏甘石汤合半夏厚朴汤治哮喘有效。

咳喘病人阳虚易治，阴虚难治。阴虚病人缓解期可用《温热经纬》上的集灵膏扶正治本。抬肩作喘，鸡鸣前后起作喘而汗出者，为危候，可用回生黑锡丹60粒吞服，或用蛤蚧尾为末服之。

三、冠心病

根据传统理论，“胸为清阳之府”，“心体阴而用阳”，所以治疗胸痹心痛应以阳药及通药以廓清阴邪，不可掺杂阴柔滋敛之品。因为冠心病的病机可能与“胸阳衰弱，浊阴干犯清阳”有关。心居阳位，属于少阴经脉，主血，血属阴，故“心体阴而用阳”，不容“浊邪侵袭”。本病老年人尤多见，因年高者代谢失调，胸阳不振，津液不能蒸化，血行缓慢迂滞，易成痰浊、血瘀。故应宣痹行气，活血化瘀。可用通心阳之瓜蒌薤白白酒汤、瓜蒌薤白半夏汤、枳实薤白桂枝汤。薏苡附子散也可用。活血化瘀则可用“变通血府逐瘀汤”（血府逐瘀汤去地黄、柴胡、白芍，加肉桂、薤白）。开寒闭则可用苏合香丸。这些方剂治疗冠心病心绞痛有一定效果。老年人心脉痹阻之心痛、心悸、胸闷，人参、三七、琥珀末有益心气、通脉络之效，可每日服三次，每次服二分。偏重化瘀者三七生用，偏重补虚者三七芝麻油拌，半干炒，如虎皮色用。气阴不足者用洋参，喘者加蛤蚧尾，同研末服用。心肌梗塞者可用生脉散或生脉散加保元汤，补气生津为主方。益阴复脉用炙甘草汤。岳老认为，老年心肌梗塞作喘者，也可用黑锡丹50粒送服，通瘀血，止喘息。

四、高血压病

老年高血压病人，其舒张压常较难降，不易控制。此类患者气虚的多，可有肾气虚及中气虚之不同。用苦寒泻肝或二仙汤之类不起效用，用大量黄芪有时可有一定作用。用法：一般黄芪用一两以上，配陈皮一钱。

王清任《医林改错》中的补阳还五汤也有一定效果，但有“火热”者不宜用。张锡纯《医学衷中参西录》镇肝息风汤对肝阳上亢型老年人也适用。有的病人血压波动，忽高忽低，李东垣半夏白术天麻汤为粗末，小量频服，有助调整。

五、肾及输尿管结石

本病为“五淋”中的“石淋”，多为下焦湿热酿成，间有肾阳不足或肾阴不足而致者，也有因气滞血瘀，气道不行，血脉瘀阻而成的，临证应审其因之不同而辨证选方用药。湿热下注者，猪苓汤、石韦散；肾阴虚者，六味地黄汤合二至丸；肾阳虚者，《济生》肾气丸或六味地黄加小茴香、巴戟肉；偏实证者，用八正散或活命饮；气滞血瘀者，用木香流气饮或血府逐瘀汤。本病在老年人中也相当常见，岳老曾以金钱草七两，海金沙一两，块滑石四钱，甘草梢一钱，川杜仲六钱，川牛膝四钱，洗石韦三钱，车前子四钱，萹蓄三钱，广木香一钱半，全当归四钱，王不留行四钱，大生地五钱，进退加减治疗一例老年肾结石患者，前后用金钱草三十余斤以清热利湿，并用强肾药排出结石，使左肾功能由丧失而基本恢复。以猪苓汤、石韦散、八正散为主方加减治疗老年尿路结石，也都行之有效，有排出结石的案例。

六、慢性肾炎

老年慢性肾炎一般不用峻下或发汗的方法，多取健脾温肾补气法治疗。六君子汤治气虚痰饮、吐呕痞满、脾胃不和、变生肿证较好，所以对于疲劳、血虚、腹软、脉弱、平素手足易冷者可用。还可辨证加木香以通三焦，加砂仁以通中气。脾虚身重浮肿也可用实脾饮，以达到气行水行，实脾以制水的目的。《济生》肾气汤也可用，本方岳老很少用于幼童及青年，多用于中年后，尤其老年病人。治水肿方剂中，五苓散、五皮饮均较稳妥。对于老年人，初起用黄芪剂（防己茯苓汤、防己黄芪汤），末后用地黄剂（《济生》肾气丸常服），对消肿及改善肾功能均有一定作用。氮质血症病人用大黄附子细辛汤或温脾汤，也有一定效果。

七、糖尿病

老年糖尿病，肺燥、胃热、肾阴虚表现常很突出，病久也可阴损及阳，常见肾阳虚衰和阴阳俱虚。针对这一病机，岳老常以六味地黄汤加石膏、附子治疗，每剂附子用八分，石膏用三钱，不验时按比例适当递加附子、石膏量，以附子推动石膏，发挥止渴作用。糖尿病末期，皮肤生疮疖的很多，常久治不愈。岳老经验，鹿茸有效，每次服一分，每日二次，即可生效。此方岳老曾给自己用过，确有较快收口和止痒功用，加蛤蚧尚可降血糖。

八、前列腺炎

本病一般呈慢性经过，属中医“劳淋”范畴。劳累即重，急性发作时可有脓尿、血尿、尿频、尿急及尿痛。可用猪苓汤加生大黄。红细胞多加元参、旱莲草。善后可用金匮肾气丸或《济生》肾气丸。如属阴虚，则用六味地黄丸。肾脉虚数，舌根发白的慢性病也可用《济生》肾气丸作汤常服。八正散不好用，因阴虚证的多，用了恐苦寒化燥。小蓟饮子也不理想。岳老曾治疗一例前列腺肥大并有前列腺炎的老年病人（72岁），尿流分叉或细，不易排出，用《济生》肾气汤月余后，排尿基本正常。

九、慢性泄泻

老年人慢性泄泻有的用健脾法可以取效。对于谷食不化，便溏薄，次数多，精神差，面色萎黄，舌淡，脉缓弱的较好。如参苓白术散、补中益气汤等，都可用。但也有用健脾法总健不起来的。岳老说，蒲辅周老中医生前曾和他共同讨论过，认为还得用右归丸，以升肾火和蒸发脾阳，或脾肾双治。老年人肾阳大衰，黎明之前肠鸣作泄，称五更泄或鸡鸣泄或肾泄，古方有用资生丸的，还不够，应加右归丸。还有一种是属于“肝气乘脾”的痛泄，要用“抑肝扶脾”法才行。岳老曾治疗一高年妇女，腹泻数月，泻前必腹痛。曾用治脾治肾法，均略好转而不能根治，诊之肝脉弦，脾脉弱，遂以刘草窗痛泻要方加川芎以条达肝气，升运脾气，日见好转，后以异功散善后。有此证，用此方药，效果确实很好。

十、便秘

老年人大便秘结是相当多见的，多为气血不足所致。气虚则大肠传送无力，血虚则少津不能滋润大肠。也有年高体衰，肾阳衰微而为寒秘、冷秘的。气虚者舌淡苔薄脉弱，有时大便并不干结，但排出困难，甚至排便

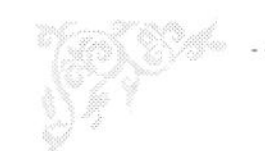

时汗出气短，补中益气汤加肉苁蓉主治。血虚津少者可用《沈氏尊生书》润肠丸，方中当归是治老人便秘，养血润肠的好药。阳衰温通可用《局方》半硫丸或加当归、肉苁蓉、核桃肉。

十一、慢性肝炎

老年慢性肝炎常表现有血瘀证候，面色晦暗，肌肤甲错，肝大，肝区痛，舌质暗红或有瘀斑，脉多弦涩。这些常为气郁已久，病久入络，营气络脉瘀阻的表现。岳老认为，“肝病如邪”，不宜伐肝，宜调肝，调中加补。光补不行，不论补肝或补脾都不行。脾胃症状也可能很突出，为肝盛脾弱，病根还是在肝。肝为多血之脏，仍以调补为好，可用柴芍六君汤合当归补血汤，加活血化瘀的瓦楞子、刀豆子。这方面有效的病例还比较多。

一般都认为，肝炎病机是湿热蕴积所致，以清热利湿为治。在初期有湿热征象者，这是正治法。但若执一法一方，不辨证施治，久清热必伤阳，久利湿必伤阴，阴阳俱伤，则必导致阴阳俱病，转化成他种病变。岳老曾治一例肝炎久治不愈者，用补血益气法很快治愈。也有的用清化法不效者，以李东垣圣愈汤而使肝功能显著好转。

十二、震颤麻痹综合征

老年人脑动脉硬化引起震颤麻痹综合征的并非少见。中医治疗可以使症状减轻。岳老认为，本病病机和中风前驱相似，为气虚血瘀、肝风内动的表现，可用益气活血通络法治疗。岳老曾治疗两例本病高年患者，获显著效果。一例右上下肢震颤，左侧亦受影响，“假面具”，头前倾，躯干俯屈，走路呈慌张步态，一举步就下蹲，脉浮大。经用补阳还五汤治疗（黄芪四两，当归一钱半，川芎一钱，桃仁一钱半，红花一钱半，赤芍一钱半，地龙三钱），一周后好转，两周后举步下蹲动作消失，走路慌张步态显著减轻。另一例走路转弯时欲倾倒，迈碎步，右脉大，主气虚。经用补中益气汤加龙骨、甘松后，迈步稍变大，后以健步虎潜丸巩固。

十三、偏枯

老年人半身不遂或脚力不好，三痹汤有效，此方比独活寄生汤、《济生》肾气汤好。岳老曾治疗一例60岁老年病人，走路无力，下不了床，服20剂后能走数里地。补阳还五汤和黄芪汤对气虚者适用，对慢性病尤适用。据称黄芪可延长细胞寿命，很值得研究。老年人用时伍以陈皮可防滞涩，比例为一两配一钱。

十四、失眠

老年人表现心脾不足，多梦易醒，食少不寐的很多，经年如此，当以归脾汤补益心脾缓调。有属于心烦、头晕、耳鸣、健忘、心悸、腰酸等阴虚火旺的，可以补心汤送交泰丸或朱砂安神丸。胃失和降，痰火内扰，苔腻脉滑数的，黄连温胆汤可以取效。

防治老年病应当药物和体质锻练相结合

伟大领袖和导师毛主席指出：“唯物辩证法认为外因是变化的条件，内因是变化的根据，外因通过内因而起作用。”“凡能做到的，都要提倡，做体操，打球类，跑跑步，爬山，游泳，打太极拳及各种各色的体育运动。”毛主席的这些教导，对于防治老年病同样具有极为重要的指导意义。防治老年病不能光靠药物，更不能乞灵于“贵重药”和迷信“抗老药”。药物虽然在一定条件下可以发挥防治疾病的作用，但毕竟是一种外力，外因还得通过内因而起作用。我们要调整和调动内在的抗病能动性，预防疾病，战胜疾病。中央一位老同志在介绍战胜结核和糖尿病的经验时说：“我靠两个法宝，一个是革命乐观主义，一个是户外生活多”，主要“就是体育锻练，在每顿饭前走一千步，饭后走两百步，每顿饭吃八九分饱……我除控制饮食，严禁吃糖外，每次饭前饭后坚持按规定步行，没有一次间断，连续做了六个月，体重逐渐减轻，我的糖尿病也随之逐渐减轻。”多年来，岳老本人患有几种慢性病，但他坚持每天上午散步走路，身体情况好时，还要上小坡，由于坚持了“动为纲，素经常，劳逸当”的原则，使病情一般稳定，并能坚持每天一定时间的学习、著述，每周还能坚持一定量的临证工作。这些都说明了体质锻炼的重要性。革命导师恩格斯在《自然辩证法》中指出：“在活的机体中，我们看到一切最小的部分和较大的器官的继续不断的运动，这种运动在正常的生活时期是以整个有机体的经常的平衡为其结果，然而又经常地处在运动之中。”运动是生理上的需要，老年人虽然体力受限制，容易疲劳，更难以胜任运动量较大的活动，但结合每个人的身体条件，进行一些力所能及的锻炼，还是可以的，也是必要的。

我国古代在和衰老作斗争中，存在着两种思想的激烈斗争。一种是消极的“静养”，“清心寡欲”，强调“内养功”，“以静养神”。另一种则是主张锻炼，如唐尧时代以舞蹈运动防治关节病，不少医书介绍的“导引术”（实际是体操的一种）和“吐纳术”（实际是呼吸体操）防治疾病的经验。《三国志》介绍了华佗创“五禽戏”锻炼身体的观点：“人体欲得劳动，但不当使极耳，动摇则谷气得消，血脉流通，病不得生，犹如流水不腐、户枢不蠹是也。”其学生吴普按此法锻炼，年近九十仍相当健壮，耳不聋，目不瞑，牙齿完坚，饮食无损。清代颜元在批判宋程朱理学“闭门养心”谬论的同时，在《颜目斋言行录》中指出，“一身动则一身强”，这是在改善体质、防病治病方面具有朴素唯物主义思想的观点，颇资借鉴。

结合老年人的特点，以下几种锻炼方式可以试用：

一、穴位按摩

如按压迎香，擦风池、风府以防治感冒，擦太阳、头维以防治头痛，指压内关以防治心悸，擦肾俞、涌泉以强肾壮腰，擦丹田以调理脾胃等，简便并可自行。

二、拍打肢体

以拳头、手掌或三合板裹以薄棉，拍打臂、腿、腰、腹，以活血通络，舒筋定痛。

三、坚持走路

走路对于改善体质，改善心功能，治疗肥胖病等有效。可根据身体情况采用平地步行，坡地步行，慢速或快速的方法，一般初起宜1～2里地，然后渐增，量力施行。

四、简化太极拳

根据体力，练个别动作或半套，对改善肢体活动功能，防治高血压都有帮助。

五、气功疗法

根据病情选作放松功或强壮功、坐功或站功，可防治消化系统和心血管系统疾病。

六、导引吐纳

即呼吸体操。主要是于仰卧时，让腹部有节奏地于吸气时鼓起，呼气时陷下，每天进行数次，每次10～20分钟，以防治由于慢性呼吸系统病引起肺气肿呼气不足、过快、过短的缺陷，可改善气短、气促等症状。

由于在这方面实践经验不够，仅略举点滴以引起注意。

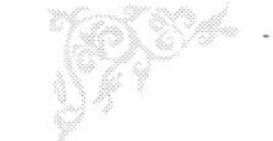

衰老症状的特点

人到60岁以后，体格趋衰，五脏渐损，元气不继，容易出现一些衰老症状：发鬓颁白或堕落，目昏不明，齿槁，言善误，皮肤枯，身体重，行步不正，喜卧，不能生育等。早期医典《黄帝内经》对此载述颇详。

衰老症状的描述，也散见于历代文学著作中。清代褚人获《坚瓠集》，载魏骥《老态诗》曰："渐觉年来老病磨，两肩痠痛脊梁驼。耳聋眼暗牙齿蛀，腿软足疼鼻涕多。脏毒头风时又举，痔疮疝气不能和。更兼酒积微微发，三岁孩童长若何。"元代赵松雪《刀圭间话》亦曾有诗："老态年来日日添，黑花飞眼雪生髯。扶衰每借过眉杖，食肉先寻剔齿签。右臂拘挛巾不裹，中肠惨戚泪长淹。移床独坐南窗下，畏冷思亲爱日檐。"诗虽鄙俚，曲尽老态，但指出了老年人的多发病和特发病，可作为对医书衰老证候的补充。

老人常见八大"怪症"：只记远事，不记近事；笑时有泪，哭时无泪；喜欢孙子，不喜儿子；喜欢硬食，不喜软食；眼昏花，看不清近处；耳朵聋，好打听闲事；遇怪人，没观察就问；想尿远，反溺在鞋上。这些"怪症"，如无特殊痛苦，一般不作疾病处理。

老年病施治概要

老年人俗语有“老小孩”之称，不独言其在某些性格上有类似小儿之处，还言其脏腑功能低下，也有易虚易实、易生寒热的特点。因其患病后较为难治，好得也慢，治疗时必须仔细观察，勤总结，慎下药。

治疗老年病，药量要小。一般从70岁开始，方剂的药量应减半。视体质情况，弱者每一味药用3～6克就中。发汗药不超过9克，泻下不超过5克。老人偏于气虚、阳虚者多，黄芪、附子较常量稍大一点无碍，苦寒药如黄连1～3克足矣。药量过大，极易损人，譬如饺子佳品，多食则胀，况系药乎？

治疗老年病，药宜平和。切忌孟浪投剧毒之味，如马钱子、川草乌、斑蝥、砒霜、巴豆、水仙子等，克伐脏腑，使正气难复，促人命期。但是，经过炮制的南星、半夏不在此列。

治疗老年病，宜多用补药，少用泻药。补药能振奋脏腑机能，改善人体羸状，利于延寿祛病；泻药应中病即止，若施用不当，一泻则恐气坏。但补与泻二者关系又应活看。徐灵胎说，药物治病的针对性第一紧要，投对了就是补药，投不对就是泻药。据此，人参、鹿茸可以是泻药，大黄、芒硝也可以是补药。西苑医院赵心波老大夫，60多岁患尿血，辨证属热属实，每天服大黄3克，活到78岁逝世，岂不是大黄起了补益作用？

治疗老年病，要首重脾胃。人之始生，先成于精，肾精旺而后有脾胃，即所谓“先天生后天”；人之衰老，肾精先枯，累及诸脏，此时全仗脾胃运化、吸收精微，使五脏滋荣，元气得继，才能却病延年，即所谓“后天养先天”。故调整饮食，促进消化功能之康复，保持大小便通畅，实为治疗老年病之关键。治疗脾胃病，应以清淡补脾为主，辅以少量行气消食调理之品，代表方剂是资生丸。此方余常重用薏苡和芡实。薏苡是陆上的补药，芡实是水中的补药。一个补脾阳，一个补脾阴，能推动脾的运化。作粗末或丸药小量长期服用，对老年人少食腹胀、脉象软弱、二便不调者，具“坤厚载物，德合无疆”之妙。明代王肯堂的父亲服此方，年近90而终。余借助此方饮食增加，大便畅行。还曾起某国一老年病人之重疴。资生丸是否有延寿作用，很值得研究。

治疗老年病，方法应多样化。气功、按摩、针灸、食疗、药疗都可以使用，因势利导，不要只局限于药疗。食疗，唐代孙思邈以及宋代陈直等，都非常提倡。药物和食物混合吃，既有利于愈病，又避免了药物克伐正气、损伤脾胃的副作用，对老年病人很适合。余患风寒感冒时常用食疗，如神仙汤。方歌曰："一把糯米煮成汤，七个葱胡七片姜，熬成兑入半盅醋，汗出热退保平康。"此方不但能治感冒，还能预防感冒。唯没有醋发不出汗，用时应予注意。药疗以丸散为好，尽可能少用汤剂荡之。丸散宜用轻量。丸者缓也，对慢性病较好。散药有消散作用，尤宜于呕吐、腹胀、泄泻诸疾。余于临证时，还常改汤剂为粗末，每日煎服10克，长期予服，使机体功能日彰，正复邪退。治老年病若求速效，常欲速则不达，这是应当引以为戒的。老年病人服汤药，方应简化，药贵专一，效不更方。假如药多量大，服后吸收不了，或换方太勤，违背肠胃的习惯，疗效不好，岂不事与愿违？

治疗老年病，药物和饮食当知宜忌。药物方面，健脾药多用常用无碍；养阴补肾药滋腻碍脾者多，如天冬、麦冬等，生熟地更甚，一般均不作常服药，但天花粉、玉竹不在此例；凉药害脾，也不宜多用；发汗药和泻药，应中病即止，过则生变。食物方面，老年人当少食甜味，因甜能壅脾，妨碍消化。糖类以冰糖为佳，缘其兼可止咳，红糖食后咳嗽易剧。老年人多痰，不宜过食鱼和肥肉等助火生痰之物。梨能清痰止嗽，但不是每个人都适合。冬瓜解渴利尿，治糖尿病有效；西瓜是天生白虎汤，夏季解暑堪称良剂，颇利老人。

治疗经验点滴

高血压病凡用张寿甫镇肝息风汤、建瓴汤无显效者，余以加味半夏白术天麻汤或升阳益胃汤，每能见功。

半夏白术天麻汤对于湿痰中停，胃气不降，症见眩晕较甚，如坐舟车，血压高低波动颇大，舌苔白腻，脉弦滑者较宜。余常用《医学心悟》所载之方，重加黄芪至 24 克以培补元气，生龙骨、生牡蛎各 18 克以潜降浮阳，临床疗效尚佳。若失眠多梦，可增生石决明、合欢皮、首乌藤治之。

升阳益胃汤是李东垣治疗“肺与脾胃虚”的方剂。余用此方治高血压，气短倦怠，左脉弦滑，右脉虚大，兼见湿热偏盛者。方中君药是黄芪，臣药是人参、炙甘草、半夏，其他如白芍、羌活、防风等，皆为佐使之品。黄芪原量占全方的四分之一强，说明该方以补气升阳为主。若非清阳不升的高血压病，则宜慎之。

肥胖　老年人肥胖，骨弱肌肤盛，易发生中风、血痹，故有“花钱难买老来瘦”之说。肥胖属虚者多。若见下肢浮肿，身体沉重，脉缓弱或濡，为元气不足，脾失健运，水湿潴留，治宜《金匮》防己黄芪汤。若胖而能食，便干溲数，脉来有力，为胃热脾约，可用《伤寒论》麻子仁丸，每晨以焦荷叶水送下 6 克，至微利为度。

浮肿　老年人下肢浮肿，指压窅而不起，经西医检查无明显器质性病变者，多属脾肺气虚，不易根治。对于脾胃不和，气虚痰饮，纳少痞满，吐呕脉弱者，投六君子汤辄效。若自觉心悸，小便减少，脉来迟缓者，予《景岳全书》保元汤，重加茯苓治之。若动则气急作喘，右脉虚大倍于左脉，是气虚清阳不升，影响三焦决渎所致，宜生脉散合补中益气汤。

恶寒　老人多无风亦畏冷，虽盛夏不减衣。症属阳气不足，卫外之力薄弱。治宜补益元气，升发清阳。补中益气汤、升阳益胃汤、保元汤可随症选用。药物应着眼于人参、黄芪之类，一般不取附子、肉桂等燥烈之品或桂附八味丸剂。

骨痛　老人骨节酸痛者常见，疼痛部位以腰骶为甚，活动时加重，休息后减轻，多伴有全身乏力，弯腰驼背，步履维艰，两尺脉弱。症属肾虚精亏，不能生髓养骨，治宜填精补髓为法。方用熟地一味，九蒸九晒，砂仁捣拌为丸，每服10克，早晚两次，久用经年，自可收功。若骨痛逢阴雨加剧，乃风寒乘肾虚内袭，名曰骨痹，治宜助阳补肾，祛风止痛。方用青娥丸加熟地、续断、牛膝、鹿角霜、菟丝子、独活、细辛，令肾阳日壮，肾精日充，骨自坚强，其痛自止。

二便不利 老年人气弱推动无力，故治疗应从补益脾肾入手，标本兼顾。脾虚者重在健运脾阳，使脾胃蠕动增强，水道得以通调。生于术用30克以上，对老人便秘有效。春泽汤治小便不利颇佳。脾阴虚便秘者，麻仁滋脾丸主之。若二便不利，少腹重坠，可投补中益气汤。肾阳虚下焦凝寒，大便干燥，宜服《局方》半硫丸。兼小便不利，宜服《济生》肾气丸加茯蓉。中风、风秘、气秘，便溺阻隔，遍身虚痒，脉来浮数，属肾虚而见标实，《医方集解》搜风顺气丸每获卓效。

更年期综合征 妇女在49岁左右，肾气肾精皆衰，任脉空虚，太冲脉衰少，天癸竭。此时所出现的月经紊乱、心烦易怒、头晕失眠等症，西医称为更年期综合征。临床每见月经淋漓不断，少腹疼痛，腰痛臂疼，二便不利，手足心热，唇口干燥，精神抑郁，舌紫苔黄，脉弦而乍疏乍数等症。此属寒凝胞宫，瘀积下焦，营血不布，而生虚热，《金匮》温经汤常获良效。余在此方基础上加入童便制香附10克，对有肝郁病状病人，3～5剂多能见功。若将温经汤改丸剂内服，治疗本病亦验。

皮肤瘙痒症 老人患此症者甚众。有的泛发全身，有的局限某部。多有蚁行、烧灼之感，昼轻夜重，影响睡眠，发作时痛苦难以名状。舌脉如常，治无显效。此属年迈气血营运迟滞，皮部血行不畅，风邪袭入所致。治宜行血通络，散风止痒为法。对于下肢痒甚，膝下尤剧，搔破不流水者，余以民间验方：棉花子、蒜瓣子、丝瓜络各30克，水煎放入桶中，熏洗半小时，每日一剂，疗效颇佳，一般不予内服药物。

论老年失眠证治

老年生理日渐衰颓，患失眠证者居多。病人经常就寝后难于入睡，或多梦易醒，甚至彻夜难眠。造成失眠的原因是很多的，在中医约分为“不得卧”、“不得眠”两类。“不得卧”属形态症，“不得眠”属神经性症。不得卧的失眠，老年人多因饮食过量，胃有积食，支撑心下，导致胃气不和。胃不和则睡不安，使阳明气逆而呼吸有音。有因贪口腹，恣嗜肥甘厚味，则助湿酿痰生热，上扰空窍，因而失眠；有因喜食生冷瓜果，伤及脾胃之阳，而寒从内生，腹痛泄泻，亦碍眠卧。此证多见脘闷嗳气，胀满不舒，或大便不爽，舌苔黄白而腻，脉象滑。

若不能正卧或偃卧者，宜从《沈氏尊生书》和胃汤；若肺气盛，脉大者，参以钱乙泻白散。若积滞已消，而胃气未和，尚不能入睡者，用半夏秫米汤以和胃。古人谓阳气盛，不得入于阴，故目不瞑。应调其虚实，以通其道而去其邪，半夏汤服之，则胃气得通，其效立见。

半夏汤方：半夏 10 克，秫米 18 克，长流水 8 茶盅，扬之万遍，取 4 盅煎之，炊以苇茎火，趋沸加入秫米、半夏，待煮剩 1 大盅，饮 1 小杯，日三稍益，以和为度，久者三服可愈。

若水停心下不得卧得，宜《伤寒论》茯苓甘草汤。积食治法：用《丹溪心法》保和丸消食导滞，和胃清热，或用橘红、甘草、石斛、茯苓、半夏。伤肉食者加山楂，伤面食者加炒莱菔子，伤米面薯芋等食者加微炒短麦芽，伤谷食者加生谷芽，伤酒食者加枳椇子、葛花，伤瓜果食者加草果仁。若脚气不得卧者，宜《证治准绳》鸡鸣散。如逆气冲心，神气闷乱，脉搏欲绝，用本方去苏叶、陈皮、桔梗，加入沉香、肉桂、附子、法半夏，以急泄湿浊，降其冲逆。

治验：我于 1942 年患脚气上冲心窝，疼痛欲死，蹲于炕上，汗出而喘急。遇友人王立斋医生，为疏鸡鸣散方：苏叶 10 克，吴茱萸 6 克，桔梗、生姜各 15 克，木瓜、陈皮各 30 克，槟榔（打碎）7 枚。用清水 3 大碗，慢火煎至一碗半，去渣，再入清水 2 碗煎之，取 1 小盅，两次药汁和匀，置床头，次日五更，分作三五次冷服，吃烧饼压之。至天明，下黑粪水半痰盂，疼痛止。早饭后稍进饮食。干脚气、湿热脚气不宜使用本方。喘不得卧失眠者，宜《沈氏尊生书》苏子竹茹汤。

我的肤浅体会，胃为多气多血之腑，一有积滞，则阻碍气机，酿成卧不安的失眠症。在辨证上要“先其所因”，是伤食的则消导食积，有湿热生痰的则清热去痰，有寒湿停饮的则温阳利水。“伏其所主”，胃肠清则胃气和，睡眠得稳。但老人疾患应少服药，多在动作饮食、日常生活方面加以注意，予以调节。清晨散步，有助血气流通，身体健康；饮食宜给消化吸收留有余力，尤其是晚餐量宜少，古有“少吃一口，舒服一宿”之语；在临睡前不要饮茶，有吃夜宵习惯的要克服掉。在老人脾胃运化衰减的情况下，这种节食方法胜于服药多多。不得眠多由于生理功能低落，阴血不足，重在心脾肝肾，治宜补气益血，壮水制火。

1. 心脾血亏

临床所见，多梦易醒，醒后则难以入睡，心悸神疲，饮食无味，舌质淡，苔白，脉象细弱，是由于心脾亏损，脾失健运，则饮食减少，生化之源不足，相继出现血少气衰。血少则心悸，多梦易惊，气虚则神疲乏力，故现舌质淡、苔白、脉细弱之征，治宜补养心脾，方取《济生方》归脾汤、成药补心丹，每服三钱，一日两次。

2. 阴虚火旺

临床所见，心烦失眠，头晕耳鸣，五心烦热，口干少津，或有心悸，健忘，腰酸，舌质红，脉象细数。肾水心火，在正常情况下相互制约，相互为用，水火相济，心肾相交，使人能按时入睡。如肾阴不足，心火独亢，则心烦失眠。肝肾阴亏，肝阳独亢，则头晕耳鸣，健忘腰酸。阴亏于下，虚火上炎，则口干津少，五心烦躁，舌质红，脉象细数。治宜滋阴降火，方取《伤寒论》黄连阿胶汤，水煎服。成药朱砂安神丸，每服 10 克，每日 2 次，开水送服。

3. 痰热扰心

证见烦躁易惊，惊则醒而失眠、胸闷、口苦或呕吐，舌苔黄腻，脉象滑数。脾虚生湿，积湿生痰，积痰生热，因而易惊失眠，胸闷口苦或呕吐，舌苔黄腻，脉象滑数。治宜化痰清热。方取《千金方》温胆汤加山栀。

治验举例：肖某，男性，夜难安寐已久，乱梦纷纭，睡后易惊，每晚非服西药安眠药物不能入睡，精神不振，易于烦躁，饮食乏味，食后则脘腹胀满不适，口干不欲饮水，舌苔黄厚，左关脉滑，余部脉象虚小。曾服酸枣仁汤一周未效。眠后易惊扰，为胆胃郁热夹痰，干扰心神，导致梦寐不宁。予以温胆汤加味，以清胆豁痰安神。

处方：清半夏 10 克，广陈皮 5 克，云茯苓 10 克，炙甘草 6 克，枳实 3 克，竹茹 10 克，石菖蒲 6 克，黄连 1.5 克。水煎服。

服药一周后，不服镇静安眠药即可入睡 3～4 小时，烦躁亦减，腹仍胀满不舒，舌脉如故。又以此方加减，服至月余，上症基本痊愈。

老友袁某谓：寇氏《衍义》云，黄连与肉桂同用，能交心肾于顷刻。汪昂引之，日本汉医独称其神。傅青主治不寐，亦以交泰散为主，不论虚实，皆有水火既济之功。温胆汤《千金方》无黄连，可否以温胆汤原方送交泰散（各五分，糯米纸送），不妨常服。予服交泰散七年，七年内无杂病之苦。

漫话老年保健

老人都希望长寿，为人类继续造福，因此，老年保健就被提到议事日程上来。大量的事例告诉我们，生命在于运动。故要想对抗衰老，首先一条，是应该多做适当的运动。

昔先母在家境贫困、子女众多的情况下，一生操持家务，艰苦劳动，无多休息。到晚年虽子孙绕膝，家境亦稍宽裕，仍每日洒扫庭院，或间步园旁垄畔，掇拾柴草。体力活动，始终坚持，直至80岁，体格特瘦，犹劳作不辍，见者谓如60许人。在94岁寿终前10日，还能在室中拂拭柜几。人都谓长寿是因平生劳动所得，余谓体瘦亦得寿征之一。

对抗衰老的活动中，散步是一项老年保健的好方法。自1973年4月1日起，余每天早晨6点坚持到颐和园散步。一同散步之老人约10余人，内有一姓李老翁，自云系退休工人，年85岁，体瘦神旺，每来辄早，步健行远，憩不喜坐，好做踢腿动作。时谓其于67岁还参加过田径赛，获得奖品，说到高兴处，则作势跑出数步，博得同伴一笑。李老尝云："百炼不如一散"，并谓散步是自然的体力活动，不劳意识指挥，随时游目骋怀，精神得到休息，有胜于各种有意识打拳等运动，必待内心操纵，则不免有劳精神。余闻此言，触起昔年故友冯某论武术有云："打空拳，踢空腿，力出无所着落，则虚击伤气，久久必耗精神。欲求健身，反不利于身。"此与李老之说恰合。李老是亲身体验之言，实践出真知，寿臻耄耋，得之于自然活动。余坚持散步六个月，体重显著减轻，糖尿病也逐渐减轻。散步活动对老年保健，并非旦夕可效，必须持之以恒，无间断地坚持下去，假以岁月，使悠游安舒之气，周洽于身心，生遂条达，气血归于和平，乃能形神俱茂，疾病不生，长期保持健康状态。

除了散步之外，每天可作体操、练气功，导引吐纳亦属可行。饮食要有节制，控制自己的体重，不要懒散地过日子，当然，吸烟、饮酒更应禁忌了。

老年人抗病力弱，最怕外感，即所谓"老怕伤寒少怕痨"。得了病则应该细心观察，谨慎下药，抓紧治疗，以防病情发展恶化。有人认为老年人患病都该用补法，查补法在老年人中固然常用，但也应因人、因时、因病而施，不能一概而论。毛祥麟《墨余录》载：李中梓士材，与王肯堂宇泰，俱为明代名医。肯堂垂八十之年，患脾泻。群医以年高体弱而投滋补，病乃益剧。李士材诊之曰："公体肥多痰，当有迅利荡涤，能勿疑乎？"王曰："当世之医，唯君与我，君定方，我服药，又何疑也。"遂用巴豆霜一味，下痰涎数升，其疾顿愈。这个故事提示，治疗老年人，只有加强辨证论治的针对性，效果才著。但攻伐之药宜中病即止，过则伤正，遗患无穷。

最后，老年人的保健不外乎预防和治疗两途，抓好它们，对延年益寿方有裨益。

漫话老态诗

人年六十岁以后，就进入老年。老年人的生理和病理都有其特点。关于这些特点，古医书所载虽不多，但古诗中颇有记述，应注意研究。

清代褚人获《坚瓠集》云："萧山魏文靖公骥，正统初，为司训，癯然弱不胜衣。"一日，袁柳庄相他的面之后说：公异日必至极品。众人皆掩口而笑，公亦自以为袁在讥笑自己。后以教导有功，升少卿，至吏部尚书。其性好吟咏，有《老态诗》："渐觉年来老病磨，两肩酸痛脊梁驼；耳聋眼暗牙齿蛀，腿软足疼鼻涕多；脏毒头风时又举，疣疮疝气不能和；更兼酒积微微发，三岁孩童长若何。"诗虽近于粗俗，曲尽老态。其寿至九十有八而卒。

宋代邵雍作《臂痛吟》和《旋风吟》，对老态及其心理的描述也很细致。

《臂痛吟》："先苦头风已病躯，新添臂痛又何如？无妨把盏只妨拜，虽废梳头未废书。不向医方求效验，唯将谈笑且消除。大凡物老须生病，人老何由不病乎？"

《旋风吟》："近日衰躯有病侵，如何医药不求寻？轩前密叶自成幄，砌下黄花空散金；闲看蜜蜂收蜜意，静观巢燕垒窠心；非关天下知音少，自是老夫不善琴。"又："自是老夫不善琴，非关天下少知音；老年难做少年事，年少不知年老心。将养精神便静坐，调停意思喜清吟。如何医药不寻访？近日衰躯有病侵。"

唐代张师锡《老儿诗》："无病常供粥，非寒亦衣绵。假温衾拥被，借力杖支肩。耳聋如塞纩，眼暗似笼烟。骨冷愁离火，牙疼怯漱泉。披裘腰懒系，濯手袖慵揎。胶睫干眵缀，粘髭冷涕悬。房教深下幕，床遣厚铺棉。食罢羹流袂，杯余酒带涎。长吁思往事，多感听哀弦。呼稚临床伴，看书就枕边。呻吟朝不乐，展转夜无眠。径远令移槛，阶危索减砖。喜逢迎佛会，羞赴赏花筵。"其形容老态，唯妙唯肖，此见于《青箱杂记》。

后见赵松雪《老态》一诗甚佳："老态年来日日添，黑花飞眼雪生髯；

扶衰每借过眉杖，食肉先寻剔齿签；右臂拘挛巾不裹，中肠惨戚泪常淹；移床独坐南窗下，畏冷思亲爱日檐。”此见《刀圭闲话》。合前邵雍《臂痛吟》观之，彼以旷达胜，见于性情；此以工整胜，显于才气，在押险韵上尤见功力，对老年病人的症候和心理的描述有独到之处。

此外，对联里也有关于老态的写照。吾乡滦、乐（亭）境内流传有《老态》一联：“冬去未消头上雪，春来先发眼中花。”衬托精致，可谓善绘老人之神形。

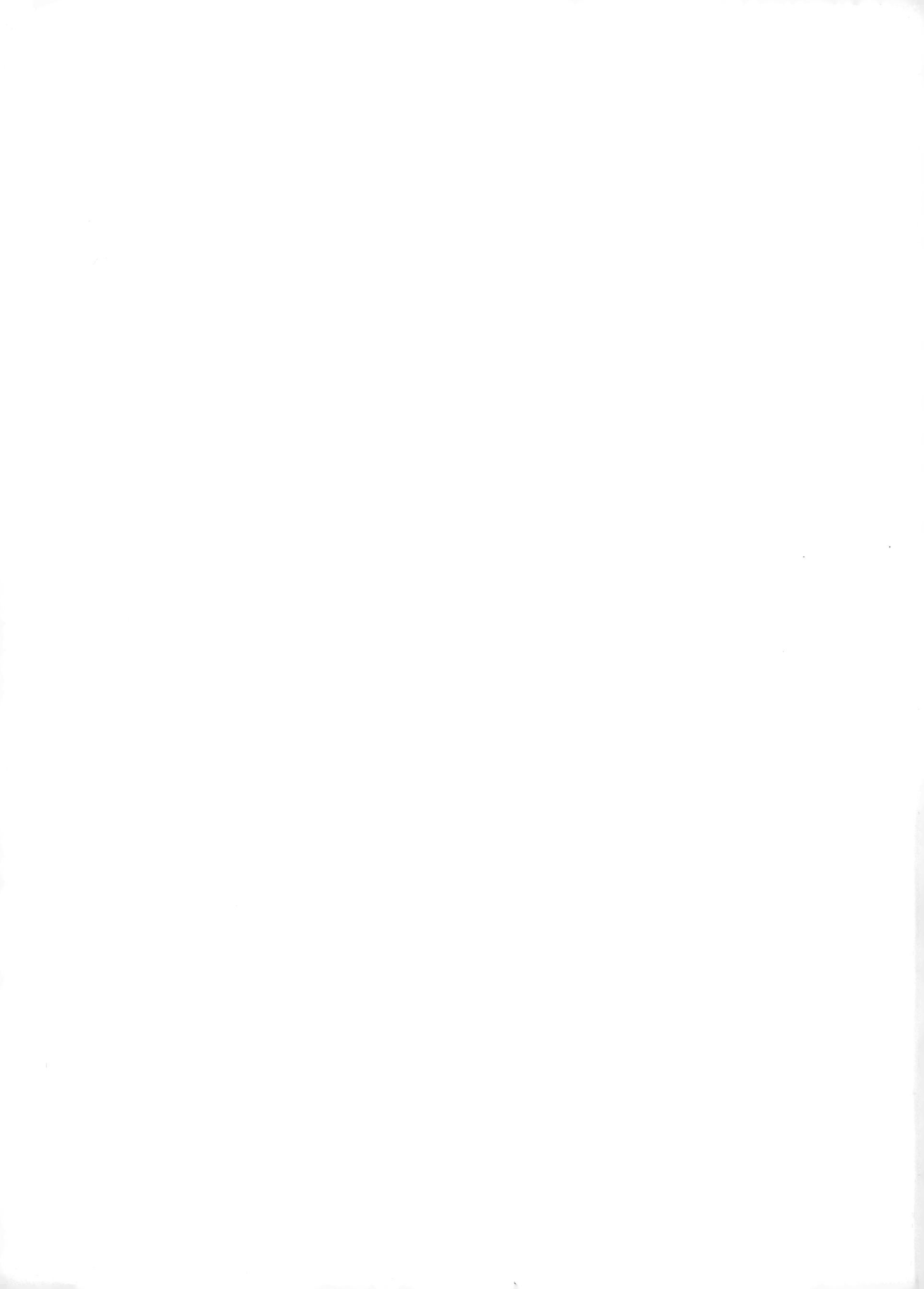

岳美中全集

·中编·

岳美中　原著
陈可冀　主编

中国中医药出版社
·北　京·

图书在版编目（CIP）数据

岳美中全集 / 岳美中原著；陈可冀主编 . — 北京：中国中医药出版社，2012.5（2025.6 重印）
ISBN 978-7-5132-0499-6

Ⅰ . ①岳…　Ⅱ . ①岳…②陈…　Ⅲ . ①医案—汇编—中国—现代　Ⅳ . ① R249.7

中国版本图书馆 CIP 数据核字（2011）第 092259 号

中国中医药出版社出版
北京经济技术开发区科创十三街 31 号院二区 8 号楼
邮政编码　100176
传真　010-64405721
山东临沂新华印刷物流集团有限责任公司印刷
各地新华书店经销

开本 710 × 1000　1/16　印张 122.25　字数 2089 千字
2012 年 5 月第 1 版　2025 年 6 月第 3 次印刷
书号　ISBN 978 – 7 – 5132 – 0499 – 6

定价　498.00 元（全三册）
网址　www.cptcm.com

服务热线　010-64405510
购书热线　010-89535836
维权打假　010-64405753

微信服务号　zgzyycbs
微商城网址　https://kdt.im/LIdUGr
官方微博　http://e.weibo.com/cptcm
天猫旗舰店网址　https://zgzyycbs.tmall.com

如有印装质量问题请与本社出版部联系（010-64405510）

中编题记

本编所收主要是岳美中先生未发表过的医学文稿。

“医学笔记”，包括“诊断学辑要”、“方剂学辑要”和“药物学辑要”，是形成于20世纪30年代末至50年代初的一部分医学笔记，分类辑录历代名家对于中医诊断学、方剂学、药物学有心得、有发明的论述，有的附有按语，有的糅以己见，有的择要选录，计收诊断学方面的论述49项，成方的方解187个（《伤寒》《金匮》方138个，后世方49个），药理药性的论述418味（组），包括146味单味药、187个两味药组、85个三味和多味药组。其中“药物学辑要”由两部分组成，“七味补益药辑按”是先生于20世纪40年代编著的《实验药物学》第一册的初稿（只完成两册，另一册遗失于动乱），其他部分系一套完整的笔记。

“《伤寒论文字考》补正”写作于20世纪60年代初，是先生以日本伊藤馨所著《伤寒论文字考》为参照，考证《伤寒论》文字形成的一篇文章，其中小部分发表过，此次全文收入。“《金匮要略·水气病脉证并治第十四》讲义”是先生仅存的讲稿。

《中医麻风病学》是1956年先生考察麻风病防治工作后，用四年时间完成的一部专著，当时未能出版，只有部分章节在杂志上发表过，这次收入前，由李春生教授进行了整理，删除了部分目前已不再使用的药物和方剂。

本书编写时，对医学笔记中顺序错杂、内容重出的部分作了必要的调整，对各部分文稿的文字作了必要的核对和订正。

目　录

医学笔记

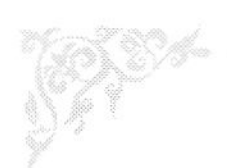

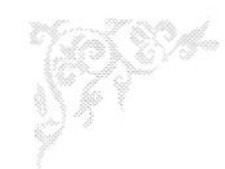

《伤寒》、《金匮》考释

中医麻风病学

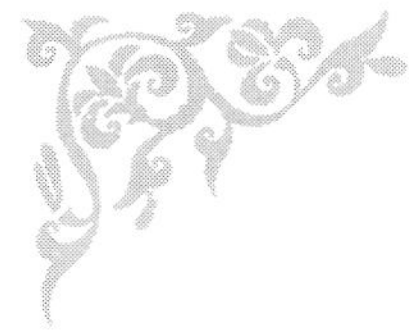
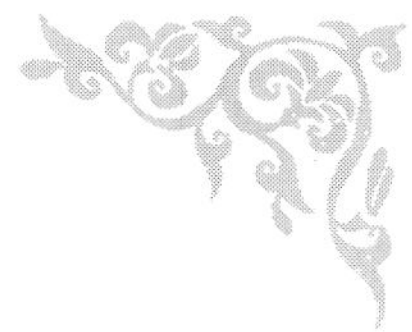

医学笔记

诊断学辑要

用吐法之秘诊

章虚谷曰：湿热证，浊邪蒙蔽上焦，眼欲闭，时谵语，舌薄而滑者，邪未胶结，可以吐散。如舌苔厚而有根，浊邪瘀结，须重用辛开苦降。如吐之，邪结不得出，反使气逆而变他证矣。王孟英按：此释甚是，病在上焦，浊邪未结，故可越之。若已结于中焦，岂可引吐。不但湿热证吐法宜慎也，即痰饮证之宜于取吐者，亦有辨别要诀。赵恕轩《串雅》云：宜吐之证，必须看痰色。吐在壁上，须其痰干之后，有光亮如蜗牛之涎者，无论痰在何经，皆可吐也。若痰干之后无光亮色者，切忌用吐。

泄泻与痢疾之遗后病诊断

尤拙吾曰：痢与泄泻其病不同，其治亦异。泄泻多由寒湿，寒则宜温，湿则宜燥也。痢多成于湿热，热则宜清，湿则宜利也。虽泄泻有热证，毕竟寒多于热，痢疾亦有寒证，毕竟热多于寒。是以泄泻经久必伤于阳，而肿胀、喘满之变生；痢病经久必损于阴，而虚烦痿废之疾起。痢病兜涩太早，湿热流注，多成痛痹；泄泻疏利过当，中虚不复，多作脾劳。此余所亲历，非臆说也。

诊斑疹之善恶法

余师愚曰：今人论斑疹以大者为斑，小者为疹。赤者胃热极，五死一生；紫黑者胃烂，九死一生。余断生死，则又不在斑之大小、紫黑，总以其形之松浮、紧束为凭耳。如斑一出，松活浮于皮面，红如朱点，纸黑如墨涂肤，此毒之松活外现者，虽紫黑成片，可生。一出虽小如粟，紧束有根，如履透针，如矢贯的，此毒之有根锢结者，纵不紫黑，亦死。

气管支扩张症之诊断

气管支扩张患者，最易发炎及破裂。发炎者，即易于感受风寒而病

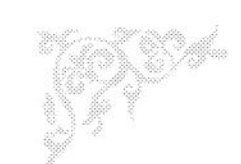

软，以其气力抵抗。破裂则出血。在临床上诊断其气管支扩张与否，可视患者之食指有无呈鼓槌形而决定之。

头痛身痛之鉴别诊断

病属外感，有邪气传里，表气不能通于内，必壅于外，每至午后潮热，热甚则头胀痛，热退即已。此非表实者，乃似表之症，误投升散之剂，经气愈实，火气上升，头痛转甚。须下之，里气一通，经气降而头痛立止。若感冒头痛，无时不痛，为可辨也，且有别症相参，不可一途而取。若汗下后，脉静身凉，浑身肢节反加痛甚，一如被杖，一如坠伤，少动则痛苦呼号，此经气虚，营卫行涩也。三四日内，经气渐回，其痛渐止，虽不药，必自愈。设妄引经论，以为风湿相搏，遂投疏风胜湿之剂，身痛反剧，以此误人甚众。（吴又可《温疫论》）

辨 伤 食

伤食者往往发热口渴，有似外感。辨之之法，以皮硝二钱，用纸（纸须厚而坚）包固，缚置胃脘，静卧数刻，启纸视之。皮硝若湿，便是伤食。伤之轻者，此亦可以消化。伤之重者，其湿必更甚，乃服消食药可也。（陆以湉）

神 与 精

精是后天水谷所化生，藏于五脏的精气，与先天的肾精相结合的统称。神产生于精，精与神两者的关系是——精能生神，神能御精。精与神是先天和后天精气的反映。故精神健旺，是人体生理活动的正常现象。精衰必体弱，体弱则神疲。

色 与 气

潘硕甫《四诊抉微》：“夫气由脏发，色随气华。”又说：“内含则气藏，外露则气泄。”具体地说，隐然含于皮肤之内者为气，显然彰于皮肤之表者为色。气较色为重要，气与色不可分离。故前人有“气至色不至者生，色至气不至者死”的说法。因此说，有色无气是色外露，失却生气，不论何色，都主病重。

望 形 态

形壮能食，是脾胃强壮；形肥食少，为脾虚有痰；形瘦食多，为中焦有火；形瘦食少，是中气馁弱；瘦人肉削著骨，为气液干枯。

汪宏《望诊遵经》：稽之于古，则谓坐而仰者肺实，实则胸盈仰息；坐而伏者肺虚，虚则伏而短气。叉手冒心者，汗后血虚；以手护腹者，里实心痛。其坐而下一脚者，腰痛之貌；坐而掉两手者，烦躁之容。但坐而不得眠，眠则气逆者，咳嗽肺胀；但眠不耐坐，坐则昏沉者，血夺气虚。转侧不能者，痿痹之状；坐卧不宁者，烦躁之形。腰痛左卧，踡左足而痛减者，病在左肾；右卧，踡右足而痛减者，病在右肾。病在肺之左者宜于左，病在肺之右者宜于右。其肺痈生于左者，右卧则更痛，生于右者，左卧则更痛。

望动态

眼面口唇手指或足趾不时振动，在热性病是发痉的预兆，在虚损病多是血虚阴亏，经脉失养。四肢全体振动，多见于风病，如痫病、破伤风、小儿急慢惊风等等。战慄则见于疟疾发作，或为病邪留连，正气集中抵抗而预作战汗之兆。外科病见战慄发作，应注意是否破伤风，或是脓毒内攻。循衣摸床，两手撮空，是危重证候。头倾不能昂，凝神熟视的，是精神衰败（心肾伤）。背弯曲而两肩下垂的，是胸中有病。腰脊不能转摇的，是腰部有病。双足不能屈伸，起行时要俯身，是筋有病。不能久立，行走时身体震动不宁的，是骨有病。卧时面常向外，身轻自能转侧，多为阳证、热证、实证。卧时面喜向里，身重不能转侧，多为阴证、寒证、虚证。卧时头身前屈成团，多为阳虚恶寒或有剧痛之证。卧时仰面舒足，为阳证热盛。卧欲衣被重复，不是里寒就是表寒。卧时常揭去衣被，非表热便是里热。坐而仰，多为肺实；坐而伏，多为肺虚。伏而气短，但坐不得卧，卧则气逆，多为咳嗽肺胀。但卧而不得坐，坐则昏眩，为血气俱虚。坐卧不宁的，是烦躁之征。

舌质与舌苔

临床上对舌质和舌苔的观察目的，一般来说，察内脏的虚实，重点在于舌质；察病邪的浅深与胃气的存亡，重点在于舌苔。大抵气病察苔，血病观质。气病而血不病者，有苔的异常而无质的变化；血病而气无病者，有质的异常而无苔的变化。此外，《形色外诊简摩》认为："舌质如常，舌苔虽恶，胃气浊秽而已。舌质既变，即当察其色之死活，活者细察底里，隐隐犹见红活，此不过气血之有滞，非脏气之败坏也；死者底里全变干晦

枯萎，毫无生气，是脏气不至矣，所谓真脏之色也。”

一、舌质望诊

舌质望诊，是观察神、色、形、态的变化。神的表现主要在舌质的荣枯，色的表现有红、绿、蓝、黑几种，舌形宜察舌的老嫩、芒刺裂纹、胀、疮，舌态要审软、硬、战、痿、歪、舒、缩、吐弄等。

1. 舌神

舌神之有无，表现在舌质的荣枯。“荣”就是有生气，有光彩，谓之有神，虽病也是善候。“枯”就是失去光彩，无生气，乃是恶候。《辨舌指南·辨舌之神气》说：“荣润则津足，干枯则津乏。荣者谓有神，神也者灵动精爽，红活鲜明，得之则生，失之则死。明润而有血色者生，枯暗而无血色者死。”

2. 舌色

舌质正常的颜色是淡红色，鲜而润泽。主病的色约有五种，兹分述如下：

（1）红色：①色较正常红的是热证、实证。红而干是胃津已伤；红而干又无舌苔，是津伤更甚。此外，嗜饮烈酒的人往往有红色舌。②舌较正常淡的是寒证、虚证。全舌无苔而舌淡红的是气血虚。舌淡红，光而无苔，是气分和阴分两亏的征象。③舌质鲜红，在温病是热的证象，在虚劳病则主阴虚。舌色鲜红无苔，是阴虚火炎；鲜红而起刺，是营分热盛；鲜红而中见紫斑，是病将发斑。

（2）绛色：深红便是绛色。温病邪热传入营分，舌质绛色；若入血分，舌色深绛。舌质初起绛色，舌上有黄白苔，是邪在气分，未尽入营。全舌鲜绛，往往是心包络受邪。舌绛而中心干，是胃火伤津。舌尖独绛，是心火盛。舌绛而有大红点，是热毒乘心。绛而光亮，是胃阴已亡。若绛色不鲜而干枯的，是肾阴已涸。若绛色舌望之似干，手摸之觉有津液的，是津亏而湿热上蒸，或有浊痰。舌绛而上有黏腻，似苔非苔，是中焦挟有秽浊的征象。

（3）紫色：舌质色紫，有寒热之分。色深干枯属热，色浅湿润属寒。紫色深而遍布全舌，是脏腑热极。紫色仅见于舌的某一部分，就是某部所属的经络有郁热。全舌淡紫而带滑是寒证。舌色紫暗而湿润，是有瘀血。

（4）蓝色：舌质蓝色，是气血两亏的重症。如果全舌蓝色还有舌苔的，是脏腑已有伤损，而未至最严重；若光蓝而无苔，则是气血亏极不治。蓝色微而不满布全舌，往往是温疫，或湿温热邪不解。舌质滑腻而中部见蓝色舌质的，是湿痰或痰饮的征象。蓝舌一般是重症，但进一步明辨寒热虚实，除了要观察老嫩润燥之外，还应结合四诊来鉴别。

(5) 黑色：凡舌见全黑色，血已败坏可知，不是热极就是寒极，古人认为是死证。大抵辨黑舌寒热的关键，在于嫩滑湿润与粗涩干焦。舌黑而滑润的是虚寒，舌黑而干焦的是火热。苟能辨证准确，加以挽救，或可得生。

3. 舌形

舌形宜观察舌的老嫩、芒刺、裂纹、胀瘪。

(1) 老嫩："老"是舌质坚敛苍老，不论舌苔的白黑灰黑，其病都属实。"嫩"是舌质浮胖娇嫩，或舌尖边有齿印，不论何种苔色，其病都属虚。

(2) 芒刺与裂纹：舌上有软刺，古人认为是肺气夹命门真火而生，是正常状态（没有软刺，或有而很少，是正气已虚）。若有芒刺高起，是热邪内结的现象。热邪越重，芒刺越大越多。根据芒刺所生的部位，可以分别五脏中那一脏更热。舌中芒刺为脾胃有热。芒刺又可与舌苔、舌质兼看。如芒刺而兼黑苔，较之兼见老黄苔的热邪更甚；若芒刺而兼见舌质绛色，则不仅邪热炽盛，而且阴分已伤。舌有裂纹是热盛，或是血虚而阴不足。舌绛光燥而显裂纹的，是阴液大伤。舌质色淡，质软而有裂纹，多是虚证，或是肾阴不足。锄云按：有的人思想过重，舌中心有很深裂纹的。

(3) 胀：舌胖大而有肿为胀。舌肿胀，病多属血分，或为痰饮，或为湿热内蕴。赤色而肿大满口的，是心脾二经有热。舌赤肿满，妨碍呼吸的，是血络热盛，血气壅滞。也有因中药毒而舌肿青紫而黯的。舌色紫暗而肿，是酒毒上壅，心火上炎。

(4) 瘪：舌薄而瘦为瘪。舌瘦薄嫩，若淡红嫩红，为心脾两虚，气血不足。若瘪而红绛，是阴虚热盛，津液大伤，病势严重。若干瘪无津，或瘪而色晦暗，或红干瘪而不能言语的，预后均属不良。

4. 舌态

舌态的诊法，可分软、硬、战、痿、歪、舒、缩、吐弄等八种。兹说明如下：

(1) 软：舌头柔软，是正常状态，属无病。凡病者舌体柔和灵活而红泽的，是有胃气。有病亦较轻，或病虽甚亦未危殆。

(2) 硬：舌头强硬，每见言语謇涩不清，外感病和杂病都可能发生这种舌象。属于外感病的，常是热入心包之后扰乱神明，神志昏迷，以致舌无主宰而失灵活；或由高热伤津，燥火炽盛，使舌的筋脉失养，因而强硬失和。这两种舌色都是深红的。属于杂病的，多为内风，常与半身不遂、口眼㖞斜等证同时出现，或出现于猝然昏倒之后；亦有在未昏倒之前先见的，常为中风的预兆。更有痰阻舌络，舌胖而硬的，必兼灰浊之苔。

（3）战：舌头颤动不定的为战。战舌多见于虚和肝风两个方面，因虚的蠕蠕微动，因肝风的翼翼煽动。舌色红而颤动难言，是心脾虚或汗多亡阴。舌挺出而战动，多见于酒毒病人。舌色淡红而战动，是血亏肝风内动。舌色紫红而战动，则是肝热毒盛而动风。

（4）痿：舌软不能自由掉动为痿，由筋脉失养所致。久病舌白而痿，是气血俱虚。新病舌干红而痿，是热灼阴伤。久病舌绛而痿，是阴亏已极。

（5）歪：舌偏斜为歪，多见于中风病人（常人也可能有轻微的偏斜）。

（6）舒：舌尖伸长，是舌的筋肌舒纵所致。舌觉热胀，常欲伸出口外，是心有痰热的实证。若舌舒宽麻木不仁，是气虚之证。凡舌伸而不能缩，干枯无苔的，是死候；伸而能缩，舌体津润的可救。

（7）缩：舌体收紧而不能伸长的为缩，舌缩短多属危候。舌缩有寒热之分：舌白湿润，是寒凝筋脉；舌红而干，是热病伤津。舌胖黏腻而缩，是痰湿阻闭。凡舌短缩强硬，神昏谵语，或素有痰病而舌本硬缩，神昏不语的，多属危候。

（8）吐弄：舌伸长而弛缓为吐舌；舌微出口外，立即收回口内，或舌舐唇上下或口角左右的，称为弄舌。两者都属心脾有热，是严重病候。如舌常伸出舐唇的，是脾燥。舌吐出而全舌色紫兼痛的，是脏腑热毒内攻，热迫心经。

二、舌苔望诊

真苔（有根的）主病的意义：真苔是病的邪气汇结而成。凡病的初期、中期，舌苔有根比无根的为深为重；后期舌苔厚而无根，比之有根为恶。但要注意，有的舌面上一层厚苔，望似无根，其下却已生出一层新苔，则是病向好转的善候。

假苔（无根的）主病的意义有三：一是饮食后苔即退去的，是里虚或无病。二是有苔有色，但刮之则去的，病较轻浅；揩之即去的，病更浅。二者都是浊气所聚。三是久病原有胃气，舌上有苔，其后胃气虚乏，不能上潮接生新苔，而旧苔仍浮于舌上，显现厚苔一片而无根。这种假苔，都是过服凉药伤阳，或热药伤阴所致。

1. 舌苔有无

病本无苔而忽然有苔，是胃浊上泛，或是热邪渐盛；病本有苔而忽然脱去，是胃阴干涸，胃乏生发之气。凡外有苔，内无苔，是病邪入深而胃气先伤。内有苔，外无苔，是表邪虽减，但胃滞依然，肠积仍在；或向有痰饮的，也会出现这种舌苔。舌心无苔，是阴虚、血虚或胃气伤所致。

凡舌苔的真退真化，必先由化而后退。假如苔由厚而退薄，由板而生孔，由密而见疏，由有而渐无，由舌根外连至舌尖，由尖而渐变疏薄，乃里滞减少，是为真退。由退而后生薄白新苔，是胃气渐复，谷气渐进的佳兆。若骤然退去，不复生新苔，或如剥去，斑斑驳驳地留存，如豆腐屑铺舌上，东一点西一点，散离而不连续，都是逆证。多因误用攻伐消导药，或误用表药，致胃气胃液均被伤残，故现此候。若满舌厚苔忽然退去，舌底仍留污质腻湿，或见朱砂点，或有发纹的，是为假退，一二日间必续生厚苔。亦有满口厚苔，中间剥落一瓣，或有罅纹，或有凹点，或见红燥的，须防液脱中竭。若厚苔忽然退去，舌光而燥的，此胃气渐绝，病多凶危。

2. 舌苔的润与燥

舌苔润泽是津液未伤，舌苔干燥是津液已耗。湿证苔润，热证苔燥，这是常理。但有时湿邪传入气分，气不能化津，舌苔反燥；也有热邪传入血分，阳邪入阴，蒸动阴气，舌苔反润的。

3. 舌苔的腐与腻

腐与腻不同。腐如腐渣，揩之可去，是阳气有余，能化胃中浊腐之气上升；腻是黏腻，中心稍厚，边薄光滑，没有毛孔或颗粒，揩之不去，刮之不脱，舌面罩着一层黏液，多是阳气被阴邪所抑，必有湿浊痰饮、食积顽痰为病。大抵观察舌苔的厚薄，可知邪气的深浅；苔的润燥，可知津液的存亡；苔的腐腻，可知肠胃的湿浊。

（1）白滑腻苔：苔白滑腻，胸膈闷痛，心烦干呕，时欲饮水，水入则吐，这是热因饮郁。腹满恶饮，肢体怠惰，形寒，身热不甚，或大便溏，这是脾阳为湿所困，不能外达。

（2）白黏腻苔：白苔黏腻，发热，头痛，身痛，而口不渴，这是湿邪在气分；若吐出浊厚涎沫而口甜，病名脾瘅，是湿热气聚，与谷气相搏，而浊气上泛。

（3）白滑亮苔：苔白滑亮，微恶寒，脉浮虚，胸微满，小便少，口中腻，浊沫多，面色㿠，这是中虚而正不化浊。

（4）白薄干苔：舌苔白薄而干，肺津已伤。若发热恶寒，是津液虽伤，而表邪未去。若但发热，不恶寒，是表邪已净，而肺热伤津。

三、舌与体质的关系

由于体质不同，平日的舌苔也不同，得病后苔的变化也出现与一般人不同的情况。如脾胃湿热素重的，往往经年有白厚苔，或舌中灰黄。至有病时，脾胃津液为邪所郁，或因泻利，脾胃气陷，而舌反无苔，或比平昔较簿。其胃津肾阴不足的，舌多赤而无苔，或舌边尖多红点。舌苔中有红路一条，俗称“鸡心舌”，血液尤虚。

四、揩拭别轻重

凡舌生芒刺，可用纱布蘸薄荷汤揩拭，芒刺即去的是轻症，揩去又生的是重症。又苔黄燥裂，芒刺、成瓣的，是津液焦灼，少阴真水垂涸，最为凶象。又当以蜜拭其舌苔，揩去刺瓣而舌质红赤可治；若刺瓣去而仍黑色的，则肾阴已竭，脏色全露，预后不良。

五、危重舌象诊法

病至危重，阴阳气血精津告竭，则舌质和舌苔也有特殊的形色表现。

1. 阴气将绝的舌象

（1）舌上没有苔，好像去了膜的猪肾一样，或如镜面的，属危候（多见于热病伤阴，或胃气将绝）。

（2）舌粗糙有刺，象鲨鱼皮，而又干枯燥的，属危候（津液枯竭）。

（3）舌头敛缩有如荔枝干肉，完全没有津液的，属危候（热极津枯）。

（4）舌质干晦如猪肝色，或舌红如柿子的，属危候（气血败坏）。

（5）舌质短而肾囊缩，属危候（肝气将绝）。

（6）舌质色赭带黑的，属危候（肾阴将绝）。

2. 阳气将绝的舌象

舌起白色如雪花片，属危候（脾阳将绝）。

以上危候多属不治，但最后的决断还要四诊合参，才不致误。

黄是足太阴脾经本色，主湿。黄如橘子明亮的，是湿少热多；黄如烟熏的，是湿多热少；黄而枯瘦的，是脾胃有热。色萎黄者，是脾胃气虚。

黄而黯淡，是脾胃寒湿。黄而略带瘀色，是内有蓄血。淡黄加红点红纹，多见于鼓胀，是脾虚而肝血瘀滞。印堂、准头等处有黄色而明润的，是胃气恢复，主病退；枯夭的，是胃气衰，病属难治。

六、辨苔色

1. 白苔舌

舌苔白燥，温邪也，然有白燥而薄、白燥而厚之别。白燥而薄者，肺阴亏也；白燥而厚，胃阴亦亡。凡舌色白兼青者，中焦生气已绝也，不治。苔黄白相兼而脘闷者，外邪未解，而里先结也，宜轻若微辛，以宣气滞。舌尖白根黄，不甚干而短缩不能伸出者，痰夹宿食也，宜下之。苔白不燥，或黄白相兼，或灰白不渴，此热郁而未达，或素多痰饮，虽中脘痞痛，亦不可攻，宜用开肺化浊。

2. 黄苔舌

张石顽《伤寒绪论》：黄湿而滑者，为热未盛，结尚未定，不可便攻，攻之必初硬后溏也。冬时宜确守此例，俟结定乃攻；不得已，大柴胡微利之。若在夏月，一见黄苔，便宜攻下。以夏月伏阴在内，多有下证最急而苔不燥者，不可泥也。

3. 灰苔舌

舌灰滑无苔者，寒邪直中三阴，而夹冷食也。脉必沉细而迟。不渴不烦者，当温经散寒。次日舌变灰中有微黄者生，如渐渐灰黑短缩者死。

目　诊

凡开目欲见人者阳证，闭目不欲见人者阴证。目瞑者鼻将衄，目暗者肾将枯。目白发赤者血热，目白发黄者湿热。目眵多结者肝火上盛，目睛不和者热蒸脑系。目光炯炯者燥病，燥甚则无泪而干涩；目多昏蒙者湿病，湿甚则目珠黄而眦烂。眼胞肿如卧蚕者水气，眼胞上下黑者痰色。怒目而视者肝气盛，横目斜视者肝风动。阳气脱者目不明，阴气脱者目多瞀。目轻能识人者轻，睛昏不识人者重。阳明实证可治，少阴虚证难治。目不了了，尚为可治之证；两目直视，则为不治之候。热结胃腑，虽日中亦谵语神昏，目中妄有所见；热入血室，唯至夜则低声自语，目中如见鬼状。瞳人散大者元神虚败，瞳孔缩小者脑系枯结。目现赤缕，面红娇艳者，阴虚火旺；目睛不转，舌强不语者，元神将脱。凡目有眵有泪，精彩内含者，为有神气，凡病多吉；无眵无泪，白珠色蓝，乌珠色滞，精彩内夺，及浮光外露者，皆为无神

气，凡病多凶。凡目睛正圆，及目斜视上视，目瞪目陷，皆为神气已去，病多不治；唯目睛微定，暂时即转动者痰，即目直视、斜视、上视，移时即如常者，亦多因痰闭使然，又不可竟作不治论。

目清澈的为寒，目暗浊的为热，目眦淡白的是血亏，目胞上下鲜明的，是痰饮病。目胞色暗晦，多属肾虚。脾虚与脾热上下眼睑有肿的，脾热的肿势急而色红，脾虚的肿势缓而宽软无力。老年人肾气衰，亦多见眼下胞肿。目睛微定，是痰热内闭。

耳　诊

耳色白属寒，青黑属痛证。耳轮干枯焦黑，是肾水亏极的征象。小儿麻疹将现时，多先见耳轮冷及耳背有红脉。下消则耳轮焦黑，肠痈则耳轮甲错。

咬牙与龂齿

咬牙、龂齿是肝风内动，但咬不龂，是内热充络。咬牙兼见虚证虚脉的是虚候。小儿在睡梦中咬牙，是有积滞。

面部望诊辨蛔虫证

眼白珠蓝斑、蓝点，下唇黏膜颗粒，舌面红点，面部白斑，是有蛔虫。

斑疹的鉴别

阳斑的轻证重证危证：出疹较轻，出斑较重，一同出现的更重。斑疹布点稀少，色红，身热，先从胸腹出现，然后延及四肢，同时热退神清，是邪气透泄的佳兆，是轻证顺证。若布点稠密，色现深红或紫黑，身凉，斑疹先从四肢出现，然后内延胸腹，同时大热不退，神识昏迷，为正不胜邪，邪气内陷，是重证逆证。斑疹色黑而晦滞焦枯的，是死候。若色黑而光亮，或四旁隐赤，尚属可救。

麻疹逆证：壮热无汗，疹点不能透发，色淡红而暗（风寒外闭），或赤紧暗滞（热毒内盛），或白而不红（正气虚陷）。若疹点突然隐没，神昏喘息，是麻毒内陷。

痰涎的鉴别

色清多水泡的是风痰，白滑而易咯出的是湿痰，清而稀的是寒痰，坚而成块色黄的是热痰。咳唾涎沫，口张气短，是肺痿的证候。多唾由于胃寒，流稀涎由于脾冷，吐黏沫由于脾热。

呕吐物的鉴别

寒呕则清澈无臭，喜热饮。热呕则吐物有食酸臭，喜冷饮。痰水呕则口干不饮，呕吐痰涎，胸闷舌腻。宿食则呕吐未消化的食物，味腐酸臭。吐脓血而有臭气的是内痈。气滞呕吐，频发频止，多吐不消化的食物而少腐酸臭。外邪入胃而呕吐，必兼见外邪六经症状。咳而痰中带血或咳吐鲜血，病在肺。若吐血成盆盈碗，兼食物残渣的，病在胃。

辨 大 便

大便色黄如糜而恶臭的，是肠中有热。泻下如水，其中夹有未消化尽的食物，或所下如鸭溏的是寒。泻下稀粪或如清水，兼有恶风发热头痛的，是风泻。身重，腹不痛，肠鸣辘辘，所下多水的，是湿泻。

辨 短 气

短气而渴，四肢历节痛，脉沉，是胸中有留饮。体虚气短，小便不利者，是肺气虚。

辨 呃 逆

呃逆而舌苔白，脉迟，手足冷，口中和，或受冷气即发的，是寒呃。呃声高而短，燥渴，脉数，是热呃。呃声低而长，脉象无力，兼见虚证的，是虚呃。呃声强，气盛，脉象滑实，多是实呃。

头痛的六经分证

太阳经头痛，痛时后连项背。阳明经头痛，痛在前额或连眉棱骨等处。少阳经头痛，痛在两侧或太阳穴附近为甚。太阴经头痛，头痛而重，腹满自汗。少阴经头痛，头痛连脑齿，指甲青。厥阴经头痛，痛在巅顶，牵引头角，自觉有气上逆，甚则作呕。

辨 眩 晕

眩晕有新久虚实的不同。暴眩多实，多是肝火上升与痰气不降；久眩多虚，多是气血不足，或肾气亏乏。至痰湿停留，清阳不升，也会作眩。

辨 腰 痛

腰是肾之府。腰痛酸软无力，其痛绵绵，兼见小便清长，大便溏，腰冷而痛的，是肾阳虚；兼见大便秘，小便赤，时觉虚火上炎的，是肾阴虚。腰痛如坐水中，身体重，腰部似带重物，天阴或久雨加甚的，是湿痛。痛如锥刺（曾经跌扑打伤，或内有积瘀），痛处不移，不能转侧，或大便黑色的，是血瘀痛。

小便癃闭辨证

癃是小便点滴而出，闭是小便点滴不出。癃闭是危急证候，水道不通，上侵脾胃则为胀为呕，外侵肌肉则为肿，再及上焦则为喘。数日不通，可引致死亡。下焦蓄热而小便不通，必腹胀气急，心腹痛而呕逆。气虚而不通，多由攻伐太过，或年老气衰，轻证只是小便短少，或觉小便费力，甚则癃闭。阳虚而小便不通，其脉沉迟，四肢冷，小便点滴不出，是膀胱气化失常所致。

辨 渴 饮

口渴引饮不休的，多属热；口中和，索水不欲饮的，属寒；大渴谵语，不大便的，属实热；常欲饮水，饮亦不多的，属虚，或是湿热；喜饮热的，有因湿盛，有因虚寒，也有因膈间痰滞所致。内有湿热而渴不多饮的，是湿遏热郁，津液不升所致。口干欲饮，但仅欲漱口，不欲下咽的，是血热有瘀。先渴而后作呕，或水入即吐的，多是水停胃中；先有呕吐而后渴饮的，是胃津已伤而引水自救的现象。

辨 食 欲

外感减食，多是脾胃气滞；内伤减食，多是脾胃气虚。若病初起，或病轻而食欲大减，或百计治疗而食欲不振，是病未深而胃气先伤，或中气已惫，不能鼓动胃气。善食仍饥，能食而瘦，是胃火过旺，胃阴必伤，有渐成中消证的可能。似饥非饥，想食而食又不多，似痛非痛，胃中热辣不宁的，是嘈杂证。饥而不欲食，是脾阴伤。食则吐蛔的，是厥阴病。

辨 口 味

胆气上溢则口苦，肝热则口酸，肺热则口辛（锄云按：口辛未尽为肺热，肺气不固亦如之，干姜可治），肾热则口咸，脾浊上泛则口甜。肠胃有湿，水气不化，则口淡；病后胃虚，水湿停留，也口淡。

辨胸满

胸满而不痛，兼有胸冷、咳吐涎沫、脉迟等证，为寒痞；烦渴脉数，为热痞；少气呼气不畅，脉弱，喜太息，为虚痞；咯痰多，脉滑，为痰痞。杂病初起，胸胁胀痛，情怀不畅的，是肝气郁结。

腹部证候之辨别

中脘痛，手不可按的，是胃病。大腹当脐痛而势缓的，是脾土虚寒；痛而势急的，是脾络不通。当脐左右痛，多是冲脉寒气凝聚；脐下正中处觉痛，有气上冲心而动痛不休的，病在任脉。脐下至毛际处（小腹）硬满而痛，小便利的，是蓄血证；小便不利的，是溺闭膀胱。少腹痛，多是肝气郁于血络；若痛有定处不移，是瘀血凝滞，或是肠痈。绕脐攻痛，按之坚满，大便秘结，心烦口渴，是燥结大肠。少腹作痛，控引睾丸，是疝气痛。腹痛时作时止，痛处来去无定，经久不愈，多是虫痛。

辨失眠

失眠而有精神恍惚，惊恐不安的，多为思虑过度，心血不足。失眠而心下满，小便不利，气喘不宁的，是水停心下，胃气不和。虚烦，舌津干，脉细数而失眠的，是阴气不足。年高气血虚弱，阳不交阴，亦致失眠。

辨嗜眠

阳虚阴盛，病多嗜眠。嗜眠而兼身重脉缓的，是湿盛。神倦肢怠而多卧的，是气弱。病后身热好眠，是余热未清；病后无热好眠，是正气未复。

辨脉

一、脉象主病

浮脉　邪袭肌腠，卫阳抵抗外邪，则脉气鼓搏于外，应指而浮，故浮而有力，是为表实；若气虚不能内守，浮越于外，其脉亦浮，但浮而无力，是为表虚。应注意，气虚者不可作外感证治。

沉脉　邪郁在里，气血困滞，则脉沉而有力；阳气虚陷，不能升举，则脉沉而无力。

迟脉　寒凝气滞，阳失健运，故脉象见迟。迟而有力，为冷积实证；迟而无力，多属虚寒。邪凝热结，阻滞血脉流行，亦见迟脉，但必迟而有力，按之必实，如伤寒阳明病脉迟可下之类，则又不可概认为寒证，当脉证合参。

数脉　数为阳盛，邪热鼓动，血行加速，故令脉数，必数而有力。阴虚久病，阳偏胜的脉也数，但必数而无力。虚阳外浮而见数脉，必按之豁然而空。

虚脉　气血不足以运其血，则脉来无力；血不足以养其气，则脉体空虚。故虚脉包括气血俱虚。

实脉　邪气与正气相搏，所以脉道坚满，应指有力。

滑脉　主痰、食、实热。滑为阳脉。气实血涌，往来流利，故脉来应指圆滑。痰食内滞，邪气盛实，多见滑脉。平人脉滑而冲和，是营血充实之象。妇人无血而见滑脉，应考虑是否有孕。

涩脉　主气滞、伤精、血少、夹痰、夹食、夹瘀。血亏津少，不能濡润经络，所以脉气往来艰涩。痰食胶固，或有血瘀，或由郁结癥瘕阻碍经隧，亦见涩脉。宜分别脉之有力无力，以辨虚实。

长脉　主有余证。脉长而和缓，是中气充足，升降流行通畅，百脉都无亏损，是健康脉象，所谓“长则气治”是也。肝阳有余，阳盛内热，则脉象长而弦硬。凡长而有兼脉的，多是病脉。程观泉《医述》说：“长类于弦而盛于弦，弦脉带急，长脉带缓。”

短脉　有力主气郁，无力主气损。短脉是气虚不足以导其血，所谓“短则气病”是也。血滞气郁，或痰滞食积，阻碍气道，脉气不伸，亦见短脉，又不可概作不足论，应注意脉之有力无力与其他见证而定。《医述》说：“短类于动而衰于动，动脉形滑而且数，短脉形涩而必迟。”

洪脉　主热盛。内热充斥，脉道扩大，汹涌有余，便见洪象。热每伤阴，阴气虚于内，而阳热浮于外，则脉亦洪。洪大太过，则有阴阳离决之虞。病后久虚、虚劳、失血、泄泻，脉见洪盛，更是危候。

大脉　脉形大于常脉，但无汹涌之象。大脉主邪盛，病进，又主虚。辨邪正的盛衰，区别于大脉的有力无力。古人有主张洪脉即是大脉，但大脉不似洪脉的既大而来势盛，应有所区别。

微脉　主阳衰，少气，阴阳气血诸虚。气血虚衰则脉微。轻取之似无，是阳气衰；重按之似无，是阴气竭。久病得此脉，是正气将绝；新病得此脉，而邪不太深重，或尚可救。微脉和虚脉的分别，微是至数不清，起落模糊，虚则三部至数分明，故微脉主病的严重性甚于虚脉。

紧脉　主寒、痛、宿食。紧脉阴多阳少，是阴邪搏结之象，非表寒外束，便是里寒独盛。内痛宿食之脉紧，亦是寒气宿食积于中而不泄，阻碍阳和之气，不能畅达，引起正邪相争的现象。

缓脉　主湿病。脾属土而主湿，气机为湿所困，故脉见怠缓。若脉气之来从容不迫，应指均匀，和缓有神，即是平人。有病脉转和缓，多是正气恢复之征。

弦脉　主肝病、诸痛、痰饮、疟疾。弦脉为风木之应，故主肝病、风痰、诸痛等证。仲景谓："疟脉自弦"，弦是风邪之征，为疟病的主要脉象。虚劳内伤，中气不足，土受木克之候，亦常见弦脉。若弦而细劲，如循刀刃，便是全无胃气，病多不治。久病肝脉弦。脾胃属土，脉本和缓；土唯畏木，脉则弦强。凡脉见弦急者，此为土败本贼，大非佳兆。若弦急之微者，尚可救疗；弦急之甚者，胃气穷矣。张石顽说："春脉弦，见于人迎，肝脉自旺也。设反见于气口，又为土败木贼之兆；或左右关虽弦而小不振，是土衰木萎。法当培土荣木，设用伐肝之剂，则脾土愈困矣。或肝病证剧，六部绝无弦脉，是脉不应病，亦不可治。"

芤脉　主失血、伤阴。芤脉浮大无力，按之中虚。由于失血过多，或由其他原因而阴血虚于内，阳气无所附而散于外，故见此脉象。芤脉如见一部独弦或兼涩，可能兼有瘀血，是虚中夹实之象。

革脉　主亡血、失精、半产、崩漏。革是外强中空之候，由于气虚不固，精血不能藏，致气无所恋而浮越于外，故亡血、失精、半产、崩漏多见此脉。

牢脉　主阴寒内实，疝气癥瘕。牢脉多是病气牢固，证属阴寒积着，虚证无此脉象。牢脉主实，有气血之分。癥积有形痞块，是实在血分；瘕聚无形痞块，是实在气分。牢脉见于失血、阴虚等证，便属危重的征象。

濡脉　濡主诸虚，又主湿。濡脉细软，是气血不足，故主诸虚。湿气压抑脉道，脉亦软而浮小，又不可作为虚论。

弱脉　主气血不足。弱脉与濡脉相类，濡脉细软而浮，弱脉细软而沉。病后正虚，见此脉为顺；新病邪实，见此脉为逆。

散脉　主元气离散。散脉按之满指而不聚，漫无根蒂，是气血耗散、

脏腑之气将绝的征象。

细脉 主气血两虚，诸虚劳损，湿气下注。脉细由气血俱虚，不足以充脉，故主诸虚劳损。又湿邪阻压脉道，亦见细脉。平人脉来细弱，是忧思过度，内伤真元所致。若形盛脉细，少气不足以息，或热病神昏脉细，是脉与病不相应，均属危候。

伏脉 主邪闭、厥证，亦主痛极（主实证，与散脉相反）。脉伏是气机郁伏，肢厥、剧痛等证往往见之。由于郁气闭塞而正气不能宣通，脉遂潜伏不显。若两手脉潜伏，同时太溪与趺阳脉都不见的，主死。

动脉 脉形如豆，厥厥动摇，滑数有力。主痛、惊。动脉与短脉相似，但短脉为阴，不数不滑不硬；动脉为阳，数硬而滑，盛大有力，是有余的脉象。仲景说是"阴阳相搏"。痛则阴阳不和，气为血阻滞，惊则气窜迸，所以都见动脉。

促脉 脉来急数而时一止，止无定数。主阳盛热实，血气、痰饮、宿食停滞，亦主痛肿。阳盛而阴不和，故脉急数而时一止。凡气血、痰食、痛肿诸实热证，多见此脉。脉促无力而小，便是虚脱之象，不可不加注意。

结脉 脉来缓慢而时一止，止无定数。主阴盛气结，气壅痰滞，积聚癥瘕。阴盛而阳不能和，故脉来缓慢而时一止。凡寒痰瘀血，气郁不调，多见结脉。

代脉 脉来动而中止，不能自还，良久复动，止有定数。主脏气衰微，风证痛证，七情惊恐，跌扑损伤。代脉与结、促两脉的分别，在于止有定数。《内经》指出，代脉是脏气衰微，或是脾气脱绝的征象。但风证、痛证、七情惊恐、跌扑损伤等病而见代脉，是因病而致脉气不能衔接，所以脉见歇止。妇人妊娠，亦可见到代脉。这些都与脏气衰微或一脏无气的代脉有所不同，不可概作危候论。

疾脉 阳极阴竭，元气将脱。疾脉是真阴竭于下，孤阳亢于上，而气短已极之象。伤寒、温病在热极时往往有疾脉，劳瘵病亦可见疾脉，多是危候。疾脉有阴阳偏盛的分别。脉疾而按之益坚的，是亢阳无制，真阴无垂绝之候，其疾必兼躁疾之象。若脉疾而按之不鼓指的，又是阴邪暴虐，虚阳外越之征，其疾必兼虚弱之象。两者都没有冲和的胃气，是病入危险阶段。如果脉疾而不大不小，则胃气尚存，病仍可治。

二、舍脉从证或舍证从脉

脉与证多相应，但也有不相应的，如阳证见阴脉，虚证见实脉等。临床上遇到这些情况，必须明白辨脉的“从”、“舍”方法。何梦瑶在《医碥》中说：凡脉证不相合，必有一真一假，须细辨之。如外虽烦热，而脉见微弱者，必虚火也；腹虽胀满，而脉见微弱者，必胃虚也。虚火、虚胀，其堪攻乎？此宜从脉之真虚，不从证之假实也。其有本无烦热，而脉见洪数者，非火邪也；本无胀滞，而脉见弦强者，非内实也。无热无胀，其堪泻乎？此宜从证之真虚，不从脉之假实也。如寒邪内伤或食停气滞，而心腹急痛，以致脉道沉伏，或促或结，此以邪闭经络而然。既有痛胀等实证可据，则脉之虚乃假虚，当从证不从脉。又若伤寒四肢厥逆、寒战，而脉见数滑，此由内热格阴。何以知之？以病由传经渐致，并非直中阴经，从无热证转寒之理。既有数滑之脉可据，则外证之虚为假虚，亦从脉不从证也。

三、诊妇人经脉

妇人左关尺脉，忽洪大于右手，口不苦，身不热，腹不胀，是月经将至。寸关脉调和，而尺脉绝不至者，月经多不利。

闭经有虚实之分。尺脉微涩，是血少的虚闭证；尺脉滑，是实闭证。

四、初诊久按不同

脉有初诊久按不相同。如脉有下指浮大，按久索然的；有下指濡软，按久搏指的；有下指微弦，按久微缓的。张登《诊宗三昧·问初诊久按不同》说：夫诊客邪暴病，应指浮象可征。若诊虚羸久病，当以根气为本，如下指浮大，按久索然者，正气大虚之象，无问暴病久病，虽证显灼热烦扰，皆正衰不能自主，随虚阳发露于外也。下指濡软，久按搏指者，里病表和之象，非脏气受伤，则坚积内伏，不可以脉沉误为虚寒也。下指微弦，按久和缓者，久病向安之象，气血虽殆，而脏气未败也。然多有变证多端，而脉渐小弱，指下微和，似有可愈之机者，此元气与病俱脱，反无病象发现，乃病不应病之候，非小则病退之比。大抵病人之脉，初下指虽见乏力，或弦细不和，按之十余至渐和者，必能收功；若下指似和，按久微涩不能应指，或渐觉弦硬者，必难取效。

五、诊脉须注意上下来去至止

滑伯仁《诊家枢要》曰：察脉须识上下来去至止六字，不明此六字，则阴阳虚实不别也。上者为阳，来者为阳，至者为阳；下者为阴，去者为阴，止者为阴也。上者，自尺部上于寸口，阳生于阴也；下者，自寸口下于尺部，阴生于阳也；来者，自骨肉之分而出于皮肤之际，气之升也；去者，自皮肤之际而还于骨肉之分，气之降也。应曰至、息曰止也。吴鹤泉说：脉有上下，是阴阳相生，病虽重不死；脉有来去，是表里交泰，病虽重必起，脉无上下来去，死无日矣。

按 肌 表

按肌表不仅能从冷暖以知寒热，更可从热的微甚而分表里虚实。凡身热按之皮毛之分而热甚，按之久而不热者，是热在表、在肺，又是劳倦虚热之象。按之肌肉血脉之分而热，重按之而不见热的，是热在中焦、在心脾，邪已入里。按之筋骨之分而热的，为阴虚骨蒸或湿热深入骨髓。

按 手 足

按手足主要在探寒热。凡病初起，手足俱冷的，是阴寒；手足常畏冷的，多是阳虚。按诊手足温冷，可候阳气的存亡，而决生死。《灵枢·诊疾诊尺》篇也说："大便赤瓣，飧泄脉小者，手足寒，难已；飧泄脉小，手足温，泄易已。"小儿手掌足胫的按诊，一般足心热主热，足胫寒主寒。手指尖冷主惊厥。中指独热，主外感风寒；中指梢头独冷，为麻痘将发之象。若掌心冷而十指或开或合者，多不治。

按 胸 腹

虚里：其动欲绝而证无死候的，多见于痰饮、食积和症瘕等病。其动已绝，而它处脉搏也停止的，便是死候。

辨 肠 痈

小腹肿痞，按之即觉疼痛，牵引外阴部，好像淋病，但小便自调，时时发热，自汗出，脉迟紧的，为脓未成；如身甲错，腹皮急，按之濡，如肿状，腹无积聚，身无热，脉数或洪数的，为脓已成。

诊 蛔 虫 病

腹有结聚如筋而硬，以指久按，则硬块转移，如此迁移无定。腹内高低凹凸，久按则起伏聚散，上下往来，沉浮出没。若能耐心推寻，辨认也自不难。

按额部

倘额热，知是发热；额不热，知不发热。同时也可与手心作对照，如手心热甚于额部的话，是虚热；额部热甚于手心的话，是表热。常适于小儿。

按腧穴

对心俞、肺俞、肝俞、胆俞、脾俞、大肠俞等的按诊，可以知该脏腑有无病，从而有助于对脏腑疾病的诊断。凡某一脏腑有病，往往某一脏腑的腧穴有压痛点，或压之有快感。如胃病则胃俞（在十二椎下，两旁去脊各一寸五分）、脾俞（在十一椎下，两旁去脊各一寸五分）有压痛点，黄疸病经常在肝俞（在九椎下，两旁去脊各一寸五分）、胆俞（在十椎下，两旁去脊各一寸五分）出现压痛。邪在肝，肝的原穴（太冲，在足大指本节后二寸内间，动脉应手陷中）有压痛点；肠痈，每于大肠下合足阳明经的上巨虚穴、阑尾穴（在足三里下一寸）有压痛点。

辨真阴真阳

真阴不足　虚火时炎，面白颧赤，唇若涂丹，口燥，舌干红无苔，咽干心烦，头晕眼花，耳鸣，腰腿酸软无力，骨蒸盗汗，恶梦遗精，二便秘结，手足心热，脉数无力等等。

真阳不足　面色㿠白，唇舌色淡，口中和，喘咳身肿，自汗，头眩，不欲食，腹大胫肿，肌冷便溏，或五更泄泻，阳痿精冷，两足萎弱，脉大无力等等。

辨亡阴亡阳

徐灵胎《亡阴亡阳论》说：经云，夺血者无汗，夺汗者无血。血属阴，是汗多乃亡阴也。故止汗之法，必用凉心敛肺之药，何也？心主血，汗为心之液，故当清心火；汗必从皮毛出，肺主皮毛，故又当敛肺气。此正治也。唯汗出太甚，则阳气上竭，而肾中龙雷之火随水而上，若以寒凉折之，其火愈炽，唯用大剂参、附，佐以咸降之品，如童便、牡蛎之类，冷饮一碗，直达下焦，引其真阳下降，则龙雷之火反乎其位而随止。此与亡阴之汗，真大相悬殊。故亡阴、亡阳，其治法截然，而机转在顷刻。当阳气之未动也，以阴药止汗，及阳气之既动也，以阳药止汗，而龙骨、牡蛎、黄芪、五味收涩之药，则两方皆可随宜用之。

亡阴亡阳辨证 亡阴者汗热，味咸不黏，四肢温和，舌红干，脉洪数或躁急，按之无力，肌热，气粗，渴喜饮冷。亡阳者汗冷，味淡而黏，四肢厥冷，舌白润，脉数而空，或微细欲绝，肌冷，气微，不渴，喜热饮。

寒热真假之辨别

关于假热 张景岳说：假热者，水极似火也。凡病伤寒或患杂证，有其素禀虚寒，偶感邪气而然者；有过于劳倦而致者；有过于酒色而致者；有过于七情而致者；有原非火证，以误服寒凉而致者。凡真热本发热，而假热亦发热，其证则亦为面赤躁烦，亦为大便不通，小便赤涩，或为气促，咽喉肿痛，或为发热，脉见紧数等证。昧者见之，便认为热，妄投寒凉，下咽必毙。不知身虽有热，而里寒格阳，或虚阳不敛者，多有此证。但其内证则口虽干渴，必不喜冷，即喜冷者饮亦不多；或大便不实；或先硬后溏；或小便清频；或阴枯黄赤；或气短懒言；或色黯神倦。或起倒如狂，而禁之则止，自与登高骂詈者不同，此虚狂也。或斑如蚊迹而浅红细碎，自与紫赤热极者不同，此假热也。凡假热之脉，必沉细迟弱，或虽浮大紧数而无力无神，此乃热在皮肤，寒在脏腑，所谓恶热非热，实阴证也。凡见此内颓内困等证，而但知攻邪，则无有不死，急当……填补真阳以引火归原，但使元气渐复，则热必退败而病自愈……故凡身热脉数，按之不鼓击者，此皆阴盛格阳，即非热也。

关于假寒 张景岳说：假寒者，火极似水也。凡伤寒热甚，失于汗下，以致阳邪亢极，郁伏于内，则邪阳经传入阴分，故为身热发厥，神气昏沉，或时畏寒，状若阴证。凡真寒本畏寒，而假寒亦畏寒，此热深厥亦深，热极反兼寒化也。大抵此证必声壮气粗，形强有力；或唇焦舌黑，口渴饮冷，小便赤涩，大便秘结；或因多饮药水，以致下利纯清水，而其中仍有燥粪及火气极臭者。察其六脉必皆沉滑有力，此阳证也。若杂证之假寒者，亦或为畏寒，或为战栗，此以热极于内，而寒侵于外，则寒热之气两不相投，因而寒栗。此皆寒在皮肤，热在骨髓，所谓恶寒非寒，明是热证。但察其内证，则或为喜冷，或为便结，或小水之热涩，或口臭而躁烦，察其脉必滑实有力。凡是此证，则当以凉膈、芩、连之属，助其阴而清其火，使内热既除，则外寒自伏，所谓水流湿者，亦此义也。故凡身寒厥冷，其脉滑数，按之鼓击于指下者，此阳极似阴，即非寒也。

程钟龄《医学心悟·寒热虚实表里阴阳辨》：“病中有热证而喜热饮

者，同气相求也；有寒证而喜冷饮，却不能饮者，假渴之象也。有热证而大便溏泻者，挟热下利也；有寒证而大便反硬者，名曰阴结也。有热证而手足厥冷者，所谓热深厥亦深，热微厥亦微是也；有寒证而反烦躁欲坐卧泥水之中者，名曰阴躁也。有有汗而为实证者，热邪传里也；有无汗而为虚证者，津液不足也。有恶寒而为里证者，直中于寒也；有恶热口渴而为表者，温邪之病自里达表也。

《景岳全书·传忠录》试寒热法：假寒误服热药，假热误服寒药等证，但以冷水少试之，假热者必不喜水，即有喜水者，或服后见呕，便当以温热药解之；假寒者必喜水，或服后反快而无所逆者，便当以寒凉药解之。

气血虚实之辨别

气虚 肺气虚则气喘息短，自汗，言语无力，不欲多言。中气虚则四末微冷，腹胀时减，但旋复如故，痛而喜按，按之痛止，不欲食，食不消化，大便或溏或泻，肢软微麻。元气虚多虚阳上浮，两颧嫩红带白，声嘶咽痛，耳鸣虚聋，头晕心跳，时或言语蹇涩，时或口角流涎，瞳孔时散时缩，时而眼皮跳动，两手发战，或气不接续。

气分实证 肺气实而上逆，则胸痞头眩，痰多气壅，甚则不能平卧，张口抬肩。胃气实而中满，则嘈杂懊侬，嗳腐吞酸，甚则食不能进，呕吐呃逆。肠气实而下结，则腹胀满，绕脐痛，大便燥结，或下利赤白，甚则喘冒不得卧，潮热谵语。肝气实而上冲，则头痛目眩。

血虚 唇淡面白，心烦不寐，精神衰弱，津液不足，舌干，唇口燥裂，夜热盗汗，筋惕肉瞤，甚则身痉挛，手足瘛疭。

血分实证：血分实证的临床表现为瘀血证。瘀在腠理，常见局部青肿疼痛。瘀在经络，则身痛筋挛。瘀在上焦，则胸膈肩膊刺痛，心里热，舌紫晦。瘀在中焦，则脘胀疼痛，腰膝间刺痛。瘀在下焦，则小腹胀满刺痛。大凡因瘀血作痛，其痛如刺，部位不移，或大便色黑，舌边有瘀点，脉涩或牢。

虚实错杂 俞根初《通俗伤寒论·气血虚实章》说：虚中夹实，虽通体皆现虚象，一二处独见实证，则实证反为吃紧；实中夹虚，虽通体皆现实象，一二处独见虚证，则虚证反为吃紧。景岳所谓‘独处藏奸’是也。例如妇女干血痨症，形容憔悴，身体尫羸，肌肤甲错，五心烦热，饮食少思，一片虚象显然；但舌质紫暗，边缘有瘀点，月经停久不来，脉象涩而有力，此乃虚中夹实，治当去瘀生新。又如鼓胀病久，其证腹大筋露，面象苍黄或黧黑，形瘦肢肿，饮食即胀，二便不利，舌质红绛或起刺，苔干糙黄腻，脉象濡缓或沉细弦数，这是实中夹虚，治当攻补兼施，或少攻多补。

虚实真假之辨别

假实　《景岳全书·传忠录·虚实篇》：病起七情，或饥饱劳倦，或酒色所伤，或先天不足，及其既病，则每多身热、便秘、戴阳、胀满、虚狂、假斑等证，似为有余之病，而其因实由不足。《顾氏医镜》：心下痞痛，按之则止，色悴声短，脉来无力，虚也；甚则胀极而不得食，气不舒，便不利，是至虚有盛候。

大抵腹痛而不似实证之不减；腹虽胀急，但时胀时不胀，不似实证之常急；腹满按之不痛，或按之痛减；脉弦硬多与沉迟并见等等，都是假实。

假虚　《景岳全书·传忠录·虚实篇》：外感之邪未除，而留伏于经络；饮食之滞不消，而积聚于肠胃；或郁结逆气，有所未散；或顽痰瘀血，有所留藏。病久之羸，似乎不足；不知病本未除，还当治本。《顾氏医镜》：聚积在中，按之则痛，色红气粗，脉来有力，实也；甚则嘿嘿不语，肢体不欲动，或眩晕昏花，或泄泻不实，是大实有羸状。

大抵虽有嘿嘿不语，然语时多声高气粗；泄泻而得泻反快；虽不食，亦有思食或能食之时；虽倦怠，而稍动则觉舒适；胸腹满，按之痛剧，或痛处不移等等，都是假虚。

虚实真假总的关键所在，古人多以脉象为根据，如张景岳说：虚实之要，莫逃乎脉。如脉之真有力，真有神者，方是真实证；似有力，似有神者，便是假实证。李士材主张以沉候分真假，兼察体质和证候的新久及治疗经过等。他说：大概证既不足凭，当参之脉理；脉又不足凭，当取之沉候。彼假候之发现，皆在表也，故浮取而脉亦假焉；真证之隐伏，皆在里也，故沉候脉而脉可辨耳。脉辨已真，犹未敢恃，更察禀之厚薄，证之新久，医之误否，夫然后济以汤丸，可以十全。

杨乘六更提出，注意舌诊以分虚实之真假。他说：证有真假凭诸脉，脉有真假凭诸舌。果系实证，则脉必洪大躁疾而重按有力；果系实火，则舌必干燥焦黄而敛束且坚牢也。岂有重按全无脉者，而尚得谓之实证；满舌俱胖嫩者，而尚得谓之实火哉？（《古今医案按》）

总的来说，辨别虚实真假，应注意下述几点：①脉象的有力无力，有神无神；浮候如何，沉候如何。②舌质的胖嫩与苍老。③言语发声的亮高与低怯。④病人体质的强弱，发病的原因，病的新久，以及治疗经过如何。以上四点，是辨别真假虚实的要点。此外，还要注意在证候群中的可疑症状与“独处藏奸”的症状，则虚实真假更无遁形了。

脏腑病之辨证

一、肝脏病证

肝为风木之脏，内藏相火，其性易动，喜舒畅条达，开窍于目，主筋。其病多为风火气郁之证。

1. 肝火证

目赤肿痛，心中烦热，多怒，夜寐不安，口苦，口干，小便黄赤。舌色边尖深红，脉多弦数。可导致心火亢盛。

2. 肝阳上亢证

头目眩晕，面赤易怒，头重脚轻，耳如蝉鸣，或见手指麻木，胁肋胀痛，偏头痛等。舌色多红，脉多弦紧或稍硬。可因肾水不足而致。

3. 肝风证

头目昏花，肌肉蠕动，口眼㖞斜，肌肤麻木，或手足抽搐，角弓反张，或卒然仆倒，半身不遂。舌歪苔白，脉弦或虚。可因肾水不足而致，又因血虚或热极生风而致。

4. 肝郁证

善怒气郁，头痛目眩，两胁或胀或痛，抑抑不乐，常喜太息，少食倦怠，或见少腹作胀，女子月经不调等证。舌稍红，苔稍厚，脉弦数或沉弦。

5. 肝寒证

肝寒证候，大多出现于下焦，见少腹疝痛，筋脉收缩，痛引阴囊，或巅顶作痛，呕吐清涎，舌青紫，苔滑润，脉沉弦而迟等。

与肝脏关系最密切的莫如肾脏，因为导致肝脏火旺或肝阳上亢的，除肝脏自病外，每由肾水不足，水不涵木所致。又肝属乙木，肾属癸水，故前人亦有乙癸同源之说。除上述肝阳上亢证外，亦可出现肝虚不足之证，则常兼有肾虚证候，可见头眩耳鸣，目中干涩，眉棱酸疼，甚则夜盲，腰腿酸软，或头晕欲仆，舌质淡嫩无苔，脉象弦细而弱等证，称为肝肾不足。

二、胆腑病证

胆为中清之腑，具少阳生发之性，有升发清阳的作用。胆和肝脏有表里的关系，在临床见证方面，有很多共同之处。

1. 胆寒证

清阳不升，浊痰不化，胸脘烦闷，头晕呕吐，夜间不眠。舌淡白，苔滑腻，脉象弦迟或弦细。

2. 胆热证

胸脘烦闷，口苦易怒，呕吐苦水，或往来寒热，夜寐不安。舌质两旁色红，苔黄腻，脉象弦数。如果胆热夹湿，就会出现黄疸。

3. 胆虚证

头眩，胆怯易惊，视物模糊，虚烦不眠。舌稍淡。

4. 胆实证

易于激怒，胸脘满闷，胁下胀满，甚至剧痛不能转侧，或头额两侧及目锐眦疼痛，常默默而喜睡眠。舌质多赤，或有黄苔，脉象弦实。

胆与肝脏关系最为密切，在胆病过程中，往往可以引起一部分肝病证候，如头痛、胁痛、口苦、目眩等。而肝病也常波及于胆，如呕吐苦水，夜寐不安等。

三、肾脏病证

肾脏藏精而主骨，开窍于耳，有纳气作用，兼司二便。腰为肾之府，肾又为水火之脏，真阴真阳所居，为先天之本，故其病证亦关系到很多方面。综合而论，肾病可分为肾阴虚和肾阳虚两大类。

1. 肾阴虚证

遗精，耳鸣，齿浮，腰痛，或腰腿酸软，甚至成为痿证等。

2. 肾阳虚证

精冷滑泄，阳痿不举，或有腰腿觉冷，两足痿弱等证。肾阳不足，不能化水，可使水气停聚，因而小便不利，唇淡口和，甚至发生浮肿身重，腹部胀满。若肾阳虚不能温运脾阳，致脾脏运化失职，可导致五更泄泻。若肾阳不能布液化水，则口渴而小便增多，成为饮一溲二的“肾消”重证。如果肾虚不能纳气，则为虚喘，甚至气逆上脱，可发生两足厥冷、气逆喘息等症状，进而额汗出，足跗浮肿，则病已垂危。

3. 命门火旺证

阳强易举，多梦少寐，夜半口干，小便短赤。阳盛阴虚，则舌红少苔少津，脉象沉数，两尺尤甚。

肾脏病证，除上述与脾脏的关系外，与他脏关系亦十分密切。例如由于肾阴不足，可引起肝火亢盛，则口燥咽干，头目眩晕，面红耳赤，耳内鸣响，不闻人声。如影响到肺脏，就会有咳嗽、咳血、夜热盗汗、消瘦等证，这是阴亏火旺，上灼肺金的缘故。再如肾阴虚而心火上炎，可以导致心神不安，发生失眠等证。以上都是肾病而影响他脏所造成的病证。相反的，如肝火亢盛，肺燥火灼，心火上炎，也都能吸烁真阴，伤及肾脏。其间相互关系，临证时最宜注意。

四、膀胱腑病证

膀胱为州都之官，藏精化气，排泄水湿。膀胱有病，主要表现在小便方面。膀胱与肾相表里，所以肾气化失常，也能引起膀胱病变。

1. 实热证

小便短涩不利，尿色黄赤，或浑浊不清，尿时觉热，臭秽异常，甚至淋漓不畅，疼痛难忍，或见脓血，或夹砂石。

2. 虚寒证

小便频数，澄沏清冷，或小便不利，发生浮肿，面色发黑。若因正虚不能约束，则小便淋漓不禁，或遗尿，或频数而欠。

膀胱病证，除与肾脏有密切关系外，与小肠也有关系。例如小肠湿热，渗入膀胱，也能引起小便黄赤不利。另外，肺脏与三焦对膀胱也有一定的影响。三焦主决渎，肺为水之上源，肺脏或三焦失调，或下焦有病，均可发生小便不利，或引起遗尿不禁。

五、三焦腑病证

三焦具有化气输津、通利水道的功能。所谓上焦如雾，是指布散津气；中焦如沤，是指转输水谷精华；下焦如渎，是指通调水道。因此，三焦的病证，主要在于水气输布发生障碍方面。若上焦不利，则生喘满；中焦不利，则水饮留滞而中满；下焦不利，则见肿满。

辨　色

俞根初《通俗伤寒论》何廉臣节录张石顽之说：辨色，色贵明润，不欲沉夭。凡暴感客邪之色，不妨昏壅滞浊；病久气虚，只宜瘦削清癯。若病邪方锐，清白少神，虚羸久困，而妩媚鲜泽，咸非正色。五色之中，青黑暗惨，无论病之新久，总属阳气不振。唯黄色见于面目，而不至索泽者，皆为向愈之候。若眼胞上下如烟煤者，寒痰也；眼黑颊赤者，热痰

也；眼黑而行步艰难呻吟者，痰饮入骨；眼黑而面带土色，四肢痿痹，屈伸不便者，风痰也。病人见黄色光泽者，为有胃气，不死；干黄者，为津液之槁，多凶。目睛黄者，非瘅即衄；目黄大烦为病进。平人黑气起于耳目口鼻者危。若赤色见于两颧，黑气出于神庭，乃火气入于心肾，暴亡之兆也。他如黄属脾胃，若黄而肥盛，胃中有痰湿也；黄而枯癯，胃中有火也；黄而色淡，胃气本虚也；黄而色黯，津液久耗也。黄为中央之色，其虚实寒热之机，又当以饮食便溺消息之。色白属肺，白而淖泽，肺胃之充也；肥白而按之绵软，气虚有痰也；白而消瘦，爪甲鲜赤，气虚有火也；白而夭然不泽，爪甲色淡，肺胃虚寒也；白而微青，或臂多青脉，气虚不能统血，若兼爪甲色青，则为阴寒之证也。白为气虚之象，纵有失血发热，皆为虚火，断无实热之理。苍黑属肝与肾，苍而理粗，筋骨劳绩也；苍而枯槁，营血之涸也；黑而肥泽，骨髓之充也；黑而瘦削，阴火内戕也。苍黑为下焦气旺，虽犯客寒，亦必蕴为实热，绝无虚寒之候也。赤属心，主三焦，深赤色坚，素禀多火也；赤而䐃坚，营血之充也；微赤而鲜，气虚有火也；赤而索泽，血虚火旺也。赤为火炎之色，只虑津枯血竭，亦无虚寒之患。大抵火形人，从未有肥盛多湿者。即有痰嗽，亦燥气耳。此皆望诊之大要也。

从病变发展过程中辨证

慢性病的举例：有一个患有二十年哮喘病的人，在原住地发作时，非常怕冷，天气稍冷便发作，吐痰如泡沫，经过辨证，认为是寒喘，用温剂（小青龙汤）而见效。后到外省，旅途劳累，发作不止。再服前方，不但无效，气喘更甚。经该地医生辨证，患者面色苍白，语言低怯少力，稍一行动即作喘，喘时呼吸短促，认为是气虚。给以补气（补中益气汤加减）而制止发作。两个月后，因闻煤气及艾熏而喘又发作，患者自配前方（补气方）服之，无效。再诊，患者面红口干，头痛胸痛，辨证认为是风热，用辛凉之剂，服而喘止，继以补肾法巩固疗效。这一个病例，生动地说明疾病的变化无常。总之，辨证必须胸无成见，一切从证候的客观指标和内外环境的不同，灵活地进行诊断。病证未变，则辨证的结果不变；病证已变，则变证的结果自应随之而改变了。（录《中医诊断学》讲义）

辨证与辨病的关系

证和病，两者有密切的关系，有这样的病，便有这样的证。但不同的病，也常常有一些相同的症状。例如，秋燥病有喉痛证，乳蛾病有喉痛证，白喉病有喉痛证，喉痧病也有喉痛证，而治法就有所不同。因此，既要辨证，还要辨病。如果说“辨证”既包括四诊检查所得，又包括内外致病因素及病位，可全面而又具体地判断疾病在这个阶段的特殊性质和主要矛盾的话，那么，辨病的不同之点是：按照辨证所得，与多种相类似疾病进行鉴别比较，把各种相类似疾病的特征都加以考虑，因而要求对病人的证候进行逐一查对。查对的过程中，便进一步指导了辨证，看看有没有这种或那种疾病的特征，最后把那些类似的疾病一一排除掉，而得出最后的结论。在得出结论之后，对该病今后的病机演变已有一个梗概，在这个基础上进一步辨证，便能预料其顺逆吉凶；而更重要的是，经过辨病之后，使辨证与该病所有的治疗原则与方药结合得更为紧密，以达到提高治疗效果、少走弯路之目的。中医注重辨证，也注重辨病。仲景《伤寒论》就是辨别伤寒病的巨著。刘河间补充了辨别热病的方法，吴又可又提出了瘟疫病的辨别方法，清代温病学家对温病又细分为春温、风温、暑温、温毒、冬温等。随着中医学的发展，内、外、妇、儿等科对疾病的认识越来越多，对疾病的鉴别越来越细，治疗效果因之越来越高。辨病之法，是值得我们重视的。例如治疗一个麻疹病人时，如果我们对麻疹病的整个发展过程没有认识的话，对于麻疹初起的证候，容易误诊为其他外感性疾患，不能根据麻疹病的治疗原则去治疗，就容易引起其他并发症。如果懂得麻疹病的鉴别，对麻疹病各个阶段的证候早已成竹在胸，辨证有了线索，诊断就更为精确，治效疗果就必然更好了。从辨证-辨病-辨证，是一个诊断疾病不断深化的过程。我们不能只以“辨证”为满足，必须既辨证，又辨病，由辨病再进一步辨证。有关辨病的方法，需要向临床各科学习。各个临床科室对本科所有的病，经过无数的实践研究，对每种病的病因、病机、辨证、治疗，已掌握其一般规律。所以我们学了诊断学之后，还要学习临床各科，才能胜任诊治工作。

方剂学辑要

一、《伤寒》《金匮》方论

桂 枝 汤

成氏《伤寒明理论》云：仲景以解肌为轻，以发汗为重，是以发汗、吐下后身疼不休者，津液内耗也。虽有表邪而止可解肌，故须桂枝汤少和之也。桂枝辛热，用之为君。桂犹圭也，宣导诸药，为之先聘，是辛甘发散为阳之义……姜、枣之味辛甘，固能发散，而此又不特专于发散。以脾主为胃行其津液，姜、枣之用，专行脾之津液而和营卫者也。麻黄汤不用姜、枣，谓专于发汗，则不待行化而津液得通矣。

汪琥《伤寒论辨证广注》云：上成论如此明畅，则仲景立桂枝汤方，似乎一味不可增损，宜乎后人，用之无不效矣！予每见今医执此方而准投于冬月太阳病一二日有汗之伤风，及服之，非徒无益，反有害者，何也？予以太阳伤风证未必尽人皆真正营弱者。《内台方议》云：使其人禀质素壮，气血有余，壮热不止，脉却阳浮而盛，其外证仍自汗恶风，本方中当用赤芍药，以泻营中之邪实也。世传仲景桂枝汤方内用白芍药者，乃补营兼实卫之剂，在病人必体虚不任风寒，其脉浮缓微弱，其热翕翕然不甚，其汗时出，无有止时，方可竟投桂枝。否则风邪始盛表，而用白芍药之酸以收之，大枣、炙甘草之甘温以补之，吾恐虽有桂枝之辛热，生姜之辛温，其风寒之邪何能尽由此二味而发散邪！当日仲景设立此方，必为正气虚而表邪微者用耳。今之治伤寒者，必欲祖而行之，其误多矣！

尤在泾曰：风之为气，能动阳气而泄津液，所以发热、汗自出，与伤寒之发热、无汗不同。此用桂枝外发邪气，即以芍药而安津液，炙甘草合桂枝之辛足以攘外，合芍药之酸足以安内，生姜、大枣甘辛相合，亦助正气去邪之用。盖以肌解而邪不去，故不用麻黄发表，而以桂枝助阳以为表。以其汗出营自和，故不用石膏之清里，而用芍药敛阴以为里。此桂枝汤所以大异于麻黄、大青龙也。（《医学读书记》）

莫文泉曰：桂枝汤，桂姜并用以发太阳。太阳主表主上焦，故桂治表之热，姜治上焦之呕。葛洪葱豉汤，葱豉并用以发少阴。少阴脉行于胸中而主下焦，故葱以通下焦之阳，豉以治胸中之窒。伤寒之新寒袭于太阳，则宜桂枝汤；温病之宿热藏于少阴，则宜葱豉汤。引申之，栀子豉汤治胸中窒，白通汤治少阴下利，犹桂枝甘草汤治一切表热，小半夏汤治一切呕也。故学者习桂枝汤，不习葱豉汤，恐妄作解人，误以桂枝汤治温病之发热，致生口烂舌干、咽痟、目赤诸症，往往不救。

桂枝去芍药加蜀漆龙骨牡蛎救逆汤

尤在泾《医学读书记》云：伤寒脉浮，医以火迫劫之，亡阳必惊狂，起卧不安者，桂枝去芍药加蜀漆龙骨牡蛎救逆汤主之。按：此所谓阳者，乃心之阳，盖即神也。火气通于心，神被迫而不收，与发汗亡阳者不同。发汗者，动其肾则厥逆，筋惕肉瞤，故当用四逆；被火者，伤其心则惊狂，起卧不安，故当用龙牡。其去芍药加蜀漆者，盖欲甘辛急复心阳，而不须酸味更益营气也。与发汗后，其人叉手自冒心，心下悸，欲得按者，用桂枝甘草汤同。蜀漆，即常山苗，味辛，能去胸中邪结气。此证火气内逼心包，故须以逐邪而安正耳！

莫文泉曰：此方唯火逆者宜，余逆不可用。何言之？凡误皆各有见症，各有法度。其误于吐及下者，伤在肠胃；误于温、清者，伤在气分，并不涉于心；误于汗者，始伤及心、肺。但汗之伤心，未及包络，且其弊在去其津液，而非鼓其津液不能成涎，故复其津液即无妨。独火之为用，与心同气。故由火逆者，火气必伤包络。包络先受火邪，津液必至黏腻而为涎，故发惊狂，非通剂不足以提之，方用蜀漆，正与夏伤于暑之疟同理疟法。包络受暑蒸而为涎以发，所谓无痰不成疟也。火邪与暑邪同气，其入于包络亦同义，则制方亦同意。经方之妙，非深思参互不足以知之。

本方用于火伤，能缓解局部疼痛，并治发热、上冲烦躁等。不仅用于火伤，如因灸之反应、热暖炉、入浴过度等之精神不爽、头痛、恶心呕吐等时，用之有著效。又，本方能使血行旺盛，身体温暖，增强各脏器机能，故广泛用于各种疾患。首先，适用于感冒，适应证为恶寒、发热、头痛、脉浮、自汗等证候之复合。此脉弱与自汗，乃表示桂枝汤与葛根汤、麻黄汤不同，乃用于体质虚弱者。表虚则为桂枝汤证，表实则为葛根汤、麻黄汤证。桂枝汤之腹证虽不一定，然与脉弱相适应，绝不能强壮充实。

本方主药为桂枝，桂枝、生姜为兴奋药，能使血行旺盛，身体温暖，除去恶寒发热，增强各脏器机能。芍药能调整桂枝作用，并与甘草配伍，能缓解极度紧张，治拘紧，缓和疼痛。甘草、大枣、生姜为矫味兼滋养剂。此方应用于感冒，神经痛，风湿病，头痛，因寒冷之腹痛，神经衰弱，体质虚弱，阴萎，遗精等。下述之加减方可以参考。

桂枝加芍药汤

此方治桂枝汤证之腹肌拘挛，有腹痛胀满感者。此方加大黄，名为桂枝加芍药大黄汤，有桂枝加芍药汤之证、并有便秘者用之。又结肠炎在左腹部触得索状硬结压痛，腹痛里急后重者，用之有著效。

桂枝加葛根汤

此方治桂枝汤证而项背部强急者。葛根能治项背部强急。此方用于感冒，平素肩胛发酸者亦用之。

桂枝加黄芪汤

此方治桂枝汤证并盗汗者。黄芪有制止盗汗之效，在虚弱小儿感冒、湿润性皮肤病，用之亦有效。

桂枝加厚朴杏子汤

此方治桂枝汤证并喘咳者。喘息患者具有桂枝汤证时，用之有著效。厚朴、杏仁能治喘咳。

桂枝加附子汤

此方治桂枝汤证因发汗过度，自汗，恶寒，小便不利，四肢屈伸稍强者。此方加白术，名为桂枝加术附汤，用于脑出血后半身不遂、关节风病、神经痛等。

桂枝加龙骨牡蛎汤

此方用于性的过劳、阴痿、遗精等，有恢复元气之效。腹证往往腹直肌拘挛，腹部跳动亢进。在神经衰弱症、抽搐病，应注意脉证、腹证用之。此方用于小儿夜尿症亦有时有效。龙骨、牡蛎能镇静心悸亢进、神经异常兴奋，并有固精之力。

桂枝茯苓丸

本方与桃仁承气汤同为祛瘀血剂，即桃仁承气汤去甘草、大黄、芒硝，而代之以牡丹皮、芍药、茯苓，故其适应证亦略如桃仁承气汤，但无便秘倾向，一般症状亦缓和。在下腹部虽触得有抵抗压痛之肿块，而不能证明桃仁承气汤证之急结。方中牡丹皮、桃仁能消散瘀血，溶解血块；桂枝与以上各药协力而强化其作用；芍药能消散郁血，并与以上各药共同发挥镇痛之效；茯苓为缓和剂，有利尿作用。本方应用于妇科疾患，尤其在子宫炎及其所属器如子宫内膜炎、子宫实质炎、子宫周围炎、卵巢炎、输卵管炎、月经不调之各种障碍、月经困难、流产后出血不止、子宫肌瘤、腹膜炎、痔核、睾丸炎等。

桂枝芍药知母汤

本方可认为是葛根汤中以葛根换防风，大枣换知母，再加白术、附子之方药。知母有滋润镇静之效，防风有发汗解热、镇静之能，白术能镇痛健胃利尿，附子能使新陈代谢旺盛，调整血行及镇痛。故本方与葛根加术附汤证相似，但以更虚及身体枯燥等为目标，用于关节风湿痛、神经痛等身体有枯燥症状者。

此方为桂枝汤去大枣，合麻黄附子甘草汤，加防风、白术以治眩，知母以治酒热也，为防、术并用者之祖。《局方》取此法，加黄芪，名玉屏风散。本论侯氏黑散、薯蓣丸二方，皆防风、白术同用，亦皆治眩。薯蓣丸治眩见《千金方》。徐嗣伯十方说，黑散治眩，详本方下。其分量，防、术各十分，丸，防、术各六分，无如此汤方之重也。

桂枝甘草龙骨牡蛎汤

龙骨、牡蛎主精神不守，故此方为诸虚惊之祖。仲景书中，柴胡加龙骨牡蛎汤治烦惊，桂枝去芍药加蜀漆龙骨牡蛎救逆汤治惊狂卧起不安，桂枝加龙骨牡蛎汤治失精梦交，故主治亦相近。要之，龙骨善入，牡蛎善软，欲其搜剔半里之邪故也。《外台秘要》以此去龙骨，加李根白皮一斤，桂用八两，名牡蛎奔豚汤，治奔豚气从少腹起撞胸，手足逆冷。盖奔豚之状，本云如事所惊，如人所恐，则亦治惊之引申义也。

桂枝加桂汤

此即桂枝汤而以加桂二两另立一方，于此见经方分量之例之严。桂枝加芍药汤仿此。奔豚在肾，其道远，桂枝三两不足以发之，故用五两，以示在表易发，在里难发之例。

桂枝加芍药生姜人参新加汤

莫文泉曰：任分则权分，任专则权专，权分则功分，权专则功专。分者，我与人均；专者，人由我使。桂枝汤桂、芍俱三两，则桂自驱风，芍自敛汗，各不相假，所谓任分、权分而功分也。此方桂三两，芍四两，则芍能使桂，桂虽有驱风之能，亦不过以辛温善达之气，助芍药宣已痹之血，而不得独炫其长，所谓任专、权专而功专也。加生姜之义，可以类推。此论身疼痛在发汗后，显属汗后亡津、血气痹着之象。津血同类，故从血痹治。芍药、生姜皆治血痹，故独重其分。亡津，故加人参，与白虎加人参汤证义同。何以知此身疼痛为血痹也？以脉沉细知之。瓜蒌桂枝汤证亦云脉沉细，而其病由于亡津，以彼例此，昭然已。（《研经言》）

小 建 中 汤

《内台方议》或问曰：建中汤方与桂枝汤同，只多胶饴，所主之病，全然不同。何也？答曰：桂枝汤中，桂枝、芍药等分，以芍药佐桂枝而治冲气也。建中汤中，芍药多半而桂枝减少，以桂枝佐芍药而益其营气也。是以大有不同。汪琥以上言犹为未尽。其义盖桂枝汤中以芍药佐桂枝，则辛甘相合，散而助表。建中汤中以桂枝佐芍药，则酸甘相合，敛而补中。能达此意，斯仲景制方之义无余蕴矣。

本方一般用于太阴病或脾虚之证。患者多身体虚弱，容易疲劳，腹壁菲薄，腹直筋现于腹表并拘挛，脉或弦或芤。症状常有腹痛、心悸亢进、盗汗、衄血、梦遗、手足烦热、四肢倦怠疼痛感、口内干燥等，尿频数且多量。在急性热性病经过中，有时用此方，此时不必拘泥以上腹证。此方由桂枝、生姜、大枣、芍药、甘草、胶饴六味组成，即桂枝汤中芍药增量，更加胶饴，为一种滋养强壮剂。胶饴、大枣不仅有滋养强壮之效，与甘草配伍，可缓解急迫症状，与芍药配合，有治肌肉拘挛之效。桂枝与甘草配伍，可止上冲，镇心悸亢进。更加生姜健胃，可使药在胃中容易受纳，并有促进吸收之效。小建中汤在呕吐及急性炎症剧烈时不可使用。此方应用范围很广，尤多用于小儿虚弱、儿童夜尿症、夜啼轻症、慢性腹膜炎、小儿感冒、麻疹、肺炎等经过中或急性腹痛时。又于慢性腹膜炎之轻症、肺结核经过缓慢者、骨疽、关节炎、神经衰弱症等，亦可应用。在水泡性结膜炎、小儿肠疝、动脉硬化症、眼底有出血征象时用之，亦有时有效。

黄芪建中汤

黄芪建中汤，即小建中汤加黄芪。如小建中汤证而虚损更甚时用之，或盗汗不止，或腹痛剧烈，或在痔瘘、痈疽、慢性淋疾、慢性中耳炎、流注脓疡、慢性溃疡等时用之。

此方与芪芍桂酒汤、黄芪桂枝五物汤、桂枝加黄芪汤并为芪、芍、桂三味同用，皆是风虚治法，而轻重不同。芪芍桂酒汤，芪五两，重于桂、芍五分之二，虚多风少也。以黄汗汗多，汗多则津亡，故虚多。汗多则邪泄，故风少。黄芪桂枝五物汤，芪三两，同于桂、芍，风虚相半也，以骨弱汗出逢风，故相半。桂枝加黄芪汤，芪二两，轻于桂、芍三分之一，风多虚少也。以黄家脉浮，当以汗解，故用芪之补托以助桂枝，宜少少用。此方芪一两半，轻于桂枝之半，芍药四分之三，非虚少风多之谓。盖佐胶饴以缓急，《内经》所谓脾欲缓，急食甘以缓之是也。然有风则血燥，血燥则急，少用芪者，亦未始非助桂去风之意。

当归建中汤

当归建中汤，即小建中汤加当归，在女人下腹痛、子宫出血、月经痛、产后虚弱、自下腹至腰背有疼痛时用之。或不论男女，在神经痛、腰痛、慢性腹膜炎等时亦用之。当归有增血滋养、强壮镇痛之效。此方即小建中汤去胶饴，加当归。如衰弱甚时，仍可用胶饴。

有时运用黄芪建中汤与当归建中汤合方，即名芪归建中汤，可依证运用之。

当归四逆汤

莫文泉曰：《论》曰：手足厥寒，脉细欲绝者，当归四逆汤主之。此症比诸四逆略轻，所以改用当归者，在一细字上勘出。诸四逆皆脉微，无言细者，微、细虽皆亡阳脉，而微为无气，细为无血，其指不同。本论云：下之后复发汗，脉微细，以微自汗来亡阳，细自下来亡阴，以彼例此，细为血虚显然。《金匮》云：血虚而厥，厥而必冒，是厥固有生于血虚者。故必以当归温经，芍药治痹，而后血利。细辛开之，通草穿之，而后血流。其用桂枝者，取其散表寒也。方意如是。《论》又曰：下利，强下之，脉浮革，因而肠鸣者，属当归四逆汤。浮革亦血虚之脉，肠鸣亦血虚之因，又在利后，与此正足相参。此四逆症自属半表半里，《千金》谓：为阳邪内陷之治者得之。夫强下脉大，亦兼表耳。

本方可认为是当归建中汤之加减方，以手足冷、脉细小为目标用之。腹部呈虚满状，腹表虽有抵抗而腹底无力，腹直肌多拘急，手足厥冷，腹中有气体而疼痛，即古人所谓疝气痛者，用之有效。亦有时于腹满腹鸣兼腹泻者，即属于太阴病之腹满。如平时慢性经过，里有寒时，可加吴茱萸、生姜，为当归四逆加吴茱萸生姜汤。

本方亦可认为当归建中汤中以木通、细辛换生姜之方剂，故利水效力显著，并有温里之作用。用于冻伤，坐骨神经痛，肠疝痛，慢性腹膜炎，子宫脱出，子宫及其附属器引起之腹痛等。

麻黄汤

汪琥曰：无汗不得服桂枝汤，以其中有芍药、姜、枣也。夫伤寒无汗为表实，表实者津液内固而不外泄，故禁用芍药以收敛津液，且使寒邪不得外散。津液既不得泄，更用姜、枣以升生脾胃中之津液，尤为无为。其用生姜固无害，若大枣则过于温补，恐非表实之证所宜。今麻黄汤内用桂枝者，以寒伤营。桂枝亦营中药，能通血脉而发散寒邪，兼佐麻黄而泻营卫中之邪实。盖风寒在表，营卫俱实，肌肤燎热，头痛项强，腰脊痛，骨节不利，恶寒无汗者，必须用之。其汤中用杏仁者，以利喘也；用甘草者，和营卫也。

又曰：不须啜粥，成注无解，《条辨》云：麻黄发汗，有专功之能，故不须啜粥之助。愚以寒伤于外，热郁于内，邪热气逆而发喘，其人本不能食，若强以稀粥与之，《缵论》所云：反增其剧也。斯仲景不须啜粥之意欤！

尤在泾曰：寒邪伤人阳气，郁而成热，皮肤闭而成实。麻黄轻以去实，辛以发阳气，温以散寒气。杏仁佐麻黄通肺气，使腠理开泄。王好古谓其为治卫实之药者，是也。然泄而不收，升而不降，桂枝、甘草虽以佐之，实监制之耳。东垣云：麻黄汤是阳经卫药也。开腠理使阳气伸泄，此药为卫实也。

莫文泉按：夫麻黄汤所以能发汗者，以有桂枝故。试以麻杏甘石汤例之。麻杏甘石汤治有汗而喘，麻黄汤治无汗而喘，二方治喘则同，而所异在石、桂二味。有石膏则宜于有汗，有桂枝则宜于无汗。足见麻黄之专主疏滞，不专主发汗。而桂枝有汗止汗、无汗发汗之说，不攻自破矣。

本方用于太阳病之表热实证而里无变化者，目标为恶寒、发热、脉浮紧、发热兼关节痛、腰痛、喘咳等复合症状，首先应用于感冒、流行性感冒等。如服用本方适当时，身体觉有温感，恶寒去，发大汗，腰痛、诸关节痛、喘咳等均即消散。有时不发汗，尿量增而热退。但感冒而不恶寒，或脉弱而沉，或自然出汗时，均不可用。

此方能治诸关节痛，故用于关节风湿病之急性期。又因能治喘咳，故用于喘息，或用于乳儿鼻塞，哺乳困难，亦有效。但用于虚弱体质者，必须注意。

本方由麻黄、桂枝、杏仁、甘草四味组成。麻黄与桂枝汤协力，能扩张血管，旺盛血行，并有促进发汗作用。杏仁与麻黄协力，能治喘息。甘草协助治喘息，又能调和诸药。

大小青龙汤

尤在泾《医学读书记》云：大青龙治风寒外壅而闭热于经者，小青龙治风寒外壅而伏饮于内者。夫热郁于经而不用石膏，汗为热隔，宁有能发之者乎！饮伏于内而不用姜、夏，邪与饮搏，宁有能散之者乎！其芍药、五味，不特靖逆气而安肺气，抑且制麻黄、姜、桂之势，使不相骛而相就，以成内外协济之功也。

小青龙汤

凡外有风寒，内有痰饮，动而喘嗽者，此方主之。若内有痰饮、外无风寒者，麻、桂不得妄用。风寒在表而连肺，桂、芍、麻主之；痰饮在里而连肾，干、半、辛、味主之。后人内饮治肾、外饮治肺之说祖此。《经》于大青龙云：无少阴证者宜用。则小青龙汤为有少阴证矣，或为之证是也。故大青龙无干、半、辛、味，而小青龙有之，则干、半、辛、味，少阴治法也。溢饮并宜两方者，以渴暴多饮之水，或由上焦而半溢于肌表，于大方宜；或由上焦而半溢于中下焦，于小者宜。其必由上焦，则同上焦肺之部，故麻、桂从同而余药则异。夫表里俱病，必经于中，方中甘、半，未始不兼及之。

本方用于邪在表，心下有水毒者。由感冒引起宿疾的喘息性咳嗽，用此方有著效。其目标即有喘及呼吸迫促之咳嗽，泡沫水样之咯痰，不论有无发热，心下部当有抵抗，腹部较柔软，尿量多减少。本方亦用于急性浮肿，尤其心下部有痞塞感，兼喘咳时更为适宜。故在喘息性支气管炎、支气管喘息、百日咳、肺炎、湿性胸膜炎、肾病、急性肾炎、关节炎、结膜炎等时应用之。有水分停滞的素质者，偶因感冒即诱发喘咳，或浮肿，或发生胸膜炎、肺炎、关节炎等时，用此方可治。方中桂枝、麻黄、细辛、干姜能使血行旺盛，除去瘀血，故能治喘息及浮肿。芍药能鼓动停滞之水毒，半夏利尿，五味子能治咳嗽。如症状剧烈而现烦躁时，可加石膏用之。

大青龙汤

本方用于表实证而里有热，宜大发汗之病证，目标为恶寒发热、脉浮紧、筋骨痛。烦躁与麻黄汤证相比，病势更剧，至有烦躁状态。如此症状常见于流行性感冒初期，亦见于肺炎或其他急性热性病。本方由麻黄汤加石膏、生姜、大枣组成。麻黄汤已有发汗解毒之效，再加石膏，其效力更能增强。此乃古方药物配伍之妙，屡为临床所证实。生姜与大枣无特殊意义，与桂枝汤及小柴胡汤相同。本方不仅应用于热性病，在眼之急性炎症，自觉症状剧烈时用之，亦有减轻病势之效。此外，用于脑膜炎、急性关节炎、丹毒等。对于急性剧烈浮肿，用本方有时亦有效，但均以症状剧烈、甚觉痛苦为目标。其禁忌证为脉微弱及容易发汗之体质。

麻杏甘石汤

汗出而喘，无大热者，其邪不在经腠而在肺中，故非桂枝所能发。麻杏辛甘入肺，散邪气；肺被邪郁而生热，石膏辛寒，入肺除热气；甘草甘温安中气，且以助其散邪清热之用，乃肺藏邪气发喘之的剂也。

莫文泉曰：此还魂汤加石膏也。法自麻黄、白虎二方合用来。以外无热，故用麻黄汤而去桂枝，以内无烦渴，故用白虎汤而去知母，各有精义。以此方视越婢，主治大同，但此喘则加杏仁，彼不喘自无杏仁。经方用药之例，其严如此。（《经方例释》）

本方用于喘咳、发热、自汗、口渴等。与麻黄汤相比较，麻黄汤的热状有恶寒、发热而无自汗，此方发热一般不兼有恶寒，亦无剧烈高热，但常有自汗、口渴。喘咳为两者共同症状，而热状则不同，故此方于麻黄汤去桂枝，而加石膏。石膏为清热剂，与麻黄、杏仁协力，能解热，治喘咳、自汗；麻黄、杏仁能使血行旺盛，疏通水分停滞，并治喘咳；甘草能调和诸药，助其药效。此方应用于喘息性支气管炎、百日咳等，尤其在小儿为适宜，可用为小儿之感冒药。

麻黄附子细辛汤

本方用于少阴病有表证者。虚弱者及老人之感冒、支气管炎用之。适应证为恶寒、微热、脉沉细、全身倦怠无力气、好横卧等。有以上症状如用此方，可去恶寒而恢复气力，诸症状即快愈。又虚弱者咳嗽，时时背部恶寒，有稀薄水样咯痰、尿稀薄且多量、脉沉细、贫血性无气力者，用之有著效。方中附子、细辛为温药，能使血行旺盛，身体生温感；麻黄能治恶寒发热，如麻黄汤、葛根汤中麻黄都是治疗实证；虚弱者脉沉细，无气力，故配以附子、细辛治之。脉浮紧者，病状发扬者，不可用。本方应用于虚弱者感冒、支气管炎。头部冷痛者，加防风、川芎用之有效。本方与桂枝去芍药汤合方，名为桂姜枣黄辛附汤。加配桂枝，能增强温剂作用。加配甘草、生姜、大枣，能调和药性。与麻黄附子细辛汤在同样情形下用之，又应用于肺结核末期之消耗热、半身不遂、浮肿、乳癌、班替氏病、慢性蓄脓症、皮肤恶性肿瘤等。

又，此麻黄附子甘草汤去甘草加细辛也，为温散寒湿之方，但较重于彼。以其卫气为湿所困，不得发越，故加细辛以透之。细辛善透阻遏之气，故仲景于陈寒、二饮皆用之。气之阻遏者，则恶甘味之壅补，故去甘草。二方本自一法，但一则仅为寒湿在表，故无发热症，而不妨用甘草；一则重为寒湿所郁，故有发热症，而必用细辛之辛以透之。

越婢加半夏汤

此方加半夏者，与小青龙汤加石膏同法。彼方治咳上气，喘烦躁，脉浮，与此主治相似，俱为胃热犯肺之病。小青龙方中有半夏而无石膏，越婢方中有石膏而无半夏。观二方加法，则胃热犯肺者之治，当半夏、石膏并用也。竹叶石膏汤证虚烦气逆，半夏、石膏并用。徐大椿说：此方与小青龙加石膏汤为治喘之主方。泉谓：肺受风寒而喘者，麻黄、杏仁并用，治在肺；受胃热而喘者，半夏、石膏并用，治在胃。又，皆卫分之治法也。厚朴麻黄汤麻、杏、半、石合用，是肺分既受风寒，复受胃热者之治法。凡欲穷经方，必合数方以治一方，始了然于圣人用意之精矣。又《局方》玉真丸以石、半合硫、硝，治肾厥之头痛，亦平胃之意，故亦用石、半，其硫、硝特因肾有大寒故也。

麻杏苡甘汤

此方能治风湿性疼痛，故应用于肌肉风湿症、关节风湿病、发热诸肌痛、关节痛者，用之为宜，适合于症状稍缓慢者。方中麻黄、杏仁能使血行旺盛，驱逐风湿性病毒；薏苡仁有疏通停滞之效，与麻黄、杏仁协力，能驱除肌肉及关节中之病毒；甘草能调和诸药，并缓解疼痛。本方应用于肌肉风湿症、关节风湿病，此外亦用于疣赘、手掌角化症等，因薏苡仁能消除疣赘，改善皮肤营养。

越婢汤

麻黄剂中，有时麻黄与桂枝配合一起，有时不用桂枝。两者配一起之麻黄汤、葛根汤、大青龙汤等，有发汗作用，用于汗不出者，自汗者不可用。但越婢汤、麻杏甘石汤有麻黄，无桂枝，而配以石膏，故用于不恶寒发热，而有口渴、多汗之表邪证。

本方即麻杏甘石汤中去杏仁，加配大枣、生姜之方剂。治喘鸣效果虽不如麻杏甘石汤，但消浮肿、通尿利之效果却占优势。故本方用于肾炎初期浮肿、脚气浮肿等有效。

越婢加术汤

越婢加术汤乃越婢汤加苍术之方剂，消浮肿去疼痛之力强，故用于有越婢汤证而水毒现象严重者。

术、石并用者，为《本事方》苍术、白虎之祖。古人用术不分苍、白也。术、麻并用者，与麻黄加术汤同意。术、姜并用者，与茯苓泽泻汤同意。

用于感冒，应以太阳病而具下述复合症状为主，即恶寒发热，脉浮而紧张，容易触知项部、肩背部强急等。此所谓恶寒，指身体经常感觉寒冷，与一定时才感恶寒者必须区别。本方虽为感冒方剂，如不出现以上复合症状，亦不应用。反之，即非感冒，如出现前述复合症状时，亦为本方之适应。因此本方应用于以下诸证：

（一）结肠炎、赤痢之初期，恶寒发热，脉浮紧。此时用本方能解恶寒，同时下痢及里急后重亦可缓解。

（二）本方能治项背部强急，与此关联，能使上部炎症轻快，故用于眼耳鼻之炎症，即结膜炎、角膜炎、中耳炎、蓄脓症、鼻炎等。此时恶寒发热不一定重要，必须参照脉状。

（三）此外，肩部发酸、肩胛部神经痛、化脓性炎初期、荨麻疹等，亦可用之。

本方如用于胃肠虚弱者，有时发生恶心、食欲不振等。本方配合，即桂枝汤加麻黄、葛根。因加配麻黄，故较桂枝汤能扩张血管，旺盛血行，发汗力亦较强。葛根有缓解项背部强急之效。

厚朴麻黄汤

此以麻杏石甘汤去甘草，加朴、麦、半三味，治上气喉鸣。其用小麦者，与甘麦大枣汤同，为润燥之法；而与朴并用者，盖此咳是肺气燥逆所致，与喘家朴、杏同用例合。若不咳者，只须如此，为心肺同治之法也。若咳者，则入五味、姜、辛，仲景小柴胡汤之旧例也。以《外台》法参看，故知之。石、半同用，竹叶石膏汤之法也，与小青龙加石膏、越婢加半夏之治咳逆意同。六味中朴、麦一类，麻、杏一类，石、半一类，而后半方三味又一类也。或当朴、杏一类，如喘家作桂枝之例；麻、半一类，如心下悸之例；石、麦一类，如千金竹叶汤治烦之例。其法又以大青龙合小青龙。麻、杏、石自大青龙来，治太阳也。干、半、辛、味自小青龙来，治少阴也。其朴、麦则新加以治水饮之上泛，脉之浮，其以此欤！《外台》引必咳小麦汤，用小麦一升，朴四两，参、姜、甘、苓、茹七味治呕吐，亦取其平逆也。

续风汤

以有不收持症，故加参、姜。不仁属血，不收属气也。大建中汤以参、姜治气逆不收，姜连芩参汤以参、姜治气泻不收，皆与此可参。所以以大青龙合理中者，风病至不收不仁，是邪乘太过而急，正气不足以摄之，而反见缓象。故既以大青龙治其外，复以此理中固其中，然芎、归犹是行动之剂，病势至此而欲补犹行，于此可悟处诊之诀矣！

麻黄升麻汤

此肺痿、厥、利合治之专方。麻黄发汗为君，升麻、当归并用，为化脓行血之法。阳毒升麻汤证亦咽喉痛，唾脓血，亦升麻、当归并用。彼升

麻二两，当归一两，以阳毒毒盛，故升重于归也。赤豆当归散证亦有脓，故亦用当归；无咽喉症，故不用升麻。黄芩、萎蕤、知母三味相合，为清热生津除烦之法，《千金》《外台》诸治消渴方皆祖此。石膏、麦冬并用，为生津之法。《千金》《外台》诸治虚烦方皆祖此，本论竹叶石膏汤同法。甘草、干姜并用，为治厥逆之法，亦因大下故也，本论有专方。茯苓、白术并用，为治泄利之法。真武汤证亦下利，亦用苓、术、桂枝、芍药并用，为和表之法。论为厥逆泄利，是厥利也；咽喉不利，唾脓血，是肺痿也。二症并见，故作此法。若但肺痿、无厥利者，当去甘、姜、苓、术，乃为肺痿之专方。又此方以肾着汤为本者，以此泄利由误治来，乃最要也。合而言之，一方备诸方之用。麻、桂发表，升、归排脓，苓、芍和血，萎、麦润燥，知、膏除热，苓、术治湿，姜、甘治利，分七类以比之，病杂而药亦杂，真神技也。为六经合治之法。

麻黄附子甘草汤

此温散寒邪之专方，凡附子，炮补、生散，通例如此。

小柴胡汤

此方为治疗少阳病之代表方剂。其适应证如下：首先，发热状态为弛张热、间歇热、日晡潮热，多在发热以先兼有恶寒。次在胸胁部有充塞压迫感出现，所谓胸胁苦满现象。他觉症状，心下部顺沿左右肋骨弓抵抗增加。此外，有口苦、咽干、舌苔、食欲不振、心烦、恶心呕吐等。此方亦以某种体质为目标用之。适应小柴胡汤之体质，大抵为筋骨体质，容易患结核，脉有力，腹部相当紧张，胸胁苦满，上腹角一般多狭窄。但脉微弱，腹部菲薄、丝毫无力者，用此方不适宜。小柴胡汤对于适应体质，几为万病之良药。由于用本方能将痊愈机能发挥至最高度，故应用范围极广。例如感冒、咽喉炎、腮腺炎、各种急性热性病、肺炎、支气管炎、胸膜炎、肺结核、淋巴腺结核、胃肠炎、腹膜炎等。方中柴胡、黄芩特别对胸胁部有消炎解热疏通之效。半夏、生姜可抑止恶心呕吐，增进食欲，并对柴胡、黄芩有协力作用。人参与甘草、大枣可增进胃机能，缓解胸胁部充塞感。本方禁忌证已如前述，即脉、腹均软弱而无力者。如用此方不适当，服药后可能体温上升，全身倦怠，有不快感，食欲不振等。

大柴胡汤

莫文泉按：此小柴胡去人参、甘草，合枳实芍药散方也。以人参、甘草味甘，甘者令人中满，非除满实者所宜，故经方以用甘草为定例，独至攻下之剂罕有用甘草者，况人参为尤补乎。《外台》卷一集验方有加知母、萎蕤二味用之者。

本方用于少阳病将转阳明病，而偏于实证者，一切症状均较小柴胡汤证为剧。尤其恶心呕吐严重，胸胁心下之郁窒感亦剧烈，舌多干燥、有黄苔等。体质较小柴胡汤证更充实肥满，脉、腹均更有力，上腹角宽广，腹肌紧张，并易便秘。在处方上与小柴胡汤比较，生姜量较多，乃因恶心呕吐剧烈之故。枳实为苦味健胃药，与芍药能驱除心下部紧张及郁塞感。大黄能将热诱导至肠管，并有泻下之力。大柴胡汤中无人参、甘草，此则用大黄、芍药、枳实之苦味以强力击破心下郁塞，故减轻缓和剂之配合。本方之应用，与小柴胡汤相同。此外，在神经衰弱、喘息、脚气、痢疾、胆石、黄疸、癫痫、高血压症、脑溢血等时，亦可用之。

柴胡加龙骨牡蛎汤

本方如大小柴胡汤证，心下部有膨满感，在腹部尤其脐上部有动悸上冲。心悸亢进，失眠，烦闷易惊，甚者有狂乱痉挛症状时用之，多便秘及尿量减少。方中柴胡、黄芩主要作用于胸胁部，有解热疏通镇静之效；龙骨、牡蛎有镇静作用，能治胸腹跳动、心悸亢进、失眠惊狂等神经症状；桂枝治上冲；茯苓能利尿，与半夏协同能去胃内停水，伏苓又与龙骨牡蛎协同，能治心悸亢进；大枣、生姜能调和诸药，加强药效；大黄能疏通肠管，且有消炎镇静作用。此方应用于神经衰弱症、癔病、神经性心悸亢进症、阴痿症、癫痫、动脉硬化症、脑溢血、慢性肾炎、心脏瓣膜病、小儿夜啼症、老人慢性关节风湿病、火伤后发热等。

【锄云按】《伤寒论》本方有人参、铅丹。

柴胡桂枝干姜汤

此方亦如柴胡加龙骨牡蛎汤，用于体力衰弱，脉、腹均无力者。患者一般有贫血症，心悸亢进，呼吸迫促，口干，或如疟疾寒热交作，或干咳，头汗，盗汗，便软，尿利有减少倾向者用此方。本方证之舌症状不定，有白苔或乳头消失，如脱皮发红，亦有舌无变化者。方中柴胡、黄芩主要作用于胸胁部，有解热疏通镇静之效；栝楼根能滋润止渴镇咳；牡蛎有镇静作用，与桂枝协同，能治胸腹跳动，并制止盗汗；干姜为温药，能鼓舞增进组织机能；甘草能调和诸药，且有健胃作用。故本方应用于各种热性病、肺炎、肺结核、胸膜炎、腹膜炎、疟疾或疟疾样疾患、神经衰弱、经血病、失眠症、神经性心悸亢进症、脚气等。方中之栝楼根必须用栝楼之根，不可用土瓜根。

三物黄芩汤

本方乃治血热之方剂，手足烦热与头痛为其目标，多伴有口渴或口干。此方有时与小柴胡汤证相似，但小柴胡汤证之手足温暖者有时与烦热难以区别，尤与胸胁苦满不显著者区别更难，所以三物黄芩汤证有时以小柴胡汤加地黄当之。

本方由地黄、黄芩、苦参三味组成。地黄能滋润补血，和解血热，黄芩能消炎健胃，苦参有解热、利尿、杀虫之效。

根据以上目标，本方可用于产褥热、肺结核、失眠、皮肤病、口内炎等。

四　逆　散

四逆散治寒湿痹于胸中，上焦不开，致成四逆者。故多用荡涤破积之药，四味皆苦寒者。经曰攻里不远寒，是也。成氏谓热邪传入少阴，果尔则加减法中何以反用姜、附、桂、薤等热物耶？其误明矣！此方之制，截取大柴胡之半，加甘草为之。以腹痛，故去黄芩；以不呕，故去半夏、生姜；以泄利，故去大黄。是此方乃大柴胡之减法也。《局方》以此去枳，加归、苓、术，为逍遥散，治抑郁不乐。又《局方》黑地黄丸以五味子、干姜二味同术、地用。《外台》以此合栀豉汤，名薤白汤，治伤寒下痢如烂肉汁，赤白带下（莫文泉《经方例释》）。

本方证较大柴胡汤证稍虚，较小柴胡汤证稍实，位于二者中间之方剂。腹证有胸胁苦满，腹直肌在季胁下有拘急，或在柴胡证手足厥冷，或所谓痫之亢进者，均能治之。

本方由柴胡、芍药、枳实、甘草四味组成。乃大柴胡汤中去黄芩、半夏、大黄、生姜、大枣，而加入甘草，故在无呕吐、便秘症状，而有急迫性心下痛时用之。

本方使用应参照大柴胡汤与小柴胡汤，有时用于胆囊炎、胆石症、胃炎、胃溃疡、鼻炎等。

柴胡加芒硝大黄桑螵蛸汤

此柴胡加芒硝汤，复加大黄、桑螵蛸也。方中诸药各具分量，既不同小柴胡汤原方，又不同柴胡加芒硝汤。本方于诸加法方中别是一法。盖古人用方，皆无一定分量，当是临证酌夺耳！仲景三书，虽俱注定分量，当亦是专取其症之宜用是分量者也。若症减，则分量亦当减，理固如是。观仲景之用桂枝汤或加桂为五两，或倍芍为六两，或加芍、姜为各四两，或去其一味为四味，或加一味为六味。其大方如小柴胡、小青龙、真武、理中、通脉者诸方，俱有加减。是药味且可多之少之，况分量乎！观于此方，盖益信矣！此症胸胁满而呕，微利则小便不利可知。利不可止，而小便不利则当通。桑螵蛸温养肾水，于小便利者能止之，如《千金翼》以桑螵蛸一味治妇人遗尿是也。于小便不利者能利之，如《圣惠》以此味合黄芩，治小便不通，《产书》以一味治妇人转胞，小便不通，及此经是也。《圣惠》螵、芩同用，取此。《本经》桑螵蛸咸甘平，主伤中疝瘕，阴痿，益精生子，女子血闭腰痛，通五淋，利小便水道。此经所本也，而利小便者宗之。《别录》治遗尿，甄权止小便利，此《千金翼》所本也，而止小便者宗之。要之不利为涩，利者为虚，唯温养肾气者能使涩者润而利，利者暖而节也。

四 逆 汤

此方用于新陈代谢机能极衰弱时，有振兴机能之效。故本方证患者之脉为微脉或迟脉，四肢厥冷，往往有下利、呕吐等症状。但有里寒外热时，脉浮沉迟。本方由甘草、干姜、附子三味组成，可认为甘草干姜汤加附子。因附子对于新陈代谢机能衰弱有显著兴奋之效，故在有甘草干姜汤之证而新陈代谢机能甚衰弱时用之。因本方能增进新陈代谢机能，是以在发扬性各病症，均禁忌使用。如有以上证候，不论何病皆用此，尤其在因误治而出现变症时，多应用本方。

四逆加人参汤

即四逆汤加人参之处方。如四逆汤之证疲劳异常，有体液缺乏症状者用之。

茯苓四逆汤

即四逆加人参汤再加茯苓之处方。如四逆加人参汤再有烦躁、心悸亢进、浮肿等症状时用之。

通脉四逆汤

莫文泉按：此与四逆汤药味同，而干姜特倍之，故主治异。四逆证里寒而外亦恶寒，阳气虽虚而不大甚，故制轻。通脉证里寒而外有热，为阴盛格阳于外，阳气将脱，危亡立见，故制重。且干姜主里寒，附子生者主外寒。四逆证外内皆寒，故姜重于附，而甘又重于姜；通脉证里寒而外热，故姜重于附，而甘转轻于姜。且据干姜下云，强人可四两，是四逆以甘草为君，而通脉以干姜为君，二方之别以此。

天雄散

莫文泉曰：《金匮》天雄散有方无论，近人不得其说，或疑为后人所附。《外台》于失精候引《要略》：夫失精家，少腹弦急，阴头寒，目眩发落为证，又复引范汪天雄散隶之。检《范汪方》，较此只少龙骨一味，而注中引张文仲有龙骨，是天雄散实失精之专方也，但必寒湿致痿者宜之。湿令人痿，故以天雄之长于治湿治之。三建之别，附子主寒为多，乌头主风为多，天雄主经为多，细绎《本经》自知。

白通汤

白通、四逆，俱用姜附，俱为扶阳抑阴之剂。而白通意在通阳，故用葱白，凡厥而下利脉微者用之。四逆意在救里，故用甘草，凡厥而清谷不止者用之。若通脉四逆则进而从阳，以收外散之热，白通加人尿猪胆汁则退而就阴，以去格拒之寒也。

干姜附子汤

莫文泉按：此方姜倍于附而附用生，乃表里俱虚寒之治法也。干姜温胃，附子散寒。仲景于误下后亡其胃阳者，多用干姜；于误汗后亡其卫阳者，多用附子。特补卫之附炮，而泄卫之附生，以此为别。此症昼剧夜差，是里虚甚于表虚，而表分犹带寒邪，故制方如此。其烦躁者，正以卫虚被寒所抑，而不能自振也，生附所以托之。

白通加人尿猪胆汁汤

莫文泉按：用尿、胆者，取咸入肾，善走骨之义。凡引火归原，无过人尿；直透骨髓，无过胆汁。白通、葱白与生附同为发散少阴之用，犹恐寒邪已深入里，葱、附不足以达，故取咸苦相济，以泄而渗之，所以搜剔少阴部中邪藏之处者至矣。此方义奥如此，注家仅以为热药为寒病所拒，以同气相求之法诱之，非也。不然《纲目》五十录《拾遗方》有治瘦病咳嗽者，用猪胆和人尿、姜汁、橘皮、诃子皮同煮饮，彼症无厥逆，并无格拒之足虑，何用尿、胆相和乎！

黄土汤

土、胶并用，为近世土炒阿胶成珠之所本。盖以血分有湿，脾土虚弱，故于温补法中兼清滋也。《经》但云灶中黄土，不言灶心黄土，是凡在灶中者皆是。后世用伏龙肝，义实祖此。胶、地并用者，取之复脉汤；胶、芩并用者，取之黄连阿胶汤。术、地并用，为《局方》黑地黄丸之祖。《御药院方》土蒸地黄法取此。

附子汤

莫文泉按：此真武去姜，加参。以不吐，故去姜；以津虚，故用参。此外，附、芍一类，苓、术一类。以恶寒体痛，故用附、芍，以脉沉肢寒，故用苓、术，为后世四君子汤之祖。术附汤证身体疼痛，与此亦合。况此方附重于芍，术重于苓，合之正是术附合用法。其不言小便不利而用苓者，以口中和、脉沉，皆是湿象故也。于此可悟，此方为寒湿搏于津液之治法。

本方即真武汤去生姜，加人参。以恶寒、手足寒冷为适应证，与真武汤相同。但此方少用于腹泻，却用于身体疼痛、关节痛等，脉多沉。方中之人参与白术、附子配合，有治疼痛之效。在神经痛、风湿病、急性热性病经过中，有时用此方。

附子粳米汤

此与麦门冬汤、竹叶石膏汤三方皆主气逆，故并以半夏为主。麦门冬汤治虚气逆，竹叶石膏汤治热气逆，此方治寒气逆，三方分际如此。

此方适应证与大建中汤同，腹部觉寒冷、疼痛剧烈时用之。但大建中汤治蠕动不安之疼痛，此方治腹中雷鸣之疼痛。呕吐与大建中汤相同，或有或无。

此方由附子、半夏、甘草、大枣、粳米五味组成。附子较干姜为更高度之温性刺激药，具有镇痛效力；半夏、粳米可抑止呕吐；甘草、大枣可治急迫症状，与附子配伍，有缓解疼痛之效。此方应用于肠疝痛、胃痉挛、腹膜炎等。半夏、附子同用是非常性的配伍，故其力特大。

解急蜀椒汤

附子粳米汤与大建中汤合方，曰解急蜀椒汤，用于有二方合并症时。

乌 头 汤

此治寒入骨节之主方，不独治历节脚气也。凡疼痛不可屈伸者，皆宜之。麻黄、黄芪并用实始于此。

真 武 汤

谭道藩曰：《金鉴》注云，大汗出仍热不解者，阳亡于外也；心下悸，筑筑然动，阳虚不能内守也；头眩者，头眩眼黑，阳微气不能升也；身瞤动者，蠕蠕然瞤动，阳微液涸，失养于经也；振，耸动也，振振欲僻地者，耸动不已，不能兴起，欲堕于地，阳虚气力不能支也。此释唯以阳亡、阳虚、阳微液涸等一类义理言之，不知正虚之中，必有邪实。学者遵守此训，辄用补药蛮补正虚邪实之病，致成终身痼疾，常害人而不自知其误者，不可胜计。论谓太阳病脉浮，头项强痛而恶寒，此为轻微风寒所伤，不宜重剂发汗。发汗不解，其人仍兼发热者，汗虚表阳，则表虚邪恋，表阳力微，仅能抗邪发热，不能驱邪外出也。心下悸者，汗虚胸阳，寒饮聚于心下，胸阳欲降，阻于寒饮，不能遂降，而冲动于心下也。头眩者，心阳阻于寒饮，逆升于上，而乱窜于头目间，则头晕目眩也。身瞤动者，汗虚胃阳，寒经滞于肌肉间，郁遏胃阳，欲通不通，则肌肉自动也。振振欲擗地者，汗亡胃阳，寒饮凝聚于骨节间，郁遏肾阳，欲通不通，振振战动，欲擗入地内以求静也。（《中医学原理》）

莫文泉曰：此桂枝去桂加苓术汤，去甘、枣加附子也。以其症属寒，故加附子，又以其腹痛，故附、芍并用。四逆汤加减曰，腹中痛加附子，柴胡汤加减曰，腹中痛加芍药是也。以小便不利，故加茯苓，柴胡汤加减曰，小便不利者加茯苓是也。以吐利，故加生姜，理中汤加减曰，吐多者加生姜是也。以沉重疼痛，故用术。《经云》：湿家身烦痛，可与麻黄汤加术四两是也。苓、术一类，芍、附一类，附、姜一类，井然有条。然苓、芍、附皆在可去之列，独术、姜不去，姜又重于术。凡水气津液因寒郁，或者以姜辛散寒、术甘胜水，故姜为君而术为臣，为诸治寒经者之祖方。

姜、苓并用，与茯苓甘草汤治水同。又姜、术既为此方不去之品，则以治沉重疼痛为要。当从《外台》，术亦三两，是成氏君苓误也。

本方有少阴病葛根汤之称，应用甚广，原名玄武汤，治新陈代谢衰弱而水气滞留于胃肠，或腹痛下利，目眩，心悸亢进等。以腹部软弱之故，常因气体而膨胀，脉沉微，或浮弱，异常倦怠，手足易冷，恶寒，一般缺乏生气等为适应证。此时下利多为水样便，无里急后重。舌苔薄白或淡黑，或如脱皮而呈红色。此方由茯苓、芍药、白术、附子、生姜五味组成。附子与生姜能促进新陈代谢，温暖身体，赋予元气；茯苓、白术调整体液分泌，消散胃肠停水，治下利，目眩，心悸亢进；芍药能调整胃肠机能。故此方有时用于胃肠虚弱症、慢性肠炎、肠结核、慢性肾炎、脑溢血、脊髓疾患之运动或知觉麻痹及急性热性病经过中。

泻心诸汤

伤寒下后，心下满而不痛者为痞，半夏泻心汤主之。盖客邪内陷，既不可从汗泄，而痞不实，又不可从下夺，故唯半夏、干姜之辛能散其结，芩、连之苦能泄其满。然其所以泄散者，虽药之能，而实胃气之使也。此用人参、甘草者，非以下后中伤，故以益气而助其能耶！

甘草泻心、生姜泻心，虽同为治痞之剂，而生姜泻心意在胃中不和，故加辛温以和胃，甘草泻心意在下利不止与客气上逆，故不欲人参之增气，而须甘草之安中也。

大黄黄连泻心汤，治伤寒汗下后，心下痞，按之濡，其脉关上浮者。成氏云：此虚热也，与大黄、黄连以导其虚热。

【按】成氏所谓虚热者，对燥屎而言也。盖邪热入里，与糟粕相结则为实热，不与糟粕相结则为虚热，非阴虚、阳虚之谓。本方以大黄、黄连为剂，而不用枳、朴等药者，盖以泄热，非所以荡实热也。

半夏泻心汤

成注：凡陷胸汤，攻结也；泻心汤，攻痞也。气结而不散，壅而不通，为结胸，陷胸汤为直达之剂。塞而不通，否而不分，为痞，泻心汤为分解之剂，所以谓之泻心者，谓泻心下之邪也。痞与结胸有高下焉。结胸者，邪结在胸中，故治结胸，曰陷胸汤。痞者，留邪在心下，故治痞，曰泻心汤。黄连味苦寒，黄芩味苦寒。《内经》曰：苦先入心，以苦泻之。泻心者，必以苦为主，是以黄连为君，黄芩为臣，以降阳而升阴也。半夏味辛温，干姜味辛热。《内经》曰：辛走气，辛以散之。散痞者必以辛为助，故以半夏、干姜为佐，以分阴而行阳也。甘草味甘平，大枣味甘温，人参味甘温，阴阳不交曰痞，上下不通为满，欲通上下、交阴阳，必和其中。所谓中者，脾胃是也。脾不足者，以甘补之，故用人参、甘草、大枣为使，以补脾而和中。中气得和，上下得通，阴阳得位，水升火降，则痞消热已而大汗解矣。

【按】方既以半夏主名，则当君半夏，以生姜泻心、甘草泻心二方例之可见。成君黄连，盖误。

此方适应证为心下痞塞、恶心呕吐、食欲不振等。他觉的为心下部增加抵抗，常兼有胃内停水、腹中雷鸣下利、白苔等。方中半夏能去胃内停水，制止呕吐；黄连、黄芩能消散胃肠之炎症，并为苦味剂，有消炎健胃之效；人参、干姜能使胃肠血行良好，促进机能恢复；甘草、大枣能调和各药，强化其协同作用。本方虽与黄连汤相似，但有不同之点，即黄连汤以腹痛为主证之一，或有腹部压痛；本方之证虽亦有腹痛及腹部压痛，但不如黄连汤证痛时之经常性，且其程度轻微。在黄连汤证，舌苔明显，而本方证则多无舌苔。本方在胃炎、肠炎时用之，加减方有生姜泻心汤、甘草泻心汤。

甘草泻心汤

成注：前以汗后胃虚，是外伤阳气，故加生姜；此以下后胃虚，是内损阴气，故加甘草。

莫文泉按：生姜泻心汤证，《经》云胃中不和，不和是夹实，故加生姜以散之。甘草泻心证，《经》云胃中虚，虚则急而逆，故加甘草以缓之。人参补虚，有者是也。

嗄、喘息、百日咳、妊娠剧吐及浮肿等，如前所述，以某种病的全身状态（此即半夏厚朴汤证）为基本出现时，应用之。

又，此方为半夏泻心汤中增甘草剂量之方剂。半夏泻心汤证有腹中雷鸣，不消化，下利而心烦及精神不安者用之。增加甘草，因其能缓和急迫症状，解除心烦及精神不安。本方应用于胃肠炎、产后下利、口内糜烂、神经衰弱、失眠症等。

生姜泻心汤

此方为半夏泻心汤减干姜，加生姜为君也。以加生姜，故减干姜。

方剂应用目标：为半夏泻心汤证，有噫气食臭、腹中雷鸣、下利等。此等症状乃因胃肠内发酵旺盛，故加生姜以制之。本方应用于胃肠炎、发酵性下利、过酸症、胃扩张等。

三黄泻心汤

此方在所谓有上冲倾向、颜面潮红、精神不安、脉有力而容易便秘等时用之。腹诊时表面柔软而有底力，并有时觉心下痞硬。此方由大黄、黄芩、黄连三味组成。大黄不仅有泻下之效，与黄芩、黄连配合时，亦有消散炎症充血之功。单与黄芩或黄连配合时，能解除心下部痞塞感。在脑充血、脑溢血发作之后，或发作后经过相当日数，亦多宜用之。又有时在刀伤或其他出血、惊恐不安时，顿服之，有安神止血之效。又咯血、吐血、衄血，并有时于子宫出血、痔出血等亦用之。但如出血过久，已有贫血状态及脉微弱者，不可使用。已诊断为动脉硬化症、血压亢进症等，继续不安，因此有失眠症者，有时宜用之。此外，在皮肤病、眼病、癫痫、精神病、因经血不调之上冲、更年期症状、火伤等时，亦广泛应用之。

附子泻心汤

为三黄泻心汤加附子之方剂。有三黄泻心汤之证，以恶寒为主证者用之。古人曰：泻心汤证只思眠甚者，在饮食或用药中能睡，手尖微冷，宜用附子泻心汤。此可作参考。

黄 连 汤

此风寒在半表里间而将又下陷者。以在半表里，故不分风寒，而混称邪气，古人称谓之例如此。胸中热，半表也；腹中痛，是邪气下陷；欲呕吐，是胃尚能拒邪。故既以桂枝治表，黄连、干姜和胃，而复以人参、甘草填中，以助其拒，而不使陷。方义之精如此。而黄连、半夏并用，合小陷胸法，又借以荡涤胸胃；干姜、人参并用，合大半夏及半夏人参汤法，往复回环，妙难言尽。

本方适应证为胃部停滞，压重感，食欲不振，恶心呕吐，腹痛，口臭，舌苔等。即在急性胃炎时常有之复合症状，便秘或下痢，心下部有抵抗，上腹部或脐旁常证明有压痛，舌苔黄色湿润，前部菲薄，后部较厚。方中黄连、人参能消炎健胃，半夏能制止恶心呕吐，桂枝、干姜为温药，能缓解腹痛，甘草、大枣能促进胃肠机能之恢复。故本方应用于感冒或热病之胃炎，伤食之胃炎，过酸症腹痛强烈等。有本方之证而便秘者，加大黄，兼水泻性下利者，加茯苓用之。

炙甘草汤

地黄为君，《本经》地黄主络脉绝伤。此方君地黄，故名复脉。《本经》麦冬、麻仁亦皆主续绝伤，是以三味并能复脉，故以麦、麻佐地黄为用也。此方人参、阿胶同用，后世人参阿胶汤取此，为正虚而风寒未净之专方。徐氏《轨范》谓治血脉空竭，方义未周匝。成本名炙甘草汤，以甘草主方名，非全书通例。凡方药多而专取一药名方者，皆其主药。此方甘草四两，止得地黄四分之一，不应反得主名也。或仲景另有炙甘草汤而逸，后人误以此方当之耳。

《证类》引《伤寒类要》云：治伤寒脉结代、心动悸方。甘草二两，水三升，煮取升半，服七合，日二。然则程本之误可知矣！据《类要》，即用少阴篇甘草汤方也。彼所据是古本，可从。且《玉函》次方以论文先后为次，而甘草汤即次炙甘草汤之后，疑经文本当云：伤寒脉结代，心动悸，炙甘草汤主之，复脉汤亦主之，且二方恒可并治。《外台》卷十录仲景《伤寒论》云：肺痿涎唾多，心中温温液液者，炙甘草汤主之（即复脉汤）。录《千金》云：肺痿，涎唾多，心中温温液液者，甘草汤主之（即甘草一味者）。以彼同病异方，与此《类要》相符，正二方同用之证。温温液液，即《说文》煴煴郁郁之声，借将作心悸之兆，虚逆上炎也。

此方以心悸亢进（或有脉结代者），营养衰退，皮肤枯燥，容易疲劳，手足烦热，口干，大便秘结等为适应证。但胃肠虚弱，食欲衰退有下利倾向者，不可用。方中地黄、麦门冬、阿胶有滋润清凉之效，滋润枯燥，提高营养，并能解除烦热，间接地有强心作用；麻子仁滋润肠壁，有缓下作用；人参、桂枝、甘草有强心健胃效能；大枣、生姜能调和诸药，促进吸收。故本方应用于心脏病，产褥热，肺结核，喉头结核等。

甘麦大枣汤

此为清心方之祖，不独脏燥宜之。凡盗汗、自汗皆可用。《素问》：麦为心谷；《千金》曰：麦养心气。

此方能镇静神经过度兴奋，并有缓解各种痉挛症状之效。对妇人多效，对男子偶效。最常用于癔病、神经衰弱症。患者无故悲痛，哭涕，不能安眠，甚者昏迷，或发生惊狂症状，或在癫、神经病等猛烈发作，几无间断之剧症，用之有奇效。两腹直肌多拘挛如板状，但亦有软弱者。方中甘草、大枣为缓和剂，能缓解异常紧迫之肌痉挛、神经兴奋疼痛等；小麦亦有缓和镇静之效，尤可缓和脑神经之异常兴奋。根据上述适应证，此方应用于癔病，神经衰弱，小儿夜啼症，失眠，癫痫，舞蹈病，精神病，胃痉挛，子宫痉挛，痉挛性咳嗽，因蛔虫之腹痛、呕吐等。

甘草汤

本方仅甘草一味，以缓解各种急迫症状为目的。在炎症肿胀等症状轻而咽痛甚，频发咳嗽时用之，有时收意外之效。例如在急性咽喉炎，胃痉挛，反射性咳嗽等时可用。或在痔核、脱肛等疼痛剧烈时，用本方煎汁，施行温敷，有镇痛之效。

甘草干姜汤

《经方通例》凡经误下者，皆用干姜，不独治烦吐也。

又，手足有厥冷倾向，唾液、尿等分泌物量多且稀薄者用此方，有时有烦躁症状。本方由甘草、干姜二味组成，能治急迫症状。干姜为一种刺激兴奋剂，有使血行旺盛之效，故能增加组织紧张，赋予活力。在不应用发汗剂时，如误用之，因发汗过多而手足厥冷、烦躁、吐逆、口内干燥等时，可用以顿服。或在老人虚弱者，有小便频数、唾液稀薄、眩晕症状时，宜用此方。亦有时用于弛缓性出血、产后子宫收缩等。

甘草附子汤

本方能治风湿相搏疼痛。风指外邪，湿指水毒，故本方用于平素有水毒体质者，由外邪引起风湿痛，或有类似症状之疾患。急性风湿痛等疼痛剧烈、关节肿胀、恶风、尿利减少等症状，即此方之证。

本方由甘草、白术、附子、桂枝四味组成。甘草能缓和急迫，医治疼痒；白术不但能去水毒，增尿利，且有镇痛之效，并与桂枝同有健胃作用；附子能提高新陈代谢，使血行良好，且有止痛作用；桂枝能去外邪，调血行，协助诸药，使发挥所期之效力。故本方用于风湿痛、神经痛、感

冒等。

甘草粉蜜汤

此诸和胃方之祖。白粉，白粱粉也。古者九谷贵粱，故直称粱米为米，犹直称甘瓜为瓜之比。其云粳米者，乃稻米也。《外台》卷三十一治一切药毒方：甘草三两，炙，以水五升，煮取二升，内粉一合，更煮二三沸，内蜜半两，分服以定止。又《千金方》及《千金翼方》治一切药毒不止，解烦闷方：甘草一两，炙切，白粱米一升，蜜四两（《千金》甘、蜜各四分），上三味，以水五升，煮甘草，取二升，去滓，内粉，汤中搅，令调下蜜，煎令熟，如薄粥，适寒温饮一升。据此二文，粉为米粉明矣。近世因经文治蛔蛊，误以铅粉为铅白粉，然考仲景书中，云粉者，俱是米粉。此汤与猪肤汤法同。而《伤寒》少阴篇猪肤汤方：猪肤一斤，以水一斗，煮取五升，去滓，加白蜜一升，白粉五合，熬香，和令相得。与此皆系粉、蜜同用。皆先煎主药，后调粉、蜜而成。彼注白粉益气断利，彼方为米粉，以彼例此，亦当如是。即如大青龙方下云：汗出多者，温粉扑之。《论》无粉扑方，《明理论》载之白术、蒿本、川芎、白芷各等分，入米粉和匀扑之，无蒿本亦得。是温粉亦米粉也。铅粉之说，其谬显然。盖此方服于已服毒药之后，胃气必伤，是以蛔益不安，故仲景易以安胃和中为治。若铅粉即是毒药，何庸以毒继毒乎！必不然矣！或曰：毒药不止，当作药毒不止。毒谓百药毒，百药毒能伤胃，故蛔虫不安。甘草粉蜜，解百药毒方也。此说与《外台》、《千金》并合，甚精。若作毒药杀虫而虫痛不止，是甘草、粉蜜等甘和之药，功反烈于毒药，而毒药所不能杀者，杀之以平药乎？必无此理也。仲景书文义简奥，卒不易知，求之之法，有当即方定症者，有当即症定方者，此条则兼之也。

桔 梗 汤

刘守真有诃子汤，治失音不能言语，即此方加诃子以敛肺气。诃子合桔梗，为一敛一散，犹干姜、五味合用之义也。然不独喉症宜之，且为诸排脓之要方，故《外台》引《集验》桔梗汤治肺痈，《录验》治肺痈经时不瘥，桔梗汤方皆取此。此方后人以治凡咽喉病，或于他方加入此二味者，以咽痛为少阴标病。少阴之本在肾，其标在肺，此治标方，故不论肺肾，凡在咽喉皆得通用。咽痛何以别之？大抵脉沉者少阴病，脉浮者太阴病。

竹叶石膏汤

此以热伤气而少气，热上气而呕吐，故用竹、石治热，参、麦治少气，半、米治呕吐。《外台》引《范汪》茱萸煎方，加法曰：少气加麦冬，取此。此方引申之，亦治伤暑发渴、脉虚。《千金》加小麦、知母、栝楼、茯苓、黄芩，名竹叶汤。羸用石膏者，独孙真人知其义，故于无比山药丸方下云：欲肥者，加敦煌石膏。《外台》治脾热口干方，亦竹、石同用。弘景曰：张仲景竹叶汤所用淡竹。

又，此方即麦门冬汤去大枣，加石膏、竹叶，或白虎加人参汤去知母，加竹叶、半夏、麦门冬，故此方用于麦门冬汤证而口舌干燥者、肺炎、流行性感冒、麻疹等，余热不退，有咳嗽、口渴、多汗、身体枯燥等症状时。肺结核、糖尿病等有时亦用。对咳嗽、呼吸困难者，有时加杏仁用之。

白虎汤

此方用于所谓身热、恶热、烦热等症状，有解热之效。此时脉浮、滑数或洪大，口干，口渴。所谓身热、恶热、烦热等症状，即自觉身体有灼热感而苦痛，但常不兼恶寒。他觉的，如用手掌按触病人皮肤，则有一种灼热感。此种热状见于感冒、肺炎、麻疹或其他各种热性传染病时。此病状而有便秘，形成燥屎，并发谵语时，应用大承气汤。本方即在尚未达到应用大承气汤时用之。方中知母、石膏主要作用为清热；粳米为滋养剂，可补充因高热之消耗；甘草为调和剂，可加强知母与石膏之协力。故本方应用于感冒、肺炎、麻疹及其他热性传染病，或在皮肤病瘙痒甚时，用之亦有效。其加减方有白虎加人参汤。

白虎加人参汤

此方可治白虎汤证而体液高度减少、口甚渴而脉洪大者。因白虎汤加人参能增强补充体液，并治口渴。本方除应用于各种热病以外，在日射病、糖尿病初期尚不甚衰弱时、或狂证大叫妄语、狂走、眼球充血、大渴引饮等时亦用之。

理中汤

莫文泉按：此方自甘草干姜汤来，虽参、术并重，而经方例，凡主药皆不去。加减法中，云去术者三则，术非主药可知。独人参不言去，是人参为主药，故得专方名也。理中主治之症，皆系因虚生寒，虚胜于寒，故以人参补虚为主。或曰：经方主药必重于他药，今此方等分，何以知人参为主？曰：小青龙汤方亦等分，诸药皆在减例，独干姜、五味子、细辛不去。小青龙能治饮，恃此三味，即为主药。以彼例，此自明。

成注于方下加减，云去术者，皆以甘补壅气释之，云加术者，皆以甘补释之，然揆之方义，殊不然也。参、甘之甘补且不去，何独去术？参、甘之甘补未尝加，何独加术？窃谓古方本但云术，无白字，《脉经》术附子汤可证也。此方当是苍术，《本经》于术云：苍者尤良。知古人并不分苍、白，犹芍药、茯苓之不分赤、白，临用以意消息耳。苍术性升散，脐上筑则肾气逆，吐多则胃气逆，皆不宜于升，故去之。其加桂加生姜者，正以平散也。若腹满，则里寒已结，不可复升散。升散则实实虚虚，必益其满，故去术也。其加附子，正以温中也。下多者，脾为寒湿所陷，正须苍术以升散之。云还用术者，承上吐多去术言也。渴欲得水者，精液为寒湿所搏，聚而不布，故口燥欲得水。云欲得者，非果能饮也，但须升散之则肺气畅而水道调，即不渴。故加术以为此方之主药。若是白术生津，则与经文寒多不用水者、用理中汤意相背矣。以不用水合欲得水观之，则非果能饮也明甚。推之五苓散方，术亦当是苍术。苍术升脾散湿，此方用之者，上以助桂枝之解表，下以助四苓之渗里，为中权转运之枢，实胜于白术之仅仅培脾也。术附子汤方，术亦当是苍术，与桂枝去桂加茯苓术汤同意。《千金》于“脉虚浮”上有“下已”二字，仿宋本“大便坚，小便自利”，作“脐下、心下坚”，知术附子证因下后风湿与寒并陷于心腹间，与桂枝去桂加苓术证，因下后风寒陷于心下为满者一例，故二方相似也。然则彼方亦当是苍术。而凡苓、术并用诸方，皆仿此矣。麻黄加术汤、越婢加术汤两方，术亦当是苍术。麻黄加术与术附子汤同法，皆逐湿也。越婢加术与五苓散同法，皆胜湿以布津液也。经文“亡津液，故令渴”一语，极宜细玩。

人参汤

别名理中汤，有调整胃肠机能作用。一般应用此方之患者，常有胃肠虚弱，血色不佳，面无生气，舌面湿润无苔，尿多且稀薄，手足易冷等症状。又往往口中积聚稀薄唾液，大便软或有下利倾向，或常呕吐、目眩、头重、胃痛等。脉多迟弱或弦细。腹诊时，全腹膨满软弱，并能证明胃内有停水或腹壁菲薄，腹直筋坚硬如板状。

此方由人参、白术、干姜、甘草四味组成，能增进胃机能，除去胃内停水，并使血行良好。故本方用于急性、慢性胃肠炎，胃无力症，胃扩张，恶阻等。亦有时用于萎缩肾，颜面苍白浮肿，小便稀薄，尿量多，有下利倾向等。或用于预防或治疗小儿之自家中毒，常有著效。亦有时用于贫血倾向之弛缓性出血。参照前法适应证用之。此方甘草增量、加桂枝，名为桂枝人参汤，如人参汤之证而发热者用之；加附子，名为附子理中汤，如人参证之手足厥冷恶寒、脉微弱者用之。

人参半夏汤

此方姜、蜜同用，为辛甘发散阳剂。甄权云：或以姜汁同蜜各一合，水和，顿服。常服面如花红。孟诜云：白蜜与姜汁熬炼，治癞甚效。

麦 门 冬 汤

方中麦门冬、人参、粳米有强壮滋润效果，加配半夏能祛痰利尿，再加配大枣、甘草，能缓解急迫症状。故此方应用于大病后或慢性诸病，老人虚弱者之身体枯燥、上冲咽喉不利等。盖半夏与麦门冬配伍，能制止上冲。本方主要用于支气管炎、肺炎等降热后，而有反复发作性咳嗽，咯痰难出，因咳嗽之声音嘶嗄，急性、慢性咽喉炎声嘶嗄。亦有时用于喉头结核、肺结核等。又在糖尿病未用八味丸以前，有时用之亦宜。如用此药后食欲减退，有下利倾向，或痰多易咯出时，应即中止服用。身体枯燥者，如用此方营养血色，可能润泽，尿量亦有一时增加。肺结核咯血时，用此方加黄连、阿胶、地黄，可以止血。脑溢血脉洪大、有上冲感者，有时宜用此方加石膏。

厚朴生姜甘草半夏人参汤

《内台方议》云：夫胀非苦不泄，故用厚朴；非辛不散，故用半夏、生姜。

干姜黄芩黄连人参汤

此以本自寒下，故加干姜；以医吐之，故加人参。乃救误之方。

文 蛤 汤

此大青龙去桂枝合文蛤散二方也。《本经》文蛤咸平，无毒，主烦满。

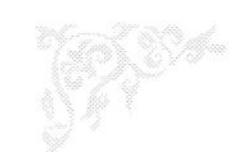

盖吐后微渴者，液之虚，常也。吐后大渴者，痰之壅，热也。脉紧，头痛而体疼，无汗者，伤寒也。脉紧，头痛而心下硬，有汗者，伤食也。今俱无，故知为痰热之壅。文蛤善治热痰，故主之。痰热之聚必因于风，故石膏与蛤同分。麻黄得石膏则止为宣热之助，生姜得石膏则止为平逆之助，皆不嫌以热济热也。况又有文蛤咸降以领之乎！

小陷胸汤

莫文泉按：此栝楼薤白半夏汤去薤白、加黄连也。结胸是热实。薤白辛温，故去之。徐大椿说：承气下燥屎，大陷胸下蓄水，小陷胸下黄涎。涎者，轻于蓄水而未成水者也。审病之精，用药之切如此。又小柴胡加减法：胸中烦而不呕者，去半夏、人参，加栝楼实一枚。胸中烦者，热结在胸也，故亦用栝楼实。此小结胸介乎痞与结胸之间，故仍用半夏。正结胸不按亦痛，心下痞并不痛，此则按之而痛，故云介乎二者之间也。

又，心下部有痞塞感，压迫时坚硬而疼痛，或胸中苦闷，呼吸迫促，或咳嗽时胸痛，咯痰难出，脉浮滑等时用之。方中之黄连消炎力强，可治炎症充血之精神不安；半夏有祛痰镇咳之效；栝楼有解热镇咳镇痛作用。本方应用于各种热性病、肺炎、支气管炎、胃酸过多症、痃癖、肋间神经痛等。

小半夏加茯苓汤

此方可治胃内停水及呕吐多，兼有小便不利、口渴、心悸亢进、眩晕等症。在身体尚不甚衰弱，亦无贫血、厥冷等症状时，可用此方。方中之半夏、生姜为治呕吐之主药，茯苓与半夏协力，能诱导胃内停水，并利尿以排出。本方应用于妊娠呕吐，诸病呕吐、急性胃肠炎，水肿性脚气兼有呕吐，小儿呕吐等。又用于无热性湿性肋膜炎，有促进渗出液吸收之功。

生姜半夏汤

此诸用半夏者之祖方。其用生姜倍于半夏者，一则制半夏毒，一则治病，与小半夏汤用生姜不同。煮法先煮半夏，后纳姜汁，明是两用也。《千金方》曰：呕家多服生姜，此是呕家圣药，是散其逆气也。《金匮要略》曰：呕者用半夏以去其水，水去则呕止，是下其痰饮也。合彼二文观之，此方之义了然矣。

小半夏汤

此为治呕之专方，亦主方也。为诸半夏、生姜同用之祖。其用生姜者，以为呕家之圣药，非是制半夏毒使然。与生姜半夏汤不同。凡心下痞、肠鸣呕吐等症，并皆宜之。仲景之例，以里虚而气逆者，半夏、人参并用，人参补虚故也。邪陷而气逆者，半夏、生姜并用，生姜散寒故也。此半夏汤所以有大小也。仲景于邪在卫而气逆者，生姜与半夏同用。若邪在营而气逆者，生姜与紫苏同用，半夏厚朴汤是也。盖以生姜散邪，半夏主卫逆，紫苏主营逆，皆于散中寓降。

苓甘五味姜辛夏仁汤

此方与小青龙汤相同，用于喘咳水肿。但因本方系由小青龙汤中去麻黄、桂枝、芍药，加配茯苓、杏仁，故用于无发热恶寒、头痛、全身疼痛症状，而有贫血倾向、脉弱、手足易冷等其他症状，与小青龙汤证大同小异。本方由茯苓、甘草、干姜、五味子、细辛、半夏、杏仁七味组成。五味子、半夏、杏仁均治喘咳；干姜、细辛为热药，能使血行良好，与前述各药协同，可治喘咳；茯苓利尿，能消散浮肿；甘草能调和各药。本方用于慢性支气管炎、支气管喘息、肺气肿、心脏瓣膜病、慢性肾炎等。

苓桂术甘汤

此方以眩晕、身体动摇感、心悸亢进为适应证。应用于各病患者颜色稍有贫血性，脉沉紧或不沉紧，亦相当有力，腹部常有停水音，或触之有跳动亢进，尿利减少。方中茯苓、白术能使水分循流，桂枝能使血行旺盛，故二者协同，能治眩晕，镇抑心悸亢进。甘草为各药调和剂。本方不仅限于眩晕、心悸亢进，凡因水分不循流，血行不调之眼疾、脚弱症及其他诸病，亦应用之。故此方应用于心脏瓣膜病、慢性肾炎、高血压症、喘息、神经衰弱、结膜炎、角膜炎、视网膜炎等。

苓姜术甘汤

此方以身体有倦怠感、如坐水中之腰冷为目标。小便稀薄且量多，脉沉而弱。此病亦由水分不调及血行不顺而起，故以茯苓、白术为主药。干姜为温药，能使血行旺盛，除去寒冷，并协助茯苓之药效。此方与苓桂术甘汤相比较，其差异即干姜与桂枝之加减，同样能治水分不调及血分不顺，但其病症各有不同。配伍桂枝能治眩晕、心悸亢进，配伍干姜专去寒冷，此乃药物配伍之妙。故本方应用于腰痛腰冷、坐骨神经痛、带下、遗尿、小儿夜啼症等。

抵当汤及丸

此方有去陈旧瘀血之力，可祛除小骨盆腔内滞血、血肿、血块、血塞、血栓等。患者在下腹部有膨满感，按之有抵抗及压痛，小便通畅，大便色黑，有健忘及其他种种神经症状等时用之。脉多沉。方中水蛭、虻虫有溶解凝血及血块之效能，能除去血塞及排出陈久性非生理的血液。大黄为利通凝结老废物之泻药，并有消炎健胃之效。本方应用于月经闭止、神经病轻症、子宫肌肿、脱疽等症。

五苓散

此治邪在表而里有水停滞之方，以口渴及尿利减少为目标。用于各种疾患，脉多浮弱，或烦渴欲饮，饮后即吐者，亦用此方，不论有无发热。本方应用于感冒或各种热性病，有微热，口渴，尿利减少。或胃无力症、胃下垂、胃扩张等，胃肠内有拍水音，或苦于眩晕、呕吐时，及肾病浮肿、心脏瓣膜病浮肿、急性胃肠炎后之口渴，尿量减少，浮肿，水泻性下痢，中暑，阴囊水肿等症。

方中之泽泻、猪苓、茯苓、白术均为体液调整剂，可去胃肠内停水，改善尿利，消退浮肿。又，本方之呕吐、眩晕、口渴等，均因体液偏在局部，故由以上药物协同作用，能使体液循流归于正常，症状即自然消失。桂枝有去微热之效能，助其他各药利水之功。加减有茵陈五苓散，即五苓散加茵陈之方剂。在单纯性黄胆、口渴、尿利减少时用之。又对于嗜酒者之黄疸及浮肿，用之亦佳。茵陈为黄疸之特效药。平胃散与五苓散合方，名为胃苓汤，用于水泻性下痢或浮肿。小柴胡汤与五苓散合方，名为柴苓汤，有小柴胡汤证而口渴、尿利减少者用之。阴囊水肿，用五苓散加车前、木通更效。

猪苓汤

成注：甘甚而反淡，淡味渗泄为阳。猪苓、茯苓之甘以利小便。咸味涌泄为阴，泽泻之咸以泄伏水，滑利窍。阿胶、滑石之滑以利水道。

本方有利尿之效能，消退尿路炎症，故用于肾炎、肾石症、膀胱尿道炎、淋病等，能增加尿量，制止血尿，治尿意窘迫，排尿时疼痛。对于腰以下浮肿，亦常有效。方中猪苓、茯苓、泽泻、滑石均有利尿作用，并能治疗尿道炎。阿胶有止血及缓解窘迫作用。

五苓散与猪苓汤

尤在泾《医学读书记》云：五苓、猪苓并治脉浮发热，渴而小便不利之证。然五苓则加桂枝、白术，而治太阳；猪苓则加滑石、阿胶，而治阳明。盖太阳为开，阳明为合。太阳为表之表，其受邪也，可以热发，可以辛散；阳明为表之里，其气难泄，其热易蓄，其发散攻取，自与太阳不同。是以五苓散加甘辛温药，假阳气以行水，猪苓汤加甘咸寒药，假阴气以行水也。

五苓散与茯苓甘草汤

忻鼎晃曰：五苓散证与茯苓甘草汤证的主要区别，在证候表现上是口渴与不渴。这是由其病机的属虚属实所决定，并非取决于水饮停聚的部位，主要取决于邪（水饮）正（人身阳气）双方的互相斗争。若以矛盾性质来分析，这两证都是阳气和水饮对立斗争的表现。但五苓散证是以水饮为矛盾的主要方面。水饮停聚，阳气才被遏而成病，属实证范畴，非因阳气本身之虚。茯苓甘草汤证是以阳气不足为矛盾的主要方面。阳气不足，水饮才内停，属虚证范畴，非关气化被阻。故治疗一以五苓散利水为主，一以茯苓甘草汤温阳为主。利水即所以通阳，温阳即所以行水。总是以解决矛盾的主要方面为原则，此即治病必求其本之谓。

茯苓桂枝甘草大枣汤

此桂枝甘草汤加茯苓也，为诸苓、桂并用方之祖。苓、桂并用者，即《内经》开鬼门、洁净府之意。苓洁府，桂开魄门。魄门即汗孔，一名玄府。《经》鬼字，魄之剥文。此方治发汗后脐下悸者，以肾气动也。苓伐肾邪，故重倍于桂。理中加减法、小柴胡加减法并曰：悸者加茯苓，即此方所由立。

桂苓五味甘草汤

仲景之例，凡治咳，皆五味、干姜并用。此专取五味者，以服青龙发泄之后而气冲，故专于敛收也，为肺肾同治之法。肺夹风以陷肾则尺微，肾散水以冲肺则寸沉，故少腹胸咽皆被抑逆而面为之赤。桂以宣肺，而苓以抑肾，味以纳肾，则治肾重而治肺轻也，为苓、味同用之法。《尔雅》五味为荎藸藸，从猪猪之言。潴，犹蓄也。

防己黄芪汤

本方能治表虚、体表有水毒者。故用于色白肉软，俗称水胖体质，容易疲劳，有多汗倾向者为宜。脉多浮弱，下肢多浮肿或膝关节疼痛，亦可用之。肥胖妇女常有此症。

本方由防己、黄芪、甘草、白术、生姜、大枣六味组成。防己、白术能利尿镇痛；黄芪能去体表之水，使皮肤营养良好；大枣、甘草乃矫味药，兼有滋养之效。

根据以上目标，应用于肥胖症、关节炎、下腿溃疡等。诊断为卵巢机能不全，月经常停滞者，用之有时可以通经。

当归芍药散

此方原用于女子腹痛，但不仅女子，亦可用于男子。其适应证不分男女老幼，有贫血倾向，腹腿易冷，头痛头重，小便频数，有时目眩肩凝，耳鸣心悸，肌肉一般软弱，容易疲劳，腹痛起自下腹部，有时波及腰部或心下，无腹痛者亦可用之，但恶心呕吐者不可用。本方由当归、川芎、茯苓、白术、芍药、泽泻六味组成。当归、川芎与芍药配伍能治贫血，使血行良好；茯苓、白术与泽泻配伍能治目眩头痛，头重心悸等，并调整尿利。此方运用范围颇广，常用于女子妊娠中诸种障碍，如浮肿、习惯性流产、痔疾、腹痛、咳嗽，如在妊娠中持续服此，能防止此等现象发生，并使产妇早日恢复体力。此外，多应用于月经痛及其他妇科诸疾患，亦用于慢性肾炎、半身不遂轻症、心脏瓣膜病、脚气等。

十　枣　汤

三书中有青龙、白虎、真武三汤，而无朱雀汤，此即是也。《外台》癖饮方引深师朱雀汤，疗久病澼饮，停痰不消，在胸膈上液液，时头眩痛，苦挛，眼睛、身体、手足、十指甲尽黄。亦疗胁下支满，饮辄引胁下痛。其方即十枣汤，然则唐以前固有名十枣为朱雀者，适与青龙等方同法。四宿，盖古义也。

大承气汤

年希尧曰：大承气汤痞、满、燥、实四症全治。大黄主实，芒硝主燥，枳实主痞，厚朴主满。小承气汤治痞、满、实而不燥者，调胃承气治燥、实而不痞、满者。年说极精。

本方为阳明病之代表方剂，有腹部膨满充实、潮热、便秘、谵语等症状，脉沉实有力者，可用此方。无发热、谵语等症状，仅腹部充满、便秘者，亦可用之。舌干燥有黑苔，口渴，亦有时无舌苔而干燥。本方由厚朴、大黄、芒硝、枳实四味组成。厚朴、枳实能治腹满，大黄、芒硝有消炎泻下之效。故腹部虽膨满而脉弱、脉细而频数者忌用。例如由于腹水腹膜炎者，不可使用。在急性肺炎、肠伤寒经过中，有时顿服此方，亦有时用于肥胖性体质、高血压症、精神病、破伤风、脚气冲心、伤食等。大承气汤中去芒硝，曰小承气汤。有大承气汤之证，而症状稍轻者用之。

调胃承气汤

本方为一种缓下剂，有调整胃机能之效。一般对于尚未达到用大小承气汤之程度，而腹部充实、有便秘倾向者用之。本方由大黄、芒硝、甘草三味组成。可认为大承气汤中去枳实、厚朴，加甘草之方剂。方中甘草与枳实、厚朴不同，不能治腹部膨满，仅能调和大黄、芒硝，使之徐徐发挥能力。在急性热病经过中，无恶寒，仅发热、口苦干燥、大便秘结者，有时用之。并适用于便秘，尤其是老人便秘、小儿伤食、龋齿疼痛等。

桃仁承气汤

莫文泉按：经方用硝者，独此最重。以其血结下焦，血结为有形，下焦为最远，不比胃家实之燥屎在中焦也。

此方乃调胃承气汤加桂枝、桃仁，用于调胃承气汤证兼血证者，即比较新鲜之瘀血而症状剧烈，有秘结倾向，下腹部呈急结状，下血、吐血、衄血等时使用。下腹部急结，即此部可以证明有索状物，用指头轻微擦过触按时，觉有疼痛。如证明有此症状，即无吐血、下血等，亦可用此方。方中桂枝、桃仁能去局部败血，疏通血行障碍；大黄、芒硝能泻下，同时有溶解坚块之效；甘草能调和诸药。此方用于月经时神经异常兴奋，月经困难，胎盘残留，出血不止，胎儿死于母体内不能娩出，产后发狂，因月经不调之各种疾患，及齿痛、齿龈出血、眼疾、痔核、前列腺炎、尿道狭窄、骨盆腹膜炎、会阴部打扑等症。

厚朴三物汤

三物，即大承气之去芒硝者，分两悉与彼方同。乃腹满痛、便闭之主方。小承气与此同品，而不主腹满痛者，以小承气大黄为君，朴为臣，枳为佐；厚朴大黄汤黄为君，枳、朴为臣；三物朴为君，大黄为臣，枳为佐。不同其法。《纲目》三十五：腹胀，脉数，厚朴三物汤。转动更服，不动勿服。张仲景《金匮要略》，考今《金匮》无腹胀，脉数，厚朴三物主之之文，而李言之凿凿，可见今《金匮》脱略不少。所云勿服、更服者，与《千金》反。《千金》云：一方加芒硝，即大承气汤。《千金》列厚朴大黄汤方于痰饮，云治支饮胸满。（莫文泉《经方例释》）

麻　仁　丸

成注：约者，结约之约。又，约束之约也。《内经》曰：饮入于胃，游溢精气，上输于脾，脾气散精，上归于肺，通调水道，下输膀胱，水精四布，五经并行，是脾主为胃行其津液者也。今胃强脾弱，约束津液不得四布，但输膀胱，致小便数而大便硬，故曰：其脾为约。麻仁味甘平，杏仁味甘温。《内经》曰：脾欲缓，急食甘以缓之。麻仁、杏仁，润物也。《本草》曰：润可去枯。脾胃干燥，必以甘润之物为之主。是以麻仁为君，杏仁为臣。枳实味苦寒，厚朴味苦温。润燥者必以甘，甘以润之；破结者必以苦，苦以泄之。枳实、厚朴为佐，以散脾之结约。芍药味酸微寒，大黄味苦寒，酸苦涌泄为阴，芍药、大黄为使，以下脾之燥结。肠润结化，津液还入胃中，则大便可、小便少而愈矣。

此方乃缓和之泻剂，用于习惯性便秘者、老人体力衰弱者、病后便秘者。尿量多、大便硬亦为本方目标。

本方由麻子仁、芍药、枳实、厚朴、大黄、杏仁六味组成。麻子仁乃黏滑性泻剂，协助大黄之泻下作用；芍药、枳实、厚朴能缓和肠管紧张，调整蠕动；杏仁有黏滑剂作用。

根据以上目标，除用于习惯性便秘外，亦用于痔核、萎缩肾等。

大黄牡丹皮汤

本方由于泻下，有消退下半身各种炎症之效，应用甚广。应用目标为肿胀、疼痛、发热等实证，而有便秘倾向，自觉甚痛苦，而精神尚旺盛。

例如本方常用于阑尾炎，如疼痛局限于盲肠部，发热口渴、便秘、脉迟紧者，用此方泻下之，疼痛立即消失，肿块可急遽软化缩小，各症状亦同时减轻。又，本方亦用于淋毒性副睾丸炎、肛门周围炎，皆在肿胀痛甚，便秘时用之。方中大黄与芒硝为泻剂，下病毒于肠管，使炎症消退。牡丹皮、桃仁、瓜子皆有消散硬结肿疡之效，得大黄、芒硝泻下之力，乃全其功。本方应用范围，上举而外，有结肠炎、直肠炎、痔、子宫及附属器之炎症、骨盆腹膜炎、横痃、淋病、肾盂炎、肾结石等。如阑尾炎用本方，疼痛反而增剧，硬结肿胀增大时，可认为不适应证，须改用肠痈汤、薏苡附子败酱散等。

大黄牡丹汤中瓜子，或作冬瓜子。然《本草》白瓜子主治，与肠痈大殊。唯苏恭引《别录》云：甘瓜子，主腹内结聚，破溃脓血，最为肠胃脾内壅要药（脾当为腹，腹内壅，即腹内痈也。壅，古痈字）。甘瓜，即甜瓜，苏恭所释主治与此方意合，是此方瓜子乃甘瓜子，非冬瓜子明矣。又《纲目》三十三录《圣惠方》云：肠痈已成小腹肿痛，小便似淋，或大便难涩下脓，用甜瓜子一合，当归炒一两，蛇蜕皮一条，㕮咀，每服四钱，水一盏半，煎一盏，食前服，利下恶物为妙。是甘瓜子之治肠痈又章章矣。《圣惠》当即本之此方。以此推之，《千金》治多年损伤不瘥，熬瓜子末，温酒服之。《炮炙论序》曰：血泛经过，饮调瓜子。皆即甘瓜子，亦明矣。仲景立文，瓜子、瓜蒂同，直称瓜，则瓜子之瓜，自是瓜蒂之瓜。瓜蒂即是甜瓜蒂，则瓜子自当为甜瓜子。循文求义，亦可无疑。苇茎汤瓜瓣，亦当与此方同。

桔梗白散

此方乃祛痰排脓有效之峻烈剂，泻下作用亦强，故羸瘦虚弱者不可用。在脉数而有力、心下充实者可用。此方由桔梗、巴豆、贝母三味组成。巴豆不仅有峻泻之效，与桔梗、贝母配伍，能加强祛痰排脓效果，故应用于肺坏疽初期、急性肺炎初期、白喉初期，有时甚奏奇效，但对于用法、用量必须慎重。

肾 气 丸

《本草》干地甘寒，主伤中，逐血痹，填骨髓，长肌肉。作汤除寒热积聚，除痹。所主皆血虚而痹之病。故《别录》谓其通血脉、溺血同类。溺之涩，血之虚也，故以为君。凡《本草》通溺之药，半利血脉可推也。

山药甘温，主伤中，补虚羸，除寒热邪气，补中，益气力，长肌肉，强阴，所主皆气虚之病。故《别录》谓其下气，除烦热。阳气虚逆生烦热，则不下化，溺因不利。山茱萸肉酸平，主心下邪气寒热，温中，逐寒湿痹。所主皆风湿气，而《别录》云：通九窍，止小便利，是去邪水以敛正水也。山药、山萸并用，酸甘化阴，故以之为臣。丹皮辛寒，主寒热，中风，瘈疭，惊痫邪气，除癥坚，瘀血留舍肠胃。是丹皮主血热，血热则瘀，溺血同类，溺之涩，血之热也。凡利溺之药，半多去瘀可推矣！泽泻甘寒，主风寒湿痹，乳难，养五脏，益气力，肥健，消水。《别录》谓其主消渴淋沥，通膀胱、三焦停水，是治水之功大矣。茯苓甘平，主胸胁逆气，忧恚惊邪，恐悸，心下结痛，寒热，烦满，咳逆，口焦，舌干，利小便。《别录》主消渴，伐肾邪，是茯苓能治肾逆乘脾及肺之溺涩也。丹、泻、苓三物并用，辛甘发散，为行阳之法，阳化则溺出，故以之为佐。陶隐居说：茯苓，白补、赤泻，故此方用白者，取其补正水以泻邪水也。桂、附并辛温除寒，附生发、炮补，此方用炮者。桂逐寒，附补虚，合用为行阳之法，故以之为使。此方君一、臣二、佐使五，大制也。由是血脉利，肾气下，扶阳而火不升，壮水而阴不翳，所以小便多者能止之，少者能利之也。制方之妙，固非一端。明赵养葵以此治大概之病，失之远矣。

《外台》引崔氏以此方治脚气，上入少腹不仁者，亦是肾虚所生之脚弱，古通名为脚气者，非风毒竹沥汤证之脚气也。少腹冲脉所过，云不仁，则血痹可知。干地黄正相主当，故崔氏用此方以治之。近人以为崔氏曾用，因谓为方出崔氏，大误。崔氏即崔文行，在仲景后。《济生》以此方加车前子、牛膝各一两，治肺肾虚，腰重，脚轻，小便不利，或肚腹肿胀，四肢浮肿，或喘急痰盛，已成蛊症。钱乙以此方去桂、附，为六味地黄丸，治肾阴不足，发热作渴，小便淋闭，气壅痰嗽，头目眩晕，眼花耳聋，咽干舌痛，齿牙不固，腰腿痿软，自汗盗汗，便血诸血，失音，水泛为痰，血虚发热等症。《千金》无比山药丸、杨氏还少丹，并以此方为本。此方四补四泻。地补少阴，苓泻之；蓣补太阴，泻泻之；萸补厥阴，丹泻之；附补三阳，桂泻之。阴多阳少，故以治阴脉空竭，寒湿内着之病。又此方分两以此减半，泽、苓、丹各三两，三当为二，三味合为六两。并桂附各一两，为八两，当地黄之分。萸、薯合八两，亦当其分，皆所以辅地黄也。干地黄用九蒸，即开宋后用熟地黄之先。近有驳地黄用熟之非者，不知其出自仲景也。（莫文泉《经方例释》）

乌 梅 丸

梅、连并用，为酸苦泄热之法。《肘后》有黄连乌梅丸，治下利，《外台》治诸痢不欲食者，亦梅、连并用，祖此。附、辛并用，与少阴病方同。归、椒并用，为温经除痹之法。阳毒升麻汤证，赤斑是胃烂，与此胃寒同理，故彼方归、椒各一两，亦并用法也。

本方原为治蛔厥之方剂。蛔厥者，因蛔虫所引起发作性腹痛、烦躁、手足厥冷。但此方并不限于蛔厥，即一般厥阴病寒热错杂，有腹痛、呕吐、腹泻者，亦用之。再有所谓上热下冷证候，心下刺痛等，亦为本方之症。

本方由乌梅、附子、细辛、桂枝、人参、黄柏、当归、蜀椒、干姜、黄连等十味组成。炼蜜为丸，亦可煎服。方中乌梅有杀虫解毒、清凉收敛之效；蜀椒亦能驱虫，与乌梅起协同作用；细辛、干姜、当归、附子能温里；细辛、桂枝能协助附子，使新陈代谢良好，血行旺盛；人参有强壮滋润之效能，止吐止泻，增加食欲；黄连、黄柏能健胃镇静，消炎清上热，并协助乌梅、蜀椒增强驱虫效力。

根据以上目标，用于蛔虫症、胃酸过多症、胃溃疡、肠绞痛、慢性腹泻等。此外，亦用于上热下冷之厥阴病证。

旋覆代赭汤

方以生姜、旋覆花为君。《本草》生姜温中下气。旋覆花治结气，胁下满，温中下气。然则此方乃治气虚寒结之证，与肝着同义，又以其夹食嗳气，故加代赭以治噫。《本草》代赭苦寒，主贼风，腹中毒邪气。《别录》谓其除五脏血脉中热。然则此方用之者，以伤寒余邪留胃，故合旋覆，为除散已结之邪也。邪结则得食不消，所以又关饮食欤。其用人参者，所以敌结邪也。《论》于凡邪从表入里之证，多用人参以托之，乃其定例，并不分寒热。

本方与生姜泻心汤相似，但此方用于比生姜泻心汤证更虚时。症状为心下痞硬、吞酸嘈杂等，尤其好发嗳气，用生姜泻心汤无效时使用。与生姜泻心汤证相似，有便秘症状用大黄等泻剂，却觉腹痛、里急后重，不能再用泻剂者，有时为本方适应证。但用于腹泻者，却有时能止泻。本方之腹证，与大建中汤腹证相似，有时胃肠蠕动异常亢进。

本方由旋覆花、大枣、代赭石、甘草、人参、半夏、生姜七味组成。

旋覆花能健胃去痰，代赭石能补血、止血、收敛。人参有强壮健胃、滋润止血作用，半夏有止吐、利尿、祛痰作用，生姜有健胃、镇吐作用。以上药物再加配有强壮缓和药效之大枣，能调和各药之甘草，而成本方。根据上述目标，应用于胃炎胃酸过多症、胃无力症、胃癌、胃溃疡、胃扩张等。

吴茱萸汤

《经》云：辛甘发散为阳。此方辛甘相合，为治呕吐之专方，亦治久寒之专方。吐利，谓吐之利者。如下之利者，称下利也。《伤寒论》当归四逆汤加法：若其人内有久寒者，当归四逆加吴茱萸生姜汤主之。是茱萸、生姜专主久寒也。《金匮要略》温经汤亦吴茱萸、生姜并用，主妇人少腹寒，久不受胎，是亦久寒之症故也。《外台》引《小品》竹叶汤治霍乱，加减法曰：上气加吴茱萸，以吴茱萸主寒气上逆故尔。然仲景治久寒有二法，在上焦以此方为主，在下焦则又用乌头、细辛、赤石脂圆，治寒气厥逆是也。防已黄芪汤方下亦曰：下有陈寒者加细辛，此其明证。

此方由吴茱萸、人参、大枣、生姜四味组成。主药之吴茱萸与生姜配伍，能使血行旺盛。更与人参、大枣配伍，能抑制上冲，并有消散胃内停水之效。故胃内停水，心下膨满，或此部觉寒冷、呕吐、头痛、脉沉迟、手足厥冷、烦躁等，为本方所主治。偏头痛、呃逆、呕吐、脚气冲心、子痫等，有时宜用此方。又有时用于急性吐泻病，呕气不止等。吴茱萸汤为难饮之剂，故在呕吐时，可每回少量频频服之。

木防己汤

色黑带黄，脉紧且沉，是肾家有蕴热矣。喘满者，肺气被水饮所抑而不宣也。桂枝、石膏以宣肺，防己以清肾中不结之热，故曰：虚者即愈。若结则用硝，故别之，言实。上寒下热则中壅，而用人参者，以经吐下故。其痞坚者，正如甘草泻心汤之心下痞，由于胃虚肾逆。此也喘以吐致，痞以下致。《本经》防己辛平，治风寒，温疟，热气诸痫，除邪，利大小便。《别录》谓其治水肿、风肿，去膀胱气。陶弘景云：防己是疗风水要药。又《十剂》云：通可去滞，通草、防己之属是也。泉谓：防己与木通性近，故《十剂》并称之。李杲谓：防己治湿热，宜于下焦，不宜于上焦者，当是也。

此方与防己茯苓汤，同为防己、桂枝并用法，为肺肾两治之用。彼证

水气外著，则加黄芪；此证水气内郁，则加石膏，为异。（莫文泉）

又，此方以心下部痞塞、颜面苍黑、喘咳、呼吸迫促为主症。甚者不能横卧，有时出现水肿及尿利减少等症状，脉多沉紧，常有口渴。此方由木防己、石膏、桂枝、人参四味组成。木防己与桂枝配伍，能消浮肿，增尿利；与石膏、人参配伍，有治烦躁口渴、心下痞坚之效。主要在心肾疾患有以上症状时用之，亦有时用于脚气，但在脉微弱、脉结代、身体衰弱者，不可用。如用此方，一旦轻快后，症状又恶化时，可去石膏加茯苓、芒硝，名曰木防己去石膏加茯苓芒硝汤。此方加桑白皮、苏子、生姜，名曰增损木防己汤。

薏苡附子败酱散

此薏苡附子散加败酱也。《本草》败酱，一名苦菜，治暴热火疮，排脓破血药也，故以之为君。此为腹内痈之专方，不专主肠痈。《千金》苇茎汤治肺痈，苇茎、薏苡仁、桃仁、瓜瓣四味。有薏苡瓜瓣汤治肠痈，即苇茎汤去苇茎，加丹皮。二方例明，则苇茎为肺痈之主药，丹皮为肠痈之主药，而薏苡则肺、肠二痈皆用之，其为腹内痈总方无疑。

本方应用于阑尾炎。在阑尾炎时，多适用于大黄牡丹皮汤，但腹壁弛缓软弱，脉弱数，颜面苍白，元气疲惫者，禁忌大黄牡丹皮汤，而适用本方。本方可除头痛，增加尿量，肿瘤亦迅速吸收而诸症轻快。方中薏苡仁用于各种脓肿，能促进脓之吸收及排泄；败酱草亦同样对于解消脓肿有效；附子用于元气衰沉者，能使元气恢复旺盛，并有发扬诸脏器机能之效，在各肿疾患元气疲惫时，为必需之药物。本方不仅用于阑尾炎，在肺脓肿元气衰惫时，亦用之，或在白带下，亦有时宜用之。

本方适用于脉弱，热不甚高，元气衰沉等。如误用于脉紧、热高、元气未衰、痛苦异常时，不但病不能好转，反而加重，故用时必须注意。

瓜 蒂 散

本方乃吐剂之代表者。不易消化物或中毒性食物在胃停滞为害时用之，可将停滞食物吐出。此外，慢性头痛、神经痛、眼疾等用本方使之呕吐，有时可减轻病势。本方主药为瓜蒂，内服时能刺激胃黏膜分泌旺盛，致生呕吐；赤小豆能补助瓜蒂之催吐作用；此方以香豉煎汤服之，香豉煎汤有浓厚气味，能滞留胃内，使瓜蒂作用时间延长。禁忌证为虚弱者，老衰者，孕妇，胃癌，结核症等。

瓜蒂为凡吐之方。此方之所以治伤寒膈实者，以有豉也。栀子豉汤证，一曰烦热，胸中窒；二曰身热不去，心中结痛；三曰反复颠倒，心中懊侬。其余栀子干姜汤证、栀子厚朴汤证，皆无心胸结窒，即无豉。是豉专主心胸结窒。心胸结窒乃膈实虚烦之所同，故皆有豉。

走 马 汤

《千金》以此方加赤石脂、代赭石，名紫丸。钱乙改为紫霜丸。今都中雅观斋薛氏保赤万应散即此。每服五厘，即《千金》每服五丸也。一丸重一厘。

本方为峻烈泻药，应用于暴发急卒之疾患。例如卒中风，脚气攻心，尿毒症，破伤风，痉挛发作，打扑坠下等。胸内苦闷或陷于人事不省时，用此方能救急。此方由巴豆、杏仁二味组成。巴豆为峻泻剂，大黄虽亦为泻剂，但大黄既用于炎症疾患，巴豆乃比大黄更为峻烈之药物，用于非炎症性急卒疾患。此即大黄与巴豆之区别，但亦有时并用之（备急丸）。杏仁能辅佐巴豆，使病毒下降。在前述危急时不应踌躇，用以收起死回生之效。但本方为剧烈剂，应慎重使用，自不待论。用巴豆后之下利，如食冷物即可缓解。

栝楼薤白汤

莫文泉曰：栝楼善解痰结，此方用之为君者，与小陷胸同法。小陷胸证所以心下痛者，以中有黄涎。胸痹证所以胸背痛者，以外有咳唾。证虽小异，其为痰结则无异，故二方俱以此为君。薤白滑利，善通阳气，此方用之为臣者，与四逆散加减法“泄利下重者加薤白”同义。四逆证因邪结胸中，而气滞于下，为泄利下重；胸痹证因邪结胸中，而气滞于上，为咳唾短气。咳与泄同类，《素问》云：肺感于寒，微则为咳，甚则为泄利，是也。唾与泄同类，瘀津上出为唾，下注为利也。短气与下重同类，滞气上甚则短气，下甚则下重也。部虽不同，其为卫实则大同，故二方俱用之为臣。此方以白酒载之上行，故治胸痹。《千金》白酒作白截浆，《说文》：截，酢浆也。《周礼》四饮有浆，注今之酢浆也。此正酢浆称酒之证。酢浆即酸浆水，非今之白酒。俗医用此方者皆误。

栝楼薤白加半夏汤

莫文泉曰：此栝楼薤白汤加半夏也。以不得卧，故用半夏。取《灵枢》半夏秫米汤之意。此方与小陷胸汤同体，彼用黄连，此用薤白者，以结胸脉浮滑，为阳证，故用苦寒。胸痹脉沉迟紧数，为阴证，故用辛温。经方一味不苟如此。

茯苓杏仁甘草汤

此治肾逆犯肺之主方。所以然者，以足少阴之脉，支者从肺出络心故也。此方以治短气为主，虽以茯苓、杏仁并主方名，然苓止三两，当今二钱三分，杏用五十枚，当今三钱强，是以杏为主也。杏仁主短气，茯苓、杏仁合用，亦仲景之一例。苓抑肾，杏开心，心肾利则短气息矣。

黄连黄芩汤

治暴赤白痢如鹅鸭肝者，痛不可忍。黄连、黄芩各一两。上二味，以水二升，煮取一升，分三服，热吃，冷即凝矣。

此为心腹痛因热者之专方。若但痛在腹者，去芩。观仲景于胃中有邪气，腹中痛、欲呕吐者，用黄连汤。及柴胡汤方下加减云：腹中痛者去黄芩，云云，可见也。古者于寒痛用附子，热痛用黄连。若寒热互受之痛则附子泻心去芩，可推而知也。于寒痛属气者用木香，热痛属血者用黄连。若气血不和，寒热错出者，则木香、黄连并用，《局方》黄连丸之所以为良方也。此证既云痛不可忍，则当去黄芩，而不去者，以下血如鹅鸭肝，则血因热瘀矣，芩正治此瘀血耳。

胶 姜 汤

治妇人陷经漏下，黑不解。干姜三两，阿胶。上二味，以水五升，取马通汁一合，煮取一升，分温再服。

此为血出不止之主方，下血尤宜。后人以炮姜止血，取此。柏叶汤即此方加柏叶，故以命方名。又《千金》治妊妇欲痢，辄先心痛腹胀，日夜五六十行，方中胶、姜各三两。

肾 着 汤

仲景于苓、术并用者，俱系脾虚肾侮之小便不利。今肾着小便自利，而亦用此法者，以水之着于外与着于内，症虽不同，其为水着则一。正如太阳病有汗，太阴病无汗，皆得用桂之例。又以肾病多，故苓倍于术。

温 经 汤

此为调经、崩中、漏下、带下之总方。《本经》麦冬主心腹结气，近徐大椿说：此结气为燥结之气。莫文泉谓：唇口者，胃之部。唇口干燥，则燥结之气在胃。麦冬主胃络绝伤，是润胃之药，合半夏散结平逆，为润降之法，故二味为君。吴萸、生姜能散久寒而味辛，辛亦润也，故以二味为臣。参、桂、芍、丹、芎、归、胶、甘八味等分者，参、桂治气，一补一泻，芍、丹、芎、归治血，芍、丹去瘀，芎、归生新，胶、甘为和药趋下之用，故八味为佐使。又桂、胶、芎息风，血畏风也；芎、归辛润，血恶燥也；参、甘而补脾，脾统血也；丹又除热，血畏热也；芍除痹，血恶滞也。诸法无所不备，而治血之药已尽之矣。

猪肚黄连丸

治消渴饮水。黄连末五两，栝楼根、白粱米各四两，知母（《心镜》三两）、麦门冬三两（《心镜》二两，河间四两）。用雄猪肚一枚，入诸药缝定，蒸熟，捣丸如梧子大，每服三十丸，米饮下。

《千金》名猪肚丸，有茯神。云七味捣为散，内肚中线缝，安置甑中，蒸极烂，捣为丸。若硬，加少蜜合丸，如梧子大，饮汁下三十丸，日再渐加至四五十丸。《外台》同。又凡《千金》、《外台》所录诸治消方，无不自此脱胎，则此乃消渴之专方也。《证类》引《图经》云：张仲景有猪肚黄连丸，名与此方同，而不详其法。《纲目》卷五十引《食医心镜》云：张仲景猪肚黄连丸治消渴。其方药悉与此合。《儒门事亲》刘河间三消方有此方，不言仲景方，无粱米，治同，栝楼无根字，是合用小陷胸之半也。《肘后》治霍乱吐下后大渴多饮，以黄粱米五斗，水一斗，煮得三升，澄清饮之，勿饮余饮，是粱米治渴也。

橘皮竹茹汤

此为哕逆之主方。《外台》以此方去甘、枣，加朴、术，治妇人妊娠呕吐不下食。一则脾虚，故倍甘、枣；一则脾不虚，故去甘、枣。不下食，朴、术主之。

栀子干姜汤

此栀子豉汤去豉，加干姜也。加干姜者，以下后故。全书通例，汗吐后用人参，下后用干姜。

旋覆花汤

葱薤同类，不云去白，是青白全用。近吴医用此方去白，非。葱善通阳去寒，旋覆散结温中，新绛行血去瘀，合用为血分有寒气结积之主方。唯寒气结积，故于脉牢为宜也。《要略》谓妇人三十六病，千变万端，无不因虚、积冷、结气三者而成。故用旋覆花散结气，葱开积冷，新绛补虚。唯近年新绛多杂洋红染成，不可用，当以茜草代之。徐大椿《金匮评注》（未刊本）云：欲蹈，形容得重物槌撞之象，最妙。血微气滞，外欲按而内喜热，病情确系如是，此等症颇多，最宜留意。又云：此方通血中阳气。

枳术汤

此枳实芍药散去芍，加术，变法为汤也。枳实治一切痞坚，故加芍药则治血痞，加白术即治水痞。

薯蓣丸

此风虚劳之主方。风虚劳病原有论。此方从柴胡桂枝汤来，而差其分量。方中参、术、苓、草为《局方》四君子丸之祖，芎、归、地、芍为《局方》四物汤之祖，合之又为八珍汤之祖。薯、甘、枣为补脾之主药，三味为君。此方重薯蓣，故以名方。《本草》薯蓣治风眩，徐嗣伯治眩十方中有此方。凡《千金》、《外台》用山药，如大小三五七诸方皆取此。胶取其下达。参、地、桂、归、曲、卷，六味等分者，参、桂以去风，归、地治血，一补一行，曲、卷助运，一消食，一除湿，六味为臣。芎、芍、术、防、麦、杏六味等分者，以气不下则逆而不生血，得风则燥而不润，湿食相搏则困而不健，故以芎、芍佐地、归以和血，视归之行血加甚矣；术、防佐桂以和气，视桂之行气加甚矣；麦、杏佐曲、卷以化食湿，视曲、卷加甚矣。为逐血痹、驱风气、续绝伤、利滞气之法，六味为佐。柴、桔、苓三味等分者，柴、桔开泄肺气，肺为脾之子，实则泻其子也；苓抑肾邪，肾为脾之妻，防其侮以伸己权也。或曰桔梗开心，心为脾之母，用桔者，虚则补其母也。心为阳，以升发为补，亦通。姜善温中，敛散结气，合柴、桔、苓，五味为使。此一方，补脾之法尽之矣，即补脾之药亦尽之矣！

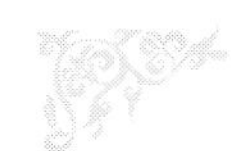

当归生姜羊肉汤

《经》曰：精不足者，补之以味；形不足者，温之以气。此方兼用之。丹溪虎潜丸以此方为本。凡寒气在经之腹痛，归、姜并用。《外台》引《广济》当归汤，治卒心腹痛、气胀满、不下食、欲得泻三四行，方用当归、生姜。又引《广济》紫苏汤，治气发心腹胀满、两胁气急，方用当归、生姜，皆取此。《千金》加芍药二两，名当归汤。《外台》以此方加黄芪四两，名羊肉当归汤。补加减法：《外台》卷三十四许仁则云，产后虚弱腹痛，羊肉当归汤。若觉恶露不尽，加桂心三两；恶露下多，觉有风，加芎䓖三两；觉有热，加细辛二两；觉有冷，加吴茱萸一两；觉有热，加生地黄汁二合。《千金》羊肉汤即此方加地、芍、芎、桂、甘草五味，治同。亦可与许说互参详。许说虚弱之弱字，可为寒疝虚劳，当从《纲目》，作虚羸之一证。《孟子·梁惠王下》：老弱转乎沟壑，《滕文公上》作老羸，是羸、弱一也。

食鲙多不消，结为癥瘕治之方

《本事方》云：肉积宜硇砂，而硇砂难用，不若马鞭草之稳。若浓茶，但能助消肉之不停者，不能去已结之肉积。

食苦瓜中毒治之方

此中苦瓜毒之专方。《风俗通》云：烧穰可以杀瓠。或曰：蓄瓠之家不烧穰，种瓜之家不焚漆，物性相畏也。皆但言穰，不言黍穰。

牡蛎泽泻汤

此治痰水之方。大病差后，早食油腻，致生黏痰，因而胃热，关门不利，溺涩蓄水者最宜。何以言之？牡蛎、栝楼根，《金匮》百合病渴不止症专用此二味，取其除邪留胃热、生腻致渴之力，则知其能治黏痰也。蜀漆功专破痰，与蛎、栝相济，去痰尤速。葶苈泻胸中水，商陆泻腹中水，泽泻、海藻皆味咸，即泻肾中之水结。由是三焦之水不能停矣！而牡蛎又能消宿水，故方以牡蛎泽泻名。

蜀漆善吐疟痰，腰以下水气恐非所宜。蜀字当为泽字之误。泽漆即大戟苗，正下水之品，医者费涵说。

葱豉汤

《肘后》云：伤寒有数种，庸人卒不能分别，今取一药兼疗者，用葱白一虎口，豉一升，水煮顿服，汗出即愈。按：《本草》淡豉治伤寒时疾，热病发汗。元素曰：葱茎白通上下阳气，合而用之，故能通治数种伤寒。然其方亦有数变：一加葛根三两，一加升麻三两，若不汗，更加麻黄三两，助之散也。一加米三合，益气以出汗也。一加童便三升，汗出于阳而生于阴，火多者宜之也。深师又加乌梅十四枚，葛根半斤，兼治烦满也。《圣济总录》加人参、萎蕤、羚羊角，治劳风、项强急痛、四肢烦热。《千金》加栀子、黄连、黄柏、大黄各半两。一加生地、石膏各八两，生葛四两，为表里证治之别。以意斟酌，投之辄验，诚良方也。

枳实栀子豉汤

仲景治大病差后劳复者，枳实栀子豉汤主之。《广济》加葱白、粟米、雄鼠粪，《范汪》加桂枝、大黄、麻黄。又方去栀、豉，加甘草、桂心、大黄、芒硝。《千金》加石膏、鼠粪。崔氏单加鼠粪一味。《古今录验》加麻黄、大黄。一加鼠粪、大黄；一去栀、豉，加鼠粪；一加鼠粪、麻黄；一去栀子，加甘草、大黄、芒硝。许仁则又加葱白、生姜、干葛、麦冬、生地。或主表，或主里，或兼主表里，或兼养，或兼滋，或表里与滋养并施，凡十余变，而栀豉之法尽矣。（莫文泉）

大建中汤

本方以里虚寒为应用目标。腹部全般软弱无力且弛缓，容易停滞水分及气体，由外部可以望见肠蠕动，蠕动亢进时腹痛难忍，皆是目标。有发作性呕吐或腹中觉寒冷，脉多迟弱，手足亦易冷等，亦可用。本方由蜀椒、干姜、人参、胶饴四味组成。蜀椒、干姜为一种温性刺激药，能使弛缓组织紧缩；人参能促进胃肠之消化吸收；胶饴为缓和急迫症状有效之滋养剂。由于以上药物协力，能镇静蠕动不安，缓解腹痛。故本方用于肠管蠕动不稳症、肠狭窄、肠弛缓症、因蛔虫之腹痛等。但因直肠炎、癌引起之肠狭窄，用之虽一时有效，而不能痊愈。此方如用量过多，有时发生干咳、浮肿等副作用。

茵陈蒿汤

本方主要用于单纯性黄疸之初期而有实证者，但亦不必定有黄疸。适应证为腹部尤其上腹部稍膨满，心下胸中不爽，有胸塞感，口渴，大小便不利，头汗发黄等。脉多沉实，时有黄舌苔构成。本方之茵陈蒿除消炎利尿外，尚有治黄疸之特效；栀子除消炎利尿外，亦能治黄疸；大黄有缓下消炎作用。但虽同为黄疸，如发于肝硬变症、肝癌等时，用之无效。本方不仅用于单纯性黄疸，在脚气、肾脏炎、口内炎等任何疾患，如确有上述目标时，用之亦宜。

半夏厚朴汤

此小半夏加茯苓汤加厚朴、苏叶也，为下气降痰之主方，痰随气升者宜之。《千金》以此方治妇人胸满，心下坚，咽中帖帖如有炙肉，吐之不出，咽之不下，主治较详。《三因》减生姜，名四七汤，亦名七气汤。凡半夏、苏叶用同诸方，如《外台》引《广济》柴胡厚朴汤、紫苏汤是也。《易简方》参苏饮，从《广济》紫苏汤来，《局方》苏子降气汤即此方去茯苓，加前胡、陈皮、当归、沉香、甘草五味为之。

此方具有疏散精神郁闷之效，适于胃肠虚弱、皮肤肌肉薄弱弛缓、轻度鼓胀、腹部膨满感、胃内停水等，脉常浮弱或沉弱。如此体质者既多胆怯，容易郁闷。本方可治女子咽中如物堵塞之症，此症可认为神经症状（气疾），又可能由胃肠所影响，故本方所治之精神郁闷，非与胃肠症状彼此独立者，乃互有密切关系。更进一步可想象，不仅胃肠症状，即其背景之全身状态，亦为本方所适应。此不独本方是这样，凡有药方都是这样。本方应用于胃肠虚弱、胃无力症等平素腹部有膨满感，他觉的腹部充满气体，食后胃部有停滞感，恶心等，用之有效。如用于气疾，则上述体质者有精神郁闷，各种恐怖症、神经症等亦适宜。方中半夏、茯苓能去胃内停水，治呕吐恶心，有调整体液之效；厚朴能治腹满鼓胀，疏通精神郁滞；苏叶为轻兴奋剂，能舒畅精神，兴旺胃肠机能；生姜与茯苓、半夏协力，助其效果并增进胃肠机能，去停水，止呕吐。本方应用于各种疾患，如支气管炎、感冒后声音嘶哑、喘息、百日咳、妊娠剧吐及浮肿等，如前所述，以某种病的全身状态（此即半夏厚朴汤证）为基本出现时应用之。

大防风汤

本方以补气血两虚为目的，治气血虚损，因而下肢麻痹痿弱之方剂。下肢气血不循者，如慢性关节风湿痛或膝关节炎等。膝关节疼痛，下肢枯痿，关节强直不能屈伸者，称为鹤膝风，常用此方。或产后虚弱，或并发栓塞，引起下肢麻痹者，或脊髓炎之发生下半身麻痹者，皆常用此。脑溢血之下肢麻痹，脚气之麻痹，慢性经过脊髓炎之下半身麻痹等，均属于虚证，用之可使血行良好，并有强壮筋骨、解毒去寒湿之效，但属于实证者不可用。

方中当归、芍药、川芎、熟地黄能补血，使血行良好；白术、人参、甘草能补脾，使肌肉有力；防风、羌活能除诸风，去湿气，使骨节肌肉疼痛减轻；牛膝、杜仲能强壮筋骨，治腰腿疼痛；黄芪能使肌肉有力；附子能缓和疼痛，除去寒湿，增强活动力。

根据以上目标，本方应用于慢性关节风湿痛、膝关节炎强直、半身不遂、脊髓痨、脊髓炎、产后脚气、产后痿躄等。

芍药甘草汤

本方以治急迫性肌肉拘挛为目的，用以顿服之方剂。不但用于四肢肌肉拘挛，亦用于腹直肌或其他肌肉拘挛。

本方由芍药、甘草二味组成。能治急迫性肌肉拘挛。根据以上目标，应用于四肢肌痛，由于肾石或胆石等的急性腹痛等。亦有时用于排尿痛剧烈者，能使症状一时减轻。

酸枣仁汤

虚劳、虚烦不能安眠为用此方之目标。即体力衰弱、有虚证者，不能安眠时用之。虚烦不能安眠，即指脉、腹均有虚状，烦闷不能睡眠之意，故腹部软弱无力、脉虚为其目标，但必须与三黄泻心汤之失眠加以区别。

此方由酸枣仁、知母、川芎、茯苓、甘草五味组成。酸枣仁为一种神经强壮药。知母能镇静、滋润、强壮。川芎能开气郁，爽精神，使血行良好，并医治头痛。茯苓有强壮、利尿、镇静之效。甘草能调和各药。由于以上各药之协力，本方不但能治失眠，亦能治由于虚劳之嗜眠。又，因神经衰弱之失眠、盗汗，用之亦有效。但腹泻或有腹泻倾向者，不用为宜，乃因酸枣仁有轻度缓下作用之故。

排脓散及汤

排脓散用于有疼痛之化脓性肿块，患部呈紧张坚硬状态者，故用于疔、痈、淋巴腺炎、瘭、疽等机会较多，但对冷性脓肿或其他慢性肿块多不适宜。

本方由枳实、芍药、桔梗三味组成。枳实能缓和患部紧张，柔和坚硬；芍药能协助枳实除去紧张，减轻疼痛；桔梗能防止化脓，并有排脓之效。

排 脓 汤

在用排脓散以前，即肿块尚在初期，或用排脓散已将病势减轻后用之。

本方乃以大枣、甘草、生姜代替排脓散中枳实、芍药之方剂。大枣、甘草能缓解急迫，加配生姜，能使各药更好地吸收，充分发挥药效。

栀 子 豉 汤

此方以心中懊侬及身热为适应证。心中懊侬，即心胸中有不可形容之忧闷感，常失眠。身热即无恶寒，而身体觉有热感之意。此时亦有体温不上升者，身热有时限于身体某一局部，例如有时仅在颜面或肛门周围。腹诊时，心下部虽无坚硬膨满等症状，但亦不软弱无力。

本方由栀子、香豉二味组成。栀子有消炎镇静作用，香豉亦有镇静之效，故二味配合能去心中苦闷，解消身热。此方用于单纯性黄疸，心下无痞满症状者。或用于如食道癌症状者，有时颇奏奇效。此外亦有时用于失眠，口内炎，痔核有灼热感等。

栀子甘草豉汤

即栀子豉汤加甘草。有栀子豉汤证，兼有急迫症状，如呼吸浅表者，可用之。

栀子生姜豉汤

即栀子豉汤加生姜。有栀子豉汤证，并有呕吐症状者用之。

二、后世名家方论

八味地黄丸

此方由干地黄、薯蓣、山茱萸、泽泻、茯苓、牡丹皮、桂枝、附子八味组成，亦单称八味丸。以地黄为主药，故称八味地黄丸。又因能治肾气虚弱症，故亦称为肾气丸或八味肾气丸。应用本方之患者，即一般的极度疲劳倦怠，但胃肠健全，无下痢及呕吐。小便不利或频数，手足虽易冷，却常有烦热，有时舌呈干涸状，乳头消失而发红，自觉口渴，脉象沉小或弦。但脉象微弱或频数者，概不用此方。腹诊时有的脐下软弱无力，有的腹下部腹直筋拘挛坚硬，有拘急症状。若平素胃肠虚弱，有下痢倾向及胃内停水显著者，多应禁忌。服本方后，往往有食欲减退，此乃不适应该方之证，应即改用他方。本方一般用于幼年及青年者较少，在中年后、尤其在老年应用之机会较多。地黄、山茱萸、薯蓣有强壮滋润之效，茯苓除强壮之外，又有利尿作用，泽泻亦有利尿止渴作用，再加配有消散瘀血及镇痛之牡丹皮，又配有鼓舞机能之桂枝、附子，故用于老人腰痛、糖尿病、慢性肾炎、萎缩肾、脑溢血、动脉硬化症、膀胱炎、阴痿、前列腺肥大、产后或妇科手术后之尿闭、脚气等。此外，女子带下多者亦用之。本方加牛膝、车前子、名为《济生》肾气丸，亦称金匮肾气丸，可更增强八味丸之作用。

【锄云按】此肾气丸应称金匮肾气丸，一般方书八味地黄丸用熟地黄、肉桂，而金匮肾气丸则为干地黄、桂枝。又《济生》肾气丸为严用和在金匮肾气丸加味后，载入《济生方》而得名，不能与仲景金匮肾气丸名相混淆。此日人失察处，且分量亦不同，《千古方》覆按自知。

逍遥散

本方用于女子虚劳经血病，以四肢倦怠、头重、眩晕、失眠、逍遥性热感、月经异常等为适应证。例如神经质、体质虚弱女人，火从上冲，颜面潮红，背部有蒸热感者，可用此方治之。此方可认为小柴胡汤之变方，与小柴胡汤比较，胸胁苦满症状较轻，而易于疲劳，兼有种种神经症状。在女人虚劳，肺结核轻症，有微热咳嗽，肩部发酸，咯血、衄血等，有时用之为宜。但在进行性或开放性肺结核之胸部所见显明者不可用。方中当归、芍药能去瘀血，与柴胡有镇静作用，白术、茯苓、甘草有健胃利尿作用，薄荷有清凉之意，生姜又能促使他药之良好吸收。此方应用于经血病、神经衰弱、癔病、失眠症、肩酸、月经不调、肺结核、皮肤病等。

加味逍遥散

逍遥散中加牡丹皮、山栀子，名为加味逍遥散。有逍遥散证，肩背发酸，上冲头痛明显，稍有热症状者用之。或身体虚弱，虽便秘而不应用大黄、芒硝等时，用此方有奇效。用当归芍药散料后，如胸中堵塞，精神不爽，欲与小柴胡汤合方之情形，用之为宜。又，本方加地骨皮、荆芥，应用于皮肤病，尤其在汗疱、手掌角化症时用之。

归 脾 汤

归脾汤兼补心脾，而意专治脾。观于甘温补养药中而加木香醒脾行气，可以见矣。龙眼、远志虽曰补火，实以培土，盖欲使心火下通脾土而脾益治，五脏受气以其所生也，故曰归脾。

此方以虚证而心悸亢进、健忘不眠、出血等为适应证。平素体质虚弱，或在病后衰弱，过度劳神，有下列症状时，用以恢复贫血，补体力，治神经症状亦效。患者颜面苍白，有贫血症状，脉细弱，腹部软弱，一般元气甚衰者，用之有著效。用补中益气汤、十全大补汤等补剂塞胸不易咽下时，有时亦用此方。若胸胁苦满及炎症充血者，不可用。方中人参、黄芪、白术、茯苓、甘草五味，有健胃强壮之效；龙眼肉、酸枣仁、远志等，有镇静及强壮作用；木香能使精神爽快；当归能补充贫血。故本方用于种种出血，例如肠出血、子宫出血、胃溃疡、血尿等。此外，亦应用于假性白血病、班替氏病、健忘症、失眠症、神经性心悸亢进症、食欲不振、月经不调、癔病、神经衰弱、遗精、慢性淋疾、瘰疬、溃疡成瘘等。

张璐以归脾汤一方为统御三经之药，如远志、枣仁能补肝以养心营，茯神能补心以生脾土，参、芪能补脾以固肺气，木香之香能先入脾，使血统于脾。凡是因于郁怒伤肝、思虑伤脾的血证，尤为适合。火旺者，加山栀、丹皮；火衰者，加肉桂、丹皮，同时配合八味丸，以培先天的根本。

加味归脾汤

此方乃归脾汤加配柴胡、山栀子之方剂。有归脾汤证而稍有热状者用之。

茯 苓 饮

此方有除去胃内停水之效，故应用于留饮症、胃无力症、胃下垂、胃扩张等，目标即胃部有停滞感、吞酸嘈杂、胃内停水等。腹部一般软弱，但心下部触之多有抵抗，常兼有食欲不振、恶心、胃部疼痛、腹部跳动亢进、小便减少等症状，便通不定，或易下利，或易便秘。方中茯苓、白术主要去胃内停水，人参、橘皮能增强胃机能，枳实为一种苦味健胃药，三者相协同，能消化宿食，增进食欲，除去胃部停滞感。生姜能调和诸药，增助药效。此方在前述各症状外，亦应用于胃性神经衰弱症、胃癌、小儿胃肠障碍等。在留饮，如有吞酸嘈杂、空腹时胃痛等，可在本方中加吴茱萸、牡蛎。如胃内停水显，有恶心呕吐倾向者，可加半夏用之。

此方生姜最重，则意在散寒，大率为治吐设也。苓、术减之，以此吐由于饮也。参、枳又减之，以吐之后虚且满也。橘皮又减之，以此满是下气乘上焦之被吐。血虚与胸中瘕逆义合，乃此症之所波及，非其本病，且又非本病甚扰之所为故也。观于此方，而本末轻重之治法可知已。虽自橘枳姜汤来，而大旨相悬。彼症不吐，故姜轻于橘一半；彼症无痰饮之实邪，故枳最轻。能将经方参稽比例，其有不善于治者仅矣！

柴胡梅连散

风劳骨蒸，久而咳嗽吐血，脉来弦数者，柴胡梅连散主之。盖邪气既久，积于表里之间而不退，非可一汗而去者，故用柴胡之辛散，必兼乌梅之酸收。而久积之风内蕴骨髓者，已变风之体而为热，则宜用胡黄连之苦寒以清之。然兵无向导则不达贼境，药无引使则不通病所，新病且然，况伏邪乎！故胆以合胆，髓以合骨，薤白之通阳，童便之通阴，而表里肌骨之邪庶几尽出矣欤。（尤在泾）

秦艽鳖甲散

罗氏秦艽鳖甲散与柴胡梅连汤同意，亦治风劳骨蒸肌热之症。然减前胡之泄气，而加当归之和血，去黄连之苦寒，而用青蒿之辛凉，气味为较和矣。久病之人，未必不宜缓法也。（尤在泾）

补中益气汤与六味地黄丸

阳虚者，气多陷而不举，故补中益气多用参、芪、术、草甘温益气，而以升、柴辛平助以上升。阴虚者，气每上而不下，故六味地黄汤多用熟地、萸肉、山药味厚体重者，补阴益精、而以茯苓、泽泻之甘淡助之下降。气陷者多滞，陈皮之辛，所以和滞气；气浮者多热，牡丹之寒，所以清浮热。然六味之有苓、泽，犹补中之有升、柴也。补中之有陈皮，犹六味之有丹皮也。其参、芪、归、术、甘草，犹地黄、茱萸、山药也。法虽不同，而理可通也。（尤在泾）

凤髓丹

凤髓丹为太阴湿热下注少阴，遗浊者设。黄柏苦能燥湿，寒能除热，故以为君。湿热易成壅滞，砂仁之辛香可以利之。脾邪不独伤肾，亦且自伤，炙甘草之甘温可以益之。然诸治湿热药不用而独取黄柏、砂仁者，以其气味兼通少阴也。（尤在泾）

小投杯汤

上气有热者，麻杏甘石汤；无热者，小投杯汤。盖即麻杏甘石而以桂心易石膏，同一通肺下气而寒温易用，法斯备矣。

清暑益气汤与清燥汤

清暑益气汤，盖谓其人元气本虚，而又伤于暑湿。脾得湿而不行，肺得暑而不肃，以致四肢倦怠，精神短少，懒于动作，胸气短促，不思饮食，脉浮缓而迟者。故用人参、黄芪、白术、甘草、归身甘温气味以补中益气；苍术、黄柏、泽泻以除湿热；升麻、葛根以除客热；而肺喜清肃，得热则烦，故以麦冬、五味清而收之；脾喜疏通，得湿则壅，故以炒曲、青皮、陈皮温而行之。此正脾肺气虚而受暑湿。若体实脉盛，或虽虚而不甚，及津涸烦渴多火者，则不可混投也。

清燥汤，亦治长夏湿热蒸人，体困倦，腰足痿软之症。故比清暑益气多黄连、茯苓、柴胡，无泽泻、葛根、青皮，则清利之力差多，疏滞之力差少。是名清燥，清以降逆，燥以胜湿也。（尤在泾《医学读书记》）

人参白术散

《宣明》人参白术散，治遍身燥湿相搏，玄府致密，遂致忪悸，发渴，饮食减少，不为肌肤。方以人参、甘草甘以益虚也；生地黄润以滋燥；石膏、黄芩、滑石寒以除热也；白术、茯苓燥以除湿也。而意特在湿热，故白术、滑石、石膏数独多焉。其用参、地、甘草者，热积则真气消，湿聚则坚燥生也。尤妙在薄荷、藿香以行表气，缩砂仁以行里气，表里气通而后湿可行、热可去，此画龙点睛法也。白术汤方论与此略同，学者宜究心焉。

百劳丸

治一切劳瘵积滞，未经药坏者。大黄四钱，桃仁去皮尖、水蛭、虻虫各十四枚，人参二钱，当归、乳香去油、没药去油各一钱。上为细末，炼蜜为丸，桐子大，都作一服，可百丸。五更用百劳水下，取恶物为度，服白粥十日。

此抵当丸加参、归、乳、没四味也。《别录》乳香微温无毒，去恶气伏尸。《开宝》没药苦平无毒，主破血。是乳香利气，没药利血，故能治瘵。外科取此二味为末，名海浮散，为一切疡症要方。

十全大补汤

本方在慢性诸病全身虚弱时用之，以贫血、食欲不振、皮肤枯燥、羸瘦等为目标。脉、腹均软弱，皮肤无光泽，甚者呈恶液质现象，但病势活动性剧烈者，及体温高者不可用。如用此方后食欲减退、下痢、发热等，亦应停止服用。本方中人参、白术、茯苓、甘草健胃力强，能增进食欲，并使消化吸收增强；当归、芍药、川芎、熟地有补血强心之效，能治贫血及皮肤枯燥，并使血行良好；黄芪、桂枝能加强以上各作用。本方广泛应用于各种病后或慢性病等疲劳衰弱时。各种贫血病，产后衰弱，手术后衰弱，痢疾后，疟疾后，痈疽溃后，痔瘘、骨疽、瘰疬溃后，白血病、梦遗、各种出血后，脱肛，久病后，视力减退等。（日本大塚敬节）

十味败毒汤

本方用于疖痈症及湿疹。疖痈体质及湿疹，如为由于某种毒素所致，则本方能解毒使脏器机能旺盛，有解毒之效。本方常配连翘用之。方中有解毒效能之药为荆芥、防风、桔梗、柴胡、川芎、樱花皮等。此外，独活、甘草、茯苓、生姜等为补助药，连翘亦为有力之解毒药，故常配合之。本方在疖痈初期用为解毒剂。轻症时即可内消；即不内消，亦能大减其毒性。对于疖痈体质，则以改善体质为目的用之。对于湿疹，亦常有卓效。亦可用于荨麻疹。本方加石膏，用于结核性及梅毒性颈部淋巴腺肿，亦常有效。在小柴胡汤适合之体质，有解毒之效，故此方有时可应用于肺门结核症、肾脏炎、糖尿病、梅毒、脚气、神经衰弱等。

【锄云按】此即《摄生众妙方》荆防败毒散之加减，适应证亦不出其范围。

五 积 散

治以气、血、痰、饮、食五积之意，而有此名。能补血，使血行旺盛，并有增强各脏器机能之效。一般伤于寒冷湿气各病，用之有著效。本方目标即颜色有贫血倾向，腰腿下腹等冷痛，上半身有热感，而下半身厥冷，脉多为沉脉。腹部多柔软而有心下痞硬者，一般在热性病不可用。方中之苍术、陈皮、厚朴、甘草乃平胃散，可消散饮食之停滞；半夏、茯苓、陈皮、甘草乃二陈汤，与枳实俱去胃内停水；当归、芍药、川芎乃四物汤，可补血；桂枝、干姜、麻黄、白芷、桔梗等可温暖去寒，轻度发汗，改善血行。故药虽复杂而兼备二陈汤、平胃散、四物汤、桂枝汤、续命汤、半夏厚朴汤等意，广泛应用于急慢性胃肠炎、胃痉挛、疝气、腰疼、白带、月经痛、心脏瓣膜病、神经痛、关节风湿痛、脚气、中风、打扑、老人轻度感冒等症。

内 托 散

本方应用于皮肤化脓性炎症之比较初期或数日后者，能促进脓之酿成及其排出，并有协助溃疡治愈之效。例如痈初期，发赤、肿胀、疼痛时，可先用十味败毒汤或荆防败毒散等减其毒性，以防内攻；待其出现脓点，则用本方，可使炎症局限，并促进酿成稠脓，脓熟时切开或待其自溃排出，排脓后续用本方，能促进腐肉脱出，生长新肉。本方中之人参、当归、川芎、白芷等为滋养剂，能协助酿脓，生长新肉；桂枝、黄芪能将病毒导至体表，以防内攻，并能增进滋养剂之药效；桔梗、防风有解毒消炎作用；其他各药多少在胃停滞，有防碍食欲之虞，故加配厚朴以健胃；甘草为诸药调和剂，各药所偏性质，由于甘草能使调和，浑成一剂，以发挥所期效果。加味方常用反鼻，在酿脓力弱时加用之。本方应用于各种化脓性炎症，如痈、面疔、化脓性乳腺炎、化脓性中耳炎、耳漏、脓胸、肛门周围炎、痔瘘、骨疽、皮肤溃疡等。其药效为促进酿脓，脓溃后并能生长新肉。

六 君 子 汤

此方即四君子汤与二陈汤之合方。胃肠虚弱而较四君子汤证胃内停水多者用之。以心下痞，食欲不振，容易疲劳，贫血，脉、腹均软弱，平素手足易冷等为目标。方中之人参、白术、茯苓、甘草即四君子汤，能使胃肠机能增进，消化吸收良好；陈皮、人参能增进食欲；半夏、白术、茯苓能去胃肠停水。根据以上目标，应用于慢性胃肠炎胃弱症、病后食欲不振、呕吐、慢性腹膜炎、恶阻、虚弱、小儿之感冒、神经衰弱、胃癌、溃疡（止血后）等。

香砂六君子汤，即本方再加香附子、砂仁、藿香。有六君子汤证而心下有痞寒感，气郁，食欲不振兼有宿食等时用之。一般多用此加减方。

柴芍六君子汤，即本加柴胡、芍药。有六君子汤证而腹直肌拘挛，兼有腹痛者用之。

四君子汤

此方用于胃肠机能甚衰弱之虚证。以食欲不振、呕吐、腹鸣下利、脉洪大无力或细小频数、腹力一般缺乏、心下无力、颜面萎白、言语无力、四肢倦怠等为主症。方中之人参能使诸脏器机能旺盛；白术与茯苓能去胃内停水，协助胃之机能；甘草能调和诸药，使胃活动旺盛。故本方应用于胃肠虚弱症、慢性腹膜炎、呕吐下利、食欲不振、各种出血、遗尿、半身不遂等。

四物汤

此方可称为妇科圣药，能调血行，补贫血，对于妇科各病之神经症状，均有镇静效能。不仅用于女子，亦应用于男子。本方虽治贫血，但有凉血滋润之作用，故口唇苍白、高度贫血者，及胃肠虚弱、容易腹泻者，不可用。一般以贫血症状，皮肤枯燥，脉沉弱，腹软弱，脐上触得动悸等为主症。方中之地黄、当归有造血、镇静、滋润之效，芍药、川芎可疏通郁血，使血行良好。

本方应用于各种月经异常、白带、子宫出血、产前产后诸病，如血脚风、产后舌糜烂、产后痿躄、血分病、中风、皮肤病、各种贫血症等。普通多用加减方，如产后血脚气加苍术、木瓜、薏苡仁；产后痿躄加龟板、石决明；与小柴胡汤合方，用于产褥熟；与苓桂术甘汤合方，称为联珠饮，在心脏病以贫血、心悸、有浮肿症状者为目标。与四君子汤合方为八珍汤，用于各种衰弱症。

半夏白术天麻汤

本方以补脾胃、使胃内停水由尿道出为目的，主治痰厥之头痛，及平素胃肠虚弱有无力倾向者。因外伤或内伤而胃内停水，带有毒性，发生水毒上冲，其结果出现特有的发作性头痛，眩晕。此头痛多自眉棱骨至脑天泉穴、天庭、百会穴附近最剧烈，并觉足冷，呕气。本证与吴茱萸汤证相似，但吴茱萸汤证较本方证更剧。本方以头痛眩晕为主，而吴茱萸汤则以头痛呕吐为主。且本方无发作性症状，凡脾胃虚弱，食后即觉手足倦怠欲眠者，亦应用之。方中人参、黄芪、甘草、白术能补脾胃；半夏、苍术、茯苓、陈皮等能利通脾湿，可使胃内停水由尿排出；麦芽、神曲能助脾胃消化宿食；干姜辛热，能去脾胃之寒。

根据以上目标，本方应用于头痛，眩晕，慢性胃肠虚弱者之发作性头痛，食后嗜眠、手足倦怠者，低血压之头痛眩晕，或胃肠虚弱者常有之虚证，高血压引起各症等。

【锄云按】文中未解及天麻，疑漏。

平 胃 散

此方能消化宿食，去胃内停水。自觉症为食欲不振，腹部膨满，心下痞塞，食后腹鸣下利，均在腹、脉不甚衰弱者用之。但有贫血，腹肌极度弛缓者，不可用。此方以苍术去胃内停水，厚朴，陈皮协助胃机能，顺通食滞，甘草中和各药而健胃。故应用于急慢性胃炎，胃无力症，胃扩张等。

平胃散加芒硝

此方在产后胎盘残留时用之。

不换金正气散

即平胃散加藿香、半夏。有平胃散证而兼有外感者用之。本方适应证为感冒、急性胃肠炎等。

胃 苓 汤

即平胃散与五苓散之合方，在急性肠炎时常用之。以下利、口渴微热为目标。又用于肾炎有效。

防风通圣散

此方最常用于肥胖性实证，中风体质。凡因血压高、动脉硬化症之肠性自家中毒物（食毒），肾性自家中毒物（水毒）及先天的、后天的梅毒或淋毒等种种毒物，用此方能解毒，可使自大小便或汗排出体外。脉有力且充实，腹部以脐为中心膨满者，用之为宜。特别是心下部紧满者，则可用大柴胡汤加石膏；血压虽高而系瘦型体格，颜面苍白，腹肌拘挛或甚弛缓者，不可用本方。或在服用本方后，食欲显著减退，引起不快、腹满者，亦停止服用。方中之大黄、芒硝、甘草为调胃承气汤，能驱除胃肠内食毒；防风、麻黄能开通皮肤，发散病毒；桔梗、山栀子、连翘有解毒消炎之效；荆芥、薄荷叶能清解头热；白术、滑石俱使水毒由肾及膀胱排出；黄芩、石膏有消炎及镇静作用；当归、芍药、川芎能调整血行。

本方广泛应用于高血压、脑溢血、动脉硬化症、肥满病、脂肪心、慢性肾炎、糖尿病、丹毒、头疮、眼疾、蓄脓症、酒皶鼻、皮肤病、喘息、胃酸过多症、脚气、梅毒、淋疾、痔漏等。

伯州散

本方是日本古来的民间药，亦称伯耆药（伯耆，地名，即伯州）、泷家一帖药（泷，姓氏），倒外科（言胜过外科）。主用于外科疾患，尤于亚急性或慢性化脓性肿块时用作内服药，亦用于下腿溃疡、日久肉芽生长不良、结核性瘘孔、冷性脓肿等。用于排脓力不强时，能促使排脓，使肉芽生长良好。但用于急性炎症，症状剧烈时期，有时肿胀疼痛却能加重。用于麦粒肿、面疔、瘭疽等初期，有时招致失败。用于肺结核患者，有时反能引起发热或咯血。

本方不仅用于内服，亦可作外用。撒布于创伤口，能止血，并防止化脓。其组成之药物为反鼻、鹿角、津蟹（或鼹鼠）之黑烧，有强壮兴奋排脓之效。故应用于痈、蜂窝织炎、乳腺炎、淋巴腺炎、肛门周围炎、痔漏、中耳炎、骨疽、下腿溃疡、外伤等。

抑肝散加陈皮半夏

此方乃四逆散变方之抑肝散加陈皮、半夏。抑肝散在肝经虚热之虚证小儿，发生脑神经刺激症状时，有镇静作用，左胁腹拘挛为其目标。本方在成人，尤其在更年期前后发生神经症状，全身呈虚状，腹、脉均软弱，腹直肌紧张不能触知，但触知自脐左至心下部有动悸，跳动粗壮如潮涌等，亦为适应目标。并对所谓肝木之虚，痰火之盛，有以上腹证，心悸亢进、心慌恐怖、头重上冲、眩晕、肩酸、不眠、全身倦怠等兼有神经症状者，有时可奏奇效。方中钩藤乃镇痉药，能平肝木，治手足拘挛；当归能润肝血，川芎能疏通肝血，与柴胡、甘草、钩藤配伍，能缓解肝气亢进；茯苓、白术能消导胃中水饮；陈皮、半夏能去痰饮。

根据以上目标，应用于神经衰弱症、癔病、妇人更年期障碍之神经症、中风、夜啼、疲劳症、四肢痿弱症、妊娠性剧吐、小儿痫症等。

香 苏 散

此方为发表剂，用于轻症感冒，用葛根汤较过激，用桂枝汤又觉胸中难受、恶心等，可用此方。此方能发散疏通气郁，故在感冒兼有气郁者用之最宜。脉不似葛根汤及桂枝汤证，多沉而不浮，一般无舌苔。自觉症状为胸中、心下有痞塞感，有时心下或腹中疼痛，精神不振，动作迟缓，头痛头重，耳鸣，眩晕等。以上神经症状，均以气郁滞为原因。平素吞酸、嘈杂、呕气等胃障碍者之感冒，用之有卓效。但自汗及衰弱过甚者之感冒，不可用。本方不仅限于感冒，亦能治气之郁滞，故在妇科疾患中，由于经血不利之神经症状、神经衰弱、癔病等，有时用之亦宜。

此方以香附子、紫苏叶为主药，故命名为香苏散。紫苏叶为发汗剂，能发散皮肤表面之邪气，并使血行良好，且有轻度兴奋神经之效力，又特对鱼肉中毒有医治效能，故以治鱼肉中毒之荨麻疹。香附子能疏通郁滞，使神经恢复正常活动。陈皮有健胃祛痰作用，同时可发散诸郁。甘草能中和各药，兼有健胃作用。此方应用于轻症感冒，胃肠型流行性感冒，鱼肉中毒，所谓经血诸症，月经闭止，月经困难，神经衰弱，癔病，及用柴胡剂、建中汤类治腹痛无效时。

附方正气天香汤，即本方加乌药、干姜，以治诸气痛为目的。即在有香苏散证而并发疼痛时用之。

净 府 汤

此方即小柴胡汤与五苓散合方之柴苓汤，加配三棱、莪术之破气剂，山楂、黄连等苦味健胃剂，乃属于实证之方剂。以解脾胃郁热为目的，能治腹中（如腹膜系）郁积之实热。主治所谓小儿癖块（可解释为小儿结核性腹膜炎时所生之硬结），在肠系膜结核初期，寒热往来，口渴，小便亦涩，腹部膨满，触之有硬结，继续高热，体力尚未十分衰弱时，用之有著效。此时一般柴胡剂效果不大，如用本方，能发挥良好效能。如高热已退而身体消瘦，虽营养不良，但腹部膨满，食欲亢进，已发生所谓脾疳，并有虚状者，用消疳饮（人参、神曲、茯苓、白术、黄连、青皮、砂仁、甘草、胡黄连）为适宜。本方有如小柴胡汤，能解心下胸腹部少阳之热；有如四苓汤，能解肾及膀胱之热，通尿利，治口渴；以三棱、莪术软化硬结，以山楂、胡黄连消散食积以健胃。

根据以上目标，本方应用于慢性腹膜炎初期实热旺盛时，硬结兼腹水者，所谓脾疳症之肠系膜痨，体力不甚衰弱者，幼儿急腹部膨满且硬时，时发高热者。

分消汤

此方乃消导剂，以顺气、去食滞、治水肿为其目的。一般用于腹水鼓胀初期有实证者。目标为心下痞硬，小便短少，有便秘倾向，肿胀紧张充实，食后饱闷，嗳气吞酸，少食及心下部有饱闷感者。方中苍术、厚朴、陈皮是平胃散，能健脾胃，消导宿食及停水。白术、茯苓、猪苓、泽泻是四苓汤，有利水、去停水之效。枳实、香附子、大腹皮、砂仁等有顺气治鼓胀作用。

根据以上目标，应用于渗出性腹膜炎、肾炎、浮肿、腹水鼓胀等。

安中散

此方乃治血气刺痛之方剂，对于稍有虚状、慢性经过之痉挛性疼痛有效。多为无力型，心下部、腹部不甚紧张，经常怕冷，贫血，稍有衰弱倾向，腹壁菲薄，脐旁能触知有动悸，亦有食后或空腹时心下部觉有轻痛或钝痛，多觉嘈杂，有时吐酸，或在傍晚吐出不消化食物，亦有时从下腹至腰部发生牵引痛，心下痞硬，腹肌紧张者，乃柴胡桂枝汤加牡蛎、小茴香证。此症如再迁延而呈虚状者，即安中散证。若更羸瘦，腹部软弱，症状剧烈者，则为丁香茯苓汤证。

心下部慢性持续性轻痛或钝痛者，认为是由于胃溃疡、十二指肠溃疡、胃酸过多症、胃下垂症、慢性胃炎、幽门狭窄、胃肿瘤、胃动脉硬化症、贫血、妊娠剧吐、癔病、神经性胃痛、烟草素中毒等。此方对以上各病症，按上述目标均可应用。古人所谓血气刺痛者，即指以上各病症，多由于神经失调而引起胃部瘀血之意。

方中桂枝通血脉，顺瘀血，治腹痛；延胡索镇静心腹疼痛，能减轻神经性疼痛；牡蛎能去胁痛，治老痰，中和胃酸；缩砂能顺气郁，止疼痛；小茴香乃温剂，能温胃，除去由于寒之疼痛；良姜能下气温中，温胃顺气，有镇静神经性疼痛之效。

【锄云按】安中散原七味，有甘草。

麦门冬饮子

此方可认为是《金匮》麦门冬汤之变方，由麦门冬汤去半夏、粳米、大枣，加配滋润清凉镇咳之药物，以滋润血燥为目的。常用于消渴症（如糖尿病），口渴，多尿，皮肤枯燥，身体羸瘦，兼有咳嗽者。又如老人感冒后津液枯燥、血热、长期干咳、睡眠后因温暖咳喘增剧者，用之甚效。方中麦门冬、人参、甘草等乃治咳逆之主药；生地黄、知母能润血燥，清肾热；葛根能发表止渴；栝楼根能润燥止渴，且开痰；五味子、竹叶能生津止渴，且治咳嗽；茯苓能化痰涎。

根据以上目标，本方应用于皮肤枯燥之糖尿病、慢性急性支气管炎、肺结核等。

芎归胶艾汤

本方以各种出血后有贫血症状为目标。服用本方后，如出血增加，贫血亦进行，或服本方而泻下时，应考虑改用四君子汤类或其他方剂。当归、川芎、芍药、地黄为造血剂，能补充贫血；阿胶、艾叶、地黄均有止血效能；甘草能调和诸药。根据以上目标，应用于子宫出血、子宫内膜炎、前兆流产、产后出血、痔出血、肠出血、血尿、外伤后内出血、紫斑病、诸贫血症等。

启　脾　汤

本方乃以四君子汤为基础，加配补脾健胃利尿之消化剂。贫血性虚证，脉、腹均软弱，食欲不振，水泻性腹泻长期不愈，有时有腹痛、呕吐倾向者，宜用之。亦有时适用于成人脾胃虚弱之慢性胃肠炎、肠结核等。方中人参、白术、茯苓、甘草是四君子汤，专补脾胃，能健胃，增加食欲；山楂、陈皮能消化食物；莲肉能强脾止泻；泽泻能消导胃肠内湿而止渴。

根据以上目标，应用于小儿消化不良症、慢性胃肠炎、水泻性腹泻、肠结核、病后食欲不振等，以强壮胃肠。

【锄云按】原方有山药。

参苓白术散

本方乃作用于脾胃消化系统之方剂。以四君子汤为原方，能补脾胃之虚，除湿，顺积滞，并有调气之作用，故用于平素胃肠虚弱，食欲不振，容易腹泻者，或无热易疲劳，食欲不振者，或大病后甚疲劳，无食欲者。结核症用滋阴降火汤、黄连解毒汤等苦寒剂而发生腹泻时，应速用此方补脾胃，治腹泻。又，贫血衰弱妇女之白带、崩漏、下血等用之，有时奏奇效。马场氏曾发表对于发酵性消化不良症有特效云。

方中人参、白术、茯苓、甘草乃四君子汤，能补脾胃，去虚热；山药、薏苡仁、扁豆、莲肉等皆能补脾除湿；砂仁能开胃；桔梗能和肺止泻。根据以上目标，本方应用于慢性胃肠炎重病后食欲不振、腹泻，肠结核，白带下血，发酵性消化不良症等。

清上防风汤

本方以清解发散上焦实热为目的，能治上焦热气盛，头面部发生疮疖者。在用荆防败毒散认为过轻，用防风通圣散认为过重时，可用此方。方中黄连、黄芩、山栀子均能清解实热；白芷、桔梗、川芎、防风、荆芥等皆作用于上焦头面部，有驱风解毒排毒之效；连翘、枳壳均能消散化脓之毒。

根据以上目标，本方应用于青年男女有实证之面疱、头部湿疹、眼目充血、酒皶鼻等。

清心莲子饮

本方能清心肾之热，补脾肺之虚。如因思虑忧愁过度，由于精神过劳而伤脾肺，由于酒色过度而伤脾肾，因而发生虚热时，用之适宜。主要用于慢性泌尿系统疾患之体力衰弱时，其目标即过劳时发生尿混浊之慢性淋疾，肾、膀胱炎，或排尿无力有残留感时用之有效。所谓白淫症之妇女，带下排出米泔汁样物者，因糖尿病虚弱排出油样尿者，因肾结核，尿混浊有虚热者，遗精，慢性肾盂炎，性神经衰弱，因虚热发生口内炎等，均可用之。方中麦门冬、莲肉能清心热，且补虚；地骨皮、车前子能清肾热，且有利尿作用；人参、茯苓、甘草能补脾，增强消化机能；同时人参、黄芪、黄芩、地骨皮、麦门冬配伍一起，能生肾水，清肺热。故以上各症用之有效。

【锄云按】本方《局方》有柴胡，甚是，因泌尿系统之疾患涉及肝者居多。

紫　　圆

本方是以巴豆为主之泻剂，因加配代赭石、赤石脂，使药力不至于过敏，故能用于幼儿。

本方与大黄为主剂之处方不同，无去里热效力，故不能作为承气汤之代用剂。主要在清扫胃肠内容，故用以顿服。如症状适于用蓖麻油时，用本方甚有效。

黄连解毒汤

本方为阳实证之方，由各种消炎药组成，能消除充血，治精神不安。用于各种热性病经过中，能解除日久余热。患者因炎症充血而烦闷不安，小便发红，各种出血，脉沉而有力，心下部痞硬，有抵抗。方中黄连、黄芩能去炎症充血，治心下痞坚不安；栀子、黄柏能消炎，利尿，并协助黄连、黄芩。故此方应用于诸热性病咯血、吐血、衄血、下血、脑充血、脑溢血、精神病、血尿、皮肤瘙痒症等。

黄芪鳖甲汤

本方乃补养剂，能治虚劳，作用于肺、脾、胆，以表里气血交错之劳咳及骨蒸热为目的，是秦艽扶羸汤之变方。在肺结核经过中，尤其因外感而病状恶化引起咳嗽时，用之为宜。在弛张热、稽留热或消耗热长期不退，咳嗽剧烈，痰难咯出，或带血痰，自汗，盗汗，烦热，食欲不振，渐觉疲劳有加者，用之奏奇效。表里气血交错，用柴胡剂时期已过者，或因外感时过度用表剂，以致肺气虚耗时，常用此方。但在虚脱已甚，且腹泻时，不可服用。方中地黄、知母能滋肾降火；天门冬能润肺清热；鳖甲、芍药能泻肝火；黄芪、人参、桂枝、茯苓、甘草等能补脾肺之虚，并助阳，坚固皮肤卫气；紫菀能润肺止咳；秦艽、地骨皮能散骨蒸热；桑白皮、半夏、桔梗等有祛痰镇咳作用。

根据以上目标，本方应用于肺结核、慢性支气管炎、肺炎、慢性疟疾及其类似症等。

滋阴降火汤

本方能滋阴，降肝肾火，故名。谓肾阴之水虚乏，肝火及肾火均上升，以致熏灼脾肺，故用滋润以消其炎。换言之，即人体根源之元气、肾水如枯干时，即发生消耗热，虚耗体液，故以滋润，使其解热。在肺结核干咳，痰少难出，皮肤色浅黑且枯燥，大便硬固，肺部听诊有干性啰音者，甚有效，尤在增殖型肺结核更效。但在热高、自汗、盗汗、咳嗽痰多、食欲不振，容易腹泻，渗出型者，则不可用。方中当归、芍药、熟地黄能戢肝火，天门冬、麦门冬能润肺，生地黄、知母、黄柏能清肾热，白术、陈皮、甘草能调和消化机能。

根据以上目标，用于肺结核、干性胸膜炎、急慢性支气管炎、急慢性肾盂炎、肾结核、糖尿病、肾及膀胱炎、遗精等。

补中益气汤

此方适用较小柴胡汤证容易疲劳，腹壁缺乏弹力之虚证。一般脉搏软弱，手足倦怠，言语及眼神无力，微热，食欲不振，盗汗，脐部跳动亢进者，用之为宜。但病势剧烈，热症状发扬性者，必须注意。方中人参、白术、陈皮、甘草有健胃强壮之效，黄芪、当归能增强皮肤营养，并治盗汗；柴胡、升麻有解热效能；生姜、大枣能调和诸药，强化药效。故本方应用于虚弱者之感冒、胸膜炎、肺结核、腹膜炎、夏日消瘦、病后衰弱、神经衰弱、脱肛、子宫脱出、痁疾、阴痿、半身不遂、多汗症等。在肺结核咳嗽时，加五味子、麦门冬，谓之味麦益气汤。在慢性脱肛时，加赤石脂，名为赤石脂汤。

当 归 饮 子

此方乃四物汤加上治疮药之方剂，以治血燥、解风热为目的。尤其在老人，多因血燥而皮肤枯干，兼有风热，发生各种疹子，分泌物少，觉瘙痒者，用之甚奏效。方中当归、芍药、川芎、地黄是四物汤，能润血，使血行良好；防风、荆芥能驱风解毒，发散瘀热；蒺藜能治皮肤瘙痒；黄芪、何首乌为营养强壮剂。

根据以上目标，本方可用于皮肤瘙痒症、痒疹及其他皮肤病、脓疱、或分泌物不多而觉枯燥和瘙痒者。

龙胆泻肝汤

此方用于膀胱及尿道之炎症，属实证。在急性或亚急性淋毒性尿道炎，前庭腺炎，膀胱炎，小便涩痛，带下，脓尿，阴部肿痛，鼠蹊腺肿胀等时用之。即一般体力未衰，脉、腹均相当有力者。方中车前子、木通、泽泻有利尿作用，能去尿道、膀胱炎症；当归、地黄能使血行旺盛，且缓和涩痛；龙胆、山栀子、黄芩有消炎解毒之效。

根据以上目标，本方应用于急性或亚急性淋疾、尿道炎、膀胱炎、带下、阴部痒痛、前庭腺炎、子宫内膜炎、下疳、横痃、睾丸炎、阴部湿疹等。

钱氏白术散

本方乃四君子汤加配葛根、藿香、木香之方剂。能补脾而解虚热，多用于小儿胃肠虚弱，发生呕吐或腹泻，津液枯竭，发热口渴，或虚弱小儿因外邪引起腹泻或呕吐者，用之能解肌热，补脾胃。杂病有所谓脾瘅者，乃因脾虚消耗体液，常感食物味淡，有时亦用此方。五苓散用于胃内停水，因而口渴呕吐者。本方乃用于津液枯干而口渴、脾胃虚弱发生呕吐者。方中人参、白术、茯苓、甘草乃四君子汤，能补脾虚，增强胃肠消化力；葛根能解肌热，止口渴；藿香、木香乃有香气药，能增强及调整胃的作用。

根据以上目标，本方应用于小儿消化不良症有微热者，因感冒引起吐泻者，糖尿病之一种、所谓脾瘅、食物常觉味淡者等。

藿香正气散

本方兼治内伤外感，乃属于消导剂，并有发散作用，多在夏季内伤生冷、外感暑湿，胃肠有宿食停水，因而发生腹痛、腹泻、呕吐、头痛、发热、心下痞硬且不出汗者用之，有发散暑湿、消导停水宿食之效。即无以上诸症，中暑、食欲不振、全身倦怠者，用之能调整胃肠，使心身爽快。此外，亦治小儿食积而早晨咳嗽、眼疾、齿痛等。青年性疣赘，多发于颜面者，可加薏苡仁用之。方中紫苏叶、藿香、白芷等能解表而散暑湿；白术、茯苓、陈皮、半夏、厚朴等能消宿食，去停水；桔梗、大腹皮能疏通胸腹及顺气。

按照以上目标，本方应用于夏季感冒、中暑、急性胃肠炎、食积、小儿咳嗽及疣赘等。

续 命 汤

本方与大青龙汤相似，用于血虚证者。亦宜于表证而里热，且血液失去滋润，有枯燥状者。故以脉浮大，头痛，喘鸣，体痛，麻痹，拘急，口渴等为目标。

本方乃大青龙汤中以干姜代替生姜，以当归、人参、川芎强壮补血滋润药物代替大枣，故其应用可参照大青龙汤。如由于脑溢血所发生之半身不遂、言语障碍等，可用此方。多用于发病初期。经过年久者，使用之机会较少。亦用于神经痛、关节炎、喘息支气管炎、肾炎及肾病有浮肿者。

药物学辑要

一、七味补益药辑按

人　参

别名　人衔（《神农本草经》），鬼盖（《神农本草经》），血参（《名医别录》），土精（《名医别录》），地精（《广雅》），皱面还丹（《广雅》），黄参（《吴普本草》），神草，海腴。

种类　山草类《神农本草经》上品，五加科，土当归之多年生，草本。

产地　我国北部均产之，唯吉林出者为最佳。日本产者多用人工栽种，名为东洋参。法兰西产者名为西洋参。朝鲜产者名为高丽参。

形态　多年生草本，下年至三年始著花实。初年茎高三四寸，生一桠，五叶之掌状复叶。二年二桠，三年三桠，每经一年辄增一枝，至四五年时，茎高二尺许，叶为掌状，复叶，小叶披针形或长卵形，而尖有锯齿。秋日开花，花小，花瓣五，类五加花，伞形花序。至第三年即抽花轴作花子，如腰子式，秋时红如血。根长八九寸，多肉，略似人形，附根生者为芦头，生于芦头上者为条，其细者为须。参苗多生深山背阴潮湿之地，背阳向阴，异于普通植物。

鉴别　张锡纯曰："人参无论野山、移山种秧，其色鲜时皆白，晒干则红，浸以白冰糖水晒干，则微红；若浸之数次，虽晒干亦白矣。野山之参，其芦根（生苗之处，亦名露土）长而细，极长者可至二寸，细若韭莛，且多龃龉，有芦头短者，则稍粗。至秧参之芦头，长不过七八分，其粗则过于箸矣。人参之鲜者皆有粗皮，制时用线七八条作一缕，为弓弦，用此弦如拉锯状，来回将其粗皮磨去，其皮色始光润。至皮上之横纹，以细密而深者为佳。野山之参一寸有二十余纹，秧参则一寸不过十余纹，且其纹形破裂，有似刀划，野山参之纹则分毫无破裂。然无论野参、秧参，其纹皆系生成，非人力所能为也。人参之须以坚硬者为贵（锄云尝闻诸贩参者云，参须之上原生有小颗粒，其末梢端之颗粒有非在放大镜下不能显见者，人工伪造之野参，其须系安插者，则无颗粒，其赝易辨)，盖野参生于坚硬土中，且多历岁月，其须自然坚硬。若秧参，则人工种植，土松年浅，其须甚软也。郑肖岩曰：真人参以辽东产者胜，连皮者色黄润如防风，去皮者坚白如粉，肖人形。谋利之徒伪造混售以乱真品，甚至因人参价贵有以短接长者，谓之接货。以小并大者谓之合货，必先用水潮过，原汁已出，又用粉胶粘扎蒸烘作成，力薄而易变。又有以泡参自啜，乃晒干烘燥，作色复售，谓之汤参。江淮所出土木人参多荠苨混充。

性味 呈微弱之酸性反应，味甘苦，微有香气。

效能 《神农本草经》：补五脏，安神，定魂魄，止惊悸，除邪风，明目，开心，益智，久服轻身延年。《名医别录》：疗肠胃中冷，心腹鼓痛，胸胁逆满，霍乱吐逆，调中，消渴止烦，通血脉，破坚结，令人不忘。甄权：五劳七伤，虚损瘦弱，止吐，消胸中痰，治肺痿及痫疾，冷气逆上，伤寒不食。凡虚而多梦纷纭者宜之。李珣：止烦躁，变酸水。《日华子》：消食，开胃，调中，治气，杀金石药毒。张元素：治肺胃阳气不足，肺气虚促，短气，少气，补中，缓中，泻心肺脾胃中火邪，止渴生津。李时珍：治男妇一切虚证，潮热，自汗，眩晕，头痛，反胃，吐食，虚疟久利，小便频数，瘰疬，劳倦内伤，中风，中暑，痿痹吐血，嗽血，下血，淋血，血崩，胎前产后诸病。

陈嘉谟曰：若古方书云诸不宜服参芪，此亦指暴病气实者言。若久病气而痛，何当拘此。

王纲曰：丹溪言阴虚潮热、喘吐盗汗等症，四物加人参、黄柏、知母。又云好色之人，肺肾受伤，咳嗽不愈，琼玉膏主之。又云肺肾虚极者，独参膏主之。是知阴虚劳瘵之症未尝不用人参也。古今治劳莫过于葛可久，其独参汤、保真汤并用，人参节齐之说诚未深思也。周伯度曰：参能实表止汗，故有表证者忌之。若汗出后烦渴不解，于寒剂中用之何妨。

邹澍曰：仲景干姜黄连黄芩人参汤、半夏泻心汤，呕者用人参多，欲呕者用人参少，是人参之治呕有专长矣。故凡呕而胸满者（吴茱萸汤证），呕而肠鸣心下痞者（半夏泻心汤证），呕而发热者（小柴胡汤证），胃反呕吐者（大半夏汤证），皆用人参，抑皆不少（用至三两），况旋覆代赭汤、生姜泻心汤以干噫而用，橘皮竹茹汤以干哕而用，吴茱萸汤以干呕而用，何独甘草泻心汤证有干呕不用人参？是许氏《内台方》甘草泻心汤中有人参为不尟矣。呕家不用人参，有表邪方实者（葛根汤证），里热正盛而不

渴者（黄芩加半夏人参汤证），饮在膈上者（小半夏汤、猪苓汤等证）。且阳明证及妊娠例不用人参，唯呕则用之（吴茱萸汤、干姜半夏人参丸证），盖呕者脾胃虚弱，更触邪气也。人参色黄、气柔、味甘、微苦。唯甘，故补益中宫，唯苦，故于虚中去邪呕之必用人参，以此。又曰：人参于在上病之动者，寒热皆治之，如白虎加人参汤、理中丸、竹叶石膏汤等。证有渴吐及唾皆动也。在下病之静者，亦治之，如附子汤证之不动是也。在上病之静者不治，如诸在表当发汗解肌证，及结胸痞气停饮等候是也（如半夏泻心汤、旋覆代赭汤等证以呕噫而用）。在下病之动者，亦不治，如诸下利证是也（四逆、白通、赤石脂、禹余粮、桃花、白头翁、黄芩、真武等汤、四逆散证皆不用。唯通脉四逆汤下加减云，利止脉不出者加人参，乃其证也）。唯既吐且利者多治之（如四逆加人参汤、理中汤、吴茱萸汤等证），则以上下不守，属中宫溃败，须急急用参，不可以上下动静一概论也。凡诸药之用，有求之本处可通，他处不可通者，有求之伤寒可通，杂证不可通者。唯人参所谓上动下静者，则无是也。火逆上气，咽喉不利，止逆下气，麦门冬汤主之。胸痹，心中痞气，气结在胸，胸满，胁下逆抢心，人参汤亦主之。胸中大寒痛，呕不能饮食，腹中寒，上冲皮起，初见有头足上下痛不可触近者，大建中汤主之，非病在上而动者也。诸下利气，气利，下利脓血，下利清谷，热利下重，下利欲饮水证，非在下而不静者乎！

陆懋修曰：仲景补法，一则甘草，再则草、枣，轻则白芍、枣、草，重则人参、枣、草，此数者悉是补阴之品。仲景之用补于去病时者，如是焉已耳。

陈修园曰：《伤寒论》用人参者有数方，皆因汗出、下之后亡其津液，故取甘淡以救其阴也。

《药征》曰：人参主治心下痞坚、痞硬、支结也。旁治不食、呕吐、喜唾、心痛、腹痛、烦悸。其互考云：仲景吴茱萸汤、茯苓饮、干姜黄连黄芩人参汤、六物黄芩汤、生姜甘草汤皆人参三两，而云治咳唾、涎沫、呕吐、下利。不云治心下痞硬，于是综考仲景治咳唾、涎沫、呕吐、下利方中，其无人参者，十居八九。令依人参之本例，用此五汤施之于心下痞硬而咳唾涎沫、呕吐下利者，其应如响也。由是观之，五汤之证，一是皆心下痞硬之毒也矣。又曰：四逆加人参汤，其证不具也。恶寒、脉微而复利是四逆汤之所主，而不见人参之证也。此方虽加人参仅一两，无见证则何以加之？是脱心下之病证也，明矣。又辨误云：东垣李氏曰，张仲景云病人汗后、身热、亡血、脉沉迟者，下利、身凉、脉微、血虚者，并加人参也。古人之治血脱者，益气也。血不自生，须生阳气，岂阳气生则阴长而血乃旺也。今历考《伤寒论》中曰：利止亡血也，四逆加人参汤主之。李氏其据此言乎！然而加人参仅仅一两也。四逆加人参汤更加茯苓，此为茯苓四逆汤，而不举血证，则人参之非为亡血也可以见矣。且仲景治吐血、衄血、产后亡血方中无有人参，则益足证也。李氏之说妄哉！自后苟有血脱者，则不审其证概用人参，亦益妄哉！《和汉药考》曰：中医用作兴奋强壮药，喜用于衰弱痨瘵虚性热等。《台湾汉药学》曰：可用于神经衰弱，其他虚性热有效。汤本求真曰：古来以人参为万病之灵药，病者若濒于危笃，不问病证之如何，不论证之表里、内外、阳阴、虚实，必与此药为常，然是皆后世派医人之谬见，人参断非万灵之神药也。大概此药物以治胃衰弱、痞硬、新陈代谢机能之衰减为主目的，续发之食欲不振、恶心呕吐、消化不良、下利等症状为副目的。

刘曜曦曰：吾国往昔认人参为最有奇效，但就学理上研究时，非但无效，而且为一种筋肉毒。然而此特就其大量言之耳。但其少量，则具有心脏机能兴奋作用。故当垂危时，或虚弱者用之，每收奇效也。恽铁樵曰：脾胃健，则肺之弱者亦强。肺虚咳嗽，服参颇效，是其证也。顾鸣盛曰：我国人民自然重视人参，谓其能补摄命根，长养元气，医家亦推奖之。故凡患衰弱、痨瘵、虚热以及妇人产后，往往用为兴奋强壮之剂，偏重补益，深信不疑。殊不知人参不唯有滋养之力，更兼有治疗之功，应用之广，屡经实验。现今美国人多用为家庭之良药，且为胃肠病神经之特效药。某西医则以之为发汗、强壮、兴奋、收敛、缓和诸剂，而用于虚弱、梦遗、虚弱性出血、妇人消化不良、久疟及其他热病退热时，以及传染病等，具有奇效。

日本猪仔博士曾将人参用为兴奋强壮剂，当危急之际毫无功效，必连用至数日或数星期之久，始见营养稍稍佳良。三好理学博士患极重之新风湿，试服高丽人参膏，竟得治愈。田中医学博士以治慢性淋，注射之后效验异常。山田博士以人参制剂治生殖器病、风湿病、神经衰弱诸症，特著伟效。佐多氏在东京山田病院，亦尝用人参制剂治各种疾病。据称，患风湿者，使内服人参煎剂或人参锭，外用人参膏或人参精涂布，取效如神。患神经痛者，使涂人参膏及人参精亦效。又可治愈遗精，唯阳痿无效。最后更验得人参制剂即连服数月之久，消化器亦无障害，且无不快之副作用。观此，可知人参治病之功用颇大也。即如中医家，人参主用之方剂，

如人参汤、小柴胡汤、人参丸等，苟用于适应之病症亦确有治效可验，倘去人参必不应矣。华实孚曰：新药“今则宁”即高丽人参所制，用以壮阳益精。人参含有一种筋肉毒，能使心脏筋肉麻痹，类似于加里盐，而加里盐之少量却能兴奋心脏机能，增强脉搏，亢进血压。人参中所含之筋肉毒本属极微，故能兴起心脏机能，用于衰弱之症而获效也。

言闻曰：凡人面白、面黄、面青、黧悴者，皆脾、肺、肾气不足，可用也。面赤、面黑者，气壮神强，不可用也。脉之浮而芤、濡、虚大、迟缓无力、沉而迟、涩、弱、细、结代无力者，皆虚而不足，可用也。若弦长紧实，滑数有力者，皆火郁内实，不可用也。洁古谓喘嗽勿用者，痰实气壅之喘也。若肾虚气短喘促者，必用也。仲景谓肺寒而咳勿用者，寒束热邪、壅郁在肺之咳也。若自汗恶寒而咳者，必用也。东垣谓久病郁热在肺勿用者，乃火郁于内，宜发，不宜补也。若肺虚，火旺，气短，自汗者，必用也。丹溪言诸痛不可骤用者，乃邪气方锐，宜散不宜补也。若里虚吐利，及久病胃虚弱，痛喜按者，必用也。节斋谓阴虚火旺勿用者，乃血虚，火亢能食，脉弦而数，凉之则伤胃，温之则伤肺，不受补者也。若自汗气短，肢寒，脉虚者，必用也。如此详审，则人参之可用不可用，思过半矣。

高思潜曰：人参为中药中最著名之强壮药，能恢复身体及神经之疲劳，且有健胃之效。其有效成分在化验上虽未甚显出，然于临床上则实例甚多，即近日之业西医者，亦谓人参在临床上实有效验。富田长寿成氏之人参报告云：脉微弱而易压迫者用之，则血压渐增进，用脉波计，见脉波渐渐高起，此即人参大补气血之显征也。周志林曰：人参主治思虑过度，劳伤心脾，食后昏倦，自汗恶寒，久病胃弱，四肢怕冷，肠鸣作泻，小便频短。此系脾气虚寒，用此温补脾阴。又治劳役过度，饮食不思，怠惰嗜卧，四肢不收，精神困倦，恶寒懒怯，面黄肌瘦，气短虚烦。此系元气下陷，用此升阳益气。若遗精，便浊，久泻脾虚，则元阳去而真气散，用此固气，使气固则精不遗。若疟疾久则邪气衰而元气耗，用此补气，使气实则邪自去。若痢疾久则积热将尽，而脾脏困极，用此扶脾，使肠胃俱健而痢能止。若失血久而脉已虚，则血将止而无所统，用此补脾，使脾气旺则能统血，血自归经。若痘疮色白，气虚寒者，用之为宜。色红紫属实热者，又须禁用。若病后气血两虚，此时几微之血不能速生，参以领气归元，血从气附，即阳生阴长之谓也。如血衰气盛，火铄真阴，又当戒之。三伏日人多气虚，故用生脉散补养肺气。雷公云：人参夏月少用，恐发心痃之患，盖谓火令炎热，流金铄石，参性温，必伤心气也。陆渊雷先生曰：考张仲景之用人参，凡有三种目的，其一为胃机能衰弱，理中、泻心之类是也；其二为强心复脉，通脉四逆、炙甘草之类是也；其三为伤津液，人参白虎、竹叶石膏之类是也。三者皆以心下痞硬为候。故吉益氏《方极》云：白虎加人参汤，治白虎证而心下痞硬者，自有此说，而人参白虎之用法，有一定标准矣。章次公曰：人参之成分与效能，今得科学之实验，吾人始有明确之认识，是科学之补益国医学术，良非浅鲜。虽然，倘吾人不与科学接触，则人参之效能，吾人不将终于谬妄，而不自觉耶？是又不然，张仲景之用参，亡血则用之，心下痞满则用之，脉不出则用之，何尝视人参有意想不到之效力耶！又人参治顿虚，实为确论，类如产后虚脱，大汗亡阳，均非参不治。然则前人所谓补虚益气，多服生火，盖不外兴奋强心之功而已。以人参为补虚药，盖始于《本经》。《本经》于药效，虽为先民实验而得，然多杂服食家言，非疾医之旧也。至今则变本加厉，富厚之家，偶撄疾患，非参不悦，医者亦以此迎合病家心理，沿成风尚。于是日为外人稗贩贵药，而不自知其为患，又岂仅学术堕落而已。

用量 大量五钱至一两，中量三钱，小量五分至一钱五分。

禁忌 肺家有热，咳嗽、吐痰、吐血、衄血、齿衄、内热、骨蒸、劳瘵、阴虚火动之候。王好古谓肺热还伤肺是已。又痧疹初发，身虽热而斑点未形，伤寒始作，形证未定而热邪方炽，若误投之，鲜有不祸者。又脑充血、偏头痛忌用。徐大椿曰：今医家用参，救人者少，杀人者多。盖人之死于虚者，十之二三，死于病者，十之八九。人参长于补虚，而短于攻疾，医家不论病之已去未去，于病久或体弱或富贵之人皆必用参，一则过为谨慎，一则藉以塞责。而病家亦以用参为尽慈孝之道。不知病未去而用参，则非独元气不充，而病根遂固，诸药罔效，终无愈期（锄云按：莱菔子可制参毒）。故曰杀人者多也。或曰仲景伤寒方中，病未去而用参者不少，如小柴胡新加汤之类，何也？曰：此则以补为泻之法也。古人曲审病情，至精至密，知病有分有合。合者邪正并居，当专于攻散；分者邪正相离，有虚有实，实处宜泻，虚处宜补。一方之中兼用无碍，且能相济，则用人参以建中生津，拓出邪气，更为有力。若邪气尚盛而未分，必从专治，无用参之法也。况用之亦皆入疏散药中，从无与熟地、萸肉等药同入感证方中乎！明乎此，而后能不以生人者杀人矣。章次公曰：人参忌久用。

反药 反藜芦，畏五灵脂，恶皂荚、黑豆、紫石英、溲疏、咸卤。

组合 人参、升麻——张元素曰：人参得升麻引用，补上焦之元气，泻肺中之火。

人参、茯苓——张元素曰：人参得茯苓引用，补下焦之元气，泻肾中之火。徐之才曰：茯苓为人参之使。

人参、干姜——张元素曰：人参得干姜则补气。陆渊雷先生曰：人参、干姜主治胃机能衰弱，心下痞硬且吐者。又此二味同用可益脾。又正气虚者散寒，干姜与人参同用。罗止园曰：漏底伤寒之属，虚者人参、炮姜为必要之品。盖此种伤寒，脉象细微或结代，腹泻甚剧，心力将停，非人参、炮姜不足根本强心，此时西药注射无济于事。

人参、麦门冬——张元素曰：人参得麦门冬则生脉。

人参、天冬——白飞霞曰：凡病后气虚及肺虚嗽者，宜人参膏。若气虚有火者，合天门冬膏兑服之。

人参、牡蛎——罗止园曰：温病、伤寒劳复衰弱之危症，人参一味为最有特效之品，须佐以生牡蛎。

人参、赭石——张锡纯曰：人参可以救气分之脱。至气欲上脱者，但用人参，转有助气上升之弊，以与赭石并用，方能引气归原，更能引人参补益之力下行，直至涌泉。又参、赭并用，不但能纳气归原，若逆气上干，填塞胸臆，或兼呕吐，其证之上盛下虚者，皆可参、赭并用以治之。

人参、黄柏——人参得黄柏，治相火乘脾，身热而烦，气高而喘，头痛而渴，脉洪而大者。

人参、黄芪——李梃曰：人参与黄芪同用则助其补表。

人参、白术——李梃曰：人参与白术同用则助其补中。

人参、熟地、茯苓——李梃曰：人参与熟地同用而佐以茯苓，则助补下焦而滋肾，或泥于作饱而不敢用，盖不知少服则湿壅，多服则宣通意也。

人参、枸杞、地骨皮——三味合之，能治汗蒸阳光，阴虚劳热。盖人参固气则精坚，枸杞滋阴则火藏，地骨皮则能退骨中伏火也。

人参、麦门冬、五味子——孙思邈治夏月热伤阳气，人大汗泄，欲成痿厥，用生脉散以泻热火而救金水。君以人参之甘凉，泻火而补元气；臣以麦门冬之苦、甘、寒，清金而滋水源；佐以五味子之酸温，生肾精而收耗气。此皆补天元之真气，非补热火也。

人参、黄芪、甘草——李东垣曰：人参得黄芪、甘草，乃甘温除大热，泻阴火，补元气，又为疮家圣药，名黄芪汤。盖损怯烦劳，则虚而生热，三药甘温能益元气，则邪热自退。

人参、白术、吴茱萸——人参同白术、吴茱萸，治脾泄久不止。

人参、白芍、炙甘草——人参同白芍、炙甘草，治血虚腹痛。

人参、附子、五味子——治阳气脱，肠胃中冷。

人参、沉香、白芍——治真气虚，气不归元，因而胸胁逆满。

人参、沉香、茯神——人参同沉香、茯神，治心虚客邪作痛。

人参、苏木、麦冬——人参同苏木、麦冬，治产后气喘。

人参、石菖蒲、莲肉——人参同石菖蒲、莲肉等份水煎，治产后不语。

人参、当归身、五味子、甘草——四味组合，治心脏衰弱。

人参、藿香、木瓜、橘红——四味组合，治胃虚，呕吐反胃。如妊娠呕吐，加竹茹、枇杷叶。

人参、附子、干姜、肉桂——治寒厥，指甲青黯，便清，踡卧。

人参、黄芪、白芍、五味子——治汗多亡阳。

人参、白术、黄芪、芍药——治自汗。

人参、白术、茯神、麦冬、甘草——《皇汉医学》治神经衰弱之消化不良症。

人参、附子、肉桂、麦冬、五味子——五味组合，治房劳过度，阳脱欲绝，下部虚冷。

人参、五味子、黄芪、麦门冬、黄柏——孙思邈曰：遇夏月、季夏之间，困乏无力，无气以动，五味子与黄芪、人参、麦门冬，少加黄柏煎汤服，使人精神顿加，两足筋力涌出（五味子生用）。

人参、天门冬、麦门冬、五味子、枸杞子——此数味同为生脉之品，乃上焦独取寸口之意。

人参、五味子、吴茱萸、补骨脂、肉豆蔻——五味合组治肾泄。

代品 陈修园曰：黄芪十分，附子二分，可代人参。

收藏法 和细辛密封，千年不坏。

【锄云按】无征不信，说药尤然。人参之用，究宜以东邦吉益氏之说为标准。因其根据仲景《伤寒》《金匮》之方而归纳其临床效验，实信而有征者也。第其仅谓主治心下痞硬，不治脉微血虚，殊为强就己说之词。缘长沙籍中，其例固自有在，如炙甘草汤治脉结代，四逆加人参汤治脉微是也。然此等方犹可借口非人参之所专主，而通脉四逆汤下加减法，则显言利止脉不出者加人参，可仍谓不治脉微血虚乎！又《药征》谓："四逆加人参汤，虽加人参仅一两，无见证则何以加之，是脱心下之病证也，明矣。”斯言更过执人参主治心下痞硬之成见，而抹杀生脉之事实。人参在今日化验之结果，多用则麻痹，少用则兴奋。四逆汤加人参一两，正取其兴奋而鼓动脉搏，使由微而显，无取乎似治呕吐用三四两，而麻痹神经也。在科学未发达之后汉时代，确能掌握人参用量重则麻痹、轻则兴奋之原则，与今日科学若合符节。呜呼！岂唯圣哉，直神明也。又邹润安氏之《本经疏证》谓人参治呕吐下利、上动下静之证，亦对仲景方意大有发明，开示后学不少。徐灵胎氏谓邪有分有合，有虚有实，虚者以人参补之。究其所谓虚，乃胃机能衰减致心下痞硬之证，故可用参。舍此滥投，则有损无益矣。又其治疾厉禁滥用人参，实为现代医家病家并下针砭，切勿视为无关宏旨之言也。

附录

参条：乃人参之横生芦头上者，其力甚薄，只可用以调理常病及生津止渴。其性横行手臂，凡指臂无力者服之甚效。

参须：横生于主根旁之细毛根，其性与参条略同，用于胃虚呕逆、咳嗽、失血有效。用于下血、下痢等症，每致增剧。因其味苦，性专下行也。

参叶：味苦，微甘，气清香，其性培补元气，兼带表散，生胃津，祛暑水，降虚火，利四肢，清头目。浸汁沐头，令发光黑不落。杀虫。醉后食之，解醒。或曰大苦大寒，损气败血，其性与人参相反，伹未经实验，未知孰是。

参子：人参之种子，其形如肾脏，其色如鲜血，能补元气，安魂魄，健脾，发痘疮。凡痘不能起，分标行浆者，用此甚效，且无痒塌之患。

参芦：即参之生苗处，味苦，性温，能涌吐，虚劳痰饮可代瓜蒂，为探吐良药。加竹沥，吐顽痰良。

太子参：辽参之小者，干甚细如参条，短紧结实而有芦纹，味甘，微苦，大补元气，亚于人参。陆洲雷先生曰：主胃机能衰弱，其证候为心下痞硬，亦能起新陈代谢机能之衰减，然宜于急性病，不宜于慢性病。如《伤寒论》中小柴胡、泻心、理中等汤，用太子参甚效，用党参则不效，或反致胀满。

珠儿参：人参之产于闽中者，形似独蒜，圆大如珠，故名。性苦寒，微甘，补肺，降火，下气，治牙痛。此物味厚体重，肺热有火者宜之。且有托里之力，用于外证亦甚有效。血证用之可代三七，以大而明透者良。

唯脏寒及郁火者忌之。

土人参：处处有之，钱塘西湖南山尤多，性甘，微寒。功用补气生津，治阴虚咳嗽、喘逆、火升痰壅、反胃、噎膈、久疟、淋漓、泻利、妇人白带（陈绍兴酒蒸服）、经闭、难产。此物入土最深，性善下降，能伸肺经治节，使清肃下行，有升无降之证宜之。唯下行滑窍，凡脾虚下陷，滑精梦遗以及孕妇，均忌之。

高丽参：人参之产于朝鲜者。又有百济与新罗之别，力较吉林人参为逊。其坚实力强者，名别直参，皆以野生者为佳。有一种种出者，土人以子播种，用硫黄等物沃土，则土肥易茂，服之每每腹胀，其性热。

东洋参：参之产于日本者，外皮粗糙，中心油熟，颇清香，与辽参相似，唯味辣，微有羊羶气，性温平，功用治小儿瘟疫、痘疮。此物之力不让辽参，善能助浆解毒，为治疫痘良品。产妇坐蓐时服之，亦甚有效。

西洋参：参之产于欧美诸邦者，长者二寸许，短者半寸，色白微黄，皮细中实，形似辽东糙米参，无香气，性甘寒，微苦。功用滋肺胃，养血气，生津止渴，治肺虚咳嗽，胃枯食少，及上中二焦阴虚液少诸症。此物味厚气薄，为肺胃两经之药。阴虚有火者最宜。以皮细洁，切开中心不黑，紧实而大者良。蒸熟用，同桂圆肉蒸则补血。胃有湿浊者不宜服。

党　参

别名　潞党，交党，台党，川党参，南山参，野党参，种党参，白党参，红党参，狮子盘头参，防风党参。

种类　桔梗科。

产地　潞党参产于山西潞安府，台党参产于山西五台县，交党参产于山西交城县，川党参产于四川，南山参产于陕西终南山。野党参所以别于种党参。红党参系山西黎城县各处采取后，用红色之土搓染而成，非天然之色。

形态　为多年生之宿根草本植物。地下茎长数寸至数尺不等，须根多少不一，苗由地下茎上端芦头处发生，多数簇生，长柄。叶枝长三四尺不等，枝叶繁盛，生长稠密，如豌豆之簇生状，柔枝细长如蔓。叶嫩，形如杏叶而薄小。叶之主脉明显，支脉不甚分明。叶柄细长，全苗之叶皆系对生，呈绿色，微带碧黄色。季夏枝间开梅花色、豆花形之小花。秋季结荚，角长约寸许，剖之内藏数粒豆形种子，名曰党参豆。初结荚角呈青色，成熟时呈黄褐色。深秋苗则干枯如白丝，来年又生。

根之解剖：野生干党参之横断面质坚韧而微有空罅，或无之，周围有圆凹沿，不规则之圆面。自小白心至表皮处有直线形辐射纹，贴表皮里圈，周围有不足一分宽之褐色一环也。野生鲜党参之横断面质嫩软而无空罅，中心之白色小点不甚明显，自中心之辐射纹略显白色之最细线纹，贴表皮之褪色环，其色极淡，圆肉全部之色泽如灯光之黄色。

品考 中国山西长治、长子、屯留、壶关、潞城、黎城、襄垣、平顺、和顺、辽县、交城、五台等县，陕西终南山，四川各山，归绥大青山各地所产，以山西上党八县野产者佳，五台县野产者尤佳，人工种植者次之。再大青山野产者更佳，惜产量极微。

按古方人参即今太行山脉之党参。因产于山西潞安府上党者佳，故名。至长白山脉之参，金元以来始渐用之，以其力厚于党参，故人参之名遂渐移于此。

炮制 用生者焙干或土炒，去党参内之油质，而期增加其促进乳糜吸收作用。

性味 味甘微寒（《神农本草径》），熟则甘温（《本草纲目》）。时逸人曰：古代之参多掘自天然生长者，故尚能保全其微寒之本性。若近代之参多系由人工种植者，必取硫黄、马粪为肥料，其微寒之性已渺不可得，是当谓其味甘微苦、性温。

效能 《本草纲目拾遗》：上党参治肺虚，能益肺气。防风党参补中益气，和脾胃，除烦恼，解渴。中气微虚，用以调补，甚为平妥。张石顽曰：上党参虽无甘温峻补之功，却有甘平清肺之力，不似沙参之性寒，专泻肺气也。

时逸人曰：党参作用，一为健肺，或谓参能补肺。载在中医之典籍。然则服参后，在生理如何显著其补肺之成绩，但以参之效用推之。凡肺部组织萎缩，发生呼吸力弱或短气、失音、无力发音等证，服参后，则以上诸证均见减退，足见参之效用在兴奋肺脏之细胞，而且能强健肺部之组织。故古人试验参能补气与否，使二人竞走同度之里数，一含参，一则否，结果含者气息自如，不含者必作气喘。于此可见参有健肺之效也。二为恢复神经疲劳。劳动过度，神经必有疲倦之感觉，其原因在心脏衰弱，血液运行不合常度。参之效用，在兴奋肺部组织，旺盛细胞之活动，强健心脏动作，促进血液循环心肺之作用，健全脑部神经，使其得充分之接济，自无疲劳之感。或有疑其作用等于吗啡者，不知吗啡之作用在麻醉，参则有强壮、兴奋之效也。三为强心。血液循环周身，心脏实为其主宰。

心室弛张以容纳大静脉之血液，心房收缩以注射血液于大动脉。假使此种弛张收缩之作用稍形衰弱，则动脉血压减低，静脉血液沉滞，体中必起重大变化。西医名此为心脏衰弱，宜用强心剂。中医谓此为中气下陷，又为中气虚弱，宜用独参汤以补中气。征之于日本富田长寿成氏之报告，谓用参则血压增进。又有上圆治氏化验之成绩，谓参含淡灰色之糖原质（为沙泡宁属），为血行器之要药云。四为复脉。脉之原根于心脏，凡结、代、促、散等脉，有因心脏致血液循环不能整齐划一，脉搏因而有显著之变化者。参之效用，在强心健肺，促进循环，增进血压，故脉搏自能恢复。张仲景治伤寒脉结代、心动悸，用炙甘草汤。张洁古治伤暑无脉，用生脉散。其复脉及生脉之效用皆借参之力也。五为止渴。渴因生理上分泌液体不足不能供体内之消耗，遂致口渴，思饮水分。参能旺盛分泌，则口渴自止。此项效用，西洋参较优，党参较次。

赵莨臣曰：以西医研究用为强壮健胃药，治慢性肠加答儿及胃弱症之吞酸嘈杂、消化不良、饮食不思、口渴，又用于糖尿病及慢性胃病之初期并恢复期。以中医研究党参为脾胃之要药，在实验上对于脾胃之虚弱等症，令人多服久服，虽则有效，病减甚缓。唯是用于老年人或气虚之体，下肢浮肿，及四肢面部水肿，配伍五皮饮，加焦于术奏效甚速。总而言之，因党参之气平，与淡品药物同用最为相宜，尤宜于虚寒之证，不宜于实热之证。

用量 钱半至一两。

禁忌 参之效用在补虚，苟不因身体衰弱而误服参，必有胸脘胀闷之感，服参过多能引起脑部充血，发生头晕、头重等证候，是皆参之副作用。

组合 时逸人曰：依日人猪仔氏以参在病症危急时毫无作用，此疑迷信参药万能之说，可以概治百病之误会。盖用药治病重在配合（因病有兼证夹证之故），若无适当之配合，宜其无效也。

党参、龙齿——治精神不宁。

党参、五味子——治肺气喘。

党参、白芍——治内有虚热之自汗。

党参、熟地——治肺气弱而肾气虚者。

党参、半夏——止呕吐。

党参、陈皮——化滞气。

党参、升麻——治中气下陷。

党参、苏木——治产后肺部淤血之气喘。

党参、代赭石——治心下痞硬。

党参、苏叶——治气虚感冒、脉弱者。

党参、白术——治大便泻、脉弱者。

党参、茯苓——治脉弱而小便不利。

党参、厚朴——治虚人胀满。

党参、附子——治阳虚、气弱、怯寒者。

党参、黄芪——治中气虚惫，心脏衰弱之自汗。章次公曰：赵燏黄谓党参有制糖作用，故西医俞风实谓胡适之博士患糖尿病，服黄芪、党参而愈。据此，则党参亦能治糖尿病，然余未经实验。

党参、石膏——张锡纯曰：白虎加人参汤中之人参，宜用党参，不可代以西洋参，以其不若党参具有升发之力，能助石膏透邪外出也。且《本经》谓人参味甘，未尝言苦，适与党参之味相符，是以古之人参即今之党参。若西洋参与高丽参，其味皆甘而兼苦，故用于古方不宜也。又二味合用，治身热自汗，脉弱。

党参、黄芪、附子——章次公曰：党参之力不及人参，唯阳虚欲脱而无力，服人参者，党参与黄芪、附子同用亦堪相代。

代品　吴克潜曰：党参一份，黄芪、甘草各半，用以代人参，功效有过之无不及者。而玉竹一味，时珍云可以代参。鄙意以为，玉竹用淡附子制过，加入党参等份，确可替代别直参，唯须倍其量耳。

【锄云按】历来说人参者皆笼统言之。近世生药学家就植物形态上析之，以科本可谓入细矣。党参、人参本既殊科，其效能当必有所差异，特未能置诸化验室中，以精密分析之耳。唐宋以前辽东荒远，人参尚未经采用，党参自独当一面。则《伤寒论》、《千金方》中之用参可得而参矣。吾谓东洞以参主治心下痞硬，应属之党参。唐宋后之独参汤，应属之人参。如此分划，虽未能精审其效能，约可随时而体验焉。

黄　芪

别名　戴糁（《神农本草经》），独椹（《名医别录》），戴椹（《名医别录》），芰草（《名医别录》），蜀脂（《名医别录》），百本（《名医别录》），王孙（《药性论》），独椹羊肉，黄嗜，戴粉姤妇，甘板麻，百药绵。

种类　山草类，《神农本草经》上品，豆科，蝴蝶花形类之宿根草。

产地　我国山西、陕西均有出产。陕西白水乡产者名白水芪，良；赤水乡产者，名赤水芪，较次。山西沁州绵上产者名绵黄芪，最良。

形态 生于山野中，多年生草本。高至二三尺，叶互生，细长羽状分裂，其形与锯相类。秋月茎头著花，白色或淡红色，头状花序甚小，周围之花舌状花冠，中部之花筒状花冠，结荚如赤小豆，茎卧地成蔓状。根肥大，长三四尺，以紧实如箭杆者良，外面淡褐色，有螺旋状之隆起线，内部为黄白色，折之柔韧如绵，破折面为纤形。

鉴别 《伪药条辨》曰：山西太原府里陵地方出者，名上芪，直长糯软而无细枝，细皮绉纹，切断有菊花纹，色黄白，味甜鲜洁，带有绿豆气，为最道地。又大同府五台山出者，粗皮、细梗、枝短、味淡，作小把，为台芪，俗称小把芪，略次。亳州出者为西芪，性更硬，味极甜，更次。

修治 蜜炙用，生用。

性味 呈弱酸性反应，味微甘，而稍有绿豆之香气。

效能 《神农本草经》：主痈疽，久败疮，排脓，止痛，大风癞疾，五痔，鼠瘘，补虚，小儿百病。《名医别录》：女人子脏冷风邪气，逐五脏间恶血，补丈夫虚损，五劳羸瘦，止渴，腹痛泄痢，益气，利阴气。甄权：主虚喘，肾衰，耳聋，疗寒热，治发背，内补。《日华子》：助气壮筋骨，长肉，补血，破癥癖，瘰疬，瘿疬，肠风，血崩，带下，赤白痢，产前后一切病，月候不匀，痰嗽，头风，热毒，赤目。元素治虚劳自汗，补肺气，泻肺火心火，实皮毛，益胃气，去肌热及诸经之痛。

王好古曰：主太阴疟疾，阳维为病，苦寒热，督脉为病，逆气里急。又曰：治气虚盗汗，并自汗及肤痛，是皮表之药；治咯血，柔脾胃，是中州之药；治伤寒尺脉不至，补肾脏之气，是里药。乃上中下、内外、三焦之药也。

朱丹溪曰：大补阴虚，温分肉，实腠理，排脓，内托疮疡圣药也。痘疹不起，阳虚无热者宜之。又曰：黄芪甘温，纯阳。其用有五：补诸虚不足一也，益元气二也，壮脾胃三也，去肌热四也，排脓止痛、活血生血、内托阴疽、为疮家圣药五也。

陈嘉谟曰：凡痈疽毒气，化则成脓，芪补气，故能内托。若不成脓，死不治，毒成而元衰也。痘亦然。

邹澍曰：愚尝谓湿、饮、水三者相似，而实不同，故《金匮要略》分为三篇。盖湿者，弥漫雾露之气也；饮者，贮于器中者也；水者，洋溢四射者也。是故水饮有质，而湿无质。然有质者，由生而化，无质者，由化而生。化者化之，生者发之，其治固有别矣。然《湿病篇》云：风湿脉浮、身重、汗出、恶风者，防己黄芪汤主之。《水气篇》云：风水脉浮、身重、汗出、恶风者，防己黄芪汤主之。水与湿不侔，防己黄芪汤之治不异，其义何居？夫风激水而啮土，湿从风而颓土，为病者不同，受病者无以异。防己黄芪汤白术守中，黄芪行外，防己除病，甘草调剂。其分数，调剂居二，守中居三，除病居四，行外居五。所以然者，土主人身之肌肉，属脾，黄芪与白术皆脾药也。用芪以自本而行标，用术因在标而防本，病正在标，自宜治标者三，治本者二。然但知守而不知战，则病何由去？此驱病之防己，所以介乎其中矣。要之，风湿风水之为病，动病也。术静而芪动，故芪任重，术任轻。防己、黄芪之为剂，汗剂也。黄芪能行而不能发，故芪之任非特重于术，且更以姜枣佐之。盖防己驱逐水湿，水湿势必下行，下行过急，仍恐土啮且颓。病既在表，不如发之，使近从表出为愈也。风湿风水，脉浮、身重、汗出、恶风者，防己黄芪汤主之。皮水，四支肿，水气在皮肤中，四肢聂聂动者，防己茯苓汤主之。以是知黄芪非止汗者，特能行营卫中气。营卫中气行，邪气遂无以干，则汗自止耳。何以言之？夫水气在皮肤中，则从汗出为便，今去姜、枣与术，加桂枝、茯苓，则不欲其解于汗，欲其解于小便矣。本不汗出，且欲水气从小便解，而仍用黄芪，尚以黄芪为止汗耶？虽然，两方皆用黄芪，其旨终不同也。防己黄芪汤证病本向外，则乘势壮营卫之气，使水湿从标而解，是用以厚表气，故分数甲于一方。防己茯苓汤证病不向外，则通其水道，从本而解，是用以利阴气，故分数退居茯苓下，与桂枝并。防己黄芪汤中焦之剂，防己茯苓汤下焦之剂，从本从标，犹只在太阳膀胱，此异而同者也。或言四肢属脾，肌肉亦属脾，四肢聂聂动与身重，病皆本于脾，治法乃从太阳，何也？夫太阳秉寒水之气，水者克土，故病见于脾，非脾自病也。病自病，则防己黄芪汤应术多于芪，防己茯苓汤不应去术矣。两方视芪重而术轻，以芪行脾之标，术崇脾之本，是以知风水、皮水乃脾之标病，非脾之本病也。

《药征》曰：主治肌表之水也，故能治黄汗、盗汗、皮水，又旁治身体肿或不仁者。其互考云：仲景芪芍桂枝苦酒汤、桂枝加黄芪汤同治黄汗也，而芪芍桂枝苦酒汤证曰汗沾衣，是汗甚多也，桂枝加黄芪汤证曰腰以上必汗出，下无汗，是汗少也。以此考之，汗之多少即用黄芪多少（黄芪桂枝苦酒汤黄芪五两，桂枝加黄芪汤黄芪二两），则其功的然可知矣。防己黄芪汤、防己茯苓汤同治肌肤水肿也，而黄芪有多少（防己黄芪汤黄芪五两，防己茯苓汤黄芪三两）。防己黄芪汤证曰身重汗出，防己茯苓汤证曰水气在皮肤中，此随水气多少而黄芪亦有多少，则黄芪治肌表之水明矣。黄芪桂枝五物汤证曰身体不仁，为则按：仲景之治不仁虽随其所在处方不同，而历观其药，皆是治水也。然则不仁是水病也。故小腹不仁、小便不利者，用八味丸以利小便，则不仁自治，是不仁者水也。学者思诸。又辨误曰：余尝读本草，载黄芪之功。陶弘景曰：补丈夫虚损，五劳，羸瘦，益气。甄权曰：主虚喘，肾衰，耳聋，内补。嘉谟曰：人参补中，黄芪实表也。余亦尝读《金匮要略》，审仲景之处方，皆以黄芪治皮肤水气，未尝言补虚实表也。为则尝闻之，周公置医职四焉，曰食医，曰疾医，曰疡医，曰兽医。夫张仲景者，盖古疾医之流也。夫陶弘景尊信仙方之人也。故仲景动言疾病，而弘景动论养气，谈延命，未尝论疾病。后世之喜医方者，皆眩其俊杰，而不知其有害于疾医也。彼所尊信而我尊信之滔滔者，天下皆是，岂不亦悲哉。夫逐奔兽者不见大山，嗜欲在外则聪明所蔽，故其见物同而用物之异。仲景主疾病者也，弘景主延命者也。仲景以黄芪治水气，弘景以之补虚。夫药者毒也，毒药何补之，为是以不补而为补，以不补而为补是其聪明为延命之欲所蔽也。呜呼，仲景氏信而有征，此孔子所以非法言不敢道也。

汤本求真曰：涉猎籍群而揣摩之，此药主治身体虚弱，而致皮肤营养不良，致皮肤或皮下组织内水毒停滞。如此可知，此药为一种强壮性利尿药。

俞凤宾曰：新文学巨子胡适之患肾脏炎，尿中含蛋白质，腿部肿痛，在京延西医诊治，不能效。某西医因见同样之症服中医之药而愈，考其药味，乃重用黄芪、党参，遂劝胡饮服。每日试服黄芪一两，十日而蛋白质止。唯足疾未瘥，乃延中医处方，始奏全效。又《绍兴医报》所载与此稍异。其言曰：有胡适之者，以勤力用功过度，得消渴症，就治于协和医院，西医云是糖尿证，不可为矣。胡君归，殊焦灼，盖因西医某夙有名，信其言之必确也。其友谓可请中医一治，胡谓中医无科学统系，殊难信用。友曰：此证西医已束手，与其坐以待毙，曷必不屑一试也。胡勉从之。中医至，诊毕曰：此易事也，可服黄芪汤，若不愈，唯我是问。胡服后，病竟霍然。

张锡纯曰：炉中有轻气，人腹中亦有轻气，黄芪能引轻气上达于肺，与吸入之氧气相合而化水，又能鼓胃中津液上行，又能统摄下焦气化，不使小便频数，故能治消渴。

黄劳逸曰：古人所谓黄芪大补阳气，逐水，排脓，生肌，长肉，实腠理，止汗，温分肉，治羸瘦云云，盖本品有补益成分，能使肌肉细胞恢复生活力之功效也。肌肉细胞强壮，则脓可排，水可逐，肌肉温暖，腠理细密，汗自止，虚弱羸瘦亦自复元矣。然返观古人论药效，极不一致，且似空泛，如大补阳虚等说，骤视之，几令人迷离惝恍，故日人东洞氏力癖补虚，谓只能治肌表之水。鄙意此物究是一种略含兴奋性之强壮药，其营养素能内强心肺，健腰肾，外走肌表，直接供给营养分于肌肉细胞故耳。

张锡纯曰：黄芪性温，味微甘，能补气，兼能升气，善治胸中大气下陷（大气即宗气，为肺叶开辟之原动力）。《本经》谓主大风者，以其与兴奋表药同用能祛外风，与养阴清热药同用更能息内风也。谓主痈疽久败疮者，以其补益之力能生肌肉，其溃脓自排出也。表虚自汗者，可用之以固外表；气虚小便不利而肿胀者，可用之以利小便；妇女气虚下陷而崩带者，可用之以固崩带。为其补气之功最优，故推为补药之长，而名之曰芪也。又曰：黄芪能补肝虚，因肝气温而性喜条达。黄芪之性温而上升，以之补肝，原有同气相求之妙用。愚自临证以来，凡遇肝气虚弱不能条达，用一切补肝之药皆不效，重用黄芪为主，而少佐以理气之品服之，覆杯即见效验。彼谓肝虚无补法者，原非见道之言也。

谭次仲曰：观《神农本草》黄芪主治大风，《金匮要略·血痹》篇黄芪五物汤主治外证身体不仁，如风痹状。中医之言风，即脑字之代词而已。至身体不仁，即脑神经之知觉异常或脱失，如风痹状者，则运动神经之麻痹是也。此实开后人以黄芪治瘫痪之成法。《千金翼方》中风篇之大八风汤，主治毒风顽痹，手足不遂，身体偏枯，半身不遂，不仁。又三黄汤主治中风，手足拘挛，百节疼痛。又黄芪酒主治偏枯，黄芪汤主八风十二痹，皆以黄芪治瘫痪之明证。夫瘫痪之来由于风，风与脑则异名同实。黄芪能治中风后之瘫痪，则黄芪为中医神经系疾患之要药，而有强脑之作用也，明甚。陈修园所著《医学从众录》、《实在易》等书，对风痹、痿证治门及鹤膝风一症，皆主治之以黄芪，实本于此。夫风痹、痿及鹤膝等症，为一种神经系之疾患无疑也。余经验，黄芪于中枢神经无兴奋性，于神经系疾患之瘫痪、麻木、消削等有效。虽中枢性者亦可用，但不如末梢性者之有良效。而末梢性之属于神经麻痹者，其效力比神经类为尤著。且大症必须从数钱加至数两为一日量，持久服之，其效乃显。然亦非无急速奏效者，余屡用于脑力衰弱、精神短少之慢性贫血症及神经衰弱症，尤有殊绩。以是知其为中医补脑之要药也。

章次公曰：年来论药，极遵守东洞翁于仲景方剂中考征药效之方法。仲景所不言者，决不敢附和后世之说也。东洞翁既力辟黄芪补虚之说，余亦从而辟之。黄芪补虚之说佥谓甚确，再试之于临诊实验，实亦不误。于此乃知东洞翁力辟黄芪补虚之说，未免矫枉过正。然则黄芪补虚益气之说果确耶？则又非是黄芪之补力仅限于皮肤肌肉，而不及于内脏。换言之，即皮肤肌肉组织上营养缺乏，此药可以治之。余作此说，实据此药对痈疽、败疮、排脓、生肌有特效之故。汤本所说亦可为吾说之佐证。或曰，黄芪既非补中，何以仲景于虚劳里急诸不足有黄芪建中汤？日本浅田氏释此方云：此方主小建中汤之中气不足，腹里拘急，而带诸虚不足者，故加黄芪也，仲景用黄芪，大抵为固表、止汗、祛水可知。此方以外体不足为目的，虽用于虚劳证，腹水贴背，无热而咳者，然或微热，或汗出，或无汗者，俱可用。如浅田氏所说，则仲景小建中汤加黄芪，专为固表而设，其义亦显然也。黄芪之功用，吾人根据仲景所用方剂探索之，原为水气病之效药。肾脏炎之重要见证为小便不利、腹胀、水肿，即中医水肿之一种。胡适之服黄芪而愈肾脏炎，亦理之可解者也。黄芪前人谓能止汗，吾人须知，黄芪之止汗是阳虚虚劳之自汗，而非阴虚骨蒸之盗汗。盗汗倘属于虚劳，芪亦可用。骨蒸之盗汗而用黄芪，虽不杀人，亦不中病。骨蒸即西医籍之肺结核，骨蒸所以有盗汗现象，在东西各国，西医籍言人人殊，迄无定说，但治骨蒸盗汗之方剂，凡药具扩张血管、亢进血压之力者，在所当忌。黄芪前人谓能补气，所谓气，大都含有兴奋刺激之意义，故骨蒸患者服之无效。虚劳当温补，骨蒸当清滋。吾曹果能了然此中真理，或不致以黄芪误治骨蒸耳。

用量 小量一钱至三钱，大量一两至三四两。

禁忌 阴虚身热者勿用。表实有热、积滞痞满者忌。上焦热甚、下焦虚寒及病人多怒、肝气不和，并痘疮血分热甚者均忌。丹溪曰：本品功专补气，肥白多汗者多宜。若面黑形实而瘦者，误投之令人胸满，用三拗汤泻之可解。华实孚曰：在脑出血时决不可用，然医者不知也。章次公曰：此恐人在脑出血时，误用补阳还五汤也。

畏反 恶龟板、白鲜皮，畏防风。

组合 黄芪、人参——陈嘉谟曰：人参补中，黄芪实表。凡内伤脾胃，发热恶寒，吐泻怠卧，胀满痞塞，神短脉微者，当以人参为君，黄芪为臣。若表虚自汗，亡阳溃疡，痘疹，阴疮者，以黄芪为君，人参为臣，不可执一也。张璐曰：黄芪同人参则益气。黄宫绣曰：黄芪与人参比较，则参性味甘平，阳中兼阴，芪则性味甘温，绝少阴气。盖参宜于中虚而泄泻，痞满可除，芪宜于表虚而自汗亡阳，溃疡可治。且参宜于水亏而气不得宣发，芪宜于火衰而气不得上达，又之为异耳。周志林曰：黄芪用蜜炒，能温中，主健脾，故内伤气虚少用以佐人参，使补中益气，治脾虚泄泻、疟痢日久、吐衄肠红、诸久失血后及痘疮惨白。主补肺，故表疏卫虚多用以君人参，使敛汗固表，治自汗、盗汗、诸毒溃后、收口生肌及痘疮贯脓、痈疽久不愈者。从骨托毒而出，必须盐炒。

黄芪、防风——李杲曰：防风畏黄芪，黄芪得防风，其功愈大，乃相畏而相使也。寇宗奭曰：防风、黄芪，世多相须而用。唐许胤宗初仕陈为新蔡王外兵参军时，柳太后病风，不能言，脉沉而口噤。胤宗曰：既不能下药，宜汤气蒸之，药入腠理，周时可瘥。乃造黄芪防风汤数斛，置于床下，蒸气烟雾，其夕便得语也。

黄芪、甘草——宋陈自明《外科精要》治渴，补虚，男子妇人诸虚不足，烦悸焦渴，面色萎黄，不能饮食或先渴而后发疮疖，或先痈疽而后发渴，并宜常服此药，平补气血，安和脏腑，终身可免痈疽之疾。用绵黄芪箭杆者去芦，六两，一半生焙，一半以盐水润湿，饭上蒸三次，焙锉，粉甘草一两，一半生用，一半炙黄为末，每服二钱，白汤点服，早晨、日午各一服，亦可煎服，名黄芪六一散。又陈士良《圣惠方》治发背脑疽，托里止渴，用黄芪六两，甘草一两，锉细，水煎温服无时，大效。又席延宾方，治咳嗽脓血，咽干，乃虚中有热，不可服凉药，以好黄芪四两，甘草一两，为末，每服二钱，点汤服。

黄芪、知母——张锡纯曰：黄芪、知母合用，具阳升阴应之妙。盖人禀天地之气化以生，人身之气化即天地之气化。天地将雨之时，必阳气上升，而后阴云四合，大雨随之。黄芪温升补气，乃将雨时上升之阳气也。知母寒润滋阴，乃将雨时四合之阴云也。二药并用，大具阳升阴应、云兴雨施之妙。膏泽优渥，烦热自退，此不治之治也。虚劳者多损肾，黄芪能大补肺气，以益肾水之上源，使气旺自能生水。而知母又能大滋肺中津液，俾阴阳不致偏胜，而生水之功益普也。

黄芪、麻黄——二药并用，治痘疮，能托毒外出，殊有奇效。

黄芪、白芷——二药并用，能托疥疮之毒外出，有殊功。

黄芪、陈皮——黄芪以陈皮佐之，能补气而无胀满之患。若服黄芪作胀者，用陈皮解之立愈。

黄芪、川芎——胎动不安，腹痛下黄汁，黄芪、川芎各一两，糯米一合，水一升，煎半升，分服，见陈自明《妇人良方》。

黄芪、茯苓——黄芪盐炒半两，茯苓一两，为末，每服一钱，白汤下，治气虚白浊。

黄芪、人参、甘草——李杲曰：三味为除躁热、肌热之圣药。脾胃一虚，肺气先绝，必用黄芪温分肉，益皮毛，实腠理，不令汗出，以益元气而补三焦。

黄芪、柴胡、升麻——黄芪合以少量柴胡、升麻，大能升举中气下陷。李东垣益气汤中用之。近人张锡纯升陷汤中亦效法用之。

黄芪、花粉、甘草——张锡纯曰：三味并用（黄芪、甘草均须用生者），疮疡已溃者，能生肌排脓。即溃烂至深，旁串他处，不能敷药者，亦可自能主长肌肉，徐徐将脓排出。

黄芪、防风、芍药——三药并用，能实表止汗。

黄芪、防风、白术——名玉屏风散，固表之圣方。黄芪得防风而功益大，取其相畏而相使也。

【锄云按】日华子谓："黄芪止崩带者，气盛则无下陷之忧也。"汪昂本其说，亦谓："治带浊崩淋，取其补中升气，则肾受荫而带浊崩淋自宜。有上病而下取，有下病而上取，补彼经而益及其他经者。此类是也。"吴克潜曰：黄芪长于补气，故凡由气虚而致之症，用黄芪治之，收效甚宏。日华所言治月候不匀，要亦由气虚而致，血衰之证，方可用之。至于表证、火证，若投以黄芪之补，究属不甚相宜。故治热毒、赤目诸字，颇有可议之处。"此诸家对于黄芪用法之标准颇有界说，使用之者得所遵循。第细绎黄芪之药理作用，不唯不生血补血，且不入血分，于血压高之症亦不发生影响，故王清任所制之补阳还五汤治中风证（即脑充血、脑溢血症），用黄芪至四两之多，而不妨碍血压之高。盖已审知其有升气不升血之特长，而利用之。

袁淑范用黄芪、越几斯作动物试验，颇现著明之血压降下，是其实证也。缘黄芪为兴奋性强壮药，能整理物质代谢之同化作用、异化作用之失调，促进病的组织之破坏、健康组织之再生，虽非单纯变质药，当属于强壮药中之具有变质功能者。观《本经》主痈疽，久败疮，排脓，止痛，大风，癞疾，五痔鼠瘘，是促进病的组织之破坏、健康组织之再生也。《金匮》黄芪桂枝五物汤治血痹，以黄芪为君，是取黄芪祛除皮下组织之水毒，恢复皮下之营养，可证明其为强壮药物，而具变质之功能者也。其治中风（脑溢血等）症之药理亦如是。缘脑新出血之灶，状如糜粥而色红，

此由破裂之脑实质及溢出之血液混合而成。经时稍久，血液凝固，则赤血球崩坏，血色素分解，遂被脑组织所吸收，仅留透明而黏腻之浆液。中风证用黄芪，宜掌握时间。若在新出血之顷，黄芪虽不升血而升气，亦可助长血溢，唯在其脑组织恢复时期，则其功效当能除陈布新，使中风证早日告愈。黄芪适用于慢性病、表虚停水症，一切急性传染病则不适用之。观仲景《伤寒论》一百一十三方，虽三阴虚证，亦不采用，其理宜力加详审。唯余虽创获此例，究未能明言其故。岂黄芪必须久服、续服、多服，方能有效，非如附子、干姜，药甫下咽，其效立显耶？抑因急性病生理无实质变化，而有所不合耶？吾人生千载之下，不能起仲师而质之，以平庸之知识测高深之医理，未必遽合轨度，是以余未敢自信，极有待于今后学者之研究也。唯椎轮为大辂之始，发生疑问而启其端绪，要为研究学问者所应有事。因为现在谓中医一切学术，应视为是出发点，不是终点。如果不承认这些，就是一种玄想，永远达不到科学化的目的。吾人应本着科学的精神，大力地向前迈进和发展，国医前途庶几可光大。

又，黄芪用大量（四两至半斤）治臂部、腿部及腰背间生有结核，或大如盂盎，或小如胡桃，年久皮色不变，不痛不痒，伍以归尾、赤芍、桃仁、红花、乳香、没药等品，服三五剂后立消，足证明黄芪对于慢性组织之变化有殊效也。

桂

别名 梫（李时珍曰：按范成大《桂海志》云，凡木叶心皆一纵理，犹桂有两道，如圭形，故字从圭。陆佃《埤雅》云：桂犹圭也，宣导百药，为之先聘，通使如轨圭之使也。《尔雅》谓之梫者，能侵害他木也。《吕氏春秋》云：桂树之下无杂木。章太炎曰：《说文》桂百药之长。大论桂枝、麻黄二汤及五苓散，悉以此味为主。《笔谈》杨文公《谈苑》记江南后主患清暑，阁前草生，徐锴令以桂屑布砖缝中，宿草尽死。谓《吕氏春秋》云：桂树之下无杂木，盖桂枝味辛螫故也。然桂之杀草木自是其性，不为辛螫也。《雷公炮制药》论云：以桂为丁，以钉木中，其木即死，一丁至微，未必能制大木，自其性相制耳）。

产地 产自中国南部，如广东、广西，以及越南等处，欧洲以锡兰岛之西南海岸桂树园所出者为佳。陈仁山《药物生产辨》云：桂枝产广东肇庆、六属罗定等处，泗纶出者为最幼。世界产额，以我国之广西、西川及东印度、越南诸地为最多。

种类 乔木类，《本经》上品，常绿乔木，为樟科之一种。

形态 桂自为林，旁无杂树，干高二三丈，作灰色外皮，面多易衅裂，所谓桂皮是也。其皮香味甚烈，嫩枝作受压状，具有四棱。其茎柄与花穗之分枝，色均灰白或带黄，覆以软毛，叶如皮革，作长卵圆形，有尖端，多条互生，至枝端则对生。长八仙米至十八仙米，广二仙米至六仙米，叶皆有柄，长八密米，生有脉纹三条。面色绿，有光泽，其网络俱凹陷，背带褐绿色，有极短之软毛，香气亦甚。花穗直立如轴，其末端之花穗约有花三朵，花苞颇小，仅四密米，色带黄白，覆以绢毛。其底部形如圆板，为卵圆形之片。雄蕊附着于花苞之喉口，其数不定，多作三四螺旋线，在内者为有生殖性之粉囊。粉囊分四房，叠积为两层。其生殖性雄蕊具有两梗，雌蕊较细，柱头亦如圆板。果瓣在截片底部之边缘，有弯裂六条，实为浆果。被以薄皮，照最近考验所得，谓桂枝外面现红褐色之薄皮，阔五分许，质坚作螺旋形，或两边向内卷缩，甚至卷转如管，表面稍粗，有白色纵纹，皆隐隐隆起，里面现褐色，亦不平滑，破折之处几尽平坦，不作纤维状。味芳香异常，辛味峻烈。桂皮去外面粗皮者，名肉桂；去内外皮者，名桂心。结子名桂丁。年老生蕈名桂耳。

品考 李时珍曰：桂有数种，以今参访，牡桂，叶长如枇杷叶，坚硬有毛及锯齿。其花白色，其皮多脂。菌桂，叶如柿叶而尖狭光净，有三纵文而无锯齿，其色有黄、有白，其皮薄而卷。今商人所货，皆此二桂。吉益东洞曰：气味辛辣者，为上品也。李杲以气味厚薄分桂枝、肉桂，遂构上行、下行之说，是臆测也，不可从矣。《古方药品考》曰：桂枝，外国产者佳，大抵色紫黑、味辛甘发香者为佳品。

性味 呈弱酸性反应，味芳香异常，辛味峻烈。

效能 《神农本草经》：牡桂，主上气咳逆，结气喉痹，吐吸，利关节，补中益气，久服通神，轻身不老。《名医别录》：心痛、胁风、胁痛，温筋通脉，止烦出汗。《神农本草经》：菌桂主百病，养精神，和颜色，为诸药先聘通使，久服轻身不老，面生光华，媚好常如童子。《名医别录》：桂利肝肺气，心腹寒热冷疾，霍乱，转筋，头痛，腰痛，出汗，止烦，止唾，咳嗽，鼻齆，堕胎，温中，坚筋骨，通血脉，理疏不足，宣导百药，无所畏。甄权：去冷风疼痛。元素：补下焦不足，治沉寒痼冷之病，渗泄止渴，去营卫中风寒。表虚自汗，春夏为禁药，秋冬下部腹痛，非此不能止。好古：补命门不足，能益火消阴。成无己：泄奔豚，散下焦畜血，利肺气。震亨：横行手背，治痛风。时珍曰：《医余录》云，有人患赤眼肿

痛，脾虚不能饮食，肝脉盛，脾脉弱。用凉药治肝，则脾愈虚，用暖药治脾，则肝愈盛，但于温平药倍加肉桂，杀肝而益脾，一治两得之（桂温脾虚而化肝风，故云两得）。《传》曰：木得桂而枯是也。此皆与《别录》桂利肝肺气，牡桂治胁痛胁风之义相符。人所不知者，今为拈出。又肉桂辛散，能通子宫而破血，故《别录》言其堕胎。庞安时乃云：炒过则不损胎也。

邹澍曰：仲景攻瘀之方，不皆用桂枝。浅言之，则云瘀因寒阻则用，因热阻则不用。殊不知，有不然者。观《伤寒》攻瘀仅三方，除抵当汤、抵当丸品味相同外，其一则桃仁承气汤也。桃仁承气汤证，谆谆以表证未罢，为不可用抵当汤，反有表证仍在之文，则可知因寒而用为不然矣。夫抵当汤丸似峻而实不峻，桃仁承气似不峻而实峻，何者？水蛭、虻虫究为血肉之品，较之芒硝、桂枝反有去邪不伤正之能。故《金匮要略》诸方，凡瘀血之涉于虚者，皆不用桂枝，如大黄䗪虫丸、下瘀血汤可验也。其桂枝茯苓丸之有癥，温经汤之因瘀生热，皆非虚证，盖唯有瘀，故能成形且生火也。桃仁承气证云：血自下，下者愈。桂枝茯苓丸证云：妊娠血不止者，癥不去也。土瓜根散证云：少腹满痛，经一月再见。以此知非特血盛乃能结，唯其血盛，乃能既结而仍行，此桂枝专破血，虽行而结自若者也。又曰：或问酒客不喜甘，故不可与桂枝汤，得汤则呕，则呕吐者不可用桂枝汤矣。又凡服桂枝汤吐者，其后必吐脓血也。又呕家不可用建中汤，乃五苓散证、乌梅丸证、桂枝芍药知母汤证、茯苓泽泻汤证皆有呕吐，皆用桂枝，何故？夫用药当审病之大端，大端当用，则不得顾小小禁忌，犹之大端不当用，不得以小小利益遂用之也。大端不当用，如桂枝去桂加茯苓白术汤证、桂苓五味甘草去桂加干姜细辛汤证，不以桂枝和营下气之能，牵掣宣饮专一之力是也。大端当用，如桂枝汤证、桂枝芍药知母汤证，不当因其鼻鸣、干呕、温温欲吐，而忘其和营、通经之大力是也。若夫位居佐使，则自有主持是方者，为其弃其瑕而用其长，此乌梅丸所以用桂枝也。五苓散证、茯苓泽泻汤证亦然。二方淡渗多而甘缓少，又岂能使吐脓血哉。具《金匮要略》呕吐篇，已发凡起例于前矣，曰先呕却渴，此为欲解，先渴却呕者，为水停心下。呕家本渴，若有支饮，则得温药反不渴，于此见药随时用，虽不可犯其所忌，亦不可守禁忌而失事机，又不可不明君臣佐使间有去短从长之妙矣。原南阳丛桂亭《医事小言》曰：夫达表、载毒、温散，桂枝为上，非桂枝无以达四肢而解肌。或谓桂枝为温补药，主四逆冷，则不读古书之误也（如仲景《伤寒》《金匮》，思邈《千金方》等)。

沈金鳌曰：《东医宝鉴》详列桂心、肉桂、桂枝之下，复有柳桂一条。其注云：枝者，枝条，非身干也。盖取其桂上皮，取其轻薄而能发散，正合《内经》辛甘发散为阳之义。又云：柳者，乃桂之嫩小枝条极细薄者。据此则桂枝、柳桂又是一物，而有大小之异。盖桂枝者，是桂树之枝，别乎身干之最大、最厚而言，不必尽小柳枝。柳枝乃枝条上纷出之细枝，曰柳者，言如柳条之细也。但今时所用桂枝皆是柳桂，何？则所云桂枝，不过较身干上之肉桂为嫩、为薄，不尽是细条。今所用桂枝皆极细条，是柳桂也。且古人于桂枝又有薄桂之名，今并以此伪充肉桂矣。其得伪充肉桂者，以所用桂枝皆是柳桂，人但泥枝之一字，只指柳桂为桂枝，不复知桂枝虽嫩薄，不尽细小，并不知桂枝之外，更有柳桂之名。故市肆得以混之，而人亦不觉也。不知肉桂补，桂枝散，欲补而以散剂用之，未有不为害者。因愈咎肉桂之不可用，竟不知属市人之罪，可慨也已。《宝鉴》又曰：筒桂厚者，宜入治脏及下焦药；轻薄者，宜入治头目；发散药如柳桂、嫩小枝，宜入治上焦药。则其言厚者，固统肉桂、桂心在内；言轻薄者，乃专指桂枝；言嫩小者，则柳桂也。徐大椿曰：寒气之郁结不舒者，唯辛温可以散之。桂性温，补阳，而香气最烈，则不专于补，而又能驱逐阴邪。凡阴气所结，能与药相拒，非此不能入也。又人身有气中之阳，有血中之阳，气中之阳走而不守，血中之阳守而不走。凡药之气胜者，往往补气中之阳，质胜者，往往补血中之阳。如附子暖血，肉桂暖气，一定之理也。然气之阳盛则能动血，血之阳胜则能益气，又相因之理也。桂，气分药也，而其验则见于血，其义不晓然乎！

张璐曰：肉桂辛热下行，入足太阴、少阴，通阴跻督脉，气味俱厚，益火消阴，大补阳气，下焦火不足者宜之。其性下行，导火之源，所谓肾苦燥，急食辛以润之，利肝肾，止腰腹寒痛，冷痰，霍乱，转筋，坚筋骨，通血脉。

东洞曰：桂枝主治冲逆也，旁治奔豚、头痛、发热、恶风、汗出、身痛。汤本氏曰：桂枝有防腐、刺激皮肤、镇静、镇痉、健胃驱风、通经祛痰、利尿诸作用。但临床上以皮肤松粗而弛缓，且易自汗者之体质与上冲症为主目的，上记诸说为副目的。融和、温壮神经，活泼、健运精气，收回脉管之纵缓，用于一切虚罢之症，能挽回精力，为壮神之要药。患者有虚惫之神经热，腐败性之热病，尤兼胃肠诸症者，有效。热病之患者虚脱而兼呕吐者，用桂为泡剂良。有健胃及驱风之良效，故胃肠虚弱而恶心呕吐，或发下利，或兼风气痞滞诸症，荏苒而不治者，多效。发泄表发之蒸气，利小便，治精力虚损之留饮、停水，难以运输之水肿。治妇人因良血液匮乏不足，不能盈满于子宫动脉，发为经闭（此症多为萎黄病之经闭），或由子宫动脉弛虚缓弱，发为月经过多。驱逐下利或淋疾、白带下之病毒后荏苒不治者，于对症之散剂丸药中用桂末加入，尤良。《和兰药镜》：桂皮内含挥发油，至肠能亢进其机能，盛其濡动、运动，是含有挥发油之药物，可用为驱风药也。若用大量，则发腹痛、吐泻且充血，及于腹膜及其接近部之脏器，是以此种药物有时用为通经药，有时则为子宫出血、流产等之原因也。

冯瑞生曰：肉桂之成分内有一种肉桂酸，发明于瑞士康佛生氏，证明此种肉桂酸确有减退肺痨病骨蒸潮热之功效甚大。查肺病之潮热起源，本因人体内肺结核菌之影响所致，欲使肺病热度平复如故，又非抵抗此毒质归于消灭不可，再肉桂酸与安息香酸配合，能使结核菌或其他病原菌（如链锁状球菌、葡萄状球菌等）之毒性完全减弱，且服此品后，并可使浓厚之痰化为稀液，足证肉桂酸之功效，对于肺痨病之骨蒸潮热，实为近世新药中最好之良药也。

恽铁樵曰：凡肾腺有病，其面必黑。凡由花柳病而得之淋浊，其面必黑。诸生殖腺中毒故也。肾脏虚寒者，面部亦黑。此因药效而知之。得猺桂面黑即退。猺桂能温肾故也。何以知猺桂能温肾？此不但因祖方金匮肾气丸之有桂与《本经》、《别录》之言，凡肾脏虚寒，排泄失职者，得桂则溲利，患遗精病者，猺桂为禁药误用则病发，是其证也。

陆渊雷先生曰：东国吉益氏之学派，以桂枝、桂心为一物，故有误桂枝一物为补剂，而不敢用者，中土风气则以桂枝为大热药，亦畏惧不敢用。其见解虽不同，其失则一也。愚尝历试荆、防、羌、独、苏叶、薄荷等药，皆远不如桂枝之效速而稳，豆卷、豆豉更无论矣。又曰：金元以后的医家，说病理则五行运气，说药效则气味厚薄，其实是一派空谈臆测，千百言中难得一两句有实理的，偏生这一派学说深入人心，牢不可破，这确是中医学日趋退化的大原因。关于桂枝、肉桂，李东垣说过一番话的，他说："气之薄者桂枝也，气之厚者桂肉也（即肉桂）。气薄则发泄，桂枝上行而发表，气厚则发热，桂肉下行而补肾，此天地亲上亲下之道也。"不知桂枝的有效成分也，是皮在树上未剥割时，本与肉桂接连一片，没有什么气薄气厚的分别。不过桂枝带着许多无气味的白肉，一样用这么些分量时，觉得桂枝味薄，肉桂味厚罢了。假使用大量的桂枝，它的气味也会厚，用微量的肉桂，气味也会薄。据他说，桂枝上行。那么厉害的上冲症，用了上行的桂枝，怎的反平降下来呢？这样看来，桂枝上行简直是无稽之谈。桂枝与肉桂一样治上冲，不过桂枝宜用大量，肉桂宜用小量。大小之比，总须四五倍以上才行。

章巨膺曰：桂枝辛温，含挥发油，有刺激性神经弛缓，汗孔开张，故自汗、脉缓、形寒用刺激性之桂枝，俾神经兴奋则汗自敛。用于表剂中，必以恶风、自汗、脉缓为主证。其必要条件，须舌质白润者。合此舌色证候，用桂枝效如桴鼓。若舌色燥红者，绝对禁忌，故前人有桂枝下咽阳盛则亡云云。近人畏麻、桂不敢用，滥以豆豉、豆卷为表剂，皆不识何为阳盛。若以舌辨之，有分际矣。又无汗不得用桂枝，有汗不得用麻黄。石顽以为麻黄汤、葛根汤中皆有桂枝，可知无汗忌桂枝汤，非忌桂枝，忌桂枝之有芍药也，其说中，理尚未达仲圣之旨。无汗者竟不得用桂枝。或谓麻黄汤之所以有桂枝，协麻黄以发汗，非也。须知仲圣用麻黄以发汗，恐汗孔过于开张，有发汗后遂漏不止之患，故用桂枝所以监制也。至于内伤杂病之用桂枝，皆取其温中、补中之义。盖桂枝有强心作用，能使血液运行兴奋，东人以为是芳香健胃药，《本经》以之主百病，养精神，可知桂枝非悍药。食木实或瓜类中毒及闭口，蜀椒中毒，俱用肉桂煎汁饮之。

章次公曰：自有清中叶苏派学说盛行以后，桂枝之价值遂无人能解。病属外感，既不敢用之解肌，病属内伤，更不敢用之以补中，不免有弃材之叹。余遇有麻黄汤证，惧病者疑麻黄之猛悍，辄以荆、防代麻黄，而以桂枝佐之，亦效。盖桂枝本质原无发汗之能力，以其辛香窜散故，可助发汗药之作汗。苏派医生所以不敢用桂枝，其理由之可得而言者，不外南方无真伤寒，仲景之麻、桂仅可施于北方人，非江南体质柔弱者所能胜。故若辈一遇热病，无论伤寒、温病，一例以大豆卷、连翘、桑、菊应付之，于此而欲中医之不式微，难言之矣。近世药工剖切桂枝，必先以水浸三五日，是桂枝芳香之性已受损失。苏派医生之较高明者，知桂枝治寒饮，然量仅二三分，宁不可笑。自后世有血家不宜桂枝之说，内伤病乃视桂枝如蛇蝎。其实桂枝辛温，能使血液流行亢进，不宜于血证之属实热者，固也。至若虚劳、羸弱，法当宗《素问》“劳者温之”之义，则桂枝正不妨与地黄、黄芪同用，考之仲景之桂枝龙骨牡蛎汤、小建中汤、黄芪建中汤，《千金方》之炙甘草汤，其所治均属虚劳不足、亡血失精者，古人又何尝摒弃之而不用！血家忌桂枝，此非桂枝之不良，乃后人用桂枝不得其法之过也。日本东洞翁征桂枝谓仅能治咳逆上气，其次身体疼痛。编者以为不足尽其所长。吾人对于桂枝之信仰当以邹澍之说为准（按：此指润安谓桂枝辛以散结，甘可补虚，故能调和腠理，下气散逆，止痛除烦，此其用也。盖其用之道有六：曰和营，曰通阳，曰利水，曰下气，曰行瘀，曰补中）。近世于寒湿痛风症，每以桂枝为引经药，与桑枝同其意，盖取以枝入肢之义。

用量 每次二分至二三钱。

禁忌 用桂大忌于阴虚。暑热、温病及一切内热、伏热、阳厥、脱阴、液少、口干、肾出血者，慎勿服之。又桂能堕胎，炒过则无伤。

畏反 忌生葱、石脂及火炙。

组合 官桂、丁香——合治痘疮回塌，能温托化脓。

肉桂、铁屑——用肉桂合铁屑或生铁锈，治萎黄病，妇女病之虚弱诸症，或妇人由抑郁忧闷、困苦穷迫等神思之劳伤，而变为虚损之诸病，或诸失血之虚弱症，于桂中加入铁剂之收敛药为散剂，多有效。

官桂、当归——朱丹溪曰：凡肾虚而寒，气逆而胀，胸腹走痛，中脘痞满，两眼多泪，此寒泣血也，须用官桂、当归以温其血。盖寒伤营，官桂、当归温血之上药。古人所以致意于寒泣血者以此，然必审脉精而问病审方，可用之。若血热轻用，为害匪浅。

桂心、狗胆——《圣惠方》：产后恶血冲心，气闷欲绝，桂心为末，狗胆汁丸，芡子大，每热酒服一丸。

桂枝、茯苓——尤在泾曰：桂枝得茯苓，则不发表而反行水。

桂枝、附子——徐大椿曰：桂枝、附子同服则能止汗回阳。

桂枝、术——桂能降，术亦能降，粗论之似可相通，特桂之降能使在下之水气化，术止能使在中之水气化，故五苓散之水上下兼阻，不得不桂、术并行。如服桂枝汤，或下之，桂枝证仍在，无汗，心下满，微痛，小便不利者，用桂枝汤去桂，加茯苓、白术。可见在上之水气不化而用桂枝，则反嫌其性延，旁行不能速下，用白术、茯苓则径情直行，挟去其病而后已。明乎以术易桂，则以桂易术可了然矣。

桂枝、芍药——陆渊雷先生曰：桂枝汤中之主药，易知为桂枝、芍药二味。大论中太阳正方无不用桂枝，而不必皆用芍药，是知桂枝为发表解肌所必需。解表即为祛毒，则桂枝能洗涤血液，排除病毒于肌表，从可知也。顾芍药无发表之效，其配伍桂枝，而为桂枝汤之主药，果何所取耶？或谓芍药味酸、性敛（芍药有赤白二种，而仲景书混称不别，今于攻泄方中用赤芍，于补益方中用白芍，此则后世分析之进步，吾侪不可以泥古者也），中风自汗之证用以敛汗。然葛根汤证无汗，何以亦需芍药？且古今治自汗、盗汗之方，无专任芍药者，知芍药非为敛汗矣。《神农本草经》云：芍药除血痹。《名医别录》云：通顺血脉，散恶血，逐贼血，则其效能专见于血脉。邹氏《本经疏证》云：能破阴凝，布阳和，阴气结则阳不能入阴，结破则阳气布焉，是布阳和之功，又因破阴凝而成也。又云：能破能收，而不知其收，实破而不泄之功也。盖若干种病毒，与血液中某种物质相得而互结，徒恃发表不能拔除，必借芍药破其结，然后桂枝得成其发表之功尔。临床实验，凡麻黄汤、大青龙汤诸证，不需芍药者，虽似热高病重，往往一汗径愈；凡桂枝汤、葛根汤、小青龙汤诸证，方用芍药者，虽似热浅病轻，往往缠绵不能速起。此无他，病毒结与不结之异耳。故发表剂中之芍药，所以使病毒与血液相浮离。血为阴，故曰破阴凝，病毒游离，则得桂枝而祛出肌表。桂属阳，故曰布阳和。芍药虽然游离病毒，而不能排之外出，故曰破而不泄。此邹氏深思研索所得，其言虽含混，其理则至足述也。

肉桂、姜黄、郁金——肉桂得姜黄、郁金，治怒气伤肝胁痛。

肉桂、当归、牛膝——肉桂得当归、牛膝，治冬月难产，交骨不开。

肉桂、朴硝、当归——肉桂得朴硝、当归，下死胎。

肉桂、吴萸、干姜、附子——肉桂得吴萸、干姜、附子，治元气、中气腹痛不可忍，虚极加人参。

肉桂、人参、炮姜、附子——《皇汉医学》：同人参、炮姜、附子治初期痢疾（按：此宜审慎，非虚寒证用之，必偾事）。王好古曰：《别录》言有小毒，与芩、连为使，小毒何施。与乌、附为使，热性全取。与巴豆、硇砂、干漆、穿山甲、水蛭等同用，则化为大毒。与人参、麦冬、甘草同用，则调中益气，便可久服。

【锄云按】病有剧微，药有重轻。以轻药救剧病，如以剃刀斫乔木，刃立伤而木无损。以重药扶微疾，如以萧斧伐朝菌，具甫施而菌已碎。故凡术无当于理，则难成乎技，拙选乎器，则莫适其用，艺之为道岂易哉！仲景医圣也，观其临床执匕，苟审证的确，则捉住现在，对症下药，不使放过机会，故合拍中节，轻重咸宜。在其选药制剂时，无所谓峻烈也、清淡也，只期于直捣病窟，驱逐病毒，不伤生理而已矣。故太阳病汗漏不止，则用桂枝加附子汤；中风表解里未和，引胁下痛，则主十枣汤。后人睹此，或谓病轻药重，或谓古今人体殊，或谓错简误编，不特不敢尝试，直废而不学。即有卤莽之人偶一试用，亦多致偾事，非方药峻烈之咎也，乃主方者识见不足，艺术不熟。故代大匠斫，罔有不伤其指者也。呜呼！轻重之药，于是乎判分于后人矣。夫麻、桂、硝、黄，乃仲景随手拈用之药也。自有清叶王派出，遂视为峻烈之品。顾恶风、自汗、午前发热之太阳病，温热家与西送遍投清凉与历试退热药针而不愈者，一啜枝桂汤立即起愈，临床之际，曾数数验矣。温病日久，弛张热缠绵不退，温热家与西医遍投清凉与历试退热药针而不愈者，一啜清补育阴，稍加桂心（桂心三四分，为末冲服）引火归原，即热退身凉，临床之际，亦数数验矣。时珍谓：桂枝能透达营卫，因肌解而风邪以去，肉桂下行导火之源，之颐亦谓肉桂治火不归原，而外焰内寒者，皆实验有得之言也。

附　子

名称　其母名曰乌头（初植为乌头，像乌之头也。附乌头而生者为附子，如子附母也）。

产地　产四川绵州。杨广惠曰：绵州乃故广汉地，领县八，唯彰明出附子。彰明领乡二十，唯赤水、廉水、昌明、会昌四乡产附子，而赤水为多。每岁以上田熟耕作垄，取种于龙安、龙州、齐归、术门、青堆、小坪诸处，十一月播种，春月生苗。

形态　属毛茛科植物双兰菊之球根，茎高二三尺，作四棱叶，互生，掌状，分裂如艾，有光泽。秋日开紫碧色花，成穗，其状如帽。叶细小而黑，形如桑椹。其根附生于正根之旁，八月成熟。

品考　《本草纲目》毒草类。《神农本草经》下品。杨广惠谓其品凡七，本同而末异。初种之小者为乌头，附乌而旁生者为附子，又左右附而偶生者为鬲子，附而长者为天雄，附而尖者为天锥，附子上出者为侧子，附而散生者为漏篮子。皆脉络联贯，如子附母，而附子以贵，故专附名也。附子之形以蹲坐、正节角少者为上，有节多鼠乳者次之，形不正而伤缺风皱者为下。附子之色，以花白者为上，铁色者次之，青绿者为下。天雄、乌头、天锥皆以丰实盈握者为胜，漏篮子、侧子则国人以乞役夫，不足数也。

修治　入药熟用者，以水浸过，泡令发，拆去皮、脐，乘热切片，再炒，令内外俱黄，去火毒入药。又法，每一个用甘草二钱，盐水、姜汁、童尿各半盏同煮熟，出火毒一夜，用之则毒去也。

性味　呈弱酸性反应，微苦，辛温，有大毒。

效能　《神农本草经》：主风寒咳逆，邪气寒湿，痿躄拘挛，膝痛不能行步，破癥坚积聚，血瘕金疮。《名医别录》：腰脊风寒，脚气冷，气弱，心腹冷痛，霍乱，转筋，下利赤白，温中强阴，坚筋骨，又堕胎，为百药长。元素：温暖脾胃，除脾湿肾寒，补下焦之阴虚。李杲：除脏腑沉寒，三阳厥逆，湿淫腹痛，胃寒蛔动，治经闭，补虚，散壅。好古：督脉为病，脊强而厥。时珍：治三阴伤寒，阴毒，阴疝，中寒，中风，痰厥，气厥，柔痉，癫痫，小儿慢惊，风湿，麻痹，肿满，脚气，头风，肾厥，头痛，暴泻，脱阳，久痢脾泄，寒疟，瘴气，久病呕哕，反胃，噎膈，痈疽不敛，久漏冷疮。

虞抟曰：禀雄壮之质，有斩关夺将之气。能引补气药行十二经，以追复散失之元阳，引补血药入血分，以温养不足之真阴，引发散药开腠理，祛逐在表之风寒，引温暖药达下焦，祛逐在里之冷湿。吴绶曰：附子乃阴证要药，凡伤寒传变三阴及中寒夹阴，虽身大热而脉沉者，必用之，或厥冷腹痛，脉沉细甚，则唇青囊缩者，急须用之。

刘潜江曰：先哲谓气虚者多寒湿，温寒即所以除湿，是即消阴翳而补虚散壅者也。其补真阳也，使阳之虚而上浮者，即于极上收之，如肾厥、头痛之类；使阳之虚而下脱者，即于极下固之，如暴泻脱阳之类。又能使阳虚而筋节缓、机关弛者，即于筋节机关而强之、坚之。如腰脚冷弱之类，种种治效，总本君火，而返于所始之命门，以建殊功耳。据其大辛大热，恒虑误用以消元阴，乃虚寒下血者，何以投之固血？又虑误用以助强阳，乃阳阴化风者，何以投之散风？盖血橐于气聚，气守而血自止。风淫于阳，浮阳归而风自散，岂非命门相火原于手厥阴包络，畅于足厥阴肝乎！既主命门真火，故十二经络无不通，浮、中、沉无不至，其有开关夺将之猛者，源于龙火燔腾无前也。但属阴中之阳，如水虚而火炽者，投之祸烈，即水不足而火不生者，亦当先滋其化源，而未可倒施，漫曰使阴生于阳，是混于阳中之阴以论也。

邹澍曰：凡物之性，虽曰水流湿，火就燥，然阳只能引而上，阴只能引而下，乃附子独能使火就下者，其义何居？盖譬之热烛两条，使上下参相，直先熄下烛之火，则必有浓烟一缕，自烛心直冲而上，比抵上烛，则上烛分火随烟倏下，下烛复烧。附子味辛烈而气雄健，又偏以气为用，确与火后浓烟略无殊异，能引火下归，固其宜矣。唯恐在下膏泽已竭，火无所钟，反能引在上之火升腾飞越耳，故夫膏饶则火聚，火聚则蒸腾，变化莫不由是而出。《生气通天论》曰：阳气者，静则深藏，躁则消亡。又曰：阳气者，精则养神，柔则养筋，此生气生血、贯百骸、运四末之所由也。

曰开阖不得，寒气从之，此癥坚积聚，血瘕之所由也。气通则积散，积散则火归，火归则腐熟五谷，以之泌别清浊，以之蒸腾津液，使熏肤充身泽毛亦以之易阴霾为晴朗，转乖戾为太和，均无不以之矣。《元史》载：蒙古人治金疮垂毙者，急剖牛腹，裹其人于中辄活，假牛之热血以捍人之生气，其亦附子治金疮之遗意也欤。又曰：附子治伤寒，病气为寒折，阴长阳消者，然其机甚微，而至难见，请以数端析之，知其机得其窍，则附子之用可无滥无遗矣。曰：下之后复发汗，昼日烦躁不得眠，夜而安静，不呕，不渴，脉沉微，身无大热者，干姜附子汤主之。曰：发汗若下之，病仍不解，烦躁者，茯苓四逆汤主之。二证之机，皆在烦躁，是可知无表证，而烦躁则附子必须用也。曰：太阳病下之后，脉促，胸满者，桂枝去芍药汤主之。若微恶寒者，去芍药，方中加附子汤主之。曰：伤寒，医下之，续得下利，圊谷不止，宜四逆汤。夫不当而下其气，不为上冲，必至下陷。上冲者，仍用桂枝，以胸满恶寒，故加附子；下陷者，无不下利，但系圊谷，则宜四逆（若非圊谷，脉促胸满而喘，乃葛根芩连汤证）。则下后阴盛，不论上冲下泻，皆须用附子也。曰：太阳病发汗，遂漏不止，其人恶风，小便难，四肢微急，难以屈伸者，桂枝加附子汤主之。曰：发汗后恶寒者，芍药甘草附子汤主之。曰：太阳病发汗，汗出不解，其人仍发热，心下悸，头眩，身瞤动，振振欲擗地者，真武汤主之。夫发汗本以扶阳，非以亡阳也。故有汗出后大汗出，大烦渴不解，脉洪大者（白虎汤证）；有发汗后，不恶寒，反恶热者；已（调胃承气汤证），今者仍恶寒，恶风，则可知阳泄越，而阴随之以逆，于是审其表证之罢与不罢。未罢者，仍和其表；已罢者，转和其里；饮逆者，必通其饮，皆以附子主其剂。是可知汗后恶风、恶寒不罢者，舍附子无能为力也。过汗之咎，是以阳引阳，阳亡而阴继之以逆；误下之咎，是以阴伤阳，阳伤而阴复迫阳。阳亡者，表终未尽，故多兼用表药；阳伤者，邪尽入里，故每全用温中。此又用附子之机栝矣。其有不由误治，阴气自盛于内者，曰：伤寒表不解，心下有水气，干呕，发热，咳且饲者，小青龙去麻黄加附子汤主之；曰：少阴病始得之，反发热，脉沉者，麻黄附子细辛汤主之；曰：少阴病得之二三日，麻黄附子甘草汤微发汗，以二三日无里证，故微发汗也。是三者，阴气盛而阳自困。曰：伤寒八九日，风湿相搏，身体疼烦，不能自转侧，不呕，不渴，脉浮虚而涩者，桂枝附子汤主之；曰：若其人大便硬，小便自利者，白术附子汤主之；曰：若其人汗出短气，小便不利，恶风不欲去衣，或身微肿者，甘草附子汤主之。是三者，阴湿盛而困阳，均用附子以伸阳，用表药以布阳，不缘亡阳，其义实与亡阳为近，即《本经》所谓主风寒咳逆，邪气寒湿，痿躄拘挛，膝痛不能行步者也。总之，汗后、下后用附子证，其机在于恶寒，否则无表证而烦躁，未经汗下用附子证，其机在于脉沉微，是则其大旨矣。又曰：用附子之方极平正通达者，唯肾气丸、附子粳米汤。而肾气丸之用甚广，附子粳米汤仅一用，此义亦不可不思也。肾气丸，《金匮要略》中用者凡五处，其在中风篇则曰：脚气上入，少腹不仁。在虚劳则曰：腰痛，少腹拘急，小便不利。在饮家则曰：短气有微饮，当从小便去之。在消渴则曰：小便反多。在妇人杂病则曰：转胞不得溺。合五者而观，不言小便则言少腹，小便者，聚于少腹，转输于膀胱。《灵兰秘典论》曰：膀胱者，州都之官，津液藏焉，气化则能出矣。能化气者，非附子而谁？是肾气丸之用虽广，其因阳不足不能化阴、阴不足不能化阳则一也。至于附子粳米汤之用虽隘，然亦不可不旁通而测识之。盖腹中雷鸣，胸胁逆满，呕吐，甘草泻心汤证也；不下利则泻心证不备，多腹痛则可知其为寒；胸胁逆满，呕吐，小柴胡汤证也；无寒热则柴胡证不备，多腹中雷鸣切痛，则可知其有里证，无表证，有寒证，无热证，于是温中之法遂不能不施矣。然其温中不用理中，而用附子粳米，是又必有故。夫理中守而不走之剂也，以干姜较附子，则此动而彼静，以大枣、粳米较参、术，则此和而彼补，又以半夏之能升能降，可滑可燥主持于中，何几其不有天渊之异耶！周伯度曰：《本经》附子主风寒，咳逆邪气。后世缘此，多以为治风之药，其实经文深奥，别有在也。夫风有伤与中之分，伤者伤于营卫，中者中于经络、脏腑。中于经络、脏腑者，寒根于里而阳本虚，用麻桂又贵用附子，附子非风药，而《本经》之主风寒，盖指中风之风寒言，非指伤风之风寒言也。

东洞曰：附子主逐水也，故能治恶寒，身体四肢及骨节疼痛，或沉重，或不仁，或厥冷，而旁治腹痛，失精，下利。《证治摘要》曰：凡病用附子即愈，心气爽快者，为药证相应也。与疗外科之结毒，为动其痼毒而用之者，自有径庭，然则附子之症状如何？答曰：仲景云，无热恶寒者，又真武汤证；曰腹痛下利，附子汤证；曰口中和。由是考之，无热恶寒，大便滑或溏，口中和者，当用附子。冷秘之证用附子，而大便通快，此冬节薄衣之人，或妇人月经之时，一身冰冷，少腹痛者，多有此证，然唯百人中之一人耳。又痛风之一证，用附子非数日不效者，若大便难则宜兼用大黄剂。又久服附子有患眼疾者，宜速止附子，不然后必有以此失明者。汤本求真曰：吾人之心力，若较常态沉弱，则流入动脉系血量及速度为减，因而脉现沉、微、弱、迟等象。末梢部及体表由于血量减少，在该部之新陈代谢及发温机能随而减弱，因起恶寒或厥冷。此际静脉血及淋巴之归流亦不活动，致停滞于末梢部（下肢尤甚），而觉沉重，渗漏机能亢盛则为浮肿。又静脉血中之碳酸及其他老废物质，若刺激知觉神经则发生疼痛。此刺激强且久，则知觉麻痹。倘心力比前更为衰弱，此等之症状不仅现于末梢及体表部，遂波及于腹部，发生疼痛、麻痹、下利等症。此时若用附子，则心力旺盛，血行恢复，郁滞之水毒或为汗，或为呕吐，或为下利，或利尿，而排出于体外，诸患顿如雪消雾散矣。故附子一物乃当心力沉衰，脉象沉、微、弱、迟等将脱之候，兼发恶寒或厥冷，或知觉不全麻痹或全麻痹，或运动不全麻痹或全麻痹，或沉重疼痛，或挛急，或腹痛，或下利，或浮肿，或失精，至一二证至数证之时，而应用者也。如前述附子之证，乃因新陈代谢及发温机能减衰，而不混他证。纯粹附子剂稍重笃症，在于此症呼气寒冷，舌不生苔（舌无苔，其色恰如混合墨汁而润湿者，即附子证也），且润湿肌肤，粟起而厥冷，腹部软弱无力，而尿色清白者也。

章太炎曰：方今天灾流行，民命危于朝露，苟治之不误，无论其为中医、西医，十必可以救六七。为中医者，耻吾术之不人若固也，然观西法，强心之术用之多效，退而求之于吾之经方，有与之冥然相契者。且川东夔府，湘西辰沅一带，三伏日即以生附子、猪肉合煮饮之，以防霍乱。北方山东、直隶之民，常啖生蒜，亦无霍乱病。此皆健胃强心之热剂也。是故，四逆汤法推之四裔而皆准，考之民俗而不惑，医者何故不信经方，而信徐、王之歧说耶！四逆汤、通脉四逆汤等载在大论，人人皆知，今不必更为疏录，但愿习中医者，守之以约，勿以多歧亡羊，则民免夭札矣。以上二方并用生附子，市肆所行之淡附片，进则殊无丝毫之效也。又经方虽有定式，剂之大小亦须临时视病轻重，消息行之，唯诸药比例则不可差。以通脉四逆汤论，大附子一个，即今川附子，干者可重七八钱，干姜三两，甘草二两。以孔继函同度记所质，古一两，当今砝码二钱五分有奇，大致可以四分之一约之，则干姜七钱五分有奇，甘草五钱。分温再服，则一服得全剂之半。若随意轻重，比例错乱，亦不足以著效也。

恽铁樵曰：伤寒阴证见漏底，急用附子，从治勿疑。可用钱半至三钱，病者得附约一小时半，全身有阳和之气，膀胱气化得行，小溲奇长，胃转和，漏即止。此在生理形能亦属伸此缩彼之理，脉亦不散，可睡两小时，醒后更进一剂，乃可酣睡六小时，其后渐见舌干、恶热、面赤、谵语

（阴证必舌润、肢寒、额冷、郑声）。数日乃至廿日不更衣，漏底之阴证一变而为腑实之阳证，是皆服附子之效。审是，则知阴证服附所以引病从阴转阳。阴为脏，阳为腑，故曰：中阴溜腑。

附子肾药，常服能使颜色华好。又厥阴证阳缩者，得附子则伸。少阴证，头汗为必具症状，得附子则无，阳症状悉除，而头汗亦敛。又按：附子之效用，肾脏虚寒者，能使温化，是其效用之一；能使分泌神经兴奋，肾腺萎缩，不能分泌荷尔蒙，得附子即恢复常态，是其效用之二。此中有一不可思议之秘密，即用附子之分量。附子性能达下，少阴证之病灶，实在腰骶以下盆骨内诸脉络。附子入胃后，其发生效力即在腰骶以下盆骨之内小腹部。附子之药位如此，故为少阴证之特效药。然使用量太少，则不及其药位，而亦发生效力，如此则见甚危之热象。曾有一次治少阴证，用附子一钱，其脉疾数至不可数，热度由百零四度骤升至零五度零六，亟继进附子三钱，佐以吴茱萸八分，药后仅半点钟，脉搏转和，热降至百零一度，嗣后调理半年始愈。此实至危极险之事，当时绞尽脑汁，从各方面考虑，然后冒险继进。然谓少用有如此险象，多用则否，是又不然。尝治坏病数十次，皆经前医用多量附子，皆不可救药。有遍身痉挛，舌萎缩，口中津液奇多，脉乱而无胃气者，此种即所谓麻痹性分泌，乃附子刺激神经过当之确实证据；有溲汗、神枯、头部发润、气急者，此种是肾受大创，不能与肺协调，乃脱绝在俄顷之候（此种与细辛同用之结果）。凡内脏受大创者，其组织炎肿，内部既肿，失其控制之力，外部应之，初一步面色晦败，继一步面部及手脚浮肿，故面色败而见肿者，其病辄不易治，十之九预后不良。夫头汗出为肾病，肾病无论为寒为热，苟组织坏变，无有不肿，亦无有不头汗者。但头汗不肿，可以测知其组织尚未坏变。病之属寒、属热不得仅据头汗，当就其他见证合并考虑。既明白少阴为肾病，复明白附子之药位与其效力，则少阴烦躁用附子，其理由可以推想而得。少阴所以烦躁者，肾腺失职，缺乏内分泌故也。凡病在内者，必有见证著之于外，此时外面可见者为烦躁、舌干，而又有头汗、脉沉微、踡卧诸少阴证，则可以断定烦躁是无内分泌之故。此与阳明、太阳证完全不同。阳明、太阳证因高热熏炙而舌干，其烦躁只是少荣，并非少荷尔蒙，虽烦躁，根本未动，欲救荣枯，只须消炎，以故石膏得著神效。少阴证乃腺少荷尔蒙，并非少荣，其症结在各组织弛缓，无弹力，腺体不复能分泌，所谓阳破于外，阴溃于内。此时肠胃本无炎可消，若误用石膏，一面溲汗肢厥，一面阳越发狂，不速挽救，可以脉乱、气喘随见，而病乃不可为矣。

凡诊阴证之标准，在肌肤津润。津润者，分泌神经弛缓之特征也。此与阳证之出汗不同。阳证出汗乃蒸发而出，其肌肤必热；阴证出汗乃麻痹性分泌，肌肤则凉。阴证之肤凉与热厥不同。热厥初步指尖凉，其人王部必隐青，其面赤而亮；阴证初步面必不赤，戴阳乃赤。戴阳非初步事，且无论戴阳与否，其人王部必不隐青，而头则必汗出，其肢凉绝对不限于指尖。其简捷之方法，则为手背近腕处，其肌肤凉，阴证也。热厥指尖凉，阴证腕背面肤凉，可谓不传之秘。伤寒少阴证，附子可以挽救固然，然限于脉不乱，面部不肿，气不急，头汗未至发润之证，此四者，有其一即属难治，有其二便属不治。因附子仅能刺激分泌神经，并非附子本身能生产荷尔蒙。

陆渊雷先生曰：附子之主成分，曰阿科涅丁，其构造式虽因产地不同而微异，然皆类似其性效，为麻醉，而非兴奋。凡心脏衰弱者禁麻醉药，西医或以此疑强心之误。然临床实验，姜附之效，实优于毛地黄、樟脑诸剂。初用时虽不及西药之效速，而确然连续用之，至阳回之后，往往从此速愈，更无流弊。西药强心仅能维持数小时，过时苟不续用，往往转更衰弱。若连续使用强心剂，则虽数种药更递互用，得痊愈者甚少。由是言之，附子不因麻醉而减其强心之效，乃事实也。尝究其所以然之故，约得三端：仲景于亡阳虚脱之证，必用生附子配干姜，甚或依证更配以人参。化验单味药之性效，或与配合之复方不能齐一，一也。使用药物之经验，高度之兴奋常致麻醉，而轻度之麻醉反见兴奋，彼吗啡、酒精皆麻醉品，苟用少量不但不觉麻醉，常得不可名言之兴奋、舒适。仲景于阳虚证，心脏衰弱不甚者，则用炮熟附子，量亦不大，同一理也。至于镇痛，乃用大量炮熟附子，此则用其麻醉之性甚明，然皆不与干姜相配，二也。经化验之附子皆西洋及日本产，而国产者未经化验，国产附子中容有强心成分，三也。吾以为循此三方向作更进一步之研究，必能得附子所以强心之故。

今之生附子皆用盐渍，饱含水分，一枚约重今秤八钱至一两，大者乃至二两许，则四逆汤每服当用生附子四钱至一两，干姜钱半至三钱。时医但用淡附子、淡干姜，几经浸淡，等于药渣滓，用量又仅数分，苟遇四逆证，唯有坐以待毙耳。

附子为兴奋强壮药，能兴奋全身之细胞生活力，起机能之衰弱，救体温之低落。李氏《纲目》引虞抟云（见前）。按细胞生活力之作用，各随其所属脏器而异。附子之效若非兴奋全身之细胞生活力，岂能无所不至，如虞抟所言乎？凡兴奋之药皆具刺激作用，附子自不能独异。然西药之兴奋剂，其刺激限于局部，故功效特准确，流弊亦滋多。西医习用之强心剂，乃专于刺激心脏，使张缩加强、加速，不知病至心脏衰弱、脉微欲绝者，其津液无有不涸，细胞之原浆无有不损，是不但阳虚，其阴亦伤矣。今乃刺激心脏，使勉强兴奋，譬犹无膏之火，煽之使焰，无源之水，激之使行，虽能取效当前，不旋踵而竭熄耳。故所见注射强心剂者，结果多不良。唯附子则不然，其刺激普及于全身细胞，使各脏器平均兴奋，则津液同时滋生，原浆不致竭绝，故一度刺激之后，绝无衰竭反应。然阴虚之甚者，独任附子，危险亦甚。盖原浆虽由生活力以滋生，生活力亦借原浆以发动，此即阴阳互根之理。若原浆亏损已甚，遽用附子刺激其生活力，兴奋一起，阴津未及滋生，先有竭涸之虞。必须大剂养阴药引之以附子，或有万一之望耳。

吴克潜曰：附子功效不胜枚举，用之得当则取效甚捷，不当则为害亦速，兹述其荦荦大者凡四：一用附子以除寒湿，则著者行而积者破，凡体痛、肢痿、经闭、泄泻、身内诸痛，俱可治；二用附子以为调理，则胃弱、胃寒、翻胃、噎膈、久泻、久痢、久疟、虚怯俱可治（宜配合他药）；三用附子以治外证，则托疮、托痘、痈疽不敛俱可治；四用附子以救急，则通脉回阳，拨乱反正，阳亡、气脱俱可治。唯用附子以补火，必防涸水，盖水涸则火无所附，而势成燎原矣。故急证中，往往有阴阳俱伤者。视其阳危，则先以附子救其阳，次以地、芍、参等滋其阴。视其阴涸，则先救其阴，次救其阳。亦有真寒假热者，虽面目俱赤，烦渴欲饮，而不能多饮，脉七八至，按之则散者，必须用附子、干姜、玉桂等以救之。倘有真热假寒者，虽四肢皆冷，脉伏不见，而口气臭、便下秽者，则决不可用附子。凡此数者，皆用药毫厘千里之别也。

章次公曰：曩年负笈中医专校，恒见孟河黄体仁先生，于夏日以通脉四逆汤加吴萸、黄连，疗治吐泻交作、肢冷脉伏之霍乱，时机未失者，多具奇效。以是称黄师为黄一帖，以其能于死生顷刻之间，一药而愈也。后曹拙巢夫子，应诊同仁辅元堂，予侍诊三月，见以整个四逆汤，治愈垂毙霍乱症可五六人，但药量视黄先生重且数倍，生附子常七八钱至两许，炮姜亦五六钱，炙草最轻，为四钱。药店伙计往往不肯配发，且称拙巢夫子为野郎中，然而南市居民服野郎中之方而庆更生者，至今犹称道不止焉。

丙寅夏，霍乱盛行，吾家太炎先生于报端发表霍乱治法，亦以四逆为主，且言生附子有强心作用。予昔日视四逆汤为霍乱杀菌剂者，今乃知其不然。从附子强心上更悟及古人谓回阳之说为恢复体温，盖体温之升降与血液之流行关系至密。服附子后，心脏不致衰歇，血液循环得以如常，肢厥肤冷者，亦因之而除矣。当今之世，薛、叶学说盛行，胆小如鼠（自诩能得仲景遗意，于苏医曾加掊击之，某新中医家犹如此），用药又拘泥时令，于夏日炎蒸之际，几无人敢以生附子疗治霍乱，必待周身之水分排泄殆尽，然后求于西医之盐水针，且称西医之所长即在救急，以文其过。仲景之学，日就凌替，可胜慨哉？

真霍乱之证象，厥为吐利交作，肢冷脉伏，目眶下陷，腹不痛，而尤以排泄浑如米泔者为铁证。至若胸闷腹痛，吐泻交作，则属夏日之一般疾患，远西所谓急性肠胃加答儿症，而时医所谓热霍乱之候。治疗之方萸连解毒汤、藿香正气散、左金丸，甚则生姜泻心汤。时医以此等病芩连可以治，遂从芩连苦寒可清实热，推想此等病为热霍乱。据吾最近研究，黄芩之功用以治人体局部充血为主。黄连据东人化验，其效用亦能治局部充血，故肠胃加答儿症用之有效。若真性霍乱，则非二药所能愈。总之，治病以辨证为主。某病宜某方，某病宜某药，庶几有条理可言。若缠绕寒证、热证，真是庸人自扰。此东洞先生所以令人拜服不止也。

年来服务红十字医院，就诊者亦有军队之士兵，除感冒及水泻等症外，大半周身麻痹与脚气。根据仲景用附子于历节疼痛不可屈伸或手足不仁之义，用桂枝附子汤、附子去桂加白术汤、乌头汤，多效。至于冲心之脚气，心窝苦闷呕吐等，恶象已见，亟投生附子以强其心，稍加逐湿下行之药，奏效者固非一二人。其脚气轻者，用附子和通行之鸡鸣散亦验。照吾用附子治脚气之经验，收效者多，失效者少，视西医治脚气无特效药，固不可相提并论矣。

服大量生附子后，每有眩冒如醉之现象，此即瞑眩作用，不足虑。仲景亦曾诏人注意及此，桂枝附子去桂加术汤条云：一服觉身痹，半日许再服，三服都尽，其人如冒状，勿怪。

东人药物书籍论附子之功用，有多服诱取虚脱之说。闲尝考之博医会贺氏疗学制止血液循环药内乌头条，其所说与吾国古时传说之附子、乌头绝相反，然则吾国所产之附子、乌头殆与远西不类。此说非个人之臆测，余君云岫亦既先我言之矣（详余氏药述）。

《药征》于附子主治曰：逐水也。殊不足尽附子之长，逐水特附子功用之一耳。况逐水之效，正因具强心之功而来。盖心脏衰弱时血行缓慢，下肢每多浮肿（血多渗出液体于皮下结缔组织中）；服附子后，心脏恢复收缩扩张之运动，血液循环得以如旧，则下肢血管渗出之液体以之消失，而浮肿乃愈。近人治肿之界说，上肿曰风，下肿曰水，治水多用附子，实亦不外强心之功耳。

生附子与熟附子应用之差别，则急性病宜生附，痼疾宜熟附。近人以生附回阳，熟附温中，亦即此意。

应用附子之目的，在振起机能之衰弱（不限定补所），故病必具有机能衰弱之症状，譬如脉现沉、微、迟、弱等象，心脏机能疲惫已甚，用附子可以振起之。新病、久病皮肤冷而晦，自汗出，此周身细胞生活衰沉已极，用附子得以兴奋之。热性病先本烦扰不宁，妄言怒骂，忽然意识模糊，呢喃郑声，此脑之机能陷于痹钝，用附子得以刺激之（此层苏派医生不懂）。大便洞泄，完谷不化，是肠之吸收机能障碍已久，附子得以运健之（古人所谓温脾）。附子之用既在振起机能之衰沉，此为用附子之必要条件。若病人任何器官之机能并不衰减，则无用附子之必要，勉强用之，其祸立见。予尝见有咯血病者，医以附子与龙牡，与之理由为血证误用凉药，其病增剧，用附子、炮姜温化瘀血，斯为正治。病人服附子后，脉本和缓，忽变弦劲，其血又至。此皆附子兴奋血管壁神经，血液亢进，有以致之也。仲景黄土汤治先便后血，并治吐血、衄血。此方虽有炮附子，但配伍之药为地黄、阿胶、黄芩、甘草、白术、黄土，与附子调剂，不为祸害，故血证用附子当以黄土汤方意为法。

用量 通常一钱至三钱，遇心脏衰弱症，或由三钱至一两。

禁忌 阴虚内热，血液衰少，吐衄肠红，均为大戒。老人精绝，少年失志，以及暑月湿热，亦不可误服。盖附子毒性甚大，不可轻用。服附子以补火，必防涸水。若阴虚之人久服补阳之药，则虚阳益炽，真阴愈耗，精血日枯，而气无所附丽，遂成不救者多矣。孕妇尤忌。

畏反 畏防风、犀角、绿豆、童便，反贝母、半夏、栝楼、白及、白蔹。中其毒者，黄连、犀角、甘草煎汤解之，黄土水亦可解。

组合 附子、白术——张洁古曰：附子佐以白术，为除寒湿之圣药。陆渊雷先生曰：术、附相配为治风湿流注、痛风、梅毒等病之特效药。仲景桂枝附子去桂加术汤云：初服其人身觉痒，半日许复服之，三服尽，其人如冒状，勿怪。此以术、附并走皮中，逐水气未得除，故使之尔。

【按】欲逐皮间之水，非术、附并用不为功。

附子、干姜——附子与干姜皆为纯阳大热药，皆用于虚寒证，能振起机能之衰减。附子之效，遍于全身。干姜之效，限于局部，其主效在温运消化器官，而兼及于肺。故肺、胃、肠局部寒冷者，宜用干姜。体温低落，细胞之生活力衰减者，则用附子。干姜、附子合用，乃胃虚夹寒之圣剂也。又病人恶寒畏光，踡足而卧，状若朦胧而醒，或遍身冷汗，舌白脉细，神色萎悴甚者，手足冷而头额独热，或吐利不止，目陷螺瘪者，此即所谓亡阳，西医所谓虚脱者。其症甚重，急者三四小时可以毙命，西医必注射强心剂，国医则当大剂生附子、干姜。戴原礼曰：附子无干姜不热。章次公曰：生附子固为真霍乱之圣药，苟不得炮姜，则其效不见。姜不特可以协助生附子之力，且可以杀生附子之毒，仲景之妙用大都如此。昔张玉田讥评梦窗词谓：七宝楼台眩人眼目，拆碎下来不成片段。予尝以此语赞美仲景汤剂，按之实际，固至当也。

附子、人参——章次公曰：通脉四逆用附子一大枚，作二次服，盖亟欲强心，故药取悍速。本方加减法下注明，脉不出者加人参二两。用附子强心之后，何以脉仍不出？脉不出何以必加人参？从此研究，可见仲景方剂博大精深，而中土强心急救方法亦远迈西医。西医于已用强心剂后，脉搏依旧不起，恐再无善后办法。夫病而至于脉微肢冷，则心脏疲弱可想。强心剂仅能刺激心脏，使之徒然兴奋，譬如油灯将烬，转捩灯心，非不暂明也，然不转瞬而熄矣。唯添油于灯，而后转捩之，乃能久而不灭。仲景以通脉四逆强心，犹之转捩灯心药，后脉仍不出，亟加人参，犹之注油于灯。即以生理学解释方义，亦无不合。盖病者服通脉四逆汤后，心脏即能恢复收缩及扩张之运动。然而病者血管中充实之血液，其量甚少，故脉仍不出。人参，据日本富长寿成氏之报告，脉波微弱而易压迫者，用之血压增进，用脉波计见脉波渐渐高起。又据古代相传，人参能大补真阴。所谓真阴，大概津液之谓，或即细胞原形质。准此以观，则仲景通脉四逆汤，脉不出加人参之理，岂不显然可见。

附子、大黄——《蕉窗杂话》云：附子仅能激动沉痼之病根，更当用大黄削取其动摇处而拔下之。夫以附子加入大黄中，互相扶持而上之，此药方之妙用也。又《勿误药室方函口诀》云：大黄与附子为伍者，皆非寻常之证，如附子泻心汤、温脾汤亦然。凡顽固偏僻难拔者，皆涉于阴阳两端，故为非常之伍。附子与膏为伍亦然。罗止园曰：凡疝气痛引少腹，睾丸缩入腹内，痛不欲生，或睾丸肿大，痛不可忍等极剧烈之症，于寻常治疝气之方剂中加入附子、大黄，无不立奏奇效。唯附子与大黄之分量不必一律，须斟酌病人之强弱及病势之轻重、寒多或热多，与其脉象，临时酌定，大约自一钱至三四钱不等。例如病者脉沉细，现寒象，则附子可用一钱五，大黄可用一钱。以此类推，神而明之，存乎其人。但附子、大黄必须并用，缺一不可，则为一定不易之理。小便若短少，附子可少用，然不可完全减去。

附子、肉桂——戴原礼曰：附子得桂则补命门。杨时泰曰：盖附子入十二经，而肉桂补阳，其气之厚者就下，专入命门，故藉其同气以招之，俾归命门而火为之补益也。

附子、生姜——李焘曰：附子得生姜则发散，以热攻热，又导虚热下行，以除冷病。

附子、蜜——《孙兆口诀》曰：伤寒阴盛格阳，其人必躁热而不饮水，脉沉，手足厥逆者，是此证也。霹雳散用大附子一枚，烧存性为末，蜜水调服，逼散寒气，然后热气上行，而汗出乃愈。

附子、姜汁——《简要济众方》：脚气腿肿者，久不瘥者，黑附子一个，生去皮、脐，为散，生姜汁调如膏涂之，药干再涂，肿消为度。

附子、釜墨——《本草纲目》方：痰厥头痛如破，厥气上冲，痰塞胸膈，炮附子三分，釜墨四钱，冷水调服方寸匕，当吐即愈。忌猪肉冷水。

附子、葱涎——《普济方》：鼻渊脑漏，生附子末、葱涎和如泥，盦涌泉穴。又《肘后方》：治聤耳脓血，生附子为末，葱涕和，灌耳中。

附子、枯矾——《普济方》：用附子一两烧灰，枯矾一分为末，治风虫牙痛，揩患处。

附子、栀子——《本草纲目》方：仓卒散，治寒疝腹痛，小肠气，膀胱气，脾肾诸痛，挛急难忍，汗出厥逆，大附子炒，去皮、脐，一枚，山栀子炒焦四两，每用二钱，水一盏，酒半盏，煎七分，入盐一撮，温服。

附子、鹿茸——治虚寒腰痛，鹿茸去毛，酥炙微黄，附子炮去皮、脐，各二两，盐花三分，为末，枣肉和丸，梧子大，每服三十丸，空心温酒下。《夷坚志》云：时康祖大夫，病心胸一漏，数窍流汁已二十年，又苦腰痛，行则伛偻，形神憔悴，医不能治。通判韩子温为检《圣惠方》，得此方，令服旬余，腰痛减，久服遂瘥，心漏亦瘥，精力倍常，步履轻捷。此方本治腰痛，而效乃如此。

附子、枣肉——《十便良方》：治脾胃虚冷，大肠滑泄，米谷不化，乏力。用大附子十两连皮，同大枣二斤，于石器内，以水煮一日，常令水过两指，取出，每个切作三片，再同煮半日，削去皮，切焙为末，别以枣肉和丸，梧子大，每空心米饮服三四十丸。

附子、鸡子白——《圣济总录》：熟附子半两，研末，鸡子白二枚，捣，和丸梧子大，倾入沸汤，煮数沸，漉出，作两服，米饮下，治久痢休息。

附子、蜀椒、食盐——李时珍曰：附子得蜀椒、食盐，下达命门。

附子、甘草、干姜——仲景方：少阴病下利清谷，里寒外热，手足厥逆，脉微欲绝，身反不恶寒，其人面赤色，或腹痛，或干呕，或咽痛，或利止，脉不出者，通脉四逆汤。用大附子一个，去皮，生破八片，甘草炙二两，干姜三两，水三升，煮一升，分温再服，其脉即出者愈。

赵嗣真曰：仲景麻黄附子细辛汤熟附配麻黄，发中有补，四逆汤生附配干姜，补中有发，其旨微矣。丹溪曰：乌、附行经，仲景八味丸用为少阴向导，后世因以为补药，误矣。附子走而不守，取其健悍走下，以行地黄之滞耳，相习用为风药及补药，杀人多矣。汪昂曰：附子味甘、气热，峻补元阳，阳微欲绝者，回生起死，非此不为功。故仲景四逆、真武、白通诸汤多用之，其有功于生民甚大。况古人日用常方，用之最多，本非禁剂，丹溪乃仅以为行经之药，而云作为补药多致杀人，言亦过矣。盖丹溪法重滋阴，故每訾阳药，亦其偏也。王节斋曰：气虚用四君子汤，血虚用四物汤，虚甚者俱加熟附。盖四君、四物皆和平宽缓之剂，须得附子健悍之性行之，方能成功。附子热药，本不可轻用，但当病，则虽暑热时月亦可用也。

附子、生姜、糯米——《续传信方》：治阴毒伤寒，烦躁迷闷急者，用半两重附子一个，生破作四片，生姜一大块，作三片，糯米一撮，以水一升，煎六合，温服暖卧，或汗出，或不出。候心定，则以水解散之类解之，不得与冷水。如渴，更煎滓服，屡用多效。

附子、南星、生姜——《本事方》：体虚有风，外受寒湿，身如在空中，生附子、生天南星各二钱，生姜十片，水一盏半，慢火煎服。予曾病此，张子发授此方，二服愈。又《全幼心鉴》方：小儿项软，乃肝肾虚，风邪袭入，用附子去皮、脐、天南星各二钱为末，姜汁调，摊贴天柱骨，内服泻青丸。

附子、干姜、人参——李时珍曰：凡用乌、附并宜冷服者，热因寒用也。盖阴寒在下，虚阳上浮，治之以热，则拒格而不纳热药，冷饮下咽之。后冷体既消，热性便发，不违其情，而致大益，此反治之妙也。仲景治寒疝内结，用蜜煎乌头。《近效》治喉痹，用蜜炙附子，含咽。丹溪治疝气，用乌头、栀子。并热因寒用也。东垣治伤寒阴盛格阳，面赤目赤，烦渴引饮，脉来七八至，但按之则散，用姜附汤加人参，投半斤，得汗而愈。此则神圣之妙也。

附子、木香、生姜——王氏《易简方》：十指疼痛，麻木不仁，生附子去皮脐、木香各等分，生姜五片，水煎服。

附子、生姜、黑豆——《圣惠方》：治风毒攻注头目，痛不可忍，大附子一枚炮去皮，为末。以生姜一两，大黑豆一合，炒熟，用酒一盏，煎七分，调附子末一钱，温服。

附子、生姜、良姜——《三因方》：必效散治风寒流注，偏正头痛，年久不愈，最有神效。用大附子一个，生切四片，以姜汁一盏浸，炙，再浸，再炙，汁尽乃止，高良姜等分，为末，每服一钱，腊茶清调下，忌热物少时。

附子、延胡索、木香——《济生方》：寒疝，滑泄，腹痛，肠鸣，自汗，厥逆，熟附子去皮脐、延胡索炒各一两，生木香半两，每服四钱，水二盏，姜七片，煎七分，温服。

附子、泽泻、灯心——《普济方》：小便虚闭，两尺脉沉微，用利小水药不效者，乃虚寒也。附子一个炮，去皮脐，盐水浸良久，泽泻一两，每服四钱，水一盏，灯心七茎，煎服即愈。

附子、生姜、沉香——《朱氏集验方》：肿疾，喘满，大人、小儿、男女肿因积得，既取积，而肿再作，小便不利，若再用利药，性寒而小便愈不通矣。医者到此多束手，盖中焦、下焦气不升降，为寒痞隔，故水凝而不通。唯服沉附汤，则小便自通，喘满自愈。用生附子一个，去皮脐，切片，生姜十片，入沉香一钱，磨水同煎，食前冷服。附子虽三、五十枚亦无害。小儿每服三钱，水煎服。

附子、赤小豆、薏苡仁——《朱氏集验方》：脾虚湿肿，大附子五枚，去皮，四破，以赤小豆半升，藏附子于中，慢火煮熟，去豆，焙研末，以薏苡仁粉打糊丸，梧子大，每服十丸，萝卜汤下。

附子、肉豆蔻、莲肉——脏寒脾泄，及老人中气不足，久泄不止，肉荳蔻二两煨熟，大附子去皮、脐，一两五钱，为末，粥丸，梧子大，每服八十丸，莲肉煎汤下。

附子、白石脂、龙骨——《全幼心鉴》方：小儿吐泻注下，小便少，白龙丸。用熟附子五钱，白石脂煅、龙骨煅各二钱半，为末，醋面糊丸，黍米大，每米饮，量儿大小服。

附子、生地黄、山药——《余居士选奇方》：阳虚吐血，生地黄一斤，捣汁，入酒少许，以熟附子一两半，去皮、脐，切片入汁内，石器煮成膏；取附片焙干，入山药三两，研末，以膏和，捣丸梧子大，每空心米饮下三十丸。昔葛察判妻苦此疾，百药皆试，得此而愈，屡发屡效。

附子、猪脂、苦酒——深师方：卓氏膏治折腕损伤，用大附子四枚，生切，以猪脂一片，三年苦醋，同渍三宿，取脂煎三上三下，日摩傅之，取效。

附子、人参、肉桂——附子得人参、肉桂，治元虚暴寒之气入腹，腹痛作泄，完谷不化，小水不禁。

附子、干姜、桂枝——附子得干姜、桂枝，主伤寒直中阴经，温中散寒，而能出汗。

附子佐人参兼肉桂、五味，则补命门相火不足，回阳有神。附子得黄芪、人参、炙甘草、白芍、橘皮、五味子，主痈疽溃后，去脓血过多，以致饮食不进，恶心欲呕，饮食不化，不生肌肉，亦主久漏冷疮。附子得术、桂、牛膝、木瓜、橘皮，主寒疝痛极，立止。附子得术、木瓜、石斛、萆薢、薏苡、橘皮、茯苓，治风湿麻痹肿痛，及脚气之无热者。附子得人参、橘皮，主久病呕哕，反胃，虚而无热者。

陈念祖曰：附子合苦甘之芍、草而补虚，合苦淡之苓、芍而温固。又仲景用附子之温有二法：杂于苓、芍、甘草中，杂于地黄、泽泻中，如冬日可爱，补虚法也。佐以姜、桂之热，佐以麻、辛之雄，如夏日可畏，救阳法也。用附子之辛，又有三法：桂枝附子汤、桂枝附子去桂加白术汤、甘草附子汤，辛燥以祛除风湿也；附子汤、芍药甘草附子汤，辛润以温补水脏也；若白通汤，通脉四逆汤加人尿、猪胆汁，则取西方秋收之气，得复元阳，而有大封大固之妙矣。

张锡纯曰：附子、肉桂皆气味辛热，能补助元阳。当至元阳将绝，或浮越脱陷之时，则宜用附子，而不宜用肉桂，诚以附子但味厚，肉桂则气味俱厚，补益之中，实兼有走散之力，非救危扶颠之大药。观仲景《伤寒论》少阴诸方，用附子而不用肉桂，可知也。

【锄云按】东洞据《伤寒》《金匮》归纳附子之效用，云主逐水，可谓信而有征矣。然尝思附子逐水，特为其药后之结果，而非其理疾之本能也。夫阳气微则恶寒甚，寒湿搏则骨节重，阴浊凝则腰腹胀，附子能回阳以愈恶寒，伸阳以利关节，振阳以祛阴浊。附子之逐水，非直逐水也，乃阳见晛而阴翳消失也。若止以逐水说附子，则霍乱、吐利后，全身水分脱失殆尽，四肢厥逆，筋转指瘪，而四逆汤之投为无的放矢矣，又何能奏起死回生之效哉！

鹿　茸

别名　鹿名斑鹿（《澹寮方》），密利迦罗（梵书），袋角，囊角，九女春，冲天室，鹿虫（《和汉药考》）。

产地　鹿产山林中，关东长白山、黑河、海参崴、云南思茅等处均有。

种类　兽类，《神农本草经》中品，反刍动物。

形态　鹿，四肢细长，各有四趾，中央二趾大而有蹄，左右二趾小而悬于后，口吻尖形。雄者头上有叉状角一对，每年夏至脱落，年增一枝，既老则否。头小，眼耳稍大，毛褐色，有白星斑点，尾短。其新生之初角质柔软，作茄子形，长二三寸，类菌蕈，富于血管，发育旺盛，密生棕色之毛茸，故名鹿茸。每年四五月解角生茸之际，初起如银杏状，渐成梨状及核桃形，北人名曰血包。此为第一期。再则支生两凸，如茄子形或鞍子形，北人名曰扈子。至鞍子形再养数日，急宜取用。此为第二期。唯此指家畜者而言，如山野者，则随获取茸，效力更伟。若逾此期，即为叉子，或曰毛角，而为第三期。血液枯燥，功力亦薄。

品考　郑肖严曰：鹿茸顶尖带血者，谓之血柿茸，价值甚昂。闻射利之徒，或用猪尾，或用小肠和以猪血，搀以杂药，假造伪充，外形与真无二，及煎熬之后，则糜烂臭秽，可验而知之。若研末入丸药，甚难辨识。按鹿茸气味甘温，无毒，主治漏下，恶血，寒热，惊痫，益气，强志，生齿，不老，为补骨血、益精髓之要药。麋茸尚不可用，又安用此假柿茸耶？若遇危险重症，服之则贻误必多矣。曹炳章曰：按茸者，如草芽初生之状，麋鹿雌者无角，雄者之角年解年生。乘其初生，含血未成骨时，取以为补精血药，因其状命名也。唯采茸之法，贵乎始生含血者，渐长则成角不适用。故云宜如茄之小者，分歧则大而不取。此举茸在初久、形分大小而言，非可指为鹿之大小解也。凡具血气者，幼则弱，老则衰，唯状大者则强。是麋鹿之茸，正当取于壮大之麋鹿为贵，至茄茸则太嫩而小。李春芝云：麋鹿俗呼梅鹿，尤有马鹿之分，二鹿均能生茸，别其每架鹿茸切片时，有蜡片、血片、风片、骨片之分。如茸之顶尖最首层之白如蜡油，润如脂，名之曰蜡片。次层白中兼黄，纯系血液贯注其中，故名曰血片。再次层片有蜂窠，色紫黑透孔，名曰风片，俗云木通片，如木通之空通也。最次则与骨毗连，同角相仿，名曰骨片，效力更薄矣。凡辨原架鹿茸之法，须颜色紫红，明润有神，顶圆如馒头式者佳。如色带黄黑，顶上凹陷者次。东三省及青海、新疆产均佳，浙江衢州、金华出亦佳。伪者以鹿茸架，用猪血面粉做成。

修治 先以酥薄涂茸毛令匀，灼于烈焰中，去毛，微炒，不可过焦，有伤血气之性。亦有酒蒸焙用者。

性味 甘、咸，性温，无毒。

效能 《神农本草经》：主漏下，恶寒热，惊痫，益血，强志，生齿，不老。《名医别录》：疗虚劳，洒洒如疟，羸瘦，四肢酸疼，腰脊痛，小便数利，泄精，溺血，破瘀血在腹，散石淋，痈肿，骨中热，疽痒，安胎下气，杀鬼精物，久服耐老，不可近丈夫阴，令痿。《日华子》：补男子腰肾虚冷，脚膝无力，夜梦鬼交，精溢自出，女子崩中，漏血，赤白带下，炙末，酒服方寸匕，壮筋骨。《本草纲目》：生精补髓，养血益阳，强筋健骨，治一切虚损，耳聋，目暗，眩晕，虚痢。

徐大椿曰：鹿茸之中，唯一点胚血，不数日而即成角，此血中有真阳一点，通督脉，贯肾水，乃至灵至旺之物也。故入于人身，为峻补阳血之要药。又其物流动生发，故又能逐瘀通血也。张璐曰：鹿茸功用，专主伤中，劳绝，腰痛，羸瘦，取其补火助阳，生精益髓，强筋健骨，固精摄便。下元虚人，头旋眼黑，皆宜用之。《神农本草经》：治漏下恶血，是阳虚不能统阴，即寒热惊痫，皆肝肾精血不足所致。邹澍曰：凡兽血皆不能至角，唯鹿则角中有血，是本能至上者，况茸乃当旧角才解，积血坌涌，将欲作角之时，逞其曳引之力，正原取其推送之势方张，而下溜者转而上供，馁怯者易而雄骏，斯不独漏下恶血可止，即惊痫寒热中，且能为益其气，强其志矣。

许勤勋曰：日本药剂师小泉荣次郎氏所著之《汉药考》谓：本品能滋补神经及内部症。考中医夙无神经之说，顾《内经》于十二经络之外，有所谓奇经八脉者，其作用不列于脏腑形能之范围，而别具支配，为人之生命根源者，非西医所谓脑脊神经、末梢神经乎！本品能填精壮阳，通补奇经，故谓治奇经废弛也可，谓之治神经衰弱亦无不可也。尝观清叶天士医案，用本品曾治阳维脉衰，不司维续，又治行步欹斜，健忘若愦。若非神经衰弱，断无此等形证。而天士屡屡用之，则鹿茸为治神经衰弱之专品也。丁福保曰：鹿茸为峻补之药，因其中有阿摩尼亚峻补之力，不在鹿茸而在阿摩尼亚。阿摩尼亚得火则飞，故服鹿茸之法，应切片浸服。若不知此法，以火煎煮，阿摩尼亚得火飞去，则功力亦无。张公让曰：今证明鹿茸含内分泌睾丸素，服之有除去一切衰老病而返老还童之效。重症神经衰弱，用之有卓效（《中西药典》）。于达望曰：鹿茸原药，为性之增进剂，治神经衰弱、精液漏泄等。又临床上证明，鹿茸确能治元阳衰弱、神经紊乱、心脏疲乏、脓毒疮疡，并能增进消化。

用量 由三分至三钱。

曹烦章曰：鹿茸补精填髓之功效虽伟，若服食不善，往往发生吐血、衄血、尿血、目赤、头晕、中风、昏厥等症。考其原因，乃其人平时多阳旺液燥，贫血亏损，气血乏运，苟服参茸，能用份少、服日多，则气血得其助养，有益无损，虽有余热亦不为害。若阳虚阴燥之人，再骤服大剂，必至有助热燥阴之弊。盖茸为骨血之精，通督脉而上冲于脑，具上撞之性，故如上述之病生焉。余每遇当用鹿茸之症，自用一厘起，渐增至数分、数钱，每获妥效。此即大虚缓补之义也。

禁忌 鹿茸乃纯阳之物，肾虚有火者不宜用，以其偏于补阳也。上焦有痰热及胃家有火者，亦勿服。凡吐血、下血系阴虚火燥者，概不可服。又鹿茸有小白虫，视之不见，不可近鼻嗅之，恐虫入鼻为害也。

组合 鹿茸、山药——《普济方》：鹿茸酒治阳事虚痿，小便频数，面色无光。用嫩鹿茸一两，去毛，切片，山药末一两，绢袋盛置酒坛中，七日开瓶，日饮三盏。将茸焙作丸服。

鹿茸、肉苁蓉、麝香——《普济方》：治饮酒成泄，骨立不能食。但饮酒即泄，用嫩鹿茸酥炙，肉苁蓉煨一两，生麝香五分，为末，陈白米饭丸，梧子大，每米饮送下五十丸，名香茸丸。

鹿茸、菟丝子、茴香——《本事方》：治阴虚腰痛不能反侧，鹿茸、炙菟丝子各一两，舶茴香半两，为末，以羊肾两对，酒煮烂，捣泥和丸，梧子大，阴干，每服三十五丸，温酒下，日三服。

鹿茸、当归、乌梅——《济生方》：治精血耗涸，耳聋口渴，腰痛白浊，上燥下寒，不受峻补者。鹿茸酒蒸，当归浸酒，各一两，焙为末，乌梅肉煮膏，捣丸梧子大，每米饮服五十丸。

鹿茸、狗脊、白蔹——《济生方》：治室女白带，因冲任虚寒者。鹿茸酒蒸焙二两，金毛狗脊、白蔹各一两，为末，用艾煮，醋打糯米糊丸，梧子大，每温酒下五十丸，日二。

【锄云按】鹿茸能治末期糖尿病，即中医所谓消渴病，前贤已有用之者。尝临床试验，亦颇著成效。《名医别录》言：本品主治羸瘦，四肢酸疼，腰脊痛，小便数利。寻绎病情，似临于末期糖尿病之消谷、羸瘠、饮多、溲倍之症。是鹿茸真有促进人体细胞生活力，以恢复新陈代谢机能作用者。循此发明，或可得伟大之收获。

鹿角胶

别名 白胶（《神农本草经》），食胶（《和汉药考》）。

形态 鹿属单蹄类，角只牡鹿有之，系作枝状分歧之坚实角质，由年数而增加枝数，长有达三尺者，外面象牙色，刮之则白色，处处疣起，下部断面有无数松孔，是乃血脉穿过角质中之瘢痕。本品有枯角、活角之别。枯角系脱者，活角则从杀死之鹿取之入药。以活角良，所制之胶为无色透明或半透明、无气味之薄片。劣者有腥臭，逢冷水则吸收而膨胀，入熟汤中易融化，冷之则凝固，再熟之则融化而分解，发恶臭。

制法 《伪药条辨》曰：鹿角胶原名白胶，以鹿角寸截，米泔浸七日，令软，再入急流中浸七日，刮去粗皮，煮七日，频频添水，取汁沥净，加无灰酒熬成膏，冷则膏成矣。曹炳章曰：煎胶之法，用正鹿角锯断，每段约二寸零，通净角内灰质，洗净，煎七昼夜，停火取出骨渣，候冷滤净，再熬至滴水成珠，取起入方锡盘中，候凝结成块，取出以刀切块，贮藏三年发售，名鹿角胶是也。

品考 《伪药条辨》云：市肆中有以牛皮煮为胶伪充，一层白色，俗名白头，气味腥臭黏浊，服之有害。

性味 甘平，无毒。

效能 《神农本草经》：伤中，劳绝，腰痛，羸瘦，补中益气，妇人血闭，无子，止痛，安胎。《名医别录》：疗吐血，下血，崩中不止，四肢作痛，多汗淋露，折跌伤损。《药性赋》：男子损脏气，气弱劳损，吐血，妇人服之令有子，安胎，去冷，治漏下赤白。时珍：炙、捣，酒服，补虚劳，长肌益髓，令人肥健，悦颜色，又治劳嗽、尿精尿血、疮疡肿毒。

黄宫绣曰：鹿胶由角煎熬，书载补阳益阴，强精活血，然唯平脏服之得宜，若使纯阴无阳服此，反能泥膈，先不免有腹胀饱满之弊矣（《本草求真》）。邹澍曰：咸能收集津液，甘善敷布精微。鹿角之咸，既成白胶则转而甘，甘以咸为先天，则敷布有序，而不至倾尽底里。咸以甘为化身，则收集有度，而不至悭吝啬施。试思伤中之候，既已劳绝羸瘦，从何收集？无所收集，将何敷布？无所敷布，羸瘦又焉能复，劳绝又何能续耶？唯其即集为布，藉输作收，径道既泽，中权有资，而化生气于空蒙，充形骸以膏润，曾谓补中益气为廋词哉！（《本经续疏》）陈修园曰：白胶即鹿角煎熬成胶，何以《本经》白胶列为上品，鹿茸列为中品乎？盖鹿茸温补过峻，不如白胶之甘平足资也。功用略同，其主妇人血闭、止痛安胎者，皆补冲脉血海之功也（《本草经读》）。

为止血药，治吐血、咯血、肠出血、子宫出血、血尿等，兼治尿利频数，盗汗，四肢疼痛（《和汉药物学》）。用作痛后滋养药（《和汉药考》）。《窳笃儿药性论》曰：鹿角胶性易消化，有滋养功效，失血太过致精力虚损者之要药。《医方名物考》曰：鹿角胶滋养润补，易消化，治失血过多所致之虚脱症，或加砂糖、枸橼汁等，使味美。

徐究仁曰：今之谈软骨病者，鲜不以维他命D为治疗之要素，而孰知鹿角胶之成效有远逾于此者乎！请假一事以征之。余同乡有许昶者，于民十二年月间，忽脚软不能迭，经医治无效，逮八月乞余诊治。脉沉濡而细，周身肥白，饮食如常，唯下肢软弱，跬步不能，毛窍竖起，冷汗时出，按之肌肉，且失温度，余断为肾阳虚衰，气化失周，为疏金匮肾气丸，作汤，十剂，并嘱其续服鹿角胶，当自效。许依法服食月余，获痊愈。至十七年春，而旧恙复发，两足软冷如故时，许方肄业北平燕京大学也。校医英人，施治半月，未见端倪，不得已转投协和医院神经诊治部，医治又无效，当由该部主任美人某（忘其名）召集院中医士，环共研究，结果谓系软脚病，针药并进，并食以富于维他命之食料。许方私心自慰，以为诊断准确，用药的当，勿药之期当不在远。不意听治月余，仍无一毫之效果，于是嗒然归校，因循以冀自痊而已。顿忆余前次为其治愈之方，虽已忘却方剂中药味，但尚记有鹿角胶一物，遂购服试之。讵料，服未一月，竟臻痊愈。昔之拟于天步艰难者，一变而为废忌之捷足矣。后以闻诸校医英人及院医美人，虽皆诧为奇验，终不能测其效果之所自。许今供职省府，历历为余述之，并致感谢之忱，并丐研究之术。余自唯末学，何敢妄置一喙，只将闻见之愚约略贡之。按鹿角胶，《神农本草经》名曰白胶。李时珍谓其纯阳能通督脉。《名医别录》主腰脊痛，折伤。《日华子》谓主脚膝无力。孟诜谓其主强骨髓，益阳道。盖肾主骨，骨为干，肾藏精，精生髓，以其有强壮肾命之功，故皆主之也。又尝考其成分，内含磷质、石灰质、胶质、软骨素等。夫磷质为人身之要素，尤为骨质中运用之灵魂。鹿角胶有增进磷质之功能，又能使石灰质之运化健全，故于软骨症有特效也。且据近年西人之研究，谓软骨症之发生，除食料偏乏维他命外，而闷居幽暗之处亦为一大原因。尝实验之于动物，如将该动物饲于暗处，虽食料如常，亦能使生软骨之病。再次，如用充足光线施于动物之身，则虽常饲以完全不含维他命之食物，该动物亦不至生软骨之病。其尤奇者，但须

将饲养该动物之食料暴于日光中，而该动物不受日光，亦不至发生软骨病云云。由此言之，益信软骨病为阳虚之证，而日光非阳气之精英乎！鹿角胶非补阳精之要乎！余以鹿角胶治愈软脚病者，连大人、小儿不下十余人，固不仅许君一人已也。唯许君经过周折独多，故特记之，以见吾中药之真假值耳。郭若定曰：鹿角胶，一能增进性刺激素，因而旺盛淫欲，亢进心动，流畅血行，奋发精神，振作细胞，增进食欲，为有效之补精强壮药，适用于男子阳痿、遗洩，女子白带、月经不调，以及体弱畏寒、精神不振、弱视、耳鸣、心悸、健忘等衰弱症也。二用于慢性喘咳症、心脏病、痿痹症、夜盲症等一切老衰性、消削性疾患，能强壮体力，增进抗病力。

用量 一钱至三钱。

禁忌 对于消化不良症，慢性胃加答儿等，均忌。

组合 鹿角胶、酒——《外台秘要》：治虚劳，尿精，白胶二两，炙为末，酒二升，和温服。

鹿角胶、桂——黄宫绣曰：胶非借桂同用以通其阳，则不能除寒热惊痫。

鹿角胶、龟胶——黄宫绣曰：胶非假龟胶同用，不能连任（任脉行腹部之中行，乃阴脉之总司）而治羸瘦腰痛。

鹿角胶、当归、紫石英——此三味合用，治妇人血闭，子宫冷，服之受孕。

鹿角胶、地黄、当归——胶非假地黄、当归同投，不得引入冲脉而治妇人血闭胎漏。

【锄云按】鹿角胶即含有胶质磷酸钙、碳酸钙，已具有止血及强壮躯体之成分，故能用为普通之止血药，及妇女子宫出血与月经过多症，并可应用于虚损证中之腰脚痠痛者。

二、单味药辑录

桂　枝

原南阳丛桂亭《医事小言》曰：夫达表载毒、温散，桂枝为上，非桂枝无以达四肢而解肌。或谓桂枝为温补药，主四肢逆冷，则不读古书（如仲景《伤寒》、《金匮》，思邈《千金方》等）之误也。陆渊雷先生曰：东国吉益氏之学派，以桂枝、桂心为一物，故有误桂枝一物为补剂而不敢用者。中土风气，则以桂枝为大热药，亦畏惧不敢用。其见解虽不同，其失则一也。愚尝历试荆、防、羌、独、苏叶、薄荷等药，皆远不如桂枝之效速而稳，豆卷、豆豉更无论矣。

莫枚士曰：仲景之用桂枝，不独太阳病为然，即已见里证而表犹未罢者亦用之，故建中、复脉虽于滋腻中，尚藉一味桂枝以达余邪，而桃仁承气汤、黄连汤、桂枝人参汤、柴胡姜桂汤、当归四逆汤、乌梅丸诸方之用桂枝准此矣。其尤著者，阳明、太阴二篇，皆有浮脉者宜桂枝汤之论，可见无表证而有表脉者，犹当用桂枝。所以然者，有表脉，则气连于表，与未罢之表证同；无表证，则不得不随其所见之病以为隶。近人泥桂枝为太阳经药，究未明其例也。夫仲景之用意虽深，能善读之，义随文见，自有迹之可寻。此所以为医学中百世之师也。

章太炎曰：《说文》：桂，百药之长，大论桂枝、麻黄二汤及五苓散，悉以此味为主。《梦溪笔谈·杨文公谈苑》记江南后主患清暑，阁前草生，徐锴令以桂屑布砖缝中，宿草尽死。谓：《吕氏春秋》云，桂树之下无杂木。盖桂枝味辛螫故也。然桂之杀草木自是其性，不为辛螫也。《雷公炮炙论》云：以桂为钉，以钉木中，其木即死。一钉至微，未必能制大木，自其性相制耳。近人张锡纯用桂平肝，以肝于五行属木，取木得桂则枯之义。

人参

渊雷先生曰：考张仲景之用人参，凡有三种目的：其一为胃机能衰弱，理中、泻心之类是也；其二为强心、复脉，通脉四逆、炙甘草之类是也；其三为伤津液，人参白虎、竹叶石膏之类是也。三者皆以心下痞硬为候，故吉益氏《方极》云：白虎加人参汤治白虎汤证而心下痞硬者。自有此说，而人参白虎之用法有一定标准矣。

张景涛《馤塘医语》：人参为扶元极品，无论表散攻泻，皆宜用之。故古方用参极多，但所用人参出于上党地，居中土，性味和平。又曰：本朝（清）用辽东参，偏居东方，故性温而上行。至高丽参来自朝鲜，东洋参来自日本，则地愈东而性愈偏，补虚之力不足，助热之势有余，受外邪及素患肝病者皆须酌用，非可执古方而用今药也。

张鲁峰《馤塘医话》：古人治气分之病，如四磨饮、四七汤、丁香柿蒂汤、橘皮竹茹汤，皆用参。治血分之病，如归脾汤、养荣汤、当归补血汤、龙脑鸡苏丸，皆用参者。又如治风之消风散、独活汤、小续命汤，治寒之理中汤、四逆汤、吴茱萸汤，治暑之清暑益气汤，治湿之中满分消汤，治燥之麦门冬汤、琼玉膏，治火之升阳散火汤、莲子清心饮，亦无不用参。以及祛痰消积之剂，用参、术者尤多。且仲景著《伤寒论》，为医家立方之祖，而治六经病用参者几居其半，益可知扶正之所以祛邪也。然此岂时医之所识哉！恽铁樵曰：脾胃健则肺之弱者亦强，此为培土生金，肺虚咳嗽服参颇效，是其证也。此言极是。

顾鸣盛曰：我国人民自然重视人参，谓其能补摄命根，长养元气。医家亦推奖之。故凡患衰弱、痨瘵、虚热以及妇人产后，往往用为兴奋强壮之剂。偏重补益，深信不疑。殊不知人参不唯有滋养之力，更兼有治疗之功，应用之广，屡经实验。现今美国人多用为家庭之良药，且为胃肠病神经痛之特效药。某西医则以之为发汗、强壮、兴奋、收敛、缓和诸剂，而用于虚弱梦遗、虚弱性出血、妇人消化不良、久疟及其他热病退热时，以及传染病等，俱有奇效。日本猪仔博士曾将人参用为兴奋强壮剂，当危急之际，毫无功效，必连用至数日或数星期之久，始见营养稍稍佳良。三好理学博士患极重之新风湿，试服高丽人参膏，竟得治愈。田中医学博士以治慢性淋，注射之后，效验异常。山田博士以人参制剂治生殖器病、风湿病、神经衰弱诸症，特著伟效。佐多氏在东京山田病院，亦尝用人参制剂治各种疾病。据称，患风湿者，使内服人参煎剂或人参锭，外用人参膏或人参精涂布，取效如神。患神经痛者，使搽人参膏及人参精而效，又可治愈遗精，唯阳痿无效。最后更验得，人参制剂即连服数月之久，消化器亦无障害，且无不快之副作用。观此可知，人参治病之功用颇大也。即如中医家，人参主用之方剂，如人参汤、小柴胡汤、人参丸等，苟用于适应之病症，亦确有治效可验。倘去人参，必不应矣。

毛对山曰：人参于产科及元气欲脱之症，实有起死回生之力，断非他药所能代也。忆昔某戚妇，每产，血必大下，服参则止。道光壬辰复娩，时次参甚行，某置两许，意十倍之功力，足以相抵。及服，崩血益甚，气竭欲脱，急市山参一钱，服之即止。按参之功用固在诸药之上，行之中土，百有余年，活人无算，自为奸民私种，以至鱼目混珠，遂见疑于世而勿用，可不惜哉。

莫枚士曰：仲景于亡脉亡血并用人参者，非以人参为能生血脉也，特培其血脉所由生者耳。脾主为胃行其津液，津血同类，津液不行则血亦减少，而津血又皆元气所生，元气实藏于脾。人参专能补脾，脾旺而气液充，则亡血亡脉皆愈。故人参之补脾，实人参之培元气也。唯人参培元气，故阳虚者得之能益气，如四君子汤是也；阴虚者得之能蓄津，如人参白虎汤是也。且人参反大黄，大黄功专泻胃，而胃为万物所归。能泻胃者，必能泻胃之所及。人参功专补脾，而脾为诸经之母，故补脾者必能补脾之所统。推而概之，大黄无所不泻，人参无所不补，凡通治之药准此（《研经言·卷三》）。

葛　根

清川玄道氏曰：葛之为性，蔓草也，善达筋脉。因如细筋，干葛能达皮肤间之细筋也。故不拘其大小，以病在筋脉为目的，有奇效。

【按】葛根虽为太阳之药，然与桂枝之解肌、麻黄之发汗稍异其途，而有清凉滋润之效，故专主筋脉动急。与桂麻为伍，不唯治项背强急，亦能治刚痉也；与芩、连为伍，则津液走于上下，以治下利、喘息、脉促；又与竹叶、防风为伍，治产后中风之喘。又颈项强者，加附子以逞其力。奔豚汤用生葛者，特主滋津液也，同李根皮主清热利水。后世不知此意。葛根汤以治太阳阳明之合病，仅为阳明经之药，如钱仲阳之白术散、李东垣之拈痛汤是也。然白术散用于协热下利，有发表之意，拈痛汤流通气血，有缓身痛之效，岂能出仲师之范围耶！亦足见葛根之活用矣。然近日效颦西洋，有以葛根汤每味分析，喋喋费辩者，此与割木求花者同，未知制方之本旨也。栗园附记。

宇津木昆台曰：葛根专主瘀血之在皮里，其部位自项背至腰背、足膝，和其瘀血，故主无名肿毒之在皮里者，痘疮、麻疹、癣疥之类，皆葛根之所系也。弘景曰：葛根解温病之发热，疗金疮断血之要药也。李杲曰：解肌热，治脾胃虚弱，泄泻之圣药也。徐用藏曰，其用有四：止渴一也，解酒二也，发散表邪三也，发痘疹难出四也。《肘后方》：口噤不开，多服生葛根自愈。

邹润安曰：葛根之用，妙在非徒如栝楼但浥阴津，亦非徒如升麻但升阳气，而能兼擅二者之长。故太阳阳明合病，自下利者（葛根汤证），太阳被下利，遂不止，脉促喘汗者（葛根芩连汤证），咸用之。盖两者之利为阳盛于外，不与阴交，阴遂不固而不溜。起其阴气，使与阳浃得曳以上行，则非但使利止，并能使阳之遏于外者，胃阳鼓荡而散矣。又，太阳病，项背强几几，无汗恶风者（葛根汤证），太阳病，项背强几几，反汗出恶风者（桂枝加葛根汤证），亦咸用之。斯二者，又良以挠万物莫疾乎？风燥万物莫熯乎？火风不兼，火能疼痛不能牵强；火不兼风，能恶热不能恶风。唯其风夹火威，火乘风势，经络之间阴液被耗，所谓骨节屈伸，泄泽者，遂不能如其常矣。然病之大体，究系太阳中风，本应项强几几，然即项强之尤者，只此一端萌芽是火。又何能舍其大体，但顾此微末哉？能鼓正阳，驱逐邪风，又妙能曳带阴精泽滋燥火者，舍葛根其谁与归。其有汗、无汗，则委麻黄之去取可耳。

樊天徒曰：葛根为清凉性生津解渴、透疹解热药，本无发汗作用，凡津液不能外达以作为者，遇麻、桂证时，虽投以麻、桂，亦不得汗出，必须加葛根以起阴气，然后乃得漐漐汗出而解。此恽铁樵先生所经验，于病理、药理，固一贯可通者也。

张寿颐曰：葛根气味俱薄，能鼓舞胃气，升举清阳，发泄肌表，故为伤寒阳明经主药。仲景桂枝加葛根汤，治太阳病、项背强、汗出恶风，是风寒入络，经隧不利之病，则葛根有通络散邪之功也。葛根汤治项背强、无汗、无风，则葛根为升阳泄表之用也。葛根汤又治太阳阳明合病自下利，葛根黄芩黄连汤治太阳病误下而利遂不止，是葛根能升举脾胃下陷之清阳也。葛根功用，观此数方之主治，已可得其神髓。下逮六朝，则有用鲜葛根捣汁，以治胃热者。是以《名医别录》有生根汁大寒之说，而《本草经》亦有主呕吐一条，似又为清阳定呕之用。然使果能定呕止逆，则必与升举脾胃清阳一层自相矛盾，亦即与治二阳合病下利一条枘凿不合。今治麻疹不透，面部不发者，但用干葛根三五分，和入泄表开肺队中，一剂即能透出，是其上升胃气极为迅速之明证。而用之过当，则为头痛、巅顶痛、夜不成寐。若其人本有痰涎而胸满泛呕者，误服干葛，必呕吐不已。则升阳而引动胃家逆气，为害不小。盖葛根上升至捷，殊觉古人以治呕逆，必不稳惬。虽曰鲜者捣汁凉润，可以下行，当与干者有间。须知利于清气之下陷者，必不利于浊气之上逆。盖凡用一药，皆不可不细心体会，而深知其实在之利弊也。近贤王孟英辈，论温热之病，忌表忌升，于柴、葛二药畏如砒、鸩。虽有时未免言之太甚，然轻率用之，贻祸甚巨。升散发表之偾事，固非陶节庵辈所能知也。

益母草

景冬阳曰：能入肝，主疏浚清热，行气和血而不峻烈，并与凉药同群，可治血贯瞳人，然血虚不宜。

朱颜曰：麦角是妇产科要药，产后服用麦角，差不多已成为产科常规。但是我国麦角产量很小，在供应上不能自给自足，致形成临床上无麦角可用的困难，因此我们应从中药里寻找代用品。兹将可能代替麦角的益母草介绍出来，给妇产科同志们考虑代用。益母草，又名茺蔚，系唇形科植物，野生于村庄荒地及近水处。茎作青色，方柱形，叶有长柄，对生，夏季于叶间轮生淡紫色小花，草用全草。我国南北各省均有出产。其主要成分系一种结晶性植物碱，叫益母草素，约占全草的0.05%。益母草的药理，可分下面几方面来介绍：①对于子宫肌的作用——张发初、张耀德、刘绍先氏曾用益母草浸膏进行动物试验，对荷兰猪、猫、狗等的离体子宫(包括已孕与未孕)，能促进收缩及增强其紧张性。日本久保及中岛氏曾用益母草素进行家兔、荷兰猪的离体子宫试验，且发现子宫收缩的频率也可有显著增加。②对于肠管平滑肌的作用——用益母草素进行家兔离体肠管的描画试验，结果肠蠕动曲线常呈弛缓振幅增大，如用大量则振幅减小，而频率加快。③对于循环系统的作用——小量的益母草素对离体蛙心有增强收缩的作用，用大量时反见抑制现象，大约是迷走神经末梢的兴奋所致。用益母草素进行青蛙血管灌流，血管呈收缩现象，其收缩程度与所用试液浓度成正比例。用1%的益母草素5毫升注射于猫的颈动脉，其血压先下降数分钟后，即恢复。这种血压一时下降现象，在两侧迷走神经切断后亦能发现。在加用阿托品后，则血压下降不复如前显著。故知益母草素的作用，可能不在迷走神经中枢，而对迷走神经的末梢有兴奋作用。④对于中枢神经系统的作用——日本久保及中岛氏曾用益母草素进行动物实验，发现益母草素能兴奋中枢神经，特别是呼吸中枢，用1%益母草素静脉注射于体重2.5公斤的猫（用Urethane麻醉），能使呼吸频率从每分钟20～30次增加到40～50次，而且振幅增大。这种兴奋呼吸的作用，在切断两侧迷走神经后也同样能出现。如用Ringer氏液连接腹部大动脉，以维持血压不使下降，益母草对呼吸的兴奋作用仍不至于有改变，因此益母草素的兴奋呼吸作用，似不由于迷走神经的反射或血压下降的代偿作用而起，而是一种直接的中枢兴奋作用。⑤利尿作用——用1%益母草素静脉注射体重1公斤的家兔（用Urethane麻醉），数分钟排尿量即增加至原有二三倍。⑥对运动神经末梢及骨骼肌的作用——用青蛙神经标本浸于益母草素稀溶液中，以电刺激之，初期有兴奋亢进，以后则呈箭毒样的麻痹现象，但对骨骼肌本身的兴奋及工作量并无影响。⑦溶血作用——5%的家兔血细胞混悬液在1：200益母草素中，能引起完全溶血现象，如用1：1000的稀释度，则仅能证明其在试管中有溶血作用，在口服情况下未见有溶血发生。根据前人临床经验及近代科学研究报告，在实际应用方面，亦和药理作用一样，益母草都有类似麦角的地方。在一般剂量时无甚毒性，

在缺乏麦角的场合，如经试验研究，可采用益母草来代替，则属甚佳。益母草的制剂，可采用现代科学的调剂技术，用减压蒸发，或在水浴上浓缩，制成流浸膏或浸膏。

【健康报编者按】据悉，川西卫生试验所曾采用赤花益母草制成了浸膏或流浸膏，于去年在成都各医院试用三百余例，效用良好，无副作用，价格为每磅六万圆，仅及麦角流浸膏价格的十分之一。另据估计，麦角流浸膏每年约进口十万磅，每磅以六十万圆计算，即外溢六千亿圆（录自1953年1月29日《健康报》）。

蜀　漆

《本草纲目》云：蜀漆乃常山苗，为用相同，今并为一。《续药征》云：蜀漆主治胸腹及脐下动悸者，故兼治惊狂火逆，疟疾。渊雷先生曰：《本草》谓蜀漆主胸中痰结、吐逆，痰结、吐逆者，因冲气而痰饮上逆也。

常　山

莫枚士《常山截疟辨》云，无形之暑气痹着膈间，蒸痰结固，既非表寒可汗，又非里实可下，必须气烈开提之药，如常山、蜀漆等品，直达病所，追逐其痰，使无形失所恃而去。奈世俗佥谓其截疟酿变，然余目验苏州、吴江、震泽等处，其俗呼常山为甜茶，遇疟发则采鲜者一大把煎服，皆轻者止，重者减，未闻有止后变生者。余踵其法亦然。夫截之为言堵塞也。药之能堵塞病由者，必其性涩而壅，是以遏住经络，斯留邪而酿变，非常蜀开提之性所及也。为斯说者，盍观《外台》《圣济》各集，汉魏以来千余年，诸治疟名方几千首，而用常蜀者十之八九，可了然矣。近贤陈佑山发明常山可由阴达阳，正与古合。

沈仲圭曰：常山治疟有殊效，唯服之易吐，酒制则可减少其引吐之副作用，配乌梅或红枣亦然。若与甘草同用，引吐尤甚。

常　蜀

莫枚士曰：古治中暑用脑麝，而治疟用常蜀，法异意同。何以言之？无形之暑气痺著膈间，蒸痰结固，既非表寒可汗，又非里实可下，必须气烈开提之药，直达病所，追逐其痰，斯无形者失所恃，而去疟须常蜀，犹暑须脑麝也，但浅深之别各有宜耳。今治中暑尚知遵古，独于常蜀佥谓其截疟酿变，然余目验苏州、吴江、震泽等处，其俗呼常山为甜茶，遇疟发则采鲜者一大把煎服，皆轻者止，重者减，未闻有止后变生者，余踵用其法亦然。夫截之为言堵塞也，药之能堵塞病由者，必其性涩壅，足以遏住经络，斯留邪而酿变，非常蜀开提之性所及也。为斯说者，盖观《外台》、《圣济》各集，汉魏以来千余年，诸治疟名方几千首，而用常蜀者十之八九。

半　夏

半夏能止呕降逆，使水分由胃下达于肠，盖胃无吸收水分之能力，水在胃而不下降者，非半夏无以降之也。《神农本草经》但言半夏主心下坚，胸胀，咳逆，《名医别录》以下始言主呕逆。今西医用为镇呕剂，功效大著。或曰有脑病症者，不宜用。《本草》谓半夏有毒，得姜则解，故今人多用姜制半夏。盖半夏之黏液中有一种苛涩之味，刺人咽喉故也。古方既多与生姜同用，又有甘草、大枣等甘味包摄，其苛涩之味即无刺喉之弊，故不用姜制，但洗去其黏液可也。

周严曰：半夏味辛气平，辛则开结，平则降逆，为治呕吐胸满之要药。呕吐胸满者，少阳证也，故小柴胡汤不能缺此。推之治心痞，治腹胀，治咳，治咽喉不利，一皆开结降逆之功。要其所以结于逆者，由其有停痰留饮，乘阳微以为患。半夏体滑、性燥，足以廓清之也。用半夏者，率以二陈汤能润大便，半硫丸能治虚秘、冷秘。谓润而非燥，究亦何尝不燥也。遇津亏无湿之人，投之立贻祸殃。唯仲圣取其长而弃其短，胃反为脾伤不磨，非有滞浊，乃佐之以人参，益之以白蜜，俾半夏之燥性尽失，而胃中之谷气以行。又竹叶石膏汤、麦门冬汤、温经汤三证，亦未可以半夏劫液者，乃其所伍者为竹叶、石膏、人参、麦冬、甘草、粳米、阿胶、丹皮之属，是亦化半夏之燥，而展其开降之能。所谓化而裁之，存乎变也。小青龙汤曰渴者去半夏，小柴胡汤曰渴者去半夏，此可为半夏非不燥之明征。然半夏之燥，燥而滑也，能开结，能降逆，与燥而涩者不同矣（《本草思辨录·卷二》）。

蜜

王孟英曰：蜜云为言密也。密者秘也，固也，故蜂王出入滚成珠团，酝酿之所不容人窥。何秘如之？蓄奇香者，以蜜养之，而其气不泄。鼎俎家蒸玉面狸与黄雀，必先涂以蜜，虽沸烁而其膏不走，固之道也。且味纯甘而性极缓，故唯峻药欲其缓，脾药欲其守者，始为合法。否则，欲补下者，有恋中之弊，欲运中者，有纯腻之偏，欲宣经络者，嫌固，欲开沉锢者，嫌秘。自当各因其用，而随时制宜也（如豁痰宜竹沥为丸，止血宜小蓟根汁为丸之类）。

邹澍曰：仲景用蜜诸法，有和蜜入药，化蜜入药，化药入蜜，化蜜入水。四者之殊，和蜜入药者，泄药得之缓其泄，毒药得之缓其毒，热药得之和其燥，寒药得之和其冽，补药得之俾留恋而不速，行散药得之俾行徐而不尽量，如两书（指《伤寒论》、《金匮要略》）诸以蜜为丸者是也。化蜜入药者，或固护其阴液，或滑泽其途径，或资其芳香润中以启脾胃，或假其至甘以化阴火，如两书诸药成，更化入蜜者是也。若夫化药入蜜，唯乌头汤、大乌头煎二方神矣。盖药之过燥，使化为润，则无燔灼之虞。药之过健，使化为缓，则无孟浪之患。以形而论，正似骨节屈伸，池泽之液，以用而论，则能驱风、寒、湿杂合而成之痹，不然蜜非治痹、治疝之物，何用之而不爽耶？（锄云按：润安此论仲景用化药入蜜，仍未达一间，不如陆渊雷先生所论，为得仲景用蜜本旨。试参看《杂论》论用蜜非缓药力条）。至化蜜入水，唯大半夏汤为然，则更神矣。夫化蜜入水，欲水之不冲激也。扬之欲其水纵上涌仍就下也。以多水煎消其五之四，欲其纯化为气，以嘘枯、泽槁也，故用治胃反。胃反者，巢氏所谓营卫俱虚，血气不足，停水、积饮在胃脘则脏冷，脏冷则脾不磨，脾不磨则宿谷不化，其气逆而成胃反。朝食暮吐，暮食朝吐，心下牢大如杯，往往寒热甚者，食已即吐。其脉紧而弦，紧则为寒，弦则为虚，虚寒相搏，故食已即吐，名为胃反。因知胃反非饮不成，化蜜入水，扬之二百四十遍，以水一斗二升，煮取二升半，皆所以治饮者也。

麻　　黄

陆渊雷先生曰：自古知麻黄为发汗药。张洁古、王海藏辈始以为入手太阴，李东垣遂谓为肺经专药，此因麻黄能兼治喘咳。而金元以后事事宗尚《内经》，人身百病，必分属于五脏，《内经》有“肺合皮毛”之语，遂以汗出皮毛为肺所主尔。其实麻黄之治喘咳，正由发汗之故。盖发汗之目的不一，排除水气一也，蒸散体温二也，有表证而汗闭者，汗出则病毒亦出，三也。病喘咳者，支气管以炎性渗出物之刺激而助长炎灶。炎性渗出物，水气之类也，用麻黄发汗以排出之，使炎灶易消，则喘咳自止。麻黄岂肺经专药哉！夫麻黄能排除水气，何谓也？仲景用麻黄之方，莫简于甘草麻黄汤与麻黄醇酒汤，其证曰里水，曰黄疸。古人以黄疸为湿病，湿正水气之类，则麻黄排水岂不甚明。丁仲祐《化学实验新本草》引三浦之说谓：麻黄冷服颇得利尿之效，而始终不见发汗。夫尿与汗皆所以排除水毒，而互为消长者也。温暖则排泄于汗腺而为汗，寒冷则排泄于肾脏而为尿。麻黄冷服则利尿，其为排水不更明乎！仲景用麻黄但取其发汗，故药皆温服，温覆以取汗，然其配伍之药则视发汗之目的而异。为发表祛毒，则伍桂枝，麻黄汤、葛根汤、大小青龙汤是也。为发越郁阳，则伍石膏，麻杏甘石汤、越婢汤是也。为止咳定喘，则伍杏仁，麻黄汤、大青龙汤、麻杏甘石汤是也。为排除水气则不伍他药，甘草麻黄汤、麻黄醇酒汤是也。甘草与酒不足为配药，且汗出则水气无有不泄，不须配药故也。唯蒸散体温，未见有特配他药以达此目的者。盖麻黄所以发汗，热病宜汗者为太阳，太阳之热为正气抗毒之表现，而为体力所能堪，不可以遏抑或蒸散故也。由是言之，太阳用发汗剂，而体温暂时降低者，发汗剂之副作用，非其主目的。唯其是副作用，故大青龙汤有汗多亡阳之戒也。又近日化验麻黄者，得其主成分曰爱弗特灵，其性效略似副肾精（阿特林那灵），能兴奋交感神经之末梢，能鼓舞心脏，收缩血管，亢进血压，能扩张支气管，散大瞳孔，以皆与古方用麻黄之意不相远。所以不尽同者，无配伍之药故也。

邹润安曰：凡用麻黄发汗，治咳逆，皆可知其治肺矣。治心者，除半夏麻黄丸外，亦有可证者乎？然《伤寒》、《金匮》除此却无明文，而在《千金》、《外台》者，可考也。《千金》治心热满、烦闷、惊恐，安心散调心泄热。治心脉厥、大寸口、小肠热、齿龋、嗌痛，麻黄汤（十三卷）。《外台删繁》疗心劳实热、好笑无度、自喜，四肢烦热，止烦下气，麻黄汤（十六卷）。《外台删繁》心脉极热，伤风损脉为心风，心风状多汗，无滋润，消虚热极止汗，麻风汤（十六卷）。《外台删繁》疗脉极热，伤风损脉为心风，心风状多汗，无滋润，消虚热极止汗，麻风汤（十六卷）。范汪疗心腹积聚、寒中、㽲痛，又心胸满、胁下急、绕脐痛，通命丸（十二卷）。皆以麻黄为君，则麻黄之通心阳、散烦满可见矣。然则在肾，独无用麻黄者乎？是亦有之。《金匮》曰：病历节不得屈伸，疼痛，乌头汤主之。《千金》有治肾劳热，阴囊生疮，麻黄根粉方。又有治精极，五脏六腑俱损伤，虚热遍身，烦疼，骨中痟痛，烦闷方（十九卷），《外台删繁》有疗劳热、四肢肿急、少腹满痛、颜色黑黄、关格不通，鳖甲汤（十六卷）。皆有麻黄，则麻黄之于肾，盖治气闭、精凝、虚热内作之证矣。且过者，功之对也。用麻黄而过，在肺则有厥逆、筋惕肉瞤，在心则有叉手自冒、心下悸、欲得按，在肾则有脐下悸。循其过而稽其功，则前所谓麻黄，下能通肾气，而上能发心液为汗，及除肺家咳逆上气者，为不虚矣。

曹心怡《喉痧正的》云：瘟疠之表邪，郁之深而发之暴，不能自出于表，以至上窜咽喉，苟非洞开毛窍，何以泄其毒而杀其势，此开手所以必用麻黄也。用麻黄之法有独用者，有炙入豆豉内者（吴人称过桥麻黄）。凡时令严寒或证越数日，表邪郁极，当急与解散者，可独用，分量少只三分，多至五分，不过取其轻扬之性，以达毛窍，非若西北正伤寒之需重汗也。或时令温暖，邪郁不甚者，可炙入豆豉内用之，分量亦少至三分，用豆豉三四钱，同水炙透，去麻黄煎服，仿佛仲景麻沸汤之法，然亦不可拘。若时令虽暖而表邪甚急者，仍当专用为捷。若在暑月，可用桑白皮监之，或其人素有痰血，或病中曾见衄血者，俱宜兼用桑白皮，此《局方》华盖散之遗制也。至于救逆诸法则，有麻黄与白膏同用者，如邪郁数日，已从火化，苔黄口渴者，以麻黄、豆豉、鲜石斛同用，舌尖微绛者尚可用。有与黑膏同用者，如误治在前，表邪未达，痧透不畅，而舌色绛赤者，麻黄可与豆豉、生地同用。手足瘈疭者，可参用羚羊角，并有与石膏同用者。如发于暑月而复误治，痧火与暑邪交并，热甚生风，手足瘈疭，神识瞀乱，而邪仍未达，舌焦黑，口渴者，不得已可试用之。即非暑月，但见以上诸症者，亦可参用，法在活人，是在临证者审体之。

邹澍曰：麻黄其异在所产之地，冬不积雪，其归著在鼓发阳气，冲散阴邪。故凡束缚难伸之风（贼风挛痛），蔽锢盛热之寒（伤寒），乍扬更抑之热（温疟），迫隘不顺之气（上气咳气），皆所能疗，诚得谓一种可主数病矣。然不能治筋骨懈驰之风，阳气漏泄之寒，鼓汤不羁之热，随火冲逆之气。积其效曰：出汗亦仅能令霾中见晛，不能令旱处致霖，曰：下气却只能于横中辟道，不能于直下凿渠，又可谓性理有偏者，否耶！太阳病，项背强几几，汗出恶风者，桂枝加葛根汤，反无汗恶风者，葛根汤。用麻黄不用麻黄，其别在汗。咳而脉浮者，厚朴麻黄汤；沉者，泽漆汤。用麻黄不用麻黄，其别又在脉。立方之日不洞晓是理，易致疑混。

樊天徒曰：麻黄发汗之力虽大，然一钱麻黄之力，亦不过与二钱香薷、四钱浮萍相若。俗工敢用香薷、浮萍至三五钱之多，而不敢用数分至一钱之麻黄，纵遇麻黄证，率以苏叶、荆、防代之。夫苏叶能开发肺气，发汗散寒，荆、防亦有发汗解表作用，用代麻黄，原无不可，然婢学夫人，终不若麻黄之仪态万方耳。

附　子

陆渊雷曰：附子为毛茛科植物，双兰菊之球根。化学分析，得其主成分曰阿科涅丁。其构造式虽因产地不同而微异，然皆类似。其性效为麻醉，而非兴奋。凡心脏衰弱者，禁麻醉药，西医或以此疑强心之误，然临床实验，姜、附之效实优于毛地黄、樟脑诸剂。初用时虽不及西药之效速，而确然连续用之至阳回之后，往往从此遂愈，更无流弊。西药强心仅能维持数小时，过时苟不续用，往往转更衰弱。若连续使用强心剂，则虽数种药更递互用，得痊愈者甚少。由是言之，附子不因麻醉而减其强心之效，乃事实也。尝究其所以然之故，约得三端：仲景于亡阳虚脱之症，必用生附子配干姜，甚或依证更配以人参。化验单味药所得之性效，或与配合之复方不能齐一，一也。使用药物之经验，高度之兴奋常至麻醉，而轻度之麻醉反见兴奋。彼吗啡、酒精皆麻醉品，苟用少量不但不觉麻醉，常得不可名言之兴奋、舒适。仲景于阳虚证、心脏衰弱不甚者，则用炮熟附子，量亦不大，同一理也。至于镇痛乃用大量炮熟附子，此则用其麻醉之性甚明，然皆不与干姜相配，二也。经化验之附子，皆西洋及日本产，而国产者未经化验，国产附子中，容有强心成分，三也。吾以为循此三方向，作更进一步之研究，必能得附子所以强心之故。今之生附子，皆用盐渍，饱含水分，一枚约重今秤八钱至一两，大者乃至二两许，则四逆汤每服当用生附子四钱至一两，干姜钱半至三钱。时医但用淡附片、淡干姜，几经浸淡，等于药渣滓，用量又仅数分，苟遇四逆证，唯有坐以待毙耳。

恽铁樵曰：伤寒阴证见漏底，急用附子，从治勿疑，可用钱半至三钱。病者得附，约一小时半，全身有阳和之气，膀胱气化得行，小溲奇长，胃转和，漏即止。此在生理形能，亦属伸此缩彼之理。脉亦不散，可睡两小时，醒后更进一剂，乃可酣睡六小时。其后渐见舌干、恶热、面赤、谵语（阴证必舌润肢寒、额冷郑声），数日乃至廿日不更衣。漏底之阴证，一变而为腑实之阳证，是皆服附子之效。审是，则知阴证服附，所以引病从阴转阳。阴为脏，阳为腑，故曰中阴溜府。

陆渊雷先生曰：附子为兴奋强壮药，能兴奋全身之细胞生活力，起机能之衰弱，救体温之低落。李氏《纲目》引虞抟云：附子禀雄壮之质，有斩关夺将之气，能引补气药行十二经，以追复散失之元阳。引补血药入血分，以滋养不足之真阴。引发散药开腠理，以驱逐在表之风寒。引温暖药达下焦，以祛除在里之冷湿。按：细胞生活力之作用，各随其所属脏器而异。附子之效，若非兴奋全身细胞之生活力，岂能无所不至，如虞抟所言乎！凡兴奋之药，皆具刺激作用，附子自不能独异。然西药之兴奋剂，其刺激限于局部，故功效特准确，流弊亦滋多。西医习用之强心剂，乃专于刺激心脏，使张缩加强加速，不知病至心脏衰弱，脉微欲绝者，其津液无有不涸，细胞之原浆无有不损，是不但阳虚，其阴亦伤矣。今乃刺激心脏，使勉强兴奋，譬犹无膏之火，煽之使焰，无源之水，激之使行，虽能取效当前，不旋踵而竭熄耳。故所见注射强心剂者，结果多不良。唯附子则不然，其刺激普及于全身细胞，使各脏器平均兴奋，则津液同时滋生，原浆不致竭绝，故一度刺激之后，绝无衰弱反应。然阴虚之甚者，独任附子危险亦甚，盖原浆虽由生活力以滋生，生活力亦藉原浆以发动，此即阴阳互根之理。若原浆亏损已甚，遽用附子刺激其生活力，兴奋一起，阴津未及滋生，先有竭涸之虞，必须大剂养阴药引之以附子，或有万一之望耳。

尤在泾曰：喻昌云，今人见热胜烦枯之症，而不敢用附子者，恶其以热助热也。孰知不藏精之人，肾中阳气不鼓，津液不得上升，故枯燥外见，才用附子助阳，则阴精上交于阳位，如釜底加薪，则釜中之气水上腾，而润泽有立至者。数语亦有至理，唯于温病不能无弊。盖阴凝之枯燥与阴竭之枯竭霄壤悬殊，万一误投，死生立判，不可不细审也。

陆以湉《冷庐医话》云：高丽康命吉《济众新编》论人参、附子之害，语特精当，足以警世，录之：无论大人小儿，人参、附子用之于热在阳分，则其害立至，医者即觉；若用之于热在阴分，则外似无害，或至数两而死，或至数斤而死，死亦不悔，医者、病者终不觉悟。盖病在阴分用热药，熬尽其津液，然后命尽故也。如此死者，频频见之。

石　膏

罗止园曰：凡胸疼或胁疼、咳嗽（发热者多），而又口闻腥臭之味者，即应注意肺痈及气管喘促（非心性喘），必用生石膏三钱至一两，有热者更宜用之。余每于斑疹病及伤寒病中，遇并发肺痈或肺气管喘息（此多因肋膜炎、肺炎等症诱发，并不限于肺痈）等症，多以此法治愈之。

余云岫曰：生石膏为硫酸钙之含水结晶物，加以盐酸则溶解，故入胃遇胃酸即能溶解，而现钙之吸收作用。余用之以治多痰，治渗出性炎症，治皮肤湿疹，治妇女白带，其效力颇不减于他种钙剂。日服生石膏末三五克，二三日后即呈钙之作用矣。

石膏，《神农本草经》谓主腹中坚痛，《名医别录》谓治腹胀暴气，明其尚未与滓秽相结，犹可解以石膏也。若不待解肌发汗而汗自出，腹中满痛，小便自利，则其热已与滓秽抟聚，非承气不为功矣，石膏又乌能为。

《方函口诀》木防己汤条：膈间水气，非石膏则不能坠下（锄云按：此说甚精）。越婢加半夏汤、厚朴麻黄汤、小青龙加石膏汤所以用石膏，皆同义也。

陆渊雷曰：石膏系硫酸钙之含水结晶体，有碱性反应，其治效当与西药之诸钙盐类似。约而言之，胃肠内发生过胜之酸液时，用钙盐为制酸剂，或慢性胃肠加答儿黏液分泌过多，沉淀而蔽其黏膜，阻碍其消化吸收时，用钙盐类溶解之，此皆作用于胃肠。古人以石膏为清胃药，有以也。新陈代谢疾患，如糖尿病等，血液有酸性反应时，用钙盐类中和之。劳动过度，亚砒酸及磷之中毒或热性传染病之经过中，体内发生乳酸时，亦为钙盐类之适应证。此外，又有止血、消炎、镇静、强心、强壮诸作用。唯碱性土类内服后最难吸收，西医尝以此疑石膏之无用，今则试用而得效，已不特此论矣。国医用石膏，则以唇舌干燥、小便赤浊、烦渴引饮为标准。若病属阴证，腹中觉冷，或下利者，忌之。又曰：考仲景用石膏诸方，欲遏制造温者，必合知母或麻、桂（唯麻黄升麻汤可疑，证亦不具），不合知母、麻、桂，则但治烦渴。

陆九芝曰：白虎汤解阳明内蒸之热，不是解阳明外见之热，故表热虽甚，而未成里热者，便不是石膏证。又曰：石膏不可煅，煅则如灰不可用矣。非生者重，煅者轻也。

芍 药

邹润安曰：芍药能破凝阴，布阳和。盖阴气结则阳不能入，阴结破则阳气布焉。是布阳和之功，又因破阴凝而成也。特其味苦酸，苦者能降不能开，故凡阴沍之结于上，非开无以致其力者，忌之。酸则能破能收，故凡阴结即破，不欲其大泄降者，宜之。此则所宜分别者也。统计仲景《伤寒》、《金匮》两书，用芍药者六十四方，其功在合桂枝以破营分之结，合甘草以破肠胃之结，合附子以破下焦之结，其余合利水药则利水，合通瘀药则通瘀。其体阴，则既破而又有容纳之善，其用阳，则能通而无燥烈之虞。虽必合他药始能成其功，实有非他药所能兼者。世之人徒知其能收，不知其收实破而不泄之功也。

太阳病下之后，脉促，胸满者，桂枝去芍药汤主之。本太阳病，医反下之，因而腹满时痛者，桂枝加芍药汤主之。同一满也，而芍药有去取之殊，何哉？芍药之用，在痛不在满，亦以满为阳、痛为阴耳。夫然，故建中芍药最重，当归芍药散尤重，职是故也。且皮有分部，脉有经纪焉，得上下无别乎？胸中者，阳之府，天气主之。腹中者，阴之府，地气主之。结于上者，多属阳；结于下者，多属阴。譬之肠胃中燥结，则用承气；心下燥结，则用陷胸。承气用硝黄，陷胸亦用硝黄，然必兼蠲饮（如甘遂、葶苈之类），故腹中满痛，多用芍药（如腹满篇中，大柴胡汤、抵当、乌头、桂枝等汤是也），心下满痛，则在所不用（如胸痹篇之桂枝生姜枳实汤、乌头赤石脂丸、九痛丸等是也），宜忌之旨，概可见矣。抑满者，气之盛也。阳气盛于阳位则满，阴气盛于阴位亦满，其见于内者，有上、下之分。阳盛则脉促，阴盛则脉弦涩，据部位、按脉象别痛否，则芍药当用不当用，岂不了如指掌哉。芍药能开阴结，湿痹之骨节疼烦掣痛，水气之聚水成病，独非阴结耶？皆不用，何也？盖芍药外能开营分之结，不能解筋骨间结，内能开下焦肝、脾、肾之结，不能开上焦心、肺之结。何以故？夫外而营分，内而肝、脾、肾，皆血所常流行宿止者也。芍药璀璨之色，馥郁之气，与血中之气相宜，不与水谷之气为伍，则能治血分之阴气结，不能治雾露水谷之阴气结，故湿痹水气虽为阴结，非芍药所能开也。然则血瘀岂非阴结之尤者，而有用有不用，其义何居？盖芍药能治血之定，不能治血之动（桂枝龙骨牡蛎汤、桂枝救逆汤、柏叶汤、黄土汤、赤小豆当归散、泻心汤、旋覆花汤虽为血分之病，乃因阳气逼逐而然，不关阴结，故不用），能治血中气结，不能治血结（桃仁承气汤、抵当汤丸、下瘀血汤、大黄甘遂汤、矾石丸、红蓝花酒等证皆为血结，非血中之气结，故不用）。辨此之法，气主煦之，血主濡之，不濡为血病，不煦为气病，是以芍药所主之血证，多拘急腹痛也。

白　芍

治腹中痛而下痢者必炒，后重者不炒，又血虚寒人禁用。古人有言曰：减芍药以避中寒，诚哉，不可忽（能补中焦，得炙甘草为佐，治腹中痛。夏月腹痛，少加黄芩。如恶寒腹痛，加肉桂一钱，炙甘草一钱半，此仲景神方也。如冬月大寒腹痛，加桂二钱半）。又，白芍同白术补脾，同参、芪补气，同归、地补血，同川芎泻肝，同甘草止腹痛，同黄连止泻痢，同防风发痘症，同姜、枣温经散湿《续易简方》云：芍药一味，独不利于失血虚寒之人，反足增剧。

《绍典》曰：仲景真武汤中，芍药与生姜、茯苓同用三两，而附子只用一枚，且炮用，前贤释之者，不外真武北方神水，水邪泛滥肾中，火足水自归源芍药之设，纯属敛阴和营以止腹痛云。众口一词，牢不可破。虽然芍药之能止腹痛，仲景芍药甘草汤、桂枝加芍药汤俱征而可信，固非荒谬，但言敛阴和营，则芍药之功囿矣。故仲景真武汤证曰小便不利，曰身瞤动，振振欲擗地，曰头眩，曰心下悸，患属神经症状，其原因当与小便不利有密切之关系。若然，则此种脑症状殆因小便不利所引起之尿中毒矣。此仲景所以重用芍药，欲借其主成分安息香酸与肾脏之马尿酸会合，排泄而呈利尿作用。尿毒一得决渎，则诸症自除也。且芍药有中枢性麻痹作用，对于瞤动、振振擗地、腹痛、头眩、心下悸，有镇静、镇痛之效，可以避免、减少其促进心力衰竭之原。因余曩曾疑真武汤中重用芍药之故，及今思之，始恍然悟。芍药利尿、镇静、镇痛，盖为此种症而设，因益佩仲景辨证用药之精焉。

罗止园云：白芍对内脏出血、肺痨病之发热（日久之虚热）、咯血，均有大效。但此味有时服大量，偶令人腹痛或作泻（亦不尽然），服小量又无效，故余有时用炒白芍，并佐以扶脾药及涩肠药（例如山药、建莲、粟壳等），以防流弊。

芍药与当归、地黄同用，则生新血；与桃仁、红花同用，则消瘀血；与甘草同用，则调和气血，善治腹疼；与竹茹同用，则善止吐衄；与附子同用，则翕收元阳，下归宅窟，唯力近和缓，必重用之，始能建功。

当　归

张洁古云：用头则破血，用尾则止血，若全用则一破一止，则和血也。入手少阴，以其心生血也。入足太阴，以其脾裹血也。入足厥阴，以其肝藏血也。头能破血，身能养血，尾能行血，用者不分，不如不使。若全用，在参、芪，皆能补血，在牵牛、大黄，皆能破血。佐使定分用者，当知从桂、附、茱萸则热，从大黄、芒硝则寒。酒蒸大黄又治头痛，以其诸头痛皆属木，故以血药主之。《神农本草经》云：补五脏，生肌肉，气血昏乱，服之即定。有各归气血之功，故名当归。

邹润安曰：当归能治血中无形之气，不能治有形之气，故痈肿之已成脓者，癥瘕之已成形者，古人皆不用。独于胎产诸方，用之最多，则以胎元固血分中所钟之阳气也。特既已成形，则月事不行，月事不行，则气滞于血者，非一端矣。检仲景胎产诸方，用当归者六方，其与他物并驾齐驱为领袖者，当归贝母苦参丸、当归散二方。其肩随他物为督率者，芎归胶艾汤、当归芍药散、温经汤三方。其所主证，若气因血滞为胞阻，为疝痛，热因血郁为便难，气阻于血而生热，无非血分中无形之蓄聚，是以气行血即安。唯当归生姜羊肉汤之治男子寒疝，腹中痛，胁痛，里急，妇人产后腹中疞痛，全似阴寒结于血分。特疞痛与急痛有别，胁痛里急又与腹痛里急相殊，以是知为气阻血中，乃气之虚，非气之实也。

罗止园云：凡久病脊背有寒懔之感，多系脊髓神经衰弱，当归有大效。

张寿颐曰：当归一药，富有脂液，气味俱厚，向来视为补血要剂，固亦未可厚非。在阳气不足之体，血行不及，得此温和流动之品助其遄行，未尝非活血益血之良药。唯其气最雄，走而不守，苟其阴不涵阳而为失血，则辛温助动，实为大禁。然俗子何知，心目中只有当归补血、归其所归之空泛话头深印脑海，信手涂鸦，无往不误。正不独吐、衄、咯血者之畏其辛升，而必不可以妄试也。

大　黄

寿守型曰：大黄是植物性下剂的一种，植物性下剂因其作用强弱，可以分别为软下剂、缓下剂、峻下剂三类。大黄的泻下作用还不十分猛烈，临床上服大黄而希其下利，总须八小时与十小时光景，始达目的。故大黄在植物性下剂中，是属于软下剂，我们切勿把他看作怎样猛烈而心存害怕。大黄中的主成分为卡他耳汀酸，其副成分为一种苦味质及鞣酸（中药五倍子含酸最多，有收敛作用，能止泻）。此主成分卡他耳汀酸不吸收于胃，不刺激小肠，唯于大肠而逞其刺激作用。能制止大肠之逆蠕动，使正蠕动加速。凡因大肠逆蠕动作用而停滞之粪块，可使其迅速移于直肠，并使大肠无吸糟粕中之水分，而即起便意，故其粪块并不干硬。此时因大肠蠕动加速，则有疝痛、里急后重等症状（小肠蠕动加速，则单起腹鸣，而无疝痛及里急后重，此大小肠蠕动速慢之鉴别点也）。因其须到大肠始逞动激而增加蠕动，故其见效常需八小时至十小时，而名曰软下剂。大黄之药用量，在《伤寒论》大、小承气汤用四两（汉制度量衡），后人各依其时之度量衡制折算之，大抵每两折为一钱，或不足一钱。近人罕用大黄，唯用时则至少二三钱，鲁莽者基至六七钱及两许者。依日本药局方之用量，欲达极缓泻下之目的者，每次用大黄末一瓦至二瓦，即能奏效（煎剂不如末服有力，须注意），每瓦约合中秤（旧秤）二分六厘八毫；其目的在健胃止泻者，每次用半瓦。故中医之用大黄实较西医为重，往往成为峻下剂。依药理言，峻下剂与缓下剂可依用量之多少而改变之，本无一定之限度，此亦近世医界常畏用大黄之症结也。

陆九芝曰：大黄生者走后阴，熟者但走前，非生者重而熟者轻也。

俞慎初曰：大黄内含泻素类成分，最重要者为泻素（emodin），要等达到结肠后才起刺激，但通过小肠需要相当时间，故服药后须经过六小时才能奏效。

罗止园曰：伤寒至肠溃烂时，再用泻药刺激，最易惹出肠出血。唯中药大黄泻后有收敛性，故尚宜于此场合。其他中药内之全瓜蒌、麻仁，西药内之蓖麻子油、甘汞、巴豆油等，均不可用。陆懋修曰："《伤寒论》中一则曰医以丸药下之，再则曰医以丸药大下之。刘河间曰：古所称伤寒热病，用银粉巴豆下之。许学士曰：丸药是巴豆小丸子，强迫溏粪而下。王朴庄公亦曰：如深肺尖豉丸之类，皆用甘遂、巴豆等药，所谓大下也。"大黄之治伤寒，则误下之弊少也。

犀角

罗止园曰：此药对于脑脊髓有极大作用。

南宗景曰：犀角能使减弱之心脏转为强盛，其浸出液注射静脉内，能使白血球减少，且具有解毒作用。凡疮肿化脓，血分有热毒者，用之更宜。感染血液之病人，检其血液，则见血球增多，白血球尤多。推其致死之由，一则因于热毒过盛，一则因于心脏衰弱。犀角既有如斯之效，较彼西医毛地黄、白兰地酒等药，大有天渊之别。或曰白血球有吞食细菌之能力，本病患者之白血球增多，其抵抗力必愈大，乃祛病之佳兆。今反以犀角减少其白血球，岂非自取其祸乎？曰：不然，夫白血球增多，乃病毒猖獗，时人体产生之病理现象，正如国家遇有外患，所有海、陆、空军悉出，合力以期战胜敌国。其实人民受此惊扰，社会上已不安定，若政府实力充足，将士效命，敌人退服，国家升平，则兵气聿销矣。服犀角后能使减弱之心脏转为强盛，即充足政府之实力也。其减少白血球者，乃因犀角祛除病毒及身体上由病理现象恢复生理之现象，亦即敌退兵销之意也。

陆懋修犀角膏黄辨曰：夫犀角，心药也。用犀角者，以神昏而用也，以神昏之似乎心病而用也。然而凡神昏之证，仲景皆系之阳明条下，当为胃病，而非心病。夫神昏者何，不知人、不识人而已矣。《素问·热论》曰：阳明者，十二经脉之海，其血气盛，故不知人。《金匮要略》中风篇曰：邪入于腑，即不识人。赵以德解之曰：胃为六腑总司，诸腑经络受邪必归于胃，胃得之则热甚，津液壅溢，结为痰涎，闭塞隧道，胃之支脉上络于心，才有壅闭，即堵其神气出入之窍，故不识人。徐忠可申之曰：试将颈间两人迎脉按住，其气即壅遏不识人。人迎者，胃脉者，则不知人，不识人之属于胃也久矣，今何以而移之于心哉？前两说既极晓畅，而说之尤明白者，则裴兆期也。裴曰：人谓神昏之病原于心，心清神乃清。余谓神昏之病原于胃，胃清神乃清。夫藏神者心，摄神者气，胃气一有不清，即不能摄神归舍，是神之昏不昏，专在乎胃之清不清。不观酒醉之人乎，酒醉之人，醉胃不醉心也，何以神昏而言语无伦也；不观饱醉填食之人乎，饱食之人，饱胃不饱心也，何以神昏而一时瞀乱也；不观痰涎壅塞之人乎，痰壅之人，塞胃不塞心也，何以神昏而瞑眩无知也。其言如此，则知神昏之为病，全属于胃，即知神昏之用药决不在心。若非先明神昏之何属，则犀角之是非何由定乎？

大　蒜

刘孟扬曰：独头蒜若干头（非独头者亦可），放入沙铫内，加水煮熟，将上盖封严，用鼻孔对准沙铫嘴，徐吸热气，逐日为之，勿稍间断，不过一月，治三期肺病，准能除根。盖蒜有杀菌之功用，肺部之病菌非药力所能及，将蒜气吸入肺内，日久即可将病菌消灭也。

阎佩珩曰：很久以前，大蒜就是我国的一种有名的民间药物。有一个时间，曾把它当作肺痨的有效疗剂也。曾把它和灶灰混合成蒜泥，用来作无名脓疡的消炎剂。白喉和腹泻也都用大蒜来治疗过，但是完整的文献不多。它的效力如何，还不能肯定。临床上的应用，主要是利用大蒜的杀菌作用及其对消化系统生理机能的一部分影响。大蒜之有杀菌作用，是苏联生物学家董金氏提出的。他在1928～1930年进行实验胎生学研究的时候，在植物界中发现，在其演变过程中，能发生生活力的演变。每种活的植物，都可能产生某种特别的物质，具有杀灭或抑制细菌和原虫发育的作用。他把它叫做植物杀菌素（phytocide），或简称为植杀素。在许多植物当中，如大蒜、葱、洋葱、辣菜根、桦树叶、橘叶、香白杨、金合欢、松枞等，都有很大的杀菌力，但以大蒜的杀菌力为最大。大蒜的杀菌作用，可能由于含有硫的植物性挥发油。此物质具有挥发性，含量甚少，约为大蒜的千分之一，可溶于水中，其构造成分尚无统一的定说。除董金氏之植杀素外，有的叫大蒜精，有的叫大蒜素，有的叫大蒜辣素（健康报编者注曰：大蒜辣素，据云为一种含氧之二硫化丙烯，其抑菌性盖出于氧原子之存在，能与毛氨酸等含硫氢基的刺激细菌生长繁殖的物质相结合，破坏其刺激细菌生长的作用。在新鲜大蒜中，据云并无此种辣素的存在，须由一种含硫新氨基酸—大蒜氨酸经大蒜酸素之分解，始能产生大蒜辣素）。其蒸气对各型的葡萄状球菌、链球菌、伤寒杆菌、副伤寒杆菌、甲乙丙痢疾杆菌、霍乱弧菌、大肠杆菌、白喉杆菌、结核杆菌和若干的革兰氏阳性或阴性菌，甚至于嫌气性的细菌，都有杀灭或抑制其生长的作用。它能杀灭枯草杆菌的发育型，而不能杀灭其芽胞。另外它对许多原虫也有杀灭作用（编者按：详细的杀灭抑制原理暂无更多参证资料，但有人曾研究，谓中性白血球可有增加）。口服大蒜时，由于味觉的反射作用，和大蒜对胃黏膜的直接刺激作用，可使胃分泌亢进。嗅觉的反射作用对胃液分泌的影响不大。胃运动机能在初期呈一时性的减弱，继之而来的则是反射性的运动亢进，能增强胃液中的蛋白分解酶和糖分解酶的作用，抑制脂肪分解酶的作用，并使胃液中的盐酸量增加。此外，它也能直接或间接地促进肠液分泌作用，给消化以良好的影响。大蒜的种类很多，一般作为食用的多是紫皮蒜和白皮蒜。根据笔者的实验，紫皮蒜的杀菌力比白皮蒜为大，约为三比二。南方大蒜是否和北方大蒜相同，虽不得而知，但照理是可以同样地使用的。大蒜浸出液的制备方法，每根据需用的目的而不同，今举治疗细菌性痢疾的灌肠用大蒜浸液的制备方法如下。把大蒜剥去外皮切碎，用磁制乳钵捣成蒜泥，加入10倍的煮沸过的温水或室温水，放在带盖的玻璃容器中，泡浸一小时，时时振荡，以期尽可能地使有效成分浸出于水中。用纱布过滤，除去蒜渣，所得之大蒜汁，即可供灌肠之用。所成的大蒜液就是10%的大蒜浸出液，可直接用为灌肠。如果病人很敏感，则可减少大蒜的浓度，改作5%的大蒜浸液。根据文献的记载，大蒜可以治疗很多的疾病。如苏联学者曾用大蒜浸液灌肠治疗慢性痢疾，对抗磺胺剂的细菌性痢疾，也有著效。有人试用大蒜汁的稀释液治疗创伤，以杀灭或抑制创面上细菌的生长，促使软部创伤及溃疡新生肉芽，创面脓液消失，增加创面组织的细胞，反应性迅速形成上皮。我国医界接受了苏联的先进经验，也进一步地用大蒜治疗了阿米巴痢疾，用量与细菌性痢疾同，内服效力较小。每顿饭用三至四瓣，每日可一头，亦可根据上述分量，配为口服用10%浸剂。用捣碎乳剂或将蒜瓣从中切开，以切面敷抹患处，治疗各种癣疾亦颇有效。1950年，苏联Dibiova氏也曾认为，其对霉菌确有疗效。有人试用以治百日咳，亦有效果。除轻微恶心和胃部烧灼外，并无不良副作用。将其切成圆柱形状，插到鼻孔里去，据云亦可治疗鼻伤风（录自1952年12月23日《健康报》）。

枳　　实

《药征》云：枳实主治结实之毒也，旁治胸满、胸痹、腹满、腹痛。汤本氏云：此说是也，可为本药应用之主目的，但要欲补充之，主治结实之毒者，谓治心下肋骨弓下（此部结实虽类似柴胡胸胁苦满而尤甚）及直腹肌之结实也。其作用虽有似芍药，然与彼之结实拘挛较，则结实之度优于彼，拘挛之度劣于彼也。其治腹满胸满有似厚朴，但本药以结实为主，胀满为客，彼以胀满为主，结实为客也。而治食毒或食兼水毒者，则同矣。用枳实以益气，则佐之以人参、干姜、白术；破气，则佐之以大黄、牵牛、芒硝。《本经》所以言益气而复言消痞也，非白术不能去湿，非枳实不能除痞。壳主高而实主下，高者主气，下者主血，主气者在胸膈，主血者在心腹。仲景治心下大如盘，水饮所作，枳实白术汤主之。

干　　姜

干姜为补助上焦、中焦阳分之要药。为其味至辛，具有宣通之力。与厚朴同用，治寒饮堵塞胃脘，饮食不化。与桂枝同用，治寒饮渍于胸中，呼吸短气。与黄芪同用，治寒饮渍于肺中，肺痿咳嗽。与五味子同用，治感寒肺气不降，喘逆迫促。与赭石同用，治因寒胃气不降，吐血衄血。与白术同用，治脾寒不能统血，二便下血或脾胃虚寒，常作泄泻。与甘草同用，能调其辛辣之味，使不刺激，而其温补之力转能悠长。

又，干姜止血，余用之屡矣。审证苟不误，则其效如神。清·邹润安在《本经疏证》中论之颇详，可为怯用干姜止血者驱疑祛惑。其言曰：太阳病，脉浮紧不发汗，因致衄者，麻黄汤主之。吐血不止者，柏叶汤主之。少阴病，下利便脓血者，桃花汤主之。病金疮，王不留行散主之。妇人陷经，漏下黑不解，胶姜汤主之。夫云因不发汗，则知苟发汗必不动血。云不止、不解，则知曾有以止之、解之而不应。云脓血，则与纯血有间。云下黑，则与鲜赤自别。云病金疮，则因去血而病，非因病而去血。盖失治者，其咎为养痈贻患。故病甚于此，能转攻于彼，误治者，其咎为无益有损，故非以已适以激之。而血之为物，遇寒则凝，遇热则散。抟于阳，则得火之色，抟于阴，则得水之色。推是而言，则凡病乎血，用姜以止之者，莫不有确据可寻也。其在于经，则《荣卫生会》篇有夺血无汗、夺汗无血之文。《脉要精微论》有肺脉抟坚而长，当病唾血之文。《邪气脏腑病形》篇有肺脉微急，为肺寒热，怠惰咳唾血之文。《脉解》篇有少阴所谓咳则有血者，为阳脉伤，阳气未盛于上而脉满，满则咳，故血见于鼻之文。《阴阳别论》有结阴者，便血一升，再结二升，三结三升之文。此皆可以姜治者也。其在《千金方》，则凡妇人崩漏之少腹弦急或苦绞痛（慎火草散），五脏空虚，失色黄瘦（增损禹余粮丸），腰背痛，四肢沉重（大牛角中人散），虚羸少气（治崩中下血方）者（以上在四卷），吐血之胸中塞痛（治吐血胸中塞痛方），上气面如土色（柏叶汤），胸腹烦满疼痛（干地黄丸）者（以上十二卷），血利之腹痛（龙骨丸），五内绞切痛（治热毒下黑血方），赤滞下血，连月不瘥（白头翁汤），羸笃垂死（茯苓汤），赤白痢（黄连汤）者（以上十五卷下），并用干姜。其诸病之兼寒热者，呕吐者，并用生姜，则姜之止血可以循类而求，按证以施，又何疑于辛温也哉。

百合

《本草经》主邪气腹胀，心痛，利大小便，补中益气。邹润安疏之曰：于邪气腹胀，心痛之候，能利其大小便以愈之。似为通利之物矣，何以复能补中益气耶？不知于通利中能补中益气，方足为百合，而其用可明也。其根十百相攒而内抱，故曰百合。百者推数之极也。小便者，化于肺而出于膀胱，金水之相接也。大便者，化于胃而出于大肠，土金之相接也。设使阳不化阴，大小便不利焉，其治固无与于百合矣。若阴不济阳，虽化而不能出，则舍百合其谁与归。然须审定其滴滴归源之故，未可谓大小便不利。凡缘阴不济阳者，皆可用百合也。且大便不通则气阻于下，而腹胀小便不通则饮停于上，而心痛者比比也。岂遂尽可以百合治之乎！虽然大肠燥热，大便不通，则小便必利；膀胱不化，小便不利，则大便必溏故。夫大小便俱不通，既腹胀，复心痛者，方得谓土不生金，金不化水，于是而百合遂为确然，不可易之物矣。引土气以就金，导金气而下注，茯苓、泽泻、猪苓之功伟矣，而无与于大便；土郁夺之，金郁泄之，大黄、芒硝、枳实、厚朴之能事尽矣，而无与于小便。若大戟、芫花、甘遂、葶苈，能大小便俱通矣，而不能补中益气；能补中益气，复大小便俱通，吾知无与百合并者矣。

莫枚士曰：仲景以百合治百合病，专方也。诸家注从未有道其故者。按《本草经》，百合除邪气，利大小便，百合病证状，虽变纪不一，要之小便赤黄一症，则有定。仲景于至无定中求其有定者，以立诊治之准。此百合病所以必用百合也。百合病重在小便，故于头痛、头淅淅、头眩诸足

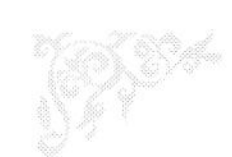

以卜愈期者，皆于小便时诊之。凡辨疑难症，皆当准此。夫古人至奇之法，实有至常之理。浅人泥于百合补肺之说，因以肺朝百脉为之解，浅也。又百合病者，由于余邪逗留，血气不润所致，如意欲食，而或美，及欲卧欲行云云状，其无大邪之抑正气，有时得伸也。复不能食至不用闻臭、不能卧、不能行云云状，其气血少润也。如寒如热，饥中不润，而滞涩也。无寒无热，余邪不能作势也。口苦，胃液被余邪所吸，不能消净食物也。得药剧吐利，胃液不充，反为药所胜也。脉微数，微为血气少，数为邪气止也。溺时痛见于头者，溺为去液之事，故病液少者，补之于此，下虚则上实也。此证之于症而合者也。其治法专以滋润为主，故本方于百合外加生地汁，津血并润也。汗下吐皆伤液，故随上下之所伤而救之。知母、鸡黄皆滋润之品，滑石为润下之品，唯赭则逐邪，欲乘其方下而逐之也。变渴则瓜蒌、牡蛎，变发热则滑石，无非取乎其润，此证之于方而合者也。然后知《本经》百合除邪气、利大小便云云，皆润之之效也。大抵病至邪留正虚之时，攻则害正，补则碍邪，唯有润之，使正纾邪浮，始可设法逐邪。其逐邪之法，总不出伤寒。差已后更发热者，小柴胡汤主之，脉浮者，以汗解之，脉沉实者，以下解之，数语决不以百合数方了事也。唯至此时，则病之局势已移，不得仍以百合称，故百合病止此耳。

饴　糖

稀者为饴，干者为饧。鱼脐疔、瘭疽病疮，并用饴糖涂。稻芒、鱼骨鲠喉及误吞竹、木、钱、钗，中天雄、附子、草乌毒，并宜频服饴糖。火烧成疮，饴糖烧灰敷。

邹润安曰：《别录》“主补虚乏，止渴，去血。”夫虚烦，虚痞，虚肿，虚满，俱有确证可指，其笼统言之者，有虚劳，虚损，虚羸，虚弱。能知熇热之为劳，传变之为损，尪瘠之为羸，疲软之为弱，则乏之为乏，亦可拟议得之。夫行而无资谓之乏。人身之行者，非气血而何，夫反正为乏，非气血之当行不行而何！十二经脉，十五大络，血之道也。其资皆禀于脾，则虚乏者，不可谓非脾气不给矣。脾气不给，参、芪、术、草皆能助之资，此独何借于饴糖？夫补虚乏已下，遂继之以止渴去血。则芪草者，皆与渴无干；且术能去湿，不能滋燥；芪能充外，不能充内；参、草能充内，则滋燥矣，又与血无干。以是见此虚、此乏，断非参、芪、术、草所能补矣。虽然虚乏，而气不能行且渴者，固多又何以知有当去不去之血？夫仲景用饴糖多在建中汤，建中汤证多有腹痛，此血当行不行之验也。是故饴糖非能去干血也，能治血当行不行为腹痛者耳。故《伤寒论》、《金匮要略》用建中处甚多，然止云治腹痛，不云下干血。或谓本太阳病，医反下之，因而腹满时痛者，桂枝加芍药汤主之。则治腹痛者，芍药之功，非饴糖之力也。此诚有辨焉，何则伤寒阳脉涩、阴脉弦，法当腹中急痛者，先与小建中汤？虚劳里急，悸，衄，腹中痛，梦失精，四肢酸疼，手足烦热，咽干口燥，小建中汤主之。虚劳里急诸不足，黄芪建中汤主之。妇人产后，虚羸不足，腹中刺痛，吸吸少气，或苦少腹中急摩，痛引腰背，内补当归建中汤主之（锄云按：内补当归建中汤见《千金方》）。妇人腹中痛，小建中汤主之。是知桂枝加芍药汤是满痛，小建中汤所主是急痛矣。桂枝加芍药汤即小建中汤少饴糖耳。下后邪气内传为满痛，是实。虚劳产后腹痛，是虚。仅饴糖一味之转移，治证遂虚实不侔，犹不可见饴糖善补虚乏耶！桂枝汤在伤寒所治证多矣，兹则吸吸少气也，咽干口燥也，里急腹痛也，腹中刺痛也，少腹急摩也，皆非桂枝汤所曾治，以是知即饴糖之功矣。盖土滞以木而，疏土虚以木而，因故少气，咽干口燥，是脾乏谷气，里急腹痛，乃肝气侮脾。饴糖之柔润、芳甘，正合脾家土德。而即以缓肝之急，以肝固罢极之本，虚乏之所从来也。是故桂枝加芍药汤无饴糖，即不名建中。桂枝加黄芪汤不加芍药，不用饴糖，即不名黄芪建中。而蜀椒干姜人参协以饴糖，即名大建中。是知建中固以饴糖得名耳。

橘　皮

李时珍曰：橘皮苦，能泻，能降，辛能散温，能和。其治百病，总是取其理气燥湿之效。同补药则补，同泻药则泻，同升药则升，同降药则降。脾乃元气之母，肺乃摄气之器，故橘皮为二种气分之药，但随所证而补、泻、升、降也。张洁古云：橘皮、枳壳利其气而痰自下，盖此义也。陈皮有白术则补脾胃，无白术则泻脾胃，然勿多用也。有甘草则补肺，无甘草则泻肺。能益气，加青皮减半，去滞气，推陈致新。若补脾胃，不去白；若理胸中肺气，须去白。

橘　红

恽铁樵曰：橘红，通常都谓其能化痰，其实此物含有挥发油，其刺激性能减少气管壁膜及喉头黏膜发痒。痒差则咳少，是其化痰真象。旧时谓化州橘红能变痰为水，非确论也。

莱　菔

尹性初曰：生莱菔汁（捣生莱菔，绞汁一大碗，白糖少许，滚汤炖，微温服之）能救血脱于顷刻，止血而不停瘀，其行血化湿之功，胜于他药。故用于血崩症甚宜。

芦菔叶

王孟英曰：冬时采芦菔叶，悬挂树上或摊屋瓦上，至立春前一日，收入瓮中藏固。如不干燥，收挂屋内，候极燥入瓮。凡一切喉症，洗净浓煎，覆杯立已。并治时乃客感、瘢疮、疟痢及饮食停滞、胀泻、痞疸，痞满等症，无不神效。价廉功敏，极宜备之。

威灵仙

恽铁樵曰：威灵仙引药下行，略如牛膝，力量过之，其药位亦在腰腿膝部，与牛膝同，但误用之流弊甚大，故寻常煎剂敬而远之为是。朱丹溪云：为治痛之要药，量病稍涉，虚者禁用。痛用在上者服之，此药去众风，通十二经脉，朝服暮效。

薏苡仁

汤本求真曰：薏苡，有治甲错，治脓汁脓血、白带下，利尿，治赘疣，发疹，镇痛，镇痉，消炎，解凝诸作用。予以之加用于葛根汤，治颈背筋之痉挛（肩凝）；又与术加用于同方，治急慢之关节痛；同桔梗配用于柴胡剂，疗腐败性支气管炎及肺坏疽；配用于大黄牡丹皮汤，及大黄牡丹皮汤去芒硝，大黄牡丹皮汤去大黄、芒硝，以医鱼鳞癣、盲肠炎及淋病；加用于桃核承气汤、大黄牡丹皮汤及其类方、桂枝茯苓丸及当归芍药散等，治白带下；又单用，或配用于诸方，治疣赘，悉收卓效。唯须注意者，薏苡仁之性寒，为利尿药，又为缓下药，则于如石膏剂症之组织枯燥者，及属于下利阴虚证者，宜禁忌之。陆渊雷曰：遍身生疣子，薏苡仁为特效药，而本草不言。

连　翘

元素曰：连翘之用有三，泻心经客热一也，去上焦诸热二也，为疮家圣药三也。好古曰：为手足少阳之药，治疮疡、瘤瘿、结核有神效。与柴胡同功，但分气血之异耳。牛山治套曰：大人、小儿呕吐不止，可用连翘加入任何药方之内，此家传之大秘密也，口授心传，非其人则勿传。汤本氏曰：据诸说观之，则本药为解热消炎性利尿药，有时得为镇吐药者，抑亦可谓为消炎、利尿作用之归结欤。陆以湉曰：连翘功专泻心与小肠之热，《本经》及诸家本草并未言其除湿，唯朱丹溪谓除脾胃湿热，沉则实谓从苍术、黄柏则治湿热，而吴氏《本草从新》又谓除三焦、大肠湿热。近世医家宗之，遂以为利湿要药，不知连翘之用有三，元素之言尽之矣。

桃　仁

李杲曰：苦以泄滞血，甘以生新血，故破滞血用之。其效有四：治热入血室一也，治腹中滞血二也，除皮肤血热燥痒三也，行皮肤凝聚之血四也。汤本求真曰：本药为消炎性驱瘀血的解凝药，兼有镇咳、镇痛、缓下、杀虫、杀菌作用。陆以湉曰：桃仁最易发胀。震泽某氏子，甫十余岁，食之过多胀死，棺殓即殡之郊。逾年，启棺焚葬，其尸伏卧棺中，手足皆作撑抵势。盖桃仁之性既过而苏，棺甚脆薄，得不闷死，转侧其身以救出，力微卒不能破棺而死耳。(《冷庐医话》)

猪牙草

余云岫曰：皂荚之为物，含有石碱素甚多，故乡间多以之涤瑕荡垢，吾辈所用之驱痰药，如西尼加根，如远志根，如桔梗，皆含有石碱素，所谓刺激性驱痰剂者也。余用牙皂之荚以代西尼加根，颇可驱痰。用法：猪牙皂去其核，刮去其外皮，每日用一克。兰姆作浸剂，已足驱痰之用。若日用两克兰姆以上，则服之者口中清涎垂垂下矣。其催促分泌之力之大，于此可以想见。

菟丝子

徐洄溪注菟丝子曰："凡药性有专长，此在可解不可解之间，虽圣人亦必试验而后知之。如菟丝子之去面皯，亦其一端也。以其辛散也耶？则辛散之药甚多。以其滑泽耶？而滑泽之物亦甚多。何以他药皆不能去，而独菟丝能之？"余云岫曰："此对药之形色、臭味有怀疑之心也。而'虽圣人，亦必试验而后知之'之言，足以破金元以来神农生知之谬说，挽盲从古言之陋习，实汉唐以前讲求药物之正路，乃古人实事求是之切实下手处。"

杏　仁

《药征》云：杏仁主治胸闷停水也，故治喘咳，而旁治短气结胸，心痛，形体浮肿，气血水。《药征》云：杏仁逐水。表有水者，合麻黄以逐之；水在里，则合茯苓或葶苈或合巴豆以逐之（锄云按：《外台》走马汤即杏仁合巴豆，《肘后方》以之治水蛊，取逐水毒也。又《续药征》谓：巴豆同杏仁用，则能驱心胸之毒）。陆渊雷曰：《别录》谓杏仁解肌，甄权谓杏仁发汗，然今人用杏仁，但取其润肺，散滞气，西医亦但用以镇咳袪痰而已。吉益氏父子知杏仁逐水，而与麻黄并论，诚为卓见，然应内麻黄之证，惧麻黄之发其阳而内杏仁，杏仁之发汗、解肌，不逮麻黄远甚，则其水何由得去。意者，咳嗽而形肿者，必因肺循环淤血之故，肺循环之淤血，必因呼吸困难之故。杏仁发汗之力微，而疏肺之力大，用杏仁治咳嗽形肿，盖治其原因欤。

牡丹皮

丹波元胤曰：牡丹皮之性较诸桃仁、虻、蛭，则不唯其力之缓，若单与之，难以溃坚破瘀。盖其为功，唯是行血通经，仍以配于桃仁、大黄，可增除涤之力，合于当归、地黄、阿胶等，能引滋益和血之品而荣养阴分，故参之补泻之药，未有所碍，复足以赞其不逮矣（金匮肾气丸用之，即取此种效能）。王孟英曰：丹皮虽凉血，而气香走泄，能发汗，唯血热而瘀者宜之，又善动呕，胃弱者勿用。

茯　苓

《观证辨疑》云：茯苓治水滞不行，致上攻而气逆者。《药征》云：治心下悸，或肉瞤筋惕。丹波元坚云：茯苓，前辈称为益阴，愚谓渗利之品恐无其功。盖脾胃喜燥而恶湿，其燥必暖，阳气以旺，其湿必冷，阳气以衰。水谷淤溜，津液不行，苓之渗利，能去水湿。《方函口诀》云：仲景茯苓四逆汤，君茯苓，以烦躁为目的。《本草》云：茯苓主烦满，盖古义也。朱丹溪曰：茯苓得松之余气而成，仲景利小便多用之，此暴新病之要药也。若阴虚者，恐未为相宜。陆九芝曰：茯苓为治痰主药。痰之本水也，茯苓可以行水。痰之动湿也，茯苓又可行湿。

柴　胡

陆渊雷先生曰：药治之原则，在利用人体之天然抗病力，而顺其趋势。证在上、在表者，知抗病力欲外逢，故太阳宜发汗；证在下、在里者，知抗病力欲下夺，故阳明宜攻下；至于证在表里上下之间，则抗病力之趋势不可知，故汗、吐、下诸法皆禁施于少阳（参看《伤寒论》少阳篇第268～277条）。夫阳证祛毒之治，舍汗、吐、下，更无他法。汗、吐、下俱在所禁，则少阳之药法几于穷矣。独有柴胡一味，专宜此病。此造物之妙用也。征诸实验，服柴胡剂而中病，有汗出而解者，有微利而解者，非柴胡兼有汗、下之功，特能扶助少阳之抗病力，取适宜之径，以祛除病毒耳。亦有不汗不利，潜然而解者。昔贤因称柴胡为和解剂，意者柴胡特能产生少阳之抗毒力，与病毒结合而成无毒之物，故不假祛毒而自愈欤。小柴胡汤之主药柴胡，专治胸胁部及胸膜、隔膜之病，又能制交感神经之兴奋，能疏涤淋巴之壅滞。神经证，古医书称为肝，其兴奋过度者，又称为胆。肝、胆之经相为表里，胆又与淋巴系之三焦称少阳经，故柴胡称肝胆药，又称少阳药。又曰：市医以柴胡为升提发汗之峻烈药，终身屏药不敢用，此风盖启自洁古、东垣，至于今天下滔滔皆是矣。夫大论以目眩为少阳证，孙真人以柴胡汤治产后得风头痛，杨仁斋以柴胡汤治诸热出血。诸热出血者，衄血、吐血也。由是观之，柴胡岂升提药哉！仲景于少阳禁发汗，而独任柴胡，柴胡岂发汗药哉！耳食盲从，不学不思，国医之濒于灭亡有以也。

张寿甫曰：《本经》柴胡主寒热，山萸肉亦主寒热。柴胡所主之寒热，为少阳外感之邪，若伤寒疟疾是也，故宜用柴胡和解之。山萸肉所主寒热，为厥阴内伤之寒热，若肝脏虚极，忽寒忽热，汗出欲脱是也，故宜用山萸肉补敛之。二证之寒热虽同，其病因判若天渊。

李时珍曰：劳有五，若劳在肝、胆、心、心包有热或少阳经寒热，则柴胡乃手足厥阴少阳必用之药。劳在脾、胃有热或阳气下陷，则柴胡为退热升清必用之药。唯劳在肺、肾者，不可用。

汪昂曰：柴胡能退热升清，宣畅气血。昔孙琳治劳疟，而曰热有在皮肤，在脏腑，在骨髓。在骨髓者，非柴胡不除，则柴胡有退骨蒸之力矣。《直指方》曰：柴胡之退热不及黄芩。

李时珍曰：黄芩之退热，乃寒能胜热，折火之本也。柴胡之退热，乃苦以发之，散火之标也。用柴胡，须舌苔中心白，向边渐渐薄白，边缘微见舌底本色者，此所谓柴胡苔。

从古方归纳柴胡有二作用：一祛痰，二解热。柴胡祛痰之效，如《千金》治癥瘕用之，能治癥瘕，月经不通，当然有祛痰作用也。近世妇科习用之逍遥散，主药是柴胡，以为柴胡疏肝解郁。夫曰肝郁，其原因多起于

情志不舒，其症状多兼神经性，为肝气痛（即胃神经痛或肋间神经痛）、气郁血滞之经闭。然柴胡于神经系病无直接功效，所以用柴胡者，以能其疏导血液，间接治神经性病也。仲景用柴胡以治寒热往来，后世有柴葛解肌汤，近代以之治疟，是皆用柴胡解热之力也。

川　　芎

川芎为治一切头痛之药，然须资引经之品。如太阳须羌活，太阴苍术，阳明白芷，厥阴吴萸，少阳柴胡，少阴细辛。

沙　　参

葛洪曰：沙参主卒得诸疝，小腹及阴中相引痛如绞，自汗出欲死。细末，酒调服方寸匕，立差。

芦　　荟

李克蕙曰：芦荟能兴起肠部蠕动，引起肛门、子宫等充血，间接令胆汁分泌亢进，激动肠黏膜分泌机能，故有泻下通经作用。

夏　枯　草

景冬阳曰：治目珠夜痛神效。

郁　李　仁

《宋史·钱氏传》，此味能治有病张目不闭。煮酒醉饮之愈，盖因之能开肝胆之结也。

海　　蛇

王孟英曰：海蛇妙药也，宣气、化瘀、消痰，乃食而不伤正气。以经盐矾所制入煎剂，虽须洗净，而软坚、开结之勋，则固在也。故哮喘、胸痹、腹痛、癥瘕、腹满、便秘、滞下、疳疸等症，皆可量用。虽宜下之症，而体质柔脆，不能率投硝黄者，余辄重用，而随机佐以枳、朴之类，无不默收敏效。晋三先生但言协地栗以清肝热，岂足以为其能哉。

青　　蒿

能治血虚之骨蒸，他药苦寒不利于胃，此品则得冲和之气甚全，无害于胃也。又青蒿清芬入脾，独宜于血虚有热之人。

射　干

行太阴、厥阴之积痰，使结核自消甚捷。又治便毒，此足厥阴湿气因疲劳而发，取射干三寸，与生姜同煎，食前服，利二三行效。又治喉痛，切一片含之效。紫花者是，红花者非。此即乌翣，根为射干，叶为乌翣，又为乌扇，又名草姜。《外台》云：治喉痹甚捷。

玄　参

张洁古云：玄参乃枢机之管领，诸气上下肃清而不浊，风药中多用之。故《活人书》治伤寒毒，玄参升麻汤治汗下、吐后毒不散，则知为肃清枢机之剂。以此论之，治空中氤氲之气、无根之火，以玄参为圣药。

水　芹

余云岫云：沪地多以水芹供膳，《本经》以为令人嗜食，今验之颇能开胃下饭，亦芳香健胃剂也。余以酒精浸作丁，几用之为健胃药，日服二三西西，亦觉其颇有开胃之功。

苹　果

古谓之柰，今亦名林檎。《证类本草》林檎条载：《食医心镜》治水痢，以十枚半熟者，以水二升，煎取一升，和林檎空心食。又载《子母秘录》治小儿痢，林檎构子，杵取汁服，以意多与，服之差。又《食疗》治谷痢，《日华子》治霍乱腹痛（余云岫曰：此非今日云弓形菌霍乱，乃夏日之急性胃肠炎之吐泻候也）。此我国民间疗法，以苹果治痢也。近法国民间疗法，以苹果治小儿泄泻，颇具卓效。曾经科学医家实验，苹果生者、煮熟者、新鲜者，制成粉末而贩卖者，皆有效。若用生者，切去皮及心，研之极细为糊，令病人食之，大人用量约一日八枚，小儿酌减。且行苹果疗法时，不须杂以其他食药，须禁止一切食物、一切药物，唯日食苹果八枚而已。

藕　节

涩平无毒，捣汁饮，主吐血不止及口鼻出血，消瘀血，解热毒。产后血闷，和地黄汁，入热酒、童便饮，能止淋血、唾血、血痢、溺血、下血、血崩。昔宋孝宗患痢，众医不效，高宗偶见一小药肆，召而问之。其人问得病之由，乃食湖蟹所致，遂诊脉曰：此冷痢也。乃用新采藕节捣烂，热酒调下，数服即愈。高宗大喜，就以捣药金杵臼赐之，人遂称为金杵臼严防御家，可谓不世之遇也。大抵藕节能消瘀血，解热，开胃，而又解蟹毒故也（见赵溍《养病漫笔》）。

牵　牛

罗谦甫云：牵牛乃泻气之药，试取尝之，便得辛辣之味。久而嚼之，猛烈雄壮，渐渐不绝，非辛而何？续注：味苦、寒，果安在哉。又曰：牵牛感南方热火之化所生者也。血热泻气，差误已甚，若病湿胜湿，气不得施化，致大小便不通，则宜用之耳。湿去其气周流，所谓五脏有邪，更相平也。经所谓一脏未平，以所胜平之。火能平金而泻肺气者，即此也。然仲景治七种湿证，小便不利，无一药犯牵牛者，仲景岂不知牵牛能泻湿、利小便？为湿病之根在下焦，是血分中气病不可用辛辣气药泻上焦太阴之气故也。仲景尚不敢轻用，如此世医一概而用之，可乎？又曰：牵牛辛烈，泄人元气，比诸辛药尤甚，以辛之雄烈故也。

厚　朴

《神农本草经》云：治中风、伤寒、头痛，温中益气，消痰下气，厚肠胃，去腹胀满。果泄气乎？果益气乎？若与枳实、大黄同用，则能泄实满，《本经》谓消痰下气者是也。若与橘皮、苍术同用，则能除湿满。《本经》谓温中益气者是也。与解利药同用，则治伤寒头痛，与痢药同用，则厚肠胃。大抵苦温，用苦则泻，用温则补。《本草衍义》云：平胃散中用之，最调中，至今盛行。既能温脾胃，又能走冷气。王海藏云：加减随证，如五积散，治疗同。厚朴与橘、夏同用，则能除湿满；与姜、术同用，善开寒痰凝结；与硝、黄并用，善通大便燥结；与乌药同用，善治小便因寒白浊。

檀　香

李东垣曰：能调气而清香，引芳香之物上行至极高之分。最宜橙橘之属，佐以姜、枣，将以葛根、豆蔻、缩砂、益智，通行阳明之经。在胸膈之上，处咽喉之中，同为理气之药。

商陆花

《本草》云：主多忘、喜误，取花阴干，为末，临卧水服一钱，思念所欲，即于眼中，自觉神效。

骨碎补

《医宗金鉴》云：骨碎补，铜刀切片，铜锅炒，以槐枝搅至微黑色，住火，停冷，又炒至老黑色，无时擦齿，极能坚骨固齿，痛不复作。如牙动摇将落，频频用之，立止，再不复动摇。

桃花

周颂尧云：泻药之中，如大黄、巴豆等，寒热各偏，性颇猛烈，究非常用之品。余有一戚，传来一法，用桃花瓣，于三月间采取，晒干研末，瓷瓶收贮听用。如遇杨梅疮毒，系从花柳巷中得来者，每晨服一钱，浓粥汤送下，待数小时即泻，毫无所苦，约泻四五次，翌日再服一钱，毒便尽也。精血不足致大便难解者忌用。

草大戟

董灵田云：草大戟，一名杬花根，皮内有木心，甚大，不似红牙大戟之无心也。去皮听用，新鲜者胜。能治伤寒、温热之属于传染性者，在发弛张热最盛之际，服各种退热药均不生效，用此则可收伟大效果。且其力持久，毫无副作用，故预后多佳良云。锄云曾试用数次，其退热成绩果不恶也。

黄芩

李东垣曰：皮肤如火燎，而以手重按之不甚热者，肺热也，或目白睛赤，烦躁引饮，黄芩一味主之。仲景用黄芩，气分热结者与柴胡为偶，血分热结者与芍药为偶，湿热阻中者与黄连为偶。

牛膝

牛膝，淋病要药，血淋尤宜。罗止园曰：鼓胀肿消后，足痛胀不愈，牛膝有特效。分量约在五六钱，虎胫骨亦可用。陆懋修曰：怀庆府产者，根极长大而柔润，能引诸药下行。凡四肢乏力者不可缺。

白　果

罗止园曰：此药确有止嗽之效。此消息系北京西山一带产白果之寺庙传出。余得此消息后，多方调查与实验，确实有效。此药用法有二：一以干白果煮食，去其硬壳，食其内仁，每日一次，由五六枚加至二十枚为止。日日食之，确能止肺痨病、顽固之咳嗽。二，白果油（子）制法：以外皮不腐之鲜白果，十五个为一剂，用菜籽油泡一百天（用瓷罐封固），如制醉枣法，菜油以漫过白果为度。服法：先剥下外皮（有杀菌性，勿用牙齿嚼破，因有毒故），再去其硬壳，食其仁（有滋补性）。白果产北京西山一带，极多鲜者，并不难得（熟则外皮腐烂无用矣）。

鲜小蓟

俗名刺儿菜，野生，用一掬，连根叶捣汁饮之，最能止吐血。此菜开淡青绒花，如球。菜有刺，茎间恒生一疙瘩如果实，尤效。

金毛狗脊

罗止园曰：此为脊髓引药，确实有效，但必须多用（恒至一两）。

赭　石

张寿甫曰：赭石原质为铁氧化合而成，其结体虽坚，而层层如铁锈生，研服之不伤肠胃。即服其稍粗之末，亦与肠胃无损。且生服则养气纯全，大能养血。故《本经》谓其治赤沃漏下，《日华子》谓其治月经不止也。且煅之则不生斯效。复以醋淬之，尤非所宜。又曰：《内经》谓阳明厥逆，喘咳，身热，善惊，衄，呕血。黄坤载衍《内经》之旨，谓血失之于便溺者，太阴之不升也，亡于吐衄者，阳明之不降也，是诚深明《内经》者也。盖阳明胃气以息息下降为顺，时或不降，则必壅滞，转而上逆。上逆之极，血即随之上升，而吐、衄作矣。治吐、衄之证，当以降胃为主，而降胃之药，实以赭石为最效然。胃之所以不降，有因热者，须降之以赭石，而以蒌仁、白芍佐之。其热而兼虚者，可佐以人参。有因凉者，宜降以赭石，而以干姜、白芍佐之（因凉犹用白芍者，防干姜之热侵肝胆也。然吐、衄之症由于胃气凉而不降者，甚少）。其凉而兼虚者，可兼佐以白术。有因下焦虚损，冲气不摄，上冲，胃气不降者，宜降以赭石，而以生山药、芡实诸药佐之。有因胃气不降，致胃中血管破裂，其症

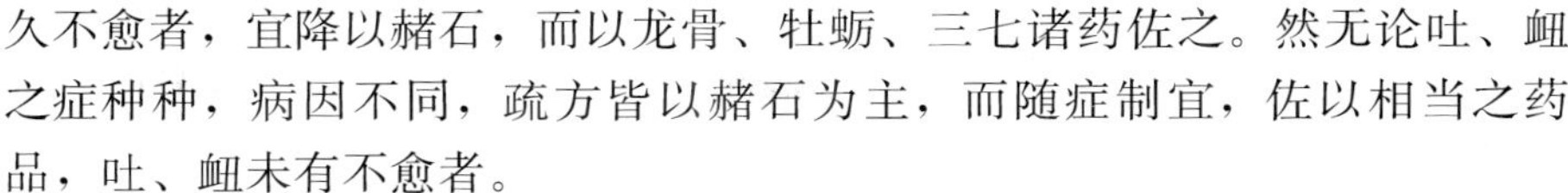

久不愈者，宜降以赭石，而以龙骨、牡蛎、三七诸药佐之。然无论吐、衄之症种种，病因不同，疏方皆以赭石为主，而随症制宜，佐以相当之药品，吐、衄未有不愈者。

斑　蝥

齐德之曰：斑蝥为细末，酒调服之，治疯狗咬，破伤风，于小便盆内见沫如狗形者为效。如无，再服七次，虽无狗形，亦不再服也。此方屡试屡验。

柳　枝

张相臣曰：柳枝善治阴疟，为引阴出阳妙品。

麦　冬

徐灵胎谓：麦冬能满肺气，非实嗽所宜。王孟英谓：嗽且闷，麦冬未可遽投，嫌其滋也。陆以湉曰：麦冬通胃络，不去心。入养肺阴药，则宜去心。陈载庵说，其生平治验如此。

蛇床子

为强壮药，治阴痿及妇人阴肿有特效。

太子参

主胃机能衰弱，其证候为心下痞硬，亦能起新陈代谢机能之衰减，然宜于急性病，不宜于慢性病。如《伤寒论》中小柴胡、泻心、理中等汤，用太子参甚效，用党参则不效，或反致胀满。（陆渊雷）

蜘　蛛

《圣惠方》治瘰疬，不问新旧，或成瘘者，晒干为末，酥和如糊，贴之，日三度，大效。《千金方》治发背疮，亦治鼠瘘，神效。

菖　蒲

杨士瀛曰：噤口毒利，虽属脾虚，亦热闭胸膈所致，用木香失之温，山药失之闭，唯参苓白术散加菖蒲，米饮下，胸次一开，自然思食。又李士材曰：菖蒲芳香利窍，心脾良药，能佐地黄、天门冬之属，资其宣导。

章太炎曰：《吕览·遇合篇》：文王嗜菖蒲菹，孔子闻而服之，缩頞而食之三年，然后胜之。盖古无茶荈，夜欲止卧，则膳辛。而发虑宪、强心志之品，莫若菖蒲。求聪明益智者，须勤久服之（见《千金翼》服菖蒲方）。文王日昃不暇食，孔子终夜不寝以思，虽上圣亦取资于是，故周世视为上药，《神农本草经》首列菖蒲。至孔子服菖蒲事，《千金翼》有孔子枕中散，用菖蒲、远志、龟板、龙骨四味，散服方寸匕，常服不忘。盖菹食气烈，故为散服之耳。

紫　　苏

李时珍曰：紫苏同陈皮、砂仁行气安胎，同藿香、乌药温中止痛，同香附、麻黄发热解肌，同芎䓖当归和血散血，同枳壳、桔梗利膈宽肠，同卜子、杏仁清痰定喘，同木瓜、厚朴散温解暑，治霍乱脚气。

山　　药

凡属液体、气体之亏耗者，皆能培补之，为诸不足病之良药。近人公认为糖尿病之特效药，以其能大补脾之散膏，而固其气化也。章太炎曰：薯蓣开血痹，特有神效。血痹虚劳方，中风，气诸不足，用薯蓣丸。今云南人患脚气者，以生薯蓣切片，散布胫上，以布缠之，约一时许，胫上热痒即愈。

柿　　蒂

叶子雨曰：柿成于秋，得阳照燥金之主气，且其形多方，他果未之有也。故治肺、胃之病，有独胜（肺之藏象属金，胃之气运属金）。柿蒂乃柿之归束处。凡花皆散，凡子皆降，凡降先收，从生而散而收而降，皆一蒂为之也。治呃逆之能事毕矣。

鸽

尹性初曰：按鸽，《本草》主治恶疮，余每遇痘疮不起、麻疹内陷、疥疮入腹、疮蛊等证，皆用鸽煎汤、煎药，屡获奇效。

熟　地　黄

张锡纯最喜用熟地。尝用六味丸作汤，加川芎、知母，以治如破之头痛，加胆草、青黛，以治非常之眩晕，加五味、枸杞、柏子仁，以敛散大之瞳子。且信其煎汁数碗，浩荡饮之之说。用熟地四两，茯苓一两，以止下焦不固之滑泄。用熟地四两，白芍一两，以通阴虚不利之小便。又尝于一日之中，用熟地斤许，治外感大病之后，忽然喘逆、脉散乱欲脱之险症。且不独治内伤也。又尝用熟地、阿胶大滋真阴之类，治温病脉阳浮而阴不应不能作汗，一日连服两剂，济阴以应其阳，使之自汗，可谓深悉熟地之医治作用矣。

尤在泾《医学读书记》曰：土具冲和之德，而为生物之本，冲和者，不燥不湿，不冷不热，乃能化生万物。是以湿土宜燥，燥土宜润，使归于平也。熟地之补脾，盖补脾之阴耳。若湿胜者，非所宜也。要知熟地入肾则补肾阴，入脾则补脾阴，景岳乃谓地黄是太阴、阳明之药，则泥而不通矣。

丁　香

保升载：疗呕逆甚验。寇氏曰：丁香治脾冷气不和甚良，母者尤佳。

滑　石

邹润安曰：滑石洁白如雪，腻滑如脂。其初出时，柔软如泥，久渐坚强成石者，以在地中气热故也。一切布帛，凡著油污，即屑滑石其上，炽炭熨斗中烙之，油污遂尽，布帛竟能无迹，此与天虋冬之挼水浣缣素同第。天虋冬仅能令缣素柔白，此则无论何色，均堪复故。且一用水，一用火，故天虋冬豁肺、肾精气，此则通六腑、九窍津液也。六腑者，胃为之长，非胃中积污，无有内既为泄为澼。（《神农本草经》：滑石主身热，泄澼，女子乳难，癃闭。利小便，荡胃中积聚寒热，益精气。）外仍身热者，借其外之身热，为熨斗中炽炭，使滑石者浥去其污，从下窍而出，则利小便。荡胃中积聚寒热，均在此矣。女人乳为冲脉之所届，冲脉者，隶于阳明。乳难、癃闭，阳明冲脉之病，与胃有污而小便不利者同一理也。由是推之，滑石之运化上下，开通津液，除垢存新，端借病势之身热，为药力之助。若身不热者，恐未必能奏绩矣。

瓜　蒌

陈士铎曰：瓜蒌一物，乃陷胸之胜药，平人服之必至心如遗落。然食结在胸，非硝、黄、枳、朴、槟榔等可祛，必得瓜蒌始能陷之。尤恐其过于下也，可加甘药留之。又王仆庄亦有栝楼实能洞穿心气之说。

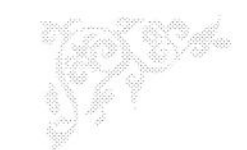

鲜 生 地

恽铁樵曰：生地黄之功，专能凉血，血之就干者，得此可以转润，故暑温证之汗多舌绛者最宜。凡暑温逆传，肉瞤筋惕，手指震动，甚则谵语，此多因误发其汗，致血愈干，神经受影响所致，见血则危。误用温药，亦有此种逆传。重用鲜生地以凉血、补血，或可挽救。

鲜 石 斛

恽铁樵曰：暑温病出白痦，古书无之，始见于《吴医汇讲》。叶氏《温热论》谓：白痦透明者无妨，色白如枯骨者必死。译本西医籍亦言白痦而不详其所以然。以余所知者，透明之白痦，有由反汗而见者，大分与痱子相似。其白而灌浆者，亦有不甚显明者，则石斛为之也。石斛用以治热病，亦始于叶氏。此物最为热病所忌，鲜生地可用，石斛不可用也。何以言之，生地黄之功，专能凉血，血之就干者得此，可以转润。故暑温证之汗多、舌绛者最宜。石斛则非血分药，《本经》言其能厚肠胃，实与血分无涉，且此物之功效专能生津。暑温无不兼湿，生津则助湿，胸痞乃益甚，所以不可用。至服此辄出白痦，当是与腺体有关。津液从唾腺生，唾腺与胃腺、汗腺关系最接近，因助湿之故，胃腺津润，膈间痞满，汗腺因起变化。伤寒以冷水噀之，肌肤起粟，其理与白痦因石斛发生有相似处。真相如何，未敢武断，从经验言之，有此病能，则不可诬也。又最可恶者，以石斛施之风温、痧疹，致咳嗽发热之病，十九成急性肺炎。当出痧子者，痧不得出，终成内陷。病家不知其故，医家不知其故，覆辙相寻，滔滔皆是。

恽铁樵曰：白痦有两种，一种是小水泡，时医谓之晶痦，谓是从气分来；一种是初起肌肤起粟，其后为灌浆小蘁，最后可以多数小蘁并成一片，如天泡疮。当其为灌浆小蘁时，时医谓之枯痦。以我所知，晶痦乃反汗之湿气所成，枯痦乃腺体枯萎，枯萎之前一步为起粟，后一步为天泡。就经验所得，却非甘凉不可，石斛尤其是特效药。《本草》仅言其能厚肠胃，时医亦只知其能养阴，不知此物专能嘘殖已枯之腺体，大约有帮助内分泌作用，故一见肌肤起粟，手掌暵热，便当重用甘凉。掌未热，肌肤未粟，却不可用。

又，白痦者，其胸必闷，用紫雪三分，与石斛同用，为效甚良。白痦有两种：其一种如水晶痱者，多半从反汗而来，用药与暑温无甚差异；

又一种灌浆如水痘，乃皮脂腺枯，其病是大虚之候，须重用甘凉补之。补药限于鲜生地、石斛、归身、炙草，其他都不通用。

白头翁

恽铁樵曰：中医治痢，不论为阴阳、寒热、虚实，有一要药，曰白头翁。其形一茎直上，性升，与柴、葛同。其异者，柴胡透发肝经血热，葛根使肌热达表。又犀角之性亦升，则治热入营分而舌干绛者；白头翁则能升气坠，以舒括约筋，故为痢疾之特效药。又，世多訾议白头翁汤有川连、黄柏之苦寒，不适于寒痢者，不知白头翁固可与附子同用。药贵应变，仲景初不教人用白头翁，必偕连、柏也。痔疾肿痛，白头翁捣涂良。

龙胆草

恽铁樵曰：脊髓脑膜炎症，西医用脊椎穿刺法，因病灶在延髓，故从延髓设法。中国《千金方》用胆草，苦以降之，为效甚良，则可知病源并不在延髓。寻常脊髓脑膜炎，用中法三日愈，用西法六日愈。又脑症之不属脊髓炎，而延髓不紧张，头不后仰者，用胆草苦降亦效。西法则因其病在脑，从脑着手，如用安眠药，结果有耳聋、白痴、脚软、哑不能言诸后遗症。

葳蕤

为治风热、风湿入肌作痛要药。功能祛风、清热、除热、止痛。主邪热头痛及腰痛身痛，补劳伤。李时珍曰：主风温自汗，灼热及劳疟寒热，脾胃虚乏，男子小便频数，失精，一切虚损。按：葳蕤为润燥止咳之要药。若冬时有非节之暖，阳气不藏，少阴受病，或春时伏气发温，更感于风之证，皆宜用之。盖葳蕤为少阴、厥阴二经之向导也。

石灰

石灰本疗疮止血之药，陆氏治十年血痢，亦取一味石灰服之。西医常以阿片、明矾、石灰等物治肠穿孔之出血，犹此义也。

【锄云按】此非治法，因涩则邪愈无出路，顾亦非通下可愈之症。或谓仲师桃花汤治此，但效亦难必。章太炎曰：《小品》有芍药地黄汤，疗伤寒及温病应汗而不发之内瘀，有蓄血大便黑者，芍药三分，地黄半斤，丹皮一两，犀角屑一两。有热如狂者，加黄芩二两，日二三服。此主消化

瘀血，不用直下而又无劫血、留毒之过（古治血痢必以犀角合黄连、地榆疗之，见《千金》、《外台》者，凡六七方。得地黄填窍，丹皮、芍药除瘀，故有石灰之利，无石灰之害。黄芩一名腐肠，知以疗治腐肠之病得名。《本经》言其主治恶疮、大疡，则肠中疮痏自除矣。犀角杀钩吻毒，钩吻能断肠，则知犀角有保肠之功也）。真可补大论之阙遗也。文仲有疗伤寒下利恶血不止犀角方（干姜、犀角末、地榆各一两，蜜二合，分三服，此治热毒蛊利），《甲乙方》有疗天行、利脓血、下部生䘌虫黄连方（黄连三两，乌梅二两，蜡一两，和蜜为丸，如梧子大，空心米饮下，三十丸，再服加至四十丸），并则采用。然则脓未成宜抵当汤，脓已成宜芍药地黄汤，已自下血不愈者宜犀角汤或黄连丸，此三期疗治之大略也。

白硇砂

高品卿曰：治咳吐白沫极效。

氧化铁

高品卿曰：治砒石毒，又治心跳。

【锄云按】防风一两，研末水调服，能解砒石毒。又，冷水调石青亦妙。

牡蛎

服牡蛎可推使胸部之水下至骨盆。又为末，蜜丸，每服三十粒，令人面充白，永不值时气。

乌梅

章太炎曰：大论乌梅丸以治久利，其后《肘后》、深师等，治利用乌梅者凡十余方。日本医师尝取赤痢菌，以梅汁沃之，渐即萎死，乃知乌梅治利，其效在此。然则黄连、柏皮、石榴皮等，宜亦有杀菌之用，顾未及试验耳……然必执是为言，则利专用乌梅可矣。乃利初起而用乌梅，亦无殊效，用药者可专以杀菌为能耶。且病由菌成，菌未化毒，宜杀菌；菌已化毒，宜抗毒。乃西土治伤寒热病者，仍以汗下为功，或乃以冰却热、以汤温厥为对证治疗，绝未有直入菌巢，施以剿灭者，亦未有抗毒者，则验菌只以知病而治疗，乃另是一术也。

冬葵子

罗止园曰：葵有多种，冬茂者曰冬葵，其子易生，用治胎产自然入神。其花向日而倾，有返顾卫根之义，观《本经》，谓其能利小便，并治五癃，盖可见矣。然过通则五脏六腑之气不藏，能致肌肉羸瘦。水气虽欲其藏，然过藏则溺道泣涩，能致小溲闭塞。葵性滑利窍，能使藏者通。返顾卫根，能使通者藏。若病属久藏而发者，如淋，如带，如痘疹，如死胎，如丹石毒，如消渴，如痈肿没头，如肠痈胃疽，如肉锥怪证，皆有奇征。第有风疾，夙病天行，病后曾被犬伤者，忌之。世人但知其能发宿疾，不知其能使宿疾不留。免他日卒中之虞，正其功耳。

邹润安曰：凡物之生，各有至理。葵多子，性滑，多子者归肾，性滑者利窍，又其花向日，而倾返顾其本，故仲景于妊娠有水气、小便不利、头眩，用葵子茯苓散。夫他物利水，径情直行，岂复返顾，则当防其导胎下坠。且小便不利在极下，头眩在极上，焉能联络为一？一味之用，具此两义，其精有如此者。至《别录》所主妇人乳内闭肿痛，亦取其滑以开闭，其色白，卫根，仍不外返顾血海之义，扩而充之，其功盖不止是二者而已。

甜瓜瓣

邹润安曰：瓜瓣即瓜子。《唐本》注称其主腹内结聚，破溃脓血，最为肠胃肺内壅要药。核之《金匮》治腹里脓血之肿痈，《千金》治咳吐脓血之肺痈，若合符节，盖瓜之中裹大津液为瓤，子即依于瓤内。瓤善溃烂，子终不因之烂，则其能于腐败之中自全生气，即善于气血腐败之中，全人生气矣。予尝仿是意，用治痰之浓厚色黄者，多有效。由是推之，其可用处亦不少矣。

生姜

邹润安《本经疏证》干姜条曰："生者尤良"句缀于主治之末，其意甚混，岂以反治胸满、咳逆、上气等病，均生者优于干者耶？则何不直名之曰生姜，而标其目曰干姜也？抑以生者不便致远久藏，姜非随地皆产，故概之曰干姜，可为不产姜处法耶？则孔子曰：不撤姜食，常可为疏，是随处皆产也。愚意，生者有生者之功能，干者著干者之实效。仲景于生姜泻心汤中，生姜、干姜并用，真武汤有生姜，又可加入干姜，以是知《本经》干姜主治当分作两截读。“干姜味辛温，主胸满，咳逆上气，温中止血”为一截；“出汗，逐风湿痹，肠澼下利，生者尤良”为一截。以是合之，仲景之用生姜，凡桂枝、小柴胡诸加减法，皆所谓出汗，桂枝附子汤、白术附子汤、桂枝芍药知母汤、桂枝黄芪五物汤、抵当乌头桂枝汤，皆所谓逐风湿痹，唯肠澼下利无明文，然桂枝汤证、小柴胡汤证多有兼下利者，焉知其不指此耶？用生姜最重，莫如生姜半夏汤及当归生姜羊肉汤之寒多者，皆至一斤。夫胸中似喘不喘，似呕不呕，似哕不哕，彻心中愦愦然无奈，系寒邪夹饮，逼迫气分，或寒疝腹痛，或胁痛里急，或产后腹中㽲痛，系寒邪乘虚逼迫血分。气分者，心肺为主，故病在上。血分者，肝脾为主，故病在下。饮为有形，故绞取有形之汁，少煎而使其锐。虚乃无形，故连质合煎，多煮而欲其缓。是又一用药法例，可概众药，不特施之生姜者也。其次莫如厚朴生姜甘草半夏人参汤、当归四逆加吴茱萸生姜汤，皆至八两。夫发汗后腹胀满，是脾家津气不宣，手足厥寒，脉细欲绝，内有久寒，是肝家阴逆欲逆。盖既因发汗而增病矣，乃复重用生姜。生姜非散剂也，阴邪横及四肢，于理宜行姜附，乃仅用生姜、吴茱萸，生姜、吴茱萸岂能代干姜、附子耶？原人身不外阴阳，邪气亦不外阴阳。病发于阳者，必客于胸中。胸中以肺为都会。肺者体阳用阴，故受寒发热，仍不能不畏寒。麻黄汤宣达肺气，邪既得行，设肺气宣达，脾不与之灌输相续，肺遂不能节宣诸气。脾家津液横，液不升，用生姜者，岂非令继参、甘之益气，厚朴之下气，就其横以运津液、尽余邪耶？病发于阴者，必客于腹中，以肝为都会。肝者体阴用阳，故虽因内有久寒，至手足厥逆、脉细欲绝，仍不能无消渴与心中疼热。吴茱萸降在上之热以就下，生姜散在下之寒而使之横达，不然热就上为咳吐脓血，寒就下为下利厥寒，岂四逆辈启生阳于肾中可比耶！是生姜在上可以止逆，在下可以挽溜，在中又可以定倾颓，行津液，一皆取其横散之功。于吴茱萸汤重用生姜，可以知生姜能治肝病。于桂枝黄芪五物汤重用生姜，可以知生姜又能治肾病。何者？吴茱萸汤证，阳在上而阴在下，食谷欲呕，吐利，干呕吐涎沫，头痛，呕而胸满，则阳尽在中而不能安于中，且欲上出矣。手足厥逆，烦躁欲死，则仅能扰于中，不得达于外矣。所以致此者，非在下阴邪搏之而何？然踞于中而不越于上，泄于外，可知其阴自肝，而不自肾矣。吴茱萸汤首吴茱萸，是导阳下达，然仅导阳下达而不剿抚其阴，则阳虽下，阴仍得与之敌。是故参、枣所以抚定其阴，生姜则能使阴邪横散，不与阳为敌者也。然则生姜非治肝，乃散自肝上引之阴邪耳。桂枝黄芪五物汤证则为阴外裹，而在内之阳不振。身体不仁，如风痹状，阴邪也。寸口关上微，阳不振也。唯尺中小紧，方知受邪之所在下，而不在上、中。桂枝黄芪五物汤，即和营卫、驱风寒之桂枝汤。以受邪不在中，而在中气之卫于外者，故易甘草以黄芪；以不头项强痛，身体不仁，则邪非上入而为横束，故倍生姜。倍生姜是不欲其上行下达，欲其横散也。然则生姜非治肾，乃逐在外之阴邪束缚，使肾阳外布耳。于此见凡系阴邪搏阳，当使阴横散，阳乃通畅者，生姜皆能主之。无论在下在上，但在上则任之轻，在下则用之重，遂可辟某药入某经之不广矣。

炮　姜

邹润安曰：干姜，《本经》《别录》不言炮用，仲景则仅用于甘草干姜汤，盖其厥逆咽干、烦躁、吐逆及头眩、多涕唾、小便数诸证，皆上虚不能制下，但用干姜尚嫌其横溢，而肺益虚，故必炮用之。较小柴胡以咳而用干姜易生姜者，更进一筹矣。况生者味辛，炮者味苦，辛通而苦降，所以抑其性，使下也。生者色黄白，炮者色黑，所以别自肺及脾及肾也。此之谓以上制下，后人每每扩充用之，善夫。刘潜江之言曰：干姜有生用、炮用之异。生用者，尽金之性，以全火之用。炮用者，存火之体，以全金之性。盖气者，火之灵，生于火而统于金，故生者金之气畅，火之用乃畅。炮者火之体，守金之气乃存抑其能，引血药入气分而生血也。夫心，阳中之太阳也，肺，阳中之少阴也。心中原有水，肾中原有气，肺得肾气之上至者，下降入心，火中之水得此，如红炉点化，合于胃中之鼓煽，其血乃成。所以炮用者，敛金之性，归火之用，使火中之水藉母气而生化耳（锄云按：刘氏喜以五行说药，邹氏每称引之，毫不得药之实际，为研求中药者前路之一大障碍。予之引此，非崇尚其说也，欲标识其例，使读者知所去取也）。至止唾血，利血而炮用者，盖火从水化，使浮阳不僭以守中者，入凉血剂中，使寒不凝，血乃和耳。故曰生者热而犹散，炮者热而善守也。炮姜又有黑不黑之殊。不黑者治血分虚寒而无热，若产后血虚发热之类。黑者治中气虚而化热以伤血，如唾血、利血之类。然治化热伤血者，须同童子小便炮为宜。

鳖　甲

李克蕙曰：鳖甲为强壮药，用治血虚劳热、恶核、癖块、癥瘕积聚属于衰弱性者，有特效。考动物之骨质，多含有有机性磷酸钙、碳酸钙等钙盐及丰富之胶质。《本草》载，鳖甲，味咸平，则其所含之钙盐成分可以推知。钙盐之药理作用，入胃，能中和胃酸；入肠，由肠管吸收，同时又能使肠壁之分泌液减少；入血，能刺激血液中白血球，使其活泼有力，并增进繁殖，助长扑灭体内感染一切细菌、原虫之功，同时又能巩固血管壁，减低渗漏。血液中之呆钝凝血酵素，又能促其活泼之，故有凝血之效。钙盐之一般作用，实足移以解释鳖甲之变质改血效能。癖块、癥瘕，无不因血液凝滞所形成，适以为病原细菌之唯一培养基。鳖甲能疏导瘀血，巩固脉管壁，改变凝血酵素，促进白血球产生，于黑热病之癖块贫血、易出血症极为适应。杨星垣君谓，近者德国著名医生惠而斯，在《柏林医药周刊》中发表一文，略慰鄙人。根据医学界老前辈法利孟氏之遗方，敢信鳖血系治肺痨病之第一妙剂。渠生前在动物园中，见有患痨病之猩猩四十只，即以鳖血治之，均获痊愈。夫猩猩为人同种同类，倘以医治猩猩之鳖血，医治人类之患肺病者，定能获美满之效果云。昔人用鳖甲以治虚劳结核，益信而有征矣。

阿　魏

李克蕙曰：阿魏，臭气窜透，为冲动药，有散发郁塞、疏解凝结、刺激神经、杀菌排除毒素作用。

香　附

香附气平而不寒，味香而不窜，辛能散，甘能和，为阳中之阴，行中有补，血中气药。具升清降浊之能，攻里通表之力，通行十二经，疗人百病，功在诸药之上。泰西各国均用之以为要品。其制之法不一：童便浸炒入血分而补虚，盐水浸炒入血分而润燥，青盐炒则补肾气，酒浸炒则行经络，醋浸炒则消积聚，姜汁炒则化痰饮，生用行血，炒黑止血。与诸药协和，能同参、芪以补阳气，能合归、芍以补阴血，得木香疏滞和中，得檀香理气和脾，佐沉香升降诸气，佐芎、苍总解诸郁，臣栀、连能降火，臣茯苓济心肾，使茴香、故纸引气归原，使厚朴、半夏决壅消胀，走表则散，达里能攻，为女科要药。凡七情六郁，难免滞塞，此药用推陈致新之功，为百病之妙剂。唯须制之得法，则其功益显也。

赤白鸡冠花

陆渊雷先生曰：赤白鸡冠花可治痢疾，试之良验。

蝦　蟆

蝦蟆即蟾蜍，其表皮膜分泌液含有一种加玛茵成分，药理作用极似毛地黄，有使心脏作用强盛之效，而无其蓄积作用。凡血行障碍而起之淤血炎肿疾患，应用有著效。

绿　矾

绿矾化学成分为硫酸铁。铁质为补血剂之一，故应用于贫血性萎黄病有特效。并具收敛性，于黑热病之贫血、易出血，实为最合学理之补血强壮剂。唯具有刺激性，入胃后往往刺激胃黏膜而起呕吐，故须用酢枣同煮，以中和其偏性。

麝　香

谭次仲曰：余于热性病所诱发之心脏衰弱及虚脱，则常用麝香。缘麝香在西医与樟脑同功，在中医则为回阳救急汤之主要药，而壮心救脱之要药也（紫雪丹之麝香，用于昏厥谵语，惜方杂寡效，余少用）。

毛对山曰：四时草木，应候而生，采取亦必及时。非其时则气味异，而功用亦差。即血肉之品亦不宜生取，以失其性。尝闻今之市麝脐者，生而割之，其香未蕴，脐秽尚腥，入药多至损人。按：麝食芳草，至冬香蕴于脐，至春脐痒，自以爪剔出，采芳妇女拾以相赠，麝香染袖经年不退，名曰生香，颇不易得。今山中猎户尝取麝香暴干，得麝生剥脐香，以粪实之，或取飞虻，去首、足、翅入脐，封固久之，香亦不散，名曰当门子。是以一麝而获五脐之利也，虻且有毒，不良可知，以之和香料犹可，若入药饵，反有所损乎。

黑　锡

谭次仲曰：余于肺病喘促所诱发之心脏衰弱及虚脱，则常用黑锡丹。前辈黎庇留、谭星缘二君称，后世起死之方，足与四逆、白通媲美者，厥为黑锡丹云云。

胎　衣

时逸人曰：胎盘为一种内分泌器，其制剂能增加子宫之组织。欧西医家已证明，其有确实伟大之效果。中医用胎盘，亦为补子宫之专剂。惜制不得法，故功力较逊。卵巢自身萎缩，分泌功用失职，子宫因无卵子之产生，经水之来源断绝。古医所称为肾虚、阳虚及阴虚等病，治宜大补奇经，重用紫河车等品。西法亦用脏器制剂，以直接扶助卵巢之功用。

蝎

张寿颐曰：蝎是毒虫，走窜甚迅。古人用作搜风之药，以治山岚瘴疠、湿毒蕴结之证，甚佳。而自钱氏仲阳，恒以治小儿热痰风惊、抽搐、瘈疭、痰涌喉间之证，近人亦且专用蝎梢以平痰热，甚有捷效。盖蝎之力量，全在于尾，节节灵动，自有降逆下行之妙。且可藉其奋迅之机，以定神经之变化，则与蜈蚣之节节有脑，同其神用，故于痉直、抽搐等脑神经病，有时竟得捷验。此又物理之同声相应，同气相求者。不可因其有毒，而遽生疑畏。

芒　硝

寿守型曰：凡用矿物性下剂，宜用稀薄之溶液，不可用浓液及散剂。诚以芒硝二十克，溶于一百克之水而服之，则因芒硝未达饱和溶液状况，比入消化管后，必须待消化液（如胃液、肠液、胆液）之分泌与之抱合，始达下利之目的。故服后至下泻往往需十小时。今若以同量之芒硝溶于四百克之水而与之，则溶液已达过饱和状况，经二三小时即下利矣。普通西医惯用之镁璜养（即硫酸镁，功用等于芒硝），服时必先溶以适当之水，始逞泻下之效，其故以此。但若腹中水分过多，为减少体内水分之目的而用芒硝者，则未饱和之芒硝溶液反能抱合消化液而饱和之，可使生体水量减少。此时若与以过饱和之芒硝溶液，则其剩余之水分难被吸收矣（饱和溶液即适当抱合之水量未饱和与过饱和则或多或少也，芒硝之饱和液约为百分之三）。芒硝之科学名词曰硫酸钠，其药用量每次可用十五至三十克。

栗

毛对山曰：腰膝无力，肾气不足也。栗形如肾，故能补肾虚。每于冬月以袋盛生栗，悬高处干之，晨起吃数颗，再以猪肾粥助之，久则奇效。然须细嚼，连液吞咽。若顿食至饱，反至伤脾滞气。苏子由诗：老去自添腰脚病，山翁服栗旧传方，客来为说晨兴后，三咽极收白玉浆。是得食栗之诀矣。

薄荷

气轻清而升散最甚，老人、病人均不可多服。台州罗镜涵体质素健，年逾七旬，偶患感冒无汗，以薄荷数钱，煎汤服之，汗出不止而死。舅氏周愚堂先生桢，患怔忡甫痊，偶啖薄荷糕，即气喘自汗、不得寐，药中重用参、芪乃安。(《冷庐医话》)

决明子

叶橘泉曰：决明名见《神农本草经》，以明目之功而得名。为豆科决明属的一年生草本植物，野外到处可见。茎高约二三尺，叶为羽状复叶，小叶作倒卵形，对生，昼展夜合，夏季开黄色花，再结荚，果如小豇豆，长约五六寸，中有种子数十粒，如麦粒大，形似马蹄，故又名马蹄决明子。据本草记载，可治青盲、目淫、白膜、眼赤、泪出等，久服可益精光。据其他文献记载，本品的应用范围尚非常广泛。诸凡胃肠病、眼病、脑病、泌尿器病、肝胆病以及血液、神经营养等方面的失调，据说都有疗效。日本民间药中，本品和牻牛儿苗两种，均被普遍赏用。筑田多吉著《实际家庭看护秘诀》，亦谓本品甚受民间推崇。某某代议士且提议广弃日本茶，而以本品代替，并盛赞我国野生决明子的效力。本品对一般结膜炎、目赤充血、头痛、牙痛、口腔炎、口臭、舌苔等老乡们称为“火气”的毛病，也颇有效。罹眼炎和口腔炎时，除内服外，可用其煎汁，滤清洗眼或含漱，均能迅速收得效果。据个人经验，本品用于慢性胃肠病胃痛、胃酸过多、胃及十二指肠溃疡，尤其是有便秘倾向者，功效颇佳。服本品后，胃部闷胀疼痛迅速转为轻松，食欲显著增进。有慢性便秘者，连服二三天后能相当舒服地排出软粪，并无腹痛现象也。不泻稀与一般轻泻剂之作用似有所不同。本人亦曾以本品试用于高血压之脑溢血等顽固便秘患者。以本品之中等量浓煎后代茶，均获得每天一回大便之结果，全身症状亦有改善。结核病及神经衰弱病人之有胃肠症状者，用之也似无流弊，大部可因而增进食欲，并调整通便。除健胃整肠外，本品似尚有利尿之功用，于慢性肾脏炎、膀胱炎、尿道炎、慢性肋膜炎或腹膜炎，及妊妇浮肿等，尿量均能显著增多。据筑田氏记载，产前、产后常服本品，可有利尿、调整大便、强化胃肠及净化血液之功效。此外，我曾以本品和茵陈蒿二钱同用，试治肝脏病、胆道炎和加答儿性黄疸，效果也很不错。本品药性和平，且似有帮助新陈代谢作用，故结核及神经衰弱病人在服用后，营养状态每显见好转。对于无便秘或大便稀薄之病人，我以本品与白术（以代牻牛儿）三钱同用，效果亦颇好。我的用法是这样的：先将决明子微微炒焦，成人每日四至六钱，加水一杯，再煎成半杯，一日分三回饮服。若系慢性便秘、高血压或所谓上火症时，每日可用四钱，作为煎剂或泡浸剂，分为数次饮服，或代茶。其味微苦而清香，即小孩也乐于服用，其渣经煎煮、泡渍二三次后，即可另出现一种黏稠之胶质，可能是另一种特殊的成分。小儿用量应依年龄和体重折算。慢性神经衰弱病人，每日用两钱也一样有效。曾将决明子种子中心物质磨成细粉（此物皮层很坚韧，不易磨细），每日三次，每次一克，用温水送服，也颇有效。关于决明子的成分，据一般研究报导，含有大黄苷、胡萝卜色素及葡萄糖等。售价低廉，服用简便。

大　枣

《冷庐医话》曰：张叔承《本草选》谓方书所用大枣，不分黑白，细详之，乃是红枣之大者。若黑枣，则加蜜蒸过者。又谓今人蒸枣多用糖蜜拌过，久食最损脾胃、助湿热也。窃意红枣力薄，和胃则宜，黑枣味厚，补中当用，似不得混同施治。至助湿热之说，理不可易，是以多食则齿生虫而致损也。

吴凝轩曰：《药征》云，大枣主治挛引强急也。又云：仲景氏之用大枣、甘草、芍药，其证候大同而小异，而其大同小异之处，则不能明言也。今按仲景书：（甲）凡逐水峻剂，多以大枣为君药，如十枣汤、葶苈大枣泻肺肠、皂荚丸。（乙）凡安和肠胃之剂多用大枣，如诸泻心汤、诸柴胡剂（按：柴胡剂亦安和肠胃药也，其病灶在胃，故有心烦喜呕、默默不欲饮食等症。妇人热入血室，治法以无犯胃气为戒，而小柴胡汤可以主之，即是明证）。（丙）凡攻坚逐血之剂多不用大枣，如诸承气汤、抵当汤、桂枝茯苓丸。（丁）凡表证自汗者多用大枣，如桂枝汤系诸方。综上列四组方证而论，挛引急迫之剧者，莫如丙组诸方，而诸方均无大枣者也。尝见患十枣汤证者并无挛引强急之状，而服十枣汤后，其病应手而愈。然则甲组诸方之大枣，亦非为挛引强急而设也。古人谓大枣为健脾之品，今观乙组诸方皆为治肠胃虚弱之方，则古人旧说似尚可从。再详审甲组诸方所主治之水饮，皆在胃腔之外、胸胁之内，其人胃气自和，未受影响。于是大枣之主治可得而知矣。夫水饮之为患，蓄在肠胃者为易治，匿在一隅者为难治。如悬饮之水在肋膜之内药力难达之处，若非十枣峻剂，断难奏效。然用此剂时，悬饮固除，而胃中之津液亦必连带受损。正如用兵剿匪，匪虽被歼，而地方之元气受伤。故十枣汤之用大枣，正欲摄持胃中津液，庶不致随逐水峻剂以俱去也。尝见服十枣汤者，减用大枣五枚，服后二时许，即觉胃中枯燥，声哑干呕，岂非明证乎。由此观之，古人谓大枣能和脾胃，实未可厚非，盖保持津液即所以和脾胃也。总之，中医之治疗，以保持胃气为上法，“脉有胃气，其病欲愈”，诚属不易之论。而大枣者，即调和胃气、摄持胃液之圣药也。兹总括大枣之用法如下：（甲）凡逐水之剂，求其不扰肠胃者，均用大枣摄持胃中津液。（乙）凡肠胃虚弱，均用大枣以摄持其津液。（丙）凡肠胃实邪，则攻下之，不用大枣。（丁）凡表证自汗，胃气自和者，则发表剂中均用大枣，以摄持胃中津液，免为表剂所伤（见《中医新生命》）。

周伯度曰：太阴湿土贵乎湿润，湿润太过，则宜白术，湿润不及，则宜大枣。大枣肉厚，含津，不能挤泌而分，正有似乎湿土，故《本经》主安中养脾，少津液。然其甘壅之弊，亦伏于是。故腹满最忌，胸满心满不忌。胸下者，少阳、厥阴往来之路，而肝血脾实统之。枣补脾而性腻亦能滞肝，故胁下至于痞硬亦忌之，但满不忌。硬在心下非胁下比矣，然脾之支脉从胃贯心，枣不能无忌，而较胁下则次之。仲圣法，和营卫以生姜三两，大枣十二枚，为相当之数。生姜泻心汤、旋覆代赭汤、大柴胡汤，皆心下硬也。枣如常数，而生姜用之四两、五两，以硬不在胁下，故枣不去。枣之弊宜杜，故生姜加多也。然则甘草泻心汤何以心下硬，而生姜且无之，是则有故也。下利，日数十行，谷不化，腹中雷鸣，脾之虚甚矣。枣乃脾家专药，脾虚自捷趋于脾，何至上怫其心？此与半夏泻心汤，皆病属下后，非若生姜泻心、旋覆代赭之为汗后，大柴胡汤之有往来寒热，宜和营卫，而生姜必不可去也。

仲圣方有枣无姜者，一为当归四逆汤。厥阴血虚中寒，用桂枝汤内四物，加当归、细辛、通草，所以温血散寒。而通脉散不宜过，故生姜去之；枣加多者，以能补中而随当归辈生血液也。一为黄芩汤。太阳、少阳合病下利，与太阳、阳明合病下利，何以治法迥异？盖太阳去阳明最近，虽下利而太阳之邪在表者，曾不少衰，故以葛根从阳明达太阳之药，协桂、麻解之于表。加芍药者，约三物峻发之性，而使之回旋两经也。太阳去少阳较远，既下利，则热气内淫不能，少阳之邪转从太阳而出，故以黄芩清少阳之药专治其利。加芍药者，恐病邪犹恋太阳，而不使之合也。或曰葛根汤发汗，必虚其表，不可无姜、枣和营卫，黄芩汤之不用姜，固其宜矣，犹枣何以不去耶？曰：此正治少阳下利法也。利正太阴、少阴，宜燥、宜温，此为少阳热耗其液，非清不治，何敢再犯温燥？唯利则脾虚，补脾而复能润液者，舍大枣莫属。况变柴胡汤而仍用和法，枣与甘草皆不得无之。若阳明下利之宜大小承气汤者，枣、草又大忌矣。一为黄连汤。凡病有但热无寒，据脉证一二可断为少阳者，如呕而发热者，小柴胡汤主之。伤寒，脉弦细，头痛发热者，属少阳，所谓有柴胡证，但见一症便是，不必悉具也。如寒热兼有之，少阳病在表者为往来寒热，在里者为喜呕，为腹中痛。其有表无寒热，而但里有寒热者，如黄连汤。腹中痛者，寒也。欲呕吐者，热也。寒在脾，热在胃，乃不曰脾胃病，而以为少阳病者，何也？（方中行条辨，列少阳篇，《医宗金鉴》亦依之）盖少阳居半表半里，出表夹阳而犯胃，则欲呕吐；入里化阴而侮脾，则腹中痛；胃既热，则胸不能独寒。胸中有热，胃中有邪气二句，谓胸中有热，由胃中有邪气也。胃中之邪即少阳之邪也。病属少阳，自当以小柴胡汤增减治之。表无寒热，故去柴胡；腹中痛，故去黄芩；治欲呕之胃热，故以黄连佐半夏；治腹痛之脾寒，故以干姜佐人参。胃治则降，脾治则升，脾升胃降，少阳可不治而自治矣。而犹有虑焉者，药兼寒热，不和其在里之阴阳，则少阳之气未必肯抑，然而自下，故又加桂枝，协甘草以化气而和之。有桂枝，若不去生姜，则桂枝趋重于表，用之何益，且表无寒热，营卫无待于和，枣则补中而能滋热耗之液，故生姜不可有，而大枣不可无也。一为甘麦大枣汤，脏燥，或主五脏，或主心脏，或主肺脏，或主子脏。窃于数说中衡之，似以子脏为当。子脏即子宫，悲伤欲哭诸端，虽见于心、肺、肾三经，而总由于子宫燥气乘之而致。子脏之燥，则由胃家阴液不足以滋之也。甘、麦甘凉，所以益阴清热，大枣甘而微温，复煦其中宫之气，脏阴之受荫者大矣。治在滋燥，而摒血药不用，岂血虚劳损者比乎！一为十枣汤。芫花、甘遂、大戟皆毒药，而并用之以逐饮，且不下不止，饮虽下去，则脾伤而液亏矣。药之足以补脾润液而御毒者，无过大枣。若云培土以制水，则峻逐之际，何藉于制？夫三物走驶，而大枣迟重，相反而适相济，盖与和营卫之偶生姜、泻肺满之偶葶苈，又初无二致也。一为茯苓桂枝甘草大枣汤。发汗后，仲圣每以姜、枣和营卫。此发汗后而脐下悸，欲作奔豚，则肾气正思上乘，不得兼顾其表矣。茯苓、桂枝所以泻肾水，驱肾寒，不用姜者，虑其与桂枝升表也。甘草、大枣则补中宫以御之。一为附子粳米汤。寒在腹中而痛，实由下焦浊阴上泛，致胸胁逆满呕吐。附子所以温肾，半夏所以止呕。脾虚宜补，而有呕吐之虚，则中不宜滞，阴则宜益。米、枣、甘草所以补虚而益阴，人参嫌其升气，饴糖嫌其滞中，故避之。小建中甘草用炙而此不炙，亦以其滞故也。胁硬当去枣，而此不避，以其胁满而非硬也。可谓头头是道矣。

杜　仲

杜仲为含有树胶的一种灌木树皮，出产在四川等地。在很早以前，我国的医学上便把它当作治疗头痛、中风等疾病有效的镇静剂。苏联医师阿格拉诺奇和别利雅耶娃在1951年苏联医学杂志上曾著文，推荐中药杜仲是治疗高血压的有效药品。

天津首先试验杜仲治疗高血压病的，是国营天津纺织机械厂医务室的医生陆风纪。他治疗过19名高血压病人，结果证明杜仲的功能超过了鲁米那、氨基茶碱等一般的药品，而且没有副作用。

猴　枣

范凤源曰：各种脑膜炎高热，服猴枣一分立退。

橄　榄

范凤源曰：预防痧子传染，可令婴儿服橄榄仁七八枚，即不传染，甚效。

黄　芪

周伯度曰：刘潜江“疏黄芪以治阳不足而阴亦不利之病，不治阳有余而阴不足之病，与阳不得正其治于上，阴即不能顺其化于下”四语最为扼要。其解《内经》“阳者卫外而为固，阴者藏精而起亟”，虽稍落宽廓，而理固如是。《卫生总征论》以黄芪一味治小便不利，乃提阳于上，而阴自利于下也，即经所谓起亟，刘氏所谓顺其化于下也。

凡药之用宏而不专主于一者，辨之不精即致贻误。如黄芪补表而不实表，不实表故不能止汗。如人参之属疏表而不解表，故不能发汗。如麻黄之属，其亦能止汗、发汗者，则借黄芪疏通营卫、调和阴阳之力也。《金匮》方黄芪无不生用，后世多以蜜炙，然遇中虚之证，炙使向里，尚无不可。陈修园乃更分为盐、水、酒、醋诸炒法，则大拂其性矣。

缪仲醇谓黄芪功能实表，有表邪者勿用，岂知黄芪为不实表，故表邪亦有用之者。如《神农本草经》之排脓止痛，《金匮》之治风湿、风水、

黄汗，皆堪为不实表之据。若伤寒之邪宜从表泄，黄芪虽不实表，而亦无解表之长，且有补虚羁邪之患，断非所宜也。足太阳脉上额交巅，黄芪入太阳经，故能上升至头。膀胱与肾为表里，故亦能益肾气以化阴而上升，凡方书治尿血等症皆是。汪讱庵云：阴虚者宜少用，恐升虚于表而里愈虚，斯言得之矣。汗出表虚而宜止汗之证，如四逆加人参与茯苓四逆诸汤，仲圣用人参不用黄芪，以参能实表，芪不实表也。感伤风寒而宜发汗之证，如桂枝与麻黄诸汤，仲圣绝不加芪，以表有邪，非表之虚也。表有邪而夹虚者，则参不宜，而芪为宜。然芪能直疏，不能横解，且性味甘温，驱邪岂其所胜，故风湿、风水、黄汗等证，仲圣用黄芪，亦只为防己、茯苓之辅而已。唯补虚通痹则芪之专司，故黄芪建中汤、黄芪桂枝五物汤，皆以黄芪统率全方。仲圣之辨药可谓精矣。后世用黄芪为表剂而至当者，无如《唐书》许胤宗之治柳太后病风，以黄芪、防风煮数十斛，于床下蒸之，药入腠理一周而瘥。此必尚有外证可凭，故开手即以解散风邪为治。《经》云：邪之所凑，其气必虚。又曰：大气一转，邪气乃散。夫补虚散邪法亦多端，而黄芪、防风收效若是之捷者，何也？病者脉沉、口噤，自属经络机窍为风邪所中，阳虚而阴壅，大可想见。黄芪非风药，而补阳利阴，通其气道，厥有专长，防风得之，乃克由阳明达表，大驱其风，此其得诀在认定脉沉可任黄芪，否则遇中风、脉浮、汗出而用之不愈，助其虐乎！

试以《金匮》用黄芪诸方言之，小建中汤尤在泾诠解之精，实胜诸家，唯黄芪建中汤加黄芪两半，第视为充虚塞空，则失之泛矣。“诸不足”三字所该者，广营卫二气，岂能升降无愆？芍药用至六两，意在敛里，破脾结，加黄芪则为疏营卫之气，俾脾中津液得输于营卫，而无阻核之。黄芪桂枝五物汤，黄芪与生姜俱较此加倍，且减芍药，去甘草，显为宣通血痹而然，岂建中加黄芪是徒取补塞乎？桂枝加黄芪汤之黄芪，则尤非徒补之谓矣。黄汗与中风汗自出之汗，同为邪汗，同宜化邪。汗为正汗，桂枝汤正的对之方。然黄汗由于阳虚，与桂枝证之但须泄邪者，差有不同，故减少桂、芍，而加疏表补虚之黄芪，以泄邪而化气。至腰髋痛，身重，小便不利，则由阳不下通，尤非黄芪不能下疏其卫。黄疸、脉浮亦用之者，正以黄芪为太阳药也。然则芪芍桂酒汤何为抑之以苦酒哉？盖黄汗同，而身肿不同，渴亦不同。肿则阳微表虚，不任汗解，渴则水气郁于三焦，肾阴不得上潮，自当以通阳、化气、泻水为亟。芪、芍、桂枝取以通阳而化气，苦酒则泄热、泻水而下达，三物得之，由三焦一气直下也。去生姜者，不使横扩也；去甘、枣者，恐其中停也；用黄芪特多，则因其虚，以补剂驱邪。故须六七日乃解，无速效也。

防己黄芪汤治汗出恶风，而不以桂枝汤加减者，以彼无湿，此有湿也。风水亦用此方，以与风湿无异也。风湿例用麻、桂，而此不用者，盖彼为身痛，此则身重。身痛者，风盛而喜动，身重者，湿盛而喜静。脉浮则邪仍在表，表可不解乎？然汗已出而虚，虚可虑湿，可不驱乎！然湿即去，而风必愈淫，唯防己解肌表之风湿，直泄而不横泄，黄芪宣营卫之壅蔽，疏表而亦补表，脾土强则能胜湿，故佐以术、甘、姜、枣。多则妨身重，故减其分数。又以后坐被上，被绕腰下，助下焦温化之气，而邪得以微汗而解。视夫徒知发汗、利水、补虚，而不能与病机相赴者，真有霄壤之别。

皮水例宜发汗，而防己茯苓汤，虽水气在皮肤中，而脉不言浮，四肢则聂聂动而肿。《经》云：肉蠕动名曰微风，是水侵其脾，脾阳不能达于四肢，而又为微风所搏。故动而肿，动而不痛，脉不浮，则发汗非宜。防己为风水要药，偶以茯苓，使直泄于小便。病在皮肤，非黄芪不能益气疏表，故加之。辛甘合而生阳，加桂、草者，又兼以治其本也。汗出表虚而宜止汗之证，如四逆加人参与茯苓四逆诸汤，仲景用人参，不用黄芪，以参能实表，芪不能实表也（锄云按：以今日之病理解之，四逆辈所治之汗出，乃急性心脏衰弱，全身虚脱之汗出，而非表之汗出，加人参正所以助四逆强心，非实表也。如黄芪乃真治表虚汗出，强壮表皮之组织，正所谓实表也。观仲圣急性病之虚脱不用黄芪，其理自明。周氏此解悖矣）。

陆定圃《冷庐医话》载：许辛木部曹，谓其嫂吴氏患子死腹中，浑身肿胀，气喘身直。其兄珊林观察检名人医案，得一方，以黄芪四两，糯米一酒盅，水煎予服，即便通肿消，已烂之胎成十数块逐渐而下，一无苦楚。又山阴王某患肿胀，自顶至踵皆遍，气喘声嘶，大小便不通，许亦告以前方，煎一大碗服尽，而喘平，小便大通，肿亦随消。继加祛湿平胃之品，至两日后，独脚面有钱大一块不消。更医，痛诋前方，迭进祛湿猛剂，竟至危殆。仍以前方挽回，用黄芪至数斤，脚肿全消而愈。黄芪治肿胀有此大效，得不诧为异事，然此亦仲景早有以示人者。《金匮》凡水湿之证，身重、身肿皆不禁用黄芪，皆使水湿下行。许氏所治亦是水肿。《内经》：三焦为水道，膀胱为水府。黄芪从三焦直升至肺，鼓其阳气，疏其壅滞，肺得以通调水道，阴气大利，此实黄芪之长技。其脚面之不易消，与用芪至数斤，盖由仅仗此一味，而制方之道，犹有所歉也。（周伯

度《本草思辨录》）

猪　　肤

陆以湉《冷庐医话》曰：王海藏以为鲜猪皮。吴绶以为燖猪时，刮下黑肤。汪石山谓考《礼运疏》，革，肤内厚皮也，肤，革外薄皮也。则吴说为是。肤者，肤浅之义。谨按御纂《医宗金鉴》方解云：猪肤者，乃革外之肤皮也，其体轻，其味咸，轻则能散，咸则入肾，故治少阴咽痛，是以解热中寓散之意也。诠释详明，可以括诸家之说矣。

牛　　黄

恽铁樵曰：中风症用牛黄，须注意此物能清心热，然不能去外感，假使是阳明热，误用病者，必见精神恍惚。又此物宜于中毒性之病。凡中风而有爪疥鹅掌者，或皮肤隐黑色，汗出而臭者，皆属中毒性。若见神经瘫之见症，尤其是中毒性。必其病为中毒性而又热化者，然后牛黄是适当之药。

酸枣仁

齐志学曰：酸枣仁甘酸而润，入肝、胆，为治失眠症之要药。此人所共知，唯据传，服生枣仁能令人不眠，故必须炒熟而用之，始能获效。《本草》亦载：酸枣仁炒熟用，治胆虚不眠；生用治胆热好眠。汪讱庵疑之，以为胆热必有心烦口苦之现象，令人有不得眠之症，何以反能好眠乎！汪氏有见及此，可谓独具只眼，惜未阐明其理。愚以此好字，必系不字之误，缘胆虚、胆热皆能令人不眠。枣仁炒热则性温，可以补肝、温胆，以治不眠症之属虚者。生枣仁性平，可以和肝、清胆，以治不眠症之属热者。按：《金匮要略》治虚劳虚烦不得眠，用酸枣仁汤，亦系用生者，则生枣仁令人不眠之说尤不足置信矣。即就余经验所得，亦复如是。一炒一生，制法功用虽有不同，然断无相反特甚之理也。

蜈　　蚣

恽铁樵曰：惊风抽搐、瞤动，乃神经反射、痉挛所著之现象也。凡惊风用虫类，为其事实上积久之特验。执果溯因，可以断定，虫类能弛缓神经挛急。现在之生理医化学尚嫌程度幼稚，不足以知其所以然之故也。虫类入药，其来已旧。《千金方》中，芫青、斑蝥、蛲、蛄、蜘蛛、虫虻、蜥蜴乃习见不鲜之药，惊风家所常用者，不过前列数种而已。准此，蜈蚣、全蝎，常人视为可畏者，正无须疑虑也。顾虽如此，假使未见抽搐，则不得试服。惊风有征兆，老于医者，一望能知。例如面青、唇干、啼时无涕泪，手握有力，拇指食指作交叉式，皆可知其将作惊风。但当此之时，自有种种病证，按证施治，使之速愈，即所以防微杜渐。

何首乌

陆懋修曰：何首乌，白雄，赤雌，两藤交互，夜合昼疏，故以开阖为功能，治错杂之病。气味苦辛，冬至后采者良。

豨莶草

陆懋修曰：味苦辛，气臊，采于五月中者佳。凡热郁生湿，腰脚酸软者，此味有专功。

女贞子

陆懋修曰：子色黑者真。凡肾阴虚而有热者宜之。孤阳不生，得阴乃能有子，理之常也。

桑叶

陆懋修曰：气味苦甘寒，经霜者佳。能以利血之功，获治风之效。下通命门，上合心包，以升阴中之阳，降阳中之阴。

忍冬藤

陆懋修曰：味甘，气微寒。藤蔓左缠，亦名左缠藤。凌冬不凋，昼开夜合，花叶皆佳，而藤尤胜，能透经脉以息风。又通大肠燥结，乙庚相生之义也。

桑椹

陆懋修曰：气味甘寒，为益阴妙品，故使血气自通。血为水所化，益血遂以行水。风与血同藏，益血即以息风。

金樱

陆懋修曰：味酸涩，气平涩，可治滑，故能治脾泄、便溏、寝汗、入夜溲数。

旱莲

陆懋修曰：平折其苗，有汁如墨，故名墨汁旱莲。力能益阴，故治便血而通泾溲。

椿根皮

罗止园曰：凡小儿泻久，便后带血且下坠，即宜收敛，鲜椿根皮有大效。

苦参

恽铁樵曰：眉落，乃皮脂腺与立毛神经坏变，苦参为特效药。又曰：无力懈㑊，苦参亦效药。

西瓜翠衣

叶天士曰：世俗常刮西瓜翠衣治口疳（徐灵胎曰：合度）。取其轻扬渗利也。口疳之证，夏季秋热，小儿泄泻或初愈未愈，满口皆生疳蚀，常有阻塞咽喉致危者。

甘草

徐大椿曰：大甘，为土之正味，能制肾水越上之火。王士雄曰：《伤寒类要》治伤寒心悸，脉结代。《圣济总录》治舌肿塞口。《外科精要》治一切痈疽诸发，及丹石烟火药发。《兵部手集》治悬痈。《直指方》治痘疮、烦渴及蛊毒、药毒。《金匮玉函》治小儿撮口及小儿羸瘦。《得效方》治小儿遗溺。皆以一味甘草为方，妙用虽多，总不外乎养阴缓急、清热化毒也。

猪肉

王士雄曰：若疫症邪火已衰，津不能回者，宜用鲜猪肉数斤，切大块，急火煮清汤，吹净浮油，恣意凉饮，乃急救津液之无上妙品。故友范庆簪尝谓余云：酷热炎天，正银匠镕铸各州县奏销银两之时，而银炉甚高，火光扑面，非壮盛之人，不能为也。口渴不敢啜茗，惟以淡煮猪肉，取汤凉饮，故裸身近火，而津液不致枯竭。余因推广其义，颇多妙用。

文蛤

王晋三曰：若黯色无纹者，服之令人狂走赴水。

玄胡索

张寿颐曰：玄胡索一物，血中气药，流通活泼，威而不猛，亦是良药，用为辅佐，颇有奇功。而俗子仅知其破血，不敢频用，则未明其实在力量也。亦有血本少而气仍滞者，则合以养荣之法，乃为万全无弊。

葱白

《本草》云：葱白通阳安胎。楼全善曰：此方神效，脉浮滑者宜之。葱白二七茎，浓煎汁饮之，胎未死即安，已死即出，未效再服。张寿颐曰：葱白是根茎，故能达下焦而通阳气。此亦寿颐之所谓撑法，使其阳气宣通，腹壁不窄，则胎自安矣。

丹参

王孟英曰：丹参长于行血，专用能下死胎，凡胎前皆宜慎用。世人谓其功兼四物，以之安胎，因而反速其堕，而人不知之，余见亦多矣。张寿颐曰：丹参本有攻破情性，而俗子反谓其能补血者，徒以《妇人明理论》有“一味丹参，功同四物”两句而误之。金元间之所谓大家，每喜创作颟顸论调，而俗子何知，反喜其简易，笼统笃信奉行，全不知于药理经验上用一番切当工夫，则又安往而不误事！今得孟英尽情揭破，学者其亦可以知所从事矣。

西河柳

何廉臣曰：温毒痧疹，热壅于肺，逆传于心包络，喘咳烦闷，躁乱狂越者，非西河柳不能解。切勿拘吴鞠通温散之说，因循遗误也。

马齿苋

谢诵穆曰：西医余乐山先生云，余云岫先生尝言：“以马齿苋治痢疾，成绩不弱。民三十年夏季，痢疾流行，余因未备浸出器，不克制为浸出液，乃令病人向药肆购马齿苋，生药煎服，每日用量约一两。往往不过二三日，痢疾即瘥。奏效之速，出于意外。”余闻而喜之，以为马齿苋之治痢，价兼效速，享盛名之治痢药未能先之也。余在昔人成方之外，单方佳药，如赤白鸡冠花、白石榴花（白石榴花治血痢颇佳，但药肆多不备）、白槿花、荠菜花炭等，亦常用之治痢，孜孜勤求，以备临证时处方之选，然间或未克奏绩。今有此取效甚捷之马齿苋，当可解决余等不少之困难矣。许弘济曰：马齿苋治菌痢差，堪称为特效。鄙人已屡试而证实，但其投服方法，宜将生苋捣渍其汁，和以砂糖，温燉或煮成流膏，然后冲入他剂，同服或单服，其效方佳。

桔　梗

恽铁樵曰：桔梗为开肺药，凡伤风咳不爽，得此良。

陆渊雷先生曰：桔梗普通用来治咳嗽，治咽喉痛，都有效验。可《本草》上载著一位先生的议论，真是妙不可言。他说："桔梗为诸药舟楫，能载诸药上浮。"照他这样说法，药剂中用了一味桔梗，这碗药汤就浮在喉咙口，咽不下去了；或者冲墙倒壁的大黄，若与桔梗同用，就会变成极剧烈的吐剂了。像这种说糊涂话的人，真亏他说出来；做书的人，也亏他一字不改地记上去。学医的读了这种书，包管愈读愈糊涂，一世也不会高明。张仲景用桔梗的方子——桔梗白散与桔梗汤，皆主浊唾腥臭，久久吐脓。这皆是呼吸器病。近世用桔梗治咳嗽正是此意。排脓汤及排脓散，皆用桔梗。排脓汤中的桔梗，用得最重。这两个方子，虽不说主治何病，然而列入疮痈、肠痈篇中，方名又叫排脓，自然是专用于排脓了。排脓汤除了桔梗，只甘草、生姜、大枣三味。这三味皆有排脓的作用，可知排脓是桔梗的功效。古益东洞根据了这几点，断定桔梗的功效是排脓。但是，白散桔梗汤所主的浊唾，简直是痰，不是化脓球菌所酿成的脓。就算久久吐脓，所吐的未必是真脓。在下于是悟得仲景之所谓脓，是指人体内不当有而有的半流动体，上之在气管、支气管，下之在肠。凡不当有的半流动体，皆谓之脓，而桔梗皆有本领把它排除掉。桔梗既也能排除下部的脓，可知载诸药上浮之说，是不对了。不过桔梗虽能排脓，若要排上部的脓，须与贝母、杏仁等治肺药同用，若要排下部的脓，须与枳实、橘皮等肠胃药同用。这样说来，桔梗不能载诸药上浮，诸药却能把桔梗上行下达，指挥如意哩。在下于是变些新花样出来，应用这味桔梗。前几天，痢疾很多，占了病人十分之六七，不过今年的痢疾来势轻，容易医治。在下所医的痢疾，在前一个月内，约有一百四五十人，没有一个死的。最普通的，从初起到病愈，共约七八天。这七八天中间的二三天内，所下的完全是冻，不杂一些儿大便。吾想肠子里这些冻，也是不当有的半流动体也，可以请桔梗去排除它，于是就在黄芩、芍药、枳实等痢疾药中，重加桔梗。市医用桔梗不过几分，吾却用到钱半，乃至二三钱，结果冻就下得很多，很爽。冻将完时，就有明公正气的大便伴着下来，这痢疾就快要痊愈了。在下经过了这一番实验，一发信桔梗的效用是排脓，不是什么载诸药上浮。一方面眼见得时下俗医，东也讨关子，西也探口气，弄得几首效方，自己就守口如瓶，非至亲密友不肯告诉，在下是深恶痛绝，所以把自己的治病心得，赤裸裸地显诸大家。

赤石脂

周伯度曰：《别录》于石脂曰，补髓好颜色，则其补髓确是脑髓，与白石脂之补骨髓有别。石脂味甘，大温，补益脾胃，质黏，能和胃阴，性燥，复扶脾阳。其所以上际，则辛入肺为之，所以至脑，则酸入肝为之（《外台》述《删繁论》：凡髓虚实之应，主于肝胆）。石脂确有补脑髓之理，夫下之精秘，则上之髓盈。石脂补髓，亦半由于秘精。秘精易而补髓难，故《本经》、《别录》皆于补髓上冠以久服字。

磁石

莫枚士曰：人皆知磁石之益肾气也，而《本经》独主周痹。痹为风、寒、湿三气杂至之病，未必皆由肾虚。经意何所指乎？盖尝历考方书，乃知磁石能吸通一切拥塞之气，涂于外则从外吸内，如入升药提毒，纳喉中引针是也。以彼例此，治痹之义灼然矣。经隧中为风、寒、湿所阻而成痹，亦系拥塞为病。故须此以吸通之，第古方中之依然直用者绝少，而绎周义为流之理，则凡拥塞之处，无非痹气所流之处，故用之者，不必规规于经文，而自合经旨，且因此益知益肾气之故焉。心肾主呼，肝肾主吸，能吸之物与喜吸之症，其气相协，虚者得吸以实之，谓为益肾也。固宜特不比泛泛益肾，如山药、地黄辈耳临症者审诸。每见上下俱虚之人，咳喘吐血，肾用磁石，渐至肺痿，延成死症，实由吸伤上焦之误。而医者无一悟及，可慨也夫。按仲景书不及此药者，仲景为伤寒设法，原书不别出《金匮》，《金匮》亦论伤寒之杂病也。寒邪从外入内，不可再服磁石。使之从内吸外，故不及也。（《研经言》卷三）

桑根白皮

莫枚士曰：据《本经》主伤中，五劳六极，羸瘦崩中，绝脉，补虚益

气云云，则桑白皮补肺也。《别录》则主肺中水气、唾血、热渴、水肿、腹满、胪胀、利水道。去寸白缝，金疮似桑白皮，又泻肺也，岂相背哉。盖《本经》“中”字皆指胃，言胃主肌肉，百脉秉谷气而成，则羸瘦、绝脉亦系胃病。补虚者，补胃之虚，益气者，益胃之气。胃以下行为顺，胃逆则肺不平，而肺病作。《本经》著治胃之效，而肺之平不言可喻也。《别录》以经义隐约，故推衍之，其主治皆胃逆凌肺之症。一本一标，词相反，义相成。《肘后方》以之治消渴，尿多及产后下血，是宗《本经》为用。钱仲阳泻白散，治小儿肺经实热，是宗《别录》为用。

白　粉

莫枚士曰：《金匮》甘草粉蜜汤中白粉，说者谓即铅白粉。文泉谓，《经》处此方于已服毒药后，是因毒药不效而改治，若铅白粉仍系毒药，何庸以毒继毒乎！盖此方与伤寒少阴猪肤汤方，皆粉蜜同用。成注：白粉益气断利，明是米粉，以彼例此，义可知矣。考《外台》治一切药毒方，甘草三两炙，以水五升，煮取二升，内粉一合，更煎三两沸，内蜜半两，分服以定止。《千金翼》治药毒不止解烦闷方，甘草二两炙，白梁粉一升，蜜四两，煎服法与《外台》同。全据此《经》为说，粉为米粉无疑。且《经》云毒药不止者，谓药毒伤其胃气，故蛔动不止。若作毒药杀虫解，则岂甘草粉蜜之甘和，功反过于毒药，而毒药所不能杀者，杀之以平药乎，必无此理。仲景书文义简奥，有当即症求方者，有当即方求症者，余作此篇，即方求症也。

水莨菪

莫枚士曰：水莨菪不见于他书，《本草经》有莨菪，云苦寒，无毒，通神见鬼，多食令人狂走，与此《经》（指《金匮》）大同。其言无毒，则反。《纲目》直隐此《经》于莨菪下，意谓水莨菪即莨菪也。但莨菪非菜类，又稀用，仲景缘何虑其误食？李氏必误考。《百一方》云：菜中有水莨，叶圆而光，生水旁，有毒，蟹多食之。人误食之，狂乱如中风状，或吐血，以甘草汁解之。其论全据此《经》，而云水莨是经文，莨读如艮卦之艮，菪字衍也。水莨似水堇，堇为菜属，故云菜中有水莨，以其似堇，故著误食之戒，《百一》所据当不误。且《经》于上节言钩吻似芹，误食杀人，说者谓钩吻似毛莨。此节光莨正与上反，皆为食芹者辨。其似下节言蛟龙病，又为食芹者洁其治，数节皆特明芹之禁忌，则非莨菪明矣。此种亟当削正而自明矣。然无人议及于此，叹读书之难。

知　母

知母为肺、胃、肾三经清气热之药，洁古、东垣、丹溪咸以知母与黄柏为滋阴之品，后人遂视为补剂。知母之润，虽不似黄柏之燥，然寒滑下行，使热去而阴生则有之，究无补性能益阴之不足，即以泻邪火，亦当适可而止，否则降令太过，脾胃受伤，真阳暗损，诚有如李濒湖所言者。

知母，《本经》主消渴，《千金》《外台》固恒用之，仲景则更有精焉。止渴如五苓散、猪苓汤、文蛤散，皆无知母，白虎汤有知母而无渴证，加人参乃始治渴。盖以阳明热盛，清热诚要，然膏、知无益阴生津之能。于清热之中再加以人参，则病去而正自复，其用意之周匝，《千金》《外台》且逊之，况他人乎。桂枝芍药知母汤，仲圣之用知母，即《本经》所谓除邪气。肢体浮肿下水者，邹氏解之，但以知母为治火阻于下，则未免肤浅，试历引他说以补之。张隐庵云：知母皮外有毛，故除皮毛之邪气；肉厚皮黄，兼得土气，故治肢体浮肿。张石顽曰：除邪气肢体浮肿，是指湿热水气而言。叶香岩云：肾恶燥，燥则开阖不利而水反蓄，知母寒滑，滑利关门，而水自下。合观三说，而此方之用知母可晓然矣。（周岩《本草思辨录》卷一）

三、两味组药辑录

莲子　黄连

王孟英曰：莲子最通胃气而镇虚逆。若反胃由于胃虚而气冲不纳者，皆是热邪伤其胃之清和之气，可以黄连苦泄其邪，以莲子甘镇其胃。

大黄　芒硝

汤本求真曰：大黄虽为泻下药（锄云按：大黄为植物性泻下药，能蠕动胃肠，使粪便下行），然对于燥结之宿便结块难以奏效。故欲达此目的，不得不配用兼有泻下、溶解二作用之芒硝（按：芒硝为咸性泻下药，能稀释燥屎，使得下行）。

陆渊雷曰：大黄系植物性下剂，其作用为刺激肠黏膜，使肠蠕动亢进，且制止结肠首端之逆蠕动，则肠内容物移运迅速，水分未及吸收已达直肠，故令粪便中富有液体也。芒硝为硫酸钠之含水结晶体，系盐类下剂，内服之后绝难吸收，故可保持肠内容物之液状形态至直肠，无刺激作用。不过在消化器内保有其溶解本药之水分，勿令吸收，故能保持小肠内容物之液状形态直至直肠，粪便即成溏薄。古人谓大黄荡涤，芒硝软坚，信不诬也。由是言之，临诊上之应用，若欲急速排除肠内容物者，宜大黄，若因肠内容物干燥而便秘者，宜芒硝。若二者合用，则泻下之力尤大。又，大黄刺激肠管之结果，能引起腹腔内骨盆腔内之充血，为月经过多、子宫出血等症，在孕妇或至流产、早产，故肠及下腹部有充血炎性机转者，大黄须慎用。又须注意者，硝黄俱属寒药，宜于阳证，切忌施于虚寒证。

肉桂　铁屑

萎黄病、处女病之虚弱诸证，或妇人由抑郁、忧闷、困苦穷迫等神思之劳伤，而变为虚损之诸病，或诸失血之虚弱证，于桂中加入铁剂之收敛药为散剂，多有效。

附：用桂之标准

融和温壮神经、活泼健运、精气收回、脉管之纵缓，用于一切虚罢之症，能挽回精力，为壮神之要药。患者有虚惫之神经热、腐败性之热病，尤兼胃肠诸证者，有效。热病之患者，虚脱而兼呕吐者，用桂为泡剂良。有健胃及驱风之良效，故胃肠虚衰而恶心呕吐，或发下痢，或兼风气痞滞诸症，荏苒而不治者，多效。发泄表发之蒸气，利小便，治精力虚损之留饮、停水，难以运输之水肿。治妇人血液匮乏不足，不能盈满于子宫动脉，发为经闭（此症多为萎黄病之经闭），或由子宫动脉弛虚缓弱，发为月经过多。驱逐下利或淋疾、白带下之病毒荏苒不治者，于对症之散剂、丸药中，加入桂末尤良（《和兰药镜》）。桂皮内含挥发油，至肠能亢进其机能，盛其蠕动运动，是以含有挥发油之药物，可用为驱风药也。若用大量，则发腹痛吐泻，且充血及于腹膜及其接近部之脏器。是以此种药物有时用为通经药，有时则为子宫出血、流产等之原因也（《药物学》）。汤本氏曰：桂枝有防腐、刺激皮肤、镇静镇痉、健胃、驱风、通经、祛痰、利尿诸作用，但临床上以皮肤松粗而弛缓且易自汗者之体质与上冲症为主目的，上记诸说为副目的。

桂有肉桂、桂枝之异。肉桂为大干之皮，桂枝其细枝也。虽同出一树，而气味之薄厚自殊。古方似多互用，今于攻泄方中用桂枝，于温补方中用肉桂。

茯苓　大枣

《伤寒论正义》茯苓桂枝甘草大枣汤条曰：病人有水气，故以茯苓、大枣治水气也。

大黄　甘草

《飧庭家秘说》曰：一人患秘结，用一切之通下药不能治。因用大黄甘草汤以倍加甘草，则秘结为之全快。此处亦以大黄通气，以甘草缓肛门之急迫，因而全快也。其后考知此理，凡秘结之证，倍加甘草而得利者屡矣。恽铁樵曰：凡有积者，得少量之大黄及甘草，舌苔必转黄。

生姜　童便

汪昂《本草备要》曰：凡中风、中气、中暑、中恶，一切暴卒之病，姜汁和童便饮有效。因姜汁开痰，童便降火也。

苍白术　附子

古人用术不分苍、白。仲景桂枝附子去桂加术汤云：初服，其人身觉痒，半日许复服之。三服尽，其人如冒状，勿怪。此以术、附并走皮中，逐水气，未得除，故使之尔。按欲逐皮间之水，非术附并用不为功。象云：白术佐附子，名术附汤，除寒温之圣药也。陆渊雷先生曰：术、附相配，为治风湿流注、痛风梅毒等病之特效药。

术　枳实

术得枳实，消痞满气分（元素）。非白术不能去湿，非枳实不能消痞。

术　黄芩

术佐以黄芩，安胎清热（元素）。

干姜　附子

汤本氏曰：本药（指干姜）与附子俱为大热药。振兴新陈代谢机能之沉衰，驱逐水毒，二者相等。然其异处，在附子剂证有下利、厥冷等水毒下降之征，而少上迫之候，而本药则水毒下降之征少，上迫而属呕吐、咳嗽、眩晕、烦躁等证者多。换言之，即附子治水毒之下降为主，而治上迫

为客；本药治上迫为主，而治下降为客也。可知二药之别矣。

陆渊雷曰：干姜与附子俱为纯阳大热之药，俱能振起机能之衰減。唯附子之效遍于全身，干姜之效限于局部，其主效在温运消化器官，而兼及于肺。故肺寒、胃寒、肠寒者，用干姜；心脏衰弱，细胞生活力衰減者，用附子。吉益氏《药征》谓：附子主逐水，干姜主结滞水毒。盖心脏衰弱者，往往引起淤血性水肿，其舌淡胖，如经水浸。用姜、附以强心，则水毒自退，非姜、附能逐水也。心脏不衰弱者，虽有水毒，不用姜、附。陷胸汤丸、十枣汤之属，最为逐水峻剂，亦何尝用姜、附哉！

五味子　泽泻

《药征》曰：五味子、泽泻皆主治冒病，而有其别。五味子治咳而冒者，泽泻治眩而冒者也。

杏仁　麻黄

《气血水药征》云：麻黄合杏仁则治疼痛而喘。《药征》曰：杏仁与麻黄同为治喘，颇有其别。胸满不用麻黄，身疼不用杏仁。其二物同用者，以有胸满、身疼二证也。又《气血水药征》曰：（上略）以上诸症，为水滞气不畅之候，而杏仁终不能逐水，故表而水者合麻黄以逐之，水在里则合茯苓或葶苈或巴豆以逐之。汤本氏曰：总观以上诸说，则杏仁无独立治水毒之能。水毒在表时，须借麻黄之协力；在里时，须俟茯苓、葶苈、甘遂、巴豆等之力，始有治喘咳或逐水作用，而以治喘作用为主，镇咳作用为客也。又，本药有缓下作用，则宜于实证，而不宜于虚证，为其含有脂肪油故也。又，此药有镇痛作用，因有麻痹知觉神经末端之性，又含有制腐、制酵作用，故有治下等动物性及细菌性疾病之可能性可知。

杏仁　半夏

《观证辨疑》曰：喘者，水在咽中而气不行之证也。麻黄汤、麻黄杏仁甘草石膏汤、桂枝加厚朴杏子汤证，皆为表水逆于咽中所致之喘，以杏仁主之。曰身疼，曰恶风无汗，曰发汗后，曰太阳病下之后等症，是皆表水逆于咽中之证也。若小青龙汤、小青龙加石膏汤、越婢加半夏汤证，皆为里水迫于咽中所致之喘，以半夏主之。曰心下有水气，曰干呕，曰或渴或不渴，曰目如脱状，是皆里水之证也。半夏之所治者，咳而喘，杏仁之所治者，喘而不咳，此其别也。

麻黄　桂枝

《气血水药征》曰：麻黄合桂枝，则治恶寒无汗。

麻黄　石膏

元坚曰：麻杏甘石汤、厚朴麻黄汤、越婢加半夏汤、小青龙加石膏汤，皆麻黄、石膏同用。麻黄发阳，石膏逐水，二味相借而驱饮之力更峻，不必取之于发表清热。

陆渊雷云：用麻黄为喘咳，协石膏则逐饮，协桂枝则发表。热在内里上熏肺部者，非麻、石之力不解。麻黄合石膏治烦渴。

《气血水药征》曰：麻黄合石膏，则治汗出。

赤小豆　鲤鱼

孟诜曰：赤小豆和鲤鱼煮食，善治脚气。又，李时珍曰：和鲤鱼、蠡鱼（未详）、鲫鱼、黄雌鸡煮食，并能利水消肿。

赤小豆　桑白皮

《藏器》曰：赤小豆和桑白皮煮食，去湿脾肿。

枳实　桔梗

《勿误药室方函口诀》云：此方（指仲师排脓散）排挞诸疮疡为最有效，其妙处在桔梗合枳实。《局方》之人参败毒散之用枳壳、桔梗，亦此方意。用枳实于发散，用桔梗于下气者，为古本草之说。

大黄　黄连

大黄合黄连，则治心下痞。

大黄　甘草

大黄合甘草，则治急迫。

桃仁　丹皮

汤本求真曰：丹皮之作用酷似桃仁，其所异者，彼以驱瘀血、镇痛缓下作用为优，丹皮则以消炎止血为优。又不如彼含阿米苷他林，故无

毒性。

大黄　附子

和田东郭《蕉窗杂话》云：附子仅能激动沉痼之病根，更当用大黄削取其动摇处而拔下之。夫以附子加入大黄中，互相扶持而上之，此药方之妙用也。又，浅田宗伯《勿误药室方函口诀》大黄附子汤条云：大黄与附子为伍者，皆非寻常之证，如附子泻心汤、温脾汤亦然。凡顽固、偏僻、难拔者，皆涉于阴阳两端，故为非常之伍，附子与石膏为伍亦然。

桂枝　茯苓

尤在泾曰：桂枝得茯苓，则不发表而反行水。

甘草　干姜

吴遵程曰：甘草、干姜，辛甘合用，专复胸中之阳气。其夹食、夹阴、面赤足冷、发热、喘咳、胸痛、便滑，外内合邪，难以发散，或寒药伤胃，合用理中，不便参、术者，并宜服之，真胃虚夹寒之圣剂也。

朱丹溪曰：干姜辛，多用则耗散元气，是壮火食气故也，须以生甘草缓之。

葛根　桂枝

葛根与桂枝皆能发表解肌，唯桂性温，葛性凉。病之性质，太阳属寒，阴明属热，热者宜凉，寒者宜温，故太阳解肌用桂枝，阳明解肌用葛根。东垣以葛根为阳明经药说，尚可通。洁古谓太阳初病，不可便服葛根，反引邪气入阳明，为引贼破家，则拘迂之论矣。桂枝加葛根汤及葛根汤皆治项背强，仲景皆言太阳病，是知葛根为项强特效药。太阳病兼见项背强，则于太阳方中加葛根以治之。正如呕者加半夏，恶寒者加附子，何引贼破家之有？

黄连　黄芩

陆渊雷先生曰：黄连、黄芩俱为苦寒药。寒能泻热，所谓热者，充血及炎性机转是也。黄连之效，自心下而上及于头面，黄芩之效，自心下而下及于骨盆，其证候皆为心下痞、按之濡而热，或从种种方面诊知有充血炎性机转者是也。

麻黄　细辛

麻黄与细辛相伍，治喘咳痰饮。

吴茱萸　细辛

陆渊雷先生曰：头痛连顶有胃证者，吴茱萸主之；无胃证，或有支气管证，细辛主之。又，麻黄合葛根治无汗、发热。麻黄合附子治恶风寒、关节疼、烦甚。

草果　知母

邪伏膜原，非草果不能达，非知母不能清。

黄芪　麻黄

二药并用治痘疮，能托毒外出，殊有奇功。

黄芪　白芷

二药并用能托疥疮之毒外出，有殊功。

杜仲　续断

黄锦芳曰：杜仲、续断二味，举世用以安胎，而不知续断味苦，专入血分，活血消肿，故乳痈、癥瘕、肠风、痔瘘、金疮、跌仆一切血瘀之证，皆可用也。虽稍有涩性，行不至泄，然误施于气弱、气陷之妇女，则顺流而下，奔迫莫御，而有排山倒海之势，岂区区涩味而能止其万一者乎。杜仲色紫而润，味辛甘，性微温，专入肝，补气强筋。筋强则骨亦健，凡肾虚、肾寒、脚弱之病，用之最宜。若气陷、气弱之辈，断不可服。以其性最引气下行，而气上升坚固之意也。夫胎坠本忌血行气陷，其服此二味，亦有奏效者，以人气血贵乎温通。胎坠之因不一，亦有因肾气不温，经血凝滞，而胞胎失荫者，得此二味，则气煦血濡，不滞不漏，而胎自安矣，止为下虚上实者设也。故胎坠而尺强寸弱者，动作少气者，表虚恶风汗时出者，心下悬饥得食则止者，一身之气尽，欲下坠者，皆在禁例。奈作俑者既不分辨明晰，流传既久，遂以为安胎圣药，总原医理不明，药性不晓，证候不知，见方号为神验，虽滑脱之妇，亦尔通用，岂知杜仲、续断原或因于跌仆，或下寒夹瘀而胎动者之妙剂。

半夏 石膏

《方函口诀》云：半夏伍石膏，有破饮镇坠之效，越婢加半夏汤与小青龙加石膏汤，及厚朴麻黄汤均是。

当归 川芎

陆渊雷先生曰：川芎、当归皆活血之药。据近人之说，当归能促进血球之氧化作用，芎䓖则富冲动性，盖冲动司血行之神经。以二物合用，能生新血而破瘀血，此配合之妙也。仲景方中，芎归胶艾汤及当归芍药散、当归散，皆芎、归合用，皆治妊娠诸病。《千金》《外台》所载妊娠及诸妇人方，鲜有不用芎、归者。《外台》引文仲徐王效神验胎动方，若胎死即出，比用神验，血上心腹满者，如汤沃雪（出妊娠胎动门）。又引崔氏疗子胎在腹中恐死不下方，若胎已死即下，如胎未死即便安稳也（出子死腹中欲令出门）。《产育宝庆》方芎䓖散，治产后去血过多，晕闷不省，及伤胎去血多不止，悬虚心烦，眩晕头重，目昏耳聋，举头欲倒诸证。《济生方》芎归汤，治大产、小产，对症加减服饵。以上皆专用二物，奏其生新去瘀之功。

当归加川芎，各用二钱，水二盏，煎至一半服，治妊娠数月胎不动，有神效。

附论四物汤

四物汤以芎、归为君，虽或讥为板实不灵，要不失为妇科主药，此皆芎、归配合之妙，而本之仲景方者也。西人研究中药，亦知当归治子宫病，而以芎为冲动药。此但凭化验，不解配合之过也。又按：四物汤不知始于何时，今人概以为《局方》，其实宋以前已有之。陈氏《妇人良方》云：四物汤治妇人经病，或先或后，或多或少，疼痛不一，腰、足、腹中痛，或崩中漏下，或半产恶露多，或停留不出，妊娠腹痛下血，胎不安，产后块不散，或亡血过多，或恶露下，服之如神。此药不知起于何代，或云始自魏华佗。今《产宝方》乃朱梁时节度巡官昝殷所撰，其中有四物散。国朝太平兴国中修入《圣惠方》者数方，自后医者易散为汤。自皇朝以来，名医于此四物中增损品味，随意虚实寒热，无不得其效者，然非止妇人之病可用而已。施氏医方《祖剂》云：仲景芎归胶艾汤，乃四物汤之祖剂也，中间已具四物，后人裁而用之。

桂枝　芍药

陆渊雷先生曰：桂枝汤中之主药易知，为桂枝、芍药二味。大论中太阳正方，无不用桂枝，而不必皆用芍药，是知桂枝为发表解肌所必需。解表即为祛毒，则桂枝能洗涤血液，排除病毒于肌表从可知也。顾芍药无发表之效，其配伍桂枝而为桂枝汤之主药，果何所取耶？或谓芍药味酸性敛，中风自汗之证用以敛汗，然葛根汤证无汗，何以亦需芍药。且古今治自汗、盗汗之方，无专任芍药者，知芍药非为敛汗矣。《本经》云：芍药除血痹。《别录》云：通顺血脉，散恶血，逐贼血。则其效能专见于血液。邹氏《本经疏证》云：能破阴凝，布阳和。阴气结则阳不能入，阴结破则阳气布焉。是布阳和之功，又因破阴凝而成也。又云能破能收，世之人徒知其能收，而不知其收实破而不泄之功也。盖若干种病毒，与血液中某种物质相得而互结，徒恃发表，不能拔除，必借芍药破其结，然后桂枝得成其发表之功尔。临床实验，凡麻黄汤、大青龙汤诸证，不需芍药者，虽似热高、病重，往往一汗速愈。凡桂枝汤、葛根汤、小青龙汤诸证，方用芍药者，虽似热浅病轻，往往缠绵不能速起。此无他，病毒结与不结之异耳。故发表剂中之芍药，所以使病毒与血液相游离。血为阴，故曰破阴凝。病毒游离，则得桂枝而祛出肌表。桂属阳，故曰布阳和。芍药虽然游离病毒，而不能排之外出，故曰破而不泄。此邹氏深思研索所得，其言虽含混，其理则至，是述也。

【锄云按】芍药有赤白二种，而仲景方混称不别。今于攻泄方中用赤芍，于补益方中用白芍，此则后世辨析之进步，吾侪不可以泥古者也。

栀子　豆豉

栀子治上部充血，略同黄连，又能利小便，故治发黄。香豉则兼有退热解毒之功，故仲师栀子豉汤证有身热不去，而《金匮》以治六畜、鸟兽肝中毒也。《药征》云：栀子主治心烦也，旁治发黄；香豉主治心中懊恼也，旁治心中结痛及心中满而烦。《气血水药征》云：香豉治肿脓之水。盖栀豉相伍，专主心中懊恼，热而不实者。（陆渊雷）

饴糖　甘草

汤本氏曰：饴糖之作用酷似甘草，其治急迫，二者殆相伯仲。所异者，甘草性平，表里、阴阳、虚实各证俱可通用；饴糖则其性大温，阴虚

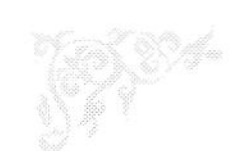

证可用，阳实、阳虚及寒实证不可用，适于里证，不适于表证。又甘草殆无营养分，饴糖则滋养分丰富，是亦其别也。

水蛭　虻虫

《本经》：水蛭味咸平，主逐恶血、瘀血、月闭、破血瘕积聚、无子、利水道。蜚虫（即虻虫）味苦，微寒，主逐瘀血，破下血积、坚痞癥瘕寒热、通利血脉及九窍。渊雷先生曰：按二药之效用略同，西人常用活蛭吮血，以消炎症。日本猪子氏试验水蛭之浸出液，谓可缓慢血液之凝固，然则仲景抵当汤丸用此二药，盖取其溶解凝固之血，以便输送排泄也。柯氏云：蛭，昆虫之巧于饮血者也；虻，飞虫之猛于吮血者也。兹取水陆之善取血者攻之，同气相求耳。

瓜蒂　赤小豆

渊雷先生曰：据日人猪仔氏之说，瓜蒂虽为有毒之药，然服后并不吸收，只刺激胃肠黏膜，故无中毒之患。唯服之过量，则引起急性胃肠炎，使吐利不止，故一次所服不得逾六分五厘。云采集之法，须于瓜未熟时采之，新采味苦者良。若瓜熟而采，或陈久失味者，不效。又按：《大观》、《政和本草》但称瓜蒂，寇宗奭始指为甜瓜蒂，李时珍从之。甜瓜蒂种类至多，黄金瓜之类皆是。赤小豆，《本草》所载及今人用法皆以为利水、消肿、排脓散血之药，不能催吐。仲景书中用赤小豆之方，麻黄连轺赤小豆汤治伤寒瘀热在里，身必发黄；赤小豆当归散治狐惑脓已成者，又治下血先血后便，皆取其利水散血。瓜蒂散用之者，殆以所吐病毒，必有水血相结欤。

【锄云按】赤小豆即小豆之赤色而紧小者。今药肆所备，多半黑半白之相思子，不可用。

人参　干姜

渊雷先生曰：人参、干姜主治胃机能衰弱，心下痞硬且吐者。又此二味同用可益脾。正气虚者散寒，干姜与人参同用。

龙骨　桑螵蛸

合之能治精道不固之滑精。

菖蒲　川连

合之能治火郁胃脘之口舌糜烂。

天麻　羌活

为和风之圣药。

天麻　钩藤

合之能治因风之手痉挛（俗名鸡爪风）。

苏叶　豆豉

苏叶佐豆豉，始能发汗。

川羌活　苍术

羌活合苍术，能治因风之身痛。

白前　旋覆花

合之能治实咳而喘。

青黛　瓜蒌仁

孙文垣曰：凡食积咳嗽，非青黛、瓜蒌仁不除（人面青白、黄色不常，面上如蟹爪路，一黄一白者，是食积咳嗽也）。

防风　白芍

合之止表虚之汗。

防风　羌活

合之祛肝气之风。

羌活　川芎

羌活虽治周身骨节疼痛，然欲透关节，必借川芎之力。

升麻　葛根

景冬阳曰：升麻合葛根散郁火，又疗胃虚伤冷。又曰，用升麻三分，能升阳至胸，四分能升阳到巅顶。

升麻　石膏

景冬阳曰：升麻合石膏，能疗阳明火热之齿痛。

益智仁　山药

合之能补脾益胃。

干姜　五味子

徐灵胎曰：古方治嗽，五味、干姜必并用，一以散寒邪，一以敛正气，从无单用。五味治嗽之法，后人不知，用必有害。况伤热劳怯火呛与寒饮犯肺之证不同，乃独用五味收敛，风火痰涎深入肺脏，永难救疗。五味子与干姜同用，则治嗽（因其能治肺干气逆也）。

苏叶　人参

虚人感冒，用苏叶发表，须佐以人参。

地黄　麦冬

景冬阳曰：如苦学勤政，劳神、动火、耗血之人用地黄、麦冬补血养神，其效颇捷。

紫菀　麦冬

景冬阳曰：紫菀为肺中血药，故阴虚肺热者不宜。然与麦冬同用，则于肺热有济矣。

泽泻　茯苓

景冬阳曰：热在上焦气分，水闭口渴、小便不利，用泽泻。茯苓滋水上源，引肺水可以下降，从小便去。

黄柏　知母

景冬阳曰：热在下焦血分，口不渴而小便不利，用知、柏滋下，引热从小便去。

骨碎补　猪肾

景冬阳曰：久痢不愈，用骨碎补研末入猪肾内煨之，服下即愈。盖泻久属肾虚也。

黄芩　连翘

合用则能于退热中解毒。

生姜　葱

合之能发散表邪之因于湿寒者。

香薷　丁香

能治口中有浊气。

柏皮　细辛

合之治口疮有奇功。

白芍　白术

白芍酒浸炒，与白术同用能补脾。

白芍　川芎

白芍酒浸炒，与川芎同用能泻肝。

藁本　木香

本草云：藁本合木香，治雾露之气。仲景云：清明以前、立秋以后，凡中雾露之气，皆为伤寒。又云：清邪中于上焦，皆雾露之气。神术白术汤内加木香、藁本，择其可而用之。此既治风又治湿，亦各从其类也。

藁本　白芷

藁本与白芷同作面脂药，可润泽肌肤。

桔梗　甘草

张洁古云：桔梗与国老并行，同为舟楫之剂。如将军苦泄峻下之药，欲引至胸中至高之分成功，非此辛甘不居。譬如铁石入江，非舟楫不载，故用辛甘之剂以升之也。

香附　巴豆

《图经》云：香附与巴豆同治泄泻不止，又能治大便不通同意。

红花　当归

红花与当归同用则和血。

白芍　生姜

白芍同生姜可温经散湿通塞，利腹中痛、胃气不通。

当归　熟地黄

当归合熟地黄，名二宜丸，能补髓。

白芷　贝母

黄宾江曰：痈疽或发背已成或未成，痛不可忍者，用白芷（未溃者一两，已溃用五钱）、贝母（未溃用五钱，已溃用一两），水酒各半煎服，名二仙散。

延胡索　甘草梢

延胡索为主，以甘草梢辅之，能治阴茎中痛。

连翘　柴胡

《汤液本草》云：连翘治疮疡、瘤气、瘿起结核有神效。与柴胡同功，但分气血之异耳。

连翘　牛蒡子

《汤液本草》云：连翘与鼠粘子同用，治疮疡别有神效。

苦参　皂角

《本草衍义》云：有病人遍身风热细疹，痒痛不可任，连胸、胫、脐、腹、近阴处皆然，涎痰亦多，夜不得睡，用之。

郁金　葱白

《经验方》云：尿血不定，郁金、葱白相和，煎服甚效。

丹皮　地骨皮

张洁古曰：丹皮治无汗骨蒸，骨皮治有汗骨蒸。王海藏云：牡丹皮治胞中火，无汗而骨蒸；知母泻肾火，有汗而骨蒸。

苏木　防风

合用为去风之品。

杏仁　陈皮

王朝奉治伤寒气上喘冲逆者，麻黄汤内加杏仁、陈皮。若气不喘冲者，减杏仁、陈皮，知其能泻肺也。

杏仁　桃仁

李东垣云：杏仁下喘，用治气也；桃仁疗狂，用治血也。桃杏仁俱治大便秘，当以气血分之。昼则难便，行阳气也，夜则难便，行阴血也。大肠虽属庚，为白肠，以昼夜言之，气血不可不分也。老年、虚人大便燥秘，不可过泄者，脉浮在气，杏仁、陈皮，脉沉在血，桃仁、陈皮。所以俱用陈皮，以其手阳明病与手太阴俱为表里也。贲门上主往来，魄门下主收闭，故王氏言肺与大肠为通道也。

粳米　芡实

粳米与熟鸡头米相合，作粥食之，可以益精强志，耳目聪明。

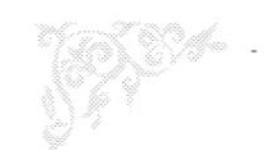

赤小豆花　葛花

本草云：赤小豆花治宿酒渴病，即腐婢也。花有腐气，故以名之。与葛花末服方寸匕，饮酒不知醉。

生石膏　白芷

合之能治下牙痛。

杜仲　牡蛎

《药性论》云：杜仲、牡蛎和服，能止盗汗。

蜣螂　干姜

《日华子》曰：蜣螂和干姜，傅恶疮，出箭头。

石碱　阿魏

《本草衍义》云：能消磨积块。

白马胫骨　苁蓉

白马胫骨主男子阴痿，房中术偏用之。阴干为末，和苁蓉蜜丸，空心酒下四十丸。

茯神　远志

茯神、远志合用，安神宁志之力始大。

苍术　神曲

《丹溪心法》：苍术，米泔浸为末，神曲糊丸，名山精丸。

白矾　露蜂房

合之为末，每二钱水煎热漱，能治牙痛，冷则吐之，涎出即愈。

黑豆　甘草

本草云：治脚气冲心，取豆浓煎汁饮之，和甘草煎服尤佳。

苍术　黄柏

王晋三曰：苍术、黄柏名二妙散。此偶方之小制也。苍术生用，入阳明经，能发二阳之汗。黄柏炒黑，入太阴经，能除至阴之湿。一生一熟相为表里，治阴分之湿热，有如鼓应桴之妙。《正传》云：苍术、黄柏，治痿之圣药也。

黄连　苏叶

《温热经纬》云：川连三四分，苏叶二三分，煎服，能治湿热呕吐不止欲死者。

术　桂枝

桂能降，术亦能降，粗论云似可相通。特桂之降能使在下之水气化，术止能使在中之水气化，故五苓散之水上下兼阻，则不得不桂、术并行。如服桂枝汤，或下之，桂枝证仍在，无汗，心下满，微痛，小便不利者，用桂枝汤去桂，加茯苓、白术。可见在上之水气不化，而用桂枝则反嫌其性延，旁行不能速下，用白术、茯苓则径情直行，挟去其病而后已。明乎以术易桂，则以桂易术可了然矣。

仙鹤草　鹿衔草

陆士谔曰：陈莲舫治血证，总以仙鹤草、鹿衔草并用。顾此二药，本草未录，前贤亦从未有用之者。友人唐志敏亲炙陈氏门墙，尝函丈请益，据志敏言：仙鹤草即是吐血草，鹿衔草即是脱力草，二草性极和平。陈氏用以通络，大有奇效。据余所闻，鹿为纯阳之兽，其性最淫，而牡少牝多，故一牡鹿出则群牝围绕，更迭与之交。一牡游百牝，惫极仆地，若死状。此时牝鹿即群出觅草，觅得即衔之而来。牡鹿食此草，精神顿复，行动如常矣。所衔之草，人即名之曰鹿衔草。

豆黄　猪脂

豆黄以炼猪脂和丸，每服百丸，能肥健人，神验秘方也。肥人不能服，服则肥上加肥，甚非所宜。造豆黄法：以黑豆一斗，蒸熟铺席上，以蒿覆之。盦酱法，待上黄取出，晒干后听用。

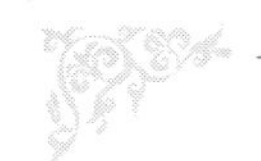

丝瓜　槐花

下血，危笃不可救者，丝瓜一个烧存性，槐花减半为末，每空心米饮送服二钱。

荸荠　海蜇

荸荠一名地栗王。孟英以二味煮汤，名曰雪羹，专治温病热痰，屡著奇效。凡热痰阻滞、胸闷如压巨石、口舌干燥、渴不引饮者，以大地栗五个，漂淡陈海蜇二两，煮汤饮之即瘥。

甘蔗　生姜

反胃吐血，朝食暮吐，暮食朝吐，用甘蔗汁七升，生姜汁一升，和匀，日日细呷之。

天雄　附子

张洁古曰：非天雄不能补上焦之阳虚，非附子不能补下焦之阳虚。

山药　蓖麻子

李东垣云：生山药一挺去皮，蓖麻子二个去壳，共研匀，摊帛上，贴项后侧，少阳经中疙瘩不变肉色，不问大小及日月深远，或有赤硬肿痛之症，如神。

半夏　石膏

石念祖曰：半夏合石膏，辛凉解表。

人参　牡蛎

罗止园曰：温病、伤寒劳复衰弱之危症，人参一味，为最有特效之品，须佐以生牡蛎。

人参　石膏

张寿甫曰：白虎加人参汤中之人参，宜用党参，不可代以西洋参，以其不若党参具有升发之力，能助石膏逐邪外出也。且《本经》谓：人参味甘，未尝言苦，适与党参之味相符，是以古之人参即今之党参。若西洋参与高丽参，其味皆甘而兼苦，故用于古方不宜也。

黄芪　知母

张寿甫曰：黄芪、知母合用，具阳升阴应之妙。盖人禀天地之气化以生，人身之气化，即天地之气化。天地将雨之时，必阳气温暖上升，而后阴云四合，大雨随之。黄芪温升补气，乃将雨时上升之阳气也，知母寒润滋阴，乃将雨时四合之阴云也。二药并用，大具阳升阴应，云行雨施之妙，膏泽优渥，烦热自退，此不治之治也。况虚劳者多损肾，黄芪能大补肺气，以益肾水之上源，使气旺自能生水，而知母又大能滋肺中津液，俾阴阳不致偏胜，而生水之功益普也。

人参　赭石

张寿甫曰：人参可以救气分之脱，至气欲上脱者，但用人参转有助气上升之弊，必与赭石并用，方能引气归原，更能引人参补益之力下行，直至涌泉。又参、赭并用，不但能纳气归原，若逆气上干，填塞胸臆，或兼呕吐，其证之上盛下虚者，皆可参、赭并用以治之。

山药　百布圣

张寿甫曰：山药与西药百布圣并用最优。盖凡补益之药，皆兼有壅滞之性。山药之壅滞，较参、芪有差，而脾胃弱者，多服久服，亦或觉有壅滞之时，佐以百布圣以运化之，则毫无壅滞，其补益之力乃愈大。

龙骨　牡蛎

陈修园曰：痰水也，随火而上升。龙属阳而潜于海，能引逆上之火、泛滥之水下归其宅，若与牡蛎同用，为治痰之神品。今人只知其性涩以收敛，何其浅也。

玄参　党参

张寿甫曰：外感大热已退，其人真阴亏损，舌干无津，胃液消耗，口苦懒食者，愚恒用玄参两许，加潞党参二三钱，连服数剂自愈。

滑石　山药

张寿甫曰：寒温外感诸证，上焦燥热，下焦滑泄无度，最为危险之候，可用滑石与生山药各两许，煎汤服之，则上能清热，下能止泻。

滑石　赭石

又曰：滑石与赭石为末服之，善治因热吐血、衄血。

滑石　土狗

又曰：若人蕴有湿热，周身漫肿，心腹膨胀，小便不利者，用滑石与土狗研为散，服之小便通利，肿胀自消。

瓜蒌　山甲

瓜蒌与山甲同用，善治乳痈（瓜蒌两个，山甲二钱，同煎）。

赭石　瓜蒌

赭石同瓜蒌，善止吐、衄。

蝉蜕　蛇蜕

二味并用，善治周身癞癣瘙痒。

栀子　大黄

《方函口诀》云：栀子与大黄伍，则有利水之效。

黄芪　甘草

《圣惠方》：治发背、脑疽、托里、止渴，用黄芪六两，甘草一两，锉细，水煎温服，无时大效。

赤石脂　川芎

齐德之曰：赤石脂加芎末等份，粥饮调服一钱重，治疮疽，痔瘘，泻痢，寒者加干姜服。

牡蛎　玄参

《经验方》治瘰疬，用牡蛎四两（须用木炭灰炒通赤，湿地上放，经宿方用），玄参三两，为末糊丸，如梧桐子大，酒服三五十丸，食后服，药尽患亦除根。

牡蛎　甘草

初虞世治瘰疬，用牡蛎和甘草末，茶调三钱服之，神效大验。

白蜡　合欢树皮

白蜡属金，禀收敛坚凝之气，外科之要药，生肌止血定痛，接骨续筋补虚，与合欢树皮同入，长肌肉，膏药用之神效。

石斛　生姜

金钗石斛每二钱，洗净，生姜一片，擂细末，荡煎沸去粗，食前饮之，补脾清肺甚妙。

当归　官桂

朱丹溪曰：凡肾虚而寒、气逆而胀、胸腹走痛、中脘痞满、两眼多泪，此寒泣血也，须用官桂、当归以温其血。盖寒伤荣，官桂、当归温血之上药，古人所以致意于寒泣血者，以此。然必审脉精，而问病审方可用之。若血热轻用，为害匪浅。

苍术　香附

朱丹溪曰：诸郁皆因传化失常，气不得升降，病在中焦。将欲升之，必先降之，将欲降之，必先升之。越鞠丸用苍术、香附，苍术能径入诸经，疏泄阳明之湿，通行敛涩；香附乃阴中快气之药，一升一降，故郁散而平。

玉竹　黄精

玉竹、黄精用以调脾、肺，最为合宜，皆润不助湿，燥不碍肺。

独活　细辛

独活与细辛同用，治头运目眩。

南星　防风

南星、防风等份为末，治破伤风、刀伤、扑伤如神，名玉真散。破伤风者，药敷疮口，温酒调下二钱。打伤至死，童便调灌二钱，连进三服，必活。

川黄连　苏叶

治湿热痉，呕恶不止，昼夜不差欲死者。此肺胃不和，胃热移肺，肺不受邪，还归于胃，必用黄连三四分以清湿热，苏叶二三分以通肺、胃，投之可立愈。以肺胃之气，非苏叶不能通也，分量轻者，以轻剂恰治上焦之病耳。王孟英曰：此方药止二味，分不及钱，不但治上焦宜小剂，而轻药竟可以愈重病，所谓轻可去实也。盖气贵流通，而邪气挠之，则用行窒滞，失其清虚灵动之机，故觉实矣。唯剂以轻清，则正气宣布，邪气潜消，而窒滞者自通。设投重药，不但已过病所，病不能去，而无病之地，反先遭其克伐。章氏谓轻剂为吴人质薄而设，殆未明治病之理也。川连不但治湿热，乃苦以降胃火之上冲；苏叶味甘辛而气芳香，通降顺气，独擅其长，然性温散，故虽与黄连并驾，尚减用分许而节制之，可谓方成知约矣。世人不知呕逆冲上皆属于火之理，治呕辄以姜、萸、丁、桂从事者，皆粗工也。余用以治胎前之恶阻，甚妙。

葶苈　滑石

肺实咳嗽，昼夜不安，甚至喘不得卧者，宜用葶苈引滑石，直泻肺邪，则病自除。

糯米　白术

湿热病后，余邪未尽，口渴汗出，骨节隐痛，宜用糯米汤泡于术一宿，去术煎饮。盖此时救液则助湿，治湿则劫阴，宗仲景麻沸汤之法，取气不取味，走阳不走阴，以此汤治之，养阴逐湿，两擅其长。杨照藜曰：煎法精妙。汪日桢曰：此身痛一症，乃湿热之的验，则口渴未必非湿滞于内而引饮也。然津液亦必须顾虑，以术治湿不用煎而用泡，既巧妙亦周致。王士雄谓：此等症，用沙参、麦冬、石斛、枇杷叶等味煎汤服亦可。汪云用冬瓜灵妙，更宜加丝瓜络。

桂枝　附子

徐灵胎曰：桂枝、附子同服，则能止汗回阳。

当归　甘草

恽铁樵曰：仲圣诊伤寒，以尺脉微者为里虚，尺脉实者为里实，证之实验，其确。乃知《内经》上竟上者，胸喉中事也，下竟下者，少腹、腰、股、膝、胫、足中事也，为颠扑不破。但伤寒所指里虚实，是指肠之有积无积。有积为实，表罢者可攻下，无积者其病易愈，不为虚。若经误攻，或自下利，乃是虚寒。此虽未至于阴争阳扰之局，然是已有阴争阳扰之朕兆，往往汗之不应。若强责其汗，便多变故，其曾经误下者尤甚，新加汤、建中汤可以选用。若不能用桂枝者（锄云按：指无汗而言），须于解表药中重用当归、甘草以顾正气，为效颇良。解表药亦只荆、防、羌、独之类，勿轻用麻黄（锄云按：所谓忌攻表发汗者，多指麻黄，其他发汗剂则少汗）。

葱白　豆豉

专豁阳明经之郁热，为衄家不可发汗而不能不发其汗之对证的药。

地黄　茱萸

章太炎曰：地黄质黏，有续骨之功（见《淮南子》）。茱萸味酸，有养骨之效（见《周礼・天官・医师》）。

龙骨　牡蛎

邹润安曰：龙骨、牡蛎连用之证，曰惊狂，曰烦惊，曰烦躁，似二物多为惊与烦设矣。而所因不必尽同，何也？盖惊怖火邪，皆从惊发得之，故太阳伤寒加温针必惊，少阳吐下则悸而惊，是知惊者不必泰山崩于前，见闻骇于骤也，随证可致，随处异源，善哉！《素问・举痛论》曰：心无所依，神无所归，虑无所定，数言括尽惊之状。是则心无所依，神无所归，虑无所定，即可谓之惊，岂必别有他故也。然曰伤寒脉浮，医以火迫劫之，谓之亡阳，治以救逆，岂救逆汤遂可与四逆比耶？夫心也，神也，虑也，皆阳之作用也。无所依，无所归，无所定，是阳不守舍矣，非阳亡而何？虽然阳之亡有别，以发汗而致者，先动其阴，后动其阳，故阳动而阴逆，唯止阴之逆，阳气乃得奠安。以惊而致者，先动其阳，仅曳动其阴，故阳虽动而阴不逆，则安其阳召使归阴，自弭帖矣。是故脉浮更遭火迫以致亡阳，迥非发汗多或重发汗可比，桂枝去芍药加蜀漆牡蛎龙骨救逆

汤，又岂可与四逆同日语哉！然此可为太阳温针、少阳吐下者言耳。若虚劳之桂枝加龙骨牡蛎汤，中风之风引汤，其可以是为说耶。夫桂枝加龙骨牡蛎之证曰：脉芤动微紧，男子失精，女子梦交。芤动者，阳之越；微紧者，阴之结。唯其阳不归阴，是以阴气为结；唯其阴愈结，斯阳愈不归。土者生阴之源，水者元阳之配，土不藏阳，水不摄阳，则阳之无所归，无所依，无所定，与因惊者不异矣。和其外之阳，使受摄于内；奠其阳之窟，使吸引于外。一转移间，安内攘外，强干弱枝之义备焉，绝不因惊与因惊之证，无有不合矣。若夫风引汤之除热瘫痫，仍缘邪郁生惊，因惊而甚，其与柴胡加龙骨牡蛎汤黍铢不爽者也。大率龙骨、牡蛎推挽空灵之阴阳，与他发敛著物之阴阳异，故桂枝、柴胡、承气汤无不可会合成剂，而摄阳以归土，据阴以召阳，实有联络相应之妙。此所以治内伤、治外感，均可随地奏功，无顾此失彼之隔阂也。

生姜　大枣

成无己曰：邪在营卫者，辛甘以解之，故用姜、枣以和营卫，生发脾胃升腾之气。

干姜　肉桂

咳嗽，喉有辣味，是肺虚寒，非姜、桂莫治。最忌杏仁、贝母、骨皮等凉润药。

桃仁　红花

行血通瘀，桃仁、红花为已足，若用三棱、莪术即易崩。大黄切不可用。即玄明粉、厚朴，亦不可用。若数物同用，其力至猛，非血干经闭，不可擅施也。

地黄　犀角

地黄能凉血，又能养血，犀角能清血分之热，二味合之，滋养血液，平息肝风，最宜于舌苔干绛黄黑焦枯之阴液已竭，神昏谵语，病入神经之温热证。

桑叶　木瓜

同年孙煦初曰：虚劳胁痛，若用柴胡，嫌其化燥劫津。用此二味，则收敛中寓疏瀹之意，痛止而不致耗气。

细辛 辛夷

此二味同用，能除妇女子脏风气。

白薇 芍药

白薇同芍药，治妇人胎前、产后遗尿。

芦根 竹茹

能治温热之烦呕。

川椒 附子

《圣济方》治风缓（即今之神经弛缓柔痉证），用川椒、附子有验，盖师仲景大建中汤法。

麻黄 石膏

大青龙汤，发汗剂也。因有石膏，则麻黄用六两，亦可证石膏能监制麻黄出汗也。

樊天徒曰：麻黄与杏仁同用，功能平喘镇咳。麻黄与石膏同用，则平喘之外并能消炎解热。麻黄虽为发汗药，若配以石膏而不协以桂枝，则发汗之力微，而解热逐饮之功著，故越婢汤、麻杏石甘汤均得适用于汗出证。

周伯度曰：仲圣方石膏、麻黄并用，认定麻黄散寒发汗，石膏泄热止汗，相为制还相为用。大青龙汤，咸以为发汗之猛剂矣，窃谓发汗之猛，当推麻黄汤，不当推大青龙。麻黄汤中桂枝、杏仁皆堪为麻黄发汗效力，而无石膏以制麻黄。大青龙麻黄受石膏之制，六两犹之三两，杏仁又少卅枚，用于脉浮缓、身疼痛，则曰中风，用于伤寒，则曰脉浮紧，身不疼但重。中风自较伤寒为轻。身不疼但重，自非但取解表。柯韵伯谓：大青龙方后之汗出多者，温粉扑之，一服汗者，停后服。汗多亡阳，遂虚恶风，烦躁不得眠也，宜移列麻黄汤后。盖从温服八合、并汗后烦躁与未汗烦躁悟出，可谓读书得间。诸家震于青龙之名，念有汗多亡阳之戒，遂以麻黄得石膏，譬龙之兴云致雨，其于白虎非驱风之方，小青龙无石膏亦名青龙，越婢麻、膏之多如大青龙，而不言取汗，皆有所难通，则不顾也。然则名大小青龙，何哉？麻黄能由至阴以达至阳，而性味轻扬，得石膏、芍药则屈而入里，得桂枝、杏仁则伸而出表；石膏寒重之质，得辛甘津润而解肌，并堪为麻黄策应，故名之曰大青龙。小青龙心下有水气，以石膏寒重而去之，麻黄可任其发矣。而麻黄三两，芍药亦三两，麻黄虽发亦绌，其辛甘诸味，又皆消水下行，盖龙之潜者，故名之曰小青龙。越婢汤之麻黄，亦制于石膏者，而故制之，而故多之，则越婢之证使然也。风水恶风，一身悉肿，脉浮不渴，种种皆麻黄证。唯里热之续自汗出，则不能无石膏。有石膏，故用麻黄至六两。石膏因有麻黄，故虽无大热而用之半斤。其不以石膏倍麻黄者，化阴尤要于退阳也，且石膏多则不能发汗。又有可证者，麻杏甘石汤之石膏倍麻黄是也。麻黄四两，虽不及大青龙之六两，而较麻黄汤之三两尚多一两，即杏仁少于麻黄汤廿枚，而麻黄一两，则非杏仁廿枚可比。此汤何不用于无汗之证，而反用于汗出应止之证，则以石膏制麻黄更甚于越婢耳。石膏止阳明热炽之汗，亦止肺经热壅之喘。即有麻黄，原可不加杏仁，因麻黄受制力微，故辅以杏仁解表间余邪。无大汗而用石膏至半斤，其义与越婢正同。

邹润安曰：说者谓麻黄得石膏则发散不猛，此言虽不经见，然以麻杏甘膏汤之汗出而喘，越婢之续自汗出证之，则不可谓无据矣。麻黄为用，所以从阴通阳。然阳厄于阴，其源不一。有因寒凝，有因热壅，故其佐之者，不用桂枝则加石膏。桂枝纹理有纵有横，石膏则有纵无横。纵者像经，横者像络，经络并通与及经不及络者，其优柔猛烈自是不同。况因寒者所谓体若燔炭，汗出而散（从丹溪章句），固其所当然也。因热者乃阳猖而阴不与交，欲使阴交于阳，非泄热不可。第徒泄其热，正恐阴反肆而迫阳，故一面任石膏泄热，随手任麻黄通阴，使阳之郁勃者随阳而泄，柔和者与阴相交。是以石膏协麻黄，非特小青龙加石膏汤、厚朴麻黄汤、越婢加术汤、越婢加半夏汤、文蛤汤，其禁忌较之大青龙汤、麻黄汤为弛，即如所谓麻杏甘膏汤、越婢汤者，并有汗，亦治之。可见其汗乃盛阳之加于阴，非阴阳交和而成，亦非营弱卫强而有矣。矧证之以《千金》，用越婢加术汤治内极热，则身体津脱、腠理开、汗大泄，顾何谓耶？夫亦以热盛于中，内不与阴和，而外迫逐津液，与才所论者无异。特恐通其阴而阴遂逆，故凡兼恶风者，即于汤中加附子耳，尚不可信麻黄、石膏并用可治汗出耶。

栝楼根　栝楼实

邹润安曰：栝楼根、实，咸谓功用略同，稍有差别，愚则谓其大相径庭，何也？栝楼根主升，实主降。夫升即寓补，降即寓泻，故仲景用实多治结、治痛、治痹阻、治逆抢，隐然一下药也；根则专治渴，凡阴虚火炽，肺肾津液不相交济者，咸用之。此不可为一补一泻之验乎？甚者同一小柴胡汤证，烦者加实，去人参，渴者加根，更加人参。夫人参之为物，和缓冲融，表未解者不用，里未虚者不用，乃一则与之为伍，一则不与之为伍，亦可以得其物之情矣。虽然，栝楼实非能治实也，亦不治虚。观仲景之用栝楼实，在小陷胸汤曰小结胸病，正在心下，按之则痛；在栝楼薤白白酒汤曰喘息咳唾，胸背痛，短气。而其脉一则曰浮滑，一则曰寸口沉迟，关上小紧数，是皆阴中有阳，且踞于阳位者也。夫胸背痛，较按之方痛则甚，痹则较结为轻。咳唾喘息，是其势为上冲而居于心下，按之才痛，似反静而不动。此其机，总缘气与饮相阻，寒与热相纠。热甚于寒者，其束缚反急而为结；寒甚于热者，其闭塞自盛而为痹。是故结胸之状伏，胸痹之病散。伏者宜开，散者宜行，故一则佐以连、夏之逐饮泄热，一则佐以薤、酒之滑利通阳。栝楼实之裹无形，攒聚有形，使之滑润而下，则同能使之下，自是治实之方。仅能使之下，不能使其必通，又非纯乎治实之道矣。何以知其不能使之必通，盖有停饮痛甚至不得卧，即当加半夏。若兼胸满、胁下逆抢心，则仍加枳、朴、桂枝。若竟能通，又何必如是哉！是知栝楼实之治，大旨在火与痰结于阳位，不纯乎虚，亦不纯乎实者，皆能裹之而下，此其擅长矣。栝楼根亦非能治虚也，观小青龙汤、小柴胡汤、柴胡桂枝干姜汤中用之，皆不过以渴不得用半夏而为之代耳。半夏非治虚者也，虽然渴不得用半夏，何物不可用，乃处处代以栝楼根？盖胸中者清虚之府，中气之所贮。中气者，精明纯粹，不寒不热、不湿不燥、不受纤翳之侵者也。体中受邪，胸中焉能毫无所犯，其所犯者，非寒即热，非湿即燥。寒且湿之动，为呕，为哕；热且燥之动，为烦，为渴。两者之不相兼，犹冰炭之不能相入也。是故呕哕者，用半夏以止逆，使寒与湿不与中气久混而难解；烦渴者，用栝楼根以滋液，使热与燥不与中气相烁而难复。所以栝楼与半夏，虽非相畏、相忌、相反，而始终不相并。此其旨在《伤寒论》、《金匮要略》中可寻绎而知者也。曰服小青龙汤已渴者，寒去欲解也；曰服小柴胡汤已渴者，属阳明也，以法治之；曰呕家渴为欲解，其有支饮者，纵得热药不渴，以是知半夏与栝楼根功用实相反而适相同也。其所以不得为补剂者，则以是物虽曰滋液，亦仅能启脾家阴津上潮，不能使肾家阴津灌注。以其入土能深，皮黄肉白，且其肉聚则成块，散则成粉，种种不离土象，是谓能益液而不能浥其源，又乌得为补。

然则诸汤之配药，何不取浥肾之物直浚其源，而取仅启脾阴者也。夫烦渴之煎烁中气，其望阴液之滋，盖不啻岁旱之望云霓也。若待浚肾阴滋之，其何能及也。

干姜　生姜

邹润安曰：近世论干姜、生姜者，多哓哓置辩于去皮留皮之别。予尝取生姜刮去皮，暴而干之，则但存其筋，无所为姜矣。因是知姜非在地中至极老，不足为干姜，不去皮、不渍不酿亦不足为干姜。盖凡暴物之道，难碎者易干，易碎者难干，以其有老嫩之殊也。莩甲厚者易干，莩甲薄者难干，以皮受烁，则引在内之津液以滋之也。若姜唯皮与筋为有形，其肉则遇水能化，故捣姜和水，去皮筋澄之，可以成粉。是干姜所以必去皮，必渍水，必盦酿，乃得暴干而肉仍如故也，是干姜之守，生姜之走，系于老与嫩，不系于去皮留皮。其去皮留皮，系于使之任暴不任暴，不系于使之守使之走矣。盖尝细咀两姜，干者与生者不特味有厚薄，即气亦有厚薄。《阴阳应象大论》曰：味厚则泄，薄则通气，薄则发泄，厚则发热。唯其发且通，斯能走，唯其泄且热，斯能守。非泄何以能除胸满、咳逆、上气，非热何以能温中止血，非发何以能出汗，非通何以能逐风湿痹，此生姜、干姜之分矣。特《本经》不言姜治呕，而《别录》以治呕属之生姜。仲景于呕，则或以干姜，或以生姜，是岂无故？盖检仲景两书，干姜治呕者一十六方，生姜治呕方亦仅与之相埒，何以见治呕必系生姜？但注不呕而用干姜者，有干姜附子汤、柴胡桂枝干姜汤等方，生姜则无之。以呕而加生姜者，有黄芩加半夏生姜汤、栀子生姜豉汤、真武汤、通脉四逆汤、理中丸等方，干姜则无之。此足见干姜之治呕为兼及他证，而用生姜则专治呕。其呕而不用生姜，则因与他证忌。夫亦以生姜得夏气多，故功主横散，干姜得秋气多，则功兼收敛。横散则上逆，无力收敛，则气不四驰。然姜之体性，究系横生，则非特能禁其上，能禁其下，并能禁其既上且下。此生姜泻心汤、真武汤所以生姜、干姜并用，为一定不易矣。《金匮》附方《千金》内补当归建中汤，若无生姜，以干姜代之，是生姜、干姜可混用也。《千金》治心实热，半夏泻心汤；客热，以生姜代干姜。治小儿利，生金牛黄汤；嫌儿热者，用生姜代干姜。是生姜、干姜不可混用也。由诸条核之，则调中可混用，解外不可混用。《伤寒论》小柴胡汤，咳者，去生姜，加干姜；生姜泻心汤，干姜、生姜并用；真武汤下利者，加干姜。《金匮要略》以姜、夏为剂，用生姜者，名小半夏汤、生姜半夏汤；用干姜者，名半夏干姜散，是干姜、生姜之条理明晰者也。当归四逆汤证，若其人内有久寒者，加生姜；理中丸，寒者更加干姜；厚朴七物汤，寒多者，加生姜；当归生姜羊肉汤，若寒多者，更加生姜。《千金》治妇人虚损，甘草圆，胸中冷者，增干姜；治诸风，金芽酒，冷加干姜；肝脏门，巴戟天酒，腹中冷加干姜，先患冷者，亦加干姜；肾脏门五补丸，冷加干姜。是干姜、生姜之不明晰者也。由诸条核之，曰寒者多用生姜，曰冷者多用干姜。寒与冷，古今无异。诂以愚意度之，则散者曰寒，著物者曰冷。总而释之，则干姜可代生姜，生姜不可代干姜。其故何也？夫调可常也，守可常也，散不可常也，走不可常也。呕者多用生姜，间亦用干姜，咳则必用干姜，竟不得用生姜。盖咳为肺腑病，肺主敛，不主散也。

当归　川芎

邹润安曰：古人有治风先治血之论，岂漫然血药足以当之，盖必择辛甘发散者用之，风乃能解，则芎䓖、当归其物也。芎䓖治风陷于血，当归治风踬于血。欲血中之风上行而散者，宜芎䓖，欲血中之风旁行而散者，宜当归，以风性喜升、喜流荡故也。然仲景治风不用二物，即至厥阴亦仅用归不用芎者，则以二物能治羁留之风，不能治鼓荡之风。风虽阳邪，其骤也，止能扬血使沸腾，不能入于血；其缓也，方乘间抵罅入之。其至厥阴，厥阴性本升，血分有热，正虑其升为喉痹，为口伤烂赤，焉得复用芎䓖？要知当归四逆汤、乌梅丸、麻黄升麻等方，用当归亦止藉其托出血分，即继以他药推送使解，不全委以驱逐之任。即如桂枝附子汤、白术附子汤、甘草附子汤证，至骨节烦疼掣痛，不可屈伸，邪亦未始不及血分。特以风本兼湿，湿忌滑润，故遂置之不用。则治血之言，非特不可漫听，即使宜于血分之物，如芎如归，尚不得浪用，概可见矣。侯氏黑散治大风，四肢烦重，心中恶寒不足者。虚劳诸不足，风气百病，薯蓣丸主之。治风先治血之楷模，盖在乎此。菊花、防风、细辛、桂枝，是侯氏黑散中驱逐风邪物也；桂枝、防风、黄卷、柴胡、白蔹，是薯蓣丸中驱逐风邪物也。其侯氏黑散之芎䓖，薯蓣丸中之地黄、芎䓖、芍药，是与当归并驾齐力者也。而菊花、薯蓣分数多至十倍，参术、甘草亦不啻倍蓰，明明以之督率众品，驾驭群才。若泥先治血一言，使以血药为长，则岂复成方耶？即如奔豚汤，芎、归、芍叠用，以治气上冲、胸腹痛、往来寒热，似乎其旨在和血祛风矣，不知祛风自有生葛、生姜，不过因其气上冲，必饮邪凭

借厥阴风木之威，故臣以半夏、甘草之涤饮缓中，仍取芎䓖与芍药开解血分以和肝，实乃偏裨之资，不可与他物并论也。虽然气机既已上冲，风木势难自屈，设不以芍之开结，归之解散，芎之升发，使不佐威煽虐，则散者虽散，冲者自冲，不至元气竭尽不止。此叠用之意所在，不可不知者也。

贝母　连翘

陶弘景曰：贝母与连翘同治颈下瘿瘤。

地肤子　阳起石

《药胜论》：地肤子与阳起石同服，主丈夫阴痿不起，补气益力。

甘草　虎杖根

二药于夏月同煎为饮，色如琥珀，甘美适口，俟冷饮之，为解暑之妙品。然虎杖最破血，孕妇忌之。

黄柏　人参

李东垣曰：相火乘脾，身热而烦，气高而喘，头痛而渴，脉洪而大者，用黄柏佐人参。

三棱　莪术

近世认为，芳香健胃药及通经药，自昔常用于祛瘀消癖，以其丰富之挥发油有溶解凝血、消退肿胀效能。

童便　鳖甲

李克蕙曰：童便自昔常用于肺痨、劳热、失血等证。据近贤研究，本品之化学成分为水尿素、尿酸钙及镁之磷酸盐、磷酸盐盐化钠、阿蒙尼亚游离酸、莜酸等，有使腹腔及其他血管扩张、沉降血压、增加血液凝固酵素、镇静止血、增进食欲、缓下大便等作用。与鳖甲合用，有祛瘀解凝、清热活血功能。鳖甲一枚，涂醋炙，令黄，去裙栏，捣细为末，每服一钱，以童便一小盏煎至五分，治大人、小儿黑热病，日三服，实为一简单而合学理之良方。

干蟾皮　附子

干蟾皮中含有极少量之蟾酥。近代研究得知，蟾酥有强心作用。纯粹之蟾酥价甚昂，寻常汤剂不如用干蟾皮为妥。蟾皮合附子，治心脏性水肿极效。水肿之先发于头面者，属于肾脏病；水肿之从下肢肿起者，为心脏病。治肾脏病之水肿，亦宜兼用强心药，以肾脏病往往并发心脏病，且强心药能增高血压，亦能奏利尿之效也。

甘松　香附

谢诵穆曰：胃神经痛，即俗所谓肝胃气痛，病者以妇人为多，旧时以芳香药治之，其实不外麻醉之作用。甘松有麻醉性，治胃气痛甚效，与制香附同用尤良。用之于妇人之痛经，以及痢疾之腹痛，皆有捷效。

犀角　升麻

陆懋修曰：如无犀角，代以升麻，朱肱《活人书》之说也。陶节庵亦云尔。朱二允驳之，谓升麻性升，犀角性降，升降悬殊，如何可代？唐迎川又驳之，谓角生于首，定为升剂，以下降之说为不然。各持一说，迄无定局。则非先明升麻之理，将何以为折中之论乎？余乃证以素所亲历，而始有以断之曰：升麻升也，犀角亦升也，然而升麻之升则以降为升，且以至降为升者也。何以明之？人疑鹿角之升，而疑凡角皆升，岂知鹿之性甘咸而温，犀之性酸苦咸寒，性温则升，性寒则降，断无寒者能升之理，然则又何以谓其能升也？盖此所谓升，乃是升出于表，此所谓降，乃是降入于里，与自下升上、自上降下之理不同。即观热入血室之病，一用犀角，邪即外达，岂不以病邪内陷，而既入血室，则已入于至幽至隐之地，故必用此至降之品，亦能深入于至幽至隐者，以拔之使出乎？唯其能入幽隐，故谓之降，亦唯能从幽隐拔邪，故谓之升。凡药酸苦者能涌泄，此正酸苦涌泄之谓，与辛甘发散各自为功。苟非能降，何以能升，人唯不能识其所以能降之理，故不能得其所以升之用。朱与陶之误，误在犀角证而仍用升麻。凡属三焦大热，诸见恶血及阳毒发斑、色紫黯者，犀角之所司也。而误投升麻，则血益罔制，斑黑胃烂，鲜不殆者。今人之误，则又误在升麻证而竟用犀角。凡属痘疹初起，喉痧初发，及伤寒、病温之里热未炽，宜先透达者，升麻之所任也，而误投犀角，送邪入里，转陷转深，永不得出，亦无不死。夫以已陷之邪，犀角既能拔出，则未陷之邪，犀角既能送入，其势必然。故凡当用升麻提邪出表之时，而用犀角之降，未有不随之而陷者。胡今人于病之初起，反畏提邪出表之升麻，乐就引邪内陷之犀角，使其后之种种恶状本皆可以不作者，无不次第俱作，而旬日之间，至于不可救哉！夫犀角一物，为仲景《玉函金匮》所不取。唯华佗《中藏经》安息香丸，取以治传尸劳等病，与脑麝、沉檀、狮子粪同用，是为犀角入药之始，前此未之有也。乃张介宾作本草以朱奉议如无犀角以升麻代之之说，直认作仲景语，其谬一至于此。他如《外台秘要》，历载犀角方，无一不涉及恶血。试问风寒温热之常，其不汗而当用汗法，不下而当用下法时，即有如《外台》所载犀角等证乎？不独《经疏》主治系属吐、衄、下血，即如汪讱庵之《医方集解》，尚能历数吐、衄及蓄血诸证，则汪尚能知病涉于血方用犀角，而不在可汗可下之际矣。况蓄血一证，仲景亦有桃核承气、抵当汤丸，即后人尚有代抵当一方可用耶。《临证指南》每以犀角、牛黄与冰、麝、蛇、蝎合用。顾景文托名天士作《温证论治》，治又以犀角视同花露，轻率用之。而于《指南》所载顾姓一案，观其前诊，尚能饮酒纳谷，乃一用犀角而神昏如醉矣。陈妪一案，前诊不过夜烦无寐，乃一用犀角而阳升风动矣。凡此皆其复诊时所自言，何竟无一人见而疑之者，噫！异矣！

聂久吾《痘疹慈航》以升麻葛根汤为主方，痛惩犀角、牛黄引毒内攻。当其时，有他医治小儿用牛黄散，一服痰喘止，神气稍平，自是而此儿遂无言矣。故吾谓应从升散时，切不可遏其毒出之势，立致内攻告变。韦君绣曰：邪在阳明与心包相近，虽见神昏，未必便入心营，自宜疏达向外，不得以犀角引贼入室。予见此病，多由失表所致，表不解而入内者也。二家之论，内外均极明显，不意《临证指南》亦论内外，而曰内闭外脱，则其所说之内外，乃大相反矣。夫此时外为邪闭，其为闭也，是为外闭，不是内闭。若因外闭不开以至于脱，则是内脱，不是外脱。唯其认作外脱，故不敢一用疏达肌表之药。唯其认作内闭，故独敢用走散元阳之药。同一脱也，究是外闭内脱为是，然亦既脱矣，谁更辨内闭外脱之非？只四字之颠倒，用药迥乎不同，生死于以立判。欲明闭脱，必究内外，病家可不知耶！

红枣　黑豆

阎诚斋曰：坎离丸用红枣、黑豆等份。红枣色赤入心，取其肉厚者蒸熟，去皮核。黑豆色黑入肾，即大黑豆，非马料豆也，不落水，手搓之令皮亮，用桑椹汁浸透，亦于饭锅蒸之，蒸熟，再浸再蒸。二味合捣数千杵，令如泥，糊为丸，或印成饼，随宜服食。亦能乌髭发，壮筋骨。以此种玉，其胎自固，而子亦多寿。

肉苁蓉　枸杞子

罗止园曰：内疝癥瘕症，在解剖上，多有网膜、腹膜结核，女子卵巢、男子精囊多起变化，故余恒用肉苁蓉、枸杞子，有大效也。

竹茹　黄连

王孟英曰：半夏、生姜专开饮结，如其热炽，宜易茹、连。

香薷　杏仁

叶天士曰：香薷辛温发汗，能泄宿水。夏热气闭无汗，香薷必佐杏仁，以杏仁苦降泄气，大顺散取义若此。王孟英曰：香薷能治渴饮停水，佐杏仁以降泄，故曰大顺散，其义亦若此也。章虚谷曰：香薷辛温气升，热服易吐，佐苦降（如杏仁、黄连、黄芩）则不吐，宣通上焦。

白芍　茯苓

罗止园曰：小儿疹发太慢，病稍久（注意此久字），又腹泻过甚，泻期稍长，发热稍久（十余日之后）不退，服清解苦寒等药，疹出少许，热仍不退，病更加重者，服此则立效。加生地、沙参，但此等药均有补性，尤以白芍酸敛，用之不当，流弊更大（服白芍后小便闭、腹胀者，不可用）。用白芍何以疹反全出耶？盖儿童幼小，泻又太甚，其元气已衰，无力托毒外出，因其托毒外出之热力，频频由大便泻去，故连日虽发热，而不能高热，不能高则力不足以排毒外出，故疹虽不致内陷，然亦不能全透。得白芍酸敛收缩，减少肠之漏泄，体内停蓄热气略多，皮肤又为白芍酸敛略强，热之外泄亦少，所以服药后热外太高，疹全托出矣。再加以茯苓之补助，故疹遂得全出。疹固无补法，亦方意即补法也。又曰：古法治疹，忌燥、涩、补，白芍、茯苓不可滥用。

丁香　肉桂

叶天士曰：夏月食瓜果，水寒之湿着于脾胃，令人泄泻。古人中消瓜果之积，以丁香、肉桂，或用麝香。

木防己　蚕沙

叶天士曰：夏季身痛属湿，羌、防辛温，宜忌，宜用木防己、蚕沙。王孟英云：豆卷可用。

前胡　桔梗

陈平伯曰：风温咳嗽，当用前胡、桔梗。杨素园云：前胡、桔梗一降一升，以泄肺邪诚善，然桔梗宜少用。

鳖甲　柴胡

许益斋曰：鳖甲入厥阴，用柴胡引之，俾阴中之邪尽达于表。

菖蒲　远志

张寿颐曰：考《本草经》，菖蒲辛温，主治湿痹，远志苦温，主治咳逆。一以辛散而开其湿痰之痹着，一以苦降而定其逆上之痰窒，则气自顺而壅自开，气血不复上菀，庶乎风波大定，神志清明，此菖蒲、远志之大功用也。

鸡内金　怀山药

裘吉生曰：二药合用，内含极珍贵之健脾剂“百布圣”成分。

蒲黄炭　血余炭

裘吉生曰：二药合用特效，杀灭结核菌成分，此为德医发明，余皆从日本医学杂志见得。惜书本不在手，未能注出发明者。

苍术　石膏

章次公曰：苍术白虎汤为后世治湿温者所宗尚，吾家太炎先生谓，《活人》以湿温无下手处，撰用白虎加苍术汤治之。夫苍术之燥与白虎之润，用正相反，自非渴欲引饮，无用白虎之理，若果渴欲引饮，则是湿已去而热独在也，但用白虎已足，安取苍术之蛇足乎？吾友程门雪以为，石膏用于湿温有碍湿之弊。余治湿温未尝不用石膏，以其含有钙质，有增加血液凝固作用，可以预防肠出血，有促进心肌之紧张力，且有强心作用，施之于湿温亦甚相宜。苍术、白虎虽非湿温重要方剂，有苍术、白虎之证，不必以苍术、石膏之燥润而不施也。

生地黄　附子

湿温壮热，烦闷干呕，神昏，舌苔光绛，宜附子与鲜生地同用。附子所以强心而增抵抗力，鲜生地则清血解毒，且滋津液也。

天竺黄　郁金

章次公曰：湿温烦躁，壮热，脉洪数，谵语者，可与大量紫雪丹及大剂之清热药。时师遇此，谓痰迷心包，行且内陷，用天竺黄、郁金辈。天竺黄为镇痉药，郁金东人以为通经药，能使下部充血。揆诸药理，二味合用于肠部之利害，有可商者在焉。

荆芥　防风

恽铁樵曰：凡患伤风，其头必痛，其痛处必在两太阳，其肩背必觉拘急。何以头痛？咳则气血上壅，两太阴之经络与喉头、舌咽有特殊关系，又肩背胸膺为风寒所束，则卫气不得四散，则上行而迫于头部，此所以痛且胀，而其地位则在两太阳。同时兼见肩背拘急，则因肩背是肺脏领域，即古人所谓手太阴经气也。荆芥为阳药，能刺激肌表浅在神经，使分泌疏泄。防风之作用等于荆芥，但荆芥之药位在肩背，防风之药位在头部两太阳也。此等有疏散之作用，与麻、桂之发表解肌不同，故仅谓之宣剂、疏剂，不名为表药（见恽著《药盦医学丛书》第三辑之《伤风咳嗽篇》）。

象贝　杏仁

恽铁樵曰：象贝、杏仁为咳嗽之特效药（同上）。

花蕊石　童便

恽铁樵曰：治食道出血，其特效药是花蕊石、童便。至如习用之茜草炭、地榆炭、仙鹤草、五胆墨、藕节、荷叶、三七等等，不过居于副药地位。治此种病以葛可久《十药神书》为最佳，其书中谆谆以花蕊石、童便为言。据云，花蕊石能化血为水，所以能止血，其理甚为奇妙。盖所以吐之故，皆因血中有凝块，此凝块西医书中谓之血栓。血在脉管中行，假使有血栓，血行至脉管两歧之处，血栓即停止于交叉点而不动。前者未去后

者复来，如此则血管必窒而不通，血乃绕道、并道而行。血栓之前必贫血，血栓之后必充血。血既并道，而见脉管不能容此，即所以破裂之故，亦即所以隐痛之故。脉管壁有弹性，充血时其破裂之口常开。若去其血栓，则破裂之口能闭，血乃得止。假使花蕊石化血为水之说而信，是花蕊石能消灭血栓。此种药效，其理由不可谓不神奇也（同上《肺痨篇》）。

吴茱萸　生姜

周岩曰：内有久寒，加吴茱萸、生姜，仲景固恒言之矣。盖吴茱萸辟厥阴之寒邪，生姜散阳明之呕逆。生姜治寒，是散而上之，吴茱萸治寒，是辟而下之。吴茱萸汤二物并用，所治皆寒证之重者（见《本草思辨录》卷三，《珍本图书集成》世界书局版）。

橘皮　生姜

周岩曰：橘、姜并用之方，有橘枳生姜汤，有橘皮竹茹汤。胸中气塞，短气，只肺胃之气结。干呕，哕，手足厥，明系哕由干呕而作，视单呕者轻，干呕而哕，故气不行于四肢，亦只须利脾肺之气，宣阳明之阳。盖以橘皮辛温而苦，能利水谷，为脾肺之散药、泄药；生姜辛而微温，为肺胃之散药、升药。二物有相须之益，故常并用（同上）。

麻黄　苍术

何廉臣曰：麻黄得术，虽发汗而不为多汗；术得麻黄，行里湿而并可行表湿。止此一味加入，所谓方外之神方，法中之良法也。

麦冬　五味

李杲曰：保肺气。

虻虫　水蛭

飞者走阳络，潜者走阴络，治瘀血日久者效。

麻黄　甘草

王晋三解仲景用麻黄、甘草治水肿谓：麻黄得甘草，缓于中焦，取水谷之津为汗，则水从汗解，而不伤阴。

黄连　干姜

王旭高曰：黄连与干姜同用，泻胃家之痞结，令热从中散；与吴萸同用，泻肝家之痞结。

黄连　大黄

王旭高曰：黄连与大黄同用则不涩，如痢可用。反之，大黄与黄连同用则不泻。

四、三味药组辑录

柴胡　黄芩　黄连

李时珍曰：柴胡行手足少阳，以黄芩为佐，行手足厥阴，以黄连为佐。如小柴胡汤治少阳病，胸胁苦满，往来寒热，则配黄芩。又，肝郁血闭，目昏障翳，恒与黄连同用，即寓火郁发之之意。醋制能活血止痛，如四逆散、逍遥散配白芍、甘草、当归等，治胁疼、脘痛、经水不调。酒制能升气止痛。鳖血拌能退虚热。东垣补中益气汤用佐柴胡，能鼓舞胃气，以达清阳上升之功，且能疗气虚有热未清之症，为扶正达邪之方。

大黄　芒硝　甘草

陆渊雷曰：调胃承气汤合大黄、芒硝以攻下，加甘草以治急迫，故能治便秘便难，涤除食毒。其在急性肠炎、肠内容物起异常发酵产生有害物，刺激肠黏膜，使炎症转剧时，用此方以助其排除，则炎症自止，故又能治下利大便绿色等症。肠蠕动亢进，使腹腔脏器充血，则以诱导方法能平远隔脏器之炎症充血，故又能治谵语发狂（脑部充血）、发斑、面赤、龈痛、出血（患部充血），疗疮痈疽（患部炎症）。

锄云按：友人冯君谓调胃承气汤内之甘草，非仅用以缓慢硝黄作用之药，实欲其逗留中焦，达到扫荡中宫宿便之法。观《生生堂治验》之医案则知仲圣制方之奇，用甘草之妙也。冯君亦曾本《生生堂》之法，为其夫人治结便。服后腹中旋转数小时，觉胃肠无不到之处，最后泻下如栗之燥矢廿余枚。呜呼，仲景用药之奇，固属只立千古，冯君灵心慧眼，能发古圣之秘，亦嘉惠医林及病家不鲜也。

芍药　大枣　甘草

三药必诊得筋肉之挛急，而就中成流离状态之直腹筋最能明确触知之故，若认此筋肉挛急时，以之为应用三药之目标，以此，筋之挛急称为三药之腹证。（汤本求真）

栝楼根　麦门冬　地黄

栝楼根治虚热、止渴镇咳作用似乎麦门冬，然麦门冬之治虚热，以镇咳作用为主，止渴作用为客；栝楼根之治虚热，以止渴作用为主，以镇咳作用为客也。又，栝楼根之治虚热，止渴作用类似地黄，然地黄之治烦热，以治血作用为主，而以止渴作用为客也。栝楼根但治虚热，而不能治烦热，又不能治血证，而止渴作用为强，是以本药少与石膏为伍（石膏用于实热，其渴极剧烈，而有烦渴欲引，饮之水数升之状），而多与麦门冬、地黄为用也（石膏主用于肺结核初期中期，绝少用于末期，而栝楼根、麦门冬、地黄则少用于其初期，而多用于中期以后也）。

术　附子　茯苓

尾台氏曰：小便自利者，谓犹不禁也。术、附子、茯苓者，皆治小便之不利与自利，犹麻、桂之治无汗与自汗也。

茯苓　术　泽泻

汤本氏曰：弛缓纵张之胃腔内之水毒，由打听触诊易明确认知。此胃内停水与尿利障碍，均得以茯苓、术、泽泻等应用之。又茯苓、术、泽泻可用于水泻之下痢者。由于尿利障碍，水毒停滞于消化管内，至一定度以上矣，肠管发水泻的下痢以代肾之机能。此际用茯苓、术、泽泻，则此三药能恢复肾机能，而消化管内之水毒由肾脏排出，故肠管无营代理作用之必要，遂不致下痢，是中医以利尿剂治下痢之惯用手段。

牡蛎　黄连　龙骨

《药征》曰：三药同为治烦躁，而各有所主治也。膻中者，黄连所主治也；脐下者，龙骨所主治也；而部位不定，胸腹烦躁者，牡蛎之所主治也。

牡蛎　茯苓　黄连

汤本氏曰：本药（指牡蛎）之作用大有类似于茯苓，然其间亦自有分别。即茯苓之悸虽应于手而小，而本药之动大也；茯苓有筋肉痉挛，本药无此证也；茯苓无渴症，本药有此证也。又本药之作用疑似于黄连，然黄连用于实证，本药虚证也；黄连有热伏，有脑充血征之颜面潮红，本药则不然。

泽泻　茯苓　术

本药（指泽泻）为一种利尿药，以尿利之减少或频数与胃内停水为主目的，方可用之与茯苓、术无异。然茯苓于是等症状之外，兼治心悸亢进、眩晕、筋肉之间代性症挛等，而通用于表里阴阳虚实各证，本药不能治心悸亢进及筋肉之间代性痉挛，有医冒眩之作用，多用于里虚证。术之用于虚证与本药无异，但其性温，故适于阴虚证，而不适于阳虚证。本药性冷，故适于阳虚证，而不适于阳虚证。有去湿热及治渴的特能。此三药之分别也。至于其他，概为大同小异耳。（汤本求真《皇汉医学》）

猪苓　茯苓　泽泻

汤本求真《皇汉医学》曰：猪苓为一种利尿药，其作用类似于茯苓、泽泻。所异者，本药（指猪苓）解热止渴作用虽强，然不能治如茯苓之心悸亢进、筋肉症挛等，又不能治如泽泻之冒眩，但解热利尿作用则较强而有力。此本药所以用于一般之实证也。

大黄　厚朴　枳实

大黄合厚朴、枳实，则治胸腹满。

大黄　甘遂　阿胶

大黄合甘遂、阿胶，则治水与血。

大黄　黄柏　栀子

大黄合黄柏、栀子，则治发黄。

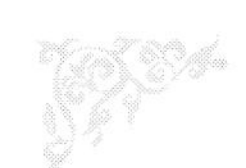

甘遂　葶苈　杏仁

渊雷先生曰：三味皆为逐水药，而甘遂最峻，其力遍于全身。葶苈较缓，其力限于胸部，浮肿、清涕、咳逆、喘鸣者，用葶苈之证也。杏仁之效用略如葶苈，而杏则尤缓。胸膜囊中浆液多者，不但硬痛，且压迫心脏，易其位置，故仲景大陷胸丸证合三药以逐水。

黄连　半夏　栝楼实

渊雷先生曰：此方（指此三药组成之小陷胸汤而言）实治胃类之多黏液者。黄连可以消炎，半夏所以和胃止呕，栝楼实可以涤除黏液。黏液为水饮之一，古书称痰饮、水饮，东医称水毒，时医称痰，其实一而已矣。胃多黏液，往往引起脑症状为痫，为惊风，时医所谓痰迷心窍者也。黄连与栝楼伍，为胃肠药中峻快之剂，仅亚硝、黄，不可不知。《别录》云：栝楼实，味苦寒无毒，主胸痹。《药征》云：栝楼实，主治胸痹也，旁治痰饮。所谓胸痹者，胸膈痞塞是也。《伤寒直指》云：栝楼实唯锉其壳，子则不锉，或但用其中子者，非也。

灯心草　麦冬　甘草

景冬阳曰：灯心合麦冬、甘草，能引火下行甚速，但虚脱者不宜。

麦冬　地黄　阿胶

景冬阳曰：麦冬合地黄、阿胶，最能润燥益血。

枸杞子　人参　地骨皮

三味合之，能治汗蒸阳光，阴虚劳热。盖枸杞滋阴则火藏，人参固气则精坚，地骨皮则能退骨中伏火也。

人参　黄芪　甘草

李东垣曰：人参得黄芪、甘草，为泻火之圣药，合用名黄芪汤。盖损怯烦劳则虚而生热，三药甘温，能益元气，则邪热自退。

火麻仁　紫菀　杏仁

火麻仁甘滑，主润肠去燥，治老人与虚者便结甚效，但须与紫菀、杏仁同用，俾肺润则大肠自调也。

白芍　人参　白术

白芍酒浸炒，与白术、人参同用，能补气。

防风　泽泻　藁本

本草云：防风得泽泻、藁本则疗风。

白芷　辛夷　细辛

《日华子》曰：白芷与辛夷、细辛同用，治鼻病。

桔梗　牡蛎　远志

桔梗得牡蛎、远志，治恚怒。

桔梗　石膏　硝石

桔梗得硝石、石膏，治伤寒。

贝母　牡蛎　知母

王海藏云：三物合之为细末，用猪蹄汤调下，能下乳，名三母散。

黄芩　厚朴　黄连

本草云：黄芩得厚朴、黄连，治腹痛。

黄芩　牡蒙　牡蛎

本草云：黄芩得牡蒙、牡蛎，令人有子。

黄芩　芍药　甘草

张洁古云：黄芩与芍药、甘草同用，治下痢脓血，稠黏，腹痛后重，身热，久不可者。

天门冬　人参　黄芪

天门冬治血热侵肺，上气喘促。加人参、黄芪为主，用之神效。

麦门冬　人参　五味子

此三味合之，为生脉之剂，补肺中元气不足。

五味子　广茂　丁香

三味同用，治奔豚之气。

紫石英　天雄　菖蒲

本草云：紫石英得天雄、菖蒲，共疗霍乱。

龙骨　牡蛎　铅丹

成无已曰：三物皆收敛神气以镇惊。

木贼草　槐鹅　桑耳

木贼得槐鹅、桑耳，治肠风下血（槐鹅即槐菌，或作槐耳、槐蛾、槐檽、槐鸡）。

蛤粉　姜汁　香附

能治痰气阻隔而痛。

青盐　白盐　川椒

《医学入门》云：治一切牙痛。青盐二两，白盐四两，川椒四两，煎汁，拌炒二盐为末，擦牙上，仍用温水含漱，吐之。洗眼尤妙。

莲蕊　当归　黑牵牛

用三味为末，每空心酒服二钱。忌热物。治久近痔漏。三十年者，三服除根，五日即见效。

荷叶　僵蚕　胡荽

三味名紫背荷叶散，又名南金散，治痘疮因风寒外袭倒靥势危者，万无一失。用霜后贴水荷叶紫背者，炙干，白僵蚕直者，炒去丝，等份为末，每服半钱，用胡荽汤或温酒调下。

半夏　黄连　知母

石念祖曰：半夏合知、连，辛苦豁痰。

雪羹　楝核　丹皮

石念祖曰：雪羹（海蜇合荸荠同煎名雪羹）合楝核、丹皮，能息风肃肺。

黄芪　柴胡　升麻

黄芪合以柴胡、升麻，大能升举气化。元人李东垣益气汤中利用之，近人张寿甫升陷汤中用之尤广。

赭石　党参　当归

张寿甫曰：用赭石二两，野党参、当归各一两，煎服，治难产甚效。即骨盆不开者，用之亦甚效。盖赭石虽放胆用至二两，而有人参一两以补气，当归一两以生血，且以参、归之微温以济赭石之微凉，温凉调和，愈觉稳妥也。引产难者，非气血虚弱即气血壅滞不能下行。人参、当归虽然补助气血，而性皆微兼升浮，得赭石之重坠，则力能下行，自能与赭石相助为理，以成催生之功也。至于当归之滑润，原为利产良药，与赭石同用，其滑润之力，亦愈增也。

玄参　柏实　枸杞

张寿甫曰：三味并用，以治肝肾虚而生热，视物不了了者，恒有捷效。

花粉　连翘　山甲

又曰：三味并用，疔痈初起者，即消。

花粉　黄芪　甘草

又曰：三味并用（黄芪、甘草均须用生者），疮疡已溃者，能生肌排脓。即溃烂至深，旁串他处不能敷药者，亦可自能生长肌肉，徐徐将脓排出。

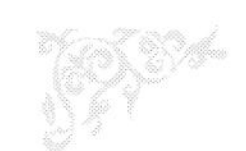

附子　萸肉　人参

又曰：汗多有亡阳亡阴之殊，亡阳者身凉，亡阴者身热。亡阳者宜附子与萸肉、人参并用。

生地　萸肉　人参

又曰：亡阴者，宜生地与萸肉、人参并用。

赭石　肉桂　大黄

又曰：用赭石六钱，大黄、肉桂各一钱，共为细末，分三次开水送服之，能治因怒伤肝吐血。盖赭石得大黄善降胃之逆气，而肉桂又善平肝（木得桂则枯）之故也。

防风　黄芪　芍药

三药同用，能实表止汗。

防风　黄芪　白术

名玉屏风散，固表圣药。黄芪得防风而功益大，取其相畏而相使也。

白石脂　厚朴　米汁

白石脂得厚朴并米汁饮，止便脓。

铁落　磁石　朱砂

章太炎曰：前世以大铁落饮治狂，近世以磁石、朱砂治狂。磁石亦铁也，以能补血，且止其妄动故。然铁质燥悍，服之不当，则大便秘结，狂躁转甚（常见服铁汁者，多见大便秘结）。是以仲景改用地黄治狂，有防己地黄汤。用百合，有百合地黄汤。以地黄亦含铁质，而甘凉润泽，与铁之燥悍迥殊，不贻后患故也。

柴胡　鳖甲　青蒿

三药相合，治妇人子宫炎，经行淋漓，潮热发作有时，甚效。

甘遂　大戟　白芥子

陈无择《三因方》：甘遂、大戟、白芥子等份，末之糊丸，名控涎丹，治宿饮，可除根。甘遂能行经隧之水，大戟能行脏腑之湿，白芥子能搜皮里膜外之痰，主治甚多，而背寒如掌大一块者，非此不能去之。

黄芪　防风　白芷

三药并用，能托癣癞之毒外出，有奇功。

鲜生地　钩藤尖　菊花

恽铁樵曰：通常治中风症，以增多血中液体使不发热为主，故鲜生地、钩尖、菊花为重要副药。

龙胆草　全蝎　白花蛇

《千金方》治惊痫用龙胆草，钱仲阳用全蝎、白花蛇，今以之治神经紧张之刚痉有验。

川芎　茶叶　葱白

吴瑞曰：三药同饮，止头痛。

菖蒲　木通　滑石

恽铁樵曰：暑月热病常致心囊有水，前人治以甘露消毒丹，其方滑石、木通、菖蒲等剂。菖蒲心经药，滑石、木通利水，所以引泻心囊之水也。

常山　乌梅　红枣

沈仲圭曰：常山治疟有殊效，唯服之易吐，酒制则可减少其引吐之副作用，配乌梅或红枣亦然。若与甘草同用，则吐尤甚。

椒红　乌梅　细辛

张寿颐曰：余治呕吐，喜用川椒红、乌梅炭，或少加细辛，效者不少，功在左金丸之上。椒红至多不过十粒，必须炒出汗，生用太辛，不效。乌梅不过一枚，细辛不过三分，皆不可多，少则神应。重则辛烈而耗津液，不可不知。

竹茹　桑叶　丝瓜络

张寿颐曰：黄芩治妊娠血热，其理显而易知。然王孟英所谓血虚有火者，貌视之似与血热无甚区别，然彼是实火，自当苦寒，此亦虚火，亦非黄芩、白术可以笼统疗治。孟英所谓养血清热，独举竹茹、桑叶、丝瓜络三者，以为安胎妙用，批郄导窾，确非前人所能知。

豆豉　葱白　童便

叶霖曰：豆豉能起发肾阴肾气，俾少阴伏邪从皮毛汗解，由肾达肺，非翘、薄、芥、桔清肃上焦所能解。然而豆豉虽能起发肾中伏邪，非假葱之力升提，童子小便之咸降，上下分消，不足为功。鞠通不明伏气为何气，加豆豉于银翘散中，其实无用。近世不明制方之义，用葱、豉而不用童便，云谓其补阴，更用豉而去葱，谓是上焦表剂者，此等不识医理、妄自立方之庸工，皆鞠通有以教之也。

五、多味组药辑录

麻黄　石膏　附子　术

陆渊雷曰：按越婢加术附汤，石膏协麻黄，附子协术，皆所以逐水祛湿，东医多有治验。若谓附子、石膏寒温相抵，则俗医之浅见矣。

甘遂　芫花　大戟　葶苈

《皇汉医学》曰：此四药者，为主治泻下胸廓之停水的峻药，但以甘遂为最有力，大戟、芫花次之，葶苈更次之。故虽皆主治胸痛及咳嗽、喘鸣，但其异处，前三者镇痛作用为主，喘咳作用为客，后者治喘咳作用为主，镇痛作用为客。

大黄　水蛭　虻虫　桃仁

大黄合水蛭、虻虫、桃仁，则治瘀血。

黄芩　黄芪　白蔹　赤小豆

本草云：黄芩得黄芪、白蔹、赤小豆，治鼠瘘。

麦门冬　五味子　枸杞子　天门冬

《本草衍义》云：此四味同为生脉之剂。

麦门冬　地黄　麻仁　阿胶

《本草衍义》云：此四味合之，润经益血，复脉通心。

紫石英　茯苓　人参　芍药

《本草》云：紫石英得茯苓、人参、芍药，共疗心中结气。

木贼　禹余粮　当归　川芎

《本草衍义》云：木贼得禹余粮、当归、芎䓖，治崩中赤白。

防风　藁本　升麻　柴胡

凡头巅顶痛，宜防风，藁本，酒炒升、柴。

芍药　甘草　附子　大黄

芍药甘草汤，仲景方，用治脚挛痛者。罗止园治外疝痛，用附子、大黄，取效迅速，屡经实验。故此四味药并用，治寒疝腹中拘急、恶寒甚、腰脚挛痛、睾丸硬肿、二便不利者，奇效。又此药用于由痛风而成鹤膝风者，以绵裹药包足，有效。凡下部之冷，专冷于腰者，宜《金匮》苓姜术甘汤；专冷于脚者，宜此药。汤本求真谓：本药之适应证，为腰部神径痛、坐骨神经痛、关节强直症等。

吴萸　附子　生姜　干姜

柯韵伯曰：吴茱萸配附子、生姜，佐干姜，久寒始去。

花粉　绿豆　薏苡仁　石斛

治糖尿症善渴，为近世新发现。

牡蛎　蛇床子　麻黄根　干姜

《本草拾遗》：四味和为末，主阴囊汗湿。

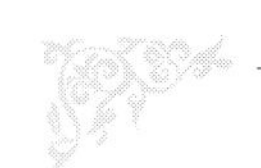

细辛　决明　青羊肝　鲤鱼胆汁

本草云：细辛得决明、青羊肝、鲤鱼、胆汁，则疗目痛。

白芍　白术　川芎　参　术

朱彦修曰：白芍药酒浸炒，与白术同用则补脾，与川芎同用则泻肝，与参、术同用则补气，能治血虚腹痛，余腹痛则不可用。

半夏　生姜　甘草　大枣　蜂蜜

汤本求真曰：若用半夏，单味咀嚼之，则其辛烈酷辣，不能下咽。配之以生姜或甘草、大枣、蜂蜜等，经过煎炙，则不唯辛烈之性自然消失，且得生姜时，其镇吐、镇咳之作用反益确。侣之以甘草、大枣、蜂蜜等之缓和药，其镇痛作用反益增。是以用半夏者，必于此等诸药中择其适当者配之也。

川椒　人参　干姜　饴糖　五味

以为大建中汤。汤本求真曰：方中之川椒，其性味甚辛辣，而有刺激亢奋、杀虫之作用。刺激弛缓之胃肠筋，使恢复其紧张力之外，有驱杀蛔虫之作用。然其性已辛辣，而干姜亦类似之，更以人参之苦味，故饮服颇难也。是以加以有甘味之饴糖，而矫正其恶味，同时于他方面由其缓和作用，缓解疼痛及其他之急迫症状。又以其滋养强壮性，付与胃肠筋，而资其恢复紧张力也。

蛇含石　铁粉　辰砂　禹余粮　牡蛎

《蕉窗杂话》曰：各药均有镇坠利水之效，然各有其适用处，故有小差耳。至其细微，不能尽论，当以意会也。归纳之，均有镇坠其气之效，故有镇气及利水之能。

防风　当归　阳起石　芍药　禹余粮

《本草》云：防风得当归、芍药、阳起石、禹余粮，疗妇人子脏风。

五味　黄芪　人参　麦门冬　黄柏

孙思邈曰：遇夏月季夏之间，困乏无力，无气以动，五味子与黄芪、人参、麦门冬。少加黄柏，煎汤服，使人精神顿加，两足筋力涌出（五味子生用）。

天门冬　麦门冬　人参　五味子　枸杞子

此数种同为生脉之剂，乃上焦独取寸口之意。

六、用药诸论

用药贵简单

用药所以治病，非以多为能事也。古时方药，有以相济为用者，亦有以相反为用者，因病制方，非漫然也。今人不论其相反相济，杂凑一方，多或数十味，少亦七八味，绝无道理，是以病为戏也。不知要紧关头，只一二味便可奏功。盖用药少，而不为他药所夺，则力专也。古书载有名医某治病，但用一味药，无不立效，正谓此也。洄溪徐氏亦曰：古圣人立方，不过四五味而止，其审药性至精至当，其察病情至真至确。方中所用之药，必准对其病而无毫发之差，亦无一味泛用之药。更能以一药兼治数症，故药味虽少，而无症不该。今人果能审其人之病，与古方所治之病无少异，则全用古方治之，无不立效。无如好不如古，不能以一药该数症，欲兼顾之，唯有随症增药之一法，故变简而为繁耳。试观西医用药，大都趋于简单，少则用一味，多则不过三四味，故某药治某病，某症宜某药，均得深知灼见，无丝毫之含混，世之为医者盍思之。

君臣佐使

论曰：上药为君，中药为臣，下药为佐使。为君者主养命，无毒，多服皆能去病，但其势力和缓，不为仓卒之效，岁月悠久，必获大益；为臣者主养性，无毒，纵有微毒，斟酌得宜，疗病之功稍深，轻身之说颇缓；佐使者主治病，有毒，除寒热邪气，破积聚，主攻击毒烈之气，颇损中和，不可常服，病愈即止。大抵养命之药则多君，养性之药则多臣，疗病之药则多佐使。用药宜一君二臣三佐四使，又可一君三臣九佐使也。犹依本性所使，自有定主，详用此者，益当为善。又恐上品君中犹有品列，譬如春秋诸侯，虽并能得称王，然犹宗周。臣使之中，亦当如此。凡和合之体，不必偏用，自随人之聪明，参而用之，但君臣佐使，务要配隶得体，毋相反者。若单一味服之，不论。又有论曰：主治病者为君，佐君者为臣，应臣者为佐使也。非上中下三品之谓也（按：此论颇胜前说）。用药分两，为君者最多，为臣者次之，佐使者又次之。药之于证所主同者，则各等分也。

药物之功用，古列为十剂，曰宣、通、补、泻、轻、重、滑、涩、燥、湿。宣可去壅，生姜、橘皮之属；通可去滞，通草、防己之属；补可去弱，人参、熟地之属；泄可去闭，葶苈、大黄之属；轻可去实，麻黄、葛根之属；重可去怯，磁石、铁粉之属；滑可去著，冬葵子、榆白皮之属；涩可去脱，牡蛎、龙骨之属；燥可去湿，桑白皮、赤小豆之属；湿可去枯，麻仁、蒌仁之属。

用药有时令之别

李时珍曰：升降浮沉则顺之，寒热温凉则逆之。故春月宜加辛温之药，以顺春生之气；夏日宜加辛热之药，以顺夏浮之气；秋日宜加酸温之药，以顺秋降之气；冬日宜加苦寒之药，以顺冬沉之气。所谓顺四时而养天和也。此拘墟之见，不足为训。有谓冬不宜寒凉，夏不宜辛热，亦未合理。盖用药虽有时令之不同，但宜以病症为主。于严冬时，果有白虎汤证，安得不用石膏；盛夏时，果有真武汤证，安得不用附子。若老人有可下之证候，则难舍硝、黄；壮年有可温之证候，则须求姜、附。倘胶柱鼓瑟，宁可与言医哉！

用药有方土之殊

孙思邈曰：凡用药皆随土地所宜。江南岭表，地湿气热，肌肤薄脆，腠理开疏，用药轻省；关中、河北土地岗参，皮肤坚硬，腠理闭实，用药重杂。徐洄溪曰：人禀天地之气以生，故其体质随地而异。西北之人，气深而厚，凡受风寒，难以透出，宜用疏通重剂；东南之人，气浮而薄，凡遇风寒，易于疏泄，宜用疏通轻剂。又西北气寒，当用温热之药。此海洋气候与山岭地域之异也。江南濒海，气质自殊，故湖广之人嗜辛辣，川人用姜、附动以两计，断非江浙人所宜也。

用药视老弱为别

高年血气已微，细胞生活机能衰惫，危若风烛，小病亦足致命。用药求功心急，足以败事。汗之而虚其阳，吐之而败其胃，下之而夺其气，胥可虞也。吴又可曰：三春旱草得雨滋荣，残腊枯枝虽灌弗泽。凡年高之人最忌剥削。设投承气，以一当十；设用参、术，十不抵一。盖老年荣卫枯涩，几微之元气易耗难复，不比少年气血生机甚旺，但得邪气一除，正气随复也。至若治小儿，用药节度如成人法，但分量视年龄递减耳。特小儿发育未健全，脏腑娇嫩，用药最忌鲁莽。然生机蓬勃，细胞生活机能亢盛，古人识得此种机缄，名之曰纯阳。后人泥于纯阳之言，值虚寒证，不敢用温药，大是误人。

用药视贫富而异

富贵之人，膏粱自奉，曲房广厦，劳心中虚，筋柔骨脆，脏腑恒娇，玄府疏而六淫易客；贫贱之人，藜藿苟充，陋巷茅屋，劳力中实，筋强骨劲，脏腑恒固，腠理密而外邪难干。故前者宜于补正，而后者宜于攻邪。然藜藿之体，营养不良，未必恣可攻泻；膏粱之人，痰热多盛，亦未可概以补益。要胥宜衡量症状，以为用药之准则。

副药之配合

恽铁憔曰：余治一女子痢疾，年十四五，腹痛，口渴，下痢不休。方用白头翁、木香、油当归、鲜生地等，明日痢加甚。病家问病何如，余曰：不妨。因加重药量，嘱再服之。明日痢更甚，病家甚惶恐。余则力言无危险，视其舌有苔而津润，胸闷甚，知其有湿，不宜鲜生地。前此口渴，乃燥湿不能互化之故，于是用厚朴、茅术，除鲜生地，一剂遂愈。盖此病痢是主证，湿是副证，不用副药以治其湿，虽主药不错，犹然不效。由是可知，副药之配合，若能丝丝入扣，虽药量甚轻，取效却捷。吾尝用大黄四分，病者得畅便三次。时医有用大黄至四五钱而不下者，逢人称道，自诩有胆，不知其副药不善配合也。故吾谓中医重方不重药，假使审证周详，主副兼顾，无不立奏奇效。此中医学之八证七法所以可贵，中医学之兼顾全局所以难能也。至所谓君臣佐使者，直可置之不论。吾人只研究证之主副，药之当否，斯得矣！西医治病多主特效药，如无特效药，则主对症治疗，于是痢疾则注射爱梅丁，疟疾则吞服金鸡纳，热则罨冰，寒则爇炭，以及种种卫生上之设施，不可谓不详备，然其结果多不良，其故由于专主特效药，不明主副证，不能活变处方故也。

治寒热勿胶执

邹润安曰：寒者热之，热者寒之，固经训也。第以谓如火之熯水，水之沃火则非矣，何以言之？夫人身之阴阳，相须以为生，相违而致病。设病乎水者，以火熯之，水未竭则离火，而水仍病，水已竭，则苑矣；病乎火者，以水沃之，火未熄则水干，而火仍燃，火已熄，则亦苑矣。故治病之道，贵乎能使阴阳相入而相济，以成和相入之道，无他，在乎能巽顺耳。故《易·大传》曰：巽，入也。试核此篇（指《本经序疏要·大热》篇而言）之旨，或全阴以配阳，或化阴以从阳，或浥水以滋火，或迎火以致水。阴格阳而阳怒者，抉其阴而阳自畅；阳蚀阴而阴消者，裕其阴而阳自饫。甚则引其至故所，经行之道而阳通，导其至故所舒散之，化而阳泰，而无一味逆折之意。于其间对待而观之，则以热治寒之道可知矣。推而广之，则宜补而用填塞之方，宜泻而行罄尽之计，救涸辙之鲋而抉西江之水，疗七年之病而求三年之艾，均可谓不识时宜，鲁莽灭裂者矣。奈者从事于此者，不思丝丝入扣耶！

论用药宜注重亲和力

药物或内服、或注射、或敷贴在人体中，当然与某脏器、某组织起化学作用，即所谓亲和力者。在此科学昌明时代，是不待智者而后知者也。乃国医用药，犹瞢然无择，纷然杂投，其弊固在于不习科学，亦在于不研求古方，而不知各病须有专药，即西医之所谓特效药，亦即吾今所谓与病有亲和力之药也。或曰方药重在气化，气化生于质味，如甘寒生津，苦寒泻热，酸寒化阴，咸寒降火，辛寒散火，甘温化气，苦温降气，酸温敛气，咸温下气，辛温散气，执此律以组合方剂，自能与疾病产生亲和力，而起沉疴于床褥也。余曰，斯言似是而未尽合也。夫药物入人体中所发生之亲和力，如鸡之司晨，犬之吠盗，蜂之酿蜜，蚕之吐丝，各尽其能，各效其力。天然体性，绝无夹杂，用之得当，则疾理体健，施之稍谬，则诛伐无过，或防害生理，或激生变故，所谓差之毫厘，谬以千里也。岂能以混含不晰之气味，而笼统概栝之哉。

善乎邹润安之辨仲景当归四逆汤内用木通，可谓能析明亲和力矣。其言曰："然则仲景当归四逆汤之用木通也，为利水道设乎？为通血脉设乎？盖古人之用药也，宜于此不宜于彼者，勿用；与他物不相和洽者，勿用；功不两就者，勿用。夫唯手足厥寒，脉细欲绝，岂无阴邪水饮阻隔阳气而然？且非水与寒勾不用细辛，即桂枝亦导引下气之物，其与茯苓、泽泻同用者，不仅一处也，特化气血各有攸分。手足厥寒，脉细欲绝，气息之微极矣。斯时苟助阳壮气，用附子干姜等剂原不妨，厕茯苓、泽泻于其间，使生者生，化者化。乃推其源，不由气之不煦，而由血之不濡，则当归四逆汤者，既不能助阳壮气，反用茯苓、泽泻以化其气，为水而通利焉，可不谓重虚其虚乎？是茯苓、泽泻于此虽宜于通利，不宜于气息之微，与细辛桂枝洽，不与当归、芍药洽，昭昭然矣！然则通脉之物，不有人参、麦门冬乎？夫唯血脉之行固以气，亦有血不泽而气不行者，故古人于经脉流通，每比之风与水。用干姜、附子以振阳，犹之热盛而风生也；用当归、芍药、桂枝以生脉，犹之决渠以通道也。人参之通脉，为鼓其橐龠无论矣，麦门冬之通脉，虽亦比于滑泽水道，然究协于上焦枯而不通，终未洽乎。源之不浚而不达，故浚血之源，非理心之用不可，欲通心之用于十二经十五络，非直探中焦，受气取汁，变化而赤之本不可，欲探其本，舍木通其谁哉。且人参、麦门冬能使其流，不能分其派也，能使其来，不能竟其委也，则所谓功克两就者，其又舍木通而奚属耶。”

观其推勘所得之结果，则可知药与病发生亲和力，非幸中偶得者矣。故知夫羚羊角、龙胆草，与脑有亲和力之药物也，以之清脑热，则如鼓应桴；犀角、黄连，与心有亲和力之药物也，以之清心热，则立竿见影。若反之，以羚羊、胆草治心，以犀角、黄连治脑，则不徒无益，而又害之。故器使则两得，滥委则两失，不特单味药为然也，即经方之理疾，苟一不与现症有亲和力，则不能成其为特效方。若柴胡汤之治少阳，白虎汤之治阳明，固属不移之定案，即猪苓汤之治膀胱，五苓散之治肾，亦不容有所假借。不特经方为然也，即后世经验有效之良方，亦何莫不然。如叶派之治温热，其所用药亦与温热有亲和力也，非以其清淡而奏效也。东垣之理脾胃，其所用药亦与脾胃有亲和力也，非以其温燥而著绩也。明乎此，始可许研求经方，始可许研究各派名家之方，而不致为其所囿，为其所欺也。

药物与气味

秦伯未曰：历来治药物者，皆注意其效能；指授药物者，亦注意其效能。斯法也，众人循之，率无异议，而不知似是而实非。盖药所重者，在气味性质，不在效能。故半夏、贝母、竹沥同为除痰之品，然因半夏辛温，用化湿痰，贝母辛平，用祛风痰，竹沥甘寒，用降热痰。又如黄芪、沙参、山药同为补虚之品，然因黄芪甘温，用补气虚，沙参甘寒，用养肺阴，山药甘平，用益脾弱。其效相同，其终绝异，皆气味性质为之也。类此者非为混投无效，抑且增加疾患。若仅重效能，则势必遇痰症而群驱除痰之药，遇虚症而群驱补虚之药，杂乱无章，焉能取效。

甘味之研究 秦伯未曰：甘味之药，俱归脾经。然甘味之药多矣，或正入脾胃，或兼入四脏，殊难指定。盖得甘之正味者方入脾，若兼苦、兼酸、兼咸、兼辛，则皆甘之兼味，能走四脏。故甘草纯甘，能补脾之阴，能益胃之阳，或生用，或熟用，或以和百药，无所不宜。山药甘而带酸，补脾而兼入肝肺；白术甘而苦温，和肝气以伸脾气；荠苨甘而有汁，能生津；莲米甘而带涩，能止利；赤石脂黏涩味甘，则能填补止泻；禹余粮甘而微咸，则能补正涩精。若以畜物论，牛肉甘温，大补脾胃；羊肉虽甘而有膻气，则补脾兼补肝；猪肉虽甘而兼咸味，则滋脾兼润肾。更以诸果论，大枣纯甘，亦补脾胃；梨甘而含水津，则润脾肺；荔枝甘而带酸，则温脾肝。是则甘味皆入脾，更必审其所兼之味，而主治方详也。

苦味之研究 苦为火味，而苦味者均不补火，反能泻火，则以物极则复，阳极阴生也。故黄连之味，正味入心以泻火；栀子味苦，像心包，泻包络之火；连翘微苦，质轻扬，清上焦之火；莲子中心极苦，清心中之火；黄芩中多虚空，泻三焦之火；龙胆草、胡黄连苦而坚涩，兼水木之性，皆泻肝胆之火。唯胆草根多深细，又兼降利；大黄苦而形大气烈，则走脾胃，下火更速。至如花粉，色白苦而有液，则泻火之功轻，而生津之力重；元参色黑，苦而多汁，则泻火之功少，而滋肾之力多；丹皮色红味苦，则清心火而行血；青黛色青味苦，则清肝火而息风。总之，得火苦味者，皆得水之寒性，遂能泻火。通观药物，自无不明。其有故纸、艾叶、巴戟、远志等味，苦而能补火者，必微苦而犹存火之本性，且必带辛温，不纯苦也。

辛味之研究 金性主收，而辛为金味，皆主散而不主收，此药之气味有体有用，相反而实相成也。故得金之味者，皆得木之气。木气上达，斯主散；木之气温，斯去寒；木之气宣，斯去闭。薄荷辛而质轻，气极轻扬，轻则气浮而走皮毛，以散乱风寒，扬则气升而上头目，以去风寒。辛夷花在树梢，其性极升而味辛气散，故能散脑与鼻间之风寒。荆芥性似薄荷，故能散皮毛，而质味比薄荷略重，故能入血分，散肌肉。羌活、独活根极深长，得黄泉水气而上升。生苗味辛气烈，故入太阳经，散头项之风寒。独活黑色，兼入少阴以连太阳，故能散背脊之风寒。防风辛而味甘，故入脾，散肌肉之风寒。紫苏色紫，入血分，味辛气香，能散血分之风寒。因紫苏而旁及之苏枝四达，则散四肢；苏梗中空有白膜，则散腹中之气；苏子坚实则下行，而降肺气以降痰。同一辛味，又有根、枝、子、叶之不同，更须视其升降轻重之性，以别其治矣。

酸味之研究 与辛味相反而亦相成者，则为酸味，以木性散而独味酸主收也。五味子酸敛肝木，使木气戢而不逆，故主咳逆上气；五倍子则性味略浮，专主敛肝；白芍为春花之殿，而根微酸，故主敛肝、降火、行血；山茱萸酸而质润，故主入肝，滋养阴血；乌梅极酸，能敛肝水，能化蛔虫。至若酸主收敛，而酸之极者又能发吐，则犹辛主升散，而辛之极者则主温降，物上极则反下，物下极则反上也。观仲景大小柴胡汤治肝火之吐逆，吴茱萸汤治汗寒之吐逆，知凡吐者必挟肝木上达之气，则知导之使吐，亦必引其肝气上行，故二矾极酸，变为涩味。酸则收而引津，涩则遏而不流。肝气过急反而上逆，力能发吐，且胆矾生铜中，有酸水之味，而正得铜中金收之性。金性缓则能平木气而下行，金性急则能遏木气而上吐，金木常变之理，可以细参。

咸味之研究 如上所论，则咸得水味，当得火性矣。然旋覆花咸而润降痰火，泽泻咸而润利湿热，昆布、海藻咸而清肝火，芒硝、寒水石咸而泻脾火，皆得咸之味，具水之性，未尝反得火之性也。盖味之平者，不离其本性；味之极者，必变其本性。譬如微苦者，有温心火之药，而大苦则反寒，故微咸者秉寒水之气，而大咸则变热。离中有阴，坎中有阳，理固然也。旋覆花微咸，滴露而生，得金气多而水气少，能润利肺金；昆、藻微咸，生于水中，其质秉水木二气，能清火润肝，俱不能作纯咸论，亦不能作咸极变化之性论。若夫童便，本能滋阴，而煎作秋石，则煅炼已甚，虽得水之味，已具火之性矣。

升浮药之研究

《内经》曰：积阳为天，积阴为地。天食人以五气，地食人以五味。故药之本于阳者以气为主，而上行外达，升而气浮，能走上焦，以发表；本于阴者以味为主，而内行下达，降而气沉，能达下焦，以行里。此升降浮沉之所由来也。然薄荷、辛夷、麻黄、桂枝、生姜、柴胡、白头翁、升麻、菊花、连翘、银花、苍耳子、青蒿、炉甘石、海浮石皆升浮之品，而其用各异，不可不辨。薄荷、辛夷同一辛味，气皆轻清而形态不同。薄荷、细辛丛生，不止一茎，故能四散，又能升散巅顶。辛夷生于树梢，花朵尖锐向上，故专主上达，散脑与鼻孔之风寒。麻黄虽一茎直上，而其草丛生，与薄荷相近，故能上升，又能外散。唯薄荷得天气之轻扬而味辛，兼得地气，故亦入血分。若麻黄则茎空，直连而上，且无火味，纯得轻扬之气，故专主气分，透达周身上下之皮毛。桂枝辛味较厚，斯入血分，散血脉肌肉中之风寒。生姜土中之根，辛味独胜，则兼能降气，虽其气升散，而与麻、桂之纯升者不同。柴胡、白头翁皆一茎直上，花皆清香，故能升发郁结。唯白头翁无风独摇，有风不动，采于秋月，得金木交合之气，故从肺金以达风木之气，功在升举后重而止痢疾。柴胡一茎直上，采于夏月，得水木之气味，故从中土以达木火之气，功在透胸前之结。升麻味甘，能升脾胃之气，则因根中有孔道，引水气上达于苗。然不似柴胡系苗叶，遂无四散之性。银花、连翘、甘菊味清而质轻，故能升清气，清上焦头目之热然无辛散之气，故不主散。若青蒿、苍耳，皆不辛散而能主散者，则青蒿枝叶四散而味苦，遂能散火，苍耳轻扬有芒，遂能散风。炉甘石、海浮石质皆轻浮，然究系实体，沉中之浮，故不能达表上巅，而止能散肺胃痰火之结。凡此皆举其浅显者，苟能神而明之，一隅三反，进乎境矣！

降下药之研究

以言乎降，则芒硝、大黄、巴豆、麻油、蓖麻子、葶苈、杏仁、枳壳、厚朴、陈皮、槟榔、沉香、茄楠、薏苡、泽泻、车前、茯苓、射干、贝母、旋覆、木香、楂核、橘核、荔枝核等，或降而收散，或降而攻破，或降而渗和，或入血分，或入气分，亦可议焉。大抵降者皆得地之味，味厚者其降速，味薄者其降缓，而合之性质又有轻重之别。芒硝味咸，能软坚，下气分之热，以其得水之阴味，而未得水中阳气，故降而不升。大黄苦寒，得地火之阴味，则能退火，专下血分之结，而与芒硝不同。然巴豆辛热，与大黄相反，亦主攻下，则油滑之用非辛热之力。凡食麻油、蓖麻子，皆能滑利，下大便。但麻油不热，则其行缓，不辛，则气不走窜，故下大便缓；蓖麻子味辛气温，是有气以行其油滑之性，故其行速。巴豆与麻油、蓖麻同一滑性，而大辛则烈，大热则悍，以悍烈行其滑利，故剽劫不留。葶苈有油，味辛与巴豆相似，性苦又与大黄相似，是一物而寓二者之性，故大泻肺中之痰饮脓血，性极速降。苦杏仁亦有油，但得苦味而无辛烈，则降而不急矣。再观所入脏腑，葶苈、杏仁色白入肺，枳壳、厚朴木质入脾。陈皮辛香，故能上达于肺。枳壳不辛香，则不走肺。厚朴辛香，而其气太沉，则亦不走肺。槟榔为木之子，其性多沉，故治小腹疝气。沉香木能沉水，味又苦降，又有香气行之，故性能降气。茄楠香而味甘，则与沉香有别，故茄楠之气能升散，而沉香之气专下降，服茄楠则噫气，服沉香则失气，一甘一苦，升降又殊。夫降而降者，味必苦，质必重；降而散者，味必辛，气必香；降而渗利者，味必淡，气必薄。故苡仁、泽泻、车前、茯苓皆味淡气薄，不能行在上之清窍，而行下窍以利小便矣。至于降气，更须分三焦。盖降药虽沉，未有不由上焦而下者，故赭石能从上焦以坠镇，槟榔能兼利胸膈。大抵气味重且速者，直达下焦而不能兼利上焦；气味轻且缓者，皆能降利上焦。葶苈泻肺。杏仁利肺。射干微苦，利喉中痰。厚朴花性轻，利膈上气。川贝母性平，利胸肺之痰气。旋覆质轻，润肺降痰。陈皮气味不重不轻，故可降上焦，可降中焦。唯木香气浮味沉，上中下三焦皆理。他如性之重者，如橘核、楂核、荔枝核，皆专治下焦之气；性之速者，如大黄、巴豆、牛膝，则直走下焦。此同而不同之点，全在体认。此类得之，最宜留意。

根实茎叶之区别

药有根、实、茎、叶之殊。根主上升，故性多升。实主下垂，故性多降。茎居身中，能升能降，故性多和。枝叶在旁，主宣主发，故性多散。是以根如升麻、葛根、黄芪，或大或深，皆主升达。唯葛根根实，则升津而不升气；升麻根空，升气而不升津；黄芪根亦虚松，但味厚，则升而能补；升麻味不厚，则升而不补。实如牵牛、车前，皆兼降利；荔核、楂核，皆主降散。砂仁、蔻仁味虽辛，而究在温中以降气；柏子、枣仁功虽补，而要在润心以降火。茎如藿梗、苏梗，气味和平，专主和气。唯藿香味甘则和脾胃，紫苏味辛则和肝肺。叶如荷叶，能散皮肤之热，桃叶能散血分之寒，竹叶能清肌肉，菊叶能散风邪，皆可覆按也。然牛膝用根，亦主下降，则因根既坚实而形不空，无升达之道，味既苦泻而气不发，无升发之力。苍耳、蔓荆用子，亦主上升，则因苍耳有芒而体轻松，蔓荆味辛而气发散。葱白、木通用茎亦偏升偏降，则因葱白中空而气味轻清，遂主宣散，木通藤蔓而气味苦寒，遂主通泄。枇杷、槐树用叶，亦或利或清，则因枇杷禀金水之气而性潜，槐叶得秋金之气而性凉。是则辨药之时，又须视其形色气味，更须视其力所专重而后用之，方能中肯，有非笔墨所能尽者矣。

首尾节芽刺皮心汁筋瓤之区别

药更有用首、用尾、用节、用芽、用刺、用皮、用心、用汁、用筋、用瓤，其意无他，只取药力专注处，以与病相得而已。用首尾者，如当归首之性升，故主生血，尾之性降，故主行血。地榆首之气味厚，故行血更有力，尾之气味薄，故行血之力轻。用节者，以其形似如松节，治人之骨节。牛膝利人之膝胫。用芽者，取其发泄。如麦本不能疏利，发芽则其透达；壳本不能行滞，发芽则可以疏土。用刺者，一取锐利、攻破，如皂刺是，一取钩曲、和散，如钩藤是。用皮者，取以皮走皮，故姜皮、茯苓皮、槟榔皮皆治皮肿。用心者，取以心入心，故桂心、莲子心、竹叶心皆治心脏。用汁者，或取像人之水津，如姜汁、竹沥以去痰饮；或取像人之血液，如藕汁、桃胶以清瘀血。用筋用瓤者，如续断多节，故续绝伤；杜仲多膜，故坚筋骨；竹茹像筋膜，则清络脉之热以和血；瓜蒌像隔膜，则散胸膈之结以理气；橘皮腹毛有似人腹，故二物能治大腹之气，皆取像以为用也。各物略有不同者，则在气味各别，因而各归其脏，主治亦异。难以尽举，当通观之。

动植矿之区别

昔人于药物多称本草，神农以本草名，实其先例，是药物似以草木尚矣。然而金石、禽兽、昆虫、鱼介，莫不属之，则以草木虽备，五气终得木气之偏，于人之五脏六腑气化或未尽合，不得不借金石、禽兽、昆虫、鱼介以济之。所以然者，草本，植物也，昆虫，动物也。动之性，本能行，而又具攻性，较之静而不能行者，力自胜也。故鳖甲攻破肝气，去癥瘕，穿山甲攻破苍脓，去坚积，水蛭除瘀血之积，虻虫行上下之血，皆非植物所及。然而植物之性，亦含动机，求其绝对镇静者，厥性金石。故凡安魂魄、定精神、填塞镇降，又以金石为要。如金箔入肺，赖肺气以收止心浮；朱砂入心，借填补以止制心神；赤石脂、禹余粮石中之土，又具涩性，能填涩肠胃；铜乃石中之液，能入血分，擅接续筋骨之长，为动植所不逮。至于禽兽血肉，与人相类，多能补益。猪肉性平，则专滋燥；牛肉性温，则补脾胃；鸭得金水之性，则能滋肺；鸡得水火之性，则能温肝；鹿得阳气，为壮阳、补精髓之要药；龟得阴气，为益阴滋心肾之妙品，更能独擅胜场。是则植动物之俱入药奁，正为医者之善于运用，可以见矣。

分经用药法

分经用药为仲景之大法，故《伤寒论》以六经括病，实治病用药之一定门径。惜后人以麻黄入太阳经，粉葛入阳明经，柴胡入少阳经，白芍入厥阴，白术入太阴，细辛入少阴，拘守数味，未能尽妙。盖本于天地之六气，而生人身之脏腑，有脏腑然后生血脉，即有气化往来，出入于其间。不得单以经脉论，必合脏腑、气化、经脉而共求药性之主治，始能洞澈微奥，且能更明分经。用药不仅在引经报使而已。此于上述各节已寓其义，今再演而伸之。

如肝为风脏，其经厥阴，厥阴之脉与胆经同路而行，但分表里，俱由身侧上项入脑，至巅顶，故凡柴胡、蔓荆能引少阳经者，皆能入肝经，以上于头而散风邪。苍耳有芒角，得风气所生，味苦质轻，故入肝经，散头目之风热。钩藤有钩刺，亦入肝经，然系枝蔓，多主四达，故治筋脉之风热、巡骨风。五加皮皆有毛，性辛温，故能散肝经之风寒，祛周身之痹痛。川芎气温，温者阴中之阳，恰是风木本性，其气走窜，而根性又主上升，故能至于巅顶以散风寒。然亦有性不上升，而能上治头痛者。仲景头痛如破用吴茱萸，以其速降肝胃之寒，使不上充于头，此为治脏腑而经脉自治者也。又如膀胱属寒水，其经太阳。麻黄茎细丛生，中空直上，气味轻清，故能通下焦之阳气，出于皮毛而泄汗，遂为太阳伤寒要药。后人用羌独活代麻黄。羌独活根深茎直，能引膀胱下焦之阳以达于经脉而发散其表，唯味辛烈，较麻黄更燥，兼能去湿，不似麻黄轻清，直走皮毛。若阳气不升，水停不化，用细辛以达水中之阳，用附子以助水中之阳，则肾与膀胱为表里，治其脏而腑亦治，不限于太阳本经药也。又如脾为湿脏，其经太阴，湿因水火相蒸而成，故治湿之药其性皆平，须有水火兼治之力。茯苓、苡米、扁豆其味皆淡，是为利湿正药；湿甚则脾困，莲米、芡实微甘而涩，能收寒气，是为健脾正药；白术有油，以补脾之膏油，而油不黏水，故能利水气，香温又能升发，使土气上达，遂为补脾正药。然湿兼水火之化，水化胜者为寒湿，则宜吴萸、苍术、桂枝、生姜；火化胜者为湿热，则宜黄柏、黄连、黄芩、龙胆矣。胃属燥气，其经阳明。燥为水不濡火之象，故用石膏以清其热，葛根以生其津，遂为阳明主药。然有火太甚而屎燥者，则用芒硝以润涤，大黄以攻利，此攻下正是救津液，有津液则不燥，所谓釜底抽薪也。又如胆属火气，其经少阳，火逆呕苦，黄芩为主，以苦而色绿，能直清胆腑。柴胡得木气透达，使火不郁，胆草苦而根多，使火不升，遂皆为少阳之药。黄连与胡黄连味均苦，而所入不同者，以黄连得苦之正，故入心泻火，胡黄连得苦兼酸之变味，其质中空，因入肝胆，此则兼味之所致也。又如肾属热气，其经少阴，元精石、寒水石得水气以清热，玄参、地黄禀黑气以制热，遂为主药。有用黄连、阿胶、鸡子黄者，以阿胶得阿井伏流之水，性能伏水中之阳，黄连大寒去热，鸡子黄滋补心液，乃填离清坎之法也。观此，则分经用药，亦以形质色味而定。后人不能致意于此，徒执《伤寒论》六经之主方，以为引经之药，不过麻黄、葛根、柴胡辈，皆未明药之言。能知乎此，不特引经之药可以神会，而六气之治法，亦可左右逢源矣。

六气用药法

六气中，火热二气最难分辨，往往有失之毫厘，谬以千里者，不可不加细析。夫夏月烈日，挥汗淋漓，此为热，天之阳也；燔柴炙炭，势若燎原，此为火，地之阳也。其在人身，少阴心肾，系人之坎离，虽心属于火，正如天之有日，积阳而成，非若丽木则明，故少阴不名火而名热。更因此气实根于肾，由命门上交而成，故心中烦热，仲景出黄连阿胶之治。栀子苦寒，有皮隔，像心包，豆蒸为豉，升肾阴，降心热，故中心懊侬，仲景又出栀子豉汤之治。其他，连翘、莲子形似心脏，专清心热；竹叶、寒水石、石膏均禀天水之气，则治一切之热。唯火则不然，盖天之阳在空中，为热气，附于木则燃为火；人之阳在心中，亦为热，附于血分则归包络，合肝木而为火。故大黄秉地气，入后天血分，是治火之药；芒硝禀天气，入先天气分，是治热之药。紫雪丹不用大黄而用石膏、芒硝、犀角、羚羊、寒水石、金箔，皆本天水之阴以清热也。牛黄清心丸有大黄，入血分，牛黄走膈膜，是入心包本地火之阴以泻火也。又心肾阴虚则生热，天王补心丹用二冬、二地、人参、玄参，皆益水阴以济心中之热。骨蒸盗汗、痨热，乃水气外泄阳越而热，亦非火气，用地骨、丹皮、知母、黄柏、桑叶、阿胶、地黄、麦冬清润收降。观此火热异治，不难洞然。本此用药，不难丝丝入寇矣。至有瘀血阻气，则阳不入阴，亦蒸热汗出，宜破其血，使气得入于血中，自不壅热，桃仁、丹皮为主。䗪虫丸、温经汤皆破血以通气，是为治热之变法。

血病用药法

外感、内伤，为疾病之两大纲领。以上所述，似偏于外感方面。不知病虽百出，理止一贯。故有专治时症而不治调理症者，或有专治调理症而不治时症者，非炫人以专长，即医理未参透。今为彻底明了计，姑述血、气、痰、郁四者，以为内伤一隅之举。血者，五谷所化之汁，经心火鼓铸而成，其象为阳中之阴，其义为水交于火。观仲景复脉汤，既用胶、地以滋水，又用桂枝以助火，不啻将生血之理曲曲描出。故当归其味辛温，其汁油润，恰具水火二气，为补血正药；川芎辛温而无汁液，但能助火以行血；地黄有汁液而不辛温，但能益水而滋血源；桂枝色赤入心，助火；丹皮、红花色赤味苦，即能泻血；他如蒲黄生于水中，本属气分，能止血者，气行则血行，与茅根利水行气而能行血正同。是以吐血必咳痰，以气逆水升，然后引出其血，用川贝、杏仁降气行痰，气降血亦降矣。由是推阐，可得无量法门。凡气滞血瘀，寒热身痛，女子经闭不通，亦当行血中之气，香附、灵脂、元胡、郁金、川芎、降香、乳香为主；胎血下泻，必先漏水，宜升麻、参、芪以升补之，苎麻根以滋之，俱不言可喻。

气病用药法

滋生元气莫如人参，扶达元气莫如黄芪。气者水中之阳，水不得火则气不化，火壮太甚则气为耗。个中玄机，务宜明辨。故火气过旺，伤其津液，则气虚而喘，五味、麦冬以润之；气泄而盗汗，生地、丹皮、龙骨、地骨以清敛之；气滞而便涩，苁蓉、当归、麻仁、杏仁以滑之。更如肾阳有余，阴气不蓄，喘咳虚劳之症作，必大滋其阴，用熟地、龟板、元参等以水配火，不使壮火食气，斯为得之。若阳虚不能蒸水化气，则必助以温药，仲景肾气丸有桂、附，又有萸、地，阴中之阳，遂为少火生气之主方。然其人本有阴寒，则必专用桂、附纯阳之品乃能化耳。

痰病用药法

痰由水湿不化凝聚而生。水湿之化根乎气，气与痰遂有密切之关系。气寒则为寒痰，清而不稠，古名为饮，以补火为主。干姜温脾，是以土制水，附子温命门，是以火化水，茯苓利水，半夏降水，皆为水饮正治之法。水停为积，先宜攻之，甘遂、大戟、芫花行水最速；下后继以补养，大枣、白术、甘草培中最胜。脏热嗜酒则生热痰，宜知母、射干、硼砂、花粉以清利之。然亦有饮酒停为冷痰者，宜砂仁、半夏、茯苓、白蔻以温利之。痰结心膈之间，非牛黄不能透达；痰滞肺络之内，非贝母不能润降。南星辛散，能散风，故去风痰；礞石燥烈，能下气，故降顽痰。凡行气之药，皆能行痰，即行痰之剂，必赖行气，总见痰是气不化所生。药味殊多，不能枚举。

郁病用药法

痰是气不化，郁是血不和，盖血和则肝气舒畅而不忧抑。逍遥为治郁良方，能和血以达肝气也。归脾汤用远志、木香以行气，又用当归、龙眼以行血，治心脾之血以开郁也。郁金能解诸郁，实则行血。以盆盛牲血，注郁金末，其血即分开，可见其逐血之力矣。故癥瘕血痛，必用香附、荔枝核、槟榔、茴香、橘核，纯是入血分以散气。莪术尤能破血中之气，故积聚通用之。若三棱入气分，则破积之用不如莪术。总之，积皆血中气滞，故行气用沉香、槟榔，行血兼用当归、川芎。血结则为寒，肉桂、艾叶以温之；气结则为火，黄连、黄芩以清之。破积，古方往往寒热互用，正以两行血气也。

药物之炮制

药物之炮制，为医者所必考，盖生用炮用足以异其功效。特雷公炮制一书，几于不施炮制则不堪服，未免失之偏耳。如炙甘草汤，取其益胃，则用炙而气升；芍药甘草汤，取其平胃则用生而气平。甘草干姜、侧柏叶汤，其姜皆炮过，则温而不烈；四逆、理中汤，其姜皆不炮，则气烈去寒。一生一炮，有一定之理，凡读仲景书者，类能知之。又如葶苈不炒则不香，不能散，故必炒用，苏子、白芥子亦然。半夏、南星非制不用，去其毒质也。礞石必用火硝煅过，性始能发，乃克坠痰。山甲不炒珠，其性不发；鸡金不炙，其性亦不发。古铜钱、花蕊石均非煅不行。乃世人不察，借此矜言。炮制朱砂，亦用火煅，中含银、汞尽失；地黄用生姜、砂仁酒煮，反寒为温；童便煎作秋石，以为滋阴，实则反能发热；熟地烧炭则燥安，有滋润之功。殊属可哂。大抵性平之药，不可火制以竭其力；猛峻有毒者，非制不堪用。且有制得其宜而功益妙者，如大黄直走下焦，用酒炒至黑色，则质轻味淡，能上清头目；清宁丸中，九蒸九晒则清润不攻下，可谓善于审量者也。今再以处方习用者言之。凡酒炒则升提，姜炒则温散，用盐可入肾而软坚，用醋则注肝而收敛，童便除劣性而降下，米泔去燥性而和中，乳能润枯生血，蜜能甘缓益元，土炒者借土气以补中州，曲制者抑醋性而勿伤上膈。黑豆甘草汤，并能解毒和中；羊酥、猪脂涂烧，使其易于渗骨；去瓤者免胀；去心者免烦；用除久者，取其烈性渐减，火性渐脱；新鲜者，取其气味之全，功效之速。此其概要也。

《伤寒》、《金匮》考释

《伤寒论文字考》补正

想继承古人的东西，首要条件必须具备读懂古书的能力，最低限度要能断句读、明训诂，否则字句还弄不清楚，哪里谈到阐幽发微，善继善述呢。

可是古书是旧时代遗留下来的产物，在语言文字上，都有它的时代性，不同于现代的语气和文理，若不深加讲求，必致望文生义、以今测古，或郢书燕说、牵强附会，错误地理解了古人，为害匪浅。况且医学是关乎人的生命之学，一有所误，贻害更是不可想象的。

唯研究古书，殊非易事，倘不谙习它那个时代的文物制度的沿革性和语言文字的习惯性，以及社会的背景等，则无以探索古书的奥义。孙思邈说过：欲为大医，必须涉猎群书，如经史诸子等。没有深博的学问，读古书是费力甚至是不入的。现在之习医者，多缺乏古书学的修养，对古籍更容易陷于臆测悬揣。今不识古，又怎能“古为今用”呢？

《伤寒论》是医籍中的经典著作，出于后汉张机之手，距现在1700余年，词简义奥。在古代纸张和印刷术未发达之时，张著中的科条字句之间，多立彼此互为补充的体例，读时稍一疏忽，即错解其意，固不仅古字与假错字之不易识别。我国注解《伤寒》者虽多，然多不注意训诂。“自《伤寒》传及日本，其随文解义者，颇视我国为审慎。”（章太炎语）如伊藤子德（名馨）氏所著《伤寒论文字考》，取经史以解《伤寒》，更多以经证经之处，考据甚详，辨证甚密，殊有助于研读原文。其间有所不足与不够惬意者，余为略事补正，非敢非议东贤，亦欲更有助于研读古籍尔。第恐未尽合经旨，仍望高明续有所补正，使经义益呈显豁，经旨益臻明朗。

越人考

【原文】《史记·本传》曰：“在赵者名扁鹊。”或曰：“此一语不必然也，扁鹊名闻天下，皆人之所呼，而非所自称也，岂有在赵独名扁鹊之理乎？盖太史公传闻之讹。”馨谨案：《史记》不误。者字是对别之词，对在齐而言，在赵“者”，犹言在赵“则”也（猪饲彦博《扁鹊考传》曰：

"'者''旹'字形相似而误，旹古时字，在赵'者'即在赵之'时'也。"此说不知读'者'字，妄为误文，不可从）。如《李斯传》"秋霜降者，草花落；水摇动者，万物作"之"者"字。盖越人在赵之时，慕古之扁鹊，以自袭其名者，而非从人美称之也。

【补正】伊藤氏训"者"为"则"，驳（辩）"者"非"旹"之误，均是。唯引《李斯传》"秋霜降者，草花落；水摇动者，万物作"之断句有误，应作"秋霜降，者草花落；水摇动，者万物作"。"在赵者名扁鹊"句，应断作"在赵，者名扁鹊"，始合者训则之义。

又，伊藤氏仅征引《李斯传》二句训者为则，缺乏通用与互用之古文献作证，似感根据不足。考《荀子·宥坐》篇："孔子曰：'由，居，吾语汝。昔晋公子重耳，霸心生于曹；越王勾践，霸心生于会稽；齐桓公小白，霸心生于莒。故居不稳，'者'思不远；身不迭，'者'志不广。"《说苑·杂言》篇作"故居不幽，'则'思不远；身不约，'则'志不广。"《大戴礼·武王践祚》篇："敬胜怠'者'吉，怠胜敬'者'灭；义胜欲'者'从，欲胜义'者'凶。"《荀子·议兵》篇"者"皆作"则"。以上各例，皆者与则通用。

《逸周书·史记》篇："乐专于君，'者'权专于臣；权专于臣，'则'刑专于民。"《论衡·异虚》篇："废子道，'者'不孝，逆君欲，则不忠。"以上二例，皆者与则为互文（上四例均见裴学海《古书虚字集释》引）。《论语·李氏》篇："陈力就列，不能者止。""者"，则也。

钦望巫祝

【原文】谨案：钦，亦望也。钦望，是二字同义连用之文也。《诗·秦风晨风》篇曰："忧心钦钦。"《毛传》云："思望之心，钦钦然也。"李太白《怀子房》诗"怀古钦英风"，亦思望之意也。

巫，是男女总称，如巫医，安可为女巫哉？故《周礼·春官神仕职》疏云："男，阳，有两称，曰巫，曰觋；女子，阴，不变，直曰巫，无觋称。"然则不必拘楚语，在男曰觋，在女曰巫也。祝，如《诗·大雅》"侯作侯祝"之祝，孔疏云"以言告神谓之祝"是也，为宗祝则违矣。

【补正】按训"钦"为"望"是臆说，"钦望"当做"敬望"解（朱子云："主一无适之谓敬"。是"敬"字为"精神集中"之谓。钦望即精神集中地盼望）。钦英风即敬英风。"钦英风"之钦是动词，是景仰之意。"钦望"之钦字是副词，与"钦英风"之钦字用法不同。"忧心钦钦"之钦钦，是忧貌。（《尔雅》："钦钦，忧也。"郝懿行云："钦钦为唫唫之假音，呻吟愁叹，义亦为忧。"）

丹波元简《医賸·巫医》条云："人而无恒，不可以作巫医。"巫医，唯是医已。《周礼》有巫马，即马巫；《汲冢周书》："乡立巫医，具百药以备疾灾，畜五味以备百草。"《吕览》云："巫医毒药，逐除治之，故古之人贱之，为其末也。"后汉许杨及王莽篡位，乃变姓名为巫医，逃匿他界。皆非巫与医之谓。《山海经》："开明东，有巫彭，巫抵，巫阳，巫履，巫儿，巫相。"郭璞注云："皆神医也。"《世本》曰："巫彭作医。"《楚辞》曰："帝告巫阳。"《吕氏春秋》："巫彭作医。"《世本》："巫咸，尧臣也，以鸿术为帝尧之医。"《说苑》云："上古之为医者，曰苗父，苗父之为医也，以菅为席，以刍为狗，北面而发十言耳，请扶而来舆而来者，皆平复如故。"故《素问》有《移精变气论》。上古之医，必为祝由，则所以有巫医之称也。丹波氏以为古之医多操巫术，故名巫医。今之医虽不操术，亦沿其旧而未脱巫名。又魏了翁曰："《周礼》男女巫职，须知国语。楚昭王问观射父，谓民之精爽齐肃衷正，其智能上下比义，其圣能光远宣朗，其明能光照，其聪能听彻，如是则明神降之。在男曰觋，在女曰巫。"又曰："使先圣之后，有光烈忠信而恭敬者为祝，使名儒之后心率旧典者为宗巫，亦抱道怀法之人。故孔子曰：'人而无恒，不可以作巫医。'"

彼何荣势之云哉

【原文】注者曰："'彼'字指名利而言，言彼名利者，何足以谓荣势。上疗君亲，下救贫贱，中全己身，是此真荣势矣。"馨谨案：此句与"皮之不存，毛将安附焉"，意义全同。"彼"字，指趋世之士，荣势，即上所谓荣势也。云，有也，或通作员。《广雅》云："员、云，有也。"（王引之《经传释词》曰：《文选·陆机答贾长渊》诗注引应劭《汉书》注曰："云，有也。"）《玉篇》曰："有，得也。"言如是轻生，而厥身既毙，虽竞逐荣势，何可得欤？如注者所说，则"势"字不允，难从焉。

【补正】伊藤氏谓"彼"（语曰他）字指"趋势之士"，"云"训"有"（不当训云为得），皆通，即"彼有何荣势哉？"（《论语·子罕》篇"何远之有"即"有何远？"《史记·信陵君传》"何功之有哉"，即"有何功哉？"）"云"与"有"是双声字，古书多谓云曰有，说详《经传释词》。故知"何荣势之云"即"有何荣势"。（《论语·子罕》篇"未之思也夫，何远之有。”旧以也字断句，俞樾以“何远之有”为句。此从俞说。）

锄云窃意：“彼”，犹“夫”也，为提示之词。王引之《经传释词》引《荀子·礼论》篇：“彼焉能相与群居而不乱乎?”《礼记·三年问》篇：“彼”，作“夫”。《管子·小匡》篇：“彼为其君动也。”《国语·齐语》：彼，作夫。《尚书·洛诰》篇：“彼裕我民”，裴学海《古书虚字集释》注：“方言，裕，道也，言夫教道我民也。”彼皆作提示词用。

又按：“云”作“有”用，文气亦觉滞弱，似宜解作反诘词为有力。《孟子·万章》篇：“岂曰友之云乎”，《论语·阳货》篇：“玉帛云乎哉”，“云”均为反诘词。

“哉”“乎”通用，均为反诘词。《孟子·滕文》篇：“陈仲子岂不诚廉士哉”，“哉”犹“乎”也。同篇“虽欲耕得乎”，“乎”亦反诘词。

“彼何荣势之云哉”，上用“彼”字提醒，下用“云哉”反诘，正是警告荣势之不足恃。如此解释方与上文“竞逐荣势”句有呼应。

素问

【原文】谨按：“素问”名义，诸说不定。如平素讲求问答之说，颇似稳当。然黄帝居一日万机之职，岂得平日问医方耶？馨乃谓：古人指上古帝王曰素王，见《史记》。（《殷本纪》曰：“伊尹从汤，言素王及九王之事。”《索隐》云：素王者，太素上皇，其道质素，故称素王。）则“素问”犹言上古问答书也。然而论其作者，亦诸家不一，皆无稽之说，而无一可信者。此等之事，实千古疑案，姑舍之可。盖此书战国之时，深得方技神契者传述古医道，直作岐黄问答之辞，以示使岐黄复起，方技之论不过如斯者也。又名其书以《素问》，而更示其所载，同于上古问答，而欲使学者深信岐黄之道已矣（管子、庄子等之书，后世得其道者补续其书，而直言管子曰、庄子曰，其意亦如是尔）。决非后人伪作《逸周书》、《竹书纪年》等古饰文词而欺人之类，故文语体裁皆因当时，且曰上古、中古、今世，而不欺其为衰世之书（春秋之时国君曰君，大夫曰主。晋三家为诸侯之后，始以主为国君之称，然而有君主之名。然《素问·灵兰秘典论》篇曰：“心者，君主之官也。”据此，则其书不淠于春秋时可知耳）。又《灵枢·阴阳二十五人》篇岐黄问答之中，有似于上古黄帝之文，是其不掩之尤著明者也。然陋儒辈不深读此书，而以为赝伪古书诳惑后世者，岂不诬妄之甚欤。

【补正】“素女”亦备一解。

並平脉辨证

【原文】注家以平脉辩证为书名，然史志不著录，决非书名。馨谨案："並"与"普"声近字通。《大戴礼·公冠》篇曰："'並'遵大道"，《续汉仪志》注引《博物志》："並"作"普"；嵩山大室《神道阙铭》曰"'並'天四海"，即"普天四海"也。是"並"、"普"字通之证也。十六卷每条辨脉与证，故曰"普"也。平，亦辨也，互文而言。《诗·小雅·采菽》篇曰："平平左右。"《毛传》曰："平平，辨治也。"《尚书·尧典》曰："平章百姓。"《尚书大传》作辨章，是其证也。盖"平"字本与"辨"声近字通，故有辨治之义。然所用既久，则各成一义而对用，犹"关"与"和"声近字通。（关、和通用，如桓、和通用之例也。）然《尚书·五子之歌》曰：关时、和钧、匡救，亦音近字通。《左传·成公十八年》曰："匡困乏，救灾患。"（杜注云：匡亦救也。）而关和、匡救，对用之例也。

【补正】"並"诸本多作"并"。並，皆也，《汉书·艺文志·并为仓颉》篇注："并，合也"，合亦皆字意。"合平脉辨证"较"普平脉辨证"，于义为直捷。

中风解

【原文】中风者，为阳邪所中而恶风之谓也。经曰："太阳病，发热，汗出，恶风，脉缓者，名为中风。"是中风之风，与上文恶风之风相对一义。谨按：中风凡有三：一则太阳中风是也。一则中风历节是也，此是为天地间虚气所伤者，故后世又谓之中气也。一则阳明中风、阳明中寒是也。此"中"字犹言"身"也。中字训身，见《檀弓》郑注及《楚语》韦注。风，阳也。寒，阴也。其人身体阳实而婴阳明病者，必能食，名之曰"阳明中风"也。其人身体阴虚而婴阳明病者，必不能食，名之曰"阳明中寒"也。少阳中风、太阴中风，虽不必关能食与不能食，然其义则一也。

【补正】丹波元简《医剩》云：《伤寒论》中风，乃是伤寒之一证，宋以后呼为伤风者是也。而《金匮》中风，乃《灵》《素》所谓偏枯，后世中风之称昉于此。夫《伤寒论》、《金匮》原是一书，而同成仲景之手，理宜无以一中风之名互称两种之疾。然《魏志》注引《曹瞒传》云：魏太祖败面㖞口，叔父怪而问其故，太祖曰："卒中风恶。"叔父以告嵩，嵩惊愕呼太祖，太祖口貌如故。嵩问曰："叔父言汝中风，已差乎?"太祖曰：

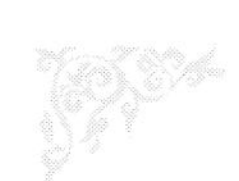

“初不中风。”魏武与仲景氏同汉末人，知当时有此语。又按《后汉书》朱浮与彭宠书：“伯通独中风狂走”，此以狂为中风，后世狂风、风狂、心风等之称，盖有所由。均之，东汉语所指递殊，不可不知也。若夫后世紫白癫风、落架风、食迷风等之类，风字意不可穷诘焉。盖“风善行而数变”，凡病态动转移易不定者，以风呼之耶？录之以傒识者。

烦躁

【原文】《太阳病上篇》曰：“颇欲吐，若燥烦，脉数急者，为传也。”谨案：燥烦二字，熟语。盖“燥”字上略口字，以与吐字接文，而吐属口也。《痉湿暍篇》及《太阳下篇》并有“口燥烦”之文，可征。口燥烦者，口燥甚也，烦字有甚字之义，如身体“烦疼”、骨节“烦疼”及“烦渴”之“烦”是也。口燥烦者，热欲属胃之候，故为传也。若从宋本作躁烦，而为烦躁之义，则伤寒而有烦躁者，正是大青龙汤之证也，伤寒是传里者，岂独限大青龙耶？其非不辨而可知。口燥烦，旧解烦为一字句，误也，纵义理可通，奈文之丑拙何。且《阳明篇》曰：“少阳阳明者，发汗利小便已，胃中燥烦，实，大便难是也。”此燥烦二字，明明是熟语。何者？下文释其条云：“太阳病，发汗，若下，若利小便，此亡津液，胃中干燥，因转属阳明。不更衣，内实，大便难者，此名阳明也。”是释胃中燥烦，只曰胃中干燥，而绝不言烦躁之义，则烦字连熟燥字，而为虚字可知耳。

【补正】《辨不可下病篇》：“干烦不得眠。”此烦作“甚”字解甚显，不得眠，由干甚。栀子豉汤方条：“虚烦不得眠”，不得眠，由虚甚。干甚、虚甚、燥甚，其义一也。

微发黄色

【原文】《太阳病上篇》曰：“微发黄色，剧则如惊痫。”尾藩中岛三伯曰：“微字下当添‘则’字看，盖因下句有‘则’字而省之，是古人简处。”馨谨案：此说是也，是文家所谓影略法者也。此文例儒经最多，论中亦尽有此，读古书者不可不识。今举二三，以似初学。《论语》：“子贡曰，夫子之文章，可得而闻也；夫子之言性与天道，不可得而闻也”，是文章上略“言”字，不然，闻字不通，盖因下文有言字而影略之。子贡曰，“百工居肆，以成其事；君子学，以致其道”，是学上略“居”字。居学（居学字见《礼记》及《韩非子·外储说》），谓居学校也，盖承上句居字而影略。《太阳病上篇》曰："夜半手足当温，两脚当伸，后如师言"，是两脚上略"后"字（据下文饮甘草干姜汤而手足温，重与芍药甘草汤而两脚伸，是温与伸非一时之事，则两脚上略"后"字可知）。又中篇曰："发汗后，恶寒者，虚故也；不恶寒，但热者，实也，当和胃气，与调胃承气汤"，是热上影略"恶"字。《阳明篇》曰："阳明病，潮热，大便微硬者，可与大承气汤"云云；"其后发热者，必大便复硬而少也，以小承气汤和之。"又曰："伤寒若吐若下后，不解，不大便五六日，上至十余日，日晡所发潮热"云云；"微者但发热谵语者，大承气汤主之。"此两条发热之间，并承上文之潮热字，而影略"潮"字。其他，学者宜类推矣。

【补正】按伊藤氏所引之证据，皆非省略"则"字之例。古书中一省则字，一不省则字之例。如《诗·东门之墠》："其室则迩，其人甚远。"（"甚"上省则字。）《左传·襄公十年》："我辞礼矣，彼则以之。"（"我"下省则字。）《孟子·告子上》："耳目之官不思而蔽于物……心之官则思。"（"不"字上省则字）。《史记·项羽本纪》："项王则受璧置之坐上，亚父受玉斗，置之地，拔剑撞而破之。"（"亚父"下省则字。）

又按：惊痫，后世多指小儿病。《巢氏病源》曰："痫者，小儿病也，十岁为癫，十岁以下为痫。"痫即宋以后所谓"小儿惊风"。此处之惊痫，系指大人病。

伊藤氏此篇，在读古书方面，可谓独具只眼，启迪后学不少。

几几八

【原文】几几字始见《素问·刺腰痛论》，十六卷中亦往往有此字。成无己曰："几，音殊，几几，引颈之貌。几，短羽鸟也，短羽之鸟，不能飞腾，动则先伸引其颈尔。项背强者，动亦如之。非若几案之几而偃屈也。"馨谨案：此说非是。何者？若果有引颈之貌，于项背强几几可通，然至《金匮·痉病》篇曰："身体强几几然"，则既曰"身体强"，乃岂独为后背强而引颈之貌耶？其说之非，可思而知。几当做儿，与儿字形相似而误。有钩挑者为几案之几；不钩挑者为几，短羽鸟也；有钩挑而无横画者，儿字也。儿儿，诘屈貌。《玉篇》儿字注云："儿音仁，孔子曰：'人在下，故诘屈'。"盖其字形象人在物下，身体诘屈之状尔。《素问》曰："腰痛侠脊而痛，至头儿儿然"，亦谓从腰至头诘屈也。其义岂不明了哉。

【补正】陆渊雷《伤寒论今释》引《诗·豳风》驳成氏说曰："成氏云几几者伸颈之貌也，后世医家，皆从成意。然《说文》之几所以状短羽之

飞，非所以状项背之强。且项背强者，不得伸摇，成氏乃谓伸颈摇身，伸引其颈，非也。《豳风》‘赤舄几几’，《毛传》曰：‘几几絇貌’，《释文》不出音，则当读如几案之几。絇者，履头饰，郑注《士冠礼》云：‘絇之言拘也，以为行戒，状如刀衣鼻，在履头’。然则《豳风》之几几，所以状絇之强，《伤寒论》之几几，亦所以状项背之强，其读皆如几案矣。”

按：几几，《诗》“赤舄几几”（音幾），《广雅》云：“几几，盛也。”盛也即盛貌。“身体强几几”，谓身体强之盛也。强几几，犹云“莽洋洋”（见《楚辞》），洋洋状莽（莽，广大也。）之大，犹几几状强之盛也。“项背强几几”，几几亦是状强之盛；“至头几几然”，几几然则状痛之程度之盛。张揖（作《广雅》者）较张仲景之时代稍后，张揖之说盖本于三家诗，仲景之用“几几”字，当与张揖同。谓几几当作几几（音殊）、儿儿（音仁）者，皆臆说，古书未见几几（音殊）、儿儿（音仁）连文者。

有、在通用

【原文】《太阳病下篇》曰，“此为阳微结，必有表复有里也。”馨谨案：此两“有”字，当读作“在”。下文“脉沉亦在里也”，此为半在表半在里之文可证。古者“有”“在”互通。《尚书·五子之歌》曰：“唯彼陶唐，有此冀方”，《家语·正论解》作“在此冀方”。又《辨政》篇曰“政在异端”，《太平御览》引作“政有异端”。《论语·子张》篇曰：“贤者识其大者，不贤者识其小者，莫不‘有’文武之道焉。”是“莫不‘在’文武之道焉”之意。《左传·僖公九年》曰：“其‘在’乱乎？君务靖乱，无勤于行”（杜注云：“在，存也，微戒献公，言晋将有乱。”馨谨案：杜氏“在乱”释“有乱”，是也。“在”训“存”，盖似未知有、在互通之则），是“有乱乎”之意。又《左传·昭公十一年》曰：“必‘为’鲁郊”，古者“为”“有”互通（见王引之《经传释词》），是“在”鲁郊之意，故杜注云“言昭公必出在鲁郊野，不能有国也。”《金匮·脏府经络先后病》篇曰：“肝虚则用此法，实则不‘在’用之”，此“不在”亦“不有”之意，不有即不为也。是古者“有”“在”互通之明证也。

【补正】伊藤氏谓“必有表复有里也”之两“有”字当读作“在”，非是。有训在，非“在”之借字。伊藤解“莫不有文武之道焉”之“有”字为“在”，亦非也（有字是有无之有）。《左传·僖公九年》“其在乱乎”之“在”当训“终”（《尔雅》：“在，终也。”），不当训有。《左传·昭公十一年》“必为鲁郊”之“为”字训“在”，是因为“为”与“于”通，如《左传·庄公元年》“筑王姬之馆于外，为外，礼也”（于、为，皆训在）是也。《金匮》“肝虚则用此法，实则不在用之”，“在”借为采（采，俗作採。《书·皋陶谟》：“在治忽”，今文《尚书》在作采）。伊藤训“在”为“有”，不妥。

少腹

【原文】注家曰：“少腹之少，《玉函》及程应旄本作小，是也。盖脐上曰大腹，脐下曰小腹，《素问·脏器法时论》有明文可证。”又考《释名》云：“少腹，少，小也，比于腹以上为小也。由此观之，小讹为少，其来久矣。”馨谨案：少、小音同字通。《晋语》曰：“少溲于豕牢，而得文王，不加病矣。”韦注云：“少，小也，溲，便也。”是古人小便亦言少溲，则小腹言少腹未必为怪也。注家云小讹为少，盖考证之疏耳。少训小，又见《吕览·当务》篇高注。

【补正】陆渊雷《伤寒论今释》曰：“刘完素《伤寒直格》云：‘脐上为腹，脐下为小腹，小腹两旁谓之少腹’，可谓凿矣。”按刘谓脐两旁为少腹，系本诸王冰注《素问·气交变大论》：“少腹，谓脐下两旁胶骨内也。”然则少腹、小腹，仍应两存。

奔豚

【原文】《伤寒论》、《金匮》并有“奔豚”字。清·王子接《古方选注》奔豚作贲豚，其解曰：“贲与愤同，俗读奔豚是也。”近世注家演伸其说曰：盖豚者猪之小者，其性善嗔，故有愤豚之称也。而鱼中鯸鲐亦善嗔之物，故又称之河豚焉。可见奔豚者，病名也，气自小腹上冲心胸，若愤豚然，故以为名。馨谨按：此说大误。豚之性善嗔，他书无所见，实无稽之臆说。《难经·五十六难》曰：“肺之积名曰息贲，肾之积名曰贲豚”，又见《灵枢·邪气脏腑病形》篇。息贲若作息愤，岂意义可通耶？且河豚之豚，是鲀之假借，而非猪豚之豚。陶宗仪《辍耕录》曰：“按《类编》鱼部引《博雅》云：‘鯸鲃，鲀也，背青腹白，触物即怒，其肝杀人，正今人名为河豚者也。”然则豚当作鲀是也。注家望字生义。盖豚者，遁之省字。《礼记·玉藻》篇“卷豚而行”，亦遁之省字，谓卷转遁避而行也。豚肫本同字，故《金匮》作奔肫，皆非猪豚之义也。后汉马融《长笛赋》曰：“犇遁砀突。”所谓奔豚即犇遁也。奔豚病者，病奔于下，遁本处而冲心胸，故名奔豚也。古人名物简明往往如是，岂待勃崒理窟乎哉！

【补正】勃崒之“崒”，应作窣。勃窣，匍匐上行也，见《晋书》。

消息

【原文】十六卷数用“消息”字，此二字凡有二义。《平脉法》曰：“消息诊看，料度腑脏。”此“消息”字，谓详察也。《脉诀》注及《赤水玄珠》曰：“消息者，言详细审察”，是也。《霍乱病》篇曰：“吐利止而身痛不休者，当消息和解其外，宜桂枝汤小和之。”此“消息”字，谓节度起居饮食而摄养也，《挥麈录》曰：“消息，谓进退摄养”，是也。《金匮·疟病》篇曰：“弦数者，风发也，以饮食消息止之。”此“消息”谓加减也。《祖庭事苑》曰：“消，尽也，息，生也，谓可加即加，可减即减，”是也。唐泽德夫曰：“虽后世医书，用消息字似有此三义。《千金方·少小婴孺方·小儿杂病第九》蒲黄汤方后云：‘消息视儿羸瘦，半之’，此‘消息’亦盖详审之义。又《论治病略例》曰：‘若初瘥，气力未甚平复者，但消息之；须服药者，当以平药和之’，此‘消息’则节度起居饮食而摄养之义。又《婴孺方·初生出腹第二》甘草汤方后云：‘如得吐，余药更不须与；若不得吐，可消息’；又芫花园方后有‘当以意消息与服之’之文，此‘消息’并是加减之义。”馨得此说，益足征愚说。其他儒书所用，亦义不一：《易》剥及丰彖传所谓消息，谓阴阳与时消长也。又《参同契》注及邵子《皇极经世书》“一岁之间，自子至巳为息，自午至亥为消”，此亦一义也。《晋书·陆机传》曰：“汝能赍书取消息否？”此“消息”，《广韵》等书所谓音信是也。学者随处求义可也。

【补正】消息，作加减进退解甚是。丹波元简《医剩》载《伤寒直格》云：“消息，谓损益多少也。”锦城大田公干（元贞）尝谓云：“《公羊·昭公十九年》曰：‘乐正子春之视疾也，复加一饭，则脱然愈，损一饭，则脱然愈；复加一衣，则脱然愈，损一衣，则脱然愈。’何休注：‘脱然，疾除貌也，言消息得其节。’《伤寒论》消息二字得之，而义自明。”此亦可为“消息”作加减进一解。

当今居世之士

【原文】谨案：当训抵，非是。“当”、“方”音近而字通，当今与方今同义。《字典》曰：“方，今也”；《诗·秦风》曰：“方何为期？”郑笺云：“方今以何时为还期？”据此，“方今”为同义连用之文，与“即今”同例。《尔雅·释诂》曰：“即，今也。”古者“当”“如”互训，“如”又训“而”

训“乃”（并见王引之《经传释词》），故有“如今”“而今”“乃今”之文。“如”通作“假”，故有“假今”之语（假今字，见《荀子·非十二子》及《疆国篇》），并为同义连用之文。

【补正】伊藤氏谓“当今”“方今”“如今”“乃今”“即今”“假今”皆同义，是也；而训“方”为“今”则非是。此七个词皆非同义连用，“当今”是正当今日之意，“方今”等六个词皆同。郑笺解“方何为朝”之方字为“方今”，是增字作解。（俞樾训方为始，是正确的）“即”训“今”见于孙炎《尔雅·释诂》注，并非《尔雅》原文。总之，古人没有谓“今”曰“当”“方”“如”“而”“乃”“假”者。

又《孟子，公孙丑》篇：“当在宋也”，裴学海《古书虚字集释》云：“当，犹方也。”

伤寒十居其七

【原文】居字诸注阙解。馨谨案：“居”，当训“当”也，《礼记·王制》曰：“其有中士下士者，数各‘居’其上之三分”，郑注云，“居犹当也”，是也。如《论语·颜渊》篇：子张问政，子曰，“‘居’之无倦”，《孟子·公孙丑》篇：“夫圣孔子不‘居’”之“居”，亦皆“当”字义。

【补正】“居”即今言“占据”之“据”（占与据同义）。《广雅》：“居，据也”；《释名》：“据，居也”；《晋语》：“今不据其安”，韦注，训据为居。按“据其安”之据，即居安思危之居。伊藤氏训“居”为“当”，意义转不明显。

又按：“居”，有“则”字之义。《战国策·齐策》：“二公以是为名，居足矣”，释此居字亦合。

将息

【原文】一医始访馨，谈医经曰：“论中将息字，注者释行止，是不合字义耳，凡言将息者，皆谓摄养也。”引《千金》、《外台》及王献之语、王建诗、白居易句，烦举数征，喋喋辨之。馨心谓，此医自夸博引，不知其非，不直则道不见，请设一论以解其惑。乃言曰：“止，于其书、其义蹇者，虽征多亦奚以为。将训养，见《大雅·桑柔》、《诗·毛传》，息训生，见诸书，则将息之为摄养，儿童尚识之。然古人用字不必一定，撰者随心而转义者，不暇枚举。诸书所用悉一义，而一书独异其义者，其例亦不尠。今子有摄养之言，因以养生字论之。养生字，庄周《养生主》、嵇康《养生论》，其他之书所用，亦皆限于摄养一义。独至《越语》曰："美恶皆成以养生"，则为天地成万物以长育民生之义。其意不同。若执摄养一义以解《越语》，则不免守株、刻舟之笑已矣。此书"将息"字训"行止"，实不刊之定说也。何者？若"余如桂枝汤法将息及禁忌"，禁忌是桂枝法中之事，则将息亦为其法中之事可知矣。然而桂枝汤后独载禁忌而不言摄养，至桂枝加葛根汤后始有将息之文，其理殆塞，然则将息之非摄养无辨而可知。古人之文，自有详略。详言则曰"余如桂枝法将息及禁忌"。将者，指"若不汗，更服，依前法，又不汗，后服小促其间，半日许令三服尽"，及"病证犹在者，更作服，若汗不出，乃服至二三剂"。息者，指"若一服汗出病瘥，停后服，不必尽剂"。略言则但曰"余如桂枝法"，而将息禁忌亦该其中耳。发汗尤重将息，将不足则病不愈，过则生异变，息亦然，过则病不愈，不及则致危难。此治术之尤重者，故特举将息之文，如麻黄汤方后，虽略禁忌，独举将息戒之，其义可见。一医曰："子所论，辨则辨矣，然余未肯服。何者？古人用药，或曰行，或曰施，或曰与，其名虽不一，未见言将者也，是余之所以未信也。"馨曰：足下不知目睫之事，强立异见，妄非先哲，甚可恶矣。学士之成说，各有所见，不能必使人人从己说。然至有或失诸目睫，或意义彼此相塞，则说者之罪也。用药曰"将"者，固往圣古言。《灵枢·终始篇》曰：'补阳则阴竭，泻阴则阳脱，如是者，可'将'以甘药，不可饮以至剂。'此将字何如？岂非子失诸目睫耶。其人怃然为间曰："命余矣。"

【补正】伊藤氏以"将息"训"行止"，求深反晦。"将"作"养"，"将息"即将养、保养之义，释为"摄养"不错。《广韵》："将，养也"，《诗·小雅·四牡》："王事靡盐，不遑将父"，《传》："将，养也"，可证。"息"有休息、生息之意。如《周礼·春官》"以息老物"，注："休息之也"；《周礼·地官》"以保息六养万民"；《礼·月令》注："阳生为息"，皆是。"将息"犹说"养息"。王建诗"千万求方好将息"，司马光《与侄帖》"时热且各自将息"，皆取其意。"如桂枝法将息"，是指欲发汗而又不可太过，以得汗停后服为佳。是以桂枝汤方后详注服法，并"周时观之"。若禁忌则指禁生冷、黏滑、肉面、五辛、酒酪、臭恶等物。二者不同，故将息与禁忌并称。

又按，"可将以甘药，不可饮以至剂。"之"将"字训"饮"。《书·酒诰》"德将无醉"，即以德饮酒而勿醉也。盖"将"训"行"，其引申义则为"饮"。

酪字说

【原文】一医喜立奇说，一日与馨相见，乃语曰："桂枝汤方后所谓酪者，非乳酪也，乳酪是胡貉之食，古者中国之人所不食（《通鉴·汉文帝纪》曰："得汉食物皆去之，以示不如湩酪之便美也。"胡三省注曰："湩，竹用翻，又都奉翻，乳汁也。酪，卢各翻，以乳为之。是酪者，胡貉之食，古者中国之人所不食也），此是谓醋浆也，醋性酸收冷寒，故禁食之。《礼记》所谓醴酪、盐酪，皆指醋浆，与此同矣。"馨笑曰：张书十六卷，今所现传，仅不过纸本二册而已，然足下唯览《伤寒论》一部，未读《金匮》乎？就《金匮》考之，盖酪有二，一是"醋酪"一是"乳酪"。且《世说》载陆机于王文仲家饮羊酪事，陆机晋人，去仲景世未久远，则当时虽中国人，岂可决无食也？《禽兽鱼虫禁忌》篇曰："羊肉不可共生鱼酪食之"；《果实菜谷禁忌》篇曰："白苣不可共酪同食，作䘌虫。"二酪者，虽不知何酪，同篇所谓"杏酪不熟伤人"者，明明是醋酪也，谓杏子酸醋不甘熟也。《禽兽鱼虫禁忌》篇又曰，"食生肉饱，饮乳，变成白虫"（原注云，一作血蛊），此是岂止曰小儿乳哺哉？白虫，盖《素问》所谓白蛊也，《玉机真脏论》曰："少腹热而痛，出白，一名曰蛊"，是也。是岂小儿之病哉？然则乳即乳酪也。古人酪亦单称乳，《素问·方宜论》曰："其民乐野处而乳食"是也。若果如子所说以酪专为醋浆，则《果实菜谷禁忌》篇有"醋和酪食之，令人血瘕"之文，是为以醋合醋乎？不通殊甚。

【补正】酪有醋酪、乳酪二种。《礼记·杂记》盐醋注："酢截"，《家语·问礼》醴酪注："浆酢"，此皆醋酪也。《说文》："醋，乳浆也"；《玉篇》："酪，浆也，乳汁作"；《释名》："酪，泽也，乳作汁，使人肥泽也"，此皆乳酪也。《汉书·百官公卿表》："今梁州亦名马乳为马酪"，《六书故》："北方以马乳为酪"；《世说》"陆机饮羊酪"，潘岳《闲居赋》"牧羊酤酪"。是乳又有马乳羊乳之分。《前汉书·食货志》："又分遣大夫谒者，教民煮木为酪"，如淳注："作杏酪之属也。"汉以前只有醋酪，汉以后有乳酪又有杏酪。然曰盐酪，曰醴酪，曰杏酪，分别言之；其专言酪者，皆乳酪也。今以《金匮》考之，《禽兽鱼虫禁忌》篇："羊肉不可共生鱼酪食之"，又"食生肉饱，饮乳，变成白虫。"饮乳，则乳未成酪；食酪，则乳已成酪，饮、食对举，其义可互证也。而《果实菜谷禁忌》篇言酪者三，一则"白苣不可共酪同食，作䘌虫"，一则"醋合酪食之，令人血瘕"，二

酪皆乳酪；一则“杏酪不熟，伤人”，即《前汉书·食货志》注之所谓“杏酪”。

作、与、属、用、以五字皆同义

【原文】《太阳病上篇》曰：“喘家作桂枝汤，加厚朴杏子佳。”馨谨案：古人制药谓之“作”，然此恐非此条意，此当训“用”也。论中“作”字为“用”字意者甚多，古今注家见不及此者，何也？请举其征。同篇曰：“咽中干，烦躁吐逆者，作甘草干姜汤与之，以复其阳；若厥愈足温者，更作芍药甘草汤与之”，此二“作”字亦皆“用”字意。“用”“以”同义，“以柴胡加芒硝汤主之”（《太阳病中篇》），“医以理中汤与之”（《太阳病下篇》），“用后方主之”（《金匮·百合病篇》），“当以温经汤主之”（《妇人杂病篇》），文例与此一律。然注家谓甘草干姜汤、芍药甘草汤二方，俱仲景所始制，故各置“作”字，以分桂枝之古方也，此望文生义，可捧腹矣。《辨脉法》曰：“凡作汤药，不可避晨夜”；柴胡加芒硝汤后云，“分温再服，不解更作”；《金匮》芎归胶艾汤方后曰：“日三服，不差更作。”此数“作”字，亦皆“用”字意也。《左传·成公八年》曰：“《诗》云，恺悌君子，遐不作人”，杜注云：“作，用也”；《礼记·郊特牲》曰：“卜郊受命于祖宫，作龟于弥宫”，陈澔注云：“作犹用也”，是作训用之明征也。“与”亦训“用”，又训“以”（与训以，征见王氏《经传释词》），故又有“与五苓散主之”（《太阳病中篇》）、“与小柴胡汤主之”（同篇）、“与桂枝汤主之”（《金匮·奔豚气病篇》）之文。宋版此“与”字皆删去，盖宋儒之浅见也。《吕氏春秋·贵直览》曰：“王胡不能‘与’野士乎？”高注云：“与犹用也”，是也。“属”亦训“与”，因又有“属当归四逆汤主之”（《辨不可下脉证篇》）之语，此“属”亦以字意。《战国策·燕王哙策》曰：“燕王因举国属子之”，鲍注：“属犹付与也”；《国语·越语》曰：“请委管钥属国家，以身随之”，此属亦付与意，故韦注云：“属，付也”，是也。然则作、与、属、用、以五字皆同义。古人用字奇变，往往如此，不可不知。

【补正】按“与”为“作”字之义，《公羊传·襄公二十七年》：“夫负羁絷，执斧锧，从君东西南北，则是臣仆庶孽之事也；若夫约言为信，则非臣仆庶孽之所敢与也”，与犹以也。《礼记·檀弓》篇：“殷人殡于两楹之间，则与宾主夹之也。”与，以也，见《广雅》（引见《经传释词》）。“与”犹“用”也。《诗·采苓》篇：“苟亦无与”，《毛传》曰：“无与，无用也”，“用”犹“与”也。《孟子·公孙丑》篇：“王犹足用为善”，“用”，“以”也。《孟子·万章》篇：“用下敬上”，《易·谦卦》上六：“可用行师”（以上均见《古书虚字集释》）可征。

极虚字有两义

【原文】谨案：张书所用极虚字，盖有二义。一是穷极虚耗，如《厥阴病篇》大吐大下之极虚是也。一是但及虚之谓也，《金匮·水气病篇》曰：“其人不渴，汗出即愈，此为风水，恶寒者，此为极虚，发汗得之”是也。《太阳病中篇》曰：“先此时自（自读为而。《左传·昭公十三年》曰：‘使五人齐而长入拜’，此而是自字意，故杜氏以从释而，然则自亦宜释而也）极吐下者，与调胃承气汤，若不尔者，不可与。但欲呕，胸中痛，微溏者，此非柴胡证，以呕，故知极吐下也。”此二极字，亦但及字意，非穷极意。《素问·缪刺论》曰：“此邪之从皮毛而入，极于五脏之次也”，此极亦同。《国语·鲁语》曰：“齐朝驾则夕极于鲁”，此极即及字意。

【补正】按《太阳病中篇》之“先此时自极吐下者”之“极”字，应作“屡”字解。“极”，或作“亟”，去吏切。《书·大诰》篇：“予何其‘极’卜”，是也。《金匮·水气病篇》“此为极虚”之“极”字亦同，因风水自虚，又发其汗，是屡虚也。此“极”字，固不同于《素问》“极于五脏之次也”之“极”，亦不同于《国语》“齐朝驾则夕极于鲁”之“极”。

又按：“自”训而，非是，当训“若”，见《经传释词》，与“若不尔者”之“若”字为互文。

里急

【原文】《太阳病中篇》曰：“小便少者，必苦里急。”注者曰：“里急，谓腹内拘急也。”馨谨按：里急字有两义，本皆略语，而“里”非泛指腹内也。张书所谓里急，盖皆少腹里急之略语也。少腹里急字，见本经《阴阳易病篇》及《金匮·妇人杂病篇》。《素问》所谓里急，则两胁里急之略语也。两胁里急字，见《至真要大论》（《至真要大论》曰：心痛支满，两胁里急，饮食不下）。同篇曰：“厥阴之腹，少腹坚满，里急暴痛”，此里急是两胁里急之略语。何者？此条上文既有少腹字，则里之不为少腹可知，而非泛指腹内亦明也。故王注云：“里，腹胁之内也。”此是厥阴肝病，是以两胁里急也。又《骨空论》曰：“冲脉为病，逆气里急。”王注云："以冲脉夹脐而上，并少阴之经，上至胸中。故冲脉为病，则逆气里急也。"然则此里急亦两胁里急之略语也。谓腹内拘急曰里急者，盖后世之转义也（如《外台》虚劳里急篇是也）。注家无辨之者，故今论于此矣。

【补正】或者云，《素问》所言里急，皆指两胁；《伤寒论》所言里急，皆指少腹。《至真要大论》："心痛支满，两胁里急。"心与两胁里言其部位，痛支满与急言其形象，"两胁里"非"心"，明也。"厥阴之腹，少腹坚满里急"，少腹与里言其部位，坚满与急言其形象。王注："里，腹胁之内，犹言腹上胁下。"盖心痛而里急，自上而下，故里急必属两胁，否则混于少腹。少腹坚满而里急，自下而上，故但言里急，不必赘两胁说。既言少腹，自不致混认为两胁。且厥阴肝病，肝脉循两胁，则言厥阴病里急，不言两胁，已知为两胁也。《伤寒》、《金匮》所言里急，皆指腹内。玩文义已知世变也。少腹里急，见于《伤寒·阴阳易病篇》、《金匮·妇人杂病篇》。而《伤寒论》太阳病等篇"小便少者，必苦里急"，因小便少而里急，则里急亦指少腹也。至《外台》虚劳里急篇，而其义备矣。

若字义

【原文】《太阳病上篇》曰："太阳病三日，已发汗，若吐，若下，若温针，仍不解者，此为坏病，桂枝不中与也。观其脉证，知犯何逆，随证治之。"注家三"若"字皆为"或"字意。馨谨案：此三"若"字，皆当训"且"，且犹又也，与"凡病，若发汗，若吐，若下，若亡津液"，同文异义，不可混说。古人用字，变化无极，如"凡病，若发汗，若吐，若下，若亡津液"，仅数句之间，用四若字，上三若字，是"或"字意，下一若字，是"而"字意（若训而，见顾懽《老子》注。《辨脉法》曰："此以曾经发汗，若吐，若下，若亡血，以内无津液"，此若亡血之若，亦"而"字意也。亡血者，阴阳并亡之别称。说见下）。"因汗、吐、下而亡津液也，作甘草干姜汤与之，以复其阳；若厥愈足温者，更作芍药甘草汤与之，其脚即伸；若胃气不合，谵语者，少与调胃承气汤。"此条用二若字，上若字即"而"字意，下若字是"或"字意也。《灵枢·小针解》曰："为虚与实，若得若失者，言补者佖然若有得也，泻则怳然若有失也。"此亦用四"若"字，上二若字为"或"字意，下二若字即"而"字意也。其变化无极，可以见矣。此条盖论拘泥日期而误治者之救法也。发汗、吐下、温针，非因所施前后而次第之也，但从文便而已。《少阳病篇》论坏病曰吐下、发汗、温针，而次序不一，则从文便可见。此是仅三日间而至四误治者，徒拘泥日期。一日是巨阳，因发汗且温针。二日是阳明，因下之。三日是少阳，因吐之。少阳为邪高病，小柴胡汤条云“邪高痛下”是也。《素问·阴阳应象大论》曰：“其高者，因而越之”，越之者，言吐之也（成无己注瓜蒂散方条云：其高者越之，越之为吐可以见）。当时凡医读《素问》囫囵吞枣，遂失其意，使少阳吐也，故《少阳病篇》戒其不可吐下也。若旧解三若字为或字意，则一误治而为坏病也，恐无此理矣。若一误治而致他病者谓之坏病，则痞病结胸，亦可称坏病乎？不通殊甚。且《少阳病篇》但曰：“若已吐下、发汗、温针，谵语，柴胡证罢。”此为坏病，而无若字，则四误治并施甚明也。《尚书·金縢》篇：“予仁若考”，《史记·鲁世家》引作“予仁且巧”，是司马迁释若为且，读考为巧也（王氏《释词》解“仁且巧”为“仁而巧”，误也。且，犹又也。“仁且巧”与孟子所谓“仁且智”同文例）。若、且同义可以征焉。犯，犹败也，害也。虽四误治并施，因其人之体质未必悉害甚，是以四误治中为何逆甚所败而为坏病乎？先审其脉证，随其害之甚者而治疗之，以救其逆也。《国语·周语》曰：“水火之所犯”，韦注云：“犯，害也。”《楚语》曰：“若防大川焉，溃而所犯必大矣。”韦注云：“犯，败也”，是也。

【补正】按“若”字有时解作“且”字及“而”字，循文绎义，较全解作“或”字为长。但“若”字之训“且”者，不如训作“亦”字更文从字顺。“若”与“亦”为鱼部叠韵字。《吕氏春秋·知度》篇：“舜禹犹若困，而况俗主乎？”《说苑·尊贤》篇：“若作亦”，是“若”“亦”通用（见《古书虚字集释》）。

将字义

【原文】《阳明病篇》曰：“虽得之一日，恶寒将自罢。”馨谨案：“将”宜读为“当”。王引之《经传释词》载当训将之例，而缺将训当之例，故今详之，以示初学。《左传·隐公三年》曰：“君人者，将祸是务去，而速之，无乃不可乎？”《左传·僖公五年》曰：“神所凭依，将在德矣，若晋取虞，而明德以荐馨香，神其吐之乎？”《左传·成公八年》曰：“霸王将德是以，而二三之，其何以长有诸侯乎？”又《左传·成公十六年》曰：“将慎其细也，今而明之，其可乎”《左传·宣公四年》曰：“若将亡之，则亦皆亡，去疾何为？”《左传·襄公二十一年》曰：“子为司寇，将盗是务去，若之何不能？”又曰：“犹将十世宥之，以劝能者，今壹不免其身，以弃社稷，不亦惑乎？”又《左传·襄公二十七年》曰：“虽曰不可，必将

许之；弗许，楚将许之。”此传上“将”字，是“当”字意。又《左传·襄公三十年》曰：“王子相楚国，将善是封殖，而虐之，是祸国也。”《左传·昭公五年》曰：“礼之本末，将于此乎在，而屑屑焉，习仪以亟言善于礼，不亦远乎？”又《左传·昭公九年》曰：“汝为君耳，将司聪也；汝为君目，将司明也。”又《左传·昭公二十四年》曰：“若吉获戾，子将行之，何有于诸游。”又《左传·昭公二十八年》曰：“祁盈之臣曰，钧将皆死，慭使吾君闻胜与臧之死也，以为快。”《左传·定公八年》曰：“将归乐祁，士鞅曰，三年止之，无故而归之，宋必叛晋。”《国语》曰：“将民之与处，而离之，将灾是备御，而召之，则何以经国？”此数“将”字，皆为“当”字意。《孟子》曰：“将使卑逾尊，疏逾戚”之“将”亦同。“举而不能先，慢也”，然则此“将”亦宜读为“当”也。他可类推。

【补正】例举过繁，涉獭祭鱼之嫌，且又臆想，乏古义可援者。所引《左传·襄公二十一年》曰：“犹将十世宥之”之“将”训“当”，《词诠》亦引之。《左传·僖公五年》曰：“神所凭依，将在德矣”之“将”，《古书虚字集释》作训“唯”为是。《孟子》：“将使卑逾尊，疏逾戚”之“将”，应训“则”，因“将”“则”是一声之转。

承气汤名义

【原文】成无己解“承气”字曰：“承，顺也，正气得顺舒。”馨谨案：此说恐非。承，犹《周易·否》六三包承之承也，气者指邪气，凡名承气汤者，皆“包承邪气于燥屎中而下之”之称也。《太阳病上篇》：“若胃气不和谵语者，少与调胃承气汤。若重发汗复加烧针者，四逆汤主之。”此条不言燥屎及手足逆冷者，举承气则因其汤名而知燥屎，举四逆亦因其汤名而知四肢逆冷，故俱略而不言其证也，其义可以见。

【补正】按成注以承气为顺气，为正气得顺舒，是言药后效果；伊藤氏以承气为包承邪气于燥屎中，是言方剂功能。山田正珍赞同成说，谓成无己所解甚是，后世诸家亦皆遵奉之，无敢间言者。但伊藤氏解“承”为包承之承，却甚是。“承”与“容”同义。《书·洛诰》：“承保乃文祖受命民”，《易·临卦象传》曰：“容保民无疆”，是“承”“容”通。且其说在命名上实寓其至意，如诸家解伤寒“医以丸药下之，此非其治也”，有涉及承气之处，多合符伊藤之说。如陆懋修曰：“《伤寒论》中，一则曰‘医以丸药下之’，再则曰‘医以丸药大下之’。”刘河间曰：“古所称伤寒热病，用银粉巴豆下之。”许学士曰：“丸药是巴豆小丸子，强迫溏粪而下。”

王朴庄公亦曰："如深师决豉丸之类，皆用甘遂巴豆等药，所谓大下也，大黄之治伤寒，则误下之弊少也。"山田氏曰："医以丸药迅下之，非其治也，迅下则水虽去而燥屎不去，故凡内有燥屎而发身热者，非汤药下之则不解。"汤本求真曰："凡热性病之下剂，非为欲得便通而已，欲以驱逐热毒也，故宜用富有消炎性之寒药，如大黄芒硝配合之汤剂，最为合宜。若用富有刺激性之热药，如巴豆等配合之丸剂，极不相宜。"陆渊雷曰："吸鸦片人十日半月不大便，燥屎大如拳磊磊应手者为常事，从未见重笃脑症、谵语不识人、循衣摸床、直视睛不和如大承气汤证者。是知大承气汤证之燥屎，必有剧毒之质，非热邪与诱导法所能说明者已。今研索之，当是病中营特殊代谢所生之代谢废料，亦有若干种病原菌与大便俱排泄者。如伤寒、副伤寒，虽痊愈后，粪便中犹日久可得病菌是也。"据以上诸说，谓承气为包承邪气于燥屎之中，顾名思义，实有指导临床之作用。

者字用法

【原文】馨尝与铃木秀庵会读《伤寒论》，及"伤寒阳脉涩，阴脉弦，法当腹中急痛者，先与小建中汤"之条。馨谓："者"字不通，宜从宋板削去。秀庵曰："宋人昧古训，妄加改窜，失经旨者甚饶，则似难遽信从，况古经之文，虽只言半句，不可苟补削，宜潜考反复而求其义也。"馨亦尝疑宋版校正，似是反非者多矣，是以从其言，缅然长思，然不能得其意。秀庵顿尔领解曰："盖此文'急痛'二字，叠看之文也，犹言法当腹中急痛，急痛者，先与小建中汤也。"馨曰："子说似是矣，然未见其文例，则不肯从焉。"后读《金匮》百合滑石散方后曰："右为散，饮服方寸匕，日三服，当微利者，止服。"此文是明明叠看"微利"字之法也，故《千金方》载之叠利字，可征。然则秀庵所见得古人之真矣。顷记此说赠秀庵，秀庵又添其例数条报于馨。《阳明病篇》曰："脉弦者生，涩者死，微者但发热谵语者，大承气汤主之。"此是"谵语"字宜叠看也。又曰："如其不下者，病人不恶寒而渴者，此转属阳明也。"此是"渴"字宜叠看也。《霍乱病》篇曰："下利后当便硬，硬则不能食者，愈。"此是"能食"字宜叠看也。馨得此数征，极知宋儒之妄耳。

【补正】按伊藤氏对此条所言之叠字，即"以一字作两读例"，见俞樾《古书疑义举例》之例。唯"如其不下者，病人不恶寒而渴者，此转属阳明也"条，伊藤谓当叠"渴"字，不妥。因叠"渴"字，则"此转属阳明也"之"此"字，于义不可通。

居然

【原文】或问曰："《伤寒例》有'唯明者居然能护其本'之文，此'居然'字无明释，其说何如?"馨答曰：居然字昉见《大雅·生民诗》，然《毛传》无解，郑笺似以默然释之，考之他书，意义恐不通。朱传以徒然解之，亦不稳。私案："居然"盖与"自然"同义。《大雅》曰"居然生子"。姜嫄践大人迹而娠孕生子，不由人事，故曰"居然生子"也，此即自然意也。《史记·秦始皇帝纪》曰："岂世世贤哉？其势居然也。"《三都赋》曰："能居然而辨八方。"《世说》袁彦伯条曰："居然有万里之势。"其义可以见。他见《韩非子》、《贾谊新书》等，宜参考矣。

【补正】按"居然"有自然、安然、使然各义，解作自然，文通理顺，但所举论据不确。如《诗·大雅》"居然生子"之居然，似宜解作"安然"为稳，言居处怡然，无病而生子也。伊藤氏解《秦始皇纪》"其势居然也"之居然为自然及断句，皆误。"势居"犹今人言"地位"，"然"字作"如此"解。《逸周书·周祝》："势居小者，不能为大"；《淮南子·原道》："故橘柚之江北，则化为枳，鸲鹆不过济，貈渡汶而死，形性不可易，势居不可移也"；《盐铁论·通有》："富在术数，不在劳身，利在势居，不在力耕也"，皆可见。

剂颈而还

【原文】丹波元简曰："剂颈而还无明解"（《太阳病篇》："但头汗出，剂颈而还"）。按：剂，剂限之义；而还，犹谓以还，言剂限颈以还而头汗出也。《脉经》有"剂腰而还"之文。又尸子云："莒国有名蕉原者，广寻长五十步，临有仞之谿，莒国莫敢近也。有以勇见莒子者，独却行剂踵焉。此所以服莒国也。"剂颈、剂腰、剂踵，皆限剂之义耳。

【补正】"而"训"以"，见《经传释词》引《墨子·尚贤》篇："上可而利天"。《荀子·成相》篇："子胥进谏不听，到而独鹿，弃之江。"二"而"字，均犹"以"也。

《金匮要略·水气病脉证并治第十四》讲义

水气就是水肿。这篇所论的脉证词义奥衍，很难解读。以前的各注家多有删节或篡改的。我们现在顺文解释，不敢擅改经文，或是或非，留待将来研究。至于这篇的精华所在，还是各方的证候及用法。

师曰："病有风水，有皮水，有正水，有石水，有黄汗。风水，其脉自浮，外证骨节疼痛，恶风。皮水，其脉亦浮，外证胕肿，按之没指，不恶风，其腹如鼓，不渴，当发其汗。正水其脉沉迟，外证自喘。石水其脉自沉，外证腹满，不喘。黄汗其脉沉迟，身发热胸满，四肢头面肿，久不愈，必致痈脓。"

【音义】

胕肿：胕音符，作浮解。《素问·水热穴论》："上下溢于皮肤，故为胕肿。胕肿者，聚水而生病也。"

【解说】

这条是统言五水的脉证。风水得之内有水气，外感风邪，"风伤皮毛，湿留关节"，所以脉浮、恶风而骨节疼痛。皮水是水行皮中，内和肺气，所以它的脉也浮；不兼风，所以不恶风；胕肿、腹如鼓、按之没指。因为病在皮肤，没有到内脏，所以外虽形成了鼓胀，而内并没有满喘。因水湿所得，所以不渴。水既在表，故当用汗法解除它，所以说"当发其汗"。正水是肾脏之水自盛的病，它的病在上。石水是水蓄聚而不能行动的，它的病在下。正水是乘阳之虚而侵及上焦，所以脉沉迟而喘。石水因阴之盛，而结在小腹，所以脉沉腹满而不喘。水既在里，都应当从下从温去消除它。黄汗汗出沾衣如柏汁，它的脉沉迟，是因脏内有寒饮，身发热，是因经外有伏热寒饮，所以胸满、四肢头面肿，伏热久不愈，所以必发痈脓。

风水和皮水相类，属表；正水和石水相类，属里。可是风水恶风，皮水不恶风，皮水外证胕肿，风水外证也应当胕肿，这里不提是省文。正水喘，石水也喘，可是正水是水在上的病，石水是水在下的病。黄汗的脉也沉迟，和正水、石水水邪在内一样，可是它所感受的湿邪在于皮毛，独盛于他证，所以身发热；热必上炎，所以胸满、头面肿；湿热猖獗妄行，所以四肢也肿；久久不愈，蕴热就酿成痈脓，这是必至之势；热逼于内出于外，湿郁热迫，汗出而黄，就汗出的颜色，说明湿热的病象，故名之为黄汗。其实黄汗是一种证候。

脉浮而洪，浮则为风，洪则为气。风气相搏，风强则为隐疹，身体为痒，痒为泄风，久为痂癞；气强则为水，难以俛仰。风气相击，身体洪肿，汗出乃愈。恶风则虚，此为风水。不恶风者，小便通利，上焦有寒，其口多涎，此为黄汗。

【音义】

隐疹：即瘾疹，为热邪客于皮肤，更遇风湿相搏而成。

泄风：风因搔痒而去，所以叫泄风，是癞的初期。

痂癞：癞即疠风之类，初起水泡，作痒成疮，破流脂水，奇痒彻骨，久则成片，延及遍身，如浴热汤。痂癞即结痂之癞，眉少发稀，身有干疮、腥臭。

俛仰：俛同俯。

【解说】

这条是鉴别风水和黄汗。风必兼水，水更多兼风。风为阳为火，水为阴为湿。风盛就干燥，水盛就沾濡，风水俱盛，就留著。风是天的气，气是人的气，这条所说的风气，都是指失和的风气。风气相搏，风强气就从风而浸淫肌体，所以为隐疹；气强风就从气而鼓涌水液，所以为水；风气并强，两相搏击而水液从之，就成风水。有风表即虚，有水表即实，“小便通利”三句，是证明黄汗病。

有说“不恶风者”五句为错简，应待研究。

寸口脉沉滑者，中有水气，面目肿大，有热，名曰风水。视人之目窠上微拥，如蚕新卧起状，其颈脉动，时时咳，按其手足上，陷而不起者，风水。

【解说】

这条虽然是论风水，而脉与首条不同，可是脉浮主表，寸也主表，寸口脉沉滑，是水犯于表，所以断为风水之证。面目肿大，是中有水气的证候，有热，是风郁于肌表。看患者目胞上微拥，像蚕的形态，像新卧起的状态，人迎脉搏动得很厉害，时时作咳，再按手足上凹陷不起，都是风水的证候。《灵枢·论疾诊尺》篇说："视人之目窠上微肿，如新卧起状，其颈脉动，时咳，按其手足上，窅而不起者，风水肤胀也"，是这条所根据的（据《内经》，蚕字疑衍文）。可是水胀篇又说："以手按其腹，随手而起，如裹水之状者，水也"，又不一样。因想腹中有病就容易产生气体，腹又有胆囊，所以按之多起；四肢气少，所以按之就凹陷不起（都需用一个手指去按）。总之，患浮肿病却是一样的。

太阳病，脉浮而紧，法当骨节疼痛，反不疼，身体反重而酸，其人不渴，汗出即愈，此为风水。恶寒者，此为极虚，发汗得之。渴而不恶寒者，此为皮水。身肿而冷，状如周痹，胸中窒不能食，反聚痛，暮躁不得眠，此为黄汗，痛在骨节。咳而喘，不渴者，此为脾胀，其状如肿，发汗即愈。然诸病此者，渴而下利，小便数者，皆不可发汗。

【音义】

周痹："风寒湿气客于分肉之间……真气不能周，故命曰周痹。"这病主血脉之中，上下游行，周身都疼。

脾胀：诸注家都以为当作"肺胀"。《灵枢·胀论》"肺胀者，虚满而喘咳"，本出肺痿篇："咳而上气，此为肺胀。"

数：音朔，频频的意思。

【解说】

这条应分为五节解释：首节说风水恶寒有表证。"法当骨节疼痛"，是指太阳本病说的。太阳病有寒就脉紧身疼，有湿就脉濡身重，有风就脉浮体酸，现在不是太阳本病，所以骨节不疼。身体反重而酸，是风入水中；其人不渴，是水行风外。风水相合，可排泄使之外出，所以汗出即愈。第二节说皮水渴而不恶寒，其他都同风水。风水可汗，知道皮水也可汗。风水、皮水都不言胕肿，是省文。第三节说黄汗的症状是"身肿而冷，状如周痹"，周痹是寒湿痹滞了皮表阳气；"胸中窒不能食"，是寒袭于外，而气窒于中；"反聚痛，暮躁不得眠"，是热为寒郁，寒甚于暮。寒湿外淫，流于关节，所以成黄汗的证候，而疼在骨节。第四节说"咳而喘不渴者"是肺胀。水寒伤肺，气攻于表，状如水肿病，实同于皮水，所以说"发汗即愈”。末节说以上这些病有不可发汗的。假如患者渴而下利，就不可“以水气病当汗”而一概发之。若不懂得这种戒律，会使患者亡津伤气。

总结这条，是在可汗不可汗。风水、皮水、肺胀都可汗，黄汗不可汗。若是渴、下利、小便数的，仍不可发汗。

在这条有人要问：前条说风水外证骨节疼，这里说骨节反不疼，前条说“皮水不渴”，这里说渴，这是什么缘故呢？答案是：风与水合所形成的病，流于关节的就骨节疼，浸淫于肌体的就身体酸重。因为所伤的部位不同，所以现证也不同。前条所说的皮水不渴，不是说皮水根本上不渴，而是说“腹如鼓而不渴”。若病正外盛，没有入里的时候，还可以发汗愈病。这里所说的是水气外留而属于肺，所以令人渴，并且是针对风水病的不渴而发。

里水者，一身面目黄肿，其脉沉，小便不利，故令病水。假如小便自利，此亡津液，故令渴也。越婢加术汤主之。

【解说】

里水是风水皮水渐及于里，是表里同病于水，脉沉是水邪溢于皮肤，脉为水隔，指下不可见，不与少阴病的脉沉同理。越婢加术汤，应当在“故令病水”之下，这与肠痈篇大黄牡丹皮汤同为倒装法。假如小便自利而不渴，就不是本方的证治了。

越婢汤是手太阴肺药，加术即为发表逐水之主剂，它的证候应当为浮肿自汗、小便不利、口渴。所以王叔和《脉经》注文说：“里水是皮水之误。”《外台》引《古今录验》曰：“皮水，越婢加术汤主之。”

趺阳脉当伏，今反紧，本自有寒疝瘕，腹中痛，医反下之，即胸满短气。

趺阳脉当伏，今反数，本自有热，消谷，小便数，今反不利，此欲作水。

【音义】

趺阳：趺同跗，趺阳在足跗上，平脉贵沉实，不贵浮露。

疝瘕：《素问》：聚气而痛，少腹烦冤作痛，出白烦热者，曰疝瘕。喻昌说是石水之类。

数：音朔，下“小便数“同。

消谷：即过度消食。

【解说】

这两条是说明人有宿疾并发水病。趺阳脉出于阴部，应当伏，“今反紧”，因为腹中宿有寒疾的缘故。寒即应当温，医反下之，阳气重伤，即胸满短气了。趺阳脉当伏，今反数，是因为胃中有热的缘故，热即应当消谷而小便数，今反不利，即水液一天一天地积蓄下去，要作水病了。“此欲作水”句是顶着二条说的。

寸口脉浮而迟，浮脉则热，迟脉则潜，热潜相搏，名曰沉。趺阳脉浮而数，浮脉即热，数脉即止，热止相搏，名曰伏。沉伏相搏，名曰水。沉则络脉虚，伏则小便难，虚难相搏，水走皮间，即为水矣。

【解说】

《金鉴》说这条文意不属，不作解释。现在我们仍引尤怡所注解如下：“热而潜则热有内伏之势，而无外发之机矣，故曰沉。热而止则热有留滞之象而无逆行之道矣，故曰伏。热留于内而不行，则水气因之而蓄，故曰浮沉相搏，名曰水。热留于内，则气不外行而络脉虚；热止于中，则阳不下化而小便难。以不化之水而当不行之气，则唯有浸淫无谷而已，故曰虚难相搏，水走皮间，即为水矣。此亦所谓阴气伤者，水为热蓄，不下者也。”

寸口脉弦而紧，弦则卫气不行，即恶寒，水不沾流，走于肠间。

少阴脉紧而沉，紧则为痛，沉则为水，小便即难。

【解说】

这两条《金鉴》也不释，暂取尤怡解释之。尤怡说：“此二条并阳衰阴盛之证，而寸口则主卫气，少阴则主肾阳。主卫气者，寒从外得而阳气被抑；主肾阳者，寒自内生而气化不速，亦即所谓阳气竭者，水与寒积而不行者也。”

脉得诸沉，当责有水，身体肿重。水病脉出者死。

【解说】

这条是说水病形成后不治之脉证。沉脉不独是水，“身体肿重”而脉得诸沉者，当责有水，是倒装句法。水病脉出是真气反出邪气之上，根本已离而病独盛，所以断定为死。出和浮不同，浮是盛于上而弱于下，出即以上有而下绝无。《伤寒论》少阴篇有“服汤，脉暴出者死，微续者生”，“出”也是这个意思。

夫水病人，目下有卧蚕，面目鲜泽，脉伏，其人消渴。病水腹大，小便不利，其脉沉绝者，有水，可下之。

【音义】

消渴：所饮之水，徒皆消尽，而渴不为之止，愈饮愈渴，所以叫消渴。

【解说】

这条是为水病出一急治法，应当分两节读。“夫水病人”总提一句，以冒下文，至“其人消渴”作一顿。“目下有卧蚕”者，色黄晶莹臃肿，因与“如新卧起之状”者庞然虚肿不同。目的下胞为目窠，属脾，脾不运水，乃走空隙，所以凸起如卧蚕。“面目鲜泽”者，水气空明，透露在表面。“脉伏”即沉得很，这是征验他有水，再加上“其人消渴”（胃液外溢于皮肤肌肉，不溉喉舌，所以消渴），这是水病见于上的。再就水病见于下的说，“腹大，小便不利，其脉沉绝者”，如石投水，不知其所底止，这岂不是有水吗！这都是水已形成的现象，“可下之”，是总结上文，“可”字有商酌的意思，妙！腹水实者，才可从大便下之，如十枣汤、后世之舟车丸、疏凿饮子之类。

问曰：病下利后，渴饮水，小便不利，腹满因肿者，何也？答曰：此法当病水，若小便自利及汗出者，自当愈。

【解说】

这条是说，病小便不利的，有病水的可能性。下利后亡津液，所以口渴，想饮水以补充水分，假如小便不利，水就无从排泄，所以腹满，因而身肿，是为水肿之前驱症。假如小便自利，那水就能够从下部排出；汗出，水就能够从表皮排出。水有出路，虽然多饮，也不至于病水。这是教人以观察病人调节机能之健全与否为病愈与否的常识。

心水者，其身重而少气，不得卧，烦而躁，其人阴肿。

肝水者，其腹大，不能自转侧，胁下腹痛，时时津液微生，小便续通。

肺水者，其身肿，小便难，时时鸭溏。

脾水者，其腹大，四肢苦重，津液不生，但苦少气，小便难。

肾水者，其腹大，脐肿腰痛，不得溺，阴下湿如牛鼻上汗，其足逆冷，面反瘦。

【音义】

鸭溏：尤怡说："鸭溏，如鸭之后，水粪杂下也。"

【解说】

这五条历述五脏之水，说明治水不能强责取一脏，也不能专拘泥一法。心是阳脏而水困之，阳困以弱，所以身重，呼吸困难，常左卧或坐而不得卧，烦躁不安。阴肿，是水气下交于肾。肝水，腹大，是有腹水，胁是肝的部位，所以胁下小腹痛，"时时津液微生，小便续通"。肝喜冲逆而主疏泄，水液随之上下，依然是肝水的病理。肺为治节之官，与大肠相表里，外合皮毛，如今有水病，水即充满皮肤了。肺本"通调水道，下输膀胱"，现在既不通调水道，水不得从小便排出，反从大便与糟粕合成鸭溏形。脾主腹而气行四肢，脾受水气，就腹大四肢重。津气生于谷，谷气运于脾，现在脾湿不运，即津液不生而苦于少气。"小便难"是湿不行的缘故。腰与脐部是肾的领域，水在肾即腰痛、脐肿、腹大不得溺。"阴下湿如牛鼻上汗，其足逆冷"，都是湿寒独盛的象征。"面反瘦"，阴盛于下，即阳衰于上。

师曰：诸有水者，腰以下肿，当利小便；腰以上肿，当发汗乃愈。

【解说】

这条是通篇的枢纽，治水的大纲。"诸有水者"，统五水而言。治一切水病，应当知道表里上下分消的法则，因为肿之所致，即水之所至。腰以上肿，是水在外，应当发汗，《内经》所谓"开鬼门"（越婢、青龙等汤证）；腰以下肿，水在下，当利小便，《内经》所谓"洁净府"（五苓散、猪苓汤证）。这是结束以上五种水的总治法。

师曰：寸口脉沉而迟，沉则为水，迟则为寒，寒水相搏。趺阳脉伏，

水谷不化，脾气衰则鹜溏，胃气衰则身肿。少阳脉卑，少阴脉细，男子则小便不利，妇人则经水不通。经为血，血不利则为水，名曰血分。

【音义】

血分：《脉经》上说："经水前断后病水，名曰血分。"

【解说】

这条应分三段。上二段主气，属正水；下一段主血，属石水。通条论脉，总不出一沉字。寸口主卫，卫气不行，脉即沉迟，所以知是"寒水相搏"而水病成。趺阳是胃脉，胃阳不运，脉即伏，所以累及于脾。脾气衰，水谷不化，以致鹜溏。胃气衰即身肿，因胃主肌肉，胃衰水即不下行而旁溢。以上统归于阳虚而属气。石水其脉自沉，外证腹满不喘，水渍胞中，坚满如石，不上大腹，适在厥阴部位，即少腹疝瘕之类。少阳脉卑，即生气不荣；少阴脉细，即地道不通。"男子则小便不利，妇人则经水不通。"所以然的缘故，皆因"阳气不行，阴气乃结"，曰血分者，谓虽病于水，实乃出于血。

问曰：病者苦水，面目身体四肢皆肿，小便不利，脉之，不言水，反言胸中痛，气上冲咽，状如炙肉，当微咳喘，审如师言，其脉何类？师曰：寸口脉沉而紧，沉为水，紧为寒，沉紧相搏，结在关元。始时尚微，年盛不觉。阳衰之后，荣卫相干，阳损阴盛，结寒微动，肾气上冲，喉咽塞噎，胁下急痛。医以为留饮而大下之，气击不去，其病不除。后重吐之，胃家虚烦，咽燥欲饮水，小便不利，水谷不化，面目手足浮肿。又与葶苈圆下水，当时如小差，食饮过度，肿复如前，胸胁苦痛，象若奔豚，其水扬溢，则浮咳喘逆。当先攻击冲气，令止，乃治咳，咳止，其喘自差。先治新病，病当在后。

【音义】

关元：穴名，在脐下三寸。

【解说】

这条说水气先得、冲气后发之证。患水病的人，身面四肢俱肿，小便不利。他的水症很急，师持其脉诊察，不以水病措意，反说胸中疼痛，气上冲咽，状如炙肉，当微咳喘云云。闻者不明，问他的脉是什么样？师说："寸口脉沉紧，为水寒结在关元（关元盖指下焦部位）。水寒结在关元，谓为腹底骨盆腔内有积水。这种腹水，有终身不见症状，死后解剖才知道的。所以说"始时尚微，年盛不觉"。到中年之后，身体渐次衰微，荣卫流行不畅，阳损而阴盛，腹水上冲而动，因之有咽喉塞噎、胁下急痛之证，症状颇像奔豚，治法应当温下。因它是从小腹上冲，小腹是肾的领域，所以肾气上冲。这时病人还没有浮肿，医者以为是留饮，用十枣汤等大下之，冲击之气不去，疾患不除，后重吐之，更虚其胃，以生内烦，遂致咽燥欲饮水，小便不利，水谷不化，面目手足就浮肿了。医见他浮肿，又与葶苈圆下水，当时水乍去，好像小差，不久食饮过度，肿又像前，上冲如故，胸胁苦满，像若奔豚。水气既扬溢上冲，即浮咳喘逆。巢氏病源水肿候中说："肺得水而浮，则上气而咳嗽也。"这病是先有积水，继则冲逆，更因吐下，以致浮肿咳喘。是当先治冲气，冲气即低，再治咳，咳止，喘当自愈，最后才治疗腹水本病。原因在于，冲气咳逆等是新病，当先治，即首篇"先治其卒病，后乃治其痼疾"的意思。

风水脉浮，身重，汗出恶风者，防己黄芪汤主之。腹痛者加芍药。

【解说】

这是承上面风水，详申其证以明治法。风水的病是外风内水。脉浮恶风，是风；身重肿，是水。汗出表虚，所以用防己黄芪汤固表以散风水。若腹痛，加芍药以缓急。

防己黄芪汤方

防己一两　白术七钱半　黄芪一两一分，去芦　甘草半两炒

上锉麻豆大，每抄五钱匕，生姜四片，大枣一枚，水盏半，煎八分，去滓温服，良久再服。

【方解】

防己主通气行水，合黄芪更能补虚行水；芪伍术解肌散湿，助决渎之用。枣、草、术相合，补土胜湿；生姜辛以祛风，温以行水。重用防己之走而不守，领诸药行于周身上下内外，使气行而水亦行。腹痛是胃不和，加芍药。湿气篇："胃不和者加芍药。"

风水恶风，一身悉肿，脉浮不渴，续自汗出，无大热，越婢汤主之。

【解说】

这又承上条风水，互详其证（这条是风多水少之证）而变其治。风水之邪全在表而不在里，所以恶风、一身悉肿，脉浮不渴。初本无汗，身无大热，续自汗出，表并不虚，所以用越婢汤以发之。

越婢汤方

麻黄六两　石膏半斤　生姜三两　甘草二两　大枣十五枚擘

上五味，以水六升，先煮麻黄，去上沫，内诸药，煮取三升，分温三服。恶风者，加附子一枚炮。风水，加术四两。

【方解】

方中重用石膏，取其辛寒重镇，以柔制刚，不使麻黄发汗太骤，风去而湿留，于以见配伍之妙。用大枣也是不欲其过散伤津。若恶风甚者，是表阳虚，加附子一枚壮其在表之阳，且用流走之烈性以治周身之水肿。加术治风水者，必风邪轻而水气重，但治其表，不足以行水，加术以祛湿行水。

皮水为病，四肢肿，水气在皮肤中，四肢聂聂动者，防己茯苓汤主之。

【音义】

聂聂：木摇落貌，动的意思。

【解说】

这条为皮水证出其方治。皮里的水气，浸淫四末而壅遏卫气，气水相逐，则四肢聂聂动。四肢聂聂动为防己茯苓汤之主证。

防己茯苓汤方

防己三两　黄芪三两　桂枝三两　茯苓六两　甘草二两

上五味，以水六升，煮取二升，分温三服。

【方解】

防己、茯苓善驱水气；桂枝得茯苓则不发表而反行水，渗周身之湿，且合黄芪、甘草助表气，以增防己、茯苓的力量。

里水，越婢加术汤主之，甘草麻黄汤亦主之。

【解说】

这条为里水出其方治。表实无汗，有热的就当用越婢加术汤，无热的就当用甘草麻黄汤发其汗，使水从外去。

越婢加术汤方

越婢汤见上，于内加白术四两。

甘草麻黄汤方

甘草二两　麻黄四两

上二味，以水五升，先煮麻黄，去上沫，内甘草，煮取三升，温服一升，重覆汗出，不汗再服，慎风寒。

【方解】

麻黄由里透外，甘草以内助脾气，麻黄以外行水气。

水之为病，其脉沉小，属少阴。浮者为风，无水虚胀者为气。水，发其汗即已。脉沉者，宜麻黄附子汤；浮者，宜杏子汤。

【解说】

这条盖言正水之治法。脉沉小属少阴肾，兼风即脉浮，是正水兼有风的，不是另为风水，因为上文已为风水出越婢汤。以“虚胀者为气”，是陪衬句，说明虚胀是气病，不是水病。若病水，发其汗即已。脉沉者，宜麻黄附子汤；浮者，宜杏子汤。

麻黄附子汤方

麻黄三两　甘草二两　附子一枚炮

上三味，以水七升，先煮麻黄，去上沫，内诸药，煮取二升半，温服八分，日三服。

【方解】

附子能兴奋肾之排泄机能，增强心之搏动作用，再以麻黄亢进汗之排泄系统。发汗利水是双管齐下法，更佐甘草以温胃通脉。

药法：杂病阳症，各随其本证为治，为法至繁；一涉虚寒，即唯务温经复阳，其法转简。此方本温发少阴伤寒之剂，妙在即用甘草麻黄汤驱水，以附子复阳。

杏子汤方缺，有谓为麻杏薏甘汤的，于事实为近。

厥而皮水者，蒲灰散主之。方见消渴中。

【解说】

“厥而皮水者”，水邪外盛，隔其身中之阳，不行于四肢，这是厥之成于水的。去其水，厥自愈。

【方解】

蒲灰即蒲席烧灰，能去湿热，利小便。滑石能利小便，去湿热。曹颖甫以蒲灰、滑石和麻油涂身并饮服，有治验水肿案，见《金匮发微》。

问曰：黄汗之为病，身体肿，发热，汗出而渴，状如风水，汗沾衣，色正黄如柏汁，脉自沉，从何得之？师曰：以汗出入水中浴，水从汗孔入得之，宜芪芍桂酒汤主之。

【解说】

这条专论黄汗之证治。黄汗为病，和风水差不多，但风水是感外邪，所以脉浮而恶风；黄汗是因阳气不宣达，所以虽发热而脉自沉（自沉者，明本方之脉证本应如此，无所妨害），且不恶风。“汗沾衣，色正黄如柏汁”，是黄汗所独具的症状。因浴而得，是水寒遏郁汗液于肌肉，为热所蒸而成黄汗。

黄芪芍药桂枝苦酒汤方

黄芪五两　芍药三两　桂枝三两

上三味，以苦酒一升，水七升，相和，煮取三升，温服一升。当心烦，服至六七日乃解。若心烦不止者，以苦酒阻故也。一方以美酒醯代苦酒。

【方解】

黄芪、桂枝解肌邪以固卫气，芍药、苦酒止汗液以摄营气，营卫调和，其病自已。“苦酒阻”者，欲行而未得遽行，久积药力，才能自行，所以说“服至六七日乃解”。

黄汗之病，两胫自冷，假令发热，此属历节。食已汗出，又身常暮卧盗汗出者，此荣气也。若汗出已反发热者，久久其身必甲错。发热不止者，必生恶疮。若身重汗出已辄轻者，久久必身瞤，瞤即胸中痛。又从腰以上必汗出，下无汗，腰髋弛痛，如有物在皮中状，剧者不能食，身疼重，烦躁，小便不利，此为黄汗，桂枝加黄芪汤主之。

【音义】

盗汗：睡时出汗。《素问·经脉别论》：“寝汗出，憎风。”

甲错：如鳞甲之交错。

恶疮：疮之皮肤溃烂浸淫而无定名的。

瞤：如匀切，目外部掣动。

髋：音宽，髀上骨。

【解说】

这条当分为五节读。首两句称黄汗之证。黄汗属湿，湿流关节，所以两胫冷。下两句为一节。假令两胫热，则属历节。若“食已汗出”，为卫气外泄；暮而盗汗，为荣气内虚，又属虚劳；假如汗出已而热不为汗衰，反热不止，则热炽液枯，其身必甲错，热愈甚则皮愈伤，所以必生恶疮。这些都类似黄汗，但实际并不是黄汗。这是鉴别黄汗法。“若身重”以下，是黄汗正文。黄汗原由于湿，所以身重。“汗出已辄轻者，久久必身瞤，瞤即胸中痛”，汗出是阳耗散，瞤、胸中痛是阳欲通而复郁。看下文“从腰以上必汗出，下无汗”，即是郁而不通、“两胫自冷”之例。“腰髋弛痛，如有物在皮中状”是湿盛，所以如虫行皮中。剧则内伤于脾而不能食，外伤肌肉而身体疼重。若烦躁、小便不利，湿重气痹，即水气无从出，蕴蓄肌中，必为黄汗。桂枝加黄芪汤主治之。

桂枝加黄芪汤方

桂枝、芍药各二两　甘草二两　生姜三两　大枣十二枚　黄芪二两

上六味，以水八升，煮取三升，温服一升。须臾饮热稀粥一升余以助药力，微覆取微汗。若不汗，更服。

【方解】

黄汗本于郁热，得汗不能透彻，即郁热不能外达。桂枝汤虽调和荣卫，啜粥可令汗出，可是恐怕它的药力不够，所以又加黄芪帮助它，因为黄芪善走皮肤。

师曰：寸口脉迟而涩，迟则为寒，涩为血不足。趺阳脉微而迟，微则为气，迟则为寒，寒气不足则手足逆冷，手足逆冷则荣卫不利，荣卫不利则腹满胁鸣相逐，气转膀胱，荣卫俱劳。阳气不通即身冷，阴气不通即骨疼。阳前通则恶寒，阴前通则痹不仁。阴阳相得，其气乃行。大气一转，其气乃散。实则失气，虚则遗溺，名曰气分。

【音义】

失气：即放屁。《素问·咳论》“咳而失气”。

【解说】

这条言气分之专证。“微则为气”是气不足，“寒气不足”赅寸口趺阳说的，是说寒而气血复不足。寒气不足，即手足无气而逆冷，荣卫无源而不利，由是脏腑之中真气不足，而客寒独盛，则“腹满胁鸣相逐”。“气转膀胱，荣卫俱劳”，是说气不散，且必转入膀胱。膀胱为卫气所自出，卫气不谐而荣气亦弱，所以荣卫俱乏竭。阳气温于表，所以不通即身冷；荣气荣于里，所以不通即骨疼。这不通是虚极而不能行。“阳前通”二句，即阴阳离隔，不相维系，所以阳先通而阴不与俱行，即阴失阳而恶寒；阴先通而阳不与俱行，即阳独滞而痹不仁。必使阴阳相得，则上下四旁之气以行，“大气一转”，其久病驳杂之气以散。所说的这大气，是充满周身、无所不到之气，血脉得之以流，四肢得之以运，荣卫得之以畅，阴阳得之以和。“实则失气，虚则遗溺”，即大气不为之斡旋。虚实是指邪说的，实邪像积滞之类。虚邪像寒邪之类，统名曰气分者，是别于水分而说的，又上应于血分。

气分，心下坚，大如盘，边如旋杯，水饮所作，桂枝去芍药加麻辛附子汤主之。

【解说】

这条是总结上文并出其方治。上句“大如盘”是说不动的形态，下句“边如旋杯”是说偶动的状态。“水饮所作”，作，是起字之意。但不动与偶动都是由于大气的不转，按理应当治气分，治气分就应当用气药，这里却为什么用桂枝去芍药合麻黄附子细辛汤主之呢？盖因阴邪凝结，不用通阳的方法不能散。它的兼证，应当有手足逆冷，腹满肠鸣相逐，或身冷，或骨疼，或恶寒，或痹不仁。已有气分之正证，又有这些兼证的，才是本方所主治。

桂枝去芍药加麻黄附子细辛汤方

桂枝三两　生姜三两　甘草二两　大枣十二枚　麻黄、细辛各二两　附子一枚炮

上七味，以水七升，煮麻黄，去上沫，内诸药，煮取二升，分温三服，当汗出如虫行皮中即愈。

【方解】

方中用麻、桂、生姜以宣其上，附子、细辛以通其下，甘草、大枣补中焦以运其气，使上下之气交通而病自愈，所谓“大气一转，其气乃散”。

本方是温养荣卫阴阳，发散寒邪之气，“当汗出如虫行皮中”者，是使既结之阳气复行周身的象征。日人（二藤球卿）用这一方治乳岩、舌疽及翻花疮等有验，可供我们研究。

心下坚，大如盘，边如旋盘，水饮所作，枳术汤主之。

枳术汤方

枳实七枚　白术二两

上二味，以水五升，煮取三升，分温三服，腹中软即当散也。

【方解】

水饮之不可下者，坚大而不满痛，是为水气虚结，脾不为胃行其津液。所以用白术健脾，枳实抑胃。这是水饮不可下之和剂，治心下坚大，小便不利者。

附方：《外台》防己黄芪汤（方见风湿中），治风水，脉浮为在表，其人或头汗出，表无他病，病者但下重，从腰以上为和，腰以下当肿及阴，难以屈伸。

【解说】

这是湿从下受，湿多风少，所以用黄芪实表，使水不得上溢，以防己驱除风湿，术、甘健脾，姜、枣以使荣卫和，而湿自除。

结　语

这篇首序五水，但篇内除黄汗外，只举风水、皮水，而正水、石水则无明文。在论治法有云可下之，有云当利小便，有云当发汗，但通篇只详于发汗之方，至攻下渗利之药，缺而不出。末一条枳术汤虽是利水之剂，但水饮所作心下坚大之二条，是水饮病，与外体浮肿不同，似应为水饮所有，不属于水肿范畴。黄汗也似另为一种病，所以用的方治也有所不同。那么，宜于发汗的水肿病，只是风水、皮水由外感而得者。所取方剂，防己黄芪汤及越婢汤治风水，防己茯苓汤治皮水，越婢加术汤、甘草麻黄汤治里水，皆表散之剂。肾水之用麻黄附子汤，也是温经发表。揆度水气篇之作，盖为外感所引起之水肿而发，所谓里水、肾水，不过较风水、皮水之入里或稍深者，终不脱外感所引起之范畴，所以方剂亦取乎有表散之意者，一无取于甘遂、芫花逐水攻里之剂。余无言先生对于这篇提出一些问题作为讨论，我同意他的看法，但还不敢确定，希望大家作进一步的研究，以利学术。

【复习题】

1. 麻黄是发汗药，而越婢汤治风水有“续自汗出”证，因何取用，试说明之。

2. 防己黄芪汤与防己茯苓汤的药品，只有一二味的出入，而所主治的病症却不同，试说明其理由。

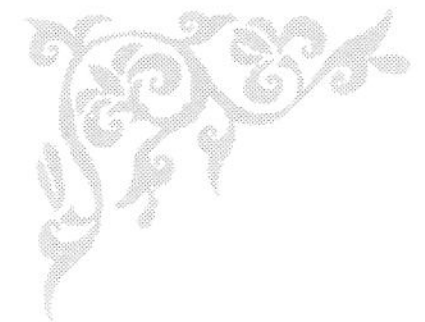

中医麻风病学

叙　例

我国秦汉医书之见存论麻风者，在医经有黄帝《素问》、《灵枢》，在经方有张机《伤寒》、《金匮》。《素问》、《灵枢》对大风，既阐明风寒为其原因，更发明针刺为其治法，源头活活，流演至今。《金匮》篇中侯氏黑散标明治大风，而皇甫谧谓仲景曾欲用五石汤治王仲宣疠疾。惜五石汤今已不存，而侯氏黑散后世亦罕闻实验，但治疗麻风方剂之由来，实远在汉代。余夙不习此术，1956 年春，奉卫生部命赴辽宁考察中医治疗麻风成绩，乃挟麻风简册以往。见所采用《金鉴》外科治大麻风之 13 方所治验病例，在病理化验各方面之成就很大。按病立方，辨证施治，家珍国宝，奏绩实多，鼓舞了我研求祖国麻风病学的兴趣。1956～1957 年，党和政府所颁布的《全国农业发展纲要（修正草案）》第 28 条谓："从一九五六年起，在十二年内，在一切可能的地方，基本上消灭危害人民最严重的疾病，例如血吸虫病等。其他疾病，例如麻风等，也应当积极防治。"建设攸关，卫生有责，当前急务，不容缓图，更督促了我研求麻风病学的进程。古代麻风专书虽遗留很少，而散见于各名家之麻风理论及方药却有很多。近今各麻风病院中医治疗麻风更获得多数成绩，因广为搜辑，类别部居，汇纂成册。有的已在各中医刊物发表，但因知见日增，多自视不满，重加删补，发凡如下：

麻风分 36 种，始见于明代沈之问氏。沈氏以下，清代萧晓亭氏别出 36 种，并加以批判。顾世澄氏所出与萧氏又异，当必各有所承，惜难一一穷其原委。本编略举沈氏 36 种之名称，而详列萧氏、顾氏之证之方，因两氏是比较合乎实用的。

本编虽系整理旧作，但在理论方面，提出麻风病的本质，与麻风病在长期发展的各个阶段中所发生的各种证候。因之在方药方面，也本着这一精神，有重点地做了选择，如大枫子、毒蛇、苍耳、苦参、皂角等，与夫方剂以如上各药为主者，认为这些是解决麻风病基本矛盾的；而随机策应，不拘方隅，则是解决麻风病主要矛盾的。这种看法，在汉唐医书虽曾略露端倪，但从未有明确的论列。当兹提倡学术百家争鸣之际，我不避浅短，冒昧提出，理论是否与实际有所扞格，初不自知，有待于明哲指教。

本编搜集了古今麻风文献，作了初步整理，但于古籍方面，取舍从心，恐不免有买椟还珠之弊；并时时掺杂已见，更不免有背乎体例之嫌。唯有时引证现代医学，则未敢强为糅合，缘中西学术各具精深，率尔沟通，恐多遗误。此篇本意，只是为日后创造新医药学派者提供一点材料而已。

在汉唐的治疗方剂，于诊断明确后，若果系慢性疾患，则“唯病唯药”，方剂有所专属，从而再随证加味，以济固隘。范其驰驱，从无诡遇。金元以后，在辨证论治方面固有所发展，但有的只强调辨证施治一方面，而抛弃了“唯病唯药”（究竟汉唐医学之唯病唯药，也包括了辨证施治），对于攻尖端、起大症，则不免有病重药轻、力莫能举之感。本编在治疗与方药方面，时时提掇此意。

中医学重在治疗，治疗工具，唯在方药，故尽取古今大、小、缓、急、奇、偶、复等方，汇为一编，略加董理，于方中有大枫子、毒蛇、苍耳、苦参、皂角、松脂等药者列之于前，杂方次之，三四方合用之成套方又次之，单方最后。但因方中虽有所谓大枫子、毒蛇等专药，都不一定是方中的主药，故未敢标出子目。

方药为中医学术之主要成分，而方剂尤为药物之组织高级形式。药物在方剂中常因配伍之不同而异其用，有非各自为效者，若以单味药效解释方剂，往往有失方意，于临床实践有所距离。故在每味药物之末，特立配伍一栏，但仅限于二三简易之味，因多则已成混合方，不易探讨其义理。

本编选载前贤治疗麻风医案，用以见古人临床活用方药之法。而所选之现代典型病例，亦系证明方药之实效者，与方药前后对勘，可资征验。

本编虽尽量搜集了古今文献，但因限于见闻，仍不免有沧海遗珠之憾。又因限于学识水平，所掺已见，或有错误，统希阅者加以指正。

本编的所有资料，虽系积自多年自集，然有朋所遗，惠我实多。如我院何时希、耿鉴庭、谢仲墨诸君，与福建吾族金瑛君，皆有所供给。同学张雅林誊录校雠尤勤，王占玺、史庆敦二君曾参与编排方剂索引之役，均附此志感。

岳美中

1961 年 2 月

一、名称

麻风这个病名，始见于《景岳全书》（1600 年）：“疠风，即大风也，又谓之癞风，俗又名为大麻风。”按：麻是麻木不仁，风是指的病原。《说文》：“虫入肌中曰风。”麻风在《素问》（约在公元前 400 年）称“疠”，又称“疠风”，称“大风”。《说文解字》：“疠，恶疾也。”疠亦作“厉”，《庄子·齐物论》：“厉与西施”。厉转音读为“癞”。《史记·刺客列传》：“豫让又漆身为厉”，索隐注之曰：“癞，恶疮病也，厉癞声相近，古多假厉为癞。”葛洪《肘后备急方》（278 年）称“癞病”。巢元方《诸病源候论》（610 年）称“癞”，并有白癞与乌癞候。孙思邈《千金要方》（652 年）称“恶疾”。考《公羊解诂》：“恶疾谓喑、聋、盲、疠、秃、跛、伛，不逮人伦之属也。”恶疾之“疠”，为不逮人伦之属，即是废疾。麻风从古列为废疾一类。陈士良《圣惠方》（980 年）称“癞疾”。王肯堂《证治准绳》（1604 年）称“癞风”。李梴《医学入门》（1575 年）称“天刑”，意谓患麻风病的人是“获罪于天，无所祷也”，即天谴病。《薛立斋医案》（1600 年）称“疠疡”。

二、病史

麻风病见于经史百家之记载者甚多，如《论语》（公元前 5 世纪）：“伯牛有疾，子问之，自牖执其手，曰：亡之，命矣夫！斯人也，而有斯疾也！”“斯人也，而有斯疾也”！何宴《集解》云：“伯牛有恶疾。”朱熹《论语集注》云：“先儒以为癞。”伯牛是孔子的弟子，姓冉名耕。他老师去看他的病，从小窗户里牵住他的手，知道这病不可救药，只可委之于命，因而连声叹息说：“这样的好人，偏罹这样的恶疾！”这里说明，在周代列国时，山东地区即多麻风，并知道将麻风病人予以隔离。

《孟子》（公元前 4 世纪）：“西子蒙不洁，则人皆掩鼻而过之；虽有恶人，斋戒沐浴，则可以祀上帝。”这里的恶人，不仅是容貌丑恶之人，他与蒙不洁之美女西施对比，则恶人乃是有不洁之“恶疾”的病人。斋戒沐浴则心敬身洁，可以祀上帝了。在《庄子·齐物论》有“厉与西施”，也是以患极端丑恶厉风的人与极端貌美的西子对举，来形容丑恶与美丽的差别性。可见战国时代的社会上流行着这样的俗谚，所以说孟子所举的恶人，是患恶疾的麻风病人。又《庄子·山木》篇：“厉之人夜半生子，遽取火而照之，汲汲焉唯恐其似己。”是说患麻风的人自嫌貌丑，所生之子，唯恐像自己的面貌。《韩非子·奸劫杀臣》篇："厉怜王"。厉怜王是古谚，他又释之说："古无虚谚，不可不察，此为劫杀死亡之主言也……故厉虽痈肿疕疡，上比于春秋，未至绞颈射股也；下比于势臣，未至于饿死擢筋也。故知劫杀死亡之君，此其心之忧惧、形之苦痛也，必甚于厉矣。由此观之，虽厉，怜王可也。"春秋战国之世，纪纲荡然，列国君主，多为其叛臣所劫杀，或绞颈射股，或饿死擢筋，极人世之惨戾，反不若患疠风的人，犹有人生之乐，所以麻风者而对王者生怜悯之心。

《史记·范雎蔡泽列传》："漆身为厉"。又《刺客列传》："豫让又漆身为厉。"又云："箕子接舆，漆身为厉。"漆有毒，近之多患疮肿，若患疠病的样子。以之涂身生疮，若疠，使人不敢近，用避缉捕者之耳目。又《曹相国世家》："子时代侯，时尚平阳公主，生子襄，病厉归国。"时是曹参之子病疠，则丑秽不可预朝会，所以归国。

皇甫谧《甲乙经》序："仲景见侍中王仲宣（名粲，生于177～217年），时年二十余。谓曰：'君有病，四十当眉落，眉落半年死。'令服五石散，可免。仲宣嫌其言忤，受汤勿服。居三日，见仲宣，谓曰：'服汤否?'仲宣曰：'已服。'仲景曰：'色候固非服药之征，君何轻命也?'仲宣犹不信，后二十年果眉落，后一百八十七日而死，终如其言。"后世注家皆谓仲宣患癞，颜如狮子面而死。仲景在20年前，由望诊就早期发现仲宣潜伏着的麻风病，并判定其后果，劝其早期治疗。仲宣不信。又以"何轻命也"之言警惕之。仲宣犹不信。终如其言，届期而死。仲景之仁术仁心，昭然若揭，真不愧为医中之圣。

葛洪《神仙传》："赵瞿，字子荣，上党人。罹癞甚重，将死，或告其家云：'当生弃之，若死于家，则世世子孙相注耳。'家人为其备粮，送隐山中。后经仙人赐以松脂治愈。"松脂久服，能愈麻风。但谓为仙人所赐，则恐怕是道家葛洪故作宣传之词。

《南史》："周兴嗣（南齐梁项人，字国纂），两手先患疯疽，又染疠疾，左目盲。帝（武帝）抚其手而叹曰：'斯人而有斯疾乎！'遂以疏疽方赐之。"按：周兴嗣果然被梁武帝所赐之药医好，后来他还在朝当了好些年参政大夫。

《旧唐书·孙思邈传》："思邈尝从幸九成宫，照邻留在其宅，时庭前有病黎树，照邻为赋。"又"照邻有恶疾不能愈，从思邈问名医愈疾，其道何如?"又《唐书》："卢照邻得恶疾，医所不能愈，卧病龙门山中，旧时朋旧各有医药之赠，恶疾卒不愈。后投颍水死。"按：卢照邻，字升之，范阳人，为文学界“初唐四杰”之一，与王勃、杨炯、骆宾王齐名。一代名士，乃因恶疾被迫投水而死，可惜得很！

《感应神仙传》：“崔言者（唐人），职左亲参军。一旦得疾，双目昏，咫尺不辨人物，眉发自落，鼻梁崩倒，肌肤有疮如癣，皆谓恶疾，势不可救。因为州洋骆谷子归寨使，遇一道流，自谷中出，不言姓名，授其方曰：‘皂角刺一、二斤，为灰，蒸久晒，研为末。食上浓煎大黄汤，调一两，服一旬，须发再生，肌肤悦润，眼目倍常明。’得此方后，却入山，不知所之。”

张鷟《朝野佥载》：“泉州有客庐元钦染大疯，唯鼻根未倒。属五月五日，官取蚺蛇胆欲进，或言肉可治疯，遂取一截蛇肉食之。三五日顿渐可，百日平复。”又“商州有人患大疯，家人恶之，山中为起茅舍。有乌蛇墜酒罂中，病人不知，饮酒渐差，罂底见蛇骨，方知其由也。”

宋·王辟之《渑水燕谈录》：“贡父（姓刘名攽）著风疾，鬓眉皆落，鼻梁且断。一日与子瞻数人小酌，各引古人语相戏。子瞻戏贡父云：‘大风起兮眉飞扬，安得壮士兮守鼻梁。’座中大噱，贡父怅恨不已。”按：苏轼嘲刘攽之词，系仿刘邦“大风起兮云飞扬，安得猛士兮守四方”之句。又“贡父晚年，鼻既断烂，日尤死亡。客戏之曰：‘颜渊子路微服同出市中，逢孔子，惶怖求避，相与匿于塔后。孔子既过，颜子曰：此何塔也？由曰：所谓避孔子塔也’。”按：“避孔子塔”，音同“鼻孔子塌”，藉此以嘲刘攽之末期麻风的鼻官残缺容颜。

《西江诗话》：“祖可，宋代释氏，丹阳人，字正平。居庐山，身被恶疾，人号‘癞可’。诗人，西江派，有《来溪集》。”杨万里《过岛沙望唐石峰》诗：“山如可师癞满顶，石如陈三瘿联颈。”“可师”即指癞可。

许浩《复斋日记》：“陈寿（明人），宜分人。患癞不愈，服砒自杀，未死，反大呕血而愈云。”

《夜雨秋灯录》小说，载一患麻风的女子，不肯做“卖疯”害人不道德的事，后因寻自杀，饮毒蛇酒而愈。事虽荒唐，难以置信，但“卖疯”却是极端不道德的丑行和恶俗，既传染而贻害于他人，自身又不能因之而愈。此风闻现在南粤尚有，宜宣传科学的医学以破除之。

三、医史

祖国的医学著述，关于麻风的文献很多，兹就其原委，约略言之。如最早的一部医书《内经》里，就有麻风病因的论说。《素问·风论》：“风气与太阳俱入，行诸脉俞，散于分肉之间，与卫气相干，其道不利，故使肌肉愤䐜而有疡。卫气有所凝而不行，故其肉有不仁也。”这说明麻风患者皮肤发生结节痈疡及麻木不知痛痒的原因。“疠者，有荣气热胕，其气不清，故使其鼻柱坏而色败，皮肤疡溃。风寒客于脉而不去，名曰疠风。”这说明晚期瘤型麻风鼻塌色败的原因。古人在两千年前不但已经认识了麻风，并且创出具体的治法，更告诫患者在饮食上的禁忌。如《灵枢·长刺节论》：“病大风，骨节重，须眉堕，名曰大风。刺其肌肉为故，汗出百日，刺骨髓汗出百日，凡二百日，须眉生而止针。”又《四时气论》：“疠风者，数刺其肿上，已刺，以锐针针其处，按出其恶气，肿尽乃止。常食方食，勿食他食。”

在针刺治疗麻风病的同时，而且可能更早，就有用药物治疗麻风病的发明。如《山海经·西山经》：“英山有鸟焉……其名曰肥遗，食之已疠。”《神农本草经》：“黄芪，主大风癞疾。天雄、巴戟天、姑活，主大风。枳实，主大风在皮肤中，如麻豆苦痒。梅实，主恶疾。”这些在两千年以前，就具体地指出了主治麻风的多种药物，不能不说是我们祖先对医药的伟大发明。

后汉张仲景《金匮要略》：“邪在于络，皮肤不仁，邪在于经，即重不胜。”其用侯氏黑散“治大风”。这在东汉末年，仲景继承了《内经》的理论与《神农本草经》的药物，并且由简单的药物而上升到复杂的方剂去治疗麻风，可以看出我国医药发生和发展的程序。

晋葛洪《肘后备急方》：“凡癞病皆起于恶风及触犯忌害得之。初觉皮肤不仁，淫淫苦痒如虫行，或眼前见物如垂丝，此皆为疾之始。”他于说明麻风病因、描述麻风初起症状以外，还提出治疗白癞等各种方剂，《抱朴子》中更有治癞疾的医案。这较晋以前的时代，在麻风学上更推进了一步。

隋·巢元方《诸病源候论·恶风须眉堕落候》：“大风病须眉堕落者，皆从风湿冷得之。或体痒，搔之渐渐生疮，经年不瘥，即成风疾。面色败，皮肤伤，鼻坏，须眉落。”又诸癞候：“凡癞疾皆是恶风及触犯忌害得之。令人顽痹，或汗不流泄，手足痠痛，针灸不痛。或在面目，习习奕奕，或在胸颈，状如虫行，身体遍痒，搔之生疮。或身面肿痛彻骨髓。或顽如钱大，状如蛇毒。或如梳，或如手，或青赤黄黑，犹如腐木之形。或痛无常处，流移非一。或如酸枣，或如悬铃，或似缚绳拘急，难以俯仰，手足不能摇动。眼目流肿，内外生疮，面无颜色，恍惚多忘……鼻柱崩倒，或鼻生息肉，孔气不通，语声变散，耳鸣啾啾。或如雷鼓之音，肢节脱落，顽痹不觉痛痒。或如针锥所刺，犹若外有虫行，彻外从头面即起为皰肉，如桃核小枣，令人多疮，犹如癣疥。或如鱼鳞，或痒或痛，黄水流出。初起之时，或如榆夹，或如钱孔，或青或白，或黄或黑，变异无定。此等皆病之兆朕也。”又有乌癞候、白癞候，“风湿生虫”，认为是癞病的病源。对于病源病理及症状，论述綦详。若以今日之麻风病理分类绳之，当然会有其他疾病掺杂在内，但在 1345 年对麻风病已有这样的详细记载，是很宝贵的材料。后来医家说麻风病的，大半都宗巢氏所说。

唐·孙思邈《千金要方·恶疾大风第五》及《千金翼方·耆婆治恶疾第三》论麻风病很详，并有许多治疗的方剂，更嘱咐终身戒房事，是前此时代关于麻风病最完备的文献。王焘《外台秘要》是承袭巢元方及孙思邈而论述麻风的。

柳宗元《捕蛇者说》虽为唐代的文学作品，但颇与医药有关，其首一段云：“永州之野产异蛇，黑质而白章，触草木尽死，以啮人无御之者。然得而腊之为饵，可以已大风，挛踠瘘疠，去死肌，杀三虫。其始，太医以王命聚之。”在这里可以见到唐时的麻风盛炽及专制主命太医收集白花蛇治这种病症的情形。

陈言《三因方》：“疠风者，即方论中所谓大风恶疾癞是也。虽名曰风，未必皆因风，大率是嗜欲劳动，气血郁发，汗泄不避邪风冷湿，使淫气与卫相干……然亦有传染者，又非自致，此皆不谨之故。”这在宋代发现麻风是传染病，并载在文献上，于医史病史都有重要价值。

金元时代，刘完素、张从正、张洁古、罗天益、朱震亨均曾论治过麻风，而朱所提出的病在上者用醉仙散（原为罗天益《卫生宝鉴》方），在下者用通天再造散，1956 年经辽宁省松树麻风病院据以施治，颇获良效，足证明古人的临床经验宏富，并且效能准确。又朱著《本草衍义补遗》，首先倡用大枫子治麻风，同时提出它有“害目”的副作用，与现代科学适相符合，更是最可宝贵的文献。

明·沈之问《解围元薮》4 卷（1550 年），专论麻风及治法，是麻风有专书的起始。其自序云：“风乃大病之元患者，为害弥剧。余祖氏怡梅公，素好医，宦游闽洛燕冀，得山林逸士、海内高人之秘典，施治获愈甚多。次传于先君艾轩公，又传而备之，活人益众。三传至于余，广求寰宇仙流，江湖奇士，沈潜究论。每遇知风者，即礼币颖迎，研搜讨论，苟得一言善法，即珍而备之，随集随证若干方，旁搜考试验，而奇异者始录焉，发无不中。余得之甚艰，恐久湮没，编为章轶，名曰解围元薮。以风疠正论著于首，诸风变论、痿痹论赘其次，药品方法条贯而列之后。凡学风疠者，得是书可了然矣。”他本着三世“治病救人”的婆心所得到的经验，更加以旁搜博采，发展成为麻风专书，虽然在分类方面名目繁多，稍涉纷乱，但足资为麻风的考证文献，为不易多得之书。

此外，有明一代，关于麻风的著述尚多，如李梴《医学入门》强调，麻风是传染病。李时珍《本草纲目》详细论列了大枫子治疗麻风的效能。张介宾《景岳全书》起始标出大麻风的名称。薛己《疠疡机要》详于麻风的变证类证。王肯堂《证治准绳》、喻昌《医门法律》，对麻风均有所论列。

清初陈士铎《石室秘录》始创治麻风病的和平方剂。中叶官修之《医宗金鉴》所选录治疗大麻风的内服方剂 9 个，在 1956 年经辽宁省松树麻风病院全部采用，曾收到良好效果（见后面所附辽宁省麻风病院由中医治疗麻风初步获得疗效的报告）。

萧晓亭著《疯门全书》上下卷（1796 年），论述方治更详于前代，断制也比较谨严。这是继《解围元薮》之后的第二部麻风专书。

顾世澄《疡医大全》博采治疗麻风之方。当 19 世纪末，侯敬庵、郑凤山有《麻风辨证》一卷，附图 36 式。

此后，著麻风者多用中西学说参合说之，是现时代的作品，兹不论列。

四、原因

麻风病的原因，早在两千年以前（约四五世纪时）的医学文献《内经》上，即有所论述。如《素问·风论》：“风气与太阳俱入，行诸脉俞，散于分肉之间，与卫气相干，其道不利，故使肌肉愤䐜而有疡。卫气有所凝而不行，故其肉有不仁也。”这说明麻风是风气客居于肌肤，使卫气所行的道路有所阻碍，所以肌肉愤然高起而生有结节。卫气凝滞，不能畅行于周身，所以肌肉麻痹而不知痛痒。又“疠者，有荣气热胕，其气不清，故使其鼻柱坏而色败，皮肤疡溃。”这又说明鼻柱崩坏、面色败恶的疣型麻风，是因风伤荣气，搏而为热，热出于胕肉里面，则肌肉内外之气不清，所以酿成这种疾患。又“风寒客于脉而不去，名曰疠风。”这又说明风寒客于脉中而不去，则荣气受伤，也名曰疠风。又《脉要精微论》：“脉风成为疠。”风为阳热之邪，血是阴湿之液，风入于血脉，久则变为疠疡之疾。总观《内经》所说，是以风为麻风的主因，寒为副因。

巢元方《诸病源候论·恶风须眉堕落候》："大风病须眉堕落者，皆从风湿冷得之，或因汗出入水得之，或冷水入肌体得之，或饮酒卧湿地得之，或当风冲坐卧树下及湿草上得之，或体痒搔之，渐渐生疮，经年不瘥，即成风疾。八方之风，皆能为邪，邪客于经络，久而不去，与血气相干，则使营卫不和，淫邪散溢，故面色败，皮肤伤，鼻柱坏，须眉落。"又《恶风候》："凡风病有四百四种，总而言之，不出五种，即是五风所摄：一曰黄风，二曰青风，三曰赤风，四曰白风，五曰黑风……诸风生害于人身，所谓五种风生五种虫，能害于人。黑风生黑虫，黄风生黄虫，青风生青虫，赤风生赤虫，白风生白虫。此五种风皆是恶风，能坏人身，名曰疾风。入五脏即与脏食人，虫生其虫，无量在人身中，乃入骨髓，来去无碍。若食人肝，眉睫堕落。食人肺，鼻柱崩倒。食人脾，语声变散。食人肾，耳鸣啾啾，或如雷声。食人心，心不受触而死。脉来徐去疾，上虚下实，此为恶风。"又《诸癞候》："风起之由，皆是冷热交通，流于五脏，彻入骨中。虚风因湿，和合生虫，便即作患。"

刘完素《伤寒六书》："俗云：鼻属肺，而病发于肺端而言之。不然，如此者，既鼻准肿赤胀，但为疮之类，乃谓血随气化，既气不施化，则血聚矣。血既聚，使肉腐烂而生虫也。谓厥阴主生五虫，厥阴为风木，故木生五虫。"

沈之问《解围元薮》："风寒暑湿燥火之气，为天地之六欲，若不避忌，感其郁蒸，或逞勇悍，乘汗渡河，踏冰履霜，醉卧当风，房劳入水，露卧湿席。凡湿冷之气，逢迎汗液，入于肌肤，邪毒渐滞，克伐荣卫。初起麻木，久变湿虫，蠹啮肌体，则风癞生焉。"

陈实功《外科正宗》："大麻疯乃天地间异症也。总之，骤被暴晒、雾露、风雨之气所侵，或房欲后体虚为风邪所袭，或露卧当风，久卧湿地，总由风湿相乘，气血凝滞，表里不和，脏腑痞塞，阳火所变，此其根蒂也。"

林氏《活人录》："或问何为疠风？何经受病？何故多死而少生？答曰：疠者，厉也，即阴阳乖戾之气，俗称大麻风者是也。此气乃天地间阴霾、湿热、贼风不正之气。若人肺家元气先亏，则鼻窍易于触受，而皮毛腠理因之不密。倘然早起晏眠，宵行露宿，则毒气先由鼻入，而阳明独受其邪。盖鼻为肺之窍，而手足阳明经之络起于鼻之交頞中，故人在气交之中，而鼻为肺与肠胃出纳升降之门户，一受风邪，则鼻塞息粗，打嚏流涕，眉棱酸痛，是其征也。所以毒厉之气，由鼻而直入阳明之络，先则眉痒而渐脱落，两颧红润，浮肿而痒，渐至两臂，皮粗毛落，甚而通身肌肤淫淫作痒难忍。其毒深入血脉之中，则湿热蕴积生虫，侵蚀脏腑，沿蛀肌肉。久久精神枯涸，诸虫聚食，传为痨瘵而死。”

萧晓亭《疯门全书》：“东南地卑近水之处，此疾尤甚，天气较地气卑湿，湿热相搏，乘人之虚入于营卫。卫气受之，则上身症多，营血受之，则下身症多，营卫俱受，上下俱多。”

以上这些，都是后世医家在《内经》以“风寒”为麻风病因外，又添出“湿”的因素。推测这种观察，约是在卑湿之地则麻风病多的情形下所得到的，在病因的认识上是进一步的发展。

据西医书，1874年挪威名教授韩森氏发现麻风病原是一种杆菌。这种菌喜欢在人的皮肤内、淋巴腺内、骨膜、骨髓、肝脾周围、神经鞘及束内生存，亦喜欢留居黏膜组织，所以在鼻黏膜、喉头黏膜、气管黏膜、口腔黏膜，亦能查见此菌。麻风菌须要在适当湿度的地方才能生活，约以55℃～65℃为最适当。

根据以上科学证明，麻风病原是杆菌，在适当湿度中才能生存。在很早的6世纪，隋朝巢元方就说麻风病原是虫，后人又说卑湿之地多麻风病。古人为时代所限，虽不知有细菌，而臆度为虫，又认为湿热生虫，据表面以推测内景，在观察疾病的根源上，与现代科学是不相远的，也可说是正确的。里面还有一个疑问，我想在这里提出来，供中西医界研究一下。就是似结核型麻风，查不到麻风菌，人体菌素试验是阳性反应，各专家证明不传染，其病因是什么呢？它怎么发生？又怎么传染的呢？既然查不到菌，怎么有的在发生组织反应时，可能查到少数的菌呢？1953年10月，在第六次国际麻风会议上，于以前所定的三种麻风类型外，又添出“界线种”，成为两型两种，即似结核型、疣型、未定种、界线种。而据国际会议报告：“界线种为一种恶性麻风，在损害内能查见大量麻风菌，麻风菌素试验一般是阴性反应。这种患者可能由似结核型演变而成。似结核型患者若常发生反应，就有变成此种的趋向。此种有时变成疣型麻风，但在此种患者鼻黏膜内常查不见麻风菌，唯皮肤损害内能查见大量麻风菌。”据此，界线种在初起不传染，后来却传染，界线分明，是名副其实的。

巢氏《病源》谓：“虚风因湿，和合生虫，便即作患。”沈氏《解围元薮》谓：“凡湿冷之气，逢迎汗液，入于肌肤，邪毒渐滞，克剥荣卫，初起麻木，久变湿虫，蠹啮肌体，则风癞生焉。”古人所说的这些麻风因素，是据表面以推测内景，乃一种想象之辞，在科学上是不能引为根据的。他们因为时代所限，不可能有细菌知识，凡肉眼所不能见之物事而著以为说者，皆是理想臆度的。可是，正因为时代所限，知肉眼所见之外，尚有许多事事物物，如“大风苛毒”、“传尸痨虫”等等，为人体之害。其苦心孤诣，冥搜暗索，见麻风之由损害而麻木而溃烂而皮肤脱落，湿热能使质变，虫能啮蚀肌肤，所以推想为“湿热生虫”。根据这个理论，制出退热祛湿的方剂，去其湿热，不予虫的生长机会和条件，最低限度地抑制其发展，或者有可能治愈。这种观点和办法，比较只增加人体抵抗力，似乎是高了一等。实际观察发现，那一系列的疏风祛湿、退热解毒方剂，虽是由理想出发，但确能指导实践，不仅宜于古，而且适于今。辽宁省麻风病院就初步取得了99％的疗效。1956年，我在学习中看到麻风病的演变过程，始终不能解释疑团，苦想了多日，只想出那样一个浅近道理。我对西医是门外汉，在似结核型与界线种麻风，抑或有别的病原，或者日后在科学上又有其他有力的发现，那是很有可能的。这一小意见，我绝对不敢自是，大胆地提出来，倘能引起大家研究这个问题的兴趣，发现真理，那可真是抛砖引玉了。

巢氏《病源》又说：“论其所犯，多因用力过度，饮食相逢，行房太过，毛孔既闭，冷热风入五脏，积于寒热。寒热之风，交过通彻，流行诸脉，急者即患，缓者稍远。”李梴《医学入门》：“癞，即《内经》疠风，受天地间肃杀风气，酷烈暴悍，最为可畏。然未必皆由外也。内伤饮食，热毒过甚，大寒大热，房劳积污，以致火动血热，更加外感风寒冷湿而发。”萧氏《疯门全书》：“究之，无论上下，必气虚邪始乘之而入，血虚邪始乘之而凝，结于筋络，积于肌肉腠理之间，郁久生热，故此病血热居多。”

尤家骏教授说：“若患者为类结核型麻风，查菌比较困难，平常是查不见菌。因为患者的抵抗力高，血内的吞噬细胞吞噬力大，杀死菌力强。麻风菌侵入体内，即被此种巨噬细胞毁灭，所以查不见菌。但是患者起组织反应时，身体抵抗力变低，未经巨噬细胞吞入之少数麻风菌，可乘机活动，因而在皮肤损害之边缘处，颜色变红而微高。取此处之皮肤做抹片，在200～300个视野或能查见一两条菌（不一定查见）。若类麻风患者，因药中毒营养不足，性交不忌，可以演变为疣型患者。症状改变，再查菌就容易查见。但此种病例很少。”又说：“不健康的身体，为感染麻风病的另一条件。假若我们的身体健康，血象正常，巨噬细胞作用正常，侵入少数麻风菌，短时间却被吞入而消化之，不能发生麻风病。广东东莞麻风病院于40多年前误收入一聋哑幼童（因面貌丑陋，误诊为麻风病），同疣性麻风同居同食，现在年过60，还在该院担任劈柴工作，身体健康，未感染麻风病。滕县女麻风病院有两位保姆，为患者烧饭，现已20多年，毫无麻风症状。济南麻风病院的服务员刘师傅，在门房居住，常与麻风病患者谈话，为他们服务，现在已29年，亦未被传染。常查疣性患者的历史，夫妇同居多年，对方未被传染。父亲为疣性麻风患者，子女有的被传染，有的不被传染，原因就是身体健康，血象正常，抵抗力相当强，巨噬细胞吞噬力相当大，虽麻风菌侵入，被巨噬细胞吞而消化之，所以不发现麻风病。此种病例也不少。”

据以上所说来看，麻风患者无论感染麻风菌或未感染麻风菌，其发病的快慢，均视人体抵抗力之强弱为指归。抵抗力强者，虽感染麻风菌，能不即发病，且可能不病；抵抗力弱者，则容易感染或发病甚速。巢氏所谓“急者即发病，缓者稍弱”，正与此合。我国人以加强体力作为防御疾患的长城，是历史传统观念。如两千年以前的《内经》开宗明义，第一章即首倡“恬淡虚无，真气从之，精神内守，病安从来”的内防办法，“虚邪贼风，避之有时”的外防办法。这种养其内而避其外的内防办法，包括了饮食男女，起居情志，是“谨其在我”者。庄子所谓“善养生者，视其后者而硬之”，韩非子所谓“神不注于外，则神全”。《吕览》曰：“味不众珍，衣不惮热”，又曰：“毕数之物，在乎去害，大甘、大酸、大苦、大辛、大咸，五者充形，则生害矣。大喜、大怒、大忧、大恐、大衰，五者接神，则生害矣。”《淮南子》曰：“神清意平，百节皆宁，养生之本也。肥肌肤，充腹肠，开嗜欲，养生之末也。”又曰：“凡治身养性，节寝处，适饮食，和喜怒，便动静，而邪气自不生。”避其外而安其内的外防办法，包括了风寒暑湿燥火六淫之邪，是谋所以制其外者。如《吕览》曰：“天生阴阳，寒暑燥湿，四时之化，万物之变，莫不为利，莫不为害，圣人察之，以便其生。”又曰：“大寒、大热、大燥、大温、大风、大雾六者动精，则生害矣。”这在《内经》外，不过略举先秦诸子之说，以见古人对于养生是内外兼顾以抵御疾病。今日医家之注重人体抵抗力，论避其外，则有超越古人处，论养其内，则有不逮古人处。但另有其一端，无病则养而防之，有病则治而祛之。养是养其常，常是属于生理的；治是治其变，变是属于病理的。培养抵抗力只是平时养生范围内事，若依赖之以已疾，则力量恐有不够，未免是消极的抵抗法，不如在治法中寻求却病之术。

五、分布

我国在新中国成立以前，由于专治的统治，只知谋求少数人的利益，不关心多数人的疾苦，对于历史上持续不断而且继续发展的麻风病，向来不注意数字的统计和分布的调查。想稽考麻风病的分布区域，时代稍远，就感觉困难，只可在旧籍里东鳞西爪的摭拾一些材料，以寻求分布的痕迹。

1．古代麻风病的分布

我国历史发源于黄河流域，两千余年，多建都于陕西、河南等地，而文化的记载，亦多限于此。海德深氏《中国麻风病史》曰："吾人回溯中国原始历史，即知黄河、扬子江两流域麻风蔓延甚广，厥后南部沿江一带亦然。唯北方麻风记载频仍者，殆半由山东为中国文化之摇篮。夫华北诚中国文化之中枢，圣贤学者、医官专家即生长于是邦，而文学著作、朝代历史、科举制度、官吏委派，亦莫不渊源于斯土。故初时文学，记述麻风者虽多，固不足惊异也。虽然，何以记述？查历史载斯疾之名之时之地，了如指掌，稍按事据，即知记山东者占百分之五十，南部百分之三，江苏百分之一。"

准此以谈，则古典医籍《内经》里所叙述的"大风"、"疠风"，虽未指实其人其地，也应是亲眼见到的病状描写。近人考察《内经》，认为是周末及秦汉的文字，则所见闻多局限于黄河流域。

具体记述癞病最早的文献，要算《论语》上的冉伯牛。伯牛是鲁人，即现在的山东人。庄子《南华经》有"厉与西施"，"厉之人夜半生子"的话。庄子乃战国时蒙泽人，属现在河南商丘县一带。《史记·曹丞相世家》记"曹参之子时，病疠归国"，时虽为沛县（属江苏省）人，久居长安，应是染疠于陕西境内。皇甫谧记张仲景欲为王仲宣治疠病，仲宣乃魏高平人，高平属山西省。晋葛洪记上党人赵瞿患癞，上党属山西省。《唐书》记，孙思邈曾为名士卢照邻治癞疾。卢虽是范阳人（属今河北省），常往来于长安，又患癞较晚。孙思邈久居华山，尝云手疗恶疾大风六百余人，则华山四周，当多患麻风者，恐卢亦是其中之一？宋刘攽患癞塌鼻，苏轼作诗嘲之，攽虽是新喻（属今江西省）人，久官宋之首都开封地，恐亦非初染于出生之乡里？许浩《复斋日记》记陈寿（明代分宜人）患癞不愈，分宜属今江西省，明万历《绍兴府志》载：周英妻何氏，未婚时，英遘癞疾，何坚不改嫁，七十余岁卒。又明《烈女传》载：绍兴沈伯病疠，未婚妻王氏仍归之。

从以上这些简单的记载来看，古代麻风病的分布以黄河流域居多，其次则是长江流域。但这些多为社会发展的区域所限，又不能不为传世的文献所拘，恐怕不可尽靠这些材料以肯定古代麻风病的分布。且所记述的患者，多系社会之上层人物，劳动人民的恶疾大风当更多于此，只不过得不到上层社会执笔人的记录。看孙思邈《千金方》有六百余人患大风的记载，则可理解得到。我们可以说，古代文献所记述的麻风病人，若以全数言，仅占渺小的百分数目罢了。

2. 近代麻风病的分布（1930年以前）

清袁世熙序萧晓亭《疯门全书》云："大抵染是疾者，唯东南最盛，大河以北未有也。岂非东南地势卑下，鱼鳖龙蛇之蟠踞，湿极生热，热极生湿，二气互蒸，常则为岚为雾为烟瘴，变则另有一种浊气积气毒气，与夫似浊非浊，似积非积，似毒非毒之气从地而起。人在气交中，如鱼在水，无隙可避，轻则伤及肌肤，重则伤及筋骨，又重则伤及脏腑。"

清·陈士铎《石室秘录》曰："瘴疠者，两粤之气郁蒸而变之者也。其气皆热而非寒，其证皆头痛而腹满，土人服槟榔无碍者，辛以散之也。"

日人片仓元周《霉疠新书》曰："顷阅中华书籍所载，祝明允猥谈云，今南省有癞人处（系指广东），官置癞坊（又名厉人坊）居之，不以贵贱，知体蕴毒者，家便闻官，隐者有罚焉。此说原见陆游《老学庵笔记》。又吴震方《岭南杂记》及石天基《食愈方》载，大麻风岭南颇多，因设麻风院以别居之。它如卑湿之处，淫热之人，亦间有之。又屈大均《广东新语》，有疯人园之名。今按华人所录，俱言岭南烟瘴卑湿之地尤多焉。"

海德深《中国麻风病史》曰："中国南部之麻风历史，指明麻风经地理自然之孔道，由西南境传入，嗣即蔓延而成土病，初与北部无稍分殊。其在濒海低原及河口三角洲尤为猖獗。恒经数世纪，滋蔓无间，而其他区域，竟一无所染。"又曰："麻风厉害之区，麻风人往往自知组成特殊之社群，然亦仅在麻风人遭社会放逐之地，而后始有此举。中国南部，此种社群尤多。麻风人群居一处，相依相助，建立自治之团体，寄生于健康的社会之内。伍连德医师曾谓，福州、厦门等处皆有癞民头目，按时派遣各级癞民，要求商业团体及私户施舍捐助，与乞丐首领无异。"

又曰："麻风之蔓延，不以省界为止，而成区域之病症。此种麻风区域，大抵受地理、气候、社会、人事、卫生种种原因所限制，顾亦未克完全了解也。中国乃农业国，人口亦农民构成，故农业区域之麻风，自必多于城市。中国约有六大麻风区域，今粗分之如下：

（1）广东福建区：此区就幅员之宽广，病人之数目及对外之关系言，诚极重要之区。两省华侨遍布于世界各处，非国内其他任何之省份所能及。广东麻风之多，固甚于它省，两医院内癞人之数目，亦倍于别处。石龙之罗马天主教麻风疗养院、东莞之长老会麻风疗养院，共收容约有一千四百麻风人。

（2）云南广西区：此区南接安南、暹罗、缅甸之麻风区域。云南省麻风，尚无可稽之讯息，第其为极普通之症，固有可信之理由。广西、贵州亦乏救癞之系统工作。然该省人民及吐蕃部落，实习知此症。

（3）中央区：此区沿扬子江流域及诸大湖泊，若湖北、湖南、江西等省是也。

（4）山东区：此区位于黄河流域及运河一带，括有一带低原。自孔子时以迄今日，山东之麻风史，实一贯不断。夫延止接触，以避免传染，本为一般之原则，唯于山东似不适用。假如此项原则确与麻风之原因有关，则神定系怒恚该省人民有恒无间矣。又山东区之中心接壤滕县。

（5）苏北区：此区麻风始于数世纪以前，固中国麻风稗史渊源之地，亦与广东癞病有悠久之关联。然挽近方为世人所注目，盖上海之麻风病案，多来自苏北故也。此区由长江北至山东边界，其中心地则在如皋以北。苏北虽为一辽阔之麻风区，唯无麻风疗养院，麻风人多家居疗养，不受放逐，亦不用行乞。然居民对于癞疾，有谈虎变色之象。又该区并非与山东区直接相连，东至东海，南迄长江，而西北两部，竟无传染，殆有确定之地理界限。

（6）陕西甘肃区：甘肃东南、陕西西南人口稀少，疆域辽阔之区，麻风乃一普通病症。回教徒及非回教徒之汉人，皆有患斯疾者。

至小麻风区，若绍兴、宁波等处，若西藏之一部，随地可见。上海之香烟桥，新近始成一区，其麻风人多属苏北移居该地之贫民。

基于上述之分析，沿江沿海、运河湖泽之地及旅游便捷、湿气凝重之区，麻风滋蔓最甚。城市虽能诱集癞人，然不一定制造麻风，即巨大城市旅行通道，亦不足以阐明麻风蔓延之关系。何以某种麻风区域内，竟有毫不受传染之地方？何以偏处一隅、非游踪所及之苏北，竟癞疾遍布？何以距离麻风区域在万里以外之甘肃，竟为麻风萃集之所？凡此事实，固属神秘而未易解释者。大抵麻风之传染，实与社会、气候种种原因有莫大之关系，自无可疑。”

按海德深氏所述，晚近之麻风病分布区域较为详细，但海是基督教徒，所有材料均得之于基督教，当时政府并未做这些调查工作，旧日之人心向外，此亦原因之一。

3. 现代麻风病的分布

麻风病的分布，确与湿度、气候有关。尤家骏教授曾写道：

“湿度：麻风菌需要相当湿度（55～65 度）才能生活，因而麻风病的分布与湿度最有关系。湿度与雨量有直接关系。就全世界说，在北纬 60 度及南纬 60 度之间雨量比较多。我国群众常说麻风病因受潮湿而发现，这是对的。我国的麻风病分布，由海南岛向北，广东、福建、浙江、江苏、山东沿海一带，因雨量比较多，湿度相当高，所以在这些省份，患麻风者比较多，其他省份患此病者比较少。但细查其流行地区，以靠山临水的居民为较多。因山谷河边的湿度较高，适合于麻风菌的生活繁殖，所以患者较多。西北省份雨量较少，但甘肃省的和政县、两当县山高水美，草木丛生，地势洼下，雨量多，阳光少，湿度高，所以麻风患者在此地区亦不罕见。青海的同仁县，陕西的南郑区及新疆的和田区亦有同样情况。”

“气候：麻风病的分布，由南纬 45°至北纬 65°，从热带到寒带，都有麻风患者的踪迹，但最多的地区是在南北纬 25°之间，即热带地区。次多的地区是南北纬 45°之间，即温带地区。在寒带地区，麻风患者比较少，但冰岛及挪威国的北部亦有此病流行。这是因为此地区的雨量比较多，湿度相当高，所以有麻风患者。唯比较热、温两带少得多。麻风菌在热带及温带繁殖力快，传染力大，因而在此地区患者比较多；在寒带地区与此相反，所以患者比较少。广东麻风患者常迁到东北地区居住，山东泰安麻风患者亦有此种行动，以为到比较冷的地方，麻风病就可以完全好了。麻风菌在寒带分生力小，患者迁至较冷地区，症状发展慢，但完全好是不可能。”

“温度：人的体温平均百分表 37.4℃，麻风菌在人体内可以生活。高等猴子的体温与人的体温相似，所以用活麻风菌做动物注射，注射猴子的腹膜内可以生活繁殖。在其他动物，是不成功的。禽类的体温比人的体温为高，特别是鸡的体温，按百度表计算，比人的体温高 4 度上下，麻风菌在鸡体内不会活。”①

胡传揆先生曰：“我国麻风的分布情况：根据现有资料的统计，全国

① 中华皮肤科杂志，1954 年，第 1 期 68 页。

约有麻风患者 30 万人（其中瘤型者约占 30%），他们分布在全国各个省区，但以广东、福建、山东三省最多。”

又，中华人民共和国卫生部于 1957 年 6 月在济南市召开全国麻风防治专业会议，叶干运所记的情况简介说：“麻风病在我国流行的地区相当广泛，除了吉林、黑龙江、山西、内蒙古等地区外，均有不同程度的流行，而其中以广东、福建、江苏、山东等省流行较广。”

①麻风最多的地区：由山东沿海岸线到海南岛，包括台湾。

②麻风次多的地区：由江西省起，向西南到贵州、广西、云南，向西到湖南、湖北、四川、西藏诸省及东北的辽宁省。

③麻风较少的地区：河北省，西北各省，东北各省。

④麻风最少的地区：内蒙古。

六、分类

沈之问《解围元薮》（1950 年）：“癞风之害，根于六淫，中于六部，发于六邪。部各六种，症名三十有六。三十六种风六经所属：其大麻、蛇皮、脱跟、鱼鳞、邪魅、血风，发于心经。其鹅掌、鼓槌、血痹、餻糕、痛风、颠风，发于肝经。其半肢、软瘫、紫云、刺风、痒风、干风，发于脾经。其白癜、截蚝、厉节、壁泥、疹风、哑风，发于肺经。其冷风、漏蹄、蝦蟆、核桃、水风、热风，发于肾经。其雁来、疙瘙、鸡爪、蝼蝈、亸曳、蛊风，发于胃经。”

萧晓亭《疯门全书》（1796 年）：亦分麻风为三十六种，唯所立名目，与沈多有不同。侯敬庵《疯门辨症》（1876 年）谓：“三十六种内，有紫白癜风、侵寒风、侵湿风、面游风、金钱风、疹毒风、破伤风、暗滞风等症，俱系类似于风，而实非风，照理不应列于麻风门中。又考《医宗金鉴》内，亦有面游风、赤白游风、紫白癜风、疬疡风，已列于外科门中，须敬遵之。”他对于 36 种真假的辨症如下：

大麻风：“唇翻齿露，眼扯脚吊，手足指脱，鼻梁崩塌，损形变颜，种种恶状。年深病重，无药可治，必用毒药攻之，久久方效。”此麻风也。

暑湿风：“手足先有麻木，次则身有死肉。或如疮疹，或如疹癣，或皮肉常似虫行，或耳肿长大，或虎口肉焦，身有红块红堆，脸有红云油光，筋跳肉痛，遍体瘙痒，或起白屑，或起黑皮，此大麻风之次也。”此麻风也。

紫癗风：“手足无痹，耳脸红光，身有红斑，或有紫块，或有红块，内红外白，时浮时沉。或出风珠，或出风团。”此似麻风，而实非风也。

白瘖风：“遍身花白点，仍有痹肉，状似污斑，白转红，红转白，痹肉不甚死。此非风湿，即轻粉毒也。”此非麻风，似是实非也。

紫癜风：“皮血光亮，如油珠状，近火必红。须眉先脱，手足麻痹。肉中结核，穿烂成疮，愈而复发。”此非麻风，宜宗《医宗金鉴》紫癜风治之。

白癜风：“毛发俱白，脸如傅粉，自少至老，发于遍身，四体一色。手足软弱，间有红粒，一发不治。又有轻粉毒，亦类于此。”此非麻风，遵《医宗金鉴》白癜风治之。

隐风内发：“染者不觉，劳热则红，近光则光。耳脸常热，足有痹肉，脸似虫行，拭之不见，隐隐而出，一发即烂。”此非麻风，初起照各经得病之因，用药治之则愈。

干风：“身有粗皮，脸淡红色，身有痹肉，手足焦枯。”此非麻风。

猪头风：“脸红耳肿，磊磊红团。手足肿痹，身热痰多，鼻塞声哑。发之甚凶，治之易愈。”此非麻风，不可妄指。

拔发风：“眉发脱尽，然后疾出，手足麻痹，身有红块，预穿脚底，耳热眼跳，手拳足吊，痒痛无时。”此麻风也。

侵热风：“初起势骤，遍地蒸热，然后病发，脸有红块。”此非麻风也，审证用药，治无不愈。

侵寒风：“体既虚弱，因受地气地湿所侵，初亦不觉，身有痹肉，手足焦枯，肢体拘挛。”此非麻风。

癞癣风：“患如癣癞，遍身瘙痒，身多死肉，皮多麻木，久则拘挛，眉发脱落。”此麻风也。

癞皮风：“如猪癞，有密疹，耳脸俱发，手足破烂，眉发稀少，搔之皮飞，身体瘦弱。”此麻风也。

牛皮风：“皮破色淡，抓之如竹壳，不知痛痒，色如瓜皮而苍黄，手足瘦削。”此麻风也。

蛇皮风：“身如蛇鳞，足有破烂，红而兼黑，身体瘦削，手足麻木，且多咳嗽。或吃蛇中毒，亦致此病。”此麻风也。

牛蹄风：“风痒多年，十指脱落，筋骨损伤，状如牛蹄。”此麻风也。因失治误治，以致于此，可不慎之。

鸡爪风：“受病多年，血不荣筋，麻木不仁，十指拳曲，状如鸡爪。”此似风而非风，失治误治，以致于此。

面游风："面如虫行，拭之不觉，身如蚤咬，寻之又无。渐渐麻木，微发红块，大麻风之根也。"此非麻风也。若误治失治，则成麻风。

金钱风："红圈如钱，内红外白，麻木不知，或则痛痒。妇人多患此症，因月事时受湿而发，或经水滞于皮肤。"此非麻风也。

银钱风："块如钱大，内红外白，刺之无血，白色如银，先发于身，后上面部，隐隐在内。"此似风而非风。

胎毒风："父精母血，遗传子女，治法不一，相证用药。"此非麻风也。

淫毒风："夫妻传染，身觉多痛痒，脸如虫行，面时作热。"此偶传染，而非麻风，急治则愈。

肺毒风："大肠燥结，风痰时发，脸如酒醉，又现红云，眉毛先脱，四肢浮肿。"此非麻风。

心毒风："心经受病，面多紫云，且多鼻衄。"此非麻风。

肝毒风："厥阴受病，伤目损筋，肉中结核，皮肤燥裂，或穿烂成疮。"此似麻风，而非麻风。

脾毒风："太阴受病，四肢焦枯，虎口无肉，身多麻木。遍身红癣，刺之又无血，发稀足裂。"本非麻风，初起失治，延久则成。

肾毒风："少阴受病，脚底先穿，骨节疼痛，多因房劳传染。或病已发，不禁房事。"此病多因风俗妇女卖风，而所买者则成风，因贪淫传染，不禁房事，法在不治。若能改过迁善，按症用药方妥。

血热风："湿热相搏，血凝气滞，结于皮肤，发泡生疮，且多痹肉。"此非麻风也。

疹毒风："痘麻失调，余毒于肌肉，又或卧湿浴冷，麻木少而疹痘多，虽无甚利害，却难断根。"此非麻风，切不可指为麻风，其过不少。审症治之。

瘕毒风："面有油光，疹粒如珠，身有死肉，重者粒大脸红，轻者粒小。"此似是而非，初起速治。

软脚风："身上病少，湿热入筋，足痿难行。虽屡针刺，不知疼痛。"此非麻风也。

破伤风："打破跌伤，致风寒暑湿，客于经络肢节之间，年深月久，遂成痹肉，或红或肿。治法不一，相症用药，并治病源。"此非麻风也，因久失治，以成等症。

暗滞风："手足有痹，遍身淡点，眉疏皮痒，足似蛇行，染者不觉。"

此非麻风也。

流毒风："前因染病，曾饵轻粉，屡发疮疹，遂成麻木。仍有红块，或破或烂，眉稀发少。"此非麻风也，初起治之则愈。

感疠风："纯是热毒之气，裹于皮肤之间，湿气又藏骨肌之肉，皮红生点，须眉尽落，遍体腐烂，臭气不可闻。"此感瘴疠之气而成大麻风也。

今遵《医宗金鉴》，辨明真假麻风。真者只有10种，其他26种，俱非麻风也。

中医学对于麻风分类，在隋时巢氏《病源》，仅从麻风病色素上提出白癞、乌癞。到明代沈氏始从症状分成36种，如上所述，疑沈氏亦有所宗。清代萧氏亦分为36种，而其按语却谓："三十六种疯，种类虽多，苟能审其表里虚实，察其病根之浅深，寒热之轻重，系何经之症，兼何经之部位，以何药为主，何药为使，引入某经，有是症即用是药，又何必区分其名目哉。"据此，即已明言所选之36种风，虽有所不同于沈氏的名目，而亦系承袭而来。惜笔者读书不多，未能发现沈氏、萧氏之所宗，只有根据他们如上所说。但萧氏不同意那种繁冗无当的分类法，在按语中已有所批判。其后侯敬庵据萧氏而辨析之为真麻风10种，类麻风26种，主要是以清代中叶《医宗金鉴》为依据。这种分类比以前精确了很多，如金钱风颇像"似结核性"麻风，他说："及早治之，不致成风。"他所说成风，是成"瘤型"麻风。又说"胎毒风非麻风"，也合乎麻风在胎中不传染。这些在还没有科学工具检查的旧时代，能够精审如此，都是中医学的珍贵不可忽视之处。同时，从历代麻风分类上看，也可以见到医学是"后来者居上"，是不断发展的。

七、症状

麻风症状的记载，在《内经》上即有很具体地描述。如"鼻柱坏而色败，皮肤疡溃"，与"病大风，骨节重，须眉堕"，都描写得是麻风病已形成了外貌很严重的症状。到《肘后备急方》，"凡癞病皆起于恶风及触犯忌害得之，初觉皮肤不仁，淫淫若痒，如虫行，或眼前见物如垂丝，此皆为疾之始。"又描述出很早期的麻风症状。

及至《诸病源候论·诸癞候》云："其间变状多端。毒虫若食人肝者，眉睫堕落。食人肺，鼻柱崩倒，或鼻生息肉，孔气不通。若食人脾，语声变散。若食人肾，耳鸣啾啾，或如雷鼓之音。若食人筋脉，肢节堕落。若食人皮肉，顽痹不觉痛痒，或如针锥所刺，名曰刺风。若虫乘风，走于皮肉，犹若外有虫行。复有食人皮肉，彻外从头面，即起为皰肉，如桃核、小枣。从头面起者，名曰顺风，病从两脚起者，名曰逆风。令人多疮，犹如癣疥，或如鱼鳞，或痒或痛，黄水流出。初起之时，或如榆荚，或如钱孔，或青或白，或黑或黄，变易无定，或起或灭。此等皆病之兆状。”又曰：“然癞名不一。木癞者，初得先当落眉睫，面目痒，如复生疮，三年成大患，急治之，愈，不治患成。火癞者，如火烧疮，或断人肢节，七年落眉睫，急治可愈，八年成疾难治。金癞者，是天所为也，负功德崇，初得眉落，三年食鼻柱崩倒，叵治，良医难愈。土癞者，身体块磊如鸡子弹丸许，此病宜急治之，六年便成大患，十五年不可治。水癞者，先得水病，因即留停，风触发动，落人眉须，不急治之，经年病成。蟋蟀癞者，虫如蟋蟀，在人身体内，百节头皆欲血出，三年叵治。面癞者，虫如面，举体艾白难治，熏药可愈，多年叵治。雨癞者，斑驳或白或赤，眉须堕落亦可治，多年难治。麻癞者，状似癣瘙，身体狂痒，十年成大患，可急治之愈。风从体入，或手足刺疮，风冷痹痴，不治，二十年后，便成大患，宜急治之。蚼癞者，得之身体沉重，状似风癞，积久成大患，速治之愈。酒癞者，酒醉卧黍穰上，因汗体虚，风从外入，落人眉须，令人惶惧，小治大愈。”以上巢氏很详尽地描写了各种类型的麻风症状。若以现代医学所标志之麻风症状绳之，内里固多掺杂着一些它种病症，但在公元六世纪的时期，能有这样详尽的症状描绘，足征古人临床观察之普遍而又细密。至于他所谓食肝、食肺及木癞等，是根据了《素问·阴阳应象大论》“东方生风，风生木，木生酸，酸生肝，肝生筋，肝主目。南方生热，热生火，火生苦，苦生心，心生血，心主舌。中央生湿，湿生土，土生甘，甘生脾，脾生肉，脾主口。西方生燥，燥生金，金生辛，辛生肺，肺生皮毛，肺主鼻。北方生寒，寒生水，水生咸，咸生肾，肾生骨髓，肾主耳”之说，将麻风症状隶属于五脏五行之下。又就症状之形象，从蟋蟀、面、雨、麻、蚼等命名。这些中医体系里的病名和症状，不仅有它传统上的习性，而且与方药的性能两相适应，如影随形。在现代没有能够以科学说明这些道理与贯串这些道理或替代这些道理以前，还有系统学习、全面掌握的必要，不可以它远于现代之生理病理而予以忽视或鄙视。

《千金方》：“恶疾大风，有多种不同：初得虽遍体无异，而眉须已落，有遍体已坏，而眉须俨然，有诸处不异好人，而四肢腹背有顽处，重者手足十指已有堕落。有患大寒而重衣不暖，有寻常患热不能暂凉。有身体枯槁者，有津液常不止者。有身体干痒彻骨，搔之白皮如麸，手下作疮者，有疮痍荼毒重叠而生，昼夜苦痛不已者，有直置顽钝，不知痛痒者。其色亦有多种：有青、黄、赤、白、黑、光明、枯槁。”这种对麻风病的症状描写，更比较扼要，而且具体。

《医学入门》：“初得身上虚痒，或起白屑、紫云如癜风然，或发紫泡疙瘩流脓。上先见者气分受病，上体必多；下先见者血分受病，下体必多；上下俱见者，气血俱病。从上而下者为顺风，从下而上者为逆风，但从上从下以渐来者可治，顿发者难愈。治失其法，以致皮死麻木不仁，脉死溃成脓，肉死割切不痛，筋死手足缓纵，骨死鼻梁崩塌，与夫眉落眼昏，唇翻声哑，甚则蚀伤眼目，腐烂玉茎，挛拳肢体，病至于此，天刑难解。”李氏就上下肢体、气血、顺逆等说明症状之部位、善恶，为施治方面指出比较明朗的路子。

后于这些，有《解围元薮》所载麻风36种（见前分类中），以心、肝、脾、肺、肾五脏为纲领，分隶36种病名，各系以具体的症状。清代顾世澄《疡医大全》因之，而《疯门全书》却另立36种名目，亦系以症状。顾名目虽异，都不外乎以症状之形象命名，而所分述之症状，若从现代医学之分类症状视之，则很多类似麻风的病症。但古人因时代所限，没有科学仪器的帮助，则鉴别症状，实难精确，虽有涉于庞杂的地方，是不应加以苛责的。可是我们今后负有整理中医学的责任，必须在原有基础上加以提高，又有不容推诿者。

八、诊断

我国古代医学文献里，关于麻风病的诊断方面，约分为两种办法：症状的分析，器物的检查。兹分述如下：

1. 症状的分析

《素问·风论》：“疠者，有荣气热胕，其气不清，故使其鼻柱坏而色败，皮肤疡溃。”《长刺节论》：“病大风，骨节重，须眉堕，名曰大风。”这是古人在直观上察视到毁形灭相的严重性晚期麻风。

《千金翼方·耆婆治恶病》篇：“病之初起，或如针锥所刺，名曰刺风。如虫走，名曰游风，遍身制动，名曰瞤风。不觉痛痒，名曰顽风。肉起如桃、李小枣核，从头面起者，名曰顺风；从两脚起者，名曰逆风。如连钱团圆，赤白青黑斑驳，名曰痛风。或遍体生疮，或如疥癣，或如鱼鳞，或如榆荚，或如钱孔，或痒或痛，黄汗流出，肢节坏烂，悉为脓血；或不痒不痛，或起或减，青黄赤白黑变易不定，名曰癞风。”这是以不同的症状作诊断，分别系以病名。病名有从形象上分者，有从意义上分者，看似简单，却与治疗有很大关系，如睏、顽、顺、逆等，在治法上是有所悬殊的。

朱震亨《丹溪心法》："治此病者，须知此意，看此疙瘩与疮，若上先见者，上体多者，在上也；若下先见者，下体多者，在下也；上下同得者，在上复在下也。阳明经胃与大肠也，无物不受。此风之入人也，气受之，则在上多，血受之，则在下多，气血俱受者甚重。夫或从上，或从下，以渐而来者，皆是可治之病，人见病势之缓，多忽之。"这从上下部位来诊察麻风病的性质，更分气分血，作为施治的标准，是中医体系的诊断法，颇具有重要性。

《解围元薮》："受病所在经络：中于手少阴，面目舌赤，翕然发热，喑不能言。久乃生虫蚀心，则足底穿，膝虚肿，浑身溃烂，涎脓星秽者，荣血先死矣。（自注）舌乃心之苗，君火妄动，必舌枯无津液也。火气烁肺，故音哑而发热。虚火下流，热毒注肾，直出涌泉，故肿痈，循膝节而至足底穿烂，无可救药。心主血，火炎内泛，则浑身腥腐，皮肉伤残，不能聚敛，毒入于心，血泛无制，七年不治。"

"中于足厥阴，面目多青，恶风自汗，左胁偏痛。久乃生虫蚀肝，则眉发焦飥，满身生黑斑，若指胫挛而瘪堕折者，筋死也。（自注）木泛形色于外，肝气已败，湿土无制，故恶寒自汗。其络循阴器，布胁肋，上入顽颡。肝脉见左关，故左胁偏痛。眉发焦飥者，血不滋养，气不充润，如木无水灌，而枝萎叶落也。生黑斑者，乃肾水泛上也。指屈趾烂者，如木朽根枝死也。瘪挛者，正谓肝木干枯也。肝病多痒痛，风木动摇故也。三年成大患，筋死不荣，为病已剧。"

"中于足太阴，四肢怠惰，皮肉瞤动，身体虚黄。久乃生虫蚀脾，则音哑肤瘪。故麻木不仁者，皮死矣。（自注）脾络注心循臂，故四肢倦。土败不能安堵，故肉瞤动振跳也。气弱不磨谷食，故怠惰不思食味，或食息则四肢不收。血液阴涸，不能周济，故哑而瘪。脾属土恶湿，其气既败，不能运动矣，故发麻木。然麻乃不仁，与平常皮肉不同，按之如隔一纸；木乃肉内唧唧然不知痛痒，而瘦楚之至也。盖麻是气虚，木是湿痰死血为病，既麻又木，乃气虚湿聚，血络枯涸，昼夜不行，绝不充润于皮肤也。经言：湿生痰，痰生热，热生风。丹溪曰：湿热必生风，风甚则生虫，正如腐草化萤，湿热之气乘风也。病入于脾，则肿胀多水，非是湿热生风，因有湿热在内，则风乘隙而入也。六载病成，十五年不治。"

“中于手太阴，面颊浮白，口燥喘急。久则生虫蚀肺，则鼻梁崩塌。若眼断唇翻，失音者，不治，乃骨死矣。（自注）金性燥，故口干。火热煏之，故发声喘急。其窍在鼻，虫食肺，故山根崩折，剧则鼻柱烂落。金败不能生水，肾气必虚，故目暗干枯。皮急堋而吐，痰气泛漫于脾中，故唇厚而翻；热气聚于会厌，故失音声也，如金器碎则无音律。骨属金，故髓枯而骨死。病入肺经，皮枯不仁，三年之后难治。”

“中于足少阴，面耳黧晦，腰脊引痛，小腹隐隐不利。久则生虫蚀肾，则耳鸣啾啾，沿聍生疮，或痒或痛。若割切不知痛者，肉死矣。（自注）肾水泛上，故变色，或灰或黑。耳乃肾之窍，水枯精乏，故耳热生疮。腰脊引痛者，虚极也。津液既绝，为病痠麻，不知痛痒。肾邪最速，一年即成大患矣。”

“中于足阳明，额多汗，膈塞不通，餐寒则啖啖。久乃生虫蚀胃，散蠹周身，则皮痒浮游。若欷歔矇昧，食减倦惫者，气死矣。（自注）胃络循于目之上下，故额多汗。脾胃气弱，五谷不消，膈臆填满，上逆呕吐。气血不通，皮肤自痒，神魂离散。臆满，则欷歔不爽。阳气既败，疲怠恶食也。经曰：‘肠胃为市，无不包藏。’热积于中，必泛形于外，胃腑受毒，势由虫瘴，肤体胀肿虚浮，二十年不治。”

以上这些是按脏腑所隶属之症状做系统的诊断，在治疗时，制方遣药，均应视此为依归。将病人之两手拇指与次指合拢，看其处之肉平塌者，即是麻风。按患者的两手十指甲，如现红色，久而不退者，是麻风。手心部搔之，痒不可忍者，是麻风。令患者直立不动，一手高举，一手下垂，不论左右前后，无病者，向上之手掌，其色必白，垂下之手掌，其色必红。有麻风者，则两手全白。

以上这些片段的诊察，也是古人在临床上所积累的宝贵经验。

2. 器物检查

麻风的初期，令患者坐暗室内，脱衣解带，用樟脑点火，查视其周身，虽毒隐伏不现者，到此亦洞若观火。其色有水红者，毒浅；色紫暗者，毒深。且形状不一，方圆长短不等，更有椭圆者，有如鳞甲者，有如葫芦者，可以用笔记其匡廓。（《霉疠新书》）

令患者站立打铜铁之风火炉旁，望其面色，红者是麻风，绿者则否。或用铜锅炉盛木炭于内，燃烧之，投朴硝于火上，发出蓝色之火焰，人立其旁，若皮肤现红色，则为麻风病，若现灰色则非是。

麻风患者最畏榕树，见时则一身痒甚，坐立不安，必爬搔之而后快。

试验法：使患者站立榕树下，或取榕树下垂之须，细锉，和六安茶与饮，如患麻风，即搔痒不止，常人则不然。

于黑暗处，用火柴数十根刮着，向病人面上照之，若现红色即是麻风，平人则为青白色。这是试验面部颜色的法子。

以上这些器物检验的诊断法，都简而易行，在山村水乡的偏僻之处，现代医学机构还未设立，实有助于早期发现麻风病，不但予医生以很大的便利，且可能予患者以早期治疗的机会，不致使他们受长期而又深重的痛苦。

九、预防

根据中医学文献记载，早在两千年以前，即已有比较完整的预防医学思想体系。如《素问·四气调神大论》："圣人不治已病治未病。"又云："夫病已成而后药之，乱已成而后治之，譬犹渴而掘井，斗而铸兵，不亦晚乎?"这是在总的方面唤起医工，应当特别重视疾病的预防。麻风病在《内经》里已有很具体的症状描述和治法上的指示，对于它的预防法，当然要包括在内。

1. 精神方面的内防法

医籍和其他古籍所载的预防疾病办法，主要分两种，即内防和外防。人体疾病的发生，固然是与外界气候变化或人事刺激有着密切的关系，但病与不病还是在人体的内在因素，所谓内因决定外因。正如《素问·上古天真论云》："恬淡虚无，真气从之，精神内守，病安从来"；《刺法论》云："正气存内，邪不可干。"这些是内防法的原则性说法。更有具体的说法，如《阴阳应象大论》："怒伤肝，喜伤心，思伤脾，忧伤肺，恐伤肾。"《素问·举痛论》："百病生于气也。怒则气上，喜则气缓，悲则气消，恐则气下，寒则气收，炅则气泄，惊则气乱，劳则气耗，思则气结。"这是说人的情感偏胜，可以影响内脏的正常机能，削弱机体的抵抗力，容易感受外界不良刺激而发生疾病。《评热论》所谓："邪之所凑，其气必虚"，正说明虚是致病的决定因素。《金匮要略·脏腑经络篇》亦云："若五脏元真通畅，人即安和，不遗形体有衰，病则无由入其腠理。"《诸病源候论》："恶毒之气，而体虚则受之。"其他非医书，如秦汉诸子的内防法，亦约略举之。如《庄子》："善养生者，视其后者而硬之。"《韩非子》："神不住于外，则神全。"《淮南子》："神清意平，百节皆宁，养生之本也；充腹肠，开嗜欲，养生之末也。"这些养其内以避其外的内防办法，包括了饮食男女，起居情志，都是谨其在我者。根据现代学说，苏联巴甫洛夫云：“病理发生的原因，是因为机体与强烈的刺激遭遇的结果，当身体防御反应不能克服这种情况时，疾病就会产生。”可以证明，我国养生却病的内防论点与现代学说是一致的。

具体谈到麻风病的内防法，最早见于文献的，要算《内经·生气通天论》：“清静则腠理闭拒，虽有大风苛毒，弗之能害。”照章太炎解说：“依《说文》，‘苛，小草也；毒，害人之草’，小草害人者，非细菌云何？宋玉《风赋》：‘以为庶人之雌风，动沙堁，吹死灰，骇浑浊，扬腐余，故其风中人，驱温致湿，生风造热，中唇为胗，得目为蔑’，是则风非能病人，由风之所挟者以病。浑浊腐余，是细菌，沙堁死灰，即细菌所依，风则为传播之，以达人体，义至明白矣。”我们根据什么说《内经》这段是为预防麻风而设呢？以经证经，《内经》“大风”即“疠风”，这里“大风苛毒”的大风，虽不属病名，却意味着中人皮肤肌腠为导致麻风病的因素。想要预防大风苛毒，必须注意身心的修养，恬淡寡欲，静养其内，则腠理固密，能够抗拒外邪，“大风苛毒，弗之能害”。结果是由原因而来的，麻风命名为“大风”，是有它的根源的。这段谓为预防麻风而设，似乎不是牵强附会。

孙思邈曾谓：“昔《神仙传》有数十人，皆因恶疾而致仙道，何者？由于割弃尘累，怀颍阳之风，所以非止瘥病，乃因祸而取福。故余所睹病者，其中颇有士大夫者，乃至有异种名人，及患斯症，皆爱恋妻孥，系着心髓，不能割舍，直望药力，未有近求诸身。若能绝其嗜欲，断其所好，非但愈病，因此亦可自致神仙。”我们分析孙氏所引这段《神仙传》及其所表达自己对麻风施治的论点，除了夹杂宣传他那道教玄奥的色彩外，真要实现“割弃尘累，绝其嗜欲，断其所好”的话，未病既能预防，已病也能速愈，是疾病的绝好内防法。

沈紫亮著《医学要则》，主张从各方面预防麻风，而尤宜以内防为先务。其云：“天乃一大天，人乃一小天，然天有晴明昧晦、风寒暑湿燥火之气，而人亦有气血盛衰、喜怒哀乐之情，是故君子调饮食而慎房劳，节喜怒而善摄养，无七情之内伤，避风寒，畏暑湿，忌燥火，无六因之外感，则病无由而生，是无夭折之患。《上古天真论》曰，‘上工治未病’，愚意非工之能，乃人自治耳。如稍不知节，纵欲纵食，任喜任怒，致七情偏胜，气血不和，六淫易入，百病生焉。即如大麻风一症，大小轻重，计有三十六种，症最酷烈，最为剧恶。而感之者变形易质，眉发脱而手足萎，肌肉溃烂，十指堕落，脓秽淋漓，臭恶难闻，人皆怨而避之，可不慎哉!”

现代医学虽发现麻风是由杆菌传染，但同时更强调人体抵抗力的强弱。强者不易传染，即传染而发展亦缓慢；弱者正与此相反。尤家骏教授说：“不健康的身体为感染麻风的另一条件。假若我们的身体健康，血象正常，巨噬细胞作用正常，侵入少数麻风菌，短时间却被吞入而消化之，不难发生麻风病。广东东莞麻风病院于四十多年前误收入一聋哑幼童（因面貌丑陋，误诊为麻风病），同疣性麻风同居同食，现在年迈六十，还在该院担任劈柴工作，身体健康，未感染麻风病。滕县女麻风病院，有两位保姆为患者烧饭，现已二十多年，毫无麻风症状。济南麻风病院的服务员刘师傅，在门房居住，常与麻风病患者谈话，为他们服务，现在已二十九年，亦未被传染。常查疣性患者的历史，夫妇同居多年，对方未被传染。父亲为疣性麻风患者，子女有的不被传染，原因就是身体健康，血象正常，抵抗力相当强，巨噬细胞吞噬力相当大，虽麻风菌侵入，被巨噬细胞吞而消化之，所以不发生麻风病，此种病例也不少。”（见《中华皮肤科杂志》，1953 年第 1 期）据以上所说来看，聋哑幼童、两位保姆、刘师傅等，虽不懂得什么叫精神修养，但他们纯朴寡欲，无所嗜好，则无所耗损，常保持身体健康，基本上是合乎精神修养的，所以能抵抗传染性疾病，在长久的岁月中也不被麻风所传染。

2. *饮食起居方面的内防法*

饮食起居是人的生活之常，正因为是生活之常，所以就常常容易忽略而忘掉“节”与“慎”。且古人有“饮食男女，人之大欲存焉”，而在寻常之中，有的人还要求特殊一些，那就更谈不到“节”与“慎”，简直陷入“贪”与“纵”的泥坑中去，使饮食起居之所以养生者，反而成了戕生的了。疾疫灾害，能不纷至沓来吗！我国在历史传统上就注意这些问题，教人预防为主，如《上古天真论》曰：“饮食有节，起居有常，不妄作劳，故能形与神俱，度百岁乃去。”《吕览》：“味不众珍，衣不惮热。”又“毕数之物，在乎去害，大甘、大酸、大苦、大辛、大咸五者充形，则生害矣；大喜、大怒、大忧、大恐、大衰五者接神，则生害矣。”《淮南子》：“凡治身养性，节寝处，适饮食，和喜怒，便动静，而邪气自不生。”略举一般饮食起居方面避其外而安其内的养生文献，对个人预防麻风是适用的。若不加预防，则会招致疾病，如《上古天真论》：“以酒为浆，以妄为常，醉以入房，以欲竭其精，以耗伤其真，不知持满，不时御神，务快其心，逆于生乐，起居无节，故半百而衰也。”这是说人们若果如此，则在精神和形体上长期受到戕害，而导致疾患和早衰。

具体谈到麻风病在饮食起居方面应当加以重视的，如孙思邈云：“一遇斯疾，即须断绝一切公私事物，释然皆弃，犹如敝屣。凡百口味，皆须戒除，渐渐断谷，不务俗事，绝于庆吊，周年乃瘥。愈后终身慎房事，犯之还发。兹疾有吉凶二义，修养则吉，若还同俗类，必凶矣。”道家最讲求养生术，如茹素、绝欲、静坐等都是他们所恪守的戒律。有慢性疾患的人，吸收过来用于养病上，是可以抵制病势的发展并早日痊愈的。唯道家常常借着这些宣传他们成仙得道的宗教迷信，如这段所说的“断谷”即是。至于“愈后终身慎房事，犯之还发”，在现代医学证明也不尽然。果于愈后经过一个较长时期，由医师检查证明确系痊愈，夫妇还是可以同居的。尤家骏教授说：“政府公布的婚姻法，患麻风病的不准结婚，准许离婚，这是十分正确的。但治愈后，经医师证明，可以结婚。笔者在济南已有此种病案。安宝星同志经治愈后结婚，现在已生两个小宝宝，又美丽，又健康。王秀英同志与安同志相同，生了一个小宝宝，又美丽，又健康。”（见《中华皮肤科杂志》，1953 年第 1 期）

朱丹溪云：“病人若按法施治，病已全然脱体。若不能绝味绝色，皆不免再发，再发则终不救矣。某曾治五人矣，中间唯一妇人得免，以其贫甚且寡，无物可吃也；余四人，三年后皆再发。孙真人云：吾尝治四五百人，终无一人免于死。非孙真人不能治也，盖无一人能守禁忌耳。”沈之问云：“忍饥劳役，醉饱入房纵欲，毒怒忧愁思虑，妄想贪嗜，邪毒蕴积，秽浊外荡，乐佚内耗真元，以致火热之邪冲激脏腑。夫人为万物之灵，生于天地之间，宜惜生命，保养元神，永延长命。古之圣贤，以道德奉天，寿至百岁为常；后世之人，以六欲七情为事，故多夭折殇殂。”又云：“风病之人，不忌毒食，乃加重之端；不戒女色，实速死之兆。”以上丹溪等所说，都是总结了麻风患者能不能节饮食、慎起居的利与害，向后人提出来的警告。

单纯强调节饮食方面的文献尤多，因为古人认为“病从口入”，饮食与疾病的关系非常重大。如果大吃大喝，或暴饮暴食，或嗜食性味偏胜的东西，或不知避忌腐败与毒物，都能招致疾疫，甚而危及生命。如《素问·痹论》：“饮食自倍，肠胃乃伤。”《生气通天论》：“谷肉果菜，食养尽之，无使过之，伤其正也。”“因而饱食，筋脉横解，肠澼为痔；因而大饮，则气逆”；“高粱之味，足生大疔。”《五脏生成》篇：“多食咸，则脉凝泣而变色；多食苦，则皮槁而毛枯；多食辛，则筋伤而爪枯；多食甘，则骨痛而发落；多食酸，则肉胝胸而唇揭。”《生气通天论》：“味过于酸，脾气乃绝；味过于咸，大骨气劳，短肌，心气抑；味过于甘，心气喘满；味过于苦，脾气不濡，胃气乃厚；味过于辛，筋脉沮弛，精神乃央。”《金匮要略·禽兽鱼虫杂忌》篇：“秽饭、馁肉、臭肉，食之皆伤人；大畜自死，皆疫死，则有毒，不可食之。”《论语》：“鱼馁而肉败，不食；色恶，不食；臭恶，不食；不饪，不食；不时，不食。”这些在今天饮食卫生方面视之，固然有所不足或不够细致的地方，但从整个方面来看，指导了我国几千年在饮食方面的卫生保健。我国人口之众，超过世界，与节饮食方面不能说没有关系。

具体谈到麻风病之饮食宜忌的方面，沈之问云：“凡烙肉、生菜、怪味之物，入腹皆变为虫。鱼无腮者食之，五日生癞。”在今天看来，肉、菜、怪味入腹不会变为虫，而只是带有虫卵或为虫的宿主慢慢地发生虫病的。古人这种说法虽有不妥，但是根据事实而创造出理论来，还能起到指导实践的作用。无腮鱼有的有毒，是古人在饮食时体验出来的，它致使潜伏着的麻风迅疾地发展是有可能的。这样分析古代文献，似觉心安理得，决不能站在今天，而苛责古人有背乎现代的科学。

陆以湉《冷庐医话》中载：越郡有患疠风者，因至外祖家食鸡而得，其外祖乃患此病者也。后其人死，所蓄之鸡肥大异常，邻人购食之，亦患此病而死。盖鸡食疠风者之痰，能染人也。谚云：“宁娶疯子妻，不食疯子鸡”，良有以也。过去在乡间，不仅有鸡能传染麻风病的传说，并且有鸡蛋也能传染麻风病的传说。是不是能够传染呢？尤家骏教授曾有精辟的批判说：“鸡蛋传染麻风病否？在我国各地，尤其是农村内，传说鸡蛋能传染麻风病，意思是鸡吃了麻风病患者吐的痰，鸡生蛋，人吃了，就可以长麻风病，这是完全不科学的说法。用活麻风菌做动物注射试验，按柯德仁在印度用八年的时间做此工作，只有注射在高等猴子的腹膜内，麻风病菌能生活繁殖，由腹膜发展到肝内、深淋巴腺、大气管的黏膜，但不发生皮肤麻风损害，两年后被注射的猴子因患气管炎而死。用其他动物如狗、猫、兔、鼠、天竺鼠等皆不成功的。禽类的体温比动物高。鸡的体温为百度表 41 度上下，麻风菌在鸡体内决不能生存。而且鸡吃了麻风病患者吐的痰，经鸡胃内的盐酸的消化，一定被杀死。假若不被杀死，由胃如何到卵巢？假若能到卵巢，麻风菌侵入卵细胞内，此卵细胞决不会发展成为一个正常鸡蛋。麻风病患者吐的痰内无麻风菌，只有晚期疣性患者，喉部及大气管内有溃疡，由溃疡产生之渗液内有麻风菌。患者吐在地上，湿度不够，麻风菌即死。若当时吐在人的皮肤上面有破伤处，有传染的可能，但鸡吃了绝对不能传染麻风病。吃鸡蛋传染麻风病，只我国有此说法。这大约是多年前，封建先生、顽固专家造谣惑众，毫无理论与实践根据。”（见《中华皮肤科杂志》，1953 年第 1 期）

以上关于麻风饮食的宜忌，各家所举，莫衷一是，究竟有没有标准呢？我认为应当以《内经》“常食方食，勿食它食”比较概括，且容易掌握。方食即地方土产，为居民习惯常食之物。我们在各家所举各种食物里面，很明显地可以看出，麻风病宜、忌的食物有它的地方性。我国幅员广大，南北物产有很大差异，人之食物亦大相悬殊。北人食麦，南人食米，东人喜咸，西人喜酸，这是尤其显著的。《内经》上早有饮食所嗜不同的论列，则麻风病之饮食宜忌，自可根据地方性而适当地加以规定，并应当根据患者的体质强弱以及其他具体情况以规定，绝不能整齐划一地定一教条食谱。观古人所拟之不一，也可以理解到，这一问题里面包含着有复杂的内容。而且现在各麻风病院对麻风患者的预防和护理，是中西医学相互结合，自然会产生出很合理的饮食宜忌标准来。我在以上所引的古人那些，不过供大家参考，使从里面找出专病有专门应忌应食的特殊物品。同时也必须承认，古人专病有专门饮食宜忌的宝贵经验，才不至于触犯忌讳，从而有益于病人的休养和治疗。

单纯强调慎起居方面的文献也很多，因为古人认为人的日常动作行为、男女房帏，于养生方面关系很大，如果妄言妄动，或纵欲无度，必会导致疾疫，甚而危及生命。如《素问·举痛论》云：“劳则气耗”，《灵枢·九针论》：“用力过度则伤肾。”积劳可以致疾，因为体力过度消耗伤肾，则削弱了机体内在的抗病能力，病自可乘虚而入了。

古人对麻风病尤强调节欲，如张介宾云：“治斯疾者，只宜清心寡欲，绝色忘虑，幽隐林泉，屏弃世务，早早治疗，庶几可活。稍不守禁，每愈而复作，以致危剧，莫能再救，总以不守禁忌也。”日人片仓元周云：“凡治麻风证，须令患者断绝色欲，此乃一大紧要事也。若犯此戒，则不免再发也。”《疡医大全·大麻风门》云：“患者必须清心寡欲，远色方为有益。”现代医学治麻风病亦强调节欲，尤家骏教授云：“麻风患者应忌性交，因性交可以加重症状，而且可以由类结核型麻风演变为疣型麻风。麻风病患者，不论男女，若性交，不但无益而且有害。在济南麻风院见过两位疣性麻风病患者，一位经治疗后，已查不见菌，面部损害多数消没，因新婚与爱人同居，四个月后症状复发。一位患者，经治疗后，查菌已很少，患者非回老家不可，院方无法阻止，夫妻同居三月，回院后全身发生疣性反应。再用药治疗，反应更重。每两个月则发生反应一次，遂停止用药，一年半以后才不发生反应。麻风菌的毒素影响性腺的内分泌，病重时性欲减低，治疗见好后，性欲恢复，有性的要求，在治疗时这是一个问题。”

古书多谓麻风有遗传性，如萧晓亭云：“父精母血，交媾成形，而所生男女，或染或否，何也？病在内者无不传，病在外者间有不传。未病而先生子，能禁忌者不传。至云风病无及子女者，则非也，精血交媾，夫妻岂有不传，男传女则少，女传男则多。”沈紫亮云：“父母交媾之前，先有湿症，所怀之胎，岂无是疾。既生之后，日积月累，遍溢周身，复感风邪，湿遇风而化热，熏蒸血脉肌肉，遂发此症。故一发即遍，随成坏症，百不一救，皆由父母之故也。”究竟麻风病是不是胎传？尤家骏教授云：“在疣性麻风患者的精液内查见麻风菌，已有报告，但在精虫体内查见麻风菌，尚无科学证明。在疣性女麻风病患者的阴道黏膜内，查见麻风菌，已有报告，但百分数只为27%。在女麻风患者的卵细胞内，查见麻风菌，尚无证明。若女疣性麻风患者生产时，胎儿经过产道时，皮肤被摩擦有破伤，自然可以被传染，发生麻风病，这种例子很少。胎儿或生后的婴儿，抵抗力最低，若是接触麻风菌，很容易被传染，而且发病后，多数为疣性麻风，治疗非常困难。”刘牧之大夫对这一问题曾有过报道云：“麻风病是直接或间接地接触传染，乃是早经肯定的事情。但是有人怀疑麻风病是否胎传。甘肃省第一疗养院儿童乐园的事实，可以明确地答复这个问题。园中住着大小16个儿童，都是瘤型麻风病人的子女，其中四名是到院以后才出生的。这些儿童都健康无病，年龄较大的几个，因与母亲经常接触，来院时已有症状，但查菌为阴性，诊断为似结核性麻风，现已完全治愈。这些儿童不但眉发完整，就是手足等处，也无畸形。他们住在儿童乐园里面，与他们的母亲们完全隔离，由已经治愈及已经治疗的似结核型女病人照管。麻风病不是胎传，道理很清楚，麻风菌侵犯到哪里，哪里就发生功能障碍，侵及子宫及卵巢时也是一样。被侵犯后的症状是月经不调，以至完全停止，自然就不能再行怀孕。如病人怀孕而且顺产，则证明子宫及卵巢均健全。生产时要注意勿使婴儿的皮肤被擦破，经过严密消毒即与产妇隔离，则婴儿可保无虞。同时接种卡介苗，增加免疫力，可以预防麻风。”（见《中华皮肤科杂志》，1956年第1期）

俗传我国南方有女子卖疯之说，《疯门全书》亦载："或言妇人卖疯之说，理亦可信。又言地土所产，室女亦必卖疯，则终身不患此病，而所买之人则生疯。"尤家骏教授对这一问题做过肯定的答复说："卖疯说法的意思是：女子患了麻风病，想与男子性交一次，可以把自己的麻风病卖给男子，反之男子亦可卖给女子，而这本人的病就可以好。这是完全不对的，性交可以传染给对方麻风病，但自己的麻风病不能因性交卖给他人，自己的麻风就好了，这是无理性的，不科学的，荒谬无稽之谈，千万不可相信。"（见《中华皮肤科杂志》，1953 年第 1 期）

3. 体育锻炼方面的内防法

日常要劳逸结合，若过劳过逸，皆足致疾。《素问·本病论》云："久视伤血，久立伤骨，久行伤筋，久卧伤气，久坐伤肉。"伤血、伤骨、伤筋是因为过劳，伤气、伤肉是因为过逸，加以调剂，使之平衡，则锻炼体格自在其中。汉华佗尝云："人体欲得劳动，但不使极耳。动摇则谷气得销，血脉流通，病不能生，譬犹户枢不蠹也。"他又根据流水不腐、户枢不蠹的理论，创造出专门锻炼身体的五禽戏，模仿虎、鹿、熊、猿、鸟五种动物生动活泼的姿态，实为后世太极拳、八段锦以及现代的广播操等的嚆矢。其主要都是用以利关节、和血脉，能持之以恒，是可以使身体强壮、抵御疾病的。这是炼其外以固其内的内防方法。至于古代摄生术中的导引、按跻和吐纳等，尤为我国人养生防病的一种特殊方法，《素问遗篇·刺法论》即有："肾有久病者，可以寅时面向南，净神不乱思，闭气不息七遍，以引颈咽气顺之，如此七遍后，饵舌下津无数。"此即后世之静坐吐纳法。《庄子·刻意》篇："吹呴呼吸，吐故纳新，熊经鸟申，为寿而已矣。此导引之士，养形之人，彭祖寿考者之所好也。"这又是内功、外功结合在一起的。近代长寿医人刘占奎提倡"活守子时"法以养生延寿，他在子时或子时以后一阳复始的时候，揉胸咽津，谓此法系根据《船山遗书》所注的一篇《庄子》而来（见《江西中医药》1957 年 9 期）。我尝见到诸子百家道家者流的书中，明·王文禄注《胎息经》谓："调气咽津，以补中宫元气，每时三咽，子时咽之，尤养生。"《天隐子》中司马承祯谓："冬至夜子时，一阳气始来，或迟或早，先须辨识气来形候，才觉气来，则运自己之气，适与天地之气偕作，次日复候此气而消息之。"这些恐都是"活守子时"的所本。我还在临床时体会到，有心阳式微的患者，到严重时每于子时后 3～4 刻钟时，烦躁起坐，或喘或窒息，是人体中之一阳不能与天地之一阳偕行作复，是一危候，也可证明"活守子时"

法，是有去病延年的价值的。在医界提倡用综合疗法治病的现在，我一并提出来，供大家采用。

在麻风专书中提倡用气功以预防麻风或治疗麻风的，如《解围元薮》云："若病人聪达，授以玄门内事、静修导引之功，使内固丹基，外安神役，再进药力并攻，则其寿无疆。"《秘传大麻风方》中曾载有关于治疗麻风的静坐法云："子、午、卯、酉时端坐闭目，上下齿对以舌尖，虚空将及齿缝，念'思'字，待口凉方止，不要出声，自己两耳不闻口中念思字，午前午后，心中暗念。百拜朝天忏一遍，常要譬如死去，父母妻子，百万家业，不能管领。"这后一段除"百拜朝天忏一遍"一句，有获罪于天的迷信色彩外，主要是教麻风患者作"内养气功疗法"以治疗疾患。这不但是治疗麻风的好办法，也是预防麻风的具体办法，有待于及早实施和推广。

在现在社会主义社会里，党特别关心人民的疾苦，建立了很多的麻风病院和麻风村，用事隔离，以防止传染并便于集体治疗。在这种形势下，集体麻风患者的体格锻炼，除太极拳、气功等内外功兼用辅助治疗外，集体作业的适当劳动，也能促进疾病的速愈。

4. 气候方面的外防法

古人观察自然界万物之生长收藏，是随着四时气候的推移而演变的。人为万物之一，也和四时气候的嬗变息息相通，有着血肉相连的密切关系。《内经》以四时说脏腑，人生顺四时者不病，逆四时者则病。《素问·四气调神大论》云："阴阳四时者，万物之终始也，死生之本也，逆之则灾害生，从之则苛疾不起。"《吕览》云："天生阴阳，寒暑燥湿，四时之化，万物之变，莫不为利，莫不为害，圣人察之，以便其生。"这是要人"顺时以养生"。顺时者，即在六气顺序嬗变、寒暑正常的时候，人法自然，与时偕行，春夏养阳，秋冬养阴，使人身脏腑之气与天地运行之气相适应，合而为一。因为人体与周围环境是统一的整体，所谓"天人合一"，能统一者不病，不能统一者则病。《素问·玉版论要》篇："揆度奇恒，道在于一"，即是指示人们适应自然环境的变化来增强身体抵抗力，以防御一切疾病。顾顺时以养生，是顺时令之常。若人处在时令不正常，气候太过与不及时，则应"防变以御病"。如《四气调神大论》云："贼风数至，暴雨数起，天地四时不相保，与道相失，唯圣人从之，故身无奇病，万物不失，生气不竭。"《吕览》曰："大寒大热大燥大温大风大雾，六者动精，则生害矣。"这种气候的骤然变化，往往使人体的调节机能因受剧烈刺激，失其常度，穷于应付，而生疾病，所以应当防变以制其外。

麻风病在《内经》谓："风气与太阳俱入，行诸脉俞，散于分肉之间，与卫气相干，其道不利，故使肌肉愤䐜而有疡。卫气有所凝而不行，故其肉有不仁也。"又曰："风寒客于脉而不去，名曰疠风。"（《素问·风论》）这指明外界的风气与寒气是麻风病的原因。后世认为，除风、寒外，湿更为麻风病的重要因素，如《诸病源候论》："汗出入水，冷透肌体，或饮酒而卧湿地，或当风坐眠树下及湿草上，或身痒搔之，以乘疾风迅湿，渐生疮痦，经年不瘥，即变风癞。"《解围元薮》云："风寒暑湿燥火之气，为天地之六欲，若不避忌，感其郁蒸，或逞勇悍，乘汗渡河，踏冰履霜，醉饱当风，房劳入水，露卧湿席，或时炎暑，喜卧藤竹、漆床、凉簟、柏木台几，湿冷之气，逢迎汗液，入于肌肤。邪毒渐深，克剥荣卫，初起麻木，久变尸虫，蠹啮肌体，则风癞生焉。"《疯门全书》云："东南地卑近水之处，此疾尤甚。天气较炎，地气卑湿，湿热相搏，乘人之虚，入于营卫。卫气受之，则上身症多；营气受之，则下身症多；营卫俱受，上下俱多。此其大概也。"现代医学亦认为湿能导致麻风，尤家骏教授云："冷湿不能传染麻风病，但为传染的有利条件。在我国查麻风患者的传染史时，有的患者自述因为受潮、受湿、受冷、受冻以后，皮肤变色、麻木，后来成为麻风病。记载中如在某处湿地上睡觉，某时冒雨行路，赤足渡河，或赤足在泥水内工作，经过数月或一两年发生麻风病，历历可考，凿凿可据。在抗战期间，这种情况相当多。冷与冻可以使皮肤的毛细血管张缩力受影响，因而皮肤细胞的营养亦受阻碍，初步是抗菌力低，最后细胞可以一部分枯萎坏死，甚者成为破伤或溃疡。在这种情况之下，若接触麻风病，自然容易传染。前已提过，麻风菌需要相当的湿度（麻风菌在湿度 55～65°生长得好，繁殖得快）。在湿地、泥土或湿的土墙、土地、土炕，若湿度在 60°以上，麻风菌可以生存很长久的时间。能生存多少年尚未肯定。1950 年山东卫生厅调查山东省荣成县的西北桥头区江家口村，居民夏某买了曾住过 16 位麻风病患者的土房一所，1933 年搬进去住，数年后他的长女发生疣性麻风病，1942 年死了！1950 年他的儿子发生麻风病，1952 年夏某的老婆同她的儿子来济南，笔者为查验后，诊断二人都为疣性进行性麻风病，现在滕县麻风院治疗。由此可以证明，麻风菌在土地、土墙、土炕能生存相当长久的时间。1955 年兰州城北旧麻风院，不但是土地、土墙、土炕，房顶也是土的，搬到和政县新建的麻风院后，旧院之病房，在消防队监视之下，以火焚之，以免他人来住被传染。"（见《中华皮肤科杂

志》1953年第1期)

从上面一些文献上综合起来看，古人对于养生是内外兼顾以抵御疾病的。今日社会上对疾疫的预防法，论避其外，则周到细密，尤其是麻风病方面，在党的关怀照顾下，成立麻风院、村，以隔绝传染，打卡介苗以产生免疫力，除四害，讲卫生。举凡从外界能抵御疾病的方法，筹划备至，积极实施，实超乎古人之上。若论养其内，则有不逮古人之处。因为内防系乎个人，要下决心，要坚持时日，才能有效。且更另有一端，无病则养而防之，有病则治而祛之。养是养其常，常是属于生理的；治是治其变，变是属于病理的。在平时养生，虽需要别人指点帮助，但主要靠自己的主观努力；若在病期，则医生或护理人员有责任安排病人的精神修养、体格锻炼以及饮食起居的规则等，并监督使之实现，才可以辅助治疗、缩短病程，使患者得以早日痊愈。

5. 隔离的外防法

唐代初叶，我国即有“疠人坊”以隔离麻风病人，预防传染。现在社会主义社会，在党的领导下，一定要消灭危害人民的疾病，尤其是慢性传染病，以解除广大人民的疾苦。所以对麻风病的隔离预防，正在大力举办，周密地进行着。据尤家骏教授云：其隔离法，“若接触有传染性麻风患者可以被传染，所以预防工作首要是隔离有传染性麻风患者。在麻风流行地区，若条件许可收传染性患者入麻风院，隔离治疗是正当办法。否则就地隔离，结合治疗，也是好办法。”自新中国成立后，政府重视预防工作，各地从事麻风防治工作的医务干部对麻风预防做了宣传，一般群众了解了预防的方式与方法，有的地区预防工作做得相当好。1955年卫生部麻风防治高级进修班的学员在山东泰安县做全县调查时发现，当地人民对麻风病有深刻的认识，把麻风分为传染及不传染两种：皮肤发生疙瘩（瘤型麻风），特名大麻风或开花麻风，这型麻风有传染性，在本人家中独居一间房，家属不接触他；若患者的皮肤麻木，手指弯曲，成鸟爪形，特名二麻风，认为无传染性，与之共同生活，不加隔离。在新中国成立前，估计全县麻风患者约有七八百人，这次按户口调查总结数字为354名，早期患者比较少。详细了解，该县自新中国成立后，医务工作者曾做了一些麻风宣教工作，群众结合自己的认识，对于有传染性的麻风患者就地隔离，因此患者数目减少了。在山东按户籍调查11县，一般认识到麻风是有传染性的，但未做好隔离工作，所以麻风病的流行情况还是发展的。

（1）就地隔离：此项工作必须做，也不难做。政府提倡，患者欢迎，是可以做好的。国际上，在麻风流行地区，设立麻风防治站，宣传就地隔离，是最重要的一项工作。若再结合就地治疗，不但可以解决麻风预防问题，也能完成治疗工作。广东、山东已经这样做了。1956年10月调查广东103县，已有60县设立了防治站。山东有32处防治站，56个防治队。

（2）家庭内隔离：这种方式容易办到。患者独居一间屋，饮食、卧具、衣服等，患者用过后用水煮之，即可以煮死麻风菌，以免间接传染。若用于直接接触患者的皮肤损害，当时就用碱或肥皂洗手，以免被传染。笔者自1927～1932年，在济南麻风院工作，当时无橡胶手套，工作完毕，即用肥皂洗两遍手，以防传染。其他同志也这样办，无人被传染。我们的皮肤不破，接触传染性患者，不可能传染麻风菌，发生麻风病。1955年8月，在青岛麻风院见瘤型患者某，他在青岛西镇自己的家中住一间屋，隐藏十八年，他用的物品，别人一概不用，家中无人被传染。直到1955年春天，政府发现他患麻风，劝他进入麻风院，但已极度贫血，无法用药，现正用补血剂及试用中药治疗。

（3）家庭外隔离：这种方式也不难。在村外单独建筑一间小屋，患者自居，家庭供给吃用。防治站同志可以按时检查用药，既免传染他人，亦可治疗痊愈。

现在我们全国已经基本上实现了农业合作化，各地高级社成立的相当多。在麻风流行地区，集中麻风患者，分给土地和住房。有劳动力者集体劳动，生产自给，是完全能够办到的。青岛市崂东郊区调查出36位麻风患者，大多数有劳动力，当地高级社提出这种办法，与当地卫生部门及麻风防治院协商，政府按时去医务干部检查，免费给药，宣传预防。这种措施应当推广，也是容易推广的。

（4）麻风村隔离：在麻风流行地区，以县为单位，集中患者，划出土地，规定住房，集体劳动和生活，建立合作社，设立防治站，集体隔离，集体治疗，对于预防麻风是有力的机构。广东现在正大力推广此种措施。若一县患者不多，可以与邻县合办。麻风患者有传染性者，在村内亦应与无传染性者分居。

（5）麻风院隔离：建立麻风院，不但基建费用浩大，而且短时间内不可能建筑得很多。并且，单靠建筑麻风院，收容所有的传染性麻风患者，在短期内还办不到，而且也不需要。因为建立麻风站，就地隔离与防治，得到的成果是比较快的，也是比较广的。

6. 药物预防法

(1) 预防麻风方（贵州省黔西县麻风防治委员会方），麻风病院工作人员及病人家属均可服用此方。

白菊花、薏苡仁、广木香、建泽泻、川羌活、自然铜、红花、赤芍药、公丁香、细木通、川杜仲、川牛膝、北细辛、川芎、木瓜、当归、粉丹皮、野于术各三两，海马、虎骨、旱三七各一两。

制法：共为细末，每十日内服 1～2 钱，用盐开水、甜酒送下。

(2) 秘传大麻风方（见裘吉生《珍本图书集成》）

与病人接近者，服之神效。

威灵仙、何首乌、川萆巴萆、蚵蚾草、防风、蔓荆子、苦参、川芎、荆芥、泽兰叶、麻黄、独活、羌活、甘草、明天麻、苍耳、牙皂、牛蒡子、川当归、北细辛各一两五钱，枫子肉一斤半。

制法：共为末，酒糊为丸。

服法：每次 40 丸，茶、酒送下。

十、治疗

中医学认为，麻风病原体是虫，如《巢氏病源》所谓“虚风因湿，和合生虫，便即作患”，基本上已认识到麻风的病原。在古代，医家决不能看到肉眼所及以外的物体，像现代麻风病原体之嗜酸性杆菌，但在精密的观察下，认作是虫，“虽不中，不远矣”。

所谓病原，即疾患的根本矛盾，即在该疾患所有的矛盾中具有决定性意义的，其他的矛盾都从属于它。凡是一个疾患的根本矛盾，必定贯串在疾患从产生到消灭的整个过程中。这个根本矛盾所具有的特殊性把该疾患与其他疾患从根本性质上区别开来。一般的说，疾患的特殊本质由它自身具有的特殊矛盾所规定。

找出麻风的根本矛盾，对治疗麻风病就够了吗？不够。一个疾患是复杂的矛盾过程，存在着的疾患，总是矛盾交织成的网，所以在疾患中，除根本矛盾决定全程外，在发展过程中，还出现一些主要矛盾。不过要想解决疾患的一切矛盾，时时不要忘掉根本矛盾。若病情不甚复杂，也可以单独对付根本矛盾。从麻风治疗史上看，药物方面，后汉张仲景曾提出五石汤，惜已失传。晋代葛洪用毒蛇、松脂，唐代孙思邈继用松脂，元代应用大枫子、水银，明代治疗，则发展了苦参、皂荚、水银等多数药，在临床上都取得了一定的疗效，给后人提供了很宝贵的经验。

根本矛盾和主要矛盾，都具有决定性和关键性，就这种意义上说，二者有共同点，但根本矛盾的决定的、关键的作用，乃就疾患发展的全程而言；而主要矛盾的决定的、关键的作用，只限于疾患发展全程中的某个阶段。既然根本矛盾已在整个发展过程中起着决定的、关键的作用，能不能取消主要矛盾存在呢？不能。对疾病而言，一个疾病，只有一种根本矛盾，不可能有两种或两种以上的根本矛盾。至于主要矛盾，一个疾病，则可以包含有多种。疾病的发展经历几个阶段，表明该疾病有几个主要矛盾，主要矛盾与疾病的发展阶段永远不可分离。因为疾病发展过程中包含多种主要矛盾，它的发展过程才呈现出阶段性。不同的发展阶段，由不同的主要矛盾所决定。

本着以上的分析，则除解决麻风之根本矛盾外，还必须在麻风发展的各个阶段解决其主要矛盾。像麻风初起的阶段，古人多用汗法，如冯鲁瞻曰："经文治法，有发汗与刺血二法，汗出以泄荣卫之怫热，刺肿以出恶血之留蓄。子和曰：一汗抵千针，盖以刺血不如发汗之周遍也。"

徐东皋曰："经云：汗之则疮已，况癞之为风，尤疮之最恶者，故曰厉风。诸疮热久，热则生风，且疠风尤染肃杀之气而成者，若非汗法，何以去其风毒。所以汗之一法，乃治疠之最要者，其余诸方，次第用之。凡患人身上痒甚，盖以风邪气郁，血不荣敷而然，宜四物汤加黄芩、白芷，调浮萍末服，发汗自愈。"

林氏《活人录》云："此证须在一月之内速为清散，可保无恙。其精神气血未衰，六脉洪大而实，或洪数有力者，用汗、吐、下三法，分表里攻逐之，使毒气不得稽留而速化。继服清热解毒、凉血补血之剂，禁用辛燥之药及耗津精血液，而助酷烈之势。"

《医宗金鉴·外科心法要诀》大麻风篇云："此证初觉，即服万灵丹汗之。"

又《活人录》载："初服发汗清散之剂，荆芥二钱，防风二钱，秦艽、川羌各钱半，川芎、薄荷、淡豆豉各一钱，葱白头二枚。水煎，空心午前服。"

【按】在麻风初期，汗法确能解决这一个阶段的主要矛盾，同时有铲除其根本矛盾的可能。要在两三次发汗后，观察它的根本矛盾是否解决。若余毒未净，宜适当采用他种方法以扫清之；即病根已除，亦宜调其气血，以善其后，不与他留下复发或重染的可能性。

以上所列的方药，不过示例。临床之际，可广泛地采用昔贤的有效方剂。

麻风病症属实，而情况比较严重的，古人采用攻法，如朱震亨云："大风病，人得之者，须分在上在下。夫在上者，以醉仙散取臭涎恶血，于齿缝中出；在下者，以通天再造散取恶物陈虫，于谷道中出。虽有上下道路之殊，然皆不外乎阳明一经。治此病者，须知此意。看其疙瘩与疮，若上先见者，上体多者，在上也；若下先见者，下体多者，在下也；上下同得者，在上复在下也。阳明经，胃与大肠也，无物不受。此风之入人也，气受之则在上多，血受之则在下多，气血俱受者甚重。夫或从上或从下，以渐而来者，皆是可治之病。人见病势之缓，多忽之，虽按此法施治，病已全然脱体。若不能绝味绝色，皆不免再发，再发则终不救矣。"

李梴云："胃与大肠，无物不受，脾主肌肉，肺主皮毛，然疮痂虽见于皮肉，而热毒必归于肠胃，故法必先治阳明。初起宜防风通圣散，在上用麻黄以去外毒，在下用硝黄以去内毒，上下俱见者，用生料防风通圣散以解表攻里。三五日后，即服醉仙散以吐恶涎，服后又服防风通圣散去硝、黄、麻黄，多服久服，待胃气稍定，用再造散以下其虫。又有宜先下虫而后吐涎者。吐下后，仍以防风通圣散量加参、芪、熟地以固气血，或脾胃弱者，白术当倍用。"

萧晓亭云："疠风古无治法，丹溪止用醉仙散、再造散二方，但服轻粉，多生轻粉毒，恐一疾未愈，又添一疾。又有大黄、皂刺、牵牛之类，然唯实者可用，气血虚者，反耗元气。"

【按】麻风是邪毒最严重的疾患，汗法、攻法都是直接驱毒外出的方法，可算是解决麻风病根本矛盾的一种手段，用之得当，取效比较迅捷。唯朱、李二氏均主张以轻粉劫毒，若多用久用，恐怕正如萧氏所说，"一疾未愈，又添一疾"，不可不慎。此等药主要用在患者体质壮实，邪毒炽盛，病势正在发展的时候，以解决这一阶段的主要矛盾，而根本矛盾，亦有可能随之解决，但决不可在麻风病的全部过程中，不审患者的虚实，无限制地滥投。

薛己医案载："疠疡服轻粉之剂，若腹疼去后，兼有脓秽之物，不可用药止之。若口舌肿痛，秽水时流，作渴发热喜冷，此为上焦热毒，宜用泻黄散。若寒热往来，宜用小柴胡汤加知母。若口齿缝出血，发热而大便秘结，此为热毒内淫，宜用黄连解毒汤。若大便调和，用《济生》犀角地黄汤。若秽水虽尽，口舌不愈，或发热作渴而不饮冷，此为虚热也，宜用七味白术散。"

治疗麻风病，古人多主张用平和之方药，如沈之问云："蛔（土虫）、附、轻粉、砒霜，切忌妄投；参、芪、芎、当，尚且宜择而用。祛风泻火、杀虫排毒为先，补血壮元、导滞坚筋相济，'血足风自清'、'气清风自散'，是圣贤确论，万古之下，岂能改乎？盖风病，血虚即阴虚，庸医疑以大补为主，用人参、黄芪，不知黄芪乃补气之剂，服之反助阳邪而耗阴血。经云：血虚服气药，则血愈亏，病必日增，过多则死，如水在沟潭，风卷必涸，故血虚忌用气药。人参益气生津和中，病后仅可服之，又助太阴之火，故肺热者宜忌，况多服必有参毒，发喘涌痰，总不如玄参摄血归元，祛五脏之游火，为风科之要剂。白术调脾去湿，川芎为血中之气药，行血滞于气分，当归为血中之主药，活血各归于其经，始治必用之为纲领。古云：'医风须补血，血足风自灭'，又云：'医风须理气，气清风自去'，极有旨趣。壮元可不痿，坚筋可不挛，豁痰则气自清，降火则血可养，此治风之要也。治风之法，先散寒邪，次攻虫毒，次调元气，次养阴血。待风散虫死，血足气清之候，再拔疮秽，舒其筋而伸其挛，滋生毛发，则病愈不发。补益之药，终身服之不可止，乃不列之秘论也"。

萧晓亭云："疠虽恶疾，治之得法，即常用和平之药，亦无不效。蛇蝎犹可用，至若砒霜、蜈蚣、斑蝥、轻粉之剂，病之极重者，不得已而用之，不可恃此以为常。川乌、草乌、附子、肉桂，虚寒之人，病愈后以之结功则可，以之治病则不可。盖辛热之品能燥血耗血，血亏而病愈加，不可不知。"

【按】中药治麻风，往往以平和之品起大症。中医药学所遗传下来的对麻风的治法，本多疏风祛湿、理气活血之方剂，用之得当，奏效甚宏。唯其中需要指出一点，即虽属和平方剂，在里面必须具有治疗麻风病根本矛盾的药品，如苍耳、苦参、胡麻仁、皂角、松脂等，才能起到应有的治疗作用。否则，不是流于泛而不当，疲弱不能胜任，就是仅解决了疾患过程中某个阶段的主要矛盾，未能解决根本矛盾。所以在临床之际，对方剂应当有重点的选择。

麻风在前人医籍里虽列入外科，亦分隶于脏腑，但有主从、有次第。如萧晓亭云："肝主气，肝藏血，气行则血行，血凝则气滞。肺主皮毛，肝主经络，肝盛而脾胃亦病，故先现于面。面，属阳明胃也，发于四肢。四肢，脾也。筋弛皮痒，肝之本症；声哑鼻塞，肺之本症；折骨，则肾病也。其初必由肝肺所致。又肝木能生风、生虫，肺失治节，故眉落筋弛。治疯者，当以肝肺二经为主。心经受病，面起紫云，栀仁主之；重则遍身生疮，上损眼目，黄连主之。肺经受病，眉毛先脱，声破鼻塞，栀仁、桑皮主之；重则鼻梁崩塌，声哑语变，或生息肉，黄芩主之，外加杏仁。脾经受病，遍身如癣，苦参、鲜皮主之；重则语变声散，土不能生金；四肢浮肿，甘草补之，苍术燥之。肝经受病，眉睫先落，皮肤瘙痒，面发紫泡，荆芥、川芎主之；重则损目，蔓荆、菊花主之，荆芥为使；若手足拘挛，乳香、没药主之，钩藤、天麻为使。肾经受病，耳鸣啾啾，枸杞、首乌主之；重则足底先穿，黄柏、玄参为主。”

顾世澄将 36 种风分隶于五脏及胃，并缀以治法，如：

1. 心经

大麻风：乃肾虚受湿，肝虚动风，风湿相搏，壅遏于血脉、肌肉、皮毛。初觉或头面手足一点麻木，不知痛痒，不即医治，渐发遍身。久则眉落唇翻，十指堕脱，肌肉溃烂，不能治矣。宜麻风丸、回生丸、还真丹、白花蛇丸、清肾愈风汤。

蛇皮风（兼肾经）：乃先发臀股间，皮肤迸裂，形如蛇腹之纹。或痛或痒，蔓延周身，发极迅速，若不速治，则不救矣。宜火龙丹兼大补之剂。忌点刺熏蒸，犯则即死。宜火龙丹、利风丹、奇效丸。

脱根风（此证肾经居多）：初发起于脚跟并两胯下，起水泡，或破裂，或生小疮，或生肿茧，或痛或痒，久则穿烂，延至足底。俗呼草鞋风，又名鱼鳃疯，同一类也。宜奇效丸、火龙丹、大消风散。

鱼鳞风（此证兼肺经）：初发起于遍身，干白浮痒麻木，渐生小疮，变成梅花片，如刀刮鱼靥之皮，痒而搔之则痛，或出黄水，冷热俱怕。宜一粒金丹、利风丹、火龙丹、大消风散。

邪昧风：初发忽然悲哭如醉，狂言惊布，喜笑不语，梦昧多魇，或与鬼交，乍寒乍热，心胸饱闷，闻气不食，古云“气注”。宜珍宝三生丹、疏风散。

血风（此证兼肝脾肾三经）：病缘醉饱行房纵欲，或斗狠裸体入水，或忿怒饮食，或忍饥戮力，风湿内浸，久久邪毒攻冲。初起周身肌肉红肿，形如被杖，遍身血泡。邪乘于阳，则旦甚暮平，邪乘于阴，则暮甚旦平。或吐衄呕咯等血，或哕噫吞酸，喜怒不常，或生红片，麻木不仁，肿处穿烂，流水不止，或血从大便中出，面目浮肿，头痛脑裂，手足挛痹。皆由风湿之邪积久化热，而风逞湿热之助，湿热仗风之威，攻冲泛溢，无所不至。攻伤于心肺，则致吐衄等血；攻伤于肌肉皮毛，则致红肿麻木、穿漏溃烂之殃，而成不救之患，可不恤哉。初觉之时，急用疏风散、正阳丹调治，犹可保勿死。

2. 肝经

鹅掌风（此证兼肺经）：始发起于手心并脚踝拐，生紫白癣，麻痒顽皮，搔之则起白屑，痛痒不常。或生足面，称为鞋带疯。久则穿溃，延及遍身。宜大消风散、二八济阳丹、小枣丹、黑光汤（按：二八济阳丹，《疡医大全》中未见）。

鼓槌风（此证系肾经而兼肝经）：初起时膝间酸痛，怕见寒湿风冷，行步艰难，俗呼为寒湿脚气。久则肢胫虚弱，骨节大痛，大肉消去，膝盖踝骨渐大，脚趾酸麻，形如鼓槌。宜神仙换骨丹、枣灵丹、独圣散、洗浴药方。

血痹风（此属肾为重）：此因体虚而多劳若，皮腠虚疏，易感风湿之邪，侵入血分，积蓄既久，化热成虫，蠹食肌肉。初起疲倦汗出，卧寐不时，身体摇动，如被风吹。久则渐生紫块，痛极则痒，痒极则痛，遂致鼻塌挛跛而死。宜正阳丹、乳香搜风丸。

饍糕风（此证兼脾肾二经）：此缘酒色过度，不避风雨，足三阴经受邪，气血凝滞，久则化热成毒，热盛冲激，泛溢周身。初发于眉棱骨上，面颊间结成痞瘰，久变为疮，溃烂臭恶腥秽，脓流粘著之处，即变成疮。头足乖张，眼塌鼻倒，指折唇翻，遂成不救而死。初发速用乳香搜风丸、苦参丸、大消风散，并大补气血，再用药汤洗浴，可保无虞。

痛风：初发四肢骨节抽掣疼痛，昼夜不能伸屈，卧难转侧，久则遂成瘫痪，不能起床。宜乳香搜风丸、大定风丸、麻黄饮、愈风汤、芎术丹。

癫风（此证兼脾肾二经）：凡多怒则伤肝，多欲则伤肾，饮食不节则伤脾。然多怒则肝动，肝动则风生；肾多欲则阳虚，阳既虚则阴寒盛矣；脾缘饮食不节而致伤，则不能运化，留积而成湿，不即调治，则气血乖张，腠理不固，而六淫之客邪，入与主病相合，乃成恶疾。是以初起寒热交作，或呕哕咳吐，皮肉肿胀。若不能驱邪补正，遂成狂妄叫号，筋挛手振，四肢牵引，甚至歌舞笑骂，毛瘁色败，变症百出而死。初觉即宜夺命还真丹、三生丹、四磨丹、驱邪安神丹。

3. 脾经

半肢风（此证兼肾经）：是证或因先天不足，而受寒湿之邪，或因大醉行房，而酒湿热之气乘虚入于筋骨；外又复感风邪，风木盛而土虚，不能生金，肺肾无根，贼邪独盛，故成偏风，或左或右，骨节抽掣，疼痛难忍，手足不能屈伸，荣血凝滞，不能行于经络，故筋挛而络纵，遂成瘫痪，呼疼号痛，日夜无休而死。或曰偏风，又曰痿痹，其症一也。宜乳香搜风丸、宝珍丹、正阳丹、芎术散、驱邪安神丸、救苦再生丹。

软瘫风：此症缘气血俱虚，肌肉舒缓，肤腠不固，致感风邪，乘虚入骨，久而化热，壅遏于经络，气血不能运行，筋无血养，以致肢体日夜酸痛，手足无力，拘挛不能伸，弛纵不能屈，身软如绵，或骨节举动有声，遂成瘫痪矣。宜搜风顺气丸、宝珍丸、正阳丸、神仙换骨丹、芎术散。

紫云风：此症素因血气虚而多火，动彻则汗雨淋漓。然气虚则腠理疏，而衣被之湿易侵皮肤，随又复感风邪，风与湿搏，凝滞于皮肤之间，久则生虫，致起紫黑斑点，延漫遍身，似霞如云，非癣非疥，时作痛痒，久则高肿，渐作麻木，以致丧身害命者，百有四五。宜散风饮、洗浴药方。

干风（此证兼肝肾二经）：此缘肺气虚而感风邪，然金虚不能生水肾之本源，则津液枯涸，以致肌肤干燥。且邪风入于皮肤，既久变热成湿，故身无痛处，渐生黑白斑点，手足心底发热如烙，遍身发痒，而成调治不痊之证。宜复元丹，并用药汤洗浴，避风取汗。

刺风：此系营虚多热，热盛则腠理不密，易于汗出，是以风邪乘虚而入。然汗出则血益虚，且风之性动，即遂壅热横行于经络之间，如遇正争，气逆而不行，故致有刀锥所刺之状，待寻摸时，而邪正已分行矣，故痛无定处，或肢节间如火烧熨，酸痛难忍。宜一粒金丹、小枣丹。

痒风（此症兼病经）：此病缘卫气素虚，腠理不固，风邪易入，浮游于皮肤之间，故浑身燥痒不息。宜正阳丹、大消风散。

4. 肺经

白癜风（兼肾经）：此证因脾积热不能生金，肺虚受风，燥其津液。夫血赖脾摄而行，今脾为邪热所困，不能统血而行，肺受风邪，壅滞于皮毛，气血不和，运行失节，风邪所壅之处，渐变为白矣。然四肢为脾之本，皮毛乃肺之合，故起于手足者最多。宜枣灵丹、神效追风丸、玉枢丹。

【按】此风有因月经不尽即性交而得者，可补此条，兼肾经说之不足。

蠚毛风（兼心肾二经）：此由乘汗入水，或肾虚而履霜坚冰，致受寒湿，久则化火成毒，势盛攻冲，激动心火，上炎克肺，而湿热之毒，流注经络，故偶然搔触，猝然痛极，如被蠚毛所螫之状。久则遍体走注，转侧动摇，如被刀针剜刺其体，痛楚能忍。如走注已遍，不能救矣。宜大消风散、乳香搜风丸、大定风丸、利风丹、救苦回生丹、驱邪安神丸。

历节风（兼肝肾二经）：此证由纵欲伤肾，大怒传肝，兼且不能节避，下伤于湿，外感于风，而风湿之邪乘虚入于筋骨，复又不明调治，蕴蓄既久，则化热成毒，有碍于营卫运行之道。是以肘膝肩膊之间，酸麻抽掣，筋挛节大，手足难以举动，遂成瘫痪矣。宜驱邪安神丸、救苦回生丹、大定风丸。

壁泥风（兼肝脾二经）：此证由肝风气盛，克伤脾土，复又好食生冷动湿之物，致脾虚不能运化，湿滞于中，积久化热。然脾主肌肉，而风壅湿热之毒遍行于肌肉之间，气血不运，则肉不荣矣，故肌肤变为灰白色陈壁泥之状也。因湿重风轻，故无痛痒。若延及周身，则不救矣。宜乳香搜风丸、芎术散。

疹风（兼心脾二经）：此证因脾经积热，致土衰不能生金，肺虚易感风邪，蕴蓄既久，变而为湿热之毒，蒸郁于肌肉之间，则虫生矣。故初起瘾疹如麻豆疥癣之状，或麻痒而不疼，或疼而不麻痒，痒久则连片穿烂，以成不救之症。宜小枣丹、玉枢丹。

症风（兼肝脾二经）：凡多怒则伤肝，气有余便是火，致木动而风生矣；脾土受风木之伤，艰于运化，留滞而成湿；且脾土即衰，不能输精于肺，肺亦衰矣。而肝木之邪，乘胜己之脏衰，反扶脾之湿邪上乘于肺。然肺主声，金空则鸣，今被肝脾湿热之邪所干，窍塞而不通，故初则声嘶，久则声哑矣。宜宝珍丹、夺命还真丹。

5. 肾经

冷风（兼脾经）：此由肾虚而感风湿之邪。然肾主骨，肾既虚，则骨髓不充，而风湿之邪乘虚入于肢节之间。日久邪甚，盈溢于肌肉之内，故初时为麻木不仁，或时冷痛，或肢节酸痛，遇冬则伏床不起，久则气血不行，发泡穿烂而死。宜奇效丹、正阳丹、还真丹、乳香搜风丸、冷风方。

漏蹄风：此症盖因色欲太过，肾经伤竭，兼又不善趋避，履霜踏雪，足底受寒湿之邪，积久化热成风。气血不行，故初起先于涌泉穴麻痒不仁，渐发水窠，穿破则流黄水，久则游溢周身，生蠹秽烂，臭恶难闻，为不治之症。宜奇效丹、火龙丹、乳香搜风丸。

虾蟆风（兼肝经）：此由肺虚而感风湿之邪，蓄于皮肤，久而不散，化热成毒，营卫不行，故浑身发块，似虾蟆之状。破即成疮，流脓出血，臭秽不堪。宜还真丹、正阳丹、神效追风丸。

核桃风（兼脾经）：此证由脾经素有湿痰，土衰不能生金，气虚则表不固，风邪易感，风入交煽，积久之湿痰散漫于肌肉之间，故初起遍身块瘰，大者似栗，三五串连，小者如豆，颗粒成行，其形色胡桃相似。宜火龙丹、枣灵丹。

又有一种手指挛擘，或足腕股腿腹肋之间，或顶颊头面之上，发细黑小块，时值阴雨则发，天气晴明则不见，或每日值阴分则发，阳分则不见，或晴明时其色鲜明，阴雨则变紫黑而痛者，名曰蠹痴疮。此由风湿之邪郁久不散，入于脏腑，必祛风养血，调气清阳燥湿。若不速治，变成大风，则难疗矣。

热风（兼肺脾二经）：此证因阴虚而感风，肺感风邪，风湿相煽而成热邪，气上冲壅塞肺窍，故鼻中常流臭黄浊涕，咳吐稠涎。然目属阳，今因气虚，邪得壅遏于阳道，血气不行也，故目痛如脱，时时恶风而寒战。若不速治，则湿久生虫，内食五脏，即鼻崩塌梁而死。宜搜风顺气丸、枣灵丹、神效追风丸。

水风（兼肺脾二经）：此证由肝家素有风热，木盛则土衰，停饮留积而为湿，兼之多欲，则真元耗散，不能制水，汪洋泛溢，反侮脾土，壅遏于肌肉四肢，而作肿胀气闷，如水蛊之形。若止水湿，不致溃烂。此缘肝之风热与肾之水湿互相搏结，熏蒸于肌肉之间，故渐发水泡，穿即溃烂。病至于此，纵有神丹，乌能救治也。宜搜风顺气丸、乳香搜风丸。

6. 胃经

雁来风（兼肺肾二经）：此证由脾经有湿，肺感风邪，风湿搏结而成。然肺主皮毛，肺主四肢，故每至八月秋萧索之时，则手足干燥，乖癞麻痒，形似蚀癣，或顽厚如牛领之皮，麻痹不仁，破则血水频流，时常疼痛。久则游溢周身，溃烂而莫能救矣。宜奇效丹、乳香搜风丸。

疙瘩风（兼肝脾二经）：此证由肝风脾湿交煽而成痰，流注经络，故初在于皮肤之内、肌肉之间，瘰瘰连连，五色隐疹，遇热则痒，逢寒则痛，寒热交作，搔之成疮，久则成斑烂。若兼肾经而发于足趾足底，连片紫白，胻骨枯而脚软者，最为难治。宜神效追风丸。

鸡爪风（兼肝经）：此证因怒气伤肝，气化为火。然火盛则风生，况肝主筋，而风火之邪遍溢于经络，阻其气血之隧道，筋无血养，以致挛缩，故身不动而自摇，手不动而自抖，不能持物，举动艰难，久而不治，则成瘫痪。宜夺命丹、大消风散、乳香搜风丸。

蝼蝈风：此证与疙瘩风相似，但此尤多肾湿，故初起先于筋膝，三五成串，大小连枝，渐成大串，延长如土狗之状。寒热不时，或痛痒麻木，顽痹不仁。若不速治，则遍身穿烂而死，宜夺命丹、斑龙八师丹。

弹曳风（兼肝脾二经）：此证因肝脾二经风痰蓄积，心血虚而多火，风痰上逆，壅塞心窍，故卒然扑倒，昏迷不省，手足牵掣，拳挛伸缩，口吐白沫。然风痰之邪乘其虚而忽犯营卫，正气必争而驱之。若邪盛正衰，其人必致不省而死。正胜邪衰，故省觉有早晏也。宜一粒金丹、四磨丹，兼以祛风去痰降火之剂可愈。

虫风：此证缘脾家之风湿积久化热，湿热之毒壅聚于内脏，故初起腹大肢瘦，其形如鼓，既久则邪毒上攻，况眼之上胞属脾，而唇为脾之合，故眼塌唇翻，久则散溢周遍，故浑身肿胀，皮肉变黑，毛发脱落而死。宜搜风顺气丸、救苦回生丹。

【按】以上分隶于脏腑的36种风证，用现代科学的麻风分型绳之，固多其他类似病症，似觉凌乱。但我们决不应当作不合乎历史发展规律的苛求，而应重视古人的经验。不用说以上所举的脏腑、火风湿燥寒等，都是辨证的基本根据，即在其他各方面的认识，如或因症状悬殊，或因诱因有别，或因颜色各异，或因部位不同，或因病程久暂，或因体质强弱等，均描述详尽，巨细无遗。以外象测内景，而统之以脏腑，虽属抽象的推理，要以由实际得来，即使这种推理是假说（科学也不废假说）的话，也能指导临床，取到治疗效果。在没有现代科学的理论替代以前，还有使用的价值。所以我选择了顾氏36种风的分类（沈之问、萧晓亭著述中的36种风，均与此稍异），罗列于此，以供辨证施治者有所取径。

中医学对麻风病的治疗，有按患者年龄判断能治与否，而予以措施的，如沈紫亮云："麻风之治由各有不同，有壮年而发者，有十四五岁而发者，有四五岁而发者，所感有殊。其壮年而发者，因不能节欲，致丧肾元，精液枯涸，腠理不密，易感寒湿之邪，积久不去；况水衰不能生木，则肝虚易动而风生，且风数动易变，与湿相搏，遂化为热，又不能驱之补之，则根坚蒂固，日甚一日，风引湿热之毒，攻之肌肉皮毛，壅遏于肌肉经络之间，则气血不行。初或头面手足有一点麻木不仁，如病者之家明其为恶候，即延医而调治之，明察其得病之浅深，风湿之轻重，刺制不得散漫，速为顺风疏风，燥湿舒筋，健脾补血，则气血和而风湿去矣。如病者因其所患甚微，不以为意，而医者又不明其症之暴烈，矇然不觉，妄投补泻，致风湿之毒遍流身体，遂至眼反唇翻，眉脱发落，手足痿痹，十指堕折，肌肉溃烂。斯时也，虽有轩岐再世，卢扁复生，何能施其术哉，可不痛乎！其十四五岁而发者，元阳未充，天癸未至，肾元何由而伤？盖此非壮年而论，缘先天不足，气血俱亏，肤腠虚疏。为父母者，不明其本源，失于护育，致感寒湿之邪，入于筋骨，复受虚风，搏结而成。其发之速，其遍之易，非壮年可比，百不能全四五，何也？因其筋骨未坚，肌肉脆嫩，毒易攻耳。其四五岁而发者，尤其于此，盖人禀父精母血，得成一点真元，然后生两肾，而肾生肝，肝生心，心生脾，脾生肺，五脏成而六腑就，百骸备而皮肉生，完全形体，而后生育。此症缘父母交媾之前，先有湿症，所怀之胎，岂无是疾。既生之后，日积月累，遍溢周身，复感风邪，湿遇风而化热，熏蒸血脉肌肉，遂发此症。故一发即遍，随成坏症，百不一救，皆由父母之故也。”

【按】麻风是最慢性的传染病，患者在漫长的潜伏期中，并不自觉有病，而在青壮年时代，活动面和接触面既比较广大，则被传染的机会也就比较多。若不知自惜，贪色纵欲，至使机体抵抗力减低，而麻风病则容易迅速发展。古人的认识是深刻的。倘既已发展，仍不知遏绝或节制色欲，则体力愈耗而病势愈炽，必将导致恶化，使治疗愈形棘手，这是常见到的事情。医者对青年麻风患者，应当时常向他们讲明这种道理，加以警告，使之有所戒惕，是有裨益于治疗的。至于幼稚童年，整个机体的防御反应是小的，整个机体的机转力是低的，不能抑制麻风菌，或更因儿童津液饱满，对麻风菌感染力较强，所以易于传染麻风，而麻风病势也易于发展。据现代科学诊断，儿童发现的症状，多为瘤型麻风，比较难治，古人谓为“百不能全四五”，是根据这种情况而说的。谈到初生婴儿，在现代已证明，胎内并不传染（说见预防篇）。而我国古代各麻风医家都强调先天麻风，是时代所限，不能归咎于前人仅在肉眼观察之下所得到的粗疏结论。现在我们既由科学证明不是先天性传染，则应当抛弃古人之说，于落生后即速行隔离，以杜绝传染，而保健后一代。沈氏谓童年麻风百不能全四五，婴儿一发即为坏症，百不一救，那是在当时见到童年和婴孩多是严重性麻风（瘤型者），治愈很难，故有此说。从今天临床上观察，若能对麻风病儿童早期诊断，早期治疗，是可以获愈的。

古人谓，麻风病有的需要按地域性分别施治，如沈之问云：“如北方刚勇而地高燥，南人风气柔弱而地卑湿，闽广多有岚瘴虫毒之气，江淮常受汝水寒冰之伤，海岛风涛，山溪妖魅，贻害无穷。丹溪专攻外感，理气清阳，利于南方；东垣专理内伤，导痰去湿，利于北方；孙真人、王好古、许旌阳、抱朴子等，或以杀虫排毒，或专补血壮元，或唯调气清神，各有大意，而制方无不验。然诸家各有秘旨，后人若能辨证用之，自有效验。须博览各家之术，约而选之，定合符节。如得一方，便夸能治，必无皆验之理。”

【按】根据不同的地域分别施治，是根源于《素问·异法方宜论》，分中央（古地以洛阳地带为中州）及东、西、南、北方。人民因风土有异，栖居食嗜有所不同，所生的疾患亦有所不同，而治疗亦须有所分别，所谓“杂合以治，各得其所宜”。这种内外环境统一观，是中医学在辨证施治上的一个重要环节。人受自然界的支配，尤其是风土，是人据以生育长养的物质条件。人既食受着不尽相同的物质，而在生理上即会有所差异。一旦患病，病理亦因之有不同。药物针砭各法的治疗，是矫其偏胜，益其衰减，按不同的具体情况，予以不同的施治。麻风虽为专病，而东西南北异其气，则燥湿寒热异其疾，所以在治疗上予以不同的措施，是合乎辨证施治原则的。但这绝不是说四方地域的关系，就是麻风疾患的根本矛盾，用药必执以为重点，那就舍本逐末了。必须在解决麻风疾患根本矛盾的治疗原则——杀菌解毒、疏风祛湿下，若病人有地域性的证候表现，再辅加一些药物，照顾一下，那就够了。假如没有地域性的证候表现，反而“画足添足”地勉强加上一些药物，那将会发生一些不良的影响了。

前贤治疗麻风，常常照顾到患者的正气，如薛己云：“疠疡所患，非止一脏。然其血气无有弗伤，兼证无有弗杂。况积岁而发现于外，须分经络之上下，病势之虚实，不可概施攻毒之药，当先助胃壮气，使根本坚固，而后治其疮可也。经云：‘真气夺则虚’，‘邪气盛则实’，凡云病属有余，当认为不足。”

沈之问云：“风癞之药，煎剂奇方（此是七方中奇偶之奇），最能速效。逐散风邪，通畅脉络，无留毒之患，第恐荡败脾胃，故不宜久服。一见病势稍缓，即进丸散以厚脾胃。其豨莶、苦参、苍耳、八宝、归术、丁公藤等膏，捷于却病补养，但恐传授无修炼之法。其药酒虽人喜服，切不可施于初病之时。且风疾初起，病尚点滴块瘰，未曾散漫，若即用药酒追排气血，领毒遍透脉络，则遍身皆病难治矣。须待病愈之后，防其再发，宜服药酒，使药力钻透肢体，把截毫窍，基固神坚，邪毒不能在犯也。其脑、麝、牛黄、金石、香料不入汤液，又忌见火，唯和丸散服之，功力合宜而顺。故治风者，先须汤液，次用丸膏，愈后方进药酒，为治法之序。”又曰：“风癞之人，气血必衰。治风癞之药，无非克伐迅利，治之将半，即宜用补剂扶其根本，不可伐尽气血，致津液干枯，形神憔悴，而损遐龄。”

中医学于治疗慢性疾患时，多在祛病邪的措施下，照顾到患者的正气，以抵抗疾病。人体内部的抵抗力充足，则能驱遣药物，使邪毒消除，身体转化向良善方面。因为攻邪毒之药多属峻烈之品，倘人体的正气不支，峻药入口，邪毒虽挫而体力已伤，不徒无益，而又害之。故古人治病，在虚实方面特别注意。体实病实的，注重祛邪，祛邪即所以扶正；虚实夹杂的，标本兼顾，祛邪兼以扶正；体虚病势不甚的，培元固本，扶正即所以驱邪。这是矛盾的统一性。况麻风既属极端慢性的传染病，潜伏期很长，发展亦纡缓，则治疗也需要相当时期始能痊愈。愈后且容易复发，善后的药品，宜谋常服，使体力康复，以杜绝复发机会。

对麻风病的治疗，《疠疡机要》分为本证治法、兼证治法、变证治法、类证治法，兹介绍如下：

本证治法

疠疡手足或腿臂或各指拳挛者 由阴火炽盛，亏损气血，当用加味逍遥散加生地黄及换肌散兼服。

疠疡生虫者 五方风邪翕合，相火制金，木盛所化，内食五脏，而证见于外也。宜用升麻汤送泻青丸，或桦皮散以清肺肝之邪；外灸承浆，以疏阳明任脉，则风热息，而虫不生矣。肝经虚热者，佐以加味逍遥散、六味地黄丸。

疠疡久而不愈 有不慎起居饮食，内火妄动者。有脏腑伤损，气血疲乏者。有用攻伐之药，气血愈亏者。有不分兼变相杂，用药失宜者。有病人讳疾忌医者。

兼证治法

头目眩晕 若右寸关脉浮而无力，脾肺气虚也，用补中益气汤。若左关尺脉数而无力，肝肾气虚也，用六味地黄丸。若右寸尺脉浮大微细者，阳气虚也，用八味地黄丸。血虚者，四物汤加参苓白术。气虚者，四君子汤加当归、黄芪。肝经实热者，柴胡清肝散；肝经虚热者，六味地黄丸。脾气虚弱者，补中益气汤；脾虚有痰者，半夏白术天麻汤。砭血过多者，芎归汤。发热恶寒者，圣愈汤。大凡发热则真气伤矣，不可用苦寒药，恐复伤脾胃也。

口㖞目斜 若手足牵搐，或眉棱痒痛，属肝经血虚风热，用加味逍遥散、六味地黄丸，以生肝血，滋肾水。若寒热往来，或耳聋胁痛，属肝火炽盛，先用小柴胡合四物汤，以清肝火，生肝血。若筋挛骨痛，或不能动履，用六味地黄丸、补中益气汤，以滋化源。若因服燥药而致者，用四物汤加生甘草、金银花，以解热毒，益阴血。凡此俱属肝经血燥所致，须用六味地黄丸、补中益气汤为主；若因怒气房劳而甚者，用六味地黄丸、十全大补汤为主；若因劳伤形体而甚者，用补中益气汤、十全大补汤为主。

夏秋湿热行令 若饮食不甘，头目眩晕，遍身酸软，或两腿麻木，口渴自汗，气促身热，小便黄数，大便稀溏，湿热伤元气也，用清燥汤；如在夏令，用清暑益气汤。若自汗盗汗，气高而喘，身热而烦，其脉大，此元气内伤也，用补中益气汤。若呕吐少食，肚腹痞闷，大便不实，脾胃受伤也，用六君子汤。若胸腹不利，饮食少思，吐痰不止，脾胃虚痞也，用四君子汤。若形气倦怠，肢体麻木，饮食少思，热伤元气也，用人参益气汤。

热渴便浊 若夜安昼热者，热在气分也，用清心莲子饮；昼安夜热者，热在血分也，用四物二连汤，俱佐以六味地黄丸。若寒热往来者，肝经血虚也，用加味逍遥散、六味地黄丸。

小便不利 若因服燥药而致者，用四物汤加炒黑黄柏、知母、生甘草以滋阴血。若频数而色黄者，用四物汤加参、术、麦冬、五味子以生气血。若短而色黄者，用补中益气汤加山药、麦冬、五味以滋化源。经云："无阴则阳无以生，无阳则阴无以化。"

大便不通 若血虚内热而涩滞者，用四物汤加麦冬、五味子，以生血润燥。若因燥热之药而患者，用四物汤加连翘、生甘草以生血清热。若服克伐之药而致者，用四君子汤加芎、归，以助气生血。若作渴饮冷者，热淫于内也，用竹叶石膏汤以清胃火。若作渴饮汤者，肠胃虚热也，用竹叶黄芪汤以补气生津。若内热作渴，面赤饮汤者，用四物汤送润肠丸，以凉血润燥。若肠胃满胀，燥在直肠而不通者，用猪胆汁导之；肠胃气虚，血涸而不通者，用十全大补汤。若肝胆邪盛，脾土受伤而不能输化者，用小柴胡汤加山栀、郁李仁、枳壳治之。

怔忡无寐，或兼衄血便血 若内热晡热，作渴饮汤，肢体倦怠，此脾血虚而火动也，用四君子加芎、归。若思虑伤脾，动火而致，用归脾汤加山栀。若发热晡热，用八珍汤加酸枣仁、茯神、远志。若因心血虚损，用柏子仁散。大抵此证皆心脾血少所致，但调补胃气，则痰清而神自安，不必专于清热治痰。

发热恶寒 若肢体倦怠，烦躁作渴，气高而喘，头痛自汗者，此内伤气血也，用补中益气汤加五味、麦冬。怠倦食少，大便不调，小便频数，洒淅恶寒者，此脾肺气虚也，用升阳益胃汤。烦躁作渴，体倦少食，或食而不化者，此脾气虚热也，用六君子汤。

发热在午前，脉数而有力者，气分热也，用清心莲子饮。脉数而无力者，阳气虚也，用补中益气汤。午后脉数而有力者，血分热也，用四物汤加牡丹皮。脉数而无力者，阴血虚也，用四物汤加参、术。热从两胁起者，肝虚也，用四物汤加参、术、黄芪。从脐下起者，肾虚也，用四物汤加参、术、黄柏、知母、五味、麦冬、肉桂，或六味丸。其热昼见夜伏，夜见昼止，或去来无定时，或起坐无定处，或从脚起者，此无根虚火也，须用加减八味丸及十全大补汤加麦冬、五味，更以附子末唾津，调搽涌泉穴。若形体恶寒，喜热饮食者，阳气虚寒也，急用八味丸。

口干 若恶冷饮食者，胃气虚而不能生津液也，用七味白术散。若喜冷饮食者，胃火盛而消烁津液也，须用竹叶石膏汤。夜间发热口渴者，肾水弱而不能上润也，当用六味地黄丸。若因汗下之后而有前患者，胃气虚也，宜用八珍汤主之。

作渴 若烦躁饮冷者，属上焦实热，用凉膈散；兼大便秘结者，属下焦实热，用清凉饮。若用克伐之药而渴者，气血虚也，急用八珍汤、六味丸。

耳聋耳鸣 若在寸关脉弦数者，心肝二经虚热也，用四物汤加山栀、柴胡，生阴血。右寸关脉浮大者，脾肺二经虚热也，用补中益气汤加山栀、桔梗，培阳气。若因怒便作，用小柴胡汤加山栀、芎、归，清肝凉血。若午前甚，用小柴胡汤加参、芪、归、术，补气清肝。午后甚，用四物汤加酒炒黑黄柏、知母、五味，补阴降火。如两足心热，属肾虚，用六味丸以壮水之主；两足冷，属阳虚，用八味丸以益火之源。

项强口噤 腰背反张者，气血虚而发痉也，仲景云："足太阳病，发汗太多则痉，风病下之则痉，复发汗则加拘急，疮家发汗则痉。"盖风能散气，故有汗而不恶寒，曰柔痉；寒能涩血，故无汗而恶寒，曰刚痉。皆因内虚复汗，亡津血，筋无所养而然，悉属虚象，非风症也，当大补气血为主。故产妇溃疡，劳伤气血，湿热相火，误服克伐之剂者多患之，其义可见。

妇女经闭 若因郁火伤脾，以归脾汤加山栀、丹皮。气血俱虚，以八珍汤加山栀、丹皮。若因服燥药伤血，以四物汤加生甘草。若经候过期而来者，气血虚也，八珍汤倍用参、术。先期而来者，血虚热也，四物汤倍加参、术、牡丹皮。将来而作痛者，气虚血滞也，四物汤加茯苓、白术、香附。色紫而成块者，血热也，四物汤加山栀、丹皮。作痛而色淡者，血气虚也，用八珍汤。其血崩之症，肝火不能藏血者，用加味逍遥散。脾虚不能统血者，用补中益气汤。凡此皆六淫七情，亏损元气所致，当审其因而调补胃气为善。

变证治法

身起疙瘩，搔破，脓水淋漓　若寒热往来者，肝经气血虚而有火也，用八珍散加丹皮、柴胡。寒热内热者，血气弱而虚热也，用八珍散倍用参、术。若恶寒形寒者，阳气虚寒也，用十全大补汤。若肌肤搔如帛隔者，血气不能外荣也，用人参养荣汤。若面部搔之麻痒者，血气不能上荣也，用补中益气汤。若痿软筋挛者，血气不能滋养也，用补中益气汤，佐以六味地黄丸。

口舌生疮，或咽喉作痛　若饮食喜冷，大便秘结者，实热也，用四顺清凉饮。肌热恶热，烦渴引饮者，血虚也，用当归补血汤。饮食恶寒，大便不实者，虚热也，用十全大补汤。热从下或从足起者，肾虚热也，用加减八味丸。若饮食难化，四肢逆冷者，命门火衰也，用八味地黄丸。

牙齿作痛，或牙龈溃烂　若喜寒恶热，属胃火，加味清胃散为主。恶寒喜热，属胃虚，补中益气汤为主。

自汗盗汗　盖自汗属气虚，盗汗属血虚。自汗用补中益气汤，送六味地黄丸；盗汗用当归六黄汤（内苓、连、黄柏，炒黑用），送六味地黄丸。若因劳心而致，以归脾汤倍用茯神、酸枣仁。

唾痰或作喘　若右寸脉浮缓者，肺气虚也，用六君子汤加桔梗。右寸脉洪滑者，肺经有热也，用泻白散。右寸关脉浮缓迟缓者，脾肺气虚也，用六君子汤加桔梗、黄芪。右寸关脉洪滑迟缓者，脾热传肺也，用泻白、泻黄二散。右尺脉微弱者，命门火衰而脾肺虚也，用人参理中丸，如不应，用八味地黄丸。右寸脉洪数者，心火克肺金也，用人参平肺散，如不应，用六味地黄丸。左寸关脉洪弦数者，心肝二经有热也，用柴胡清肝散，如不应，佐以牛黄清心丸清其风热，仍用六味地黄丸以镇阳光。左尺脉数而无力者，肾虚而水泛上也，用六味地黄丸加五味子以滋阴。如脉微细，或手足冷，或兼喘促，急用八味地黄丸以补阳。

舌赤裂或生芒刺　兼作渴引饮，或小便频数，不时发热，或热无定处，或足心热起者，乃肾水干涸，心火亢盛，用加减八味丸主之，佐以补中益气汤。若误用寒凉之剂，必变虚寒而殁。

口舌生疮，作渴不止，不时发热，或昼热夜止，或夜热昼静，小便频数，其数或从足心，或从两胁，或从小腹中起，外热而无定处者，此足三阴亏损之证也，用加减八味丸为主，佐以十全大补汤。若误用寒凉治火之剂，复伤脾胃，胸腹虚痞，饮食少思，或大便不实，小便不利，胸腹膨胀，肢体患肿，或手足俱冷者，此足三阴亏损之虚寒证也，急用加减金匮肾气丸，亦有复生者。

肿腹肿胀 若朝宽暮急，属阴虚；暮宽朝急，属阳虚；朝暮皆急，阴阳俱虚也。阳虚者，朝用六君子汤，夕用加减肾气丸；阴虚者，朝用四物汤加参、术，夕用加减肾气丸；真阳虚者，朝用八味地黄丸，夕用补中益气汤。若肚腹痞满，肢体肿胀，手足并冷，饮食难化，或大便泄泻，口吸气冷者，此真阳衰败，脾、肺、肾虚寒不能司摄而水泛行也，急用加减肾气丸，否则不救矣。

发热恶寒 若寸口脉微，名阳气不足，阴气上入阳中，则恶寒也，用补中益气汤。尺部脉弱，名阴气不足，阳气下陷于阴中，则发热也，用六味地黄丸。若暑热令而肢体倦怠，此湿热所乘，属形气虚而病气实也，当专补阳气，用补中益气汤。若发热大渴引饮，目赤面红，此血虚发热，属形病俱虚也，当专补阴血，用当归补血汤。

发热作渴 若右寸关脉浮大而无力者，脾肺之气虚也，用补中益气汤。数而有力者，脾肺之气热也，用竹叶石膏汤。寸脉微数而无力者，肺气虚热也，用竹叶黄芪汤。尺脉微细或微数而无力者，命门火衰也，用八味地黄丸。左寸关脉数而有力者，心肝之气热也，用柴胡栀子散；数而无力者，心肝之气虚也，用六味地黄丸。尺脉数而无力者，肾经虚火也，用加减八味丸。大凡疮愈后口渴，或先渴而患疮，或口舌生疮，或咽喉肿痛，或唇裂舌黄目赤，痰涎上涌者，皆败症也，非此丸不能救。

眼目昏弱 或内障黑花，属血虚神劳，用滋阴肾气丸。若视物无力，或见非常之状，属阴经虚弱，用滋阴地黄丸。若视物无力，或视物皆大，属阳盛阴虚，用六味地黄丸。若目紧体倦，或肌肤麻木，属脾肺气虚，用神效黄芪汤。若至夜目暗，灯下亦暗，属阳虚下陷，用决明夜灵散。若眼暗体倦，内障耳鸣，属脾胃气虚，用益智聪明汤。盖五脏六腑之精气，皆禀受于脾土，上贯于目，脾为诸阴之首，目为阴血之宗，当补脾土为善。

衄血吐血 若左寸关脉数而无力，血虚也，四物加参、术；浮而无力，气虚也，补中益气汤；尺脉数或无力，肾虚也，六味地黄丸。右寸关脉数而有力者，肺胃热也，犀角地黄汤；数而无力者，肺胃虚热也，先用

《济生》犀角地黄汤，后用四物汤加参苓白术。尺脉数而无力，阴虚也，用六味地黄丸。若面黄目涩，眵多手麻者，脾肺虚也，用黄芪芍药汤。

饮食少思 若因胃气虚而不能食，用四君子汤。若因脾气虚而不能化，用六君子汤。大便不实，或呕吐者，脾气虚寒也，用六君子汤加干姜、木香。若作呕口渴，或恶冷饮食者，胃气虚热也，用五味异功散；喜冷饮食，胃气实热也，用泻黄散。

带下 因经行产后，外邪入胞，传于五脏而致之，其色青者，属于肝，用加味逍遥散加防风。湿热壅滞，小便赤涩，用前散加炒黑龙胆草。肝血不足，或燥热风热，用六味丸、逍遥散。色赤者，属于心，用小柴胡汤加黄连、山栀、当归。思虑过伤者，用妙香散、六味丸。色白者，属于肺，用六味丸、补中益气汤加山栀。色黄者，属于脾，用六味丸、六君子汤加山栀、柴胡；不应，用归脾汤。色黑者，属于肾，用六味丸。气血俱虚，用八珍汤。阳气下陷，用补中益气汤。湿痰下注，前汤加茯苓、半夏、苍术、黄柏。气虚痰饮，四七汤送六味丸。若病久元气下陷，或克伐所伤，但壮脾胃、升阳气为善。若拘于人之肥瘦，而用燥湿泻火之药，反伤脾胃，为害不浅。

二便下血 若右关脉浮数，气虚而热也，用四君子加升麻、当归；尺脉浮大或微弱，元气下陷也，用补中益气汤。左关脉洪数，血虚也，用四物汤加炒山栀、升麻、秦艽；脉迟缓或浮大，气虚也，用四君子汤加升麻、炮姜；尺脉洪数或无力者，肾虚也，用六味地黄丸。若因房劳伤损精气，阴虚火动而小便下血，诸血病者，不问脉证百端，但用前丸料煎服为善。

泄泻 在五更或侵晨，乃脾肾虚，五更服四神丸，日间服白术散。或不应，或愈而复作，急用八味丸补命门火，以生脾土，其泻自止。

大便不通 属脾肺亏损，大肠津液干涸，或血虚火烁，不可计其日期。饮食数多，必待腹满胀，自欲去而不能，乃热在直肠间也，用猪胆汁润之；若妄服苦寒辛散之剂，元气愈伤，或通而不止，致成中痞之症。若气血虚者，用八珍汤加麻子仁；肠胃虚者，用补中益气汤加麻子仁；肾液不能滋润，用六味地黄丸加麻子仁。若厚味积壅，小便淋秘者，肝肾虚也，用六味地黄丸以滋肾水，用补中益气汤以补脾胃。若发热晡热，用六君子汤、加味逍遥散养阴血，清风热。若兼筋骨痛，先用透经解挛汤、秦艽地黄汤，后用八珍散加牡丹皮、柴胡主之。若误服风剂而伤阴血者，用易老祛风丸。若在两股或阴囊或两足，必用四生散、地黄丸为善。若误服草乌、川乌之类，或服巴豆、砒石等味，肌肉腐溃，反成疠症，治者审之。

面赤瘙痒 或眉毛脱落，属肺经风热，用人参消风散、桦皮散。气虚，用补中益气汤加天麻、僵蚕。血虚，用加味逍遥散加钩藤钩。面发紫泡或成块，或眉毛脱落，属肝经风热，先用小柴胡汤加山栀、丹皮、钩藤钩，后用加味逍遥散。凡证属肝经，血燥生风，但宜滋肾水，生肝血，则火自熄，风自定，痒自止矣。

遍身疙瘩 或瘾疹瘙痒，此风热伤血，用羌活当归散；气虚者，佐以补中益气汤加山栀、钩藤钩；血虚者，佐以加味逍遥散加钩藤钩。若手足皴裂，不问黯白，或在手足腿腕，搔起白皮，此风热而秘涩，用清胃散加芍药。盖肾开窍于二阴，精血不足，则大便秘塞而不通矣，须用六味地黄丸、补中益气汤，以滋化源。

小便不利 若不渴而不利者，热在下焦血分也，用滋肾丸。渴而不利者，热在上焦气分也，用清肺散。肾经阴虚而不利者，用六味地黄丸。热结膀胱而不利者，用五淋散。元气虚而不能输化者，用补中益气汤。脾肺之气燥而不能化生者，用黄芩清肺饮。若转筋便闭气喘，不问男女孕妇，急用八味丸，缓者不救。

白浊 足三阴经主之。属厚味湿热所致者，用加味清胃散。肝肾虚热者，用六味地黄丸为主，佐以逍遥散。脾肾虚热者，用六味丸佐以六君子汤。肝脾郁滞者，六味丸佐以归脾汤。肺脾气虚者，六味丸佐以补中益气汤。湿痰下注者，益气汤佐以六味丸。

类证治法

两臁如癣，搔痒久则脓水淋漓，或搔起白皮者，名肾脏风也，用四生散以驱风邪，用六味地黄丸以补肾水。若头目不清，内热口干，体倦，痰热血燥，秋间益甚，故俗名雁来风，宜用羌活白芷散、加味逍遥散。气虚者，佐以补中益气汤加皂角刺、钩藤钩；血虚者，佐以八物汤加柴胡、牡丹皮，或加味逍遥散兼服。

肢体或腿臂腕间患痦瘰而游走不定者，赤曰赤游风，白曰白游风，为血虚阴火内动，外邪所搏之症，白用人参消风散，赤用加味逍遥散。气血俱虚，用八珍汤。晡热内热，用加味逍遥散、六味地黄丸。

遍身或头面起疙瘩，或如霞片，或破而脓水淋漓，或痒痛寒热，乃肝火血虚也，用加味逍遥散。若口苦胁痛，小便淋漓，肝火血热也，用柴胡清肝散。若妇女夜间谵语发热，热入血室也，用小柴胡汤加山栀、生地黄。血瘖，以生黄连为末，水调敷之。若毒入内，吐泻等症，更以水调服一二钱，大小豆、菖蒲汁俱可。

服祛风克伐之药，呕吐少食，胸膈不利，或形气倦怠等症，用六君子汤以补阳气。若烦躁作渴，饮食不思，或晡热内热，面赤发热，用四物汤加参、术以生阴血。

【按】薛氏所立的这些治疗疠疡兼证、变证、类证的法则，是在辨证之下以论治的。按当时阴阳寒热虚实的不同病情，而施以不同的治疗方法，虽随机策应，变化万端，却又有法度可以遵循。学者果能熟此，对治疗麻风病在各个阶段所出现的不同证候，能应付裕如，不致有“医家道少”之窘。唯在学习这些的时候，应当与薛氏麻风医案互参，探讨他对麻风本病的治法，否则将会发生舍本逐末的弊病。

考现在全国各麻风病院和收容所等，中医治疗麻风病多采用单方专药，如大枫子剂、毒蛇剂、苍耳剂以及苦参、松香、皂荚等剂。用专药治专病，去解决麻风的根本矛盾，是力量雄厚而效验敏捷的。但还应当考虑到，在疾患发展的过程中，因气候（兼寒、兼火、兼暑、兼燥等）、情态（喜、怒、悲、忧、惊、恐等）种种影响，使各阶段出现的证候，有时与麻风病的根本矛盾不相一致，这是在临床上常遇到的事。且患者更有夹痰、夹饮、夹食、夹虫等复杂病情，对这些的治疗，所疏之方，对主药（解决根本矛盾的药）、副药及辅加与反佐报使药等，要注重现实客观存在的证候，解决各阶段中的主要矛盾。同时，对根本矛盾，基本上照顾到，或者不妨害它，也就不会产生不良的后果，且有可能使根本矛盾得到改善。

在临床实践中，须掌握疾患的根本矛盾和发展中的主要矛盾。如良性麻风，其损害轻，发展慢，多风寒或风湿之不夹热者；恶性麻风，其损害重，发展快，残肢害体，病毒深沉，多风淫夹湿；界乎良恶二种之间的麻风，以中医体系而论，有阴阳错综、寒热夹杂的情况。明白在一种类型及一个阶段、一个时期里，把主要和大部分的力量配置在什么地方，用之于哪些矛盾之上，而不平均地对待。按照这样进行治疗，其结果不仅由于有限精力的集中使用，而使得主要矛盾的解决取得了颇大程度的保证，同时由于集中解决的矛盾具有关键性意义，它的解决便为其他矛盾的彻底解决提供了重要的以至决定性的条件。

假如不依据具体条件，认真地分析和抓住主要矛盾，不以此为治疗的中心环节，首先地针对它而行动，把力量过分集中在根本矛盾上，那就要犯“左”倾的错误。若只知解决一个阶段上、一个时期里的主要矛盾，丝毫不注意根本矛盾，将它抛到九霄云外，不加以照顾，那就要犯“右倾”的错误。

清楚了以上根本矛盾和主要矛盾的相互关系，对于中医的辨证论治就得到了全面和深刻的认识。所谓辨证论治，单就麻风来说，若仅仅停留在使用专药解决麻风病的根本矛盾，无论是单方或复合方剂，从始至终，不照顾到疾患的阶段性和时间性，只依靠一种方药，不稍变通，那就把辨证论治机械化了。若仅仅强调疾病的一个阶段上、一个时期里的特殊现象的主要矛盾，抛掉麻风病的本质，漫无边际地使用方药，那就把辨证论治庸俗化了。无论机械化或庸俗化，都是失掉了辨证论治的全面性和原则性，疾患都不能得到很好地解决，相反，会造成治疗中的一些障碍。

还要附带谈一个问题。古人说辛温燥热一类的药，在治疗麻风病的队伍中，只应当用于善后，不能独当一面，这似乎是屈枉了参、芪、桂、附等所具有的特性和专长，同时也轻视了病症的多种多样性和病情的复杂性，有时与临床实际措施是有距离的。仅就黄芪一味药而言，在《神农本草经》即有明文，治大风癞疾，而用于麻风溃疡久不收敛或比较衰弱性的病症，其奏效远不是一般消炎药与解毒药所能及。用温补药治疗疾病，应当在辨证施治的范畴中考虑，不应当先存有一种教条主义的成见。否则苦寒、疏泄、发散等药，都会有偏倚不正的毛病了。应知按病立方、对症发药，因物付物，恰是利用药的特殊性来铲除人体的疾患和矫正人体的不平衡，这一点恐怕没有人会怀疑。不然的话，那剧毒峻药（如水银、大枫子、毒蛇等）怎么会是麻风病的有效专药呢？

祖国麻风书多载麻风之症，有“五死”、“五不治”的说法：一曰皮死，麻木不仁；二曰肉死，割切不痛；三曰血死，肌肉溃烂；四曰筋死，指甲脱落；五曰骨死，鼻梁崩塌。五死即现，故曰难治。一曰不能戒忌者，不治；二曰酒色不戒者，不治；三曰不耐性而多怒者，不治；四曰思虑多者，不治；五曰大小便不利者，不治。又曰：男左脚起者难治，女右脚起者难治。又曰：耳聋声全哑者难治，阳事不举者难治，肝经受病，先损其目，不治。

【按】古代文献所载的这些所谓“不治”和“难治”之症，都不是绝对的。照现代医学的诊断，所谓麻木不仁与割切不痛（割切不痛实即麻木不仁），系良性麻风与恶性麻风统有的证候。麻风不麻，那就名不副实了，谈不到易治难治。所谓指甲脱落，是良性麻风晚期出现的症状，能治。所谓肌肉溃烂、鼻梁崩塌、耳聋目盲等，均系恶性麻风晚期出现的症状，是有难治或不治的。至于不能忌口、戒色、多怒、多虑，都系患者情志方面的事。病人不能断绝嗜欲，与情绪不正常，是会影响休养和治疗的。不过现在麻风病院到处建立，治疗及护理都有专人负责，可以随时加以教导和解释，一方面由医院强制，一方面由病人自行控制，这些都还可以减少或避免的。总之，现在社会主义社会里，医护人员均树立了“一切为了病人”的思想，并有中西医团结合作，综合疗法相机使用，在往昔所谓能治的麻风病，均已提高了疗效，缩短了疗程。所谓难治或不治的麻风病，也有的发扬了旧法或发明了新法，拯救了不少沉痼难瘳的患者。今后在党的正确领导下，中西医一致努力，则将有更好的防御法和治疗法，有望把麻风根本制止与消灭，使中国成为一个在世界上“无麻风病”的国家。

十一、护理

现在各麻风病院，除大多数使用砜类药外，有的已开辟了中医病床，这就需要有中医护理工作与之互相配合，才能提高病人的治愈率和减少病人的残疾，并可减少传染。有关麻风的中医护理，中医学文献没有专书记载，大都散见于各家著作里面，现在把有关麻风中医护理通则及有关中医护理的知识，初步归纳为精神、饮食、起居、服药等几方面，作一概括的介绍。

1. 精神方面

首先，应当避免和消除对患者的精神刺激。《内经》云：“精神内伤，身必败亡”（《素问·疏五过论》）；又云：“怒伤肝，喜伤心，思伤脾，悲伤肝，恐伤肾”（《素问·阴阳应象大论》）；又云：“心怵惕思虑则伤神，神伤则恐惧自失”（《灵枢·本神》）。众所周知，麻风患者，一罹斯疾，精神上非常痛苦，常常产生悲观消极的情绪，助长其疾患的发展。入院后，思想上更非常复杂。自己已失掉工作，怕长期治不好，又牵挂着家庭的经济，更有的怕离婚或搞不到对象。这些精神上的负担，都是在意料中的，都是妨碍治疗的。医护人员应当深刻地体会《内经》上“志意者，所以御精神，收魂魄，适寒温，和喜怒者也……志意和则精神专直，魂魄不散，悔怒不起，五脏不受邪矣”（《灵枢·本脏》），这些志意方面的重要性，积极主动地探询各个患者不同的心理，如《内经》“闭户塞牖，系之病者，数问其情，以从其意，得神者昌，失神者亡”（《素问·移精变气论》），做到个别谈话，使他们无所顾忌、无所避讳的谈出精神上的痛苦和心理上的要求来，针对他们的一切，“告之以其败，语之以其善，导之以其所便，开之以其所苦，虽有无道之人，恶有不听者乎”（《灵枢·师传》），并经常举一些实例，如介绍各麻风院治愈的成绩，出院后工作的保证，经医师证明痊愈后能夫妇同居和许可搞对象等，以鼓励其休养情绪。

对轻病人的护理：因他们与健康人差不多，一切护理方面比较简单，但同时也比较容易发生偏差。“饱食终日，无所用心”，是难于照管的。必须适当地安排他们参加体力劳动，不仅锻炼了体格，更主要的是转移了思想，确乎是精神治疗的好办法，给护理上提供一种既得到团结又便于照顾的具体条件。辽宁省松树麻风病院采取劳动措施，收到满意的效果，兹介绍于下：“在1954年松树麻风病院建院时，购买了二百多亩大田和园田，还买了三百多棵苹果树及几十棵梨树、栗树。1955年春，组织了一部分休养员参加生产，主要的目的是改善生活、配合治疗。开辟一部分水田，劳动组织分大田组、水田组、菜园组、果树组，采取了评工记分、按劳取酬的原则，在劳动纪律和强度上要求有劳动能力的一定要参加。每日劳动时间，以不超过4小时、不影响身体健康为主。用富有政治意义、富有生活意义的生产劳动锻炼身体，促进血液循环和肌体恢复，从各方面来配合治疗。他们总结1955年的经验，达到了以下的目的。第一个收获：是在富有生趣的生活劳动中转移了大脑皮质的负担。如到春天，在这四面青山、一湾绿水的幽美环境里，当山花欲笑、好鸟啼晴的时候，患者扶犁叱牛而耕，帽影鞭丝，辛勤劳作，在他人既不知其为麻风病患者，在自己亦已忘其为疾苦中人。到秋天香稻盈塍、苹果满树的时候，在登场与摘果兴趣浓厚的劳动当中，更忘却了他们的疾病痛苦。因之使每年春秋两季的发病（麻风反应）率由30%左右降低到4%左右，没有一个由劳动受累而发病的。第二个收获：是参加劳动生产的患者60多人，其中劳动好的，取酬在80～130元的有几十名，这样，就解决了一部分患者的家庭困难，使他能够安心休养和治疗。即不能参加劳动的次重病男女患者，在春秋两季或挑菜，或摘花，或垂钓河边，或捉虫树底，也把深深的痛苦转移为愉快的生活。综合起来看，这优美的环境和适当的劳动生产，对麻风病的治疗和管理，是有很大帮助的。”（见《中医杂志》1956年7期）这种心情舒畅、生机盎然的劳动生活，在精神方面起到了主观能动性的治疗作用，是毫无疑问的。这种办法在现在更具有推行的必要性，它既响应了党的大办农业的号召，又直接起到疗养的作用，真是一举两得的好办法。

2. 饮食方面

中医学在麻风病饮食方面的禁忌非常多，较为原则性的说法，首推《素问·四时气》篇："疠风者……常食方食，勿食它食。"这两句很简单的话，包括了一切饮食的宜忌。"方食"，即地方的土产，是人从幼小习惯常吃的东西，不用说不一定有毒或有偏性，即或有之，他的身体上也会产生一种抵抗力，不致导致任何疾病及妨害任何病期的治疗。"它食"则不然，不能得食或偶然得而食之，肠胃不习惯，在常人往往会引起肠胃病，若在病人，或使痼疾暴发，或使现症加剧，都是数见不鲜的事。《内经》这两句话，不仅适用于麻风病的饮食宜忌，即在其他疾病或养生方面的饮食宜忌，也非常适用。

麻风病具体应食应禁的饮食，在《解围元薮》里面有："猪肉、羊肉，动气发风；牛肉、驴肉，沉疴顿起；烧酒动火，面食动湿，肥甘美味，皆宜忌之。唯乌鱼功并蚺蛇、鳗蜊杀虫最佳，乌鸭凉血补元，食之又助药力。凡椒、芥、葱、蒜、姜、茄，大能发病，犹当绝之。若不严戒，虽愈必寻毒，而生疥痹蚀癣之类，渐滋举发，为丧命之机。"《疯门全书》谓："发毒之物助毒，生冷之物凝血，凝滞之物固毒，煎炒之物助火，切宜切忌二三年。若自死禽兽之肉，终身宜戒，母猪亦然。"又戒口歌曰："大畜自死肉，猪肉与牛羊，马鹿鹅鸡等，东黄二瓜妨。大菜及茄芋，黄瓜同椒姜，团鱼并鳝虾，水族忌发疡。面食及番薯，生冷兼诸香。煎炒皆滞气，生盐与醋酱，菜油并麻油，不食始为良。冬酒宜少饮，烧酒莫举觞。"宜食歌曰："猪肉后腿美，海参老鸭尝。海带偕木耳，绿黑二豆良。萝卜苋菜美，豆角苦瓜芳。莴苣自可食，苦荬白菜香。鱼唯青鱼美，盐炒乃无妨。茶油堪烹饪，食料此中详。"《霉疠新书》中有："凡治麻风证，须令患者清淡口味，假令其病瘥，对酬如常，可禁忌者尤多，宜食者仅仅乎无几也。今举其可啖者若干，以列于下：凡如粳米、大麦、小麦、黑白大豆、赤豆、绿豆、胡麻、干菜、薯蓣、砂糖、莱菔、冬瓜、莴苣、牛蒡根、芜菁、干芋梗、五加叶、枸杞叶、鸡肠草、蒲公英、独活、三叶蕲、粉葛、瓢畜等，及海参、鲹鱼、串鳆、石首鱼、梭鱼、棘鬣鱼、鳒鱼、鲽、火鱼、鱵鱼、蚬肉、干鲣之类，熟食而常啖可矣。然如鱼肉必不可一日吃之。其他一切物，断然不可食也。如禽兽诸肉，触口亦为大患，戒之戒之！"《秘传大麻风方》中载："癞病宜食品：猪肚、腰子、白鱼、黑鱼、白菜、刀豆、老酒、水梨、圆眼、绿豆，除此十物，其他不必想食。"又风病食淡法："假令每日用盐一钱，只用九分，过数日再减一分，逐渐减去，以至不同。”

以上各家麻风病饮食的宜忌，有的此认为应食，彼认为应忌，众说纷纭，莫衷一是，使人无所适从，究竟应当以哪一家所说作为护理实践的标准呢？我认为，还是应当以《内经》“常食方食，勿食它食”为依归。因为各家所举都寓有地方性，而片仓氏尤为突出。若订为通则，恐宜于南者未必宜于北，宜于东者未必宜于西。唯依“常食方食，勿食它食”的原则，再结合麻风专病应食应忌的饮食，则不至有所偏倚，而可起到辅助治疗的应有作用。

至于在麻风治疗措施中，或药物，或针灸，亦有临时应食应忌的饮食，则须按不同药味与手术的具体措施禁戒之，说在下边“服药法及其禁忌”中。

3. *起居方面*

患麻风轻症的人，在病院中组织集体劳动，是可以解决他们的起居问题的。唯重型残疾病人，如钩手、垂腕、垂足吊脚、兔眼等，有的动作艰难，因而悲观失望，未免性情改常。对这些病人的起居，要多方面体贴关怀，加以照料，免使发生碰伤、烧伤、烫伤等。

在麻风患者发生麻风反应时，有的很长时期反复发作，给病人以很大的苦痛，尤其是神经反应，疼痛难堪，会使性情急躁，举动异常。护理方面，尤应特别耐心，多方安慰，以减少病人的痛苦。

中医麻风文献在调护方面，最强调忌男女入房。如《生气通天论》：“因而强力，肾气乃伤，高骨乃坏”，强力指入房。又《邪气脏腑病形》篇：“若入房过度，汗出浴水则伤肾。”这两段经文虽为一般慎疾而发，但要说是专为麻风而发，也很具体。《内经》谓“病大风，骨节重”，又“疠内者，使鼻柱坏而色败”，这不同于“高骨坏”吗？湿为麻风病主要因素，中西医的认识是一致的，伤肾则耗损真元，内部抵抗力因之不足，而又汗出浴水，招致湿邪，则麻风病能不炽盛吗？《解围元薮》：“人之元神在于精气，元神全以肾水所钟。若风病之人不惜身命，恣贪色欲，败损精液，如花之损心，则性命不能延永。”冯鲁瞻曰：“大风病非医者神手，病者铁心，罕有得愈。但人易疏忽，不能断味绝色，则难免再发，再发则终不救矣。”麻风患者在病院因夫妻异居，无忌房问题，唯出院后病愈未久，体气待复的时候，若夫妻并未离异，一犯性交，病症必致复发。这是一项很难控制的事，在患者将出院时，必须反复告诫，务使铁心遵守，否则可使疗养的前功尽弃。

片仓元周曰："患此病者，必不可浴温泉。盖温泉之为性，金、铁、硫黄、朱砂、海盐、礜石、矾石、砒石、雄黄等气蒸为暖流耳。如利关节，通壅滞，扑损闪朒，疥癣等病，在表而不关里者，固所宜也。若梅疮结毒，痼疾沉疴，假令浴之，发出湿毒，岂足除其根本哉。况如癞风，其毒深痼，病之至恶，无出于此矣。若一浴之者，其毒蔓延，终作不治证也。若其幸不浴者，其毒仅结二三四五处，烧针易施，治效易收也。故此证之于温泉，殊在大禁，所可深畏也。"麻风病忌浴温泉，在中国文献中还未见到。三岛多火山温泉，片仓氏对麻风患者悬此厉禁，当系经验之谈。我国麻风院或麻风村有邻近温泉者，医护人员对患者当预为告诫。倘不知已浴过，或竟至麻风加重，则更可证实片仓氏此言之不谬，我们可作进一步的研究。

4. 服药法及其禁忌方面

中医治病，着重用药，因此服药的一般护理知识，是护理工作中的一个重点。麻风是一重病，又是一慢性传染性的疾病，在病程的各个阶段中又经常发生变化，因此在给药方面的手续和服药方面的禁忌，是比较复杂的。护理人员要根据不同病种和病情，与医师结合起来，既原则又灵活地给患者服药，才能辅助治疗，尽到"一切为了病人"的职责。兹略述服药的时间、次数、温度及禁忌等如下：

（1）服药的时间：《千金方》云："病在胸膈以上者，先食而后服药；病在心腹以下者，先服药而后食；病在四肢血脉者，宜空腹而在旦；病在骨髓者，宜饱满而在夜。"若旧食在胃，必得新食乃动，虽病食滞，必稍稍纳食，进消导药于食后，方效。这些服药法在时间上的不同，都是为了很适当地发挥不同药物对不同病情的应有作用。

治麻风病常服峻剂，时间上更应掌握得适当。如《疯门全书》中所收之"小神丸"，为具有力量之攻散剂，即注明先服十日，即停三日。此三日服行药（即泻药）丸十粒，三日三次，后又服小神丸。俱照此例，若大泻，即停勿服。又如《卫生宝鉴》方"醉仙散"，内有轻粉，每服一钱，茶清调，晨午各一服，至五七日，于牙缝中出臭涎，令人如醉，或下脓血，病根乃去。仍量病之轻重虚实用，病重者须先以再造散下之，候元气将复，方用此药。又如"通天再造散"是下剂，每服五钱，日未出时，面东，以无灰酒调下。因治麻风的方药不同，服药时间也有所不同，此不过略举几例，主要护理须听从医嘱，遵守规定的时间给服，才能很好地发挥药的效力。

（2）服药的次数：现在服药习惯，慢性病每日一剂，一般作两次或三次服。但也应按病的部位或性质的互异而有所不同，如病在上部应少量多次分服，病在下部应一次顿服，咽喉病应缓慢频频含咽。胃气虚弱的病，开始药量宜小，并宜多次服，不增重胃的负担，逐日慢慢加量，使胃能接受运化。服补养身体的药，中间应佐以饮食，以助药力。

（3）服药的温度：发表剂热服，则易得汗。治阴证之温热剂温服，则效显。清热剂冷服，则免得呕吐，并易生效。此外，治格阳于外的真寒假热证，热药宜冷服；治热深厥深的真热假寒证，凉药宜热服。

（4）服药应注意的事项：麻风病初起或体壮毒盛的患者，多有用汗法的。张子和曾谓治麻风病“一汗抵千针”，确乎是一个排毒解毒的捷便法。发汗法，《活人书》谓：“须如常覆腰以上，厚衣覆腰以下。盖腰以上流漓，而腰以下至足心微润，病终不解。”又谓：“凡发汗，欲令手足俱周，濈濈然一时许为佳，不欲如水淋漓。服汤中病即止，不必尽剂。”

《解围元薮》载治麻风病“白玉蟾蒸法”，即发汗法：“先以汤药（苍耳子、白芷、防风、荆芥、马鞭子草、紫苏、苦参、金银花、遍地香、泽兰）洗涤，再用苍术一斤，煎酒五六碗，将地铺稻柴，再用藁荐砻糠四五斗，米酒十余杓，拌匀蒸热，铺在荐上，用席盖糠，令人睡之，上以棉被盖之。待出臭汗，毒气已尽，渐去衣被。须于无风处蒸之。”这种发汗法，需要很好地如法护理，才能达到汗出毒去的目的。

吐法在治疗麻风病不多用，然张子和治阳夏张主簿病癞，尝以三圣散吐之。永富独啸庵谓：“凡用吐方之法，先令病人服吐剂，安卧二时间许，勿令动摇。若动摇而吐速，则但吐药汁，药气不及透彻病毒也。待胸中温温，上迫咽喉，乃令病人跂足蹲坐，前置以盆，一人自后抱持之，以羽控咽中，则得快吐。吐中或吐后，烦躁脉绝，不知人事，四肢厥逆者，勿骇，是乃瞑眩也。以冷水噀面或饮之，即醒。或以冷水和麝香饮之，亦佳。”这种吐法的措施，既合乎病理机制，又合乎药理机制，是护理上非常重要的处置方法。至吐后所发生之反应，是药效，不是虚脱，在护理上更应有此种常识，否则会手忙脚乱，不但断送了药效，而且会造成意外，是不可不知的。在战汗的护理上，也应同样有这种认识。

麻风治法，应用下剂的机会较多，凡体壮邪实者，都可先以泻下剂扫荡一番，再视情形调理之。如常用的通天再造散、二圣散，均是与他药间服时为多，则须遵医嘱按法给药，才能收到预期的疗效。

麻风患者服用药酒时，有应少饮频饮者，有应多饮顿饮者，不能一律视之。如有羊踯躅花或闹阳花根的药酒，则服后必致昏迷，切勿惊骇。总之，要与医师紧密结合，遵循着医嘱办事。应醉者令其醉，不应醉者要限制其如量而饮。尤其是夙有酒癖的患者，须格外注意。

治麻风病多取以毒攻毒的峻剂，服药或搽药后往往出现呕吐、下利或牙龈出臭涎，或肢体出疮疡。医护人员在用药前当然要向病人交代清楚，而后更应小心料理，随时解释，并遵医嘱，时进补养的饮食，免使病人发生畏惧之心，以致用药不得终剂，或因之出现虚脱及其他不应有的反应。

（5）服药的禁忌：服药时饮食的禁忌，主要须针对方剂的内容。如鳖甲忌苋菜。荆芥忌鱼、虾、蟹、柿、驴肉。黄连、胡连、甘草、桔梗忌猪肉。皂矾忌荞麦。使君子忌热物热茶。饴糖、厚朴忌黑大豆。苍耳子忌猪肉、马肉、米泔。薄荷忌鳖肉。天门冬、麦门冬忌鲤鱼。苍术、白术忌桃子、李子、雀肉、青鱼、胡荽、菘菜。蜂蜜忌生葱。土茯苓、威灵仙、铁屑、铁汁忌茶。牛膝忌牛、羊肉。地黄忌萝卜、葱、蒜、诸血。巴豆忌野猪肉、菇笋、芦笋、酱、豉、冰水。半夏、菖蒲、白前忌羊肉。紫苏忌鲤鱼。细辛忌生菜。商陆忌犬肉。何首乌忌无鳞鱼、萝卜、葱、蒜、诸血。牡丹皮忌蒜、胡荽。仙茅忌牛肉、牛乳。朱砂、轻粉忌一切血。吴茱萸忌猪心、猪肉。附子、乌头、天雄忌豉、稷米。丹参、茯苓、茯神忌醋、酸物。又服滋补药忌萝卜及大寒大冷的饮食，服发汗药后忌食酸味，服热药后忌食绿豆，肿胀消后忌食牛肉，热病及喘咳者忌食樱桃等等。这些禁忌，虽没有经过化学的分析及动物试验，但都是人们数千年来的经验积累，实在有不可忽视者。若不遵守，大之甚至杀人，小之亦足防害药力，所以护理工作者应该了解并加以实施。

麻风病既多采用以毒攻毒的药品，则偶有不慎，服之过量过久，或至发生中毒现象，应当有所准备，及时解救。兹选录解常用药毒的方法几种，对护理工作者来说，乃所谓“可以备而不用，不可以用而不备”的意思。

雄黄、巴豆、麝香、丹砂、干姜解蛇虺百虫毒。桑汁及煮桑根汁解蜈蚣毒。甘草、荠苨、大小豆汁、蓝汁、蓝实解百药毒。猪膏、大豆汁、戎盐、蓝汁、盐汤煮猪膏、巴豆解斑蝥毒。栀子汁解踯躅毒。煮黄连汁、大豆汁、菖蒲屑汁、煮寒水石汁解巴豆毒。防己解雄黄毒。大豆汁解甘遂毒。防己、防风、甘草、桂汁解芫花毒。大豆汁、远志、防风、饴糖解乌头、天雄、附子毒。菖蒲汁解大戟毒。蓝子汁解杏仁毒。白鸭屎汁、人参汁解服石药中毒。吞鸡子黄、蓝汁、地浆、粳米粉汁、豉汁、黄连屑、饴糖、水和葛粉饮解服药过剂闷乱者。

果然患者有因服某些药发生烦闷不安者，护理人员应保持镇静，安慰病人，勿使惊慌，并速与医师结合，作出适当的处理。

此外，如患者长期服药，骤然停止，在肠胃及精神方面，因为习惯性的关系，往往发生不很正常的现象，这是不足奇怪的。应静观以待，七日一来复后，生理上自然会平复下去。若果再有问题，开始加以处理，也不为晚。

护理善后工作，最难掌握者，要算病人病愈后出院忌房的问题。往往一经犯戒，麻风复发，又来住院，体力既衰，病热加重，治疗更形棘手。当出院之际，护理人员应向病人家属把这一问题交代清楚，并予以倒阳方以强制之。①石吞散：用石蚕生研为末，酒下一钱，阴茎即痿软不举。②蚺蛇油：用蚺蛇油涂在阴茎上，即痿软不举。③败猪血散：腊月内取杀猪流血尽时滴出者，贮阴自干，为末，以猪脑调，为丸，梧子大，飞盐酒下三钱，则一月不举。④生瓜散：诸瓜皆先开花而后结实，唯丝瓜则先结实而后开花。若开狂花，则连瓜烂去，若好花则花谢瓜长。看其蔓上若有狂花谢下，即采此瓜，干之，名败花果，以此为末，与人服之，则阳事不举。非为丝瓜，但是先生本身而后开花之物，服之皆可痿阳。这四个方出于《解围元薮》麻风中，除第一、二方药品不易寻求外，余二方均系常见之物。若平日留心储备之，待临时使用，果能有效，则解决一久悬解决不了的问题，岂非快事。沈氏是对麻风有深造的著作家兼治疗家，此等方当不至欺人欺世，我们应当继承下来，留意试用之。

十二、方剂论解

方剂在古代的医家，均私相授受，如孔子之多材多艺，还不达方药，《史记·扁鹊仓公列传》都称“禁方”，《灵枢》、《素问》多详针灸，罕载方药，可以想见。直到后汉，张仲景受学于同郡张伯祖，得其医方，见宗族死亡过多，“伤横夭之莫救”，乃“勤求古训”，并“博采众方”，不愿保密，欲广其传，注《伤寒杂病论》，公布方剂于天下，是为医方之祖。

麻风在春秋战国时代的古籍中，如《论语》、《庄子》，其病即多有记载，而《内经》更标其名、详其症，并昭其针灸之治。意者，汤液方剂亦当有创造发明，不过在保守的习俗中，未有所公开罢了。至仲景方书，始见有侯氏黑散一方，主治“大风”。而《外台》引之，却治风癫，癫恐癞字之误，因《内经》称麻风为“大风”，《神农本草经》与《肘后方》均称为“癞”。且黑散服法用温酒，禁一切鱼肉大蒜，亦是治麻风所取的常引与例戒，则此方当即麻风方无疑。惜后世注家对此方少所阐发，致麻风临床家从不知采用，直到现在未悉其效验如何。到晋代葛洪，则有松脂、蝮蛇等方载在《肘后备急方》中；到唐代，《千金》、《外台》其方益伙。迨及明代末叶，沈之问著麻风专书《解围元薮》，辑方凡249则；清代如萧晓亭《疯门全书》，顾世澄《疡医大全》之麻风部分，则积累尤多。

现代各医疗院所之主治麻风者，在中西医团结合作下，于临床上或采用古籍成方，或吸收民间验方，多趋重于单方专药。以专药攻专病，力宏效速，在使用时既便于掌握，在药理上亦易于分析，在将来更利于总结，是无容非议的。

且麻风病是慢性传染性疾患，有它一定的病原体和一定的类型。仲景对待慢性疾患，亦取“唯病唯药”的途径。如百合病则专取百合，胸痹症则专取瓜蒌薤白，治黄疸则用茵陈，治热痢则用黄连等，病殊种类，药异性味，对症发药，对簧投钥，迎刃而解，使药不虚发，病无遁形，强胜于杂药滥投，漫无边际，妄冀诡遇幸中者。考现在各医疗院所之治疗麻风专剂，则有大枫子剂、苦参剂、毒蛇剂、苍耳剂、松脂剂、皂角剂、水银剂等，在临床观察与总结疗效上，已多有所收获。

可是从中医体系来看，还不应当停止在这一阶段上。因为中医所谓唯病唯药，不仅指单方、专药而言，是以专药为主，更加上辅佐和引导的一些药，使发生相互联系、相互促进、相互制约的作用，即所谓君、臣、佐、使。简括言之，可以说是“综合性的专方专药”。这种复合剂的创制和发展，已有几千年的悠久历史，它的过程，是由简单到复杂、由低级到高级的发展形势，在中医学史上是一绝大进步，有它的组织性、规律性，是与疾病证候形影相随、同轨合拍的。所谓方，即审定脉证以后，定出一定治疗之方向，有不容游移，不容假借者。

但还应当理解到，复合剂不是死板的、机械的。若执死方以治活病，正如执定单味药而一往直前，常常致途穷力尽而返。是则应当在临证时，既要揆度病情，审察症状，更要在疏方时消息药味，权衡药量。病有阴阳，药有动静，证有上下表里，药有升降浮沉。且方有主有从，力量才不涣散。更分经用药，才能够执简御繁，所谓“辨证论治”，即寓乎其中。

麻风病类型既有良性、恶性之分，而病程又有早期、晚期之别，且风寒湿热，病因悬殊，夹实夹虚，病机各异，再加上气血痰食之夹杂性，阴阳表理之错综性，在专剂如大枫子、毒蛇、苍耳等，不用说是单药单方，未能曲当病情，就是复合专剂，也不可能尽括无余。是需要在辨证论治的原则下，既安排好先后缓急的次序，更掌握住大小奇偶的分寸，明辨病原，细体药性，方随病以加减，药随症为转移，庶几因物付物，而可以理棼治剧，不致为病变所穷。

兹对于麻风方剂之论解，欲在方药上分清主从，并标明所入经络，在攻实补虚、理寒去热各方面均有所区别，使初学者得按症选方，不致有南辕北辙之差，或削足适履之弊。唯学识有限，所解既未能尽发奥义，而方剂至伙，势又不能一一论说，自视殊觉歉然，亦不知能起到愤启悱发、举一反三之作用否?

（一）大枫子剂的类方

中医学应用大枫子治疗麻风，在元代朱丹溪已有很具体的解说，谓此物性热，有燥痰之功而伤血，服之有眼目失明者。证之于现在临床，大枫子对晚期恶性麻风，用之不当，确有损目之害。唯治疗早期良性麻风，颇有效验，古今医家多赏用之，兹选解几则于后：

1. 扫风丸（山东省滋阳县朱康亭方）

大枫子（如法炮制）三斤半，薏苡仁、荆芥各八两，苦参、刺蒺藜、小胡麻、苍耳子（炒）、防风各四两，苍术、白附子、桂枝尖、当归、西秦艽、追地风、千年健、白芷、草乌（制）、威灵仙、川芎、钩藤钩、宣木瓜、菟丝子、广肉桂、明天麻、川牛膝、何首乌、青礞石、川乌（制）、京知母、山栀子各二两，白花蛇一两。

共31味，混合研为细末，水泛成小丸，干燥箱内干燥之，备用。

服药方法及增减剂量：开始量每次15克，一日两次分服，连服四日。如无副作用，以后可以每隔3～6日增加剂量一次，每次以3～5克为宜，加到每日60～75克为最高剂量。饭前服，茶水送下。患者如在服药期间发生恶心、呕吐、头晕、食欲减退等副作用时，可酌情减量或暂停用药，待反应过后，仍由小量开始服起。

应禁忌的食物：生发物，如无鳞鱼、猪头肉、牛肉、芋艿。辛辣刺激物，如辣椒、葱、蒜、韭菜及含有异味的青菜类，如芹菜、蒿菜等。

【方解】此方为足太阳、阳明之剂。以大枫子专理麻风之专药为君，用量最大，是合乎古人君药分量宜多的制剂标准的。白花蛇、苍耳子是解毒祛风的有力药，亦为理麻风之专品，取以为臣，使发挥其辅弼作用。川乌、草乌辛温大热，能发泄风气。桂枝、牛膝、灵仙、地风、千年健能舒达腠理。薏苡仁、苍术、木瓜为利湿有利之药。青礞石为豁痰逐湿峻厉之品。秦艽、防风、荆芥、白芷、蒺藜、钩藤、白附子、天麻能祛皮肤头面之风。当归、川芎、小胡麻、何首乌、菟丝子具活络瘀、利血脉、兼补气之功。桂为诸药之通使，使起引导作用。栀子、知母、苦参为诸燥热药之反佐，使起制约作用，相反适以相成。合之为消毒疏风、驱湿活血之良剂，用以治风寒湿毒之良性麻风，可一扫而光。但此方风燥之药居多，是偏于燥热一方面的制剂，在风热之患者，固不可轻施。即脏腑易生燥热之患者，久服每有口干、舌燥、头晕、便秘、耗气劫阴之弊，亦宜慎用（治验见现代医案 10）。

2. 二号扫风丸（陕西省麻风病院吸收的民间验方）

大枫子（土炒去油）二两，何首乌、白蒺藜各一两，甘菊花、化橘红、北防风、川牛膝、全蝎、当归尾、川黄连、车前子、金银花各五钱，红、白胡麻仁各四钱，马前子（土炒至深黄色并鼓起，刮去毛，用香油拌，另研）、枯黄芩、苦参各二钱五分，全蛇蜕一条，麝香二分。

共为细末，用苦荞麦面四两和匀，煮成膏。放凉后，再将麝香置于半杯白烧酒内溶化，掺于前膏内，揉匀，丸如绿豆大。服用剂量与禁忌均同扫风丸。

【方解】此足厥阴、手少阴二经之剂。厥阴主风，少阴主火，风火兼湿，致酿成麻风。君以大枫子燥湿解毒，臣以苦参、黄连、黄芩，取其苦寒泻火，兼可燥湿。马前子具疏瀹经隧郁闭之大力，用以振激顽痹；蛇蜕、全蝎擅祛皮表风毒，用以醒解疲麻。首乌、胡麻润便导滞，菊花、蒺藜柔肝息风，银花是解毒的通品，防风是疏风的常药，麝香能透窍搜络，归尾能活血通瘀，橘红能理气化滞，车前能导水利泾，牛膝能引经宣脉。合而成为走皮表、搜经络、剔沉滞、醒麻木、解风湿热毒的治疗麻风之良方，而对于麻风病所产生的肢体机能障碍，尤有特效（治验见现代医案 16）。

3. 麻风丸（江苏省东台县人民医院中医王泽公家传秘方）

主治结核样型及早期瘤型麻风病。

大枫子仁七两，山苦参、水苦参各十二两，荆芥八两，防风、菊花、当归、白蒺藜、白芷、牛膝各四两，大胡麻、小胡麻各十两，苍术三两，蕲蛇鲞二两（或以金钱蕲蛇一条为末，合入上药末内）。

制法：将大枫子煮沸，蒸发干后，再炒至三分红色、七分黑色便可。蕲蛇浸入陈酒内 24～36 小时，令浸透取出，放瓦器上烙至肉骨酥而色不焦为止，研末。以上诸药（除荆芥、菊花不炒），均炒热研末成粉。再把大枫子与研成药末同研成粉（因枫子的仁内含油量甚多，单独一味研易成饼面，必须与干燥粉同研方可筛得粗头），过筛，混合拌匀，再三过筛，使粉末调得更加均匀，又没有粗头。将配好之药末以陈酒（或用半边莲复方流浸膏代替陈酒亦得）调糊为丸，大如绿豆，晒干，用瓷器收藏，忽泄气，听用。

剂量及服法：每晚临睡时，成人服五钱，10～16 岁左右的儿童服三钱，10 岁以下幼童服二钱，用开白水送下。孕妇不忌。

治疗过程：一般需要 300～500 天左右。服药 60～100 天后，症状即可渐次减轻。亦有在服药 2～3 个月后起麻风反应者，但无妨碍，只要暂时停服药丸数日，等待反应期过后，仍可继续服药。

禁忌：勿吃螃蟹、牛肉、羊肉、鳗鱼、老母猪肉、骡马肉（此数种鱼肉类，最好永远忌，勿吃），以及其他发物和刺激性食品等等。

【方解】此方为足太阳、厥阴经之剂。大枫子油祛风解湿毒，为治疗麻风有效之专药，以之为君。苦参燥湿解毒，为湿热性麻风必需之品，蕲蛇燥湿，去大风，解毒杀虫，亦为治大风之主要药，故均取以为臣。共辅弼大枫子以攻敌陷阵，摧毁麻风之顽固堡垒。这是治疗麻风之具有宏伟力量的大方，无怪王氏世代保密，视为鸿宝。至于防风、荆芥、蒺藜、白芷，均为散皮肤风湿之药；当归、牛膝、胡麻为化瘀通经之品；苍术燥湿，力有专长。总观此方，力专而不杂，所以在临床实验中，已取得初期瘤型和高起红斑损害结核样型之麻风病的很高疗效，而于严重的瘤型麻风，亦能制止病势之发展（治验见现代医案 13）。

（二）苦参剂的类方

苦参不仅有清热解毒之功能，更具有苦寒燥湿之特性，是治湿热性恶性麻风之对症良药。兹选解二方以示例。

1. 苦参散（方见《医宗金鉴》粟疮篇，名皂角苦参丸，治肤如蛇皮者作痒。片仓元周曾收此方入《霉疠新书》中）

苦参一斤，大枫子肉、防风、白芷各六两，荆芥十二两，当归、川芎、皂角、威灵仙、全蝎、川牛膝、独活、枸杞子、白附子、大胡麻、何首乌、白蒺藜、大力子各五两，明天麻、杜仲、川羌活、连翘、茅苍术、甘草、草乌（制）、蔓荆子、青风藤各三两，砂仁、白花蛇各二两，人参一两。

共为细末，每服三钱至五钱，金银花煎汤或茶水送下。

【方解】此方为手太阳、足厥阴经之剂。以苦参为君，侧重在清热燥湿上。大枫子在现代世界之治麻风者，均承认它为麻风有效药，取之为臣，用以解毒。白花蛇可以“已大风、挛踠瘘疠，去死肌，杀三虫”。在唐代治风，官家已视为至宝，若果获得真品，以之为治疗麻风之君药、臣药，都能胜任愉快。苍术为燥湿专品，合羌活能治因风之身痛。全蝎乃去风之妙药。皂角具涤痰之特性，而皂角与苦参相配伍，《本草衍义》谓“治病人遍身风热，痒痛不可任，涎痰亦多，夜不能睡”，则此方取用，其义甚深。荆、防、羌、独、白芷、牛蒡入手足太阴，散风即兼以利湿；蒺藜、蔓荆、连翘、青风藤入足厥阴，息肝风即兼以清热。且防风、羌活相伍，能祛肝气之风，羌活、天麻相伍，为和风之圣药，连翘与大力子合用，治疮疡别有神效。胡麻仁、何首乌内理肠胃之滞碍，外润皮肤之索泽。白附子、天麻引之，使上以疏风解毒；牛膝、杜仲、枸杞导之，使下以宣痹清络。但久病则阳虚，阳虚则湿不化，必借草乌以助阳胜湿；久病气血必致耗损，正虚则邪盛，砂仁、参、草行气补气，当归、川芎活血养血，气行则湿自去，血活则风自息，且得补养以培元，则扶正即所以匡邪。此方虽以三十种药味组成，形似复杂，实则条理井然，配伍有法，以之治湿热之两性麻风而体质较弱、抵抗力不足者，有佳良效果。

2. 保命丸（《疡医大全》）

苦参十斤，大枫肉（去油）、木鳖子（去油）、荆芥各二斤，胡黄连、银柴胡各十二两，草胡麻、当归、芜荑、蒺藜、防风各五斤。

共为细末，水泛为丸，细茶下，一日服四服，约二合（折合古今分量，一合约二钱重，二合若分做四服，每服约一钱）。轻者不过七八升，重者一斗五升，再重者二三斗，痊愈。

如身发多疮，或生湿毒，遍身如蛇皮，或破流血水者，是脾经受毒，加白术十两。如手足破伤麻木，遍身发紫块白癜，满身肉痛，此胃经受毒，加厚朴十两。如眉毛脱落，遍身发疮癣，满头面上蝇虫痕，此肺家受毒，加黄芩十两。如面起紫泡，身如紫云朵，四肢先见者，乃肝属木而有此疮也。春二三月、秋九十月各发一次，此肝经受毒，加山栀、连翘各一斤。如脚底先穿，眼泪如珠流者，遍骨节刺痛，又发血癣如桃花色者，此心经受毒，加黄连、山栀各一斤。如遍身起紫块，手足踡挛，口眼歪斜，此肾经受毒，加补骨指十两。

【按】其他麻风书皆做脚底先穿是肾经受毒，面发紫泡是心经受毒，以十二经部位论，当以他书为是。

如五脏受病，则藏于内，不发于外，多生冷痰，手足如瘫痪软状者，加苍术、黄柏各八两，甘草四两。五脏受风者，加川续断、何首乌、威灵仙各半斤。遍身浮肿，加乳香（去油）、没药（去油）各四两。如六腑受病，如紫云块，似核桃糕，多内热，两鼻出血，筋脉弛张，四肢无力，行步艰难，加威灵仙、川续断各八两，何首乌一斤。人生此患，各受一经兼二经三经者，此方万无一失；若六经通遍，五脏先露凶，药不救也。

春则地气融和，万物发生，加连翘二斤。夏则火旺烦躁，加黄连二斤，薄荷一斤。秋则雾露，乍寒乍热，加白术一斤，苍术二斤。冬则严寒地冻，加乌药二斤。

【方解】此方为足厥阴经之剂。苦参性寒，味极苦，苦以燥脾胃之湿，兼以泄气分之热；寒以除血分之热。热则生风，风湿合则生虫，孙思邈谓麻风系“虚风因湿，和合生虫，便即作患”，苦参恰为治此之主药。更取芜荑以杀虫，大枫子、木鳖子制毒扫风，胡黄连燥湿除热，以为之辅。银柴胡能清热凉血，且胡黄连与银柴胡相合，善治骨蒸劳热。薄荷叶能散风撤热，防风、荆芥能行十二经及血分，以动引静，使至阴之苦参、胡连起到静而能动的作用。更以刺蒺藜疏肝木而祛风，当归养肝血而息风，胡麻益肝阴而濡血，合而成为治肝经风湿热毒之麻风良方。唯此方系专治实热兼湿之大剂，若虚热兼湿，则非所宜，在虚寒证，尤宜切忌。

至于方后之按症状及脏腑时令等所加的药物，是为因人因时、分经用药之辨证论治的附则，医工在每次疏方时，均应注意而不可忽视，固不独于此方为然。

（三）毒蛇剂的类方

毒蛇，包括蝮蛇、白花蛇、乌梢蛇等。早在晋代葛洪《肘后方》，即应用蝮蛇治疗麻风病；唐代官家向民间征索白花蛇治疗大风，此后治麻风之方剂应用毒蛇者益广。明代沈之问《解围元薮》249 方中，有毒蛇者达 25 方之多，则毒蛇实有其治疗之价值。因选释毒蛇方剂二则。

1. 蝮蛇酒（旅大麻风病院方）

大活蝮蛇一条，本地黄酒（12 度）2000 毫升，人参五钱。

将蝮蛇置于酒中，使多次分泌毒液，并放入人参，浸泡三个月后，取酒使用。每日入睡前服 500 毫升，就寝取汗。

【方解】蝮蛇在东北辽宁省旅大旁之蛇岛所产最多。陶弘景谓能“疗癞疾”，李时珍谓治“大风”，日人汤本求真谓“为亢奋强壮性之温药，有镇痉、排脓、治创之作用”。近年旅大麻风防治所应用蝮蛇治疗麻风，谓能使精神、体重及食欲改善，皮肤损害消退，麻木知觉恢复，溃疡缩小。同时在病理方面，能使细胞浸润及细菌减少。考此方的应用，是继承了先哲葛洪《肘后方》及陈藏器《本草拾遗》以蝮蛇治疗麻风的遗产，并加入人参以补气培元，增加病人的身体抵抗力，来帮助蝮蛇更多地发挥搜风排毒的力量。且人参加入蝮蛇酒中，又有防腐作用，是一药兼擅二用者。

2. 换肌散（《卫生宝鉴》）

白花蛇（酒浸）、黑花蛇（酒浸）各三两，地龙（去土）、当归、细辛、白芷、天麻、蔓荆子、威灵仙、荆芥穗、菊花、苦参、紫参、沙参、木贼草、白蒺藜（炒）、不灰木、甘草、天门冬（去心）、赤芍药、九节菖蒲、何首乌（不犯铁）、胡麻子（炒）、川芎、草乌头（炮去皮脐）、苍术、木鳖子各一两。

研为细末。每服五钱。食后温酒调下，酒多尤妙（紫参、不灰木虽无亦可）。

服后如有反应，可换服补气泻荣汤。

【方解】此为足厥阴经之剂。用二蛇内达脏腑，外彻皮肤，以搜风攻毒为君。用地龙化邪毒，使从小便而去，得芥穗更能走表，使湿热之毒从臭汗而解。朱松坪谓地龙之性善窜，活血通经，能引诸药直破恶毒所聚之处，恰与二蛇有同声同气之感，因以为臣。天麻、蔓荆、木贼、菊花、蒺藜均入厥阴，以散风除热；苍术、苦参以燥湿解毒；紫参、木鳖以散结逐瘀；不灰木除烦热有功；草乌头胜痰湿最力；何首乌为益血驱风之上药，消痈肿有“疮帚”之名；胡麻仁治风湿内乘，发为疮疥者，合首乌、苍术、菖蒲，能理风湿痹。更用细辛、白芷、川芎、菖蒲、灵仙开达宣疏之品，以外达上升。喻嘉言有云：“湿上甚为热，表之则易，下之则难。”此方表散之药居多，正与喻氏所论相合。唯表散过重，每有耗气燥血之弊。方中用归、芍养血，参、冬滋液，对大队风药能起制约作用，且寓有“治风先治血，血活风自灭”之义。用以治日久不愈，眉毛脱落，鼻梁崩塌之恶性麻风，恰为良剂（治验见现代医案18）。

（四）苍耳剂的类方

苍耳治疗麻风，古今医者多赏用之。近今江西省皮肤专科医院应用苍耳茎叶熬膏治疗麻风，收到显著效果，且副作用较其他药物为小，颇有推广使用之价值。兹选释治麻风之苍耳复方二则于下：

1. 四六汤丸（《石室秘录》）

苍耳子（炒）、茅山苍术、熟地黄、大玄参、薏苡仁、白茯苓各四两。

共为细末，炼蜜为丸。每次五钱，茶水送下。连服数剂有效。

【方解】此为足太阳、少阴经之剂。苍耳实味甘苦，苦能燥湿，甘能和血，具清利关节、宣通脉络、遍及孔窍肌肤而不偏于燥烈之善性，且具疗风之专长，故以之为君。苍术祛风燥湿，苡仁健脾行水，茯苓上渗脾胃之湿，下伐肝肾之邪，且苡仁有治“大筋受热则缩而短”之筋急拘挛作用，合苍术、茯苓利三焦湿滞与气郁，尤力莫与敌，故均取以为臣。熟地滋肾脏真水，培黄庭后土，更大补肝血；玄参壮水制火，张元素谓其为枢机之制，管领诸气上下清肃而不浊，风药中多用之，则二味适为此方恰合身分之反佐药。麻风病最忌性交，但又多有犯此戒而致深重、虽愈而复发者，必真阴失守，火旺风披，则实为对症之剂。陈氏自谓：“此方之妙，能补肾健脾，而加入散风去湿，正补则邪自退，不必治大风，而大风自治矣。”但多服方效。

2. 愈风膏丸（含3方，《麻风病验方集锦》）

治瘤型及结核样型麻风病。

（1）鲜苍耳全草一百斤（如无，可以苍耳草减半代替），鲜忍冬藤三十斤（如无，可用金银花五斤代替），鲜土茯苓十斤（如无，可以土茯苓片五斤代替），鲜皂角刺三斤（如无，可用角刺片一斤八两代替），鲜土菖蒲根七斤（如无，可以土菖蒲干片三斤代替）。以上五种均是生草药，最好用生鲜者，但如无时，可以干药或片药代替。

（2）白花蛇三斤，苦参片五斤，牛蒡子、胡麻仁、连翘子、紫草茸、白蒺藜、双钩藤、浮萍、白鲜皮、大枫子、地肤子、地骨皮、海桐皮、炮山甲、山栀子、百部根、冬瓜仁、川大黄、黄柏皮、桑寄生、五加皮各一斤八两，赤芍、薄荷、玄参、水仙子、防风、北荆芥、升麻各一斤，生鲜白蟮蛇三斤（干者一斤），大生地二斤（另熬）。

（3）全蝎虫、西川连、白僵蚕、金蝉蜕、北天麻、川贝母、血琥珀各八两，白及子十二两，正冰片一两，牛黄五分至五钱，鲮鲤胆十至二十个（如无者，则多加穿山甲一斤八两，总共三斤，同上一起熬）。

制法：将方一生草药切碎，混合放入锅内熬煎，每日8～12小时，滤取熬好的药水一次，复加入清水再熬煎如上。连续滤取熬好的药水三次后，将三次所得的药水调匀，去渣过滤后，将这些药水用慢火再熬煎，熬至收膏为度，似凡士林状为妙。复将方二中药磨碎，混合同熬煎，如同方一生草药一样熬法。连续滤取三次熬好的药水之后，又将其如前法熬成膏。另将大生地（原处方中缺少此药及剂量）单独熬1.5～2.5小时，去渣留药水（此味不能久熬，久熬即成熟地水，失掉清血、凉血作用）。最后将生地水、方一生草药膏、方二中药膏三样共和一起，调匀，慢火再熬1～2小时，以收膏像凡士林状为最标准。再将方三中药共为细末，以最后熬好的膏调为丸，烤干或晒干后，以鲮鲤胆汁（如干胆无汁者，可用生地水调好；如无胆者，或以生地水或白蟮蛇之油代替均可）湿为丸，以牛黄做裹衣，每丸重二钱，阴干后，妥为保管，勿泄气。如调得过湿时，可以晒干或烤干一些，再为丸，必要时可以酌加方三中药粉亦得；如过干时，便以生地水调和为度。

服法及剂量：每日三次，每次服3～6丸，白糖或红糖调开水送服，空腹或饭后服均可。如服后疗效不大，可根据患者具体情况逐渐增加。据一般经验，日服最高量为45丸，最低为9丸。如发生食欲不振时，可以甘草红枣汤送下。

【方解】此方为治疗麻风之混合复方，也可说是大方，其旨在驱风搜毒，侧重于足厥阴经。首用大量苍耳全草为君，树疏风解毒之大旗，以统率全军。次用大枫子、白花蛇、苦参、皂角刺、胡麻仁、全蝎等对麻风夙著卓效之大队专药为臣，取其攻毒扫风之大力，以冲击麻风之坚强堡垒。再助以荆芥、防风、僵蚕、蝉蜕、天麻、钩藤、升麻、薄荷、浮萍草、地肤子、牛蒡子、白鲜皮，祛周身之风；土茯苓、海桐皮、五加皮、桑寄生、血琥珀逐内外之湿；黄连、黄柏、大黄、山栀子、鲮鲤胆、地骨皮、生地黄、紫草茸、忍冬藤、冬瓜仁、川贝母、黑玄参撤表里之热；赤芍药、刺蒺藜、水仙子、白及子消积久之瘀。复使鲜菖蒲、连翘子、穿山甲、牛黄、冰片以芳香辟秽，走窜通络，俾面面俱到。而百部草、白蟮蛇与苦参、黄连、黄柏、海桐皮更具有杀虫之功能。诸药大力合作，包围歼敌，无论对良性、恶性麻风，均可奏犁庭扫穴之功。

此方据沈氏自述，系根据古方愈风膏、民间验方与家传秘方结合整理而成，经过临床实验，疗效颇高，不肯自秘，公开献出云。

（五）皂角剂的类方

皂角在宋·杨士瀛《仁斋直指方》曾用治大风诸癞，李时珍《本草纲目》亦载治疠风，嗣后应用于治疗麻风者日多，在临床上疗效颇著。兹选论二方于后：

1. 皂黄丹（《江苏省中医秘方验方汇编·第一集》）

主治大麻风病。

马牙皂角一斤，倭硫黄五两。

制法：将皂角铺平，放在锅底，硫黄放在皂角上面，再放入好醋，以浸过淹没为标准，慢火缓缓熬煮，以锅内无一点醋剩余，已经干后（即去净水分之后），再焙至干脆半枯黄时为度，勿使硫黄发烟，恐其失效，去皂角，净取硫黄，研末成粉。

用法及剂量：每日服一至二次，每次服二至三分，用芭蕉肉包夹吞服，再用淡姜汤送下。

【方解】此方为大肠、命门之剂。皂荚具有搜风毒、涤湿痰、通窍杀虫的大力。硫黄为纯阳之精，益命门真火，用之搜剔阴毒，除下焦湿气，其力迥非草木之药所能及。经云“寒淫于内，治以温热”，此方理寒湿积重之麻风，其性正复相当。且皂角富碱性，硫黄含有酸性，二味合制，性归中和，对嗜酸性之麻风杆菌似有制伏的作用。此可供现代科学之化验研究。更用芭蕉肉裹服，不仅为矫味而设，且具有除烦热、压丹石毒的监制作用，在方剂组织上为反佐形式。总之，皂角、硫黄性皆下达，对麻风之下焦毒盛、寒湿凝结、大便闭秘、脚部溃烂不堪者，服之最为相宜。若下焦虽有虚寒，而大便溏泄者，则宜慎投。

2. 皂角刺散（沈上洋方）

主治初期瘤型及结核样型麻风病。

皂角刺三斤，川大黄适量。

制法：将皂角刺炒存性（半焦黄样子），再放入锅内蒸之，或放在地面，以解火毒，再晒太阳（勿烤干）后，研为极细末。

服法及剂量：每日以川大黄二至三钱煎水。每次服皂角刺粉二至三钱，日服两次，早晚饭后服，用大黄浓汤送下。

【方解】皂角刺能治疗麻风病，是否因为含有多量石碱素，对嗜酸性麻风杆菌有直接歼灭作用，或间接破坏其生活条件，有待于科学的研究证明。据古代文献记载及民间实际经验，确有一定的疗效，而皂角刺对麻风之眉发脱落一症，尤为必不可少之品。此方为手阳明经之剂，利用皂角刺锋锐之性，直达病所，积散痈毒，并直接以大黄从大便荡涤而去，用于治疗风毒湿热并盛的麻风初期病症。若中晚期体力衰惫、不胜攻伐者，虽有风湿热毒，亦不可漫投（治验见现代医案 3）。

（六）水银剂的类方

水银虽为劫剂，但对于风湿毒重之恶疾大风，在适当时期，偶一用之，能迅扫风痰湿热之毒，再续用和平之剂善其后，往往能缩短病程。唯剧毒之剂，于体质、时间、剂量上，都要掌握住分寸，才不致偾事。兹从麻风病治疗发展的历史角度，选论三方于后，仅供参考。时下这类含有毒、重金属的方剂，已被淘汰出临床。

1. 醉仙散（《卫生宝鉴》）

主治疠风遍身麻木，卫气受病，先起于面者。

胡麻子（炒）、牛蒡子（炒）、枸杞子、蔓荆子（炒）各一两，白蒺藜（炒去刺）、苦参、防风、瓜蒌根各五钱。

研为细末，每一两五钱，入轻粉二钱，拌匀，每服一钱，清茶调下，晨午各一服。至五七日，于牙缝中出臭黄涎，浑身疼痛如醉，或下脓血，病根本乃去。量病人轻重虚实用，病重者，须先以再造散下之，候五七日元气将复，方用此药。忌一切炙煿厚味，只食淡粥时菜，并用乌梢蛇，以淡酒蒸熟食之，以助药效。或水泛为丸服，免伤口齿。

【方解】此方为足阳明、少阴两经之剂。以轻粉之除热杀虫、劫痰消积为君；而辅以苦参之燥湿杀虫，凉血清火，蒺藜之行瘀破滞，通络散风，蔓荆之疏风散湿，凉血泄热，牛蒡之散风解毒，透表泄热；使以防风之通行十二经络而祛风胜湿。又恐大毒汞剂戕伤体魄，故反佐以枸杞、胡麻、花粉之属，以强阴益精，养血润燥。唯轻粉究为水银至阴毒物所提炼而成，化纯阴为燥烈，走而不守，劫风热湿毒之痰涎从齿龈而出，邪郁因之暂开，恶疾因之亦愈。但服之过量，或不得法，则毒气被蒸，穿入经络筋骨，不得外出，痰涎既去，血液耗亡，筋失所养，营卫不从，变为筋挛骨痛，发为痈肿疳漏，经年累月，遂成废痼，其害无穷。此先哲李时珍谆谆告诫于后人者。故此瞑眩之药，中病即止，不可过剂。

2. 紫灵丹（河南中医学院方）

主治麻风病麻木不仁，皮肤厚死溃烂者。

水银一两，朱砂五钱，雄黄五钱，白矾一两半，黑矾一两，火硝四两，甘石二钱，石硇五钱。

制法：共为细末，倾入浮锅内摊平，上扣以瓷碗，盐泥将碗缝封固，砂土捣实，只露碗底，底上放米少许，上压砖二方。锅底烧火，第一炷香小火，第二炷香焰离锅底少许（中火），第三炷香大火，待锅底上所放之米成黄褐色，药即上升而成了。

此药敷之，半蚀腐肉，半生肌肉。

若症状较轻者，敷第二三仙丹：

水银一两，火硝一两，枯矾一两。制法同上。

以上两种药的使用法：将药用乳钵研成极细末，以棉蘸之，用手指轻弹于溃疡面，两天一次。

【方解】此为外治麻风溃疡之剂，水银是剧毒药，究以外用为稳妥。其性至阴，具杀虫消炎之大力，合硝矾加火，升之或丹，化阴毒为燥烈，用以腐蚀恶肉烂肉，是其专长。紫灵丹再辅以同为一体之朱砂，去恶肉、生新肌之硇砂，燥湿解毒杀虫之雄黄，收湿除烂之甘石，用治麻风皮肤厚死之溃烂疮疡，自能获得良效。紫灵丹腐蚀之性较重，故症状较轻者，用第二三仙丹。

（七）雄漆剂

雄漆丸（秘传大麻风方）

好漆一斤，蟹半斤。

蟹打烂取汁，煮漆待干，烟尽为度。每干漆四两，配明雄黄半斤，共为末，豨莶草熬膏为丸。每服一钱，好酒送下。极重半斤，轻者四两为限。

【方解】此方为足厥阴、阳明两经之剂。干漆专破日久凝结之血，并削年深坚结之积，功兼燥湿杀虫。蟹逐热消瘀，有迅疾之力。且漆得蟹则化为水，故蟹善治漆疮。古人以蟹消漆毒，炼制久服，取其物性相制之理。所谓相畏适以相使，相反正以相成，矛盾统一于中才产生大力。又漆遇阴湿则易硬化，血遇漆则化为水，麻风是湿重之疾患，沉痼即久，血脉瘀滞，得蟹制之干漆，则可湿蠲血活。而雄黄能燥湿解毒杀虫，豨莶能祛肝肾风气，理四肢麻木，均是治风湿之有力药物，组合成方，诚为治疗麻风病之良剂。

（八）巴豆剂

耆婆万病丸（《千金方》）

治大风麻痹等病。

牛黄、麝香、犀角（镑）、桑白皮（锉炒）、赤茯苓、干姜（炮）、桂心、当归、芎䓖、芍药、甘遂、黄芩、蜀椒（去目及闭口者，炒出汗）、细辛、桔梗、巴豆（去皮心膜，炒）、前胡、紫菀（去芦）、蒲黄（微炒）、葶苈（炒）、防风、人参、朱砂、雄黄（油煎）、黄连（去须）、大戟（锉炒）、禹余粮（醋煅研，水飞）、芫花（醋炒赤）各一钱六分，蜈蚣六节（去头足，炙），石蜥蜴一寸（去头足，炙），芫青十四枚（入糯米同炒，米色黄黑，去头足翅）。

制法：研为细末。牛黄、麝香、犀角、朱砂、雄黄、禹余粮、巴豆另研，余均合捣，重绢下筛，白蜜和丸，如梧桐子大。

用法：每服三丸，平旦空腹时温酒或热汤、生姜汤送下，取微下三升恶水为良。若不吐利，更加一丸，或至三丸五丸，须吐利为度，不得限以丸数。病强药少，即不吐利，更非他故；若其发迟，以热饮汁投之；若吐利不止，即以酢饭两三口止之。近病用多，积久疾病即少服，常以微溏利为度。

禁忌及调护：忌食陈臭生冷、酢滑黏食、大蒜及猪、鸡、鱼、狗、牛、马、驴肉、白酒，戒行房。一日服，二日补之，得食新米、韭根汁，作羹粥臛饮食之，三四顿大良，亦不得全饱。产妇勿服之。吐利后常须闭口少语，于无风处、温床暖室将息。

癞疮以酢泔洗之，取药和猪脂敷之。

【方解】张璐《千金衍义》曰："此方首治七种癖块……八种大风，种种诸病。方中牛黄、麝脐，用利关窍。犀角、黄连，消瘀散热。朱砂、雄黄，镇惊豁痰。蜈蚣、蜥蜴、芫青，攻毒祛风。巴豆、芫花、甘遂、大戟、葶苈，破积利水。干姜、桂心、蜀椒、细辛，开痹逐湿。芎䓖、当归、芍药、蒲黄、紫菀，和血通经。桑皮、前胡、防风、黄芩、茯苓、桔梗，透表达气。人参助诸药力，禹余粮固诸药性，共襄搜根剔弊之功。凡系实实，便可谅用，不必拘以方例等治也。余当用治十年二十年痼疾，如伏痰恶饮，当背恶寒，无不神应；肢体沉重，腰脚痠痛，服之即捷；而坚积痞块，虽未全瘳，势亦大减，惜乎世罕知用耳！"

【按】此方服后，以吐利为效征，则应以巴豆为主药，而以芫花、大戟、甘遂、葶苈破积利水之品为副药，其余攻毒祛风、通窍活血等药，对麻风病均可起直接作用。前肾谓麻风诸药不效者，须服此方，是有见于此方对顽固慢性传染病之麻风能摧锋陷阵，大奏肤功。民初名医恽铁樵曾自服此方，治愈多年不能治之药蛊症。我也曾用此方治一妇人小腹癥块，诸药不效，坚结难去者，只服药两月余，不吐不利，即消于无形。此方真有不可估计之力量，惜乎世罕知用，故殿于诸方之后，愿医界采用，以观察其疗效而总结之。

相传此方系自天竺传来，孙思邈采入《千金方》，故有“以耆婆良医故名”之语。但未能证实，尚待考证。

又，方中石蜥蜴，即山地之石龙子，药店中多不备，须自捉捕，新瓦焙干待用。芫青如无，可用斑蝥代之。

十三、验方

▲麻风丸（福建晋江县麻风防治站曾兆霖方）

大枫子（豆腐煮，去油净）十二两，北防风二两，白蒺藜（去刺）三两，荆芥穗一两五钱，漂白术二两，酒川芎一两，川牛膝二两，当归身一两，威灵仙二两，大胡麻三两，小胡麻三两，香白芷二两，小桂枝一两五钱，宣木瓜二两，五加皮三两，生苦参三两，生甘草五钱，制南星二两。

制法：共研细末，调蜜为丸，如梧桐子大。

服法：根据患者体质、年龄以及病情的轻重，分别给予适当的药量，每日早、午、晚各五分至五钱。上身较重的饭后服，下身较重的饭前服，开水或米汤送下。

服上药期间，每周应给予一至二三次的大黄郁金散：

大黄二两，广郁金一两。

研末，早晨空腹，开水送服五分至三钱，约4～6小时后，以大便拉出黏液为度，不要服至腹泻。如服药多次已没有黏液可拉，这是病情进步的好现象。

在服药治疗期间，应严格遵守忌口和忌性交，并作适当的劳动，以增进药效。

▲三十六种大麻风方（福建仙游县岳金瑛传）

大枫子（去壳净，必蒸一日一夜，或酒或水，至烂为度）一斤，羌活、独活、滑石、乳香、没药、沉香、黄连、黄芩、黄柏、防风、荆芥、当归、牙皂、血竭、牛膝、苦参、红花、蛇床子、山栀子、生地黄、刺蒺藜、皂角刺、朱砂、冰片、薏米、全蝎、蛇蜕各四两。

此方亦可以蕲蛇一条为君。若用蛇，则去掉大枫子。究用何药为君，临时相度病情以适应之。蛇，酒制蒸，去骨用。

制法：共为细末，炼蜜为丸。

服法：每早晚各服二钱，或用酒或煎金银花送下。

主治症及加减法：

第一症：铁板兼胭脂面，乌色脚底起，乃是脾伤，极难治。前方加牛黄、牛蒡子、蔓荆子。

第二症：火烧风，赤色成片，红在身上，麻痹不痛，前方加绿豆粉。

第三症：寒头风，成塔反成瘤，乌血不行，面上起，肝经受伤，前方加金银花、好茶心煎汤送下。

第四症：松子风，成粒，脚骨起，俱痛，前方加升麻、细辛、龙骨、赤石脂。

第五症：重台松子，手上起，面赤色，前方加桃仁。

第六症：真珠风，面上红白成粒仔，起在脚上，水湿所致，前方加苍术、银花。

第七症：足麻风，或个小粒如麻豆，热在心中。先用季药汤，后服丸。

第八症：茄花风，面上乌脚尾红，脚心热。先用金丹，后用前方加槐花。

第九症：桃花风，面上赤色，遍身及脚下红，风热所致，前方加槐花、五味子，先用走马。

第十症：鸡脚风，手上起乌色，筋受伤。用金丹。

第十一症：赤塔风，成片，肚中起。前方加川芎、朴硝、大黄。

第十二症：半身不遂风，身上起，手麻痹，脚筋抽。前方加玄参、连翘。

第十三症：漏底风，骨节及鼻内如带下，极难治。前方加用走马。

第十四症：白塔风，面上脚下俱红，目吊，脚下俱硬。前方加黄蚋、白蚋、大皂。

第十五症：乌癞风，口齿腐，在鼻内起，鼻塞气不行，脚肿。前方加半夏。

第十六症：蛀骨节风，皮乌色，脚趾脱甲，脚底漏孔。入川椒、山甲。

第十七症：梅花风，反作白胜风，皮色赤，遍身如梅花。止服丸。

第十八症：温虫风，如虫行，前方加川椒、胆矾、枯矾、栀子、枸杞。

第十九症：赤金钱风，成片红色，花酒所致。前方加苍耳子、连翘、麻黄。

第二十症：拾乳花风，肉烂在胫处，脚下破。只用丸服，仍用生肌散抹之。

第廿一症：白金钱风，反成鸡皮风，面上白色，生冷所致。前方加益母草、黑牵牛。

第廿二症：破皮风，遍身痛，手脚麻，风热所致。前方加栀子、枸杞、防己。

第廿三症：瘴风，遍身脚筋疼痛。在肚皮起，前方加银花、麻黄、桔梗。

第廿四症：赤风，成条红色，脚上红筋如蛇壳状，烟雾所致。前方加苍术、荆芥、防风。

第廿五症：白癜风，虚白面色，蛇带缠腰，汗湿所致。前方加防风、蛇床、蔓荆子、僵蚕、制川乌、制草乌。

第廿六症：鸡皮风，面上红色，手底横断如刀割，血出，面青。加大黄、枸杞、沉香、檀香、木香。

第廿七症：蛇壳风，身中起乌色，手上肚皮起，星露所致。入地骨皮、蝉蜕。

第廿八症：狗养风，脚手成塔，穿破湿衫所致。先串前方。

第廿九症：红癣风，成圈，红色，热冷湿伤。前方加牛膝、白附子、僵蚕、威灵仙。

第三十症：乌枯风，手节屈曲，筋骨受伤，肚腹红热。加牛黄、琥珀、阿魏、乳香、没药。

第卅一症：赤田连风，耳成瘤，肝经受伤，面耳脚手破烂血流。加白蚋、全蝎、僵蚕、柴胡。

第卅二症：莲花风，在面上，五脏六腑受病。前方加麦芽、山楂、槟榔。

第卅三症：白胜风，手骨节痛。先用祛风之药。

第卅四症：冷癣风，四肢兼遍身痛，坐卧不安，脚底成孔。加白蚋、乳香、没药、儿茶、朱砂。

第卅五症：天疱及成狗痒风，赤色，脚下起，蛇骨所伤。前方加雄黄、血竭、僵蚕。

第卅六症：赤面风，如莲叶，反成松子风，身上起，成脚下癫狗状。前方加虎胫骨，男用左骨，女用右骨。

▲铁魔丹（《解围元薮》）

治诸般风症。

大风子一斤（用麻黄、闹阳花各四两，酒煮一昼夜），苦参皮（酒拌，九蒸晒）一斤，荆芥穗（净末）一斤，白蒺藜（微炒）一斤，狗虱胡麻（微炒，净末）一斤。

共为末，酒糊丸，桐子大。每服百丸，温酒下，日进三次。

春加柴胡、升麻、川芎、藁本各四两。夏加桔梗、黄芩、半夏、银柴胡各四两。秋加石膏、甘草、玄参、当归各四两。冬加知母、生地、五加皮、地骨皮各四两。心经加茯苓、朱砂、远志、山萸、蒲黄、当归各四两。肝经加荆芥、白芷、风藤、羌活、白芍、甘草、地黄各四两。脾经加荆芥、白术、陈皮、苍术、独活、乳香、没药、血竭各四两。肺经加天麻、桔梗、半夏、贝母、柴胡、沙参、巴戟、胡麻各四两。肾经加黄柏、知母、茯苓、当归、升麻、草乌、甘草各四两。胃经加枳壳、藿香、苍术、半夏、厚朴、柴胡、益智、草果、白豆蔻各四两。

▲搜风无价丸

治诸癞风。

丢子（即大枫子）十两，全蝎四两，苦参三两五钱，防风、当归、川芎各三两，蝉蜕、荆芥、羌活各二两五钱，柴胡、独活、牙皂各二两。

上不见火，为末，早赤米糊丸，桐子大，土朱为衣。每服50丸，茶酒俱可下。

▲八仙丹

治新久一切大风。

大枫子肉八两，巨胜子、麻黄、苦参、荆芥、防风、独活各十三两，蒺藜四两。

共晒，为末，赤米糊丸，桐子大，土朱为衣。每服70丸，茶下。

▲射老丸

治癞风变形败体，一切恶症。

蝉壳、当归、柴胡、荆芥各二两五钱，苦参三两五钱，防风三两，全蝎四两，川芎一两五钱，独活一两六钱，羌活二两。

共晒，为末。每药末一两，加大枫子肉一两六钱，为末，赤米糊丸，桐子大，西洋朱为衣。每服80丸，白汤下，日进三次。三日后，其腿下黑紫块上污皮渐好。十日后，即服利药一次，每月利一次。

▲利药方

江霜一钱，牙皂一钱。

饭丸，卜子大。每服二丸，白汤下。

【按】江霜即巴豆霜。

▲张仲梁药丸方（南京市麻风病防治院）

大枫子八两，夏枯草八两，小生地、金银花、茺蔚子、僵蚕、山栀、重楼、苦参、黄柏、连翘、大贝母、乌梢蛇各八钱，紫背浮萍、天花粉各一两，当归、赤芍、山豆根、炮山甲、独活、子条芩、丹参、青黛、秦艽、知母、明天麻、全蝎、天龙各五钱，丹皮、荆芥、熟军、防风、枳壳、生甘草、红花、均青皮、羌活、桃仁、刺蒺藜、蝉衣、苏薄荷、升麻各四钱，白芷三钱。

制法：共43味，轧为细末，水泛为丸。

用量：开始由小量服起，以后逐渐增多。初为每天口服10克，陆续加到每日25克，长期持久服用。

▲元麝合剂

大枫子油一两，羌活四两，连翘二两，防风、白蜡、桂枝、白附子各五钱，荆芥、马前子（制）、独活各四钱，川黄连、鳖甲、胡麻、苏合香油、蕲蛇、朱砂、威灵仙、海马、明天麻、龟板、全蝎、梅花片各三钱，木瓜、黄柏、白菊花、牛膝、栀子各二钱，麝香五分。

共为细末，日量15～20克，分三次服。

▲新加白鹿洞方（湖南零陵岭口医疗站吸取之民间验方）

主治良性麻风。

大枫子（去壳炒黄）一斤，蕲蛇（酒浸去皮骨，焙干）、苡仁各八两，独活、薄荷、全蝎（去头，盐炒）、蝉蜕（去头足）、僵蚕（去足）、赤芍各六两，明天麻（酒浸）、北防风、汉防己、白芷（酒浸）、金毛狗脊（去毛，酒浸）、菊花、何首乌、当归（酒洗）、苦参、苍耳子、刺蒺藜（炒黄）、桂枝尖、威灵仙、牛膝各四两，蜈蚣（去头足）、山甲珠、川芎、连翘、白蔹各二两。

制法：共28味，混合轧细过筛，用酒浆舂捣为丸，每丸重一钱。

用量及服法：每服一丸，早晚各一次，空心温开水送下。服药后仰卧半小时，使药力遍及周身。

禁忌：服药期间宜淡食。切忌房事。勿生气恼怒。忌食生冷、酸食、煎炒、辣椒、竹笋、芋头、山药、公母猪肉、鸡、鸭、鹅、无鳞鱼、虾、牛皮菜、大蒜及一切发物。

【按】此方原经零陵医疗站加入蒺藜、大风子、桂枝、灵仙、薏米、牛膝、苍耳子，故与原白鹿洞方稍异。

▲杨氏大麻风经验良方（俞慎初《中国麻风病学》）

主治大麻恶风，不论远年近日，截指溃烂，紫云等风，以及首面肿胀，须眉脱落，四肢踡曲，无不灵验。

乳香、茄皮、羌活、大腹皮、西萴子、红花、细辛、淫羊藿、黄芩、铁皮石斛、甘草、苦参、天仙子、青芩、石蟹、怀山药、玄参、何首乌、蔓荆子、升麻、山甲、荆芥、牛膝、赤芍、白芍、大胡麻、广陈皮、石决明、刺蒺藜、青皮、桂枝、乌蛇、豨莶草、茯苓、千年健、当归各三两，儿茶、制川乌、女真子、秦艽、龙胆草、金银花各半斤，益母草三十斤，小胡麻二十斤，苏木十斤，苡仁十二斤，新大枫子肉二十斤。

制法：诸药除益母草、胡麻、苏木、苡仁四味煎膏外，悉数研为细末，同大枫肉捣和为丸（方中大枫子一味，务须拣新者，否则影响疗效）。

服法：早晚各吞服四钱，不可间断。一月外即见有微效，至愈为度。

▲大麻风丸

主治皮肤性麻风。

大胡麻、小胡麻、白蒺藜各二十两，牛膝、续断各四两，苦参十四两，防风、荆芥各八两，当归、苍术各六两，薏苡四两。

制法：共研细末，水泛为丸。

服法：每早、午、晚各一服，毛尖茶送下。每服二钱至三钱，加枫子膏和服。

▲枫子膏

大枫子肉，不拘分量。

制法：将大枫子放于铜锅内，炒至三分红色，七分黑色。太过无力，不及伤目。炒后研末，红糖等份，熬四五滚，倒纸上，放地下出火气。

服法：和大麻风丸同吞服，每丸药一钱，春秋用膏八厘，夏六厘，冬一分。

▲胜金丸

主治恶风湿毒。

大枫子一两四钱，大黄、川芎、片脑、刺咕石各八钱，乌蛇五钱，白蛇、藿香各四钱，玉牛黄五分。

制法：蜜为丸。

用法：酒送下。

▲加味金龙丸

主治天刑病。

大枫子（去壳）十两，伏龙肝三两，芎䓖、连翘、皂角刺、大黄各二两。

制法：炼蜜为丸。

用法：当下脓血赤水。其虫若系紫黑色者，为多年之病，若系红色者，为近日之病。连服数日，虫积尽下，即停止服药。

▲金蝉脱壳方（秘传大麻风方）

枫子肉四斤，当归、川芎、防风、滑石、天麻各三两，芍药、桔梗各一两五钱，僵蚕、大黄、人参、独活、山栀、黄连、白术、蝉蜕、黄芩、石膏、连翘、黄柏、羌活、全蝎各二两，苦参四两，细辛、芒硝、沉香各一两，荆芥三两五钱。

先将枫子肉为膏，余药为末，用黄米饭打糊和膏，打千槌为丸，如梧桐子大。每服一百丸，一日三服，或茶汤送下。

血盛，加泽兰叶、革巴草、蚵蚾草各二两；麻木，加淫羊藿、天麻二两；血少，加生地、熟地、血竭各二两；鼻塞不通，不闻香气，乃血气不行，不能贯通，以致滞塞，加片脑、朱砂、硼砂、牙硝、玄明粉等份，为末，吹鼻内，一日三次，即通。

▲除风丸

枫子（酒浸，春秋五日，夏三日，研碎入药）一斤，人参、官桂、威灵仙各五钱，防己、没药、白芍、荆芥、当归、羌活、延胡索、大黄、苍术、柴胡、枳壳、石楠叶、杏仁（去皮尖）、乌药、地骨皮、乳香、陈皮、香蛇、蔓荆子（炒）各一两，防风、半夏、姜黄、麻黄、干姜、甘草、黑丑各一两五钱，独活、黄芩、胡麻（炒）、黄柏、苦参各二两，蝉蜕七钱，穿山甲七钱五分，黄连六钱五分，甘菊花二钱二分。

共为末，老米粉为丸。每服五十丸，空心酒送下，日进三服。

▲治大麻风神效验方

大枫子（去壳取肉，砂锅煮熟，用灯草押去油，研碎入药）一斤，大胡麻（炒）一斤，小胡麻（炒）一斤，苦参（米泔洗，晒二次）一斤，当归、白术（土炒）、白芷、白蒺藜（去刺）、牛膝（酒洗）、荆芥、苏州白菊花（去根蒂）各四两。

共晒干，磨成极细末，水发为丸，或米糊为丸，如绿豆大。每服四钱，粗茶送下，无论时候，日服三次。忌猪肉、肝、肠，鸡子，鲜鱼，鸭子，赤豆，面食，南瓜，茄子，牛、羊、鹅、犬肉，白酒，火酒，并房事，一切发物。如此四年，可痊愈矣。

▲大麻风方一（《疡医大全》）

毕玉泉屡验，限日收功。

大枫子（净肉，用白术四两同煮二、三十滚，去白术）、防风、马鞭草、羌活各四两，苦参、大胡麻、牛膝、当归各一斤，白蒺藜一斤四两，荆芥、孩儿菊各六两。

共为细末，以粗渣煎水叠丸，如桐子大。每服三、四、五、六、七钱，每日三服，六安茶送下。春天三日见效，冬天七日见效，俱从头上好起。

切忌大荤菜油，一切发物，荞麦面。避大风大冷，以暖为主。戒房事。宜吃牛肉、鸡、鱼、野味。

▲大麻风方二（《疡医大全》）

苦参（炒）、大胡麻、苍耳子、牛膝（焙）、当归（晒）各一斤，白蒺藜（炒）一斤六两，防风四两，羌活（炒）五两，紫背浮萍、荆芥各六两，防己（晒）八两。

如骨头痛，加羌活六两。共磨细末，入甑内蒸，以秤杆戳气眼、铺平，气透为度。冷定听用。

大枫子净肉十二两，用白术二两煮大枫子油尽，去白术，复将大枫子土炒，另研。再将大枫子肉大和入前末内，又磨匀，筛下粗渣，煎水叠丸，晒一日，晚用青布将丸药摊土地上，次日又晒又摊。如此三日，用麻布口袋盛丸药，令出药味，每日倒动三次，掛檐口。

每日早、午、晚各服三钱，六安细茶送下。忌一切无鳞鱼及动风之物，戒百日房事，要紧。

▲牛黄搜风丸

大枫肉（去油净）五两，陈皮、当归身、山栀、何首乌、黄芩、白芍药、黄柏、五灵脂、熟地、白附子、川芎、皂角子、青皮、石菖蒲、乌药、地骨皮、枳壳、北细辛、羌活、川萆薢、独活、连翘、前胡、藁本各一两，威灵仙、苦参、白僵蚕、人参、白术、防风、血竭、牛膝各三两，白芷、草乌（制）各五钱，木香、牛黄各三钱，香蛇（酒浸，去骨，炙）一条。

共为末，米饭为丸，桐子大。每服 70 丸，清茶送下。若紫块血风者，加桃仁、苏木各二两。每服五六日，表汗一次。忌牛、羊、猪、鸡、鹅等有毒及动风果品。远酒色，戒忧，加慎寒暑。

▲枣灵丹

治鼓槌、白癜、热风。

大枫肉、胡麻仁各四两，苦参、荆芥、防风、海风藤、何首乌、牛蒡子各二两，桔梗、槟榔、两头尖、乌药、白蒺藜、石膏、白僵蚕、滑石、石菖蒲、甘草、明天麻、川木通、甘枸杞、山栀、甘菊花、薄荷、天花粉、芒硝、威灵仙、葶苈、广木香、黄柏、车前子、羌活、陈皮、白木、厚朴、柴胡、藁本、远志、麻黄、蝉蜕、血竭、乳香、没药、青皮、胡黄连各一两，川黄连、辛夷、花蕊石、麝香、梧桐泪、冰片各五钱，牛黄一钱。

一方枫子作一斤半，有枳壳、制川乌、制草乌、香附、大黄、黄芩、木贼草、制白附子、角刺、白芷、藿香、蔓荆子。

共为末，枣肉丸，绿豆大。每服六、七十丸，春用滚汤，夏用茶，秋用盐汤，冬用酒服。

▲脱眉方

防风、荆芥、蝉蜕、白芷、明天麻、何首乌、羌活各八两，大黄、牛蒡子各六两，大枫肉四两。

共为末，眼赤者，加甘菊花一两；眼痛者，减大枫子肉三两，加全蝎七钱，蜜丸，酒下。

▲护元汤

治干风、白癜风。

大枫肉（去油）、防风、白鲜皮、麻黄、当归、牡丹皮、山药、菟丝子、牛膝、川续断、黄柏、黄芪各二两，泽泻、白茯苓、黄芩、广桂枝、乳香、紫荆皮、没药、知母、白芷、荆芥各一两，熟地四两，胡麻四合。

共为末，炼蜜丸，桐子大。先用愈风汤洗浴，切宜避风，食后暖酒送下百丸，即睡取汗。隔五日取汗一次，三次即愈。

▲神效追风丸

治虾蟆风、热疙瘩风。

大枫肉四两，苦参六两，荆芥二两五钱，麻黄、当归、羌活、白术各五钱，黄芩、白芍、川芎、白僵蚕、人参、白蒺藜、胡麻、防风各一两，乳香、没药各二钱二分，麝香四分。

为末，酒煮黄米糊丸，桐子大。每服 50 丸，酒下。

▲竹精丸（片仓元周《霉疠新书》）

大枫子（去壳，炒百目）、雄黄、苦参各一两，肥皂荚四两，片脑二两，硫黄一两。

六味共为细末，炼蜜丸，弹子大。分作 20 裹，以一裹空心三服，宜

20日服尽。

▲虎势丸

大枫子（去壳焙黑）五十钱，土茯苓二十钱，片脑四钱，鹿头（烧存性）六钱，白花蛇（酒浸，焙干）、乌蛇（酒浸，焙干）各八钱，大黄六钱，雷丸油（即大枫子油）八钱。

上七味，为细末，用雷丸油与前药末和均为丸（若稀稠不得所，乃宜滴麻油，必不可用米糊），如梧桐子大。以一剂分做一十五帖，以一帖日三夜二服，空心临卧。

▲孙思邈真人丸方

大枫子、白花蛇各四两，牙皂、苦参、蒺藜、防风、当归、荆芥穗、蔓荆子、牛蒡子、胡麻各一两，黄柏三两，麝香二钱。

共为末，黄米饭丸，桐子大，朱砂为衣。每服四十丸，日服三次，清茶送下。忌食盐物，止食淡鸭妙。

▲搜风四七丹

治紫云、白癜、紫癜等风。

大枫子肉八两，防风、川芎、当归、芍药、麻黄各五钱，黄芩、山栀、连翘、白术、甘草、薄荷、桔梗、全蝎、蝉壳、羌活、独活、胡麻、干葛、升麻各六钱，荆芥一两，人参三钱五分，牛膝、滑石各一两五钱，木香七分五厘，麝香五分，石膏八钱。

共为末，黄米粉糊丸，桐子大。每服50丸，空心酒下，清茶亦可。

▲大消风散

治鸡爪、痒风、脱跟、鱼鳞、鹅掌、糍糕、截蚝、疹风等症。

大枫子肉一斤（煮一昼夜），防风、蒺藜、荆芥、苦参各十二两，乳香、没药各二两，麝香五钱，当归、黄柏各八两，黄芩、胡麻各十两。

先以一料去枫子、没药、麝香、乳香，均做十帖，煎服。再用一全料，不见火，为末，酒米糊丸，桐子大。辰、午、戌时各服三钱，温酒下。

如面上病重，加白芷、风藤、蝉壳各四两，升麻五钱。口眼㖞斜，加白僵蚕四两。四肢重，加羌活、独活各四两。如服此药，须用细辛、苍耳草、豨莶草、遍地香、马鞭子草煎汤，不时洗浴，待汗透神爽方止。久则脱愈。

▲奇效良丹

治雁来、漏蹄、冷风、壁泥、蛇皮一切大风，服之皆效。

大枫子十二两，胡麻、木瓜、山栀、黄芩、牛膝、苍术、五加皮、天麻、苍耳子、风藤、羌活、独活、细辛、黄柏、蒺藜各五两，苦参、当归各十两，麻黄、紫葳蕤、防己、僵蚕、制草乌各三两，甘松、蝉壳、紫萍各四两，乳香、没药、香蛇各二钱，代赭、磁石（醋煅）各二两，荆芥八两，川芎一两五钱，麝香一钱五分。

共为末，蜜丸，桐子大，朱砂为衣。每服 50 丸，酒下。

▲小枣丹

治鹅掌风、刺风、疹风。

大枫子肉一斤，防风、僵蚕、首乌、全蝎、羌活、独活、芍药、威灵仙、生地、蔓荆子、牛蒡子、苦参、胡麻、大黄、黄芩各二两，枸杞子、薄荷、南星、天麻各一两，荆芥、柏枝、山栀各四两，炙甘草五钱，白术一斤，两头尖一钱（大者为佳）。

共为末，枣为丸，桐子大。每服 60 丸，薄荷汤下。

▲长春丸

治风癞困顿者。

大枫子一斤，苦参、独活、荆芥、豨莶草、紫萍、苍术、风藤各六两，木通三两，草乌（制）二两，巨胜子十二两，仙灵脾四两。

俱不见火，为末，水滴丸。每服 50 丸，茶下。

▲五子芥风丸

治大风症。

大枫子、胡麻子、蒺藜子、车前子、澄茄子、荆芥、防风各二两。

共为末，酒糊丸，桐子大。每服百丸，茶或酒下。

▲二丸还元丹

治风疠危笃恶症。

大枫子十二两，胡麻、苦参、荆芥各八两，防风、升麻、羌活、独活各二两，风藤、木通、黄柏、当归、白芷各四两，柴胡三两，僵蚕一两五钱，蝉蜕、川芎各一两，蒺藜二两五钱。

共为末，酒糊丸，桐子大，朱砂、麝香为衣。每服 50 丸，温酒下，日进三次。避风，戒色。

▲参灵丸

治大风肿烂、瘫痪、抽掣、困顿，大有奇功。

大枫子八两，苦参一两，荆芥、防风、牛膝、威灵仙各四两，蒺藜、胡麻各一两，闹羊花五钱。

共为末，黄米糊丸，桐子大。每服60丸，白汤下，日进三次。

▲洞虚丸

治恶风麻木，走注抽痛者。

大枫子四两，藁本、天麻、川芎、细辛各一两五钱，牛膝、羌活各三两，蝉蜕、胡麻、防风、独活、僵蚕、荆芥、苏木、风藤、石膏、蒺藜、山栀、芍药、菖蒲、石蚕、黄芩、连翘、制草乌、紫萍、升麻、红花、麻黄、白芷、石斛、当归、威灵仙各二两。

共为末，酒糊丸，桐子大。每服百丸，用羊踯躅根一斤四两，打碎，以酒20斤煮，去渣，每以一杯送下。一月病愈。忌食盐物。

▲大风丸

治眉目遍身秽烂者。

大枫子肉三十两，防风、川芎各十两，蝉壳、羌活、细辛、首乌、独活、苦参、当归、牛膝、全蝎、黄芪、薄荷各二两，白芷、狗脊、牛黄、血竭各五钱。

共为末，米糊丸，桐子大。每服15丸，茶下，空心服，日进三次。外以桑条灰二斗，滚汤淋汁洗头面。有疮者，以汁调灰涂之。或用黑豆、绿豆浸取豆浆，三日煎汤浴一次，仍频洗脚。

▲远年大风煎方

升麻、川芎、枳壳、陈皮、天麻各三两，黄连、黄芩、前胡、连翘、地骨皮各四两，麻黄五两，全蝎、薄荷各二两，木香三钱，大枫子一斤。

眼昏，加菊花、黄柏各一两。麻木，加木通、滑石各一两。紫泡，加红花、苏木各一两。身痛，加羌活、防风、苍术各一两。面痒如虫行，加制白附子一两。

共均做10帖，水煎服。

▲丸方

大枫子一斤，防风六两，羌活、升麻、菖蒲、连翘、牛蒡子、前胡、槟榔、厚朴、苍术各四两，苦参八两，胡麻、天花粉、白蒺藜各一两，僵蚕、枸杞子、木瓜、天麻、菊花、川芎各二两。

如紫色，加朱砂五钱。脚软，加牛膝、防己各二两。脚肿，加木香五钱。遍身烂，加白花蛇一条。身痛，加羌活、独活各二两。

共为末，米糊丸，桐子大。每服百丸，白汤下，日进三次。

▲醉仙散

胡麻、牛蒡子、蔓荆子、枸杞子各一两，白蒺藜、苦参、防风、瓜蒌仁各五钱，荆芥二两，蛤粉、全蝎、藿香各七钱，麝香、乳香、没药各六钱，车米一两二钱，大枫子半斤。

共为末，每服二钱，酒下，日进三服。先服再造散，次服补剂，元气复还，然后服此。

忌盐、酱油、醋、鱼、椒果子、烧炙之物，止可食淡粥时菜，尤忌茄芥。唯乌梢蛇蒸食最好。服之身如醉，齿中出血或臭水，乃见功。

▲夺命丹（1）（又名九龙丹）

治诸大风。

大枫子八两，草乌（制）、首乌、没药、黄芩、禹余粮、威灵仙、蒺藜、菖蒲、天麻、蓖麻子各一两，雷丸、川椒、胡麻、麻黄、牛蒡子、白花蛇、赤芍、全蝎、乌梢蛇各一两，乳香、车米各三钱，蜈蚣一条，羌活、风藤各五两，木鳖子一两五钱，苍术八两，皂荚（锉碎）一斤。

无灰酒浸一夜，去酒，以新汲水一碗，探取汁，银瓷器熬膏，丸桐子大。每服 60 丸，茶下。两足觉痒，乃药力至，不日痊愈。

▲夺命丹（2）

苦参、桔梗、升麻、当归、白芍、连翘、荆芥、防风、羌活、苍术各四两，独活、茯苓、黄芩、川芎、蛇床子各二两，薄荷、大黄、白芷各五两，陈皮、半夏、干葛各三两，枳壳一斤，甘草一两，山栀八两，芒硝三两。

共均做十帖，水煎服。

▲活血丹

治筋骨痛甚。

大枫子四两，木香、乳香各一两，麝香、皂角各三钱。

共为末，饭为丸，芡实大。每服 50 丸，茶下，加至七、八十丸。

▲白鹿洞方（《疯门全书》）

治大麻风眉毛脱落，手足拳挛，皮肉溃烂，唇翻眼绽，口歪身麻，肉不痛痒，面生紫斑，并治如神。

枫子肉（净细）、明天麻（酒浸）、北防风、香白芷（酒浸）、金毛狗脊（去毛酒浸）、白菊花、汉防己、何首乌（忌铁）、川当归（酒浸）、好苦参各四两，香独活、苏薄荷、北全蝎（洗去盐）、直僵蚕（炙去足）、蝉蜕（去足）、京赤芍各六两，金头蜈蚣（炙去头足）、穿山甲（烧）、大川芎、山栀仁（炒）、北连翘、白苏各二两，真蕲蛇（去皮骨，酒浸，焙干）八两。

共为末，酒糊为丸，桐子大。每服七、八十丸，空心好酒送下，临卧再一服。

忌气怒、房事、油腻煎炒、鸡、鱼、虾、蟹、芋头、山药、糟鱼、肉、鹅、生冷。春酸食，冬冷物，冬月亦不可烘火。宜绵暖静室坐定，保守性命，节饮食，断妄想。服药时宜仰卧，令药力遍行，有功。如不守禁忌，徒劳心力，亦无效也。服此药只宜食鸭、鲫鱼、牛肉，俱宜淡食。

▲麻木不仁丸药方

枫子肉、真蕲蛇、川黄连各五钱，蒺藜子、土麻仁各一斤，制白附子两半，白僵蚕、威灵仙、杭玄参各一两。

蜜斤半，为丸，初服此丸一半，即服宣下去风解毒药五帖，然后服丸药，服完之后，又服宣下去风解毒药五帖。

▲宣下去风解毒方

白鲜皮、荆芥穗、北防风、香独活、黑玄参、厚黄柏、赤芍药、片黄芩、花槟榔、川续断、栀子仁、大庄黄、石朴硝、川黄连、金银花各一钱。

石膏、灯心引，空心服十剂。

▲又第二丸子方

枫子肉、真蕲蛇、白附子、白僵蚕、威灵仙各五钱，蒺藜子、土麻仁各八两，黑玄参一两，厚黄柏二两，川黄连三钱。

蜜一斤，照前制服。

▲戒止丸（《解围元薮》）

治秽烂黑肿，臭恶疠风。

大枫子八两，荆芥、白芷、防风各十二两，苦参一斤，白蒺藜、胡麻、牛蒡子各十两，当归、红花、川芎各四两，闹羊花（酒蒸晒二次）四两。

共为末，酒糊丸，桐子大。每服百丸，早、晚茶下。腹中响动不安，两三时即定。

▲麝枫解毒丸（沈上洋《麻风病验方集锦》）

主治：瘤型及结核样型麻风病。

麝香五分，大枫子（去油）二斤，全蝎虫、北天麻、赤芍药、牛蒡子、甘草、汉苍术各一两五钱，苦参片、小胡麻、山甲片、知母、金银花各四两，当归、怀牛膝、川地骨各二两，防风、玄参、麦门冬、白蒺藜、黄柏皮、皂角刺、猪苓、川黄连、生黄芪、威灵仙、蝉蜕、香白芷、洋参、何首乌各一两，蕲蛇、大生地各十两，薏苡米六两。

制法：共为细末，炼蜜为丸，阴干，切忌火烤。

服法及剂量：每日服两次，早上起床时及晚上临睡时各服一次，每次服 1～3 两，空肚用开水送服。

来源及说明：此方原是古方，经整理后，通过临床实验而拟成，功效极佳。该方无偏热偏寒之弊，临床没有什么恶化及大的副作用。

▲麻风丸

主治：麻风病症。

大枫子肉五两，白鲜皮、蕲蛇各二两，白花蛇一两，蜈蚣三钱，川羌活、西秦艽各三钱八分，乌梢蛇一钱。

制法：共为细末，炼蜜为丸，每丸重一钱。

服法及剂量：每天服 2～3 次，每次服 5～7 丸，用清茶送服。

来源及说明：此方原载《福建中医验方》第二集，民间试用，颇为有效。

▲鱼胆根（粤称了哥王，又名地巴麻）膏

主治：结核样型及瘤型麻风病。

鱼胆草三斤，地丁草、大枫子肉、小胡麻仁各二斤，金银花一斤八两。

制法：以上各药共捣碎，混合放入锅内熬煮，随熬随去油，用武猛大火煎浓，取其药水，再放入清水熬煮，如此连熬 2～3 次，将所得的药水过滤弃渣，再用文火慢慢熬煮成膏，如凡士林样为标准。

服法及剂量：每日服三次，每次服三至五钱，白（红）糖兑开水或清茶送下。饱肚服吃。

来源及说明：广东沈松南传，沈上洋献。本方不论轻重麻风病症，均很适应（了哥王有剧毒，服用当审慎）。

▲和县乌江滕汝申国药号药方

主治：结核样型及瘤型麻风病。

大枫子仁、南沙参、小胡麻仁、大胡麻仁各五斤四两，川木瓜、全当归、杭白菊、白蒺藜、野白术、怀牛膝、野白菊花、薏苡米、青防风、北荆芥各二斤四两。

制法：将大枫子与长灯草十条入水煎出油，去水，再将大枫子、灯草同炒，炒至大枫子发朱砂色红点为止，去灯草不用。余药个别切碎，各炒各研，唯苦参须炒两次（因苦参难炒，若一次炒透，则外面易致枯焦），然后将各药末混合，水泛为丸，如梧子大，晒干密贮。

服法及剂量：每日服 5～10 钱，分早晚两次，开水送下。

来源及说明：此方出自安徽省寇濂编的《麻风病概要》中，据称，此药药性和平，疗效甚佳，曾行销数省。若病久身体渐亏，可以加入黄芪、党参、归身等强壮剂同服。

▲全椒县张国权药方

主治：结核样型及瘤型麻风病。

大枫子仁、全当归、南苦参各二十两，宣木瓜、怀牛膝、薏苡仁各十五两，大胡麻仁、小胡麻仁、香白芷、刺蒺藜、桂枝、白菊花、西秦艽各十两。

制法：大枫子，以灯草用水煎开，去油后炒红；再将大枫子和上药混合，研成细末，水泛为丸，如绿豆样大。

服法及剂量：每日服两次，每日三至五钱，开水送下。

来源及说明：此方载在安徽省寇濂编的《麻风病概要》书中，据称，屡试有效。

▲复方荆芥丸

主治：结核样型及瘤型麻风病。

大枫子（去皮）、荆芥、北防风各一斤四两，全当归、淮木通、川芎、安边桂、川乌片（制）、云茯苓、草乌（川产者，制）、芝麻、制白附子、麻黄、广木香、川生军、桂枝尖、纯芥穗、浮萍草、生杜仲、生甘草、川木瓜、怀牛膝、白茅根各一两，香白芷、人参各一两四钱，菟丝子一两二钱五分，大熟地一两五钱，小胡麻、大力子各十二两四钱，盐八两，蜂蜜十二两。

制法：以上之药共研为末，用蜂蜜、熟地黄共熬煎浓汤，水泛为小丸。

服法及剂量：日服三次，每次 5～10 克，开水或清茶送下。

来源及说明：本方为山东省医学院附属医院皮肤科所介绍，曾在全国第一届麻风防治专业会议上报告发表。

▲大枫子膏丸（《麻风病验方集锦》）

主治：瘤型及结核样型麻风病。

大枫子二斤。

初服方：北天麻、白芷片、川续断、西秦艽、北防风、怀牛膝、蔓荆子、北荆芥、川羌活、全当归片、薏苡仁、汉苍术、陈皮、风藤、海桐皮、川木香、苦参片、桂枝、甘草各三钱，黑枣二枚，生姜一片。

二服方：胡麻仁、白蒺藜、苦参片各一斤四两，大胡椒、大生地各一斤，防风、北荆芥各八两，苍术、当归各六两，薏苡仁、川续断、怀牛膝各四两。

制法：先将大枫子去壳取仁，放在铜锅内炒，炒至三分红色、七分黑色为最标准，炒得太黑则无效，炒得太红则服后伤肝损眼。炒后研捣成细膏状，如红砂粒一样，再加上清水熬煎20～30分钟，倒出去其水分，放在地面上打地气，以解火毒，密盖听用。

初服方是煎剂，用清水煎妥便得；二服方内各药共为细末，米糊为丸，如梧桐子大。

服法及剂量：先服煎剂4～6剂，每天服一剂，日服二三次，服时加大枫子膏三至五分冲服，每服一碗。后服丸剂，每日三次，每次三至五钱。每重一两丸药，则加大枫子膏一钱（即1/10），混合搅和同服，用开水送下，饭前后服均可。

来源及说明：该方来自日本人编著的《汉医验方》一书中，疗效颇佳，但方内多用燥药，最适应于溃疡性者，如破口流黄水等情况。如在用水剂很适应时，即可大胆用丸剂。

▲五子十白散

主治：晚期结核样型及瘤型。

大枫子（去壳去油）、炒苍耳子、川枸杞子、牛蒡子、山栀子各一斤，白芷、白蒺藜、白花蛇、白鳝蛇、制白附子、白鲜皮、白僵蚕、白牵牛、白蔹各八两。

制法：共为细末，过筛，包好密藏备用。

服法及剂量：每天服三次，每次8～12钱，陈酒送下，服量可按情况增减。临床上有每次最高服二至三两者，饭前饭后均可服。

来源及说明：此是民间验方，在广西、广东省甚为流行，是广西南宁泰安堂国药号所传。

▲枫子丸

主治：初期瘤型麻风。

大枫子仁（炒去油）、北防风、白蒺藜、苦参、麻黄（炒）、小胡麻（炒）各八两，全当归、川芎、荆芥穗、西秦艽、桑寄生、草乌（川产者）、山栀子（炒）、川乌尖（制）、川木瓜、菟丝子（炒）、川羌活、川杜仲、怀牛膝（炒）、生甘草各一两，白花蛇二两（老秤）。

制法：共为细末，炼蜜为丸，每丸重二钱。

服法及剂量：每日服三次，每次服一丸，茶水送服。

来源及说明：此方曾经辽宁省麻风病院、福建省麻风防治院先后试用，有显著疗效，并在《中华皮肤科杂志》1957年第1期公开发表。

▲广饶县方

大胡麻十两，小胡麻十两，苦参半斤，白蒺藜十两，防风半斤，荆芥半斤，苍术三两，玉米二两，当归三两，川断二两，川牛膝三两，高丽参一两，白花蛇一两，金钱蛇一条。

水打为丸，黄酒为引。

禁忌：受风受凉，油、盐、酱、醋、荤腥、青菜等物。只可以吃糖、姜、枣、米面、蜂蜜。

▲加减羌活汤（河南中医学院方）

主治一般麻风皆效。功能涤荡脏腑，清里解毒。

白花蛇一条，川黄连五钱，白芷、桂枝尖、木瓜各四钱，当归、苍术各三钱，川芎、荆芥、防风、羌活、独活、川乌（制）、草乌（制）、川牛膝各二钱，麻黄一钱。

水煎，空心温服。

加减法：上肢重者，重用桂枝、白芷、荆芥；下肢重者，重用苍术、牛膝、木瓜；头面重者，加白附子；眼病，加生地黄、牡丹皮、丹参；小便黄赤，加汉防己、木通、土茯苓；麻木甚者，加蜈蚣、天麻、僵蚕、全蝎、乌梢蛇；四肢动作不灵活者，加威灵仙；体质素弱者，加何首乌，并酌用羌活、独活、荆芥、防风；湿痰盛者，加南星；巅顶毒盛者，加藁本。

▲润生丸（《疡医大全方》）

主治大麻风。

白花蛇（酒浸）、乳香、没药、沉香、防己、干姜、白僵蚕、甘草、赤芍药、升麻、虎骨各一两，人参不拘多少，川乌（制）、草乌（制）、白芷、当归、槐角子、何首乌、枳壳、连翘、海风藤、乌药、杜仲、桔梗、石楠叶、肉桂各四两。

以上各为细末，用麻黄20斤，去节，水煎一日，去渣，将汁熬成膏，入药末，和为丸，每丸五钱重。清晨送下一丸，不可见风。

此丸能消风顺气，诸般风症可服。川乌、草乌乃诸风之首药，必先制炼精详，莫待临时忙乱。

制川乌、草乌法：川乌、草乌取八钱一枚者佳。二物将米泔水、好醋各浸二日夜，用姜汁、火酒调面，将二物包裹在内，慢火煨热，取出，用阳瓦焙干为末，收贮听用。如逢大症面赤者，宜减。

▲乌蛇丸方（《秘传大麻风方》）

乌蛇（去皮骨，酒蒸）一条，地骨皮（去土骨）、山栀、白芷、制草乌、制白附子、胡椒各等份。

为细末，入枫子油二两五钱，拌匀，如无油，入枫子肉五两，和为丸。每服三、四十丸，温酒送下，空心食前临卧，日进三服。

▲麻风出汗方

乌蛇一条，甘草、红枣、火酒各一斤，麻黄三斤，乌药十二两，乳香、没药各三两，防风、荆芥、苦参、蒺藜、僵蚕、大胡麻各一两，闹阳花、核桃各四两，水五斤，蝉蜕、全蝎各二两。

共入罐，煮三炷香，出火毒，吃。

▲治大麻风仙方

用大肥鸭一只，饿一日。将赤炼蛇一条切碎，麻黄四两，羌活四两，大附子三两，寸香一钱，共为末。用好酒一碗，陈米二升，拌匀，作三四日喂鸭。特候鸭毛将落尽，杀之，煮烂，去骨。加川乌（制）、草乌（制）、红花、蝉蜕各一两，豨莶草、当归、白花蛇、金银花各四两，土茯苓五斤，发灰二两，伏龙肝五钱，共为末，和鸭与酒，糊为丸，桐子大。每服60丸，加至百丸止，好酒日进二服。

【按】一方无川乌、草乌、红花、蝉蜕、豨莶草，有蛇蜕一两。

▲江南洲传秘授仙方（《疡医大全》）

苍术（米泔浸，炒）、麻黄（去节）各一两，当归（酒洗）、川乌（制）、防风、草乌、荆芥、金银花、白芷各五钱，天麻（面裹煨）、桂枝、赤芍药、钗石斛、海风藤、全蝎（去尾，酒洗）、薄荷、陈皮、甘草各三钱，花蛇（酒洗，切片，炒）四两。

共为细末，瓷罐密收。每日午时称药末五分，无灰酒调服，十日外加至六分，廿日外加至一钱，不可间断，一料即愈，止后服。药完，多服补药，以培元气。

▲蕲蛇酒

蕲蛇（去头尾，如乌梢蛇亦可用）一具，黄柏、苦参、甘菊花、丹参、牡丹皮、金银花、当归、赤芍药、百部、赤茯苓、枸杞子、蔓荆子、川萆薢各一两，桑枝一两五钱，生地二两，秦艽、独活、威灵仙各五钱。

共煮，火酒生酒十五斤，退火七日，饮。

▲藜藿之人大麻风见效更速

火炼蛇一条，入大麦或小麦三四升，同蛇入罐，煮至水干肉烂为度。其麦以红雄鸡食之，其毛自落，以线扣死，去肠不用，入罐煮熟，打碎，焙干，为末，神曲打糊为丸。每服三钱，空心开水送下。但服二三两即愈矣。

▲丸方

治大风肌顽麻木，皮肤瘙痒，遍身疥癣瘾疹，面上游风，或如虫行，紫白癜风，贼风攻注，腿脚生疮。

乌蛇（好酒浸煮熟，去骨取肉，晒干或焙）一条，川乌、白芷、苦参、胡麻、荆芥、防风各三两，制白附子、白蒺藜、山栀子、川芎、羌活、当归、赤芍药、独活各一两，大枫子（去壳）、地龙、何首乌、威灵仙各二两，蔓荆子一两五钱。

为末，酒糊丸，桐子大。每服 40 丸，茶送下。

▲蜚龙分师丹

白花蛇、香蛇、白僵蚕、穿山甲、蚕沙、全蝎、鹿角（炒）各一两，蜈蚣五钱，蝉蜕二两。

共为末，每服四分，酒下。若此药加入名方内，无不取效。

▲芎术丹

治痛风、半肢软瘫、泥壁风，遍身风气及东风起身不得，一服痊愈。

川芎、枳壳、甘草、白茯苓、桔梗各三钱五分，乌药、苍术、威灵仙、陈皮、羌活、白芷、当归、黄芩、苍耳子、秦艽、白术、杜仲、熟地、香附、海风藤、牛膝、木瓜、防风、红花、苡仁、荆芥各五钱，川乌（制）、草乌（制）各一钱，白花蛇一寸。

上药用麻袋盛好，放酒坛内封固，隔汤煮半日许，候透，埋土中一日夜，出火毒。每日不拘时饮一茶盅。服尽即好，不用加减。

▲斑龙八师丹

僵蚕（炒）、花蛇（炙）、香蛇（炙）、蜈蚣（炙）、蜂房（炙）、穿山甲（炙）、全蝎（炙）、蝉壳、鹿角（煅）各等份。

为末，每服三四分，酒下。或以此药加在各方丸散中服之，无不立效。

▲保真丸

治大麻、邪魅、半肢软瘫等风，麻痿瘦疼，不能动止者。

花蛇、人参、川芎、草乌（制）、川乌（制）、白芷、当归、槐角、五加皮、羌活、独活、紫背浮萍、防风、荆芥、首乌、枳壳、连翘、风藤、乌药、杜仲、桔梗、肉桂、干姜、僵蚕、石楠藤、甘草、芍药、升麻、虎骨、防己各一两五钱，乳香、没药、沉香各五钱，麻黄（去节）二十斤。

共为末，用麻黄煎膏丸，每丸重五钱，酒磨服一丸，神效。避风为妙。

▲香身丸

治大风腥臭秽，人不能近者。

香蛇二两，白芷、香附、当归、桂心、槟榔、益智、甘松各三两，檀香二两，麝香、韶脑各五钱，木香、沉香、松子各二两五钱。

共为末，甘草膏丸，桐子大。临卧含化五丸，大能祛秽。

▲海藏愈风丹（《疯门全书》）

治疠病手足麻木，眉毛脱落，遍身生疮及疠风瘾疹，皮肤瘙痒，搔破成疮，并皆治之。

黄花蛇（去头尾肠，酒浸，取净肉，晒干为末）、白花蛇、乌梢蛇（制同上），白苦参一斤（取末四两），皂角一斤（锉寸许，无灰酒浸一宿，以水一碗，捣成汁，去渣，入砂锅中，文武火熬）。

共为末，成丸梧子大。每服六、七十丸，煎通圣散空心送下，后食干物压之，日三服。间日浴身，汗出为度。《证治准绳》曰："果系疠风，用之必效。若肝经血热，脾经血虚，肾经虚火，脾肺气虚，遍身作痒，或内热生风，而眉毛脱落，或皮肤赤晕，或搔起白屑，而类疠风者，服之反成疠风矣。"按：疠风必有死肉麻木，针之不痛，然后发现于外，甚则破烂。若无麻木，非疠也。类疠者，当审何经之风热，何经之部位，用药治之，气虚则补气，血虚则补血。外有火衰作痒一证，并无红点，亦无白屑，当重用附桂，大补元阳则善矣。

【锄云按】上面所按开首数语，即析明麻风与类麻风，且与现代医学适相符合。古人之临床精密，诚堪为后学法式。而后面更标明类麻风之随机策应的治法，唤醒医工不可拘执在专方专药上，是中医之辨证施治的正路。

▲白花蛇丸

丹阳荆上舍得疠疾，一僧疗之而愈，以数百金求方，秘不肯传。馆宾袁生，窥知藏衲衣领中，因醉之而窃录焉。用者多效。

白花蛇、乌梢蛇（并去头尾，连骨生用）各一条，漏芦半斤（洗净去

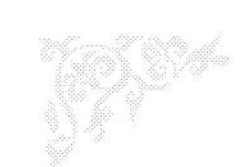

苗，取四两)，荆芥穗一两半，防风（去苗）、金银花（去叶）、槐花、干生地黄、苦参、蝉蜕（用草鞋踏去土）、枸杞子各二两，黄芩、黄连、山栀子、黄柏、川芎、乌药、全蝎（酢浸一日去盐味）、何首乌（不可犯铁器）、牛膝（去芦）、牛蒡子、连翘、细辛、白蒺藜、威灵仙、天花粉、金毛狗脊、胡麻子（炒）、蔓荆子各一两。

共为细末，米糊为丸，如梧桐子大，每服五、六十丸，清茶送下，空心午后、临卧各一服。一僧加风藤一两。如上头面者，加香白芷；肌肉溃烂，加大皂角各一两。

▲乌蛇散（1）

治疠疡风斑驳如白癜。

乌蛇三两，犀角屑一两，防风、羌活、黄芩、苦参（并去芦）各二两，人参、丹参、玄参、沙参（并去芦）、桂心、秦艽（去芦土）、川芎、栀子仁、白鲜皮、川升麻、通草、白蒺藜、枳壳（去瓤，麸炒）各一两。

共为细末。每服二钱，温酒调下，食后良久服之。忌鸡、猪、鱼、蒜、热面等物。

▲乌蛇散（2）

治身体顽麻及生白癜风。

乌蛇三两（酒浸），白僵蚕（炒）、独活（去芦）、天麻、胡麻子各二两，天南星二钱半，白附子（炮）、川乌头（炮去皮脐）、防风（去芦）、细辛（去苗）、枳壳（去瓤，麸炒）、桂心、蝉蜕各半两。

共为细末，每服二钱，温酒调下，不拘时。

▲乌蛇散（3）

治风热遍身生瘙痒。

乌梢蛇（酒浸）二两，羌活（去芦）、白鲜皮、桂心、甘草（炙）、枳壳（去瓤、麸炒）、蒲黄（炒）、蔓荆子、芎䓖、当归（去芦）各半两，天麻、麻黄（去节）、秦艽（去芦）、牛蒡子（炒）、藁本（去芦）、白僵蚕（炒）各七钱半。

共为细末，每服二钱，温酒调下，不拘时。

▲白花蛇散（1）

治癞病语声嘶嗄者。

白花蛇（酒浸）、晚蚕蛾（去头足翅）、天麻、槐子、羌活、防风（各去芦）、蔓荆子、威灵仙、白鲜皮、枳壳（去瓤，麸炒）各一两，甘草（炙）半两。

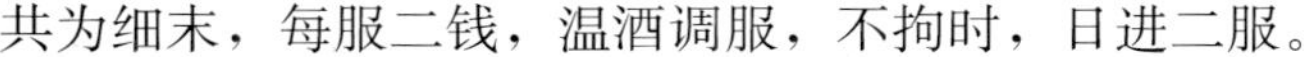

共为细末，每服二钱，温酒调服，不拘时，日进二服。

▲白花蛇散（2）

治紫癜风。

白花蛇二两，晚蚕蛾二钱半，白僵蚕（炒）、乌犀角屑、天麻、麻黄（去节）、天南星（姜制）、何首乌、白附子（炮）、萆薢（酒浸）、白鲜皮、羌活（去芦）、蔓荆子、桂心、防风（去芦）各半两，磁石一两（酢淬为末，研）。

共为细末，入研令匀。每服二钱，食前温酒调下。忌热面、猪、鱼、蒜等物。

▲龙蛇散

治风虚顽麻，遍身紫白癜风，瘾疹痒痛者。

白花蛇（去骨焙）、黑梢蛇（去骨焙）、萆薢、天麻、黄芪、金毛狗脊、自然铜、骨碎补、枫香（研）、草乌头（用盐水浸、锉）、地龙各一两，乳香、没药各三钱，麝香二钱。

共为细末，酒糊丸，梧子大。每服 15 丸，酒下。食后酒调末服，亦得。

▲羚羊角散

治风热皮肤生痦瘰痒痛。

羚羊角屑、乌蛇肉（酒浸）、川大黄、玄参（去芦）各一两，枳壳（麸炒）、白蒺藜、甘草（炙）各半两，秦艽（去芦土）、防风（去芦）各七钱半。

上件㕮咀，每服五钱，水一中盏，煎至七分，去渣，入牛蒡根汁半合，更煎一两沸，温服，不拘时候。

▲蒺藜丸

治风瘙痒生痦瘰。

白蒺藜、秦艽（去芦）、赤茯苓（去皮）各一两，羌活、苦参（并去芦）、黄芩、细辛（去苗）各半两，枳壳（去瓤，麸炒）七钱半，乌蛇肉（酒浸）三两。

共为细末，炼蜜和丸，如梧桐子大。每服 30 丸，温蜜汤送下，不拘时候。

▲龟苓膏丸（《麻风病验方集锦》）

主治：初起或结核样型麻风病。

红肚（鹰咀）活龟一只，土茯苓一斤，金银花四两，赤芍药、归尾、

白丑、黑丑、正蕲蛇、怀牛膝、大生地、川红花、川大黄、炮甲珠、浙贝母各二两，苦参片、胡麻仁各六两，角刺片、乳香、没药、黄芩、蛇床子、甘草节各一两，连翘子、牛蒡子各一两五钱，射干、黄藤、地丁草各一两二钱。

制法：先以活龟和土茯苓同煎成膏后，又将以上各味共为细末，以膏调为丸，如梧桐子大。

服法及剂量：每日 2～3 次，每次五至七钱，开水送服。

来源及说明：该方是民间流传单方，疗效很好，但只宜于初期较轻病症者，或将近痊愈的患者。

▲蝎蛇治风丸

主治：瘤型及结核样型麻风病。

全蝎、真蕲蛇、金蝉蜕、白僵蚕、苏薄荷、川独活、赤芍药各八两，川当归、香白芷、北天麻、金毛狗脊（以上均酒浸）各六两，大枫子肉、苦参片各七两，北防风、汉防己、何首乌、白菊花、炮山甲各四两，金头蜈蚣、黄栀仁、连翘子、大川芎、白鲜皮、牛蒡子各二两。

制法：共为细末，米粉加酒煮成糊，以糊调为丸，如梧桐子大。

服法及剂量：每日服 2～3 次，每次服八钱至一两二钱，空心服，用开水冲酒各半送服。

来源及说明：此方来自日本人编著的《验方新编》一书中。此方初服时会引起一时性恶化，如红紫更为紧张，此乃酒刺激之作用，可勿惊慌。此方最适用于有嗜酒癖的麻风病人，或皮肤厚硬，非借酒力不能引带药力者。此方有剧毒药物蜈蚣，最好从小量服起。

▲诸蛇驱风丸

主治：瘤型及结核型风病。

白花蛇、白蟮蛇、土蝮蛇、乌梢蛇各一斤，胡麻仁、苦参片、炮山甲、大枫子、地丁草、牛蒡子、连翘子、金银花、冬桑叶、浮萍各一两五钱，北防风、大生地、北天麻、苏薄荷、赤芍药、白僵蚕、海桐皮、大玄参、清风藤、双钩藤、北荆芥、川独活、山栀子、北黄芩、川大黄、西黄柏各一两，川羌活、全蝎、金蝉蜕、川白芷、川芎、当归尾、怀牛膝、汉防己、白蒺藜、白菊花、何首乌、槐花、天花粉、金狗脊、川杞子、角刺片、汉苍术、白鲜皮、川木瓜、威灵仙、川黄连、蔓荆子、西秦艽、川续断、晋黄芪、制白附子、千年健、北细辛、麻黄、川枳壳、薏苡米、赤小豆、乌药、银柴胡、漏芦、甘草节、地骨皮各五钱。

制法：共为细末，炼蜜为丸，如梧桐子大。

服法及剂量：每日服二至三次，每次五钱至一两，饭前后均可服食，开水送下。

来源及说明：此方是民间流传经验良方，方中有燥药，只要认清症状，屡收奇效。此方为两广民间常用治疗麻风之要剂，尤以治疗皮肤破烂、时流黄水的瘤型麻风病为最有效。

▲黑白蛇丸

主治：结核样型及瘤型麻风病。

活黑梢蛇、活白花蛇各一条（各约重二斤左右为佳，愈重愈大者更妙），胡麻仁（炒香）、苦参片、金银花各四两，川芎、白蒺藜、川枸杞、槐花米、蝉蜕、大生地、连翘、牛蒡子、何首乌各二两，北防风、荆芥穗各一两五钱，全蝎（用醋浸一至二日，去盐味）、威灵仙、蔓荆子、川乌药、川牛膝、天花粉、金毛狗脊、川黄连、西黄柏、山栀子、北黄芩、川大黄、北细辛、川白芷、大皂角各一两，漏芦八两（去苗洗净后，约得四两左右）。

制法：将二蛇刮去肠杂头尾，并弃皮骨，专取蛇肉，捣为肉酱后听用；再将以上各药共研成粉末，过筛后，复将蛇肉酱和米糊调药粉为丸，只宜阴干或太阳晒干，不宜用火烤干，故制此丸时，宜择晴天。

服法及剂量：起床、午后、临卧各服一次，每次服二至四钱，开水或清茶送下。

来源及说明：此方原载《万病回春》，据记载说是昔日丹阳僧人秘传单方，公开后在民间中流传颇广，效力很好，故收载以传后代云云。近来有不少地方试用，疗效亦很好。

【按】此方与白花蛇丸（2）均云系丹阳僧人秘传，但药有所不同，故两存之。

▲蜈蟾丸

主治：结核样型及瘤型麻风病。

金头蜈蚣三十条，蟾酥八分，川大黄、北黄芩、川黄连、川黄柏、皂角刺、滴乳香、明没药、川木瓜、全蝎、全蝉蜕、赤芍药、川枳壳、怀牛膝、苏薄荷、双钩藤、北防风、川白芷各五钱，真蕲蛇、牛蒡子、浮水萍、炮山甲、金银花各一两，人中白、血琥珀、孩儿茶、正冰片、北天麻各三钱，地黄、麻黄、北细辛各二钱。

制法：共为细末，米糊为丸，如梧桐子大。

服法及剂量：每日二次，早晚饭后服，每次五至七钱，芭蕉肉包下吞服，开水或淡茶送下。

来源及说明：此方是民间流传方。方中以蜈蚣、蟾酥为君，一般只适用于晚期结核样型及瘤型麻风病，对于较轻病症，很不相宜。唯于溃烂性麻风病及毒病却很适宜。

▲大小胡麻丸

主治：麻风病症。

大胡麻仁六两，小胡麻仁九两，南苦参十一两，大枫子（去壳）十三两，全当归、汉苍术、白蒺藜、北荆芥各四两，关防风、川红花各二两，怀牛膝、香白芷各二两五钱，白花蛇一条（干者约重8～12两），全蝎五钱，大蜈蚣七条。

制法：将以上的药分别研成细末，兑合后，约重3斤，分为12包，逐日晒之，逐日服之。

服法及剂量：每包分做十日服之，日服一至二次，用绍兴酒（或陈酒）送下。共服120天。

来源及说明：此方原载《江苏省中医秘方验方汇编·第二集》内，临床实用也很有效。

▲蝮蛇酒

主治：晚期结核样型及瘤型麻风病。

大蝮蛇（头尾完整者）三条，人参六两。有一方加上大白蟮蛇、白花蛇、正金钱蕲蛇、乌梢蛇各一条。

制法：一般是把大蝮蛇及人参放入黄酒或陈高粱酒内浸，封固，勿泄气，越久越好。据南方民间经验，加上白蟮等四蛇同浸，疗效更优。按：干的蛇肉二至三两（鲜的六至八两）和酒一斤浸之即可，余照类推。

服法及剂量：日服2～3次，每次八钱至一两，温服取汗避风。均在饭前或饭后饮服。

来源及说明：本是古方，近年来旅大麻风病院采用有效（见《中华皮肤科杂志》1958年第1期），但独用蝮蛇、人参二味。而南方民间经验，则再加上上述四蛇同浸，功效更佳。一般浸酒时间为一个月，就可陆续饮服。

▲五参乌蛇散

主治：早晚期结核样型麻风病。

人参、丹参、沙参、苦参、玄参各二两五钱，乌梢蛇三两，川羌活、北防风、北黄芩、栀子仁、淮木通、牛蒡子、连翘子、金银花、川枳壳（麸炒）、车前子、川大黄各二两，桂心、西秦艽、犀角屑、白蒺藜、白鲜皮、升麻、川芎、白芷、天麻各一两。

制法：共研成粉末。

服法及剂量：每日服三次，每次二至四钱，空心温淡酒送下。

来源及说明：此方与《医宗金鉴》“乌蛇散”稍有出入。根据两广民间试用，以此方较为有效。本方是笔者在广东广州市六榕寺传得的。

▲虎蛇龟膏

主治：麻风病之神经痛症最有效。

①正虎骨一副，白蟮蛇骨一副，白花蛇骨（连肉亦可）一副，乌梢蛇骨（连肉亦可）一副，红肚（鹰咀）龟五只。

②怀牛膝、川木瓜、川杞子、川萆薢、川独活、汉防己、生地黄、茅山苍术（泔水浸一宿）、川续断、杭白芍、归身片、北五味、土苡仁、威灵仙、何首乌、川白芷、川芎、五加皮、石菖蒲、白僵蚕、百部根、川乌头（制）、草乌头（川产者制）、地风藤、双钩藤、千年健、西秦艽、桑寄生、南丹皮、白丑各八钱，南苦参、炒苍耳子各四两。

制法：将①中虎骨、蛇骨、龟等打碎，用水熬浓，去渣过滤，再熬成膏（如药店出售之虎胶、龟胶一样）备用。再将②之药物，以好酒浸之，一个月后听用。

服法及剂量：每日三次，每次服膏二至三钱，用浸好的药酒温温送服。药酒剂量根据患者适应能力决定，多饮少饮，并无问题。

来源及说明：此是民间验方，是广西扶绥县龙头镇百灵堂国药号介绍的。

▲铅汞膏（《解围元薮》）

治风癞血枯，手足僵挛，身肉干焦，骨瘦如柴者。

苏木十斤，研碎，以水三四桶煎，试滴水不散，去渣。加紫草三斤，当归、红花各一斤，锉碎入内再炼，去渣。再加乳香、没药、血竭、沉香、檀香、香蛇、人参、麝香各等份，为末，白蜜二斤，同熬炼成膏，收贮任服。

▲雨霖丹

白花蛇（去皮、头足，炙）一条，当归、川芎、沉香、甘松各一两五钱，木香一两，乳香、没药各五钱，槐实、紫萍各一两，麻黄（去节根，水煎膏）十斤。

共为末，麻黄膏丸，弹子大。每服一丸，麻黄酒磨下，卧半日，避风。

▲白毛鸭子方（《麻风病验方集锦》）

主治：麻风病症。

白毛鸭子二只，活毒蛇一条（直径4厘米以上者为佳，如无活毒蛇，以其他蛇亦可）。

制法：先将毒蛇用刀破去肠杂，切成段，竖直起，在新瓦上以火焙至干枯，蛇段跌倒，毒去净尽为度，磨研成粉，拌入饭内，喂与白鸭子吃。以该鸭子吃至鸭毛尽脱为标准，再把脱完毛之鸭子杀死，用陶砂瓷器煮烂服食之。

服法及剂量：每只鸭子分作两天吃完，均在饭后吃。

来源及说明：此是民间单方，在个别地方试用很有效，其他书中亦有此记载。此方初服时可能引起虚肿现象，继续服2～3日后就能逐渐消失。据一般经验，每条毒蛇可饲养两只鸭子，但如蛇粉剩余过多，仍可另饲其他鸭子，勿使蛇粉浪费。如服后有效，可以连续服。

▲鸡子方

主治：麻风病症。

雌鸡一只，活蛇一条（越大越好）。

制法：把蛇杀死，去肠杂，以蛇肉煮饭，喂饲鸡子。饲至鸡子脱完毛后，杀鸡煮服吃之。

服法及剂量：每只鸡一天服完，饭后服。

来源及说明：民间单方，上方以毒蛇，此方以无毒活蛇，无虚肿现象，但服时宜避风。

▲大风龙胆膏（《博济方》）

治大风疾，神效。

用冬瓜一个，截去五寸长，去瓤，掘地坑深三尺，令净，安瓜于内。以乌蛇胆一个，消梨一个，置于瓜上，以土隔盖之，至三七日看一度，瓜未甚坏，候七七日，三物俱化为水，在瓜皮内取出。每用一茶匙，以酒和服之，三两次立愈。小可风疾，每服一匙头。

▲三蛇愈风丹

疠风手足麻木，眉毛脱落，皮肤瘙痒及一切风疮。

白花蛇、乌梢蛇、土蝮蛇各一条，并酒浸取肉，晒干。苦参头末四两，为末。以皂角一斤，切，酒浸，去酒，以水一碗挼取浓汁，石器熬膏，和丸，梧子大。每服 70 丸，煎通圣散下，以粥饭压之，日三服。三日一浴，取汗避风。治例，无蝮蛇，有大枫子肉三两。

又方（《朝野佥载》）

大风，用乌蛇三条，蒸熟取肉，焙，研末，蒸饼，丸米粒大。以喂乌鸡，待尽，杀鸡烹熟取肉，焙，研末，酒服一钱，或蒸饼丸。服不过三五鸡，即愈。

▲除风散

紫癜风。以白花蛇头（酒浸炙）二枚，蝎尾（炒）一两，防风一两。为末，每服一钱，温酒下，日一服。

▲秘传大麻风神方（汪启贤《济世全书》）

用乌梢蛇一条，入瓷坛内，上用厚绵纸封固，再以针刺孔数十个，将上好梅花冰片三两铺坛口纸上，又将纸封固，放通气不见日处。七日夜足，其蛇自化为清水。开坛去蛇骨，将蛇水拌糯米，以水干为度。与母鸡吃，不可另吃他物并水，米吃完后一日，将鸡宰吃。以白水将鸡煮烂。预糊一间好屋，不透外风，亦不令通气，使病人卧于床上，将鸡用无灰好酒与病人吃下，不可用盐醋，其汁及鸡俱要一顿吃完，如别人分吃一点，即染其症。病者以尽醉为度，用棉被盖出汗，其汗要出得极透，四十九日不可见风。病人身上去厚被一层即愈。其棉被埋郊外无人处，要埋土地下三尺深为妙，如有人染着即成麻风矣，慎之！慎之！

▲白仙丸（汕头市皮肤性病防治院）

主治：麻风。

蕲蛇八钱，独活、薄荷、全虫、蝉蜕、僵蚕、赤芍、京枳各六钱，天麻、防风、白芷、狗脊、苦参各四钱，蜈蚣、甲珠各二钱，苏花、枇杷、首乌、川归各四钱，川芎、栀子、黄连、白蔹各二钱。

研末，调蜜为丸。每日服两次，每次服 10 克，同时兼用散风疏湿、活血去瘀、凉血解毒、补血壮阳、调正元气、滋阴润燥等汤水剂，但还须主治中医师灵活应用（治验见现代医案 23）。

▲退风散

主治：结核样型及早期瘤型者。

乌梢蛇一斤，白花蛇二斤，独活一斤，薄荷一斤二两，大枫子仁（炒去油）六两，蛇蜕一斤二两，僵蚕一斤二两，赤芍一斤二两，天麻八两，金毛狗脊（炒）八两，白芷八两，防已八两，当归八两，白鲜皮八两，川芎八两，防风八两，炒栀子五两，连翘五两，炒穿山甲四两，菊花八两，首乌一斤，全虫一斤二两，苦参八两。

用法：共为细面，每次服3～10克，日两次，空心温酒送下。

▲百花膏

苍耳草、透骨草、忍冬藤、蒲公英、鹤风草、九龙藤、野天麻、旱莲草、半枝莲、地杨梅、豨莶草、紫地丁、地锦草、旱辣蓼、大小青、薄荷叶、灵芝草、鱼腥草、见肿消、血见愁、淡竹叶、南天竹、枸杞头、橘树头、枳椇叶、五加叶、接骨木、石楠头、地蜈蚣、萹蓄草、马齿苋、野芥菜、蛇床叶、长青草、慎火草、太湖葱各等份。

捣汁煎，加蜜炼成膏，再加沉香、檀香、冰片、麝香各等份。为末入内，收贮瓷瓶，勿泄气。每服一匙，酒下，日进三次。

▲白通汤

白术、木通、木瓜、前胡、柴胡、羌活、独活、花粉、金银花、风藤、牛膝、甘草、陈皮、角针、蒺藜、薄荷、米仁、皂角子、苍耳子各等份。

每帖加土茯苓一两，姜、枣，水煎服。

▲三母五子丹

益母草、知母、贝母、槐子、蔓荆子、皂角子、牛蒡子、苍耳子。

等份，为末，每一两加虎胫骨一钱，煅存性，和白酒糊丸，桐子大。每服一二十丸，温酒下。

▲麻木不仁方（《疯门全书》）

苍耳子、豨莶草、威灵仙、条防风、白附子、白僵蚕、赤芍药、栀子仁、片黄芩、厚黄柏、川厚朴、当归尾、净银花、黑丑牛、甘草、纹庄黄、石朴硝（后二味各包另下）。

石膏、灯心引，空心服十剂。若风病身上有癞癣，另用铜绿、松香、黄柏各五钱，研末，油调涂。

▲商陆根方（《千金方》）

治大风眉发落，赤白癞病。八风十三痹，筋急肢节缓弱，水肿痈疽，疥癣恶疮，脚挛手折，眼暗，洞泄，痰饮宿澼，寒冷诸证。

商陆根、苍耳子各二十五斤，曲。

以三味合于瓮中，水一斛渍之，炊黍米一石，酿如家法，使曲、米相淹。三酿毕，密封，三七日开视，曲浮酒熟，澄清。温服三升，轻者二升，药发吐下为佳。宜食软者饭，牛、羊、鹿羹；禁生冷、醋、骨及猪、犬、鸡、鱼等。

《本草衍义》：此商陆酒，治大风痹烂。然唯血气未惫，形体浮肿，可胜荡涤，宜之。

▲辘轳丸（《解围元薮》）

治大风恶癞，手足筋挛，屈曲瘫痪者。

细辛、川芎、黄芪、防风、金毛狗脊、菖蒲、独活、丹皮、牛膝、米仁各一两，山药、葈耳实、当归、巴戟、秦艽各一两五钱，藁本、漏芦、牛蒡、天麻、虎骨各一两，葳蕤三两。

共为末，酒糊丸，桐子大。每服50丸，酒下。以粗药末加柴胡，煎汤浴。

▲忍冬藤膏（沈上洋《麻风病验方集锦》）

主治：初期结核样型或将近痊愈的麻风病。

忍冬藤（鲜）二十斤，鲜土茯苓十斤，鲜川萆薢二斤，苍耳子一斤八两，苦参片一斤。

制法：将各药捣碎，混合放入锅内熬煮，武火煎浓，去渣过滤，文火再慢慢熬成膏。

服法及剂量：每日服三次，每次服四至六钱，均在饭后饱肚时服之，用开水或清茶送下。

来源及说明：广东沈松南传，沈上洋献。此方对于初起结核样型及较轻病症或将近痊愈的麻风病疗效甚好，一般重病症者可将此膏用开水冲作茶饮，能减轻病情。此方无副作用。

▲银蒲丸

主治：遍身麻木瘙痒，久之手指筋抽，眉毛脱落，面颜耳目红浮，甚则手足腐烂。

银花十两，蒲公英四两，汉苍术、大熟地、苍耳子、大玄参、车前子、白芥子、粉甘草各二两。

制法：共研为末，炼蜜为丸。

服法及剂量：每天早晨服一两，开水送服。

来源及说明：广西平南县李仿周同志献，载在广西《中医验方秘方汇集》一书中，对晚期结核样型麻风病极有效。

▲乾坤生意方

用苍耳叶为末，以大枫子油和丸梧子大，每服三、四十丸，以茶汤下，日二服。

附：又方

五月五日或六月六日，五更带露采苍耳草，捣取汁，熬作锭子，取半斤鲤鱼一尾，剖开，不去肚肠，入药一锭，线缝，以酒二碗，慢火煮熟，令吃，不过三五个鱼即愈也。忌盐一百日。

▲苍耳丸

苍耳叶不计多少，阴干，为细末，每用五两，取粟米二合，煮作粥，即研如膏，却用莨菪子，淘去浮者，炒令黄黑色，捣为末，用一两相合和匀，丸如绿豆大。每服 20 丸，空心温酒送下，晚食前再服。

▲大血藤合剂（广东新化县医药卫生研究所）

大血藤二斤，威灵仙二斤，苍耳子（炒）一斤，秦艽半斤，桂枝四两，紫草四两，独活四两，苍术半斤，制白附子二两，白芷二两，防风四两，胡麻四两，红花二两，车前子二两。

制法：将以上药味混合研成细末，过筛，瓶装待用。

剂量及服法：成人开始一日二次，每次 6 克，如一星期后无反应者，慢慢增加剂量，每日 30 克，早、晚饭前开水调服。

禁忌：油菜、芥菜、芋头、无鳞鱼（治验见现代医案 19）。

▲麻风溃疡散（广西僮族自治区田阳县卫生防疫站杨运合方）

苍耳子（炒）四斤，威灵仙二斤，豨莶草二斤，蛇蜕一斤。

制法：焙干，研末，过筛备用。

用法：将患处以外科方法处理干净，尤其是溃疡深处，撒上药粉。上药后，如还有分泌物流出较多时，再将患处洗净，重上药粉；如分泌物较少，只要继续撒上药粉即成。切忌多洗，如多洗，会影响愈合。

▲大麻风方（2）（马氏试验方，载俞慎初《中国麻风病学》）

主治麻风初起。

苦参、陈皮、海桐皮、秦艽、薏苡、白芷、牛膝、防风、川续断、荆芥、连翘、甘草、羌活、风藤、当归、广木香、苍术各一钱。

姜、枣引，水煎服。

▲苦参酒（3）（《中国麻风病学》）

主治周身白点如脂、如榆荚，搔之白屑落，或痒，或痛，色白渐展，世呼白癞。

苦参五斤，露蜂房五两，猬皮一具。

制法：共锉碎，用水三斗，煮取一斗，去渣，浸细曲五斤，炊黍米三斗，拌如常酝法，酒熟，压去糟。

服法：每食前温饮一小盏。

▲万灵龙蛇换骨丹(《秘传大麻风方》)

专治36种大麻风症神效仙方。

苦参、防风、甘松、白芷、紫背浮萍（七月中取）、天麻、苍耳子各一两五钱，乳香、木香各五钱，沉香、没药各三钱，大黄二两五钱。

将前药十二味为末听用，麻黄二两，滚汤泡过，用泔水廿碗浸三日三夜，取出打烂，浸药水者三五滚，去渣，煎成膏子。将前药末打为丸，分作18丸。用陈酒一碗，将药打碎，入罐内重汤煮一炷香，取出，服之取汗，避风方好，后用升炼搽药方。

▲治大麻风方（《疡医大全》)

苦参、小胡麻各十两，荆芥八两，大枫子、白芷、防风各四两，连翘二两，威灵仙、苏薄荷各一两五钱，蔓荆子、大黄（炒）、当归尾、黄芩、防已、薏苡仁、宣木瓜各一两。

春加薄荷叶一两。夏加黄连五钱。秋加苍术一两。冬加乌药一两。

研末，水泛叠丸。清晨白汤送下一钱。

▲加减大造苦参丸

治大麻风及诸风赤白癜风。

苦参一斤，防风、胡麻子（半生半熟）、荆芥、皂角刺、苍耳子各十两，蔓荆子、牛蒡子、何首乌、禹余粮、黄荆子、枸杞子、蛇床子各三两，香白芷一两五钱。

为末，用皂角捣烂蒸膏，入前药为丸，桐子大。每服50丸，茶酒任下。

▲回生夺命神丹

此方能治三十六风、十四癞，有起死回生之妙。

苦参二斤，羌活、白蒺藜、藁本、制天南星、防风、川续断、苍术、五加皮、独活、海风藤、白芷、大腹皮、乌药、仙灵脾、防已、皂角刺、川乌（制)、明天麻、桔梗、北细辛、柴胡、蔓荆子、黄芩、川萆薢、薄荷、甘松、白芍、大黄各三两，红花、玄参各七两，草乌（制）四两。

上用阴阳水各一大桶浸，春五、夏三、秋七、冬九日，煎百沸，去渣，加炼蜜一斤，煎成膏如漆。

白术、胡麻、人参（酒浸，蒸熟，晒干）、砂仁、礞石（硝煅)、蕤仁（去油）各二两，沉香、白茯苓、木香、檀香、降香、安息香、乳香（去油)、没药（去油)、川芎、牛膝、红花、香蛇（酒浸，焙干)、血竭、白僵蚕、松香（煮去苦水)、云母石、冰片、鹅管石、桑螵硝各一两，蟾酥、麝香各五钱，人牙（炙黄色）五个，磁石、肉苁蓉、原蚕蛾各一两，白花蛇（酒浸，去皮，晒干）一条。

共为末，用前药膏共捣丸，弹子大，朱砂为衣，金箔包裹。年深久远者，服十丸，四五年者，服四五丸，一二年者，服一二丸，须麻姑酒磨下。随汗愈。

▲奇效丸（即苦参丸）

治蛇皮风，脱根风，糍粑，漏蹄，冷风，雁来风。

苦参六两，白蒺藜、防风各三两，胡麻、牛蒡子、当归、蕲蛇、蔓荆子各一两。

共为末，大枫子肉三两，去油，饭糊丸，桐子大。每服30丸，热酒送下。

▲正阳丹

治血风，鹅掌，血痹，半肢，软瘫，痒风，冷风，虾蟆风。

苦参（酒、豆浆、姜汁各浸一夜，晒干）一斤，人参（酒浆浸、晒）八两，白蒺藜、犀角、石楠枝、乳香（去油）、没药（去油）、红花各二两，白僵蚕（炒）一两五钱，甘草五钱。

共为末，蜜丸，桐子大。每服40丸，茶、酒任下，一日三服。

▲小枣丹（2）

治鹅掌疹风。

苦参、防风、白僵蚕、荆芥、何首乌、全蝎、蔓荆子、羌活、牛蒡子、独活、威灵仙、黄芩、赤芍药、生地、大枫肉、大黄各二两，薄荷、枸杞子、明天麻、天南星（制）各一两，柏枝、山栀各四两，甘草五钱，两头尖（制）重一钱一个，白术一斤。

共为末，枣肉丸，桐子大。每服60丸，薄荷汤送下。

▲玉枢丹

治白癜疹风。

苦参、当归、玄参、荆芥、苍术各八两，羌活、乌药、胡麻、藁本、苍耳子、川芎、独活、白芷、白蒺藜、防风、大枫肉、甘草、麻黄、红花、牛蒡子、天麻、白僵蚕、琉璃（煅灰）、海风藤、薄荷、延胡索、秋石、夏枯草、犀角、旱莲草、虎骨、血竭、柴胡、苏木、蝉蜕各二两，牛黄一钱，麝香二钱，广木香、沉香、檀香、乳香、没药、仙灵脾各一两五钱，桑螵蛸、蕤仁、大黄、桔梗、贝母、乌药、半夏各一两（一方蕤仁作萎蕤，柴胡作银柴胡）。

共为末，将粗药头煎汁，煮米糊丸，桐子大，朱砂为衣。用当归、黄芩、大黄、羌活、独活、防己、防风、连翘、黄柏、桔梗、荆芥、山栀、木通、甘草、半夏、紫苏、薄荷、升麻，川芎、麻黄、乌药等味煎汁，送下百丸，或酒下，朝夕服。避风要紧。

▲清肾愈风汤

治大麻风。

荆芥、防风、羌活、独活、白鲜皮、白芷、蝉蜕、川芎、当归、威灵仙、生地、何首乌、枳壳、苦参、甘草各一两，茅苍术、黄柏、穿山甲、乌药、石菖蒲各二两，金银花四两。

共作 10 剂，好酒煎服。

▲疏风丸

治邪味，壁泥，糍粑，蛊风，水热，血风。

苦参五钱，薄荷、羌活、独活、荆芥各三钱，葛根、黄柏各七钱，牛蒡子、山栀、何首乌、人参各一钱，白僵蚕、防风、白鲜皮、黄连、蔓荆子、连翘、明天麻、黄芩各五分，威灵仙、白蒺藜各八分，全蝎、白芷、甘草、仙灵脾（人虚者用）五分。

先用酒煎服 20 剂，后用水煎服，服后饮酒尽量，至百剂。四月之后，病必痊愈。再照煎药加 10 倍，为末，加乳香、没药、沉香、血竭各一两，牛黄、冰片各一钱，麝香三钱，用苡仁为末，酒煮糊丸，桐子大，朱砂为衣。每服百丸，酒送下。兼治壁泥风。

▲神仙换骨丹

治鼓槌，软瘫风。

苦参、草乌（半生半煨）、北细辛各一钱五分，大黄、白芷、槐花、川芎、防风各一两，乳香、没药、木香、沉香各三钱，苍术二两，麝香五分，紫背浮萍三两。

共为末，麻黄煎膏，加炼蜜为丸，重二钱，朱砂为衣。每服一丸，酒或葱汤磨服。

▲孙思邈真人煎方

治核桃、紫云等风。

苦参、防风、薄荷、芍药、黄芩、连翘、山栀、知母、柴胡、大黄、麻黄、天麻、半夏、花粉、甘草、紫苏、香附、白芷、当归、羌活。

加细茶一撮，煎服。五六帖退斑，10 服效。临卧服。忌见风。

▲二八济阳丹(《解围元薮》)

治软瘫，疠麻，血风，痒风，干风，冷麻，半肢，血痹，鹅掌风，血枯气败等症。

苦参一斤（姜汁、酒浆各浸一夜，晒、炒，末八两），玄参八两（酒浆浸晒三次），犀角、当归、蒺藜、熟地、白芷（姜汁炒）、独枝防风、全蝎（去足土炒）、牛蒡子、乳香、没药、石楠藤、红花各二两，甘草五钱，僵蚕（炒，去丝、足、嘴）一两五钱。

此药前二味各八两，后14味二十六两，共16味，故名二八丹。共为末，蜜丸，桐子大。每服40丸，陈酒下，日进三次。

▲补旧汤（又名救苦汤）

治糍糕，壁泥，血痹，血风。

苦参皮一钱五分，牛蒡子、人参、首乌、山栀各一钱，僵蚕、白鲜皮、防风、连翘、天麻、蔓荆子、黄芩各五分，全蝎、黄连、甘草各四分，薄荷、羌活、独活、荆芥各三分，干葛、黄柏各七分，威灵仙、蒺藜各八分，怯弱者加仙灵脾五分。

先用酒煎十帖服，再用水煎，须尽量饮酒，服至百帖，其须眉自生，肿块渐退，手足委顿者有力。须戒色省劳，避风忌口，方能有功。再以每味加十倍为末，再加乳香、没药、血竭、沉香各一两，冰片、牛黄各一钱，麝香二钱，用米仁糊丸，桐子大，朱砂为衣。每服百丸，三年身固绝根。临服时，每服加减灵仙末三分，效速。

▲吴氏苦参丸

此方胡僧传于车塘吴氏，令以养生。一料共36斤，治36种风病，不知其由。

苦参十斤，草胡麻九斤，防风、荆芥、蒺藜各五斤，大枫子二斤。

俱生用为末，酒水为丸，每服一二合，日进三次。似觉伤人脏腑，姑集之以备参考。能治漏蹄、蝼蝈、糍糕、脱跟、疙瘩等风。唯黑色糜烂，并初起年少者，服之方好；若久病血衰气弱、老年，俱不宜服。

▲调荣丸

治大麻，疠麻，亸曳，哑风，颠风诸癞。

川芎、苏木、丹皮、蒲黄、乳香、没药、草乌（制）、血竭、乌药、菖蒲、黄芩各一两，益母草、生地、败龟板、夏枯草、熟地、枸杞、当归各四两，阿胶、苦参、苁蓉各二两，知母、地骨皮、人参各一两五钱，锁阳五钱，牛膝、银柴胡、藁本、升麻各三两，桃仁、芍药、柴胡、红花各一两二钱。

共为末，蜜丸，桐子大。卯、午、酉时各服百丸，乳酪汤下。

▲胡麻丸

治大风，大疠，中风，乃风科之妙方。

苦参（酒浸七日）五斤，胡麻一斤，荆芥穗四斤，豨莶草叶（净）三斤，苍耳草叶（净）三斤，紫背浮萍（蒸透晒干）二斤。

先将豨、苍二味蜜拌，蒸一伏时，晒干后，共为末，酒糊丸，桐子大，朱砂为衣。每服百丸，茶酒俱可下，日进三次。

▲大衍丸

治诸风瘫痪、变形、胀肿、困败者。

苦参皮（酒浸，九蒸晒）一斤，羌活、当归、白芷、防风、粉草、连翘、熟地、牛蒡子、僵蚕各二两，蒺藜六两，玄参（酒拌、晒）半斤。

共为末，酒糊丸，桐子大。每服百丸，滚汤下，日进三次。

外用：苦参、甘草、黄柏、荆芥、槐头、椿头、防风、大枫子壳。葱煎汤，洗浴。

▲参术遇仙丹

治36种大风，诸恶危症。

苦参皮八两，人参、白术各一两，川芎、皂角刺、藁本、蝉蜕、天麻各二两，羌活、独活、细辛、紫参、丹参、沙参、知母各三两，玄参、当归、荆芥穗、红花、苍术各四两，穿山甲、僵蚕、蜈蚣、漏芦、萆薢、石斛、秦艽各一两，乳香、没药、血竭各七钱五分，麝香五分，木香一两五钱，地龙八钱。

共为末，蜜丸，桐子大。每服50丸，温酒下。忌牛、羊、猪肉，野味，鸡，鹅，烧酒，房事。避风为上。

▲养龙汤

治大风瘫痪，眉堕。

苦参、归尾、白芷梢、全蝎、僵蚕、蝉壳、风藤、菖蒲、木瓜、荆芥、甘草、薄荷、红花、生地、连翘、蔓荆子、首乌、苡仁、皂角刺、牛蒡子、白蒺藜、威灵仙、金银花、五加皮、胡麻虱、养骨龙。

水煎，加乳香、没药服。

▲风病经年，满身红肿燥痒，溃烂水不干方

白苦参（酒蒸、晒半干、炒）、地骨皮（甘草水浸、炒干，如此三次）、木鳖子、香附米（姜汁制）、白附子（陈壁土炒）、直僵蚕（茶泡、

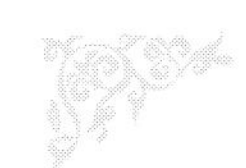

炒去丝）、香白芷、炙甘草各一钱，北黄芪（蜜炙）五钱，北直参、丹参（酒炒）各三钱，土茯苓钱半，绿升麻五分。

木鳖子、丹参二味，生过杨梅疮者用之，否则减去。水煎，服10剂。

▲满面红块周身痒点方

白苦参（酒浸炒）、牡丹皮（酒炒）、牛蒡子（酒炒）、荆芥穗各三两，何首乌、土麻仁（炒、另研）各四两，黑栀仁（酒炒）、威灵仙（米泔浸一夜，晒干，另研）、制白附子、白菊花（炒）、直僵蚕各二两，漂苍术、白芷各两半，白蒺藜（连刺研）六两。

蜜为丸，米糊亦可。

▲两手麻痹方

白苦参（酒炒）、白菊花各钱半，明乳香（去油，勿令黑）、荆芥穗、炒丹参、何首乌、甘枸杞各三两，钩藤钩、石菖蒲、明天麻、北防风各二两，威灵仙、黑玄参（酒炒、去白）各二两半。

水煎，服3剂。

▲胡麻散

胡麻仁、白苦参、何首乌各八两，白菊花、威灵仙、蔓荆子、白蒺藜（去刺）、荆芥穗、北防风、石菖蒲、牛蒡子、条甘草。

共为末，酒调下三钱。

▲防风天麻丸（1）

治疠疾癞疾。此方一年中常疗数人。初服药有呕吐者，不可怪，再服即安。

防风（去芦）、天麻、升麻、灵仙、细辛、蔓荆子、山甲、首乌、人参、丹参、苦参、川芎、制白附子、玄参、紫参。蜈蚣二对（一方有定风草）。

每药末二两。先将胡麻一斤，淘净晒干，炒香熟，另研为末，与各药末和匀，蜜为丸，共99丸。细嚼，温浆水送下，日三服。大忌房事，将息慎口，食淡白粥120日。

▲蔓荆子散（1）

治肺脏蕴热，风毒如痫，变成恶风。

蔓荆子（生用）、甘菊花、明天麻、天南星、胡麻子、枸杞子、白苦参。

共为末，每服二钱，荆芥煎汤送下，或茶送下，日服二钱。

▲蔓荆子散（2）

主治：良性麻风病。

蔓荆子（生用）、甘菊花、枸杞子、南苦参各四两，北天麻、连翘子、牛蒡子、金银花各二两，天南星（姜制）、胡麻仁（炒去油）、川枳壳各一两。

共为细末。日服二次，每天服二至三钱，用荆芥穗煎汤送服，不拘时候。

来源及说明：此是明王肯堂《证治准绳》方，方中的连翘、牛蒡子、银花、枳壳是广西南宁市泰安堂国药号根据临床经验加上的。

▲神效清目饮

恶疾攻目，以此治之，并治恶疾。

苦参（无癣不用）、麻黄（表证轻者不用）、灵仙、黑栀仁、枯黄芩、小川连、肥知母各一钱，条甘草六分。

▲治凡有疮疥腰胯手足皆生疵疥方（《千金方》）

白苦参、石龙芮、北绵芪、当归、黄芩各二两，栝楼根四两，蔷薇根、雀李根皮、宣黄连、川黄柏、芍药各三两，大黄、续断各一两。

上十三味，研末，蜜为丸，如桐子大，以蔷薇饮服20丸，日三服，加至30丸，瘥仍止。若干疥白藓勿服。《千金翼方》云：痈疽皆可服之。

▲何首乌散（2）（《医部汇考》）

治白癜、紫癜诸风，筋骨疼痛，遍身疥癣，手足皲裂，睡卧不稳，行步艰难。兼疗疠疾，眼断白仁，鼻梁崩塌，并宜服之。

何首乌、蔓荆子、石菖蒲、荆芥穗、甘菊花、枸杞子、苦参（去芦）、威灵仙各半两。

共为细末，每服五钱，食后温酒调下，或茶清或蜜水亦得，日进二服。

▲当归散

治皮风，紫白癜风。

当归、赤芍药、苦参各半两，赤土一两。

共为细末，生猪脂二两，熬油去渣，同蜜一两，做一处调药，隔一宿。每服一大匙，热酒调下，空心、食后各一服。并忌鸡、鸭、无鳞鱼、豆腐等物。

▲苦参散

治肺脏久积风毒、皮肤间生白癜不止。

苦参（去芦）三两，松脂、附子（去皮脐，制）、栀子仁、木兰皮、露蜂房各一两，乌蛇（酒浸）二两。

共为细末。每服二钱，温酒调下，不拘时候。

▲小儿麻木遍身癣方（《疯门全书》）

苦参三两，当归、川芎、玄参、防风，羌活、全蝎、枫子肉各二两，土麻仁四两，蝉蜕一两，蒺藜六两，大黄（煨）两半。

老米糊为丸。早晚各四钱，茶送下。

▲通关散

治脑风鼻息不通，不闻香臭，或流清涕。

白苦参、制白附子、益智子、白蒺藜、苏薄荷、蚕蛾。

瓦焙干，共研末。每服三钱，酒下。

▲鼻赤秘方

苦参、栀子、苍术各等份。

研末，每服一钱，酒调，白汤送下。早服之去左边赤，晚服之去右边赤，神效。外以生白矾末，每洗面时，置少许掌中，滴酒搽患处，数日即白。

▲酸石榴丸（《医部汇考》）

治紫癜风，其效如神。

酸石榴七枚（去皮，瓷盆盛饭，甑上蒸烂，绞取汁）、羌活、防风、薄荷叶、人参各一两，茺蔚子、白附子（炮）、苦参、乌喙（制）、犀角屑各半两，冬消梨二十枚（去皮核，捣，绞取汁）。

上件为末，取前二汁煎如膏，和丸，如梧桐子大。每服 20 丸，温酒送下，不拘时候。

▲疏风解毒汤（《麻风病验方集锦》）

主治：结核样型麻风病。

金银花、地丁草、连翘子、牛蒡子、南苦参、冬桑叶、南丹皮、土苡米、苏薄荷、西河柳（即柽柳）、锦大黄各五钱，赤芍药、皂刺片、炮甲珠、正没药、天花粉各四钱，金蝉蜕、双钩藤、蒲公英、川羌活、浮萍草、白蒺藜、北柴胡、北天麻、川枳壳各三钱，杭荆芥、浙贝母、北防风、当归尾、甘草节各二钱，川白芷一钱，麻黄八分。

清水煎服。每日服一剂，分 3～4 次服，隔日服。服后就睡，加盖被子，以便发汗。又以海桐皮四两，海金沙、山栀子、米葱各二两，煎汤熏洗周身，洗净汗垢。

来源及说明：此方是广西南宁市沈康明医师家传验方，原注称：“对治疗结核样型麻风病疗效颇高。”

▲万灵丹

主治：初期结核样型麻风，神经局部麻木者，瘤型麻风脱落眉毛与神经痛。

白芷、川乌（制）、草乌（制）各一斤，明天麻、苦参、当归、川芎、防风、荆芥穗、何首乌、甘草各八两，石斛三两，苍术、麻黄各一斤。

共为细末，炼蜜为丸，每丸重二钱。每服一丸，早晚各一次，黄酒送下。

来源及说明：此与《医宗金鉴》上保安万灵丹稍有出入，根据临床经验，疗效颇佳。

▲薄荷漆叶散

主治：结核样型（高起损害）麻风病。

苏薄荷、漆叶各八两，南苦参、胡麻仁各六两，连翘子、牛蒡子、川枳实、何首乌、北荆芥穗、生地黄、白蒺藜、茅山苍术（米泔水浸一宿）、石菖蒲、淮木通、川大黄各五两。

共为细末。每日服三次，每次服五至八钱，金银花或苍耳草（子）煎汤送下。

来源及说明：此方与清叶天士《本草经解》中之薄荷漆叶散稍有出入，是广西南宁市沈康明医师所传，据称，疗效较好。

▲天麻散

主治：良性麻风病。

明天麻二两，何首乌、胡麻子各三两，蔓荆子、威灵仙、石菖蒲、荆芥穗、地骨皮、南苦参、白蒺藜、甘菊花、牛蒡子、连翘子、金银花各一两，苏薄荷五钱。

共为细末。日服二次，每次服三钱，温酒（茶水亦得）调送下。先在饭前服半个月，然后在饭后吃半个月，如此循环。

来源及说明：此是明王肯堂《证治准绳》中方，民间采用很有疗效。原方中本无银花、连翘，广西南宁市上国街泰安堂国药号根据临床实际，加上此二味，疗效更显著。

▲防风散（2）

主治：麻风病之神经痛。

北防风、五加皮、川萆薢、薏苡米、海桐皮、枳壳（麸炒）、赤芍药、桂心、干地黄、晋黄芪、川杜仲（炒去丝）、怀牛膝（酒浸）、川续断各一两，川木瓜、鼠粘子、连翘子、制川乌、千年健、地风藤、西秦艽、当归身各一两二钱，羚羊角屑、石菖蒲、香白芷各七钱五分，威灵仙、骨碎补、何首乌、南苦参各一两五钱，枸杞子、定风草各六钱，草乌（制）一两二钱。

共为细末。每日服 3～4 次，每次二至三钱，水酒各半温服。取汗，避风。

来源及说明：此方是广东省灵山县沙坪镇泰安药号介绍，据称是根据《医宗金鉴》与《证治准绳》之防风散加上数味组成，疗效较原方更好。

附：又方

苦参末二两，以猪肚盛之，缝合煮熟，取出去药。先饿一日，次早先饮新水一盏，将猪肚食之，如吐再食，待一二时，以肉汤调服无忧散五七钱，取出大小虫一二万为效。后以不蛀皂角一斤，去皮煮汁，入苦参调糊，下何首乌末二两，防风末一两半，当归末一两半，芍药末五钱，人参末三钱。丸梧子大。每服三、五十丸，温酒或茶下，日三服。仍用麻黄、苦参、荆芥煎水洗之。

▲驱风丸

主治：麻风。

苦参一斤，当归四两，小胡麻一两，荆芥二两，白蒺藜（去刺）二两，白术二两，防风二两，大胡麻（去油）八两，威灵仙二两，白芷二两，明天麻一两，雅连五钱，大枫子（去壳油）四两。

上药照配三料，分甲、乙、丙三号。甲号用当归头，乙号用当归身，丙号用当归尾。研细泛水为丸，放置干燥箱内备用。

一般成人开始剂量为 9 克，如恶心、呕吐、头晕等，即可徐徐增加剂量，至每天最高维持量为 66 克。规定甲号早饭前，乙号中饭前，丙号晚饭前服用。服时均用开水泡陈茶叶吞服。

▲皂刺丸（湖南零陵岭口医疗站方）

主治麻风，眼目歪斜，面浮肿，生结节。

皂角刺一斤，锦纹军二斤。

制法：先将皂角刺切片，拌河沙炒枯黄色。锦纹军焙枯，研末，过筛。二药混合，以水一半、蜂蜜一半和为丸，一钱重。

用法：成人每日服三次，早、午、晚饭后各服 3～6 丸。用银花一钱、土茯苓二钱、夏古球一钱煎汤送下。

反应：一般服药三日后大便开始溏泄，一日泻二三次，腹鸣，小便橙黄色。服药一周后精神兴奋，食欲好转，皮肤润泽，结节减轻，有的消

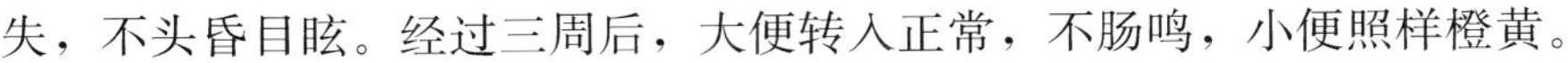

失，不头昏目眩。经过三周后，大便转入正常，不肠鸣，小便照样橙黄。

▲乳香搜风丸（《疡医大全》）

治血痹、糍粑、痛风、半肢、截毛、泥壁、水冷风、漏蹄、雁来、鸡爪风。

升麻、牛蒡子、胡麻、白鲜皮、连翘、豨莶草、苦参、桑寄生、当归、怀生地、秦艽、枸杞子、槟榔、何首乌各四两，鳖甲一个，重一两佳，凌霄花、川芎、大枫肉（去油、同川乌煮）、汉防己各一两，虎胫骨（酥炙）、陈皮、牛膝、甘菊花、紫草、海风藤、木瓜各二两，杜仲一两二钱，甘草一两五钱，白芷一两二钱，薏苡仁六两，芝麻二合，乳香（用河水添换，煮四五次为度。又用制川乌十两捣碎，煎汁一钵，入乳香，煮至汁尽为度。再用荆芥、防风、石菖蒲、苍术各四两，煎汁一钵，入乳香，煮至汁尽为度。又用鲜石菖蒲四斤，捣汁一钵，入乳香，煮干为末。每制乳香一斤，配药一斗）三斤。

用鲜皂角刺三斤，捣碎，水煎，去渣，熬成膏，入前药，捣丸，桐子大。初服一钱五分，三日后服二钱，又三日服二钱五分，再三日服三钱为止。服至20日，伸指酸麻，一月后，容颜光泽，服至百日而愈。

▲牙霜丸

牙皂末一两，巴豆霜三钱五分。

饭丸，绿豆大。白汤下二丸，利下黑物。

▲七圣散

治初疠疮。

皂角子七粒，牙皂七片，金银花四两，杏仁十四粒，僵蚕十四条，蝉蜕二钱，土茯苓一斤。

水四碗，煎二碗，作二三次服。轻者二帖，重者三四帖愈。

▲番白饮

治疠初起。

番白草、紫花地丁、当归、木通、皂刺、风藤、皂角子、牛蒡子、蛇床子、僵蚕十二个，桑皮、米仁。（按：原书缺分量）

每帖加土茯苓四两，水酒各半煎服，十帖病愈。

▲八仙汤

治疠风初起，兼治广疮结毒。

皂刺二十个，人参三分，米仁一钱，花粉一钱二分，蜂房七孔，浮麦一握，冷饭团三两，琉璃灰七分半。

水煎温服，七帖病愈。

▲七神汤

治筋骨疼痛，久不愈者。

蜂房三钱，僵蚕二钱，皂角子五个，淡竹叶二十片，灯心（七寸长）二十根，土茯苓四两。

用虾蟆一只，刮去腹中垢，风干，切四块，每帖下一块煎服。

▲胡麻饮

金银花、赤茯苓、明天麻、胡麻各一两，防风、荆芥、羌活、独活、僵蚕、连翘、五加皮、地骨皮、当归、黄芩、黄连、杜仲、牛膝、黑牵牛、米仁、皂角刺各五钱。

均作十帖。水煎服，每帖加土茯苓一两。

▲肉核油

防风、荆芥、首乌、花粉、苦参各三两，冷饭团一两，肥皂核肉四两，猪脂油四两。

水一碗，煎至半，作五六次服。如疮多不效，再一服痊愈。忌铁器。

▲加减通圣散

病甚者服之。

皂角刺二两，风藤三两，荆芥穗五两，防风、川芎、桔梗、枳壳、石膏、柴胡、黄连、羌活、连翘、生地、熟地、芍药、当归、薄荷、甘草、麻黄、滑石、黄芩各三两，芒硝一两。

上药分作八服，每服用水两大碗，煎八分，空心服，日进三服。五六日后，方服紫花丸。

▲搜风散（《疯门全书》）

治36种恶疾，脸起红云，身有红块，四肢麻木，神验。

白附子（面粉包煨）二两，白蒺藜（炒去刺）二两，熟川乌、草乌（二乌用黑豆煮）、北全蝎（洗去泥沙、姜汁炒）、猪牙皂、白头翁、钗石斛、条甘草各一两。

上为细末，每服一钱，酒送下。

▲羌活白芷散（《医部汇考》）

治风热血燥，手掌破裂，或头面生疮，或遍身肿块，或脓水淋漓。

猪牙皂角、羌活、白芷、柴胡、荆芥、蔓荆子、防风、甘草、黄芩（酒炒）、川连（酒炒）各一钱。

上水煎服。

▲紫菀丸（王海藏方）

治大风病眉发堕落、掌内生疮等症。

皂荚、川黄连、桔梗、茯苓、桂枝、干姜、蜀椒、巴豆（去皮膜油、炒）、人参各五钱，吴茱萸、菖蒲、柴胡、厚朴各一两，川乌（制）三钱，羌活、独活、防风各一钱。

蜜丸，桐子大。每服三丸，渐加至五丸七丸，生姜汤送下，食后临卧服。孕妇忌服之。

▲通天再造散（《十便良方》）

大风癞疾。

大黄（煨）、皂角刺各一两。

为末，每服方寸匕，空心温酒下。取出恶毒物如鱼脑状，末下，再服，即取下如乱发之虫。

▲神效散（仁存方）

用黄柏末、皂角刺灰各三钱，研匀，空心酒服，取下虫物，并不损人。食白粥两三日，服补气药数剂。如四肢肿，用针刺出水再服。忌一切鱼肉发风之物。取下虫，大小长短，其色不一，约一二升，其病乃愈也。

又方（《直指方》）

癞风虫疮。

干虾蟆一两，炙，长肥皂角一条，炙去皮子，蘸酒再炙，为末，以竹管引入羊肠内，系定，以麸铺甑内，置药麸上，蒸熟，入麝香半钱，去麸，同捣为丸，如梧子大。每温酒服二十一丸。

▲治疼痛走注风方（《秘传大麻风方》）

松香、灵脂、地龙（去土）、木鳖子（切碎，水浸一宿，去壳末）各一两，精德乌、草乌（制）、首乌各二两，南星、自然铜（醋煅五次）各一两。

如麻风不知疼痛，加穿山甲五分、蛤粉同炒，入药拌，晒干，酒浸后为末，水丸如弹子大，晒干。细嚼，好酒每服送下一丸。如麻木处，用刀破出血。若遍身生痛作痒，川芎煎酒送下，此药不可多服。忌房事、毒物、盐、酱、生冷。

▲水制黄香丸（又名黄龙丸，《解围元薮》）

治诸风危困，无药可治将毙者。

舶上硫黄，黑色者曰雌，黄色者曰雄，各半，打碎溶化，倾入酽醋内，取出里面之油。取净者一斤，用竹筒一个，削去青，入硫在内，以蜡封口，投入无水粪坑中，浸一年取起，放长流水中四十九日。明亮松香，溶化，加烧酒煮六七沸，倾入冷水内，抽扯去内苦黄味，再煮再抽，一连七次，拔净，细白无脚，方用三两。茅苍术，米泔浸，刮去粗皮，用白净者一斤。紫檀香、茅香（俱不见火）、白胶香、川乌（炮去皮，制）、川芎各四两。恶实（头末）、草乌（炮去皮，制）、明天麻各三两。一方加地龙二两，名黄龙丸。

共为末，陈皮糊丸，桐子大。每服 50 丸，滚汤下。

▲香蒲丸

治大麻风诸药不效者，服此除根。

松者二十两，水澄化七次。草乌（制）八两，光乌四两，此二味用水二桶，煎浓汁，去渣，沉去泥脚。鲜菖蒲三斤，煎浓汁，去渣。防风、荆芥、苍术、甘草各四两，用水一桶，煎浓汁，去渣，沉去泥脚。

先将二乌汁煮松香干，次将防风等汁煮松香干，又将好醋一碗煮松香干，熬如鳅眼，看火候持起，候冷，浸水内出火毒，再以火微溶，取起晒干，捣为末。

上部用陈米醋丸，下部用面糊丸。起初三日每服一钱五分，次三日每服二钱五分，日进两次，第七日再起，周而复始，空心酒下。

五死加减：皮死，麻木不仁，加天麻二两，属脾。肉死，刀割不知，加首乌四两，属肾。血死，臭烂成脓，加当归四两，属心。筋死，手足指落，加葶苈四两，属肝。骨死，鼻梁崩塌，加骨碎补二两，属肺。

五经受病加减：肺经受病，面如紫蓝，加僵蚕一两。脾经受病，遍身红癣，加苍术四两。肝经受病，骨络筋缩，加皂角二两，去尖。肾经受病，足底先穿，加乳香、没药各五钱。心经受病，目中流血，加黄连一两。

虚弱人加人参，和前加减，用酒煮药，吞前丸药。上身用黄芪三钱。下身用牛膝七钱。疼痛不止，加乳香、没药各三钱。水四碗，煎二碗服。

▲痛风方（《千金方》）

炼松脂投冷水中二十遍，蜜为丸，服二两，遇饥即服之，日三。鼻柱断离者，二百日服之瘥。断盐及杂食、房室。又以天门冬酒服，百日愈。

《衍义》：松脂去风燥湿，天门冬酒服，取其润燥也。

▲大麻风兼治癞症（《疡医大全》）

穿山甲一个，不拘大小，务要头、尾、爪甲毫无损缺，方可入药。以湿绢拭去灰尘，灰须去净，用上好严生漆一斤，绞去渣，将山甲遍身漆到，阴干又漆，以漆完为度，再阴干，用火酒浸一日夜，取起，风干。觅无煏大坛一个，将山甲四肢分作五块，用双铜系穿缚，悬放坛内，四边不可挨粘。盐泥封固，坛口开一孔，用文武火煅炼，看坛口烟尽，即退火，候冷取出，铺放地上一二时，研细末。每穿山甲一两，加透明朱砂五分，和研收贮。

每服三钱，烧酒调服，仍以烧酒过口，每日三服，忌鲜鱼、鸡鹅、羊肉、面食，唯鸭、腊肉、猪腰可吃。或病者欲头先愈，即先研山甲头服之，余彼此；如听其缓效，即合研可也。若须眉已落，服完再服长松（即仙茅），可复生矣。

▲参漆散

苦参（油炒）八两，干漆一两，穿山甲（炒）二两，甘草五钱。

制法：共为细末。

服法：每服 5～7 分，鲜蟹二只，取汁，加黄酒送下。

▲秘授大麻风方

番木鳖一两，酥油润三面，火炙透黄，不可焦，研末。麻黄八两，大罐煎汁，倾出再煎，取汁二升，复用文武火缓缓煎至黄色为妙，研末。

每以制番木鳖末一两，加麻黄末一钱五分，和研，入瓷瓶封贮，勿令泄气。春夏用二分，秋冬用四五分，好酒调服，以醉为妙。预扫空房一间，四围勿令透风，俱要遮好，先用布衫一件，青裤一条，以鸡子青涂遍里面，令病人先穿二衣，再将棉被盖之，方服药酒。俟出臭汗，方去被换衣，看衣上有虫数合，无虫则病从汗解，病出一半。换下衣裤，掘一深潭埋之，以免传染之患。如不汗透，再服一服，照前谨慎如法，随服大补汤五剂。看人老少厚薄，病之远近轻重，不可一例治之。轻者一服追虫发汗即愈，重则次第用药治之。

▲四磨丹

治癫风、亸曳风。

番木鳖四十九粒（酥煮，三沉三浮为度）、闹阳花（酒拌，九蒸九晒）、败龟板（煅）各三两，苍耳子（炒）八两。

各为末，和匀，入筒内，挂当风处七日。初服五分，三四日七分，渐加至一钱，空心热酒调服。

▲救苦回生丹

治半肢、截毛、历节、蛊风。

番木鳖（制）三十个，乳香、没药、川芎各一两五钱，五灵脂、檀香、自然铜（醋淬）、松脂、威灵仙各一两，荆芥、苦参、白芷各一两二钱，闹阳花（蒸熟）、地龙（去泥）、虎骨（炙）、天麻、全蝎、草乌（制）、京墨各五钱，黑豆（炒）二合，紫荆皮、白僵蚕各六钱，冰片三分，麝香五分。

共为末，米糊为丸，龙眼大，辰砂为衣。金箔裹薄荷汤，磨服一丸，昏迷而病愈。妇人血晕经闭，胎衣不下，炒黑豆淋酒，磨服一丸。

▲神守散（《解围元薮》）

治蛇皮、鱼鳞、邪魅、痒风、癞风，一切危急之症。

番木鳖，用铜刀刮去粗皮，将麻油入瓦罐内煎滚，渐投下木鳖煎之，待三沉三浮，发泡焦黄，取出晒干，为末。每服一分，临卧白汤下，避风，待汗干方可起。服至百日，眉生指直，斑退肿消疮敛；如病反增，乃内毒发出，甚妙。此方亦治痰火，服之则痰从两胁滚下。又治癫痫，量人强弱服。一方药末一两，加甘草末五钱，更妙。如药力凶，以黑豆汤解之，绿豆汤亦可。

▲仙花膏

治大风恶症，神效。

番木鳖（醋炙）二两，闹阳花八两，酒蒸九次，苍耳子（妙）八两，败龟板（煅白如霜）二两。

共为末，用蜜一斤，熬去水气调之，入竹筒内，挂当风处。病人初起，酒服五分，弱者服一二分，不饮酒者，沙糖调下。

▲清风丸

制马前子二两四钱，大枫子八两，苦参六两，茺蔚子十六两，土茯苓十六两，土牛膝十六两，生地十六两，大黄十六两，蒲公英十六两，黑附片八两，刺蒺藜八两，防风十六两，木瓜八两，黄连八两，黄芩八两，黄柏十二两，甘草六两，苡仁十六两，当归十六两，荆芥八两，鳖甲八两，龟板八两。

制法及用法：马前子经火烤过，去毛，刮干净，用量不得超过总剂量之1%。上药研末，蜜糖为丸，每丸一钱。一般成人每日二次，用开水早晚送服，每次2丸。

▲豨莶丸原方（《秘传大麻风方》）

豨莶（净叶）九蒸九晒一斤，大胡麻（酒洗蒸）、防风（去芦）、白芷、羌活、白蒺藜（炒去刺）、独活、荆芥、天麻（面包煨）、苦参各二两，生地（酒浸晒）四两。

炼蜜为丸，每服四钱，空心陈酒送下。

▲加减豨莶丸方

豨莶（九蒸九晒，入肝肾二经，补元气，祛风湿，强筋骨，长眉发，生发鬓。能宣能补，久服延年）一斤。何首乌（去渣皮，酒浸，黑豆拌，蒸晒九次为度，要生者一斤，制得八两）八两。苦参（黄米泔浸一夜，去浮面腥气，晒干，焙。明目止泪，去湿杀虫，专疗大风肠癖）四两。川牛膝（补肾气，除寒湿，引诸药下行）二两。怀生地（竹刀切片，晒，焙干，勿犯铁器。凉血补阴，去瘀生新）八两。薏苡仁（炒。祛风湿，理脚气，除热健脾，多用自效）四两。白蒺藜（杵去刺，炒。行血下气，明目治风，补肾止遗）八两。牡丹皮（酒洗。除风痹，去瘀血）二两。大胡麻（水淘去浮，酒蒸。补阴去风，久服延年）四两。防风（去芦。专治久风恶风，尤解附子毒）三两。甘菊花（焙干。补阴气，明目聪耳，除胸中热，去面目寒，死肌湿痹，目泪头疼）四两。枸杞子（焙。明目补肾，又去皮肤骨节间风，散疮肿热毒，久服延年）四两。川羌活（去芦。散八表风邪，利周身节痛，善行气分，以理游风）三两。独活（治新旧诸风湿痹，筋骨挛痛，善行血分，以理伏风）二两。白芷（明目散风，祛寒湿，又治头面，但不可久服）二两。荆芥（行血发汗，疗风在皮里膜外者）二两。秦艽（祛风活络，养血舒筋）二两。当归（去瘀生新，舒筋润肠）二两。云白术（九制。腰脐血结，祛周身湿痹，且制胡麻之滑润）二两。明天麻（大如茄，面包煨。活血通窍，治诸风，麻木不仁，语言瘫痪）二两。甘草（炙，亦可生用。解百毒，和诸药，尤解附子毒）二两。

共为末，用金银花五斤，煎膏为丸。每服五钱，陈酒或白汤送下，空心午后二次。第二次服，当加人参一两，去白术一味。

▲豨莶膏（1）

九月九日采得，去根，连茎叶细锉，打烂取汗，煎炼成膏。以甘草、熟地煎膏，炼蜜，三味收之，酒调服，功妙不可尽述。

▲豨莶膏（2）

六七月间以豨莶草，水洗净，拭去毛刺，捣取自然汁，文火慢熬，不住手搅之，勿令粘底，加白蜜煎炼熟，加当归、苏木、红花、乳香、没药、血竭、木香、沉香、檀香、麝香、冰片、葳蕤各等份，为末，炼成膏，瓷瓶收贮。每用一匙，白汤下。一方取苍耳汁，对分煎之，亦好。

▲治风丸

豨莶（晒干，蜜、酒拌，蒸九次，晒干）、皂角（酒拌，九蒸九晒）、苦参各一斤，苍术（四制）半斤，当归（酒洗）二斤。

为末，酒、蜜为丸。每服二钱，老酒送下，日进三服。重者一月，轻者二十日可愈。

▲豨莶散

治软瘫风，并风气攻冲，遍身疼痛，不能起床。

豨莶草、苍耳子、胡桃肉各二两，金银花、五加皮、地骨皮、防风、海风藤各一两，当归五钱，红花二钱。

用三白酒一坛，将前药用绢包好，贮坛内，隔汤煮令透，冷一日。每空心服一盅，三四日后服盅半，酒干病愈。

▲豨莶丸（《解围元薮》）

治肝肾风气，四肢麻痹，骨节痠疼，腰膝无力，癞风痿烂，湿痰中风，口眼㖞邪，手足屈曲瘫痪等症。

于五月五、六月六、七月七等日采豨莶草叶，拭去毛，沙土曝干，以老酒拌蜜，层层和酒，以柳木甑蒸透晒干，共九次，加乳香、没药、沉香、檀香、降香、木香、麝香、当归、血竭各等份，共为末，蜜丸，桐子大。每服三钱，无灰酒下。

▲药酒（1）（河南中医学院方）

主治麻风病全身麻木，下肢较重者。

当归、川芎、荆芥、防风、川乌（制）、草乌（制）各八钱，建梅四两，桂枝尖四钱，广木香、小茴香、冬虫夏草、红花各三钱，川牛膝一两，香橼、白芷、甘草各五钱，白花蛇一条，细辛二钱，红粒十二两，明流酒三斤。

制法：上药十八味，用水八碗，煎至四碗，滤出滓。再将余滓加水六碗，煎至三碗，滤去滓。两煎汇合一处，入红糖、明流酒，熬成膏一斤半。

服法：每天早晚各服一次，早晨二两，晚间一两，开水冲服。

▲药酒（2）（同上）

主治全身麻木者。

当归、荆芥、防风、木瓜、川牛膝、川乌（制）、草乌（制）、羌活各一两，川芎、杜仲各八钱，麻黄四钱，桂枝尖五钱，菟丝子五钱，冬虫夏草三钱，麦仁八两，白酒五斤。

制法：同上，熬成二斤半。

服法：同上。

▲浸酒方（《秘传大麻风方》）

何首乌（生用，去皮）、苍耳子（杵碎，去刺，炒）各四两，川牛膝、宣木瓜（去湿，调荣卫，腰肾脚膝之要药也）、丹皮、川活、羌活、蕲蛇（去皮骨）各一两，防风、怀生地、当归、苦参、米仁、桂圆肉、秦艽各二两。

用陈酒，不拘斤两，满坛，隔汤煮，香三炷为度。

▲紫云白癜破皮三等风酒方

风藤、蒺藜、荆芥、川芎、白芷、胡麻、羌活、独活、首乌、豨莶、乌蛇、川乌（制）、草乌（制）、桔梗各一两，苦参、防风、当归各三两。

将大酒七斤入瓶内，煮三炷香，出火毒。空心服一杯，日进三服。

▲曹邑宰傅酒药方

石衣（洗净）半斤，当归（微炒）、羌活、秦艽、独活各四两，乌芝麻（微炒）半两。

用煮酒十斤，浸数日，早晚服之。

▲内府药酒方（《疡医大全》）

甘草、补骨脂、苍术各二钱，何首乌、人参、五加皮、草乌（制）、肉苁蓉、砂仁、白术、杏仁、当归、川椒各一钱七分，小茴香、牛膝、虎骨、枳壳、半夏、香附、青皮、枸杞子、菟丝子、良姜、木香、厚朴、白扁豆、赤芍、陈皮、枳实、防风、生地黄、熟地黄、荆芥、天门冬、五味子、麦门冬、三棱、莪术、槟榔、吴茱萸、桔梗、桑白皮、藁本各一钱，胡桃肉（去皮）、红枣（去核）、白糖各五两六钱七分。

用米烧酒、白酒酿各六斤，盛坛内，以绢袋盛药，挂坛内，扎紧，放锅内，重汤煮三炷香为度，埋土中七日，出火毒。每服用瓷杯炖热饮之。

▲冷风方

苍斑香豆一斗，胡桃肉四斤，边壳敲碎，火酒十斤，共入坛内，浸五七日。每用一大盅，饭上蒸，不时服。药到病除。

▲定风酒（《解围元薮》）

治痛风、寒湿痿困诸症。

檀香、羌活、防风、牛膝、杜仲、芍药、当归、木瓜、天麻、白芷、川芎、麻黄、陈皮、荆芥、半夏、黄芩、官桂、苍术、首乌各一两，沉香、木香、乳香、没药、血竭、红花各五钱。

上均作三帖，用无灰酒一坛，入药一帖，封固，隔汤煮五七沸。不拘时，随量饮。

▲碧霞浆

羌活、独活、白芷、川乌（制）、细辛、菖蒲、苍术、风藤、苦参、当归、防风、升麻、藁本、蒺藜、荆芥、木瓜、薄荷、茄根、防己、天麻、川芎、射干、麻黄、水萍、胡麻、葳蕤、首乌、木香、檀香、沉香、仙灵脾、威灵仙、蛇床子、菓实、金银花、羊踯蠋花各五钱。

酒浆一坛，入药五两，隔汤煮透，候冷，每饮一杯，避风二时，朝夕饮。

▲无忧酒

治湿痹诸般肿痛。

防风、牛膝、羌活、鳖甲（炙）、松节、蚕沙、白术各二两，萆薢、当归各三两，秦艽四两五钱，苍耳子、枸杞各四两，茄根皮八两，杜仲一两五钱，红花、藁本、香蛇各一两。

酒浆一坛，入药四两，煮熟，随量饮。

▲甘醴

治麻痹不省人事。

羊踯躅花一两，北红枣五十枚，风藤二两，烧酒五六碗。

共入坛内，糠火煨，饮半小盅，令人昏迷一周时，酒未完而病已脱。

▲神仙酒

治痛风遍身僵肿，及半身不遂，并外广疮，寒湿皆效。

闹羊花根三斤，生姜四两，红枣六两，醇酒二十碗，酒浆十碗。

将药浸入酒内，煨熟，去渣，卧时服一小杯。

▲乌茶酒

治痛风痹证，疠风疙瘩，黑肿瘫痪等症。

乌茶草（即七叶连根草）、当归、五加皮、川芎、生地、芍药、升麻、白芷、防风各二两，甘草五钱，玄参、苍耳子各三两，乌药、羌活、独活、前胡、秦艽、金银花、闹羊花根各一两，千金草（即坜草，乃首头香、糙米菊、回回草）三两。

好酒一坛，入药，隔汤煮透，随量饮，醉醒痛止。

▲推云酒（又名冯夷琼浆）

治紫云疙瘩，挛困麻木，剜割不知者。

川乌（炮）三两，苦参、羌活、防风、胡麻、甘菊、荆芥、风藤、连翘、粉草、白芷、黄连、当归、川芎、黄芩、芍药、牛膝、独活、僵蚕、蝉壳、生地、首乌、威灵仙、金银花各五钱。

上均作二帖，用酒浆一坛，入药一帖，密封蒸之。每日三进，每进一杯，重者四坛痊愈，轻者一料。饮酒时以药汤频浴为妙，药汤方备下。

附：浴药方

菊花、干荷叶、藿香、白芷、甘松、麻黄、沙参各等份。

为末，每水一桶，入药末三钱，加桃、柳枝各一把，煎四五沸，睡时于无风处热洗久出。忌猪羊肉、房事、劳役，唯鳗鲡、乌鱼、白鸭啖之方效。

▲治冷痛麻风方

闹羊花根四两，北红枣一斤，烧酒五斤。

上药酒共入坛，封固，煮一日，每饮一小杯，一周时醒，顿愈。

▲风病愈后平常浸酒方

此方伸筋活血，滋肾明目，回痹理脾，润颜色。

浙白术、怀熟地、丝杜仲、补骨脂、怀山药、苡仁米、全当归、川牛膝、节羌活、香独活、威灵仙、大秦艽、川萆薢、寻风藤（即青风藤，主治风湿麻痹）、北防风、汉防己、五加皮、杭白芍、广木香、小甘草。

加乌豆壳一撮，红枣数粒，酒浸三日，空心服。

▲蕲蛇酒（2）

真蕲蛇一钱，北秦艽、香独活、威灵仙各五钱，嫩桑枝两半，蔓荆子、川萆薢、甘菊花、净银花、百部、白苦参、丹参、当归、赤芍、赤茯苓、枸杞、黄柏、牡丹皮各一两，大生地二两。

佳酒煮，退火七日饮。

▲石灰酒（《千金方》）

主生毛发须眉，去大风。

石灰一石（酒拌湿，蒸冷气足），松脂炼成十斤（为末），上曲一斗二升，黍米一石。

上四味，先以大锅内炒石灰，以木扎著灰中，火出为度。以枸杞根锉五斗，水一石五斗，煮取九斗，去渣，以淋石灰三遍澄清，以石灰汁和渍曲，用汁多少，如酿酒法，讫。封四七日开服，常令酒气相及为度。百无所忌，不得触风。其米泔及饭糟，一事不得使人畜及犬鼠食之，皆令深埋。此酒九月作，二月止，恐热。膈上热者，服后进冷饭三五口压之；妇人不能饮食，黄瘦积年及蓐风，不过一石即瘥。其松脂末初酿酒摊饭时，均散著饭上，待饭冷乃投之；此酒饭宜冷，不尔即醋，宜知之。

《衍义》：石灰烈火煅出，性最暴，故《本经》治疽疡毒热，恶疮癞疾，死肌坠眉，杀虫，去黑子、息肉。松脂惯历风霜，质秉则强，燥散，《本经》治痈疽恶疮，脚挛手折，顽疡白秃。配以枸杞根之甘寒，《本经》有五内邪气，热中消渴，周痹风湿，久服坚筋骨，用以酿酒，能生眉发，非去大风之明验乎？

▲蜂房酿酒（《医部汇考》）

治乌癞。

露蜂房五两，苦参四斤。

上件细锉，用水三斗，煮取一斗二升，去粗，浸曲四斤半，炊糯米三斗，入曲蘖，搜拌如常酝法，酒熟，滤去糟。每温一小盏，食前服之。

▲苦参酒（1）

治周身白点，如脂如榆荚，搔之白屑落，或痒或痛，色白渐展，世呼白癞。

苦参五斤，露蜂房五两，猬皮一具。

上锉碎，用水三斗，煮取一斗，去粗，浸细曲五斤，炊黍米三斗，拌如常酝法，酒熟，压去糟。每于食前温饮一小盏。

▲苦参酒（2）（《麻风病验方集锦》）

主治：结核样型及瘤型麻风病。

苦参、炒苍耳子各五斤，大枫子仁一斤，白花蛇二斤，露蜂房五两，刺猬皮（酥炙）一具。

制法：共为粗末，用水熬煮，尽取药物内含的成分，煎浓去渣过滤，再以熬好的浓药液浸入细曲和炮黍米，煮熟后放入发酵粉，如平常酿酒方法一样，等待完全发酵后酿之，取酒，密藏备用。其糟用来洗身之用。

服法及剂量：每日服二至三次，每次剂量1.2～2两，均于饭前空肚温服之。

来源及说明：此是古方，《医宗金鉴》及《肘后备急方》均有记载。原作者按：此方与原来古方略有出入，根据临床经验，加上苍耳子、白花蛇、大枫子三味，疗效更为优良。

▲桂枝酒（《千金方》）

治肝虚寒，卒然喑哑不声，踞坐不得，面目青黑，四肢缓弱，遗失便利，历风所损。

干姜五两，桂枝、芎䓖、独活、牛膝、薯蓣、甘草各三两，附子、防风、茯苓、天雄、茵芋、杜仲、蒴藋根、白术各四两，踯躅、猪椒叶根皮各一升，大枣四十枚。

上十八味，㕮咀，以酒四斗，渍七日。每服四合，日二，加至五六合。

▲白术酒

补心志，定气。治心虚寒气，性反常，心手不随，语声冒昧。其疾源历风损心，具如前方，所说无穷。

白术（切）、地骨皮、荆实各五斗，菊花三斗。

上四味，以水三石，煮取一石五斗，去滓，澄清取汁。酿米二石，用曲如常法。酒熟，随量饮之，常取半醉，勿令至吐。

▲蟾蜍酒

主治：恶性麻风病。

大蟾蜍一头，黄酒八两。

制法：将蟾蜍投入黄酒内，加热煮煎至糜烂后，去蟾蜍，取煮好之酒听用。

服法及剂量：每日一剂，分3～4次服，温酒服下取汗，可酌情加减。

来源及说明：此为清·叶天士的单方，《中华皮肤科杂志》1957年第1期及《新中医药》1957年第4期均有介绍。

▲梅师方

白艾蒿十束，如升大者，取汁，以曲及米，一如酿酒法，候熟，稍稍服之。

▲《肘后方》

白癞风疮。

干艾，随多少，以浸曲，酿酒如常法。日饮之，觉痹即瘥。

▲《圣惠方》(6)

大风恶疮。

松叶、猪肉二斤，麻黄（去节）五两。

锉，以生绢袋盛，清酒一斗渍之，春夏五日，秋冬七日。每温服一小盏，常令醺醺，以效为度。

▲《圣惠方》(7)

紫白癜风。

乌蛇肉（酒炙）六两，熟地黄四两，枳壳（麸炒）、白蒺藜（炒）、五加皮、防风、桂心、牛膝、天麻各二两。

锉片，以绢袋盛，浸于无灰酒二斗中，密封七日。每温服一小盏。忌鸡、鹅、鱼肉、发物。

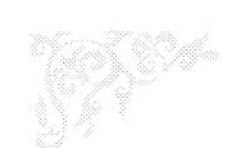

▲熏洗方（1）（《张氏医通》）

先用黄柏、黄连、薄荷为末，水调，涂眼四围。次用荆芥、苦参、风藤、枳壳、苍耳、羌活、桑、槐、桃、柳等，连根葱煎汤熏浴。浴起，用木通、石菖蒲、大黄为末，加麝香少许，擦患处。

▲浸浴熏洗方（《医宗金鉴》）

地骨皮、荆芥、苦参、细辛各二两。

河水煎汤，浸浴熏洗。

▲洗浴方（1）（《秘传大麻风方》）

治疮癣如鱼鳞之形，或痒痛。

首乌、苦参、荆芥、防风、朴硝、地骨皮各一两，艾叶、桃、槐、柳各四两。

先将后四味打碎，用水一锅，与前药六味同煎数滚，去渣，淋洗浴后，服大风退热散一服，百日可愈。如年久深远，风毒恶疮，俱可洗之。

▲大麻风发汗洗浴方

松毛十斤，防风、荆芥、川椒各一两，皮硝四两，葱汁、姜汁各一盏，野菊花、闹羊花各一大把。

将黄米柴烧灰，淋水二三桶，煎前药，令患人入浴缸内重洗，待汗出透为度。未浴前先服防风通圣散，加麻黄五钱、葱五根、姜七片。煎服后，方可洗浴出汗。

▲大麻风洗方（1）（《疡医大全》）

衢艾、楝树皮、椿白皮各半斤，白矾四两。

煎汤洗数次愈。

▲洗方（1）

桃、柳、桑、槐、楮五枝，煎浓汤，大缸坐没头，浸一日，汤如油为效。

又方

地骨皮、荆芥、苦参、细辛各五钱。

水煎，熏洗，遍身血出为效。务要汤宽，浸洗良久乃佳。

▲洗方（2）（《解围元薮》）

荆芥、防风、菊花、枳壳、金银花、大枫子、蔓荆子、苦参、玄参、沙参。

煎汤洗之。

上方治心肝二经受病，其色青，遍身紫绿色，或有泡。初起眉毛未

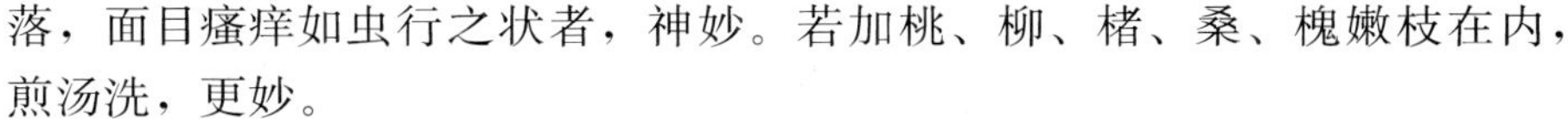

落，面目瘙痒如虫行之状者，神妙。若加桃、柳、楮、桑、槐嫩枝在内，煎汤洗，更妙。

▲洗方（3）

首乌、荆芥、防风、槐枝、苦参、马鞭草、金银花、枫树皮。

煎汤洗之。

▲黑光汤

治鹅掌风。

千里光一大把，苍禾苗一把，朝东墙头草一小把。

三味同水入罐内，绢帛包裹，勿令泄气，煮百沸。先用麝香擦患处，后以药熏之，二三次即愈。

▲舒挛汤

治手指挛曲者。

薜荔枝、叶、梗，每斤加川椒三两，侧柏叶四两，煎浓汁，久洗自然伸直。又名过水龙，须古桥上生者。

▲虎跑泉

虎杖草、豨莶草、苍耳草、防风、升麻、荆芥、金银花、紫苏、鹤风草、五台头。

煎汁洗浴。

▲兰汤

大枫子壳、白芷、防风、荆芥、苦参、首乌、苍耳子草、麻黄、川椒、葱。

煎汤久洗，取汗避风。

▲乌龙汤

苍耳子一斗，乌鱼一个，重二斤者。

二味同煮，取鱼食之，以汤洗浴，病重者，二、三十次即愈。

歌曰：仙苗苍耳野园中，非比寻常草类同，治风用此如神效，救人真有大奇功。

▲五草六木汤

歌曰：椿槐桃柳干茄柯，桑谷天麻总一锅，苍耳金银藤辣蓼，久年风疠自消磨。

▲湿风痛风汤

石楠叶、马鞭草、辣蓼。

煎汤浸洗即愈。

▲三宣汤

麻黄根、地骨皮、草乌头（制）各二两，加朴硝（研匀）二两。

上每用一两，水一桶，椒一合，葱三十根，艾一两，煎十数沸，中入米醋一碗，去渣。于密室中先以帨巾拖搭四肢，候温即澡洗之，令汗透身面如珠，就于室中睡一时，汗解方出。五日一浴。

▲八叶汤

桑叶、荷叶、地黄叶、皂角叶、苍耳叶、蒴叶、菖蒲叶、首乌叶。

各晒干，烧存性，淋汁揩洗。

▲蒸法

将地上掘一深坑，长六尺，阔三尺，以桑柴火或炭火烧通，酒糟拌砻糠各五斗，先于甑内蒸热，乘热投于坑内铺平，即用柏叶铺厚，上以草荐盖之，再摊一席，令病人卧在席上，以被盖厚，勿使通风，睡一二时，底下火气透过糟糠，熇其柏叶，自然出臭汗，遍身通泰。半夜后渐去被，待汗自干方出，至明日，于无风处以草木汤浴洗，去其汗秽。

如病人强壮，可服防风通圣散一二碗，或青风藤膏一二钱，方入蒸池甚妙。如虚弱者不可服药，止蒸可也。

▲熨法（1）

用晚蚕沙和盐炒热，布包，但有肿块处，乘热熨之，冷即易，以醋拌炒尤妙，初起者即退。如无蚕沙，即太湖沙泥或珠子、无名异，醋炒熨之亦好。

▲洗疠疮方（《疯门全书》）

蓖麻皮、苦楝皮、马齿苋、槐树皮各四两。

煎水洗。

又方

豨莶草、苍耳子、北防风、鲜松毛、杉叶、左缠藤、侧柏叶、荆芥、银花。

共煎水洗。

▲发汗方

洗同。非遍身麻木，但洗可也。

蔓荆子、蛇床子、苍术、川花椒、嫩苦参、川黄柏各一两，荆芥穗一两二钱，威灵仙、麻黄两半，北细辛、何首乌各八钱，白芷六钱。

此方宜洗不宜服。

外加苦参皮、过墙草、侧柏叶、家艾叶，同煎水洗之。后用川花椒五钱，为末，醋调擦身，除虫止痒。

▲平常熏洗方

净银花、花椒叶、老松毛、侧柏叶、苍耳草、老艾叶、过墙草、苦楝皮。

同煎水洗。

▲洗大麻风方

苍耳草、朴硝。

▲熏洗方（2）

鲜松毛一斤，苏叶、九里明、苦瓜叶各四两，金银花六两，紫浮萍二两。

洗后即服八宝丹二百粒，次日仍服小神丸。

▲治脾经遍身痒癞、疮汁不干方

棉花子（炒）、老松毛、老桐叶各八两，家艾叶四两。

共焙干，捣烂，分做团子数十个。每夜取二三个入桶内，用钵盛着火烧之，人坐其上，候烟久熏为妙。

▲洗眼方

即煎神效清目饮、明目解毒汤、猪肝散及鸡肝散皆可服。

北蝉蜕、白蒺藜、草决明、白甘菊、川黄连、丹皮、甘草。

加桑叶三五片，煎水熏洗。

▲治风身体如虫行方（《千金方》）

用盐一斗，水一石，煎减半，澄清，温洗浴三四遍。并治一切风热。

又方（1）

淳灰汁洗面，不过一月即愈。

又方（2）

以大豆渍饭浆水，旦旦温洗面，洗头发。不净，稍加面，勿以水濯之，不过十度。

《衍义》：盐汤浴体，取其导水；灰汁洗面，取其逐湿，燥湿通痹，大风恶疾之专药也。

▲六香散（《医部汇考》）

淋渫癞病，其效如神。

甘松（去土）、零陵香、香白芷、茅香（去土，锉）、香附子（炒）、藿香、川芎各二两，三柰子半两。

上除三柰子另研，余七味同为㕮咀，分做四剂。每用一剂，以水六大

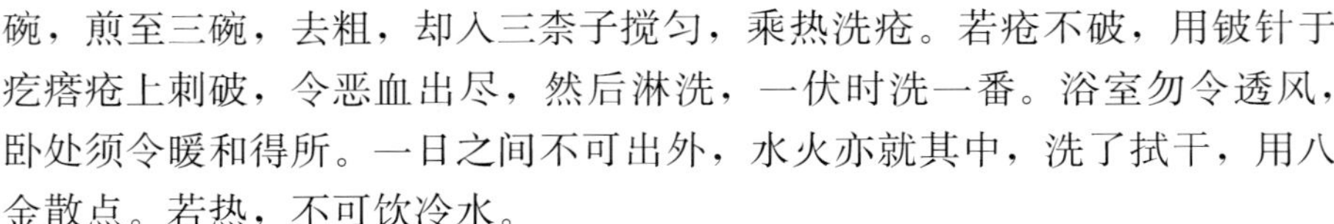

碗，煎至三碗，去粗，却入三柰子搅匀，乘热洗疮。若疮不破，用铍针于疙瘩疮上刺破，令恶血出尽，然后淋洗，一伏时洗一番。浴室勿令透风，卧处须令暖和得所。一日之间不可出外，水火亦就其中，洗了拭干，用八金散点。若热，不可饮冷水。

▲渫洗药

何首乌、荆芥、防风、马鞭草、蔓荆子各等份。

每用十两，水一斗，煎数沸，无风处洗出汗。

▲垂柳汤

治皮肤风热生疮，瘖瘰或痒痛。

杨柳一斤，杏仁、白矾（生用）各三两。

上件用水一斗五升，煎至七升，去粗，于无风处洗浴，极妙。

又方

用苍术、艾煎汤，瓶内熏之，俟温洗之。

▲杞头汤

治疠初起，即服败毒散三四帖。

以枸杞头二三斤，煎浓汤熏洗，二三次愈。

▲《圣惠方》(5)

大风恶疾，眉发脱落，以桑柴灰熟汤淋取汁，洗头面，以大豆水研浆，解泽灰味弥佳。次用热水入绿豆面濯之。三日一洗头，一日一洗面，不过十度愈。

▲德生堂方

用贝母、干姜等份，为末，如澡豆。入密室中浴，擦得汗为妙。

▲熏浴方

先用黄柏、黄连、薄荷为末，水调涂眼四围，次用荆芥、苦参、风藤、枳壳、苍耳、羌活、桑、槐、桃、柳等枝，连根葱煎汤熏浴，浴起用木通、石菖蒲、大黄为末，加麝少许，擦患上。

▲治大风恶疮方（《圣惠方》）

松叶、猪肉二斤，麻黄去节五两锉，以生绢袋盛清酒一斗，浸之，春夏五日、秋冬七日，每温服一小盏，常令醺醺，以效为度。

▲熨身面白驳方（《圣济总录》）

鲇鱼半斤，一头去肠，以粳饭盐椒，如常作鲊，以荷叶作三包，系之。更以荷叶重包，令臭烂，先以布拭赤，乃炙鲊包，乘热熨，令汗出，以绵衣包之，勿令见风，以瘥为度。

▲类聚祛风散（《医宗金鉴》）

硫黄、寒水石、枯白矾、贯众各二两，蛇床子一两，朴硝五钱。

共研细末，腊月猪脂捣烂，调敷。

▲莽草膏（1）

主治风骚痒，皮肤生瘖瘰，体肿疼痛。

莽草一两，当归（去芦）、芎劳、大戟（去皮）、川椒、附子、细辛（去苗）、赤芍药、芫花、踯躅花、蔄藋各二两。

共锉细，用酢三升浸一宿，猪脂三斤同煎，令附子色黄为度，绵滤去渣，以涂摩患处，日三五次。

▲敷药方（1）

黑狗脊（去皮）、寒水石各二两，蛇床子四两，硫黄六钱，枯矾、朴硝各少许。

分研细末，香油调敷。未烂不必敷之。

▲生眉毛药方（1）

皂角刺（焙干）、鹿角（煅存性）、薄荷、蜂房、牛口茨、银花、天罗藤、地松各等份。

为末，醋调敷上。

▲搽药

当归、红花、芍药、黄芪、甘草、苦参、血余、制白附子、防风、白芷、杏仁各五钱，胆矾三钱（不痒可不用）。

用麻油二斤，同煎煮，药渣枯黑色，去渣，入白蜡二两，收为膏。不拘时敷患处。

▲治口眼歪斜立效方

川乌末，用鳝血调匀敷患处。左歪贴右，右歪贴左。

▲治鹅掌风方（《秘传大麻风方》）

槟榔末一钱，硫黄、川椒末各五分。

共为末，用腌猪油调搽，以侧柏烧烟熏之。

又方

槟榔、冰片，用糠油调搽。取糠油法：用糙米糠，勿晒干，将大碗三只，碗面上用绵纸糊盖，待其干，将糠升许堆尖，用火自上烧下，隔纸寸许，去糠，碗中便有油矣。其手上有水窠，将针细细挑穿，用以搽上，三五次可愈。

▲祛风杀虫肥皂方（《疡医大全》）

百部（新鲜者，洗净晒干，蒸烂）十两，紫背浮萍（阴干，温火焙燥为末）、鲜肥皂各四两，浮皮硝二两。

共捣烂至极细，丸如青梅大。早晚洗浴净脸，用以遍擦。

▲黄柏散

治手足皮枯破则如水窠，或痒如疥癞，并雁来风。

胡椒五钱，黄柏、黄连、防风各四钱，大枫肉、枯矾各二钱，大茴香、花椒各三钱，雄黄、硫黄各五分，槟榔二枚，斑蝥十个，潮脑一钱五分。

共为末，腊猪油调搽。如麻木者，亦可搽。其痒搔破，搽之，则皮自然如旧矣。

▲麻黄散

治漏蹄风。

乳香、没药、黄柏、麻黄根、万年灰（即陈石灰）、水龙骨各等份。

共为末，掺之，贴夹纸膏收其毒水。

▲治癞奇方

土荆皮一斤，白及、尖槟榔、白芷各一两。

研细，搽三天。

又方

土荆皮一斤，白及、尖槟榔、白芷、蛇床子各一两，胡椒、枯白矾各五钱。

研细，搽三天。

俱用好醋调，清晨搽上，晚上以豆腐浆水洗去，过夜，次早又搽。

▲通天膏（《解围元薮》）

凡大风疠疮痒疼，干烂疥癣，涂之立愈。

大风子四斤，川胡麻、蓖麻子、土木鳖、杏仁、山赖各二两，芝麻四合。

上捣烂，入瓶内筑实，以柳枝三四根插着瓶底，掘地潭埋一大罐，外以水灌泥潭，将药瓶合在上口，上以炭火打三炷香，煏油下溜。

▲治鹅掌风雁来风方

银杏肉打烂，搓搽。如干，扑去渣，不可水洗，再加冰片、麝香各三分，研匀，桐油调涂上，以艾火熏之。

又方

用真平胃散，桐油调涂，于炭火上熏之，频涂频熏。

▲白癜风方

用麻油半斤，生柿柁两个，打烂，和匀，入锅内熬黑，去渣，点在患处，自变好肉。

▲四圣膏

治手指挛曲不舒，筋间疼痛，摊在纸上贴之，渐渐痛止伸直。

姜汁、葱汁各二碗，线胶四两。

同煎炼，再入草乌末四两，为膏。如绞葱汁，须加火酒，再入乳香、没药各一两。

▲五灰膏

桑枝灰、毛竹灰、豆萁灰、栗柴灰、荞麦灰各五升。

淋取浓汁，文武火炼，俟凝，加明碱一块，矿灰一块，硇砂、白丁香、白附子、巴豆、附子、斑蝥各等份。为末，和匀，收贮。如冷麻大风肿块，并手足拘挛者，以刀刺破皮肤，涂之，烂去恶肉，以除毒根。

▲青白膏

用白松香、青葙子各等份。以葱头同打为饼，塞入烂潭，即生好肉，长平。

▲二圣膏

风疮烂燂深久者，以浓茶同甘草煎，洗净。用杏仁七十粒，半夏半粒，同捣细塞之。俟肉长平，用掺药收功。

▲雁来风

黄蜡、穿山甲（炙）、车米、大枫子肉。

研细，桊油调涂，日易。

▲千搥膏

治大风肿胀，黑疮手足胀大者。

杏仁、江子、蓖麻子各六十粒，铜青、松香各四两。

先将前三味捣千杵，加后二味，再捣成膏。如干，加香油少许，放水中，忌见火。

▲呼脓膏

蓖麻子、大枫子白肉各一百粒。

捣千杵，加松香，再捣成膏，加乳香、没药、血竭、车米、麝香各少许，贴之。

▲水成膏

治诸风破烂及面手足污疮，能令生肉。

陈皮（炒黑）八两，陈米（炒香）半升，藿香、马蹄香各一两，麝香一钱。

共为末，冷水调敷有脓处。如破，用槐枝汤洗净敷之。

▲四魔粉

硇砂、斑蝥、江子（巴豆）、银池。

和为细末。凡风症高肿紫黑、成块坚顽者，将楮叶搽损苦皮，以药掺上，贴膏，即烂去。

▲四圣散

牛黄一钱，麝香三钱，胆矾四钱，明矾五钱。

共为末，香油调。如上身病重，以二分搽手心，一分搽足心，下身重反是。每度以四次均擦，三四日则吐出臭黑水，七日不可吃盐荤。二七日，以雄鸡约一斤半重一只煮熟，酱拌食之，其汁煮饭吃。三七日，用防风、荆芥、苍术、石斛、蛇床、羌活、白芷煎汤洗浴。四七日，服蜡矾丸半升，病愈。

▲消斑散

去面上一切斑驳。

白附子、花蕊石、川椒、南星、五倍子、牙皂、川慈菇各等份。

为末，姜汁调，临卧涂之。

▲飞白散

用老姜切开作爿，将砒末夹在内，以线紧缚定，用山黄泥封固，晒干，入火煨，候内姜收尽砒末取出，将斑蝥末乘湿揩拭于上。病人浴出，以穿山甲刮去块上苦皮，用此姜重擦则成疮。忌见风，七日脱光。重者三次除根。

附：吉水李先生敷方

良姜、南星、薄桂、生川乌、生草乌、苍术、艾绒、僵蚕、香附、桂皮、葱。

共研，入锅炒熟，用好醋淬入，乘热同敷痹肉处。冷则再炒再敷，愈多愈妙。

又方：生牡蛎二两，生黄柏、苦参各一两，生南星、生大黄、甘草节各五钱。

共为细末，鸡子白调敷，好醋亦可。药只好调一次。

又方：野芋。

量芋多少，刮去皮，洗净捣烂，加入酒糟一大杯，每夜捣敷患处。或更加红肿，无妨。切忌敷脸，恐药入目。即前二方，亦宜绢帛扎眼，结于脑后，恐药入目伤明。

▲搽痹肉方

生川乌、生草乌、芥菜子（生研）各五钱，韭菜头一两。

共捣烂，入清油拌湿，搽二三次，肌肉复生，死肉即烂。若愈后复痹，再搽之。

▲回痹方

良姜、山柰、肉桂各五钱，丁香二钱，草蔻仁三钱。

共为末，浓酒煮熟，敷患处。先以艾绒敷患处，以熨斗熨之，觉热，去艾叶，敷药即回，如不回，再敷一次。

▲涂顽癣方

铜绿、松香、黄柏各五钱。

研末，桐油调涂。

▲治红堆方

土茯苓。

先以针三根，夹入食箸内，扎紧，露锋半分许，刺红堆出血。方用土茯苓末和酒酺糟炒熟，趁热敷患处即愈。

▲治脾经遍身痒癞如松皮疼痛方

硫黄二两，猪大肠半条。

先将硫黄研末，贯入肠内，连油两头扎紧，放砂锅内，久煮烂，同捣成膏如泥，粗布兜揩遍身。

▲清肾经脚先破伤久不干水方

川黄连五分，川黄柏、黑玄参、当归身、软防风、荆芥穗、薄荷叶、上血竭、坚白蔹、白芷梢各一钱，蛇床子八分，山甲珠三钱，蜈蚣一条，小甘草三分。

上用牛尿，不拘多少，将前药末用小罐熬至一半，除渣，又熬成膏，加滴乳香、明没药各八分，麝香一分，共擂细末。候膏药温冷，将药末倾入，搅匀，瓷罐收好。先将盐茶洗脚破伤处，候干，用此药敷上，油纸扎定，一夜一换。

▲搽方（2）

青皮（甘草水浸炒，再浸再炒，三次）、儿茶、僵蚕（炮去丝）、苦参（酒炒）各一钱，冰片一分。

鸡蛋白调涂患处，一日五六次。

▲敷烂足方

即脚底穿者，敷之无不愈。

乳香（去油）、冰片、炉甘石（煅红，黄连、荆芥、黄柏水煎，淬七次，阴干）各二钱，没药（去油）一钱，龙骨（竹叶包定，水湿火煅）、黄丹各三钱，白蜡（另研）五钱。

研末，和匀，将药末撒上患处。外用鸡子白、麻油煎饼，如闲常煮蛋皮法，量患处大小煎一块，盖上，布裹扎住。次日解开，用葱煎汤洗，或银花洗亦可。再撒药，贴蛋饼，不旬而愈矣。

▲敷足上烂肉方

黄柏、大黄、黄芩、硫黄、银花、蛇床子。

研末，麻油调敷，以布扎住，三四日勿解。如不愈，再敷一次，即效。

▲当归膏

当归、生地各一两，紫草、麻黄、防风、木鳖子（去壳）、大枫子（去净油）、黄柏、玄参各五钱，麻油八两，黄蜡二两。

先将九味入麻油熬枯、去渣，再将油复入锅内熬，熬至滴水成珠，再下黄蜡，试水中不散为度。候稍冷，倾入盖碗内，坐水中出火毒三日，听用。

▲生眉毛方（1）

侧柏叶（炒香）、干姜、皂刺、肉桂。

共制为末，醋和，加老姜汁一匙，每日搽眉处两次。

▲疯后生眉毛妙方

天南星、卷黄柏（晒干）、老干姜、皂角刺、厚肉桂。

每味制二钱，醋和老姜法调涂，即效。

▲治口横纵方

鳝鱼血一合，麝香半分。

研末，调匀。左纵涂右，右纵涂左，每涂三次，三五日勿洗去，神效。

▲白丁香散

治痨疾眼生胬肉。

白丁香、川贝母。

研末，入乳汁调匀，点眼内。

▲通鼻塞方

巴豆肉，不拘多少，研为细末。用姜一块，去皮如指大，拌药末少许，纳入鼻中，勿令取出，一夜即通。

▲细辛散

治鼻齆息肉，不闻香臭。

北细辛、瓜蒂。

研末，绵裹如豆大，塞鼻中。

▲鼻赤方

硫黄、白矾各等份。

茄子汁调搽。

▲烂肉妙方

新石灰水、靛水各等份。

调匀，涂上自烂。

▲治身体瘙痒白如癣状方（《千金方》）

楮实子三枚（两），猪胰一具，盐一升，矾石一两（合捣烧）。

上四味，以苦酒一升，合捣，令热拭身，日三次。

又方（1）

以醋磨硫黄涂上。《集验方》磨硫黄、附子使热，将卧，以布拭病上，乃以药傅之。

又方（2）

白蔹、熏陆香（即乳香）。

共捣为末，揩上，并水服之。

张璐《千金方衍义》云："风毒袭于气分，血不荣于肌肤，而成瘙痒者，白癜证也。方用楮实入肾去风，猪胰、矾石辟除秽毒，乌贼骨散血脉风也。石硫黄破阴邪毒，蜣螂拔毒消肿，白蔹、乳香解毒散结。硫黄、水银、矾石、灶墨，葱涕调敷，涤垢化虫。皆白癜风外治之法。"

▲治白癜风（1）

矾石、硫黄各等份。

为末，醋调敷。

又方（1）

平旦以手掉取葱头露涂之，极效。

又方（2）

萝摩草煮汁，拭之。

又方（3）

蛇蜕皮熬，摩数百遍，弃置草中。

又方(4)

树空中水洗桂末，唾和涂之，日三。

又方（5）

凡身诸处白驳，渐渐长似癣，不瘥，取鳗鲡鱼脂涂之。先揩病上使痛，然后涂之。

《千金方衍义》：矾石、硫黄，辟除阴毒；葱头上露，滋燥散血。萝摩指拭，祛风软坚。蛇皮专于祛风，桂末力能破血，水银杀虫辟毒，鳗鲡脂亦能化虫，兼可滋血。

▲治赤疪方

京墨、大蒜、鳝血。

共涂患处。

▲去疣目方

松柏脂合和涂之，一夜失矣。

又方（1）

石硫黄揩六七遍。

又方（2）

杏仁烧黑，研膏涂之。

又方（3）

以猪脂痒处揩之，令少许血出，即瘥。

又方（4）

苦酒渍石灰六七日，滴取汁，点疣上，即落。

又方（5）

牛口涎数涂，自落。

又方（6）

蕲艾炷疣目上灸之，三壮即除。

《衍义》：松柏之脂，并能燥湿。石硫黄辟除阴毒。杏仁灰专辟垢腻。猪脂滋燥解毒。苦酒渍石灰，善落死肉。牛口中涎滋化毒热，不若艾灸最捷。

▲解砒霜毒方（《疯门全书》）

米醋、芝麻油。

生绿豆末，敷砒疡患处，作痛或腐溃，用湿泥频涂换之。若毒入胸膈苦楚，或作吐泻，饮米醋三杯即止，多少不妨。或生绿豆、芝麻油俱可。

▲生眉膏

治眉毛脱落。

白花蛇、乌蛇、羊粪（炒黑）、土马鬃、半夏（炒黑色）各等份。

共为细末，用生姜自然汁调匀，搽在眉上，一日须三次为佳。

▲女萎膏

治身体疬疡斑驳。

女萎、附子、鸡舌香、木香、白芷各半两，麝香（另研）一钱。

上件细锉，用腊月猪膏半斤煎药，看黄焦便去滓，入麝香，搅令匀，放凝。用粗布擦斑驳上微疼，涂之即瘥。

▲蜀水花膏

治疬疡。

蜀水花、鹰粪、白附子、白蔹、当归，各搅令匀，每取摩涂所患处，一日涂三上，夜涂一上。

又方

治白癜风。

核桃初生青者五枚，白矾（细研）二钱五分，硫黄（细研）半两。

上件和研为膏，日三次涂之瘥。

▲莽草膏（2）

治风瘙痒，皮肤生瘖瘰，体肿疼痛。

莽草一两，当归（去芦）、芎䓖、大戟（去皮）、川附子、川椒、细辛（去苗）、赤芍药、芫花、踯躅花、蒲黄各二两。

上细锉，用酢三升浸一宿，用猪脂三斤同煎，令附子色黄为度。绵滤去粗，每涂摩病处，日三五上。

又方

治风瘙痒，皮肤生瘖瘰，搔之成疮，宜用此粉，身即瘥。

芎䓖、麻黄根（锉）、白芷各三两，雷丸五两，藿香二两，藜芦一两半。

上为细末，入英粉五两，相和令匀，逐日粉身上。

▲治白癞方

斑蝥十四枚，大蝮蛇一条，干者首尾全。

上件用酒七升，入瓶中，用糠火煨酒及一升，滤去粗。每用，薄涂于白癞上。

▲卫生方

大风疮裂。

大枫子烧存性，和麻油、轻粉研涂。仍以壳煎汤洗之。

▲敷方

附子、硫黄各半两，研，苍耳一握，阴干，为细末，用酢调。先以生布揩擦，微赤破，敷涂之，干即更涂。一方加铁精，无苍耳。

又方（1）

青胡桃皮三枚，硫黄二钱半，细研。

上件捣烂，入酱少许，更研令匀。先用清泔洗之，然后涂于患处。

又方（2）

乌鲗鱼骨，用三年陈酢研磨如糊。先用生布搽令肉赤，即涂其上。

又方（3）

用自死蜣螂，为末。先用布揩搽患处，令热，敷之，一宿即愈。

又方（4）（《乾坤秘韫》）

风疮疥癣。

血见愁草同满江红草，捣末敷之。

又方（5）（《圣惠方》）

眉毛脱落。

蔓荆子四两，炒研，酢和涂之。

又方（6）（《外台秘要》）

核桃皮，捣泥，入酱少许，硇砂少许，令匀。先以泔洗，后傅之。

又方（7）（《千金方》）

恶疮似癞及马疥大如钱者。

自死蛇一条，水渍至烂，去骨取汁，涂之，随手瘥。

又方（8）（《千金方》）

用金狮草，揉碎擦之，累效。

又方（9）（《千金方》）

白癜风。

草乌半两，巴豆二钱半，为细末，以酢和为剂，用绢帛裹定，浴后擦之，其药自下矣。

▲紫桂散

白点渐长如癣，用桂不以多少，去粗皮，为细末，唾津和调敷。每日三四次，涂傅之，甚妙。

又方（1）

萝卜白汁，生白矾三钱。先用生布揩，令微破，调之，不过三日瘥。

又方(2)

楸木白皮，细锉，用水五斗，煮取五升，滤去粗，于慢火上再熬如稠膏，用不津器收。每用膏，以手摩涂所患处，日三五次，上效。

▲《圣济总录》方（2）

赤白癜风。

胆矾、牡蛎粉各半两。生研，酢调摩之。

▲正傅方

身面白癜。

用小麦摊石上，烧铁物压出油，搽之，甚效。

又方（1）(《圣惠方》)

白驳癜疾。

麻鞋底烧灰，擦之。

又方（2）

取树空中水，温热洗之。然后捣桂心、牡蛎等份为末，用香油调搽白驳上，日三夜一。

又方（3）

先用新布擦令赤，用酢蘸巴豆涂之，效。

▲眉毛脱落方（广东东莞新洲医院陈寿儒方）

玉桂五钱，丁香五钱，天南星五钱，侧柏叶（炒香）五钱，老干姜五钱，皂刺五钱，黄丹三钱，羊屎（炒黄）二十粒。

共研极细末，用白醋和老姜汁调匀此散，涂于眉上，每日二次。涂后如有痕痒，可勿怀疑，必须继续涂上。大约涂后一月，便见眉毛渐出，四五个月便可出齐，但要耐心涂搽，方可奏全功。

▲二黄散（陕西汉中市石碨寺麻风村苏轼俊方）

主治麻风反应的综合病症，如渗出红斑、结节性红斑、丘疹皮炎、麻风热、麻风性水肿及伴发肠胃消化障碍，神经痛亦有效。

黄芩、黄柏各等量。

共为细末，一日二三次，口服 3～6 分。

▲卜六根方（湖南零陵岭口医疗站方）

主治麻风病神经疗反应和关节疗。

卜六根（去表面粗皮）十两，当归（酒洗）四两，地龙（去土）二两，生南星二两，川续断四两。

该站更加入草乌（童便浸一宵，焙干）二两，川乌（童便浸一宵，焙

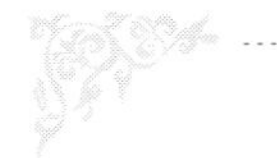

干）二两。

制法：将药全部焙干，混合研末过筛，用黄酒泛为丸，如梧桐子大。

用量及服法：成人日服两次，早、晚饭后用温开水送下，服后覆被取汗。一般症状三日愈，重症七日愈，最多不超过两周，预后良好。分量按轻重症酌情加减，每日量不超过四钱（治验见现代医案5）。

▲虎骨丸（福建省福州市麻风病院）

主治麻风垂足。

北虎胫骨一两五钱（南虎骨倍用），肉桂一两五钱，牛膝一两五钱，明天麻三两，丹参三两，川乌（制）一两五钱，没药二两，乳香二两，川续断二两五钱，茯神二两，独活一两五钱，威灵仙三两，桑寄生三两，刺蒺藜三两，胡麻三两，木瓜一两五钱。

制法：先将虎骨用麻油涂之，以火熏至牙黄色，丹参、续断炒，将16味混合一处，轧为细末，炼蜜为丸，梧桐子大。

用法：开始先服三钱，黄酒送下。每隔一星期加一钱，加至七钱为止。若有烦躁恶热之症，可用白芍煎汤送下（治验见现代医案7）。

▲神仙退风丹（《疯门全书》）

主治麻风热。

知母、贝母、乌梅肉、海桐皮、金毛狗脊各等份。

制法：共研极细末，炼蜜和丸，梧桐子大。

用法：每日空心日中、临睡各服30丸，又每夜第一次睡觉时，急于头边取30丸便服，并用羊蹄根自然汁下。大忌酒、房劳及一切发风之物，只吃淡粥一百日，皮肉渐皆复旧，半年后须忌房事。服药时，每夜专用一二勤谨人就病人睡处坐守，候第一次睡觉时，便扶起吃药一服。若不禁忌，恐无益也。

▲宣毒通气丸（《秘传大麻风方》）

五日一次，去脏内热毒。

川大黄、江子（巴豆）、条芩。

共为细末，面糊为丸，粟米大。空心面东温汤吞下12丸，弱人八九丸得通五六次，温粥补之。如不止，煎甘草汤吃下即止。切忌一应食物，胡椒、生姜、鸡子、老鸭、水鸡、鹅、羊、犬、猪肉、炙煿、葫芦、茄子、豆腐、面、酱、梨、李、梅、酒、醋、房事。黄米、莲肉、芡实、山药，皆不可食。唯淡食调理，为养病之要，谨之！

▲紫云白癞破皮三等风方

防风、荆芥、角针、僵蚕、乌药、陈皮、麻黄、灵仙、生地、银花。

水煎，空心服。

▲大风退热方

大寒之剂，必倒脾胃，若非火热，不可轻试。

麻黄、石膏、薄荷、黄芩、山栀、白术、独活、羌活、连翘、归尾、朴硝各二两，白芍一两五钱，滑石、大黄各三两。

为末，每服三分下。

▲治瘫痪乌龙方

川乌（炮去皮尖）五钱，五灵脂（淘去沙）五两。

二味共为末，加冰片少许，麝香一分，共为细末，滴井水为丸，如皂角子大。每日五更、临卧各服一丸，以姜化开，好酒调服，一日二服。疾轻者数日见效，一年以上者，一月可愈。

▲夺命还真丹（《疡医大全》）

此丹非止治大麻风、癞风、哑风、冷风、虾蟆、鸡爪、蝼蝈诸症，即中风瘫痪、遍身筋骨疼痛、惊痫口吐涎末、妇人胎前产后、月经不调，并皆治之。

全蝎、白僵蚕、广皮、生地、杜仲、蔓荆子、知母、甘菊花、黄连各一两，黄芩、熟地、肉桂、枳壳、柴胡、甘草、石膏、大茴香（炒）、防风、白术、半夏、白茯苓各二两，明天麻、川芎、广木香、藁本、白芍药各二两五钱，人参、菟丝饼（酒浸，焙）、独活各一两五钱，北细辛五钱，蛤蚧（酥炙）一对。

以上俱为末，蜜为丸，弹子大，金箔为衣。每用一丸，随症用引嚼下。中风瘫痪、大麻风、癞风，茶、酒任下；遍身筋骨疼痛，不省人事，热蜡下；惊痫口吐涎沫，温酒下；妇人胎前产后，月经不调，香附汤下；冷风寒湿，黑豆炒焦，烹酒下。

一方多西牛黄、冰片、麝香、地骨皮。

▲珍宝三生丹

治邪味、半肢、软瘫、哑风。

火麻仁、大黄、山萸肉、山药、菟丝子、枳壳（炒）、槟榔、牛膝各三两，郁李仁、车前子、独活各三两五钱。

共为末，蜜丸，桐子大。每服百丸，茶、酒任下。

▲驱邪安神丸

治癞风、半肢、截毛、历节风。

秦艽、桑寄生（不见火，为末）、茯神、川续断（酒炒）、远志、海

风藤、苍术（去粗皮、米泔浸）、制半夏各四两，熟地（酒煮、晒干）八两，胆南星、防风、甘枸杞（酒熏）、杜仲（盐水炒）、川萆薢（酒炒、另捣）、牛膝（酒炒）、防已各三两，肉桂、川乌（童便制）、草乌（童便制）、黄柏（酒炒）、甘草（炙）各一两，何首乌（黑豆煮酒）重一斤者一枚。

共为细末，用鲜石菖蒲十斤，去苗，捣汁拌前药末，不可太湿，晒干，复磨为末，炼蜜丸，桐子大。每日二服，白汤送下百丸。

▲斑龙八师丹（2）

治蝼蝈风。

威灵仙、苍术、透骨草、川乌（制）、草乌（制）各等份。

为末，每服三钱，酒服取汗，避风要紧。

▲当归汤（《霉疠新书》）

当归、芎䓖、芍药、荆芥各二钱。

上四味㕮咀，以水五合，煮取二合，去滓，分温三服，不拘时候。

▲龙石汤

柴胡、地黄、黄芩、龙骨、人参、半夏各一钱，甘草、生姜各五分，大枣七枚。

上八味㕮咀，以水八合，煮取四合，去滓，分温服，不拘时候。

▲香果散

露蜂房、芎䓖、大黄各一两，甘草一钱。

上四味，为细末。每服一钱，白饮送下。

▲神效夺命还真丹（《解围元薮》）

治36种风，如疠麻、癣曳、大麻、哑风、疠风，立效。

全蝎、僵蚕、黄芩、陈皮、熟地、肉桂、生地、蔓荆子、地骨皮、黄连、甘菊、防风、茴香、芍药、知母、枳壳、柴胡、甘草、石膏、当归、半夏各一两，明天麻、木香、川芎、藁本、菟丝子、白术、人参、独活各一两五钱，羌活三两，桔梗、麻黄、薄荷各二两五钱，细辛五钱，蛤蚧一对（酥炙），茯苓二两。

共为末，蜜丸，弹子大，金箔为衣。每服一丸，细嚼。中风瘫痪，大风疠病，茶酒下。遍身筋骨痛，及心气痛、不省人事，热醋汤下。头风暗风，茶下。惊痫、口吐涎，温酒下。妇人胎前产后，经水不调，香附汤下。冷风寒湿，气顿抽掣，走注叫号，日夜不安，黑豆炒焦烹酒下。

又有一方，加麝香、牛黄、冰片更妙。

▲一粒金丹（1）（又名赤龙丸，一锭金）

治遍身辨曳、鱼鳞、刺风，远年寒湿，手足痿痛，走注叫唤者。

麝香二钱五分，乳香六钱，没药、当归各七钱，地龙、白胶香各二两五钱，木鳖子五钱，草乌（制）、五灵脂各二两，京墨、线胶（面炒）、紫萍各二两五钱。

共为末，用去节麻黄二两，煎汁煮大米饭丸，龙眼大，朱砂为衣。每服一丸，酒下。至黑汁从足底出乃为验，日进二服。

▲搜风顺气丸

治软瘫风、邪魅风、热风、蛊风，并腰腿腹痛、气闷、冷热寒湿、脚膝少力、男妇怯弱。此能和三焦，润五脏，厚肠胃。中风者服之，大有功。

制大黄、麻仁、山萸、山药、槟榔、菟丝子、枳壳、防风各三两，牛膝二两，郁李仁、独活各一两，车前子二两五钱。

共为末，蜜丸，桐子大。每服百丸，或酒或茶下。壮精神，消百病，瘫痪、肠风并效。

▲六神辅圣丸

草乌（制）一斤，白嫩者佳，麻油一斤，甘草八两，荆芥、羌活、紫苏、风藤各四两。

用无灰酒煮一昼夜，另用一锅煎滚汁浸之，方可挤去乌皮，如用冷酒浸，则乌皮挤不脱矣。将草乌挤净，捣烂为丸。每服20丸，温酒下。

▲大定风丸

治痛风麻痹，寒湿走注疼痛。

南星、白芍、木瓜、官桂、甘草、荆芥、川乌、僵蚕、白芷、牛膝、当归、槟榔、天麻、人参、首乌各一两五钱，羌活、桔梗、独活、白术、防己、全蝎、木香、半夏、厚朴、杜仲、黄芩各二两，陈皮、枳实、麻黄各三两，白附子、防风各二两五钱，苍术一斤，川乌（制）一两，乳香、没药、沉香、血竭各五钱。

共为末，酒糊丸，桐子大。每服70丸，酒下。

▲驻车丸

治历风痛痹，寒湿脚气抽掣。

独活、川乌（制）、沙参、生地、蒺藜、白芷、木瓜、海桐皮各五钱，米仁、羌活、防风、细辛、甘草节、牛膝各一两。

共为末，用五加皮浸酒，煎汁为糊，丸桐子大。每服70丸，酒下。

▲如意通圣散（又名麻黄赤芍汤）

治白虎历节，痛风寒湿，手足不能举，浑身走注，抽掣叫号等症。

罂粟壳、丁皮、麻黄、赤芍、防风、荆芥、当归、川芎、羌活、独活、白芷、甘草、黄芩、威灵仙、草乌（炒黄色）、桔梗、葛根各二钱五分。

入乳香、没药末各三分煎，热服，盖被取汗。如病在肩背上，加白芷末二钱。如用乳香、没药、白芷末，待煎好冲服。

▲阳起圣灵丹

治痛风不举、伏床者。

当归、枳壳、川芎各四钱，虎骨（酥炙）、牛膝、木瓜、生地、桑寄生、补骨脂、天花粉、乌药、麻黄、陈皮、山药、苍术、自然铜各二钱，赤芍、僵蚕、白芷、桔梗、黄芩、红花、黄芪、甘草、阳起石、龙泉香各三钱，防风、荆芥、连翘、风藤各一两。

共为末，用不见水鹅掌二只，酒煮焙干，又用狗蹄四只烧灰，用鹅血煮酒各半碗，不见水狗血一碗，加面少许，为丸桐子大。用葱酒送下七、八十丸，早晚服，一月痊愈。

▲六和定风散

治瘫痪、风寒湿痹、历节、白虎等。

苍术四两，草乌（制）二两，杏仁（去皮尖）一两一钱，当归、牛膝各四钱，乳香、没药各一钱。

以生姜、胡葱捣自然汁各一碗，浸苍术，待苍术泛白，晒干，又加去节麻黄末一两。每服四分，酒下，重者五六分。其病根从玄府汗中泄尽，愈。

▲固命丹（又名飞步丹）

治风癞既愈之后，气血亏败，过服克伐药，未免神枯阳痿，憔悴昏倦，腰脚瘦软，四肢不畅，服此可使如旧。无病人五十以外者，若常服，延龄却病，行步如飞，妙难尽述。

人参、熟地各四两，枸杞、麦冬各六两，白茯苓、当归各一斤，仙灵脾（取叶）一斤，酒拌蒸。

共为末，蜜丸，桐子大。每服 40 丸，米汤、酒俱可下。如阳痿不起，加真阳起石、原蚕蛾各四两，甚妙。

▲顺气丸

治风病之人，元气枯滞，郁闷不宁，常服之清爽。

陈皮、桔梗、白芷、甘草、枳壳、川芎各二两，僵蚕、麻黄、干姜、乌药各一两。

共为末。每服三钱，姜枣汤下。

▲二圣散（1）

治疠风痿烂。

大粉草、大柴胡各等份。

为末，每服三钱，或酒或汤下，日进三次，服至百日，自然病愈。

▲独圣散（1）

治鼓槌风，手指挛瘸，足趾肿烂脱落，腿肘曲折，肿痛难忍。

蓖麻子肉（碎者不用）二两，黄连二两。

同贮瓶内，加水浸之，春五、夏三、秋七、冬九日取出。每晨朝东南方，以瓶中水一盅，吞蓖麻一粒，渐加至四五粒。若微泄，无妨。如手指足趾节间肿疼，诸病即愈。戒食动风、辛辣毒物。

▲跨鹤丹

治鸡爪风。

五加皮、海桐皮、川乌（制）、川芎、赤芍各五钱，干姜、肉桂各一钱。

共为末。每服三钱，用水二盏，将青钱一个，入清油浸三日，同煎服。

▲蓬莱枣

治瘫痪痿烂，臭恶困顿者。

北红枣一斤，取肥大不破者，五台草（一名猫耳眼，又名浓灌草）取自然汁十碗，透骨草（即马鞭草）、左缠藤（即金银花）、夏枯草、透天龙（即茜草）、土风藤（即九龙草）、蒲公英各取汁一碗，黄花根一两。

上各草于二月中旬收采，加白酒浆二碗，入砂锅内，文火慢煎汁尽，用千年叶、川椒煎汤，洗去枣上泥，阴干。如病人手指挛瘸屈倒，五年者服二斤，十年者服四斤，二十年者不治。服时要在静处避风端坐养神，先吃一个，三日外增三枚，五日外增五枚，常服之，仍以扁柏、川椒汤洗手。外用沉香、麝香末为衣，更妙。其煮过枣汁，为疮疽围药极好；或以金银花藤蒸晒，为末，和丸，外科服之甚妙，风科服之亦好。

▲花龙丸（又名混元丹）

治风湿腰背以下腿股瘫痪，寸步不能，日夜抽掣，伏床不起。

苍术四两，黄柏（酒浸炒）、灵壳（酥炙）、牛膝、当归、萆薢、防

己、茄根皮各一两。

共为末，酒糊丸，桐子大。每服百丸，姜盐汤下。

▲白龙丸（又名捕龙丹）

治风湿腰胯以上肩背大痛，肘膊僵软，匙筋难举，伛偻脊高。

乳香、没药、川乌（制）、草乌（制）、地龙、南星（制）各等份。

共为末，酒糊丸。每服40丸，或酒或荆芥汤下，服至四两除根。外以石楠叶煎汤洗沃。

▲四物汤

川芎、当归、白芍、大生地各等份。

▲人参败毒散

人参、羌活、独活、前胡、柴胡、荆芥、防风、桔梗、川芎、枳壳、茯苓、生甘草、生姜、大枣。

▲补中益气汤

升麻、柴胡、人参、绵黄芪、当归、茯苓、白术、炙草、姜、枣。

▲草方

荔枝草、箭头草、黄花地丁草、忍冬草各等份。

晒干，为丸，酒下。

▲仙黄花膏

三四月间收羊踯躅草，连根捣取自然汁，煎炼，渐加白蜜成膏，量加麝香、冰片、松香，收贮瓷瓶。每服一匙，酒下，昏沉一二时，醒后自觉爽快，其风痧麻痛顿愈。

▲升平散

紫萍、黑豆、升麻、麻黄各等份。

共为末，酒糊丸，绿豆大。每服50丸。酒下，临卧服，取汗，三日再服，三次愈。

▲治口眼㖞斜神效方

大全蝎（酒洗净盐，焙干，为末）七钱，白僵蚕末七钱，竹节白附子（制）末七钱。

称准和匀，每服一钱五分，酒调服，至三日加五分。

▲三川神应汤

治痧初起。

川芎、牛膝各五分，川黄连、土黄连各一钱。

先以饭团一斤半，将竹刀刮去皮，止用白肉，不用黄色，打碎，不见铁器，用水四大碗，煎至二碗，去渣，入药，再煎去一碗。又用雄猪夹肝煎油三匙，入内，服三四帖即止。

▲黄白大丹

治疠风初起。

用槐花半斤，以滚汤泡去石灰，焙干为末，加白矾四两，酒糊丸，桐子大。每服五、六十丸，酒下，日进三服，服尽病痊。

▲枣灵丹（1）

败龟板灰、马瓢草、地骨皮各一两，槐实、川椒、油胡桃各一两。如疮大，加桦皮末一两。

共为末，北红枣丸，梧子大。每服三十丸，茶下，七日愈。

▲定痛饮

治筋骨疼痛，久不愈者。

茜草、麻黄、乌药各一钱，细芽茶三钱，槐子（炒焦）、川椒各五钱，鱼膘肠三钱（米粉和炒成珠），乳香一钱，生姜五片，葱五根。

煎服，三剂痊愈。

▲岁桃浆

治疠疮初起。

用核桃，按岁一枚，取白肉，竖排砂锅内，每桃上放细茶一撮，以酒煎，嚼桃饮酒，速愈。

▲蜡矾丸

闹羊花（酒拌，九蒸晒）、草乌（酒浸炒）、白矾、黄蜡（溶化）各等份。

为末，和蜜少许，丸卜子大。每服五、六十丸，酒下。

▲保真饮

精羊肉四两，煮烂，取汁六七碗，入蝉壳四两，麻黄（春秋用一两五钱，夏用一钱，冬用二两）再煮，存四碗。旋服完，吃羊肉取汗，昏沉一日，醒后三日皆退尽无毒。如筋骨痛者，加上好点红川椒一两，不痛不必加。

▲虚鸣汤

蝉壳四两，仙遗粮（即土茯苓）半斤，荔枝草一两，麻黄（春夏用七钱，秋冬用一两五钱）。作一帖，水三碗，煎一碗。服三四日毹光，疮多凶者，不过三服即愈。不发，无毒。

▲乳酥汤

精羊肉一斤，用水八碗，煎至一半取起，以酒送下肉，存汁，加蝉壳

四两，川芎一两，威灵仙一两，麻黄（春用九钱，夏用六钱，秋用八钱，冬用一两），煎至一碗，温服，即换衣穿之，以帛包裹头，必出臭汗。用荆芥汤洗浴，其疮即发出，不过三四日甦光。无毒，不发。

▲羌活愈风汤

治肝肾虚败，筋骨软弱，语言謇涩，精神昏倦。大能安养精神，调理阴阳。

羌活、甘草、防风、川芎、细辛、枳壳、熟地、人参、麻黄、薄荷、甘菊、当归、知母、黄芪、独活、白芷、杜仲、秦艽、柴胡、半夏、厚朴、防己、前胡、地骨皮、枸杞子、蔓荆子各三分，黄芩、茯苓、芍药各四分半，石芪、苍术、生地各六分，桂枝一分五厘。

水二盅，煎八分。天阴，加生姜五片。欲利，加大黄三钱。欲汗，加麻黄一钱，姜五片。春、冬加半夏，夏加知母、石膏，秋加白术。

▲防风通圣散（1）

川芎、当归、荆芥、芍药、苍术、大黄、芒硝、滑石、山栀、石膏、桔梗、甘草、黄芩、薄荷、麻黄、连翘各等份。

共为末。每服三钱，酒下。如饮片，姜、枣煎服；以渣晒干，煎汤洗浴。

▲防风通圣散（2）

治疠疾，先服此药三五剂，连服丸药，至十日又停丸药三日，每日服一剂，三日三剂后仍服丸子，如此接续间服。

北防风、荆芥、白附（制）、白芷、白蒺藜、僵蚕、苍术、白鲜皮（无癣不用）、灵仙、苦参（无癣去之）、玄参、赤芍、川芎、黄柏（足痹作热用之）、川连、焦栀、槟榔、银花、牛蒡子、大黄、苦硝、枯芩、生石膏、条甘草、灯心。

大黄、苦硝二味，俟起药时放下，令二三沸上。若大便洞泄，去硝、黄，相证加减。

▲乌药顺气散

初起先服20帖。

麻黄、陈皮、乌药各一两，僵蚕、川芎、枳壳、甘草、桔梗、白芷各一两二钱，干姜五钱。

为粗末，煎服；为细末，姜汤送下三钱。

▲五积散

不拘前后皆可服。

苍术一斤半，桔梗十二两，枳壳、陈皮、麻黄各六两，厚朴、干姜各四两，半夏二两五钱，芍药、白芷、川芎、当归、白茯苓、甘草、官桂各二两。

共为末，每服三钱，姜汤下。

▲小续命汤（1）

麻黄、人参、黄芩、芍药、防己、桔梗、川芎、当归、附子、杏仁、甘草、石膏各七分，防风一钱。

如中风无汗，倍麻黄、防风、杏仁。中风有汗，恶风，倍桂枝、芍药、杏仁。中风无汗，身热不恶寒，倍黄芩，加干葛、桂枝。中风无汗，身凉，倍甘草、附子，加干姜。中风有汗不热，加桂枝，倍甘草、附子。中风六经混淆，或肢节挛痛麻木，加羌活、连翘。

▲凉血狗宝丹（《疯门全书》）

专治积热与气血相搏，久成癞疠。此方大能凉血清热，除湿回痹，平肝之妙剂。

芭蕉头（去泥）四两，苦楝根皮（洗净）四两，新桑根皮四两，绿豆子四两，白云苓一两，猪后腿精肉半斤，小狗子一只（二十日止，满月者不用，以绳吊死，去毛，切作四块）。

用酒三升，入大铜杓内或砂罐，炭火细细煨之，煨至肉烂，约汤二三碗，即住火。夜半饮之，次日将肉加酒再煎，半夜再饮。服此汤后，当忌油腻，只好吃绿豆白米粥。外用苦楝子皮，或叶亦可，捣烂，加生姜二片，再捣，布包，搽各患处，轻者无不痊愈。又此方治妇人血蛊红崩，神效。

▲何首乌散（1）

治疠疾。

首乌一斤（米泔浸十日，逐日换水，竹刀切片，九蒸九晒），胡麻子四两（九蒸九晒）。

共为末。每服二钱，食前酒调服，或薄荷汤送下。

▲生熟地黄丸

大熟地、干生地各三两，淮山药（乳蒸）、白云苓（乳蒸）、光泽泻（盐水炒）、牡丹皮（酒蒸）各两半，柏子仁（炒）、全当归（酒洗）、杭白芍（酒炒）各二两，远志肉、（甘草水蒸）、败龟板（童便炙）各四两，丹参（酒蒸）一两。

共为细末，用钗石斛四两、银花十二两熬膏，炼蜜为丸。每日淡盐汤吞四钱。

▲手足自摇筋弛痿痹不仁方

真虎骨、上肉桂、川牛膝、宣木瓜、制川乌、香独活、明天麻各两半，上关茸四两，炒丹参、胡麻仁、威灵仙、白蒺藜、桑寄生各三两，炒续断各二两半，没药（去油）、茯神木、明乳香（去油）各二两。

炼蜜为丸。阴虚者去肉桂、川乌，加五加皮、归身、川芎。

▲透经解挛汤

治肺脏蕴热风毒，如痫，变成恶风。亦治风热筋骨痛。

山甲珠二钱，鲜红花、苏木、羌活、防风、明天麻、蝉蜕、当归、条甘草、荆芥穗各七分，白芷一钱，川芎、炒连翘各五分。

水与酒各半煎服。

▲人参消风散

治面毒瘙痒，或眉毛脱落，耳鸣鼻塞，皮肤顽痹，并妇人血风，头皮肿痒，眉骨疼，旋欲倒，痰逆恶心。凡风上攻者皆治之。

人参、川芎、茯苓、厚朴、广皮、藿香、羌活、防风、荆芥、蝉蜕、僵蚕、甘草。

▲羌活当归散（1）

治风热伤血，遍身疙瘩，及瘾疹瘙痒。

羌活、荆芥、防风、白芷、升麻、黄连、黄芩、连翘、牛蒡子、当归、川芎、甘草。

手指拳曲，加钩藤；血虚者，佐以加味逍遥散，加钩藤；气虚者，佐以补中益气汤，加皂刺、钩藤，或并服逍遥散。

上用酒拌，晒干，水煎服。

▲泻青丸

羌活、防风、当归、川芎、胆草、栀子、煨大黄。

上各等份，研末，炼蜜为丸，如鸡头大。每服一丸，煎竹叶汤，同砂糖温水化下。

【按】胆火不甚大，宜去胆草，加赤芍。

▲泻白散

桑白皮、地骨皮各二两，粉甘草五钱。

共为末。每服二钱，水一碗，入粳米百粒煎服。易老方，加黄连。

▲泻黄散（钱氏）

海藏云：此剂泻肺热。

藿香七钱，防风四两，石膏五钱，栀仁、甘草各二两。

上锉，同蜜酒微炒香，为细末。每服二钱，水一盏，煎沸调下。

▲明目解毒汤

目昏目赤目斜，急服此汤，不致损目。

菊花、荆芥、防风、羌活、草决明、蔓荆子、薄荷、柴胡、蒺藜、川连、谷精草、连翘、芍药、车前、土麻仁、甘草。

生姜二片引。

▲猪肝散

凡目内起白翳者，服之神效。

石决明、夜明砂（水淘去土）、白蒺藜、川木贼、白菊（去梗蒂）、蝉蜕（去足翅）、谷精珠各等份。

痘疹，加望月砂。用猪肝二两，切薄片入药，滚水冲，盖定甑内蒸，取出，先熏后吃，并肝与药汁吃之。渣入罐内再煮。

又方

石决明二钱，夜明砂二钱，猪肝二两。

上二味和匀，以竹刀切肝作二片，或三四片亦可，但令相连勿断，以药末敷于肝内，以线扎紧，勿令泄出。取米泔水一碗，入砂罐内，并入猪肝同煮。卧时连肝服之。

又方

石决明、天鼠屎、白蒺藜、木贼草、菊花、蝉蜕、谷精草各等份。

变治诸方：果系气血两虚，身上并未溃烂，略有麻木似风，初起者宜之。若风病已成，须相证加减，如补中益气汤，或加蔓荆子、麻仁、蒺藜、苦参、枫子肉等六味，丸，或加续断、灵仙、枸杞、虎胫骨等药。神而明之，存乎其人。至病因药坏，虽桂、附亦在所不拘，取以回阳起痿丸终焉。

▲神效黄芪汤

北绵芪二两，人参二两，白芍一两，陈皮（去白）五钱，蔓荆子二钱，甘草（炙）一两。

有热，加黄柏；小便淋涩，加泽泻。

▲当归饮

白当归、生地黄、大川芎、杭白芍、白蒺藜、北防风各钱半，何首乌、北绵芪（炙）、荆芥穗各一钱。

水煎服。

▲生脉散

北五味、肥麦冬、拣人参。

▲清凉饮（一名四顺饮子）

大黄（酒蒸）、甘草（炙）、当归（酒洗）、芍药（酒炒）。

上㕮咀，每服五钱，用水一盏半，薄荷十叶，同煎至七分，去渣，温服。若过服克伐之药而渴者，气血虚也，急用八珍汤、六味丸等剂。

▲小柴胡合四物汤

治寒热往来，或耳聋胁痛，肝木炽盛者。

拣人参、当归身、大生地、京赤芍、大川芎、法半夏各钱半，生姜三片，大枣三枚，枯黄芪、炙甘草各一钱。

水煎服。拘挛，加钩藤。

【按】此方应当有柴胡才合。

▲独活寄生汤

桑寄生、香独活、大秦艽、北防风、北细辛、拣归身、杭白芍、熟地黄、北杜仲、川牛膝、坚云苓、拣人参、肉桂心、炙甘草。

▲清心莲子饮

天门冬（去心）、石莲子、坚云苓、条黄芩、地骨皮、车前子、北黄芪、拣人参、炙甘草各一钱。

一方，加远志、石菖蒲各一钱。

另用天门冬20粒，水二盏，煎一盅，水中沉冷，空心温服。发热，加薄荷、柴胡。

▲润肠丸（东垣）

当归尾、节羌活各五钱，胡麻子、净桃仁（去皮尖）、煨大黄各一两。

研末，蜜为丸，如桐子大。每服35丸，空心白汤送下。若肠胃气虚、血虚不通，用十全大补汤；若肝胆邪盛，脾土受侮而不能输化者，用小柴胡汤加山栀、郁李仁、枳壳治之；若燥在直肠而不通者，用猪胆汁灌入谷道导之。

▲竹叶石膏汤（仲景）

石膏一斤，竹叶二把，麦门冬一升，粳米半升，人参三两，半夏半升，炙草二两。

上七味，以水一斗，煮取六升，去滓，内粳米煮熟，汤成去米。温服一升，日三服。

【按】此系古用量，现在应折合现代量用之。

▲人参平肺散（东垣）

治肺受热而喘。

拣人参（炒）、桑白皮（炒）各二钱，天门冬（去心）、地骨皮各一钱，肥知母、炙甘草各钱半，珠青皮、广陈皮各六分，五味子三十粒。

生姜五片引，食远温服。

▲四君子汤

拣人参、坚云苓、焦白术、炙甘草各等份。

▲六味丸

怀熟地、怀山药、酸枣皮、坚云苓、牡丹皮、光泽泻。

▲八味丸

熟附片、上肉桂、怀熟地、怀山药、牡丹皮、坚云苓、光泽泻、酸枣皮（即山萸肉）。

▲十全大补汤

肉桂、黄芪、云苓、焦术、炙草、熟地、归身、川芎、白芍、人参。

▲归脾汤

茯神、龙眼肉、北绵芪、拣人参、净枣仁、炒于术、广木香、炙甘草。

生姜、红枣引。薛氏加远志肉、当归各一钱。

▲补血汤

拣绵芪一两，拣归身五钱。

▲人参理中丸

人参、白术、干姜、甘草。

▲四神丸

肉豆蔻二两，补骨脂四两，五味子二两，吴茱萸（浸炒）一两，老姜八两。

红枣百粒，煮熟，取枣肉和末为丸，如桐子大。每服五十丸，白汤下。

▲清暑益气汤

北芪、苍术各一钱半，人参、白术、神曲、陈皮、泽泻各五分，归身、黄柏、青皮、升麻、葛根各三分，五味子九粒，甘草二分。

食远服。

▲疠疾回阳起痿方

附片二两，肉桂一两，补骨脂一两，续断两半，蛇床子两半，首乌二两，枸杞二两。

▲升麻汤

升麻三分，防风、人参、云苓各三钱，官桂、羌活、犀角各二钱。

共为末，每服四钱。

【按】以上21方，萧晓亭氏均列为“变治”诸方。

▲四生散

治耳目痒，脚膝生疮，及遍身生癣。

北绵芪、节羌活、白蒺藜、节白附（均生用）各等份。

共为末。每服五钱，薄荷汤送下。如肾脏风，下肿生疮，以猪腰子劈开，入药二钱，合定纸包煨热，空心细嚼，盐汤送下。

▲汗后下药方

家桃仁、京赤芍、尖槟榔各一钱，当归尾、条黄芩、小甘草各八分，老枳壳、淮木通各钱半。

姜皮、灯心引，另包大黄四钱，芒硝三钱，冲服。

▲椿根汤

治痟食目鼻。

椿根（去皮、切）一升，葱白（细切）、豆豉各半升，盐、川椒各半合。

上和以醋及清泔三升，煎数十沸，去渣，约一升，分三服，即效。服此有恶物下出，病自愈矣。

▲治大麻风恶疾方（《千金方》）

茵豆。用细粒乌豆，择取磨之皮不落者，取三月、四月天雄、乌头苗及根，去净土，勿洗，捣绞取汁，渍豆一宿，漉出晒干，如此七次，始堪服。初服三枚，渐加至六七枚，日一服。禁房室、猪、鱼、鸡、蒜，毕身毛发即生，犯者不瘥。

《衍义》：茵豆黑色通肾，制以天雄、乌头，力破风毒，故治为之首推。

▲岐伯神圣散

治疠病痈疽，癞疥，瘫风，痿，骨肉疽败，百节痛，眉毛发落，身体隐隐跃跃痒，目痛眦烂，耳聋齿龋，痔漏方。

天雄、白附、茵芋（《外台》作茵草）、踯躅、细辛、乌头、石楠、干姜各一两，川椒、防风、菖蒲各二两，白术、独活各三两。

共研末，筛。酒服方寸匕，日三，勿增之。

《衍义》：驱除风毒之峻药。《萃聚方》中，非岐伯不能创，非《千金》不能用。唯形壮气实、邪正俱旺者为宜。

▲狼毒散

狼毒、秦艽各等份。

共研末，筛。酒服方寸匕，日三服，五十日愈。

《衍义》：狼毒杀虫辟毒，秦艽逐湿痹，允为疠风专药。

▲九江散

治白癜风及二十六种大风方。

当归七分，石楠藤六分，白附子、羊踯躅、秦艽、菊花、干姜、防风、雄黄、丹砂、麝香、斑蝥各一钱六分，川椒、连翘、鬼箭羽、石长生、知母、鬼血各八分，人参、王不留行、石斛、天雄、乌头、独活、防己、莽草各一钱二分，水蛭百枚，蜈蚣三只，虻虫十粒，地胆十粒。

诸虫皆去足、翅，熬炙令熟，同各末药为散。酒服方寸匕，日再服。其病入发令发白，服之百日愈，发还黑。

《衍义》：九江散中，类集祛风破血、散结辟毒诸药，散白癜风之诸疾。风毒入发，令人发白，服之百日还黑，岂非风毒去而气血复之一验乎？

▲又方

天雄、白蔹、黄芩各三两，干姜四两，白附子一两，商陆、羊踯躅各一升。

以上七味，研末，筛。酒服五分七，日三服。

《衍义》：方以天雄、干姜散结，白蔹、黄芩解毒，商陆、踯躅破水，味虽简略，而功力较前方不殊。

▲治肺经口眼㖞斜方

防风、黄芩、草决明、柴胡、归身、银花、芍药、蔓荆子、羌活、薄荷、甘草。

灯心引。服五剂。

▲解川乌草乌毒方

大豆、远志、防风、甘草。

盖中其毒者，闷乱流涎，或昏愦呕吐，或出血吐血，仍用四味煎汤解之，未应，用生姜汁、甘草解之。

▲加味逍遥散（《医部汇考》）

治血虚有热，遍身瘙痒，心烦目昏，怔忡颊赤，口燥咽干，发热盗汗，少食嗜卧。

当归、芍药（酒炒）、茯苓、白术（炒）各一钱，柴胡五分，牡丹皮、甘草（炙）、山栀（炒）各八分。

上作一剂，水煎服。

▲加味清胃散

治热毒在表，以此发散之。

升麻、白芷、防风、白芍药、干葛、甘草、当归、川芎、羌活、麻黄、紫背浮萍、木贼草各等份。

上每服五七钱，水煎服。

▲秦艽地黄汤

治风热血燥，筋骨作痛。

秦艽、生地黄、当归、川芎、羌活、防风、甘草、白芷、升麻、白芍药、大力子（蒸）、荆芥、蔓荆子各一钱。

上水煎服。

▲易老祛风丸

治疥癞风疮。

黄芪、枳壳（炒）、防风、芍药、甘草、地骨皮、枸杞子，熟地黄、生地黄（各酒拌杵膏）。

上各另为末，入二黄膏，加炼蜜丸，桐子大。每服七、八十丸，白汤下。

▲羌活当归散（2）

治风毒血热，头面生疮，或赤肿，或成块，或瘾疹瘙痒，脓水淋漓。

羌活、当归、川芎、黄连（酒浸炒）、鼠粘子（蒸）、防风、荆芥、甘草、黄芩（酒浸炒）、连翘、白芷、升麻各一钱。

上用酒拌，晒干，水煎服。

▲歙墨丸

治疠风神效。

歙墨（烧存性）、两头尖（制）、甘草（炙）、香白芷、防风（去芦）各二两，川芎一两，五灵脂（净）三两，麝香（另研）、乳香（另研）各三钱。

上为细末，酒糊丸，每两作十丸。每服一丸，食后细嚼，温酒送下，茶清亦得，日进二服。

▲防风通圣散（3）

治风热炽盛，大便秘结，发热烦躁，表里俱实者。

防风、当归、川芎、芍药、大黄（煨）、芒硝、连翘、薄荷、麻黄、桔梗、石膏（煅）、黄芩（炒）各一两，白术、山栀、荆芥各二钱五分，甘草二两，滑石三两，白芷、蒺藜（炒）、鼠粘子各五钱。

上为末。每服三五钱，白汤调下。

▲消风散

治风热瘾疹痒痛，或脓水淋漓，或头皮肿痒。

荆芥穗、甘草（炙）各一钱，陈皮五钱，人参、白僵蚕（炒）、茯苓、防风、川芎、蝉壳（去土）、羌活、藿香各一两，厚朴（姜制）五钱。

上每服五七钱，姜水煎（治验见现代医案神应消风散）。

▲天麻煎

治白癞。

天麻一斤，天蓼木三斤。

上件锉如大豆粉，用水三斗，入银锅或石锅中，熬至一斗二升，滤去渣，却于慢火上熬如稀汤。每服半匙，食前用荆芥、薄荷，酒调下。

▲荆沥汤

治心虚寒，阴气伤寒损心，惊掣悸语，声宽急混浊，口㖞冒昧，好自笑，疠风伤心。

荆沥三升，母姜取汁一升，麻黄、白术、川芎各四两，防风、桂、升麻、茯苓、远志、人参、羌活、当归各三两，汉防己、甘草各二两。

上十五味，㕮咀，以水一斗五升，煎麻黄两沸，去沫，次下诸药，煮取三升，去滓，下荆沥姜汁，煎取四升，分四服，日三夜一。

▲依源麻黄续命汤

治肺虚寒，历风所中，嘘吸战掉，声嘶塞而散，下气，息短而惫，四肢痹弱，面色青白，遗失便利，冷汗出。

大枣五十枚，杏仁、白术、石膏各四两，桂心、人参、干姜、茯苓各三两，当归、川芎、甘草各二两，麻黄六两。

上十二味，㕮咀，以水一斗二升，煮麻黄去沫，次下诸药，煎取三升，去滓，分三服。旧方无白术、茯苓，今方无黄芩，转以依经逐病增损。

▲八风防风散

治肺寒虚伤，语言嘶嗄，拖气用力，战掉缓弱羸瘠，疠风入肺。

防风、独活、芎䓖、秦艽、干姜、黄芪、附子各四十二铢，天雄、麻黄、五味子、山萸、石膏各三十六铢，秦艽、桂心、薯蓣、细辛、当归、防己、人参、杜仲各三十铢，甘草十二铢，贯众二枚，甘菊、紫菀各二十铢。

上二十四味，治下筛，每服方寸匕，酒调，进至两匕，日再。

▲秦艽汤

治风热毒气客于皮肤，遍身生瘖瘰如麻豆。

秦艽（去芦）一两，防风（去芦）、黄芩、麻黄（去节）、甘草（炙）、玄参（去芦）、犀角屑、牛蒡子（炒）、枳壳（去穰、麦炒）、川升麻各七钱半。

上件㕮咀。每服五钱，水一中盏，煎至七分，去渣，温服，不拘时候。

▲防风散（1）

治风瘰。

甘草（炙）、防风（去芦）、杏仁（炒，另研为泥）、白僵蚕（炒）各一两。

上研细末。每服三钱，空心蜜水调下，或温酒调服亦得，日进二服。

▲黑龙丸

治风毒上攻头面，多生瘖瘰。

羌活（去芦）、薄荷叶、蔓荆子、细松烟墨、独活（去芦）各一两，川芎、甘草（炙）、白附子（炮）、山栀子、防风（去芦）、荆芥穗、天南星（姜汁制）、草乌头（炮）、白僵蚕（炒）、川乌头（炮去皮脐）、白芷各半两。

共为细末，炼蜜和丸，每一两作十丸，每服一丸，细嚼，茶汤或温酒送下，食后服。

▲赤银丹

主治：结核样型及瘤型麻风病。

赤小豆、金银花、土茯苓各二两，玄参、麦冬各一两，丹皮、生人参、沙参各五钱，白芥子、升麻各三钱，白芷、甘草各一钱。

制法：共为细末，炼蜜为丸，或用水煎亦得。

服法及剂量：饭后每服5～8钱，日服二次，开水送下；煎剂照原方用量减半，每日服一剂，分3～5次服。

▲菖蒲根膏

主治：大麻风。

土菖蒲根（鲜）十斤，水仙子、黄酒各八两，正冰片八钱。

制法：先将鲜土菖蒲根切碎，用武火熬煮，煎浓后，去渣过滤，用文火慢慢熬成膏；复将水仙子炙燥，研成粉末，与正冰片飞研，混合匀后，过筛，以粉末极细如尘为标准。

服法及剂量：以土菖蒲根膏一两五钱，水仙子、冰片粉各三两，黄酒八两炖热，酌加些白糖调和冲服，每日服一次。

来源及说明：此是民间流传单方，相当有效。服此方时，先令患者穿土布旧衣、旧裤及旧袜等，并以土布或旧布包好头部，服后马上盖被而睡，取其愈暖愈好，不要漏风通气，不要见日光。服后约 4～6 小时，浑身出尽大汗后，才将衣被卸去，即速行焚灭该旧衣裤袜等，如需保留者，需用消毒杀虫药洗净后，曝晒太阳数日方可，以防止传染。

▲虾蟆鸡

主治：大麻风。

大虾蟆十个，雌鸡一个，米三升。

制法：以虾蟆和米同煮成饭，晒干，饭饲鸡子，喂至脱毛后，杀鸡煮服食之。

服法及剂量：饭后服，每个鸡子作一天服完，煮时不放油盐，加少许酒，温服取汗，宜避风。

来源及说明：此方录自江苏省《中医秘方验方汇编·第二集》，民间亦有流传者。

▲马鞭草膏

晚期结核样型麻风病。

鲜马鞭草、鲜土茯苓、鲜金银花藤（连花梗）各五斤。

制法：共捣碎后，用水煎熬浓汤，取出 2～3 次之后，去渣过滤，将浓汤文武火熬成膏后备用。

服法及剂量：每日服 2～3 次，每次剂量一至二两，均在空肚时服，用荆芥、薄荷煎汤送下。

来源及说明：抗战期间，广西雷平县有个麻风患者，避居在该县的山上石岩洞里，经土医指导，就近在山内采取上述三味服吃，颇觉有效。后再经土医示嘱，要加荆芥薄荷汤帮助药力发挥，如此服将近一年，完全痊愈。此方在广西雷平、扶绥等县流传有十多年，民间屡用，有显著疗效。

沈上洋按：此方在《肘后备急方》有类似记载，大抵是从那里来的。

▲黄芪防风汤

主治：麻风病愈后，防其复发。

黄芪一两，大白术、人参、当归身、杭白芍、天花粉各三钱，丹参、生甘草各二钱，北防风、橘红皮、川芎各一钱五分。

制法：水煎服。

服法及剂量：每日一剂，分 3～4 次服，如脾胃受纳不了，可以减量服。

来源及说明：此是民间验方，屡用有效。

▲《圣惠方》方（1）

大风疠疾，眉发堕落，遍身顽痹。

禹余粮二斤，白矾、青盐各一斤。

为末，罐子固济，炭火一秤煅之，从辰至戌，候冷研粉，埋土中三日取出。每一两和入九蒸九曝炒熟胡麻末三两。每服二钱，荆芥汤下。

▲婆罗门僧方

大风及丹石热风，手足不遂。

硝石一两，生乌麻油二斤。

置铛口，以土盖口，纸泥固济，火煎，初时气腥，热则气香，更以生麻油二斤，合煎得所，收不津器中。服时坐室中，作小低屋，燃火于内，服一大合发汗，力壮者日二服，三七日头面疱疮皆灭也。必以燃火为使。

▲家珍方

大风疠疾。

凌霄花五钱，地龙（焙）、僵蚕（炒）、全蝎（炒）各七个。

为末，每服二钱，温酒下。先以药汤浴过，服此出臭汗为效。《儒门事亲》加蝉蜕、五品各九个，作一服。

▲十便良方

七月七日，取紫背浮萍，干为末半升，入好消风散五两。每服五钱，水煎频饮；仍有煎汤洗浴之。

▲《千金方》

恶疾风疮。

秦艽、狼毒等份，为末，每服方寸匕，温酒下，日一二服。

▲《圣惠方》方（2）

大风疠疾。

摩勒香一斤，乳头内光明者，细研，入牛乳五升，甘草末四两，瓷盒盛之，安桌子上，置中庭，去盒子盖，露一夜，次日入甑中蒸熟，三斗米熟即止，夜间依前暴露，又蒸，如此三次乃止。每服一茶匙，空心及晚食前温酒调服。服后当有恶物出，至三日三夜乃愈也。

▲《圣惠方》方（3）

大风癞疾。

百灵藤四两，水一斗，煮三升，去渣，入粳米四合，煮粥。于密室中浴毕乃食，暖卧取汗，汗后皮肤起如麸片。每隔日一作，五、六十日后渐愈，毛发即生。

▲《圣惠方》方（4）

天蓼三斤，天麻一斤，半生锉，以水三斗五升，煎一斗，去渣，石器慢熬如饧。每服半匙，荆芥、薄荷酒下，日二夜一，一月见效。

▲祛风散（《卫生宝鉴》）

疠风成癞，用东行蝎虎一条，焙干，大蚕沙五升，水淘炒，各为末，以小麦面四升，拌作络索，晒干研末。每服一二合，煎柏叶汤下，日三服取效。

又方（《圣惠方》）

桑枝十斤，益母草三斤。

以水一斗，慢火煮至五升，去滓，煎如稠膏。每卧时，温酒调服半合，以愈为度。

▲五根饮

主治麻风神经痛。

方剂及使用法：

过山龙九钱，虎黄坡一两，钉地根七钱，埔银根六钱，穿山龙一两。

服法：每日一剂，每剂可煮两次，第一次水以浸药，高出二寸为度，用文武火煮至1/2，渣再加水煎一次，加水以浸药为度，煎至1/2分，上下午两次服。

若患者气血虚弱，则佐以当归、川芎，加重穿山龙、虎黄坡分量。

凡患者是血瞑而抽痛，局部如有肿大，则加重过山龙、埔银根分量。患者有闪动或痉挛，则佐以白芷、乳香，加重过山龙及埔银根。（《中华皮肤科杂志》1959年3期）

▲归芪汤

甲珠四钱，元芪三钱，陈皮三钱，甘草四钱，金银花三钱，菊花三钱，地丁三钱，加召三钱，归尾八钱。

服法：煎服或作散均可，如果疔毒发病很急，可用黄酒煮服，并在病势严重时用蜈蚣一条，蝎子一个，去毒（蜈蚣去足，蝎子去尾尖）焙干研末，和万灵丹一丸，同上药一起顿服。以后如果患处肿胀多日不消，可酌加红花，同时配以外用药，用生绿豆粉（调水）外敷。绿豆煮熟，去滓，用汤作洗药。

禁忌：房事、烧酒、鸡、羊肉、鸡子、豆腐、酸、辣。

附记：治疗麻风用法与疔毒相同。如能交与麻风病院试用，在用此药期间要求停止其他疗法。

▲补气泄荣汤

主治大麻风。

连翘、升麻各六分，桔梗五分，黄芩、生地各四分，黄连、蚯蚓、当归、黄芪、苏木、全蝎各三分，人参、白豆蔻各二分，甘草一分，水蛭、虻虫各三个，麝香五厘，桃仁三个，梧桐泪一分。

锉如麻豆大，除连翘另锉，梧桐泪研，白豆蔻、麝香、虻虫、水蛭为细末，均另放，余作一服。清水二大盏，酒一匙，入连翘煎至一盏六分，再入梧桐泪、白豆蔻、麝香三味，上火煎一二沸，去滓，早饭后、午饭前稍热服，忌食酒、湿面、生冷硬物。

▲湖北房县卫生科方

方一：麻黄、桂枝、栀子、连翘、川黄连、黄芩、黄柏、苦参各四钱，明天麻、地肤子、川羌活、独活、防风、钩藤、威灵仙、大力子、大黄各三钱。

用河水四碗，微火煎至三碗，再下大黄、麻黄二味，煮数沸，去沫，分四次服，日二次。服后出汗。

方二：黄连三钱，黄芩三钱，黄柏二钱，栀子三钱，连翘三钱，金银花四钱，土茯苓四钱，苦参四钱，制白附子三钱，地肤子三钱，大黄二钱，滑石三钱。

煎法同上，亦分四次服，每日早晚各一次，在早晨服药时，兼服三号丸药 18～27 粒（27 粒约重三钱），共四天。

方三：红牙大戟四钱，甘遂四钱，芫花四钱，斑蝥一钱，红娘子一钱，蜈蚣三条，全蝎三钱，山甲珠三钱，蝉蜕二钱。

制法：先将大戟、甘遂、芫花醋炒、面煨，再将斑蝥、红娘子去足与翅，同糯米一撮炒黄，去米，与群药共研细，米汤为丸，梧桐子大。

用量：视病人身体情况，每日晨服一次，每次 18 粒或 27 粒，以二号药送下。

方四：即玉真散。

用量：每日三次，每次二钱五分。

若下肢重，以独活、苡仁、木瓜煎汤送下；上肢重，以钩藤、桂枝、桑叶煎汤送下；若头部重，以白芷、藁本、川芎煎汤送下。同时用第五号方熏洗。

方五：地肤子苗、金银花藤、光明草、枫香树叶、牛舌头根、大蒜梗、青松毛、槐树皮、樟树皮、杉树枝各等份。

连同所服第四号药渣，放入大砂锅中，煎水约一桶，入木盆中，令患者坐盆中小板凳上，四周围以竹席盖以被单，先熏后洗，以全身出汗为度。每六七天洗一次，忌风与酒。

方六：黄连三钱，黄芩三钱，牛蒡子三钱，连翘三钱，滑石三钱，僵蚕三钱，全蝎三钱，山甲珠三钱，金银花四钱，土茯苓四钱，地肤子四钱，苦参四钱，蛇床子三钱，石膏五钱。

服法同前，但必须在服第二、三号药后服用。

方七：制白附子四钱，地肤子四钱，僵蚕四钱，全蝎四钱，蜈蚣三条，斑蝥一钱，红娘子一钱，大戟三钱，甘遂三钱，芫花三钱，明雄黄二两，土布袋（毒蛇名，要活的）一条。

制法：先将斑蝥、红娘、大戟、甘遂、芫花等依前法制好，再将雄黄研细水飞，以绢袋盛扎，用好火酒三斤，同泡七天（密贮，勿泄气）。

用量：每日服二次，每次 20～30 毫升，饮后出汗，忌风。若肌肉掣痛，筋骨挛缩，可停药 1～2 日后再用。饮完后将药渣取出晒干（忌火），研细，米汤为丸，梧桐子大，每服 30 丸，日二次。

以上各方，须依照病人身体情况，加减次第服用，不可拘泥。若反应过大，可休药一至二日再服。以上为一个疗程。

方八：即《疡医大全》卷 28 之独圣散。

服法：每日二次，第一日一钱，以后每日加一分，至二钱后，即不再加。

方九：即《外科大成》卷 4 之再造丹。

我们除照原方不动外，另加入滑石二两为衣，每日二次，每次二钱。

针刺：委中、尺泽、太阳磁砭出血，大敦、涌泉重刺激，人中、通里、头维、率谷轻刺激，天应（阿是穴）雀啄术。

▲励风丸（广东省卫生厅麻风病院防治处）

主治：瘤型及结核样型晚期麻风病。

乌梢蛇十二条，白花蛇三两，蝉蜕一两五钱，北荆芥一两二钱，全蝎七钱，苦参、北防风、小胡麻、白蒺藜、西秦艽、白鲜皮各六钱，白附子、当归、白僵蚕、草乌（制）、川木瓜、川芎、青礞石、何首乌、牙皂、丹皮、百部、汉苍术、桂枝皮、五加皮、白芷、双钩藤、威灵仙、菟丝子、穿山甲、北天麻、黄柏、川牛膝、桑寄生、千年健、石楠叶、山栀子、肉桂、钻地风、金银花、公丁香、知母各三钱，白头翁二钱，川黄连一钱，大枫子肉十二两。加生草药：苍耳子根十斤，笠黄根五斤，笠红根、锡吊兰各四斤，节红管根三斤。

制法：诸药熬煮48小时，将药液蒸发，制成干粉，过筛制成片剂，每片0.5克。

服法及剂量：每服2～4片，一日2～3次。

▲防风通经丸

主治：麻风神经炎（神经痛）。

白花蛇一斤，乌梢蛇十二条，川黄连五两，苍耳子、丁香、苦参、威灵仙、百部各四两，白鲜皮三两，川乌、二丑、归尾、牙皂、蔓荆子、川羌活、北防风、白僵蚕、白附子、川木瓜、五加皮、全蝎虫各二两，白蔹一两五钱，当归、蝉蜕、石菖蒲各一两，桂皮、白芷各五钱，川牛膝、天麻、山栀子、郁金、黄柏各五钱，白莲叶、大枫子肉各八两。加生草药：苍耳子根十斤，笠红根、笠黄根各五斤，节红管根三斤。

制法：同历风丸。

服法及剂量：同历风丸（治验见现代医案14）。

▲治麻风验方（《麻风病验方集锦》）

主治：头、面、脚部浮肿肤黑，起水泡珠，眼珠红，遍身痒，肌肉之间觉有虫行感，眉毛脱光，手足麻木等症状之麻风病。

甲方：大黄、白丑各八钱，皂刺片六钱，白花蛇五钱，苍术四钱，郁金三钱。

乙方：苦参、何首乌各五钱，胡麻仁、白芷、蚯蚓各四钱，白花蛇、蔓荆子、北天麻、当归片、威灵仙、赤芍药、北荆芥、北沙参、天门冬、小菖蒲、白蒺藜、白菊花各三钱，川芎、汉苍术、川木贼各二钱，北细辛、甘草、生草乌各一钱。

丙方：大蚯蚓、苦参、何首乌各五钱，北沙参四钱，皂刺片、白蒺藜、川大黄、大生地、全蝎各三钱，小菖蒲、白菊花、北黄芩、晋黄芪、津桔梗、连翘子、红苏木、西党参、白豆蔻各二钱，甘草一钱五分，川黄连一钱，升麻五分。

服法：将甲方水煎服三剂，每日服一剂，服后如泻下黄水、脓血、恶物小虫，可照方加苦参一两，独活三钱，苍耳子三钱，再服 6 剂。如头、面部浮肿已有消失者，再照方续服 5～6 剂。头面浮肿、左手麻木已去十分之八九，右手麻木已减半，双脚浮肿消去十分之七八，麻木也减去十分之三四，复照方连服 20 剂以上。如左眼尚有微红微痒，上眼皮尚有微肿，左右手指还微有麻木，双脚麻木已减半，头面部浮肿消失，手脚还有微麻痛，小便黄，大便尚有脓血，可改服乙方，仍是每日一剂，服 3～5 剂后，再改换服丙方，服 5 剂以上，症状即可完全消失。

▲归退丸

主治：结核样型及瘤型初期麻风病。

方一：当归头、川芎、北防风、杭荆芥、全蝎（去足尾，用热水泡至无咸味后，阴干）各一钱二分五厘，大枫子（去壳）二两六钱，原麝香四分，羌活、苦参各二钱七分五厘，蝉蜕（取上段）一钱二分五厘。

方二：当归身、西秦艽、北天麻、林乌片（即芭蕉根的细小部分，用竹刀切片、晒干）、川续断、苏薄荷、白蒺藜、汉苍术、陈茶叶、威灵仙、川羌活、胡麻仁（研细）、北防风、川芎、蝉蜕（取中段）各一钱二分五厘，草乌（川产者）、苦参各二钱七分五厘，明雄黄三分，原麝香四分，大枫子（去壳）二两六钱。

方三：当归尾、汉苍术、川芎、白蒺藜、北荆芥、苏薄荷、全蝎（去足尾，洗净咸味，阴干）、蝉蜕（取下段）、北防风各一钱二分五厘，威灵仙、川羌活、苦参各二钱七分，大枫子（去壳）二两六钱，原麝香四分。

制法：当归须取整枝的，分成三部分，第一方用头，第二方用身，第三方用尾。蝉蜕也是要完整的，去小足，分上、中、下三段，第一方用上段，第二方用中段，第三方用下段。大枫子须择油足的，其余各药均另研成末（筛出粗头，大枫子壳留作煎汤熏蒸用）。制第一方时，先将当归头舂之，次舂蝉蜕上段，并将大枫子慢舂，候舂糜烂后，复将各药粉末配合，用陈仓米做饭，捣为丸。第二、三方均按照此法配制。均忌铁器。

服法及用法：第一方分作 14 分，每天早晚各服一分，开水送下，七天服完。服三料后（21 天），复将制药时筛出留下之粗头和大枫子壳用水煎极浓汤，置木盆内，盆上架一板凳，患者坐在凳上，用席围密，乘热熏之，使手足出汗，候汤适温后再用之洗。再服第一方一料（七天）后，接服第二方，服法分量亦如第一方。七天服完后，又接服第三方，服法分量亦如前面。服药至此阶段，病虽大愈，仍如前法熏蒸取汗，轮服药丸。

来源及说明：广西贵县李焕成献，载于广西《中医验方秘方汇集》。服此方者禁忌极为严格，一般忌食荤腥、生冷、食盐、咸味63天，除莲藕、白糖、白米饭、稀粥可吃外，其余食物切忌。又须提前忌口七天，才能开始服药。

▲苍耳子汤

主治初期或将愈麻风病症。

甲方：苍耳子五钱，大枫子、茯苓皮、浮萍草、双钩藤各四钱，蛇床子、忍冬藤、大贝母、桑白皮、赤芍药、炒苡米各三钱，川大黄（炒）二钱五分，甘草一钱。

乙方：苍耳子、煅磁石各五钱，黄芪四钱，防党参、广陈皮、大贝母、浮萍草、川泽泻各三钱，正没药、佛手片各二钱五分，白花蛇、淡竹叶各一钱五分，甘草一钱。

制法：甲方用生姜三片为引，水煎服；乙方无引，水煎服。

服法及剂量：以上两方轮流服，服甲方后隔一日再服乙方，每剂分二次服完。在中间不吃药的日子，可用鲜苍耳子浓煎，代茶饮，更能辅助药力。

来源及说明：本方是河北省文安县三区苏桥中医诊所王建华大夫家传的验方，在河北省《中医验方汇选·外科第一集》书内公开介绍。

▲加味胡麻丸

主治：结核样型、瘤型麻风病。

胡麻仁（炒去油）、南苦参、苍耳子（酒蒸）、白花蛇（酒浸透）、金银花各十两，石菖蒲、威灵仙、白鲜皮、薏苡仁、土茯苓、川木瓜、穿山甲（炮）、白僵蚕、全归身、晋黄芪、西党参、清风藤、地风藤、皂刺片、川枳壳、北防风、荆芥穗、茅山苍术（泔水浸炒）、冬桑叶、牛蒡子、连翘子、双钩藤、苏薄荷、浮萍草各四两。川大黄、西黄柏、天花粉、制白附子、川羌活、川独活、赤芍、蝉蜕、天麻、川连、蒺藜、白芷、川芎、何首乌、甘菊花、怀牛膝、淮木通、川乌、草乌（二乌均汤泡去皮）、玄参、山栀子、车前子、地骨皮、知母各二两，生甘草、地龙干、羚羊角屑、完风草各一两五钱。

洗浴方：苦楝树皮二斤，原蚕沙一斤，桑枝炭八两，川枳壳、川枳实（二味醋浸炒）各五两，地肤子、蛇床子各四两，土黄藤六两，

制法：共为细末，炼蜜为丸，每丸重三钱。洗浴方则用水煎浓汤，用以洗浴遍身（避风）。

服法及剂量：早起床、午11时、晚7时各服一次，每次服2～5丸，甘草银花土茯苓汤或开水送下。

来源及说明：此方与《医宗金鉴》胡麻丸大有出入，是广西南宁市沈康明医师所传。据献方者称，根据临床经验，经加味成此方后，较为有效云云。

▲人参固本丸（《解围元薮》）

治手足挛痛，昼静夜剧，历节大风，腰腿痛，口眼㖞斜。

白术四两，乌药三两，苍耳子二两，紫苏一两五钱，天麻、青皮、人参、白芷各一两，没药、乳香、甘草各五钱。

共为末，酒糊丸，桐子大。每服百丸，用后方煎汤送下。

白术、桂心、防风、人参、柴胡、甘草、川乌（制）、当归、防己、芍药、赤茯苓。

姜、枣煎服。

▲仙授方

凡风疠恶疾，多因嗜欲劳伤动气血，汗泄不避邪气，使淫气与卫气相并，则肌肉不仁，腑气不利，故色败皮痒，鼻梁崩坏，或自不仁，久则身白皮脱，如蛇皮之状。

用桑枝灰一斗，热汤淋汁洗头面。次用大豆及毛豆浆，添热水，三日一浴，一日一洗。

外用：侧柏叶（蒸、晒干）、白胶香各等份，蜜丸，梧子大。每服30丸，白汤下，日进三次，随浴随服。

▲治指筋挛曲渐至脱落方

蓖麻子（去壳）、黄连各一两。

用水浸泡，水渐添，春夏二日，秋冬五日，取蓖麻抓破，平旦面东以浸药水。服一粒，渐加四五粒，微利。忌猪油。

▲麻风病方（《江西中医药》1959年11期）

（1）方药：皂角刺三斤。

制法和用法：烧枯蒸，时久，晒干为末，每日饭后服二两，大黄煎浓汤送下。

（2）方药：胡麻一斤，苦参皮五斤，酒浸七日，荆芥穗四斤，豨莶草叶净三斤，苍耳草叶净三斤，紫背浮萍二斤。

制法和用法：上药蒸透晒干，先将豨莶草、苍耳草蜜拌，蒸一伏时，晒干后，共为末，酒糊丸，桐子大，朱砂为衣，每服百丸，茶酒俱可下，每日进三次。

（3）方药：桃、槐、榆、柳、椿、桑枝叶各一把，防风、荆芥、苍耳草各二钱。

用法：煎汤一锅，于无风处洗浴。

用法：为末，调大枫油一两擦之。

（4）方药：大小胡麻各一两，苦参一两，大枫子肉（蒸熟打烂）一两，青葙子五两，苍术三两，僵蚕二两，白术三两，防风二两五钱，蒺藜三两，酒炒牛膝三两，当归身二两五钱，蛇蜕二两，威灵仙二两五钱，银花五两，羌活二两，独活二两，蔓荆子二两五钱，荆芥二两五钱。

制法和用法：共研末，炼蜜为丸，早晚吞服，每服四两，开水送下。忌食鱼腥、鸡、牛羊肉及酒色，百日可愈。

（5）方药：芫花根（又名地棉根、金腰带，不拘开白花、兰花、茄色花，都可用）一斤。

制法和用法：同水五斤煮，煮至水干后，再加水一斤，煎沸听用。每天服此药水一次，第一天服一两，第二天服二两，第三天服三两，第四天服四两，第五天服五两。此药一剂，恰好5天服完，为一个疗程，连服30天可愈。忌油、盐、鸡、蛋、肉类，蔬菜亦不宜吃，只可吃白粥（饭），如不守忌，则破皮流水流血，转归恶化不治。又面皮上有疙瘩，此方无效。当此药服到二十六七天时，患者有抽筋样反应，但三四天后消失。

▲曾克广五服方及白花蛇加减（《江西中医药》1959年2期）

（1）初服：羌活钱半，苍术钱半，荆芥钱半，防风钱半，柴胡二钱，玄参二钱，赤芍二钱，黄芩二钱，白鲜皮二钱，枳壳钱半，金银花二钱，甘草二钱。水煎4剂，每日一剂，每剂煎二次，服后患者自觉心中烦躁减轻，其他症状如前。

（2）复服：羌活钱半，细辛五分，白芷二钱，生地二钱，防风钱半，知母二钱，黄芩二钱，川芎二钱，甘草钱半。水煎二剂，大便不怕畅。

（3）三服：大黄二钱，朴硝钱半，银花二钱，桃仁四钱，枳壳钱半，黄连二钱，黄柏二钱，黄芩二钱，玄参四钱。水煎服三剂，大便畅通，心烦完全消失，痛痒减轻。

（4）四服：荆芥钱半，防风钱半，制川乌一钱（童便浸后，米泔汁煮），白附子五分（姜汁蒸），天麻钱半，僵蚕二钱（姜汁浸），白蒺藜二钱（炒去刺），独活钱半，玄参四钱，火麻仁二钱（洗去土炒），苦参三钱，赤芍二钱，黄芩二钱，黄柏二钱，银花三钱，甘草钱半，枳壳钱半，大枫子二钱。连服 10 剂，每日一剂，饭前服，渐感小部分麻木区出汗。

（5）五服：玄参四钱，枳壳二钱，白芷二钱，赤芍一两，银花一两，火麻仁、刺蒺藜、大枫子各一斤，独活二钱，制川乌一斤，北防风十两，钻地枫四两。以上药品共研细末，过绢筛，加蕲蛇十二两（去头尾，用热酒浸三日，秋冬浸五日，浸松后去骨蒸熟，焙干研末），和前药蜜为丸，如黄豆大。每日早、午、晚三次，各服四钱，茶送下。服完上药一料，全身麻木区知觉随之恢复，有汗液排出，面部和身部红色浸润斑色变淡，胀大神经变细，手指伸屈便利，眼角膜溃疡渐愈，左右眉再生，效果显著，仍继服白花蛇丸。

（6）白花蛇丸：白花蛇一条，乌梢蛇一条，去头尾生用，防风、蝉蜕、生地、川芎、苦参、枸杞、槐花、银花各二两，刺蒺藜、全蝎（醋浸一日，去盐味）、细辛、蔓荆子、威灵仙、何首乌、胡麻仁（炒香）、金毛狗脊、川牛膝、乌药、天花粉、川连、黄芩、栀子、黄柏、连翘、牛蒡子各一两（炒），漏芦半斤（去苗洗净四两），荆芥穗一两五钱，白芷一两，大皂角一两，穿山甲一斤。共研细末，过绢筛，米糊为丸，如梧桐子大，每早服 50 丸，茶送下。下午临卧时再服一次。服完白花蛇丸一料，全身所有斑损和结节消失，肌肉润泽，左右眉毛继续生长，麻木区恢复知觉，治愈将近两年，经调查访问，麻风未再复发。

▲麻风溃疡方

（1）蛋黄油：将数十个鸡蛋在水中煮熟，去壳，剥掉蛋白，取出蛋黄，放在铁锅（或铜锅）里，置炉上煎，并时加翻转，煎至呈深褐色时，即有油泡出现。此时继续翻煎，蛋黄油逐渐析出，以锅铲压榨蛋黄渣滓，倒出油液，于已消毒的瓷器里备用。

（2）复方黄连油膏：系参考福州市人民医院处方。黄连五钱，黄柏一两，紫草一两半，生地一两，当归片一两，黄蜡三两，麻油一斤。将上药切碎，放入麻油，浸 4～6 小时，倒生铁锅里，温火炸至焦枯，去滓过滤，继用黄蜡加入上述滤液，不断搅拌，使均匀成糊状油膏（如欲制成油膏纱布，可将凡士林纱布浸入，溶化即成）。

治疗方法：

①溃疡周围皮肤用酒精消毒后，以来苏水及过氧化氢先后洗净疮面。

②以消毒剪刀剪除疮缘过度角化皮肤组织，呈楔形（斜面），继以剪刀充分剪除疮底不良肉芽组织，复以过氧化氢液清洗之。

③用滴管吸蛋黄油，滴入疮口少许，以复方黄连油膏护盖包扎。

④隔一两天换药一次，如发现疮底肉芽生长不良或硬化，可应用刮匙搔刮疮缘。再次形成角化过度组织时，仍需剪刀剪除，避免疮底大、疮口小的现象。反之，如肉芽生长良好，溃疡面日见变浅变小，则剪除或搔刮手术要尽量避免使用。

⑤在治疗前后如有继发感染者，用青霉素或磺胺类加以控制（《福建中医药》1959年第5期）。

▲核桃散

主治麻风溃疡。

核桃一个，蜈蚣一条，蝎子一个。

制法：将核桃敲破，使成两半，去仁，各装蜈蚣、蝎子一条，再将核桃合起，用线捆扎，外用黄泥包好，放入木炭火内，烧至黄，带微黑色，取出去其泥，研成细末，此为一付，用纸包好备用。

用法：每日一付，黄酒送服。

外用药：

①万灵油：香油一斤，蜈蚣十条，蝎子二十个，大地龙五条，大蜗牛五个，蒲公英二两，柏枝四两，冰片二钱。

制法：将香油熬开，放入蒲公英和柏枝，炸成炭枯色，取出弃掉，再放入蜈蚣、蝎子、地龙和蜗牛，炸成炭枯色，取出弃掉，将冰片放入油内即可。

用法：以0.1%过锰酸钾溶液将溃疡面洗净拭干，涂万灵油；另按溃疡面大小裁纸片，均匀蘸万灵油，贴于溃疡面，上盖消毒纱布，每日换药一次。

②夹纸膏：桐油（蓖麻油或香油也可）一斤，灶心土一斤。

制法：将桐油熬开，放入研细的灶心土，炼成糊状（至滴水成珠），摊在油纸（根据溃疡形状加倍裁成）上即可。

用法：以生理盐水将溃疡面洗净拭干，在夹纸膏上用针刺许多小孔，贴在溃疡面上，包扎固定，每日换药一次。

以上两种外用药方，每方使用时间不定，一般可以3～5日轮换一次，如不痊愈，可以继续使用。

▲鸟不宿、苦参、苍耳子治麻风方

主治麻风。

（1）制法：

鸟不宿：将根、茎、叶洗净切碎，取一两，加水150毫升，煎煮一小时，浓缩成水剂50毫升。再将药渣加水70毫升，煎煮40分钟，浓缩成水剂20毫升。然后将两次煎煮的药液混合，加适量老酒及糖。

苍耳子：取干的二两，加水200毫升，煎煮一小时，浓缩成水剂50毫升。再将药渣加水100毫升，煎煮40分钟，浓缩成水剂20毫升。把两次的药液混合。

苦参：取干的二钱，加水100毫升，煎煮一小时，浓缩成水剂50毫升。再将药渣加水50毫升，煎煮40分钟，浓缩成水剂10毫升。把两次的药液混合。

（2）用法：

①单味鸟不宿组：开始每天服水剂35毫升（五钱），半月后增至70毫升（一两），分两次口服，以后逐渐增加至每天三两为维持量。

②鸟不宿氨苯砜组：鸟不宿服法同上，氨苯砜每周两次，每次300毫克，由小量开始。

③鸟不宿苍耳子组：鸟不宿服法同上，苍耳子开始每天服35毫升（五钱），半月后增至70毫升（一月）。

④鸟不宿苦参组：鸟不宿服法同上。苦参开始每天服30毫升（二钱），半月后增至45毫升（三钱）。

⑤单味苦参组：用配剂或片剂，每天服生药一至八钱。

以上各组以鸟不宿苦参组疗效最佳，鸟不宿苍耳子组及单味鸟不宿组次之，其余则又次之（《福建中医药》1960年4期，治验见现代医案8）。

▲白花蛇丸方

白花蛇一条（去头尾，连骨生用），乌梢蛇一条（去头尾生用），蝉蜕二两，防风二两，金银花二两，枸杞子二两，生地二两，槐花二两，苦参二两，全蝎一两（醋浸一日，去盐味），黄芩一两，黄连一两，栀子一两，黄柏一两，乌药一两，牛蒡子一两，川芎一两，何首乌一两，连翘一两，花粉一两，白蒺藜一两，威灵仙一两，荆芥一两，细辛一两，蔓荆子一两，狗脊一两，胡麻（炒）一两，漏芦四两。共末，米糊为丸，如桐子大，每服50丸，茶送下，早晚各服一次。

▲防风天麻丸（2）

防风二两，天麻二两，升麻二两，白附子（炮）二两，定风草二两，细辛二两，川芎二两，人参二两，丹参二两，苦参二两，玄参二两，紫参二两，蔓荆子二两，威灵仙二两，穿山甲（炮）二两，首乌二两，蜈蚣二条。共为细末，用何首乌末拌匀外，用胡麻一升炒香熟，另研为末，乃入

前药末，炼蜜为90丸。每服一丸，细嚼，温水送下，不拘时候，日三服。

▲加减大造苦参丸方

苦参一斤，防风十两，苍耳子十两，胡麻仁十两，皂角刺十两，蔓荆子三两，牛蒡子三两，枸杞子三两，何首乌三两，禹余粮三两，蛇床子三两，白芷两半。共末，用皂角捣烂熬膏，入前药，搅拌为丸，如桐子大，每服50丸，茶送下。

▲滋阴大补丸方

炙黄芪五两，天冬五两，麦冬五两，枸杞五两，杜仲四两，牛膝五两，山药五两，芡实六两，菟丝子五两，五味子五两，锁阳五两（酒拌蒸），肉苁蓉五两，补骨脂五两（酒炒），巴戟肉六两，胡芦巴五两（酒拌炒），续断五两，覆盆子五两，秋石四两，楮实子六两（酒拌蒸），陈皮二两，川椒五两（炒），小茴香四两（炒），沉香二两，青盐四两。共末，以鹿胶为丸，如桐子大，每服90丸，空心卧服，以盐汤送下。

▲养荣丸方

人参一两，白术一两（土炒），当归一两，熟地黄一两，白芍一两，怀山药一两，远志半两，生地黄半两，山萸肉半两，白茯苓二两，陈皮八钱。共末，以鸭一只取血，入炼蜜为丸，如桐子大，每服90丸，空心服，盐汤下。

▲江南敏氏秘传大麻风药方

此症初起手足麻痹，头、面、耳厚坚红肿，遍身发一二点之痕，手指作曲屈难伸之势，如面红肿甚，可先用药熏之，能去积毒之气，倘势不可熏，如口眼凹、手弯身破，此真麻风。如无口鼻破烂等症，单单面红，同身上有点似赤癣而痒，此是小症，可熏。夏天不可熏。

熏药方：大黄、苍术、草乌（制）、硫黄、胡麻仁、川乌（制）各六两。合为幼末，先用豆腐一大块，四方五七寸，中间开一孔，将药装在内，外将碎豆腐塞密，勿令气泄，用米醋五六大碗，放鼎中，文武火煮至赤色。用水一大桶，再煮一百滚，倾入脚桶，用板二片架在桶上，病人双脚踏在桶板上，药气熏入各毛孔。两眼须自紧闭，恐毒汗入眼睛。须先用草荐二张，将脚桶四周围之，上开，以簸箕盖之，任毒汗流出。水桶内热气难容，令一人旁入，暂将簸箕揭开一缝，稍停即盖。旁人看热气熏出，亦须远隔洗药水，不可沾及路上，恐染他人恶疾。病人熏毕，上床眠卧，须要闭房门，不可被风，恐成感冒也。

遍身洗后服药：当归、生地、防风、知母、牛膝、蝉蜕、羌活、独活、银花、木通、连翘、栀子、荆芥、山甲、甘草各等份，水如常。

另：大枫子一两半（去壳），蝉蜕（去头）六钱，何首乌一两二钱，白芷二两，麝香五分。将大枫子先揰为饼，余药另各为末，用米饭五六两，合捣为丸，如梧桐子大。早晚每服三钱，用开水送下，须忌房事、食物、牛、羊、鸡、鹅、葱、芹、韭菜等物，海鱼务忌。

初起年服三料，次年服二料，三年服一料。痊愈断根。

浸酒药方

不时俱可服。

防风、荆芥、银花、蒺藜、海桐皮、白鲜皮、蔓荆子、何首乌、青藤、川三七、木瓜、石菖蒲、皂尖、威灵仙、枫子、续断、土茯苓、胡麻仁、当归尾、白芷梢、黄连、赤芍、独活、柴胡各等份。用酒三瓶浸，不拘时，随意服之最妙。

癞风疠风，若饮酒冲发通身，遇风则痒，此一月内可治。先服葛花一钱，煎汤不时代茶。解酒性之法，服后方：羌活六分，蝉蜕（去足）七个，砂仁一钱半，黄芩一钱半，甘草一钱半，葛花一钱半，白芍一钱半，玄参一钱半。水如常，服此二帖，可痊愈。七日内不见风，如见风，不救。

▲六经汤丸秘方（《解围元薮》）

（1）心风：先传肺经，外证损目。

煎方（1）

防风、细辛、南星（制）、白茯苓、薄荷、大茴香、桔梗、山栀各二两。当归、何首乌、羌活、牛膝、牙皂、蝉蜕、枳实、玄参、川芎、附子各一两。

加姜、枣，水煎服，10剂。如有痰，再加薄荷一两，均作10服。

丸方（1）

羌活、防风、黄连、柴胡、独活、全蝎（去头足、用土炒）、白芷各一两，当归、谷精草、地骨皮各二两，白茯苓、芍药、熟地、茯神、远志各一两五钱，乳香、没药、檀香各六钱，细辛七钱，僵蚕八钱，麝香三钱，甘菊二两，诃子肉八两，风藤二两。

共为末，蜜丸，或黄米饭丸，如梧桐子大，飞朱砂为衣。每服三钱，用前煎药送下，日服三次。

（2）肝风：先传脾经，外证发紫疱。

煎方（2）

防风八两，玄参、当归、牛膝、柴胡、芍药、蝉蜕各一两，胡麻、草乌（制）各四两，白芷、官桂各一两五钱。

有痰加干葛二两，均作十服。

丸方（2）

防风、荆芥、葛根、大枫子各四两，胡麻、当归、草乌（制）、玄参、麻黄、制附子各一两，白蒺藜、干姜、皂角、桔梗、牛膝、川芎、羌活、甘草各二两，全蝎一两五钱，苦参五两。

共为末，蜜丸，桐子大，青黛为衣。

（3）脾风：先传肾经，外证遍身顽癣，或时刺痛。

煎方（3）

防风、当归、风藤各三两，玄参、川芎、甘草节、枳实、陈皮、白芷、桔梗、枳壳、乌药各一两五钱，木香一两。

有痰加半夏一两五钱。均作10服。

丸方（3）

玄参、枳实、当归、陈皮、白芷、胡麻、干姜、厚朴、滑石各二两，防风八两，川芎、甘草、僵蚕、芍药、麻黄、制草乌、蝉蜕、羌活、全蝎、木香各一两。

共为末，蜜丸，用郁金、黄柏末为衣。

（4）肺风：先传肝经，外证眉须、鬓发焦毻。

煎方（4）

玄参、川芎、知母、滑石、半夏、蒺藜、牙皂、黄芩、牛膝、胡麻、羌活、干姜、桔梗、木香、当归各二两。

有痰加防风三两。均作10服。

丸方（4）

当归、牛膝、防风、蝉蜕、独活各四两，羌活、胡麻、石膏、首乌各三两，荆芥六两，僵蚕、全蝎、南星（制）、白芷各二两，玄参五两。

共为末，蜜丸，滑石、半夏末为衣。

（5）肾风：先传心经，外证脚底穿烂。

煎方（5）

甘草、麻黄、防风、羌活、薄荷、茯苓、桔梗各一两，川芎、当归、厚朴、半夏、知母、黄柏各二两，独活、大黄、苦参各四两，滑石五两。

有痰加石膏三两。均作10服。

丸方（5）

桔梗、川芎、白术、大枫子各四两，当归、甘草、川朴、木香、干葛各一两，牛膝八两，人参、干姜、白芷、全蝎、麻黄各二两，天麻一两五钱，白花蛇五钱。

共为末，蜜丸，用百草霜为衣。

（6）胃风：遍传五脏，外证浑身溃烂。

煎方（6）

羌活、泽兰、藿香各二两，蒺藜、柴胡、防风、细辛、白芷、薄荷各三两，荆芥四两，独活、木瓜、牛膝、连翘、黄芩、生地、山楂各二两五钱，菖蒲、枳实、陈皮各一两，麻黄一两五钱。

有痰加象贝母、石膏各一两。均作10服。

丸方（6）

荆芥二两，蒺藜、天麻、白及各一两五钱，独活、柴胡、羌活、木瓜各三两，风藤、皂荚、厚朴、前胡、象贝母、苍耳子、金银花各一两五钱，麝香二钱，乳香、檀香各三钱，紫背浮萍四两。

共为末，蜜丸，甘草、大黄末为衣。

▲《回生录》治风法（《秘传大麻风方》）

夫风者百病之长，故诸家方论集之于首也。至大麻风虽有三十六种之症，然亦原于六邪，皆不外风寒暑湿燥火。或酷热、大水，或醉后坐卧迎风，传入毛窍，或雨雪湿衣沾体，或久冰皮肤、冻顽不知，或遇火烘熏，其气收于经络，传于荣卫，或酒后坐卧湿地，或酒后大热，睡卧深林，恣为凉快，或因湿草地上睡卧，或患者登厕，乘患者之毒，或睡卧患者床褥，或与患人交合传染，是皆五脏之受其毒。而有青黄赤白黑者，形于面目，见于肌肤。假如心经受病，名曰火癞，其色赤，脚上起紫，眼昏有丝，或如火烧之状，或断肢节，眉发脱落。肝经受病，名曰木癞，其色青，遍身紫绿，或有泡起，眉毛不落，面目掩着，如生疮之状。脾经受病，名曰土癞，其色黄，有浮气，遍身起黄癣，身有疮如瘰，形如弹子，或似青毒，渐渐溃烂，肌肤搔痒，眉发皆脱。肺经受病，名曰金癞，其色白，眉毛脱落，面如虫行之状，遍身如癣如鳞。肾经受病，名曰水癞，其色黑，有瘢，脚底溃漏，四肢少力。此乃毒气受于内，而形色现于外。又有二绝不治：肺绝失音，肾绝耳聋，此二者不治之症也。百骨节痛，毫窍出血，名曰悴熄之癣，与肾经同治。初染之时，不以为害，风入皮肤，不知不觉，故流于四肢，传于五脏，则腠理壅塞不通，因血气乖离，遂至成症。况有患人不知生死之门，恣意食淫，不节饮食，不避风寒，任意作乐，不信良言，以致不救，深可叹也。治法列于下：

(1) 心经受病，其色红，遍身起红色者是也。

火草药方

桑叶、荷叶、皂角叶、菖蒲、何首乌、蓖麻叶、苍耳草、豨莶叶、忍冬藤、葎草叶（似天麻而小，叶上有刺而无尖者）各四两。

用河水三桶，煎滚热，用大浴缸一只，将滚药汤倾入缸内，用木架，令患者稳坐其上，外用鸡笼罩定，用旧棉被四围密遮，放头出外，头上用衣盖之，待一时久，不耐坐，去罩，即令上床，切勿见风。即服丸药。戒口为重，直候身无汗方起。次早切勿梳头，恐风邪引入脑耳，慎之！

大丸药方

玄参、枸杞、黄芪（蜜炙）、蒺藜、胡麻、五加皮、花粉、蔓荆子各三两，大枫子（去壳）二斤，剪草、川芎、天麻、全蝎（水浸）、牙皂、防风、防己各二两，荆芥穗、生地（酒洗）、木通、黑丑、当归、牛膝（酒浸）、黄芩、芍药、羌活、升麻、黄柏、木瓜各四两，苦参（米泔浸）八两，大黄一两，牛蒡子五两。

上药俱为细末，米粉粥打糊为丸，如梧桐子大。每日暮午空心不拘时，淡汤送下七十丸或百丸，米汤送下亦可。汗后五日，亦可发汗。凡汗通五脏，出热邪毒气，要候粪门口不热，其毒乃尽。又每日临睡之时服萍丹，此能续筋，去骨髓之风毒。

萍丹

采萍歌云："不在山兮不在岸，采吾之时兮七月半，不问瘫风与癞风，铁包头上也出汗。"其功之大，不可尽述。采时须七月中采起，不拘多少，洗净晒干，用瓦缸烧灰炼白。又用牙皂煎滚烫，用杓箕以袱铺内，将灰入箕淋水，待味淡，将水入釜内，煎熬成霜。

晒萍法：先用水一盆，放在底下。以筛晒萍在上，方始得干。不然，虽晒之日久，亦不干也。

又扫屋上无烟处青龙灰，不拘多少，照前药一样熬炼成霜。

又以大朱砂一两，绿矾一两，共盛入阳城罐内，以铜皮用针钻孔，将铁线缠系瓶口，外用猪毛蚯蚓泥，以盐水调，封固，晒干，以炭火四围烧炼。预先以水一瓶，两口相合，取水火既济之理。待烧二炷香尽，无烟为度，即退出火，取出，研细，临用。加减于后。

鼻塞，萍丹一两，加牙皂一两，寸香一钱；身有痛处，萍丹一两，加入羌活二钱，乌药二钱；有疙瘩块，萍丹一两，加血竭一钱；麻木不仁，萍丹一两，加入天麻二钱，淫羊藿二钱。共为细末，临卧用淡茶送下五分，重七分。切勿见风！

【按】《解围元薮》中载此方，名清平丸，治大风，中风，跌扑打伤，㖞瘓等证。有歌云：“天生灵草无根干，不在山间不在岸，始因飞絮逐风飘，泛梗青青浮水面，神仙一味去沉疴，采时须是七月半，癞麻疼痛立时消，寒热疮痍及瘫痪，任从癫痫暴中风，些小微风都不算，黑淋酒化服三丸，铁幞头上也出汗。”七月上旬采河中紫背浮萍，晒干为末。每斤加草乌、葳蕤、风藤、麻黄各二两，麝香二钱。共为末，蜜丸，弹子大，以草乌煎酒磨服一丸。重者以乌头煎酒磨下，轻者以黑豆炒香，煎酒磨服。

（2）肝经受病，其色青，遍身起紫红色，或有泡。初得眉毛不落，面目瘙痒如虫行之状。

木煎药方

大黄、全蝎、甘草（炙）各一两，连翘、黄芩、地骨皮各四两，升麻、天麻各三两，川芎、麻黄、薄荷各五两，黄连、陈皮、牙皂、枳壳各二两，大枫子一斤。

有痰，加石膏；有淋，加木通、滑石各三两；有痛，加羌活、防风、苍术、藁本各一两。

共㕮咀，水煎温服，渣再煎。一七后看，仍有紫泡疙瘩，乃血瘀不行，加红花、苏木各一两五钱；眼昏，加菊花、黄柏各一两；有烂，加血竭一两；有疮，加雄黄二两，苦参三两；麻木，加淫羊藿、当归各二两；面有虫行，加附子二两；腹痛，加木香、芍药各一两。

木草药方

首乌、荆芥、马鞭草、忍冬藤、槐树叶、桑叶、苦参、枫树叶各四两，防风二两。

各药煎汤，熏洗，照前法。

木丸药方

胡麻（炒）、全蝎（不浸）、蒺藜（炒）、甘菊、天麻、僵蚕、黄芩、前胡、川芎、木瓜、连翘各二两，苍术、菖蒲、厚朴、黄柏、升麻、槟榔、羌活、花粉、牛蒡子各四两，枸杞子、苦参、荆芥、地骨皮各八两，大枫子一斤。

筋骨疼，加羌活、独活各二两。遍身烂，加乌梢蛇（酒浸五日，去头尾皮骨，煮用）一条。入前药末，酒糊为丸，晚稻末粉为糊亦可。晨、午、夕淡盐汤送下七十丸或百丸。

（3）脾经受病，其色面黄，有气顽皮久烂，遍身起黄癣，身有疮，形如弹子，或似青梅，渐渐溃烂，发动肌肤作痒，眉毛脱落。

土煎药方

羌活、鼠粘子各四两，荆芥、赤芍各一两，防风、黄柏各半斤，蒺藜三两，黑丑、枸杞子、南星（制）、半夏（制）、槟榔、胡麻、全蝎各二两。

㕮咀，水煎，空心服。

有痰，加半夏、花粉各一两；渴，加麦冬、五味子各一两；热，加黄芩、黄连各一两。

土草药方

松枝、忍冬草、苍耳、槐、柳、榆、苦参、黄荆、枫树叶各四两。

煎汤熏洗，照前浴法行，出毒同前，逐月用之。

土丸药方

全蝎、甘菊、海桐皮、白芷、薄荷、黄连、蔓荆子、枳壳、胡麻、蒺藜、大黄、枸杞子、连翘各二两，牛蒡子、黄芩、玄参、桔梗、防风各四两，枫子肉半斤，木瓜一两。

共为末，酒打晚稻，米粉糊为丸。晨、午、夕空心或米汤或淡茶送下百丸。

眼赤，加朱砂二两，黄芩一两；身有血块，加血竭、红花、苏木各一两；有气升而不降，加沉香五钱。

（4）肺经受病，其色白，初起粉色，眉毛先落，面若虫行，遍身起癣如鳞。

金煎药方

升麻、连翘各六分，桔梗、黄芩、苏木、黄柏各五分，生地七分，黄芪、全蝎、人参、桃仁、虻虫（去头翅）、水蛭（炒烟尽）、黄连各三分，白豆蔻、川当归各四分，地龙（去土焙干）五分，梧桐泪一分，寸香少许，甘草二分。

上药除黄连、连翘、梧桐泪、豆蔻等，先将寸香、水蛭、虻虫亦研为末，余药都作一服，水三盅，酒一盏，入连翘同煎，去渣，入梧桐泪、白蔻、寸香，再煎至七分，稍热服。忌酒、面、生冷、咸味、油腻。

金草药方

桑叶、桃枝、枫枝、槐枝、松枝、柳枝、苦参各四两。

冬时可加枳壳、忍冬藤各四两。煎汤熏洗，法同前，逐日用之。

（5）肾经受病，其他黑，或脚浮肿，有气，形如墨瘢，脚底漏溃，四肢少力。

水煎药方

防风、羌活、荆芥、黄柏、前胡、地骨皮、五加皮、川芎各四两，天麻、花粉、石菖蒲、木瓜、甘菊、蒺藜、薄荷、胡麻、全蝎、僵蚕（洗软微炒）、黄芩、独活、蔓荆各二两，枫子肉二斤。

共锉，水煎温服。眼赤，加菊花、木贼各三两；皮有黑泡，加血竭二两；脚有气肿，加防风、木瓜各三两；脚软无力，加牛膝、羌活各二两；肉烂，加血竭、雄黄各二两。

水草药方

葎草、苦参、麻黄、艾叶各四两，草乌（制）、地骨皮各二两，大葱一钱，花椒一合，米醋一升。

用水二三桶，煎汤熏洗，照前法用之。

水丸药方

黄柏、荆芥、地骨皮、蒺藜、防己、黄芩、羌活、独活、木瓜各四两，防风、升麻、蔓荆子各三两，苦参六两，杞子、花粉、全蝎各二两，木香五钱，寸香五分，枫子肉一斤。

共为末，酒打晚禾米粉，糊为丸。一日三服，淡茶汤送下。脚有气肿，加防己、木瓜各二两；皮肤肿，加连翘二两。

附：治各风配药法

凡治风者，务须详细观察，必各有名。始则五脏染其毒气，毒归于内，形现于外，察形观色，治无不中。若患者轻视缓治，不禁酒色，不忌口食，难矣。

柘子风

初起皮上有疹点，形如柘子样，周行遍身，痒甚。重病配合前用枫子头四斤，丹用七分。乃心经受病，主而治之。

鳝孔风

初起时因破肉处有出脓水，手爬出血，引风透入经络，不致散成此疾。配合前心经法治之，用枫子四斤，重则五斤，丹用二钱。

漏线风

初染，身上孔出脓血，风入骨髓，传于四肢，遂成重风。与鳝孔风同治。

脱足风

初因手足破裂，损伤皮肤，风入腠理，大风形黑。与肾经配合治之，用枫子头三斤，丹用五分。

疱节风

初起因骨节肿痛，或出脓血，因痰所致而作。或手足动处作成疙瘩，或入梅子，不痛不痒，致成重症。照肺经配合，用枫子三斤，出脓血者四斤，丹用一钱。

紫云风

初发形如云，有圈，四围红烂，大小不一。此系重风，形现于外，心火大虚。配心经药，用枫子头三斤，丹用五分。

赤牙风

初生面上，如赤牙尖样，或没或现，不时发出。乃心经受毒，用枫子头三斤，配合心经，丹用五分。

紫萍风

初起皮上形如紫点，相似，或没或现，数日起一次者，发作无时，又如蚊蚤点形状，系心经所染热邪。用枫子三斤，丹用五分。

火炼风

面上形如火烧赤色，手足热，睡卧不安，足喜蹑冷地，口中无味，风入骨髓。此系重症，配合心经药，用枫子头三斤，丹用五分。

赤霞风

身与面形如赤霞艳色，乃火极甚矣。与前火炼风同治。

雁爪风

形如雁爪，或片或散，春深秋间发作。此腠理血不通，系至重症风，必先落指甲。配合肺经治，用枫子头三斤，丹用五分。

雁来风

每遇雁来时发作，眉毛落，面皮皱，手足疼，颜色轻紫。此系重症难治，照肺经配合，用枫子头三斤，丹用七分。

鸡爪风

初生如鸡爪样，有起瘢，热极骨髓，有麻木难治。系心经受毒，用枫子头三斤，丹用三分。

白炼风

初生如花癣样，亦有其中生疮爬，初起皮若染湿风，气入于内。配合肺经药，用枫子头二斤，丹用三分。

炼眉风

初起先从眉间作痒，眉毛脱落，攒行骨上作肿，或如虫行之状，如风吹发拂面。一名曰染滋风。毒邪入内，用枫子头三斤，丹用二分半。

蛇皮风

初起形如蛇皮，或黑白二色，起鳞作痒，皮肤粗糙，透入骨肉，皮皱爬燥，乃肺经受邪，系染滋风。用枫子头二斤，丹用二分半，加雄黄。

牛皮风

初起形如牛皮，黑色不痛不痒，属于肺经至重之症。用枫子头二斤，丹用三分。

疹子风

初起或似皮下有点，或有或无，至旬而作，或一日又发，乃系肾经受病至重。用枫子头一斤，丹用二分。

白粉风

初起时皮下作痒，爬动作粉色起。此风入肺经，则成大风，发须渐落。用枫子头二斤，丹用二分。

鼓钉风

初起时手足生大血疮，如鼓钉样，或烂或脓溃，或脓血才好，血盛又作。此系心经受毒，用枫子头一斤，丹用五分。

冷水风

初起时两脚生疮作烂，此由汗出时投冷水濯之，浸入毛孔，湿气不行，毒入肾经受病。用枫子头一斤，丹用三分。

血风疮

初生疮起泡出血，未愈又作。皮下染风湿重，血肉溃烂，热极骨髓。此心经火盛，用枫子头一斤，丹用二分。

鹅口风

初起生疮作痛，热引诸阳，聚会于面，久则致成大风，乃皮染滋风入肠极热之症。用大枫子头一斤，丹用五分。

▲三十六种大麻风症神效方（《秘传大麻风方》）

夫大风者，天地杀厉之气，邪毒变化，秽浊伤人，为症不同矣。所见多端，甚为惨惧，虽三十六种，其要不离乎燥属肺、湿属脾也。或因醉后当风或因汗身落水，或浴后近风或房后冒风坐湿，或手足被风伤引入毒，或暴风取凉。寒暑燥湿，浸涩皮肤，流注经络，即时不知疼痛，变成此患。积于脏腑，发于四肢头面，轻则或痛或疮或疱，重则癞癣，皮顽肉死，手足麻木，刀割不痛，溃烂成脓，筋死，眉指脱落，鼻梁崩塌，眼瞎唇反，以致声哑。绝难治疗，须要审问。米洞虚云："五色不治，余皆治之。”虫食肝则眉落，食肺则鼻崩，食脾则声哑，食心则足底膝虚肿，食肾则耳鸣啾啾及耳内烂，或燥或痛或痒如虫行。自头面起者，为顺，易治；自足起者，为逆，难治。庸医不识秘妙，纵意刀针，火点艾炷，伤人多矣。治此者必须明医妙手，患者尽心绝欲，忌毒物，戒怒气，洗心涤虑，净室独居，存心调养，虑亏全功，然后可以服药调治。

今具三十六种风症种种，辨形立方，次第蛇酒、煎饮、丸散、擦药、敷药、膏药、洗浴，再审病症起末根由，从何而起，仔细看其轻重，发于何处，是何病源，量病加减，永无不验。重则半年，轻者三月，渐渐除根。服药之后，眼目清亮，皮肤光润，眉落更生，血气调和。服药先服搜风顺气散数帖，次服防风通圣散数帖，可服宣吊之药，次服丸药药酒。须要依方仔细医治，不可乱投药饵。如有不效，恐系察症之误，莫将此书轻视，戒之慎之！

第一，起自手足头面，不过三月出水，乃是大风之症。重者指头出水，眉毛脱落，其病难治。先服乌药顺气散（方后称为疏风顺气散）：

麻黄、僵蚕、乌药、防风各三两，陈皮、枳壳、桔梗、干姜、川芎、五加皮各一两，归尾一两半。

痰重，加半夏；脚气，加木瓜。共作十帖。若寒热四肢倦，加葱白三根，水姜煎，发汗；体不能屈伸，加好酒半盅；遍身瘙痒成疮，加薄荷，常服疏风顺气散。如浑身黑而不发出者，须先用追风散祛其秽毒。

第二，起自脚底上一处，切割不痛。然后上脸，脸上红色，满颧渐成紫色。一年之后遍身麻木，眼烂及鼻崩，则难治之。先服搜风散：

乌药、防风、茯苓、半夏、香附、枳壳、陈皮、当归、川芎、紫苏、生地、地龙、桔梗、甘草、乳香、没药、砂仁各一钱。

加生姜、黑枣，煎服。自然疏风顺气，神效。再服夺命神蛇散。

夺命神蛇散：治风不愈者，眉落鼻崩，一料痊愈。

白花蛇、黑梢蛇（俱用酒浸一宿，去头尾皮骨，听用）各一条，蕲艾、地龙（去土）各三钱，川芎、当归、天麻、蔓荆子、银花、细辛、沙参、甘菊、甘草、胡麻、草乌（制）、木笔子、菖蒲各三两。

为末，每服三钱，温酒送下，须在静室中无风处服之，上用被盖，汗出为度。切忌临风。服其药灵效，病自除根矣。用后洗浴方：

桃、槐、榆、柳、椿、桑各一把，防风、荆芥、苍耳草各二钱。

煎汤一锅，无风处洗浴。

第三，为紫云风。起时形如紫云，不识，误作赤游风治之，故不愈耳。如若紫云从上而下，前后一同，须要早治，到阴处难治矣。用防风通圣散：防风、荆芥、当归、羌活、独活、僵蚕、甘草、滑石、黄柏、白术、桔梗、薄荷、山栀、川芎各等份。为末，先吃一服后，加大黄、芒硝，连前药各四钱，水煎缓服，至利为度，不用服尽。后服返元丸：川芎、羌活、独活、细辛、白芷、当归、黄芪、牛膝、蝉蜕、狗脊，首乌、全蝎各五钱，防风、大枫子各二十两，苦参一斤，血竭五两，牛黄二钱。

除血竭、牛黄、枫子三味另研，余药为末，入三味匀和，老米粉糊为丸。每服五十丸起，渐加至百丸为度，清茶送下。忌酒色劳碌，猪、羊、鲜鱼、油腻、生冷、动气发风之物，只吃白鸭、鲞鱼，食淡更妙。重者半年，轻者三月，如未痊愈，再服通圣散，并丸药一料收功。如鼻塞，加皂荚四两；骨节痛，加穀树皮四两；眉落，加皂针灰三钱，生姜汁擦；通身疮，加羌活、独活各五钱；眼目昏花发热，加姜黄一两。又用前五枝，煎汤洗浴。

第四，紫霞风。初起时形如紫霞，遍身如云头样，其点牵长，色在头不露，将火照之，见其细白点。可服祛风散：人参、茯苓、甘草、僵蚕、羌活、防风、厚朴、藿香、蝉蜕、麻黄、薄荷、黄柏、独活各等份。

咳嗽加半夏，不咳嗽加陈皮各等份。

或用搜风散：白芷、藿香、前胡、黄芪、甘草、人参、羌活、防风、黄连、荆芥各等份。

或用川乌通圣散：川乌（制）、防风、石膏、川芎、全蝎、苍术、枳壳、僵蚕、桔梗、蝉蜕、当归、薄荷各等份，麝香一厘。

上三方，加姜水煎，再加好酒二小盅，热服。再用洗浴方：柴胡、前胡、银花、苍耳子、五爪龙、五加皮、防风、荆芥。水煎汤洗浴。

第五，火炼风。起时面上火红色，四肢一身皆无力，重则气少，日久月深脸上如窠，先损其目，后折鼻梁，以后难治。先服川芎通圣散：川芎、当归、白术、白芍、防风、荆芥、麻黄、连翘、黄芩、甘草、桔梗、石膏、山栀、薄荷、滑石。姜水煎服。如不行，加大黄，朴硝；咳嗽，加半夏。三帖后，服散风复元散：黄芩、白术、白芷、细辛、防风、当归、杏仁、羌活、独活、生地、熟地、秦艽、紫苏、防己、知母。姜水煎服。五帖后，将前方洗擦三四次，即愈。洗擦药方，在第四紫霞风内。

第六，紫梢风。此症色如紫藤模样，牛皮相似。服防风复元散：防风、麻黄、人参、白芷、当归、枸杞、秦艽、桔梗、黄芩、甘草、羌活、独活、细辛、半夏、防己、茯苓、芍药、前胡、苍术、藿香、官桂、香附、生地、熟地。姜水煎服。五帖后，再服散风复元散，方在火炼风内。

第七，紫萍风。起时形如紫萍，其点或没或见，数日起一次者，发作无时。系心经所染热邪，与前方不相宜，应服通天散：麻黄、天灵皮、细辛、威灵仙、荆芥、黄柏、蒺藜、花粉、海桐皮、桑白皮、僵蚕、蝉蜕、川芎、川木通、连翘、蔓荆子。姜水煎，临服加好酒二小盅，服五帖后，用擦前药，不过三次即愈。

第八，珍珠风。起初时形如小鳖棋子，遍身疙瘩块，久而不治，遍身作痒。若用热汤烫入皮肤，则难治矣。用加味祛风散：黄柏、细辛、黄连、大黄、山栀、薄荷、甘草、麻黄、连翘、荆芥、白术、滑石、川芎、羌活、独活、天麻、熟地、桔梗、黄芩、石膏、芍药、防风各等份。姜水煎，临时加好酒二小杯。十帖后，服天仙换骨丹：狗脊（去毛，焙）、乌药、防风各十两，细辛十一两，当归、川芎各一两，蝉蜕二两，白芷、牙皂各三两，牛黄五钱，水蛭（另研）、全蝎（炒）各一两五钱，白及七钱，大枫子（去壳、蒸熟）半斤。先将牛黄、水蛭、枫子蒸熟，皿内打烂，入药末，陈米饭为丸，如绿豆大。每服七十丸，早晚酒下，日进三服。

第九，柘子风。其形遍身如柘子，细突而起，久不出血，其痛难忍。即服《千金》托里散（在后冷水风内），或用加减天麻散：细辛、苦参、川芎、灵仙、首乌、薄荷、蒺藜、蔓荆子、明天麻、防风、荆芥、甘草、麻黄、枫子、石菖蒲各等份。姜水煎服，加好酒二小杯。后用白花蛇酒：白花蛇、乌梢蛇（各去头尾皮骨）各一条，升麻、紫苏、枳实、当归、香附、熟地、黄芪、天冬、丹皮、粟壳、川芎、茯苓、厚朴、枳壳、三棱、苍术、牛膝、芍药、玄胡、杏仁、红花、肉桂、蓬术、防风、草果、杜仲、木香、陈皮、青皮、半夏、桔梗、荆芥、藿香各一两，僵蚕、麦冬、人参各二两，白芷、枫藤、麻黄各三两，乳香、没药、益智仁各五钱，枳实五两，核桃肉四钱。各药入在酒内，封口，晨煮至晚，取出，埋土去火毒七日，分作四小瓶，半月开饮。

第十，冻眉风。面上作痒，久则眉落，满身麻木。与麻木风同治，先服防风通圣散加减：防风、芍药、甘草、桔梗、滑石、黄芩、薄荷、石膏、当归、川芎、大黄、麻黄、连翘、荆芥、白术、山栀。先加芒硝三钱，一服泻后，去芒硝，加半夏，再服。用此药后，改用浸药方：乌梢蛇、连翘、甘草、生地、熟地、山栀、黄柏、胡麻、大力子、枳壳、首乌、菖蒲、蔓荆子、蒺藜、灵仙、杞子、苍耳子、防己、茯苓、天冬、海桐皮、石楠叶、白鲜皮、金银花、甘菊各三两，当归、人参、血竭各一两，草乌（制）半斤，五加皮、木香、枫子肉、乳香、没药各五钱。

将蛇浸酒、去骨，再将诸药为片，用酒浆二十斤，入瓶，煮二时，取出，去火毒，半月可服，须尽醉服之。将渣为末，酒糊为丸，每服三钱，早晚二服，好酒送下。

第十一，剑眉风。面上不痒，只有眉眼二处作痛，与痛眉风不同。依方治之，搜风顺气散：归尾、僵蚕、乌药、陈皮、桔梗、川芎、白芷、枳壳、甘草、干姜、茯苓、羌活、金银花。姜水煎服。五剂如不好，再服前蛇酒方立愈。

第十二，雁来风。雁来遍身作痒，皮肤燥烈，雁去方好，三年后不治，成大风之症。用拨云散：川芎、当归、细辛、苦参、灵仙、首乌、薄荷、天麻、甘草、防风、荆芥、蒺藜、菖蒲、僵蚕、五加皮、蔓荆子。姜水煎，加好酒二小杯服，自然不痒，其风自退。不效，再服后药酒方：牛膝、狗脊、川芎、川断、杜仲、防风、石蟹、石楠叶、乌药、半夏、甘菊、茯苓、防己、草乌（制）、生地、熟地、五加皮。

好酒浆二十斤，煮三炷香为度，半火毒，半月方饮，尽醉为度。

第十三，雁去风。此症与前症同治，皆因患寒暑不同矣。

第十四，脱指风。此症只因食不匀，损伤筋骨，十指尖得病，指甲皆落。若不早治，后成大患，用驱风汤：川芎、羌活、独活、防风、甘草、连翘、当归、山栀、黄柏、桔梗、薄荷。加葱白五个，姜水煎服，汗出为度。后服去葱，十剂为止，再服羌活通圣散：羌活、独活、防风、川芎、细辛、薄荷、蝉蜕、白芷、黄芪、首乌、牛膝、狗脊、砂仁、木香、沉香、血竭各二两，当归三两，苦参、乳香、蟾酥、芒硝、乌梢蛇肉各五钱，牛黄二钱，寸香一钱，山甲、天灵盖、羯羊角、全蝎、虎骨、地龙（去土）各一两，蜈蚣七条。

共为末，每服二三钱，好酒送下。

第十五，截指风。此症筋骨先烂，后损十指。先起指肿，甲下出水，不过一年，逐节脱落，难治。先服前搜风散五帖，后服香蛇酒即愈。此方外科圣药，非但治风，并可治杨梅疮，一切无名肿毒，恶疮。服轻粉太多者，遍身痛痒，风症左瘫右痪，一切可治。又治风癣疥疮等症。

用黄米二斗五升，蒸熟做酒，听用。白花蛇、乌梢蛇各一条，蜈蚣十条，蝉蜕五两，全蝎二十个。用水二斗，煮一斗五升，和前酒，将药并蛇等为末，酒糊为丸，好酒送下，或用芙蓉酒：金银花、荆芥、灵仙、首乌、石膏、甘菊、蒺藜、芙蓉叶、胡麻、苦参、天麻、连翘、杜仲、黄柏、川乌（制）、大力子、当归、防风、羌活、独活、白术、人参、甘草、苍耳子、黄芪、细辛各一两。用袋盛之，入前药酒内，煮三炷香为度，出火毒，过半月，随意尽醉方好。

第十六，鼓钉风。形如鼓钉，疼痛难忍，疮头皆红色。初起不可出血，出血难治。先服前羌活通圣散，次服违芷丸：黑丑、大黄、郁金、朴硝、浮萍、皂角刺。为末，酒糊为丸。每服三钱，空心好酒送下。取下毒气为妙，下黑色为度。亦用神蛇酒。

第十七，蛇皮风。形如蛇皮，此乃大风之症。如遍身不痒，易治；痒急，早治之。必服大枫方，医治后，有加减洗擦方。或先用加味拨云散：桔梗、陈皮、乌药、枳壳、川芎、麻黄、僵蚕、独活、甘草、干姜、防风、荆芥、金银花、五加皮。

水煎服，二十帖痊愈。再用洗浴方：灵仙、沙参、紫参、厚朴、荆芥、蔓荆子各一两，白芷、五倍、苍耳子各二两，防风五钱，黄荆条半斤。

水一锅，煎汤洗之。

第十八，牛皮风。形如牛皮，黑色，不痛不痒，皮肤厚而麻木，用大枫方治之。先服前通圣散五帖，后服搜风夺命丹：雄鼠屎、防风、人参、草乌（制）各八两，灵脂、京墨、南星（煨）、细辛、乳香、天麻、羌活、独活各二两，甘草五钱，寸香一钱，巴霜二钱。共为末，酒糊丸。量病轻重，或一钱或二钱，先用葱白嚼烂，好酒送下。或用追风夺命散：当归、川芎、羌活、独活、防风、天麻、僵蚕、全蝎、滑石、甘草、黄柏、连翘、薄荷、山栀、黄连、黄芩、白术、茯苓、桔梗、苦参、牛膝、木瓜各等份。水煎。第一帖加灯心十茎，大黄、芒硝各五分；第三帖加麻黄，令出汗，去大黄、芒硝。后服浸酒醉仙散：羌活、独活、防风、白芷、细辛、天麻、苦参、玄参、当归、芍药、麻黄、木瓜、牛膝、首乌各三两，草乌（制）一两，乳香、没药、川乌（制）、全蝎各五钱。酒浸七日，煮三炷香，随量服之。渣为末，酒糊为丸，仍用醉仙散酒服之。

第十九，白粉风。形如白粉，肌肤如霜。久则难治，先用追风散：大力子三钱，胡麻、杞子、蔓荆子、苦参、天花粉、蒺藜、防风、蝉蜕、全蝎、僵蚕各三两，蜈蚣（酒洗）三条。共为末，加乳香一钱，一分作十八服，每日空心服二钱，好茶送下。

第二十，鳝孔风。身上疮不分大小，皆出脓血。服止血活血药，不出血可治。服前搜风散五帖。

第二十一，冷水风。此症四肢生疮，手足无力，急治方好，久后变成大患，鼻塌指落难治。服《千金》托里散：茯苓、白术、滑石、桔梗、荆芥、银花、川芎、当归、苍术、麻黄、黄芪、芍药、大黄、黄芩、防风、甘草、薄荷、连翘、石膏、芒硝、木瓜、槟榔各等份。如有痰重，加半夏、陈皮、水姜；如痛，加乳香、没药。水煎热服，出汗为度。服四帖后，服消毒救苦丹：防风、羌活、麻黄、升麻、生地、川芎、藁本、连翘、黄柏、当归、柴胡、陈皮、黄芩、苍术、细辛、甘草、白术、干姜、红花、茱萸。水煎服，空心服五帖，后用前洗擦方。

第二十二，鹅口风。形如鹅口，血色转黄，急宜治之，不可出血，出血难治。宜服前通圣散。再服固本汤：白芷、甘草、滑石、荆芥、防风、羌活、天麻、白附子（制）、人参、芍药、五加皮、白术、灵仙、川木通。姜、水煎服。

第二十三，鸡爪风。形如鸡爪样，遍身皆痒，年深指屈而不伸。此风手足动摇以后难治，意以消风败毒散治之：海桐皮、川乌（炮）、丹皮、川芎、芍药、干姜、银花、肉桂、五加皮、白芷、前胡、黄芪、甘草、甘菊、人参、羌活、防风。姜、水煎，加好酒二小盅，热服五帖。后用加减人风散：藿香、白芷、前胡、甘草、黄芪、海桐皮、甘菊、人参、羌活、防风、芍药、僵蚕。姜、水煎服。此药不愈，后服前药酒方。

第二十四，瓜皮风。形如瓜皮，初起易治，久则难治。服羌活剑风汤：当归、秦艽、防风、石膏、杞子、杜仲、厚朴、黄芩、甘菊、独活、柴胡、熟地、茯苓、前胡、苍术、桂枝、生地、芍药、半夏、白芷、薄荷、羌活、麻黄、细辛、枳壳、木通、天麻。姜、水煎服。十帖后，服前蛇酒，并用前洗擦方，痊愈。或用下开万应神妙汤：归尾、芍药、生地、防风、木瓜、黄连、黄芩、黄柏、山栀、黄芪、柴胡、牛膝、羌活、独活、连翘、苦参、荆芥、灵仙、甘草、白芷、白术、茯苓、陈皮、桔梗、桑皮、知母、银花。毒未收者，加官桂、山甲各二钱，角刺五钱；壮者，加大黄、芒硝，一服，酒水各一杯煎服，泻为妙。温粥补之，二服可愈。亦有用吊药方，出脓血毒气为妙。大黄一两，山甲（炒）、白芷、僵蚕各五钱。为末，每服加寸香二分。看患者虚实，壮者五钱，弱者三钱，五更冷酒送下。如不行，再服二钱；行，服四五次，冷米汤补之。

第二十五，漏蹄风。先脚底作痒，后麻木肿起。底下开裂者可治，脓水不开者难治。须用前大风方、神蛇酒治之，如不愈，服前搜风散十帖，后服蛇酒方为妙。

白花蛇、乌梢蛇（去头尾）各一条，当归、槟榔、灵仙、菖蒲、连翘、薄荷、海桐皮、天麻、风藤、苍术、杏仁、蝉蜕、麻黄、红花、陈皮、麦冬、荆芥、甘菊、茯苓各三两，枫子肉（去油炒）、黑枣各一斤，胡麻、白芷、蒺藜、人参、辰砂、五味子、花粉、甘草、生地、熟地、木鳖、羌活、独活、防风、首乌各五两，马鞭草、血竭、全蝎、乳香、雄黄、木香、茴香、沉香、大腹皮、天灵盖、虎骨各一两，五加皮八钱，核桃四斤，白鲜皮、川乌、没药、阿魏、寸香各五钱，草乌（制）八两，蔓荆子二两，牛黄二钱。

共为片，另将粗药用细麻布袋盛之，陈酒三十斤，将袋入酒内，煮三炷香，隔宿取出药渣，药酒封固。每日空心早晚各服一杯。将药渣晒干为末，入细药为丸，将前酒送下百丸。

再用洗浴方：防风、荆芥、槐花、黄连、野菊花、银花、五加皮、苍耳子各二两。

煎汤浴之，时常洗净为妙。

第二十六，涌泉风。左右脚底皆有一孔，如脓水不干者不治，患处有鲜血者可治。与前漏蹄风一样，带红色，痛通骨髓者不治。

第二十七，鹅掌风。掌如鱼甲一般，作痒不痛，须用前大风方治之。未服药时，将中指握到手心中，灸七壮，又灸七表八里。后服搜风散加减：白芷、枳壳、桔梗、陈皮、乌药、僵蚕、甘草、麻黄、川芎、茯苓、甘菊、防己、归身。姜、水煎，加好酒二小盅，热服二十帖。再用驱风保命丸：当归、僵蚕、白芷、细辛、苦参、防风、荆芥、秦艽、麻黄、黄柏、山药、白术、薄荷、龟板（煅）、甘草、乌药、石楠叶、补骨脂、茯苓、生地、熟地、川芎各一两，人参、菖蒲、五加皮、海桐皮、甘菊、银花、连翘、蒺藜、首乌、枫子各八两。共为末，入乌蛇末三两，酒糊丸。每服六十丸，空心好酒送下。

第二十八，黑指风。十指甲黑，急服搜风汤十帖，日进三服，俱须出血，后用煎汤洗浴。洗浴方：苦参、白芷、防风、五加皮、荆芥、五爪龙、金银花、香附各二两。煎汤洗。如不愈，服当归活血汤：当归、川芎、生地、熟地、芍药、升麻、桔梗、灵仙、官桂、防风、羌活、红花、白术、黄芩、荆芥。姜、水煎服，数帖即愈。

第二十九，樱桃风。起时形如樱桃，急服乌药顺风散：乌药、僵蚕、陈皮、麻黄、干姜、甘草、枳壳、五加皮、桔梗、川芎、归尾、金银花。姜、水煎，加好酒一小盅，热服五帖。再用消风托里散：荆芥、山栀、归身、川芎、芍药、黄芪、苍术、茯苓、滑石、桔梗、黄芩、大黄、防风、乌药、薄荷、连翘、石膏、木瓜、槟榔。

如痛，加乳香、没药。姜、水煎，加好酒二小盅，热服。不愈，服前蛇酒即愈。

第三十，四弯风。起初发手足拗曲之处，其风最痒，用消风败毒散（方在鸡爪风内）治之，服不拘时候，再用洗擦方，见前蛇皮风内。

第三十一，燥麻风。遍身如癣，其痒不可忍，皆是癣，后变成大风。先服前搜风散，后服前蛇酒药，再用一扫光酒药：元米一斗，乌蛇二条。去头尾，酒煮，去骨，焙干为末，蛇酒、米一同拌匀，搭饭成浆，四五日后将小瓶盛贮，十日后开。空心服，服时用砂罐连糟蒸热，随意食之，十日见效，后服前蛇酒除根。再用洗浴方：黄荆条三斤，五倍子、防风、荆芥、银花、五加皮各三两。煎汤洗之。后用擦药方：硫黄、枯矾、白芷各一两，龙脑五钱。为末，用香油二两，入椒一撮，煎三四沸，将冷去椒，调药擦之。

第三十二，紫癜风。遍身黑色花斑，虽则小患，若不治，久后变成大患。服前乌药顺气散五帖，再用前擦药。

第三十三，白癜风。遍身白花斑。皆是汗后入风，或汗后燥布擦之得病。先服前防风通圣散十帖，再用前擦药方。加枯矾、姜汁擦。

第三十四，癞癣风。遍身生癣，变成大风，上生下易治，下生上难治。唯服前通圣散，洗擦方及蛇酒则愈。再用洗浴方：桃、槐、榆、柳、柘、樟枝各七根，向阳者佳，并后药煎洗之。防风、荆芥、苦参、银花、苍耳子（俗名野茄）各一两。

第三十五，鸡皮风。形如鸡皮，粗糙不润，以手磨则粗刺。此是血燥，气虚入风，急宜治之。服驱风养血汤：人参、黄芪、黄芩、白芷、羌活、芍药、独活、苍耳子、银花各一钱，川芎、生地、熟地、红花、防风、荆芥、桔梗、茯苓、甘菊各八分，麻黄五分。作一帖，水煎，加好酒半杯，热服。又用洗浴方：防风、荆芥、归尾、苦参、黄柏。

烧汤浴后，用前擦药擦之，并服润体丸：当归三两，人参、黄芪、黄芩、桔梗、薄荷、石膏、苍耳子、玄参、僵蚕、蝉蜕、全蝎、黄连各一两，乌蛇一条。炼蜜为丸。每服百丸，空心好酒送下。

第三十六，软脚风。此症皆因气血虚少，筋死耳聋，乃是脾胃与肺经受热。须去脾胃与肺经之火，然后调养气血，次第治之，风病自愈。若不泻火养血，纵然日夜服药，终不见效。先服凉血散：当归、桔梗、黄芩、

石膏、山栀、干姜（炒）、薄荷、大黄、枳壳、木通、玄参、生地、甘草、芍药、防己。姜、水煎，空心服五帖。后服调卫养荣散：

川芎、汉防己、生地、熟地、白芍、红花、牛膝、防风、人参、白术、黄柏、茯苓、陈皮、甘草、木香。姜、水煎，加好酒二小盅，热服十帖。后吃前蛇酒方，自然好也。

▲风病名目形状鉴别法（同上）

大麻风：十来日起如白肤冬瓜一般，节节崩裂，生血直流。

癞麻风：遍身癞疮又脓水。

鸡脚风：面上浮行，眉毛十来日脱下。

冷麻风：遍身冰冷，麻木不知痛痒。宜服醉仙散。

蛇皮风：身上花斑，如蛇皮一样。

烂麻风：身上连片而烂。

漏蹄风：手足皆穿。

燥麻风：身上白肉如麸皮一般。

胡桃风：身上自起红块。

雁来风：手抚脚燥。

血风：身上手脚红胀。

荷叶风：如荷叶连片无发。

白虎风：走注骨节痛。宜服虎骨散。

紫癜风：身上红色，如云头片一般。用四神散，服乌蛇浸酒方。

白癜风：身上有白点，遍身虚白。用四神散，服乌蛇浸酒方。

姜狐风：手除脚烂。用蓖麻法。

胭脂风：半边面红。用浸酒药。

鹅掌风：手上皮粗厚，微黄色。用擦药、熏洗药。

鹤膝风：膝上青红肿痛。服小续命汤，加萆薢、川楝子、独活、木瓜。

草鞋风：脚上疼如针刺。用蓖麻法。

裙带风：腿肚连片生疮。

痛风：遍身麻痛。服醉仙散。

四柱风：手脚麻木。服醉仙散。

四患风：四肢生疮。用浸酒药，柏油丸擦。

蛊风：身上如刀割。服白花蛇煎。

刺风：遍身如针刺。服乳香犀角丸。

恶风：头面四肢全体瘾痛疹瘰。服硫黄散。

疬疡风：面上生白驳，状如白癣。服炊帚散。

截毛风：身上疼痛，衣服也穿不得，不治。

李子风：身上起紫，溃烂深潭，不治。

打乌风：口吐白沫，横倒在地，手足齐起，不治。

赤游风：肚腹胀大者，不治。

剪指风：手指并作一块，不治。

乌麻风：黑漆柱一般，由骨里黑出来，不治。

振斗风：手振，不治。

老鼠风：日间不通，至夜痛者，不治。

▲风病又一治法次序

以上三十六症状下，未列治法者，可照下列三次治法，分次治之。再不愈，另采备用各方辅助之。

（1）第一次治法药

初一日服追风散，泻恶血，用大黄二两，蝉蜕一两八钱，白花蛇（小者妙）二两，皂角刺二两。

共为末，每服五六钱，入大枫子油一钱，朴硝少许，用老酒一盏调化送下。不可热服，夜粥不可食，待戌时放前药一碗在桌上盆内，以糖煎或蜜煎少许，放在盘中，不得令患者先见药。服药毕，用水漱，以蜜过口，切不可睡去，令人伴坐良久，肚腹大疼最妙，泻四五次，用薄粥补之。

初二日服消风散，用白芷一钱，全蝎（去尖）一两，人参一两。

共为细末。每服二钱，午间吃粥，晚不要吃夜粥，次早温酒调服二钱，早饭须迟吃，身上微痒为妙。

初三日服磨散，用羌活、独活、小川芎、天麻、细辛、威灵仙、防风、荆芥、麻黄、何首乌、蔓荆子、牛蒡子、虾麻草、苍耳草各一两。

共为细末，不见火，煮酒调服一钱。假如初一日服追风散，初二日服消风散，初三日服磨风散，初四日又服追风散，初五日又服消风散，初六日又服磨风散。瘦弱者半月一服，譬如初一日服起，初三日止，十五日服起，十七日止强壮人十日一服，譬如初一日起，初三止，十一日起，十三止，廿一日起，廿三止。要切记日数为准，服两月后，日日服大麻风丸药：

大枫子肉（白色者用，如油过黄色者不可用）二两，白花蛇、防风、乌药、羌活、独活、僵蚕（炒）、全蝎、首乌、荆芥、细辛、甘草、天麻、苦参、人参、南星（姜汁拌炒）、白芷、川乌（童便浸，蒸三次）、牛膝、当归、麦冬、地黄、沉香各四两。

共为末，为糊为丸，如梧桐子大。每服三钱，空心午间、临卧白汤送下，一日准服三次，神效。

（2）第二次治法药（第一次治法不愈，用此）

醉仙散：先量病人大小虚实，风症候重而急者，须先以再造散下之，候补养得完后，与此药，用胡麻子、牛蒡子、蔓荆子、枸杞子（同炒）各一两，蒺藜、苦参、栝楼根、防风各五钱。

共为末，大人每服一钱，淡酒调下，辰、午、戌各一服。大便无虫乃止。方用郁金（如无，升麻代）五钱，皂角刺（黑者）、大黄（泡）一两，白牵牛（半生半炒）六钱，木通、朴硝。

共为末。每服半两，早晨无灰酒面东送下。忌荤食半月，止食白粥。渐至眉毛皮肤如常，甚者三二次而愈。须依法调理，不可妄有劳动，终身忌牛、马、驴、骡、雉鸡、野味、糟脏，犯者再举，不治。

又换肌散，治大风年久不瘥，眉毛脱落，鼻梁崩坏，不易取效。用白花蛇（酒浸，去皮骨）四两，地龙（去泥）二两，当归、细辛、白及、白芷、天麻、蔓荆子、灵仙、荆芥、甘菊、苦参、柴胡、沙参、木贼、不灰木、炙甘草、沙苑蒺藜、天门冬、赤芍药、定风草、何首乌、菖蒲、胡麻子、草乌（去皮脐）、苍术、川芎各一钱。

共为末。每服三钱，以酒尽量为度。

【按】《医宗金鉴·外科卷十三·大麻风门》载追风散，“用锦纹大黄六两，川郁金（炒）一两八钱，皂角刺一两五钱。共研细末，每用五钱，加大枫子油一钱五分，朴硝一钱，五更空心温酒调服。首待辰时，又如前调药，加熟蜜少许服之，以蜜解口。切不可卧，良久，痛泻数次，不妨，以稀粥补之。如第一日服消风散，第二日即服此药，第三日服磨风丸，周而复始，又如此服之。瘦弱者十日内追风散只用一服，老弱者勿服。”与此所出，在药味、用量、服法及次第上，均稍有出入。又《医宗金鉴》磨风丸，“豨莶草、牛蒡子（炒）、麻黄、苍耳草、细辛、川芎、当归、荆芥、蔓荆子、防风、车前子、威灵仙、天麻、何首乌、羌活、独活各一两。共为细末，酒打面糊为丸，如梧桐子大。每服六、七十丸，温酒送下，日用二服。”与此所出，药味、剂型、服用量及次数均有出入。又《医宗金鉴》所载醉仙散，草药末一钱，加轻粉一分二厘，茶清调服，与此所出稍异。又《医宗金鉴》所载通天再造散内，皂角刺用量为一两五钱，无木通、朴硝。又《医宗金鉴》所载换肌散、乌梢蛇、白花蛇、蚯蚓（去土）各一两，细辛、木鳖子、白芷、天麻（连茎者）、赤芍、蔓荆子、当归、威灵仙、荆芥穗、甘菊花、不灰木、紫参、苦参、沙参、何首乌、石菖蒲、木贼、天门冬（去心）、川芎、白蒺藜、甘草（炙）、胡麻仁、苍术（米泔水浸炒）、草乌（汤泡去皮）各三钱五分。共研细末，每服五钱。紫参、不灰木虽无亦可。与此所出药味、用量及所服量，均有出入。

（3）第三次治法药（第二次又不愈，用此）

紫花丸：用白花蛇（酒浸湿，去头尾皮骨）一条，何首乌、荆芥穗、灵仙、蛇床子、麻黄（去根节）各二钱，胡麻子一钱。

上药六味，拌蛇浸一宿，通取出晒干，仍还原酒浸，曝酒尽为度。共为末，作一处包之。

防风、羌活、甘草、细辛、川芎、独活、苍术、枇杷叶、白芍药、赤芍药、白蒺藜、金银花、五加皮、白芷、苦参各五钱，胡麻子、白附子、麻黄、川牛膝、草乌、川乌（泔水浸泡）、石菖蒲各二钱五分。

共为末，作一处包之。以大枫子半斤，去壳，新鲜者佳，发油黄色者不堪用。瓷器盛之，封其口，顿服汤中，锅盖密封之，勿令透气，文武火煎，候黑烂为度。杵无渣如油，入以上三包药，加元米饭杵膏糊丸，如梧桐子大，晒干，不见火。每 50 丸，鸡鸣、午时、临卧各进一服，茶汤送下。止吃时菜白粥，余物总忌，庶免再发。

风病借用诸方

▲洗浴药方（1）

地骨皮、苦参、荆芥、细辛各二两。

水煎汤，无风处熏洗遍身，出血为妙。

又方：桃、槐、榆、柳、桑五枝，煎浓汤一大缸，浸坐没颈半日，候汤如油为度。

▲发汗药方

川乌（制）、草乌（制）、当归、川芎各二两，麻黄、苍术各四两，甘草、葱、姜各二两。

各药切碎，入瓶内三日，取出晒干，米糊为丸，如弹子大。热酒送下，汗出为度。不许妇人、鸡、犬见之。

▲泻药方

先服此药，泻出毒物恶气，又用三棱针望肉黑处针出死血，不可令出太过，太过要损人。

连翘、防风、羌活、赤芍、川归、薄荷、麻黄（去根节、汤泡）、甘草、黄芩、生地、贝母、桃仁、丹皮、皂角、芡实、白花蛇（要龙角虎牙人爪者）各四钱，大黄八钱，芒硝二钱。

上药分作四帖，水酒各一盅煎。空心热服，日进二服，渣再煎。四六日再服，以利为度。

▲敷药方（2）

狗脊（用坚者）三两，蛇床子四两，石膏二两，硫黄六钱，矾二钱，朴硝少许。

猪肉调敷。

▲生眉毛药方（9）

皂角刺（焙干）、鹿角（烧存性）各等份。

为末，生姜自然汁调匀，擦眉上，一日一次，眉自生矣。

▲治手挛曲痛脱落方

用蓖麻去壳，黄连锉如豆大，每一两，加水一升，小瓶浸水，春夏三日，秋冬五日，取出蓖麻，拍破，平旦时面东，以浸出药水送服一粒，渐加至四五粒，微利不妨。忌猪肉，吃淡。神效。

▲灸法断根方

将手脚大拇指筋骨缝间手指节约半寸，各灸三壮，去毒气也。

▲四神丹方（医家有传用此四味久服即愈大风者）

羌活、玄参、当归、熟地、枳实各等份。

为末，米饮糊为丸，如桐子大。每服百丸，白酒送下。

【按】此方名四神丹，注中亦云“用此四味”，而药味却有五，待考。

▲浸酒药方

用苦参五斤，好酒三斗，浸一月。每服一合，一日三次，常服不绝。苦参为末，服之亦良，尤治瘾疹恶疮、除伏热，养肝胆气，入紫萍尤捷（萍多蛀，寒月于山地取之，择净洗泥，略蒸干用）。

▲小续命汤（2）

麻黄（去节）、人参、黄芩、芍药、甘草、川芎、杏仁、防己、官桂、萆薢、独活、木瓜、川楝子各一两，防风一两五钱，制附子五钱。

匀作十帖，水煎。碗底先放麝香少许，去渣，将药入碗内。可服至数十帖。

▲白花蛇煎

白花蛇（去头、皮、骨）四两，白蜜三十两，姜汁、薄荷汁各六两，白僵蚕（炒）、全蝎（炒）、苦参各一两，白附子（炮）三钱。

为末。先下蜜并生姜汁、薄荷汁，煎数沸，次下诸药末，和匀，瓦器中重汤熬成，煎好，以无灰酒调下一匙。

▲乌蛇浸酒方

乌蛇（酒浸，去头、皮、骨）六两，防风、五加皮、白蒺藜（炒去刺）、桂心各二两，天麻、牛膝（去苗）、生地、熟地、枳壳（炒）、羌活各四两。

以生绢布袋盛药，用无灰酒二斗，放坛中浸，密封，七日后开。每日三度，温饮一小盏。忌猪、鸡肉。

▲五参散

人参、丹参、沙参、苦参、白花蛇（酒浸，去头、皮）各一两五钱。

共为细末。每服二钱，食后临卧温酒调下。

▲虎骨散

虎骨（醋炙黄）、乌梅肉、赤茯苓、肉苁蓉（酒浸切焙）、甘草（炙）、芍药（炒）、鳖甲（醋炙）、白术（炒）、人参、豆豉（文火炒）、紫菀（去土）、黄芪（蜜炙）、常山（炒）、知母、枳壳（炒）、犀角（镑）各一两，当归、升麻、柴胡、桔梗、前胡、桂心、木香、桃仁（汤泡，去皮尖）、天灵盖（酥炙）各一两。

共为细末。每服二钱，温酒调下，早晚各一服。

▲熨法（2）

黑豆五升，芫花一斤，生姜（切用）半斤。

上俱炒，旋入醋拌，用青布包熨痛处，更翻炒熨，以效为度。

▲大麻风方（顾世澄《疡医大全》方）

首用煎方（《家秘》）

防风、甘菊花、独活、荆芥穗、甘枸杞、羌活、山栀子。

面部：加白蒺藜、当归、天花粉、天麻、鼠粘子、薄荷、苍耳子、蔓荆子、谷精草。

下部：加杜仲、金银花、牛膝、宣木瓜、桔梗、炙虎骨、枳壳、熟地黄、木通。

摄血归元：加玄参、连翘。

补虚：加桑螵蛸、夏枯草。

血虚：加苏木、红花。

妇人：加四物汤。

俱白水煎服。

后用天真玉髓丸（《家秘》）

兼治紫云风。

白蒺藜（炒去刺）、草胡麻（去土微炒）、苦参（鲜明者）、荆芥、当归身（酒洗）、防风（去芦）各四两，海风藤（香者为上，如马鞭一根，切出花纹如槟榔，尤妙）、枳壳（去穰净）、白术（有湿痰在胃则用，如胃不痛、无痰，则不用）、木通各二两，乳香（去油）、没药（去油、如不痛，不必用乳香、没药）、牛膝（下部则加）、川桂枝（手臂痛用，如鼻塞，不必用）各一两，重全蝎七个，大枫子（同天麻五钱，煮去白衣膜，石臼内捣碎和匀）五两，虎骨（止痛，不痛不加，酥炙）二两。

共磨细末，水泛叠丸。每早、午、晚各服三钱，白汤送下，用香橼皮过口。忌食面酱、酱油、火酒、川椒、羊、鹅、发物等味，唯乌鱼、芝麻相宜。如服此丸反觉饮食少进，身体倦怠疲困，则药力到矣。须耐心久服，可保全功。渐加至五钱七钱，更妙。

▲痊愈后丸方

光橘梨（即十大功劳，又名八角茶，出在浙江，上面刺用剪剪去，以醇酒拌，九蒸九晒，再去叶中筋，晒干，为末）一斤，玄参四两。

磨细末，水泛为丸。每服二钱，白汤送下。

（1）初服发汗清散之剂（《活人录》）

荆芥三钱，防风二钱，秦艽、羌活各一钱五分，川芎、薄荷、淡豆豉各一钱，葱白头二枚。

水煎，空心午前服。

上皆轻扬升散之品，能去肌表之风热，而无辛热燥血之虞。服后以后药煎汤洗浴，兼服前剂，使表里解散汗透为度。七日后，继以后方探吐。

洗浴方（2）

紫背浮萍（阴干）、苦参各四两，防风、百部各六两，荆芥八两。

浓煎热汤，无风密室中熏洗。

（2）中服探吐清利胃腑痰液之剂

防风三钱，淡豆豉二钱，广陈皮、牛蒡子各一钱五分，桔梗一钱，皂角刺五分。

水煎。午前、午后服。

上药专利阳明胃腑风热之痰，而兼能解毒。如不吐，以鹅毛探于喉间，必使其吐尽积痰，或膈中酸苦稠涎亦可，吐后用稀烂陈皮粥早暮调之。忌用一切腥膻、辛辣、腻膈、发病之物。七日后，精神复旺，再用后方。

▲末用下剂荡涤大肠蕴积之毒

金银花三钱，当归尾二钱，枳实、桃仁各一钱五分，槟榔、红花各一钱，木通、甘草各五分。

水煎十分，乘热泡酒，浸大黄末五钱，以利为度。不畅，以陈皮汤催之；不止，以陈米饮补之。

上乃辛润苦寒之味，专清大肠积热之毒，兼能杀虫，并去痰积。

▲调补煎方

制首乌三钱，生地二钱，知母一钱五分，车前、白菊花各一钱，牡丹皮、薄荷各五分。

水煎，午前、午后服。

盖肺与大肠相表里，吐利之后，脏腑血液枯燥，必然气逆血热。前方清火滋燥、凉血顺气，亦治风活血之余义也。

▲调补丸方

功效等于前方，取其便于常服。

制首乌八两，百部、生地各五两，秦艽、当归各三两，车前子、牡丹皮、白菊花各二两。

蜜丸。早、晚空心百滚汤吞服五钱。

▲膏方

清气清痰，生津润燥，乃调补肺与大肠之要剂。

天冬肉八两，生地六两，麦冬肉、川贝粉各四两五钱，牛膝三两，白菊花、知母各二两。

水熬成膏，以滴水不散为度，冷一周时，调入川贝粉，收瓶伏土，七日后，临睡时温酒和服五钱。

戒房事。宜吃牛肉、鸡、鱼、野味。

风癞各方（《解围元薮》）

▲通经利窍汤

此药三十帖，按日服之，凡风疠初服药起，须以此开经络。

第一日：大黄、荆芥、桔梗、归尾、黄芩各一钱，羌活、防风、连翘各一钱二分，防己、白芷各八分，牛膝七分，甘草五分。

第二日：大黄、羌活、防风、桔梗各一钱，白芷、防己、归尾、独活、荆芥、牛膝各八分，甘草五分。

第三、四日：羌活、桔梗、防风、黄芩各二钱，白芷、荆芥、防己、独活、牛膝、归尾各八分，甘草五分。

腹中有积作痛，加制大黄一钱；心痛，大肠不利，则用生大黄一钱。

第五、六、七、八日：羌活、独活、防风、荆芥各一钱，归尾、芍药、防己、连翘、黄芩各八分，甘草五分。

如腹痛，大便不利，加大黄一钱。

第九日：大黄、荆芥、羌活、独活、防风、川芎各一钱、当归、牛膝、黄芩、白芷、桔梗各八分，甘草五分。

第十至十八日：同上，唯大黄用二钱。

第十九日：大黄、黄柏、连翘、羌活、苦参、荆芥、黄芩各一钱，黄连、防风、防己、甘草、当归各八分。

第二十日：如有白虫从大便出，药与十九日同；如无，再加白丑末。虚弱者不加。

第二十一、二十二日：黄柏（炒）、大黄（蒸）、苦参、羌活各一钱，连翘、防风、黄芩、牛膝、防己、独活各八分，甘草五分，黄连一钱五分。

第二十三、二十四日：芍药、羌活、黄芩、荆芥、牛膝、白芷、大黄、连翘各一钱，独活、当归、防己、桔梗各八分，甘草五分。

第二十五日：玄参、连翘、独活、当归、防己、桔梗、牛膝、芍药各八分，防风、大黄各一钱，黄连七分，草乌（制）一钱，川芎、甘草各五分。

第二十六、二十七日：同上。

第二十八日：草乌（制）、芍药、羌活、荆芥、防己各一钱，川芎、当归、桔梗、牛膝、白芷、苦参、防风各八分，甘草五分。

第二十九、三十日：同上。服此倘痕色不退，再服此方三四剂。

上药三十帖，俱水煎，早晚服，温酒过口。如肠涩，加大黄一钱。

▲白玉蟾遗方

治痹麻、诸风瘫痪、烂挛肿危，并大麻、鸡爪、亸曳、蝼蝈、冷麻等症。

防风、黄连、黄柏、苦参、牛膝、草乌（制）、麻黄、紫风藤、荆芥穗、蔓荆子、升麻、川芎、大黄、当归、藁本、山栀。

水煎服。大剂十服，内窍俱通，其外油光紫黑疙瘩皆退，随服丸方。

▲白玉蟾浴汤方

苍耳子、防风、荆芥、马鞭草、紫苏、苦参、金银花、白芷、遍地香、泽兰。

将各药烧汤洗涤。如烂者，日洗一二次。

▲白玉蟾蒸法

先以汤药洗涤，再用苍术一斤，煎酒五六碗，将地铺稻柴，再用藁荐砻糠四五斗，米醋十余杓，拌匀蒸热，铺在荐上，用席盖糠，令人睡之，上以棉被盖之。待出臭汗，毒气已尽，渐去衣被。须于无风处蒸之。

▲白玉蟾擦药方

白芷、草乌（制）、南星（制）、半夏、大枫子、杏仁、白及、白蔹、蛇床子各等份。

共为末，手足及遍身有肿块成疮或冷麻者，以生姜蘸药擦之，待皮活病退方止。当先用洗法，次服末药，次又行汗法，随时擦之。隔三日再洗再汗再擦，一连五六次，如病不减，不得已方行蒸法劫之，但丸药要服数年。

▲第一神效散（1）

黄柏末、皂角灰各三钱。

研匀，作一服，温酒调，空心服。晚勿食，至二三更必下虫，大小长短者甚多。

▲第二清气散

枳壳、青皮、陈皮、厚朴、泽泻、半夏、茯苓、猪苓、当归。

水煎服。

▲第三大皂丸

皂角二十片，刮去黑皮，酒炙黄，研末。

另以十片捣取汁，炼膏，丸梧子大，空心酒下 30 丸。

▲第四消风散

见前。

▲第五顺气散

苦参皮二斤，乌药、防风各四两。

共为末，每服三钱，酒下。

▲苏骨丹

汉防己三两，风藤四两，甘草二两，松香（酒煮一日，倾水抽扯五七次，白净细腻，俟冷）一斤。

共为末，米糊丸，桐子大。每服 70 丸，白汤下，则筋舒血足矣。

▲药酒方

石六轴子四两，乌蛇一条，当归四两，甘草八两。

先以水六碗，煮甘草汁三碗，方入烧酒一斤，并三味药，隔汤煮三炷香，埋地七日，每早饮一杯。

正治麻风诸方（萧晓亭《疯门全书》）

▲小神丸（改名蒺藜苦参丸）

统治三十六种恶疾。

白蒺藜（去刺）二两，北蝉蜕（去头足）、全当归（酒洗）各三钱半，北全蝎（米汁洗，糯米水炒，或姜汁炒）、荆芥穗、北防风、大枫子肉（壳不用，黑豆煮七次，去净油，否则伤目）、大川芎（酒洗）各二钱半，大羌活五钱，土麻仁一两半，白苦参（酒洗，无癣者此味不用）线半。

血热，加生地；胃热现面，加白芷、知母；鼻塞，加桑皮、黄芩；阴虚，加首乌；肝热，加丹皮；目昏，加蔓荆、菊花；痹多，加玄参；面多红云红堆或油光，加白附、僵蚕；血枯，加丹参；面脚浮肿，加汉防己；拘挛，加钩藤或茯神、白术。

共为末，老米饭捣烂，和为丸。每服四五钱，茶下，早晚各一次，空心服。间时方进饭食，并忌热汤热茶。

丸药亦不可多服，恐丸药难化。服完，未发外者即发，已发外者或更甚，盖毒既攻出，即遍身溃烂亦无妨，但要麻木处渐轻渐狭，即渐浮渐阔，或别处再发一二处，亦是药力攻散之功，勿疑。

又须知小神丸服十日，即停三日。此三日服行药丸十粒，三日三次，后又服小神丸，俱照此例。若大泻，即停勿服。

▲大神丸

服小神丸后，尚未除根，服此以断根。倘毒气再发，外复施针灸、熏洗各法治之。

熟川乌（黑豆水煮）、制草乌（姜汁、甘草水煮）、大枫子（去油壳净）、北全蝎（姜汁炒）、北蝉蜕、穿山甲（土炒成珠）、台乌药、黑苍术（童便浸一宿）、全当归 、大秦艽（酒洗）、条甘草（去皮）各五钱，白僵蚕三钱，明雄黄二钱，北防风、荆芥穗、苏薄荷、大川芎各四钱，绿升麻二钱半，羌活七钱，生地黄四钱半。

用老米饭为丸，梧桐子大。加减同前小神丸法。每服百丸，茶送下。忌铁。倘服药欲呕，须煮乌豆一勺食之。若痊愈，明年再服小神丸一料。连服二三年，病根永除。

▲驱毒疏风方

凉肝八宝丹治内，此方治外。

大羌活、荆芥穗各五分，搥鹿茸、漂苍术、大秦艽、白僵蚕（炒去丝）、拣归身、大川芎各八分，川乌（湿纸包煨）、草乌（黑豆煮）各三钱，枫子肉（去油净）一钱、炒栀仁二钱，北全蝎（洗去泥沙、姜汁炒）一钱，北蝉蜕（洗去泥）、北防风、苏薄荷各六分，条甘草三分。

灯心引。与八宝丹相间服之，俱一日各一次。覆渣时，又送八宝丹百粒。

▲凉肝八宝丹

生犀角（锉末）、羚羊角（为末）、真阿胶（酒化）各一两，大生地（酒洗）、大川芎（酒洗）、杭白芍（酒炒）各二两，威灵仙两半，好京墨一两，全当归（酒浸）四两。

先将阿胶、京墨入铜杓内，好酒熔化，入各药末捣匀，再入米糊为丸。每服百丸，茶送下。

▲凉血解毒汤（1）

服蒺藜散肿恶特甚，不可停药，唯间服此方解之。

白苦参、大生地、牡丹皮、炒栀仁、北防风、白蒺藜各钱半，条甘草一钱。

加绿豆一合，灯心四十条为引。不拘服，三日一帖。

（1）初服九味羌活汤

羌活、细辛、苍术、白芷、防风、生地、川芎、赤芍、黄芩、粉草、姜皮。

灯心引，服五剂。

（2）二服防风通圣散

薄荷、玄参、黄芩、焦栀、荆芥、赤芍、大黄、枳壳、北防风、条甘草。

身上燥痒，加红花、蒺藜、苦参、鲜皮、姜皮。

灯心引，五剂。

（3）三服三黄解毒汤

黄连、黄柏、黄芩、赤芍、枳壳、木通、玄参、独活、防风、薄荷、甘草。

姜皮、灯心引。

三方俱食远服。

▲罗氏何首乌散

统治疠疾诸证。蜜丸亦可。

首乌、枸杞、苦参、石菖蒲、甘菊、蔓荆子。

为末。每服三四钱，酒调下，茶清、蜜调亦可。此为疠疾之总方。

血热，加丹皮、栀仁；溃烂，加牛子、骨皮；拘挛拳曲，加天麻、钩藤；麻木甚，加蒺藜、土麻仁；面上红云红堆，加白附、僵蚕；面如油光，加白附、蝉蜕；鼻塞声散，加桑皮、黄芩；肉痹，加玄参；足麻木溃烂，加黄柏、银花、土茯苓；骨节疼痛，加独活；瘙痒，加丹皮、蝉蜕；癣多，加鲜皮、浮萍；红堆红圈，加山甲、皂刺；热甚，加川连；遍身麻木，非花蛇不能。

若作散，足少阳，加柴胡；太阳，加羌活、防风；阳明，加白芷；厥阴，加柴胡、川芎；少阴，加独活、细辛；手太阴，加浮萍，甚则麻黄；足太阴，加苦参。热甚痹不回者，用硝、芩，水药，以各法加减通圣散服之。但方内苦参，非脾经实热之证勿用。

（1）初服磨风丸

真蕲蛇（酒洗三次，用肉）三两，大枫子（用纸净油）四两，白蒺藜（去刺微炒）八两，北防风二两二钱，土麻仁（淘净土泥，炒）六两，片黄芩（酒炒）两半。

蜜丸，桐子大。每日早、午、晚各服一钱，茶送下。服一匕，遍身发燥，骨节疼痛，为验。后食后腿精肉一二斤止之，食肉之日，不必服丸，次日照前再服。

（2）二服追风丸

重服二料，轻止服一料。

蕲蛇肉、胡麻仁、片黄芩（酒浸）各二两，枫子肉、白蒺藜各四两，北防风、尾赤芍（酒炒）各一两，土麻仁六两。

蜜为丸。服法照前。

（3）三服解热除毒丸

此方可常服。

川黄连（姜汁拌炒）八两，片黄芩（酒蒸）一两五钱，黑玄参（乳蒸）一两一钱，土麻仁三两，净银花（酒蒸）、白鲜皮（酒蒸）各一两一钱，川羌活二两一钱，白蒺藜（炒去刺）、枫子肉各四两，真蕲蛇二两。

米糊、冬蜜四两为丸。服法照前。

（4）四服搜风润肠丸

去六腑积热，舒畅经络，可常服。

纹大黄（酒拌九蒸九晒）、白蒺藜各三两，家桃仁（开水泡去皮尖，净油）、净银花（酒蒸）、片黄芩、土麻仁（炒）、胡麻仁（炒）、黑玄参、嫩苦参（酒蒸）、威灵仙（酒蒸）、白鲜皮（酒蒸）、京赤芍（酒炒）、陈枳壳各一两，郁李仁（取净肉）五钱，香独活二两。

蜜丸，每日早晚服二次，每次三钱，滚水送下。

（5）五服收功断根丸

白僵蚕（姜汁蒸）、胡天麻（姜汁蒸）、川独活（酒蒸）、白芷梢、北防风各一两，川黄连（姜汁蒸）五钱，北全蝎（去头尾炒）八钱，土麻仁（炒）三两，白蒺藜、枫子肉各四两，制首乌五钱。

首乌须发出五经后收敛方可用，若未出现，减去不用。

米糊和冬蜜为丸。日三服，每服三钱，甘草汤送下。

（6）六服复元固本丸

此方生气血，扶元神，健筋骨，活经络，润颜色。年四十以上，六脉微细，气血衰败，方可服。

北枸杞、莲花须、怀牛膝、川续断（上皆酒蒸）、川杜仲、北五味（蜜蒸）、白云苓（乳蒸）、怀山药（微炒）、芡实米（微炒）、熟地黄、川黄柏各一两，红枣皮（酒蒸）、拣归身（酒洗）、光泽泻、天门冬（去心）各两半，牡丹皮（酒洗）、川萆薢（土盐水洗）各二两，败龟板（酒炙）、真虎骨（酒炙十次）各十两。

将龟板、虎骨二味打碎，用佳酒二十四碗，熬至三四碗，去滓取汁，预将余药为末，入汁内，打糊为丸。每早空心服四钱，或内加节参更妙。

▲吉水李先生传风病经验方（《疯门全书》）

相证加减。

真蕲蛇一条中十二两，白蒺藜（水洗净）八两，大枫子（去净油）四两，白僵蚕、川黄连（炒）、厚黄柏各二两，威灵仙一两半，黑栀仁三两，土麻仁（洗净焙干为末）六两。

蜜为丸。早晚茶送各六钱。先三日服水药三帖，方服丸药十日，即停三日。一日服水药一帖。

水药方（1）

川羌活、香独活、白附子、川芎、老枳壳、黑牵牛各一钱，白蒺藜、北防风、荆芥穗、白鲜皮、赤芍药、川黄连、土麻仁、川厚朴、石朴硝各钱半，厚黄柏、栀子仁、滑石末、净银花各三钱，熟石膏、生大黄各二钱。

灯心引。硝、黄后下。

丸药方（1）

大花蛇十二两，白蒺藜七两，白附子、白僵蚕（去丝）、枫子肉、川羌活、香独活各二两，威灵仙、黑玄参各二两半，小云连一两，炒丹参四两，土麻仁五两，续断三两。

蜜为丸。早晚各服五钱。

水药方（2）

威灵仙、荆芥穗、白菊花、白苦参（酒炒）各钱半，川羌活、香独活、蔓荆子、石菖蒲各一两，白蒺藜、炒丹参、何首乌、甘枸杞各三钱，胡麻仁（炒）二钱。

丸药方（2）

白花蛇三两，香独活、枫子肉、黑玄参、焦栀子、厚黄柏各二两，白蒺藜八两，白附子二两半，白僵蚕三两半，威灵仙一两半，土麻仁六两，黄连四两。

蜜为丸。各服五钱。

水药方（3）

防风、荆芥、羌活、玄参、连翘、牛子、大黄、芒硝各钱半，白芷、威灵仙、栀仁、黄柏、黄芩、枳壳、厚朴各一钱，滑石三钱，丑牛七分，甘草六分。

服三剂，硝、黄二味，另包后下。

▲新墟里曾克广梓行方（并序）（《疯门全书》）

昔在万安县百嘉地方遇一良医，善治风癞恶疾，活人甚众。余甚奇之，具金百余，求得此方。归家后，适乡邻有患此证者，依方用之，不数月而愈。今特付梓，以广其传，谅亦不无小补云。

初服方

节羌活、漂苍术、荆芥穗、北防风、银柴胡、黑玄参、京赤芍、片黄芩、白鲜皮、老枳壳、净银花、条甘草。

水煎，服四剂。

次服方

羌活、细辛、白芷、生地、防风、知母、黄芩、川芎、甘草。

水煎，服二剂。

三服方

大黄、朴硝、银花、桃仁、枳壳、云连、黄柏、黄芩、玄参。

水煎，服三剂。

四服方

荆芥、北防风、川乌（童便浸后，米汁煮）、白附子（姜汁蒸）、天麻、僵蚕（姜汁蒸）、蒺藜（水提过，炒去刺）、独活、玄参、枫子、土麻仁（洗去土，炒）、苦参、赤芍、黄柏、银花、条甘草、枳壳。

水煎，服十剂。以上依次空心服，俱不加引。

【按】《经验良方》此方有大枫子。

五服方

玄参、枳壳、白芷各二两，赤芍、银花各一两，土麻仁、蒺藜、枫子各一斤，独活二钱，制川乌一只，北防风十两，蕲蛇十二两。

蛇去头尾，用热酒浸二三日，秋冬浸六日，浸松后，去骨蒸熟，焙干研末，和前药末，蜜为丸。每日早午晚各服四钱，茶送下。

【按】《经验良方》此方无蕲蛇。

▲麻木不仁方（2）

有麻木而未出现者，此数方治之。然不若何首乌散尤妙。

白花蛇二钱，蒺藜七钱，白附子两半，僵蚕、灵仙、枫子肉、玄参、焦栀仁各一两，土麻仁六两，川连五钱。

蜜为丸，早晚各服五钱，茶送下。服此丸十日，即服宣毒去风汤三五剂，连续间服，勿停。

▲宣毒去风汤

川连、黄柏、黄芩、玄参、赤芍、栀仁、续断、花槟榔、大黄、朴硝、石膏末、银花、荆芥、北防风、鲜皮、独活。

灯心引，朴硝后下。

▲不仁丸第二

白花蛇二两，白附子、僵蚕、枫子肉、灵仙各五钱，蒺藜七两，土麻仁六两，玄参、黄柏、栀子各一两。

蜜为丸，照前法服。

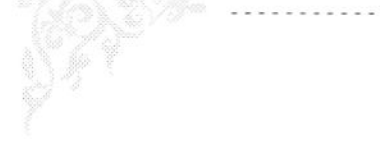

▲不仁神效丸

豨莶草、苍耳子、灵仙、北防风、白附子、僵蚕、黄柏、黄芩、川朴、赤芍、栀仁、银花、归尾、黑丑牛、生大黄、朴硝、甘草、石膏。

灯心引。

▲初服方（2）

羌活、灵仙、独活、防风、薄荷、菖薄、苦参、黄柏、乌药、枳壳、木通、牛膝、桃仁、大黄、朴硝、甘草。

水煎，灯心四十根为引。空心服五六剂，即服再造散。

▲三花散

菊花、银花、红花、艾绒、藿香、甘松、白芷、蝉蜕、僵蚕、薄荷、防风、荆芥、羌活、独活、蒺藜、蔓荆、川芎、归尾、甘草。

灯心引。

▲解毒汤（1）

轻者服此。

荆芥、苍术、羌活、白芷、黄柏、黄芩、丹皮、赤芍、大黄、当归、川芎、枳壳、银花、泽泻、甘草。

灯心引，食远服。

▲二次解毒汤

不必下者服此，下后亦服此。

荆芥、防风、白芷、鲜皮、玄参、归尾、赤芍、丹皮、黄柏、黄芩、木通、银花、甘草。

灯心引。

▲凉血解毒汤（2）

服丸药，毒出于外，服此解之。

当归、生地、苦参（有癣者用之）、玄参、赤芍、丹皮、栀仁、黄连（热不甚者勿用）、银花、牛蒡子、菖蒲、防风、荆芥、蒺藜、甘草。

灯心引，或加绿豆半杯亦可。

▲神授麻黄散

统治三十六种恶疾。

搥麻黄、制草乌、制川乌、甘草。

共为末，每服一钱，烧酒调下，兼进驱风活血丸。

▲驱风活血丸

皂角刺、山甲珠、蟾酥、地龙（去泥）、蛇床子（洗）、苍耳子（炒去尾刺）、五加皮、苡仁、香白芷、北防风、苏薄荷、净蝉蜕（洗去泥）、北全蝎（洗净盐，炒）、白蒺藜、川芎、朽龟板（酥油炙）、京赤芍（炒）、赤茯苓（去皮）、川牛膝（去芦）各二两，酥油（搽入药内）、制草乌（豆腐煮）、条甘草各一两，青葙子、枫子肉（煮七次，去净油）各六两，明天麻（姜汁炒）、干生地（酒浸）各三两，胡麻仁（炒）四两。

内宜加黄连二两，玄参三两。

共将各味研末，如无蟾酥，将药末用纸贴于筲箕内，取癞虾蟆十只，活抑在筲箕内，放箕在锅内，慢火蒸炕，少时酥出，流入药末内。再将枫子末摊在筲箕内，架放锅内，盖蒸半炷香久，倾入血内，擂烂，加全蝎，再捣，方入前末，老米打糊为丸，每日服二钱。麻黄散只服一料。此方未痊愈者，须再制一料。服药七日，须用熏洗诸法治之。

▲第一万字丸

加减同何首乌散。

白花蛇（去头皮脏骨）一钱，白蒺藜七两，白僵蚕、制白附子、威灵仙、枫子肉各一两，土麻仁六两，川黄连（乳蒸）五钱，

蜜为丸，早晚空心各服五钱，如红晕不退，加制白附子五钱，僵蚕五钱，茶下。

▲第二验字丸

如服此方不验，必加入人参一钱，象皮二两，用甘草水炒过。或加土茯苓一两，五味子一两。老者加枸杞一两，肉桂一两。方内蒺藜、土麻仁每味减二两，其效如神。

白花蛇一两，白蒺藜（去刺）、枫子肉各七两，胡麻仁六两，小川连五钱。

蜜为丸，照前吞服。

▲第三灵字丸

白苦参（生用，脾经无病勿用）三两，白花蛇、枫子肉各一两，白蒺藜七两，土麻仁六两，小云连五钱。

蜜为丸，吞服同前。

▲第四感字丸

白花蛇、白蒺藜、白僵蚕、白鲜皮、枫子肉、荆芥穗、北防风、香白芷、漂苍术、苏薄荷、香独活、白苦参、土麻仁、大熟地、酒杭芍、当归尾、小川连、厚黄柏、片黄芩、焦栀子、牡丹皮、川芎、花槟榔、净银花、条甘草。

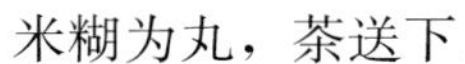

米糊为丸，茶送下。

▲宽胸行气散

服上药后，胸前觉滞，且多痰，间服此。

桔梗、木通、枳壳、香附、乌药、芥子、杏仁、陈皮、川芎、酒芍、甘草。

灯心引。

▲第五神字丸

服四剂，红点红堆不退，再投此以收功。

豨莶草、谷精草、白菊花、鲜红花、威灵仙、蔓荆子、直僵蚕、苍耳子、五味子、朽龟板、黑玄参、赤芍药、厚黄柏、枯黄芩、牛蒡子。

米糊为丸。早晚各三钱，茶送下。

▲第六丹字丸

龟板（醋炙七次）一斤，黄芩（酒炒）、栀仁（酒炒）、防风各二两。

蜜为丸，照前服二次。丸后，间服三黄解毒汤。

▲三黄解毒汤

川连、黄柏、枯芩、赤芍（慎用）、苦参、玄参、枳壳、槟榔、川芎、大黄、银花、蒺藜、鲜皮、独活、甘草。

熟石膏二钱为引。服三剂。

▲第八济字丸

如病已愈，只皮肤不能复原光润，或骨节间有酸痛，服此以去余毒。

羌活、独活、防风、荆芥、豨莶草、威灵仙、桑寄生、川芎、白芍、玄参、丹皮、槟榔、银花、牛蒡子各二钱，白芷、僵蚕各钱半，细辛一钱，首乌一两，龟板、枸杞、当归、乌药各五钱。

有热，加川黄连钱半，黄柏钱半。米糊为丸。每服二钱，早、午、晚三次，茶送下。

▲仙传急救麻风法（《秘传大麻风方》）

但有人犯此症者，全体顽麻、肉死、割切不痛，可治。皮死，麻木不仁，不治。骨死、鼻塞，可治。筋死、手足脱落，可治。血死、遍身燥烂，外肾并肿，可治。风三丧不治：心丧，两目失明；肝、肺丧，失声；肾丧，两耳聋塞 。除此三丧，急治之皆效，先服灵明散。

槟榔、大黄、贯众、黑丑（半生熟）各一两，雷丸五钱半，角刺灰、大戟各一钱一分。

共为末，用皂角煎膏为丸。每服三钱，空心冷水送下。天明泻下，或虫或积，但见青黄赤白虫可治，黑虫难治。用净盆小便看之，如碎麸皮相似，过三日后再服妙应黑白散。

凡人身中有一万八千尸虫，共成在人身，体中若无尸虫，人身不立；复有诸虚诸积，黄病诸风，若犯之，非害人身也。或眉发脱落，遍身生疮，痛粹作瘙，日久如鱼鳞者，服此药立效。

乌梢蛇、白花蛇（用中段，酒浸一宿，去皮、骨）各四两，大川乌（切碎，用麻油浸一宿，取出去油，炒干用）一两五钱，何首乌、草乌（制）各三两，薄荷、荆芥各五两，木香、芍药、当归、防风、白芷、天麻、川芎、羌活、独活、甘草各一两，乳香、没药各五分，自然铜（醋煅七次，为末）三分。

如虚弱中年，将大黄、荆芥、羌活各退用十味为末（按：方内无大黄，而十味之数亦难合，恐有讹误，待考）。每服一钱，夏天冷酒送下，冬天热酒送下，日进三服，午时茶送下。一半为末，一半糊丸，如桐子大。每服一钱二分，清茶送下，末药酒送下。双日服末，单日服丸。

▲独圣散（2）

治鼓槌风。

制川乌重八钱者一枚，为末，每服二钱，用葱头七个，酒一碗，煎浓服一钱。先用后方洗浴，然后服药取汗。切宜避风，慎之！

▲洗浴药方（2）

防风、马鞭草、苦参、金银花、荆芥、遍地香、紫苏、天花粉、泽兰。

煎汤洗浴，务须四围周密，不可透风，要紧。

▲麻黄饮

治痛风。

石蚕、海风藤、秦艽、地苏木、麻黄、五加皮各一两，熟地、下山虎各八钱。

用好酒一大壶，煮一大炷香，出火毒。每次量情温服，至第四日，须任情一醉，用后愈风汤洗浴，发表出汗一次，汗后以粥补之。再服数日，又表一次，务要表三四次为妙。切宜避风，要紧。

▲愈风汤

苍术、陈皮、甘草、防风、皮硝、苦参、瓦松、胡麻仁、紫背浮萍各等份。

煎汤洗浴。

▲清气饮

治紫云风。

麻黄（去节）、紫荆皮、荆芥、海风藤、防风、明天麻、羌活、桑白皮、辛夷、牛蒡子、槟榔各二两，北细辛、桔梗、乳香、没药、升麻各一两，白鲜皮、金银花、牡丹皮、黄柏、生地、苦参各四两，大枫肉（去油）、白芷各三两。

上药用火酒一大坛，浸三日。每饮一小杯，不可大醉，终日勿绝酒气。服酒前，先用后药煎汤洗浴。

洗浴药方（3）

苦参、蛇床子、苍术、千里光、白芷、刘寄奴、大黄、番木鳖（捣碎）、防风、白僵蚕、乌药、白鲜皮各等份。

用米一桶，煎去十分之三，取汤洗浴，必待汗出而止。切忌透风，浴后饮药酒温睡，至四五日后，又浴一次，再五日后，又浴一次。酒到病除，皮肤颜色如故。饮酒将半，服大补气血丸药，致腠理固密，永绝此患。

▲第一神效散（2）（《霉疠新书》）

大黄、白牵牛子、芎䓖各一钱，巴豆五粒，赤石脂二钱。

上五味为细末，分作三裹，以一裹临睡向一更来白汤顿服。

▲第二神效散

大黄一钱，巴豆（去壳，不去油）三枚，丁子五分，补还眉标（不去翅足，本邦所产黄赤斑纹者佳）一枚。

上四味细末，和匀，第四日临卧，白汤顿服。

▲第三神效散

蒲黄、芒硝各四钱，白牵牛子三钱，麝香二分。

上四味为细末，和匀，分为三帖。服法如前二方。

▲补药

桑螵蛸、晚蚕蛾、银柴胡、仙灵脾、牛膝、防己、红花、补骨脂、柏子仁、天冬。

共为末，蜜丸，桐子大。每服50丸，酒下，日进二次。

▲大麻三方

治一切大麻风，危者大有功效。

当归、川芎、熟地、桃仁、防风、荆芥、紫苏、薄荷、芒硝、连翘、赤芍、桔梗、紫萍、麻黄、红花、苏木、大黄、白术、厚朴、山栀、黄芩、丹皮、石膏、甘草各一钱，滑石一钱五分。

水煎服 10 剂。重者加全蝎，上部加升麻，下部加木瓜、牛膝、麝香、独活，发热加干葛、柴胡，面部加白附子，气滞加木香，磨酒冲服。

发表攻里散

老人牙灰四个，牛虱（焙）三十个，桑虫（焙）四条，穿山甲、虎骨（酥炙）、鹿角灰各一两，蜈蚣（炙）三条，败龟板（炙）、蜂房（炙）、官桂各一两，麝香五分，牛黄三分，蜒蚰四条，血余炭、鸡鹅卵壳（煅）各一两。

共为末，每服三钱，酒下。

丸方（10）

苦参皮一斤（酒浸一夜晒），皂角八两，花椒四两。

共为末，酒糊丸，桐子大。每服 50 丸，空心温酒下。

▲治癞疮法

威灵仙、何首乌、菖蒲、甘草、防风、荆芥、刘寄奴、苦参各一两三钱。

上锉碎入瓮，满水煎浓汁，清晨令病人饮食略饱，将药汤放缸内，病人坐于缸上，架子安稳，令汤气熏之。如冷，以烧火大砖投下，使热气冲上，如此三四次，方入汤中洗澡。须在小密室不通风处方好，早晨浴至午间方止。即以搽药五钱，半于两手心摩搽，半于两足心摩擦，以右摩左，以左摩右，手足频易摩之。午间浴罢，摩至申酉时，手心足底如火热，用纸条捆缚两手足底心，紧包以免气散。即吃煎药一大碗。如此缚定，三日不许解开，亦不吃盐酱，不可见风。如见风则久不肯变色，亦不肯退斑痕，止吃煎药一碗，第四日以生鸡汤开腥，守戒七日痊愈。

▲煎方（7）

防风、荆芥、山栀、羌活、独活、连翘、前胡、川芎、当归、木瓜、天花粉、黄连、风藤、白芷、皂刺、冷饭团各等份。

姜、枣水煎。服三剂，分三日服之。

▲双根沙皮饮

治初疠疮，又治结毒下疳蛀干。

荆芥根二两，麻黄根二两五钱，晚蚕沙五钱，白鲜皮、五加皮各三两，防风、当归、大黄各一两，牙皂九片，天花粉、连翘各一两五钱，羌活、独活各七钱，土茯苓一斤。

上均作五帖，水煎，加酒一半，温服。先服 10 帖。

▲丸方（11）

金银花、荆芥穗、防风各四两，旧琉璃灰二两。

共为末，熟地四两，酒煮捣烂，再加冷饭团十两，捣成糊，方加药末为丸，桐子大。以煎药送下50丸。其冷饭团取白肉为妙。

▲煎方（8）

当归、防风、风藤、生地、熟地、荆芥、木通、甘草、天麻、米仁、蜂房（烧黄香）、桑寄生、赤芍、皂刺、金银花、白鲜皮。

大剂，每帖加冷饭团一两，水煎，送丸药下。如头面多，加川芎；身上多，加升麻、藁本；手臂多，加五加皮；脚腿多，加牛膝、木瓜。

▲乳香丸（《疯门全书》）

明乳香二十两，白苦参（去芦，肥者好）四两。

先用好酒五升浸苦参，将瓶入汤，煮一伏时，当用文武火慢熬，令小沸为候。一伏时取出，滤去渣，将酒浸乳香于银砂石器内煎如饧，入天麻末四两，火麻仁二两，于乳香膏内搅令匀，慢火熬之，可丸即丸如梧子大。每服20丸，用火麻仁酒送下，空心服，早晚二次。

▲火麻仁酒

用火麻仁三升，水淘净，候干，以酒一斗浸一宿，和酒研取白汁，用生绢滤过，入瓷瓶中，重汤煮数沸，即止。每服一小盏，温过下药。仍间紫茄子根散，相间服之。

紫茄子根散

紫茄子根一斤（细切晒干，捣为末），白芍二两，炙甘草两半。

上为末，每服二钱，温汤送下，日进三服，自早至晚，常令均匀服之。

▲苦参硝石酒（《千金翼方》）

苦参、硝石、清酒。

上三味，先与清酒下硝石，浸之二七日或三七日，然后与苦参同入酒瓮中，盛浸之七日，渐渐服之。饮法：空腹服之，一日三服，初七日中一服，如半鸡子许，七日后可饮一升，任情饮之，多则为善，患去则速。风动亦多，勿使醉吐，宁渐少饮，不用多饮。赤白二风，此药至日，无有不愈，余非难治，何以故？热为根本，故苦参能治热，硝石除热消虫，赤白二虫但闻硝石气，皆变为水，能去热根本。若患赤白二风，不问年月，多者五年以外，加黄硝石，加酒苦参，乃至三四两，无有不愈；乃至三十年无鼻柱肢节堕落者，但非黑虫，皆悉永愈。第一忌房室、大瞋怒、大热。

食禁黏食、五辛、生冷、大醋酪、白酒，猪、鱼、鸡、犬、驴、马、牛、羊等肉，皆为大忌，自余不禁。此为对治，非正服也。若人顽痹不觉痛痒处者，当作大白膏药摩之，一日三四度，七日彻，或二三七日彻，乃至七七日四十九日，名曰一大彻，顽痹即觉痒。平复如本，即止摩；若不平复，但使摩之，以差为限。不过两大彻三大彻，无有不愈。针刺灸烧割劫，亦不及摩之为良。乃至身上多有疮痕，生摩之悉愈。

▲大白膏方

白芷、白术、前胡、吴茱萸各一升，芎䓖二升，蜀椒、细辛各三两，当归、桂心各二两，苦酒四升。

上十味，以苦酒浸药，经一宿，取不中水猪脂十斤，铜器中煎令三沸，三上三下，候白芷色黄膏成，贮以瓶中，随病摩之即愈。若遍体生疮，脓血溃坏，当做大黑膏摩之。

▲浸酒法

苦参去上黄皮，薄切暴干，捣令散，莫使作末，秤取三十斤，取不津瓮受两斛者，瓮底钻作孔，瓮中底头著二三十青石子，如桃李、鸡子许大，过底孔上二三寸，然后下苦参下硝石末酒，一时著瓮中，遣童子小儿年十三四者和合调停，然后即与五六重故纸系瓮口，用小瓮口合上泥之，莫使漏气。取酒服时法，孔中出酒服之，一日一服或再服，再服亦得，还如法密塞孔，勿漏泄，不得开瓮口取酒。酒欲尽时开瓮口，取苦参滓，急绞取酒，其滓去却，其酒密处盛之，莫使漏气。服酒法一一如前，无有不愈。若患不得差除者，皆由年多，十年者更作此药酒至两剂，无有不愈，依法如前。虽用良医治之，亦须好酒。须行忠直，不得不孝不义，患除则速矣。

论曰：苦参处处有之，至神良。黄硝石出龙窟，其状有三种：一者黄硝石，二者青硝石，三者白硝石。其形如盐雪，体濡，烧之融似曲蟮，见盐为水。硝石真者，烧饮皆融，真伪可知。三种硝石，黄土（者）为上，青者为中，白者为下，用之杀虫，皆不如黄者最良。黄硝石立杀人身中横虫，去虫至速，除大风大强药。青硝石者，至神大药，出在乌场国，石孔中自然流出，气至恶大臭，蜂蛇飞虫皆共宗之，其气杀虫。硝石与苦参酒相入，治热至良，去风至速，方稀有时乃胜于白硝石，此青硝石体状也。如似世间胶漆，成时亦如陈蜜，亦如饧，铺少必枯体泽，又似尘污脂蜜，气味至恶。此药道士贵服，则去人身中横虫。不能得用时，先与三升酒浸之二十日，多日为佳，其势倍效，皆大验，然后与苦参同浸。

论曰：黄、青、白硝石等是百药之王，能杀诸虫，可以长生，出自乌场国，采无时。此方出耆婆医方论治疾风品法中，黄力三岁译后演七卷治疾风品法云。

▲万安五服方（《麻风病验方集锦》）

主治：结核样型及瘤型麻风病。

(1) 北荆芥、北防风、川羌活、汉苍术、玄参、银柴胡、北黄芩、赤芍药、白鲜皮、川枳壳、金银花、甘草各三钱。水煎服2～4剂。

(2) 北细辛二钱，川羌活、川白芷、川芎片、生地黄、北黄芩、京知母、北防风、甘草各三钱。水煎服2～3剂。

(3) 金银花、川枳壳、川桃仁、大玄参、川大黄、芒硝（后下）、北黄芩、川黄连、川黄柏各三钱。水煎服2～3剂。

(4) 白附子、白僵蚕（二味均用姜汁蒸）、北荆芥、北防风、大玄参、草乌（四川产者，先用童便浸后，再用米汁炒）、白蒺藜（炒黄，去刺）、川独活、火麻仁（土炒）、苦参、赤芍药、黄柏、北天麻、金银花、川枳壳、大枫子、甘草各三钱。水煎服4～8剂。

(5) 大枫子、白蒺藜、胡麻仁各一斤，蕲蛇十二两，北防风十两，大玄参、金银花、川枳壳、赤芍药各三两，白芷、独活、制川乌各五钱。

制法：(1)～(4)均为煎剂，(5)为丸剂。先将大枫子去壳去油，蕲蛇去头尾，用酒浸3～5日，以便松化，去骨蒸熟，其余药全部晒干，细研为末，过筛，蜜为丸，如梧桐子大。

服法及剂量：(1)～(4)煎剂，按照次序服饮，每日一剂，宜空肚服下。(1)方连服3～4剂后，接服(2)方，连服2～3剂后，再接服(3)方，也服2～3剂，最后接服(4)方，连服4～8剂。丸剂每日早、午、晚三次分服，饭后服，每次4～6钱，开水或淡茶送服。

来源及说明：此方原载《验方大全》，试用效验颇佳。如服第一方有效，再服第二方、第三方、第四方，按序服讫。如服煎剂效果好，恶性反应少者，即为适应，可续服第五方丸剂。如偶有小量反应，亦无妨；如有大的恶化反应，即应采取其他方剂。

单方

▲苦草（福建晋江康复村方）

主治麻风病喉头水肿。

苦草根、茎、叶数株。

制法：用开水洗净，将水去干，捣烂如泥，用洁净纱布包扎，每粒匀如算盘子大，约得十余粒，浸在醋内。

用法：每小时约含2～3粒，把口津咽下，喉头水肿便逐渐消失，声音也逐渐恢复（治验见现代医案6）。

▲皂角针方（《秘传大麻风方》）

双目昏暗，眉发自落，鼻梁崩倒，肌肤疮烂，不可救效。方用皂角针三斤，九蒸九晒，为末，煎膏为丸。每服二钱，白汤送下。十日眉发自生，肌肤潮润，眼目复明。

▲治半爿头痛风方

用苦葫萝煅灰，每服一钱，好酒送下，先于大缸内洗浴后，服药出汗即愈。

▲大麻风洗方（2）（《疡医大全》）

紫背浮萍，煎汤浸洗。

▲大麻风盛天眷方

活癞虾蟆一个，用盐泥捣熟做一匣，入虾蟆于内，炭火烧熟存性，去泥，将虾蟆研为细末。每服三钱，热酒调服，发汗得沃，即止后服。

▲利风丹（即三生丸）

治蛇皮风、鳞癞风、截毛风。

番木鳖一味，刀刮去皮毛，入麻油内，煎至焦黄色为度，取出为末。大风发表用之，每服一分，卧时白汤下。须择无风处出汗，一月方可起身。

▲鹅掌风

皂矾煅为末，牛油调擦手，火烘三四次，即愈。

又方

白酒浆涂手，以柏枝烧火烘干，又涂又烘，四五日即好。

▲乌饭膏（《解围元薮》）

治大风挛曲者。

南天竹，即乌饭草，山人呼为一丈虎。春夏收其枝叶，秋冬取其根皮，水熬成膏服。

▲云翎散

白鹅毛，炒铁色，为末。老酒下三钱，再饮酒，以醉为度。取汗必滋黏者，三日后肿块渐退。

▲倒阳方（又名石蚕散，见预防篇五服药禁忌项内）

▲生瓜散（又名败花散，见预防篇五服药禁忌项内）

▲荆神饮

治疠疮初起。

荆芥穗四两，水五六碗，煎去三之二，滤清服。又以一斤煎汤，先熏后洗，不过三四次即愈。无毒不发。

▲火珠浆

治初生疠疮。

用蛇卵草，取自然汁冲酒，温服数碗，一连四五次脱愈。

▲黄龙髓

治疠疮初起。

取白颈蚯蚓，于盆内捣烂，加水研，淘澄清，取其清水。一饮一次，二三日即愈。

▲凉血方（《疯门全书》）

马鞭草不拘多少，摘叶洗净，捣烂加酒绞汁，每日服之。

▲治白癞风（2）（《千金方》）

以酒服生胡麻油一合，日三服，稍稍加至五合。忌生冷、猪、鸡、鱼、蒜等。百日服五斗，瘥。

▲解雄黄毒丸

敷帖雄黄药闷乱或吐泻，用汉防己煎汤解之。

▲解巴豆毒方

生川连。

敷贴巴豆之药，患处作痛，肌肉溃烂，用水调末敷之；若毒入内，吐泄频作，急之水调二钱饮之。或赤小豆、菖蒲可。

▲解藜芦毒方

敷贴毒入内，急煎生葱汤解。

▲胡麻油（《麻风病验方集锦》）

主治：结核样型及瘤型麻风病。

胡麻仁五斤。

制法：将胡麻仁洗净榨油，过滤，候渣清后，再过滤，以纯净为佳。

服法及剂量：将胡麻仁渣炒香，用芭蕉包下吞服，或净服此渣，日服三次，开水送下，每次约服三至五钱。胡麻油不能口服，因其泻也，可将此油注射，同时兼服其渣。

来源及说明：古方只载口服，但近人因用其油口服，往往引起泻下，即用其油注射（深肌肉或静脉注射，一般用量从 3 毫升起，可逐步增加至 15 毫升为度），兼口服其渣，初步试用有效，故特列出，以便参考研究。

▲苍耳膏

主治：初期和晚期麻风病。

苍耳全草五十至一百斤。

制法：秋季时，将苍耳全草收集切碎，用大锅煮熬成膏（熬法见愈风膏丸方）。

服法及剂量：每日服二次，每次服五至八钱，加红白糖冲开水，当茶饮。

来源及说明：此方是民间流传方，许多麻风患者均以此膏冲开水，加上一些红白糖送下，当作茶饮，久而久之，自然而愈。此方最为平稳，并没有什么副作用，也没有恶化之弊，最为麻风病人欢迎（治验见现代医案 15）。

▲大枫子油

主治：结核样型及瘤型麻风病。

大枫子。

制法：拣选好的大枫子去壳榨油，提炼纯净后听用（或取药房已制成者）。

用法及服法：将大枫子油注射，同时口服大枫子渣或含有大量大枫子制剂之丸药。服量和注射均按情况酌量酌剂。

来源及说明：用大枫子治疗本病，在我国元朝时就开始了，至今已有几百年的历史。一般注射大枫子油，最好同时口服大枫子渣，或含有大量大枫子制剂之药丸，疗效更好。

▲百刺膏

主治：结核样型及瘤型麻风病。

取一百种左右有针刺野生植物的针锋刺尖各等份，总共 10～20 斤。

制法：将一百种刺尖打碎，用水煎浓，去渣过滤，熬煮成膏。

服法及剂量：日服三次，每次二至三钱，淡酒、汤水送下。

来源及说明：这是民间流传单方，在个别地区临床实用，疗效显著。

▲侧柏叶丸

主治：麻风病之眉毛、头发、胡须脱落者。

侧柏叶五斤。

制法：将侧柏叶九蒸九晒后，研为细末，炼蜜为丸，如梧桐子大，密藏备用。

服法及剂量：每日三次，临睡时又服一次，每次剂量1.0～1.5两，茶水送服。

来源及说明：此方在东晋葛洪《肘后备急方》和明王肯堂《证治准绳》中均有记载。近年来各地采用后疗效显著。

【按】有的麻风病患者将近治愈，但还有眉毛头发和胡须脱落未生，服此方确有重生可能，但要久服。

▲《圣济总录》方（1）

大风癞疮，乃营气不清，久风入脉，因而成癞，鼻坏色败。

黄精根，去皮净，以水洗，二斤，纳粟米饭中，蒸至米熟时食之。

又方（苏颂方）

用苦参五两，切，以好酒三斗，渍三十日。每饮一合，日三服。常服不绝，若觉痹，即瘥。

▲淡寮方

大风癣疮，遍身黑色，肌体麻木，痹痛不常。

草乌头一斤，刮洗去皮极净，摊干，以清油四两，盐四两，同入铫内，炒令深黄色，倾出剩油，只留盐并药，再炒令黑烟出为度。取一枚擘破，心内如米一点白者始好，白多者再炒，乘热杵罗为末，酢面和丸，梧子大。每服30丸，空心温酒下。草乌性毒难制，五七日间，以黑豆煮粥食，解其毒。

又方

大风白癞。

天蓼，刮去粗皮，锉，四两。水一斗，煎汁一升，煮糯米作粥，空心食之。病在上吐出，在中汗出，在下泄出。避风。

▲寿域方

赤白癫风。

猪胰一具，酒浸一时，饭上蒸熟，不过十具。

又方（《外台秘要》）

白煮猪肚一枚，食之顿尽。忌房事。

▲《千金方》方（2）

白癜风疾。

白蒺藜子六两，生捣为末。每汤服二钱，日二服，一月绝根。服至半月，白处见红点。

▲牛膝散

治风瘰。用牛膝酒浸，捣为末。每服二钱，食前温酒调下。兼治骨疽、风癞，皆效。

▲大麻风方（1）

主治：大麻风。

露天草五斤，红糖半斤。

制法及服法：将露天草洗净，加水约十大碗，煎汁浓成二大碗（头汁）。将头汁取出，再加水七大碗，煎成一大碗（二汁）。将头二汁合并，浓煎。加入红糖，收膏一大碗，即成。每日早晚各服一次，每次一调羹，用开水冲服（《上海中医药杂志》1959 年 8 期，姚弭乱方）。

▲芙蓉消炎膏

治麻风反应神经痛。

取芙蓉叶，鲜者杵烂，干者研末，或加上赤小豆药末亦可。凡局部红肿热痛，神经、肌肉疼痛，均可外敷（《福建中医药》1959 年 2 期，治验见现代医案 12）。

▲蛇毒（福建省白沙疗养院林应增方）

主治麻风反应神经痛。

药品及来源、用法：

本院药房自制的眼镜蛇毒，每毫升含 5 单位，均用肌肉注射。开始用量每日为 0.66～1.0 毫升（3～5 单位），逐渐增加，最多为 4 毫升（20 单位），一次或分二次上、下午肌注。每疗程总量为 8～38 毫升（40～190 单位）（《福建中医药》1960 年第 7 期）。

十四、药物

中医对于麻风病是在掌握“辨证施治”的原则下进行医疗的，并不特意地在特效药方上追求。如湿多者侧重祛湿；风多者侧重疏风；毒盛血瘀者，则侧重解毒活血；久病体力衰弱者，则侧重扶正气以祛邪。这个治疗原则，是合乎唯物辩证法的。果然能够熟悉理、法、方、药，按三因（因时、因地、因人）论治，施之于临床，虽病种复杂，病情错综，而相机以赴，确乎能够曲当深入，收到良好的效果。那么，单味药的选择，是否没有它的重要价值了？不是的。“唯病唯药”，仲景《金匮要略》，早有发明。所谓辨证施治，是在治疗本病的主要药外，更审察患者的虚实表里寒热，而分别地加以辅治之药，并不是漫无主宰的乱兵作战。且药物之驱使控制，责在医工，配伍组织，消息增减，需要细心掌握。有很多种药物具有剧毒、微毒、极寒、大热的偏性，倘不彻底了解，贸然施之于临床，一有偏差，辄致伤生殒命。则药物毕竟还属于医工研究的重要部分。

以下在配伍栏中，多以二味至四味相互组合者为选，用观察古人配伍的法则及精义，来奠定我们疏方上的初步基础。

大枫子

品考及产地　大枫子状如椰子而圆，外皮硬固，做木质纹，被有须毛。果皮里面有核数十枚，像雷丸子样，内有白色的仁（日久即变成黄色而油，不堪入药）。产于广东、安南、缅甸、暹罗、印度、东印度、福建永安余荆山。

关于大枫子油，尤家骏氏说："应用此油必须检查，一定要用纯的。纯大枫子油有三个基本条件：（一）黄金色而且透亮。在我国的天气，冬季即凝结为乳白微黄色固体；若冬季应用时，放在热水内泡之，煮之即为液体。（二）纯大枫子油没有沉淀及渣滓，反之即是不纯洁的。大枫子油若存之过久，即氧化而产生沉淀，所以保存此油，必须放在暗的、凉的地方，否则容易氧化。若有沉淀，仍透亮，有纱布或滤纸过滤后，还可以应用。若已变色，过滤后仍混浊不清，一定不能用；用之亦易发生反应。（三）大枫子油在非洲、印度、泰国、南洋各地都有，但以印度出品者比较好，尤其是印度西岸产者更好。赎买此油时必须检查，若金黄色、透亮，无沉淀，即纯洁。否则不能用，用之不当，无良好结果，而且发生中毒反应。大枫子油乙酯，俗名大枫子油精，是按化学方法由大枫子油提出来的酯质。在市上买到的是装成1～2毫升的剂量，每盒10支，每星期可以两次，每次一支，皮下或肌肉注射都可以。要注射两年，效果亦相当好。唯此药比大枫子油的价值贵得多。"（《中华皮肤科杂志》1954年4期）

修治　李时珍曰："取大枫子油法：用子三斤，去壳及黄油者，研极烂，瓷器盛之，封口，入汤中，盖锅，密封，勿令透气。文武火煎至黑色成膏，名大枫油，可以和药。"沈之问曰："制大枫子法：用新鲜枫子四十两，去壳，以水二十碗，煮至二三碗，滤干，入皿捣烂。"

药理　自Heisey氏（1913年）报告用大枫子油肌肉注射治疗麻风的结果后，Rozeys氏相继起而研究，用大枫子油分解产物芳香酸的钠盐皮下或静脉注射，来治疗麻风。据Walkey和Sweeney（1920年）报告，这种钠盐比酚的杀菌力强 100 倍以上。他们认为，这种不饱和芳香酸对抗酸性杆菌外面的蜡质具有溶解作用，所以对麻风杆菌有抗杀的效能。

作用 猪子氏曰："大枫子油含有多量之游离酸，游离酸有生理之作用，谓于肠内之吸收有效，是能使脂肪容易乳化也。盖酯脂入肠之亚尔加里，即变化为石碱，以助脂肪之吸收，此乃近时生理化学上之舆论也。试盛大枫子油少许于试验管，于其中加碳酸曹达之溶液数点而振荡之，辄成乳剂。反是如换阿列布油、扁桃油等，则无此作用，此大枫子油所以与他油异也。"

效能 朱震亨曰："粗工治大风病佐以大风油，殊不知此物性热，有燥痰之功而伤血，至有病将愈而先失明者。"李时珍《本草纲目》："大枫子能治大风疾，故名。辛热有毒。主治风癣疥癞，杨梅诸疮，攻毒杀虫。"缪希雍《本草经疏》："大枫子禀水金之气以生，故其味辛苦，气热有毒。辛能散风，苦能杀虫燥湿，热能通行经络。世人用以治大风疠疾，及风癣疥癞诸疮，悉此意耳。然性热而燥，伤血损阴，不宜多服。用之外治，其功不可备述也。"

《解围元薮》："大风子即海松子，又名丢子，因其专能治风而名也。生于东海，性大热，能直入肌骨，杀虫祛湿。夷人称为丢子，当果食之，以治百病。盖海岛之俗，食生物者，腹多蛲虫之毒，服此以荡涤之，如闽广人食槟榔以御风瘴也。其肉上白膜最能损目，其油最能败血，如生食之，伤人脏腑。其性怕盐，见盐物即消之无用，故服此者必忌盐酱。若得麻腐与之同服，其功愈胜。须专门用之，制度有法，则功胜于诸药。若无传授，而道听妄用，非为无功，反生它害。丹溪云：'大枫子有燥热之毒，能败血动痰，损人之目'，信不诬矣。"

伊博恩氏云："1936 年三月间在埃及开罗举行之国际麻风大会传来一报告云：'当今治麻风之特效药物，厥为大枫子油。'该报告系专家委员会所组成，又为 160 篇科学论文之精华，其价值之名贵，自不待言。查枫树一物，世人咸认为有治麻风之功，殊不知东方药品中有之已数百年矣。中国历史载称：元朝《本草补遗》作者朱震亨，首先倡用此药，名为大枫子；李时珍根据周达观所著《真腊记》，亦作枫树之描写。此树由海南及其他热带国家输入中国，1855 年西洋医师先吾采用，同年印度之马那及广州之霍勃生，亦相继加以试验，成效显著。当时交通阻梗，旅行为难，而三处不期然同时进行，可谓巧合矣。最初发现枫树之情形，无从稽考，只能于民间传说中求之，唯其治麻风之效果，则为医家所公认。1868 年印度药方书正式登载此药，1914年英国药方书亦予录入。医家对于枫树油之应用颇感困难，至今尚有调查其用法者，其所以迟迟未予载入方书之原因，殆即此欤？朱震亨认为是油有不良之反响，李时珍则云黄色枫子油腥臭异常，不宜采用。此药富于刺激性，皮下注射至五西西以上，即欲呕吐，故初仅外用敷于患处。自皮下注射及减菌注射发明后，菲律宾岛之海寿即作注射大枫子油之试验。唯该处工作人员，因未知李时珍之语，即新枫子可采用，陈子则无效，以致注射之下，病人皮肤即起脓肿。最近据开罗国际麻风大会之报告，亦谓应取新鲜枫子中榨出之油。该油经久不变，且每星期可注射至三十西西以上，经多数人员之试验，结果均甚满意。作者以为，用此重量能否引起蛋白尿，或血色蛋白尿症，尚属疑问，因此油有溶血作用也，即朱震亨当年早知该油对于血液有不良之影响矣。”（见俞慎初《中国麻风病学》）

尤家骏在1951年曾总结济南麻风病院住院老病人用大枫子油治疗41名的结果说：“老病人41名，疣性类麻风者26名，都用大枫子油治疗。治疗最短者为两月，多者18年，用大枫子油2548西西，无一人完全治愈，有进步的征状，稍为好的只5人，无进步的21人。统计26人的患病期，最短者是3年，最长的是26年。似结核性麻风患者15名，也是用大枫子油治疗，都有进步。治疗一年之后，损害完全消失，但已瘫痪的神经不能复元，已消瘦的肌肉不能复元，手指弯曲的不能完全伸直。但麻木斑状损害的消退，体力的增进，健康的恢复，都是很显著的。这15名患者，患病期最短的是一年，经过治疗3个月后，损害即消退大部，6个月即完全消没。患病期最长的是12年，经治疗一年后，麻木斑状损害完全消退，知觉恢复，但消瘦的肌肉未复元。”又说：“应用此油治疗麻风病的历史最久，我国在元朝、明朝即广泛地应用治疗麻风病，而且发现此油治的患者常发生失明。直到现在，中医治疗麻风处方内常用大枫子仁，有的用大枫子壳。1914年英国药典内才采入此油治疗麻风病。后来经专家研究，知道此油可以分裂麻风菌，所以能治麻风病。在印度服务麻风医务工作者毛尔氏医师，研究大枫子油治疗麻风病，肯定此作用，称为麻风菌体分裂作用。应用此油后，麻风菌体内外层蜡壳发生裂纹，随之整个菌体裂开而死。现在全世界上各麻风流行地区都采用此油治疗麻风病。大枫子油若应用得当，效果相当好，特别对于似结核型患者，效果更好。对于疣型患者早期也好，但晚期不太好，因晚期疣型患者，往往在视神经的膜内束内，都有大量麻风菌。笔者有一疣性患者，死后做的视神经切片内，有多数成堆的麻风菌，但无淋巴细胞浸润，可见患者的抵抗力太低了。一发生反应，患者哪能不瞎眼呢？多数人主张，对晚期疣性患者不应用大枫子油治疗，用就瞎眼失明，是对的。对早期疣性患者，麻风菌尚未进入内部组织与器官，亦相当好。平常应用此油在似结核患者，若剂量相当，两月后损害的颜色变淡，停止扩大；四月后损害可以开始消没；半年后损害可大半消没，知觉随之恢复；一年以后损害可以完全消没，知觉可以完全复原。早期疣性患者亦有同样的效果，但晚期效果欠佳。大枫子油若用正常分剂做肌肉注射，不坏血球，亦不降低血色素，所以不必每月查血。肌肉注射手续简单，在乡村用之甚为合适。此油价值不贵，一磅约十元人民币，能注射一年半，可以解决问题。在济南检查麻风患者后，若为似结核患者或早期疣性患者，经过明确诊断后，请患者买大枫子油一磅，买来为之检查，若是纯的，再给以大枫子油如何用法的说明单，回到乡村请一位医务工作者为之注射，六月后来一次。按此法治疗，无不成功。只有一位小学教员发生偏差，幸未出危险。疣性者在家中必须隔离，单住一室，似结核性即可不必。但两型患者都必须夫妇分开，禁忌性交，否则病情加重，甚者可以由似结核型变成疣性型。这两种情况，在济南见过。山东省立二院皮科门诊每年看麻风的病人在三百以上，大半按此法医治之。所有的病人注射一年后，损害可以完全消没，但仍劝他们继续注射满两年，患者大多数都能实行。所以得到的结果甚好。应用大枫子油必须用纯的，而且要足量足期，一定有好的治疗效果。总结大枫子油治疗麻风病的价值，是相当好，因此在各国各地，采用者相当广泛。毛尔氏领导印度及非洲治疗麻风患者六万多人，无一人发生残疾。这也是因为早期发现，早期诊断，患者无神经瘫痪，无肌肉消瘦，无趾指残缺，就得到治疗，所以有此良好的疗效。患者治愈后仍可以劳动生产，所以争取早日治疗是最重要的一个条件。”（《中华皮肤科杂志》1954 年 4 期）

用量　内服一钱至二钱，外用随意。关于大枫子油注射的应用剂量，尤家骏说：“在热带各麻风流行地区，应用大枫子油每星期的剂量是 10～25 毫升。在非洲，每星期最大量为 30 毫升，但此种例子不多。若患者身体特别健壮，体重在 125 磅以上，可以试用最大剂量，否则不必用，用之容易发生反应。济南麻风院自 1924 年成立以来，只有一位患者一星期注射 25 毫升，发生反应，再未敢试用。1951 年在北京中央卫生部开会时，与各地麻风医务工作者商讨大枫子油的分剂。多数代表报告，若每星期注射 8 毫升以上，多数患者发生反应，有时注射处疼痛难忍，全身发烧，食欲不好，卧床不起，一两月才好。口服大枫子油：大枫子油应用肌肉注射，皮下注射，皮内注射都可以。此油能口服么？按各麻风地区的经验，如印度、非洲、南美等处，在不满5周岁的患者可以口服，分剂2～5滴，每日一次。成人不可口服，因为激惹胃肠，影响消化，发生呕吐，而且在消化道内不能完全吸收，24小时即由大便排出。所以成人不用口服法，而用注射法。孩子注射的分剂比口服分剂大，注射时痛，注射后结为硬块，亦有痛感。口服虽不能完全吸收，但总可以吸收一部分。砜类药及结核胺类药都有坏血作用，孩子太小，不当用这些药，可以口服大枫子油。注射方法：注射前应把盛在磅瓶内之大枫子油倒在约盛二两的小瓷瓶内，放在铁锅的水内煮之，水沸约15分钟以消毒，冷后用比较粗的针头（19～20号）吸出此油，作肌肉注射。注射的区域最好是臀部，把臀部划为四部分，即外上、外下、内上、内下。在外上四分之一处注射最好，但肌肉较薄，而且近坐骨，注射后坐着痛，极不方便。内上、外下两部分万不能注射，因坐骨神经经过此区。若把大枫子油注射到此神经内，不但疼痛，而且神经组织坏死，本侧下肢的内收肌瘫痪，脚尖转向后，脚跟转向前，终成残疾，无法医治。平阴县有一病人，只注射两毫升次柳酸铋橄榄油浑悬剂，即产生这种情况。笔者为之检查时，因坐骨神经已失去作用，无法恢复。在纵横两线的交叉点，正是臀中动脉。若误用大枫子油注射在动脉内，构成栓塞，就有生命的危险。注射时针头刺入的深度要在一寸以上，刺入后一定要抽一抽针管，看是否有血抽出，若无血则可以注入油质。注射后，请患者用手掌揉之，当天晚上卧床时，要多用时间揉之，以免后来成为硬块。平常每星期注射一次够了，再次应在另一臀的外上四分之一处注射。左右轮换注射，一般要注射两年之久。在患者肩部的三角肌亦可以左右轮流作肌肉注射，但此处肌肉不如臀部厚。大枫子油可以皮内及皮下注射，但究竟不如肌肉注射好。皮内不能注射多量油，而且注射时及注射后有痛感。皮下注射较多的油亦不相宜。”

禁忌 大枫子性热而燥，伤血损阴，不可多服。凡有胃肠炎者禁用。晚期瘤性型麻风不可用。

配伍

大枫子　苦参　《普济方》：大风诸癞，大枫子油一两，苦参末三两，入少酒糊丸，梧子大。每服五十丸，空心温酒下。仍以苦参汤洗之。

大枫子油　氨硫脲　尤家骏曰：“氨硫脲与大枫子油做成混悬剂，肌肉注射，每星期2～12毫升。经过12个月的治疗期，结核样型患者临床症状及病理变化完全恢复正常；瘤型患者的治疗效果，比用砜类药品快，但不少患者发生反应。笔者按：苏联报告，用口服氨硫脲，同时肌肉注射大枫子油，治疗麻风效果良好。特别是结核样型，又快又好。此种治疗应当推广。”（《中华皮肤科杂志》1957 年 4 期）

大枫子　蝮蛇　日本人藤田氏曰：“癞疾古来以大枫子配以乌蛇、白蛇，虽为特效药，不如伍以反鼻也。”（汤本求真《皇汉医学》）

大枫子　麻油　轻粉　《岭南卫生方》：大风疮裂，大枫子烧存性，和麻油、轻粉研涂，仍以壳煎汤洗之。

【锄云按】大枫子在元代时已发现，它在治疗麻风的卓越功效中有损目的副作用，与现代科学晚期瘤型麻风不应当用大枫子油（用就失明）适相符合。这足征其是很科学的。

沈之问谓大枫子油能败血，必去净油方可用，是想当然耳。究其功用在油，去油者，是减低油量，亦如用巴豆去油，容易控制其用量。

白　花　蛇

品考及产地　白花蛇属爬虫类。诸蛇鼻都向下，独这种蛇鼻向上。头为犁镵状，嘴似虎口，质地黑色而花白，背有花纹，肋部有 24 个方胜纹，腹部有念珠斑点，口内有四个长牙，尾上有一佛指甲，长一二分。肠形如连珠。产于湖南、四川等处，湖北蕲县产者最佳。郑肖岩曰：“市肆有本地白花蛇伪充蕲蛇者，欲辨真伪，但视蛇虽干枯，而眼光不陷者为真。故罗愿《尔雅翼》有云，蛇死目皆闭，唯蕲蛇目开如生耳。”何廉臣曰：“产蕲州目光如生者最佳，产它处者多两目俱闭，一开一闭者为劣。”近人曹炳章谓现在的大白花蛇，多有以小蚺蛇伪充者，唯斑纹可辨。

制法　寇宗奭曰：“凡用，去头尾，换酒浸三日，火炙，去尽皮骨。此物甚毒，不可不防。”李时珍曰：“黔蛇长大，头尾可去一尺，蕲蛇止可头尾各去三寸，亦有单用头、用头尾者。大蛇只得净肉四两而已，久留易蛀，唯取肉密封藏之，十年亦不坏也。按《圣济总录》云，凡用花蛇，春秋酒浸三宿，夏一宿，冬五宿，取出炭火焙干。如此三次，以砂瓶盛，封口，埋入地中一宿，出火气，去皮骨，取肉用。”

效能　甄权曰：“治肺风鼻塞，浮风瘾疹，身上癜风，疬疡斑点。”（《药性本草》）柳宗元曰：“永州（今湖南零陵）之野产异蛇，黑质而白章，触草木尽死，以啮人，无御之者。然得而腊之以为饵，可以已大风，挛踠瘘疠，去死肌，杀三虫。”（《柳州文集·捕蛇者说》）张鹭曰：“泉州有客卢元钦染大疯，惟鼻根未倒，属五月五日，官取蚺蛇胆欲进。或言内可治疯，遂取一截蛇肉食之，三五日顿可见，百日平复。”又“商州有人患大疯，家人恶之，山中为起茅舍。有乌蛇堕酒罂中，病人不知，饮酒见差。罂底见蛇骨，方知其由酒也。”（《朝野佥载》）缪希雍曰：“白花蛇生于土穴阴霾之地，禀幽暗毒疠之气，故其味虽甘咸，性则大有毒也。经曰：‘风者百病之长也，善行而数变。’蛇性走窜，亦善行而无处不到，故能引诸风药至病所，自脏腑而达皮毛也。凡疠风疥癣，僻拘急，偏痹不仁，因风所生之证，无不藉其力以获瘥。”（《本草经疏》）黄宫绣曰：“白花蛇何以名为搜风定搐之品？不知蛇性数脱，如风之善行数变。此蛇性窜尤急，又食石南藤，其藤辛苦治风，故能内走脏腑，外澈皮肤，透骨搜风，截惊定搐，并能治风湿瘫痪，大风疥癞。疠风用大枫子仁，服此无效者，以其大枫子气燥伤血，服此血益受伤也。”（《本草求真》）黄元御曰：“白花蛇穿经透骨，开痹搜风。治鼻口㖞斜，手足瘫痪，骨节疼痛，肌肤麻痒，疥癞风癫之证。中风病因木郁风动，血燥筋枯，外风虚邪表闭筋缩四肢而成。而木郁之由，全缘水寒土湿，生气不遂。白花蛇外达筋脉，则益其枯燥，内行脏腑，不能去其湿寒，非善品也。庸工习用诸方，标本皆背，无益于病，而徒杀生灵，甚无益也。读柳子厚捕蛇之篇，至可伤矣！”（《玉楸药解》）杨时泰曰：“蕲蛇甘咸，固入血分，中风湿痹，乃风缠于血分之病。至诸风疠癣及瘰疬杨梅，皆风之湿淫于血以为患者，其对治固宜。若用以疗阴虚阳炎之风，则过矣。”（《本草述钩玄》）

何廉臣：“白花蛇入肺肝肾三经，为透骨搜风、截惊定搐之药。酒浸最佳，为丸亦可。功用虽多，总不外性窜急走，以毒攻毒耳。”（《实验药物学》）牟鸿彝曰：“为变质药，治麻风、癞性白斑、恶性肿疡、梅毒、风湿、中风、半身不遂、一切慢性皮肤病及关节痛、神经痛等。”（《国药的药理学》）

用量 内服三分至一钱。

禁忌 阴虚血少，内热生风者禁用。

配伍

白花蛇 酒糟（瑞竹堂经验方） 治诸风疠癣。川白花蛇一条，酒润去皮骨，取肉，绢袋盛之。蒸糯米一斗，安曲于缸底，置蛇于曲上，以饭安蛇上，用物密盖，三七日取酒。以蛇晒干为末，每服三五分，温酒下。仍以浊酒并糟做饼食之，尤佳。

白花蛇 雄黄 杏仁（《三因极一病症方论》） 治癞，白花蛇膏。白花蛇五寸，酒浸去皮骨，炙干。雄黄一两，水飞研匀。以白沙蜜一斤，杏仁一斤，去皮研烂，同炼为膏。每服一钱，温酒化下，日三。须先服通天再造散，下去虫物，乃服此除根。日三服。

白花蛇　天麻　薄荷　荆芥（王好古《医垒元戎》）　驱风膏，治风瘫疠风，偏身疥癣。用白花蛇酒四两，酒炙天麻七钱半，薄荷、荆芥各二钱半。为末，好酒二斤，蜜四两，石器熬成膏。每服一盏，温酒服，日三服。急于暖处出汗，十日效。

白花蛇　乌梢蛇　雄黄　大黄（《洁古家珍》）　白花蛇散，治大风病。白花蛇、乌梢蛇各取净肉二钱，酒炙，雄黄二钱，大黄五钱。为末，每服二钱，白汤下，三日一服。

【锄云按】诸家之说，有谓白花蛇是治麻风的必要药的，有谓虽能治疗麻风病，却不是善良之品，用起来功不补过。这些方向不明的说法，致使后学在临床疏方之际无所适从，难于掌握。尤其是沈之问强调，用毒蛇类药物治疗麻风有很大流弊。但他在理论中是这样说，而在选集的方剂中，却又广载许多用毒蛇治疗麻风的方剂。统计他的 249 方中，用白花蛇的有 14 方（属于正方的 10 方，属于方后因浮肿或全身糜烂加入的 4 方），用香蛇的有 9 方，用乌梢蛇的有 1 方，用蚺蛇者有 1 单方，其用毒蛇者总计 25 个方。是理论与实际有矛盾，他似乎是在方剂的组合配伍方面缺少认识，单独地强调了单味药。

我在 1956 年春去辽宁省松树麻风病院考察疗效时，曾见到该院用白花蛇丸〔药品：白花蛇、乌梢蛇（并去头尾生用）各一条，白蒺藜、全蝎、辽细辛、蔓荆子、威灵仙、何首乌、胡麻仁（炒香）、金毛狗脊、川牛膝、台乌药、天花粉、川黄连、黄芩片、栀子仁、川黄柏、青连翘、炒牛蒡子各一两，北防风、金蝉衣、生地黄、苦参、川芎、枸杞果各二两，荆芥穗一两半，漏芦四两，白芷、大皂角各一两，金银花、槐花各二两。共为细末，炼蜜为丸，梧桐子大，每服五、六十丸，茶水送下，午后、临卧各一服〕治疗结节麻风，获有效验，并无不良反应。

从中医方药上全面地看问题，用毒蛇类治疗麻风，要在辨证施治的原则下应用。如患者毒盛而体壮者，单用白花蛇浸酒亦可。若身体较弱，病情亦比较复杂者，则须根据当前的具体情况，适当地配以其他药物。例如多痰则辅以辛通豁利之品，多湿则伍以辛燥祛除之剂，夹风寒则辛散之味可加，有瘀滞则宣通之药宜入。唯气虚血亏之人，究以不用白花蛇为佳。若能够像这样掌握毒蛇类药物的使用，是不致发生流弊的，而且可化毒物为良药。否则徒恃专方，不讲“三因论治”（因时、因地、因人制宜），则不仅误病，且可杀人，临证者应多加审慎。

附：乌梢蛇

乌梢蛇的功用，大致与白花蛇相同，但无毒，而力量比较薄弱。

蝮　蛇

产地　苏恭谓“山南汉沔间多有之”（按：苏系根据《山海经·南山经》之首曰山，又东三百八十里曰援翼之山，其中多蝮虫。郭璞注：蝮虫色如绶文，鼻上有针，大者百余斤。一名反鼻。虫，古虺字。毕沅曰：《说文》云，虫，一名蝮虺）。现在蝮蛇的产地有：四川、湖北、湖南、江西、安徽、江苏、浙江、山西、甘肃、陕西、山东、河北、河南、内蒙古及东北，尤以辽宁省蛇岛所产为最多。1957 年大连医学院伍律教授蛇岛调查记云：“蛇岛原名小龙山岛，亦名蟒岛或黑岛，在旅顺港西北约 25 里，位于东经 120°58′，北纬 35°56′，是一个无人居住的荒岛。”岛上毒蛇很多，20 多年前，曾有日本人去探过险，做过植物和昆虫的初步调查，对毒蛇的情况也有一些报道。

【按】我于 1958 年参加辽宁省麻风治疗研究组会议时，在席上有沈阳医学院秦耀庭教授报告：

1931 年大连港务局为在岛上建设灯塔，去调查时，捕得毒蛇四条。又长谷川 1932 年曾估计此岛有毒蛇 50 万条。1933 年，小林胜又估计此岛有毒蛇 10 万条。现在我们虽不知此蛇之确数，但在 10 万条以上，是可能的。我们有这天然的蛇岛，并这样多的毒蛇，不用像巴西和泰国，修建园子养毒蛇，我们应该利用它。听说在 1937 年时，日本曾派专人到达蛇岛，捕了很多毒蛇，带回去制药。我们也应该研究毒蛇之用途，而制药用之。

蛇岛的蝮蛇，假若有 10 万条的话，其中至少有 3 万条母蛇。每条母蛇设若每年平均生 4 条小蛇，就是 12 万条了。如此，我们每年至少可捕用七八万条制药。

新中国成立后，亦有人去过岛上，但传闻虽多，而实况知道得很少。为此，中国动物学会旅大分会在旅大科联的支持下，组织了一个考察队，于 1957 年 4 月及 9 月中旬，先后两次在岛上进行了调查，第一次为期 2 天，第二次是 5 天。两次均由大连港乘快艇出发，大约 5 小时就可到达目的地，航程 60 多里。考察队人员共 12 人，均穿棉衣棉裤或消防队之消防衣，足上除穿厚袜和皮靴外，并加盖帆布护腿，手上则戴内衬厚绒的皮手套。总之，护身装备的厚度要求达到1厘米以上（蝮蛇毒牙的长度多在1厘米以内），万一被咬，不致伤及皮肉。即使咬伤，毒液也会被衣服渗去一部分而减轻毒害。

第一次去岛上，由于毒蛇冬眠初醒，活动力不大，没有使用头部的防护设备。第二次则用竹制护具笼罩头颈部。工作时，分动物及植物地质两组进行，均随身带有急救用具及药品，并有医生同行。蛇岛长约1360米，最宽处约730米，面积约1平方公里。主要由石英岩构成，但介有云母片岩。在岛的四周，除处于高潮线和干潮线之间的岩礁外，多半是10～100米左右的悬岩，有的地方非常峻峭，无法攀登。就整个岛来看，可以说是一座峰峦起伏的小山，由四个断层形成四条山沟。主峰在岛的西南角，海拔215.5米。岛上有泉水，但没有溪流。

蛇岛的蛇全是属于响尾蛇科的蝮蛇，成体的体长为70厘米左右，背面灰色，具有褐色波形横斑，与岛上岩石及栾树树皮的色泽很一致，因此很不容易发现它。这种蛇喜欢生活在潮湿多草的地方，行动比较慢，不去碰它，通常不会主动袭击人。耐寒力也比一般毒蛇强。在我国南部，在这样低的气温下，毒蛇还在冬眠，而岛上的蝮蛇却已开始活动。仅仅半天，我们看到的就有20多条。用蛇夹挟住它的颈部时，它的身体已能作有力的挣扎和缠绕，有的伸出舌头或作咬啮状。它在地面静止时，常盘成圆盘状或左右扭曲成波形，头部微微抬起，向着天空。这种便于袭击其他动物的姿态，可能和它捕食小鸟的习性有关。过去只知道蝮蛇吃鼠、麻蜥、石龙子、蜚蠊和蛙，但蛇岛的蝮蛇主要是吃小鸟，而且所吃的大部分是候鸟。蛇岛的蝮蛇受到惊扰或袭击小鸟时，尾部会迅速地左右摆动，发出一种特殊的声音，而浙江产的蝮蛇，没有这种现象，这是值得注意的。

岛上蝮蛇的生活，除了和候鸟有密切关系外，和鹰也有关系，它们之间的生存斗争是剧烈的。我们经常看到鹰贴近山坡低飞盘旋，在搜索食物，可能蛇和鼠都是被搜索的对象。曾经有人看到一只鹰袭击蝮蛇，反而被蛇咬伤，结果在空中盘旋了几圈就掉在岛上死去了。我们曾经在半天当中，捡到了八具鹰的尸体，也许大部分都是这样致死的。至于大的褐家鼠是否能吃小的蝮蛇，还不知道，但蝮蛇能咬死大的褐家鼠和吞食小的褐家鼠，都是很可能的。我们在饲养中发现，大部分蝮蛇都能吞食小白鼠，而对被它咬死的豚鼠，却没有去吞食的表现。

第二次上蛇岛，是和旅大麻风疗养所的捕鼠队一起去的。岛上的景况和第一次不大相同，正是植物生长茂盛和蝮蛇活动频繁的季节，气温最高达 29.8℃，最低也有 11.0℃。为了更好地防备毒蛇咬伤，除要求全队人员必须严格遵守前次规定的注意事项外（蝮蛇在毒蛇中占第一把交椅，0.1 克的蝮蛇毒液就能毒死人，1 克的蝮蛇毒液能毒死一千只兔子或 3 万只鸽子。万一人被毒蛇咬了，必须立刻用绳子把伤口部扎住，然后用刀子切开伤口，把毒液挤出，再用过锰酸钾很快塞进伤口，才可以把毒性解掉。这一切急救动作，必须在 5 分钟内做完，不然就会发生危险），还强调在任何时候都不要用手去攀缘树枝或岩石，因为这些地方正是蝮蛇隐蔽的场所。同时，增加了急救和医疗的设备。并且，每人备一竹竿，以解决上山下山的困难。此外，为了便于工作，夜间就宿在海滩上，离帐篷周围约 2 米处洒以 666 粉，并轮流值夜巡视，以防意外。

岛上的蝮蛇很多，据长谷川的估计，约有 50 万条，小林也认为至少有 10 万多条。这两种估计似乎是高了些，但蝮蛇多得惊人，却是千真万确的事实。捕蛇队曾经在一块长约 100 米、宽约 15 米的狭长地带内，捕到 400 多条蛇，但并不是所有的地方都有这么多蛇。我们看到的蝮蛇，大多数盘绕在枯枝上或叶子很少的枝条上，向阳的枝条上尤其多。一棵栾树上最多的有 21 条，3～5 条是很常见的。其次，栖息在樱树上的也不少。奇怪的是，在垂直的芦苇或羊蹄大黄枯茎上，也常常有蝮蛇。它的尾部绕住枝条，体左右弯曲成波形，头部仰起，向着天空静止不动，好像在等待着憩落在枝条上的小鸟。当小鸟停落在它的附近时，它的身体前部立刻向后缩回，再迅速地向目的物袭击。被咬到的小鸟，立即不能动弹，失去了挣扎的能力。由此可知，毒液的毒性是很猛烈的。大约过了十多分钟，小鸟就被完全吞入。此外，我们还看到两条蝮蛇抢食一只小鸟的紧张场面，也看到了蝮蛇在树上交尾的情况。除小鸟外，在岛上还没有发现蝮蛇吃其他的动物，这从它们排遗出来的粪便，也可以知道。体形较大的鸟，如雉鸠等，虽被咬死，亦不能吞入。头一天，我们就捡到四只这样的死鸟，伤痕很清楚。

蝮蛇在岛上栖息的场所与风向有关，刚刮过西北风，再来东南风，蛇多在树上，这可能是由于从西北顺风向南迁移的候鸟在这儿被东南风（6～7 级）挡住了，因而把蛇吸引到树上去的缘故。这时候小鸟很多，到处可以听到它们的叫声，但我们采集到的只有十多种，包括猎获的和捡到的死鸟。不刮西北风，只刮东南风时，树上的蝮蛇就很少，可能是钻到芦苇深处或岩石隙缝里去了。据麻风疗养所金巩所长谈，五月间的情况恰恰和这相反，那时候，先刮东南风，再来西北风，小鸟就多，那树上的蛇也就多了。

这次在蛇岛共捕获了1700多条蝮蛇，其中饱食的或怀有胚胎的，立刻用乙醚麻醉，杀死，保存于10%的蚁醛溶液中，作为检查食性及胚胎的材料，余下的则带回饲养，供治疗麻风、生态观察及毒性试验之用。

蛇岛和旅大陆地最近的距离只有7浬，中间海水最深的地方也只有47米，这也是大陆岛的一个特征。到现在为止，岛上已经知道的动植物，基本上与辽东半岛是相同的。就蝮蛇来说，不仅在千山发现过，在大连也发现过，所不同的只是数量上的差别而已。蛇岛蝮蛇之所以多，是由于它比旅大陆地有较好的生活条件。岛上石缝多，杂草和树木繁盛，地面潮湿，而土又松，这给蝮蛇提供了很合适的栖息环境。另一方面，岛上小鸟多，蝮蛇食料丰富而害敌很少，加以人迹罕至，很少受到人为的影响，这样就使得这个小岛成为蝮蛇的乐园（伍律蛇岛调查记，《动物杂志》1958年2期）。此外，尚有雪山蝮蛇，栖于云南省雪山地区；高山蝮蛇，栖于四川、云南的高山地带。

形态 《尔雅·释鱼》：蝮虺博三寸，首大如擘。注：身广三寸，头大如有擘指。此自一种蛇，名为蝮虺。蝮蛇属响尾蛇科，背面呈灰褐色，在背中线两侧，有边缘为黑色、内部为暗褐色的大形长斑一列。这些斑纹左右交互排列，在中部相接，形成横带。腹面灰白色，有黑斑。头顶呈淡褐色，各鳞板有不规则的黑斑。由眼到口角有黑褐色阔条纹。上唇、下唇均为淡黄色。头部下面也为淡黄色，但有小黑点。全长665毫米，吻端到肛门长577毫米，尾长88毫米。体鳞21例，各鳞均有强烈的起棱及一对鳞孔。腹鳞145，肛鳞单一，尾下鳞46对，尾端尖锐。栖于山野，捕食鼠、蛙、蜥蜴等。胎生，每产2～4条仔蛇。

修治 除去头尾，干燥之，用其肉质及骨骼部分，亦有全部使用者。制为粉，名反鼻霜，亦名五八霜。

效能 《名医别录》：蝮蛇肉，酿作酒，疗癞疾、诸瘘、心腹痛。下结气，除蛊毒。甄权：五痔、肠风、泻血。时珍：大风，诸恶风，恶疮，瘰疬。皮肤顽痹，半身不遂，手足脏腑间重疾。又曰："癞疾感天地肃杀之气而成，恶疾也；蝮蛇禀天地阴阳毒烈之气而生，恶物也。以毒而攻毒，盖从其类也。"

日本汤本求真曰："由余之经验，本药为亢奋强壮性之温药，兼有镇痉、止泻、止血、排脓治创等诸作用，应用范围颇广。"藤田氏曰："所谓外科倒药，本名伯州散也，散药之异称，由疡科肿烂之故，而异其称也。

伯州散之名，由伯州医学会所称，余兹演述之。本方由四味配合而成（反鼻霜、津蟹霜、角石霜、沉香），实以反鼻为主药，是以反鼻可谓外科倒之骨髓矣。盖特种之药，宜有特种之功用，请申述之。反鼻又称饭匕，疑即现今萨隅地方所称之波布，与反鼻似同音，波布当为反鼻之一种。反鼻亦云饭匕者，取其形似也。本名为蝮蛇，即真虫是也。本品实属奇药，余见识不广，未见中医书籍多载之，唯《本草纲目》蝮蛇条……云，其主治与今所用相合。其心腹痛及瘰疬、麻痹不仁者，余未试（求真按：如上证为阴虚证，则本药有奇效）。若阴虚诸瘘证，反有害也（求真按：用本药有害者，因用于有急性炎症者，非药之罪也）。癞疾古来以大枫子配以乌蛇、白蛇，虽为特效药，不如伍以反鼻也。然余治癞无多，故无经验。除此酒制之外，彼土用者鲜见，医籍寥寥也。使用本品多而功效广者，实系本邦近世之医师，如吉益东洞、山胁东洋、松原才助等数家（求真按：先于此辈者，甲斐之德本，已多用本药矣），皆二百年前人也。就中多用伯州散（方见后）名声啧啧者，以东洞翁为最。”又曰：“山胁发明再造散与赤小豆汤二方，但二方皆引用汉方而加反鼻，非山胁之新制方也。再造散，为郁金、皂角、大黄、牵牛子、反鼻五味之散剂。其主治为大风及梅毒久麻等证，大风者，癞病也。麻余亦未试，今用于肌肤溃疡者，有奇效，经久者，反有速效也（求真按：经久反有速验者，是急性炎症已去，移行于慢性故也）。赤小豆汤，为赤小豆、商陆、麻黄、桂枝、大黄、生姜、反鼻八味之煎剂（求真按：用赤小豆汤，不如用麻黄连轺赤小豆汤加反鼻为佳），治诸疮，尤其是癣疥内攻之水肿，有利水之速效。又余在浅田宗伯之门时，有一患者，其证俗名印金顽癣，蔓延全身，肢体无余，经治数年不愈云。师诊之，与活血解毒汤加反鼻（求真按：用活血解毒汤者，变则也，有葛根加反鼻大黄汤与桂枝茯苓丸之合方，或以葛根加大黄汤、桂枝茯苓丸之合方，兼用伯州散，为正则），使服之，仅五周间而痊愈。活血解毒汤者，为浅田宗伯之家方，用于癞病之药也。鸟取市町伊吹氏之女，十二三岁，周身发如钱之顽癣，兼以头疮，日久不愈。上岛龙冲翁，与东洋赤小豆汤，有不日全治之事。又久米郡严成村车匠罔本新造之男，年十八，性格虚弱，腰股部近横腹处发漫肿，焮热疼痛，诸药无效。经二十日许，脉虚数，身热，疲劳，舌苔微黄，食味不进，时时恶寒，发热盗汗，肿上稍隆起而痛加甚，残将或脓之兆，衰弱证而呈此候颇属危险。出强壮一方（桂芪汤）加反鼻（求真按：宜随证择用适方，无桂芪汤加反鼻之必要），二三日肿痛渐减，四五日发热盗汗亦止，渐渐轻快，十余日仅有肿势耳。故去反鼻，仍与前方，七八日后，患者对余云：近日毫无消散之效，何也？余思再，加反鼻，又四五日，顺快而愈。余从来之用反鼻，主以催脓为目的，今由此经验，而知有消散肿疡之效焉。去年夏，又有一患者，年三十余，上福田村松本总三郎妻，自右颈部耳下至结喉间焮热肿痛甚，身亦有热，不想其可能消散也。与伯州散，使不日化脓。数日，于颈动脉前部之最甚处，欲以针破之，但先试压之，筑动至甚，想部外及脓中无有动脉之理，或受颈动脉之波动乎？但无论如何，必有多少之恶影响，是以踌躇下手焉。且皮脸稍有皱缩，是脓气未充满也。于是再问其经过，彼云比前日渐次软低矣。暗想消散亦难测乎？与前方使归，而不再来。数日后，其舅送谢礼来云："怖于破针，幸不自溃，未几即消散，而不遗瘢痕，诚幸事也。"可谓侥幸矣，实亦反鼻之功也。尔后凡以消散为目的者，无不屡试屡验。大人之腑疡，及小儿之股疡，虽属轻症，然可消散而恐用针者，最便利也。又皮肤各部糜烂甚者，亦有效（求真按：此症亦可用伯州散也）。岩成村有一妇，年三十许，右脚发肿痛，初受余亲友某君治，截割后，大轻快。然其后转医，且开苦恼事。一日，此妇突来乞膏药，且云曾经数医治，一旦如有效，未几屡复发，全治之望已绝。且贫困不能继续治疗，已多日放置矣。然颇不快，欲贴附膏药，少免其苦耳。且云发病已年余矣。余深悲之，详为诊视，焮肿已退，而自右膝部至踝骨边，殆全脚糜烂匐淫，脓疮泌出，臭气不可当，少有疼痛，且时搔痒不可忍云。余恳切告之曰："此证余虽不能知其是如何毒性，然如此之恶疮，仅洗与贴膏，是必无效。余有一案，曾使服药有效，谢仪可无忧也。"使服东洋再造散，仅十余日，已有应验。其妇亦云，此次干处之肤色与前日大异，而淡薄且甚觉轻快，必为痊愈之兆。仍服前方不怠，不过月余，久时之患苦，初觉如忘，尔后亦不再发。其他经验虽不少，然大概相同，故不再赘。据以上之经验，与古人之说考之，反鼻效用之结果，盖有起死回生之功，诚稀有之良药也，而外科倒之名不虚矣。因是益欲扩充其功用，以后之发明究理，是有望于阅者！"（汤本求真《皇汉医学》）

于达望曰："原来为癞疾及恶性肿疡之内服药，民间为滋养强壮剂。"（《国药提要》1958年5月，辽宁省卫生厅召开之麻风病治疗研究组会议，有旅大市麻风防治所金巩所长曾报告试用蝮蛇酒、蛇粉、蛇毒治疗麻风病的疗效说："试用蝮蛇酒、蛇粉治疗麻风病的效果：一般情况，如精神、体重及食欲，都有所改善，皮肤损害的消退和知觉恢复，溃疡缩小，性功能改进；同时在病理方面，细胞浸润及细菌的减少都说明有它一定的疗效。"

用量 每次量五分至一钱。

禁忌 汤本求真曰："本属温药，有炎症助性，内脏有急性炎症（有舌苔、发热等候），必须禁用。"

配伍 《肘后方》大蝮蛇一条，勿令伤，以酒一斗渍之，糠火煴，令稍热，取蛇一寸，和腊月猪脂捣敷，治白癞。

《霉疠新书》：伯州散，出于伯耆国民间，旧名黑龙散。主治痈疽、疔肿、瘰疬、乳痈、下疳溃烂难愈，及痔漏脱疽等症。众人屡试有验，故世人凡称为伯耆妙药。处方：反鼻霜、津蟹霜（津蟹，河蟹也。汤本求真曰：今以鼹鼠霜代之）、角石霜（角石者，鹿茸也。求真曰：今以鹿角霜代之）各等分。各为细末，混合之，一日二回乃至三回，用2.0～4.0许（酒客宜以酒服用）。主治恶疮难以发出者（见一方云：治一切之打身、疟疾、疮毒疼痛，或诸毒内攻者。又见一方云：治毒肿、或有脓者）。汤本求真曰："此散为亢奋性之温药，故内脏有急性炎症者。假令虽有以上之适应证，亦决不可用。若误用之，则反助长炎症也，宜注意之。"

日人德本遗稿：排脓散：鸡（去肠中秽物）肉骨腹背之霜五钱，五八霜二钱五分，花（以水银、硫黄制者）二钱五分，鹿角霜、鼹鼠霜、蘩蒌草霜各二钱。主治诸痼废疾，霉毒结毒，或恶疮、痔漏、瘰疬、鹤膝风，痘疮黑陷者，内托排脓，有神效。求真按：此散有效于诸症者，本药（按：指伯州散）与有大力焉，以是可想见其作用矣。

又排脓散：反鼻、鹿茸、鼹鼠（各黑烧）各二钱，土茯苓五钱。主治诸肿毒顽疮，无名恶疮，俱宜排脓散。求真按：此散所主者，即本药（伯州散）也，以是可知其效用矣。

旅大麻风防治所金巩所长1955年所制蝮蛇酒五个方，是新中国成立前参考大连日本小松药家的处方（但未知其详）和中医文献制成的。方一：以60度高粱烧酒1000毫升，放置6～7年生的活蝮蛇一条，醉死浸泡，并加入人参五钱（有防腐作用），封塞后，放冷藏处，3～6个月后取酒应用。每日口服1～2次，每次5～10毫升。方二：用60度高粱酒100毫升，以薄玻璃皿引取活蛇之毒液，加入酒中，1～3个月后，取出应用。每日口服1～2次，每次2～3毫升。方三：以60度高粱烧酒1000毫升，放入较大的（约10年左右者）活蝮蛇一条，醉死浸泡，封塞后置藏于马溺处，经一年后取出使用。每日口服1～2次，每次10～15毫升（按：此方系本于唐陈藏器《本草拾遗》）。方四：用本地户之黄酒（12度）2000毫升，泡鲜蝮蛇一条，加入人参五钱，使活蛇于酒中多分泌毒素，浸泡3～12个月后取酒使用。每日入睡前服用一次，每次 50 毫升，发汗就寝。方五：将活蝮蛇一条杀死，置于干燥箱内（亦可用新瓦焙干），干燥 12 小时后，研成粉末，浸泡于 60 度高粱烧酒 500 毫升中，浸泡 1～6 个月后，取酒使用。每日二次，每次 5～10 毫升。或取蛇粉 5～15 毫升，用黄酒 100 毫升，一次送下，入睡发汗（即蛇粉方）。又 1956 年于方一中加入了各种中药（祛风燥湿药物），调剂出 30 种不同的蛇酒，其疗效正在观察中。

【锄云按】中医在临床上所施用于病人的药饵，多是复合方剂，并且依照病机的转变，随时对方药有所增损，不拘成方。结果疾病虽然治愈，而功绩难以专归；即使责有专属，功在一方，而一方却亦药味十数，如何将此混合剂置于化学分析、动物试验，实属当前难以解决的一个问题。若一意研究单味药，又未免落于一症一方的机械窠臼，有背乎中医辨证施治的原则。在这种情势下，我曾经于辽宁省麻风研究组发表一个不够成熟的意见。以为在这过渡的阶段中，中西医应当利用现有的条件，可能解决的即予以解决，不可能解决的即有待于将来。在今天的情势下，研究单味药，肯定了它的疗效，确定了它的治疗范围，于混合剂也是相辅相成的，并没有什么矛盾。因为从中医药历史上看方剂，恐怕也是由简单到复杂，由低级到高级，发展而成为现在的形式。如最古的《内经》几个方剂，都是一两个药味。从《史记·扁鹊仓公列传》上看，在周、秦、西汉时代，注意师承家学、私相授受，秘有效之方为禁方，很少流传在社会上。到后汉张仲景，“感往昔之论丧，伤横夭之莫救，勤求古训，博采众方”，秉承张伯祖的亲传，纂《伤寒杂病论》，集以往之有效方剂流传于世。今天看仲景所集诸方，药物少者一两味，多者四五味，超过十味者很少。同时，外科专家华佗的遗方，药味尤少。《青囊经》虽属假托，约亦去后汉不远，可以窥见当时医药界之概况。直到晋代，葛洪《肘后备急方》药味仍比较单纯，至唐代才趋于复杂。这里更有一个方面，就是中医有所谓“唯病唯药”的理法。例如仲景治胸痹主以瓜蒌、薤白，治疟疾主以柴胡、蜀漆，治热痢主以白头翁、黄连，而百合之用于百合病，茵陈之用于黄疸病，尤属专而又专。

即在麻风病，晋代既知使用毒蛇、松脂，元代即倡用大枫子，都是以专药医治专病。单味特效药，其力专，其效捷，既容易掌握，又容易推广，没理由不去研究它。可是所谓特效专药，在同时治理同一类型病症时，也有获效于此而失效于彼者，令施术者有时技穷，则未免废然思返。但这却不能归罪于专药的不灵，而是患者的体质有所不同，病情的虚实寒热又有差异，病程的前后也有所关。药力在患者不同的情况下，有时会受到障碍或抑制，而因之效果不显，或竟至无效。中医遇到这种场合，则于单味专药外，虚者加以补剂，实者加以泻剂，寒者热之，热者寒之，按证立方，随机策应，很灵活地予以配伍，以辅助单味专药，使它无阻碍地发挥独特的作用。所以中医虽有唯病唯药的理法，但很少停留在单味药上，这是中医方剂的特色，也是中医辨证施治的锋利工具。

在这里，若一方面于中西医真诚合作下，用化学分析、动物试验等方法去研究单味药〔如蝮蛇酒、蛇粉（蛇毒）〕之特种功能，以肯定它的临床疗效，确定其治疗范围，一方面在临床上扩展施治的范围，若单味药有时功效不显，则辅以他药，或径以复合方治疗。在一切为了病人的原则下，不为研究而研究，方轨并进，两无所碍，这实际还是合乎由简单到复杂、由低级到高级的发展规律的。至于临床有实验的复合方剂，在现在还没法分析研究，只有把临床实效按中医体系总结出来，以待科学的进展。科学是一日千里的，有实效的复合方剂，本身是科学的，现代科学虽难于解决，相信终有解决的那一天。

苍　耳

产地　苍耳在我国各处均有分布，南至广东，北至河北、东北。

采制方法　江西中医药研究所中药研究室云："我们临床应用的苍耳制剂，方法比较简易，经过成分分析，在临床应用上，证明它在现阶段还是切合实用的。其方法是：从五月起，在开花前将新鲜苍耳连茎带叶割下（在割下来时，要留下一部分，让其产生新芽，继续生长，以备第二次采制），洗除沙土，切细，置锅中。第一次每百斤新鲜苍耳加水200斤，煮至约50斤，取出，压干，用纱布过滤，将滤液保存；第二次再将压干的苍耳于锅中加水100～150斤，待煎煮到约50斤时，取出苍耳压干过滤，并将两次药液于锅中浓缩至1/3时，再将其放于面盆内，置盛水锅中加热，使其浓缩成稠膏状，约2000克（如超过此量，可放于太阳下或小火上烘干），即得苍耳浸膏。此浸膏应置于阴凉处，密闭保存备用，以防止变硬妨质。在服用时可加水稀释，口服，亦可做成丸剂，吞服。丸剂的做法：即在苍耳浸膏内加入总重1/4～3/8的淀粉，可做成略有弹性的丸剂（若感太稀，可略阴干或晒干，但不可太干）。"

效能

1. 苍耳实

《本经》：主风寒头痛，风湿周痹，四肢拘挛痛，恶肉死肌。久服益气，耳目聪明，强志轻身。日华子《诸家本草》：治一切风气。填髓，暖腰脚。治瘰疬疥癣及瘙痒。唐慎微、《重修政和经史证类备用本草》、《苏沈良方》：杂疗风痹瘫痪，癃疟疮痒，尤治瘿、金疮。

黄宫绣曰："苍耳子味苦而甘，气温无毒。凡人风湿内淫，气血阻滞，则上而脑顶，下而足膝，内而骨髓，外而皮肤，靡不病证悉形，而致症见疥癣，通身周痹，四肢拘挛，骨节痈肿，顶巅风痛，瘑虫湿，恶肉死肌，疔肿痔漏，腰重膝屈。按：此苦能燥湿，温能通络，为祛风疗湿之圣药。或作膏，或作汤浴，自然风除湿祛，血活气行，而症自愈；但此通顶连脑，下达督脉。"（《本草求真》）

张山雷曰："苍耳子温和疏达，流利关节，宣通脉络，遍及孔窍肌肤，而不偏于燥烈，乃主治风寒湿三气痹着之最有力而驯良者。又独能上达巅顶，疏通脑户之风寒，为头风病之要药，而无辛香走窜、升泄过度、耗散正气之虑。以视细辛、羌活等味，功用近似，而儒将风流，迥与须髯翕张、戟手怒目者，异其态度。即例以川芎、白芷等物之以气为胜者，犹难同日而语。但和缓有余，恐未易克日奏功耳。"（《中风斠诠》）何廉臣曰："按：苍耳子入肝、脾、肾三经，为却风除湿、活血通瘀之药。"（《实验药物学》）

凌一揆医师曰："除补虚功用至今多不明外，其余所主各证都偏重在风证，同时涉及湿证。归纳起来，也就如吴仪洛所谓'发汗，散风湿'的功效。其作用主要是疏泄风湿邪气。又因性温，温能散寒，而痹证是风寒湿三气所伤，故苍耳适为有效药物，特以疏风见长。《本经》所记各证，悉由风湿为患，气血受阻所致。邪气流连于关节经络则发拘挛，屈伸不利，或作疼痛；倘邪气浸淫于肌肉腠理，就会表现为麻木不仁，即所谓恶肉死肌的病症。以上都可以借苍耳实的疏解风湿、温通宣痹作用，使邪去而正复。至于风寒头痛之证，指风邪犯于巅顶，作寒作痛。李时珍、黄宫绣、杨时泰、张山雷等都认为，苍耳子善通顶门，连脑，能疏通脑户的风寒。张氏且认为是头风病的要药，自然能祛风散寒而止头痛。但是，有两点是应当注意的：①苍耳不是单纯止痛的药。②苍耳实所具有的发汗力很轻，不能同羌活、细辛一类强有力的辛通发表药相提并论。苍耳实奏效主要是通过其温通流利，疏泄风湿，一面散邪，一面调畅气机、宣通经络所致。日华子谓治一切风气，是强调本品可以用于多种多样的属于风邪为患的证候，不仅可以除风湿、暖腰脚，还可以治皮肤瘙痒的风疮。当然，实际上还进一步使用了苍耳的解毒作用。但是这种治皮肤疾患的功效，远不及苍耳茎叶。”

2. 苍耳茎叶

《名医别录》：主膝痛、溪毒。《食疗本草》：主中风伤寒头痛，又疗肿困重。生捣苍耳根叶和小儿尿，绞取汁，冷服一升，日三度，验。《新修本草》：主大风癫，头风，湿痹，毒在骨髓……丸服二、三十丸，散服一二匕，服满百日，当病出如疥，或痒，汁出，或斑驳甲错皮起，后乃皮落，肌如凝脂；令人昏睡；除诸毒螫，杀虫疳湿；久服益气，耳目聪明，轻身强志；主腰膝中风毒尤良。

缪希雍曰：“葈耳，苍耳也，味甘温，而《别录》益之以苦，当是无毒。叶味苦辛，微寒，有小毒。苦以燥湿，甘以和血，温则通阳。春气发生而升，故主风寒头痛，风湿周痹，四肢拘挛，恶血死肌，膝痛，溪毒也。祛风疗湿之药。《食疗》、《圣惠》、《千金》、《外台秘要》诸书方，皆堪选用。”（《本草经疏》）

周广真医师曰：“患麻风之痛苦，与治疗麻风之困难，几尽之。今有惊人之消息焉，即麻风症可治而愈是也。淮安警吏张永茂，曾患大麻风，已至不可救药程度，遇一老人，授以治方，照服不半月即愈，年来且养育子女，咸活泼健康，重享家庭之幸福矣。其法用所在多有之。苍耳草，于小暑节之日起，刈取此草叶子与根，取茎与叶，切碎煮烂，取汁熬膏，绝不加他药。每饭后取一二汤匙冲服，半月即愈，重者一两月亦愈。愈后一如常人，不致复发云。按：苍耳草在《本草纲目》所载，原治风湿痹挛，大风疠疮。今以鲜者煎汁，其力自更胜矣。苍耳，一名葈耳，即《诗经》所谓卷耳也。”（《中药新论汇编》）

李克蕙氏曰：“读四期医报，载世界新闻社麻风福音一文，谓苍耳草熬膏疗治麻风，已实验多人，咸获奇效云。今而后，患麻风者可以脱离苦厄，重享生人乐趣，医者亦不必畏之如虎矣。考苍耳之能治麻风，昔癯仙《乾坤生意方》曾载之，用叶研末，枫子油和丸，以治大风疠疾。集简且以茎叶熬汁取膏，名之曰万应，治痈疽发背，无头恶疮。可见斯草之功用，已早发明，今则实验其效，此其所以千方易得，一次难求，为足珍贵也。”〔医报，1933，1（5）.〕

金大勇等曰：“苍耳草治疗麻风，在我国古代就已有记载。1930年我国中医师曾再度应用以治疗麻风病，据当时报刊记载，亦曾获得显著疗效。但由于政府不关心人民生命健康，因此未获得推广。最近我校药厂在江西中医药研究所及省麻风病防治所的协作下，试制了苍耳草膏丸剂（现已大量生产），经省麻风所试用，证明疗效十分显著。对各类麻风病人，在短期内都获得了进步，症状显著减轻，面部结节消失，皮肤红斑减退。试用苍耳的11例患者，只服用了20天，就见到了效果。目前苍耳膏丸剂对麻风的疗效虽然可以肯定，但仍有一些问题需要进一步研究的。除了生药学和所含成分必须进行研究外，还有以下几点，我们认为亦需要研究的。①苍耳草采集时期和药用部分问题：目前说法不一，是开花前采呢？还是开花后采呢？有的说重阳采效力最好（九月已结子）。但据说结子后有毒，我们因怕有毒，所以采用未开花结子的，但是不是开花结子后有效成分增加很多？是否又产生了有毒成分？均待进一步研究。同时，药用部分（根和子）能不能用作治疗麻风，亦应研究。②苍耳虫是不是主要成分？是不是因为有苍耳虫才产生了抗麻风的有效成分？亦值得研究。据有的文献说，有虫才有效，秋后虫出即无效。我们所采的苍耳草大部分有虫寄生于茎内木质部中间，采割干燥后虫即爬出。我们是连虫一起煎煮的，如果干燥无虫，是否就无效？（虫的种类尚不明，正研究中）是虫的本身有效呢？还是虫的分泌物有效？还是由于寄生植物引起植物产生变化而有效？都是值得研究的问题。③苍耳草不是必须煎煮才有效？一般文献上说要煎煮6小时，我们制膏所需加热时间亦在6小时以上，煎出的成分较多。因此服用的剂量就比较大。我们曾经做成片剂，每两生药最少做成0.5克的3～4片，一次就要吃12～20片，因此剂量较大。如不煎煮，采用浸制量可以减少，但是否还会有同样疗效？因此，是不是一定要煮6小时，亦需进一步研究。”（《中药通报》1959年1期）

凌一揆医师曰：“《新修本草》首先记载本品对麻风的应用。大风，又叫癞，又叫疠风，都是麻风的古名。《内经》论其病机为‘营卫热胕，其气不清’，又说‘风寒客于脉而不去’，意为风毒湿邪侵入经脉，影响到气血失调。有些学者认为，湿热相搏，入于营卫，邪气结留在筋络，积滞于肌肉腠理之间，郁久生热，故此证血热居多（萧晓亭语）。苍耳茎叶能解毒，辛味可以解散风邪，性寒味苦复能清热，所以对于麻风症能够奏效，足以缓和由风邪所致以及血热而风动所致的‘鼻柱坏而色败，皮肤疡溃’以及‘骨节重，须眉堕’等属于风、湿、热邪的病证。《新修本草》上的记载还叙述了服法和服后出现的好转现象，可谓难能可贵。苍耳茎叶也具有类于苍耳实的祛风除湿作用，而解毒力尤强。兼之本品性寒，又能除热邪，所以对于皮肤瘙痒和疮毒的疗效较高，并对麻风具有独特的医疗价值，兹再归纳论述于后。①治麻风证，可以内服，也可外用作浴剂，可单用，也可入复方。古方如《袖珍方》，用苍耳叶同荷叶等份为末，每服二钱，一天两次，用温酒下。荷叶也有疏泄风热的功用，此处用来增强苍耳草的疗效，是有道理的。《乾坤生意方》将苍耳叶为末，合以大枫子油，作为丸剂，如梧桐子大，每服三、四十丸，一天两次。大枫子也是治麻风疗效颇佳的一味药，两者更可以互相助长疗效。不过大枫子过量用常易发生呕吐等反应，应当严格控制剂量，勿使太过，并且不要持续服用，才不致误事。《外台秘要》崔氏苍耳酒，'疗大风恶疾及一切诸风，乃至骨髓中毒风'，用药更多，并且苍耳的茎、叶、花、实全用，取一石，配入牛膝根一升，松叶三斗，白商陆根二升，鼠粘子根一斗，酿酒服。这个方主要是对麻风病人气血大虚者而设。商陆是毒药，解风毒湿毒的力量很强，牛蒡子可以增强苍耳的祛风功效，这是为了合力攻病；另一方面以牛膝、松叶之除风而兼补虚，以护持正气。全方攻补并施，又与前述用于实验诸方有所不同。至于外用法，按《疯门全书》的处方，用苍耳茎叶一斤煎水，去渣，溶入适量的朴硝，频洗。朴硝外用是清热药，并且兼有止痒的作用，所以共用效力益彰。实际上，此方对一般皮肤风疮瘙痒不堪者也很适用。《三因方》八叶汤用了荷叶、地黄、皂角刺、蒴叶、苍耳草、石菖蒲、何首乌茎叶等八种药，晒干烧存性（烧成炭剂，不是烧灰，所以叫存性），如面药，洗手、面、身体。这个方剂中的皂角刺是中医治麻风常用药之一，其余几种，外用也都有清热或祛风等作用，是一个很好的方剂。苍耳茎叶治麻风的方剂很多，以上是古方中较有典范性的。②用于风热、湿热所致的皮肤瘙痒、疮疖、肿毒，有较强的清热解毒功效。有用苍耳全草为末内服，治风瘙瘾疹身痒不止的（《圣惠方》）；也有用苍耳叶捣汁服，治反花疮，'有肉如饭颗，破之血出'的（《圣济总录》）。可以看出，苍耳草对皮肤病的适应范围很广泛。苍耳实与苍耳茎叶的比较：苍耳实与苍耳茎叶的医疗用途及其异同，可以总括出这样的概念：两者都以祛风、胜湿、解毒为主要功效。但苍耳实性温，温能通散，而苍耳茎叶性寒，寒可清热，这又是基本歧异之处。因而在应用方面，苍耳实以较强的通行发散力量而长于宣络通痹，疏解风湿，对于风湿痹痛，麻木瘫痪以及鼻渊、头风等最为有效。苍耳茎叶偏重在清风热、解毒、痒疹等症，效力优异。总括起来，则两者又都以一个'风'字为着眼点，具体地说，又是以'外风'的证候为适应范围。由于古时往往把内外风混淆，病界不清，这一点是值得加以注意的。"

用量 苍耳实的内服一日量，以一至六钱为宜，是有效的剂量。苍耳茎叶治麻风的一日用量可以大一些，新鲜茎叶从二两起，实际上就是有效剂量。病重、病久或身体不太弱的患者，可递增至八两许。江西中医药研究所治麻风病的用量，成人每日所服苍耳膏、丸，折合新鲜苍耳草量为十二两，三次分服。若见副作用，可酌减，或对症配服其他中药：发生失眠，可加银花、玄参、知母；口渴咽干，可加银花、麦冬；咳嗽，加银花、桑白皮、杏仁、黄柏；鼻出血，加银花、条芩、仙鹤草；头痛，加荆芥、白芷、银花；瘦弱，加浙贝母、银花；全身燥热，加丹皮、地骨皮、银花；眼蒙，加杭菊、木贼、银花；大便燥结，加大黄、银花；小便热，加茅根、银花。在服药一阶段之后，如无其他不良反应，而见效迟缓者，可酌情逐渐增加剂量。

禁忌　《新修本草》载：忌食猪肉、米泔。《饮膳正要》：马肉不可与苍耳、姜同食。李时珍云："最忌猪肉及风邪，犯之则遍身发出赤丹也。"据金大勇等试验，在服苍耳草期未忌猪肉，并没有发生毒效或降低疗效现象。

据中国药学会第25期会议报道：河北省农民曾发生食用苍耳子中毒事件。苍耳果实含有毒素，而且毒性很强，误食后几个钟头就出现中毒症状，也有在90个小时以后才发病的。苍耳的毒主要侵害肾脏、肝脏和脑，造成肾曲细尿管凝固性坏死，肝脏充血、脂肪变性及脑组织充血淤滞等，以致出现全身中毒症状，见面红、头痛、全身无力、恶心、呕吐，有时剧烈呕吐，吐物呈咖啡色，腹痛、便秘、血压低、手脚发凉、脉搏慢，有的全身发热、尿闭、烦躁不安，并出现黄疸。严重者可发生昏迷痉挛，甚至死亡。苍耳子和它的幼芽都有剧毒，绝对不能采食。对苍耳中毒的患者，如及早抢救治疗，是可以避免死亡的。在抢救苍耳中毒时，必须掌握"排泄和稀释毒素，保护内脑，预防并发症"的治疗原则。对中毒患者，应给大量5%的葡萄糖液以补充水分。为了预防循环衰竭，可以在输入葡萄糖的同时，注射可的松或促肾上腺皮质激素（ACTH），可以注射维生素B和维生素C来保护肝脏；对精神不安患者，可以水化氯醛保留灌肠；发生水肿时，可静脉注射毒毛旋花子素，并给氧气；可疑续发感染时，得采用抗生素及其他对症疗法。轻症患者一般可以服绿豆汤、甘草汤。对中毒病人还要加强护理，注意安静、保温、导尿及口腔清洁。病人宜给以流质饮食。在治疗过程中，必须禁用阿片剂、巴比士盐及慎用高渗溶液注射，以免造成死亡。当导不出尿时，应适当控制输液量，以防肺水肿。又据有经验者谈：服苍耳剂有过敏之人，如眩晕、呕吐等，则容易中毒，应立即停药。

附：苍耳虫

李克蕙氏曰：“敝乡丰城，每逢重阳日，见有蹲身而立，注目而视，伸手以取，回旋叶草之中者，盖秘密寻取苍耳蠹虫也。取得后，浸置麻油中，可以经久不坏。患疔疮及恶疮者，用虫二三条捣敷患处，毒散肿消，可以立时见效。今已妇孺皆晓，掇拾者不复如前，此蹑足附耳情况矣。设欲收藏蠹虫，须按时寻取，过重阳日，则茎空而不见矣。李时珍先哲谓寻取之法，只须见梗有蛀眼，便有虫居其中，截去两头不蛀梗，用线扎缚，可以经年不死。实则虫由茎节里面而生，何从见其蛀眼，如果有蛀眼得见，虫或已离茎他去矣。不佞曾提前于秋分日剥视其梗，节间一虫，才大如棉线，丧约三四分，置杯中三四日仍活跃蠕动。此虫自秋分前三日始生，以后渐大如小蚕，秋分前四日亦无之。此草所在多有，实地研究，殊饶兴趣。”

配伍

苍耳草酒（《集简方》）　万应膏，治一切痈疽发背，无头恶疮。一切风痒臁疮，杖疮，牙疼喉痹。五月五日，采苍耳根叶数担，洗净晒萎，细锉。以大锅五口，入水煮料，以筛滤去粗滓，布绢再滤，复入净锅，武火煎滚，文火熬稠，搅成膏，以新罐贮封。每以敷贴即愈，牙疼即敷牙上，喉痹敷舌上，或噙化二三次即效。每日用酒服一匙，极为有效。

又方：治一切风毒，杀三虫肠痔。能进食，若病谓胀满，心闷发热，即宜服之。五月五日午时，附地刈取苍耳叶，洗、曝、捣、下筛。每服方寸匕，酒或浆水下，日二夜三。若觉吐逆，即以蜜丸服。若身体作粟，或麻豆出，此为风毒出也，以针刺溃，去黄汁乃止。七月七，九月九，亦可采用。

又杨氏经验方：治诸风头晕。苍耳叶晒干为末，每服一钱，酒调下，日三服。若吐则，以蜜丸，梧子大，每服二十丸，十日全好矣。

又《圣惠方》：治风瘙瘾疹，身痒不止。用苍耳茎、叶、子，等分为末，每服二钱，豆淋酒调下。

苍耳　鲤鱼（治大风疠疾方）　五月五日或六月六日，五更带露苍耳草，捣取汁，熬作锭子，服半斤。鲤鱼一尾，剖开，不去肠肚，入药一锭，线缝，以酒二碗，慢火煮热，令吃，不过三五个鱼即愈也。忌盐一百日。

苍耳　乌鱼（《解围元薮》）　治疠癞方。苍耳子一斗，乌鱼一个，重二斤。二味同煮，取鱼食之，以汤洗浴。病重者，二三十次即愈。

【锄云按】用苍耳剂治疗麻风病，仅在《解围元薮》一书 249 个方里，即有 25 方采用之。计服用苍耳子者 17 方，苍耳草者 3 方，用苍耳草洗衣者 5 方，但均系复合剂，没有单用苍耳子或草作服或洗浴者。

苍耳蠹虫能治恶疮，且甚效，则疠是疮之至恶者，窃意麻风之溃疡面，亦可以此虫试敷，以观察它的疗效。我附苍耳蠹虫的意思在这里。

苦　参

产地　陈仁山云："苦参产广西贺县，广东北江、乐昌、城口、连州等处。实则凡山谷及田野湿地多生之。"（《药物生产辨》）据目前调查，本品分布颇广，北至辽东、河北，南至广东、云南等省，均有出产。多生长于海拔 900～4500 尺之处，极为普遍（裴鉴《中国药用植物志》第三册）。

修治　雷敩云："凡使苦参，采得，用糯米浓泔汁浸一宿，其腥秽气并浮在水面上，须重重淘过，即蒸之，以巳至申，取晒切用。"

目前天津之经验为：先洗净泥土，春冬水泡 10～12 小时，夏秋泡 6～8 小时，宜稍硬，泡至九成透即可。水不宜过多，恐损药效。浸泡不宜太久，久则药过软，切片不易成形（《中药通报》1958 年 10 期）。

作用　入胃能刺激胃神经，增加胃分泌，而促进消化力。入肠能刺激肠之蠕动，使大便易排出。一部分由肠壁吸收而入血，能增加血液循环之力。

效能　《本经》：心腹结气，癥瘕积聚，黄疸，溺有余沥，逐水除痈肿，补中，明目止泪。《别录》：除伏热肠澼，止渴醒酒，小便黄赤。疗恶疮，下部。弘景：治疥杀虫。苏恭：治恶疮胫酸。甄权：治热毒，皮肌烦燥。生疮，赤癞眉脱。除大热。时珍：杀疳虫。

朱丹溪曰："苦参能峻补阴气，或得之而效。腰重者，因其气降而不升也，非伤肾之谓也。其治大风有功，况风湿细疹乎。"（《本草衍义补遗》）缪希雍曰："苦参禀天地阴寒之气而生，其味正苦，其气寒而沉，纯阴无毒，足少阴肾经之君药也。苦以燥脾胃之湿，兼泄气分之热；寒以除血分之热。热则生风，风湿合则生虫，故主心腹结气，癥瘕积聚，黄疸，溺有余沥，逐水除痈肿，明目止泪。利九窍，除伏热肠澼，止渴，醒酒，小便黄赤，疗恶疮下部。胃家湿热盛，则口淡不能食，食亦不生肌肉。湿热散，则胃气平和，而令人嗜食矣。其曰补中，养肝胆气，安五脏，定志益精轻身者，通指热散湿除，则脏腑气血安和而致然也。味既至苦，性复阴寒，善能杀虫，故《药性论》治热毒风，皮肌烦躁，生疮，赤癞眉脱，主除大热嗜睡。”（《本草经疏》）李时珍曰：“苦参、黄柏之苦寒，皆能补肾，盖取其苦燥湿、寒除热也。热生风，湿生虫，故又能治风杀虫。唯肾水烁而相火胜者，用之相宜；若脾胃虚而饮食少，肝肾虚而火冷，真元不足及年高之人，不可用也。”（《本草纲目》）张璐曰：“苦参治风杀虫，观《本经》主治，皆湿热为患之病。内有湿热者得之，则有补阴祛邪之力，清热明目之功。”（《本草逢原》）黄宫绣曰：“苦参味苦至极，古书有云，虽在五参之外，苦参亦属有补，然究止属除湿导热之品，于补其奚济乎？凡味唯甘为正，唯温有补，苦参，味等黄柏，寒类大黄，阴似朴硝，号为极苦极寒，用此杀虫除风，治水去疸，扫疥治癞，开窍通道，清痢解疲，或云有益。若谓于肾有补，从书立有是说，亦不过从湿除风祛之后而言，岂真补阴益肾之谓哉。”（《求草求真》）汪昂曰：“热生风，湿生虫，能祛风逐水杀虫，治大肠疥癞。然大苦大寒，肝肾虚而无热者勿服。”（《本草备要》）徐大椿曰：“此以味治也。苦入心，寒除火，故苦参专治心经之火，与黄连功用相近，但黄连似去心脏之火为多，苦参似去心脏小肠之火为多，则以黄连之气味清，而苦参之气味浊也。”（《本草经百种录》）杨时泰曰：“其治热毒风之义，更为可参。盖风者，阳之湿气，即阳之郁气，气郁化风，渐已化为热矣，是浅而病乎卫者也。由卫及营，以病乎血积，久而热之壅者，更就血中而为毒。热毒之所化，遂病乎肝肾之真阴，而为热毒风。故风热在卫，止散阳郁之邪，而清其气；热毒蚀阴，必直驱其伤阴之邪，而用至阴以胜之，如苦参辈是也。第洁古谓为绝阴，而透以气沉二字，可悟苦参、玄参均之入肾，而确有迴殊之用存焉。使与病症不相对，殆将沉寒直入命门，痼冷大伤元阳矣，其可漫投乎哉？又生地、苦参凉血，一则虑其寒滞于中，一则虑其寒沈于下。若风之化热，热又鼓风，而未至为热毒风者，则本柴胡四物，而用丹、栀、翘、甘辈颇为适。且若苦参，犹可需次以投也。”（《本草述钩玄》张寿颐曰：“陶弘景清酒饮，治疥杀虫；苏恭治恶虫胫酸；甄权治热毒恶风，赤癞眉脱；苏颂治风热疮疹；濒湖杀疳虫，皆苦寒除热、燥湿杀虫也。甄权又除大热嗜睡，则湿热伤其中气，而为倦怠嗜卧也。又治中恶腹痛，则山岗瘴疠蛊毒一类，皆挟湿热之毒，燥湿清热，治之固宜，犹龙胆之杀蛊毒耳。景岳止梦遗带浊，皆清泄肝肾之湿热，而伐相火之有余也。苦参大苦大寒，退热泄降，荡涤湿火，其功效与芩、连、龙胆皆相近，而苦参之苦愈甚，其燥尤烈，故能杀湿热所生之虫，较之芩、连，力量益烈。近人乃不敢以入煎剂，盖不特畏其苦味难服，亦嫌其峻厉而避之也。然毒风恶癞，非此不除，申韩刑名之学，亦治世之所不可废；而今人但以为洗疮之用，恐未免因噎废食耳。”（《本草正义》）何廉臣曰：“苦参入胃、肠、肾三经，为凉血清火、燥湿杀虫之药。止血醋炒，凉血酒炒，坚阴盐水炒用。”（《实验药物学》）

有健胃解热之效，应用于胃及肝脏疾患、癞疾、热性下痢等。（《和汉药物学》）汤本求真曰：“本药为有力解热药，兼有杀虫杀菌作用。”（《皇汉医学》）

恽铁樵曰：“眉落乃皮脂腺与立毛神经坏变，苦参为特效药。”（《药盦丛书》）章次公曰：“苦参为清热解毒药，故外可以治皮肤湿疮，内可以治赤痢肠风。”（《药物学》）

陆闻鸿先生曰：“通经无数次临床实践，发觉《本经》所云除痈肿之效，颇不适用于一般痈肿。陶弘景认为疗恶疮下部，治疥，甄权则谓治热毒风，皮肌烦燥生疮，赤癞眉脱。这些证候多属湿热，若风毒壅遏而成，故宜苦参。陶、甄二氏对《本经》记载作出了重要补充，尤以甄权首先发现或至少是首先记载苦参治疗麻风之效，弥足珍贵。许多医家相信，下部䘌、疥疮及赤癞眉脱等证候，多系湿热蕴酿生虫而成。李时珍谓热生风，湿生虫，苦参既能清热燥湿，故又能治风杀虫。是以苦参治疗上列证候，发挥了治风杀虫与清热燥湿双重功效，因而某些医家对于龋齿、鼻疮臭脓等证，由于湿热生虫而成者，投以本品，均获良效。《别录》又云，苦参有杀虫之功。《新修本草》亦云，治恶虫胫酸。日华子及李时珍皆谓杀疳虫，足补《本经》之未逮。然古今医家多利用本品于疮毒之有虫者，而不强调其杀灭肠寄生虫之效，近人叶心铭等谓苦参作煎剂内服，能驱除肠寄生虫（《中药研究汇编》），但未得多数医家之赞许。近年来，各地曾引申其杀虫之效，试用以杀灭危害农作物之菜虫（《土药杂志》）及孳生蚊蝇之孑孓和蛆（《中药通报》1959 年 2 期），效果甚为满意。进一步发掘了苦参杀虫之功。”（《成都中医学院学报》1959 年 3 期）

用量 一日内服一至四钱；外用及作农业杀虫药、灭蛆及孑孓药，可灵活掌握。

禁忌 虽然泻血中之热，除湿热生虫之疠，然气味苦寒，肝肾虚而无大热者，勿服。火衰精冷，真元不足及年高之人，皆不宜服。凡恶寒腹泻，体温低，尿多而清白，皆当禁忌。孕妇亦忌，反藜芦。

配伍 陆闻鸿先生曰：“用于湿热风毒或有虫之疮疡，内服外涂均可。大抵疮发于局部者常外用，而遍及于全身者多内服。《金匮》治狐惑病蚀于下部者及《直指方》治下部漏疮，并用苦参煎洗之。《集验方》疗疥及风搔疮苦痒者，则以苦参配伍丹参、蛇床子，水煎汤洗患处，并以此方作成散剂粉身。苦参治疗麻风，颇为古今医家所称道，有单用者，有配成复方用者，大多内服，亦间有外用者，酒剂、丸剂，各随其宜。苏颂治疗大风癞疾，用苦参浸酒服，并谓其见效征候为'若觉痹，即瘥'。此处用酒作溶剂，主要是运用药力。《圣济总录》苦参丸治大风癞及热毒风疮疥癣，以苦参为主药，配伍枳壳，为末，蜜丸服，较之前方更增行气健胃之功。且甄权谓枳壳治遍身风痒，肌中如麻豆，恶疮，则方中枳壳更具祛风止痒之效。张子和治大风癞疾，用苦参末二两，以猪肚盛之，缝合，煮熟，取出去药，先饿一日，次早先饮新水一盏，将猪肚食之。如吐，再食，待一二时，以肉汤调无忧散（见方剂篇）五七钱服，取出大小虫一二万为效。后以不蛀皂角一斤，去皮子，煮汁，入苦参末调糊，下何首乌末二两，防风末一两半，当归末一两，芍药末五钱，人参末三钱，丸梧子大，每服三、五十丸，温酒或茶下，日三服。仍用麻黄、苦参、荆芥煎水洗之。张子和经验与前两种用法不同者在于：①服药后另以泻下剂排出邪毒；②与去风解毒、益气养血药配，照顾颇为全面；③又煎汤外洗，既重视整体，又重视局部。因此，张子和治疗麻风应用苦参之经验，较为完善。苦参治疗麻风而性味苦寒，独用有害胃之嫌；大枫子治疗麻风而性味辛热有毒，单用有伤血之弊。《普济方》治大风诸癞，以苦参末三两，配伍大枫子油一两，入酒糊丸服，仍以苦参汤洗之。此方之优点在于：①苦参与大枫子并进，可以互相拮抗两者之寒热偏盛；②发生协同作用而增强整个方剂之疗效。近代文献报导，苦参治疗麻风，仍获良效（辽宁省麻风病院），但多配成复方应用，已非苦参一物之功。”（《成都中医学院学报》1959年3期）

苦参皮　白鹅毛　《解围元薮》：参翎丸，治癞疾。隔年纯白鹅一只，男用雄，女用雌，拔其毛，不可失一根，炒为末。用苦参皮一斤，酒煮为末，黄米酒糊丸，空心酒下。

苦参皮　皂角　花椒　《解围元薮》：发表攻里丸，治大麻风。苦参皮一斤，酒浸一夜，晒，皂角八两，花椒四两。上为末，酒糊丸，桐子大。每服五十丸，空心温酒下。

苦参　紫萍　苍耳草　《解围元薮》：苦参膏，治大麻风、瘾疹、挛痪等症。新鲜苦参十斤，锉片，老酒一坛，浸之，春五、夏三、秋七、冬九，取出晒干，为末。用紫萍五两，加苍耳草自然汁十碗，煎熟，加白蜜五六斤，同炼成膏。入紫萍末和匀，瓷瓶收贮。每用一匙，以白汤或酒化下。

苦参　甘草　黄连　山栀　《解围元薮》：苦参丸，治大风。苦参三斤，锉片，童便浸七日，以长流水漂净，晒干。加甘草、黄连、山栀各三两，共为末，水泛丸。每服百丸，酒下，日进三次。

【锄云按】热生风，湿生虫，麻风在中医认为是湿毒所酿成的疾患。西医谓瘤型麻风的杆菌在适当湿度中才能生活，湿度55～65度为适宜。远在7世纪隋朝，巢元方谓麻风病原是虫，后人常说卑湿之地多麻风病，又认为湿热生虫。古人为时代所限，虽不知道有细菌，而据表面以推测内景，臆度为虫，在观察疾病的根源上，是与现代科学不相远的，也可以说是正确的。但似结核性麻风又没有杆菌，我初步的不成熟的想法，以为瘤型麻风是湿兼热的多，似结核性麻风是湿兼寒的多。怎么说呢？湿热始能生虫，湿寒则不致生虫。又似结核性麻风虽查不到麻风菌，但在发生组织反应时，能查见少数的菌。1953年10月，在第六次国际麻风会议上，于三种麻风类型外，添出一种“界线型”。据国际会议报告，“此为一种恶性麻风，在损害内能查见大量麻风菌。这种患者可能由似结核型演变而成。似结核型患者若常发生反应，就有变成此种的趋向。此种有时变成瘤型麻风。”据此以谈，在似结核型发生组织反应时，则湿寒有可能变为湿热，湿热则能生虫，则能变为瘤型麻风。苦参杀湿热所生之虫，理想上是可以治疗瘤型麻风的。因为瘤型麻风的躯体皮肤质变很剧，湿热才能使皮肤质变。假如此说不是十分荒谬的话，中医在辨证用药之际，是否可以如此掌握苦参的用法呢？我还没有经验，不过提出这一点，以供大家研究时作为参考。

在这里再举一个例证。我在1956年4月考察辽宁省麻风病院治疗成绩时，有一万姓瘤型麻风患者，入院后，即用胺硫脲治疗，自1955年1月至9月，仅现结节较松软，其他未见好转，查菌仍为（++++）。自9月15日采用中药消风散、追风散、再造散、换肌散，治疗了3个月，病情未见好转，且肿胀更甚，结节横生，鼻呼吸不畅，吞咽有困难，两上肢神经疼痛难忍。12月后，改用苦参散（见方剂篇）治疗，20日后肿胀渐消，结节渐萎缩，呼吸通畅。两月后肿胀消退，结节平复，只遗褐斑，躯干损害消没，出汗，麻木恢复，颈旁及尺神经胀大消没，查菌（+），病理组织呈好转。我当时没有注意到他的病情是否是湿兼热？可是从这个病例理解到苦参治疗麻风是有效的，同时也可以理解到是有它的适应证的。

《解围元薮》治疗麻风的249方里面，有41个方中采用了苦参，足可征苦参是治疗麻风的重要药物。

黄　芪

产地　董震初云：“黄芪主产于内蒙昭乌达盟、乌兰察布盟、乌浩沟，甘肃的岷县、临夏、武都、文县、和政、隆德，四川的茂县、理番，陕西的宝鸡、渭南、延安、商县等地，吉林的卜奎、宁古塔一带。栽培于山西的浑源、阳高、应县、代县、交城、繁峙、淳县、朔县、心县、宁武等地。”（《中药通报》1956年1期）

鉴别　董震初云：“内蒙、吉林产品，外表淡黑，皮松肉紧，内色淡黄，粉性较大，味甘而富水分。四川、陕西产品，外皮紫红，内色淡黄，质坚硬，味极甜。山西种植品，外皮黄褐色，条长肥壮，皮细质柔，横断面内有菊花纹，中心黄色，皮层稍浅，味微苦而甜。若外皮粗糙，色赤褐，质坚硬者为次品。”

修治　将黄芪用水洗净，润湿后切斜片，干后为生黄芪，用蜜拌炒者为炙黄芪。

效能　《本经》：痈疽久败疮，排脓止痛。大风癞疾。五痔，鼠瘘。补虚。妇人子脏风邪气，逐五脏间恶血。补丈夫虚损。日华：助气，壮筋骨，长肉补血，破癥癖瘰疬瘿赘。元素：治虚劳自汗。补肺气，泻肺火心火。实皮毛，益胃气，去肌热及诸经之痛。

陈嘉谟云：“参芪俱益虚损，但人参唯补元气调中，黄芪兼补卫气实表。如共剂而用，须别主辅，凡内伤脾胃，发热恶寒，怠惰嗜卧，呕吐泄泻，及胀满痞塞，形羸力乏，脉微神短，参为君，芪为臣。若表虚而自汗盗汗，渐至亡阳，诸溃疡多耗脓血，一切阴毒不起之疾，治之又须实卫护营，当以芪为君，参为臣。凡痈疽毒气，化则成脓，芪补气，故能内托。若不成脓，死不治，毒成而无衰也。”（《本草蒙筌》）杨时泰曰：“黄芪味甘，气微温，气厚于味，可升可降，阴中之阳也。入手足太阴气分……并内托阴疽，排脓止痛，长肉生肌，为疮家圣药。”（《本草述钩玄》）张隐庵云：“黄芪色黄，味甘，微温。禀火土相生之气化，土主肌肉，火主经脉，故主治肌肉之痈、经脉之疽也。痈疽日久，正气衰微，至三焦之气不温肌肉，则为久败疮。黄芪助三焦出气以温肌肉，故可治也。痈疽未溃，化血为脓，痛不可忍。黄芪补气助阳，阳气化血而排脓，脓排则痛止。大风癞疾，谓之疠疡，乃风寒客于脉而不去，鼻柱坏而色败，皮肤疡溃者是也。”

(《本草崇原》)邹澍云:“黄芪根茎皆旁无歧互,独上独下。其根中央黄,次层白,外层褐,显然三层,界画分明。又其味甘,其气微温,真入中土,而行三焦,故能内补中气,则《本经》所谓补虚,《别录》所谓补丈夫虚损、五劳羸瘦,益气也。能中行营气,则《本经》所谓主痈疽久败疮,排脓止痛,大风癞疾,《别录》所谓逐五脏间恶血也。能下行卫气,则《本经》所谓五痔鼠瘘,《别录》所谓妇人子脏风邪气,腹痛泄利也。《痈疽篇》:寒邪客于经络之中,则血泣不通,卫气归之,不得复反,故痈肿;寒气化为热,热胜则肉腐,肉腐则为脓。《素问·风论》:风气与太阳俱入,行诸脉俞,散于分肉之间,与卫气相干,其道不利,故使肌肉愤䐜而有疡;卫气有所凝而不行,故其肉有不仁。荣气热胕不清,故使鼻柱坏而色败,皮肤疡溃,名曰疠风。《生气通天论》:荣气不从,逆于肉理,乃生痈肿,历历明征,莫非荣卫之病。而荣卫所以属三焦,三焦所以属中土者。《灵枢·营卫生会》篇:上焦出于胃上口,并咽以上,贯膈,布胸中;中焦亦并胃中,出上焦之后,此所受气者,泌糟粕,蒸津液,化其精微,上注于肺脉,乃化而为血……故独得行于经隧,是为营气。下焦者,别回肠,注于膀胱,而渗入焉。三者皆本于水谷,为营卫之本,脾胃之蒸腐变化,又为三焦之本。黄芪一源三派,浚三焦之根,利营卫之气,故凡营卫间阻滞,无不尽通,所谓源清流自洁者也。”(《本经疏证》)黄宫绣云:“黄芪味甘、性温、质轻,皮黄肉白,故能入脾补气,入表实卫,为补气诸药之最,是以有耆之称。且著其功曰:生用则能固表,无汗能发,有汗能收。是明指其表实则邪可逐,故无汗能发;表固则气不外泄,故有汗能止耳。又著其功曰:热则生血生肌,排脓内托。是盖指其气足则血与肉皆生,毒化成脓,而为疮疡圣药矣。”(《本草求真》)贾九如云:“黄芪皮黄入脾,肉白,走肺。性温能升阳。味甘淡,用蜜炒又能温中,主健脾,故内伤气虚,少用以佐人参,使补中益气,治脾虚泄泻,疟痢日久,吐衄肠红,诸久失血后,及痘疮惨白。主补肺,故表疏卫虚,多用以君人参,作敛汗固表,治自汗盗汗,诸疮溃后,收口生肌,及痘疮贯脓,痈疽久不愈者,从骨托毒而出,必须盐炒。痘疮虚不发者,在表助气为先,又宜生用。若气有余,表邪旺,腠理实,三焦余热未净,万不可加。”(《辨药指南》)

日人吉益东洞云:“黄芪主治肌表之水也,故能治黄汗、盗汗、皮水。又旁治身体肿或不仁者,仲景黄芪桂枝五物汤证曰身体不仁。为则(东洞之子)按:仲景之治不仁,虽随其所在处方不同,而历观其药,皆是治水也，然则不仁是水病也。故小腹不仁、小便不利者，用八味丸以利小便，则不仁自治，是不仁者水也，学者思诸。”（《药征》）汤本求真云：“涉猎籍群而揣摩之，此药主治身体虚弱，而致皮肤营养不良，致皮肤或皮下组织内水毒停滞。如此可知，此药为一种强壮性利尿药。”

黄劳逸云：“古人所谓黄芪大补阳气，逐水排脓，生肌长肉，实腠理，止汗，温分肉，治羸瘦云云，盖本品有补益成分，能使肌肉细胞恢复生活力之功能也。肌肉细胞强壮，则脓可排，水可逐，肌肉温暖，腠理致密，汗自止，虚弱羸瘦亦自复元矣。然返观古人论药效极不一致，巨似空泛，如大补阳虚等说，骤视之，凡令人迷离惝恍。故日东洞氏力辟补虚，谓只能治肌表之水，鄙意此物究是一种略含兴奋性之强壮药，其营养素能内强心肺，健腰肾，外走肌表，直接供给营养分于肌肉细胞故耳。”

谭次仲云：“观《神农本草》黄芪主治大风（按：此似非指癞疾言，与经旨有异），《金匮》血痹篇黄芪五物汤，主治外症身体不仁，如风痹状。中医之言风，即脑字之代词而已；至身体不仁，即脑神经之知觉异常或脱失；如风痹者，则运动神经之麻痹是也。此实开后人以黄芪治瘫痪之成法。《千金翼方·中风篇》之大八风汤，主治毒风顽痹，手足不遂，身体偏枯，半身不遂不仁。又三黄汤，主治中风手足拘挛，百节疼痛。又黄芪酒，主治偏枯。黄芪汤，主八风十二痹，皆以黄芪治瘫痪之明证。夫瘫痪之来由于风，风与脑则异名同实。黄芪能治中风后之瘫痪，则黄芪为中医神经系之要药，而有强脑之作用也明甚。陈修园所著《医学从众录》、《实在易》等书，对风痹痿证治门及鹤膝风一证，皆主治之以黄芪，实本于此。夫风痹、痿及鹤膝等证，为一种神经系之疾患，无疑也。余经验，黄芪于中枢神经无兴奋性，于神经系疾患之瘫痪、麻木、消瘦等有效。虽中枢神经性者亦可用，但不如末梢性者之有良效。而末梢性之属于神经麻痹者，其效力比神经炎为尤著。且大症必须从数钱加至数两，为一日量，持久服之，其效乃显，然亦非无急速奏效者。余屡用于脑力衰弱、精神短少之慢性贫血症及神经衰弱症，尤有殊绩，以是知其为中医补脑之要药也。”

徐鹤年云：“《本经》论其功用，有治痈疽久败、排脓止痛、大风癞疾等文，后人用之，如补中益气汤、当归补血汤、黄芪建中汤诸方，皆以黄芪为补中温里、益气实表之品，诚足以发明黄芪之功用矣。迨夫后贤继起，议论纷纭，以致本经意旨，愈说愈晦，愈趋愈下。如金元大家张洁古者，以《本经》主治痈疽久败、排脓止痛二语，遂倡出黄芪为疮家圣药之说。昧者不察，一律沿袭，于是治疡诸家，不问症情，不辨虚实，竟以黄芪一味视同神圣，无往不用，以致补住邪火，增长毒炎者，比比皆然也。疡症暴发，毒势方张，或为痰火互结，或为湿毒蕴热，始则焮痛坚大，继则溃烂酿脓。渗湿攻痰，化毒清火，此其治也。乃一用黄芪，甘温升发，实表固里，助其醖酿之资，增其养痈之患，甚至于燎原而莫可救。是素称为疮家之圣药者，今为疡症之砒、鸩矣。虽然，此非黄芪之咎也，乃用之者不识其时耳。然则黄芪果何时而可用乎？曰溃疡久败，肌肉难生，脓水不净。此久病元虚，脾阳衰弱，疮口溃塌，不能兴其生发之机能。黄芪甘温，补益元气，且走肌腠，投于此际，可谓有利无弊，诚为圣品矣。是故《本经》以治痈疽久败、排脓止痛者，即此意也。张隐庵曰：'痈疽日久，正气衰微，故曰久败。'不意高明如洁古者，竟抹杀《本经》久败两字，倡此笼统之说，致后人有滥用之弊，殆亦其本意所不及料者。敢贡一得，用者审之。”

张山雷云：“黄芪为固表主药，甘温之性，专走肌肉皮肤，《本草经》之痈疽、久败疮、排脓止痛，明谓其专治痈疽之久败者，则排脓止痛。盖久败之溃疡，肌肉久坏，脓水频仍，表气大虚，黄芪益气固表，以疗其虚，斯能排脓止痛耳。张隐庵亦谓痈疽日久，正气衰微，故为久败，乃后人习焉不察，误认其通治痈疽，置久败二字于不问。张洁古则称其内托阴疽，为疮家圣药。缪仲醇则称其治小儿胎毒疮。张景岳则称其生者可治痈疽。张石顽则称其托已溃疮疡。余子碌碌，无不节取《本经》排脓止痛四字，泛指为疮家必用之药，所以庸俗之书、治疡各方类，皆不问虚实，插入黄芪一味，自谓能读本草。而富贵家亦喜其堂皇冠冕，信之不疑，不知毒势方张，而用实表之药，为虎傅翼。适以愈张其炎，则肿疡难消，溃疡毒炽，排脓适以生脓，止痛乃以增痛，皆误毒《本经》之咎矣。洁古所谓内托阴疽，注重阴证，犹可说也；然坚肿而实其表，亦以助邪，终属非法。且疮家圣药四字，即为后人沿讹袭误之根，而缪氏《经疏》，竟谓其治小儿胎毒疮，则皆热毒湿火之病，而投甘温固表，直是抱薪救火，误读古书，抑何至于此极。景岳、石顽皆高明之士，所谓药物，皆有经验，而犹仍斯伪谬，又何怪庸耳俗目之人云亦云，葫芦依样耶？寿颐于疮疡一门具有师承，凡在肿疡及溃疡之毒势未清者，概不浪投补剂，以取悦富贵之家。唯溃久元虚，或虚寒之体，始以四君、六君、保元、归脾等方，随宜择用，非矫异于庸俗也，亦澄清之不容不尔者也。敢揭而出之，为世俗之治疡者告，俾知《本草经》固未尝不可信，特不可为误读古书者所惑。庶几令病人少受痛楚，亦治医者阴德也。白术条中，昔人曾有溃疡禁用之说，以其能生脓作痛也，张石顽亦信之。试问同是补益肌肉之品，何以一忌一宜，大相刺谬如此？岂有术之补脾，必生脓作痛，而芪之固表，反有消脓止痛之理，则后先虚实，不加辨别，而混为一例之过也。须知药之治病，全在用之得当，同此一病，而前后之虚实不同，斯攻补即当异治。若但执一病名，而不问虚实，不问寒热，泛泛然号于众曰，某药为宜，某药为忌，岂理也哉！”

章次公曰：“年来论药，极遵守东洞翁于仲景方剂中考征药效之方法，仲景所不言者，决不敢附和后世之说也。东洞既力辟黄芪补虚之说，余以从而辟之。顾黄芪补虚之说，佥谓甚确，再试之于临诊实验，实亦不误。于此乃知东洞翁力辟黄芪补虚之说，未免矫枉过正。然则黄芪补虚益气之说果确耶？则又非是。黄芪之补力，仅限于皮肤肌肉，而不及于内脏。换言之，即皮肤肌肉组织上营养缺乏，此药可以治之。余作此说，实据此药对痈疽败疮、排脓生肌有特效之故。汤本所说，亦可为吾说之佐证。”

用量　小量一钱至三钱，大量一两至三四两。

禁忌　阴虚身热者勿用，表实有热，积滞痞满者忌。上焦热甚，下焦虚寒，及病人多怒，肝气不和，并痘疮血分热甚者，均忌。丹溪曰：“本品功专补气，肥白多汗者，多宜；若面黑形实而瘦者，误投之，令人胸满，用三拗汤泻之，可解。”华实孚曰：“在脑出血时绝不可用，然医者不知也。章次公谓此恐人在脑出血时误用补阳还五汤也。”

配伍

黄芪　甘草　陈自明《外科精要》：治渴补虚，男子妇人诸虚不足，烦悸焦渴，面色萎黄，不能饮食。或先渴而后发疮，或先痈疽而后发渴，并宜常服此药，平补气血，安和脏腑，终身可免痈疽之疾。用绵黄芪箭竿者，去芦，六两，一半生焙，一半以盐水润湿，绞上蒸三次，焙、锉；甘草一两，一半生用，一半炙黄，为末，每服二钱，白汤点服，早晨、日午各一服，亦可煎服，名黄芪六一散。陈士良《圣惠方》：治发背脑疽，托里止渴。用黄芪六两，甘草一两，锉细，水煎温服无时，大效。又席延宾方：治咳嗽脓血，咽干，乃虚中有热，不可服凉药。以好黄芪四两，甘草一两，为末，每服一钱，点汤服。

黄芪　白芷　二药并用，能托疥疮之毒外出，有殊功。

黄芪　花粉　甘草　张锡纯曰：“三味并用（黄芪、甘草均须用生者），疮疡已溃者，能生肌排脓；即溃烂至深，旁串它处不能敷药者，亦可自能生长肌肉，徐徐将脓排出。”

【锄云按】本篇大量征引前贤对于黄芪补虚和治大风癞疾与久败疮疡的文献，因为麻风是慢性皮肤病，末期体力多致虚损，并多发生溃疡，应用黄芪治疗之机会较多。所以不嫌词费，引述了许多，使用芪得到一些病期中和症状上的标准。如张鹤年、张山雷等对黄芪治疗痈疽之界说，划分很严，苦口婆心，谆谆告诫，诚有鉴于外科临床家滥用黄芪，以致弊端丛生，贻害患者。他们虽然指的是治痈疽，但也正为治麻风虚症，指出一个用黄芪的很明显和正确的途径。

我对于黄芪临床应用的体会，单就补虚与治疗麻风结合在一起来说，认为黄芪确系治慢性病之衰弱症和痈疽久败的。根据是：尝辑张仲景《伤寒论》、《金匮要略》中用药的规律，黄芪在伤寒 113 方中未一见，而在《金匮要略》中则 9 见（二方重见）。伤寒三阴证本多虚寒，治之不用黄芪，多采用姜附、四逆辈，而《金匮要略》杂病中之衰弱证，尤其是肌表衰弱证，则不用四逆（《金匮要略》治虚衰证，除呕吐哕下利病篇治急剧性呕吐及下利病症两用四逆汤外，则概不使用），多用黄芪。这里的道理，须从病机与药理两方面来探索，才能够得到端倪。伤寒是急性病，虽病入三阴，症形衰弱，而在生理上却没有实质的变化，像烛膏方沃，急风忽来，吹灭炬火，这时只要点火续焰，一行接触，则烛光复明。姜附辈确有这种济急扶倾的作用。若黄芪则性迟缓，绝没有救危亡于顷刻，像姜附那种彪悍捷疾的力量，只能用于慢性病之衰弱证，多服久服，慢慢地使病理由量变达到质变，而恢复健康。

所谓“黄芪治杂病中之衰弱证，尤其是肌表衰弱证”，可就《金匮要略》中所见的黄芪七个方剂说明之。黄芪七方，除黄芪建中汤治里虚外，其余六方，如黄芪桂枝五物汤、防己黄芪汤、防己茯苓汤、乌头汤、黄芪芍药桂枝苦酒汤、桂枝加黄芪汤，均系治衰弱性肌表病之剂。且黄芪建中汤在日人浅田宗伯谓：“黄芪大抵为托表止汗祛水之用，诸不足则亦包括外表不足。”考黄芪建中汤主治虚劳里急诸不足，而“虚劳里急”，小建中汤亦已有主治之文，则黄芪是主治“诸不足”，颇为明显。诸不足自包括外体不足。又仲景治虚劳之方，首推薯蓣丸，而方剂中并无黄芪，足征黄芪不是治里虚的药品。日人吉益东洞《药征》谓：“黄芪主治肌表之水也”，可以说他已觑见了仲景用黄芪的趋向。但专谓主治肌表之水，我认为尚有一间未达。再就《金匮要略》用黄芪诸方论之，黄芪五物汤所治之血痹，不一定有水，黄芪建中汤所治之诸不足，也不一定有水，而桂枝加黄芪汤所治之黄疸，更不一定有水。可是这三个方虽不必治水，确系治肌表者，且确系治肌表之不足者。再以黄芪之治自汗、盗汗证之，它能止自汗、盗汗，是治表虚，绝非治水。周伯度曾有解释说："黄芪补表而不实表，不实表故不能止汗。缪仲醇谓黄芪功能实表，有表邪者勿用，岂知黄芪为不实表，故表邪亦有用之者。如《本经》之排脓止痛，《金匮》之治风湿、风水、黄汗，皆堪为不实表之据。若伤寒之邪宜从表泄，虽不实表，而亦无解表之长，且有补虚羁邪之患，断非所宜也。"邹澍解释说："防己茯苓汤中用黄芪，非止汗者，特能行营卫中气。气行，邪气遂无以干，则汗自止耳。"陆渊雷先生谓："黄芪能振肌表之正气，转输其津液，诸肌表不足者，皮肤干，不润泽，卫气不足以固腠理，津液以自汗盗汗而耗损，用黄芪振正气，回津液，固腠理，则淤水自回降，小便通利，肌肤滑润矣。抑黄芪之用，以正气不足为主，虽曰治自汗盗汗，不可以此为主效也。故余用黄芪，不问汗之有无，但视肌表之正气乏，则不误矣。"综合以上说法，对黄芪更有深一层的认识，比东洞的说法为优。盖黄芪治肌表的衰弱，是从仲景用黄芪诸方归纳出来的。朱颜大夫谓"黄芪能增强横纹肌能力"，实有见于此。肌表组织之能力恢复，则停水自去，积湿自化，有汗自止，无汗自出，水去湿化。汗止汗出，是其结果，并非其因。东洞谓主治肌表之水，是倒果为因，未足尽黄芪的真实才力。"大风癞疾，亦皮肤肌肉久败之疮"，我很赞同张山雷氏这种说法。麻风之皮肤麻木不仁、不汗出、大小结节、红斑损害、黑厚皮、溃疡等，莫非肌表组织不健全，失去它生理上正常的生活机能和工作能力。当然，麻风还有它一定的致病因素，但无论是因肌表衰弱而招致麻风，或因麻风而导致肌表衰弱，归根结底，总是衰弱性的肌表症。在麻风毒盛的病程中，以祛毒攻毒的方法，扫荡其邪，则攘外正所以安内。待毒去正衰，还当以强壮药作一段善后，使恢复肌表的机能。若麻风年深日久，体气已被毒邪侵损而致衰惫，则正需要直接以强壮药扶正，以增加肌表之抗病力，是间接祛毒的有效办法，固不必虑及闭邪或羁邪。若溃疡久败疮，则更应当用强壮药补益皮表气血，以排脓生肌。以上这些都需要强壮药，则此强壮药的遴选，舍黄芪又其谁与归呢！

黄芪为兴奋性强壮药，能整顿物质代谢之同化作用、异化作用之失调，促进病的组织之破坏，健康组织之再生。虽非单纯变质药，当属于强壮药中之具有变质功能者。《本经》用治大风癞疾、痈疽久败疮，排脓止痛，是促进病的组织之破坏和健康组织之再生的。《金匮要略》黄芪桂枝五物汤治血痹，以黄芪为君，是取黄芪恢复皮下之营养，可以证明它是强壮药物而具有变质之功能者。李东垣的补气泻荣汤，以黄芪为君，是为治衰弱性麻风或作祛毒善后而设。据现在各麻风病院的临床报道，屡获效验。其补中益气汤是强壮剂名方，虽非为麻风病而设，而薛立斋曾应用在衰弱性麻风或祛毒善后上，多获良效（参阅医案篇薛己医案）。这都能体现《本经》黄芪治“大风癞疾”的实际方剂，我们应当很好地继承并加以发扬。

皂荚（附：子、刺及肥皂荚）

品考及产地 陈仁山曰：“皂角产陕西兴安及汉中，四川、湖北省均有出。有大中小之分，以最小只、饱肉为上。广东产者大只，名大皂角，洗用。”（《药物生产辨》）

修治 荚去外皮及子，但取白皮，或蜜炙，或酥炙，或绞汁，或烧灰，各依方用。子拣选不蛀者，煮软，剥去外皮及内部之子薏用。皂刺，洗净，或生用，或烧存性用。

效能 《神农本草经》：风痹死肌，头风泪出。《名医别录》：疗腹胀满，消谷，除咳嗽，囊结。《大明》：通关节，头风，消痰，杀虫。除中风口噤。时珍：通肺及大肠气，治咽喉痹塞，痰气喘咳，风疠，疥癣。

缪希雍曰：“皂荚气味俱厚，入足厥阴、手太阴、阳明经，厥阴为风木之脏，其主‘风痹死肌，头风泪出’者，皆厥阴风木为病。得金气之厚者能胜木，禀辛散之性者能利窍，木气平，关窍利，则风邪散，诸证除也。关窍既利，则神明自通，精物邪气，安得不去哉。”（《本草经疏》）李士材曰：“皂荚味辛散，其性燥烈。吹喉鼻则通上窍，导二阴则通下窍，入肠胃则通风湿痰喘，肿满杀虫，涂肌肤则清风去痒，散毒消毒。核治大肠燥结，瘰疬肿毒。刺能治痈，未成即消，已成即溃，直达疮所甚验。又治疠风杀虫，颇著神功。”（《本经图解》）邹澍曰：“予谓皂荚之治，始终只在风闭，风闭之因有二端：一者外闭毛窍，如‘风痹死肌’邪气；一者内壅九窍，如‘头风泪出’，是已。”（《本经疏证》）黄宫绣曰：“皂辛咸，性燥，功专通窍驱风。然种类甚多，形如猪牙，名为牙皂，较之大皂，稍有不同。大皂则治湿疾更优，牙皂则治风痰更胜也。一种皂角刺，气味辛温，功治略同，但其锋锐，直透患处，溃散痈疽及妒乳，风疠恶疮。皂子治大便燥结，煅存性用。”（《本草求真》）何廉臣曰：“皂角刺入肺胃二经，兼入子宫，为搜拔风毒、锋利透络之药。杨士瀛曰：‘皂刺能引诸药性上行，治上焦病最妙。’朱丹溪曰：‘能引至痈疽溃处，甚验。’李时珍曰：

'皂荚刺治风杀虫，功与角同，但其锋利直达病所为异耳。'吴坤安曰：'凡斑不得透，毒不得解，疹点隐之不能升达者，必加皂角刺数分以透之。'皂荚子入肺、胃、大肠三经，为消痰涤涎、解毒滑肠之药，内含碱类，故其味碱而涩，质最滑利。余尝用以解酸质之毒，历试辄效。唯服后其质放散而有泻性，故又能导肠中垢腻秽恶，配锦纹二三分，奏功尤捷，以力能洗涤垢腻、洁净脏腑故也。圆肥皂子，一名圆皂，须去硬壳黄膜，但取其仁，炒研用之，入肺、胃、大肠三经，为涤垢除涎、解毒滑肠之药。"(《实验药物学》)

石原保秀曰："荚用作冲动杀虫喷嚏药，用于偏头痛、缠喉风、祛痰等。刺除用以上各症外，用于诸疮。种子用于疮毒及诸疮等。末又用作缢死、卒死等吹入药。"(《本草略解》)

章次公曰："皂荚有刺激性，能刺激气道，使痰液易于咯出。大便不通，亦可内服皂荚，以除积滞。"(《药物学》)

用量 皂荚用量，五分至钱半。皂角刺用量，轻用二分至三分，重用五分至钱半；若烧灰为末，可用至三钱，煮粥服有用至八钱者。皂荚子轻用四分至八分，重用一钱至钱半。圆肥皂子轻用三枚，重用五枚。

禁忌 似中风证，由阴虚火炎，热极生风，至卒然仆蹶，不可遽用。何廉臣曰："皂角刺性善开泄，透表过锐，肿疡服之即消，溃疡服之难敛。凡痘疹痈疽气虚者，慎勿误用。皂荚子其质甚滑，而性又消导，时珍谓治大肠虚闭殊谬。胃液已虚者忌，肾气内伤者尤忌。"

配伍

皂角刺　大黄　《感应神仙传》："崔言者（唐人），职左亲参军。一旦得疾，双目昏，咫尺不辨人物，眉发自落，鼻梁崩倒，肌肤有疮如癣，皆谓恶疾，势不可救。因为州洋、骆谷子归寨使，遇一道流，自谷中出，不言姓名，授其方曰：皂角刺一二斤，为灰，蒸九晒，研为末。食上浓煎大黄汤，调一两，服一旬，须发再生，肌肤悦润，眼目倍常明。得此方后却入山，不知所之。"

皂荚　雪糕　《直指方》：治大风诸癞，长皂荚二十条，炙，去皮子，以酒煎稠，滤过候冷，入雪糕，丸梧桐子大，每次酒下五十丸。

肥皂角　黑丑　《解围元薮》：乌龙丸，治癞风遍身，疮癣疡疥，肿烂臭恶。服此消风散热，利膈化痰。肥皂角，刮去皮、筋、子，水浸槌烂，绞去渣，取汁，入瓦器煎膏。用黑丑末，共捣为丸，桐子大，每服五十丸，白汤下。如气虚者，服二、三十丸。无病之人，气若实，服一两。

利用三五次，不伤正气，身体轻健，肌肤光泽，永无风痰疥癣。

皂角　鹿角　《解围元薮》：生眉方，治落眉。皂角，焙，鹿角，煅灰，各等份，为末，用生姜捣匀，频擦眉棱骨上，则眉渐生。

皂角刺　大黄　《保命集》：二圣散，治癞。皂角刺三钱，大黄半两。先将皂角刺烧灰为末，用大黄煎汤调下二钱。早服桦皮散，中以升麻汤下泻青丸，晚服二圣散。

皂角刺　白鹅毛　苦参　《解围元薮》：小还丹，治癞风眼烂昏花，眉发堕落，鼻梁崩倒，肌肤疮癣，秽破臭恶瘫烂，势危不救者可用。皂角刺三斤，酒拌，经火蒸半日，取出晒干。白鹅毛一支，微火炒。苦参，酒浸一日夜，打去皮，半斤。共为末，用大黄煎酒打糊，丸桐子大，每服三十丸，酒下。服至旬日，眉发生，肌肤润，眼目明。一料痊愈。

皂角刺　大黄　郁金　《疯门全书》：追命散（此方较通圣散稍缓而力专），皂角刺半斤，川大黄半斤，川郁金五两。共为末，酒调，每服三钱，量人虚实加减。泻下赤虫，其病日近，泻下黑色者，日炙。隔五六日服一次，以虫尽为度，勿令病人知，恐藏匿不出。

皂角刺　番木鳖　苦参　紫背浮萍　《疡医大全》：麻风丸，治大麻风。鲜皂角刺二斤，好醋煮九日，晒干，取净末一斤。番木鳖，羊油炙得法，如金色者，净末八两。苦参，取净末二两。紫背浮萍，取净末一斤。再用苦参八两，好酒打糊为丸，每空心日三服。先用葱头、姜各二斤，捣烂，麻油熬熟，将新松布包作六七包。先将番木鳖刮去皮毛，碾为末，壮盛者服二分，老弱者服一分。随每人持药一包，在病人身上周身擦过，用青布衫裤袜穿好，棉被盖紧，睡处不可透风，或生炭火，待大汗后，渐渐揭下，乃起近前向火，然后服前药，自能痊可。如身若炭一般而作痒者，将石菖蒲打碎煎汤，四周围住，不可漏风，连浴数次，黑皮脱去，平焉如故。若一见风，必成瘫痪，最宜谨防，慎之慎之！

【锄云按】瘤型麻风病原体，为嗜酸性杆菌，而皂荚中含有石碱素甚多，意者石碱素能抵抗嗜酸性麻风杆菌之繁殖，或者是不利于它的生存？这只是我的臆度，大胆地提出来，以待科学家作实验研究。

在沈之问《解围元薮》中治疗麻风 249 方里面，用皂荚者 32 方，用皂角刺者 12 方，用皂角叶者 1 方，共计 45 方。

松　脂

品考及产地　李时珍曰：“松脂，则松树之津液精华也，在土不朽，流脂日久，变为琥珀，宜其可以避谷延龄。孙思邈云：松脂以衡山者为良。衡山东五百里，满谷所出者，与天下不同。苏轼云：镇定松脂亦良。抱朴子云：凡老松皮内自然聚脂为第一，胜于凿取及煮成者，其根处有伤处不见日月者为阴脂，尤佳。”（《本草纲目》）陈仁山曰：“松脂各省与外洋均有出。产广东西江、六步、广宁等处，北江、东江亦多出。广西怀集亦有。”（《药物生产辨》）

苏颂曰：“用松脂须以大釜加水置甑底，用白茅藉甑底，又加黄沙于茅上，厚寸许，然后布松脂于上，炊以桑薪，汤减频添热水，候松脂尽入釜中，乃出之。投于冷水即凝，又蒸，如此三过，其白如玉，然后入用。”又松香制法：择片净嫩松香，研为末。每十斤，取槐、柳、桃、桑、芙蓉五种树枝，各五斤，锉碎。用大锅，水煎浓汁，滤净，再煎一次，另器盛之，各分作五份。每用初次汁一分，煎滚，入松香末二斤，以柳、槐枝搅之，煎至松香沉至水底为度，即倾入二次汁内，乘热拔扯数十次，以不断为佳。候温，作饼藏之。

效能　《神农本草经》：痈疽恶疮，头疡白秃，疥瘙风气。安五脏，除热。《名医别录》：除胃中伏热，咽干，消渴。风痹死肌，炼之令白。其赤者，主恶痹。甄权：煎膏，生肌止痛，排脓祛风，贴诸疮脓血瘘烂。塞牙孔，杀虫。

孙思邈曰：“用松脂十斤，以桑薪灰汁一石，煮五七沸，漉出冷水中，旋覆煮之，凡十遍乃白。细研为散，每服一二钱，粥饮调下，日三服。服至十两以上，不饥，饥再食之。一年以来，夜视目明。久服延年益寿。”（《千金方》）缪希雍曰：“松脂味苦而兼甘，其气则温，性燥无毒。燥则除湿散风，寒苦而燥则能杀虫，甘能除热，胃中伏热散则咽干消渴自止。痹者，风寒湿合而为病也。地之湿气，感则害人皮肉筋脉，此死肌之所由来也。湿热之邪散，则血不瘀败，营气通调而无瘀滞，故主痈恶疮。营和热散，则头疡白秃、疥瘙风气俱愈矣。热消则营血和，风湿去则卫气安，脾胃健，五脏无病可知。”（《本草经疏》）黄宫绣曰：“松脂即属松木津液，流于皮干之中，经久结成，其液如脂，芳香燥结，内可祛风除湿去痹，外可贴疮长肉杀虫。缘人风湿内淫，则气血受阻，故疮疥痈肿、身重痹痛等症，靡不因是而生。得此苦以泄热，温以祛风除湿，则病悉愈。然必蒸炼得法，始堪服食。但火实有热者，忌服。”（《本草求真》）顾世澄曰：“独圣散，治大麻风。用净嫩片香十斤，用桑柴灰滤汁一缸，用汁煮片香一百沸，倾入清水缸内，拔去苦味，俟坚硬方止。复用灰汁，约煮十余次，以苦涩之味尽为度。阴干，研成极细末，不拘茶水、粥内，俱可加服。一日可服七八钱之数，服一料即愈。切忌动气房劳，谨戒一切动气生湿有毒之物。”(《疡医大全》)

日人片仓元周曰：“余尝浏览诸书，载服松脂、松木以治癞疾之事。以意度之，病者铁心，能断禽兽鱼龟，省米谷糖面，屏绝嗜欲之情，割舍爱好之意，以如法服之。有所谓非止瘥病，乃因祸而取福也。此余虽未试，其药太易得，所厌者，仅炼制之劳耳。寒乡山野乏医药处者，多修合以施于人，功德最大。故一二捃摭，以举于兹。”葛洪《抱朴子》云：“赵瞿病癞历年，医不差，家人乃斋粮弃送于山穴中。瞿自怨不幸，悲叹啼泣。经月，有仙人经穴见之，哀之，具问其详，瞿知其异人也，叩头自陈乞命。于是仙人取车中药赐中，教其服。百余日，疮愈，颜色悦，肌肤润。仙人再过视之，瞿谢活命之恩，乞遗其方。仙人曰：此是松脂，彼中极多，汝炼服之。长服，身转轻，力百倍，登高涉险，终日不困。年百岁，齿不堕，发不白，夜卧常见有光，大如镜。”

石天基《食愈方》载治疠风一方云：“用明净松香，不拘多少，去渣滓。取溪河淡水或雨水，用净锅将松香煮化，不住手搅，视水色如米泔，尝味极苦，即倾冷水内，将松香乘热扯拔，冷定坚硬，别换清水，再煮再拔。如前制法，不论几十次，只以松香体质松脆洁白，所煮之水澄清不苦为度。阴干研末，重罗极细。凡服此药，每料二斤，日将白米作粥，候温，量投药末和匀，任意食之，不可多嚼。饥则再食，日进数餐，不可更食干饭，只以菜干或笋干少许过口，一切油盐酱醋、荤腥、酒菜、糖面什物，概行禁忌，渴时不可吃茶，用白滚水候温，投药和匀饮之。每日约服数钱，以渐而进，不可太多，服药旬日，或作呕，或胸膈嘈逆，或大便内下诸毒物。此药力盛行，必须强服，不可中止。远年痼疾，尽料痊愈，患病未深，只须半料，须眉再生，肌肤完好，筋骨展开，平复如旧。饮食不忌，唯猪首、恶菌及湿毒之物，终身忌食。此方药虽平常，效应如神。”(《霉疠新书》)

用量 钱半至三钱。

禁忌 凡阴血不足而无寒湿者禁用。

配伍

松香 白占 《解围元薮》：黄白丹，治大风挛别，败绝危困者。白松香，水煮淘五七次。又以黄酒或火酒煮白占各等份，为末，红枣肉丸。每服百丸，酒下。

白松香　青葙子　《解围元薮》：用白松香、青葙子各等份，以葱头同打为饼，塞入烂潭，即生好肉，长平（治麻风疮糜烂者）。

松脂　天门冬　《千金方》：治疠病，炼松脂，投冷水中二十遍，蜜为丸，服二丸，遇饥即服之，日三。鼻柱断离者，二百日服之瘥。断盐及什物、房室。又以天门冬酒服，百日愈。

松脂　雄黄　《千金方》治大风恶疾。雄黄、松脂各等份，合炼，和蜜为丸，如桐子大，饭水下十丸，日三服，百日愈。忌酒、肉、盐等。

松香　枫茄花　紫背浮萍　（盛天眷）治大麻风。松香，不拘多少，以澄清河水不经矾者，入铜锅内煮，约换水煮数十次，水白为度，每十两。枫茄花，一名兔兜苗，其木质地如紫茉莉，叶似蓼花，其花甚多，与白玉簪花形无二，产野地及庵观，三四月出，二两，炒。紫背浮萍，先晒干，后炒，取净末四两。共磨细末，不拘茶酒食物，俱可拌服，以愈为度。忌一切发物荤腥，愈后仍忌百日，要紧。

松脂　石灰　上曲　黍米　《千金方》：石灰酒，主生毛发须眉，去大风。石灰一石，酒拌湿，蒸令气足。松脂，炼成十斤，为末。上曲，斗二升。黍米，一石。上四味，先以大锅内炒石灰，以木扎箸灰中，火出为度。以枸杞根锉五斗，水一石五斗。煮取九斗，去渣，以淋石灰三遍澄清。以石灰汁和清曲，用汁多少，如酿酒法讫。封四七日开服，常令酒气相及为度。百无所忌，不得触风。其米泔及饭糟，一事不得使人畜及犬鼠食之，皆令深埋。此酒九月作，二月止。恐膈上热者，服后进冷饭三五口压之。妇人不能饮食，黄瘦积年及蓐风，不过一石，好瘥。其松脂末，初酿酒摊饭时，均散著饭上，待饭冷乃投之。此酒宜冷，不尔即酸，宜知之。《衍义》曰："石灰，烈火煅出，性最暴，故《本经》治疽疡毒热恶疮，瘌疾，死肌，坠眉。杀虫，去黑子，息肉。松脂贯历风霜，质秉刚强，燥散。《本经》治痈疽恶疮，脚挛手折，顽疡白秃。配以枸杞之甘寒，《本经》有五内邪气，热中消渴，周痹风湿，久服坚筋骨。所以酿酒能生眉发，非去大风之明验乎？"

松香　防己　风藤　甘草　《解围元薮》：主治大风筋挛血虚者。松香一斤，汉防己三两，风藤四两，甘草二两。将松香酒煮一日，倾水中，抽扯五七次，白净细腻，候冷，共为末，米糊丸，桐子大。每服七十丸，白汤下，则筋舒血足矣。又方：仙黄花膏。三四月间收羊踯躅草，连根捣取自然汁，煎炼，加白蜜成膏，量加麝香、冰片、松香，收贮瓷瓶。每服一匙，酒下，昏沉一二时，醒后自觉爽快，其风疠麻痛顿愈。

【锄云按】湿热合则生虫，松脂能燥湿除热，是从根本上去掉麻风虫之策源地。这不杀而杀之间接法，实胜于含毒性之直接杀虫法。唯宜持续久服，才能有效。

全　蝎

产地及品考　产河南禹县、鹿邑、辉县、南阳，安徽亳县、寿县，山东滕县、邹县、青州、劳山、福山、胶县、莱阳，河北武安、涉县、邯郸、邢台、石家庄，广东汕头、潮州等地。产量以河南南阳专区、山东昌维专区为最多。李荣升曰："商品中分淡全虫、咸全虫、全虫、东全虫，而以淡全虫为优，咸全虫次之。河南禹县所集散为淡全虫，又称会全虫（河南南阳一带所产全蝎都在禹县集散，禹县过去有个庙会，故称会全虫）。山东所产为咸全虫，又称东全虫。以全体无损，色泽黄亮，用淡水煮过，肚瘪者称佳。河南鹿邑、禹县所产颇好，尤以禹县狼虫岗所产为最著名，所谓'狼虫岗伏淡全虫'，销全国及出口。"（《中药通报》1956 年 3 期）

效能　《开宝本草》：诸风瘾疹及中风半身不遂，口眼㖞斜，语涩，手足抽掣。时珍：小儿惊风搐，大人痎疟耳聋。疝气。诸风疮。

缪希雍曰："蝎甘平有毒，然察其用，应是辛多甘少，气温，入足厥阴经。诸风掉眩属肝木，风客是经，非辛温走窜之性，则不能祛风逐邪，兼引诸风药入达病所也。"（《本草经疏》）吴鞠通曰："色青属木，善窜而疏土，其性阴，兼通阴络，疏脾郁之久病在络者最良。然其性彪悍，不宜独用多用。凡肝热生风，状类中风诸证者切忌。"黄宫绣曰："全蝎味辛而甘，气温有毒，色青属木，故专入肝驱风。小儿胎风发搐，大人半边不遂，口眼㖞斜，语言謇涩，手足抽掣，疟疾寒热，耳聋带下，皆因外风内客，无不用之。故方书用牵正散以治口眼㖞斜，用全蝎同白附、僵蚕为末。酒服甚效。"（《本草求真》）

张山雷曰："蝎乃毒虫，味辛。其能治风者，盖亦以善于走窜之故，则风淫可祛，而湿痹可利。若内动之风，宜静不宜动，似非此大毒之品所可妄试。然古人恒用以治大人风涎，小儿惊者，良以内风暴动，及幼科风，皆挟痰浊上升，必开气开痰，始可暂平其焰。观古方多用蝎尾，盖以此虫之力，全在于尾，而尾之性情，下行为顺，且又节节灵通，开宣之力，必然迅利，纳气泄痰，其旨如此。且药肆中此物皆以盐渍，则盐亦润下，正与气血上菀之病情针锋相对。入煎剂轻者三尾，重者至四五尾，亦有用丸散者，则可较多。然总是臣使之物，不可作专阃材也。”（《药物学纲要》）又曰：“蝎是毒虫，走窜甚速，古人用作搜风之药，以治山岚瘴疠、湿毒蕴结之证甚佳。而自钱氏仲阳，恒以治小儿热痰风惊、抽搐瘈疭、痰涌喉间之证。近人亦且专用蝎梢，以平痰热，甚有捷效。盖蝎之力量全在于尾，节节灵动，自有降逆下行之妙，且可藉其奋迅之机，以定神经之变化，则与蜈蚣之节节有脑，同其神用，故于痉直抽搐等脑神经病，有时竟得捷验。此又物理之同声相应，同气相求者，不可因其有毒而遽生疑畏。”（《中风斠诠》）何廉臣：“全蝎入肝脾一经。”张锡纯曰：“蝎子色青，味咸，性微温。其腹有小黄点，两行之数皆八。夫青者木色，八者木数，原具厥阴风木之气化，故善入肝经，搜风发汗。治惊痫抽搐，中风口眼㖞斜，或周身麻痹。其性虽毒，转解毒，消除一切疮疡，为蜈蚣之伍药，其力相得益彰也。”（《医学衷中参西录》）

恽铁樵曰：“凡惊风，虫类为特效药，此是事实上积久之经验。执果溯因，可以断定虫类能弛缓神经挛急。现在之生理医化学，尚嫌程度幼稚，不足以知其所以然之故也。虫类入药，其来已旧，其名目繁多。《千金方》中芫青、斑蝥、蛤蛣、蜘蛛、虻虫、蜥蜴，乃习见不鲜之药，惊风家所常用者，不过前列数种耳。准此，是蜈蚣、全蝎，常人视为可畏者，正无须疑虑也。”又曰：“全蝎、蜈蚣、僵蚕、蕲蛇、虎睛，乃弛缓神经之正药。抽搐拘挛，撮口直视，得药可以制止。唯其能制止，故有截风撮风诸方名。而此数种虫药之中，亦有等级。蜈蚣最猛，全蝎最平。有用全蝎、蝎尾不能制止之风，用蜈蚣则无有不制止者。然亦有宜有不宜，惊风以撮口为最酷烈，非蜈蚣不能取效；寻常抽搐，则全蝎足以济事，不宜蜈蚣也。”（《保赤新书》）

张世卿大夫云：“根据文献记载，本品主要功效，用于小儿惊风抽搐，大人半身不遂。若由于脑出血而引起之运动、颜面诸神经麻痹，本品亦能恢复之。瘾疹用之有解毒止痒之效。本草认为以毒解毒，是以抗毒的作用。本品应用于惊风、癫痫、小儿脐风等角弓反张、抽搐瘈疭之证，与蜈蚣、僵蚕、朱砂等祛风药之类合用，有镇痛及抗惊厥之作用。”

用量　轻量一分至二分，中量三分至五分，重量五分至一钱五分。

禁忌　似中风，属于虚者，忌之。

配伍

全蝎　蜈蚣　中医研究院中药研究所药理室：有对中药止痉散（全蝎、蜈蚣）抗惊厥作用之研究，谓：慢性实验，在鼷鼠腹腔注射半数惊厥量的卡地阿唑、硝酸番木鳖碱，接近100%惊厥量纯烟碱或半数致死量盐酸古柯碱，观察其惊厥过程，统计并比较各种药剂（止痉散、单全蝎、单蜈蚣）、各种剂量及不同投药日数对抗某种及各种不同中枢兴奋药引起惊厥的效果。结果：连续服药三天的情况下，每天止痉散1克（即全蝎和蜈蚣各0.5克），或每天蜈蚣1克，对卡地阿唑惊厥均有显著效果；而二药每天0.5克时，抗卡地阿唑的效果即不显著；每天单用全蝎1克时，尚无显著抗卡地阿唑惊厥的效果。可见蜈蚣和全蝎同用时，对抗卡地阿唑惊厥有相加的作用。

白芷　全蝎　人参　《解围元薮》：消风散，治疠风。白芷、全蝎、人参各一两，为末。每服一钱，空心温酒下。

全蝎　僵蚕　白附子　《解围元薮》：治口眼㖞斜。大全蝎，酒洗净，盐焙干，为末，七钱。白僵蚕，末，七钱。竹节白附子，末，七钱。称准和匀，每服一钱五分，酒调服，至三日加五分。

全蝎　凌霄花　地龙　僵蚕　《洁古家珍》：大风癞疾。凌霄花五钱，地龙（焙）、僵蚕（炒）、全蝎（炒）各七个。为末，每服二钱，温酒下。先以药汤浴过，服此出臭汗为效。《儒门事亲》加蝉蜕，五品各九个，作一服。

【锄云按】从中医观点上看，麻风本属于“风湿”范畴内的疾患，全蝎能祛风湿，开湿痹，故可以治麻风病。且麻风又多有口眼㖞斜者，全蝎复方之牵正散，实为对症之良剂。观近人何廉臣氏谓全蝎能祛风攻毒，舒筋活络；恽铁樵氏谓全蝎为弛缓神经之正药，则以之治麻风病中常见之口眼㖞斜症，乃全蝎的本能，无须置疑。《解围元薮》治疗麻风的249方里面，有28个采用了全蝎。

胡　麻

产地及品考　李时珍曰：“沈存中华谈云，胡麻即今油麻。古者中国只有大麻，其实为蕡，汉使张骞始自大宛得油麻种来，故名胡麻，以别中国大麻也。”（《本草纲目》）《本草纲目启蒙》曰：“胡麻有黄、黑、白三种，药用只黑胡麻。”

修治　蒸、晒。

效能　《神农本草经》：伤中虚羸，补五内，益气力，长肌肉，填髓脑。《名医别录》：坚筋骨，明耳目，耐饥渴，疗金疮，止痛。及伤寒温疟大吐后，虚热羸困。李廷飞曰：“风人久食，则步履端正，语言不謇。”苏恭：生嚼涂小儿头疮，煎汤浴恶疮、妇人阴疮，大效。（白油麻）孟诜：

敷一切恶疮疥癣，杀一切虫。日华：陈油煎膏，生肌长肉，止肿消痈肿，补皮裂。苏颂：治痈疽热疮。

刘完素曰："麻为木谷而治风，盖治风先治血，血活则风散，胡麻入肝血，故风药不可阙。"张石顽曰："胡麻甘温，质润性燥，专入足少阴血分，专补肾脏阴虚，兼行肝、心、脾、肺四经。益脾、滋肺，降心包之火，滋肝木之阴，平补五脏，但不若桂附之雄健耳。"（《本经逢原》）黄宫绣曰："麻油甘寒，滑胎利肠，暨血热痈肿，恶疮癣疥，用此煎膏以治。皮肉俱黑者良，出于胡种大宛者尤佳。"（《本草求真》）

《本草略解》：胡麻油用作滋养强壮剂外，广用于解毒疗疮等。现今除用以代橄榄油外，并用作软膏擦剂材料。《俭约重宝记》曰："余尝旅行山国，道经山甲，遇一樵夫，年将八十，登山如飞，脚力之健，不亚壮者。问何以至此？答言：唯日食胡麻一握而已，数十年来，从无间断，故自觉老而益壮也。"

李冠仙曰："药有极贱而大益于人者，黑芝麻荄是也。余尝治肝气胀痛，气逆呕吐，前医用二陈、香附、木香顺气，不效，加用破气如枳壳、腹皮、乌药、沉香之类，更不效。余思肝气横逆，固非顺气不可，但肝为刚脏，治之宜柔。前医所用，皆有刚意，故肝不受治。宜甘以缓之，兼养柔以平肝。然非兼通气之品，亦难速效，唯通气之药，难免刚燥，偶思芝麻荄外直内通，其色黑，可径达肾，其性微凉，毫无刚意。遂用一枝，助以金橘饼三钱，一服而效，数服痊愈。嗣后凡遇肝气必用之，无不应手，所谓软通于肝，最宜也。"章次公先生曰："本品滋养之力，甚称道于民间。吾尝见老年人目花肢痠，日服生脂麻而生效者。"（《药物学》）

用量　四钱至一两。

禁忌　凡精气不固、大便滑泻者禁用。

配伍

胡麻　针砂　《普济方》：治疔毒恶疮。胡麻烧灰，针砂等分，为末，醋和敷之，日三。

胡麻　霜叶　周志林《本草用法研究》：胡麻同桑叶为末，水泛丸，淡盐汤送服。治肝肾阳亏，虚风暗动，头目昏晕，麻痹不仁。

【锄云按】胡麻在各家本草中虽无记载治疗麻风的明文，但它的效能，则都谓能补虚益气，填精充髓及主治疮痈。而《解围元薮》中所选治疗麻风的 249 个方剂里面，采用胡麻的就有 40 方之多；《疯门全书》中所举风门总药 36 种里面，胡麻仁也在被选之列。则胡麻在治疗麻风的药队中占有重要的位置，是可以理解的。且麻风是缠淹难愈的三大慢性传染病之一，病久多虚。观古医籍中各家之论述可知，如萧晓亭《疯门总论》曰：“麻风，古人名为疠风，又名恶疾、黑白癞、赤白癞，皆其类也。但癫癞有麻木者少，麻风断无不麻木者。”丹溪云：“麻止淅淅然，尚有气血攻冲之状，木则气血已痹而不仁，莫知其痛痒也。疠疯初起者，其手足必先麻木，而后皮肤伤溃。”《灵枢》云：“卫气不行，则为麻木。”《素问》云：“营气虚则不仁，卫气虚则不用，营卫俱虚，则不仁且不用。”据此，则河间所持胡麻为木谷而治风，治风先治血，血活风自散，胡麻入肝益血，故风药不可阙之说，为十分正当。将胡麻应用到麻风病人身上，确是物尽其用，可以说是惬理餍心的。我尝以为当麻风患者罹疾日久，肢体枯燥，甚至生有黑厚皮之顽固症，用胡麻或胡麻复合剂治之，只要患者能坚持久服，当有良好效果。

李冠仙氏曾创造性地发明芝麻荄具有治疗肝气不舒和各种气逆不降的功能，这予以医家病家的利益不小。但细按本草，他似乎是见到“青蘘”之后，运用自己敏捷的智慧领悟出来的。《神农本草经》：胡麻，一名巨胜，药名青蘘。青蘘，味甘苦，主五脏邪气，风寒湿痹，益气，补脑髓，坚筋骨。久服耳目聪明，不饥不老，增寿。巨胜苗也。邹澍《本经续疏》曰：“若夫青蘘，自较其实轻浮而达外。藉其润泽宣发，以滑利邪气之痹而不行，是可知其风寒湿痹，必腠肤燥涩，而久驻不解者”，则青蘘固具有宣发五脏邪气之功用。苗与荄不过嫩老之别，李氏以之治各种气逆气胀之症，而不是通假，却是取其本能。且根据青蘘以论芝麻荄，则芝麻荄不仅可治气逆气胀，更可疏利风寒湿痹，滑润皮肤索泽。麻风病既以麻木为其特征，而久病皮肤更见枯涩症状。李氏曾引申《内经》“通则不痛，痛则不通”之义，而谓通则不胀，胀则不通，通则不逆，逆则不通。我就着麻风病况而益以“通则不麻，麻则不通”，用芝麻荄或青蘘去治这麻则不通的病，无疑是药症相投的。而且，麻风患者长期困顿于恶疾环境之中，心情多抑郁不舒，气滞血涩，以致麻风时常发生反应，甚至病情加重，应用芝麻荄或青蘘去治疗，更属适合。像这样的民间药物，又便宜又普遍，又和平，无毒性，医界应当积极地施用到临床上，以观察和总结疗效，来确定它们的治疗作用，肯定它们的药用价值。

鸟 不 宿

释名 本品枝梗有刺，鸟不能宿，故名。

产地 福建山坡处随地生产。

形态 本品属于芸香科花椒属，为多年生常绿小灌木，高三四尺，枝节间对生向上，硬质锐刺，老枝为黄褐色，新枝淡绿色。互生羽状复叶九片，卵圆形，叶片密生小刺，叶柄刺较大。六七月开穗状黄色小花，果实累累成束。

效能 赵学敏曰："其根下虫，治风毒流注，神效。性热，追风定痛，有透骨之妙。"（《本草纲目拾遗》）汪连仕《采药书》：性温，行血追风，治紫云风，大麻风，筋骨疼痛。

福建省白沙疗养院福清县麻风院治疗研究组《中药鸟不宿治疗麻风性神经痛报告》：于1959年3月试治麻风性神经痛7例，效果良好。有2例尺神经痛伴结节性红斑麻风反应，面部及四肢有散在性急性结节性红斑，均于服药后第二天神经痛制止，而且结节性红斑，一例全部消失，一例显著减退。这显示鸟不宿似有兼治神经痛及结节性红斑麻风反应之疗效。鸟不宿药理作用尚不明了，从服药后尺神经周围红斑减退、触痛减退来看，它对神经的治疗作用，可能与神经的炎症减轻有关，因此具有镇痛消炎的功效。

配伍 福建省白沙疗养院莆田麻风院邵康蔚、范思俭等，于1959年3月应用鸟不宿、苦参、苍耳子单味或综合进行麻风病的治疗研究8个月，总结疗效为：在麻风患者瘤形45例，界线类3例，分为五组，即单味鸟不宿组、鸟不宿氨苯砜组、鸟不宿苍耳子组、鸟不宿苦参组及单味苦参组。疗效对比结果，以鸟不宿苦参组最佳，鸟不宿苍耳子组及单味鸟不宿组次之，鸟不宿氨苯砜组再次之，单味苦参组疗效最差。鸟不宿氨苯砜组的疗效低于单味鸟不宿组，是否中药鸟不宿与氨苯砜可能存在拮抗作用，两药不宜配伍应用，有待研究。鸟不宿苦参组及鸟不宿苍耳子组的疗效高于单味鸟不宿组（均有病例可察，此从略），说明中药的复合剂比单味药更加优越。从单味鸟不宿组的疗效看来（细菌减少0.95指数，比治疗前减少43.3%），又显示了单味药物的疗效，仍有探讨的价值。鸟不宿苍耳子组、鸟不宿苦参组及单味鸟不宿组的疗效均胜过单味苦参组，表明中药鸟不宿在治疗麻风病中起到了独特的作用，有一定的疗效。又在瘤型45例中，病期在6年以上的27例，占多数，3～6年的11例，次之，1～3年的较少，仅占7例。总的看，绝大多数为病期在3年以上的中晚期患者。感染麻风杆菌的程度以中期病例较重，平均细菌指数为38.1，早晚期强度较轻，平均指数分别为2.53和28.6。治疗的效果与病期的长短有关，早、中、晚期的治疗时期虽然相似，但早、中两期的细菌和症状的进步比晚期显著，表明早期的疗效比晚期好。但6年以上的晚期患者，经治疗后细菌指数比治疗前减少25%，症状也50%以上进步，因此，对晚期的麻风患者同样不应放弃治疗。值得注意的是，应用这些中药治疗麻风病，不但没有砜类、氨硫药物引起的神经痛或血象改变等毒性症状，而且在治疗的同时，兼有治愈或减轻麻风反应及其神经痛的疗效。例如鸟不宿苦参组有一例，系患界线类麻风，原用氨苯砜治疗，正处于亚急性反应期，新发很多大片斑块样红肿损害，改用中药半个多月后，损害完全消退。又如同组有2例，鸟不宿苍耳子组有3例，鸟不宿氨苯砜组有2例，在治疗前均有不同程度的尺神经痛，经这些中药治疗后，疼痛减轻或消失，说明这些中药有标本兼治之功。又鸟不宿氨苯砜组及鸟不宿苦参组对界线类麻风的疗效也很显著（细菌和症状全部进步），这有利于向好的方向发展。另一方面，从全部病例治疗后细菌变化的情况看来，治疗后1～2个月细菌减少的速度最快，随后速度较慢，此等现象是否由于产生抗药性，有待进一步研究。因此，为了避免或减少抗药性发生，建议这些药物与氨苯砜或其他抗麻风药物交替应用（《福建中医药》1960年4期）。

用量　鸟不宿根茎，清水洗净，切碎，称取五钱，加水70毫升，酒30毫升，煎成50毫升，作为一剂。每次服一剂，日服二次，可持续服用。痛止后，再服二三天。

【锄云按】我认为莆田麻风院邵康蔚等用鸟不宿单味药和复合剂作对比治疗，以观察各组的疗效如何，是比较好的合乎科学的办法。所以在总结中于各药取到了较明确的认识，便于使用和推广。但内中发生了一个问题，即无论单味药与复合剂，服到较长时期，它的扑灭细菌的作用就停滞不前。治疗者怀疑是产生抗药性的缘故，而我却认为应进一步从中医体系中“方剂组合”方面加以考虑。在临床细密的观察下，看患者于服药过程中是虚是实、是寒是热，是否有兼症和夹症，并因时、因地、因人制宜，以解决当前症状。如虚者加以适当的补益药，实者加以应有的削减药，寒者热之，热者寒之。这样将会有突破停滞不前这一关的可能。有人说这样考虑似不够全面，若果是患者因虚实寒热的体质有别，则所发生疗效的快慢，应当是参差不齐的，不应当是整齐一律的。对，这种看法比较全面，若从鸟不宿、苦参、苍耳子药的性味上论，它们都是疏风祛毒之品，均具抑制性。若多服久服，于患者身体的抗病力，是会有所削弱或损伤的。假如这种看法正确的话，则扑灭细菌疗效停滞不前的原因，多是因虚寒衰减，少有因热实亢盛的了，那么，所辅加的药物，都应当从强壮兴奋方面着手了。我这种提议的根据是，中医的方剂，大都是在单味药的基础上发展起来的。拿《内经》里的几个简单方和张仲景的方剂，与后世方剂比较一下，就可以看到它由简单到复杂的发展痕迹。我们能在鸟不宿与苦参或苍耳子两味药的基础上，再大胆而细心地辅加一些适应当前病情与症状的药，可能补充它们所缺乏的力量，而得以供给临床治疗的实际需求。

鸟哥黄（了哥王）

释名 农民用以治疗鸟哥（即八哥）的软足病，故名。

产地 广东、广西、湖南等处土岗上。尤以广东的高雷、海南等地为多。

形态 本品为多年野生灌木，叶形长圆、对生。味苦辣，微甜。茎长一至二尺左右，三尺以上者颇少见。开小黄花，种子红色。根甚深，且较茎为粗，根皮黄色（似桑树皮），药用根部及叶。

炮制 了哥王是一种剧毒药，如炮制不当，是有危险的。制了哥王煎剂的方法，是用晒干树根，每 4 斤加水 25 斤，煎煮 5 小时（约余下 6 斤水），将水滤出，再加水 25 斤，将渣煎煮 5 小时，将水滤出，与第一次煎得的水合并，即得了哥王煎剂。如按此法炮制，则全无毒性。

效能 叶捣烂外敷，治疗毒疮、痈、蛇头缠指（即指头蜂窝组织炎）等，功效很好。根煎水内服，治麻风、梅毒、白浊、疳、疔等。在风瘫症，则取树根和鸡蛋煎水服食。一般煎药的时间，必需超过 10 小时。

广东省麻风病管理处，于 1953 年用了哥王治疗麻风病 31 例，报告说：1953 年 9 月，用此药治疗患者 31 人，有 2 人因故中途停止服药，其余 29 名在服药 5 个月后，检查结果都有显著进步。其中有 9 名患者（约占治疗人数）为瘤型麻风，病期最短的三四年，最长的十七八年，其他在 5～10 年之间。他们全身各部之弥漫性浸润性红色麻木斑，现在已完全消没。有的不留任何痕迹，与健康皮肤无异；有的仅遗损害部位皮肤粗糙，呈干焦结痂脱落现象，而既已脱落了的，则露出光滑健康的皮肤来。其中有完全恢复知觉及大部恢复知觉的，皮脂腺恢复分泌机能，而可以见到滑润皮肤。从各例中可见到很多令人满意的，除上述情况外，弥漫性浸润性红斑及似结核型之红色斑部分消失，或由边缘逐渐消失，或色素变淡。弥漫性损害或结节损害亦有吸收，或色素变淡。在面部发生这些损害的病者中，在满面的肿块间，可以找出健康的正常的皮肤来。有些病者损害部位的皮脂腺及汗腺机能已经恢复或开始恢复了，亦有多人的知觉恢复正常，眉毛及手脚之髭毛复生者有5人。很多病人很欣喜地说："手脚有力得多了！很轻松了！"这可以说明，由于神经受累造成的紧张状态有解除的现象，而且个别病者的肌肉有复元之趋势。有的病者这样说："睡觉很好，因为没有蚁咬、没有筋痛了！"当然，由于神经恢复正常，病者没有病理的兴奋刺激而得以安静、快慰、乐观，是睡眠良好或食欲增进的直接原因，并且会影响到全身症状的改变。根据临床所得事实，我们得到这样一个结论，此草药对于瘤型麻风的红色斑特别有效（消退的迅速及其机能的恢复亦快）。病期这么长，而治疗时间仅5个月，效果是如此显著，实为现有治疗麻风病的一切化学药品所不及。细菌方面的变化：减少者14人，转变为阴性者4人，无变化者（包括找不到细菌之似结核型患者）11人。我们在显微镜下还发现，麻风杆菌的形态变化很大——菌体断折为二三节者甚多。至于药的反应，有些人在服药后有头痛、头晕、全身发荨麻疹的反应。如果煎煮时间不足12个钟头时，则服后发生剧烈的呕吐、腹泻，病人自觉喉咙疼痛。但在煎药时间足够的情况下，则绝对没有这些现象发生。内服此草药，对于麻风溃疡的影响是不显著的。但给以外敷治疗，可出乎意料地得到良好的结果。一部分病例在外敷后三天，溃疡的渗液减少，一星期后即可见到新生肉芽组织，以后溃疡逐渐缩小（《江西中医药》1953年11期）。

用量 每日可服按法炮制好的煎剂3次。成人每次30毫升，1～3岁每次10毫升，4～8岁每次15毫升，9～12岁每次20毫升，13岁以上可按照成人剂量。

如用了哥王树根燉鸡，可用三钱，以鸡肉四两，水适量，隔水燉，至少7小时，一次服。如燉的时间不够7小时，可能引起喉闷、呕吐、腹泻等副作用。如果发生副作用，可用甘草二三钱煎水饮之，立止。

【锄云按】了哥王一药，除治疗麻风病外，对风湿病颇有殊效，则此药属于疏风祛湿剂无疑。其治疗麻风之作用，基本上亦建立在这里。且了哥王是有毒性的植物药，非煎煮至10小时以上，必发生副作用，则其治疗麻风之作用，又蕴有以毒攻毒的道理在内（治验见现代医案9）。

葎　草

名称 葎草原名勒草。最早见于《名医别录》，《千金翼方》、《图经本草》都有记载。《图经本草》谓："俗名葛葎蔓，又名葛勒蔓，苏北土名为搒搒藤。"《本草纲目》列入十八卷蔓草类，李时珍谓："此草茎有细刺，善勒人肤，故名勒草，讹名葎草。"土名搒搒藤的原因，是触其藤刺，搒刺人肤，故名搒搒藤。

形态 葎草生于故墟道旁或沟圩边上，是一年生的草本野生植物。二月生苗，七月开华，九月结子。叶分五尖，似蓖麻而小且薄，叶对节生而有细齿。牵藤蔓生，藤上有细刺，搒人皮肤，侵破流血，而有微痛。花色黄或紫，细花成簇。子状如黄麻子，外有衣皮包裹，成金色。

效能 苏颂《图经本草》：疗膏淋，久痢，疥癞。李时珍《本草纲目》：润三焦，消五谷，益五脏，除九虫，敷蝎蛇伤。韦宙《独行方》：治遍体癞疮，葎草一担，以水二石，煮取一石，渍之，不过三作愈。徐杏南曰："民间相传，蝎子、露蜂子如误触蜘蛛网，多不能脱，而为蜘蛛所食。初蜘蛛来食蝎、蜂时，蝎、蜂即以钩刺蜘蛛。蜘蛛中毒，乃急下网觅得搒搒藤，在上连擦数次，再反网中，继食蝎、蜂。如此往返数次，即将蝎、蜂食竟而不致中毒。因此说明蝎、蜂刺伤，用葎草可解，故夏日被蝎、蜂、蜈蚣所伤之人，以葎草捣涂，效如影响。"

用量 三分至五分。外用不拘。

配伍

葎草　益母草　《圣济总录》：治乌癞风疮，葛葎草三秤，切洗，益母草一秤，切。以水二石五斗，煮取一石五斗，去滓。入瓮中浸浴一时方出，坐密室中。又暖汤浴一时方出，暗卧取汗，勿令见风，明日又浴。如浴时瘙痒不可忍，切勿搔动，少顷渐定。后隔三日一作，取愈为度。

【锄云按】葎草解毒的力量相当大，观民间传说可知，用以洗渍癞疮，亦系取其解毒作用。

枫　杨

别名 枫柳

产地 江西分布甚广，多生于溪旁、河滩低湿之处，但干燥地区亦能生长。南昌等城市栽培为行道树。全国在江西、江苏、浙江、湖北、福建、广西、贵州、云南、甘肃、陕西、山东等省均有分布。

形态 枫杨系乔木，高可达20米。幼株或幼枝的树皮为灰绿色，表面平滑，有长的柔毛和棕黄色小点；皮孔呈棕色椭圆形点状突起，大约0.15厘米，纵形排列；外皮剥去显绿色；皮部与木部剥离则内表面呈淡黄绿色，断面很快变成土黄色，久之呈棕色；茎基较老的皮为赤褐色，平滑或时有纵裂纹。叶芽2～3个，重叠生于叶腋，长约1厘米而裸露；叶为羽状复叶，长达40厘米，叶轴上具有狭翅；小叶5～27个，偶有顶叶不发育的，而成18～24个，长椭圆形或长椭圆状披针形，叶端尖，叶基圆形或偏斜，边缘有锯齿，复面绿色或深绿色，背面略淡，叶背中肋和侧脉突出明显，上有短柔毛和棕黄色小点，有时脉腋内有短毛丛生，小叶长6～15厘米，阔3～3.5厘米，顶端小叶常有，一度呈淡棕红色，略有芳香。花黄绿色，三月开放，葇荑花序，雄者悬垂前年之小枝的近顶处，雌者生于新枝顶端，果序长达30～36厘米。果实全形似小燕，七月成熟，旁有两翅，翅为长椭圆形或长椭圆状披针形，长1～1.5厘米。

药理 徐吉民曰："据陈荣著《中国树木分类学》称：叶可煎汁，杀虫。后经实验证明，提取液0.45%对絮状表皮癣菌，0.95%对狗小芽孢菌，1.82%对白色念珠菌，在30天内完全有抑制或者杀死作用。"(《江西中医药》1958年9期)

效能 徐吉民曰："我们从叶子中提出一种枫杨杀菌素（暂定），做成软膏和油剂，用来治疗香港脚，效果良好。后来试用治疗麻风性溃疡，在9例中获得100%的疗效，且无任何刺激。最近据萍乡麻风病防治所反映，用药后局部有很短时间的灼热刺激感。疗程短的9天，长的达两个月。治疗好转情况一般是：早期性溃疡只要上药18小时之后，即见溃疡面开始缩小；晚期性溃疡上药6～10天后，红肿消退，分泌物减少，疮口边缘有新的肉芽生长。"(《江西中医药》1958年9期，治验见现代医案21)

潺　蒿

潺蒿是一种野生植物，产广东省。1956年广东新洲麻风院用此药治疗麻风患者的神经炎、浅溃疡、水肿，均有良效。共选择发生神经炎的麻风患者93例，用潺蒿湿根四两，肥猪肉四两，水六碗，煎成一碗。口服后有显著效果者占65.6%，进步者占23.4%，无效者占11.0%。治疗浅溃疡可用潺蒿的根、茎、叶，洗净后捣烂，加凡士林油配成膏剂，每日敷一次包扎，有佳效。此药也有毒性，多服或不加肥猪肉煮之，能发生头晕、眼矇、眼花等症状。初步经验，此药有麻醉性副作用（《中华皮肤科杂志》1957年4期）。

潺蒿粉80，土茯苓20。制成80%的硬膏，外敷。敷药前可以用2%酚溶液把药灶洗净（广东新洲医院经验方）。

附：

我们中医研究院何时希大夫，曾在我国文学古籍里摘录了一些治疗麻风病的药物。兹转录于下：

风　　狸

宋·范成大著《桂海虞衡志》（约公元1120年）："风狸状如黄猨，食蜘蛛，昼则拳曲如猬，遇风则飞行空中，其溺及乳汁主大风疾，奇效。"宋周去非著《岭外代答》（约公元1140年）一书，也有同样的记载。风貍载于《本草纲目》、《药学大辞典》，记得也很具体，摘引一些："风貍出岭南及蜀西效外山林中，状如猿猴而小，目赤，尾短如无，色青黄而黑文如豹。能因风腾越，死日则得风复生。其脑可供药用，酒浸服之，疗风疾；尿如乳汁，主治诸风。有风母、风生兽、平猴、狤𤟹诸别名。"风貍这样东西，目前是否容易得到，须向福建、四川等处调查，才能利用。

长　　松

宋·王辟之著的《渑水燕谈录》（约公元1098年）中记述着一段麻风病有效药的故事："释普明，齐州人，久止灵岩，晚游五台。得风疾，眉发俱堕，百骸腐溃，哀号苦楚，人不忍闻。忽有异人教服长松。眼不识之，复告云：'长松长古松下，取根食之，皮色如荠苨，三五寸，味微苦，类人参，清香无毒，服之益人，兼解诸虫毒。'明采服，不旬日，眉发复生，颜貌如故。今拜代间土人，多以长松、参、甘草、山药为汤，殊佳。然本草及诸方书并不著，独慧祥作《清凉传》姑叙之，然失于怪诞。"张商英著的《天觉文集》（约公元1080年）中也有这样的文字，可惜我没有读过释家言，未能把《清凉传》引述，但在《曲洧旧闻》中，却又得到长松对麻风病疗效的又一证明。宋·米弁的《曲洧旧闻》（约公元1000后）曰："长松产五台山，治大风有殊效，世人所不知也。文殊指以示癞僧，僧如其所教，其患即愈。自此名著于《清凉传》，而本草未之载也。"古代文学家所说的本草，都是指的《神农本草经》而言，长松虽然没有在《本草经》著录，但在其他书上是不乏记载的，现在摘引些在下面。唐·陈藏器《本草拾遗》："长松一名仙茆，生关内山谷中，叶似松叶，上有脂，山人服之。主治风血冷气宿疾，温中去风。"明·韩懋《医通》："长松产太行西北诸山，根似独活而香。长松酒滋补一切风虚，乃庐山休休子所传。"李时珍《本草纲目》把长松归在山草类，"气味甘温无毒，其叶如松，服之长年，功如松脂及仙茆，故有二名。治大风恶疾，眉发堕落。每以一两入甘草少许，水煎服，旬日即愈。又解诸虫毒，补益长年。”从《本草纲目》所记的那些麻风症状和旬日即愈等语句可以看出，他由《渑水燕谈录》转录出来的痕迹。但在鉴别上让我发生一些疑问。《本草纲目》二物同名项下，长松有婆罗门参和仙茅根二种，意思是说婆罗门参一名长松，仙茅根也名长松，所以谓之二物同名。但是找到山草类仙茅根条下，《本草拾遗》说：“其根独生，始因西域婆罗门僧献方于唐玄宗，故今江南呼为婆罗门参，言其攻补如人参也。”这很明白地说，仙茅根一名婆罗门参，是辛温有毒的药物（明弘治间东海张弼《梅岭仙茅诗》有“使君昨日才持去，今日人来乞墓铭”之句，与别名仙茆的长松是不同的。又《本草纲目》长松条下，“功如松脂及仙茆，故有二名”的话，也同样犯了令人缠误的语病，因为仙茅在《本草纲目》里引述的各家学说很多，不像长松，只有《本草拾遗》和《医通》二家）。我们不难找出仙茆的长松与婆罗门参的仙茅的不同点，从而把麻风病的有效药——长松，很好地利用在临床及实验上。

车 前 子

清·陆以湉（公元1858年）《冷庐医话》载：“《韩诗》解芣苢之诗，谓‘蔡人之妻，伤夫恶疾，虽遇癞而不忍绝’，而刘孝标作《辨命论》，遂谓歌其芣苢，正指此也。又《淮南子》曰：‘伯牛癞’，又‘芣苢草可疗癞疾也’，见《列子注》。余按：芣苢即车前，本草不著其治疠功用。明·沈之问《解围元薮》一书，专治癞风，方药甚多，而用车前者绝少，其所常用之药，乃大枫子、苍耳子、荨麻子、豨莶草、苦参、花蛇等是也。”车前子是不是治疗麻风病的主药？在医药书籍上还找不出完论来。但既然《韩诗》、《辨命论》、《淮南子》等书说它能治癞疾，我们也不能放弃这个线索。试来考证一下：车前甘寒无毒，叶主泄精病，治尿血，能补五脏，明目，利小便，通五淋（甄权《药性本草》），与麻风病无甚关涉。倒是车前子的功用，《本经》“除湿痹”，《药性本草》“去风毒”，缪希雍《本草经疏》“小便利则湿去，湿去则痹除。”车前子所以能治筋骨肌腠的疾患，仍是在它渗利湿热的作用上，和我们通常治疗皮肤病所用的豨莶草、五加皮、薏苡仁等药相类，作为麻风病用药的佐使，是需要的，但不是主药（《广东中医》1957年4期）。

〔附〕治疗麻风病药物的文献记载、使用规律及用药宜忌

治疗麻风病的药物，最早见于文献的，在《神农本草经》有：

黄芪，主“大风癞疾”。

防风、独活、巴戟天、天雄，主“大风”。

枳实，主“大风在皮肤中，如麻豆苦痒”。

芦茹，“除大风热气”。

木兰，一名林兰，主“恶风癞疾”。

梅实，主“恶疾”。

石灰，主“恶疮癞疾”。

栀子，主“白癞赤癞”。

明沈之问的《解围元薮》对麻风病立出辨证分治的用药法，录之如下：

导痰祛湿，如苍术、白术、南星、半夏、贝母、皂荚、茯苓、阿胶、厚朴、玄明粉、瓜蒌仁、胡黄连、青礞石、银柴胡之类。湿而膨胀痰结者，非厚朴不消。玄明粉止可为丸服，不宜入汤液。湿痰成块者，阿胶专主，为末服之。若煎水服，则臭而无功。皂荚打痰，从大孔（肛门）出甚速。银柴胡治肺热之神药，疠风声浊痰臭者必用之，止入丸散，不入汤液。若骨蒸寒热者，一见胡连即愈，亦不入煎剂，煎则无功矣。

利气清阳，如沉香、檀香、麝香、脑香、乳香、没香、木香、缩砂、豆蔻、益智、远志、升麻、犀角、珍珠、丹砂、牛黄、柴胡之类。气闭则阳微，气结则血匿。诸香皆能开导幽微隐僻之郁，通达关窍。气滞非提不起，必须升麻、柴胡之属。牛黄、珠粉等香剂能消气聚之块，止宜丸散；不入汤液者，以火炒、水煎则味愈苦，令人呕吐哕啘，况有诸香不宜见火之说。

祛风散邪，如羌活、麻黄、荆芥、苦参、风藤、紫萍之类。病以风名，皆由风湿寒暑之感，若不发散，邪气何能消溶？羌活之类，皆不可缺。苦参最杀风疠之虫，疮癣皮内之虫立死，服之五脏蛲虫立去，方中必用之圣药也。

补血生液，如当归、玄参、红花、茜草根、紫草、血竭、鹿茸、夏枯草、桑螵硝、原蚕蛾、生地黄之类。玄参去五脏之游火，摄血归元。红花去死血，生新血，为治风必用。戴元礼云，夏枯草为血虚所宜。桑螵硝之

补阳填精，比于人参有霄壤之功。晚蚕蛾有再生精髓之效。血竭乃去积瘀血作痛之卒徒，故多用之。

荡涤积滞，如代赭、皂荚、雷丸、蜂蜜、人牙、千金子、人中黄之类。油腻脂胶之积淤肠胃，非皂荚不去。代赭石名血师，专排血积瘀凝，善活血，不使挛曲。雷丸去积杀虫，止可用于男子，妇人服之，必胀闷腹痛发昏，甚则癫呆，痰涎涌塞，故男子用雷丸，女子用皂荚。

劫杀蛲虫，如锡灰、黄芽、雄黄、鹤虱、枭实、鹅翎灰之类。黄芽，粪中蛆也，于四月内未食茄子之前收者方好，以浓茶卤养淘，炙香，方无油泛，专祛虫积。鹅翎灰最杀风疮中蚀虫，若皮内痒、疥虫，非此不除。

麻痹瘫痪，如菖蒲、天麻、萆薢、防己、秦艽、豨莶草、胡麻、香蛇、漏芦、石斛、苍耳草、白蒺藜之类。血枯必痛，血凝必麻，须用补血逐血之剂，故萆薢之补阳，菖蒲之升阳，豨莶草乃风病元气亏乏之圣药，非止瘫痪者用之。

【锄云按】此节在“须用补血逐血之剂”之后，而继之以“故用萆薢之补阳，菖蒲之升阳”，意义两歧，不合实用，恐有错误或脱落。

筋挛肢软，如薏苡仁、牛膝、杜仲、续断、狗脊、萎蕤、白花蛇、仙灵脾之类。风注四肢，非萎蕤不能上下左右搜逐，又能消烁诸般毒物。阳痿筋挛，非仙灵脾不能兴起，乃大补元阳之药，实救本之妙药也。

爱食瓜果者，须倍麝香；耽食曲蘖者，必求枳椇；曾服汞粉，定用铅磁；若进毒药，急行和解。参芪之性，不及升柴。治风之法，先散寒邪，次攻虫毒，次调元气，次养阴血。待风散虫死，血足气清之候，再拔疮秽，舒其筋而伸其挛，滋生毛发，则病愈不发。补益之药，终身服之不可止，乃不刊之秘论也。若欲速愈，不分次序，则随得随失，变驳反掌，非唯无益，必反害之。如升麻能使浊气从右而上散，柴胡能令清气从左而上达。参芪唯能助气，而反附阳邪以损阴血。风癞以养血清阳为要，故参芪不及升柴之提散，洞达经络，开导肌表也。麝香能消诸瓜果之毒，发渴者乃瓜果之积，用之即消。枳椇即金钩树子，能祛酒毒，好酒之人宜服之。黑铅、磁石、花椒，专收轻粉、水银之毒，恐庸医暗投，故宜服之，以免发毒。此用药之大略也。

李时珍《本草纲目》的百病主治等篇中，有一些治疗麻风病的药物，兰录之如下：

白鲜皮，治一切热毒风疮赤烂，眉发脱脆，皮急。

莨菪子，治恶疮似癞，烧敷。

何首乌，治大风。

地黄叶，治恶疮似癞十年者，捣敷。

苦瓠藤，浴癞，十年不瘥者，汁涂之。

皂荚根皮，治肺风恶疮。

禹余粮，治癞风发落，同白矾、青盐煅丸服。

金星石，同诸石末丸服，治大风虫疮。

石硫黄，治疠风有虫，酒服少许，兼和大枫油涂。

蛇蜕，治恶疮似癞，十年不瘥，烧灰酒服，和猪脂涂。

乌蛇胆，入冬瓜，化水服。

自死蛇，治恶疮似癞，渍汁余。

鳢鱼，治顽疮疥癞，酿苍耳煮食。

桑枝，烧沥取白汁，治大风疮疥，生眉发。

萧晓亭《疯门全书》中有疯门总药，并冠以前言，录之如下：

此为疯门中活法，悟后则随证加减，触手成春；若胶柱鼓瑟，反失制方本意。

枫子肉、赤芍药、香独活、白鲜皮、金银花、胡麻仁、土麻仁（即火麻仁）、白蒺藜、条黄芩、白苦参、北防风、薄荷叶、威灵仙、栀子仁、当归尾、川黄连、真蕲蛇、川羌活、白僵蚕、明天麻、大川乌、荆芥穗、厚黄柏、黑玄参、老枳壳、浙白术、漂苍术、大秦艽、香白芷、真川芎、锦大黄、鲜红花、牡丹皮、红枣皮（酸枣皮、俱系山萸肉）。

清·吴怀祖所著《经疏辑要》载有疠风“宜”、“忌”的药物如下：

宜凉血、杀虫、祛风，苦寒佐以辛平，如豨莶草、天冬、甘菊花、生地黄、青黛、漆叶、苦参、何首乌、鳖虱、胡麻仁、白芷、荆芥、天麻、续断、羌活、独活、半枝莲、白花蛇、乌梢蛇、皂角刺之类。

忌破气，如青皮、枳壳、厚朴、牵牛、槟榔。

忌酸敛，如芍药、乌梅、醋。

忌燥热，如南星、半夏、附子、官桂、桂枝、仙茅、鹿茸、干姜、硫黄、阳起石、海狗肾、丁香、胡椒、乌头、火酒、吴茱萸、乌药、生姜。

忌下，如大黄、芒硝、巴豆、元明粉、牵牛。

【锄云按】麻风药物之应用在临床上面的，绝不止以上所选，此篇主要在对治疗麻风病本质上的药物着眼，所选主药虽不多，但俱是古今临床家所实验有效的，取以为方剂之君药，将不致有“无的放矢”或隔靴搔痒之弊。至于在麻风病长期过程中所发生的各种证候，有的与麻风病的本质是相一致的，有的可能不相一致，则需因物付物，随机策应，自非以上沈、李、萧、吴等所举之药尽括无遗。且吴氏所举出之麻风“宜”“忌”各药，是以麻风本质病产生出来的，是为没有偏寒、偏热、偏实、偏虚，更没有兼症、夹症麻风而设的。若果偏寒，则姜、附在所不忌；若果偏实，则硝、黄亦不宜避。虚则补，热则清，有是证则用是药，是不能拘于“宜”“忌”，而陷于教条主义的。然而专病是有专药的，一病有一病的特殊性，则一病有一病的特殊药。不承认这一点，也会陷于无目的地杂药滥投。那么，我们自然应当在熟知“宜”“忌”药物的前提下辨证施治。

十五、针灸

麻风治疗，在祖国最早的医学文献《内经》里即首先提到针刺，宋明时代的名医亦间采用针灸，而现代医家对麻风的治疗措施，则多使用中西药物，罕见砭刺艾灼。当今各科疾病都推广综合快速疗法，治疗麻风，颇有继承针灸古法，广泛应用，并整理研究、提高发扬的必要。果能如此，则不仅对麻风患者可提高疗效、缩短疗程，且对我国创造新医药学派也将提供一些有价值的资料。

综合快速疗法，是广大的医学科学工作者和医务人员坚决贯彻党的卫生工作的方针政策，决心适应社会主义建设新形势的需要，创造一套多、快、好、省地征服慢性疾病的新办法。

中西医认为，麻风病是一种极端顽固难治的慢性传染性疾患。过去的治疗，用西药则不能用中药，用中药则不能用西药。近年来，在党的正确领导下，中西医团结合作，取得了比单纯使用一种中药或西药疗效高、疗程短的成绩，但却忽视了古法的针灸。这在治疗麻风中，不能不算是一种欠缺。当然，针药并用，对综合快速疗法治麻风，不能说就很完备了。如应用气功和适当劳作等，是发挥病人主观能动性和消除病人消极情绪、向疾病作斗争的积极办法，都有及时采取的必要性。而针灸在麻风具体治疗中，更有它历史性和现实性的积极作用，不容不尽先地与中西药物结合起来，共同向顽固疾患作战。

兹将所见的文献记载中对麻风病的刺法灸法与医案等摘要述之于后，以备麻风临床家采用与参考。

《素问·长刺节论》曰："病大风，骨节重，须眉堕，名曰大风。刺其肌肉，故汗出百日，刺骨髓，汗出百日，凡二百日，须眉生而止针。"

《灵枢·四时气》篇曰："疠风者，素刺其肿上，已刺，以锐针针其处，按出其恶气，肿尽乃止。常食方食，勿食它食。"

【按】此《素问》《灵枢》所载，是最早的麻风病治疗法，与《素问·风论》是互相发明的。《风论》曰："散于分肉，其道不利，使肌肉膹而有疡。"是卫气与风气相搏，气道涩而不利，故麻风之结节遍体，则应刺其肿上，使出尽恶毒之气。曰"卫气凝而不行，肉有不仁"，则应刺其肌肉，使汗出而恢复其知觉。曰"荣气热胕，其气不清，鼻坏色败，皮肤疡溃"，是疠毒之深者，为恶性麻风。曰"风寒客于脉，名疠风，或名寒热"，则是疠毒之浅者，为良性麻风。二者在刺法上应有所分别，即或刺骨髓，或刺肌肉，应根据患者病毒深浅之具体情况而施以针灸。总之，这些古老的医治技术，都是直接宣泄邪毒的治法，对麻风病能起到积极有效的作用。

宋代窦材主张治麻风用灸法，其所著《扁鹊心书》云："癞疾皆因暑月仰卧湿地，或房劳后入水冒风而中其气。若中肺俞、心俞，名曰肺癞，易治；若中脾、肝、肾俞，名曰脾、肝、肾癞，难治。黄帝正法，先灸肺俞二穴各五十壮，次灸心俞，次脾俞，次肝俞，次肾俞，如此周而复始，痊愈为度，内服胡麻散一料。然平人只灸亦愈。若烂见筋骨者，难治。"

窦氏曾用灸药综合疗法治愈麻风三人，其所记医案二例，均见医案篇。

【按】《素问·风论》谓麻风病因是"风气与太阳俱入，行诸脉俞"，窦氏体会到腧穴都在躯体背部太阳所过之处，故取肺、心、脾、肝、肾各俞穴以灸之，五脏属阴，多宜补而不宜泻。麻风是慢性疾患，久病多虚，灸为强壮法，用以补正，作为用药物驱邪攻毒的前期准备条件，是先立于不败之地，合乎治疗久病虚病的规律的。这是综合疗法的优越性，惜乎现在麻风临床家多忽视针灸而不用，尤其是灸法，更少见之于临床。在现在大搞综合疗法的情势下，亟应根据窦材氏所说所治，把灸法继承下来，加以使用。对于虚性麻风欲驱邪攻毒而有所顾忌者，确是一个最好地补偏救弊的综合性疗法。

金代张从正曾用针刺法治疗麻风，其治验一例，见医案篇。

【按】子和谓此病不是癞疾，是肾风，这种诊断法是根据五脏所现之色而论，在中医体系中是可以成立的，但据此以鉴别是否麻风，在今日视之，则殊不足为据。不过据张氏所采取的治法，仍是《灵枢·四时气》篇："疠风者，素刺其肿上，已刺，以锐针针其处，按出其恶气，肿尽乃止"治麻风的针刺术，则谓此病为癞疾，亦无不可。《内经》所谓肿尽乃止者，则不止刺一二次可知。张案对患者凡三用刺法，使血逐次变化，知痛痒后，更复轻刺一遍，病得见愈。惜乎患者不喜欢服药，以致预后不良。于此亦足反映出不用综合疗法的危害性。

刘完素《河间六书》云："《内经》曰：疠风者，有荣气热胕，其气不清，故使鼻柱坏而色败，皮肤疡溃。故先风寒客于脉而不去，名曰疠风。又曰：脉风成为疠，俗云癞病也。故治法云，大风骨节重，须眉堕，名曰大风。刺肌肉病，故汗出百日。王注曰：泄卫气之怫热；刺骨髓汗出百日，泄荣气之怫热。凡三百日，须眉生而止针。怫热屏退，阴气内复，故多汗出，须眉生也。先桦皮散从少至多，服五七日后，灸承浆穴七壮，灸疮轻再灸，疮愈再灸。后服二圣散泄热，祛血之风邪，戒房室三年，针灸药止。述类象形，此治肺风之法也。"

【按】刘河间对于麻风是主张针、灸、药并行的综合疗法的。

《疠疡机要·本证治法》云："疠疡当知有变有类之不同，而治法有汗、有下、有砭刺、有攻补之不一。盖兼证当审轻重，变证当察先后，类证当详真伪。而汗下、砭刺、攻补之法，又当量其人之虚实，究其病之原委而施治之。盖虚者形气虚也，实者病气实而形气则虚也。疠疡砭刺之法，子和张先生谓'一汗抵千针'，盖以针血不如发汗之周遍也。然发汗即出血，出血即发汗，二者一律。若恶血凝滞在肌表经络者，宜刺宜汗，取委中出血则效。若恶毒蕴结于脏，非荡涤其内，则不能痊。若毒在外者，非砭刺遍身患处及两臂腿腕、两手足指缝各出血，其毒必不能散。若表里俱受毒者，非外砭内泄，其毒决不能退。若上体患多，宜用醉仙散，取其内畜恶血于齿缝中出，及刺手指缝并臂腕，以去肌表毒血。下体患多，宜用再造散，令恶血陈虫于谷道中出，仍针足指缝并腿腕，隔一二日更刺之，以血赤为度。如有寒热头疼等证，当大补气血。"又曰："疠疡生虫者，五方风邪翕合，相火制金，木盛所化，内食五脏，而证见于外也。宜用升麻汤送泻青丸或桦皮散，以清肺肝之邪。外灸承浆，以疏阳明任脉，则风热息而虫不生矣。肝经虚热者，佐以加味逍遥散、六味地黄丸。"

薛氏用针、药综合疗法之医案甚多，在13例医案中，即有8例用针刺法者，均见医案篇。

【按】立斋对于治疗麻风，先立大法，标明疾病变证、类证、兼证之不一，先后、轻重、缓急之不同，因之汗、下、砭刺攻补之法，要根据患者当时客观存在的具体情况以辨证施治。就针刺而言，恶血凝滞在肌表经络，则取委中出血；毒在外者，则刺遍身患处及两臂腿腕、两手足指缝各出血；表里俱受毒，则外砭内泄。若上体患多，则取刺手指缝并臂腕；下体患多，则取刺足趾缝并腿腕。所治疗的各例医案，大致均按这个标准进行砭刺。不局限于一种症状，而是按一个阶段、一个时期疾病发展过程中的某些变动，并如何转化，或刺在药前，或砭在药后，或以补药予防砭刺之伤正，或以泄药辅助砭刺以攻毒，综合施治。要在针对表里、虚实、寒热不同的现实，随机策应。这种活泼泼的处理，才是辨证论治的真精神，堪为后学学习的楷范。

沈之问对以针灸术施于麻风，颇持审慎态度，其曰："其或湿痒酸麻肿块，皮肉胀大，血死溃实者，可以锋镰取泄。如紫云、白癜、血癣等，虽疼痛一时，亦能提散毒气。若干风痹燥之症，气血尚且不足，乌可又行锋刺，愈加耗竭。"（《解围元薮》）

萧晓亭对针灸疗法云："痹者，肉木而不痛，若不针出死血，势必溃烂，脓血淋漓。但针出死血，不妨再针。若针出鲜血，即止。须一次针一处，不可连针数处，恐去血过多，血尽而人亡也。大抵烂之则效速，不若针之效虽迟，较稳当也。状若豆疮、硬牛乳、肉豆结核者，不妨针出恶血。针而不愈，以药烂之，烂后以膏药贴之。灸法：先将痹处以墨点起，然后以生姜一片贴上，用艾丸灸之，觉痛即止。但痹少则可灸，痹多则不胜其灸，当以服丸药为主。"

针法：服小神丸（见方剂中）一匕，即用灸法、烧法。如痹处死肉不能尽烧，当于手弯足弯或腿膝青筋处针出黑血。实者五六日针一次，虚者半月一月一次。针出紫黑血，不妨再针；若出鲜血即止。须一次针一处，不可连针数处。

灸法：擦蕲艾成条，大者如笔管，小者如食箸。按痹处灸之，每处灸五六壮。艾丸宜长半寸以上。

烧法：裁纸做条，大者如食箸，入清油中浸透取出，放杉木上渗干。

燃时如不爆，先将各处死肉以簪试之，不痛，即以墨点记，次用油纸条燃火，照黑点记烧。烧起火泡更妙，泡破烂，即以膏药贴之。

雷火针法：蕲艾叶放在箕内，擦成绒，以纸紧包成条，如笔管大。按患处隔纸烧射，知痛即止。如泡起，用针挑破，水干自愈。如烂，即以松香膏贴之。外江呼为射火，医家又名雷火针，凡风痹、鹤膝风、肿风之类皆用之。

服初次丸，即以擦条圈围，烧死肌肉，不可空一丝，勿烧穴火。服至第二次丸，便要灸穴火，上两肩井，两曲池，招摇虎口。如风气已收，即要灸对眼二穴，下身两风门、三里、鱼肚、解肌、断根各穴。相时势，每穴三五壮或七八壮。

对眼穴：在脑后对眼处。

肩井穴：提起手来，肩膀后自有一窝，即是穴。

曲池穴：在手两肱关节处。

招摇穴：在手掌背上关节处。

虎口穴：在大指、食指中间。

风门穴：在中骨、交骨间，要其人平身立定，以手中指陷入处即是。

三里穴：有内外两穴。今所灸乃外三里，其人自手从膝下屈下，以手指掐入有窝处，即是。

鱼肚穴：在脚膝弯下，似鱼肚样不窝处即是。

解肌穴：在脚背上总筋有穴处。

断根穴：在脚大拇指、二指中间。

日人片仓元周氏，天明时人，究心于医术，特忧疠癞之难瘳二十余载，博取精研，颇有心得，复获老医秘传，并取其家居经验，著《霉疠新书》。于治疠风，侧重烧针刺血，附以汤散。并有治愈医案多起，为中土麻风医籍所未有者。因并介绍于下：

片仓元周氏曰："若多淫多食者，与身体黑斑者，虽固属不治证候，亦有轻症兼见之者，以其为难治候，概不可遐弃焉。其救疗之法，宜灸脊骨第十一椎节下，日三壮。服药中必不可少也。"

"轻症者，宜用三棱针以取死血。刺之之法，当于死肉与平肉之际下针，不然则瘀血出少矣。又至其尤轻证者，取曲池与委中，宜间二三日，若四五日刺之，不可日刺之也。如其重证者，非烧针则难收功矣。夫烧针之名，肇出于张仲景《伤寒论》，即《内经》所谓燔针、焠针之类，而主治风寒筋急，挛引痹痛，或癥块结积、痈疽发背、瘫痪不仁等证，然后世此法不传焉，惜哉！今余之所用者，颇与之异，其数十有三，而锋长七寸五分（即用今之曲尺），尖如挺，其锋圆且锐，柄形六棱，长三寸，内一柄乃如平头针。凡制针宜以柔铁，必不可用钢铁，其害不浅也。”

“欲用烧针，则须先视毒浅深多少而后施之。看之之法：将患者房内，解带令坐，窗户尽闭，令暗黑，点火于樟脑，可以视其周身。凡其毒隐皮肤中不见者，燎燎乎犹观火也。其色如水荭色者，其毒必浅。若其色紫黯者，其毒必深矣。且瘀血形状不一，有方者，有圆者，有长者，有短者，有椭者，有如鳞甲者，有如葫芦者，皆沿其死血所在处大小形状之变态，取笔以尽记其匡郭讫，披窗户而施烧针。其毒多在面部、手足、项背，而腹部有之者甚少。”

“凡刺烧针，先以五斤炭火按排大火盆中，除平头针之外，十二针尽列于火上，紧火烧令通赤，然后周身墨围中不留一处，尽刺之。刺之之法：取一针刺一处，刺毕，直反诸火上，又取次针刺之如前法。十二针刺毕，则再取反火上之针更刺之。不拘肉厚薄坚脆、经脉气血多少，及禁针禁灸等输穴，随瘀血所在处而尽刺之，针痏其间各相去如葱茎。凡所刺针孔，曾无有血流出者，又无有觉疼痛者也。烧针之法：须令一人向火煽之，手不可暂止。若炭火欲尽，则再加炭以煽之。针若不通赤，或迟宽而冷，则反损人，且不能去病也，谨之谨之！”

“欲刺烧针，则须令患者侧卧，先于手足中毒之最深处，试刺五六痏。必不可令患者见焉，何则？若见炭火焰焰，烧针通赤如火，则患者不免惊惧，体战齿斗，犹犯法人褫衣受刃矣。故目下刺之，则针未至皮肤，颦眉蹙额，耸身不能刺也。不令其见之，则针入一寸有奇，犹且不觉痛痒，于是患者异之，自以为非此法必不治，遂至自请多其针。凡刺烧针毕，则必身体发热，面色正赤，口舌干燥，或头痛，或渴。当此之时，宜与温汤一二口，更烧平头针通赤，以其头印百会穴。如此，则患者抑郁之气豁然散发矣。凡用平头针手法，手须轻捷，稍迟则不任痛楚，反害焉。”

“刺烧针总三日，第二日于初一日所刺针痏间尽刺之，第三日亦仿之。始下针，其毒最深处针入一二寸，而患者曾无觉痛痒。至第二日，则针入七八分，稍稍觉痛。至第三日，则针入仅五六分，亦不任痛苦，盖死血去而新血渐生也。将施烧针前，当拔患人头发试之，拔之则随手而离肉，正如拔无根草，必不知痛痒也。其刺烧针毕后，则欲拔之，发根坚紧而如寻常人，是瘀浊去而营血充也。”

“轻证者，初起皮肤不仁，或淫淫痒如虫行，或十指头常冷，或乍寒乍热，或手足瘈痛，或股胫时如被针锥刺，或身体遍痒，搔之生疮，或手足一片常冰冷，或如钱大，或痛无常处，流移非一，或身起白屑，或手足小指顽痹，或身体手足发肿，或如按豆，或如酸枣，或出或没。当此时当以樟脑一块如鸡卵大，点火照看周身，以认其毒多少。仍以三棱针去瘀血，然后再服当归汤二十日，继吞竹精丸四、五十日，莫有不瘥者焉。”

“重证者，身体磊块，其色紫赤，如弹丸大，或如鸡子大，若近火则为水泡，过二三日若四五日，则顶陷而黄水流出，或如汤烫火伤之疮，或眉睫堕落，眼光如电，或皮肤皴散如树皮，手指欲拳，或面目无润，其色灰白，或身面肿，痛彻骨髓，或语声嘶散，或耳鸣啾啾，或身体顽痹，不知痛痒，针灸不觉痛楚，或身中发疮一二，一处瘥则又发它处，展转不已，或毛发拔之不痛。于此时急用当归汤七八日，后更刺烧针三日。每夜临卧向一更来，宜以白汤服第一神效散，至第四日服第二神效散，五日至七日服第三神效散，服法俱仿第一神效散。”

“凡刺烧针，服第三种神效散之间，切不可食鲜鲑、诸肉、生蔬、酒醋、盐卤、豆油等物也。唯于朝饔时，淡味酱汁煮瓢畜，可辅食味矣；午饭夕餐，断不可食咸味，宜以淡浆粥将养之。”

“凡服第一神效散，则其夜必腹中雷鸣疼痛，或呕吐秽物，或大便下秽水瘀物，或如稠痰之状，或小便如丹粉和胶脂，达旦而止。服第二神效散，则下诸虫或衃血、血瓣紫黑褐色等物。至第三方，则下物亦不多，其色如鸡蛋黄之状，或软或硬，亦彻旦止矣。自服神效散之二三日，针痏水出不止，必不可用敷贴药，渐渐结厌而自剥落。若迁延数日不止者，当以荞麦粉掺之。”

“凡七日内，服第三神效散已后，又以虎势丸一剂，分为十五帖，日以一帖白汤吞下，日三夜二。而过八九日若十余日，则针疮自结痂，赤斑亦寻灭，手指将拳者渐伸，饮食日进，形体亦当壮健，然后继以龙石汤。”

“凡此证施治术，自立夏后至白露前为限矣，何则？天地气候阳盛，而人气亦在表，故其毒殊易祛，不易得风寒也。若秋冬春初，风气凛冽，阴冷盛，而人气在里，当此时施烧针，则针处被寒，动则有生变证者，故殊禁之。若不得止而欲施针，则宜置患者于燠室中，密塞风隙，常用火一盆，然竟不若时候温暖之稳协也。”

“顷观崎阳吉雄氏某疗疠疾，其症盖本书所论轻证者也。其以三棱针刺赤斑，用角以吸瘀血者，与予之治法无异。而唯至面上四末，其他一身溪谷出没凹凸难用角之处，则必攫得水蛭数十条，更傅少酒于赤斑之处，或刺针出微血，使其吮瘀血。是法盖蛮人之所传云，然是《得效方》、《丹溪心法》等所载蜞针法尔。余虽未试之，于理为尤当矣。”

片仓氏有记浪华一处女事和针药并用医案多例，均见医案篇。

【按】烧针法在我国麻风著作中与临床治疗上很少见。其术亦刺血之变通法，乃从《灵枢》的刺血法发展而成。他一刺再刺三刺，似宗法于张从正治桑惠民之医案，不过加炭火以烧其针。则东土片仓氏之刺血术，亦即中土之刺血术。我们应当毫无顾虑地把它接受过来，应用于临床，为麻风病增加一种有力量的综合快速疗法。

况乾五大夫有麻风病针灸医案两例，兹录之如下：

前言：后表列刺字，即包括“攒竹、丝竹空、鱼腰、颧髎、迎香、尺泽、委中”七穴，不再书穴名；灸字，即包括“曲池、合谷、膈俞、风市、血海”五穴，不再书穴名。余随病状取穴。后列二人，系照诊疗日记录出，欲使阅者知其经过实际。病态记述不详，原因如下：

1. 血色与成分变化：系由黑色渐次减退，水分渐次减少而复正常，时间经过多少不等。血复正常，为愈病主要条件，但无科学分析检查其变化经过，文字不易判断和表示。

2. 肿核之消没：肿渐次减退，退后亦有浮肿者，足踝骨以下肿硬最难消。结核成饼及高凸者，非更溃烂不能消，消后即不再起。

3. 皮肤柔润：痂癞脱去，或厚燥皮剥脱，能出汗乃可复常，出汗亦为愈病主要条件。

4. 感觉恢复：最初大部或数部无感觉，经过若干次针灸，乃能渐次恢复。无感觉部分刺了针和灸知道疼痛，即获大效。

5. 眉毛趾甲重出：眉毛生出一二月时间，望之不可见，须近病者旁侧视之，乃可发现细毫，再经一二月，乃能远远望见。趾甲由甲根变润色长出，将原来坏趾甲冲出完，即复正常。

以上几项，均系慢慢变化而来的，不知不觉，无形无影。其变化时间，很不容易考察清楚，并且是长期工作，故未能详细记录。

例一：病者某，男，13岁，陕西洋县龙溪乡周家店人。

二三年以来，腹慢痛，身酸困，倦怠无力，食欲不振。今年各关节麻木，皮肤发痒，肌肉内如虫行，如风刺（部分不定），眉痒甚，摸之即落，外眉半截已落净，全身皮肤干燥，四肢无汗，手足掌内外皮厚而裂，面部项部肩背，起白屑癣饼。

治疗经过表

次数	月　日	治疗及病态变化
1	1937年11月3日	曲池、合谷、内关、风市、阳陵、三里针后腹痛即止，以后未发
2	5日	刺曲池、合谷、阳陵、风市、三阴交刺出血，色俱黑
3	9日	灸，直接灸每穴十余壮，后同
4	12日	刺肩髃、曲池、环跳、阳陵泉、太溪、昆仑
5	16日	灸，麻痒稍减轻
6	19日	刺面红部知，已刺出血，虫行风刺已止，而发红发热
7	23日	灸，眉痒减轻
8	26日	刺通里、涌泉、三阴交、三里，麻时间每天一二次，以前十余次，已不觉麻
9	29日	灸
10	12月4日	刺风池、内关、通里、涌泉
11	9日	灸，风刺虫行俱未发生
12	13日	刺面红处，乱刺出血
13	16日	灸，面热发红俱减轻
14	19日	刺肩髃、曲池、风市、阳陵泉，面已不热不红
15	23日	灸脾俞
16	27日	刺肩髃、曲池、环跳、阳陵泉、三里，食欲大增
17	1938年1月6日	灸
18	10日	刺手足指缝出血，太溪、昆仑，有精神，不倦怠
19	13日	灸
20	18日	刺三阴交、太溪、复溜、太冲，血渐呈红色
21	22日	灸
22	27日	刺肩髃、曲池、环跳、阳陵泉，麻痒极微
23	2月2日	灸手足，粗皮渐润
24	6日	刺三里、阳陵泉、三阳交、太溪
25	10日	灸
26	14日	刺各部，俱呈好转
27	17日	灸
28	21日	刺
29	24日	骑马灸约三十壮，全身俱麻
30	28日	刺
31	3月2日	骑马灸，痒止，皮肤润，出汗，痂癞全消

续表

次数	月　日	治疗及病态变化
32	4 日	刺麻痒全止，手足心俱出汗
33	8 日	灸痂脱净
34	15 日	刺
35	20 日	灸
36	24 日	刺血复正常
37	28 日	灸
38	4 月 8 日	骑马灸，眉毛细毫，近视可见皮肤
39	15 日	骑马灸
40	25 日	灸曲池、膈俞、血海
41	5 月 20 日	灸曲池、膈俞、血海、脾俞
42	4 月 12 日	刺尺泽、委中，血正常，全身俱出汗
43	7 月 4 日	刺尺泽、委中，血正常
44	7 月 5 日	刺尺泽、委中，血正常，眉一望可见

注：自此即停止，最后几次刺血，他是来看血色有没有转变，目的是来检查的，其人容貌全改旧观。

例二：患者某，男，20 岁，陕西南郑武乡区绍家湾人。

眉落，仅存十之二三，黄而弯曲，眉并作痒，眼胞肿，面色亮，手指痂癞成饼，腹部癣疥满布，手足无汗，皮肤干燥，手腕骨、足踝骨以下肿厚黑色，肌肉内如虫行风刺，麻不甚，右膝部全失知觉。

治疗经过表

次数	月　日	治疗及病态变化
1	1950 年 12 月 20 日	刺肩髃、曲池、合谷、环跳、风市、阳陵泉、太冲，血极黑
2	25 日	灸
3	29 日	刺三里、三阴交、复溜、太溪
4	1951 年 1 月 5 日	灸，痒轻，虫行止
5	10 日	刺手足肿处，乱刺
6	17 日	灸，痒轻，虫行止
7	21 日	刺风府、风池、手足各穴，血黑色渐减
8	25 日	灸
9	29 日	肿处乱刺，手足各穴均针
10	2 月 3 日	灸
11	6 日	刺同 9，痂癞渐落
12	8 日	灸，痂癞落后复起

续表

次数	月　日	治疗及病态变化
13	13 日	刺同 9，后流出血色稍红
14	14 日	灸，痂脱落
15	18 日	刺同 9，各肿处渐消
16	20 日	灸，痂癞又起，但不连接，有间隙
17	24 日	刺同 9，血色渐红
18	27 日	灸，痂癞复脱
19	3 月 2 日	刺同 9
20	5 日	灸
21	9 日	刺，痂癞脱后又起小疥性疮，不成饼
22	12 日	灸
23	16 日	刺，疥性疮脱痂
24	20 日	灸，手足仍起疥性疮，背腹已消净
25	24 日	刺，虫行、麻许久未见发生
26	28 日	灸
27	4 月 2 日	刺，眉细毫已发生，侧视可见
28	6 日	灸右膝不仁处，灸溃上敷化腐丹
29	10 日	刺，右膝灸后，上敷化腐丹
30	13 日	灸，右膝灸后，上敷化腐丹，右膝稍知，有热气
31	17 日	刺，膝灸，足部各穴针趾甲重生，甲润有色气
32	20 日	膝灸，上敷化腐丹
33	25 日	各部均针
34	29 日	灸，膝部已知痛，上生肌丹，膝已知痛
35	5 月 3 日	刺，上生肌丹，眉毛一望可见
36	6 日	灸，右膝结痂，全身俱能出汗
37	11 日	刺，血复正常，手足疥已净
38	16 日	灸，皮肤毫毛可见，任灸某处，俱知痛

注：此人仍在治疗中，已达到十分之九治效。只待全身之黑晕脱净，即成完人。

其他尚有十余人，均在治疗中，总结病势，进步好转甚速，中途未发生阻碍。以上两人一概未服药，只外敷。

浙江省第六康复医院叶鹤亭大夫曾有针灸治疗麻风性眼病 20 例报告云：自 1954 年 6 月到 1955 年 10 月止，我们先后共针灸治疗麻风性眼病患者 20 例，其中显著有效者 6 例，好转者 9 例，无效 5 例。20 例患者均系男性，发病时间（以自觉有症状算起）自几天到 5 年。治疗时采用以下 24 个刺激点，轮番针或灸：①百会，②风池，③天柱，④阳白，⑤太阳，⑥攒竹，⑦睛明，⑧四白，⑨下关，翳风，巨髎，地仓，合谷，听会，大

骨空，小骨空，后溪，外关，列缺，手三里，行间，足临泣，丘墟。除百会、大骨空、小骨空等穴外，均以针刺，不用灸法。

针灸治疗麻风是有效果的，15 名有效患者的发病期限，一月内 5 名，半年内 10 名，平均治疗次数为 14 次。5 名无效者，多系发病在一年以上，平均治疗次数为 30 次。这说明治疗效果与发病时间适成正比例，即麻风病发生时间愈短，治疗效果愈好。

病案举例：丁某，27 岁，男性，患似结核型麻风病，合并左眼睑痉挛性疼痛已一月余。主诉：左眼发紧，且经常流泪，左侧面部及额部有疼痛感。检查：左侧耳前及眶上部均有压痛，左眶上神经轻度肥大。针灸治疗：第一次局部取穴太阳、四白、下关。远部取穴百会（轻灸）、风池、合谷、列缺。针后自觉疼痛症状减轻，以后隔日针灸一次，并加用听会、翳风、曲池、行间等刺激点。轮番治疗共 18 次，左眼睑痉挛及流泪症状消失，左面部及眶上部神经疼痛停止，但左眶上神经仍轻度肥大。

结论：针灸治疗麻风性眼病，如眼睑痉挛或麻痹、结膜炎、角膜炎等病变，早期治疗均有显著效果，不过亦易再发。但对晚期病变或高起红斑损害、神经肥大等，不易收效。因此，仍须着重全身性麻风药物治疗，眼的局部药物治疗亦不宜放松，针灸只能作为配合治疗。（《中医杂志》1959 年 1 期）。

安徽省立张新圩医院吴国芳大夫等曾有针刺试治麻风爪形手报告如下：

1. 检查及记录方法

（1）分别其类型：麻风爪形手因受损神经不同，病型及病期有别，故发生之畸形改变也有各种类型。我院结合临床，分列以下几点：

①笔尖型：常见于瘤型病例。外形可见手指纤细，指尖锐利。X 线照相可见指尖骨吸收，如笔尖状。通常为营养神经受累引起。一般感觉改变不明显，缺自觉症状，手功能不改变。

②平爪型：常为尺神经受累引起，瘤型和结核样型麻风均见之。因受累时间短、程度轻，故爪手畸形不太严重，常见拇指以外的四指呈屈曲位，不能伸直，也可见单独小指及无名指屈曲，弯度在 90～180 度之间，没有指关节固定现象，但有不同程度之感觉改变。

③鸟爪手：常为平爪型进展而成。特点是受累程度较重，病期较长，其手指弯度在 90 度之内，有明显感觉改变及运动丧失，并可因桡神经受累

而伴有腕垂征，肌肉消瘦明显。各型麻风晚期见之。

④风推手：为晚期麻风之常见畸形，特别是结核样型麻风多见。多数由上述②③型演变成，外形上除手指弯曲外，还可出现指关节固定而不能拉直，主要见掌指关节呈过度伸展位，状如风推，故名。常见大小鱼际肌、掌间肌显著消瘦，并可见前臂肌肉消瘦，即猿臂畸形。运动功能丧失较严重，也可有腕垂征，感觉改变，大部触痛觉消失。

⑤狮爪型：常见于瘤型晚期病人，结核样型也可见之。手指并不弯曲，但指骨吸收显著。X线照片可见指骨呈各种骨吸收改变。指外形变粗而短，状如狮趾，故名。有不同程度感觉及运动改变存在。

⑥断指型：常为狮爪型演变而来，故见于晚期病例。初看外观如指断缺，但可见残留指甲痕迹。往往病人之手只有拇指保留，余四指均因骨吸收而消失，残留手掌者有之，故均丧失劳动力，甚至生活不能自理。

⑦垂手型：为单纯桡神经受累，发生腕垂征，故手指并无屈曲者。

⑧佛手型（挛缩型）：见于急剧神经反应（如用砷剂治疗）引发的急性麻风反应，造成手指挛缩变形，如佛手，故名。临床上较少见，我院仅见一例，乃砷剂注射后诱发。

（2）分别其病期：问明确每一手的受累时间，分别记之。此项常为判断治疗效果的标志。一般病期愈长，针刺效果愈不显。

（3）记明受累手指：手指以拇指受累起算，分别以 1、2、3、4、5 代表之。如某一指关节固定或某指缺失，可用一符号划在数字上，代表某指无法恢复。如第四指（无名指）近端指关节已固定，即用（4）记之。

（4）记明治疗前后功能标准

①功能正常：包括对指试验良好，握力理想，纸片试验内收功能正常，外形上肌肉消失不显著，能执行精细动作（如穿针）等。

②功能不全：对指试验无力，内收及外展功能不理想，精细动作有轻微困难。

③功能不良：大部试验不合理想，个别对掌试验（尤其大、小指对合不能）、肌肉消瘦显著，有指关节固定或指缺失、缩短。

④功能丧失：对指试验完全（或大部）不能，或指缺失半数以上，指关节较多数固定，有腕垂征或猿臂畸形。

（5）详细测定手指弯曲角度：分别以手指近端指关节横纹作中心点，测定其伸直位角度。正常人通常在伸直位时，角度超出 180°，可分别记明之。

2. 针刺取穴及方法

（1）手法：在麻风手爪之手背部各穴（阳经各穴）取补法：即用弱刺激兴奋之，不留针，少捻针，只要针刺后找到感觉点后即行拔出。手心部各穴（即阴经各穴）用泻法：即比较强的刺激，可留针及每一二分钟捻针，10～15分钟后拔针。此方式可辅助手挛缩之解除。一般手法有呼吸补泻、开阖补泻等等，我们只用呼吸、开阖两种，即呼气进针为补，吸气进针为泻，拔针不按针孔为泻，拔针急按针孔为补。

（2）穴位选用：分别其病型及受累神经，而以邻近取穴为主，循经取穴为辅，并以巨刺法（即对称针刺两手相应腕）和阿是穴配合之。其穴位均辨证施治，常用穴位如下：

①邻近取穴：阳经有阳溪、合谷、中渚、阳池、腕骨、后溪。阴经有神门、劳宫、大陵、太渊、鱼际。

②循经取穴：阳经有曲池、小海、外关。阴经有少海、内关、尺泽。

③对症取穴：如尺神经有粗大按痛，该爪形手属尺神经受累引起，即以尺侧两经（手太阳小肠经、手少阴心经为尺神经循行径路）为主，用邻近穴位，如阳经之腕骨、后溪，阴经之神门、少府，并循经以少海、小海二穴针之。如对侧手正常，先针健手各穴，后针患侧各穴；先针邻近穴，后针循经穴。手法如上述。隔日或每日针之，7～10天为一疗程，间隔3～4天可进行第二疗程。进行针刺时，应根据个人反应状况调整针刺强度，并注意有否差错。

3. 病例选择

试治前，我院拟定针刺试治适应病例有以下几项规定：

（1）病期：根据爪手畸形病期，用神经再生理论来推断，即桡神经受累者不超过14个月者为宜，尺神经不超过16～22个月。正中神经不超过16～22个月为理想，一般神经受累以不超过3个月最佳。

（2）类型：不分瘤型、结核样型麻风，单凭手之类型，以平爪型为主要对象，鸟爪型及单纯垂手型也可选用之。

（3）有指关节固定及指骨已吸收变短者，须向病人说明针刺不易恢复。

（4）病人处于麻风反应期间一概休息，仅以针治其反应穴位，手部予以休息。有垂手型者，反应期给固定架或夹板矫正在一定有效功能位置上，反应一旦停止，即可考虑针刺其爪手。

4. 辅助治疗

针刺治疗可以配合按摩术，早期给以矫形性治疗。如垂手型在反应期即予夹板或石膏绷带固定之，恢复期即应丢除夹板及石膏绷带法，给予针刺。同时，以徐进量被动运动为宜。其他辅助治疗可以用器具锻炼，如恢复期要使手指灵敏度增强，可以手做盘旋核桃运动，练习手之协同作用，拾小沙袋，练习腕及手指之协同作用等。其他如电疗等亦可配合，但主要是针刺，同时不要放弃麻风药物治疗。

5. 疗效观察结果

8例麻风爪手，经30～90天（15～35次针刺）治疗，除1例又进入神经反应而无进展外，余7例均有不同程度恢复，有效率占87.5%。患者均为男性，其中瘤型占50%，结核样型50%。爪手分类：鸟爪手2只，平爪型手11只。病期最短3个月，最长4年，病期愈短愈有效。肌肉恢复常不如功能恢复显著。（《性病麻风防研通讯》1959年10月）

附：麻风爪手的恢复期练习

广东新洲医院叶群大夫曾有电针治疗5例麻风手指畸形效果观察云：电针对麻风所致手指畸形的治疗理论依据：神经系统（包括高级神经中枢和低级神经中枢）对机体内外的刺激因子，有着传导、反射、调整和修补的作用。当麻风累及神经组织而失去这种作用时，患者往往产生不同程度的畸形。临床上，一般结核样型患者神经组织损害为严重，受累者常有不同程度的知觉障碍、肌肉萎缩、指腱收缩、关节强直、活动障碍、神经瘫痪等现象。电针治疗主要是通过针刺和电流较长时间的强刺激作用。因为麻风所引起的神经损害属顽固的疾患，一般的兴奋手法是不能起到作用的，只有通过这种强的刺激，才可以使神经炎症减退，其所支配的组织营养得以改善，因而恢复其功能，以达到治疗的目的。

1. 电针穴位及操作方法

（1）穴位：合谷、曲池、曲泽、内关、神门、小海、列缺、手三里、大陵、郄门、灵道、天灵等。这些穴位分别是桡神经、正中神经和尺神经的通路，所以针刺这些穴位对神经组织的作用是比较强的。但神经损害的程度不同、部位不同，所用的穴位也有区别。

（2）操作方法：主要是按着神经通路来取穴，或直接刺入神经干内。如五指均弯曲，则分别取：①合谷、曲池、曲泽、内关、神门、小海。②列缺、手三里、大陵、郄门、灵道、天应（系指直接刺入尺骨鹰咀突与肱骨内踝之间的尺神经通路，以下同）。两组轮流使用，每次取6穴。如仅有尺神经和正中神经损害时，可减去合谷、曲池、列缺、手三里4穴。如单有尺神经损害时，则仅取神门、小海、灵道、天应等即可。每次取2～4

穴。刺激的强度，以患者最大的忍受量为度。针刺至患者最大限度的酸、麻、重、胀、过电样等不同的感觉后，随即分别在各条神经通路上穴位的两个针柄上（如内关与曲泽、神门与小海、合谷与曲池等）通以感应或脉动电流。我们所用的是自制的电力较一般市场所售的要高约一倍的电针机，电源电压：直流3～8V，输出脉动电压：0～3V；感应电压：0～6V。由最低电位起调节，缓缓调节至患者能忍受的最大量。通电由第一次20分钟开始，以后每次递增5分钟，至第9次时为60分钟。此后则每次通电时间均为60分钟，每日一次，直至手指能自动伸直为止。最初通电时，患者忍受量一般都较低，经通电10～20分钟后，电流可酌量增加。由于电流过强的刺激常会引起肌肉的强度挛缩，甚至有针体弯曲现象，出针时应加以注意，避免折针。因此，出针后患者可能自觉该手指无力，片刻可消失，或有个别患者觉得退针后较针前更为无力。遇此情况，无关紧要，可继续使用，至恢复时患指会更加有力。治疗过程中应嘱患者经常将患指做被动性运动，以帮助其恢复。

2. 病案举例

陈某，女性，22岁，患结核样型麻风，病期15年。左手第2、3、4、5指弯曲已7年另2个月。于1952年5月因麻风反应引起左手第5指弯曲，随后不久第2、3、4指出现弯曲。至1958年，第3、4、5指不能被动伸直，有严重的肌肉萎缩及关节强直现象。此后患指常麻痹无力，活动不便。于1959年5月20日接受电针治疗，经22天后，第2、3、4指已基本能自动伸直，且患指有力，无麻痹现象，汗腺和知觉部分恢复，至今患指未见再复弯曲，但第5指未能全部伸直。

3. 疗效观察

本文所述的5例中，结核样型3例，瘤型2例。麻风病期，最长者32年，最短者3年另2个月。所选择的病例，均为较晚期严重肌肉萎缩、指腱收缩和不能行被动性伸直者。今年上半年曾试用3例，经X光检查证明，有严重骨质破坏或骨质吸收萎缩者，均无疗效（《广东中医》1960年10月号）。

以上这些针灸治疗麻风局部病变的经验，或配合其他综合疗法，或单独使用针刺，均有力地说明了中医学对于顽固性的麻风手爪病，只要不是过度严重，如骨质破坏或骨质吸收萎缩者，均能获得满意的效果。

总观以上古今所论述的针灸兼药物的疗法，可以归纳出一个共同点，即：综合疗法决不是针药滥投，无的放矢，为综合而综合的，而是本着“一切为了病人”的精神，觑定病情，不偏不倚而进行的。所以为医者首先要认识到麻风疾患的本质，继而要认识到疾患在发展过程中各个时期、各个阶段所发生的证候。所谓疾患的本质，即其根本矛盾。根本矛盾的特点，决定着疾患从始至终的全部过程。不论疾患的矛盾运动处于何种状态，那个阶段，另一个矛盾方面，归根结蒂，要受它所决定。即使另一矛盾方面当时起着巨大的作用，也概莫能外。所谓疾患在发展过程中各个时期、各个阶段所发生的证候，即其主要矛盾。主要矛盾的特点在于反映矛盾运动在一定时期内直接起主导作用和决定作用的因素，但它不决定疾患的根本性质，而其性质又与疾病的根本性质也不是全然没有关系。

麻风疾患的根本矛盾究竟是什么呢？古人统认为是毒邪。毒邪若按矛盾性质来分析，是外部矛盾，是敌我矛盾，必须与它做坚决斗争，排除净尽，才使它不残害身体，从而恢复健康。所以在治法上则取祛毒排毒的手段，如发汗、泻下、刺血等。针灸中之刺血疗法，恰是具有绝大力量的排毒措施，是直接而快速地解决麻风疾患根本矛盾的一种治疗法。在施行这种“专病专法”的情况下，要随时注意到疾患在各个时期、各个阶段所发生的证候（主要矛盾），或用针，或用灸，或用其他方法，加以具体地解决，则可能达到预期的治疗效果。这里须注意到一点，即疾患的主要矛盾，虽与根本矛盾大致相一致，但有时却不以根本矛盾的面貌出现。而在解决主要矛盾时，则必须服从根本矛盾，最低限度也不要妨害根本矛盾，则主要矛盾的解决，才会不背于根本矛盾，才会有益于根本矛盾，这是矛盾对立统一的法则。针灸疗法，不特在“综合快速疗法”当中，能够起到决定性的关键性的作用，即使它独当一面，也能够起决定性的关键性的作用。它在我国的麻风病史上，是占着重要位置的。

中医常讲的“辨证论治”，是要也必须要建立在唯物辩证法的矛盾对立统一观点上。专病专法，随证施治，两者都不可片面强调。如果片面强调专病专法，那就会陷于形而上学的静止观；如果片面强调随证施治，而看不到疾患的本质，那就成了不可知论了。二者都称不起正确的“辨证论治”。

十六、医案

司马迁作《方技传》，详记仓公治验数十则，脉因证治，琐细无遗，实为后世医案之创始，亦即现代之典型病例。所谓案者，寓有断制之义，据事实而慎思而明辨而下最后判断，随病机曲折以赴之，症结洞见，则施药如“庖丁解牛，动中肯綮”。

宋元以来，号称名医者，莫不唯医案是尚，记叙之法多端，蔚为大观。清·周澂之有言：“宋后医书，唯案好看，不似注释古书之多穿凿也”，是实有见“医者道少”，多执死方以治活人，诚有待于多读医案以矫正斯弊。

疾患之最慢性缠绵且最残酷暴烈者，莫若麻风，疾患之最难治理且最难根除者，亦莫若麻风，故古有恶疾、天刑之名。而岐黄论因，神农命药，仲景传案，葛洪立方，元方叙症，思邈制剂，明清诸贤，著述益伙，顾亦难奏万全之效。新中国成立以还，党和政府重视民疾，若建之院、设之所、置之站、辟之村，想尽办法，期防止其祸殃之蔓延，谋如何斩绝其根株。

但是欲除至恶之疾患，必待至当之方法，方有限而法无穷，方疏漏而法严密，方死板而法灵妙，而医案实为圆机活法之所在地，可以济方书之穷者。

麻风医案，在古昔虽属无多，就所见而采辑之，上自后汉、晋时，以迄现代，中间如明·薛己《疠疡机要》之正治类治，颇且巨观，并远及东邦片仓元周之纪述，汤液针灸，亦兼收并载，使正病正治，有常规可循，类症随治，有权宜可借。举凡病情之顺逆，药法之变化，随步移而换形，辨证候以施治，纸上豁露，历历分明，则虽仅依此有限之医案，亦足以征实验，析异同，资比较，作临床指针之用。视读恙无故，实空洞肤廓，可坐而言、不能起而行之理论书籍，其获益之相去，当不可以道理计。

（一）古代医案

1. 张仲景医案

仲景诊视王仲宣落眉事迹已见前病史中。

【锄云按】据现代科学诊察，麻风病潜伏期最长，有至二、三十年始发现症状者，则皇甫谧所纪仲景此案，当非荒诞。仲景医臻圣境，把握着望而知之之神工。当王仲宣在麻风潜伏期中，神色方面，自隐然有所表现，仲景一望而知，警告之，使知所注意，救治之，使免于灾殃，是医工救死扶伤之精神，医术医德，两臻其极，不愧医圣。独怪仲宣倔强不听，卒至如期而死，殊可惋惜。又五石散未传其方，不知是何种药味组成，使后人徒望而兴叹。或者有谓现所传之仲景《金匮要略》中风历节篇中的风引汤，内中有寒水石、赤白石脂、滑石、紫石英、石膏五种石性药，乃五石散之变剂。此恐系想当然之语，“无征不信”。唯是风引汤主治热风，麻风疾患有风热一种，若以风引汤治之，揆其方义，亦有利无害者，则或者之言，亦非无因而发。

2. 孙思邈医案

余以贞观年中，将一病士入山，教服松脂，欲至百日，须眉皆生。一遇斯疾，即须断盐，常进松脂，一切公私物事，释然皆弃，犹如脱屣。凡百口味，特须断除，渐渐断谷，不交俗事，绝乎庆吊，幽隐岩谷，周年乃差，差后终身慎房，犯之复发。(《千金方》)

3. 窦材医案

一人病疠症，须眉尽落，面目赤肿，手足悉成疮痍。令灸肺俞、心俞二穴各十壮，服换骨丹一料，二月痊愈，须眉更生。

【锄云按】王士雄云：“窦氏治中风用换骨丹，治疠风用换骨散，此与第三条所用皆是换骨散。”换骨散方，以乌蛇、白花蛇搜风祛湿攻毒为君，而辅以散风泄热、活血祛瘀之品，是麻风病之有力方剂，且用于灸法之后，是综合治疗，故取效甚捷。

一人遍身赤肿，如锥刺。窦曰：“汝病易治。”命灸心俞、肺俞二穴各一百壮，服胡麻散。二服而愈。手足微不遂，复灸前穴五十壮，又服胡麻散二料，痊愈。

【锄云按】窦材氏曾谓：“癞疾皆因暑月仰卧湿地，或房劳后入水冒风而中其气。若中肺俞、心俞，名曰肺癞，易治；若中脾、肝、肾俞，名曰脾、肝、肾癞，难治。黄帝正法，先灸肺俞二穴各五十壮，次灸心俞，次脾俞，次肝俞，次肾俞，如此周而复始，痊愈为度。内服胡麻散各一料。然平人只灸亦愈。若烂见筋骨者，难治。”此窦氏强调治疗麻风应当注重灸法。根据麻风病系一种慢性疾患，久病必虚，而邪毒又重，其体工之抗病毒能力、一般都是不够的。而艾灸适为强壮疗法，举以为服驱毒药前的一项措施，恰是既扶正又驱邪，解决矛盾对立统一的一个好办法。观现代从事于治疗麻风者，多采用方药，罕用针灸，尤其是灸法，几乎不见之于麻风临床上面。窦氏为宋代著名针灸家，其言当不欺人、欺世。今后对灸法之治疗麻风，尤其是躯体衰弱之麻风，实在有采用的必要。

又窦氏对麻风病因的认识，侧重在湿淫上，故除采用灸法外，更内服胡麻散，取浮萍、薄荷、牛蒡等发汗以祛湿疏风。王孟英谓：“此方最平稳，若初期麻风，收效最捷。”元代张子和谓：“一汗抵千针。”前贤后贤，其揆若一，吾人实应借镜取法。

一人面上黑肿，左耳下起云，紫如盘蛇，肌肉中如刀刺，手足不知痛。询其所以，因同僚邀游，醉卧三日，觉左臂黑肿如蛇形，服风药渐减，今又发。窦曰：“非风也，乃湿气客五脏之俞穴，前服风药，乃风胜湿，故当暂好，然毒根未去。”令灸肾俞二穴各百壮，服换骨丹一料，痊愈，面色光润如故（各案见《扁鹊心书》）。

【锄云按】肾开窍于耳，黑亦肾色。从辨证产生治法，是临床措施的唯一途径，所以能在灸肾俞的治法上收到满意的疗效。

4. 张从正医案

桑惠民病面风黑色，畏风不敢出，爬搔不已，眉毛脱落，作癞治三年，张曰：“非癞也。乃出《素问·风论》，曰：‘肾风之状，多汗恶风，脊痛不能正立，其色炲，面庞浮肿。’今公之病，肾风也，宜先刺其面，大出血，其血当如墨色，三刺血变色矣。”于是下针自额上下，针直至头顶，皆出血，果如墨色。遍肿处皆针之，唯不针目锐眦外两旁，盖少阳经，此少血多气也。隔日又针之，血色乃紫；二日外又刺，其血色变赤。初针时痒，再刺则额觉痛，三刺其痛不可任，盖邪退而然也。待二十余日，又轻刺一遍方已。每刺必以水洗其面。十日黑色退，一月面稍赤，三月乃红白。但不服除根下热之药，病再作，张在东方，无能治者。

【锄云按】王士雄云：“今更无能治之人矣，然不可不知有此证。”考《灵枢》云：“疠风者，素刺其肿上，已刺，以锐针针其处，按出其恶气，肿尽乃止。”所谓肿尽乃止者，则非止一二次针刺可知。子和此案，凡三用刺法，使血逐步变色，知痛痒后，更复轻刺一遍，可谓有胆有识之手段。后世麻风家能深刻体会《灵枢》之旨，心传子和之法者，唯东人片仓元周氏之烧针术（见针灸）。惜现在麻风临床家，多取中西药治疗法，弃烧针法于不用，殊有失综合疗法的全面性。

朱葛解家病癞疾，求治于戴人。戴人辞之，待五六月间可治之时也，今春初尚寒，未可服药，我已具行装到宛丘，待五六月制药。朱葛解家以为托辞。后戴人果以六月间到朱葛，乃具大蒜、浮萍等药，使人名解家曰：“药已成矣，可来就治。”解为他药所惑，竟不至。戴人曰：“向云非托辞也，以春寒未可发汗，暑日易发汗，针同发汗也，但无药者用针，一汗可抵千针，故高供奉采萍歌曰：‘不居山兮不在岸，采我之时七月半。选甚瘫风与痪风，些小微疾都不算，豆淋酒内下三丸，铁幞头上也出汗。’噫！‘文士相轻，医士相疾’，文士不过自损，医士至于害人，其解家之谓欤?”

阳夏张主簿病癞十余年，眉发皆落，皮肤皴涩如树皮。戴人断之曰：“是有汗者，可治之，当大发汗。其汗出当臭，其涎当腥。”乃置燠室中，遍塞风隙，以三圣散吐之，汗出周身，如卧水中，其汗果黏臭不可闻，痰皆腥如鱼涎，两足心微有汗。次以舟车丸、浚川散大下五六行，如此数次，乃瘳。(《儒门事亲》)

【锄云按】子和理疾，善用汗、吐、下之法。此二案亦取斯径，前案未果用，预后卒致不良，后案既吐而取汗，又以峻利之剂下数次，病果愈。麻风为恶疾，其毒至重且深，可汗则汗之，可下则下之，只要有可汗吐下之条件，则猛剂取效既迅捷，且可彻底，又何所惮而不取子和汗吐下之法呢?唯是表里虚实，人各不同，为医工者，要具明眼，善诊察，辨清虚实，诊断一明，则或汗下，或滋补，均恢恢乎游刃有余，无往不利。否则只慕名医之方之法，冒昧取用，往往偾事取祸，后悔无及。这不是古人的方法不良，乃是自己犯了教条主义的过错。

5. **罗天益医案**

戊寅岁正月，段库使病大风，满面连颈极痒，眉毛已脱落，须以热汤沃之则稍缓，昼夜数次沃之，或砭刺亦缓。先师曰：“脉风者，疠风也，荣卫热胕，其气不清，故使鼻柱坏，皮肤色败。大风者，风寒客于脉而不去，治之当刺其肿上，以锐针针其处，按出其恶气，肿尽乃止。常食方食，勿食他食。”(《卫生宝鉴》)

【锄云按】玩味此案，当系本诸《内经》以针刺及忌口收功，未采取其他方法治疗者。

6. **王海藏医案**

王氏患大风病，眉须堕落，掌内生疮，服紫菀丸半月，泻出癞虫二升，如马尾，长寸许。此方治病甚多，不能悉录。

【锄云按】此方系皂荚剂，得巴豆则峻下，更佐以蜀椒杀虫，故服后有下如马尾形之虫二升，再配以祛风暖脏之品，因之麻风得以速愈。

7. **薛己医案**

一男子，冬间口苦耳鸣，阴囊湿痒，来春面发紫块，微肿，麻木。至冬遍身色紫，不知痛痒，至春紫处俱大，至夏渐溃，又至春眉落指溃。此患在肝胆二经，令刺手指缝并臂、腿腕出黑血。先与再造散二服，下毒秽，更以小柴胡合四物汤加白芷、防风、天麻、角刺，渐愈。又与换肌散。但遍体微赤，此血虚有火，因家贫未得调理。秋间发热，至春面仍发块，用前散并养血药，喜年少谨疾得愈。

【锄云按】中医的辨证施治，不能只看到疾病发展的一个阶段上一个时期内的主要矛盾，而遗却根本矛盾于不顾。立斋的这一医案，即认识了麻风病的根本矛盾是毒，首先继承了《内经》的针刺疗法，在手指缝并臂腿腕刺出恶血，去其血中之毒，更与再造散泻下毒秽，并照顾到经针刺与泻下过程中损及体气、出现一种衰弱征象的主要矛盾，以小柴胡合四物汤去解决它。而解决主要矛盾又不脱离根本矛盾，所以加入治麻风专药皂刺。兼用换肌散。后来的治法，始终是贯穿着这一法则。这种辨证施治的最高手段，是值得学习的。

一膏粱之人，鼻坏眉落，指脱体溃，热渴晡甚。用四物汤加酒炒黑黄柏、知母、五味、麦门冬、白芷、天麻、角刺，三十余剂，热渴少止。时仲夏，精神倦怠，气喘身热，小便黄数，大便稀溏，此元气虚而时热胜也，用补中益气汤顿安。乃与换肌散及益气汤，兼服二月，更以生脉代茶饮，疮少退。时至仲秋，眩晕少食，自汗体重，大便溏数，此亦时湿之证，用清燥汤调理而愈。又用补中益气汤少加酒炒黑黄柏、知母、角刺、天麻，两月余而瘥。又因劳倦，耳聩热渴，误服祛风散，病气益剧，身发赤疹，与益气聪明汤，月许而愈。

【锄云按】此案患者根气不坚，本实先拨，不仅枝叶有害，故病每善变，且易招致外邪。苦颟顸用药，多致枝节横生，难于收拾。此则随机策应，对症发药，或退热，或清湿，或养血生脉以培元，或补中益气以固本，皆因病以定方，不执方以治病，故能丝丝入扣，履险若夷，而默奏效果，非斲轮老手莫办。

一男子，赤痛热渴，脓水淋漓，心烦掌热，目昧语涩，怔忡不宁，此心经受证也。用安神丸兼八珍汤，少加木通、炒黑黄连、远志，元气渐复。却行砭刺，久邪渐退。但便燥作渴，用柴胡饮、八珍汤而愈。用换肌散而瘥。

【锄云按】此先扶正后驱邪法，体虚之人宜之。若不顾正气，见症便孟浪施治，正如根本已漓之树木，不沃土培元，却向枝叶潠水洒药，适足以促其枯萎，还能济得甚事。

一男子，肚见青筋而起紫泡，发热作渴，寅卯时甚，脉弦数，腿转筋，小便涩，此肝经火证。先用柴胡饮，热退便利。即用小柴胡合四物汤加龙胆草、炒山栀，三十余剂，及八珍汤加柴胡山栀，养其气血，乃用换肌散去其内毒而安。年余因劳役饮食失宜，寒热头痛，遍身赤疹，自用醉仙散而殁。

【锄云按】换肌散与醉仙散，虽均为治麻风之专剂，但在医者的掌握中，则能起死回生，在非医者的使用下，则致我生害命。是固非专剂之罪过，乃庄子所谓“代大匠斫，罔不伤其指”的缘故。观各案在用换肌散或再造散等方的前后，或治其旁症，或培其本根，始从事发疏攻逐之剂，且于药后更补气养血以巩固疗效，防止复发，是岂一方一药所能胜任愉快的呢。

一男子，面发紫疙瘩，脓水淋漓，睡中搐搦，遍身麻木，渐发紫块，劳怒则痒，肝脉洪大。砭刺臂、腿腕各出血，用清胃散加大黄、角刺，四剂煎，下泻青丸，肝脉少退。以升麻汤数剂，下前丸，诸症少愈。却用宝鉴换肌散斤许，又用小柴胡合四物汤加参、术、天麻、角刺百余剂，及六味地黄丸，半载而愈。后因劳遍身麻痒，脉微而迟，此气血俱虚，不能荣于腠理，用十全大补汤加五味、麦冬，调理年余而安。

【锄云按】调理年余而安，见治虚弱症非期之于短时间者，须有方有守才能够济事。

一男子，面赤，发赤泡，下体痒痛，午后发热，大便燥黑，此火盛而血虚也。用再造散及四物汤加防已、胆草，及刺腿、指缝出毒血而便和；仍以前药加白术、白芷、茯苓、羌活、独活而便黄；仍以四物去胆草、防已，少用独活，加玄参、萆薢，五十余剂而疮退。却用补中益气汤加天麻、麦门冬，而气血渐充。时仲秋霪雨，遍身酸痛，用清燥而安。遂用换肌散、胡麻散、八珍汤，兼服而愈。

【锄云按】麻风病因虽属风邪，但无有不夹湿者。若当时令湿重，则更同气相求，病尤多湿。观此案用清燥汤后，更继之以换肌散清除风湿可知，则治疗麻风者，对于治湿之道，不可不加以讲求。前哲倪松亭云：“治湿之道非一，当细察表里上下，为用药之准的。如湿气在于皮肤者，宜用麻、桂、二术，以表其汗，譬如阴晦，非雨不晴也；亦有用羌、防、白芷等药以腾湿者，譬如清风薦爽，湿气自消也。水湿积于胃肠，肚肠肿胀者，宜用遂、戟、芫、丑之属以攻其下，譬如水满沟渠，非导之不去也。寒湿在于肌肉筋骨之间，拘挛作痛，或麻痹不仁者，宜用姜、附、丁、桂之属以温其经，譬如太阳中天，则湿自干也。湿气在于脏腑之内，肌腠之外，微而不甚者，宜用术、苍、朴、夏之属以健脾燥湿，譬如微湿，以灰糁之，则湿自燥也。燥热在于小肠、膀胱，或肿或否，或溺闭不通者，宜用二苓、车、泻之属以渗利之，譬如水溢沟浍，非疏通其窦不达也。”熟此以理湿，庶免不知辨证滥用杂药之弊。

一上舍，面发肿，肌如癣，后变疙瘩，色紫，搔之出水，此脾肺之症也。先用清胃散以清胃热，解表毒，又用四物汤加山栀、黄芩、柴胡、皂角刺、甘草节，以养血袪风热。及砭臂、腿腕、手足指缝并患处，以去毒血，疏通隧道。乃与八珍汤加白芷、皂角刺、五加皮、全蝎及二圣散，兼服月余，以养阴血，治疮毒。又与补气泻荣汤，少愈。再与换肌散而痊愈。后因劳倦，遂发赤晕，日晡尤甚，以四物加丹皮、柴胡、山栀，并用补中益气汤年余，虽劳而不发。

一男子，遍身如癣，痒成疮，色紫麻木，搔之则痛，小便数而少。此脾胃受邪，证多在表。用清胃散，并砭刺患处并臂、腿腕出黑血，神思渐爽，但恶寒、体倦、口干。此邪气去而真气虚也，以大剂参、芪、芎、归、蒺藜、桔梗数剂，元气顿复。却用八珍汤加黄芪、白芷、蒺藜、天麻、软柴胡及二圣散治之，其疮渐愈。后用换肌散、八珍汤等药，调理半载而痊。后仍发，误用克伐攻毒，患两感伤寒而死。

【锄云按】此案与上案作比较，均愈后复发，一则以生，一则以死。此案之死，虽由于两感伤寒，却在克伐攻毒之后，所谓“邪之所凑，其气必虚”。由此可知，复发之症，必培补以扶正，才合乎治疗的规律性。

一男子，遍身疙瘩，搔则不痒，搔则不痛，便闭作渴，此邪在内也。以再造散二服微下三次，用桃仁承气汤加当归四剂，及砭恶血，渐知痛痒。但形体倦怠，用培补之剂复其元气；又用二圣散，其疮顿愈；更用大补，年余而康。后患疾涎壅盛，舌强语涩，用二陈、苍术、知、柏、泽泻，四剂而愈，再用补中益气汤调理而安。

【锄云按】实则攻之，此案即是。泻下砭刺，兼施并进，所谓综合疗法，谁谓薛氏专用补法呢？要在以辨证施治为归，才合乎治疗法则。

一男子，素清苦，眉尽落，病在肝胆二经也。乃刺臂、腿腕及患处出黑血，空心服八珍汤加五味、胡麻、首乌、威灵仙，食后服换肌散。喜其无兼变之症，又能笃守禁忌，不半年而愈。

【锄云按】细绎此案，当系一实证。故首遵《灵枢》刺其出恶血，并嘱其“常食方食，勿食他食”，次以八珍汤扶其正气，换肌散撤其风邪，攻补兼施，收到全功。勘症既确，手法尤灵敏，实堪为后学法程。

一儒者，脚心或痒痛，或麻痒，或肿胀。二年后身体作痒，渐变疙瘩，发热耳鸣，日晡益甚，此属肾虚也。乃砭刺臂、腿腕及手足指缝，去其瘀血。用六味地黄丸料加五味、柴胡，五十余剂以补肾。又用换肌散、祛风丸以治疮，各斤许，疮渐愈。得滋补守禁而痊。

【锄云按】按六经审证，更认清虚实寒热，再按经用药，这是中医的大经大法，必遵循之，才能起沉疴，救夭札。若仅泥守专药专方，不知变通，则受病之脏腑经络既有不同，而人之体质亦各有异，往往走入穷途而碰壁。

一上舍，遍身患之，形病俱虚，余谓须用调补，元气完复，方治其疮，不信。恰服蛇酒以攻其毒，更敷砒霜等药以蚀外毒，顿加呕吐清水，体痛如锥。或以为毒气外发，余曰：“脾主肌肉，此因毒药伤脾而然也，反服祛毒之剂”，吐泻不止而死。

一男子，用药熏洗。汗不止，喘嗽不食，腹鸣足冷，肢体抽搐。此因热伤元气，腠理不密，亡阳耳。是日果卒。（以上各案见《疠疡机要》）

【锄云按】此二案正犯立斋疠疡本证治法首二条之戒。其言曰：“疠疡当知有变、有类之不同，而治法有汗、有下、有砭刺、有攻补之不一。盖兼证当审轻重，变证当察先后，类证当详真伪，而汗、下、砭刺、攻补之法，又当量其人之虚实，究其病之原委而施治之。盖虚者形气虚也，实者病气实，而形气则虚也。”又曰：“疠疡所患，非止一脏，然其血气无有弗伤，兼症无有弗杂。况积岁而发见于外，须分经络之上下，病势之虚实，不可概施攻毒之药，当先助胃壮气，使根本坚固，而后治其疮可也。经云：‘邪气盛则实，精气夺则虚。’此二条医家当熟习玩味之，临床时才知所审慎。”

8. 沈之问医案

富翁陈善长患风年久，求予先君治之。先君思善长耽于酒色，日不间断，必难治，固辞不药。善长密贿予家老奴，盗传制大枫子之法。善长依法制度，三年共食大枫子肉七十余斤，其疾脱去，绝无他患。一日持礼币至予家，诮先君曰：‘昔年求治，力辞何也?’先君甚赧然。厚谢老奴而去，始知盗方之弊。(《解围元薮》)

【锄云按】大枫子用于良性麻风与早期恶性麻风，服之能足量足时，是有效的药物；若晚期恶性麻风，则禁用大枫子，因其有损目的弊害。

9. 冯鲁瞻医案

一贫妇，因无膏粱厚味，故服醉仙散外，又服加减四物汤百余剂。半年之间，月经行而风症亦愈。故贵薄滋味也。(《冯氏锦囊秘录》)

【锄云按】冯氏系承孙思邈《千金方》“一遇斯疾，凡百口味，特须断除”之旨。而从此医案之具体事实，足以说明淡薄口味之重要性。则治疗麻风时，对于禁忌食物，有不容忽视者。

10. 薛生白医案

须眉白落，皮毛淖泽，脉来浮涩，此风也，非衰白也。三十六种风，同出异名，非浅可之疾。夏月宜食香风蛇，即俗名黑风蛇也，与鸡煮食之。白归身、胡麻、赤芍、生地黄、旱莲草、僵蚕、金银花、茺蔚子、夏枯草(陆士谔按：此乃疠风也)。

【锄云按】分析这个方剂药物的功能，应用于良性麻风有贫血现象、兼神经性疼痛者，能有效。

11. 日人片仓元周医案

相州青梅一民，年三十余，左手小指麻木者期年所，后两脚瘰痹，时时如为针锥所刺。里中医久治无应效，遂来东都，请予诊之。予曰：“此疠风也。”渠面色不悦。“此当急治方可，不然，则瘀血蔓延，终为废疾矣。汝狐疑不能决，我使汝知其为疠风。”乃延患者于室中，令解带裸体，点火于樟脑以照其周身，则死血隐匿者，灼灼乎犹指苍素也。即以三棱针刺数处，患者曾不觉痛痒，于是始信予言，勉强求治。乃用当归汤十五日，次与第一神效散下之三日，出种种恶物及蛔虫五条。次与第三神效散，又三日，下黄糜汁十余碗。次用竹精丸者二十日，外以三棱针隔三日取瘀血，其症十愈九。寻以龙石汤，兼用香果散，三十日而全然随愈。彼来予处厚谢，告以还乡，且请药百余帖，将携之还。乃课与之，复嘱曰：“自今后三年，当屏绝欲情，清淡饮食。”遂归乡。其后药尽，则远致使以乞焉。凡于本病外，服药者三百帖，又能守禁忌，五年后举一男。每岁致土物以谢活命之恩者八年于今云。

【锄云按】这一案是良性麻风曲尽其妙的治法，唯必须实证，用之始合。且应意识到于本病外服药三百帖，当是善后的补药居多。

山城西冈村一富民徒弟，年二十五，病痨疾五年，眉须半落，手足稍拳挛，且面上手足发紫痞瘰数处，既而两脚顽痹，不觉痛痒。平安医数辈医之，无一效，遂废药登山，断食，祷于鬼神者七日。疲劳殊甚，族人扶载归家，病势依然不衰，荏苒转甚矣。安永戊戌岁，予游西京，西京远西冈十余里，传闻予疗奇疾，乃以轿舆迓于客舍而求治。予已至，则患者向予恸哭曰："我年未满三旬，不幸罹于天刑之疾，医药祷禳，俱无少效，幸以君之力，再得为完人，再造之恩，死不忘也"！予就而视之，合谷肉已脱，爪根无白晕，眼光如电，然仅所可喜者，以手指不甚屈耳。予曰："既是恶症二三，于法属难治，乃未尝浴温泉，且龄甚富，更能守禁忌，如法服药，当得愈焉。古人有言，'自非医者神手，病者铁心，罕能免'，汝能如此耶?"渠拜手稽颡曰："敬从教而已。"遂使患者居室中，遍塞户牖，令黑暗，秉烛看其周身，则瘀血界限粲然分明。乃尽黑记之，以烧针刺之者三日。初刺针入一寸许，患者曾莫知痛痒。第二日则针入七八分，颇觉痛。第三日针未过三四分，其痛不可任。此乃以瘀血去而新血生也。内用第一神效散三日，大便下行日七八行。次用第二神效散，则后灰色虫十四条，长尺有奇，内二条有紫黯色，尤大者，但作眼目处而无瞳子，乃并放盆中，以水灌之，摇摆片时而死。此日，患者食、□、无名三指俱舒而能屈伸。次与第三神效散，则下如鱼肠者升许，面上手足针处黄水出，腐肉欲已去。其瘀血伏匿在肌肉间者，又见数处，再刺烧针，内用虎势丸十五日。针疮脓汁出竭，而新肉日长，手措指伸。更用龙石汤四十余日，眉须渐生，而方获全安。

【锄云按】此案似属恶性麻风，因系青年患者，所以用针刺较前案深一等，用药增入第二神效散，并采用虎势丸，亦较前案重一等。重病用重药，才能挫锐攻坚，荡平敌寇。唯虎势丸无眼病者方可用，不则损目，因方中有大枫子与雷丸油。末用龙石汤以善后，颇合。

蘆州书生某，年二十二，负笈游于东都昌平弘文院，日夜讽诵，才敏超迈，颇赋诗属文。居之三年，患下疳疮，服药病瘥后周年许，右手小指顽钝，不知痛痒，手足生疮，如梅实大，随愈随发。又面上发赤斑如锦纹，百药杂投，略不见效，至右手指颇拳曲，请予诊之。予曰："不遽至，则终至于废矣。"乃语治术之法，则渠窃惧其烧针，口顺心违。又请他医服药，三阅月，病势日甚一日，复来求治于予。予乃视之，则以不治证候既已尽具，固辞。患者及同学者屡来求治，予曰："假令施治术，亦唯仅不过免鼻柱崩倒、手足隋落耳，恐不可得为完人。"遂刺烧针与药，调理三月后，针疮皆愈，面色不异好人，唯惜右手指屈曲不舒。自是其后，常以左手把笔，惯习练熟，久之，至能作字矣。

【锄云按】医工对患者当勉为其难，才合乎救死扶伤的人道主义。若此症不予治，势必日行恶化，演成鼻崩肢残，终至惨死。而一经着手，则手足疮愈，面上赤斑亦退，不仅救得其性命，且近于完人，是虽出乎医者患者逆料之外，然亦足征人在主观努力下是可以战胜自然的。

熊本藩一士某，年四十余，右颊近须生疮，形如梢瓜，头平阔不起，结痂如鱼鳞，黄水常出，渐渐延及于满面，自春至夏尤炽，爽气来则干燥，每旦白皮盈掬，正如云母屑。如此者四年，医用防风通圣散、化毒丸，其他解毒之丸散及膏药、熨药等无算，俱无少效。友人某邀予视之，予窃知为癞疮，然以人多隐讳，不敢语患者，乃谓曰："是非霉毒、结毒之类，所谓无名顽疮，根基沉深，非寻常汤液所能治焉。"乃与当归汤十余日，更制苦参丸，日以五七钱，白汤送下，四十余日而痊愈，永获亨康宁之福。

【锄云按】这案当是麻风病之偏于湿热者，故能以苦参丸取效收功。

匱童铺，年三十八，性嗜酒，耽饮既多，又好啖生鱼肉，积久渐肥，因酿成齇鼻。期年后，面上发红斑，渐如顽癣疥癞，遂至眉毛脱落。或以为恶疾，或以为结毒，更医累百，毫末无效，病势转增，于是商治于予。予详视其病态，决非结毒恶疾所为也，乃湿热所致尔。经曰："火郁发之"，乃用升阳散火汤，一月余而方获全瘥。

【锄云按】施治贵乎辨证，若认证不清，纵更医累百，亦是杂药滥投，妄期幸中，所以终至无功。乃审证一确，效如桴鼓，一月余即行霍然，可谓眼明手敏。

一曲铺儿，年八岁，颈项生疮三五枚，形如桃核大，随生随褪，饮食稍减。更哑科（按：即小儿科）十辈，皆俱用解毒剂，而病势漠然，转加增剧。访治于予，予曰："是父母霉疮毒气所遗，而今之证候，正气衰惫，为殊急矣。譬如良民，久为寇贼扰乱，宜先培其根本，以摄其虚阳，国富民宁，而从事于斯。"乃予二中汤（自注：见《医方会解》，即理中汤合小建中汤方）倍人参，用之三十日，饮食渐进，元气恢复。继与清荣汤，兼用集良丸，每旦服五七丸，至四十余日而全然告愈。古云用药如用兵者，其斯之谓欤？

一男子，年三十五岁，患下疳疮，三年后，两腋下发疮，糜烂疼痛，日夜流臭水，久而不愈，遂沿及身面，渐至无完肤，眉须尽脱落，且新增筋骨疼痛。易数医不效，邀予商之，予曰："此霉疮毒气在表里之证。"乃用柞皮汤，早晚吞飞龙丸，间三日与铁槌丸以下之。如此月余，其痛稍减，肉长疮靥而愈。数月后，眉须复生。

【锄云按】以上三案，都类似麻风，后两案且有眉须脱落症，尤难于鉴别。在没有化验检查的情况下，要辨认其为麻风，或为霉毒，殊非易事。片仓元周氏在第一案或利用其樟脑照法，才肯定患者不是恶疾，而为湿热。顾无论如何，这种活泼泼的治疗法，是合乎辨证施治的法则的，可以给死守教条主义者作镜鉴，故仍其旧例，列于麻风病医案中。

一娼家主，年二十七，幼而学书于师家，忽左手小指瘙痒不可忍，自以齿啮之，竟得齚而脱。家人大惊，急延疡医治之。医乃欲续之，不能，遂用傅药或灸伤处，然后获血止而渐愈。其后右足小趾生疮，又两足外廉顽痹，时如被针锥刺，又胁后生疮数颗，或出或没，久久不瘥，于是始为癞疮。更数医不效，经历累岁，形体渐羸瘦。左手指弯曲，爪根白晕灭。足心生疮溃凿，步履艰难。已过十八年，而请治于予，予以属不治症，乃固辞。患者及其兄弟勉强求治，予曰："我虽有神方，药颇峻，恐不耐瞑眩，反害焉。"患者把腕而谓曰："闻先生有奇术，尚矣！设使服药至死，又何憾焉？况我罹此病患，屡费财赀于医药，释家积乎祷禳者无算，由是赀产荡尽，身体日属委顿，且不能以良人齿伍，则生亦犹死也。请先生以我试难治证，亦可治耶否？"遂不可辞，乃命门人森宗益施烧针，乃与三种神效散，寻用虎势丸六日，卒然肩背疼痛，咽中闭塞，完谷不下，数日而死。嗟乎！予已识其不治证，而壮其言，而悲其志，遂药反促命期，今噬脐耳，故祥书之，为后来施治者勉鉴云。

【锄云按】此案尤足珍贵。因为历来各家医案，都是写已治愈的成绩，甚或扩大成绩，美化自己，以做炫鬻，从来很少有写治疗中之败绩，曝已之短者。究竟医工临床执匕，哪里都能指挥如意、所向无敌呢？或值患者病入膏肓，沉疴难起；或自己诊断不够精审，贻误病机。事后检查，书之于劄记，以自做警惕，著之于简册，并告诫他人。这种作风，非唯见医德，且足见婆心。

片仓元周氏记浪华一处女麻风医案云：崎阳一商人姓某者，每岁来浪华驿亭，留连数十日，更易诸货而后归。顷岁复来寓其家，偶童女数人，来游于此。一人年未笄，姿色殊众，商觌之，叹云："呜呼！惜矣哉！之子过数年，则巩当发疠疾。"主人愕然曰："君何以知之？"曰："我视其色泽以知之。"曰："然则君何之治，而可免后患耶？"曰："我有奇术，若能委信，则可以施焉。"主人乃以商之言语女父母，父母闻之，始则大惊，中则大怒，后则悲哀，遂议治于商。商乃先令求大内斗许瓷瓶，又煎成人参数两。而后使女侧卧，取铁针一条，长尺有余者，于两脚涌泉穴刺之，针入尺许。女不堪痛苦，气将绝，乃与前人参汤，以手自臀腿边推拊下，则黑血迸出如涌，因承之瓶，几五大升。乃覆盖密封，以沥青固济，更掘地埋之讫，云至来年期月，则当发见之。予来亦将在其时，遂告别而归。而女针痏亦寻痊，肌体悦泽，胜于向日，亲戚莫不尽悦焉。及期，商来视其女云："善哉！病基既已脱矣。"乃使人出客岁所埋瓶，发开睹之，则其血盈溢于瓶口，商曰："此血在人身中如是蔓延，不致身体坏败者几希。"观者大异，欢之。商乃谓女父母云："我有一子，年已成长，未有伉俪，愿以此女获配于彼，何幸过之！"父母答云："幸以君之灵，得救一女于涂炭，则一日生命，皆是君之赐也，敢不诺哉。"遂行纳币礼以送之云。片仓子云："奇矣哉！商之得斯术也。昔张仲景见侍中王仲宣，谓曰君四十当眉落，半年而死，令服五石汤可免。仲宣嫌其言忤，受汤勿服，后果眉落，遂至死。今女父母能恪信商言，女亦能忍耐痛楚而从于治法，是以得免其大患，呜呼！可谓胜仲宣远也！予亦窃疑夫瘀血者，生血所化，凡人身中，若酿成一滴瘀血，则累月积年，渐滋蔓耳。今收之瓶中，绵历期月相倍蓰之者，于理为迂。然而事物之变有不可穷者，姑记以正于明哲云尔。"（以上各案见《霉疠新书》）

【锄云按】此案虽近离奇，但亦不越乎常理。麻风病潜伏期既长，深于斯术者，必有见微知著之诊断能力，如仲景与此案皆是。刺出黑血，是引毒外出之捷法，自《内经》倡始，张子和、薛立斋等承继在后，因善于运用，对疾病之疗效甚显。而片仓元周又扩而充之，烧针刺血，益见治验。此术在提倡用综合疗法理疾病的现在，实在有研究和使用的必要。

12. 白衣老人案

清·金忠淳《砚云甲编》载一案云：陆某，长洲农民也，尝染风疾，须眉尽脱，江湖间丐食为活。尝晚泊酒家求酒，有白衣老人恻然悯之，曰："吾善治此病。"即以针刺其两股，血流如注，命以河水沃之，须臾血止。即探囊中，以红药一丸如小指大，予之曰："服之，至夜半当出大汗，可急入水浴之。"问其姓？曰："姓钟。"问其所居？曰"黄村。"某服其药，至夜半果然。时暑天，如其言，入水浴之，浴毕，呼其孙曰："吾疾去矣！吾疾去矣!!"惊喜不胜。明日操舟还，人亦大惊讶。

13. 吴恕医案

吴恕，字如心，钱塘人，博极群书，少贫，货乌蛇丸治疯疾。时乘采风，使适有患此疾者，召恕与谈。惊服其议论，遂委託治之，疾果愈。（《杭州府志》）

【锄云按】《朝野佥载》载：商州有人患大风，家人恶之，山中为起茅屋。有乌蛇坠酒罂中，病人不知，饮酒渐差，罂底尚有蛇骨，方知其由也。又，李时珍《本草纲目》载：《秘韫》治大风，用大乌蛇一条，打死盛之待烂。以水二碗，浸七日，去皮骨，入糙米一升，浸一日，晒干。用白鸡一只，饿一日，以米饲之，待毛羽脱去，杀鸡煮熟食，以酒吃尽。以热汤洗大半日，其风自愈。这两则都是用乌蛇把麻风治愈，正是吴案所本。

14. 周子固医案

王君海子病疠，众医莫能疗，周授已七药漱之，牙龈出秽血数升。既而形尽瘦骨立，后第以美味补之，数月瘥。（《九灵山房集》）

【锄云按】此案以七药漱之，未详何种药制成。意者当系水银剂，不然漱后不会牙龈出秽血数升。汞剂是剧毒药，在患者躯体壮、病邪实的情况下，可相机偶一用之以劫毒，但不可持久服用，并应当委为善后。观此案以美味补之始瘥可见。

15. 张锡纯医案

绵州县署传达处戎宝亭患癞症，在其本地服药无效，来奉求为诊治，服药六剂即愈。隔三年，其症陡然反复，先起自面上，状若顽癣，搔破则流黄水。其未破之处，皮肤片片脱落，奇痒难熬，歌哭万状。在其本地服药十余日，分毫无效，复来奉求为诊治。其脉象洪实，自言心中烦躁异常，夜间尤甚，肤愈痒而心愈躁，彻夜不眠，若再不愈，实难支持。遂为疏方，用蛇蜕四条，蝉蜕、僵蚕、全蝎、甘草各二钱，黄连、防风各三钱，天花粉六钱，大枫子十二粒，连皮捣碎。为其脉洪、心躁，又为加生石膏细末两半。煎汤两茶盅，分两次温饮下。连服三剂，额上流黄水处皆结痂，其有旧结之痂皆脱落，瘙痒烦躁皆愈强半，脉之洪实亦减半。遂去石膏，加龙胆草三钱，服一剂。从前周身之似有似无者，其癞亦皆发作瘙痒。仍按原方连服数剂痊愈，愈后病人心甚感激。夫先贤伯牛之疾，自古先儒传说谓是癞病，素尝疑之，今乃知癞之为病，诚与性命有关也。至方中之药，诸药皆可因证加减，或用或不用，而蛇蜕则在所必需，以其既善解毒（自注：以毒攻毒），又善去风，且有以皮达皮之妙也。若畏大枫子有毒，不欲服者，减去此味亦可。（《医学衷中参西录》）

【锄云按】药方当以大枫子为主要药，若减去，恐效果即不显。

（二）现代医案

1. 任某，男，26岁。瘤型麻风，1938年7月1日发生麻风反应，颜面及四肢肿胀，全身疲倦，心急心慌，胃纳不佳。血、尿化验未见异常。

治疗：葡萄糖静脉注射，口服强心利尿剂及维生素等，未能见效。于1月8日改用中药二黄散（见方剂），口服两天。患者自觉病已减轻，检查脸部及四肢浮肿减退，四肢关节酸困消失，心慌急躁见安，食欲转好。继续服药十天，症状反应完全消失，精神恢复原状，又开始麻风病治疗。

【锄云按】二黄味苦寒，具抑制作用。麻风反应，在临床治疗上最为棘手，并有时使前此所治疗之功绩尽弃。今得这简便有效的方剂，实有广泛应用、以取得多数实例疗效、用资推广的必要。

2. 魏其宽，男，70岁。麻风反应，下肢俱黑，疮色如墨，坚硬如铁，不知疼痒，腥臭难闻，用三仙丹收锁其毒。五个月后，臭止，色微变，腐肉少脱离。改用妙灵丹（二方均见方剂）四五次，腐尽肉生，下肢疮与色大有改变而愈。外敷膏药。

我们曾用中药试治9例麻风患者，治疗时间最长的71天，最短的15天。除一例症状完全消失（现仍在观察治疗）、一例因时间过短（15天）尚未见效外，余均有不同的效果。内中有6例主诉，是由过度潮湿所引起的，先感到腿疼，以后下肢发麻，遇潮更严重。在治疗时，先采取发汗以清表分湿热。《儒门事亲》说："千针不如一汗"（该书同时主张针委中出血），以防风通圣散、玉真散等，依照病人身体情况及患病情况，予以加减。患者开始都用过此法，但效力不显著，反应不大，麻木处也不出汗。继在该方中加入十枣丸以清内毒，并在丸药中加入斑蝥、红娘、蜈蚣、全蝎、蝉蜕、甲珠等。服后峻泻，日夜数十次，腹部剧痛，泻下物如虫、如鱼脑，并有血尿、贫血及静脉淤血等现象。服后肿块渐消，但麻木仍旧，也不出汗。又以玉真散及局部针刺，并用草药煎汤熏洗，发小汗，麻木范围渐渐缩小，毛发渐生，皮肤细致，症状渐减。但该药反映甚大，久服则筋骨掣痛，肌肉挛缩，肢体倦怠，头脑昏胀。故根据身体情况仅用于4例，另2例以独圣散为主，2例以再造丹为主，1例以针刺为主，均有效。

3. 陈彰安，男性，年38岁，祁东金桥人。患似结核转瘤型，病期12年，于1957年2月入村休养，服砜类药物将近8个月。外表症状，左脸浮胀肿大，眼角歪斜向上，左臂上有鸭蛋大紫色红斑，边缘井齐，针刺不痛，右手食指能屈不能伸，麻木不仁，失去汗腺功能，食欲不振，检菌（+++）。后改用中药皂角刺散、神应消风散、新加白鹿洞丸（均见方剂）。通过三方治疗，左脸浮肿消失，右手能提笔写字，左臂斑状缩小，恢复知觉和2/3汗腺功能，检菌（++）。

4. 杨牙英，女性，年36岁，零陵普利桥乡人，住杉木桥。似结核型，病期六年。自1956年8月23日入村，满趾侧有0.3厘米溃疡，左脚有0.6厘米溃疡，左手指如乌爪形，两足凭膝盖骨下，内外失去汗腺和知觉，两臂麻木酸痛，兼月经不调，故用中药治疗。溃疡用中药胶及消炎生肌散（均见方剂）外敷，经过三个月治疗，两足下、膝汗腺逐渐恢复，知觉亦逐渐恢复，两臂麻木减轻，月经转为正常，溃疡由0.6厘米缩小为0.01厘米。

5. 周战甲，男性，23岁，零陵普利桥乡人，住平塘村。患麻风，两踝骨胀痛，不能行走，1958年8月来所，在水库医疗站诊治，打针服药无效。后来本站求诊，给予卜六根复方（见方剂）六钱，分三日服，其痛消失，反应良好。该员并介绍其姐求诊。

【按】以上三例均为湖南零陵岭口医疗站所总结。

6. 王文初，男，40岁。系严重性瘤型麻风，病期20年。四年前眉毛已见脱落，鼻软骨被破坏塌下，指、趾骨均已吸收。1958年12月进村治疗，经查验，杆菌（++++），四肢均弥漫浮肿，两足水肿，皮下有结节，声音嘶嗄，睾丸被破坏，长期发炎肿痛，病情十分严重。1959年3月11日夜半，患者突然发生麻风反应，畏寒发热，心疼头痛，皮下结节增加，发红作痛，喉头水肿，颈部肿大，口吐黏液，呼吸迫促，经用中、西药急救无效。延近中午，呼吸渐趋窒息，汤药难咽。正奄奄一息，命在垂危之际，有一病员介绍用苦草（见单方）治疗，未经24小时，即转危为安，喉头水肿逐渐消失，声音也逐渐恢复。

我们认为喉头水肿是很难处理的症候之一，往往束手无策。这次偶然得到群众的献方，极快地取到良好的效果，是值得加以研究的。（福建晋江康复村）

7. 陈某，男，27岁，已婚。永定籍。干部，病期3年。

患者于1953年四月间跌倒，在右膝盖部磕伤一外，经敷药治愈。大约经过一年，膝盖部感觉麻痺，时有刺痛。当时在该部队用封闭疗法、组织疗法无效，经电疗，稍有见效，但知觉尚是不灵，麻痹未见恢复。1956年，面、四肢陆续发出大小不同红斑，曾经龙岩医院诊断为麻风病，转到本院门诊，于1956年4月入院。

检查：面部四肢有大小不一红斑，边缘界限大都明确，知觉丧失。右耳大神经、左尺神经、右腘神经都有粗大。右足无力下垂。皮肤涂片强阳性。

诊断：界线类麻风病。

治疗：1956年7月用中药治疗，临床症状消退，涂片阳性。遗留右足下垂，1957年五月选用虎骨丸（方见方剂），服药一月后，自觉有力，右膝部神经觉刺痛。步履虽有力，唯夜深时有心烦失眠。辅以参麦六味丸与八珍丸，间服数日，心烦失眠均消失。再服虎骨丸3个月，麻痹恢复，足趾脚末觉温。又3个月，足下垂恢复正常。于1957年11月出院。（福州市麻风病院）

8. 王某，男，28岁，务农，晋江县人。于1957年1月入院，经临床细菌检查，诊断为瘤型弥漫支型麻风。入院后经氨苯砜治疗，在治疗期中，常有麻风反应和神经痛。经用酒石酸锑钾、葡萄糖酸钙等治疗，寒热与红斑逐渐消退，但神经常有轻度间歇性疼痛。于1959年3月29日，神经剧痛后，面部、四肢出现结节性红斑，午后微热，两侧尺神经周围组织红肿，剧痛难忍，给0.2%奴佛卡因作静脉封闭，口服复方安基比林，仅能止痛2～3小时，过时无效。于4月2日下午，给服鸟不宿一剂后，疼痛完全停止。因右侧尺神经及其周围组织肿胀较重，所以仍有轻度疼痛感。3日起床，全部的结节性红斑显著减轻。服药三剂后，神经周围红斑消退，全身的结节性红斑全部消没，于4日已照常到山上牧羊。（福建省福清县麻风病院，《福建中医杂志》1959年1月号）

9. 陈均政，男性，27 岁。患疣性麻风，病期 8 年。左手肌肉萎缩成鹰爪形而瘫痪，在服乌哥黄煎剂的第 21 天渐觉恢复有力，现在（53 天）已能拿起汤匙食饭了，病者非常欢喜。面部、躯干部及左手外侧皆有大块红色浸润性损害，服药后已完全消没，只留色素沉着。原已失掉知觉的皮肤，亦已大部恢复知觉及出汗。第一次查菌阳性（++），第二次及第三次查菌阳性（+），第四次查菌即为阴性。红细胞在服药前为 380 万，在作此次报告时 485 万。服药 5 个月后，皮肤症状转变：面、胸、腹部之红斑已完全消没，色素亦完全消退，左手两头肌原来萎缩，现增生复元。神经元轻度肿大，服药后没有发生神经痛及麻痹。（《江西中医药》1953 年 11 月号）

10. 张万发，男性，56 岁。结核样型麻风，病期 3 年。初服扫风丸日期：1957 年 2 月 6 日。

症状：服药前右手麻木，面部、四肢、胸部发出边缘清楚的红色斑片，呈暗红色，边缘不高起，摸之亦无浸润，皮损中心色略淡，表面有毛细血管扩张，且盖以厚痂，呈灰褐色，去痂后无出血面，仅留以红色基底。左小腿有三个溃疡，大者有小掌大，右小腿亦有溃疡，呈银元大。皮损外痛、触觉均消失。由于年老体弱，未给麻风药，但不遵医嘱，自服 D. D. S.，每日两片，一月余才发觉。服药期间，颜面部之皮损红肿高起，停药后给以扫风丸治疗。

服药后红斑麻木均减退，部分红肿消失，无鳞屑可见。右面部的红斑（原无眉毛）处已渐长毛，浸润亦减得多。该病人已于 1957 年 11 月 4 日出院。（《上海中医药杂志》1958 年 11 月号）。

11. 乔某，男，24 岁，山东籍，1956 年 3 月入院。

1955 年 4 月间发现左足开始麻木，以后逐渐扩大，臂部、臀部、胸部等处亦有麻木斑疹出现。于 1956 年 3 月入院治疗。当时检查两膝以下胫前皮肤，麻木不出汗，斑疹边缘较清楚，无隆起及触痛，右耳后神经略大，两尺、桡神经均有肥大且硬，皮肤涂片阳性（++），诊断为未定类麻风。入院后先用 50 毫克氨苯砜口服治疗，由每隔日一片逐渐增加至每日一片，计用该药治疗 46 天，共服 94 片。同年 7 月份改用中药醉仙散 15 分，轻粉 18 厘（每天量），共服醉仙散 81 克，轻粉 7.2 克。后患者发生再生障碍性贫血，停止服药。给予输血、输骨髓，注射葡萄糖、肝精、维生素 B6 及维生素 C 等，未见效果。于 12 日针灸足三里、三阴交等穴位，内服十全大补片、归脾片配合治疗后，逐渐好转，完全恢复，至今未见复发。于

1957年1月份皮肤涂片麻风杆菌阳性（++），至5月份改用苦参散口服治疗，开始每日两次，每次3克，逐渐增加至每次15克。7月份皮肤涂片检查细菌为阳性（+）。10月份再作涂片检查，细菌为阳性少数。至1958年1月份检查，细菌可疑。3月份至5月份连续作皮肤涂片三次，均系阴性。皮肤上麻木斑疹逐渐恢复，颜色正常，无神经痛现象，现在每日仍口服两次苦参散，每次15克。（《福建中医药》1959年2月号）

12. 刘某，男，37岁。1958年7月21日左正中神经肿大疼痛，用芙蓉消炎膏外敷两天（这次有配合西药普鲁卡因封闭），不久神经肿痛消失。于8月20日左尺神经肿痛，用芙蓉消炎膏外敷痛点，包扎两天，至22日痛肿均消。又于10月9日左尺神经复痛，又用芙蓉消炎膏外敷3天，肿痛消失，连续三次，均收良效。（《福建中医药》1959年2月号）

13. 王国源，男，60余岁，住本县西溪区团结乡王亮村。20岁左右患麻风，由于怕吃药、忌口，故病至严重程度，才接受治疗。当日症状：嘴眼歪斜，下唇神经瘫痪而下垂，喝茶及饮食则由口角漏出，视物模糊，部分眉发脱落，面部有红斑，四肢皮肤知觉麻痹，不出汗，手指间肌肉萎缩，手指弯曲变形，指节间发生溃疡，并已脱落数个末端指节。

服王泽公的麻风丸四百余日，红斑消失，手指节间溃疡全部痊愈，眉发之脱落部位又重新生出眉发。但因病期过久，所形成的手指畸形和口眼歪斜、下唇肌下垂等严重损害，已失去治疗时间，至今仍保持在原有程度，现已60余岁，尚能轻度劳动。（《江苏中医》1957年第6期）

14. 王某，男性，38岁，江西省人，住院号157。病期8年，患者于1951年入院，论断为瘤型麻风，细菌检查强阳性。临床所见：脸部及右手掌背有结节性损害，两耳肿大浸润，左腿有大片广泛性弥漫性损害，右脚及左脚大片麻木区、腓神经、尺神经、耳大神经均肿大，入院后采用苯丙砜口服治疗。因经常导致急性麻风反应，反应期间痛苦非常，临床未见进步。细菌检查为（++++），稍进步。于1954年11月间改用复方中药（即复方麻风片，五经丸、脾经丸、厉风丸、防风通经丸）治疗，每天口服两次，剂量为20～30克。服药后临床症状逐步好转，脸部及右手掌背结节经治9个月后全部消没，两耳肿大浸润以及两腿大片浸润亦逐渐吸收。1955年9月细菌检查变为（+），麻风反应不再出现。1956年病理组织切片显示：浸润细胞减少，病灶缩小，呈明显进步。1957年8月起细菌标准检查转为阴性，临床症状全部消退，只右脚尚有部分知觉迟钝和腓肠肌处有三横指大之色素遗留。1958年病理组织切片已未发现典型麻风病灶，于1958

年6月20日基本治愈出院。治疗期为42个月，服药总量为13589克。(《广东中医》1959年2月号)

15. 钟火生，男性，江西籍，住院号00138，于1958年5月26日入院。于1957年6月间，偶然发现左大腿外侧有一块豌豆大、浅色皮肤斑状损害，表面渐粗糙，用针刺之不知疼痛，后渐渐向四周蔓延扩大。1958年8月间两下腿前侧又发生暗红硬性结节各一，局部知觉也消失，继则颜面皮肤先后发生绿豆大至黄豆大散在性结节，边界不清晰，经赣州某医院诊断为“麻风”，转来我院治疗。入院检查：左腿膝部有21cm×15cm红色麻木斑状损害，知觉消失，不出汗，两手背及两足背知觉均消失，颜面皮肤均有大如拇指头大、小如绿豆大的结节，扪之有硬结，右颈旁神经及两尺神经粗大。在损害处做皮肤抹片，有大量麻风菌（++++）。切片检查为瘤型麻风病变，诊断为疣型麻风。

服苍耳草浸胶丸药后第五天，全身结节开始逐步变平，颜色变淡，以后天天进步。到第25天，结节完全平坦，留褐色斑。27天颜面结节消失，无色素沉着，左膝部麻木斑周围知觉开始恢复。左尺神经变软变细，细菌检查较服药前稍有减少，现仍在继续服药治疗。(《中医杂志》1958年11月号)

16. 丁某，男性，15岁，山东，学生，病期6个月。患者于1956年2月间左膝盖外侧发现一处鸡蛋大、红色、边缘清楚的高起麻木斑，左足运动不灵活。同年7月经沈阳医院诊断为麻风病，未加治疗，8月8日来我院住院治疗。

入院时检查所见：腹部有一处20cm×15cm白色麻木斑，左大腿有一处20cm×15cm红色、边缘高起麻木斑，左足尖垂，吊步，两侧颈旁神经胀大，细菌检查（一），病理检查，呈似结核型病变。诊断为似结核型麻风病。

治疗经过：自8月17日开始服二号扫风丸，每日量5克，分早晚两次，白水送服，以后每日逐渐增加至25克，三次分服。服药十天左右，斑损红色变淡，边缘高起的斑损变平，左足尖下垂、吊步症状显著改善，运动灵活。服药20天后，左足尖完全恢复正常，所有斑状损害大部消退，麻木恢复1/2，胀大神经变细。服药80天，所有斑损完全消没，麻木恢复，胀大神经消没，细菌（一）。患者于11月19日出院。住院日数101天，治疗日数92天。(《中医杂志》1957年5月号)

17. 王某，56岁，男性，诊断为瘤型麻风病，于1954年4月入院。当时应用各种药物都不能适应，营养体格极度不良，病情逐日恶化。于1952年试用氨苯砜和苯丙砜等药物治疗，先后引起毒性反应。于1955年8月开始试用蝮蛇酒治疗。治疗前的检查所见：体格营养极度不良，体重40公斤，有微热，全身不适，食欲不振，病情较严重，周身皮肤有弥漫性的结节浸润损害，尤其颜面四肢，新旧结节结合在一起，形成浸润肿块，部分皮肤干燥，形成鱼鳞癣样枯萎改变。各部神经粗大，有慢性反复的神经痛，足跟部有慢性溃疡两处，脱眉脱发脱毛，生殖器勃起不能等临床症状。病理和各部细菌检查方面，可找到大量的麻风菌。化验检查：血色素50%，红细胞250万，白细胞12,000，红细胞沉降率增达到90耗。尿检：蛋白微阳性，糖阴性。开始用药时打通思想，争取合作，每日以1955年方一：蝮蛇酒10毫升，于寝前口服，发汗入睡。服药后一周皮肤变白，全身症状开始消退，食欲亢进，精神愉快，各部散在的结节浸润块吸收，陈旧性结节软化，神经痛减轻，分泌减少，溃疡缩小。经过6个月治疗，症状全退，平温平脉，体重增加到62公斤，食欲增进，睡眠良好，检菌少数。病理改变：炎症细胞浸润减少，血象有显著的恢复：血色素80%，红细胞400万，白细胞8,000，血沉40耗。现病人能散步，参加各项体疗活动。(《中华皮肤科杂志》1958年第1期)。

18. 颜某，24岁，男，福建晋江人，1956年3月入院，住院号164。当时皮肤涂片（++++）。颜面两颊及耳垂有对称性浸润斑疹，鼻黏膜有浸润，躯干及四肢等处均有红色斑疹，尤以外侧浸润较甚。左手弯曲不能伸直，两手鱼际肌萎缩。左手指间肌萎缩，入院后因在麻风反应期中，颜面及上下肢等处皮肤浸润继续扩大，红肿穿破，其他斑疹有鳞屑，四肢斑疹均麻木，界限清楚，诊断：界线类麻风。在反应期中，左腘、右桡神经均肥大，而有触痛，两大耳神经略大，但无触痛，皮肤涂片（++++）。因有发冷发热，入院后作外科护理，每日皮肤烂处用雷佛奴耳或消毒凡士林纱布换药，并注射青霉素及葡萄糖盐水、葡萄糖酸钙等。皮肤破烂逐渐消退愈合，于1956年6月麻风反应完全消退，皮肤涂片（++）。于7月间开始给中药松香、苍耳子膏及换肌散等内服。菌检：同年10月间皮肤涂片（+）。1957年1月皮肤涂片少数，7月皮肤涂片阳性，以后每月作皮肤涂片，均为阳性。斑疹变平，颜色近常，麻木减少，粗大的神经变细，病情稳定。因下肢有界线黧黑的斑痕，不时落屑，所以又按黑癞治疗，给予白花蛇散口服。

19. 邹序庆，男性，23岁，新化水东公社人。患者于7年前右下肢踝关节上起泡，后有麻木感，无痛痒，脚肿面肿，红润发光，鼻塞，有时出血，眉毛脱出 2/3，右手掌肉消瘦。其父亲因患麻风病，于 13 年前已去世。患者少时与父亲同床睡，未曾隔离，因此感染。

检查：面部浸润性损害结节高起，颈弯浅神经右侧胀大且硬，左侧胀大不硬，双侧尺神经胀大稍硬，右手掌肌肉消瘦，手指未弯曲，眉毛脱去 2/3，左下肢从膝关节处起全部触痛感消失，右膝关节处及踝关节以下触痛消失，四肢皮肤枯萎，但无明显土斑状，查菌（++++）。诊断为“乙型”。

治疗过程：患者于 1958 年 8 月 15 日入村，经服西药砜类药及等治疗了 476 天。截至 1959 年 12 月止，症状未见好转，查菌（++++），乃改服大血藤合剂。3 个月后，面部结节消失，浸润损害减轻，下肢知觉逐渐恢复，四肢皮肤已变得光泽细致，鼻血不多，现查菌减少至“少”。其进步之快，诚出人意料之外，现在还在继续治疗观察中。（《广东中医》1960 年 7 月号）

20. 王某，男，43 岁，晋江籍。病期 19 年，患者于 1941 年发现右膝盖红斑一块，并有麻木。一年后面部及四肢发现浸润红斑，边缘不明显。1948 年眉毛脱落，全身弥漫结节，以后病情逐渐恶化，于 1958 年 12 月 8 日进村。

检查：面部、四肢及胸背部均呈弥漫性浸润，毛细血管扩张，皮肤呈暗紫色，眉毛脱落，眼吊，鼻塌，声嘶，耳大，四肢浮肿，双侧腹股沟淋巴结肿大。诊断为瘤型麻风病。

治疗：进村后即给服氨苯砜 6 个月，由于体质衰弱，经常发生反应而停药。于 1959 年 6 月 29 日改服十八味麻风丸［即麻风丸（1）］。治疗 3 个月，脸部、四肢浮肿及弥漫性浸润显著消退，毛细血管收缩正常，皮肤亦由紫暗色转淡白色，声音恢复，四肢麻木区亦恢复一部分，呈进步状态。（《福建中医药》1960 年 2 月号）

21. 苏某，男，48 岁，诊断为瘤型麻风已 13 年，经长期治疗，麻风病已愈。唯于 1957 年 2 月间脚底起水泡，经摩擦破溃，流黄水，溃疡面呈鲜红色，边缘整齐，直径约 1.5 厘米，经攸琐纱布治疗 5 个多月，无显著效果。于 8 月 16 日试用枫杨杀菌素 6 号，三天后溃疡面比较干燥，黄色分泌液减少。至 8 月 26 日溃疡面边缘向内缩小，至 9 月 4 日溃疡缩小至 0.5 厘米。以后患者认为参加劳动已无问题，未加注意，于是治疗无进展，溃疡处无变化，也不缩小。后经劝告，暂不劳动，对溃疡处注意清洁，至 11 月

已经痊愈，为时约两个月。（《江西中医药》1958年9月号）

22. 欧某，男性，44岁，清远人，病期8年。邱某，女性，25岁，南海人，病期11年。陈某，女性，35岁，番禺人，病期24年。黄某，女性，31岁，广州人，病期21年。以上四人，均患瘤型麻风病，眉毛久已脱落，自用此生眉散（即眉毛脱落方）试治，涂于眶上部，约一月后，均见眉毛复出，渐渐生长，由幼而粗，由短而长。业经初步经验有效，患者皆大欢喜，并经本院医务部审查，亦肯定此药散初步有效，准备推广应用。（《广东中医》1958年第5期）

23. 某男，28岁，患瘤型麻风。患者于1956年4月1日发病，同年9月入院治疗。左眼外角有一块小指头顶大红斑，右眼上下有较轻度浸润红斑两小块，右大腿及左大腿有高起结节红斑，呈浸润损害。查菌阳性（+），经服一年氨苯砜后，发生高起红斑后应。面部周身满布红斑，尤其上下肢呈严重浮肿，遂改用中药治疗。使用“调整元气，疏风利湿，祛瘀解毒”法治疗。两周后红斑渐退，两足跖水肿也消，即改用白仙丸，每天20克，兼服氨硫脲及苯丙砜片。至现在情况良好，1957年皮下查菌阴性，淋巴穿刺查菌3次，均为阴性。现麻木区缩小，神经正常。右脚及手掌背斑状色素沉着。正常参加体力劳动，接近治愈。（《中华皮肤科杂志》1960年第2期）

岳美中全集

·下编·

岳美中　原著
陈可冀　主编

中国中医药出版社
·北　京·

图书在版编目（CIP）数据

岳美中全集 / 岳美中原著；陈可冀主编 . — 北京：中国中医药出版社，2012.5（2025.6 重印）
ISBN 978-7-5132-0499-6

Ⅰ . ①岳…　Ⅱ . ①岳…②陈…　Ⅲ . ①医案—汇编—中国—现代　Ⅳ . ① R249.7

中国版本图书馆 CIP 数据核字（2011）第 092259 号

中国中医药出版社出版
北京经济技术开发区科创十三街 31 号院二区 8 号楼
邮政编码　100176
传真　010-64405721
山东临沂新华印刷物流集团有限责任公司印刷
各地新华书店经销

开本 710×1000　1/16　印张 122.25　字数 2089 千字
2012 年 5 月第 1 版　2025 年 6 月第 3 次印刷
书号　ISBN 978－7－5132－0499－6

定价　498.00 元（全三册）
网址　www.cptcm.com

服务热线　010-64405510
购书热线　010-89535836
维权打假　010-64405753

微信服务号　zgzyycbs
微商城网址　https://kdt.im/LIdUGr
官方微博　http://e.weibo.com/cptcm
天猫旗舰店网址　https://zgzyycbs.tmall.com

如有印装质量问题请与本社出版部联系（010-64405510）

下编题记

本编所收，是岳美中先生的诗文，其中文赋53篇，诗词1288首，信函50封，序言、铭文10篇。

自述文稿，部分收入了作者写作于不同时期的三篇自述性文章。

医事建言，是新中国成立以来，先生就中医学术研究、人才培养和中医事业发展问题向中央和有关方面提出的建议。

早期诗文，主要是目前搜集到的20世纪20年代发表的部分诗文，计文赋37篇、诗词234首。这些诗文写于作者习医之前和习医之初，正处于军阀统治、政局动荡、民瘼深重的时期，作者也在求学谋生、贫病中寻求出路。这部分诗文包括四部分：一是规讽时弊的谐体诗文（谐体是杂文之前报纸副刊言论性文字的一种多用文体）；二是反映民瘼和乡村生活的诗文，“庄”、“谐”体均有，还有一些纪实小说、鼓词；三是述怀、记事、酬答性的诗文；四是考证、评论等学术性文章。为便于阅读，编写时分为文赋和诗词两部分。每部分诗文的排列，以发表时间为序。

《锄云诗集》是已出版过的诗词集，所收为20世纪40年代以后的诗词，内容基本是先生生前选定的，未作大的调整，只补入了漏收的诗词，共收诗词1054首，另附友人和诗228首。

信函与序铭，信函部分收入的是目前搜集到的少量书信，主要是写于20世纪四五十年代初、录有底稿和从晚年结识、交往的学生、友人处收集到的部分书信。序言、铭文部分收入了不同时期所写的序文和一篇20年代为一位死于军阀战乱的村民所写的墓志铭。

目　录

自述文稿

医事建言

早期诗文

锄云诗集

信函与序铭

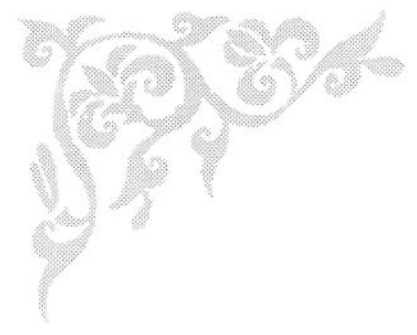

自述文稿

述学[1]

（1936年8月）

光阴荏苒，卅七春秋。傀焉故我，良自瞿瞿。兹故述平生所学之经过，以资自鉴而励进于将来。

余九岁入学，不喜勤读，性懦而语滞。时刘慎斋夫子督课綦严，讲解四书外，更教以洒扫应对之节。从师三年，儿性未融，学无多获。然颇习于弟子之职，并略解音韵学（慎斋夫子固精于韵学者），盖蒙养为得其正焉。师以余矩步绳趋，每对人言曰："某生年虽幼，顾已娴小学，记忆力颇强，读书上口成诵，讲解亦能领悟，惜性懦语滞，不然，俊材也。"

继从张旭东夫子游。夫子固学者也，不苟言笑，功深养到，诲人不倦。于美尤循循善诱，每为竟日讲解，于人情世事，更时加指导，舌敝唇焦，不惜也。余感于夫子之诚，始知勤学。斯时家境孔艰，瓮米朝不继夕。呜呼！余于此时敢不自勉乎？于是焚膏继晷，中宵苦读。父知之，恐伤余身，每窥见余室灯光，辄呼令灭烛就睡。余思，不夜读难报父母培养之恩，读又恐伤父母之爱，乃以布被遮窗，俾烛光不外耀，潜读至三更后。如是者六年，六经而外，得读古文多卷，诗词多卷，年乃十七岁矣。

明年，滦县师范讲习所招生，余即应考入所，一年卒业。以时间短促，又非性之所好，故于新学未能入门。归家后，集村童数人，藉资教学，温理旧课，间涉书史。蹉跎四年，苦无师友指导，学不与年俱进，每一自思，未尝不忧形于色也。

甘君子郁，余之挚友也，惧余学殖荒落，介绍余于李筱珊夫子之门。夫子系前清孝廉，念岁登贤书后，即厌弃举子业，闭门著述，精研郑学，私淑桐城文派，广揽好学之士。余距先生居十余里，时趋而请业，夏黩暑雨，冬冒祁寒，无惮。自是于经学、训诂及诗古文辞，渐有心得。壬戌夏，又舌耕于先生之东邻，得朝夕侍读，受益更多，亦余之幸矣。且夫子古貌古心，对之时作超尘想也。

---

[1] 编者注：此文1936年8月刊载于《中医新生命》，陆渊雷先生所加批语谓："中医界有此文才，大堪吐气。"

余家居时，以性迂拙，朋辈殊少，常过从者，惟裴雪峰、裴会川、宁静麟、甘子郁四人而已。子郁余之同学友也，性恬淡，力于学；会川博古通经，多闻之士；静麟谙于世故，读书别有会心；雪峰则古道热肠，敦于友谊。数子者，相与切磋。余之得稍近于学，良师而外，益友之功居多也。

余性喜购书。自吾先三世经商贩，不储书籍。余廿年来，岁节服饰食物之费，已购书盈架，近年所入略丰，更增购医书若干种。将来得书城坐拥，日数牙签，亦人生至乐事也。

甲子秋，余就开平高级小学教员之职，觉新学识缺乏，不足以指导后生，乃入上海商务印书馆附设函授学社国语科，半年卒业。继入函授高级国文科，一年卒业。虽于国学无深获，而按程习课，自较胜于日事荒嬉也。

乙丑春，闻梁任公、王静安等于北京清华学校成立国学研究院，余重温经学，兼研小学史学，于以得窥见清代汉学家治学之规程。暑期应试，虽铩羽而归，而读书转益兴趣，顾以砂眼疾剧，不复作显达想。次年春，因苦读咯血，乃辞开平教职，入医院养疴。当时气短促，干咳，胸腔灼热，每晨必咯痰杂血三数口。疗治月余，未稍获愈。乃就诊于北平某大医院，据云肺病已深，非短时期可治，嗒丧而归。觉前路漆黑，大难将临，无复生人趣。呜呼！疾害使然欤？医生之诊断使然欲？今日思之，知心理疗法，固有时且重于药物也。人虽处绝境，亦思求生。余当呻吟床第之时，乃萌研求中医之念，因既觖望于西医，又难觅餍心之中医士。尝思人当壮岁，非至亏耗，疾病在身，药石当能攻之使去，原气血自饶有其恢复力也。于是购置医籍，日事浏览，间就师友探询，一年之间，调养与治疗并重，而沉疴顿起矣！噫！所谓肺病已深，非短时期可愈者，岂西医别有其见地在耶？

丙寅秋，训蒙于徐庄徐姓家，生徒五人，均在髫龄，余既得将息身体，又有余力攻治医书。三载工夫，读过宋元以后各大名著多种。但时绳之以科学归纳法，多不准绳墨；其所谈病理，半与其治验之取径相乖。欺己欺人，兼欺后世，伊谁作俑，尝为中医惜之。第读书既少，见理未真，虽多怀疑，无从剖析耳。

庚午秋，悬壶于司集镇，用重实验。但余既乏师承，又无家学，始则以时方应病家，预后多不良；继则历试刘（河间）、李（东垣）、张（子和）、朱（丹溪）等诸名家制剂，而效失参半。其效者，半系贪天之功，未必尽关药物之攻治也。时又思我国四千年医药之流传，其已疾之术，竟若是其疲弱乎？殆余于斯道无深造，未能升堂入室耳。饥渴之余，时读《伤寒》、《金匮》（前此虽曾读过，未能领会），见其察证候而罕言病理，出方剂而不言药性，准当前之象徵，投药石以祛疾，此质朴之实验学术，直逼近西医科学之堂奥。于是发愤力读，并广置诸家注释，阅览之余，觉其牵附穿凿，而仲师之意反晦，转不若读原书之时有会心。习医至此，不禁废书而三叹也！兹后执匕临症，即拘守经方，时起大症，益复坚信仰之心。二年以来，未读它书，而友朋辈反谓余医术视前进步，知中医奥秘之所在，原不在宋元以后也。

客夏裴友雪峰，又以陆渊雷先生《伤寒论今释》、《金匮要略今释》见遗，诊余披读，时获新义，于冬季即投入遥从部。又春又因雪峰介绍，来长山东菏泽县立医院中医部，间教授生徒数人，于是攻之益力，以期无忝于厥职，而尤欲于医学有所发展，不致辜负诸师友诱掖扶持之力也。

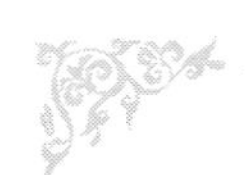

一个中医的过去与今天①

（1963 年）

我参加卫生部中医研究院的研究工作，已经快十周年了。我今年 63 岁，经历了四个时代。追溯既往，憧憬将来，有悲伤，有愤慨，有兴奋。所幸的是，在旧社会的波涛滚滚中，虽漂流无定，却未走入歧途；在新社会，参加到国家的医学研究队伍中来，使我于中医工作中得到新的收获和发展。

我在旧社会习医业医的经历

在旧社会学中医，既没有像现在国立的中医学院可入，而师带徒的学法，又谈何容易。尤其是如我所居的穷乡僻壤（河北省滦县茨榆坨镇小岳各庄），所处的贫困家庭，想找到师傅的传授、朋友的切磋，更是加倍困难。

我学医是在当小学教员时。那时军阀横行，我村正当直奉军争夺战的要地，民不聊生。我因幼时学了些旧文学，抱着空洞的救国心，激昂慷慨，痛哭流涕地大声疾吁，但少年意气，并没有方向。写了些讽刺时弊的小说和诗文，投到报刊，想转移俗，唤醒痴迷。可是这种糊涂多清楚少的做法，是不会有效的。心情苦闷，无法摆脱，兼之欲从旧文学中找出路，教读而外，又过度用功，在疲劳之下就染上了肺结核病，咳嗽吐血，被人解除了教职，失业家居。中西医求遍，未见效果。而我的心中又不甘于那样死去，认为医学对肺病就真的没有办法吗？在病中激起了我学医的想法，西医是无份去学的，即中医也未找到师友，只好自学。休养为主，吃中药为辅，肺病就慢慢的好了，从此更感觉到中医有好的东西，并且抱着学成了能够解决职业的念头，立志要长期深入地学下去。但是生活无着落，托朋友找了一个专塾，学生少，时间宽裕，一面教书，一面习医。如此三年，到了 29 岁，初步学了点医学，为生计所迫，就业医了。

① 编者注：这是 1963 年岳美中应《人民中国》之邀写的一篇文章，曾嘱人参照原稿做过整理。

1935 年，朋友把我推荐到山东省菏泽县立医院中医部当主任。这个医院，是中西医共同组成的，在旧社会可能是绝无仅有的。可是在反动统治的时代里，中医在社会上根本没有地位，如何配与西医和平共处呢？受西医的轻视和排挤，是势所必至、理有固然的。形势逼得我不得不学点衷中参西的学说，在生搬硬套地中西汇通的理论指导下，不仅没能够提高疗效，反而降低了疗效，真所谓“邯郸学步，失其故封”。我在苦闷之下，害了三个月的眼疾，不能看书，有时合着眼苦思其故。好久好久，总结出两句话：“人是精神的，不是机械的；病是整个的，不是局部的。”这种未完全失掉的一点灵明，却不敢自信为是，更不敢向人前道出，只凭它指导着思想，又转过头来归真返璞地研习起古老的祖国医学。

1938 年卢沟桥事变发生后，我百折千磨地由鲁西逃回故乡，又教了半年书。地方不靖，动辄受辱。在朋友的劝说和帮助下，到唐山市重新执行医业。八年沦陷，国民党三年，我一直在唐山市业医。在谋衣求食的环境中，谈不到学习和长进。可是有一条却比较清楚，就是对国民党始终没抱有希望，认为他们那种腐败不堪，是“鱼由内烂”，没办法会不趋于臭恶的。唐山市居天津、辽沈之间，新中国成立前夕，地方异常混乱，人心异常惶恐，加上国民党的反动宣传，市商对共产党非常惧怕。有人劝我躲避躲避，说共产党最讨厌念古书的人，你坐拥书城，牙签满架，就是不愿意躲避，也得把书烧掉，不然是会遭到意外的。我当时说，我虽不晓得共产党的政策如何，但他们一定是讲真理的，不然的话，他们不会胜利。我一本书未烧也未藏。1948 年底，唐山市解放了。中医界组织了中医公会，我被选为主任委员，并被推为唐山市人民代表和政治协商会议委员。

我参加了新社会的工作

新社会诞生了，中医事业随着人民的解放而解放了。我自己在 1952 年的改造工商业运动中，毅然决然地抛开中药店，参加了河北省唐山市中医进修班的教育工作，传习了冀东的百十名中医，提高了他们的医术水平。1953 年我到唐山市人民医院组织中医部，当时中医进入公立医院工作还是少有的举动。兴奋之下，使我想起过去旧时代里，中医很难到医院，同西医并肩诊病。有时病家要求请中医会诊，也得不到医院的允许，中医只有偷偷地装作患者亲友去看病。看了病吃中药，更须经过几番周折。家人要将中药煎好，装到布袋里偷偷送去。患者要背着医生和护士，将中药偷偷

咽下。真不知道因为什么，中医看病会像犯了法的一样。

中医有了政治地位，发挥了治疗作用，但在学术上，很多人还抱着轻视或歧视中医的态度，从多方面在暗中阻碍着中医的发展。1954 年春，华北行政大区卫生局把我调到中医实验所，我在李振三所长的领导下，写了《如何整理和发扬中医的意见》及《中医简史》等，供中央作参考。是年冬，中央颁布了“中医政策”，各大城市相继正式成立了中医医院和中医诊疗所等，并开办了六所中医学院。全国中医，多数都参加了政府工作，欢欣鼓舞，额手称庆，我更是喜而忘寐。

1954 年冬华北中医实验所归并到中央卫生部中医研究院筹备处，1955 年底正式成立了中医研究院。我担任了临床研究和西医学习中医的教学工作。学生们（都是已经工作的正式西医或刚大学毕业的西医）都认真学习。我当时心情激动，曾写过“赠诸同学诗”四首，其三云：

主见消除意气平，好从传统付公评；
木经移接花加茂，学到交流识始宏；
在术何曾分国界，无恒难以做医生；
千年文化原相重，启后承先敢自轻。

教师和学生都认真地学习了中医政策，知道学习中医的目的，是为了发扬祖国文化遗产，丰富现代医学科学，提高医疗技术水平，更好地为人民保健事业服务。学生们“系统学习、全面掌握”后，师生以纯挚的情感紧密地结合起来，一直遵循着理论指导临床，临床证实理论的辩证法，勤勤恳恳地从事于中医的研究。

十数年来，我在西医的团结合作下，取得了一些成绩。例如慢性肾炎和肾盂肾炎，坚持长期治疗，多数是能够恢复肾功能、消除尿蛋白而达到治愈的。流行性乙型脑炎，用中医药治疗是能够降低死亡率和消灭后遗症的。对这些病，我初步总结出了一些治疗规律。这种西医诊断、中医治疗的做法，在旧社会是绝对办不到的，哪里还谈得到有治疗成绩呢。

1956 年，我受派到辽宁省麻风病院考察了一次中医药治疗麻风病的效果。归来后，我写了一部《中国麻风病学》，30 余万言（尚未出版），一大部分已刊登在全国各地中医杂志上，推广了中医药对麻风病的治疗。1961 年底，我又受派到福建参加了该省卫生厅主办的关于“中医辨证论治”的座谈会，我发表了对辨证论治的看法。我以为，应先辨病，再谈辩证；论治则应先就专病论定专药，然后再根据患者的阴阳、表里、寒热、虚实的不同情况，加入不同的辅佐药物。否则舍病而谈证，舍专药而海阔天空地论治，将会使辨证论治宽泛化、庸俗化。

回顾我对日本的访问

1957年底，我参加了中华医学会访日代表团。中医参加出国访问，这是史无前例的第一次，给我留下了深刻的印象。

代表团在日本停留了18天，访问了东京、大阪、京都、奈良、千叶，并与日本汉方医药界举行了中医座谈会。该座谈会是东洋医学会、东京东亚医学协会共同举办的，出席的汉方医药名流15人，极一时之盛。我从中获悉了日本汉方医药界的现况及历史的嬗变。日本汉方，从来是以张仲景经方为基础，结合民间所有验方予以加味，在历史上起到保护人民大众健康的作用。但汉方医中途曾遭际明治维新，暗淡了光辉的传统，唯仗着艰苦奋斗，在苦难环境中，仍继承了祖业，并对汉方医药展开了科学研究。可是到现在，政府还是不予支持，任其自生自灭。所幸汉医汉药和针灸在社会上仍得到人民群众的信赖，是有复兴的希望的。那次访日，我除了解到汉医的现状和动态外，还获知了不少汉医的长处和宝贵的意见。长处：一如腹诊、奇方、针灸经络电探法等。二如文献的保存，中古时代隋、唐、宋、明留学中国之学生携归之初刊本，如《黄帝内经太素》、《黄帝内经明堂类成》，是宋元所橥医籍，仅孤本保存于日本。三是完整地保存了唐代药物60种，是1200多年前日唐通交时附舶渡载的，一直珍藏在奈良正仓院，可以稽考唐代药物之真面目，为汉药史之珍贵资料。这些长处是值得我们学习的。意见是：认为我们对张仲景《伤寒论》研究不够，建议我们对仲景的书多做些研究，多发表些论文，又建议我们多研究腹诊。我当时诚恳地接受了这些意见。

我在座谈会上，就我国“中医政策”作了报告，对中医教育、治疗、研究及中医研究院概况作了简要的介绍，并进行了意见的交换，约定了中日双方医学的友好合作。他们曾表示听到中医政策颇受感动，尤其是对于中西医紧密团结、长期合作，及西医学习中医是继承和发扬祖国医学遗产的关键，更感到重要，对我们新社会的人敢于大胆地暴露缺点非常敬佩。

我回顾1957年访日的情况，其目的：一是现在中日人民的关系日益密切，中日中医学界应当在以前的基础上，进一步加强联系，充分交流经验，以促进东方医学的发展，而丰富世界医学。二是向日本汉医界朋友们告愧。几年来我联系不够，对朋友们所提的宝贵意见，做到的更不多。如

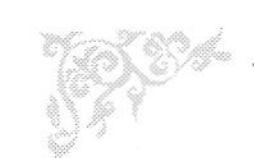

仲景医学的研究，我虽然对他的药方配伍和用量做了一些努力，但发表的材料不多，也不好。现在是在致力于《伤寒论》《金匮要略》的文字训诂（取伊藤子德氏《伤寒论文字考》正续编做参考）和进一步探索其方药配伍的规律，以酬答当年日本朋友们对我们学术的热诚关怀，将来稍有所得，要请正于海外诸友。至于腹诊，我虽有所研究和应用，也是不够精细，更少有推广。瞻望东方，抱惭无似！

中西医结合相得益彰

我在这几年治病，无论是在国内或国外，很多都是与西医合作。很多时候，可以说无论缺乏中西医哪一方面，都未必能够达到预期的效果。尤其是在国外同西医结合，为治疗一种病，由西医检查确诊后，中医运用理法方药辨证论治，常常收到中西医都比较满意的疗效。例如我们曾于1962年中西医结合，治好了印度尼西亚苏加诺总统的输尿管结石和左肾功能消失症。西医方面，用了各种科学检查，确定了患者的左肾失去了功能，输尿管的结石存在，但在治疗上，除掉手术外，别无方法。而患者却不接受那样一种治疗，只有把诊断的结果交付中医。中医方面，从望闻问切的四诊中，了解到患者左右肾有不平衡的征象，至于结石的位置和体积等，都不能得出具体的诊断，因之中药与针灸很难说有适当的措施。即是说，没有西医的诊断，中医的治疗是茫然的；没有中医的治疗，西医的诊断是落空的。

这次在印度尼西亚的诊疗实际工作中，充分地说明了这一问题。我们中西医虽然在一起千方百计地共想办法，但究竟是各有分工，自有专责。如中医本着苏加诺总统的左右肾阴阳不平衡而屡进通利和强肾重剂，针灸也在这方面做了相应的刺法和艾灼。可是在5月4日以前，疗效是不敢肯定也不能肯定的，就是说没有肾造影照相，左肾功能的恢复，是没法估计得到的。西医没有中医4个月的如法治疗，在5月4日X线照相的结果，也很难想象是如何如何的。总的一句话，中西医结合，是“相得益彰”的。

这种工作形式，只有在中国，在新社会里，才能做得到。社会主义，意味着人类实践领域的扩大，这一扩大，是过去许多历史时代难以比拟的。中西医结合，向科学提出了许多重大的问题，肾结石即其中一项。因为在此前的中医，只是在五淋中有砂淋或石淋，即是小便时发现有砂石淋出，才推测到膀胱有结石，更无法深一层知道输尿管与肾脏结石。此前的西医，只是在确诊后，采取外科手术，且不能确保其不复发结石。那次在印度尼西亚的诊疗工作，虽是做到了中西医密切合作，但若看不到它与社会主义医学的密切联系，就不可能理解到它的成就。当然，这不是说我们给苏加诺总统的治疗，是了不起的伟大成功。肾结石的治疗问题，还存在着很多很多，甚至在较长时期内，有许多还解决不了的问题。我们这一治疗的具体实践，不过说明“中西医结合相得益彰”罢了。

这次中西医的真诚合作，还表现在能够互相讨论、互相支持、互相谅解、互相尊重和互相取长补短。在工作当中，不仅中西医之间有时看法不一致，彼此反复说明理由，每个人都尽量发表自己的意见，使出全面的力量来，双方由争辩达到团结；即中医与中医之间，也有时各执己见，在用药的寒热、针灸的补泻上，常有争论，甚至相持不下，争得面红耳赤，今日不能解决，明日继续再争，非趋于意见统一，不去对外。由争辩达到团结，这种团结，是真理的涌现。只有真理的涌现，在治疗上才会收到比较满意的效果。

我们这次工作，是采取了西医科学诊断，中医辩论治疗，中西医共同观察的方式。既发挥了中医的长处，也发挥了西医的长处；既发挥了中医的积极性，也发挥了西医的积极性。站在一条战线上，分工合作，各尽所能，即是相须为用，相辅相成，结果表现出“中西医结合相得益彰”的局面。我认为这一工作实践中的经验，对推动中西医结合创造新医药学，也许有其积极的意义。

我今后的温课计划

我现在虽然年逾耳顺，渐迫桑榆，但晚霁晴晖，未容虚掷；且身膺医职，生命攸关；位忝人师，传授有责。三余不惜，专业将荒。爰订此温课计划，以自资策励。又况社会新建，我自青春；老树开花，谁非艳景。于此亦有不容不积极从事温课之形势在。

课程：主要是结合现在急性传染病的研究题目，温习《伤寒论》及清代各家温热名著。《伤寒论》要寻求古训，探索方药配伍规律；温热著作，要做分类系统的研究；其他历代名家专著，要探讨其治学方法及学术特点，做出提要来。

时间：规定五年，把业务安排好，于业余时间内，在不妨害体力下，

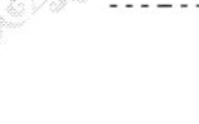

少而精，仄而深，专心致志地完成计划。

自律：为保证完成计划，订出自我鞭策、自我约束的几个条律来：

一要有恒。每日除有特别事情外，要按规定的时间保证温课，不得擅自宽假。“勤能捕拙恒斯效”，我曾撰过这样具有捉进学习作用的语句，作为座右铭。倘若不严以律己，时作时辍，在日暮途远的年岁，如何能完成计划呢？

二要专一。除临时有特殊需要外，不得见异时迁，擅自改变计划，须有始有终地完成一种后，再改做另一种。“主一无适”之谓专，非专，则不精、不深、不透。

三要入细。我因为在临床上常碰壁，尤其是遇到复杂症。追思其故，是学习的不够“入细”。前此读书，往往只学了皮毛，未能深入骨髓；只略解大意，未能掌握规律；只粗涉藩难，未能步入堂奥，所以临大症而不能举，临细症而不能入。杜甫诗有“老去渐于诗律细”，真是老于阅历之言。此后我也要“老去渐于医律细”，庶几能探赜研几，解决前此不能解决的大症和细症。入细，要防止轻淡，轻淡则流于薄弱，薄弱则不能举大症；要防止琐屑，琐屑则陷于支离，支离则不能集中主力，也不能理细症。

四戒玩嬉。此后，忌看小说，非星期少着棋、不赋诗，非有应酬不看戏。花繁者实少，旁骛者无成。要想对一种学术深造有得，达到左右逢源的地步，非下定决心，付出最大的努力，是不会成功的。

五戒嗜好。要完成温课计划，必须屏除一切嗜好。在衣食方面，不求肥甘，不求华美，随遇而安，自甘淡泊，否则必至躁扰不宁，对于学术，不能探深致远。古今学者，敝衣粝食，非故意标奇立异，自鸣高尚，是志在学问，不暇顾及其他。典范尽多，宁容自弃。此后不独茶酒不事讲求，即书画篆刻，亦不宜偏好，免得耗费有用的光阴。

我在社会主义社会的鼓舞下，真不知老之将至。要发愤学习，尽量地、勤奋地、愉快地为中医研究事业填上一份应尽的力量。

无恒难以做医生①

——医学生涯的一些回顾

（1980 年）

一

我出生在河北省滦县一个贫苦农民家里。父亲早年扛活，后来靠种几亩薄田，兼做挑担叫卖支撑家计。我们兄妹五人，我是老大。8 岁上，父母看我体弱多病，难务耕事，也为将来添个识文断算的帮手，咬咬牙送我上学，东挪西借地巴结着供我读了八年私塾。我看家里作难，跑到滦县城考进半公费的师范讲习所，学了一年多。这种求学的情况，我在《六十初度》的诗中，有一首写到过：

少小家贫病不休，
学耕无力累亲忧。
因规夜课迟安梦，
为备束修早饭牛。
酒食屡谋精馔供，
序庠频遣远方游。
严亲纵逝慈亲在，
六十孩儿也白头。

我 17 岁当小学教员，一面教书，一面随乡居的举人李筱珊先生学习古文诗词。其时，军阀混战，滦县正当直奉军争夺的要冲。烧杀奸掠，民不聊生。我当时抱着空洞的救国心，慷慨激昂，写了《灾民泪》、《郑兰英告状》、《民瘼鼓儿词》等小说、鼓词和许多诗文，发表在《益世报》等报

① 编者注：此文系 1980 年应《山东中医学院学报》“名老中医之路”专栏之邀而作。当时岳美中正在病中，是按本人意见，由岳沛芬根据其多种自述性文稿整理而成。后为《新华文摘》全文转载，《光明日报》等多家报刊选登。收入本书时，由整理者根据原稿，做了个别订正。

刊，想转移风俗，唤醒痴迷。但少年意气，呐喊无应，转而想从古书文中找出路。1925年夏，听说梁任公、王静安等创办清华国学研究院，又和裴学海等几个同好一起重温经学，兼研小学、史学，准备报考。暑期应试落榜，虽然受了一次打击，却更加发愤读书，每日教学、写稿、苦读并进。不久，累得吐了血。某医院诊云："肺病已深，非短期可治。"考学无望，教职也被辞了，真觉得前路漆黑，大难将临，几无生趣。又不甘心那样死去，难道医学对肺病真的没有办法吗？床第呻吟之中，萌发了学习中医的念头。买了《医学衷中参西录》、《汤头歌诀》、《药性赋》和《伤寒论》等书，边读书，边试着吃药。一年多田野间的生活，休息为主，吃药为辅，肺病竟慢慢地好起来了。觉得中医确能治病，遂决心学医，自救救人。

学医，到哪里学呢？穷乡僻壤，无师可投；家口为累，又无力外出从师。只好托朋友找了一个专塾。学生不多。一边教书，一边学医，一边继续写诗文。写诗作文，这一方面是放不下旧好，也是想小补于经济，学资供养家口，稿费就用来买些医书。三年之中，抱着病弱的身体，日教夜学，读了宋元以后各大家的医学名著多种。缺少师友商问，就反复钻研揣摩；为了体察药性，就攒钱买药回来品尝体验。能尝的药，大都尝试过。有一次服石膏过量，泄下不止，浑身瘫软，闹得几天起不来床。学东知道我在读医书，有时家里人生病也找我看。我慎重地认证用药，往往有些效果。1928年春天，学东一个亲戚的女人患血崩，找我去治。初不敢应，后经学东面恳往治。几剂药后，竟见平复。春节时，全家人坐车来致谢，引起轰动。就在这同时，邻村一个叫徐福轩的小木匠，突然发"疯"，烦躁狂闹，忽地登高跳房，忽地用手抓炕，新铺的炕席一抓就是一片。发病月余，家里人捆管不住，经医不愈，村人荐我。我细察其脉象证候，系阳狂并有瘀血。予调胃承气汤，仅一剂竟拉赤屎而愈。阳狂一病，并非难证。但在当时，村人都传为神奇。找我看病的人就越来越多了。

1928年秋天，好友吴绍先古道热肠，和几个朋友凑了点钱，在司各庄帮我开了一个小药铺，力劝我行起医来。说是个药铺，起初就是一间小房，里边一张床，两个药箱，几堆书。睡觉，吃饭，看病，卖药，都在里边。后来取名叫"锄云医社"。因为原来教的一些学生的家长不愿易人，恳我继续执教。一则于情难却，二则光靠行医难糊家人之口，就和两个友人一起，在"医社"后边的一间房子里办了个"尚志学社"。白天，看病卖药之外，在这里讲四书五经；晚上，攻读医书，思索日间的病案。我行医之初，靠书本上的一些知识，辨病投方，疗效并不高。但几年之中，却对农村的经济状况、疾病种类、药品需要等，获得了不少的经验。同时，从读书的惑豁、临症的效失、病家的愁乐之中，进一步体认到中医学术对社会人群的作用，益发坚定了终生研讨中医学、献身学术的决心。业医之初，生活十分艰苦。出诊看病，经常以病弱的身体，骑一辆破旧的自行车，奔波于夏日的暑湿，隆冬的海风。有人劝我还是读书找事，谋个前程。我当时曾做《道情歌》数首述说心境。其一是：

懒参禅，
不学仙。
觅奇方，
烧妙丹，
针砭到处癥瘕散。
秋风橘井落甘露，
春雨杏林别有天。
山中采药云为伴。
莫讥我巫医小道，
且羞他做吏当官。

1935 年，朋友把我介绍到山东省菏泽县医院任中医部主任。一边看病，一边教授几个中医学生。不久，灾难就接连而来。先是丁丑夏，山左地震，烈风雷雨，屋倾墙崩，连续数月，辗转逃避，仅存生命。不久就是日寇进攻山东。1938 年春，我应诊到博山，遇日寇攻城，被困在城内五天五夜。城破后，落荒逃到济南。身上一文不名，几箱书籍无处去找，仅剩下随身珍藏的《伤寒论》、《金匾要略》各一本和数册医稿及《习医日记》，为防路上丢失，从邮局寄回家。友人郝芸杉先生送给了 20 元钱路费，只身由洛口过黄河，千折百难地逃回了家乡。人倒是活着回来了，邮寄的书稿却总未收到。行医十载，流落千里。身上，仅一条御寒的破被和一根逃难用的棍子；眼前，是一个沦落了的家乡。茫茫冀鲁，竟没有一个医生的悬壶之地！

悬壶无地，只好重操旧业，又当了半年小学教员。暑期教员集训，要受日本的奴化教育。我不愿，跑到唐山躲避。经亲友协助，在唐山行起医来，一直到 1948 年解放。十年间，我朴素地抱着两条宗旨：做个无愧于祖宗的中国人，当一个对得起病人的医生。这，又谈何容易！1943 年，当时做地下工作的一个学生为八路军买药，暴露被捕。经我保释放走后，日本特务每日或隔日上门寻衅，一直监视了我三四个月。在这样的环境下，哪里能够从容临证和专心治学呢？但是，既做医生，又不容对病人不负责任，不甘于学业的荒废。十年间，我以经方为主，兼研各家，以求提高疗效；搜读各家中药学说，摘选验证，做成了二十余册《实验药物学》笔记；研读《甲乙》，访求师友，对针灸学进行了一定的研究和应用。这十年，我正当壮年，刀匕壶囊，黄卷青灯，用功不为不苦。因为没有一个安定的环境，又缺少明确的哲学思想做指导，苦自苦矣，却没有做出多少可观的成果来。

新中国成立后，特别是1954年纠正了歧视中医的错误政策以后，中医受到了党和国家的重视。我调到中医研究院工作后，才有条件结合读书与临证，对一些问题进行较系统的整理和研究。治疗方面，除在国内执行医疗任务外，还曾九次到欧亚的一些国家治疗和进行学术交流。这是过去不能想到的。晚年，我考虑得最多的有两件事：一是把多年积累的经验多整理出一些，留给后人；二是再为中医事业培养一些后继人才。“文化大革命”的一段时间，我被抄走书物，在医院里喂兔子和清扫厕所，其他无从进行。1969年9月，周恩来总理亲自安排我去越南参加为胡志明主席的治疗。不久，我被恢复了党籍和工作。我自知身体渐差，来日无多，要抓紧做些事情。1976年，我为培养高级中医人才倡议多年的“全国中医研究班”招收了第一期学员。我的学术经验开始整理出版。在科学的春天里，工作刚刚开头，我却在1978年7月一次讲课后，病发不起，一至于今……

二

我年近中岁学医。一跨入医林，面前数千年发展起来的中医学术是如此繁茂丰厚，而又如此庞杂芜错，走一条什么样的做学问之路呢？既没有家学可依托，又没有专师引导或学校的规范，只能靠自己摸索、探求。回过头来看，也有两个有利条件：一是十几年的旧教育，培养了读书的能力和习惯；二是几十年来未脱离过临床，我的注意临床，起初是经济条件不允许去进行专门的理论学习和研究，后来，也是因为我认识到，中医学术的奥妙，确在于临床。书，没有少读，目的首先是为当好一个医生，争取当一个好医生。围绕这个目的，对历代中医大家的学术思想都做过一些探索。有过徘徊，出现过偏执，也走过弯路，才逐渐地得到了稍好一些的疗效和较为深入一步的认识。认识发展的过程，大体可分为这样几个阶段：

我学医之初，是从研读张锡纯的《医学衷中参西录》入手的。临证稍久，逐渐感到其方有笨伯之处，往往不能应手，转而学习吴鞠通、王孟英等人的温热著作，用之于临床，效失参半。其效者，有的确为治疗之功，有的则非尽是药石之力。在一个时期里，疗效总不能很快地提高。思索其原因，一方面固然是对其学术研究的功力不到，经验不够；但细察其方剂，也确有琐细沉弱的方面。苦闷徬徨之中，又重读张仲景的《伤寒论》、《金匮要略》（前此虽然学过，但未入细）。见其察证候而罕言病理，出方剂而不言药性，准当前之象征，投药石以祛疾，其质朴的学术，直逼实验科学之堂奥，于是发愤力读。初时，曾广置诸家诠注批阅，其中不乏精到之言，也常有牵附穿凿、反晦仲师原意之处，反不如钻研原著之有会心，于是专重于研讨原著。将读书所得用于临床，每有应手，则起大症，更坚定了信仰之心。稍后，又涉猎唐代《千金》、《外台》诸书，觉得其中精华，亦是祛疾之利器。当时曾有过一个认识，以为中医之奥妙，原不在宋元以后。从30年代中期到40年代后期，主要是以古方治病。这中间，还在另一个地方走过一段弯路。1936年前后在山东行医的一段时间里，为了应付门面，生搬硬套地学了一阵中西汇通的学说，在这种理论的指导下，疗效不仅没有提高，反而降低了，真所谓“邯郸学步，失其故封”。苦闷之下，害了三个月的眼病，不能看书，经常闭眼苦思其故。好久好久，得出了两句话：“人是精神的，不是机械的；病是整体的，不是局部的。”这也许是仅存未灭的一点灵光吧！当时既不敢自信为是，也不敢向人前道及，只取它指导着自己的治学。于是，又归真返璞地研习古老的祖国医学。

在第一个阶段的后几年，实践得多了，逐渐感觉到偏执古方也存在一些弊端。一方面，临床遇到的疾病多，而所持的方法少，时有穷于应付、不能泛应曲当之感；一方面也觉得经方究竟是侧重于温补，尝有认证不清，同样可病随药变。持平以论，温、热、寒、凉，一有所偏，在偏离病证，造成失误的后果上，是一样的。临证治病若先抱成见，难免一尘眯目而四方易位。只有不守城府，因人因证、因时因地制宜，度长短，选方药，才能不偏不倚，恰中病机。1950年我在唐山就此问题和孙旭初等同仁做过长时间的讨论，进一步受到启发。归纳当时的认识是：仅学《伤寒论》易涉于粗疏，只学温热易涉于轻淡。粗疏常至于偾事，轻淡每流于敷衍。应当是学古方而能入细，学时方而能务实。入细则能理复杂纷乱之繁，务实则能举沉寒痼疾之重。从临床疗效方面总结，治重病大症，要注

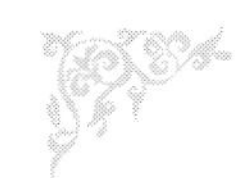

意选用经方；治脾胃病，李东垣方较好；治温热及小病轻病，叶派时方细密可取。把这些认识用之临床，确乎有法路宽阔、进退从容之感。这是40年代末到50年代初这段时间的认识。

1954年前后，我在治学思想上又有了一些变化。此时，我治医学30年，在读书和临证方面，有了一些积累和体验。也开始学习了《矛盾论》和其他一些唯物辩证法的著作，并学习着结合自己治学道路和方法上的问题进行总结和思索。在肯定以往经验的基础上，也感觉到执死方以治活人，即使是综合古今，参酌中外，也难免有削足适履的情况；但若脱离成方专方，又会无规矩可循，走到相对主义。要补救此弊，就要坚持辨病与辨证相结合、辨证论治于专方专药相结合。同时，在正确思想的指导下，在足够的书本知识和临床经验的基础上，从研究药物如何配伍、药量如何把握入手，进而探讨方剂组织的规律。因为中医治病，基本是采用复方。复方从根本上是作为一个有机的整体逞奏疗效，而不是群药分逞其能。而复方方剂中药物配伍和组织，又有它历史的演进变化的过程。从它演变的痕迹中探求用药制方的规律，并结合当前的实践加以验证、补充和发展，指导临床，就能高屋建瓴，动中肯綮。对一个医生，这是又进了一步的要求。习医至此，不禁废书而三叹：学问没有止境，学问不可少停。在我，其知之何晚也。我在当时的一首诗中，写了这种感慨和决心：

于今才晓作医艰，
敢道壶中日月宽。
研古渐深方悟细，
临床愈久始知难。
星搓不惮一身老，
雪案浑忘五夜寒，
假我数年非望寿，
欲期补拙在衰年。

从50年代中期以后，十几年的时间里，我结合临床与科研、教学任务，对药物配伍和方剂组织方面的材料做了一些整理和研究，对肾病、热性病和老年病等病种的用药与组方规律做了一些探索，得到了一点初步的认识。但是，终因学力不足和环境的耽阻，远未能达到预期的目的。

三

如何学习和掌握中医学这门科学，应当是有规律可循的。对此我们还总结研究得不够。我个人没有多少成功的经验可谈，能说的，大半是走过弯路后的一些感触。

1、读书宁涩勿滑，临证宁拙勿巧

学医离不开读书。但我国医学著作汗牛充栋，一个人的时间精力是有限的，欲有所成，须择要而攻。对所选定的著作，就要扎扎实实地下工夫，读熟它，嚼透它，消化它。读每本书都要在弄清总的背景的前提下，一字字、一句句地细抠，一句句、一字字地读懂。无论是字音、字义、词义，都要想方设法地弄明白，不可顺口读过，不求甚解、不了了之。也不可用望文生义的简单办法去猜测，更不能拿今天的意思硬去套。比如《金匮要略》“痰饮咳嗽”篇中的“痰饮”有二义。篇名中之痰饮，是津液为病的总称；条文中之痰饮，是指水在肠间摇动有声之痰饮。读书时若不细考究，把痰饮当作今义的“稠则为痰，淡则为饮”，就失去了经典的原意。这样逐字逐句地读书，看似滞涩难前，实则日积月累，似慢实快。那种一目十行，浮光掠影的读法，不过是捉摸光景，模糊影响，谈不到学问。

要把主要的经典著作读熟、背熟。这是一项基本功。“书读百遍，其义自见。”读一遍有一遍的收获，背得熟和背不熟不大一样。比如对《金匮要略》、《伤寒论》，如果能做到不假思索、张口就来，到临床应用时，就成了有源头的活水。不但能触机即发，左右逢源，还会熟能生巧，别有会心。否则，读时明白了，一遇到障碍又记不起，临证时就难于得心应手。我自己虽曾在主要著作的背读上下过一番工夫，但总不能像童时读的《论语》、《孟子》和古诗文那样至今仍背诵无遗，常有学医恨晚之叹。因此，背书还要早下手。

读医书，还要边读边记，勤于积累。积累的形式则宜灵活。比如说，可以结合自己研究方向相近的一个或几个方面的专题，摘要积累，读书时留意于此，随时摘抄记录，并部别类居。主要的加以标志，散漫的贯以条理，怀疑的打上问号，领悟的做出分析，大胆地附以己见。日积月累，对日后的研究工作是会有好处的。

临证宁拙勿巧。对症状要做“病”与“证”的综合分析，寻求疾病的本质，不可停留在表面的寒热虚实。立方遣药，要讲求主次配伍，加减进退，不可用套方、套药取巧应付。遇到大症和复杂症，更要格外细密，务期丝丝入扣，恰合病机。既要有临证时的分析，还要做事后的总结。数年来，我自己无论在哪里应诊，坚持每诊必做记录，半月做一次阶段性的检讨，找出需要总结的经验，发现有进一步探讨价值的问题，以提高疗效。

2、自视当知其短，从师必得其长

我学医，主要是自学。但绝不是说，自学不需求师。做任何一种学问，绝对意义上的无师自通是没有的。自学，难免遇到思而不解之惑、攻而不破之谜，更需要请教师友。因而凡有从师学习的机会，尤知珍惜。1935 年，我读到陆渊雷先生的《伤寒论今释》、《金匮要略今释》，觉有自己未见之义。稍后就加入先生所办的遥从部学习。当时，我看病教徒，诸务虽繁，但对所学课业必认真完成，寄去请教。记得我写过一篇《述学》的课卷，陆渊雷先生曾加了鼓励的评语，发表在《中医新生命》上。这段函授学习的时间虽然不长，对我这样一个自学出身的人来说，感到十分宝贵。

一般的说，一个人从师学习的机会和时间毕竟是不多的，而在共事的同道中，学术精湛、经验丰富之人却随时都有。只要虚心汲取他人之长，皆可为攻错之石。我在中医研究院和蒲辅周等同志共事多年，在一起临证、执教的过程中，有时见到他们的得意之笔，恰是自己薄弱之处，从中比对思索，得到不少有益的启示。比如，早年我用玉屏风散治“习惯性感冒”，多是大剂突进，虽数剂可效，往往不易巩固。蒲老治“习惯性感冒”，也用玉屏风散，却是小量长服，疗效颇好。我思索这里的原因，加深了对慢性病的转化要有一个逐渐积累的过程，有“方”还须能“守”这个道理的认识。从师是为了求学问，在学问面前不能有丝毫的架子。我在任唐山市中医公会主任时，市内有一位高怀医师，精针灸术，擅长“大灸疗法”，系其祖传，能起大症，年事已高，秘未传人。为防绝技失传，我和几个同道以弟子礼前去执贽受学。每至巳夜，即趋集灯前，问难请业，无间风雨。袒臂跣足，按桥量度，力求一是，终于掌握并整理了这个疗法。当时我虽年过五旬，不无劳顿之感，而其中授受之乐，也确有非可言喻者。

3、读书多些有益于专，知识博些源头更活

我学医以后，半是积习，半是追求，研读文史和旧体诗词的兴趣一直很浓厚。习医之余，喜读廿四史，对六经、诸子、宋明学案以至佛教、道教的部分主要著作，都做过一些涉猎。兴之所至，还习作了一千多首诗词。我常以占用了一些业余时间为惜。但回顾起来，由这种爱好中得来的一定的文史知识和修养，对中医的学习和长进，也并非全无益处。

第一，中医经典是古文字，和现代白话距离较大，又流传辗转，版本繁杂，字词驳错，诠释者既多，难免见仁见智，言人人殊。如果没有一定的古文知识，对这些经典著作就不易读懂；读懂了，也难以读深。理解上，或浮于约略，或止于沿演，可以逐浪而难能探源；临床上，或流于孟浪，或拘于呆谨，易于套对而难能用活。要想对经典医籍的研究深入一些，就非有一定的古代文化、文字知识不可。我自己对《伤寒论》等典籍的文字做过一些研究，写过一篇《〈伤寒论文字考〉补正》，就很得力于早年积累的一点古文和“小学”的知识。

第二，文史书籍和古诗文中，掩藏着丰富的医学资料。这些虽是不期而遇的零金碎玉，却常可补某些医学著作之不足，亦足珍贵。读书时随手积累，需要时即可驱遣使用。我在整理中医麻风病学时，就从文史著作中得到了许多有用的材料。

第三，中医学是从中华民族古代文化这个土壤中生长出来的，是整个民族文化之林的一枝。它的形成和发展，受整个社会文化特别是哲学思想发展状态的影响和制约。对各个时代社会文化特别是哲学思想的发展状况有所了解，对由当时时代所产生的医学思想的理解就可以更深刻一些。比喻地讲，专一地研讨医学，可以掘出运河；整个文化素养的提高，则有助于酿成江海。养到功深，是可以达到境界上的升华的。不待说，今天的青年人学习掌握古代文化知识，应当有目的，有选择，要适当，要因人制宜。全无目的、漫无边际的读书，也不足取。

4、勤能补拙恒斯效，俭可养廉贞自清

有时青年问及学问之道，我常说：论天分，我至多是中中之材，几十年来，如果说掌握了一些中医知识而能承乏医务，所靠的一是“勤”，二是“恒”。做任何学问都要勤奋和持久，治医学尤需如此。医生这个职业的特殊之处，在于他一举手、一投足都接触病人，医术好些精些，随时可以助人、活人；医术差些粗些，随时可以误人、害人。从这个意义上说，医生真可以说是病人的“司命工”。

一个医生，如果不刻苦学习，医术上甘于粗疏，就是对病人的生命不负责任。当然，就是勤奋学习，也不等于就能万全地解决疾病。但无怠于学，至少可以无愧于心，这是我早年用以鞭策自己读书习医的一点认识。如今我垂老病榻，回顾治医生涯，成果之少，每自赧颜。稍可自慰者，唯有勤奋读书、未曾松懈这一点。几十年的生活，基本是“日间临床夜读书”。临床常无假日，读书必至子时。

六十岁以后，医责益重而年事渐高，为了抓紧晚年，完成温课和研究计划，曾规定了几条自我约束的《自律》。大致是：一要有恒。除极特别的事情外，每日按规定时间温课，不得擅自宽假，时作时辍。二要专一。不得见异思迁，轻易地改变计划。要有始有终地完成一种计划后，再做另一种。“主一无适”谓专。非专，则不精、不深、不透。三要入细。不可只学皮毛，不入骨髓；只解大意，不求规律；只涉藩篱，不入堂奥。入细，还要防止轻淡，轻淡则流于薄弱，薄弱则不能举大症；要防止琐屑，琐屑则陷于支离，支离则不能集中主力，也不能理细症。四戒玩嬉。此后，忌看小说，非星期不着棋、不赋诗，非有应酬不看戏。五节嗜好。衣食方面，不求肥甘，不务华美，随遇而安，自甘淡泊，否则必致躁扰不宁，学术上难于探深致远。此外，不独茶酒不事讲求，即书画篆刻，也不宜偏好过多，免得耗费有限的光阴。现在检查起来，除在旧体诗词方面，有时情有难禁，占了一些时间外，其他都尽力遵守了。

人们都知道医德的重要。我以为，做一个医生，治医之时，有两条至为重要：治学，要忠诚于学术的真理，直至系之以命；临证，要真诚地对病人负责，此外决无所求。只有这样，才能认真热诚地对待患者，谦虚诚挚地对待同道，勇敢无畏地坚持真理，实事求是地对待成败。相反，如果对自己从事的事业不热爱，不相信，惜献身，对患者缺乏负责的精神，甚至把自己掌握的一点技术当作追求个人利益的手段，那就丧失了做医生的根本。不特失之于医德，且将毁及于医术。

在祖国医学发展的历史长河中，每一代中医都有自己不容推卸的责任。我们这一代中医的命运是幸福的，毕竟也是坎坷的。半个多世纪以来，我亲见了中医界的同道们，在旧社会的贫苦中自处，与反动派的压迫作抗争，对偏见者的歧视不动摇，在存亡、兴衰的磨难中迎来了国家的解放，为民族保存、继承、丰富了中医学这份珍贵遗产。他们是无愧于历史的。我仅是同辈先进的一个追随者，蹉跎岁月，如今，也已是行将就木之人了。向前展望下几代中医，他们将属于社会安定、思想解放、科学昌兴的时期，只要他们勤奋而能够持久，善于继承又勇于创造，中医事业在他们手里必将有一个大的发展。中国医学必将以更绚丽的身姿，挺立于世界科学之林。顾后瞻前，寄希望于未来。

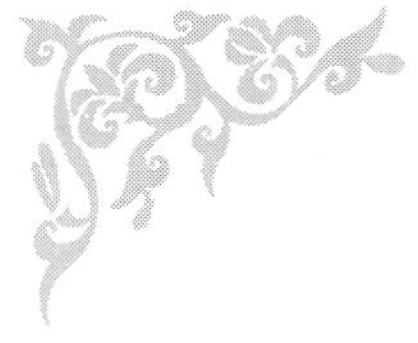
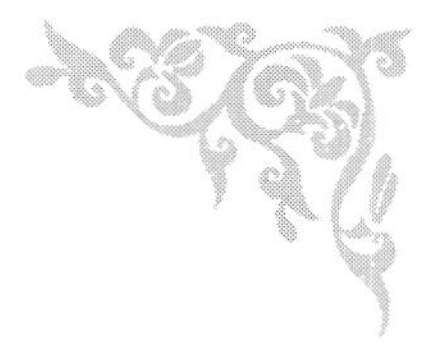

医事建言

上中央卫生部整理国医学术意见书[①]

（1950 年）

中央卫生部为搜集中医的材料，总结中医问题，准备在全国卫生会议上报告与讨论，加强对中医的改造和领导，以便开展今后的全国卫生工作。关于医药的学术上与医生的动作上、经济上等，均令摅陈意见，尽量发表。环诵之余，深幸中医有纳入现代之希望。唯兹事体大，且头绪纷繁，若全部切实搜集写出，时间关系，殊难具体。故仅就中医学术上应兴应革之事，聊贡一得之愚，用当细流之助。仅条陈管见如下：

一、规定医籍之标准

中国医药事业，发达最早，贤哲相承，统治者及民间亦多重视。除生理解剖外，药物之研究搜觅，治疗之无数实验，代有发明，蔚为巨观。医林既众，宗派攸分。故历世操其业者，或守其法，或尊其师承，或独创更新，别标己见，合于斗争进化之例，咸有搜罗比较之。宜应由学者团结，加以政治力量，就历代中医中在学术上有空前发明的、在社会上有真实治效的，规定若干家，树之表望，齐其视听，一其心志，端其趋向，以免途辙分歧，兼免真学湮没。例如，前代中医最合科学者，宜莫如后汉张仲景，其所著《伤寒论》、《金匮要略》，凭证候而无疑词，处方剂而不浮滥，有是症则用是药，诊察明晰，效验准确，遵其所论，苟审病不误，常有覆杯而愈者。历代相承，事实俱在。而日本吉益东洞更著明仲景之方，虽不属此病证候，但具一二端亦有绝效。日本汤本求真谓：科学进化百世纪，亦不能明仲景处方之奇也。应选注解之合于现代者，如陆渊雷之《伤寒今释》、《金匮今释》，使之速达于科学化，反印证仲景之精确，以获得中医

① 编者注：这是岳美中向中央卫生部提出的关于整理中医学术的建议书，系应卫生部为筹备全国卫生会议向各地征求意见的要求而作。其写作时间当在 1950～1953 年间，如“全国卫生会议”是第一届全国卫生会议，则应写于 1950 年 8 月之前，但尚不能确定。其主要观点此后写入了完成于 1953 年 10 月与李振三先生一起向政务院提出的建议中。

之实质。唐孙思邈之《千金方》、王焘之《外台秘要》，搜集广泛，全属秘方，为仲景流派，宜加精研，制为专药，以普遍于大众。此外，若张洁古、李东垣一派，罗子敬、朱丹溪一派，汪石山、孙文垣一派，叶天士、吴鞠通、王孟英一派，皆显明中医治疗之诀法，裸露中医诊断之窍要，胥别有见地，迥异凡流。治热性病亦不专事退热，而知扶助人体之抗毒力，有合于现代之科学。痈疽目疾，亦有发明。吾人讲习而研求之，乃可扩大治效，挽救颓靡。尤以叶天士、吴鞠通、王孟英之理温热病为自古未有。其对于热性病，以轻巧之法、平淡之药，拨转气机，足补仲景、东垣等之未备，全活夭札，功在人寰。此数家者，均有创作之精神，树医坛之旗帜，若不亟事研求，寻出实际，则中医之真不可观睹矣。此外名家尚多，是否有当，宜请政府领导会同全国名医审定，树为标的，正轨医林。

二、整理药物之取径

整理中医，宜以药物为首务。因药品纯系物质，无所假借，丝毫不容以玄理说之者。金元医家虽承宋儒理学之风，以五行说药，不过五行乃归纳而得之代名词，并非真有金木水火土。此外，本草各家苦心搜集，化验虽缺，而人事之经验良足重视。现宜取国产药物，以谨严之方法、缜密之心思、翔实之证据、精碻之理论，从事于实验，以发挥光大之。岂特保存国粹，更将振拔于世界之上也。但药物整理，既非熟读《本草》所能毕事，亦当有若干非化学提炼所能成功者。近世多主张化学整理中药，若尽取中药，纳之化验室中，提炼其精华而分贮待用，则是新药，非旧本草之功能也；和合各药之精华而组织成方剂，则是新方，非古方之主治也。盖天然物品所含之成分经化学提炼后，往往变质，而失去其历来演成应用之一种自然律，其效能自多差异。例如仲景麻黄汤治伤寒无汗、脉紧，若以提炼之麻黄素、杏仁精、桂枝油、甘草膏适量，配合成“麻黄汤”而服之，则敢断言，非复麻黄汤之功用矣。薄荷冰非复薄荷之主治，花生油异于花生之功能。此理至浅，无须哓辩。故尝谓取中药化学提炼，使成一种新药则可，并可能发明最有效之理想新药。若以之整理中药，使应用于积有实效之古方，则是欲之楚越而北其辕矣。然则整理之法奈何？中药发源于单味，单味药之发明，录其实效之主治与旁治，各家本草及日人吉益东洞氏《药征》，均有翔实之记载，宜定为中医选读之籍。其由单味递进而为二味、三味、四五味，组织成方者，群药合力，单味之定性与主治，应多移易。本此意义，迹其经过之历史与消息之法规而搜集之，董理之，发掘能勤，宝藏斯启，其有裨于医药，定有优于化验者。盖协同作用与拮抗作用，为组织方剂之必遵条件，中医于此，赏用颇多，其间当含有化学作用，虽未经证明，约不甚相远。兹据临床实验而言之。

附子与干姜并用，使兴奋之效增高；大黄与芒硝并用，俾通下之功益著；杏仁、象贝、桔梗、前胡相伍，倍增祛痰镇咳之力；麻黄、桂枝或荆芥、防风组合，益张发汗解热之效。此皆协同作用之例也。芫花、甘遂、大戟之与甘草相减杀，藜芦之与葱白相减杀，又拮抗作用之例也。麻黄合杏仁则治疼痛及喘，合桂枝则治恶寒无汗，合石膏则治汗出；半夏一味，配五味子、细辛则为镇咳剂，配人参、柴胡则为止吐剂；当归一味，从于参、芪则能补血，从于大黄、牵牛则能破血，从于桂、附、吴萸则热，从于大黄、芒硝则寒。夫麻黄、半夏、当归，非无定性与主治也，乃经组合效力必异也。又如黄连泻心，得吴萸则因拂逆而胸痞者以解，得木香则肠炎腹满即除，得瑶桂则躁烦不得寐者立愈。于是药效之地位可以副药左右，听吾人驱使。故只知单味之药效，以之例观复合之成方，往往失之。本此法遍检各书，随时随地而摘录之，零金碎玉，日久必积成宝库也。愚从事于兹十余年，所获仅百余种。原因组合之药无专书，而往古医哲，或秘而不宣，或知而无暇说明，使后学无从摸索。鸳鸯任看，不度金针。前人意识之偏差，后人宜痛加洗革也。

整理药物之际，复有应注意之一事，即管理国药商是也。下级之国药商，往往混售伪药，滥售劣药，害人牟利，视为固然。不但破坏中医药之信用，且影响人类安全。例如伪造茯苓、半夏、天麻、麝香、阿胶、羚羊、犀角等，或以别种材料和合成形，或以形似者冒充，纯非原质，何言效用？宜严行调查，发觉后，不但取缔，且应严惩。又如以土大黄或日本大黄之充川大黄，其效力不啻相差倍蓰，且多副作用；以木香之充广木香，服之亦毫无效验。诸如此类，实难枚举。药非地道产品，即效果难期，其贻误病机，实非浅鲜。且药商炮制药饵，不讲实用，只求美观，或水浸月余，或矾制糖煮，多失去其天然效力。而配制膏丹丸散，尤时时作伪。凡此种种，均应设法管理，以期达到整理药物之目的。

三、鉴定方剂之意见

中医之长处，除药物能适应各症所需外，则为历验不爽之良好方剂。

《伤寒》、《金匮》、《千金》、《外台》，汇聚千百年社会流行之有效成方，能起沉疴，救夭札，固应标为医家之圭臬。即后世金元明清各名家之方剂，其理论能结合实际者亦所在多有。至疡科、伤科秘方，更多神奇。披沙拣金，端赖后人之努力求取。窃意此事宜由中央组织中医方剂审查委员会，征集全国医师之有效成方，加以实验，汰去芜杂，并使与科学病名症候相符合，经化验后明其成分，更准确标出主治，纂集成书，颁行全国。操科学之利器，理先哲之成方，百川汇海，集腋为裘，定迈越前代《和剂局方》、《医宗金鉴》等之官书也。唯兹事体大，恐仓促莫办。思其次焉者，可由委员会聘请多位名医担任审查成方工作，其对某病有特效而药味不可增减者（所征集之秘方须属此类，否则非达于医理者用之，其流弊滋多）标明之，其对某病虽有效须视症候消息之、待诸医生运用者亦标明之。而其组织之品味，谁为动药，谁为静药，亦须附带说明。因静应多，动应少，静分量应多，动分量应少，方合静为体、动为用之理也。

其外犹有一事宜特别注意者，则为方剂之用量。恽铁樵曾谓古人不传之秘全在分量，所言殊有见地。试观阳和汤之治疗外科阴疽结核，熟地黄用一两，麻黄、姜炭各用五分。因大量熟地得少量麻黄之蒸运，则补血而不腻膈；少量麻黄得大量熟地之监制，则通络而不发表。若平衡其量，则两失其效而难奏阳和之功矣。仲景用黄连组织方剂，退热则用大量。如黄连阿胶汤，黄连为四两；黄连汤、干姜黄连黄芩人参汤、葛根黄连黄芩汤、白头翁汤，黄连皆为三两。若健胃则用小量。五泻心汤、小陷胸汤皆为一两。稽汉之药秤，一两当今二钱一分五厘强。若四两，则为八钱六分强。古汤液方每剂服三次。黄连四两折今每次服量为二钱八分强，三两服量折为二钱一分强，一两服量折为七分强。如此，则疏方之际，或退热或健胃，黄连用量得标准矣。又，麻黄杏仁甘草石膏汤，麻黄用四两，石膏用八两，其量为二与一之比。若麻黄增减用量，石膏亦当随而上下之，始合制方之本意，而服之得效焉。且石膏合知母治阳明胃则量重，合麻黄治太阴肺则量轻，其意义尤为习医人所当深长思焉者。又如炙甘草汤，地黄之量独多；小建中汤，芍药之量必重；四物汤内川芎、当归用量之比重，当为四分之一；肾气丸中附子、桂枝用量之比重，当各为干地黄的八分之一。龙胆草退脑热二三分有效，细辛去肾寒三四分建功。升麻量多则童子目直，茯苓过重则妊娠陨胎。此皆寻常药饵，其用量多寡之关系尚如此重要，何况壮如乌头，烈如巴豆，雄如甘遂、大戟，毒如斑蝥、水银乎？用量稍过重则致死，不及彀久无效。苟不讲习明确，则不可言医也。

又有关于方剂问题，应存疑待决，并以请教海内名医赐以解答者。如仲景《伤寒论》治急性病一百一十二方，何以不用黄芪；《金匮要略》治杂病，除剧烈呕吐、急遽下利外，则罕用四逆。谓黄芪不宜于急性病也，则理由太笼统；谓四逆不宜于慢性病也，则答案欠具体。又半夏、附子相反，组方常见；丹皮、桃仁堕胎，妊娠频用。其中真诀，仲景必有其心传。后人读书，宜就此类者广为提出，共同研讨，俾发掘秘奥，公诸医界，以享用焉。

如斯鉴定方剂并研讨其用量，提出其疑问，虽未尽善，要可标示规矩，濬发智慧，使今后医生临证处方不致鲁莽灭裂、偾事招灾也。

四、整理诊断学之取舍

中医病理无专书，诊断除脉舌外，亦罕有专门者作。唯《内经》，虽多以五行、岁露、司天、在泉等妄说言病理生理，然以四时立论配合五脏，虽为假定，亦堪细释。因人之疾疫（与）气候攸关，科学亦无容否认。至古人不明解剖学、细菌学，系因时代所限，不容以今人之所知而责备其所不知也。古人知生物之增殖与毁灭，纯关乎大气之流转，故建医学基础于四时之上。且又观察病体之形态，以推测内体之变化，是就无法处而觅法则。如盲人担水临井，下绠跬步不差，其标准亦自有可宝贵之点也。吾人居于今日，宜于其以气候系人生处、以形态测病理处，加以科学的说明，使之由含混而明晰，由破碎而完整，斯为学者之态度。若诟病古人，一概抹杀，则有负民族之真精神、国学之真价值，难云乎整理也。

中医诊断有貌似粗疏而内实精密者。如程郊倩注《伤寒论》有云：“实热攻肌表颜额，虚热攻四肢。吾人诊视热病，以手按病人颜额，与手掌相较，两处之热孰甚，则可测知其热为虚为实。”此非体温表所能为力者。又如亡阳证之前期，手背之近腕处先冷，则知为四肢厥逆将至，而用药应选姜附辈。又如女人停经，属瘀则环唇青色，属孕则脉滑而唇四白颜色华好。又舌苔诊察，颇饶邃密，毋庸赘述。总之，中医望诊有足多者，实应搜集汇刊，以利临床。至于切诊，尤为中医擅长之专技，并多可以科学说明之者。如弦脉常见于久处于忧郁之人。脉何以弦？弦为虚象，久忧则虚。所谓虚，血虚也。血不足则神经紧张，故见弦脉。在今日指中医之所谓肝，多属于神经系，肝病虚则脉弦，实具有科学之道理。又如见芤脉多失血症。失血何以脉芤？因其脉管血量骤然减小，脉管之紧张者随之而

弛。脉管之宽紧自有其限度，若失血过多，血少过于脉管能缩之限度，则脉管弛之无可再弛，必扩然而空。所谓芤脉，如慈葱也。此外如浮、沉、迟、数、滑、大、洪、实、细、微、涩、弱等脉，均为显明之生理变态，尽人皆知，毋庸缕述。故中医谓持脉如与病对语，诉说之明，有时胜于（病）理学或药物之诊断也，无怪中医常敝帚自珍。今宜从而整理之，汰伪存真，俾世界医生能应用于临床之上。

五、研究针灸之径路

针灸为理学疗法，世界均承认之。日本抛弃《灵枢》之十二经、奇经八脉，以神经释孔穴之隧道，自以为与科学打成一片，但解剖上未能悉合，实犹未尽中国针灸学之底蕴。盖针灸术之疗疾，或近取诸病所，或远取诸经隧，有头痛医足者，有胸痛医膊者，癫痫风疾又多取诸四肢之末。苟刺穴不谬，其取效辄如影响。以神经为是耶？何以如远西生理、解剖之精，各脏器独立，而神经系统尤发掘无遗，仍永无此发明也。且神经干与神经末梢又何专隶属于黍厘之地位，不可左右前后微杪之一穴？即使隶属，而太渊、经渠、列缺、孔最同为桡骨神经，何肺胀喘息针太渊有效，而刺孔最则不应也。治胃补泻足三里，止血灸刺隐白穴，何易以临近一穴又不应也。郭玉言，针石之间，毫芒即乖，此感彼应，脏腑有其气血，经络有其孔穴，实为人身神秘之生机，以是若差之毫厘，则谬以千里。尝疑神经纵或有当，而仍未尽中土针灸之底蕴也。十二经导源于《灵枢》，似专为针灸而发，其基础建筑于生理病理的形态之上。必欲比附于科学，实包括今日神经系、内分泌、生理学、医化学诸端。历代针灸家遵经络施治，百不一失，并饶奇异治迹。古人果无所见，其说必泛而无当，早归蜕灭，何至历数千年而不朽耶？东人渡边溪氏谓，人胚胎之初，阴阳六经先后生长赋形，循一定程序而成，所谓十二经与奇经八脉者。斯说虽未明其所根据，要亦有其灼然之真见。夫科学发明永无止境，今日针灸虽隶属于神经与内分泌系，安知异日不有超神经与内分泌而仍属于十二经之时也！

汉魏各种学术，皆秉师承、重家法，而医学尤是。扁鹊从游于长桑君，仲景负笈于张伯祖，仓公、元化并多及门，非珍视传授而故示秘密也。心法指诀非口授不明，奇穴要术非指点莫悟。有非其人不能、非其人不传者。狄梁公针堕鼻中之肉，黄石屏术夺德人之魄，非天生而能、无遇而获者也。人谓针灸治官能性病，第瘿瘤实质病之治愈亦时有所闻，无师承家法而能有此神术乎？自剞劂术与书籍易得，著述者或欲获虚名而率尔操觚，学习者多因易摹拟而轻于尝试，以致医术肤浅，真道欲绝，针灸一科尤丛斯弊。尺度不明，腧穴不确，即敢于操砭石，爇艾绒，使病人脏戕气泄、骨焦筋伤者，比比皆是。不知医术重乎传授，治疗积于经验。苟以针术为可存，宜由国家设立专校，敦聘名家招生讲授，庶秘穴流传于社会，针灸专擅于临床，而为轩岐生色增光也。

以上各种意见既未能道出中医学术之优劣，又未能拟出具体办法。徒芹曝欲献，奈管蠡所拘。深望无辞土壤，赐予审核，则幸甚矣。

呈请成立唐山市中医学校书①

（1951 年 5 月）

李市长钧鉴：

日前曾蒙许可，接谈创办中医学校问题，嗣即同职会副主委孙旭初赴中央人民政府卫生部上书请愿，又赴河北省卫生厅请愿。蒙厅批许，在本市卫生学校附招学生二十名初步试办。唯省厅对此本无预算，不能拨发经费，而校舍及桌椅、开办费、常年经费等，现均无着，招生之事恐难实现。而职对此又抱痴念，以为今日不但需要培养第二代中医，以继承固有的文化，且冀东现执业的中医尤其是在乡村者，比较落后，他那量的发展不能结合到质的提高，但同时他的任务甚重，亦亟应分别加以训练，以提高其技术水平，俾达到能为人治病的目的。缘各地中医界，虽皆响应中医科学化之号召，而当此标准教材未颁布以前，多擿埴索途，趋向匪一。或逡巡不前，死死抱住落伍的封建遗骸，不知学习现代科学；或躁急迈进，轻视本身，抛弃自家珍宝，败家之子，难言成立。恐所造就者，将成为不中不西之浮浅医士。曾西医之不若，又何能发展固有文化，而使之纳于科学轨范呢？

医事教育，为卫生行政发展之根本，民族向上、民生进步向上之大关键。中央既明令中医科学化，负中医责任者，即应就具有数千年民族性、地域性实验的旧有遗产，整理之，剔刷之，把玄学外衣脱去，把封建包袱抛开，将那宝贵的群众观点和丰富的治疗经验做出一个总结，使他赤裸的体段贡献出来，再及时地将近代自然科学、社会科学的知识充实到全部中医里去，不患不呈露一个面貌崭新的、活泼强壮的新医，为社会人民维护健康。

中医亦当重视预防医学。此后中医学校，固应多训练预防知识，但亦

① 编者注：这是岳美中为开办中医学校写给时任唐山市市长李力果的信。此前，4 月 20 日前后，岳美中（时任唐山市中医公会会长）曾自筹路费，与副会长孙旭初一起，为在唐山建立中医学校事到中央卫生部和河北省卫生厅上访，岳美中有诗纪行：“膏泽春霖喜及时，公车献策夜同驰。禹域江河循故道，轩黄医药重先师。殊方精粹犹宜采，旧库环奇讵可疑。东亚文明益人类，未可玄渺视中医。”此后，在河北省和唐山市的支持下，唐山市建立了中医进修班，并委岳美中主其事。

不可过于偏重西医的治疗技术。因他山之石，是赖以攻玉的。若一味模仿西医，而忽视本根，则不但流于西医化，势将弄成商品化，充其极也不过成（为）一有经验之护士式的西医。以若干经费，若干时间，何苦造就这种人才呢？

大胆地说，现在我国大部分西医，还是技术家，而不是学术家。自身没有开山辟荒的进步，对于中医更缺乏正确的批判性，缺乏吸取的创造性，谓中医命运已将枯萎，不事浇灌之、培植之，徒口头团结，而暗事摧残。不知现代大多数人民还是接受中医的，人民是历史和社会的体验者，他们对一切一切，是冷暖自知。现在不但乡村接受中医，就是医院林立的大都市，也接受中医，当然是他实际生活上需要中医。中医学为人民医药建设的一环是不容否认的。中医本身，应当刻不容缓地将中医学的优良部分做出合乎科学方法的总结，传授下去，继续下去，以贡献于全世界、全人类。

愚昧之见，未能有当。倘认为中医学校有成立的必要，请于电话中给予时间（职会借用电话1221），再面陈详细。哓渎之处，希赐鉴原。

此致

敬礼

岳美中 谨上

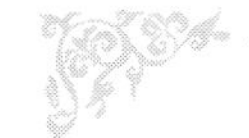

关于整理和发扬中医的意见（节录）①

（1953年10月）

一、中医学略论

中医学术是几千年经验积累而成的，是实践的医学。医学若不由实践，绝对不能成立。因为人体是客观的，疾病是有其科学规律的。医治人体疾病，要不是由实践产生的科学，不但不能治好病，还要送掉命。中医在几千年来的过程中，正是因为能够治好疾病，所以才能够受到广大人民的拥护，并发扬光大，流传至今。这就是它的存在价值。不然，早被社会所遗弃了。这是很明显的事实。

事实是科学的基础。我们祖先早在不断地和疾病作斗争的悠久过程中，创造了自成体系、暗合现代科学基本理论的医药学术。现在分述如下：

（一）生理病理

中医的生理病理是以《内经》为根据的。《内经》的内容，除诊断治疗的方法外，大部分是说明脏腑的内景及其功用的学说。它那古奥简短的记载，要骤然以习见的现代生理病理学名词看下去，在不很能了解的情况下，难怪认为是不科学的。但若能细心地、客观地、实际地去研究和体会，是不难了解它的学理基本上是科学的，而且是合乎辩证唯物论观点的，因为《内经》的生理病理是联系的、整体的、活动的、精神的，不是孤立的、片面的、死板的、机械的。要用机械唯物论的标准去衡量它、批判它，那一定是不会合乎那种逻辑的，可是要从整个方面去看，它是合乎唯物辩证法观点的，有惊人的优越性和价值在。

---

① 编者注：1954年，岳美中与著名中医李振三一起，向政务院提交了关于整理和发扬中医药的意见书。这个意见书先由岳美中于1953年10月起草完稿，研究、修改后，经习仲勋（政务院秘书长）、范长江（政务院文教委员会秘书长）报送政务院。这份意见书有两个附件：《整理中国医药的初步方案》（简、详各一份）和《中国医学简史》。本文有散落，这里收入的是节录本。

有的人说，中医《内经》的生理病理是一套玄虚的、形而上学的、空洞的东西，以小天地阴阳、水火五行、六气造化等玄说来比拟人的脏腑和经络。是的，在今日去看这些名词，是有些玄虚色彩的。但从历史观点去看，却是包含着古代自发的朴素性质的辩证法。只就阴阳五行方面来说，阴阳是以表示事物的对立的。事物对立，则起矛盾而生变化，于人亦然。若对立统一，保持平衡，则身体安和，如“阴平阳秘，精神乃治”；若阴阳乖戾，则疾病乃起，如“亢则害，承乃制”。五行在表面看来，好像代表的符号，但它有一部分也说明人与宇宙间自然界的联系，互为依存，互相影响。这阴阳五行是有系统、有组织的，代表了人身的脏腑经脉的性能和作用，说明了他们之间各有所主、所属、所生、所藏，运行不息，相反相成的状况，成为后来摄生和治病的原理和法则，绝不是唯心论和形而上学的玄学。

更具体地说，五行固然是抽象代名词，但有它的依据和它代表的内容。关于生克的说法，是指身体内部之矛盾和统一的现象，并且是说明活的生理病理各部之关系与功用，不是死体中各部分之孤立与静止。例如左肝右肺的说法，有的西医即斥为中医不懂生理学，连内脏部位都弄不清楚，还谈什么病理和医药呢？实则中医所指的肝与肺，并不是只讲明它的血肉组织及其部位，重要的是指正在活体内的肝左旋而肺右行的运行作用，及与其他各脏的相互关系，因之脉象与病象的具体情况及其自然规律，都与此有关。更进一步说，中医所谓五脏，都应作抽象代名词看，不能把它看做是具体的死事物，这是要特别说明的。明乎此，方可以论中医，方可以研究中医，认识中医的精华所在。又如肝属木，脾属土，肝木克脾土，这是生理病理间的相互关系；肝主疏泄，肝喜条达，如郁结与恚怒伤肝，肝木受伤，马上就影响到脾胃的消化，以及脾胃本身的各种病症。如单单针对脾胃下药，不但不能有效，反而有时削弱了它的抗病机能。如果翻转来疏肝泻肝或柔肝养肝，脾胃之受制既已解除，其本身之机能自易恢复。凡稍有临床经验者均能知之，这是不可否认的事实。总之，中医这一套说法，无非是说明生理与病理的自然规律，并把这规律系统化、条理化、公式化，实具有其完整的体系。我们应当虚心地、慎重地把它继承下来，然后再把模糊不清、悬想不实的地方，用现在的语言、科学的方法，加以整理和改进。能如是，或不致丧失了它本来的面目。

现代还有些人怀疑《内经》、《难经》不科学，可是要丢开《内经》而研究中医，那就大大地削弱了中医的精华所在，抽去了中医的血脉，剩

下的自然就是没有生命的躯壳。同时我们见到它将走向一条离开本体的“西医为体，中医为用”的路子，不免死拼硬凑地干，结果是“邯郸学步，失其故封”，不中不西，成为一个浮浅而不能解决重大疾病的中医了。现在举些例子来说：

《内经》载：“风为百病之长”，“风者善行而数变”，“风为六淫之首”。这个概括性的病理名称，表示了风在病因上的重要性。巴甫洛夫高级神经活动学说以前，这个无影无形不可捉摸的“风”的病理，人都认为是一种玄虚妄诞的。巴甫洛夫学说的神经失调、因失去平衡性发生的复杂疾患似可部分地解释这“风为百病之长”，“风善行而数变”，“风为六淫之首”。在中医中风、类中风，包括现在脑溢血、脑充血、高血压等。神经麻痹、神经痛、关节痛，中医则名之曰风痹、风寒、风湿。癫狂疾则直名为疯，痫症则名为羊角风，眩晕多名为内风萌动。中医书上病名以风名者，是指不胜屈。总而言之，凡神经实质病及官能病，大都在中医所谓“风疾”的范围内。

中医认为，某些肝病，并不是肝脏的实质病，而是神经性病。《内经》谓“肝为将军之官，谋虑出焉”。谋虑是出于大脑的。又“怒伤肝”，“悲怒气逆则伤肝”，“肝病者，令人善怒善恐”，“肝气虚则恐，实则怒”等，都是神经疾患的现象。后世中医所谓肝风、肝气、肝旺、肝虚等，包括现在的分裂性精神病、神经衰弱、歇斯底里等。巴甫洛夫学说认为，任何复杂和特殊情形，如一个非常突然的兴奋或过分强烈的兴奋（刺激），或是兴奋或是抑制两种过程相互间长期的矛盾，都可以对神经系统产生一极大的负担。分裂性精神病的各种不同类型，由于遗传和后天因素所造成，如神经系统尤其大脑皮层细胞特别虚弱，当遇到挫折时过于强烈的刺激引起它们的疲劳，因此产生不同范围和不同力量的抑制过程，成为慢性的催眠状态。一方面剥夺了病人的正常活动，而另一方面，在过分的剧烈工作中保护着大脑皮层细胞，认为癔病（歇斯底里，即中医脏躁病）是第二信号或语言方面的障碍。当这些符号不能正常作用时，病人思想中某些观念，通过神经系统与肌肉或其他组织连接起来，产生瘫痪、麻木等症状。强迫观念和偏执狂是因为病理点在大脑皮层的孤立、兴奋过程的惰性和超越矛盾期的缘故。神经衰弱是由神经系过分的紧张，包括与兴奋持续的时间和强度超出耐受界限而引起的。主要的病理是内抑机能的弱化，临床上表现为兴奋性亢进和消耗性亢进。这很可阐明了中医所谓肝病的一部分原理。

中医对于支气管喘息，有时指为是肝气上犯。木叩金鸣的喘咳，就是植物性神经兴奋的咳喘。苏联的布拉托夫及阿法那谢娃以为在研究支气管喘息的发病时，必须叙述一下植物性神经所起的作用。当呼吸道发生感染时，植物神经系统遭到传染病灶分解产物及经过发生病变的支气管黏膜进入体内的抗原的作用。此外，肺及支气管内传染病灶的长期存在，足以造成产生向心性冲动的条件，这些冲动进入迷走神经核及视丘，并使这些神经中枢呈现兴奋状态。因此，呼吸道的慢性感染可以被看做是中枢神经系统长期微生物刺激的起源，因此，中枢神经系统的一切部位，也就长期处于兴奋状态中。这不是也很说明了肝气上犯而致喘息的一种病理吗？

《内经》多言气化，如“正气在内，邪不可干”，“布气真灵”等。张仲景著《伤寒》、《金匮》，系撰用《素问》，亦有“大气一转，其气乃散”之语。每谈病理，即注重人体气化之失调，而参照实质的形状及疾病的变性。故统一切病症，都以为气化失调所致。调其气化，实质上的缺点即随之恢复。以机能为主，联系实质，是《内经》的遗训，是中医的特色。

《内经》的理论，就是生命有生作用的释义。人之所以生的道理，精深奥妙。依托阴阳气化的譬喻，而发为医术上实质的理论，去指导实践。经过悠久历史的考验，从这种理论出发的技术，也曾创造了很多的惊人奇迹。里面要认为它有不合科学的地方，我们应当用辩证唯物论的法则去整理它，掀起一个巨浪淘金，大家虚心地、客观地展开广泛深入的讨论，使之成为学术性讨论的高潮。追求真理，结果才能实现真理，服从真理。

（二）诊断

中医的诊断，是照顾到全面的，活动的，联系的，虽然直到现在还没有能够掌握像西医所用的那些物理化学等诊断的工具，但三千年来，在“望闻问切”四诊中，积累了不少的经验，总结出不少的原则。像脉学的精微，不独能够诊察出是哪种疾患及用药的标准，而且能够决断预后的吉凶。像舌色舌苔的诊断，对于伤寒和温病过程中的变化，也能见微知著，及时地施以杜渐防微的治疗。再如在注意病人的饮食、大小便、睡眠等，那不是单独想去照顾病人的生活及营养，而是要从中寻究考察他病情的矛盾。

具体举例来说。中医诊断，有貌似粗疏而实则精密者。如程郊倩注《伤寒》有云：“实热攻肌表颜额，虚热攻四肢。”我们诊视热病，以手按病人颜额与手掌相较，两处的热是哪儿厉害，就能够测知它的热是属虚属实，这不是体温表所能为力的。又如亡阳证的前期，手背的近腕处先冷，

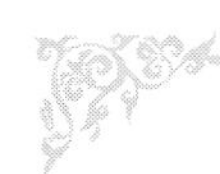

就知道四肢的厥逆将临，而用药应选姜附辈。又如妇女停经，属瘀则脉涩而环唇色青，属孕则脉滑而环唇四白颜色华好。又如妇女经漏（经水淋漓不断），午前则量多，午后量少或竟间断，则断为阳虚不能摄血，施以强壮温养的疗法则愈。若一味消炎止血，反见增重。又如牙痛病，牙龈不红不肿，触之则疼痛异常，且久而不愈，则断为虚性牙疼，施以强壮并暖肾的疗法则愈。诊察小儿脐风（即破伤风），若现吮乳口松，眉间有黄色，不待黄色延及口唇，现咬肌痉挛，则知为脐风将至。又如病人在夜半后三四点钟正当鸡鸣的时候心中烦躁，坐卧不安，或喘息汗出，必致发现心力衰竭的重症，很难治愈。

切脉实为中医之特长，可以用科学举例说明。像弦脉常见于久处忧郁境地的人。脉何以弦？弦为虚象，久忧则虚。所谓虚，是血虚，血不足则神经起虚性的紧张，所以见弦脉。中医之所谓肝，多属于神经系。肝病虚则脉弦，实属有科学的道理。余如浮沉迟数、洪大洪实、细微涩弱等脉，都是显明的生理变态，尽人皆知，不必细述。所以中医常谓“持脉如与病对语”，脉象之诊察，有时胜于器械或化学的诊断。

中医黄坚白在《江西中医药》第四卷第一、二期合刊上写了一段诊断问题话：“西医的诊病，当然要检验细菌、检验病毒等，这才可下准确的诊断，以为靠证候所下的诊断，只是类似而不一定准确，诊断先模糊不清，更谈不上治疗，即使有效，也是偶然的。这种看法，若照西医治病方法来讲，那是很对的；但用中药和中医的治疗来谈，情形就不同了。因为两种医学，治疗目的是两个而不是一个（按：是中西医学的根本立场不同）。我们根据针灸能愈疟疾，可以证明治疟即可不必定要用西医的灭杀原虫方法，也可不用中医的增加抗病力量或解毒之类的药治方法，还有其他方法，一样可以治病。中医和西医既然用不同的方法来治病，当然标准就不相同。例如有一个具有一般全身症状初起的传染病来找中医诊治，中医根据帮助生理自然驱病‘因势利导’的方法来治，就当注意它有没有汗，发热和头痛、身痛的轻重，舌苔的黄白润燥，脉象的形态和动力，决定用何种方剂。不问是伤寒、副伤寒或者是流行性感冒，只要证候、脉、舌同，则药是相同的。反之，同类的细菌性疾病，若果它所现的证候、脉、舌不同，例如出血性肠伤寒和无热性肠伤寒，对它的用药并不相同。因为中医的因势利导等用药方法的标准是证候、脉、舌，而不是细菌，因此不注意细菌。西医治传染病的目标是细菌，当然最主要的是验菌，验得了细菌，用药就有了把握。病人有无汗，头痛不头痛，对治疗无大关系，可不必过问。这都因为方法不同，目标不同的缘故。”

桂枝汤在《伤寒论》治太阳病发热汗出、脉浮缓，不问病人患的是肠伤寒或流行性感冒或恶性疟疾，只要有这般证候群，就可应用桂枝汤，千古不变，一脉相传，其效验历试不爽。但在这20世纪，很遭一些科学家的反对，认为没有细菌根据，胡乱用药，不会治好病，即治好也是偶然的幸中。但实际上不是那样。因为肠伤寒、流行性感冒、恶性疟疾，病原体尽管不同，只要我们感觉它的发热汗出是造温机能和散温机能同时亢进的反应，复因体温与气温相差而恶寒，复因浅层动脉之充血而浮缓的内部矛盾，便是我们使用桂枝汤的有力根据。

中医诊断学总的来说，是在具体的地方分析具体情况（张仲景的辨证法是这样，见本文所附《中医学简史》中，不赘述），是就患者的脏腑和经脉性能的表现上，寻求它内在的矛盾。如毛主席的《矛盾论》所说："要在各个矛盾的总体上，即矛盾的相互联结上，了解其特殊性，而且只有从矛盾的各个方面着手研究，才有可能了解其总体。所谓了解矛盾的各个方面，就是了解它们每一方面各占何等特定的地位，各用何种具体形式和对方发生互相依存又互相矛盾的关系，在互相依存又互相矛盾中，以及依存破裂后，又各用何种具体的方法和对方作斗争。列宁说，马克思主义最本质的东西，马克思主义活的灵魂，就在于具体的分析具体情况。”中医诊断病症，颇符合于这个原则，它首先了解病症矛盾的各个方面，找出并捉住主要的矛盾，去施以治疗。

中医除脉学外，诊断少见专书，唯《内经》言病理以四时立论，配合五脏，作为诊断原则，虽属假定，亦堪细绎。因人的疾病，是与气候有关的，气候即所谓“六气”（风寒暑湿燥火）。六气都有繁殖细菌各个不同的因素与条件，气候一变，细菌就失去凭依，不能生存。古人知道生物之增殖与毁灭，关乎大气之流转，故建医学基础于四时之上。《内经》曰：“四时阴阳者，万物之根本也。”又观病体的形态，以推测内在的变化，作为诊断学，是就无法中觅法则，寻求自然的诊断规律。至于古人不明解剖学、细菌学，系时代关系，不容以今人之所知，而责备古人之所不知。我们居于今日，应当在它以气候系人生处，以形态测病理处，加以唯物辩证的说明，使它由含混而明晰，由破碎而完整，才是对祖国遗产的正确态度。若诟病古人，把这一项一笔抹杀，则有负民族的真精神，文化的真价值，那就谈不到整理了。

整理诊断学，首先必须学习毛主席的《矛盾论》和《实践论》，以增

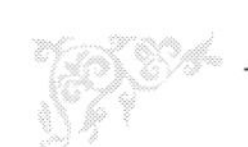

高诊断上的认识，并系统地用矛盾论和实践论将中医诊断说明一下，使普通中医不感到奥邃艰深，都能够应用。此外，再利用西医的诊断工具。这样，中医的诊断就比较完备了。

（三）治疗

中医的长处，整个表现在临床治疗上，是广大群众所公认的。它有非常精密的研究，从整体方面去观察疾病，而归纳出有系统、有次序的治疗方法。《内经》谓："因其轻而扬之，因其重而减之，因其衰而彰之"，标出疾病的初期、中期、末期三个阶段，而定出按期施治的原则。《内经》更提出"和"、"取"、"从"、"折"、"属"五个具体的递治法。先用和的治法，如微凉主以温，微热主以凉；和之不愈，便用取法，如上取、下取、内取、外取、旁取；取之不愈，便用从法，如热重宜寒药攻之，并参以热药为向导；从之不愈，再用折法，如病属极热，即以大寒之剂折其焰，以阻止病势的进展；折之不愈，转用属法，如病热深固，无法剔出，则属其类而渐衰之。其余还有对症疗法、原因疗法等。仲景《伤寒论》把治热性病的过程分成六个阶段，如太阳病、阳明病、少阳病、太阴病、少阴病、厥阴病，以归纳疾病所现的证候群，而施以"汗"（如麻黄汤等）、"吐"（如瓜蒂散等）、"下"（如承气汤等）、"和"（如小柴胡汤等）、"温"（如四逆汤等）、"利"（如五苓散等）、"清"（如白虎汤等）、"润"（如麻仁丸等）等法。后世各医家，又有消法（如保和丸等，能鼓舞消化之机能），化法（如二陈汤等，能稀释分泌之体液），通法（如通痹散等，能促进循环之运行），燥法（如平胃散等，能增加消化之力量），补法（如八珍汤等，能补充营养之缺乏），涩法（如固肠丸等，能固摄大肠之滑泄），镇静法（如龙齿丹等，能制止神经之兴奋），开窍法（如至宝丹等，能透发神经之闭塞），杀虫法（如乌梅丸等，能消灭寄生虫之类）。更有外治法（如针灸、按摩、灌、潠、渍、熏、嗅、嚏、吹、敷、膏等）。

这些治疗法，是从"集体诊断"得出证候群的里面确定了阴阳、表里、虚实、寒热之后，找出主要矛盾之所在，仍以"集体用药"的方法去治疗。只要集体观察，从感性阶段到理性阶段，得到正确认识的话，那么，根据治疗方法做临床的实践，没有不得心应手、药到病除的。

中医治疗的基本原则，是因势利导，加强它的抗病能力。证之于苏联巴甫洛夫学说，我们的这种治疗方法，是合乎现代的生理病理的。巴氏生理学的特点是机体完整性与外界环境的统一性，而神经系统则为完成此项任务的主要机构。正常的生理作用如此，病理发展的过程以至免疫作用及化学治疗等，也是如此。现在苏联科学家已提供不少的实验材料证明：

①感受器和神经末梢之受特殊刺激（细菌、毒素和其他强烈刺激）可能成为致病的原因；

②各脏器的营养障碍可由神经反射来产生；

③神经的痕迹作用可能为传染病和其他病症再发的原因；

④内外界信号的剧烈而持久的冲突可能成为器官营养失调之原因；

⑤抵抗力的发生与神经系统有密切关系，免疫作用和过敏反应与反射机构息息相关；

⑥人体对疾病的防御和代偿作用为神经系统的作用，主要是大脑半球的作用；

⑦药物的作用主要在于特殊感受器及整个机体的机能。

这不啻说明了中医治疗利用人体机能自然抗病的原理。现在举例来说：

中医治热性病，不以扑灭细菌为用药的对象，而是取药物的刺激性，使机体的反射反应改变了它原来的机能状态。如张仲景以麻杏石甘汤治疗肺炎，以白虎汤治疗伤寒热病的发热最高期，都是这个原理。这个原理是从机体完整性及反应的反射性原则出发的。张仲景在后汉时治疗的方剂，就有暗合巴甫洛夫这个原理之处。

常见农家培植棉花和大豆，在立秋节前，往往因阴雨连绵且刮东风，溽暑熏蒸，空气湿润，棉花或大豆的叶体上遍生一种浅红或黄色的害虫，形如发霉，害苗最烈，传染最速，三五日间，遍满原野，棉禾尽成枯枝败叶。农民最怕这种害虫，因名之为“霍乱虫”，意谓犹人之患霍乱者然。现在常用消毒杀菌的药品扑灭它，有时收效不大，或竟无效，或反致损伤棉禾的机体。可是要值天气骤变，西北风一起的时候，霍乱虫即全部消灭。倘棉禾受害较浅，尚有复生的希望，即使死者不能复生，也保护了未经传染的棉禾，好好生长下去。假如过时再值天阴、刮东风，则又再起霍乱虫。但到立秋节以后，就绝对停止不起了。

这个问题，说明了细菌生长和消灭是关乎气候的变化的，直接扑灭病原菌的治法，与注重机体的完整性及反应的反射性治法，有很显然的优劣判别。但不是说麻杏石甘汤和白虎汤就等于西北风，也不可能有西北风那样的威力；可是石膏清热，使炎威顿消，而能令疾病告愈或缩短病期，这是事实，不容否认。我们应以客观和虚心的态度研究中医学术，用研究自

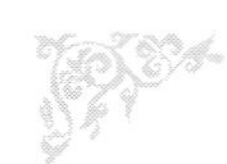

然科学的客观方法，去研究生物的生理机能及病理变化，来整理民族遗产，昌明科学。

前见8月26日《人民日报》载有朱颜同志《正确地对待中医医学遗产》一文中，作了整理中医的计划，并列举了好些治疗的成绩，予中医一个很有力的鼓舞。但谓应从整理中医治疗经验并搜括有效良方入手，在这一点上，我们还有些补充的意见。

中医学术是一套很完整的东西，它的治疗方向完全依靠从生理病理中集体诊断出的矛盾为旨归，不仅是经验，也是实验。要是去掉中医的生理学、病理学、诊断学，而单独地去整理治疗学，那就失去了中医学术的真精神，像个毫无生气的木偶人一样，只有用线牵着它走，丝毫无自主的能力行动了。没有自主的能力，让它去解决西医不能解决的疑难大症，只恐怕不能胜任。

更就整理图书的一项提议来谈。文章所提建议，是巩固中医、发扬中医的一个重要计划，应当刻不容缓地再提出具体的整理方案来，着手筹备办理。但要是大前提是整理治疗经验，那就一系列的搞下去，恐怕要有毫厘之差。因为中医的医籍里，无论是哪一家著作，都有些经验良方。即如《万病回春》和《寿世保元》之类，也是市医常恃以翻检验方，对症施治，用为谋求饭碗的工具。而《验方新编》等书，以学术湛深的中医去用，都能左右逢源，哪个不是有效良方。假如抛弃中医的整个学术，单搜集验方治病，不用则已，用之必"动辄得咎"。并且若不从整个中医学术做起，而无系统地去整理验方，那"披沙拣金"的工作，恐怕也未必做到好处。

中医的治疗验方，有它的历史性在，也有它的组织性在。因为它不是孤立的，不是偶然碰出来的。朱颜同志在同日《人民日报》上发表的《我对于中医药研究工作的几点意见》一文中说："研究中药应重视中医的医疗经验，无论在过去或现在，有许多人对我国的医学遗产采取了极不正确的态度，他们认为中药是有价值的，但中医没有价值，他们把中医和中药截然分开了，这种认识是不对的。中医在使用中药上，有其独到的经验，如果完全离开中医的经验来研究中药，就不能很好地发掘祖国的医药遗产。"这一段很郑重地说明，中医医疗验方有它的历史性。又说："研究中药应考虑合并使用后的综合效果。必须知道，中药在治疗上所起的效应绝不完全是某一种生药或其中某一种单纯化合物所具有的药理作用的表现，而常常是许多种不同成分同时作用于生物体所引起的反应现象的总和。因为一样生药往往含有多种成分，所以即使只应用一样生药，在效果上也具有多种化学成分的复方意义。因此，研究中药时首先应重视某一种生药或某一处方的总的效用，然后再分析研究其组成成分的个别作用及其相互间的关系，以便进一步了解各个组成成分在总效用中的重要性。”这一段，也郑重地说明了中医医疗验方有它的组织性。这验方的历史性和组织性是与病理诊断有关联的，而不是孤立的。文章既说明了这两点，已经很明了中医整个学术是有价值的，应该毫无疑义地全部整理它。

为更明晰中医的治疗是与各方面有联系的，更举例说明之。如中医想在医疗上应用发汗法，就须详细从各方面诊断患者，衡量他的病情如何，分别应用不同的发汗法：像辛温发汗法（麻黄、桂枝等），辛凉发汗法（薄荷、连翘等），辛燥发汗法（羌活、苍术等），滋阴发汗法（玄参、知母等），助阳发汗法（细辛、附子等），养血发汗法（当归、白芍等），益气发汗法（黄芪、人参等），理气发汗法（橘皮、乌药等），和中发汗法（柴胡、青蒿等），宣上发汗法（牛蒡子、通草等），消滞发汗法（神曲麦芽等），这些不同的发汗法，是从中医传统的病理、诊断、药理中得出来的。正如毛主席所说：“用不同的方法，去解决不同的矛盾。”假如要去掉这套圆机活法、合于辩证唯物论的法则，转而用那套机械唯物论死板公式的病理、诊断、药理为体，以中医治疗为用，只怕就失去依据，不能掌握这各种不同、丝丝入扣的发汗法了。

中医疗病，有所谓“上病取下，下病取上，上下交病取于中，病在中，旁取之”的治法，又有所谓“实则泻其子，虚则补其母”的治法。这些方法，都很符合于巴甫洛夫学说神经相互诱导的作用，即发生在一定部分的兴奋，能在周围和自己部分上相互阻抑、约制兴奋本身的蔓延；另一方面，阻抑也能诱导兴奋，反过来以之约束本身。

中医治疗高血压病，前引文中指出，逍遥散有效。这个治法说明了中医学术是整体的，不是局部的；是活动的，不是机械的。巴耳氏亦认为，高血压的初期是典型的神经官能症，即调节血压中枢的神经官能症，是由于高级神经活动的损伤和情绪的过度紧张所致。中医的逍遥散，是治疗神经性病的总的方剂，能缓和神经的紧张，解除神经的障碍，故可用以治疗神经失调性高血压症。

我们又以逍遥散方加以变通治疗妇科病，亦有意外的收获。四川西充鲜某的爱人（鲜是西南军政委员会委员），年 60 岁，患肝蕴湿热及阴挺下脱症，久服加减逍遥散，养肝清热去湿，肝病愈而阴挺亦随之而愈。又山东定陶齐某的爱人（齐是包头某铁工厂经理），患湿热症，并有子宫肌瘤的宿疾，以加减逍遥散清利湿热，初并未顾及其子宫肌瘤，而子宫肌瘤亦消灭于无形。这个治疗作用，可用“反射性机转”来说明，就是“实施对生体某些局限部分发生作用的治疗措施，它的效果往往却可以表现在整个生体方面，包括没有直接受到治疗影响的内脏器官在内。皮肤科方面有很多病例，说明由于对生体某一部分的所谓‘局部的’治疗作用，可以消除局限在生体另一部分的、往往是对称性的病变过程，以及生体远隔部分的病变过程。只有根据反射的理论，根据生体不同部分的神经联系，才能够理解这些现象。由此可见，利用对生体某些部分的‘局部的’影响的方式，进行各种医疗措施，不仅不与反射论发生矛盾，而且更在反射论中找到它本身作用的具体的解释。正因为这样，所以没有任何理由拒绝这些已由多年实际经验证实的确有效的治疗方法。”这不啻为此逍遥散治疗作用下一注解。

妇女子宫病，如经期错乱，或经事先期，或经事后期，或子宫发炎，或赤白带下等，大多数由于情志的郁结不舒，或忿怒恚恨，以致神经受到刺激，而引起一般性的月经病。质言之，可以说妇女子宫病的病理，大多数直属于神经系，而不直属于生殖系的。中药对于子宫病，也多不采取直接疗法，而采取间接疗法，使子宫病归于痊愈。斯别兰斯基氏认为，大脑皮层既是各器官、各系统、各部分功能等综合的主管，又能把它们的活动系统、紧密地联系起来，使之成为一个统一的整个的有机体。那么，生活系统对于它们的病变，决不能说袖手旁观。神经病理学认为，多数的大脑病变是由于神经的机能的变易后影响到组织的生理。炎症的发生，是由于某些刺激（生物的、物理的、化学的）作用于某部分神经细胞，使神经机能发生变化，而引起组织发炎。这样说来，病理变化，就是神经功能变易后对组织的影响表现在细胞病理学中。但细胞病理学家只看到组织受到刺激后发生形态或解剖上的变化，而没有考虑到神经系统在疾病过程中所起的决定性作用，那就是注意死的形态（结果），而没有注意由刺激起至形态变化致中间变化的机转和过程，换句话说，就是没有重视活的病理学。病理过程，不单限于局部细胞各种反应，更重要的还有神经机能变易过程。神经机能无变易，就只有生理，而无病理。如由忿怒而起的月经前期症，虽经治愈，但不除掉原因，必致再发。

（四）方剂

中医的经方，是数千百年来经过无数人之实验而得，效用极著。其组织配合，与西医不同。《江西中医药》第四卷第一、二期合刊所发表的黄坚白《怎样认识中医》上说："中医的方剂配合与西医不同，一般地讲，中方较西方为复杂。方剂的配合，常因一味药的出入，它的效用相差很大。我们举个简单的方子为例，加以证明，就够繁复。例如麻黄汤是麻黄、桂枝、杏仁、甘草四药组成的，它是治热病在发热恶寒、头痛、身疼无汗的时候用的。倘若将桂枝换成石膏，就变为治实喘证（如大叶肺炎、气管支肺炎等病）的麻杏石甘汤；若将桂枝换上苡仁，又变成治风湿证的麻杏苡甘汤了。三个证的病因和症状，都相去很远，而一味辅佐药的更换，功用相去就有这样的大。所以中医方剂的成功，不是小金丹、六神丸之类的几个效方名闻海外的事。中医虽有一味单方治病的，但这是极少数。通常方剂，总是数味或十数味甚至数十味合用的。"经方以一味药的出入，就改变它治疗上的作用，说明仲景方剂的组织配合，是具有科学的道理的。

经方的组织配合，固然有它的科学上的作用，而分量也具有同样的作用。如张仲景用黄连组织方剂，退热消炎（有杀菌意），则用大量。例如黄连阿胶汤，黄连为四两；黄连汤、干姜黄连黄芩人参汤、葛根黄芩黄连汤、白头翁汤，黄连都用三两。以之健胃，则用小量。五泻心汤、小陷胸汤，都用一两。考汉用的药秤，一两合今二钱五分强，若四两则为一两强。古汤液方每剂服三次，黄连四两，折合每次服量为三钱三分强；三两的服量，折为二钱五分强；一两的服量，折为八分强。这很明显地说明了黄连的用量在退热和健胃上的不同作用。又麻杏石膏汤，石膏用八两，麻黄用四两，其量为二比一；若石膏增减，麻黄也随之增减，才合乎制方的本意，用之始有效。石膏合知母治阳明胃则量重，合麻黄治太阴肺则量轻。炙甘草汤地黄的分量独多，小建中汤芍药的分量独多，肾气丸中附子、桂枝的用量为地黄的八分之一，胶艾四物汤中川芎的用量为当归的三分之二。恽铁樵谓："古人不传之秘，全在分量。"我们认为，若深刻地、细心地研究经方的用量，不难发现用量的奥秘。清代王洪绪颇能掌握经方用量的规律，他组织的阳和汤治阴证结核，熟地黄用一两，麻黄、炮姜炭各用五分。大量熟地黄得少量麻黄的蒸运，则补血而不腻膈；少量麻黄得大量熟地黄的节制，则通络而不发表。若均衡其量，则两失其效，不能奏阳和之大功了。龙胆草用三四分，退脑热即有效；细辛用四五分，去肾寒也有效；升麻量多，则病人目直。这都是寻常药饵，它的用量多寡的关系，就是这样重要。要像壮如乌头，烈如巴豆，雄如甘遂、大戟，毒如斑

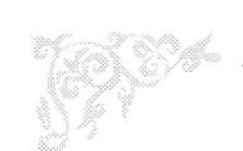

蝥、水银，用量稍过则致死，不及则无效。所以为医者，于研究经方的配合用量外，更应当注意单味药的用量。

总之，无论经方及后世方，只要是效方的话，在组织上，在用量上，都有它的规律性的科学原理。我们应当科学理解，悉心研究，得出标准，既可使操医术者有所遵循，更可使合乎科学的中医学术昌明于世。

（五）药物

朱颜同志于1953年8月26日《人民日报》所发表的《我对于中药研究工作的几点意见》一文，对中药研究所提的五项意见，颇切合实际，我们极端赞成这一建议。兹就朱颜同志所提的意见，再做如下补充：

我们认为，中药的研究既不是熟读本草所能完成的任务，也不是仅靠化学提炼所能解决的问题。近世多主张用化学研究中药，这自是科学进步的工具，有其意义在。但是若仅把中药置于化验室中，分析其成分，提炼其精华，分贮待用，那就变成新的作用了，而不是本草上的原有功能了；和合各药的精华而配合成剂，那也不是古方的主治了。因为天然的物品，经化学提炼后，常常失去它原来应用的一种自然规律性，它的效能，自多差异。例如仲景的麻黄汤，治伤寒无汗、脉紧，若以提炼的麻黄素、杏仁精、桂枝油、甘草流膏配合成新麻黄汤而服之，则敢断言不是麻黄汤的功用。薄荷冰不是薄荷的主治，花生油不是花生的功能，这是尽人皆知的。所以说取中药化验提炼使成一种新药则可，若以之整理中药，使应用于甚或代替了积有实效之古方，那就成为“想去云贵而北其车辕”了。

中药应用发源于单味药，单味药的主治和旁治，《神农本草经》、李时珍《本草纲目》及日本吉益东洞《药征》，均有很翔实的记载，我们应当深刻地去研究，以例其他本草，并应争取用科学证明，以发明其新效能。如昆布、海藻治瘿瘤瘰疬，是与西药用碘剂治疗甲状腺体病相合的；仙鹤草能止血，而西医已制仙鹤草素，作临床治疗之实用；兔脑催生，是利用脑下垂体的特殊作用对临产妇人破水后刺激子宫收缩之类。但也有已发现新效而未明其药理者，如菖蒲、橘红有杀菌作用，蒲公英有治消化不良及习惯性便秘作用，榧子能治十二指肠钩虫，新鲜生大黄能治愈白癜风（醋研频频擦之）之类。这种有确凿性的新效能的中药，应做更近一步的研究，求得科学上的证明，以肯定它的作用。

“用中药应重视中医的医疗经验。”这是最合乎中医现在用中药的实际情形的。例如石膏能退有汗之高热，在药理上还不能十分明确。石膏系含水硫酸钙，一般钙剂，非解热药。有谓高热系酸中毒，钙质有中和酸性的作用，故解热；有谓高热为心脏循环旺盛过度，石膏能镇心，故解热；有谓石膏能镇静交感神经，高热则交感神经亢奋，故解热。但中医不问石膏的解热药理，只凭临床传统经验的用法，退急性病泛发性的高热（标准是脉洪滑、大渴引饮），用大量和以知母，服后则能脉和身凉。又石膏用小量，和以麻黄（但石膏用量须倍于麻黄）治支气管喘息汗出无大热者，虽难言其药理，但效验很准确。假若忽视了这些中医的医疗经验，就不能很如意地使用石膏了。

“研究中药应注意中医的给药法。”除朱颜同志所举“中药治疗效果并不是由药物直接产生的”二条外，再补充一点。即药效有意外的作用的，给药时应特别注意。例如左金丸本为黄连、吴萸所合成，两药单用，本草上本无妊娠忌服的禁例，但合成丸药后，妊娠恶阻时服之，虽能制止呕吐，而胎儿往往陨堕（这也见到二药和合后的化学作用）。又如益母草为收缩子宫药，对妊妇特别敏感，若妊娠期间漏血，服之往往堕胎。这两种药若只凭其原有的效能给病人服用，而忽略了中医给药法的禁忌，则必致偾事。

“研究中药应考虑合并使用后的综合效果。”这一条在中药的研究工作中，是至关重要的。因为中药由单味递进而为二味、三味、四味、五味，甚至十数味，以组织成方，群药合力，化学的成分必起变化，单味的定性与主治亦应有移易，对于生物体常常引起距离很远的不同反应。本着这种意义，总结它经过的历史和加减的法规，搜集之，整理之，果能勤于发掘，则宝藏不致深蕴，其有裨于医学，必有优于化验之处。盖协同作用与拮抗作用，实为药味组织方剂的必需条件，中医于此，赏用颇多。根据临床实验，附子与干姜合用，使兴奋的效力增高；大黄与芒硝并用，使通下的功能显著；杏仁、象贝、桔梗、前胡相配伍，倍增祛痰镇咳的力量；麻黄、桂枝或荆芥、防风相组合，更彰发汗解热的效果。这都是协同作用。芫花、甘遂、大戟之与甘草相减杀，藜芦之与人参相减杀，这都是拮抗作用。黄芪配以橘皮，则补而不滞；白术配以枳实，则补而不胀。这又是反佐的意义。麻黄合杏仁则治疼痛及喘，合桂枝则治恶寒无汗，合石膏则治汗出；半夏一味，配五味子、细辛则为镇咳剂，配人参、柴胡则为止吐剂；当归一味，从于参芪则能补血，从于大黄、牵牛则能破血，从于桂、附、吴萸则热，从于大黄、芒硝则寒；黄连一味，得吴萸则因拂逆而胸痞以解，得木香则肠炎腹痛即除，得瑶桂则烦躁不得寐者立愈。

若论麻黄、半夏、当归、黄连，其本身不是没有定性与主治的，但一经配合，效能即从而改变。是药理建基于生物之上，与目前之物理学、医化学、显微镜尚有差异。我们如以单味药的药效来规绳复合的成方，往往失掉方义。又如西医亦常用的镇痛药半夏，若单味咀嚼之，则其辛辣酷烈，不耐咽下；如配之以生姜或甘草、大枣、蜂蜜等，经过煎炙，则不但辛辣的味道消失，且得生姜，其镇咳和镇吐之效益彰，如配之以甘草、大枣、蜂蜜等缓和药，其镇痛作用亦因之而增。所以用半夏的时候，必须于此等药中择其适当者配伍之。这样的临床经验，是很可宝贵的。在读书时，留意这种东西，随时随地而摘录之，零金碎玉，日久定积成宝库。我们研究中医已历数十年，日常应用的这类药物，仅得百余种，原因是组合的药理无专书记载，而往古的医哲，或者是秘而不宣，或知之而无暇说明，使后学无从摸索，真是“鸳鸯绣出从君看，不把金针度与人”。这是前人意识的偏差，后人应当痛加洗革的。

“研究植物性中药应当注意了解原植物。”这是很重要的，但我们以为还应当注意原植物的产地。古语说，橘逾淮化为枳，这虽然是一个过甚的譬喻，可是药物的产地是有关系的。因为一种植物的生长，必藉土质之养分，雨露之滋润，空气之吹嘘。土则有高卑燥湿之殊，水则有盐碱寒温之别，空气也因山川方域而有所不同，则植物所吸取的原质既不同，其成分自有异。且中药类皆生药，不讲地道产品，恐效力优劣的距离很远。例如橘皮一味，优者气味芳烈，擘之有油点迸出，不但可以理气，且能抗御肺结核的菌毒。若劣品，则毫无此等功效。南北柴胡的功用有异，川佛手与广佛手的货色不同，人参、肉桂的品质，更有无限的等级。使用时若不加讲求，不仅是病家钱财上的损失，而且是医生成败的关键，患者生命的干连。对于辨认生药的品质，固属于中药商的专门知识，但中医也应具有此种常识，同时政府对药物的原产地，也应加以重视和提倡。据西京雒声峻调查，“特产的生药，渐成绝种”。中医既失掉良药，哪还能谈到治疗呢?

“研究中药必须结合临床实用。”朱颜同志曾提出子宫收缩药、镇咳祛痰药、驱虫药。我们以为，代替麦角，小蓟膏有研究的价值。小蓟，即野地产生之蓟科植物，多年生草本，茎高二三尺，叶深裂、如羽状，缘边多刺，初夏梢上分生小枝，开红紫色头状花，花形视大蓟为大，总苞之鳞片有黏质物，互相黏着，根甚深。连根采取后，煎熬成膏，止血之力很大，且甚准确。这种单味药，很容易分析它的成分，且遍地产生，果能代替麦角时，颇可节省劳动人民的经济。此外，如治糖尿病之黄芪、山药，治高血压之夏枯草、石决明，治狂犬病之斑蝥，治黑热病之臭椿皮（臭椿皮同生姜熬膏箍患处），都应当研究是否有准确的效验，以备采用。

研究中药必须注意毒性药及其用量。前在方剂中略谈用量，那是说明处方时的用量有伸缩加减的必要。至于中药的单味用量，迄今还没有明确标准。医生视毒烈之药为畏途，病者闻毒药而惊骇。如《伤寒》、《金匮》、《千金》、《外台》所罗列治大症的要方，稍有毒烈之品（如巴豆、甘遂、大戟、芫花、水银、斑蝥、马钱子、蜥蜴等），即不敢问津，甚至视附子、大黄、石膏、麻黄等亦为毒剂。一遇大症，束手无策，反让与铃医串方、祖传秘剂独擅胜场。据闻近来各中药店奉到卫生机关的指示，凡系中药中的峻烈之品，如甘遂、芫花、大戟、斑蝥、巴豆、马钱子、水银等，皆禁止售卖。这很限制中医治病。因十枣汤为治湿性肋膜炎及肺水肿喘息的特效药，它组成的药品，就是芫花、大戟、甘遂、大枣。子龙丸治瘰核（即恶性肿瘤）有效，药品是甘遂、大戟、白芥子。大黄甘遂汤治妇人小腹满如敦状亦有效。若从药店中买不到这类药，这些严重的病症就等于无治法了。串铃医及家传的方药，多是医生不敢染指之毒药方，只不过他们有些经验，掌握了毒药的用量，所以能起大症。一般医生，胸罗众药，疏方的时候，无论如何的大症，先存一个“不求有功，但求无过”的观念，畏首畏尾，所余几何？还常常自诩中医能以轻淡的草药治病，胜过西医以毒烈之金石药疗疾，适见自文其过，自掩其丑，毫无觉悟，不求长进的陋习。当然，中药毒烈之品，在过去限于科学的知识，不能作精确的测验，胡乱使用是很危险的。现在，生理药理的测验，都可以动物为对象，所以应当注意到毒药上的新开发。各方面要尽量搜罗经验和文献，例如西医海葱、洋地黄、康毗箭毒子一类强心要药，都是剧毒草药，只要应用得法，自能化毒药为良剂。窃以为，中药毒品在未经测验以前，亦不宜完全禁用，只要是正式中医师，有使用毒药的经验，能掌握用量，可准其购用。今举日本已经标定通行于彼国的用量于后，以备参考。

泽漆，普通用三分至一钱。

斑蝥，普通用二毫六丝至一厘三毫。

马钱子，普通极量二厘六毫。

芥子末，一次极量一钱至二钱。作吐剂解阿片，若治胃不消化者，每用三分。

商陆越几斯，一日用量，一分至一分八厘。

商陆丁几，一日极量一钱至二钱一分。

巴豆油，普通用八分之一至二分之一滴，用白糖和之，为丸剂。

巴豆，普通用每服一厘五毫半至五厘。

续随子，普通用一次七分致二钱。

甘遂，普通用一次五分至一钱半。

大戟，普通用一次五分至一钱半。

藤黄，普通用极量为一分三厘。

雄黄，用量三分至一钱。

藜芦，普通用二厘至六厘。

瓜蒂，普通用二分至六分。

胆矾，作吐剂每用三厘至五厘。

此外，研究中药应注意预防疾疫的药品。紫草能预防麻疹，楮树皮能预防脚气。我们应当作深刻的研究，看是否有准确的效用。更应当广为搜集有关于预防疫疠的中药，以辅预防疫苗的不足。

二、中医目前存在的问题

（一）关于组织领导问题

中国医学在长期封建统治及帝国主义的经济与文化侵略之下，遭受到极其严重的摧残。新中国成立以来，在中国共产党和人民政府的领导下，全国各地先后成立了中医进修学校及进修班，组织联合诊所、医务工作者协会、中医学会等。四年以来，中医的政治觉悟及技术水平，有显著的提高。但在组织领导方面，有些地方做得还不够彻底，不能用正确态度对待这一伟大的丰富的民族遗产，并未实现毛主席及人民政府团结改造中医的指示。

中央卫生部中医科，是领导全国中医的机构，但行政人员配备不够。而各大行政区及省、市、县卫生机关，很少设有中医专管机构。有的中医联合诊所，多不使用中药，难以发挥中医的技能。中医学会是中医学术团体，但并没有积极地组织广大中医，研究学术，交流经验。

关于中药管理问题。中药调剂是一种专门技术。政府向未注意及此，从事训练药剂人员。而一些药店有浓厚营利观点，或伪作赝品，或漂洗陈腐，或炮制不精，配制丸散膏丹，更是偷工减料，以毫无医学常识的店员，配制成药，应付病家。政府管理中药，多在大药厂、大发庄上做一些检查，而不深入地调查研究，根本改革其恶劣做法。欲使医药合拍，是绝对不可能的。

（二）关于中医药研究整理问题

中医学术，自唐宋以后，金元四大家兴起，而张仲景及很多有科学根据之古典医学，遂日见衰微。明清医家注解《伤寒》、《金匮》者，虽代不乏人，但颇有各怀成见，局于一隅，见不到全面，得不到要领，率多理论脱离实际者。传四大家及叶派之统续，亦有各立门户、自是其是、聚讼纷纭、莫衷一是者。整理中医学术，亟宜以仲景之学说为基础，从而裁取各家之学说，庶克有济。

中央卫生研究院在1950年附设中医研究所，它的地位，是全国中医学术最高的研究单位，但他们并没有负起应有的责任。三年以来，并没有做出一套完整的研究计划，没有全面了解医药卫生的迫切需要，没有深入地和全国中医取得联系，在事实上并未完成其应负的任务，有急待整顿之必要。

（三）关于中医的改造提高问题

中央卫生部举办的中医进修学校，是为了提高中医技术水平，把中医学术与科学结合起来，用科学方法把中医经验加以证实和整理出来。但就该校课程而观，以西洋医学史和西洋医学为主，而应用的医学，几无中医课本，哪能从本质上提高中医呢？各省市县所办的进修学校或进修班，或更加简化。长此下去，中医老的老了，新的人才不认真培养，这不仅使人民失去了部分医疗保证，且这一具有悠久历史的光辉文化遗产，恐将逐渐自灭。中医前途，不堪设想。

中医执业者多是自修或学徒出身，社会不加重视，政府领导不够。因之一些中医政治水平和技术水平都很缺乏，科学理论更无基础，形成无教育、无组织的一种自由职业，不唯进步缓慢，反易弊窦丛生。部分中医缺乏政治认识，爱祖国、爱人民、爱科学的基本政治观点还没有建立起来。

中医固有其笃诚学术、治病利民的久远传统，但在过去旧的社会的环境下，亦是流品至杂，参差不一。有的志在牟利，不择手段；有的得过且过，不思进取。或是墨守成规，颟顸落后；或是好新骛奇，畸形发展。真正研究学术，全心全意为人民服务的，尚不可多得。这固然是旧社会残余思想所造成，也由于政府重视不够，没有很好的组织领导，听其放任自

流，使宝贵的民族遗产，竟成一发千钧之势。

（四）关于中医的治疗问题

中医除在进修学校毕业学员有一部分参加了联合诊所以外，其余所有的中医，听其自由散漫。他们的地位和生活，政府并不过问。有些钻研技术、疗效卓著，肯为人民服务的中医，不予支持，不予奖励。一些唯利是图的中医，任其自高声价，大吹大擂，局面阔绰，诊金昂贵，日诊百余人，每诊一病，不过三四分钟，真如仲景所谓“按寸不及尺，握手不及足，相对斯须，便处汤药”。疏方是凑药成方，以商人态度，作投机治疗，或是敷衍塞责，不中要害。这种不实事求是的“江湖化”作风，固不仅中医里面有。在走向社会主义社会的前进途中，这些现象是亟应加以改变的。

一些中医，或凭学术，或凭经验，但多是自私自秘，人各异术，不互相交流经验，不探究学理，更不相信科学，不采用西医的诊断工具。不独治疗上无新的进展，即原有的一些基础，也难免日益退化。

（五）关于中医的政治地位问题

现在中医在群众中有其一定的信仰，但其政治地位，则与西医差别很大。教育未列入系统，医院少有公立者。即如公费医疗的干部，西医诊治，其费用无论多少，均可报销；中药费则限制极严，一万元（按：指旧币）以上非经政府批准则不准报销。固然中医分散经营，很少有固定或集中的中医院，在药费报销上，应该规定一些合理的制度；但由于目前医疗技术的限制，常有西医不能解决的疾病，中医可以治疗，每因药费不能报销，未能及时治疗，以致有的病情发展，至于不可挽救。这不独限制了中医的进展，且人民健康也受到不必要的损害。

（六）关于中医图书问题

近年以来，中医图书无人重视，绝版的绝版，散佚的散佚，甚至卖给小摊上作废纸用。有些珍藏秘本，随之消灭。这不独是中医学术的一大损失，也是祖国古代文化遗产的一大损失。近闻苏联医界常创造新的治疗方法，每有采自中国医书所载者，询之中医，则瞠目结舌而不能答。且苏联现更翻译中医多种书籍，而吾人对于祖国民族的珍贵遗产，反不知爱惜，任其散佚，岂不惭愧。

（七）关于老年中医的生活问题

有很多七八十岁的老年中医，具有很丰富的中医学术和临床经验，且在国民党黑暗统治下，为中国医学的存在，做过不屈不挠的斗争。现因年老力衰，不能执业，经济来源枯竭，生活十分困难。在整理中国医学的今天，亟应照顾这些中医元老的生活，鼓励他们将其宝贵的学术经验传授下来。

（八）关于专门特长医生转业问题

中医考试制度，限内科、外科、眼科、针灸科、正骨、按摩等六科。有好些专门特长的中医，如花柳、喉科等；或有一技之长的，如善治鼓胀、痔漏、破伤风、癥瘕、瘿瘤、瘰疬等病者，都不能与考执业，遂纷纷转业，使中医界的专长特技，陷于沦没，不得施展，也是中医学术上的一种损失。似应规定妥善办法，使专门医生，得恢复执业；对于有效的成药和秘方，亦宜加以征集，倘有愿公开者，予以适当的奖励。

三、中医今后的努力方向

我们对待祖国的文化遗产，要有民族自尊心和自信心，热爱它，不轻视它，同时也不回护它。即如我们的中医学术，在现阶段还没有正当的估价，有的说是科学，有的说是不科学。我们要正视这个问题，从与它有关的各方面，号召起来，组织起来，及时地去整理它，分析它，作出总结。果然要有实际的用途、不朽的真理，就去发扬它，使它在社会人群中起到相当的作用。如有玄虚而不合实际的部分，就应当制止它。所以整理中医，总结中医，是当前卫生行政部门及中西医界的当务之急。通过整理和总结，取其精华，去其糟粕，是则为是，非则为非，真诚坦白，赤裸裸地见人，那才是我们对待民族文化建设伟大事业的态度。

整理和总结中医，必须要遵循着马列主义、毛泽东思想的辩证唯物论和历史唯物论的正确途径，循序渐进，才能有所成就。不能只注重机械唯物论的治法，如脾脏肿大、肋膜炎、阑尾炎，以及妇女子宫病、月经病等疾患，不采取中医用药物的疗法，而动辄用手术截除。我们见到不少的妇女，因患轻微的子宫颈炎、卵巢炎、子宫内膜炎、输卵管闭塞等病，摘除子宫及其附属器官之后，因破坏了生理，障碍了代谢，以致百病丛生，身

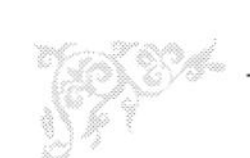

体日趋衰弱。如果要用中医治疗这一类病，特别是妇女病，在短期内即可治愈。河北省唐山市东兴后街19号一女子，名闫某者，患子宫颈炎，西医施行手术后，经血不得循故道排出，每积三四个月，逆经上行，大量吐血衄血，若不吐衄时，即遍体出紫泡，溃烂成疮，辗转床笫间，久不能愈。后经我们用针灸、汤液治疗，三个月之后，不但月经正常，且于半年后，即怀孕生子。事实说明，中医是恢复了自然生理，所以获得良好的结果。又唐山市委书记裴某因患肋膜炎，西医为之割去九条肋骨，原病未去，且日趋衰弱。结果用中药医治三月，恢复工作。西安市委组织部长牛某，经西医摘除脾脏后，肝的功能并未恢复，转服中药两月，腹水等症消除，逐渐恢复工作。我们举这些病例，并不是说一切病症不要用外科手术治疗，而是说凡病若能用药物治疗好的，尽量避用外科手术。应当学习白求恩大夫的革命人道主义精神，视做外科截除手术，是残害人的肢体，断送人的一生幸福，所以百般考虑，势至垂危，还不肯轻易地施行手术，结果发挥了他最崇高的救死扶伤的人道主义精神，在保全病人的肢体完整下，治好了病人。机械唯物论者根本没有把人当作人，当作是一部死的机器，不知道人体的气化循环，不顾患者的预后情况，只顾目前局部的一时安全，乱施外科手术，贻害病人，指不胜屈。我们今后要采取并发扬祖国悲天悯人的民族医学，顺遂人的自然生理，保全人的完整机体，那才算尽了医务工作者的天职。

整理中医，必须要有政治的领导。因为中医师大多数属于从旧社会走过来的知识分子，残余着旧的封建意识。有的存在自由、散漫、自私自利、保守落后思想；有的富有妥协性、动摇性，经不起考验，受不起打击；有的喜欢计算私人利益，吃些亏要叫苦；有的抱着纯技术观点，自以为超政治、超阶级，羡慕豪华，瞧不起穷人。对于学术，则不愿发现自己的缺点，不肯接受新的事物，过自己“别有小洞天”的生活。这种陈旧和自满的思想，虽然不是中医自己原有的劣根性，而是旧社会腐败政治所遗留的余毒，但对中医学术本身，也造成了严重伤害，甚至因之日见退化。残余的封建意识、资产阶级小资产阶级思想，既严重地阻碍了中医学术的发展，造成了中医许多缺点，而帝国主义的奴化政策，也流毒于中医界，轻视祖国的文化遗产。新中国成立四年来，或有不问政治，自命清高，单纯技术观点的；或有不虚心学习，好闹小宗派和经验主义、教条主义，不讲究团结的；或有缺乏专业思想，抱垄断主义，舍己从人，趋于西医化，缺乏为人民服务的精神的。若不改造进取，中医师本身落在社会的后头，哪里还能谈到整理学术呢？所以为整理学术，应有计划有步骤地学习马列主义毛泽东思想，提高其政治觉悟，用无产阶级的立场观点、辩证唯物论的方法，深入地严格地批判旧的错误思想，改造腐朽堕落的作风，树立革命的劳动的人生观。不但中医与中医之间应消除派别之争，即中医与西医之间，亦应泯却门户之见，都站在救死扶伤、为人民保健事业而奋斗的一条战线上，那才能从事于整理中医学术——民族固有文化遗产，充分发挥爱祖国、爱人民、爱科学的爱国主义精神。

整理中国的医学或者说批判地接受中国文化遗产，是一件长期而艰巨的工作。尤其在医学方面，既有其完整的体系，复有其实际的效用，便不能说它不合乎科学，但却也有它限于时代性的粗疏玄虚、不合现代科学的部分。因之在它完整的体系下，不能不重新予以估价；但不应断章取义，用五马分尸的办法，枝枝节节地去整理，破坏它整体的机质。在今日谈到整理的办法，似应先将中医学术整个地、全盘地接受下来，再从点滴的工夫入手，一一溯流而上，归探其源头，再折汇为学海。若即用学术的观点，作总结的评价，尚非其时。例如药物方面，虽然比较单纯而易于着手，但仍有其复杂性，一时不易找到它的规律。单味药的性能如何？与其他药味配合后又如何？生药怎样？经过炮制后又怎样？乃至地道、不地道，新药与陈药，文火煎、武火煎、去滓再煎、先煎其药、后煎其药，用某种水煎，以及丸散膏丹各种剂型的应用，在效能方面，均有其适宜的条件，不同的变化。此等发明与使用，要皆与其整体的路线有关。黄芪一药，在张仲景的《伤寒论》治急性病的113方中，从未一用。要说黄芪不宜于急性病，未免理由太笼统。这需要联系中医的整个病理、诊断、方剂、药物去研究，才能找出使用的原理。若只分析黄芪的成分，恐怕解决不了这样一个牵掣多方面的整个的问题。又如中医方剂的配制，是在疾患的大小缓急轻重的情况下，才产生出“大、小、缓、急、奇、偶、复”（此名“七方”，系徐之才所逻辑）不同的方剂，而不是先拟出固定的“七方”类型，再很机械地制定方剂，去应付疾患的。所以凡是有效成方，它那丝丝入扣、恰合病机的复杂和综合的药理与方义，都有其长期临床积累的宝贵经验。我们在它药效的切实、方剂的灵活，以及诊断的精确、生理病理的奥妙上，追溯而求之，加以条理化、系统化，成为独立的中医学术，实是暗合现代科学的，尤其是有辩证唯物与历史唯物观点的。不过其所用的许多术语，因时代的关系，有为人所不易领会的。以此之故，整理中国医学，好像是一种翻译工作，虽变换语言，要不失原意。这样，就必须从它点点滴滴的地方，根据科学，结合实践，以客观态度扫除成见，很缜密地穷研其理，实证其用，久久方能有所贯通，认识其整个体系。以言整理，以言发扬，才不致丧失其本来面目，才是整理民族固有文化遗产的正当态度。

中医今后的方向，既应把中医学术整个的先接受下来，以辩证唯物论、历史唯物论观点去整理它，说明它，又应使中医积极学习马列主义、毛泽东思想，以提高政治水准，增进其对民族固有文化遗产与为人民服务的认识。现在虽有几十万中医，但一般的文化不高，很多人不能读古典医书，只看些新撰或翻译的书籍，浮光掠影地学些治疗方法。真正有丰富经验、能代表中医学术的大多是年迈力衰的老年人，若不及时做起，再过几年，恐怕把些宝贵东西都要带到坟墓里去，那时再想整理，就更多一重困难了。我们要赶快设法，使能代表中医的老医师把他们的学理和经验全盘传授下来，然后以科学的方法加以整理，以继承这一伟大的民族遗产。

四、结论

中医学术，表面上看来似乎抽象，但实际确是反映着自然规律。如列宁所说：“物质的抽象，自然规律的抽象，价值的抽象，以及其他等等，一句话，一切科学的（正确的、郑重的、非瞎说的）抽象，都更深刻、更正确、更完全的反映着自然。”这一名言不啻为中医学术下了一个说明。并不是中医自以为是，而是因为它是个真理，是经过四千余年历史的考验，经过千百万人的实践，检查出来的真理。毛主席说：“真理只有一个，而究竟谁发现了真理，不依靠主观的夸张，而依靠客观的态度，只有千百万人民的实践，才是检验真理的尺度。”我们医务工作者，应当赶快起来，组织队伍，为进一步探讨中医而奋斗。

整理祖国固有文化的遗产——中医学术，是中西医共同的责任，不应有门户之见、派别之争。因为医家都是为人民服务的，都是站在一条“救死扶伤”的战线上的。并且“学术无国界”，不应要有中西医名义之争，而是要有真伪学术之辩。中医的玄虚部分，就应当改革它，西医的机械唯物论部分，也应当改革它，都不应当自己回护自己。但肯定地说，中医不是玄学，有它的科学真理在。只要中西医携起手来，真诚的团结，对中医学术详尽地说明其内容，整理其内容，共同走上一条光明大路，成就一个中国的新医学，不但造福中国人群，而且造福世界人群。

我们呼吁：中西医团结起来，互相学习，互取所长，互补所短，整理祖国医学遗产，发扬民族固有文化，为提高医疗技术、战胜疾病、保护人民健康而奋斗！

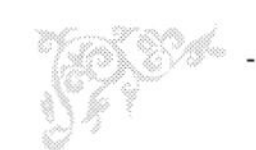

整理中国医药的初步方案（简本）①

（1953 年 10 月）

中医学术是中华民族的固有文化，是千百万人民长期实验的总结，是极其珍贵的祖国遗产。吾人亟应以历史唯物和辩证唯物观点批判接受，用科学方法整理应用，将我们的医疗卫生事业向前推进一步。唯业中医者在长期封建统治之下，保守分散，各行其是，派衍既繁，标准难觅。政府欲加指导而无从着手，中医欲事整理而人各异词，或倡维新，或言守旧，见仁见智，志趣迥殊。因此，整理中医学术是极其繁重而艰巨的一项工作。兹依据《中国医学简史》及中医略论并存在的问题，就组织领导、学术研究、教育、考试、医疗等各方面，拟具初步草案。区区管见，未必有当。亟盼广为搜集中西医意见并开会讨论，以定取舍。此则仅贡一得之愚，聊当细流之助。

一、组织领导方面

1. 中央卫生部现有之中医科，机构既小，人员配备亦不足。成立四年以来，对全国中医的组织领导工作，做得很不够。非扩大组织，由中央而市县，一系列地将中医机构健全起来，不能做好繁重而又艰巨的整理中医的工作。似宜：

中央卫生部设中国医药管理局，各大行政区设中国医药管理处，各省市设中国医药管理科，县以下设专人管理之。

2. 整理中医学术，是一最繁重的工作，非短时期及几个人所能胜任的。当此提倡伊始，似宜：

由中央卫生部领导，成立一整理中医学术委员会，由行政人员及中西医师共同组成，以协助政府筹备一切进行事宜。

3. 中医本身，尚多缺乏自尊心和自信心。似宜：

① 编者注：《整理中国医药的初步方案》是岳美中起草、与李振三先生一起上报政务院《关于整理和发扬中医的意见》的两个附件之一。在岳美中所存底稿中，《初步方案》有详、简两份，报送的哪一份未能查考，作为历史文献，本书都作收存。此文是《初步方案》的简本。

由区县而市省而大行政区，上至中央卫生部，依次召开中医代表大会，搜集意见，广泛讨论，以期达到整理中医之目的。

二、学术研究方面

1. 中央卫生部现在卫生研究院附设之中医研究所，规模不大，人员配备不足，应加扩充，搜集专门人才，做医药研究工作。先拟整理大纲，再分列专门题目，颁发各地，征集材料，刻日计程，以冀将各科整理出端绪。似宜：

由中央卫生部先设中医研究院，内分设各研究室。如医史室、药物研究室、医籍整理室、刊物编辑室、书报审查室、秘方整理室等。以后再推广到各大行政区，若有设置的条件，即分设中医研究所。

2. 中医图书，向未集中起来，供中医研究。如中央卫生研究院中医研究所由东北运来一大批中医书籍，系接收日本人所搜集者，其中多内地所无之本。但半载以来，尚未陈列，一任其尘封蠹蚀。北京大学亦有由协和医院接收之一大批中医书籍。似宜：

由中央卫生部及各大行政区分别成立中医图书馆，将各大图书馆及各有关方面之中医图书抽拨出来。一方面登广告征求全国藏有绝版或秘本、未经出版之中医书，用大力购买；一方面从各大小书店或书摊上搜购散佚的医书。更须动员长于学术并富有著作的中医参加，担任审查图书的工作。随搜集，随审查，随整理，假以岁月，务将各种重要图书分别予以编排，作出书目提要。

三、教育方面

现在中医无专科学校，各地之中医进修学校，系对执业中医做短期训练。而北京医学院现有之中医学系，性质是否合乎中医的要求，距卒业尚远，不得而知。且只一班，亦嫌太少。似宜：

由中央卫生部协同中央文教部举办中医学院，招收高中毕业或同等学力具有中医根底者，以造就专门人才。教制五年，课程总分三类：①基础科学（半年修完）。②基础医学（一年半修完）。③应用医学（三年修完）。应用医学分必修科、选修科。

四、考试及短训方面

中央卫生部在1952年10月4日已公布中医师考试暂行办法，内分六科（妇科、儿科包括在内科中）。对于全国中医未取得中医师证书者，作资格的甄别，实为促进中医前进之唯一办法。但似宜将妇科、儿科作专门考试，更添考喉科、花柳科，共十科。因中医学术，在古昔是随社会的需要所产生的，各科都有独到之处及专方秘药，为整理及发扬中医学术起见，似应在此中医统绪将堕未堕之今日，大力提倡，全面考试，以发掘民间宝藏，淘汰其渣滓，提高其地位。考试时，应侧重中医科目。考试合格后，似应规定训练办法。如在45岁以上60岁以下者，分期在本市（省辖的）县或附近市县中医进修班受训三个月。20岁以上45岁以下者，分期到大行政区或省市中医进修学校受训半年，经审查合格领有中医师证书者，亦在此例（有愿升中医学院者，准其报名投考），以提高其政治及科学的认识。考试不合格者，不准其受训，只准其参加业余进修班，预备下次考试（似应明定经三次考试落取或不参与考试已满六年者，取消其临时中医师证书），以促其自修。

五、医疗方面

中央人民政府似应设一个规模较大之实验医院，各大行政区均分设之，以便吸收全国各地之中医人才，有重点的研究，积累经验，做出统计，推广到各省市区之公立、私立医院或诊所。则边区僻地，都可普遍得到新中医的治疗了。

我们所拟的《中国医学简史》及略论与初步草案，是在工作中短短两个月的期间内所草成的。参考材料既感不足，考虑问题亦未周详，罅漏纰缪之处实多。谨提供参考，幸加以指正。

整理中国医药的初步方案（详本）[①]

（1953 年 10 月）

中医学术是中华民族固有文化之一种。在这新民主主义时代，是需要批判接受并用科学方法加以整理的。顾中医学术，自古官司少有督责，只民间私相授受，派衍既繁，标准难觅。政府欲加指示而无从着手，中医欲事整理而人各异词。或倡维新，或言守旧，见仁见智，志趣迥殊，筑室道旁，难期成议。兹依据《中国医学简史》及中医略论并存在的问题，仅就行政领导方面、学术方面、考试方面、教育方面以及其他各方面，拟具初步草案。区区管见，未必有当。亟盼广为搜集中西医意见并开会讨论，以定取舍。此则仅贡一得之愚，聊当细流之助。

一、行政领导方面

中央卫生部设中医药管理局，各大行政区设中医药管理处，各省市县设中医药管理科。

中央卫生部现在之中医科，机构既小，人员的配备亦不足，故四年以来，对全国中医各方面的领导不够，非扩大组织，由中央而市县，一系列地将领导中医机构健全起来，不能做好繁重而又艰巨的整理中医的工作。

由中央卫生部领导成立一整理中医学术委员会。

整理中医学术，是一最繁重的工作，非短时期及几个人所能胜任的。当此提倡伊始，应先组织一整理中医学术委员会，由行政人员及中西医师共同组成，协助政府筹备一切进行事宜，以责专成。

二、学术研究方面

中央卫生部先设中医药研究院，内分设各研究室，如书报审查室、医籍整理室、药物研究室、医史室、刊物编辑室、秘方整理室等，附设图书

① 编者注：此文是《关于整理和发扬中医的意见》的附件之一《整理中国医药的初步方案》的详本。

馆。以后再推广到各大行政区，若有设置的条件即分设中医药研究所及图书馆。

中央卫生部现在卫生研究院附设之中医研究所，规模不大，人员配备不足，应扩充为研究院，领导各室，搜集专门人才，做医药研究工作。先拟出整理大纲，再分列专门题目，刻日计程，以冀将各科整理出端绪。中医图书馆，则应将各大图书馆及各有关方面之中医图书部分抽拨出来（如中央卫生研究院中医研究所由东北运来一大批中医书籍，系接收日本人所搜集者，内中多内地所无之本，但半年以来，尚未陈列，一任其尘封蠹蚀。北京大学亦有协和医院接收之一大部分中医书籍）。一方面登广告征求全国藏有绝版或秘本未经出版之中医书，用大力购买；一方面从小商店或破书摊上搜购散佚的医书。更须动员长于学术并富有著作的中医参加，担任审查图书的工作，随搜集，随审查，随整理，假以岁月，务将各种重要图书分别予以总结。

研究室所担任的职务：

1. 书报审查室：审查最近出版之中医药书报。

新中国成立以来所出版之中医药书报，若有精当之著作或新发明者，应采为学校教材，并予以名誉或物品的奖励。有多种书报先后雷同者，则以最先出版者为发明人。如有学说错误者，则指导纠正之。或涉有堕胎、淫秽等说者，则取缔之。

2. 医籍整理室：整理金元以后医药书籍。

金元明清迄于新中国成立以前，中医药著述甚多。尤以近百年来，印刷术发达，出版最易，抄袭稗贩，芜杂实多。披沙拣金，亟待整理，以杜绝谬说之流传，表襮真实之学术，以标示后进学医之正路（此医籍整理室，或径设置在中医图书馆内）。

3. 药物研究室：调查药物之产地、产量、各地的炮制方法及用量。

中药向讲道地，但医师不识药物，唯知诊病处方，一任药商配给，优劣真伪，茫然不知，则疗病之权，不操之医工，而操之药商。此最宜研究出标准，公布于医药界，使成为常识。制法用量各地颇有出入，须细心调查，斟酌方域，因地制宜，亦使有标准。

4. 医史室：编撰医学史。

中国医学史，向无善本。应以历史唯物观点，批判而整理之，编撰出完善的医学史。

5. 刊物编辑室：编辑中国医药月刊或期刊。

刊物之发表分两种。一种为研究性的，即认为有刊登的价值，稿件未能确定其真是非，须征集全国学者的意见，再加整顿修正者；一种为确定性的。广为征稿，按期出版。

6. 秘方整理室：搜罗各地秘方加以整理。

秘方散在民间，多有奇效。应令各地广为搜罗，分门别类整理后，印发各中医院、诊所实验之。

其他应更添何种研究室，随需要设置之。

三、教育方面

中央卫生部协同中央文教部先举办中医学院，各大行政区或省市成立中医进修学校，市（省辖的）县成立中医进修班。

中央卫生部现在所举办的中医进修学校，系短期训练性质，应归各大行政区或省市办理，该校改为中医学院，或另设之。招收高中毕业或同等学力具有中医根底者，以造就中医专门人才（北京医学院现有之中医学系，性质是否合乎中医标准的要求，距卒业尚远，不得而知）。各大行政区及各省市之中医进修学校则领导各县之中医进修班，训练各地领有临时证书之执业中医。

附：教材及课程

中医所学的教材，是当前最难解决的一个问题。如在正式学校，前一二年授基础科学及基础医学，不难选到最近出版的各科书籍。唯应用医学，中医书籍汗牛充栋，各持一说，漫无标准，选授綦难。但谋始为艰，唯在克服。兹暂拟出初步规划，用供参考。

中医学院课程，五年制，总分三类：基础科学，基础医学，应用医学。

（一）基础科学——半年学完

中医学向来杂以道家、阴阳家言，颇多玄虚肤廓之说，更藻以文学色彩，时涉浮夸妄诞之言。且旧社会医政不修，习医者时有读书不成之人，而文学亦荒，但掇拾套词陈语，以比附堆砌。今欲整理中医学术，非先习基础科学不可。

1. 政治——五年常课

辩证唯物论，历史唯物论，毛主席的《矛盾论》、《实践论》以及其他。

2. 物理学，普通化学，微积分

中医学院招收新生，在当前似不应只限于高中毕业生，青年有文学或中医根底者，亦须破格收入。故须授以此等学科，以为医学基础作预备工夫。

3. 分析化学，有机化学

为医化学、药化学及生理学原理之预备工夫。

4. 国文——一年半的课程

中医学之真迹，多在唐以前。自语体文行，青年多不能读古书。中医学校应授以此课，使粗通训诂，能读简朴奥邃之古文辞，以期发现古书之所蕴。若只凭编译新教材，恐有失古人之真谛。

5. 俄文

苏联医学以预防为主，治疗为辅，是社会主义社会的医学。我们欲吸收其先进经验，故须授读俄文。

（二）基础医学——一年学完

中西兼授，共分十科。

1. 巴甫洛夫学说
2. 解剖学
3. 组织学
4. 生理学
5. 生物化学
6. 细菌学、寄生虫学
7. 病理学（只习西医的病理总论）
8. 传染病学（包括防疫学、免疫学）
9. 内经

原文不加删削，选授能以现代科学说明之部分，其余不能做科学解释者，可暂时置而不论。杨如侯所著《灵素生理新论》，加以补充后可授读。

10. 医学史及中医书目提要

中国医学史及世界医学史。书目提要应严为抉择，以备毕业后之自修。

（三）应用医学——三年学完

必修者，八科。

选修者，九科：曰外科，曰眼科，曰咽喉科，曰微毒科，曰针灸科，曰按摩科，曰正骨科，曰药剂科，曰法医科。

必修科：

1. 药物学

以《神农本草经》、日本人吉益东洞的《药征》及近人章次公的药物学为课本。

2. 内科学

《伤寒》、《金匮》为方书之祖，应选善本的注解，详为讲授。《肘后方》、《千金方》、《外台秘要》及宋元以后诸方，应从严抉择，别为时方，合之以成内科学。

3. 小儿科

暂以《金鉴内儿科》作教材，并应附以初生儿保育法。

4. 妇人科

暂以《金鉴内妇科》作教材，并应附以产科常识。

5. 诊断学

授以中医之望色、闻声、辨舌、切诊、腹诊（日本人所言）诸法，并授以西法之听诊、打诊、触诊及物理化学的诸诊断法，以辅中医诊断之不足。

6. 医案

中医医案，颇多治疗的圆机活法，可选善本讲授，以濬发学员的心智。

7. 卫生学

公共卫生外，并应尽量讲授我国固有的体育疗法、餐食养生等。

8. 临床实习

临卒业的后半年，分派在各中医实验医院实习之。

选修科多为专门学术，须专家讲授，教材听其自选。中医外科、眼科、喉科、正骨科，多不用手术，往往能起大症，颇合现在苏联多用药物或其他方法治疗、尽量避免用外科手术治疗的高度人道主义精神，故中医外科等有专修之必要。药师及药剂师，中医界向无此专门人才，应辟专科培养，使领导中药界。法医学以《洗冤录》为主，附以西法。

中医进修学校及进修班，系训练已经正式考取合格的中医师。在考试时既侧重中医学科，进修时应侧重政治与基础科学的学科。至于中医应用的学科，应讲授总论，以示大法。

四、考试方面

中央卫生部在1952年10月4日已公布《中医师考试暂行办法》。内分六科（妇科、儿科包括在内科），似应将妇科、儿科作专门考试，外更添考喉科、微毒科（即花柳科），共十科，并应增加考取后训练办法的规定。

中医学术，在古昔是随社会的需要所产生的，各科都有独到之处及专方秘药。为整理与发扬中医学术，似应在此中医统绪将堕未堕之今日，大力提倡，全面考试，以发掘民间宝藏，提高其地位。凡取得临时证书之中医师，除年在60岁以上者，须一律参加考试（似应修正或取消在1951年5月中央卫生部所公布之《中医师暂行条例》第二章第四条第六项“领有临时中医师证书，工作二年从无过失，持有当地卫生主管机关或服务机关证明文件者，发给中医师证书”）。考试时，侧重中医科目。考试合格，年在45岁以上60岁以下者，分期在本市（省辖的）县或附近市县中医进修班受训三个月。年在20岁以上45岁以下者，分期到大行政区或省市中医进修学校受训半年。审查合格领有中医师证书者，亦在此例（有愿升中医学院者，准其报名投考），以提高其政治及技术的水平。考试不合格者，不准其受训，只准其参加业余进修班，预备下次考试（应明定经三次考试落取或不参与考试已满六年者，取消其临时中医师证书），以促其进取。

五、医疗方面

中央人民政府设一规模较大之中医实验医院，各大行政区均分设之。各省市县区督导各地中医师普遍成立私立中医医院或联合诊所。

中央及各大行政区分别成立中医实验医院，是便于吸收全国各地中医人才，得到经验后，推广到各省市区之公立、私立医院或诊所，则边区僻地都可普遍得到中医治疗了。

我们所拟的《中国医学简史》及《初步方案》，是在工作中短短两个月期间草成的。参考材料既感不足，考虑问题亦未周详，罅漏纰缪之处实多。谨提供参考，幸加以指正。

中国医学简史[①]

（1953 年 10 月）

中国医学是中华民族在中国原始社会时期，以及在中国出现了阶级社会以后，数千年来为谋求生存，进行人与自然界斗争以及阶级斗争，在劳动人民与疾病作斗争的过程中创造形成的。由于中国历史悠久，地大物博，人口众多，所以中国医学有极其丰富的内容。

中国既没有一部完整的医学史，而我个人对于历史的探讨，又很肤浅。兹根据一般历史及中国医学书籍的片断记载，作简略的、初步的分析研究，自知挂一漏万，遗缺难免。尚希同道诸君，不吝赐教，多予充实，零金碎玉，定成巨帙，使中国医学史获得正确估价，中国医学进一步发扬光大。不独民族之光，人民健康实利赖之。

我国医学是随着社会的发展、人民疾病的要求而逐渐进步的。在原始社会初期，用祝由治病，其中一部分用祈禳诅咒治病，这是迷信的唯心的一方面；一部分用推拿按摩治病，流传至今，仍行之有效，这是科学的唯物的一方面。我们见到猴子有疾病的时候，即互相抚摩，人类初期产生这种治病方法是很自然的。社会向前推进，到了中国历史假设的燧人氏钻木取火，人类知道熟食以后，人们染病时偶感火灼而愈，由此开始用灸法治病。石器时代，劳动人民的疾病偶因碰伤出血而愈，又发明用石头锐锋刺皮出血以治病，名之曰砭。由石器时代过渡到铁器时代，即改砭为针。历史又推进一步，疾病也比较复杂了，以往的治疗方法已感不足。据史书记载，最早有神农氏尝百草以疗民疾。神农氏不一定是一个具体的人，但是我们可以说在商周以前，劳动群众在发生疾病以后，因采集植物以为食的过程中，发现某些植物能治好一定的疾病，又经过无数次的实验和试探，便产生了某药治某病的中国古代药物学。所谓“神农尝百草，日遇七十毒”，并不是神农一个人尝百草，而是千百万劳动人民的尝试。但这种药物学，在很长时期内仅有单方治病。社会更前进一步，人类的生产条件和

① 编者注：《中国医学简史》是 1953 年由岳美中起草、与李振三先生一起上报政务院，《关于整理和发扬中医的意见》的附件之一。

生活方式及思想体系日趋复杂，疾病也随之复杂，单方已不能解决复杂的疾病，于是更进一步的有了病理解剖、汤液配剂。现将历代医药发展情况简述如下：

一、太古时期（约公元前2383～1123年）

《黄帝内经》是假设黄帝和他的臣岐伯讨论医术问答的记录，而刘向指为韩公子所著，程颢谓出战国之末。总之在秦汉以前是无疑问的。据《汉书·艺文志》载，《黄帝内经》十八卷外，还有《外经》三十七卷，《外经》与《内经》相辅而行。《外经》已散佚无存，但我们从《内经》互参，可知《外经》所论，即实验生理解剖学。当秦汉之间，扁鹊、仓公或犹及见之，故《汉书》存其目而称之曰“外经”。《内经》所论，由生理解剖而究及气化（活人生理）。《内经》将人身分为十二经、十五络、奇经八脉，所有人身毛发、皮肤、肌肉、骨骼、网膜、腹腔、脏腑，以及神经循环系、内分泌腺、呼吸器、消化器、泌尿生殖器、感觉器等，无不分属统辖。在治疗方法上，除针灸、药物而外，尚有调摄、修养、导引等法（包括精神疗法、餐食疗法、体育疗法）。

胃府调摄法。柳公度年九十，尝语人曰：“我不以脾胃熟生物、暖冷物、软硬物。不生、不冷、不硬，美也。”

胃府导引法。“勿强食，当饥而食，食勿过饱；食毕行百步，摩腹，又转手摩肾俞穴令热，使水土运动，汲水煎茶饮适可，勿过多。”

胃府修养法。昔有一人参一禅师，问修道之要。禅师曰：“老僧不过饥来吃饭，倦来睡觉而已。”客曰：“此何足奇！世上之人孰不饥来吃饭，倦来睡觉?”禅师曰：“未必，恐其饥来吃不下，倦来睡不着耳。”

但《黄帝内经》详于针灸而略于药物。至商伊尹更吸取广大劳动人民的经验，著《汤液经》，开始以汤液治病。

二、周秦至两汉三国（公元前1122～公元264年）

战国秦越人祖述《内经》，著《难经》，将脉象、经络、脏腑、病理、穴道、针法等发为问答，剖析《内经》之疑义。东汉张仲景根据《素问》，积累了商周以后汤液治病的经验，著《伤寒论》、《金匮要略》，其辨证之详尽，用药之确当，实集汤液之大成，后世称为医中之圣。他的病理、诊断、治疗、调剂，均根据气质变化、身体条件、生活环境，病之在表、在里、在经络、在脏腑，精确辨证，对症用药，大法昭著，效如影响。兹将仲景及其经典语录简述如下：

1. 张仲景简介

张机，字仲景，南郡涅阳人，汉灵帝时举孝廉，以廉能著名。建安中官至长沙太守，在郡时，颇有治绩。博通群书，学医于同郡张伯祖，尽得其传。在幼时，何永即许之为良医。后世称之为“医中之圣”。江南诸师，秘仲景药方不传。所传于世者，《伤寒杂病论》十卷，或称方十五卷，或又称黄素药方廿五卷，辨伤寒十卷，评病药方一卷，疗妇人方二卷，五脏论一卷，口齿论一卷。他的弟子卫汛也颇有才识。

2. 张仲景的医学道德

仲景说：“当今居世之士，曾不留神医药，精究方术，上以疗君亲之疾，下以救贫贱之厄，中以保身长全以养其生，而但竞逐荣势，企踵权豪，孜孜汲汲，唯名利是务，崇饰其末而忽弃其本，欲华其外而悴其内，皮之不存，毛将焉附”（摘录《伤寒论·自叙》）。

3. 张仲景诊断学

他说：“古之上医相色，色脉与形，不得相失。黑乘赤者死，赤乘青者生。中医听声，声合五音……下医诊脉，知病原由。”

4. 张仲景的病理学

他根据《素问·阴阳应象大论》“春气温和，夏气暑热，秋气清凉，冬气凛冽”，这是四时的正气。假令春应暖而反大寒，夏应热而反大凉，秋应凉而反大热，冬应寒而反大温，这是非其时而有其气，是一岁之中长幼之病多相似者，这是时行之气。他以为冬时严寒，万类深藏，君子固密，所以不伤于寒，有触冒之者，就叫伤寒。凡伤于四时之气，都能患病，唯伤于寒的，最成杀厉之气，中而即病的叫做伤寒，不即病的寒毒藏于肌肤，到春季的时候，就变为温病，到夏季变为暑病。所以辛苦的人，春夏多温病，都由于冬季感冒寒冷所致，非时行之气。

5. 张仲景的治疗学

他说：“不须汗而强汗之者，出其汗，津液枯竭而死；须汗而不汗之者，使诸毛孔闭塞，令人闷绝而死。不须下而下之者，令人开肠洞泻而死；须下而不下之者，令人心内懊恼，胀满烦乱，浮肿而死。不须灸而灸之者，令人火邪入腹，干诸五脏，重加其烦而死；须灸而不与之灸者，令人冷结重凝，久而深固，气上冲心，无地消散，病笃而死。”他的治疗法，

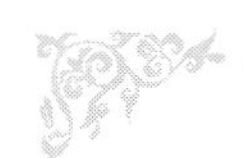

是综合性的整体治疗法。第一，分清阴阳。进行性的、热性的、明显的，属于阳性；与此相反，退行性的、寒性的、不很明显的，属于阴性。第二，确定部位。分表里与半表半里。第三，病的邪正。邪气指六淫之气，正气指荣卫、气血，即胃、神、精。分析起来，可以用表里、阴阳、虚实、寒热；归纳起来，得病之由，不外内因、外因、不内外因。由此演成之阴阳不和，过度发展与过度萎缩，乃致病之源。从构造复杂之人体千变万化之病症中，首先要用辩证唯物观点找出主证客证、本病末病，然后确定治标治本，分治合治，先后缓急，最后对症下药，严格地制定治疗方剂。仲景洞悉脏腑经络之关系，确定病机之先后，细密研究出预防疾病发展的治疗方法。如他解释“上工治未病”时说，“夫治未病者，见肝之病，知肝传脾，当先实脾，四季肝旺不受邪，即勿补之。中工不解相传，见肝之病，不解实脾，唯治肝也。”

6. 张仲景的调剂学

他说：“欲疗诸病，当先以荡涤五脏六腑，开通诸脉，治道阴阳，破散邪气，润泽枯朽，悦人皮肤，益人气血，水能净万物，故用汤也。若四肢病久，风冷发动，次当用散，散能逐邪，风气湿痹，表里移走，居无常处者，散当平之。次当用丸，丸药者，能逐风冷，破积聚，消诸坚癖，进饮食，调荣卫。能参合而行之，可为上工。”他的用药极为严格，不但是

一味药物的加减变动了方义，即剂量之轻重，亦发生不同的作用。如小承气汤、厚朴三物汤、厚朴大黄汤三方，其药味均相同，但由于各味的分量配合不同，其作用亦不同。再如桂枝附子汤、桂枝去芍药加附子汤、桂枝去芍药汤，均为一味药的加减而变更其方义。合治有复方，如桂枝二麻黄一汤、柴胡桂枝汤等；分治有先表后里、先里后表、先汗后下及急下以解表之不同。表证必以汗解，但有禁汗之例；阳明燥热必须攻下，但有禁下之方；阴证忌汗，而设麻黄附子细辛汤、麻黄附子甘草汤以温中解表；阴证忌用寒凉，而真寒假热者，则又有二加龙骨汤；寒热并结者，则有甘草生姜半夏三泻心汤，寒热兼施，并行不悖；虚实并用，有附子泻心汤。同属阴证，下利清谷用四逆汤，湿寒吐泻用理中汤，干呕烦躁用吴茱萸汤，下利变为厥逆用白通汤，下利而肢体疼痛用真武汤。若兼以上各症之复杂症状者，则通用通脉四逆加猪胆汁汤。

其大经大法举不胜举。且仲景书全是活法，决不能死于句下。《伤寒》虽分论六经，事实是纵的一篇文章；《金匮》虽分论杂病，是横的一篇文章。《伤寒论》指示着《金匮》各证主治的各种方法，《金匮》引申着

《伤寒论》的一切纲目，指出辨证合并症的治疗方法。虽名为两书，实为一篇文章。不但其章节次序不能随意变更，往往在其文字的侧面、反面找出治疗方法。后世推崇《伤寒》、《金匮》为中国医学方书之鼻祖，与黄帝之《内经》、越人之《难经》并称为医学三典。

东汉除张仲景外，还有华佗。他精于外科手术，《后汉书·方术传》："华佗字元化，沛国樵人也，游学徐土，兼通数经，晓养性之术，年且百岁而貌有壮容，时人以为仙。精于方药。处剂不过数种，心识锱铢，不假称量。针灸不过数处，若病处结于内，针药所不能及者，乃令先酒服麻沸汤，既醉无所觉，因刳破腹背，抽割聚积。若在肠胃，则断截湔洗，除去积秽，既而缝合，敷以神膏，四五日创愈，一月之间皆平复……"这是华佗的外科手术，与现代外科学相合。他有学生吴普、樊阿。吴普是广陵人，依照华佗的方法治疗疾病，所活颇多。他尝对吴普说："人当洁净，则疾病不生。"又曰："人体欲得劳动，但不当使极耳。动摇则谷气得消，血脉流通，病不得生。譬如户枢，终不朽也。是以古之仙者，为导引之事，熊经鸱顾，引挽腰体，动诸关节，以求难老。我有一术，名曰五禽之戏，一虎、二鹿、三熊、四猿、五鸟，亦以除疾，兼以蹏足，以当导引。体有不快，起作一禽之戏，怡而汗出，因以着粉，身体轻便而欲食。"这是华佗以运动治疗疾病的方法，和近代苏联体育疗法基本相同。吴普应用颇有成效，年九十余岁，耳目聪明，齿牙完坚。樊阿是彭城人，善针术，凡人所不能针者，他能针治，使之获效。他从佗求补益的方药，佗传授漆叶青黏散方，就是用漆叶屑一斗，青黏十四两。漆叶到处都有，青黏生于丰沛、彭城及朝歌间，说是久服可以去三虫，利五脏，轻体，使人头发不白。樊阿听他的话，活百余岁。是华佗不但精于外科技术，并且精于导引却病的方法。他治疗的方法，如"庖丁解牛"，挥刀而肯綮无碍，这是我国古代外科手术的嚆矢。汉朝的医学完全注重实验，仲景、元化相继媲美。病理、诊断、针灸、药物等治疗方法，运动卫生等预防疾病方法，至此已灿然大备，所以说汉代是中国医史上发展到最高峰的时代。

三、两晋至南北朝（公元265～217年）

汉末至两晋南北朝时代，兵燹扰乱，古代文化受到严重的摧毁，汉前著作散佚不全。仲景《伤寒论》缺漏亦多。晋王叔和去汉未远，旁搜博采，编次仲景《伤寒论》，使仲景《伤寒论》复现于世。叔和编次《伤寒论》外，更阐明脉理。中国脉学自《内经》以下，历周、秦、汉，很难得着旨趣。叔和以脉鸣时，撰《脉经》十卷，这是中国发明脉学的嚆矢。脉学上将脉之部位形状分为浮、芤、洪、滑、数、促、弦、紧、沉、伏、革、实、微、涩、细、软、弱、虚、散、缓、迟、结、代、动二十四种。叔和关于脉的部位，略有更动。以大小肠候两寸，与《内经》所说不同，以致后人高阳生假名为《脉诀》，叔和《脉经》，几致隐晦。后世驳诘叔和的很多，主要的是因为他不尊崇《内经》。我们从中医的生理学研究，《素问·脉要精微论》“尺内两旁则季胁也，尺外以候肾，尺里以候腹中”，“肾开窍于二阴”，肾之强弱，直接影响大小肠，候肾可以察知大小肠之病机。叔和左寸候小肠，右寸候大肠，是根据心与小肠相表里，肺与大肠相表里而来的。我们认为两说并不矛盾，遇大小肠有病，可由寸尺参而确定，两说可以并存不悖。

脉学为四诊之一，原自河洛，详于《内》《难》，逮王叔和则发扬光大。历代评论家虽各有主张，争讼不置，但“三部九候”之原则基本一致。如：浮主表，沉主里；微弱细小为阴，洪大长滑为阳；有力为实，无力为虚；迟为寒，数为热等。又《太素》脉能诊寿夭，太溪趺阳，七绝脉见，能判生死。其动态之变化，有指示治疗疾病之权衡。脉管极富敏感，稍有疾患，必呈显著之变化。此与巴甫洛夫学说基本吻合，特复杂难辨，非粗工所易知耳。吾人宜团结中西医家，努力研究，循古人之已知者，更进一步补充其未知者，综合数千年各家独得之见，全面荟萃，使此伟大精深之民族遗产发扬光大，成为规律的科学，使它在诊断上起绝对准确作用，这是我们医务工作者的努力方向。

经过后汉、三国、两晋、南北朝长期变乱之后，不独旧典古经多数散佚，而所谓文人学士的思想体系、语文记载，也发生了根本变化。大部分学者专习艺文，追求功名利禄；一部分不得志之士，则厌世隐居，自鸣清高，追求神仙道术，以冀长生不老。且以佛教东来，医学亦混入佛说。如葛洪、陶弘景、孙思邈辈，虽亦著作医术，但混入炼丹、求仙等方术，使数千年人民健康可依靠的科学医理渗入道教佛教的唯心论学说，混杂了虚无缥缈、不可理解的一部分东西。而一般学者，由于文字的变革，对于汉前的著作，难于索解。由于以上种种原由，中国医学自隋唐而后逐渐退化。

四、隋唐及五代（公元618～951年）

隋唐时代，医学书籍撰述者不下百数十种，因残缺散佚很多，现所存的有隋巢元方《诸病源候论》，唐孙思邈《千金方》、《千金翼》，唐王焘《外台秘要》，对古典医学均有所发挥。唯孙思邈等，重于药而忽于方义。正如徐大椿所说："其所论病，未尝不依《内经》，而不无杂以后世臆度之说；其所用方，亦皆采择古方，不无兼取后世偏杂之法；其所用药，未必全本于神农，兼取杂方、单方及通治之品，故有一病而立数方，亦有一方而治数病。其药品有多至数十味者，其中对症者固多，不对症者亦不少，故治病亦有效有不效。其大抵所重专在于药，而古圣制方之法不传矣，此医道之一大变也。然其用意之奇，用药之巧，亦自成一家，有不可磨灭之处。"从此，开凑药成方之门，仲景制方之精义遂晦。

五、两宋时期（公元952～1278年）

两宋医事制度，据《宋史·选举志》："医学初隶太常寺，神宗时始置提举判局官及教授一人，学生三百人，分科以教之。常以春试学生，愿与者听。崇宁间改隶于国子监……绍兴复置医学，以医师主之……乾道三年罢局而存御医诸科……绍熙二年复置太医局。"

按宋代试验医学，分下列六种：①墨义，即试验记问；②脉义，即试验察脉；③大义，试验天地之奥及脏腑之源；④论方，试验古人制方佐辅之法；⑤假令，试验证候方治；⑥运气，试验一岁之阴阳及人身感应之理。

太医局教授学生，分为大方脉、风科、小方脉、眼科、疮肿兼折疡、产科、口齿兼咽喉科、针灸科、金镞兼书禁科九科。京府州及万户县均设有医教机构及医教人员。所习的方书有大方脉：《素问》、《难经》、张仲景《伤寒》各一部，《巢氏病源》二十四卷；小方脉：《难经》一部，《巢氏病源》六卷，《太平圣惠方》十二卷。

唯自唐宋以来，取仕兼重百家。古来藐视的巫医，也渐占价值。汉前医学是反对迷信的，唐宋间佛教及道教最盛，很多佛教徒亦学医。唐明皇假托游地狱，用轮回报应之说欺骗人民，以巩固其封建统治。北宋时性理学说亦盛行，遂将性理之说也混入医学，使纯洁而科学的医理，渗入唯心

论的反科学成分。因此，宋代虽重视医学，著述家亦不下百数十人，而就中有价值的，唯有庞安常、朱肱、许叔微、韩祇和等对于张仲景《伤寒论》尚有研究。陈言撰《三因极一病证方论》，与近世病理学的诱导论，以及病源篇所说的内外因颇相吻合，这是宋代病理学的发挥。东轩居士的《卫济宝书》，李迅的《集验背疽方》，皆外科痈疽专书，这是宋代的外科学。中国的小儿科，始于唐代的《颅囟经》，《宋史》说是钱乙之所学，都是从《颅囟经》来的，因此发明很多，所以钱乙称为幼科之圣，这是宋代儿科学的发明。陈自明的《妇人大全良方》，某氏的《产育宝庆方》，这是宋代的妇科学。宋代的分科教授、分科治疗，是它进步的一方面。其内科治疗学，自宋徽宗于大观年间敕陈师文等校定《和剂局方》五卷，此书一出，全国遂奉之为金科玉律。由是医者均墨守成法，但知用某方治某病，不复详察阴阳虚实，按病施治，汉前精密之医理诊断，至此遂晦；而不讲方义凑药成方之风，至此更甚。著名的如王衮的《博济良方》，王贶的《全生指迷方》，严用和的《济生方》，吴彦夔的《传信适用方》，董汲的《旅舍备药方》，以及沈括、苏轼的《良方》等，均此类型也。宋代的药物学，有刘翰等详定《唐本草》，凡《神农本经》三百六十种，《名医别录》一百八十二种，唐本共附一百一十四种，有名未用一百九十四种，翰等又参定新附的一百三十三种。成功之后，经王佑、扈蒙详加审核，定为印版，以白字为神农所说，墨字为名医所传，唐附、今附各加显著，详其解释，审其形性，辨证谬误，加今注、今按字样，新旧药合九百八十三种，并目录二十一卷，名《开宝本草》。宋代药物学，以此书为大成。在针灸方面，当宋仁宗时，有腧穴铜人之铸造，铜人身上有很规矩的穴道，外蒙以纸，使学者练习针法，取仕亦依此法。王惟一著《铜人腧穴针灸图经》及《难经疏义》，可见宋时针灸学亦有所发挥。

六、金元时期（公元1115～1367年）

中国医学，自张仲景以下，经两晋、南北朝，以迄隋唐、两宋，莫不奉《素问》、《灵枢》及张仲景、华佗为圭臬，向无派别之分也。到金元的时候，才有医学流派的兴起。金元号称四大家，实际上就是四大学派。刘河间力崇古学，所著《素问玄机原病式》十九条，俱本《内经·至真要大论》，但杂入寇宗奭等之运气说，倡六气都从火化之理。又撰《宣明论方》三卷，主张降心火、益肾水之法，其用药多主寒凉，所以河间称为寒凉派。张子和崇奉河间，主张立汗、吐、下三法，其所著书有“六门三法”，以攻下为主。他以为治病重在驱邪，邪去则正安，不可畏攻而养病，所以子和成为攻下派。刘、张两派倡导攻伐之方，于是医家皆偏于攻伐，致损元气，加之兵变、饥馑相继，民生疲惫，攻伐之弊，日益显著。金末元初，名医李东垣出，其力排攻伐之非宜。东垣是张洁古的门徒，洁古首倡古今异轨之说，不用古方。东垣师承其说，以脾土为主，谓土为万物之母，著有《脾胃论》，发明补中益气及升阳散火之法，成为补土派。当东垣行医的时候，适值元兵南下，京师戒严之后，人民多有起居不时、饮食不调，以致胃弱气乏。所以东垣用补中益气的方法，效果卓著，这是东垣偏重于补土的原因。朱丹溪以为当时采古方以治今病，不甚符合，乃研究刘、张、李三家的学说，推衍其义，创“阳常有余，阴常不足”的学说，主张养阴。他说刘张之学，其论脏腑气化有六，而于湿热相火三气致病为最多，遂倡行推陈出新、泻火养阴之法。

金元四大家，河间寒凉，子和攻下，东垣补土，丹溪养阴，各树一帜。其实所谓派者，乃个人环境之不同，南北地域之各异，因时因地制宜，治法遂殊，非强为分裂。就其学说观之，则河间崇信仲景，子和师法河间，东垣师承洁古，丹溪融和刘、张、李三家之说，故合而用之，仍不出仲景之大经大法。而就其师承授受而论，丹溪学医于罗知悌，知悌得之荆山浮屠，浮屠则河间之门人也。河间主用寒凉，丹溪力辟陈师文《局方》之燥烈，而主用寒凉养阴。东垣之著《脾胃论》，亦逆睹寒凉末流之弊，而预为之计也。吕元膺谓：“子和医如老将对敌，或陈兵背水，或济河焚舟，置之死地而后生，不善效之，非溃即北矣。”故学者对金元四大家，须合而观之，择而用之，自然左右逢源，而有溯渊源、审流变、辨异同、观损益、决是非之兴趣。若必胶柱鼓瑟，使金元医派判若鸿沟，而曰我宗某派、学某人，未有不以偏见杀人者。

仲景治病，必详察色脉症状，分清表里阴阳、虚实寒热，经过极细密的诊断之后，才决定治法，应攻下则攻下之，应温补则温补之，从无偏见。史载刘河间笃信古方，喜用寒凉，张洁古、李东垣、朱丹溪辈又力言古方不可今用，纷争靡已，不得究竟。吾谓自唐宋以来，注解《内经》、《伤寒论》者不下数百人，而多数注解者往往在字句中绕圈子，有发挥的人很少。且注解很少联系实际，古典医学的生理、解剖、病理、诊断，很少有人道及。治病用药，则各执一词，各树一帜。有的只学到仲景的一小部分，如刘河间等，无睹仲景的全面，不管虚实寒热，一味用寒凉。有的

根据个人的微小经验或者偶中，遂自吹自擂，自成一家。或主温燥，或主滋润，凑药成方，贻害千古。仲景严格而科学的方义，自此失传矣。

七、明清时期（公元1368～1911年）

明清医学承金元之后，派别更为分歧。除承袭金元四派之外，又有所谓折衷派，各立学说，各标旗帜，遂有五派之角立焉。一为养阴派。戴元礼受学于丹溪，而尽得其师传，所著《证治要诀》、《证治类元》、《类证用药》等书，皆隐括丹溪之书为之；而徐用诚、刘纯辈，亦皆私淑丹溪。丹溪原主养阴，故元礼、用诚等皆属养阴派也。二为温补派。明代于温补之治颇有发明，薛立斋之《家居医录》，张介宾之《景岳全书》，赵献可之《医贯》，皆偏于温补。介宾谓人之生气以阳为主，难得而易失者唯阳，既失而难复者亦唯阳；献可以养火为主，尝谓命门为人身之君，养身者既不知撙节，致戕此火以至于病，治病者复不知培养此火，反用寒凉以贼之。此数者皆以温补立论，故立斋、介宾、献可等，皆属于温补派也。三为攻下派。明之末叶，瘟疫流行，山东江浙尤甚，其死亡者十居七八，而当时医学皆主景岳治疗，偏于温补，故动辄贻误。吴又可适崛起于其际，以为邪可驱，热可逐，极力采用硝黄驱逐实邪，实瘟疫之良治，故又可属于攻下派也。四为崇古派。明代医家属于此派者甚多。如缪希雍著《本草经疏》，谓古三坟之书，未经秦火者，独本草而已，以《神农本草经》朱字譬之六经。又方有执《伤寒条辨》，因仲景《伤寒杂病论》之编次，晋王叔和编辑时已有改移，及金成无已作注，又多所窜乱，弥失其真。乃竭二十年之力，寻求端绪，排比成编，力推作者之意，为之考订。他们均笃信古人，故希雍、有执诸人，皆属崇古派也。五为折中派。如倪维德取刘河间、张子和、李东垣三家之说，著《原机启微》，王肯堂著《证治准绳》，于温热攻补无所偏主，是皆属于折中派也。

明代李时珍对药物学之整理功绩最著。中国之有药物学，始于《神农本草经》，经周秦，历汉晋，至梁陶弘景著《名医别录》，北齐徐之才著《雷公药对》二卷，北魏李当之著《李氏药录》，吴普著《吴氏本草》，于药物之学均有所发明。唐高宗时，命李勣等修陶隐居所注《本经》，增为七卷，世称《英公本草》。显庆中，苏恭重加订注，表请修订，复命长孙无忌等与恭详定，世谓之《唐新本草》。宋太祖开宝六年，命刘翰、马志取唐《蜀本草》详校，仍取陈藏器拾遗相参，刊正别名，计新旧药合九百八十三种，是为《开宝本草》。仁宗嘉祐二年，诏掌禹锡、林亿等重修本草，新补入八十二种，新定一十七种，谓之《嘉祐补注本草》，又命苏颂注《图经本草》。徽宗时蜀医唐慎微上《大观本草》，政和中寇宗奭著《本草衍义》，金张元素之《珍珠囊》，元李东垣之《用药法象》，王好古之《汤液本草》，吴瑞之《日用本草》，朱丹溪之《本草衍义补遗》，皆唐宋金元以来朝野对于本草之研求，不遗余力，能用药品日增，有裨治疗也。唯历朝所修本草，甚为驳杂繁芜，使读者不能得其纲要。

至明李时珍搜集众说，芟繁补缺，历时三十年，阅书八百余家，稿凡三易，而成《本草纲目》。内容分为水、火、金、石、草、谷、菜、果、木、服、器、虫、鳞、介、禽兽、人一十六部，合成五十二卷，部名分类，类凡六十，标名为纲，列事为目，增药三百七十四类、方八百一十六张。对每一种药物的产地、别名、生长状态、颜色气味、药理作用、主治疾病、合方配剂解释详尽，实集我国数千年药物学之大成。他不独是中国少有的药物学家，而且是伟大的生物学家和物理学家，为中国医药开辟了最光明的前途。

有清一代之医学，远承金元四大家学说之分歧，近沿明末诸家之冗杂，派别繁多，是非难辨，学者欲考其得失，明其派别，实属不易。有人认为，清代著名医家可以古今两派括尽。谓喻嘉言、柯韵伯、张隐庵、高士宗、徐灵胎、陈修园、黄坤载等崇奉岐黄，折中仲景，为古派。叶天士、薛生白、余师愚、吴鞠通、王孟英等力辟蚕丛，别开新境，为今派。然而清代医派至为庞杂，详细言之，犹恐未尽，岂古今两派之说所能概括耶？若进一步地分析，可为七派：喻嘉言生于明清更替之际，起于江西，著《尚论篇》，变易《伤寒》体例，矫正叔和编次，一扫前代诸家之注释，又著《医门法律》，发《金匮》之奥旨。其后徐忠可之《金匮论注》，尤在泾之《金匮心典》，注释多本于喻嘉言。《寓意草》一书，辨证用药，颇多发明之处。故喻氏成一学派也。张石顽著《张氏医通》，方药主治多本明薛己《医案》，张介宾《景岳全书》偏于温补，叶天士有《景岳发挥》之作，陈修园有《新方八阵》之砭，章虚谷有《医门棒喝》之著，温补一派，已立于失败之地。清代温补之宗，始于石顽，故石顽又成一派也。柯韵伯著《伤寒来苏集》、《伤寒论注》、《伤寒论翼》等书，发明伤寒，推阐经义，而张隐庵、高士宗等颇与韵伯相类，故柯氏又成一学派也。叶天士著《临证指南》等书，治瘟疫用辛寒以开闭结，芳香以驱秽浊，同时薛生白著《医经原旨》、《湿热条辨》等书，亦颇与叶相颉颃。继而吴鞠通著

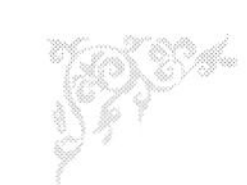

《温病条辨》，王孟英著《温热经纬》，及章虚谷、俞东扶诸人，均宗天士之说，故天士又为一学派也。徐灵胎著《兰台轨范》、《难经经释》、《医学源流论》等书，发明《灵》《素》《金匮》之秘旨。又著《伤寒类方》，执简御繁，因方明治，最得《伤寒》捷径，且能采择精义。如大青龙汤注云："脉浮缓，身不痛但重，乍有轻时，无少阴证者，此汤主之。"灵胎则以为病情甚轻，不应投以麻黄、桂枝、石膏，此条必有乖误。又甘草茯苓汤注云："伤寒汗出而渴者，五苓散主之，不渴者，此汤主之。"灵胎则以为，汗出者，乃发汗后汗出不止，非伤寒自汗。其辨证详明，采择精严，故徐灵胎又成一学派也。陈修园所著《灵素浅注》、《伤寒浅注》、《金匮浅注》以及《医学实在易》、《新方八阵砭》《医学从众录》、《时方妙用》、《女科要旨》等书，虽文理欠缺，浅注古典，错解很多，但其著作因证立方，文字浅显易学，其书家喻户晓，治验尚多，较之汪讱庵、吴仪洛辈，尚云高出一格，故修园又成一学派也。黄坤载所著《素灵微蕴》、《四圣心源》、《四圣悬枢》、《伤寒悬解》、《伤寒意说》、《金匮悬解》等书，虽其态度倔强，肆志谩骂，但其力辟唐后各家之偏见，阐明左升右降之微理妙论，对古典医学颇有发明，故坤载又为一学派也。

及至西医传入之后，一变而为守旧维新两大派，守旧派以尊经辟西为主旨，维新派以斥经崇西为目的，争意见而不论是非，门户之见日深。唐容川、邓笠航等，虽有《中西汇通》、《医书五种》之著作，阐明阴阳水火气血之理，欲说明三焦即网膜等数千年不能解之谜，补正陈修园浅注之错误，但其造诣不深，未能掌握科学原理，蜚议殊多。此又清代中晚期以后医学流派之一大变迁也。

八、近代医学

在中世纪的时候，印度、波斯及西域地方，阿拉伯、大秦（东罗马）等国，即有部分医药渐次流入中国。隋唐时代印度之佛教传入，以僧侣兼习医术，多用符咒、祈祷等唯心论方法治病。自鸦片战争之后，医术即作为帝国主义侵略工具之一，通过东西洋不同的国家，用传教救人等假慈悲的骗人面孔，将其医术大量输入。如英帝国主义东印度公司间谍郭雷枢、美帝国主义间谍派克（名义上是教士兼医生，后为美国驻华全权公使），先后来华设立医院。自 1857 年后，英美医生兼教士来华者日多，各地西式医院纷纷成立。如汕头英国长老会之医院、奉天苏格兰联合自由会之医院、杭州大英医院、汉口英国医院、上海伦敦传教会医院、美国圣公会医院、济南齐鲁医院、淮阴仁济医院、北京协和医院等。在清咸、同年间，复有英人合信氏、美国嘉约翰氏等编译医书，设立医校。至是英美医学伴随其军事、政治、经济、文化的侵略，在中国内地占领阵地，中国遂沦为半殖民地。英美帝国主义者不独培养了大批西医，即对中国医学思想也给予了很大影响。自此，中医界的思想大体可分为如下几类：

①否认科学的保守主义思想；

②中医为体、西医为用的改良主义思想；

③彻底废除中医的殖民地思想；

④不愿泯没民族遗产，努力钻研与科学相结合的进步思想。

自大革命失败之后，第三种思想占了统治地位。国家建设之医院，以及军队、学校、工厂之医生，起初尚中西医并列，后则中医全被淘汰。一班丧心病狂、毫无民族气节的人，竟欲将中国医学彻底废除。经全国医药界之坚强抗争，中央国医馆方得成立，中医条例始得颁布，允许成立中医学校及中医院。但在国民党腐败政治之下，对中医学术，不用科学方法研究整理，以致派别分歧，各行其是。铃医辈误人骗钱，无人过问。而真正钻研学术、经验丰富、疗效卓著者，不独不予以支持，反而打击摧残。所谓国医馆、中医学校，也不过是些官僚衙门，挂一块空招牌，承上启下地做一套例行公文，应付门面，很少做实际工作。因此老年中医情绪低落，新进青年不屑钻研，技术日趋低下，信仰逐渐丧失。医药科学家只看现象，很少有人研究中国古典医学，武断地认为中医不科学，遂使中西医互相攻讦，门户之见日深。与此相反，在共产党领导之解放区，在毛主席“中医科学化，西医中国化”的方针之下，延安成立中西医研究委员会，各解放区均有类似性质的组织，中西医在政治上、学术上团结一致，互相观摩，互相学习，中医科学技术有显著的提高。特别在抗日战争期间，医药条件缺乏之下，中医中药解决了广大人民及政府机关、部队人员的疾病医疗问题。新中国成立后，在我中央人民政府“中医科学化，西医大众化，中西医团结，以提高技术水平，为广大劳动人民服务”的原则指示之下，全国各地之中医学会、中医进修学校、中医进修班均先后成立，这对于中医提高是起了一定的作用的。各城市特别是县市的人民医院，大部分设有中医部门，大城市及县区普遍成立联合诊所，中西医毫无隔阂地团结一致，交流经验，提高技术，真诚地为广大劳动人民服务。

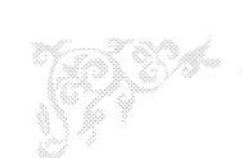

向中央卫生部建议培养高级中医意见书

（1961 年 5 月 28 日）

在这几年党的中医政策正确领导下，中西医无论在教育、研究、治疗各方面，都是有计划有步骤地向前发展，又何待管窥蠡测者哓哓建议，以上尘钧听。唯所欲言者，原是党所指示政策实施中的一部分，在现在或将付诸实施之际，或正在策划之中。我侧闻不周，情急莫待，敢贡一得之愚，聊当细流之助。

党中央在一九五八年十一月十八日对钧部党组织《关于组织西医离职学习中医总结报告》的批示中说："在……全国……中西医结合的高级医生，其中可能出几个高明的理论家。"又《人民日报》在一九五九年一月二十五日发表的《认真贯彻中医政策》社论中指出："必须选拔一部分具备这样条件——要有较高的医学理论水平和一定的临床经验之外，还应该有诚心诚意、坚决献身这一工作的志愿——的人员，使他们有可能集中必要的时间和精力，来从事我国医药学遗产的研究整理工作。"据此，中医研究院在当前似有刻不容缓、责无旁贷的一项任务，即"培养高级中医人员"。

谨陈理由和办法如下：

一、招收学员

中医研究院现在虽有一些青壮年中医和西医离职学习中医二年毕业者，以师带徒方式跟随老大夫学习，也取到一些成绩，但为数不多，且多忙于治疗和其他工作。而程度又不尽合乎培养高级中医的对象，对继承当前老年中医的学术和经验不够，对发掘和发扬祖国医药遗产从而创造新医药学更不够。似应：

招收高级中医班。

额数：三十名上下。

年龄：三十五岁以下。

资格：具有较高深中医学术之青壮年中医（对接受老年中医的学术和

经验比较容易），与西医离职学习中医二年毕业者。

入学手续：由全国各省市卫生厅、局保送党团员与政治进步者四五十人。但到院后须经过严格考试，合乎要求标准者，录取后方能入学。不合格者另委其他工作。

毕业期限：三年至四年。

二、安排教师

中医研究院现有的老年中医，虽然在学术上不尽合乎理想上的要求，但是毕竟在时间上与临床上有他们一定的钻研和经验，不是短晷只床所能争取到的，即是说还有他们指导后学的一定的任务。唯现在为数很少，不敷作培养高级中医的教师的分配。似应：

动员北京现有具有高深中医学术的老年中医，作定期的讲授。必要时，应临时从全国聘请一些中医名流耆宿，传授专长，待完成这一项培养高级中医种子任务后，再各回原岗位。

三、分科

现存的老年中医，是旧社会所遗留下来的各具专长之医师，多不善于写作，更无全面教育能力。在教学方面，应不是教师对学员“因材施教”，而应是领导上做适当安排。俾学员对教师“相应继承”，及时地抢救硕果仅存、一缕未绝的活的学术与经验。这样，则学员所习各科，似应：

有专科研究组、文献整理组、临床治疗组、刊物编纂组等，以分别继承各个老年中医的不同学术与经验。唯在专科中须具有普遍的技术与学识，以免有生疏或偏枯之弊。须一徒多师或一师多徒，以调剂各科。

四、课程

初创培养高级中医班，在教学课程方面，尚无成规可循，应由上级领导征求教师的意见，上下结合以定之。唯现在青壮年学员由正规学校毕业者，虽都具有应有的科学知识，而于旧文学与训诂学，一般都很少谙习。若使深造中医学术，对于两千年来所遗留之词古义奥的文献，在阅读及研讨上，有时缺乏确凿的解释、深刻的体会，因而会影响到整理、译注、分

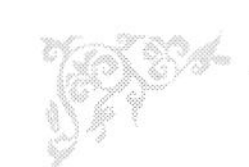

析、批判等全面工作。近闻北京大学曾招收了一两班学习古文学之学员，其课程如何，可资借镜。

培养高级中医的课程，我初步意见认为，似应：

学员在学习中医各科之始，尽先予以一定时间，聘请专门教师，授予古文学与训诂学，以增强其阅读及钻研古医籍之能力。

中医课程：按科组分门派与背诵及阅读等书，随时做出笔记，并积累作论文（包括病理、诊断、方剂、药理、医学史、疾病史等）之资料。教师作定期或不定期之学术讲演。主课在每人都拜有专师，平时对本师作“有闻必录”的传习笔记。在学术与治疗方面，要求学员继承到老师的特长。每学期做检验。

毕业标准：以论文合格，对本师学术流派风格不仅貌似，并须神似。如此，则于中医学可做到有接力的授受，并可期“后来者居上”，创造我国新医药学派，培养出一支有力量的队伍。

以上意见，在去年曾口头建议到我院，今更具陈于此。愚同献曝。是否有当，敬祈审核！

请开办高级中医进修班的提议①

（1972 年 9 月）

在毛主席无产阶级革命卫生路线指引下，由中央卫生部直接领导，我中医研究院近两年来举办了西医学习中医训练班，为部分医院和各军区医院培育了一些人才，取得了一定的成绩。唯闻各省市、自治区医界情况，多感觉缺乏学术精深、经验丰富的中医，有的欲索向我院，而我院无以应；有的欲派徒求带，而我院不能容。原因我院现在老成仅存，即中壮年学识经验兼优者亦为数有限，医疗和科研任务又相当紧迫，实无力顾及其他。

中医研究院处在这种情势下，宜适应内外的发展和要求，创办“高级中医进修班”，为各省市自治区及本院培育高级中医种子、储备教学师资和科研人员，实为图新虑远之大计，蓄才固本之先务。果能及时举办，职认为在各方面，其便利条件有三。

所便利者何？

选拔人才，集中受训。请卫生部直接令各省市自治区分担派遣三五学员。资格年龄不限，只要政治条件够，有中医学术修养和临床三五年经历者，即可推荐。到京后，须经过考试筛选，始能入学，以杜绝冒滥，用利教学。这虽有涉苛刻，但在学习者得到合格的陶熔，待学习者得到院外的鼓舞，可酿成认真读书之风气。进修期限，一般为一年。课程采用自学为主，在教师出好自学提纲，推荐必修书籍。要治疗、科研和教学三结合，在实践的基础上从事理论学习。教师随时针对进程做学术讲演。考核毕业成绩，以能结合临床，应用马克思主义、列宁主义、毛泽东思想观察问题、提出问题、分析问题和解决问题，做出理论性的论文为合格。卒业后，均遣返各地，一听本单位安排。这样，虽各地都在人才不足，工作紧

① 编者注：1972 年 9 月，岳美中有感于“文化大革命”后中医界老成凋零、后继乏人的状况，提出举办高级进修班、培养高级中医人才的建议。得到中央领导同志的支持，1976 年由卫生部委托中医研究院成立了以岳美中为主任的全国中医研究班，1978 年改为中医研究生班，1984 年正式成立研究生部，2005 年发展为中国中医药专业第一所研究生院。

张的情况下，但究系为自己培养种子，必勇于遴选俊秀，推荐学员。其便利者一。

近年首都名老中医已感衰谢，中壮年中医能继承者为数亦不多。欲完成高级中医培训的任务，须采取两条腿走路。一方面请在京中医名宿分担教职；一方面敦聘全国各地中医耆旧莅京襄助，调动他们的积极性，发挥名老中医的作用，始能收合力易举、集思广益之效。唯是各地的名中医均系当地中医界之柱石，不易调动也不能调动，只有分批聘请，以一两月工夫，集中精力开展讲座，传授专长，在临床上示范，理论结合实际，使学员确有心得，仍送还原地。这样，则外地教师，等于莅京观光，有如假期休沐，与当地无损，与专训班有很大好处。既省征聘之难，又无挖墙脚之弊。其便利者二。

欲彻底摆脱形而上学的羁绊和玄虚唯心论的迷信，去粗取精，去伪存真，古为今用，推陈出新，使中西医真正结合起来，必须以马列主义、毛泽东思想武装头脑，运用辩证唯物论的认识论，指导医疗、科研、教学的实践，把中西医从临床到理论都统一起来，融会贯通，才能产生飞跃，创造我国的新医药学。首都不乏哲学名家，中央卫生部可随时敦请为中医高训班作讲演，或有时组织学员听取他处的哲学讲座，奠定哲学基础，并督促其自学，以提高学员改造宇宙观和分析问题、解决问题的能力。其便利者三。

在全国教学改进的现况下，卫生部直接领导的中医研究院要创办中医高训班，面前展现着这些便利条件。若果委以事权，集中力量，计划当更周密。我院为蓄才而利普训计，似应抛开与各地方并肩所办的西学中普训班而专力于此。盖进修不难，而深造有得之为难。欲张其目，必振其纲。非培养根底雄厚之师资，不能提高西学中班之质量；非提高西学中班之质量，则西医一身不能兼备程度不相上下的中医知识，如何期望他们自动地细密地使中西医学汇通起来，有所发现，有所发明，有所创造，有所前进呢?

中医高训班这一优质栽培的创举，不是育苗拔尖，发展个人名利，也不是走复古主义的老路，而是为各地培训以政治带动技术、又红又专的优良种子，在毛泽东思想光辉照耀下，群策群力，去发掘祖国医药学伟大宝库，加以整理提高，向医疗科研教学的广度和深度进军。并且，多数学员继承了多数名老中医之衣钵，源远流长，历办几年后，人才茁壮成长起来，散布各地，将见如烂漫山花，开遍祖国各个角落，促进西学中事业普遍发展。这是一举而数善备的措施，亟有待及时创办的必要。

只这千虑之愚，未必有当。可否付诸实施，敬祈中医研究院审阅后，谨呈中央卫生部批示。

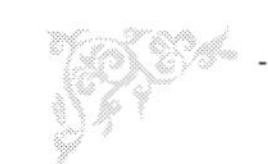

对“举办高级中医进修班方案”的补充意见①

（1972年11月20日）

在第二条“招收的方法”里，关于学员选择，规定“各省、市、自治区推选两名”的方法，似应明确些。在日前西苑招集的讨论会中，对招生是否要考试，众说纷纭，未能决定下来。我的初步意见，开办高级中医进修班，如何招生是关键问题。卫生部初办此班，要慎之于始，打下个良好基础。若招收的学员程度不齐，会影响教与学的质量。欲免此弊，则必须借鉴各大学招生采取的严格考试的措施。其理由如下：

进修学员的学历要整齐。若只凭推荐，势必难于杜绝冒滥。昨曾征求现西苑西学中班学员代表的意见，他们主要反映，同学间程度距离太远。有的听课嫌浅近，得不到什么东西；有的还听不懂，接受有困难。若招高级中医，不加筛选，难免重蹈此覆辙。并且他们还表示，愿意参加考试以期深造。此应考试者一。

考试含有号召和推动的意义。就是在录取者既得到鼓舞，奋起前进；在未被录取者，于考题中得到启示，对准备下期投考也有了学习的目标。我院创办第一届高级中医进修班，是登高一呼的举动，不仅使在班学员得到深造的机会，更可唤起全国有志中医者知所向往，默默地推挽着他们前进，其力量自有不可估计者。前人有“但开风气不为师”的说法，举行考试是不是可以有助于养成对学术精益求精的风气呢？此应考试者二。

语云：“师傅领进门，修行在个人。”我们举办的此班，既打算采取自学为主的教导办法，那就非招收中医理论和经验有比较深厚根底的学员不可，否则读书能力薄弱，钻研也就不易深入。一年卒业，所获无几，办学的成绩很难达到预期的目的。开创应具示范的规模，虑始自是毖后的要着。此应考试者三。

如认为有考试的必要，则应先成立考试小组，筹备考试事宜。主要是

① 编者注：这是在全国中医研究班筹备过程中，研究确定学员招生办法时，岳美中提出的坚持考试入学的意见。

考试科目及考题的性质，宜细加商订。其次考试地点，是在首都集中考试，或是在前各大区分片考试？招考人数，似应不限名额，由各省、市推荐三五名应考。录取者，通知入学。考试期约在开学前一月上下。其余细节亦应具体筹备规划，以利进行。

以上意见不一定正确，提出来，用供参考。

关于出版古今中医图书书目的建议①

（1973年11月2日）

中西医结合领导小组办公室：

中西医结合领导小组委托我搜集书目，请各出版社陆续出版古今中医图书，以供全国选购和各地中西医学习。

除《伤寒论》、《金匮要略方论》、《本草纲目》、《濒湖脉学》、《汤头歌诀》、《医宗金鉴》、《医学衷中参西录》等书已于新近再版外，现提出两批图书目录。第一批40种系小本者，希望早日印出，以慰中西医渴求之望；第二批38种是比较大部头的，可由各出版社分担，定时按期出版。

建议各出版社对医籍要遴选精本制版，并望仔细校对。

绝大部分医籍在新中国出版过，各出版社若存有纸版型，重印即可。

《医方类聚》一书，系大部头的。闻人民卫生出版社已排好版，只需付印即可。此书若问世，各医院均置一部，则明中叶以前之医书包括殆尽，实有便于医者。

为了尽快实现，需动员有关省市自治区出版单位分工印刷出版。如何向各省市卫生局及各出版社联系实施，请裁夺进行！

又，我在组内分担中医继承的工作，请你们把各处有关此类资料捡寄下来，以备参阅。阅毕即缴还不误！

附：建议出版的古今中医图书书目

此致

敬礼

岳美中

---

① 编者注：岳美中在担任卫生部中西医结合领导小组成员期间，于1973年11月在耿鉴庭、王雪苔两位大夫的协助下，提出了这份中医典籍书目，建议组织全国各出版社分工合作，出版发行。

建议出版的古今中医图书书目

第一批（部册较小的40种）

书名	著者	版存何处	备注
《医林改错》	王清任	上海卫生出版社1956年	
《治验回忆录》	赵守真	人民卫生出版社1964年	
《王旭高医书六种》	王泰林	上海科技出版社1956年	
《冷庐医话》	陆以湉	上海卫生出版社1957年	
《伤寒来苏集》	柯　琴	上海卫生出版社1956年	错字太多，应重校对。
《感证宝筏》	何廉臣	绍兴明强书药局1921年	
《伤寒贯珠集》	尤　怡	上海卫生出版社1956年	
《通俗伤寒论》	俞根初	上海新书店1956年	
《增补评注〈温病条辨〉》	吴　瑭	上海卫生出版社1958年	王孟英评注。后附《温病条辨歌括》二卷，《辑补温热诸方》一卷，《温病医方撮要》一卷，《治温撮要》一卷，《温病三字经》一卷，重刻《温热经解》一卷。
《温热经纬》	王士雄	人民卫生出版社1956年	
《温热论讲义》（原名《重订广温热论》）	何炳元	绍兴浙江东书局1941年	
《本草思辨录》	周　岩	人民卫生出版社1960年	
《药征》	吉益为则	人民卫生出版社1955年	
《金匮心典》	尤　怡	上海卫生出版社1956年	
《中医诊疗要览》	大塚敬节	人民卫生出版社1954年	
《经方例释》	莫枚士	中国医学大成本（1884年）	
《中医对儿科妇女病的治疗方法》	蒲辅周	上海科技出版社1959年	
《傅青主女科》	傅　山	上海科技出版社1959年	
《王氏医案译注》	陈念祖	商务印书馆1957年	
《脾胃论》	李　杲	人民卫生出版社1959年	

续表

书名	著者	版存何处	备注
《内外伤辨惑论》	李　杲	人民卫生出版社 1959 年	
《石室秘录》	陈士铎	人民卫生出版社 1957 年	
《血证论》	唐宗海	上海卫生出版社 1958 年	
《笔花医镜》	江涵暾	上海卫生出版社	
《医学心悟》	程国彭	人民卫生出版社	
《景岳全书》	张景岳	上海科技出版社	
《小儿药证直诀》	钱　乙	人民卫生出版社	
《古本难经阐注》	丁　锦	上海卫生出版社，上海科技出版社	
《本草备要》	汪　昂	商务印书馆	
《医方集解》	汪　昂	上海卫生出版社，上海科技出版社	
《备急千金要方》	孙思邈	人民卫生出版社	
《伤寒指掌》	吴　贞	上海卫生出版社	
《时病论》	雷少逸	人民卫生出版社	
《金匮翼》	尤　怡	上海科技出版社	
《妇人良方》	陈自明	上海卫生出版社	
《针灸资生经》	王执中	上海科技出版社	
《黄帝内经素问译释》	南京中医学院	上海科技出版社	
《神农本草经》	顾观先	人民卫生出版社	
《肘后备急方》	葛　洪	上海科技出版社	
《瘟疫论》	吴又可		

第二批（部册较大的 38 种）

书名	著者	版存何处	备注
《本经疏证》	邹　澍	上海科技出版社 1957 年	
《八法效方举隅》	冉雪峰	上海科技出版社 1959 年	
《全国名医验案类编》	何廉臣		
《伤寒瘟疫条辨》	杨栗山	上海科技出版社 1959 年	
《医方类聚》	金礼蒙	人民卫生出版社	已排成版，只需付印
《黄帝内经素问灵枢集注》	张志聪	上海卫生出版社 上海科技出版社	
《本草从新》	吴仪洛	上海卫生出版社	

续表

书名	著者	版存何处	备注
《成方便览》	张秉成	上海科技出版社	
《千金翼方》	孙思邈	人民卫生出版社	
《外台秘要》	王　焘	人民卫生出版社	
《类证治裁》	林佩琴	上海科技出版社	
《济阴纲目》	武之望	上海科技出版社	
《幼科铁镜》	夏　鼎	上海卫生出版社	
《幼幼集成》	陈复正	上海卫生出版社	
《勉学堂针灸集成》	廖润鸿	人民卫生出版社	
《推拿广义》	熊应雄	人民卫生出版社	
《厘正按摩要术》	张振鋆	人民卫生出版社	
《明医指掌》	皇甫中	人民卫生出版社	
《医宗必读》	李中梓	上海卫生出版社	
《医门法律》	喻　昌	上海卫生出版社	
《寿世保元》	龚廷贤	上海卫生出版社	
《万病回春》	龚廷贤	上海科技出版社	
《医宗说约》	蒋示吉	上海科技出版社	
《张氏医通》	张　璐	上海科技出版社	
《名医类案》	江　瓘	人民卫生出版社	
《古今医案按》	俞　震	上海科技出版社	
《古今图书集成・医部全录》	蒋廷锡	人民卫生出版社	
《中国医学大辞典》	谢　观	商务印书馆	闻正在整理与补充
《针灸大成》	杨继洲	人民卫生出版社	
《针灸甲乙经》	皇甫谧	人民卫生出版社	
《外科正宗》	陈实功	人民卫生出版社	
《儒门事亲》	张从正	上海科技出版社	
《丹溪心法》	朱震亨	上海卫生出版社	
《证治准绳》	王肯堂	上海卫生出版社	
《刘河间医书六种》	刘完素		
《万密斋医学全书》	万　全		
《世补斋医书》	陈懋修		
《辨舌指南》	曹炳章	石印本 1921 年	

对全国中西医结合工作十年发展规划的浅见[①]

（1977 年 8 月）

这次全国中西医结合十年发展规划工作座谈会，是进一步深入学习伟大领袖毛主席与敬爱的周总理生前对中西医结合工作指示的大会，是进一步加快中西医结合步伐、更好地为实现创造中国统一的新医学、新药学伟大理想，从而为实现四个现代化服务的动员大会。我作为一名老中医，坚决拥护，并祝大会圆满成功。

我想就进一步落实全国中西医结合发展规划谈点我的初步认识和体会。

一、加快中西医结合的步伐

中西医结合加快步伐，首先要解决思想问题，不能存有各是其是、各非其非的思想障碍。倘有一点成见在胸，则会“一尘昧目，天地变色”，“一指障前，四方易位”，怎能开诚相见、毫无掩饰和保留呢？想防止这种障碍，唯一的是努力学习马克思列宁主义和毛主席哲学著作，以辩证唯物主义和历史唯物主义武装头脑，促使思想革命化，才能真诚地团结合作。遇到问题，以唯物辩证法去分析、解决，逐步实现具有真理性、规律性的东西，做出成绩，为创造我国统一的新医学、新药学准备条件。

在毛主席中西医结合创造新医药学的伟大理想号召下，西医界有不少思想进步分子，对中医有所认识，主动地钻研中医学术，结合临床进行研究。如上海的沈自尹同志，对肾的生理功能、病理变化，找出中西医结合的理论根据和规律性，用以治疗六种不同病症，都取到疗效；天津王今达

① 编者注：这是岳美中为 1977 年 8 月召开的全国中西医结合十年规划工作座谈会准备的一分发言稿。在大会发言时限于时间等原因，作了较大删改。抄存时，按本人意见恢复了原稿。这里按原稿排印，做了一些文字的疏理，省略了有关会议本身的一些常用话语。

同志，用中药抢救危急病人，成绩很好；北京陆广莘同志，对中西医如何结合进行了深入的探讨；重庆匡调元同志，对中医理论的认识有独到之处。又如天津南开医院用中医治疗急腹症，贵州遵义医院中西药并进治疗胆石症，中医研究院中医治疗肾结石、小儿肺炎、麻疹，都总结出一些成绩。这些对中西医结合加快步伐，肯定起到了促进作用。在全国各地区，还会有这方面的研究人员，需要各省市卫生领导机关进行调查，进行总结，使胸中有全局，手中有典型，加以大力鼓励和支持，以点带面，普遍推广，兴起一个中西医结合加快步伐的高潮，调动一切积极因素，酿成风气，奋勇前进，努力实现创造我国统一的新医学、新药学，为全人类做出较大的贡献。

加快中西医结合的步伐，首先要重视并正确认识中医基础理论，把理论方向搞对。中医学术中的基础理论，包括阴阳学说、脏象学说、经络学说、四诊八纲、中医治则、药理理论等等，是几千年来我国人民长期同疾病作斗争的成果。研究清楚中医的理论和治则，就可以治好不少病人，加快中西结合步伐。西医学习中医和中西医结合，不在这方面努力学习、全面掌握，就会事倍功半，也难以形成新医学、新药学。

我国人民几千年来同疾病作斗争的经验总结和理论知识，有些什么特点，对这个伟大宝库的发掘和提高工作要注意些什么？中国医学经历过辨病法的认识阶段，经历过针对病变进行纠正的治疗学阶段，犯过错误，遭受过责难，要总结挫折，从错误中学习，吸取教训，寻找出路。一种是从战术上努力寻找安全少毒的新药，而更重要的发现必须从战略上考虑，必须从理论上实现突破，必须把辨病认识推进到关于愈病机制的认识，把辨病论治提高到辨证论治，把对病变进行纠正的拮抗治疗加以限制，使之服从于“扶正祛邪”的总原则，从而提高到因势利导的水平。

西医学习中医和中西医结合，要先以辨证论治的观点来看待中医药的理论和实践，自觉清除病邪决定论和医药中心论为代表的庸俗进化的外因论。由于在西医学习中医和中西医结合工作中，在教和学两方面存在着误把中医辨证论治当作病理诊断，把中医治疗看做是针对病变进行纠正的拮抗疗法，因而容易在与西方医学的病因、病理和药理知识对比情况下，对“伟大的宝库”这一科学的论断产生怀疑。公开地说中医不科学的不多了，但私下里认为中医简单，没有什么东西，如果要学的话，短期可以速成，不用花太大力气，因而也就缺乏深入钻研的劲头和毅力；或者从疾病史角

度出发，只认为中国医学有过光荣历史，后来却是每况愈下了。这样对中国医学的历史和现实的估计，表现在中西医结合的临床研究中，容易满足于几个辨证分型，几张协定处方，以中药的研究和西医辨病为中心，观察和检验疗效。

健康是由体内自稳调节，阴阳得到相对平衡，提高抗病能力所保证的，而自稳调节及其抗病能力，恰恰又是在与内外干扰（包括疾病）的斗争中获得、发展和提高的。实验的无菌动物是极其虚弱的，疾病和健康的互相转化，体内的因素是主要的，疾病及其治疗表现是矛盾激化、斗争剧烈的结果。没有斗争就没有改进，就没有锻炼和提高。只看到疾病及其症状的坏处，不看到慢性病斗争后的好处，不看到疾病及其症状包含着机体抵抗，一味压制，片面强调疾病危害性和症状的破坏性，不发动体内“正祛邪”的调节能力和抵抗能力，是包办代替的恩赐观点，反而削弱了人体的抵抗力和调节力，损害健康，容易形成慢性病变和复发。只强调药物的直接作用，不去因势利导，不去改进机体的防御机制，不提高本身的自稳调节，只靠药物怎么能行！增强体质和改进人体防御能力问题，是医学科学的根本问题。疾病的防御，健康的维护，如果只凭药物，很少涉及体内自稳调节和防御能力，药物也是难以在与疾病作斗争中发挥作用的。认为只有药物能对病变直接进行纠正，那才真正是“贪天之功”。

中西医结合是互相为用和互相促进。中医丰富的辩证法因素应当努力发掘，提高到唯物辩证法的高度。中国医学由于历史条件，在辨病认识上后来居于落后状态，应当得到改变；西医在辨证诊断上的忽视，必须得到克服。在新的历史条件下，实行辨证与辨病的结合，才能很细密地把辨病论治提高到辨证论治的水平。西医在辨病认识的发展及其技术成就，必须提高到辨证的水平，才能阐明中医辨证论治的丰富内容。我国西医光荣而艰巨的任务，就在于不仅承担对祖国医学努力发掘和加以提高的重任，而且要把西方医学加以改进和提高。“关键在于西医学习中医”，这就是毛主席对我国西医的期望和嘱托。中医在继承整理祖国医学遗产，在西医学习中医的教学工作和中西医结合的临床研究中，应当努力学习唯物辩证法，批判历史上对中医理论和实践的形而上学曲解，才能更好地完成自己的使命。

二、继承老中医的医术

毛主席指出："中国长时期在封建社会中，创造了灿烂的古代文化，整理古代文化的发展过程，剔除其封建性的糟粕，吸取其民族性的精华，是发展民族新文化、提高民族自信心的必要条件，但是决不可无批判地兼收并蓄。"毛主席对文化遗产的这一教导，是我们继承老中医医术的指导思想和准则。这就需要承担继承的青壮年中西医努力学习马列主义和毛主席的哲学著作，以辩证唯物主义和历史唯物主义武装头脑，正确认识和对待老中医的丰富经验。分两步很好地继承下来。

1. 先由领导安排好适当人才，保证时间，专一地整理老中医前半世的医话和医案。"莫为之前，虽盛不传；莫为之后，虽美弗彰。"这一承先启后的工作，不能欠未来人的账，要急起直追，弥补以前丢掉的损失，很好地完成医话的理论知识和医案临床经验的整理。这种整理总结医话、医案，首先要求在思想上必须认识到，不是为老中医知识私有、成名成家、树碑立传，而是为社会主义广大人民健康服务，是为创造我国统一的新医学、新药学准备条件，作出贡献。内容要以现代唯物辩证法去提高旧时代的朴素唯物辩证法，使分析问题的观点和解决问题的方法都具有现阶段的时代性，焕发出社会主义的新面貌。使中医能吸收应用，使西医也能吸收应用。这样才能完成第一阶段的继承老中医的任务。

2. 老中医多半都年老体衰，领导上除配备人员整理他们前半生所留下的丰富经验外，最重要的继承措施还需要接受他们活的经验。要配备又红又专的中西医人员，调动他们的积极性，结合到老中医身边，从事比较长期的临床。这一工作双方要结合好，老中医要毫无保留地把毕生所有传授给对方，随时随地指点医术的精义所在，多讲解些理论性、规律性的东西，提高他们分析问题、解决问题的能力。在青壮年人员，要聚精会神地临床。初诊之际，写好中、西医两套病历，要侧重中医的四诊八纲辨证病情，详尽无遗。在复诊时，要写出病程的经过，注重老中医在有效的情况下，如何守法与如何加减药味；在无效的情况下，又如何辨证，改方换药；治愈后，要跟踪追访究竟结果如何。这才算完成一个病历。第一手材料如能完备无缺，在需要总结时稍事裁剪，即达到完美。不过这里要注意一个问题，不能只总结成功的经验，失败的教训更有借鉴性，也要很好地加以总结。这样，青老中医互相鼓励，互相学习，则不知不觉地得到提

高。不但继承了老中医的丰富医术，且在医案也提高了质量，出版后才有益于阅读者，便于总结老中医前半生留下的医案。

中央成立的全国中医研究班，除由中医研究院老中医基本队伍尽量传授经验外，还邀请各省、市的名老中医来京讲学，各尽所能，发挥专长。这种教学方式，实际是集体带了徒弟。同时，各省、市学员都具有多年临床经验，互相交流经验，也会收到集思广益的好处。双轨并进，既为西学中培养出良好师资，又为科研、临床打下中医的雄厚基础，此后就不愁中医继承无人。这种研究班，各省、市可否成立起来，有效地完成继承老中医经验的任务。

三、贯彻“六·二六”指示

毛主席的“六·二六”指示，“把医疗卫生工作的重点放到农村去”，集中体现了卫生工作为广大劳动人民服务的指导思想。农村是集体经济，生产力所限，若发生传染性的多发病，影响生产面很大，既可降低生产力，又直接损害农业。具有中西医技术的“赤脚医生”和合作医疗站，急起而防治之，是会扑灭病势，消除疾病的。但这里有一个问题，是采取西药或是采取中药，应当有所选择，有所对照，加以总结。据各地对这方面的报导，西药抗菌素治疗热性传染病，不能缩小病期，或者有延长病期与留有后遗症的弊端，是因为见热退热、遏外邪于内的缘故。中医治疗外感发热疾患，则是选择温散或辛凉发表的药物，因势利导，却邪于外，很快使病如期而愈，有的还能缩短病期。这一用中医中药治疗外感热病的措施，在天津、上海已开展起来，搞出一些成绩，有很好的苗头，在现阶段是新生事物，有现实意义。各卫生领导机关应注意总结经验，加以推广。这一西一中的治疗措施，看似无关宏旨，但细加分析和计算，假若发热病期拖长一二日，在一两个农民身上固无多大影响，若多至百人、千人、万人，则生产力的减少就难以数计了。工厂也是这样，部队指战员也是这样。这一问题，卫生领导机关不能忽视和轻视，要有计划地总结现在出现的中医治疗外感热性病的好苗头，与西医用西药作一对照比较。若想验证究竟哪个优越，哪个落后，则须在大城市医院设立对照组，进行两套治疗，比较长期地、细致地加以观察总结。使领导心中有全局，手中有典型，再加以普遍推广，使传染性的热性病得到适当的治疗，农工的生产力得到很好的保护。

对各种传染病，主要须以预防为主，防重于治。卫生机构要督促人民群众搞好爱国卫生运动，打好各种预防针，并应用农村中草药及各种民间传统的预防药饵，自觉自动地预防。能消灭在传染病发生之前，实属“曲突从薪”的上策，有胜“焦头烂额”极多。

治疗传染病、多发病的中药，是经过几千年创造出来的。现代很多有效的治法和药物多散在民间，有它的地方性（包括气候性）、民族性，即实际性。认真搜集应用，有胜于书本上理论多而实践少的大方复方，用以治疗多发病、常见病，既简便又经济。在“文化大革命”前，卫生领导部门曾号召各地采访搜集单方、验方与秘方，做了大量工作。据说有印出的几百万方的册子，但都藏在有关单位，没有很好地应用起来。我认为单方、验方是“从群众中来”，仍应“到群众中去”。现在“赤脚医生”、合作医疗站遍布全国，应把所有验方收归到他们手中，同时再号召各地“赤脚医生”、“工矿红医工”、合作医疗站通力合作，重新再搜集单方、验方，同以前的旧册子核对一下，边核实，边实践。对于秘方，要耐心地动员收藏者，说服他们毫无保留地传授出来。要接受秘方，必须委派细心缜密之人，对医药有浓厚兴趣，能虚心学习，通过见习实习，全部继承到手。秘方的组成，有的是大毒药，如砒石、轻粉；有的是家常食物，如小麦、大枣、糯米、葱、姜；有的是珍贵之品，如珍珠、麝香、牛黄。我们应从多方面研究，不要师心自用，以意去取，或谓毒物害人，或谓杂糅不纯，或谓珍品价贵，或谓贱品无力，首先要以临床有效为标准。如《千金方》耆婆万病丸，由石龙子、芫青、甘逐、大戟等毒品汇聚成方。恽铁樵自服，治愈多年痼疾。我也曾用于一妇女经水通、二便畅、少腹如敦状难名之奇症，获得速效。又曾接受一村中老妇传给的治破伤风方，即常用玉真散原方，其中不传之秘，是南星生用，药引用黄酒煮，多服以取汗为度，汗出避风，三天不许出屋，出屋见风则复发不治。极危重的病人，只要以此配药方、服药法、将息法，无不愈者。观此，则吸收秘方须学到全部治法，不要轻视方药的简单，更不要歧视秘方的离奇。只要闻见它累世有效，能重复取效，就应重视起来，熟习它的制法、煎服和禁忌等措施，不可等闲视之。

单、验方多是土生土长，由很多草药所组成，各地医生既便于使用，农民也乐于接受。一地区有一地区的特产药草，尤其是南方，应当在本地区谋求发展，就地总结，不宜于简单地北方南用与南方北用，以免造成药源缺乏或方意不符。

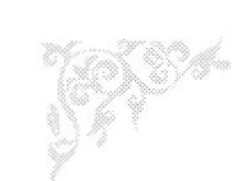

我们要很好地防治多发病、常见病，贯彻“六·二六”指示，人力、物力、财力的重点，固然应当放到农村去，但是总结研究，还需要有丰富中医药知识的中医与具有现代科学知识的西医协助支援。这就要在中央卫生部、各省市的大城市相应地创建中医传染病医院，广泛收治城市工厂和街道发生的传染病，采取以中医为主、西医为辅的治疗，中西结合的科研，整理由下而上的和自我疗法的实践经验，找出规律，加以推广。这种两条腿走路的方法，相互为用，相互促进，上下得到联系，治疗和科研得到双丰收，达到为工农服务的目的。

中医对外感热性病，在传统上遗留下很丰富的宝贵经验。例如后汉张仲景，在宗族感染外感伤寒病，死亡者大半的情况下，勤求古训，博采众方，加以分析整理，汇编成《伤寒论》。他在辨病的基础上，强调辨证并辨脉，然后施治。他注重人体正气，即机体抗病能力。当受外感侵袭之时，若机体正气旺盛，助正祛邪，放胆地因势利导，祛邪外出；若正气或多或少有所不足，则相度机宜，护正兼祛邪；若正气纯虚，抗病能力弱，甚至于无，此时唯有扶正，待正气恢复，再予以祛邪。这种既有原则又灵活的辨证施治，是古人在与疾病作斗争当中，运用智慧总结出来的宝贵遗产。经过千余年，直到现在，只要你掌握了这种辨证论治的规律性，疗效就能重复，事实俱在，不容否认。临床观察，强胜于见热退热、见菌抗菌的西法治疗外感发热病很多，不致有热退复起、延误病期或留有后遗症的毛病。这主要是因势利导、祛邪外出，不使余热留体内的一种优越性疗法。我们后人没有理由不很好地发掘它、继承它、提高它，用以解决广大人民的疾病痛苦。

发掘和提高的办法，在各地有“赤脚医生”和合作医疗站，采访有效单、验方，汇集成册，上交有专门科研人才之城市传染病医院，加以整理提高。在上级领导，不能不支持于各大城市，成立比较完备的中医传染病院，配以高级有治疗能力和科研知识的中西医，使“赤脚医生”与专家相结合，全国拥有一个相当全面的医疗服务网，不愁不能很好地解决多发病和常见病。

四、中药的研究

近几年来，全国中药的研究在中西医结合的发展形势下，已广泛地展开了工作，有的取得了初步成绩，对中西医临床治疗，比较有效地明确了它的主要成分和单纯作用。

但必须指出，从远近各医药杂志所发表的中药资料上看，多是限于单味药的分析，只对于一味药物的“能量守恒”性能，得出了较明确的指标，而对于复合方剂的“转化定律”，却未能触及。

是遵循毛主席的教导，“洋为中用，古为今用”，坚持走中西医结合的道路，发掘祖国的医学宝库加以提高，还是怀疑、排斥中医药，搞全盘西化，这个问题不是一个单纯方法问题，而是坚持前进还是保守倒退，是关系到我国医药发展究竟走什么道路的原则问题。

单纯找成分，不脱离化验管的做法，是民族虚无主义，只是为西医增添一些新药，抛弃了药的配伍作用和几千年积累的宝贵复方，从而削弱了中医，必将导致否定祖国医药学伟大宝库的恶果。

中医学与药学从来是不分家的，医家掌握好用药，权衡在手，运用从心，才能取得预期的疗效。医药结合是使用、被使用的关系，搞不对，就会脱节，也会产生一些不良的后果。

凡是要搞一种自然科学的研究，既要从实际出发，又要定出大方向，不能舍本逐末。所谓大方向，就是要全面地、互相联系地看问题，不能片面地、孤立地看问题；要长远地、贯彻始终地看问题，不能短浅地、割断历史看问题。中药研究问题，在现代毫无疑问，首先应贯彻中西医结合方针，又必须根据提高中医这一目标的要求，有所侧重。主要应当做药理实验和临床实验，特别是对方药配伍的作用，更应当注意研究。现在单味药的研究太单纯，大死板，不能适应疾病的变化和发展，不仅不能很好地供给中医组合方剂的需要，反而丢掉了中医组合方剂的大部分依据。从本草学发展到方剂学角度上看，是开倒车。因为方剂的形成，是在长期临床上专病用专药不能泛应曲当的窘迫情况下，深入地考察病机复杂反映，找出它的阴阳、表里、寒热、虚实的不同属性，而加入合拍入扣的药味，使疾病得到解决，而逐渐积累所形成的历史有效的治病产物。这种形式是由简单到复杂、由低级到高级的发展过程。我们现在不去研究它，将它逐步地纳入现代科学，供中西医为广大工农兵服务，反而停留在研究单味药的路上，这实质上是返旧倒退。请看日本汉方人员，他们过去研究中药，百年来多从单味药着手，由于成效不大，现在已在总结分析前人使用复合方剂的经验基础上，进行科学研究。我们面对这个现实，能不废然思返，改变研究中药的重点和方向吗？

生化方法在解决中药研究上毕竟是一种科学方法，可发掘临床上确有

良效的二味有配伍性、或三四味有组合性的小方剂，例如传统应用的蜈蚣全蝎、荆芥防风、当归川芎、乳香没药、三棱莪术、红花桃仁等，以及木通泽泻车前子、细辛五味干姜半夏等，先付于生化，实验它们是不是有化合作用，是不是有群策群力的促进作用或相反相成的制约作用。这样做，虽比较复杂些，但勉为其难还能办到，可为进一步研究复合方剂奠定基础。

记得某中药研究单位曾把蜈蚣全蝎做动物实验，观察它的止痉作用。用蜈蚣单味则小有效，用全蝎单味则无效，用蜈蚣、全蝎两味则效果显著。这说明，传统上两位药配伍在一起有相互促进作用是无疑的。又，中国医学科学院在中西医结合工作汇报会上报告中药研究说："要结合中医中药的理论，以复方为重点，并恰当发挥西医研究单味药的特长，有助于阐明复方的组成及作用原理。按着这个想法，我们一方面按中医养血、活血、化瘀、破血的理论，对常用二十二种活血化瘀类药物进行比较，同时对临床上疗效肯定的复方进行深入研究，找出同类药物的共性和每味药的特点，为更有效地组合复方提供理论依据，为中西医药理论的结合创造条件。"其他中药研究单位，在简单的中医方剂方面（如四逆汤等），也找出它的综合性，这对中西医在方药上的结合确实前进了一步，有广泛推进的必要。

把方药作生化的分析和实验，主要是为了解决疾病、消除人民痛苦，而不单是为了验证它。要知道，中药在悠久的历史年代里，经过升降浮沉的观察，性味结合的选择，主次适当的安排，佐使的量材驱遣，分量的多寡裁酌，前人积累了无数次试验。"大、小、缓、急、奇、偶、复"七方的形成，有它规矩准绳的针对性，用到人的机体上，适合于各种疾病的症情，并且历试不爽，这足以证明它有很高的科学性。它比与人的体质有所差别的动物试验结果更为准确。若为了在现阶段消除有的西医对中药不够认识，有所怀疑，做些单味化验，促进中西医结合的步伐，也是值得的。其实，把几千种中药一一付之于化验，未必都做得到，也没有必要都做到。看上面所举日本近百年所做的中药研究的结果自知。

单味药的定性，是始终不变的，麻黄发汗是任何人都不能否认的。但若与它药配伍，组织成方剂，其作用则有所不同。例如张机的麻黄汤、麻杏石甘汤、麻杏苡甘汤三方，都是以麻黄为主，辅以杏仁，使以甘草。一则配桂枝，为治伤寒无汗之重方；一则伍石膏，为治汗出而喘、发热之良方；一则合苡仁，为治风寒湿痹之验方。一药变则全方作用全变，这种改变的原理，应当从生化来证实它，提高它的治疗作用。事实是科学的基础，这样有组织的效方甚多，在科学发达的今天，是都会研究出结果的。

又应当研究拮抗相反的药物。在中药里面，传统上两性相反的药味，如所谓“十八反”及生葱反蜂蜜，荆芥反鲢鱼等等，在处方上历来悬为厉禁，它们究竟在化学成分与生物试验上是绝对普遍地起拮抗作用，或者是在以前偶然起过中毒性反应，就载在文献上流传下来，因旧时代限于科学条件，经久未得到彻底生化的检验，都沿袭禁用。时至今日，理宜一一付诸生化研究，得出准确的结果，标明在药典上，不致使人盲目地避忌。

应当研究药物的用量。前人说：“中医不传之秘在用量上。”药量或多或少，在复方中常因一味药的增损，其作用会向另一方面转化，则治疗不同的病症。例如张机的桂枝加桂汤，即桂枝汤原方加桂枝二两（现用量二钱），共成五钱之量，以寻常目看，还是治中风有汗之桂枝汤，但却不然，它因桂枝分量二钱之加，改治奔豚气证气从少腹上冲心者。我曾治一妇人，患奔豚三年，他医投多种治奔豚方未效，我投以此方，六剂后即痊愈，追访二年余未发。又《金匮要略》中的小承气汤、厚朴三物汤、厚朴大黄汤，药味相同，只是分量不同，则治三种不同病症，原书可按，不多赘述。药物用量的增损，对治病是有重大关系的，做中药研究，也应纳之于计划之中。

中医的方剂学，从历史上看，是长期不断发展而来的。从方剂本身上看，它是具有多方面形式和内容的。内中固有物理、化学的运动，并且有它们之间错综复杂的相互联系，以及药量多少的关系。要认识这一事物和掌握它的规律，必须中西医紧密结合，逐渐地提高到现代科学上去。

例如治凹陷平塌、流淌稀脓、长年不能收口的“阴疽证”，西医外科办法是不多的。中医创造出来的阳和汤，若审证确凿，并坚持服药，多会收到良效，有的达到痊愈。方剂的组成不过是几味常用普通药，假使由不懂方意的人看去，可能认为是一个杂乱无章的方剂。因方中熟地是滋腻的阴药，用于寒凝湿滞的阴疽，适助长阴邪，延长病期；麻黄是发散性阳药，阴疽体力衰退，哪里经得住开透药的散发呢？不知麻黄量是五分，熟地量是一两，以五分麻黄对一两熟地，只起到节制它的凝滞、推动它静止的作用。是熟地得麻黄则补血而不滋腻，麻黄得熟地则通络而不伤阴，既相互促进又相互制约，相反适所以相成。再采取炮姜、肉桂、炙草、鹿角胶正面温阳药和白芥子通经络祛湿痰的药，共同伸阳煦寒的功能中，奏到日光一照、阴翳悉解的效验。其中微妙，若进行生化的科学研究，必能进

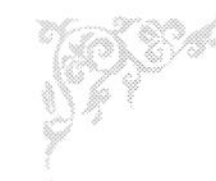

一步明确它的作用。当然，治疗阴疽，不独阳和汤是特效药。有时用促进细胞活力的黄芪一药，组合得法，也会治愈，主要在辨证施治的准确性。

又记得某中药研究单位，曾观察五味药组成的五苓散的利尿作用。所得结果，《伤寒论》原方用量，利尿作用很强；用平等药量，则利尿减弱；若小者大之、大者小之颠倒药量，则作用更减。这说明，不仅药味组织有它的严密性，历史上积累下来的有效方药，剂量上也有它的确定性。

中医复合方剂是在选用专病专药的基础上，更辅以藏象、经络的引经药、整体观的维护药，并辨明八纲的证候，组合而成的治病武器。若能熟习药性，精于配伍，运用之妙，存乎一心，确能收到治疗的满意效果。如治疗慢性肝炎，要参考西医的化验指标，谷丙转氨酶与“三 T”不正常，不能不注意考虑施治。但若一味追求消退转氨酶和“三 T”的单味特效药，则往往得不到预期的效果。现在和过去，西医在这方面付出了很大力量，想找出一种始终能控制慢性肝炎的单纯特效药。在长期研究中，西药发明出一些，在西医协同下，中药也发明出一些。可是有的验于此而不验于彼，有的有短期疗效而得不到巩固。结果，闹得歧路亡羊，无所适从。这当然与肝炎原属变动不居的传染病有关，但在辨证上也是有问题的。中医是使用方剂调理疾疫的，很少使用单味药，这是传统上驱遣药物的优越性，是以辨证论治为原则的。然而，现在也有的中医持特效观点，来治疗慢性肝炎。一般认为，肝炎是湿热蕴积所酿成，采取清热利湿的特效方，有的恰合病机，投药有效，达到治愈，有的不但无效，反而越治越弱，缠绵难愈。这是什么道理呢？是犯了专执特效药的形而上学观点。单味药，复合方，只要不辨证，不随着疾病变化发展的病机以赴，都会落到机械唯物论的泥坑中去。从肝炎的原因而论，清热利湿是有针对性的好疗法，但慢性肝炎病程较长，迁延日久，体力渐衰，一味清利，机体内能存有多少湿热之邪。久久清热势必至伤阳，久久利湿势必至伤阴，阴阳两伤，削弱了机体的抗病能力，难怪久病不愈，反而有的病势增加。这种病例在临床上遇到很多，不是徒托空言，肆意批判。当然，肝是多血之脏，肝炎常导致瘀血，在辨证论治上，也不能忽略这一点。

凡事想要搞好，既须有坚强的领导和骨干人员，又须依靠广大群众的力量。领导予以大力倡导和支持，骨干带头争着干，再向群众学习，向有经验的老中医、老药工学习，吸取中药的配伍和复合方剂，付之于生化研究，再验证于临床实践。这一工作在当前虽有一定困难，只要明确了方向，下定决心，在中西医紧密结合下，有计划、有步骤地前进，是会胜利地完成任务的。

“世上无难事，只要肯登攀”。我们要敢于走前人没有走过的道路，不畏险阻，不怕困难，争分夺秒，奋勇地奔向中西医结合的道路，不失时机地为创造新医药学贡献出应有的力量。

继承发扬祖国医药学遗产，为创造我国统一的新医药学而奋斗①

——在全国医药卫生科学大会上的发言

（1978年6月10日）

我这次能够参加全国医药卫生科学大会，感到特别高兴，心情十分激动。这次大会的胜利召开，对于推动我国医药卫生科学技术的发展，实现医学科学现代化，建设伟大的社会主义强国，必将产生深远的影响。我相信，通过这次大会，一定能够更广泛地动员全国医药卫生人员，贯彻执行党的十一大和五届人大精神，向科学技术现代化进军，缩短由于“四人帮”干扰破坏同世界科学先进水平拉大的距离，攀登科学技术的高峰，创造出我国统一的新医学、新药学。

我从事中医工作已有半个世纪。在黑暗的旧中国，我亲身体会过中华民族受屈辱和被欺压的生活。反动派摧残中医，甚至要取消中医。当时我们虽然也想研究中医学术，但是得不到支持。新中国成立后，毛主席、周总理一再教导我们要认真继承和发扬祖国医药学遗产，中医才得到了新生。作为一名普通的中医，我受到了伟大领袖毛主席及敬爱的周总理的几次接见，幸福的情景使我永志难忘，同时也增添了我做好工作的力量。毛主席和周总理是我们广大中医心目中高耸入云的丰碑！

新中国成立以来，毛主席非常重视我国人民卫生事业和医学科学的发展，为我国卫生事业制定了完整的方针、路线和政策，指出了我国自己医药学发展的道路。一九五四年，毛主席在批评了卫生部门轻视、歧视祖国医药学遗产的错误之后，做出了要建立中医研究机构的指示。我们中医研究院就是在毛主席亲自指示和直接关怀下建立起来的。同年，毛主席还指出，重视中医，学习中医，对中医加以研究整理，并发扬光大，这将是我们祖国对全人类贡献中的伟大事业之一。重温毛主席的教导，使我们中医人员受到极大的鼓舞。一九五六年，毛主席发出了“把中医中药的知识和西医西药的知识结合起来，创造中国统一的新医学、新药学”的伟大号

① 编者注：这是岳美中患病卧床前不久，在全国医药卫生科学大会上的发言。

召。一九五八年，毛主席又教导我们："中国医药学是一个伟大的宝库，应当努力发掘，加以提高。"毛主席这些高瞻远瞩的指示，闪烁着马列主义正确对待民族文化科学遗产的光辉。我国中西医结合防治常见病、多发病取得很大的进展，就是在毛主席指引的航向上前进的。这是我国医学科学赶上和超过世界先进水平的必由之路。

敬爱的周总理极为关心中医事业。中医研究院一九五五年成立时，周总理就亲笔写下了"发扬祖国医药遗产，为社会主义建设服务"的题词。为了继承和发扬祖国医药学，培养和造就中医中药新生力量，周总理亲自指示在北京、上海、成都和广州建立中医学院，到一九五八年，已发展到十九所。周总理还一向把老中医的丰富的临床经验看成是祖国医药学的重要组成部分，非常重视老中医的作用，了解和关心他们的工作和生活状况。一九六一年，周总理曾亲自参加中医研究院老中医杜自明的追悼会，并指示对有丰富经验的老中医，要配备三至五名徒弟，做好继承工作。蒲辅周老中医的医疗经验，也是在周总理亲切关怀下整理成书的。直到总理病重期间，还指示我们要认真抓好中西医结合，为人类作出贡献。

以华主席为首的党中央对实现毛主席中西医结合、创造统一的新医学、新药学这一伟大理想十分重视，要大家很好地总结经验，把工作搞好，做出更大成绩。强调"要抓紧搞，不能遥遥无期"，号召我们要极大地提高整个中华民族的科学文化水平，以一个具有高度文化的民族出现于世界。这就使得我们广大中医感到自己的任务是十分光荣而又艰巨的，我们有决心，一定在新的长征中，跟上时代的进步，作出新贡献。为此，我建议：

一、采取有力措施，对祖国医药学在继承的基础上发掘，在发掘的基础上提高，真正把宝贵的医药学遗产继承下来

中医学术散见于古代文献中，散在于老中医身上，也蕴藏在广大群众中。为了做好继承整理工作，我们一定要有时代的紧迫感，从发展我国医学科学的战略高度来看待这个问题，争速度，抢时间，采取有力措施，认真做好。我们西苑医院正在建立有真才实学的老中医医疗经验的研究室，并开始办中医研究生班，今年招收五十名，以继承为主，相信几年之后，一定能大见成效。希望全国各地都把继承任务抓上去。

党中央号召西医学习中医，我们中医更应当认真要求自己，学习好中医。毛主席指出，搞好中西结合、创造新医药学，首先要西医学中医。而

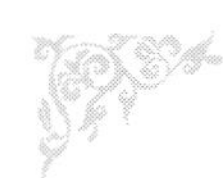

中医本身水平的高低，直接影响着中西医结合创造新医药学的进程。就是六七十岁的老中医，有师承、有经验，但要完成好传、帮、带的任务，自己也需要再学习。因为最近十年来，由于林彪、“四人帮”的干扰破坏，很多老中医身体受到摧残折磨，也耽误了读书、临床和研究，要完成好带徒教学、传承中医学术的任务，需要不断地学习。当前，真正对中医学系统学习、全面掌握的中医人数逐日减少。中医看不懂中医书、不掌握中医基本理论知识的现象与日俱增。随着一些有学问、有经验的老中医自然减员，祖国医学遗产已经有面临丢失的危险。试问，如果没有认真继承和努力发掘，如何能得到发扬？没有系统踏实地学习，就不能全面掌握中医，又如何谈得到中西医结合、创造新医药学？中医不掌握中医基本理论知识，看不懂中医书，如何谈得到西医学中医，学什么，又教什么？如此下去，中西医结合岂非一句空话！对此现象，全国关心中医事业和中西医结合的人，是忧心忡忡的。为了加快中西医结合创造新医学、新药学的步伐，应该采取相应的有力措施。

二、加强中医文献整理工作，以适应当前开展中西医结合研究的需要

历代中医著作，是我国劳动人民长期与疾病作斗争的经验总结。中西医结合研究人员必须认真参阅这些著作，总结防治疾病的好经验。但是，现在三十多岁以下的中医以及初学中医的人，由于文学上的障碍，读古医书的名著很吃力，往往只限于从注释本或语释本学习名著，这是难于深入体会原作精神的。以张仲景《伤寒论》来说，历代注疏有三百多家，仁者见仁，智者见智。所以，最好能突破古汉语关。此外，当然也要相应的做好文献整理、校订、译释工作，以利中西医结合工作的开展。厚古是不对的，但薄古也不对。要正确对待这些遗产，做到古为今用，有条件的单位应尽量利用现代科学技术，对祖国医药学遗产的重点问题，进行研究整理提高的工作。

同志们，这次我能在这个大会上发言，这是党和人民给我的很大荣誉，也是对我的很大鼓舞和鞭策。我虽年迈八旬，身患多种疾病，但愿在有生之年，以只争朝夕的精神，在实现四个现代化的长征中，争分夺秒地贡献自己的力量，为继承发扬祖国医学遗产，加快中西医结合步伐，创造我国统一的新医学、新药学，竭尽最大努力！

最后，让我以步叶副主席《八十书怀》原韵所作的一首诗，表达自己

的心情：

医政科研喜倡兴，承先启后有多人。
《内经》岁露嫌迷路，宋代《局方》待洗尘。
新学自宜勤汲取，遗猷讵可任湮沦。
夕阳莫叹黄昏近，晚霁风光分外明。

关于加强中医文献整理的意见[①]

（1978 年）

我们应当遵照毛主席关于“中医书籍应进行整理”的指示，及时集中人力加以整理。

我国历史上每当政权统一、生产力发展，政府就对医学书籍作一次大规模的纂辑校订工作，中国医学史的发展，斑斑可考。当前是中国划时代的社会主义建设时期，我建议把历代中医著作全部地、不漏一本地汇集编纂成一部《中国医药学全书》。以国家的力量邀请专家校正、标点、注释，然后分门别类，另加提要。其中影响较大的经典性名著，还须加以语译，既有提高，又有普及。同时要修改补充《医学大辞典》、《药物大辞典》，编纂《针灸大辞典》。

同时建议建立一个中国医药博物馆，把一切文物陈列起来，有关操作技术，如按摩、推拿、针刺手法、伤科手法、药物炮制技术、切脉示范、导引、气功等，一切含有动作的过程，都要摄制科教影片，保存在博物馆里。古代的、现代的、中医的、西医的、中西医结合的，通统搜罗到博物馆来。规模可以由小到大，时间可以分批分科。医学图书馆、医学档案馆、医学情报馆都可附在博物馆之内。各省、市成立地方性医学博物馆，可以附设在中医研究单位。

历代方书汗牛充栋，大可发掘。如北京的《苏沈良方》，是个合抄本，文章杂乱，不但文字上要订正，而且内容还须考辨。有些不常见的，如《鸡峰方》，要作介绍；有些书成于众手的，如《普济方》，要做出提要。还有不少有价值的医书埋藏在释藏、道藏、类书、丛书里。还有图书馆和私家所藏的手抄本医书，都应广为搜罗。

上述工作，年轻人可以当助手。这样就可培养大量接班人。有了较完善的物质基础，出人才就容易多了。从前的中医，受当时条件所限制，有些整理工作不能做；现在有了条件，就应当去做。对祖国医学这个宝库，

---

① 编者注：这是 1978 年 6 月全国医药卫生科学大会前后，岳美中向有关方面提出的关于整理中医文献的意见。

经过一番大整理，才能认真发掘和提高。现代医学的特点，是尽量利用新的科学技术成就，不断改进，不断提高。中医是救死扶伤的学术，现在国际文化交流频繁了，任何一个地方的发明创造和好的东西，只要是进步的，无不求之若渴。我们祖先遗留给我们这个伟大宝库，难道把发掘工作让外国人来做吗？我们应该负起责任，为人类作出贡献。

应该掀起一个温书、读书的高潮。西医要学习中医，中医也要学习中医。六七十岁的老中医，有师承，有经验，传、帮、带的任务必须承担。为了带好后一代，必须温故知新。三十多岁以下的中医，以及初学中医者，由于文学上的障碍，看文言文的名著很吃力，往往从注释本或语释本学习名著。这是很不易深入体会原作精髓的。以张仲景《伤寒论》来说，历代注疏有两三百家，仁者见仁，智者见智。应该从白文上下工夫，学习白文，毫无依傍，首先要突破古汉语这一关，还要了解张仲景的历史背景。厚古固然不对，薄古亦须留意。总要辨出《伤寒论》的真味道来，这样才是善读《伤寒论》。为了不落入望文生训的泥坑，专家还得下番功夫，把白文校订好。至于皇甫谧的《甲乙经》，未经从前名家校订过，其中问题很多，尤需专家下一番苦功。

总之，整理古代医籍，规划要宏大，部署要分主次缓急。第一步分两方面：一方面编出中医图书总目，公布后，由各地方有关人员加以补充，同时各省、市、地方分担提要工作。第一稿完成后，继续修订。另一方面，特邀全国专家分担最有影响的名著，做校订、注释、语释的工作。定期完成后出版，作为初稿，征求修改意见。那些粗制滥造、东抄西袭的入门书，要严格审查。那些有心得和卓见的研究论文，要及时刊登在期刊上，互相观摩交流。

最后，我建议今后的中医大夫，可考虑实行全国统一考试。分医师、医生两级，医师必须高标准，医生再分若干级。年年考，使数量与质量年年提高。同时，中央卫生部应有副部长负责中医科教事业的领导。提议成立中医学会的学术团体，在北京有总会，在各省、市有分会，紧密地联系起来，分别收集文献、校订文献，互通情报，互相督促，以期分批地完成整理文献这一繁重的任务。

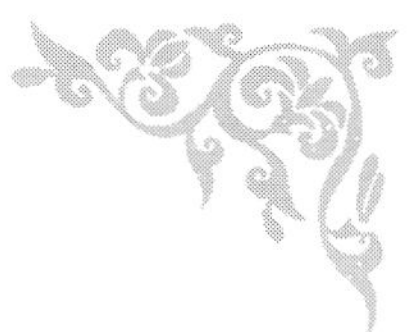

早期诗文

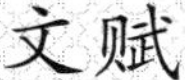

文赋

初小教员诉苦词[①]

（1922年8月）

数载芸窗，功苦非常。寒毡坐透，铁砚磨光。实指望中高毕业，接连着大学名扬。纵难做经理总长，执政中央；也得个会员县令，冠冕堂皇。显父母，裕儿郎，方不负须眉志气，丈夫行藏。谁知道命偃蹇，境怆惶，辜负了风花雪月，有愧乎士农工商。终日里买柴籴米，每日间素酒沽浆。只落得冬衣不暖，夏衣不凉，两餐半饱，百孔千疮。欲荷荼，田已当；立私塾，犯新章。鼓翅振翼，负笈担箱。入讲习，学改良，好备后来教学堂。讲理化，甚渺茫。按风琴，排细腔，哪里会莺啼燕转，遏云绕梁。日将夕，下操场，徒练手，体晃荡，拔慢步，身踉跄，毕业落的将榜抗。劝学所，没天良，喜的是活泼新派，用的是亲友邻乡。我不能蝇营狗苟，又不会呼爷叫娘，所以才一席莫博，只落得株守空房。无奈何求亲靠友，央作周方，多劳多谢多仰仗。不管是山村水庄，穷乡僻壤，万望你吹嘘称扬，旁搜博访，荐作个猕猴王。亲友一笑，说且商量。民国世态最炎凉，斯文扫地何须讲。谁管你学兼二酉，才迈齐梁，也要低三下四学乞相。见学董，要谦让，待学生，要松放。逢迎应酬要得当，饮食休要挑，功课休要旷，薪金多寡休较量。道是教员海上方，切谨记，莫装腔，稍有差池饭碗丧。你别想师严道尊，青毡绛帐，春风旭日，桃李门墙。傍人门户觅衣粮，道是丈夫最下场。叹口气，呼穹苍。无奈何，私立学堂。招集村童三三两两，不是卖菜子，就是牧猪郎，都来念手足刀尺，山水牛羊。百家姓，印心肠，长大好备开粗帐。蠢者牛，笨者羊，一天只念两三行。气得我浑身力软，口燥舌僵。洋八块，按月赏，设拖欠，得慢央，若不就得拉

① 编者注：此文发表于1922年8月2日。其时岳美中在河北省滦县家乡大赤口小学任教师，这是他在报刊上发表的第一篇文章。

书箱，哪还有年底请筵，节中馈饷。自解慰，莫悲伤，岂不闻子夏当年西河设教，马融昔日绛帐排场。何贤者，何高旷，尚且曾领此景况，矧我平庸奚足量。循循诱，细参详，教人子弟莫荒唐。恐怕阎罗不轻放，罚来世仍作小儿王。

观蝉蜕记

（1922 年 8 月）

时逢月令之八日，值星期之三。雨霁霞红，烟飞雾敛。偶步郛郭，见壳集枯柯，就而观之，蝉蜕也。夫此非前日之混迹粪土，饮浊食污，沉黄泉，居黑暗，浑浑噩噩，无识无知者乎。今一旦应时裂生，脱壳化育，吸和风，沐甘露，任尔澜狂潮涌，举世滔滔，我独自鸣天籁，嚣嚣自得，以为我之所以为我。噫，何其化之速也。此时蝉再俯瞩转丸蜣螂，以枉圆为工，以钻营为事，沾屎尿而不顾，堕溷混以甘心。虽颠沛流离之际，于粪团亦弗忍舍。其有不疾首蹙额，赧然忸怩者乎？转幸今日得脱污浊而栖清流，略可洗前羞，以修晚节矣。吁！蝉之化，顾如此其速也，人之化又当何如？乃执迷不悟者，比比然也。爰濡笔为之记。

【按】蝉为有吻类，或称半翅类卵生。幼虫在土中吸树根之汁，一脱成蛹，再脱成蝉，本非蜣螂所化。今指蝉为蜣螂所化者，窃愿附于蜗喻之流以讽世耳。博雅者幸勿哂之。

谐员开会记[①]

（1922 年 9 月）

中华民国十一年九月日，报界谐文部会长，以近今参众两议院，屡次开会，已有制宪之现象。国家将趋于治安，本部亦慨投稿者所处地位既

---

① 20 世纪初，一些报纸早期副刊文字以谐体为主，发表了大量规讽时弊、“有为而作”的谐体诗文。本文以谐体文的形式反应了作者对副刊写作宗旨的认识。

异，而意想又各悬殊，未免有涣漫不一之弊。于是招集各谐员，同开谐文大会，以定法则，兼联络感情。是会也，地点卜于讽议胡同之訾议院，设批评案、董狐笔，掀揭黑幕，大辟党门，芟除荆棘，扫清会（略影射贿）路。时届早十点，到会谐员共一千一百一十一名，已足法定人数。记者亦援例入席，皆戴透澈眼镜，服障目衣。于是撞晨钟，擂暮鼓，归滑稽座，开诙谐口，要作逆耳诛心之论。首由会长淳于髡曰：不佞草拟数条件，未知合本会宗旨否，请诸公共相讨论，以资实行。（一）本部原以醒世指迷为方针，婉谏软化为宗旨，必神游象外，意在笔先，言和语蔼，意远旨微，如舍肉遗母之谋，牵牛蹊田之谏，方合本部之正轨。（二）不尚激烈谩骂之言，风月言情之事，虽民国言论自由，我辈亦宜自尊身份，不可有失文人程度。（三）近今政界军界之现象，固为世界所罕见，市侩所不为者。但可以软化则化之，否则置之不齿。盖彼等既性与人殊，若激之太甚，反至羞恼变怒，更坚其为恶之心。（四）于此政潮万变之时，谐员宜独具只眼，分辨忠奸，洞明世事。褒善不可溢量，贬恶无容过情，论人不取太刻，议事自必持平。勿徒随声附和，人云亦云。（五）不可稍存私见，倘归曹抑刘，则谬矣。趋新非旧，则凿矣。（六）论事宜关大局，包涵万象。若只雀鼠之愤、鸡鸭之争而投稿者，盖不合格。（七）此后谐文以异想天开，兼切时事，不露锋芒者，受上等奖。词典丰富，笔情韶秀，诡谲新颖者，受中等奖。满幅陈言，拾人牙慧，敷衍成文者，奖金取消。若徒事谩骂，嘈杂不韵者，概不登录。发起毕，众皆赞成。惟次长东方曼倩曰：鲰生尚有一问题，愿剖露于众人之前。夫涸辙鲋鱼，无斗水则必干枯；饥寒文士，无大厦难免冻馁。尚望有以济之。虽然，投稿者若徒赚酬资，不购报章披阅，则落笔无实，难免捕风捉影，而垄断独登，亦贱丈夫所为矣。记者莞尔，遂振铃散会。爰笔为斯记以志胜焉。

戏拟雁与鹑书

（1922 年 9 月）

商飙大起，玉露飘零。敝等应时循序以南飞，将避杀气而适彼乐土也。俯见兄辈鼓翅奋翼，拼命斗争。战胜者趾高气扬，洋洋得意，自以为一世之雄。铩羽者垂头丧气，闻风声鹤唳，皆动魄惊心。然疮痍犹痛，不自忏悔，

以垓下游魂尚欲背城而借兵。呜呼！于此竞争时代，能百折不回，奋不顾身，勇则勇矣。第敝等有管窥蠡测之言，愿进忠告于左右。窃以兄等所兴战争者，果何类也？虽黄褐玉羽，形色不同，铁喙怒睛，禀赋各异。或居北省，或栖满洲，或据浙江之滨，或处番禺之野。偶因微嫌，即飞集一地，喙爪相抟，虽皮破血流、牺牲性命亦不悔。然试平心察之，拭目睇之，何一非尔短足小头之族类。兄弟阋墙，自相鱼肉，同胞互杀，煮豆燃萁。抚膺自思，能无惭愧？夫蚁有合群之德，蜂有相助之诚，鹡鸰有急难之思，德禽有呼食之义。即我辈不才，亦不愿失序乱行，抛群离类，兄等何心，而甘居于后？顾自为争食起见，以至同类相残，尚有可说，乃有时并为人利用。诚以儇薄子、游侠儿，见兄辈有战斗能力，于是罗致之，驯服之，待有利可图，即怂恿之，愤激之，驱策之，俾兄辈舍死忘生，残杀同类。胜则坐享其成，败则身受其害。为虎作伥，岂非大愚大惑乎哉？嗟乎！同室操戈，不仁；受人役使，不智。虽功成奏凯，亦只博高明匿笑，不勇。纵兄辈生成好斗，禀性难移，亦宜识时达机，稍为醒悟也。敝等翔翥云霄，或偃息沙场，本不欲哓哓以渎清听。弟见兄辈之行，心所谓危，故不能缄默。何况尔我虽谱不同宗，名皆同群，纵无唇齿之义，能不兔死狐悲乎！且我辈素持和平主义，惟愿世界肃清，南来北往，无忧无阻。不似鸠鸟强夺成巢，鸷隼专攫懦弱也。披沥直陈，尚希垂鉴是幸。

顽固先生传　仿古

（1922年10月）

先生不知何许人也，亦不悉其姓氏。生性顽固，即以为号焉。不好维新，率由旧章，虽读书而五谷不分，每闻人言新学，即反唇相讥。性喜旧，虽清鼎已革，犹言君臣之义。鄙教科书为洋文，以百家姓为圣经。人知其如此，或戏谑以弄之，或排挤以挑之。彼即愤怒，怒必裂眦，恨恨而去。曾不计他人之反对，孑然独立，戴缨帽，垂发辫，蠢如也。尝著文字自诩，以托己志，极腐败不堪，竟以此终其身。赞曰：古人有言，硁硁然，小人哉。不求实行，徒讲虚文，其清谈中之流亚欤，亦社会上之废物欤。

上元韵事拉杂谈

（1923 年 1 月）

夏建寅，殷建丑，周建子，至始皇又改十月为正朔，汉武帝复行夏之时。历代相沿，以迄于清末。民国改用阳历。年与代更，节随年转，吾国人即庆元旦。今届上元之节，应时点缀，安可无言。爰述旧闻，参加新意。挂一漏万，在所不免焉。

卜紫姑

紫姑生前，为人妾媵。大妇嫉之，专以秽事相役，于元宵死。故习俗以今夕作其形，于圊溷或豕笠边迎之，以卜蚕业，曰卜紫姑。嗟乎！我国多妻主义，未克取缔。当权者讵止有如夫人者六。即经纪中人，稍有积蓄者，亦必置一桃叶于身旁，以逞其兽欲。女界同胞坠此地狱，致为紫姑第二者，谅非绝无仅有也。于戲痛哉！甚愿自今以后，严加取缔。则此不平等非人道之纳宠秽行，或可绝迹于我国欤。

传柑

襄时贵族，于今宵例以黄柑相遗，谓之传柑。今此风犹存否？果存，则宜改柑为干。所谓传诵国库、于民干也。又宜改柑为甘，当轴争权竞利，涂炭元元，不谋而合，易地皆然，弗知忏悔，犹自扬扬。其心传固甘于是道也。

踏歌

唐时，睿宗于今宵至安福门观灯，出内人联袂踏歌。此为专制时代不平等之现象。愿我共和元首，幸勿有此，而令彼背叛民国之洪宪故皇窃笑于地下也。

新易经

（1923 年 5 月）

贿，利见大人。买官爵，亨。有攸往，无不成。彖曰：贿，赂也。苞苴公行，廉耻亡也。官之失德，宠赂章也。财为祸府，恃胡可长也。贿之为害烈矣哉。象曰：以金钱运动为贿（金钱用以行贿，陷人于不义者也，然上下已习染成风。坎，水也。一阳陷于二阴之间，其德谓陷。巽，风也。故上坎下巽）。民国政以此成。初六，清季世，贿风炽。象曰：清季世，官吏龌龊成性也，贿风炽，尚不如共和制甚也。九二，买放贼匪，私和命案。象曰：买放贼匪，官之垄断独登也。私和命案，钱之神通堪称也。九三，十子谋进，官吏上升，以贿吉。象曰：十子谋进，必向洋蚨鞠躬也。官吏上升，非以阿堵不为功也。以贿吉，莫违必从也。六四，疏通意见，解决要案。象曰：疏通意见，仰金钱魔力之大也。解决要案，必有贿迁斯泰也。九五，津贴议员，献媚军阀。象曰：津贴议员，望通过之效生也。献媚军阀，必请行于孔方兄也。上六，勋章如雨，命令连篇。象曰：勋章如雨，含有宠赂之性质也。命令连篇，亦带有黄白之色也。

匪赋　仿江文通《恨赋》，步原韵

（1923 年 5 月）

怅望中原，致成盗薮。动魄惊魂，遗患若此，国运宁论。于是我本杞人，心伤弗已。匪势猖狂，直欲愁死。至若津浦快车，昏夜北驰。忽来悍匪，大犯秩规。拆铁轨以施计，伏沙沟之浅池。沸腾洋溢，劫掳已毕。既架票兮，摧残商民，复毙人兮，惨无天日。鲁境之匪难方殷，国际之交涉引出。若乃东省匪党，怀山襄陵，旷野千里，蔓滋孳兴。掠商民其未厌，有肥票而思乘。掳夫人兮胆大如斗，致司令兮忿气填膺。胡子赫怒，小丑莫胜。至如绥西盗匪，被剐非冤，死有余辜，定堕灵魂。蚁聚蜂屯于山泽，奸杀俘虏于良门。不惜已命，岂报人恩。恨地方之保障怠弛，恸灾民之陷溺难言。若夫河南匪氛，近今略息，痛定思痛，其险已极。偏地莅苻，元元奠雁。时睹物以伤怀，尚谈虎而变色。望豫省之当权，切留心于本域。又有沧县匪徒，蹂躏乡里，常绑良民，以当驱使。幸有官军，力剿之于。或可肃清，免污国史。但民既遭匪患于频年，复供兵糈于未已。及夫丘八太爷，神气激扬，军装外服，匪心内张，极端豪横，岂军阀光，欲裁计之乎善后，苦修夜兮不旸。或有堂堂国会，包藏匪心，票绑总理，手辣谋阴。如此神圣，愧煞胸襟。何怪艰难国步，莫挽陆沉。凡此诸匪，如车越轨。一处未清，一处又起。若大神州，匪塞其里。已矣哉，闻匪来兮民孔惊，匪甫去兮兵患生。匪即兵兮兵亦匪，兵匪炽兮何时平。自古皆有匪，未若今日轰轰之匪声。

忧赋　仿江淹《恨赋》，步原韵

（1923 年 7 月）

试望中原，四分五裂，已丧国魂。共和如此，宁忍重论。于是仆本忧人，心伤不已，慨今日之上游，胥醉生而梦死。

观夫最高运动，乖午舛驰。附蟺群蚁，曹随萧规。岂膏肓乎权利，俾目的而差池。欲壑已溢，进行未毕。逼老母以离山，施手段于夜日。致令潮涌而波翻，难期水落而石出。至若内阁潮汐，怀山襄陵，阁揆无主，百废难兴。佥具发财之思想，弗惧外侮之纷乘。每睹此状，忿气填膺。国务院里，澒溷莫胜。若乃议员猪仔，被骂非冤。空存躯壳，久失灵魂。置宪法于不制，日别户而分门。弗顾民意，但市私恩。神圣如此，忧曷克言。至如各省督军，更堪太息。视国蔑如，鸱张已极。轻人命似草菅，曝狼心而难匿。蛮与触兮争雄，狐与犬兮一色。长此酣醉而不醒，良断送本国之疆域。观夫万恶政客，赤地千里。热衷利权，日图登仕。拍马吹牛，彼其之子。夷垢卑污，羞录青史。若辈不亡，国乱靡已。更有凉血动物，志气不扬。媚外卖国，匪心内张。只思肥家以利己，不顾金瓯之减光。前途怅

望，修夜难旸。至若匪气盛炽，刿目钵心。临案①虽结，难靖群阴。使人睹兹莅苻遍地，泪流沾襟。恐因此跳梁小丑，致使陆沉。况夫道德沦湮，叹渺正轨。有过度之文明，致野蛮之事起。忧逐流之时髦，难鞭辟而近里。已矣乎，国事蜩螗兮心孔惊，旧忧去兮新忧生，忧复忧兮忧难解，已积万斛兮几时平。兴亡匹夫责，能不恸哭而悲声。

国庆日之一席话

（1923 年 10 月）

玉宇澄清，黄华灿烂。五色国旗，飘扬于绮旭之下。气象辉煌，猗欤盛哉，国庆纪念之日也。

予谓友曰：外表铺陈，虽有可观，奈内幕实有难庆者何。友曰：民国创建，尚在幼稚时代，前程远大，未可遽抱悲观，洵从此革面洗心，改良庶政，正未为晚。爰就我今日所希望者言之。

虽时局危桅，国有蜩螗，跨鳌不堪，百端莫淑。而白宫虚位，三月于兹，群龙无首，基础飘摇，总统不出，自无人任艰负巨。幸此际国会议员，丁先烈成功之纪念日，追昔想今，惭激交加，将合法总统选出，政府巩固，百废着手料理，实行其公仆职务，不自作威福罪恶，以慰人民之渴望。此非一可庆者乎？

再从事废督裁兵，实行统一。而各省督军，亦自知身膺要职，手握兵符，不能请缨边塞，作国家之长城，为人民之保障，乃以私权之争，杀人盈野。同为轩辕之胄，自相戕贼，煮豆燃萁，以致人民琐尾流离，不堪痛苦。国库索空，财政破产，殊有忝军人职责。于是自废以释兵权，自裁以苏民困，所遣散之军卒，或充工役，或垦边荒，各安生业，不扰良民。诚如是，则统一迎刃而解矣，此非二可庆者乎？

民国宪法，虽未制成，然八百罗汉，亦自知系国民代表，宜顺从民意，为社会谋幸福，不以拜金为主义，固觉悟财为祸府，生孽自蕴利而来

① 编者注：1923 年 5 月 6 日凌晨，以孙美瑶为首的武装团伙，在津浦铁路山东峄县段的临城附近，拦截由浦口北上天津的特别快车，劫持数十名中外人质，演成震惊中外的临城劫车案，并由此引发中外之间的外交交涉。因事发在临城附近，史称“临案”。

也。于是持躬廉洁，凡事不合义理者，概耻不为，以制宪为当然责任，早日编成，纳国家于规范。此非三可庆者乎？

国内政客名流，见当途者各尽其诚，亦自愧头衔冠冕，而专事挑拨，不谋福国利民，涌波涛于宦海，只思从中取事，朝秦暮楚，效苏张妾妇之道，鼓舞舌簧，玩弄大局，诚为当世之罪人。于是改变方针，效欧美之政客，进治安之策，以完成共和。此非四可庆者乎？

此外皆一帆风顺，一日千里。土匪被德化而卖刀，官吏秉正直以理民，日人感恩而旅大归还，二十一条根本取消，列强实行和平主义，教育普及，实业振兴。可庆种种，不可专谓子虚，子何必见稍旱即云苗枯，水涨则惧禾没，乃积乃仓，岂初苗胥无灾害乎？第观收获何如耳！

予曰：唯唯否否，诚以前途浩渺，国事纷纭，功绩不可以预期。然今日当道，胥好自为之，纵不克一跃而凌驾欧美，亦自必日有起色。予与吾子姑拭目俟之可也。

戏拟武力统一致和平公会书[①]

（1923 年 11 月）

和平公会诸先生赐鉴。逖聆足下顺世人之心，组和平之会，消弭兵戎，诚为绝大伟举矣。然多有不便于仆者，请申言之。盖和平与武力，处于绝对地位。若和平实现，武力必归淘汰之列。所谓君子道长，小人道消也。此以理论，不便于仆者一。仆素重武力统一，无往而不以暴虐用事，祸国殃民，乃安本分。今诸先生维持和平主义，殊有侵我自由，妨我职权之罪。此以律论，不便于仆者二。诸先生既抱大同主义，博爱于人。本无尔我之分，何有厚薄之遇。与民何德，与仆何尤？何专为国家策治安，而不为仆留余地也。此以情论，不便于仆者三。南北分裂，已如战国。不张秦皇之暴力，恐分崩离析者，终无术统一之。而诸先生必欲力倡和平，江浙先之，湘鄂继之，河东氏汲汲进行之。影响全国，高唱入云。为弭乱安民计，策非不善。然范围已省，仍是析居。而仆武力，又无由得施，则统

---

① 编者注：“武力统一”是以段祺瑞为首的皖系军阀积极推行的政策，企图凭借武力解决南北关系，剪除异己势力，实现对全国的独裁统治。

一前途，终归泡影。此以势论，不便于仆者四。增师添旅，满布爪牙，而土匪横行，强半为丘八之变相，所谓一而二、二而一者也。焚杀掳掠，发财之计无穷。征服其名，殃民其实。而今而后，果武力消除，则丘八在裁汰之中，大减仆之爪牙，从何攫取鱼肉。此以利论，不便于仆者五。嗟乎，仆恃强权，罔讲公理，既受打击，必图报复。尚望及早取消此意，以谋两全为盼。是否容纳，听候公裁。武力统一谨启。

国贼致民气书

（1925 年 7 月）

民气赐鉴：五卅案起①，足下激于义愤，奔走呼号，与英决斗，遥企懿行，无任钦佩。仆本应保卫，不加干涉，第苦衷有不可告人者。今君等群起相攻，有势必倒仆而后朝食之概。谨奉草书，用白隐曲。

窃仆虽为一省之督，但直系一倒，已成弩末，不吮疮舔痔，卑膝奴颜，仰外人鼻息，何能存在于长江流域。是不能不媚外者一也。乘时者取利，昧势者亡身。足下撄强英之锋，誓死力争，以卵击石，身为粉齑，前车可鉴，应亦自危。且为他人之事，损自己之身，明智者不取也。何若仆逢迎谄媚，既得英人之护庇，又获多金之报酬，虽蒙恶名，得享实利。此不能不媚外者二也。综上以观，仆之所为，系天经地义，足下又何非之。此后君等宜调转风头，勿仍执拗，则利集身安也。

诸俟公裁，并颂时祉不另。国贼谨启。

渔人致鹬蚌书

（1925 年 8 月）

鹬蚌二君争鉴。海潮初退，好风时来，浩浩沙场，茫茫前路，正君等

① 编者注：五卅惨案，因发生于1925年5月30日而得名，是反帝爱国运动五卅运动的导火索。5月30日，上海学生两千余人在租界内抗议日本纱厂资本家镇压工人大罢工，并号召收回租界，被英国巡捕逮捕一百余人。下午，万余群众聚集在英租界南京路，要求释放被捕学生，英国巡捕竟开枪射击，当场打死打伤数十人，逮捕一百五十余人，造成震惊中外的五卅惨案。

奋勇争斗时也。今日不雨，明日不雨，蚌有何能。今日不出，明日不出，鹬将奚恃。相持不下，谁是谁非。语云：人为一口气。君等所为，正未可厚非也。第昧祸殃者为愚騃，识时务者为俊杰。君等战兴方酣之际，正不才乘势取利之时。非见利而忘义也，亦非残忍以居心也。实君等露自杀之机，祸由自取。仆倘却步不前，是使尔辈益骄纵之志也。呜呼，盖天予不取，是谓痴人。兼弱攻昧，非伤至德，君等何憾。不才笑容可掬，张手而前也。尔辈诚两罢干戈，各不相犯，渔人其奈鹬蚌何！羽书驰告，莫谓不情。专此即候斗安。渔人手具。

仇货[1]致国货书

（1925 年 8 月）

惊涛骇浪，汽笛呜呜。雾集云屯，众族繁衍。仆等足莅贵国，非一朝一夕居也。本贵国之招徕，为世界所公认，非仆故侵君之境界也。乃今日者，贵主人不尽东道之谊，反享闭门之羹。摈之拒之，更驱逐之。我纵兔窟营三，奈彼狠心无二。直使我立足无地，望风而逃。何怨何仇，必为已甚？岂以沪汉各案，敝国浪人，枪杀贵主人，而迁怒于仆欤？若然，则池鱼之殃，林木之祸，仆诚蒙之矣，君不见怜耶？祈一面在贵主人前，为我缓颊，一面求君等让步。窃思下逐客令者，虽为贵主人，但无君等，则一切日用难求，势不能不仰给于我辈。成人之美，君子乐为，足下盍遁迹山林，远避三舍，容异族繁兴也。夫尧舜禅让，千古流芳，君生中华，何甘独后。摩顶放踵，企予望之。此上国货座右。仇货敬启。

国货答仇货书

（1925 年 8 月）

仇货伟鉴：敬复者，顷奉华札，展诵回环，知足下祸受株连，沉冤莫

[1] 编者注：仇货，即日货。

诉，而呼救于我辈也。呜呼，计亦左矣。夫包胥之哭，本在秦廷，赵胜求援，系之楚国。今足下不告急于贵乡，乞兵于友邦，而摇尾于仇敌，可谓破天荒之举动，诚无耻之甚者也。岂呼吁无门欤？抑别怀机诈欤？蠡蛊居心，早知君辈。仆受欺侮，已非一年，何敢再听甘言而受愚弄。诚以敝国今岁有彻底觉悟，绝大决心，卧榻之侧，不容他人酣睡。以学生作先锋，令我辈为后盾，誓必驱君于海外而后朝食。非抱闭关主义也，非故仇视异族也。盖以君入敝国以来，夺我之食，剥我之衣，占我之居，以宾欺主，热面冷心。不特此也，敝国古称富庶之邦，今有穷乡之号，漏卮莫塞，破产堪虞。探其原因，究其根本，为何？莫非君等从中作祟。驱逐之不暇，何退让之有哉？此后望见机而去，尚不失为君子，倘仍依赖迁延，必以兵戎相见，莫谓我辈之不情也。此复，并颂去安。国货敬上。

国庆感言

（1925年10月）

五色旗飘，掩映绮日。凡我共和民族，莫不庆祝趋跄，欢声雷动。此何日也？乃我中原华夏于四千余年帝制之下，推翻君主，建立民国之日也。国庆大典，矞矞皇皇。扬东亚之光，开共和之幕。神明华胄，得在世界放一光明色彩，皆此日之所赐。革命先烈之伟绩，诚大莫与京矣。我后人宜如何兢兢业业，小心翼翼，如履虎尾，如涉春冰，以副先烈之热诚，而宏后来之功业乎。乃光阴荏苒，共和已十四年，不特未见前进，反致邦本杌陧，国事蜩螗。外传共管之声，内起萧墙之祸。上不能尽保民卫国之责，下日多流离琐尾之人。百政丛脞，国脉奄奄，洵革命诸先烈始料所不及者也，能不悲哉？呜呼！在天诸灵，又见此庆祝盛典。当道伟人，力思攘利争权。谣诼繁兴，人民如大难之临身。日坐愁城，怨民国之有名无实。从政者能不有愧于中乎？鄙人僻处海隅，殊暗国是，但睹此百孔千疮之时局，复值此十有四周之盛典，不禁百感交集，发此激昂之词，以冀国人猛醒，而光大我赤县神州也。

戏拟京师中小学教员索薪团上顾阁[1]呈文

（1926 年 11 月）

为学款无着，难禁挨饿，恳乞设法维持，以存教育，而保饭碗事。窃以劳心劳力，不外谋糊口之资，无米无盐，难免受室人之谪。某等皆冒寒士头衔，秉穷儒资格，滥竽学界。技惭雕虫，无子贡货殖之能，慕孟轲育英之乐。或栖身破寺，听阇黎饭后之钟；或僻处城隅，啖颜渊箪瓢之食。上课室则如燕喃喃，唇焦舌敝；归私舍则如僧寂寂，腹枵肠鸣。稚子啼饥，曾允开薪以籴米。瓮妻号冷，亦谓支款以市棉。乃值地老天荒之时，仍有一钱不名之叹。蝇头弗获，蚁命焉全。此某等所以急讨欠薪，而不顾冒昧也。且教育为国家之基础，乃人才所从出。故菁莪造士，棫朴作人，而周祚所以永；开筵讲经，重学礼士，而汉治所以隆。况今民国共和，平民皆须有相当之程度，女子亦须有独立之精神。京师为首善之地，总理号文明之杰，尤宜注重教育，敬礼斯文。倘饿跑一群教员，即耽误数千学子，观瞻所系，国脉攸关。此当局亟应顾虑，而某等不能无言者也。况内阁虽穷，尚不至一贫如洗，尝见大军阀索饷，则数万百万能筹，何穷教员索薪，竟千方百计搪塞。虽属轻文重武，不怕无枪之人，亦应拯贫救灾，聊济燃眉之急。或可饥餍糟糠，吃得便便大腹。热心教务，育得济济英才。于民国前途，亦不无小补焉。迫切陈词，伏祈总理特别矜怜，拨给学款，力与维持。则广厦千间，寒士得庇，内阁门首，债主不来，实为两便。谨此上呈，不胜待钱之至。

元旦之赘言

（1927 年 1 月）

元旦者，一岁正始之日也。千门尽晓，万象更新，五色旗飘，悬灯结彩，

---

① 编者注：顾阁指以顾维钧为代国务总理的北京政府内阁。

翁劝寿酒，稚试春衣，迓莅任之新春，极人间之盛况。无贵无贱，无富无贫，无军无民，无老无幼，皆普天同庆，踊跃欢呼。嘻，诚可乐也。虽然，天何贵此周而复始也，人何贵此送旧迎新也？非以天无四时，则无寒无暑，无生无杀，混沌鸿蒙，停其造化之机，而不能发育万物总宰全球乎。人不刷新则陈陈相因，不振不作，不警不惕，因循岁月，颟顼一生，弊恶垒积，毫无长进乎。准是以谈，则兹元旦者，固不仅声喧爆竹，颂献椒花，徒事庆贺已也，是在兴时偕行，推陈致新，扫旧岁之积秽，定今岁之方针。

语云：一年之计在于春。则此日者，正履端伊始之日，鼎新革故之时。苟此际不思何者宜兴，何者宜去，何者宜缓，何者宜急，何者宜斩断根株，何者宜培养保育，则一岁之计尽未定，预算毫无。如行路者，初无目的地，而懵然走去，其中道必阻于山川，或入于迷途，足胝履穿，力疲赀罄，反逊于不行也。呜呼，国人值兹元旦，不知仍漠然视之，而不加警醒乎！抑已痛悔前非，而勉于后日乎！果从此自新，斩钢截铁，以前种种，譬如昨日死，以后种种，譬如今日生，则我大好中华，固多英雄用武之地。以言教育，则人口繁多，正资造就，诚本正途以兴学，则树人之益，百获可期。以言实业，边省之森林可植，宝藏之待采实多，国民性富耐劳，工厂可辟，地位居于温带，百物可兴。以言财政，外债虽多，然有人果从事整理，不私吞，不浪费，以四万万有担负力之同胞，分担以偿之，亦非难事也。以言军人，果能从此解甲辕门，请缨边塞，弭阋墙之恶习，作国土之干城，自能捍御外侮，固我边疆，而使国家如泰山之安。以言民德，国民夙具服从性，诚有良好政治以慰其神，不扰其业，不荡其情，自可熙熙臻治，鼓腹欢歌，而成为尧时之民。总之，以我泱泱大国，虽内乱频仍，外患交迫，果事整顿，自不难一跃而起，雄飞天衢，卓立东亚，凌驾西欧，扬黄轩之光，垂万年之统。是在国人攘臂而起，感岁首以维新，觉昨非而今是，志念一转之间耳。

我的一个问题之答案[①]

（1927年10月）

科举废，学校兴，群谓教育普及，通国之人，无目不识丁者矣。虽

---

① 编者注：这是岳美中针对当时关于教育问题的讨论发表的一篇文章。

然，学校之立，二十余年，已不特毕业大学，留学外洋得博士头衔者，如晨星硕果，且为膏粱阀阅，而中小学除通都大邑县镇外，尚未遍立。教育普及云乎哉！然则仍复科举之制度欤？稽考前代，不特明清之八股，为束缚思想、斲丧文明之具。即唐宋之词章取士，魏之九品中正，汉之贤良对策，皆习非所用，用非所习。前代之流弊滋多，今世不容效法也。是学校为富贵阶级而设，而科举又不适于斯时，瓮牖绳枢、贫困自励之士，终无飞黄腾达、博得博士头衔之日乎。兹不得不筹划一种方法以补救之也。或曰：今日之人才辈出，各界不患无人，何必龂龂为贫窭之士谋头衔乎！余曰：恶是何言与！今日国家之政教腐烂，风俗颓败，仁义亡存，廉耻道丧，正由贫窭之士不得出身，毫无进展也。盖士穷方见节义，岁寒乃至松柏，不经盘根错节之艰难，何能有出类拔萃之学识！孟子曰：天将降大任于斯人也，必先苦其心志，劳其筋骨，饿其体肤，空乏其身，行拂乱其所为，所以动心忍性，增益其所不能。孟子所谓斯人者，贫窭之子也，即任大任之人也。此等人既生寒门，不能恃金钱以进身，又无势援以显达，思效力于国家，显荣其父母，唯学问技艺可由。穷则思变，于是披肝沥胆，尽其精力，专心致学，譬历寒暑，皆因其境之逼迫使然。其间之困苦艰难，固非膏粱子弟所能耐也。国家得如是人才，其经练既深，学问精纯，不能视国事为儿戏，轻试身手，而致偾事，岂不胜于今日之浮薄者、洋式人才万万乎！或人闻言，颔首者再，请余述亟补救之方法。余谨述之如下：

中国大学，内地数省均有之，而北京尤多。但均需资格考试，学费饭费，所纳綦重，非尽人所能入欲。欲免此弊，须于大学限部外，另立一研究院或国学部，招生时不限资格，不拘年岁，入学后不收学费，微纳饭费，使贫窭之士得以入学，研究一年或二年，其成绩佳者，给以博士头衔（现在有行之者，惟北京清华学校，所立国学研究院，系新会梁任公所提倡，今已三年，所毕业者，均学精品粹，颇得社会之信仰。盖因考试科目均甚艰深，入学不易，故人重之也）。如此则贫士不负所学，而求学者亦日众矣，此其方法一。

略法前清科举制度，并参与学校制度，每年考试。所考科目，不拘文学，如经学、史学、小学、文学、哲学、金石学、诸子学、语言学、音乐、美术、医药等等，均列科目，分门考试，其中各有会通。每年各省份在省中考试一次，及格者给予学士或硕士头衔。更另设一大学，分延各科导师，指导及格各学员（须不收学费，仅缴纳饭费）。有不愿留校者，则

听其自行研究。每届三年，在国都考试一次，各省学士或硕士皆与焉，如前之会试之制。考中者予以博士头衔（但不拘贫寠之士，即毕业大学或留学外洋亦准与考）。如此，则国家可节省许多大学中学之经费（能如此，则贫士之研究专门学问者，或负笈从师，或集数同志合延一师。而负专门学问者，亦得自立学院，或受人聘请，不致抱道自终也）。而所取人才，更谓纯学之士。则各式能作用社会之人，既敬仰国家之广取贤才，且不能不承认此等博士，不至谓从睡梦中得来（今日有谓大学生睡卧三年，临时亦得毕业者）。

以上两种方法，可行与否，望深于教育之君子指正焉。

又一个问题之答案[①]

（1927 年 10 月）

报纸事业，居今日，可以言发达矣。各界人士，略通文理，莫不手置一张。既可知国事之变迁，又能知各地之情状。而或士或商或教育，各有专栏，就报考查，无劳跋涉。无惑乎报纸之受人欢迎也。虽然，报尾文字，尤居重要之地位。盖茶余酒后，可为遣兴之资；雨晦风凄，可作扫愁之具。掉翻澜之舌，文士之谐语新奇；摛五花之笔，墨客之诗词绚烂。能供人解颐，能使人喷饭，能发人深省，能启人文思。今日报尾文字蔚为大观，良以有其价值在也。但今日各报，莫不有报尾文字，而各报尾文字，不能谓为尽能迎合多数人之心理。此何故也？盖俚词并进、秽语杂出者，虽能博人一笑，而一览无余，不足供雅士之赏。而风月言情、迷信鬼怪之文字，虽能引人情思、惹人注目，又为风教所不许。操新闻事业者，负有移风易俗之责，宜摈斥之。呜呼，报尾文字之撰择，欲迎合多数人之心理，亦戛戛乎其难哉！虽然，吾于此敢下一断案焉，盖若鸣古琴，奏韶乐，苟解声律者，莫不神往焉，洵以其音雅也。又若购熊掌，市猩唇，以易牙调之，佐以醇醪，天下之人，有同嗜焉，洵以其味厚也。又若设夏鼎，陈汤簋，牺尊鸡彝，两庑并列，含辉腾辉，宝光莫掩，虽在今日，爱者多矣，其器古也。报尾文字苟能择精选尤，使庄词均醇醲有味，而谐作

① 编者注：这是岳美中针对当时关于报纸言论和副刊情况所写的一篇文章。

亦巧不伤雅，复间以文字之讨论，古学之研究，地方古迹之搜考，而又益以描写社会与夫演述历史、激励忠孝、增人兴趣之各种小说，吾知夫必能雅俗共赏，而克迎合多数人之心理焉。诚以太深邃、太古奥之文字，能迎合少数文人之心理，而不能迎合众人之心理。太浅鄙、太污亵之文字，虽能迎合俗人之心理，而社会又不尽俗人。报纸系供众人阅览者，而报尾文字执吾之心理以求，未必果当也。是在操新闻事业者，不拘泥，不执拗，不放肆，不疏忽，兢兢业业，小心翼翼，知夫报尾文字，有关于世道人心，并非浅鲜，对于各稿件，永慎重以录登之，则报纸必能发达也。

《诗》三百篇言志之比类观[①]

（1928年2月）

诗为表情言志之具，故《书》曰："诗言志"，《说文解字》曰："诗，志也"，《庄子·天下》篇曰："诗以道志"。（后世之诗，堆砌腐烂，不能表情言志者，皆背乎诗之本旨也。）考《三百篇》，或为发表情感之什，或为呻吟离乱之怀，或颂祖功以抒孝思，或讽时君以竭忠悃，莫不情思缠绵，心志纡轸。吾人试讽咏而玩味之，觉古人对于国家社会之情感、家庭朋友之爱护、男女两性之怨慕，皆呈露无余。今就其各篇大意，紬绎比类而观之，以验其表情言志之实。

男女居室，人之大伦，然须得乎情之正。《诗》之乐而不淫，哀而不伤，怨而不怒，发乎情止乎礼义者，如《周南》之《卷耳》、《桃夭》、《芣苡》、《汉广》、《汝坟》，《召南》之《草虫》、《行露》、《殷其雷》、《摽有梅》、《野有死麇》；《邶·雄雉》，《墉》之《柏舟》，《卫》之《伯兮》，《王》之《君子于役》、《君子阳阳》、《中谷有蓷》，《郑》之《将仲子》、《女曰鸡鸣》、《出其东门》，《齐》之《着》，《唐》之《绸缪》、《葛生》，《秦》之《小戎》、《晨风》，《小雅》之《车攻》、《采绿》诸篇。有道夫妇相得之欢者，有述婚姻及时之乐者，有誓以贞洁自守者，有抒其久别怨慕者，表现感情，皆温柔敦厚、蕴藉缠绵者也。

---

① 编者注：此文发表时，编者评按谓："条分缕析，朗若列眉，非胸有智珠者不办。"

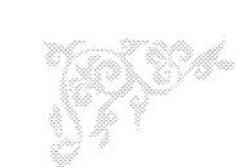

妇人不得于其夫，或被弃绝，发其不平之鸣者。如《邶》之《柏舟》、《绿衣》、《燕燕》、《日月》、《终风》、《谷风》，《卫》之《氓》，《郑》之《遵大路》、《丰》，《陈》之《墓门》，《小雅》之《白华》诸篇，皆言其悲怨之怀，极恻域而哀艳者。

男女相爱悦，相嫉妒，任情肆欲，行不得乎其正者。如《邶》之《静女》，《墉》之《桑中》，《卫》之《有狐》、《木瓜》，《王》之《采葛》、《大车》（刘向《烈女传》谓息夫人作《大车》，向述《韩诗》者，今从之）、《丘中有麻》，《郑》之《有女同车》、《山有扶苏》、《萚兮》、《狡童》、《褰裳》、《东门之墠》、《子衿》、《扬之水》、《溱洧》，《齐》之《东方之日》，《陈》之《东门之枌》、《东门之池》、《东门之杨》、《防有鹊巢》、《月出》、《泽陂》诸篇，皆叙擐艳欢娱之情，极苊丽亵昵之致者。

美宫闱之德者，如《周南》之《樛木》、《螽斯》、《麟之趾》，《召南》之《鹊巢》、《采蘩》、《采苹》、《小星》、《江有汜》、《何彼襛矣》，《卫》之《硕人》诸篇，道出其感佩之意、歌颂之忱，极深敬挚爱者。妇人孝思纯笃者，如《周南》之《葛覃》，《邶》之《泉水》，《墉》之《载驰》，《卫》之《竹竿》诸篇。言其思念父母之忱，与守义而不得尽其情者，《墉》之《墙有茨》、《君子偕老》、《鹑之奔奔》、《蝃蝀》，《齐》之《南山》、《敝笱》、《载驱》，《陈》之《株林》诸篇。道其恶恶之意，非如后人专好道人闺阃事。其所以反复咏叹之者，犹教人向善之意也。

时人或苦于兵役，或苦于饥馑，或苦于丧乱苛政，不得享家庭之乐者，如《邶》之《击鼓》、《北风》，《王》之《扬之水》、《葛藟》，《魏》之《陟岵》、《硕鼠》，《唐》之《鸨羽》，《桧》之《隰有苌楚》，《小雅》之《祈父》、《黄鸟》、《我行其野》、《大东》、《四月》、《北山》、《无将大车》、《小明》、《绵蛮》、《渐渐之石》、《何草不黄》诸篇，言其凄怆悲愤之怀，极忧伤沉痛者。

周室衰微，诸侯背叛，灾祲叠起，丧乱频仍，加以时君昏暴，政治穷腐，致诗人多苦乱之言，贤者多忧时之作。盖感情受强烈之蒸发，有不能已于言者，如《邶》之《北门》，《王》之《兔爰》，《齐》之《东方未明》，《魏》之《园有桃》，《唐》之《采苓》，《桧》之《羔裘》、《匪风》，《曹》之《候人》、《下泉》，《小雅》之《沔水》、《节南山》、《正月》、《十月之交》、《雨无正》（元城刘氏谓《韩诗》作“雨无极”）、《小旻》、《小宛》、《巧言》、《青蝇》、《菀柳》、《都人士》、《苕之华》，《大雅》之《民劳》、《板》、《荡》、《桑柔》、《瞻卬》、《召旻》诸篇，言其忧国忧民、爱君伤己之志，极沉痛菀结者。诗人恶恶及讥时人者，如《墉》之《相鼠》，《卫》之《芄兰》，《郑》之《清人》，《齐》之《甫田》，《陈》之《宛丘》，《曹》之《蜉蝣》，《小雅》之《何人斯》、《巷伯》、《谷风》、《角弓》诸篇，言其深恶痛绝之意，及婉谏隐讽之怀，极决绝又极忠厚者。

《诗》之有尚武精神者，如《郑》之《叔于田》、《大叔于田》，《齐》之《还》、《卢令》，《秦》之《驷驖》、《无衣》，《小雅》之《车攻》、《吉日》，《鲁颂》之《泮水》诸篇，道出其英武壮迈之概，极为矫健雄伟者。军士勤王，或将帅劳士，暨诗人美武者，如《豳》之《东山》、《破斧》，《小雅》之《采薇》、《出车》、《杕杜》、《六月》、《采芑》，《大雅》之《江汉》、《常武》诸篇，言其为国御侮、保种排外之志，极忠义勇敢者。

至若勤农劝业者，如《豳》之《七月》，《小雅》之《楚茨》、《信南山》、《甫田》、《大田》，《周颂》之《臣工》、《噫嘻》、《载芟》、《良耜》诸篇，言其重农劝勤、绍远务本之志，极深厚周浃者。勤政敬事者，如《小雅》之《庭燎》，《周颂》之《访落》、《小毖》诸篇，言其兢兢业业不敢怠荒之志，极惊惕深微者。

美贤好贤者，如《召南》之《羔羊》、《驺虞》，《墉》之《定之方中》、《干旄》，《卫》之《淇奥》，《郑》之《缁衣》、《羔裘》、《风雨》、《野游蔓草》（《韩》、《鲁》遗说，皆以此篇为邂逅贤士，与《毛序》、《朱传》男女不期而会者异），《唐》之《扬之水》、《椒聊》，《曹》之《鸤鸠》，《豳》之《九罭》、《狼跋》，《小雅》之《隰桑》，《鲁颂》之《駉》诸篇，言其爱贤之诚，极敬仰企慕者。

又如君臣上下、燕飨所用之乐，如《小雅》之《鹿鸣》、《四牡》、《皇皇者华》、《伐木》（诸家所引《韩诗》，谓此篇为文王敬故也，见魏源《诗古微》）、《天保》、《鱼丽》、《南山有台》、《蓼萧》、《湛露》、《彤弓》、《菁菁者莪》、《裳裳者华》、《桑扈》、《鸳鸯》、《鱼藻》、《采菽》、《瓠叶》，《大雅》之《行苇》、《既醉》、《凫鹥》、《假乐》，《鲁颂》之《有駜》诸篇，道其宾客燕饮之乐，亲上爱下之诚，寓规于颂之意，极肃雍和乐者。

而成康之世，与夫鲁朝、商朝廷庙之中，祭先追远，述祖功而勉诫后嗣者，如《大雅》之《文王》、《大明》、《绵》、《棫朴》、《旱麓》、《思齐》、《皇矣》、《灵台》、《下武》、《文王有声》、《生民》、《公刘》，《周颂》之《清庙》、《维天之命》、《维清》、《烈文》、《天作》、《昊天有成命》、《我将》、《时迈》、《执竞》、《思文》、《有瞽》、《潜》、《雝》、《载

见》、《武》、《丝衣》、《酌》、《桓》、《赉》、《般》，《鲁颂》之《閟宫》，《商颂》之《那》、《烈祖》、《玄鸟》、《长发》、《殷武》诸篇，言其先王发展之迹、成功之基，其孝思溢于言表，而其勖勉时君及后嗣者，又至周且详，肃穆雍容，感人最深，诗之能事尽矣。

此外有道其遣佚自甘之志者，如《卫》之《考盘》，《魏》之《十亩》，《秦》之《蒹葭》，《陈》之《衡门》。有言其未遇知己，不得展其志者，如《邶》之《简兮》，《魏》之《伐檀》，《秦》之《权舆》。有言其岁宴务闲、好乐娱荒者，如《唐》之《蟋蟀》、《山有枢》。有戒其君上，以达其爱国忧民之意者，如《周南》之《关雎》（司马迁《史记》及刘向《说苑》皆以此篇为刺康王政衰之作，《史记》、《说苑》皆述韩、鲁之《诗》者），《豳》之《鸱鸮》，《大雅》之《泂酌》、《卷阿》。有借赠言以道其箴规之意者，如《大雅》之《崧高》、《烝民》、《韩奕》。有兄弟戚友之间，言其友爱及规诫之意者，如《小雅》之《常棣》（《韩诗》作《夫移》）、《頍弁》。

有言其家国之悲者，如《邶》之《式微》、《旄丘》。有言其哀人之怀者，如《邶》之《二子乘舟》，《卫》之《黍离》（刘向《新序》谓汲之傅母作《二子乘舟》，寿闵其兄，作忧思之诗《黍离》是也。楚元王受《诗》于浮丘伯，向乃元王之孙，所述盖《鲁诗》也，是《黍离》应在《卫风》，而《韩诗》以《黍离》为伯封作，则应在《王风》矣。但清魏源《诗古微》谓伯封为寿之字，合韩、鲁为一，虽未可尽信，姑列入《卫风》，以待考证者）。有道人之俭啬不中礼，而寓其规讽之意者，如《魏》之《葛屦》、《汾沮洳》。有言其爱客之诚者，如《周颂》之《振鹭》、《有客》。有言其不能养亲之志，而自怨自咎者，如《邶》之《凯风》。有言其不得于亲，而怨慕无已者，如《小雅》之《小弁》。有言其养其亲而悲哀无极者，如《小雅》之《蓼莪》。

有言其兄弟手足之悲者，如《唐》之《杕杜》。有言其难忘德政者，如《召南》之《甘棠》。有言其求贤若渴之怀者，如《唐》之《有杕之杜》。有言其爱君上之意者，如《秦》之《车邻》。有言其送别之情者，如《秦》之《渭阳》。

他如诵《桧》之《素冠》，知其发怀古之思；诵《豳》之《伐柯》，知其有慕圣之心；诵《小雅》之《鹤鸣》，知其有陈谏讷诲之衷；诵《宾之初筵》，知其有悔过向善之志；诵《周颂》之《丰年》，知其庆《丰年》之乐；诵《小雅》之《瞻彼洛矣》，知其美天子之德。

且勤王无怨如《黍苗》（《小雅》），纳谏自省如《敬之》（《周颂》），自警如《抑》（《大雅》），谗人如《鸡鸣》（齐本《韩诗》，见魏源《诗古微》）。遭乱仰天如《云汉》（《大雅》本《韩诗》，见《诗古微》）。至筑室落成作《斯干》，牧事有成咏《无羊》（皆《小雅》章），亦足见其乐洋洋者。

总之，言志表情，诗之本旨。统观三百，体制虽殊，时地虽异，其所以言志者，则一也。故孔子教门人学《诗》，谓“可兴，可观，可群，可怨”。吾人诵诗，诚就其志而探讨之，无余韵矣。

以上所言，容多不合古人意者，祈世之贤哲进而指正之，则幸甚矣。

十三经略论

（1928 年 3 月）

序[①]

（恬庐）

谈国学而能用科学方法，则既不沉闷，又能令人知其命意之所在，于寻索探讨之顷，神爽目豁，会心不远，焉得有迂腐芜杂之诮乎！近代能本科学之方法以治国学者，吾最推服二人，一为王国维氏，二为陈援庵氏。盖此二人每研究一种国学，无不考证精核、条理清晰，而又言中有物、别具心得，与彼影掠因袭者，讵可同日语耶？若夫梁任公氏，腹笥虽亦赡博，然较诸观堂、援庵，未免稍逊一筹也。滦县岳君美中，力学不倦，天资颖异，近以所作《十三经略论》示余。余披阅之下，叹其言简意赅、冰雪聪明。因以鄙意附诸篇中，乱玉之诮，知不能免。书此用发其端。世有寝馈于亭林、竹垞、西河、百诗、东原、郑堂、大昕、玉裁、念孙、定庵、默深、曲园诸大家之学说者，其必笑我为管中窥豹无疑矣。

---

① 编者注：文前小序系吴杰民（恬庐）先生所作。吴氏原拟在本文每部分之后附以己见，因故未果。

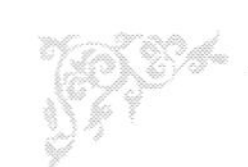

小引

吾人处今日而论十三经，宜具特殊眼光，以判其真赝，而明治经之正途。秀学识谫陋，固不足以语此。惟依前哲所论，而归重于今文学，并以各经注释书及关系书之善者（多本梁任公、王国维等所推重者），以为求治学程途，期有所获。世之君子，进而教之，实深拜嘉。

一、总论

相传孔子删《诗》《书》，定《礼》《乐》，赞《周易》，修《春秋》，儒家以此六书为圣人手定，可为万世常法，故尊之为六经。故《礼记》经解篇曰："孔子曰：'入其国，其教可知也。其为人也，温柔敦厚，《诗》教也。疏通知远，《书》教也。广博易良，《乐》教也。絜静精微，《易》教也。恭俭庄敬，《礼》教也。属辞比事，《春秋》教也。'" 又似孔子前已有六经，但《礼记》乃七十子后学所记，未可遽信为孔子之言。然战国之时，固已确定六经之名，逮至汉初，《乐》经先亡，故又有五经之称。唐以后于《诗》、《书》、《易》外，加三礼三传，称为九经。宋以后，又加《孝经》、《论语》、《孟子》、《尔雅》，乃成立十三经之目矣，今分论之。

二、论《周易》

《周易》为卜筮之书，未遭秦火，晋时汲郡盗发魏襄王冢，得竹简本《周易》上、下篇，与西汉人所传之本无异。此《周易》为最完全可信之经也。其书内之八卦，相传为伏羲氏所画。文王重之，为六十四卦，卦有卦辞，相传亦文王所作。每卦有爻辞，相传为周公所作，故谓之为周易。儒家谓孔子晚而学易，作易十翼，为：彖上、下传，释卦辞，象上、下传，释爻辞，系辞上、下传，文言，说卦，序卦，杂卦，释大义。但竹简本《周易》无孔子十翼，而《史记》、《汉书》则谓孔子曾作十翼。今人陆懋德谓其在先秦时并无确证，而"子曰"云云，又与《论语》相同，显系为孔门后学所记，决非孔子手笔，其见解可谓有识。然其又谓《易》虽无十翼，亦自为完全之书，其书推天道以明人事，变通神化，包括一切学理，为最可宝贵之书。西汉时有施、孟、梁丘三家，为今文学并立于学官，今亡。其注释书之善者，清焦循之《易通释》、《易图略》、《易章句》，洁净精微，贯穿全《易》，能发两千年先儒未发之理，为清儒言《易》之最善者。刁包之《易酌》，亦能采前贤之长而去其短，即庸言以见道，辅翼圣经，实非浅鲜，惟其失在迂，不明变通之义。

此外更有清胡渭之《易图明辨》，辨宋以来所谓河图洛书者，传自邵雍、李之才、陈抟辈，非羲、文、周、孔所有，与《易》义无关。吾人读之，能知欲求孔子真经，舍宋儒外尚别有其途。而黄宗羲所著之《易学象数论》亦辟康节、陈抟之学，与胡渭之《易图明辨》相互发明。

说《易》之最古者，首推子夏《易传》，然颇伪误。汉初传《易》者三家，一曰田何易，本于子夏所受孔子之书；二曰焦赣易，无所受；三曰费直易，亦无师承。汉末，田、焦学微，惟费氏独盛。费氏之后有康成、王弼为之注。宋代伊川据弼《易》为传，源于费氏。考亭据吕伯恭古《易》为本义，则源于田氏、焦氏之《易》，则人多非之矣。

至于荀九家《易》，所言之为九家，既莫衷一是，而其对于《易》说，又多支离迂缪之处，无所取焉。此外若孟氏、虞氏、京氏、马氏、郑氏、荀氏、王氏（王弼）、陆氏、王氏（王广）、李氏诸家之《易》，又互多讹异之字，真庞杂极矣。

综言之，《易》之为书，内含史学、哲学两部分。而此两部分中，又可分为若干细目。读《易》者，果能神而明之，则亦不难得古人用意之所在。万不可茫无定见，而走入迷信途径之中也。

三、论《尚书》

《尚书》者，为中国最古之史书。相传孔子删《书》，定为百篇。经秦火后亡七十二篇，余三十篇，为伏生所传，共三十三卷，为今文尚书。其篇目：尧典第一（兼今文今本之舜典）、皋陶谟第二（兼今本之益稷）、禹贡第三、甘誓第四、汤誓第五、般庚第六、高宗肜日第七、西伯戡黎第八、微子第九、牧誓第十、鸿范第十一、金縢第十二、大诰第十三、康诰第十四、酒诰第十五、梓材第十六、召诰第十七、洛诰第十八、多士第十九、无逸第二十、君奭第二十一、多方第二十二、立政第二十三、顾命第二十四（兼今之康王之诰）、费誓第二十五、吕刑第二十六、文侯之命第二十七、秦誓第二十八。伏生以此二十八篇，教于齐、鲁之间，传其业

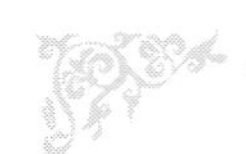

者，有欧阳生、大夏侯（胜）、小夏侯（建）三家。西汉皆立于学官，今亡。其后有孔安国之古文尚书，然亦亡于汉魏之间。今本之《尚书》五十八卷，经清阎若璩、惠栋辈考知，其中有二十五卷为东晋人梅赜所伪造之伪孔书，不可据为史料者。其注释书及关系书之善者，清阎若璩之《古文尚书疏证》，辨东晋晚出之古文《尚书》十六篇，及同时出现之孔安国《尚书传》，皆为伪出，开研究今文学之先河。清孙星衍之《尚书古今文注疏》、江声之《尚书集注音疏》，皆精博，而简朝亮之《尚书集注述疏》，精研处亦多。

晁公武谓：伏生汉孝文帝时年且百岁，欧阳生、张生从学焉，音声犹有讹误，先后犹有乖舛，重以篆、隶之殊，不能无失。孔颖达谓《泰誓》本非伏生所传，武帝时始出而得行，更因以入于伏生所传之内，故曰：伏生书二十九篇。《陔除丛考》谓《泰誓》系伪篇，汉儒因武帝购遗书，遂依仿而造。

东晋时，豫章长史梅赜以所得孔安国传上之，去伪《泰誓》，而阙《舜典》，取王肃本慎徽以下之传续之。姚际恒《古今伪书考》谓古文《尚书》二十五篇，并孔安国传，出于东晋，梅赜上之朝，伪称孔壁所出。齐明帝建武四年，姚方兴于大航头得一本，中多"若稽古帝舜"以下二十八字，朝议咸以为非。

吴才老谓，古文皆文从字顺，非若伏生书之佶屈聱牙。夫四代之书，作者不一，乃至一人之手，而定为二体，其亦难言矣。朱子谓凡书易读者皆古文，岂有数百年壁中之物，不讹捐一字者？吴草庐谓，伏生书虽难尽通，然词义古奥，其为上古之书无疑，梅赜所增二十五篇，体制如出一手，殊不类西汉以前之文。

综上诸说，则今日所流传之《尚书》，固真伪并存者也。研究《尚书》者，不可不从事于考证矣。

四、论《诗经》

《诗》大都为周代作品。相传古诗三千余篇，孔子删之为三百五十篇。经秦火后，而能完全存在者，赖其讽诵，不独在竹帛之故也，是《诗》为古经中最可信者。惜西汉今文学齐、鲁、韩三家经说皆亡，今所存者，仅一伪《毛序》（《汉书》谓《毛序》为东汉人卫宏所作），比附《左传》、《史记》，强派某篇为某王某公之事，凿空武断，有失风人之旨，大不可信。

《诗》分四体：曰南，为周南、召南（梁任公释“南”，以为一种合唱之音乐，于乐终时歌之，见其所著《要籍解题及其读法》）；曰风，为邶风、墉风、卫风、王风、郑风、齐风、魏风、唐风、秦风、陈风、桧风、曹风、豳风；曰雅，为小雅、大雅；曰颂，为周颂、鲁颂、商颂。二南及十三国风，里巷歌谣，古人采之，用以观民风及政治之美恶者；二雅多士大夫美刺政事者；三颂则祭先王及鬼神者，柔温敦厚，感人最深。吾读《诗》，一而应讽咏玩味其所以抒情言志者，以陶养吾人之性情；一而应研察各国风俗，以考见古代社会之情状。则《诗》之功用，庶几尽之也。

其注《诗》及说《诗》之善者，清陈奂《诗毛氏传疏》，虽宗《毛传》，而其精博在六朝唐人义疏之上，然只宜从其训诂名物。宋朱熹之《诗经集传》，其训诂名物虽远逊清儒，然能使人脱离传笺，真玩诗旨，亦可一读。清马瑞辰《毛诗传笺通释》，其精粹处亦多。魏源《诗古微》，其论诗不为美刺而作，极弃《毛传》及大小序，说诗意颇有理解。此外齐、鲁、韩三家虽亡，而韩诗有《韩诗外传》，鲁诗则刘向之《新序》及《说苑》，其说《诗》语甚多（向治鲁诗者）。清陈乔枞有《三家诗遗说考》，其采三家说略备。

五、论《仪礼》

六经中之《礼》，即今十七篇之《仪礼》也。而汉不名《仪礼》，专主经言，则曰《礼经》。合《礼》而言，则曰《礼记》。许慎、卢植所称《礼记》，皆即《仪礼》与篇中之记，非今四十九篇之《礼记》也。《史记·儒林传》所称《士礼》，亦即此《礼》，盖据其首数篇言之也。相传为周公遗制，今不可考。然谓为周人所述周代旧制，即尚可信。此《礼》汉初高堂生传之于大戴（德）、小戴（圣）、庆氏（普）三家，今皆亡。其后，鲁境中得古文经五十六卷，比高堂生所传多三十九篇，因无师说，世人多不信之，故不传。其注释书之善者，汉郑玄注可读，清胡培翚之《仪礼正义》亦博通精粹。

六、论《礼记》

《礼记》四十九篇，乃小戴之本，为七十子后学所记，亦有秦汉人作，

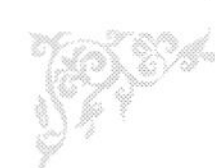

戴圣纂集以传授者也。其书或为《仪礼》之传，如《冠义》、《昏义》、《乡饮酒义》、《射义》、《燕义》、《聘义》、《大传》、《祭义》，皆释《礼经》者也。或属丧服，如《曾子问》、《丧服小记》、《杂记上下》、《丧大记》、《奔丧》、《问丧》、《服问》、《问传》、《三年问》、《丧服四制》。或属祭祀，如《郊特牲》、《祭法》、《祭统》。或属吉礼，如《投壶》，皆《礼经》之附庸也。或属通论，如《檀弓上下》、《礼运》、《玉藻》、《学记》、《经解》、《哀公问》、《仲尼燕居》、《孔子闲居》、《坊记》、《中庸》、《表记》、《缁衣》、《儒行》、《大学》。或属制度，如《曲礼上下》、《王制》、《礼器》、《少仪》、《深衣》。或属明堂阴阳，如《月令》、《明堂位》。或属子法，如《文王世子》、《内则》。或属乐记，如《乐记》一篇。皆可补《礼经》之不备也（在刘向《别录》，冠仪、昏仪、乡饮酒仪、射仪、燕仪、聘仪，皆属吉事，大传属通论，祭仪属祭祀，丧望大记原缺，故未列）。六朝以后，《礼经》学微，而《礼记》遂盛。吾人诚善读之，一可资研究秦汉间儒家者流之思想，二可考见古代礼学，三可资吾人身心修养及应事接物之用。其注释书之善者，《十三经注疏》中之郑注、孔疏可读。

七、论《周礼》

《周礼》为新莽时所出之古文经，谓为周初制度，汉人已谓其渎乱不验，而自宋以来，尤多疑之者。迄至今日，已考定其为伪经无疑。前人之说具在，不必深论（攻此书最力者，为清万斯大之《周官辨非》，可参看）。然何休谓周官“出六国人之手”，吾人今日读之，亦可考见战国及秦汉间之制度也。

其注释书之善者，汉郑玄注可读，清孙诒让之《周礼正义》颇精博。清儒于三礼之良者颇多，作部分及典章制度之研究者，如戴震之《考工记图》，段玉裁之《周礼仪礼汉读考》，张惠言之《仪礼图》，凌廷堪之《仪礼释例》，金榜之《礼笺》，孔广森之《礼学卮言》，武亿之《三礼仪证》，黄以周之《礼经通故》，惠栋之《明堂大道录》，徐干学之《读礼通考》，蔡蕙田之《五礼通考》，胡匡衷之《仪礼释官》，沈彤之《周官禄田考》，王鸣盛之《周礼军赋说》，洪颐煊之《礼经宫室答问》，任大椿《大弁服释例》，均颇精粹，可供礼学专门家之研究（皆今人梁任公所举，见其所著《清代学术概论》）。

八、论《左传》

《左传》为古文经传，自刘歆始表章之，其书不尽传经。据梁任公所考，谓其书与《国语》原系一书，本名《国语》，或称《左氏春秋》，并非编年体。引传释经，自刘歆始，前此未有也（见梁任公《要籍解题及其读法》之左传国语篇）。吾人观之，虽未敢遽加赞同，顾颇引起吾人研究《左传》真伪之特别注意。关于《左传》真伪之考证书，有刘逢禄之《左传春秋考证》，康有为之《新学伪经考》关于《左传》之部，崔适之《史记探源》关于《左传》之部。虽然，左氏纵不传经，而其书为极有系统之作，作史读、作文学读，皆为极可宝贵之古籍也。研究《左传》称得法之著作，有清顾惠高之《春秋大事表》，马骕之《左传事纬》，高士奇之《左传记事本末》，其方法均可学。其注释书之善者，清刘文祺之《春秋左氏传正义》，颇精博。

九、论《公羊传》

相传齐人公羊高受《春秋》于子夏，五世相传，其说皆口授。虽无明证，然至汉景帝时，而公羊寿确与其弟子胡母子都著于竹帛，同时董仲舒亦治公羊学，其学遂大盛。传其学者，有严、颜二家，后皆亡。今所传者，为何休注。虽成于后汉之季，然用胡母生条例及公羊先师之说，前汉春秋之学，唯此尚为全书，故有清“今文学”之运动，以公羊为中心。盖公羊以《春秋》非纪事之书，重义而不重事。故何休谓：“其中多非常异义可怪之论。”而清之刘逢禄著《春秋公羊经传》，何氏释例，凡何休所谓非常异义可怪之论，如“张三世”、“通三统”、“绌周王鲁”、“受命改制”诸义，均大加发明。康有为治公羊，又不斷断于其书法义例之小节，而专求其“微言大义”。夫公羊之学，在两汉虽盛，而魏晋以后，左氏盛行，其学遂微，两千年来，成为绝学。自“今文学”公案重提，此学又蔚然而起也。其注释书之善者，清陈立之《公羊义疏》，颇博通精粹。

十、论《穀梁传》

《穀梁传》出于鲁人穀梁赤。其书比二传晚出，相传穀梁亦传《春秋》

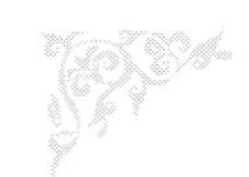

于子夏，然不可考，恐其传为传其学者所记。其人虽不能专指何代，第《汉书·儒林传》有曰："瑕丘江公，受榖梁春秋。"江公为汉初人，榖梁要亦为秦汉人。惟其书义不及公羊之大，不及左氏之详。虽监省左氏、公羊立说，较二家为平正，卒不能与二家鼎立。故六朝以后，其学遂微。

十一、论《论语》

《论语》为孔门弟子记孔子言行之书，亦附有弟子之言合于孔子者。孔子生时，门人已各有所记，既卒，门人相与论纂，故谓之《论语》。汉人谓之传，本不在经数。虽立博士，旋亦罢。唐刊石经，及宋刊蜀石经，乃及《论语》。其书多言立身行己之要道，颇切于人生，读之可修养自己之人格，并可见孔子人格之伟大，诚古籍中之最可宝贵者。其注释书及关系书之善者，宋朱熹之《论语集注》、《论语或问》，虽有涉理障处，然颇简明；清戴望之《论语注》，训诂较朱注为精审；清焦循之《论语通释》，将《论语》教义要点分类研究，其方法最可学；清崔述之《洙泗考信录》附《余录》，辨《论语》窜乱之部分，颇可依据。

十二、论《孝经》

《孝经》，汉时谓之为传，亦有今古文之分。今文十八章，古文二十二章。六朝时所传郑注（或谓《孝经》即郑玄所作），即用今文。世传孔子志在《春秋》，行在《孝经》，今考其书，意颇肤浅，不似孔子之言，恐出后人伪作，虽在十三经之列，不必重视之也。

十三、论《尔雅》

《尔雅》为释经之书，故亦附之于经。相传为周公所作，其说不可考。据张揖进《广雅表》谓："《尔雅》一篇，叔孙通撰置《礼记》，文不违古。"而各书所引《礼记》，又多今《尔雅》之文（如《白虎通》三纲六纪篇，引礼亲属记，文见今《尔雅》释亲；《风俗通》声音篇引礼乐记，乃今《尔雅》释乐文）。知《尔雅》本在《礼记》中，其书当为多数人荟萃而成，非一人手著也。其注释书之善者，首推清郝懿行之《尔雅义疏》，虽释郭注，其识乃在郭氏以上。邵晋涵之《尔雅正义》亦可观。

十四、论《孟子》

《孟子》本诸子之书，宋末刊蜀石经，始附《孟子》于后，为十三经。相传其书为孟子手著，但考其内容，亦有其徒万章、公孙丑所记。自宋以来，成国民必读之籍。其实孟子不过儒家一支流耳，顾其书颇有可读之价值，为修养及研究学术，均不容不读。其注释书之善者，宋朱熹之《孟子集注》颇简明，但有涉理障处，清焦循之《孟子正义》最精审。

此外，关于各经训诂最善之书，有清王引之之《经义述闻》、《经传释词》，治经者不可不参看。

十五、结论

总观十三经，除《易》、《诗》、《今文尚书》、《仪礼》、《礼记》、《公羊传》、《尔雅》、《孟子》尚为可信外，而《周礼》、《孝经》为伪经。《论语》经崔述考证，尚有一部分为后人窜乱者（从季氏第十六篇以后）。《左传》为古文经传，其经后人窜乱之部分，待考证者尤多。则吾人今日治经，于前人以为有可疑之经传，固应继续考证，即其已认为可信之经，亦宜从各方面觅其确证，以增信古经之价值，或因此发明其一部分之伪误，亦未可知。

《老残游记》之优点

（1928 年 3 月）

我对于小说，自来没有什么研究，作小说的三昧，是不懂得的。既不懂得作小说，当然于小说是一个门外汉。若拿著名的小说，胡乱批评，说好说坏，岂不是贻笑大方，自找讨厌吗？所以作这个题目，起初很有畏难搁笔的样子。继思小说是文学之一种，拿文学的绳墨来规矩他一下，或好或坏，大半也不至于郢书燕说。故将这《老残游记》的优点，略为举出如次。但是曾文正公尝说过：作文须搔着痒处。看我如今捧《老残游记》，虽然捧得过了火（其实也不尽然，因为题目是《老残游记》之优点，对于

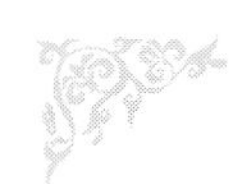

劣点，当然略而不举。骤然看去，仿佛像捧得过了火)，但（非）一味地是隔靴搔痒、无关痛痒的混捧。还望阅者不弃，加以指正。

一、《老残游记》命意之优点

《老残游记》为刘鹗所作，是民初的南方小说，颇有见解，有作意，较比北方《七侠五义》、《小五义》等，专供人娱乐消遣的小说，命意高出数倍。我且引几段作例。如第一章，借讽刺驾舟的以批评中国的现象一段说：

“老残道：依我看来……只因两个缘故，所以把这船就弄得狼狈不堪了……一则他们是走‘太平洋’的，只会过太平日子……不意今日遇见这大的风浪，所以都毛了手脚。二则他们未曾预备方针。平常晴天的时候，照着老法子去走，又有日月星辰可看，所以南北东西尚还不大很错。这就叫做‘靠天吃饭’。哪知遇了这阴天，日月星辰都被云气遮了，所以他们就没有依傍……不知东南西北，所以越走越错。”

此一段说中国执政人腐败的情形，一点不错，真能看得透，说得出。不但彼时中国为然，即到现在，国人依然是擿埴索涂，甚而盲人瞎马。令人思之，不寒而栗。

一部《老残游记》，以梦发端，而以治黄河及指示国人的迷途为宗旨，所以他起首即以医治黄瑞和（黄瑞和者黄河也）及给船人（船人以非为是，弄得中国七颠八倒)，总想着指他们一条明路。所以底下紧跟着说：“送他们一个罗盘，他有了方向，便会走了。再将这有风浪无风浪时驾驶不同之处，告知船主，他们依了我们的话，岂不立刻就登彼岸了吗?”但这救世的方针，何必托之以梦呢，我想刘鹗也知道这个希冀，终归梦想罢了。由此可见他用意的超妙，不黏不脱。

中国人第一种毛病，就是要钱不办事，所以此章中叙那同舟的人敛钱一段说：

“只见那船上人敛了许多钱，交给演说的人，看他如何动手。谁知那演说的人，敛了许多钱去，找了一个众人伤害不着的地方，立住了脚，便高声叫道：‘你们这些没血性的人，凉血种类的畜生，还不赶紧去打那个掌舵的吗?’又叫道：‘你们还不去把这些管船的一个一个杀了吗?’”

写政客伟人的伎俩，一丝不错。刘鹗深恨这类人，所以后十九章中，除去指示他人方向给他们罗盘外（如与庄宫保论治河，为申东造筹划清盗，桃花山中辩道，薄韩难朱等等，皆属此类），其余写老残不热衷（愧玉贤、刚弼一流人），不爱财，任侠任义，独往独来，正与爱钱和热衷两相映射，使其知所则效，自行觉悟。有此等精神贯穿其中，所以这《老残游记》虽是片段，不成整个的记载，截短了亦可，伸长了亦可。但前后能精神团结，毫不懈怠。正赖有老残一个人为主体，以维系其间。看他这种命意，“意匠惨淡，煞费经营”，能说不是此书的优点吗？

二、《老残游记》遣词造句之优点

《老残游记》命意固佳，然而其书的特色，在他遣词妍丽细密，洁净的当。今人胡适、钱玄同辈，以《儒林外史》、《水浒传》、《红楼梦》，同这《老残游记》，作国语文的范本，正以他词句超妙，运用白话的手段高强。他书中词句最妙而脍炙人口的，是第二章在大明湖边听白妞说书的一段，造句灵脱，比喻切合，雅而不俗，轻而不佻，形容尽致，使人观之，目眩神迷。今日犹恍见白妞在台上敲鼓说书，清歌入耳，真绝调也。但此段是人人乐道，有目共赏的，因为这段过长，我也不去引他了。

刘鹗以画家写生之笔，写白妞说书，自是子昂之马，僧繇之龙，前无所有，后难为继。但是他描写景物，亦具有一种特殊能力，而能以寻常的文字语句，不假造作，不事雕刻，写出真美的境地情景来。如第十二章老残夜间在黄河岸上眺览对岸山的远景一段说：“抬起头来，看那南面的山，一条雪白，映着月光分外好看。一层一层的山岭，却不大分辨得出，又有几片白云夹在里面，所以看不出是云是山。及至定神看去，方才看得出那是云、那是山来。虽然云也是白的，山也是白的，云也有亮光，山也有亮光，只因为月在云上，云在月下，所以云的亮光是从背面透过来的。那山却不然，山上的亮光是由月光照到山上，被那山上的雪反射过来，所以光是两样子的。然只就稍近的地方如此，那山往东去，越望越远，渐渐地天也是白的，山也是白的，云也是白的，就分辨不出什么来了。”

提倡白话文的急先锋胡适，最赞赏这一段，说他不用譬喻，不着陪衬，不事修饰，纯用白描的手段，写那天然真实的美景。若用文言，绝对写不了这么细密逼真，较胜于那白妞说书的一段，因为他可当得“真美”二字了。

《老残游记》描写人情，亦能辞达，且能婉转尽情。如第十七章翠环听了老残能拿一纸书使抚台信从，写他喜了又愁，愁了又悲，悲极发狠欲

死，死又恋着六岁的小兄弟，想来想去，活又活不成，死又死不得，不知不觉，那泪珠子便扑簌簌地滚将下来，真是兔起鹘落，笔妙如环。小儿女的痴心妄念，呈现无余。遣词之妙，洵足尚也。

此外《老残游记》的写景，均着墨不多，而极旖旎温润。如第一章写蓬莱阁之景，第二章写千佛山及金线泉之景，第八章写桃花山之雪景，运文言于白话之中，颇幽雅可爱。而第十二章看黄河的冻冰，以琐碎的笔墨，写琐碎的景物，尤是此书的特长。

三、《老残游记》评论之优点

《老残游记》作书的本意，既非专入娱乐的，所以他见到的地方，必加以论断或批评，以发挥其指迷醒世之宗旨。而其评论，颇能洞明世事，抉透真情。看他第一章，梦中论中国人做事毫无方向，及要钱不办事，与愚民的盲从瞎闹，均极透辟。

第六章老残与申东造告诉不肯做官的原因一段中，有几句话说："至'高尚'二字，兄弟不但不敢当，且亦不屑为。天地生才有数，若下愚蠢陋的人，高尚点也好借此藏拙；若真有点济世之才，竟自遁世，岂不辜负天地生才之心吗?"为肥遁鸣高，看世界与己毫无关系的人痛下针砭，语极正当。但又怕少年人自命不凡，贪功急进，而致偾事误国。所以下一章（第七章），紧跟着就现身说法地说："我二十几岁的时候，看天下将来一定有大乱，所以极力留心将才，谈兵的朋友颇多……相约倘若国家有用我辈的日子，凡我同人，俱要出来相助为理的。其时讲舆地，讲阵法，讲制造，讲武功的，各样朋友都有……后来大家都明白了：治天下的又是另一种人才，若是我辈所讲所学，全是无用的，故尔各人都弄个谋生之道，混饭吃去，把这雄心便抛入东洋大海去了。"正是说那少年英杰，自命不凡，意气干云，结党营社，枕戈舞剑，谓天下欲治，舍我其谁。不知苟一进用，用非夙习，折足覆悚之忧，随之而至。甚矣，恃才猛进之误身误国也。但是此辈皆资质清明之士，若加经验练达，皆有用之才。当此时期，正是可怜宜救的时候。刘鹗从此处着眼，给一般青年一个指方向的罗盘，使无迷津而渡。真可谓"识高过顶，心细如婆"了。

看他第六章论有才的做官贻害越大的一段，是与这段相呼应的，他的文上说，老残道："我说无才的要做官很不要紧，正坏在有才的要做官。你想，这玉太尊不是个有才的吗？只为过于要做官，且急于做大官，所以伤天害理的做到这样。而且政声又如此其好，怕不数年之间就要方面兼圻的吗。官愈大，害愈甚。守一府则一府伤，抚一省则一省残，宰天下则天下死！由此看来，请教还是有才的做官害大，还是无才的做官害大呢?”笔挟冰霜，廉悍谨饬，真酷吏诛心之论，想升官的棒喝之文。但这是有才的想做大官，必致害民误国。而那迂腐的做官呢，其误国害民，也不减于有才的。看他论迂儒的治河一段说，老残向人瑞道：“这事真正荒唐……然创此议之人，却也不是坏心，并无一毫为己私见在内，只因但会读书，不谙世故，举手动足便错……岂但河工为然？天下大事，坏于奸臣者十之三四，坏于不通世故之君子者，倒有十分之六七也!”至理名言，历劫不朽。

此两段为书中大眼目。看前者有酷吏玉贤，为有才之做官害民者，中有献治河策之众迂儒，后有无才要好之刚弼，亦皆害民误国。以此两段夹以戒青年勿图急进的一段，真是画龙点睛之笔（此系言其布局章法之优，宜在后段。今置此者，为顺文势，遂附带言之，免另起也）。且三段之议论，均警策绝伦，发人猛醒，热衷仕进者，宜三复读之。

第八章山庄辩道，刘鹗虽然惨淡经营，很用气力，想卖弄平生所学，以作全书精彩之所聚。但据今看来，论儒释道三者的异同，既无甚精深语，而薄韩难朱，亦是掇拾清儒牙慧，在小说中颇嫌道学气，反不若下边黄龙子论虎之威势一段，破除迷信，切合物理。但返回来说，小说中有此等文字，使家读户阅，亦医治那迷信韩子原道、朱子理学之迂腐学究的痼疾不少。较诸写几个无谓的拳脚英雄，轻薄女郎，强得多哩！所以不能不算这书的优点。

第十一章黄龙子谈道和推演甲子的休咎。自己赞说，“玙姑道：‘龙叔，今朝何以发出这等奇辟的议论？不但申先生未曾听说，连我也未曾听说过。”总算自己很踌躇满志了。但细味所论，未免堕入术数，稍带迷信的色彩，与他科学的思想（刘鹗颇有科学知识）似相抵牾。

四、《老残游记》布局及用笔之优点

《老残游记》，章法颇称完密。如第一章以治黄大户之病及给船工罗盘，笼罩全书，使不散漫，且以德慧生收，亦能前后相映，关照得法。而各章回中亦能前后照应。如欲叙酷吏几桩极大的冤案，却从路不拾遗引起。后面老残在书店里，有店小二来催促他回店，书店主人劝他速逃，免遭法网，仍是酷吏传的余波荡漾，有神龙回首之致。至其章法错落，亦极得当。如听美人说书以后，即继之以酷吏治盗。酷吏治盗，嫌其严酷逼人，大煞风景，即继之以书店买书之滑稽剧一幕，妙语解颐，使人一扫胸中愤懑怨恶之烦。更继以山庄听一美谈道，三美奏乐，真不啻酌清茗而醒宿酒矣。后则以冤狱间杂喜剧，错综变幻，悲喜交加，一路写来，煞是好看。布局之妙，有如斯耶!

《老残游记》好用惝悦不定之笔，一则使文不平板，二则能惹人注意。如第一章梦中初见帆船的一段，颇尽扑朔迷离之致。第五章老残在卖油盐的杂货店里，同看柜的谈话一段，欲吐仍吞，使意在笔先，神游象外，极描写之能事。

《老残游记》多涉笔成趣之处。如第七章写书坊的主人，夸大其书局，并所报的书名一段，诙谐滑稽。第九章中写申子平落涧、桥，遇虎，均有逸趣。第十三章中骂腐臭的诗人，奇辟诙诡，且出诸雏妓口中，更憨跳多姿，较出于士人口中，其笨伯轻灵，有攸分矣。

《老残游记》好设比喻。第一章即以“同舟共济，认定方向”作寓言，写来手敏心灵，冰雪聪明，有镜月水月、匣剑帷镫之妙。且写政客的奸险，少年的冲动，船主的盲从，均刻画尽致，反能不失忠实的态度，绝无画蛇添足之弊。写景写事物，亦多用比喻句子。如听白妞说书，听二美谈箜篌、吹犀角，与听黄龙子弹瑟、玙姑弹琴，均形容得当。总之，刘鹗通篇叙事极安详，极细密，从无气喘神促的地方，使人读去，心平气和，生一种恬静不燥的意味。这是他运笔之妙，布局得当的特征。

声韵与诗歌之关系

（1928 年 4 月）

诗歌者，由于声韵而成者也。刘勰《文心雕龙》声律篇曰：“复音律所始，本于人声者也。声含宫商，肇自血气，先王因之以制乐歌。故知器写人声，声非学器者也。”此言诗歌系写声韵，非声韵附庸于诗歌，其关系至密切也。又曰：“古之教歌，先揆以法，使疾呼中宫，徐呼中征。夫商征响高，宫羽声下，抗喉矫舌之差，攒唇激齿之异，廉肉相准，皎然可分。”此言诗歌必准以声律，乃古之法也。又曰：“凡声有飞沉，响有双叠，双声隔字而每舛，叠韵杂句而必睽。沉则响发而断，飞则声扬不还，并辘轳相往，逆鳞相比……则声转于吻，玲玲如振玉，辞靡于耳，叠叠如贯珠矣。是以声尽妍蚩，寄在吟咏，滋味流于字句，气力穷于和韵。异言相从谓之和，同声相应谓之韵。”此言声韵之运用，关系诗歌之美恶也。又曰：“古之佩玉，左宫右征，以节其步，声不失序，音以律文，其可忘哉？”呜呼，彦和所言声韵与诗歌之关系，至剀切矣。

沈约《宋书·谢灵运传》论曰：“夫五色相传，八音协畅，由于玄黄律吕，各适物宜。欲使宫羽相变，低昂舛节，若前有浮声，则后须切响。一简之内，音韵尽殊，两句之中，轻重悉异。妙达此旨，始可言文。”陆厥谓：“沈约所言，辞既美矣，理又善矣。”所谓辞美理善者，吟咏之文，妙达运用声韵之旨也。

钟嵘《诗品》曰：“古诗颂皆被之金竹，故非谓五音，无以谐会。若置酒高堂上，明月照高楼，为韵之首，故三祖之辞，文或不工，而韵入歌唱，此重声韵之义也。”此言声韵更重于诗歌，若诗歌虽工，而不谐声韵，未可与言诗歌也。又曰：“齐王元长者尝谓余云，宫商与二仪俱生，自古国人不知之。”准此而言，声韵发于宫商，语言先于文字。自有语音以来，则不能谓为无声韵之萌芽，何也？诗歌先于散文，协声用韵，其所由来者远矣。今略述历代声韵演进之迹，以明其与诗歌之关系。

沈约曰：“至于高言妙句，音韵天成，皆暗与理和，匪由思至诗。”是言声音功用之伟大也。再考此时，讲求声律，已甚密矣。庄子曰：“孔子诵诗三百，歌诗三百，弦诗三百，舞诗三百。”夫诵之歌之弦之舞之，非研求诗之声律音节至精者，何能之乎？又孔子自言曰：“吾自卫反鲁，然后乐正，雅颂各得其所。”夫各得其所者，殆声律谐和无舛节也。呜呼！声韵与诗歌关系之重，自古以其然也。

考上古之歌，如涂山、有娀、卿云、八伯、帝载、南风、击壤、康衢等歌，一片天籁，纯乎匪由思至也。然不能谓非音韵天成。逮于周代，诗道大兴。设有专官，或制朝庙之乐章，或采里巷之歌谣，被之管弦，可诵可歌，而声音之道，与政通焉。故《毛诗·序》曰：“情发于声，声成文，谓之音。治世之音，安以乐，其政和；乱世之音，怨以怒，其政乖；亡国之音，哀以思，其民困。故正得失，动天子，感鬼神，莫近于前。”既言声韵之道，由疏而密。知唐之近体诗，实由南朝声律以开其先。于是标平起顺粘格、侧起偏格等。俾声韵正气划一，密而又密。逮至宋元，词曲学兴，声韵与诗歌之关系，益密切矣。夫宋元词曲，亦诗歌也。陆俨山引郑渔仲语曰："乐以诗为本，诗以声为用。古之诗，今之词曲也，若不能歌之，但能诵其文而说其义，可乎？"宋长白曰："夫乐之义理，诗词是也。声歌犹后世之腔调也，两者俱谐，乃为大成。汉古乐府，如朱鹭、君马黄、雉子班等曲，其词皆存而不可读。想当时自有节拍长短高下，故可合于律吕。后来拟作者，但咏其名物，语虽有偷，恐非乐府之全也。"近人李笠曰："观上二说，则知诗者，当与乐和。赋与五言诗、律诗，既不可歌，故为诗之支别也。"

据以上声韵演进之历史观之，则知声韵与诗歌之关系綦重。苟不讲声韵，则诗非正宗。乃近年盛行之白话诗，漫无规律（专力于白话诗者，或亦用双声叠韵字调谐其句子，然究不讲声韵），始创之者，竟谓系承诗歌之进化。今人章士钊驳之最痛快，其言曰："胡适之提倡白话诗，同时并标榜元曲，斯诚二律背反之道，须待黑格尔出为调和也。夫诗降而词，词降而曲，曲降而为白话诗，名似日趋简易，实则词律严于诗，曲律又严于词……今白话诗继词而起，果有何种安排乎？白话诗家，最忌言律，惟其无律，故曰白话。若曲也，又岂其然……故凡曲之难有三。吟律，一也。合调，二也。字句天然，三也。尝为之语曰：三仄更须分上去，两平还要辨阴阳，诗与词曾有是乎？（原注《制词枝语》，见张潮所编《昭代丛书》）"呜呼！提倡白话诗者，何只知诗歌之句法进化，由整而散，由深而浅，而不知诗歌之声韵进化，由疏而密，其相互之关系至深，匪可轻忽视之也。

降至汉代，古乐亡而乐府继起。乐府者，诗之协于音律者也（即古诗之别于乐府不可歌者，亦自有声律音节在。观清王渔洋《古声诗调谱》，可以知矣）。《汉书》曰："（武帝）乃立乐府，采诗夜诵。有赵代秦楚之讴，以李延年为协律都尉，多举司马相如等造为诗赋，略论律吕，以合八音之调，作十九章之歌。"为歌乐府，置一协律都尉，以讲声律，调音节，可知声韵关系于诗歌者矣。刘勰《文心雕龙》乐府篇曰："乐府者，声依永，律和声也。钧天九奏，既其上帝。葛天八阕，爰乃皇时……匹夫匹妇，讴吟土风。诗官采言，乐盲被律。志感丝篁，气变金石。是以师旷觇风于盛衰，季札鉴微于兴废，精之至也……自雅声浸微，溺音沸腾，秦燔乐经，汉初绍复，制民绝其铿锵，叔孙定其容与，于武德兴于高祖，四时广于孝文，虽摹韶夏，而颇系秦旧。中和之乐，阒其不远。暨武帝崇礼，始立乐府。总赵代之音，撮齐楚之气。延年以曼声谐律，朱马以骚体制歌……至宣帝雅颂，诗效鹿鸣。迩及元成，稍广淫乐，正音乖俗，其难也如此。暨后，郊庙惟杂雅章。辞虽典文，而律非夔旷。至于魏之三祖，气爽才丽。宰割辞调，音靡节平……志不出于淫荡，辞不离于哀思。虽三调之正声，实韶夏之郑曲也。逮于晋室，则傅玄晓音，创定雅歌，以咏祖宗。张华新篇，亦充庭万。然杜夔调律，音奏舒雅。荀勖改悬，声节哀急。故阮咸讥其离声，后人验其铜尺。和乐精妙，固表里而相资矣。”此虽言乐府之渊源及其嬗递，然评诗歌之优劣，均以协于声律与否为断。于此亦可以知声韵与诗之关系矣。

声韵成立时期，在齐永明间。《南史·陆厥传》曰：“永明末盛为文章。吴兴沈约，陈郡谢朓，琅琊王融，以气类相推。汝南周颙，善识声韵，为文皆用宫商，以平上去入为四声。以此制韵，有平头上尾，蜂腰，鹤膝。五字之中，音韵悉异。两句之内，角徵不同，不可增减，世呼为永明体。”唐封演《闻见记》云：“周颙好为韵语，因此切字，皆平上去入之异。永明中，沈约文辞精拔，盛解音律，遂撰四声谱。时王融、刘绘、范云之徒，慕而扇之，由是远近文学，转相祖述，而声韵之道大行。”声韵之于诗歌，犹人形之于神，不能析之为二。由疏而密，由密而益密，乃势所必至，理有固然者。永明盛讲声韵，洵承前启后。虽当不少反对之者，如庾肩吾曰：“齐永明中，王融、谢朓、沈约文章始用四声，以为新变。至是转拘声韵，弥为丽靡”，然讫后愈盛者。声韵之演进，实本自然，非由强致也。诚以乐章既废，声韵更弃而不用，则诗歌一道，转由盛入微矣。尚符历史进化之原则乎。

梁灏登第考（八十二岁之说不确）①

（1928 年 4 月）

陈正敏《遁斋闲览》谓梁灏在雍熙二年（宋太宗年号）中进士第一，时年八十二岁。自宋以来，此说深中人心，牢不可破。而近日乡村父老，无不称之，篱根谈天，据为典要，津津乐道。稍文雅者，并讽其登第谢恩诗以证之。诵其诗曰：“天福三年来应举，雍熙二载始成名。饶他白发巾

① 编者注：梁灏的生平：一说八十二岁中状元，此说因载于《三字经》，广泛流传，妇孺皆知；一说卒于四十二岁。本文着重考证八十二岁登第说之不确。

中满，且喜青云足下生。观榜更无朋辈在，到家惟有子孙迎。也知年少登科好，争奈龙头属老成。”紬绎此诗之意，当是后人假托。何也？观“饶他”“属老成”等字样，均是他人叹羡赞美之辞，非自道语。且“天福”系后晋石敬瑭年号，谢宋太宗之恩，而曰“天福三年来应举”，“来”字殊觉唐突。况“到家惟有子孙迎”，“争奈龙头属老成”二句，又非专制时代臣子对君上所敢言者。是登第谢恩诗，不足为梁灏八十二岁中进士第一之证也。

洪迈《容斋随笔》，对陈正敏之说辩之。谓考诸国史，灏卒时年四十二。且史臣称其方当委遇，中途夭谢云云。洪迈之说，亦有疑义。察各书所载，谓灏有吏才，每进对，词辩明敏，真宗深眷之。又谓累官翰林学士，景德元年，权知开封府，暴卒。是梁灏乃当时一名人，以情理度之，中进士第一，当是实事，特八十二岁之说不确耳。考雍熙二年为乙酉，景德元年为甲辰，中隔一十九年。若从梁灏八十二岁中雍熙二年进士第一之说，至景德元年，已一百零一岁矣。真宗尚命其权知开封府，有是理乎？惟《宋史·本传》，称其九十二岁卒，辞源所考，上距雍熙二年，计二十年，登第时应为七十二岁。此说颇能成立，梁灏卒年，既为九十二岁，又上距雍熙二年计二十年，则是当景德二年，岁在乙巳。甲辰年权知开封府，乙巳年暴卒，年数正相衔接。梁灏七十二岁登第之说，视八十二岁登第之说为长矣。

以上所考梁灏七十二岁登第之说，虽觉八十二岁之说为长，然终觉未安。因九十余岁，尚能离朝作外官，于事理不合，而又未能探出他说。世多博雅君子，盍起而继考，另觅新证，以辨明此疑案，则不独鲰生受益也。

章实斋之著作考略

（1928 年 5 月）

章实斋[①]名学诚，浙江会稽人，清乾隆戊戌进士，为史学大宗，平生

---

① 编者注：章学诚（1738—1801），字实斋，会稽（今浙江绍兴）人，乾隆四十三年（1778）进士，清代史学家、文学家。章学诚倡“六经皆史”之论，治经治史，皆有特色。所著《文史通义》等，是清中叶重要的学术理论著作。

著作甚富，且极有价值。兹略考明于次。

在考实斋之著作以前，须有宜述明者二端：一为实斋之学派承受，一为与其同时之有名学者。盖实斋之学说，虽多创见，然亦自有其师承。不知其思想渊源，则不知其学说之立脚地。不知其同时之有名学者，则不知其某篇为谁而发。故不避烦赘，就二端略述明之。

章实斋，实集浙东学派之大成者。浙东学派，自宋以来，既甚发达。如吕东莱后有陈同甫、叶水心，再后有甬上四先生杨、袁、舒、沈，又后有王阳明、刘蕺山。而明末黄梨洲合承陈、叶文献经世之学，与阳明身心性命之学。然黄对阳明学派之建设，仅一部分，而最重要之部分，却在文献之学（即史学）。万充宗、万季野均为黄之直接门生，邵念鲁为黄之私淑门生，万、邵为史学界开山鼻祖，后有全谢山，亦注重史学。

浙东学派，由黄而万、而邵，由万、邵而全，渐成为一种特有之学风。致用方面，远绍宋代吕东莱一派文献之学；修养方面，仍主阳明。至乾隆时，实斋出焉，乃集浙东学派之大成。实斋全部工作，皆在史学（章之史学，非仅承浙东学风，其祖君信、其父骧衢，均嗜史学，实斋其学实具家传焉）。然单举史学，不能概其学术。其不主张空谈性命，对于带玄学之心性论，异常反对，往实际方面下死工夫。常谓器外无道，更谓六经皆史，欲求儒家道术，须在历史上去求。道起三人居室，在古代为书本学问，在近代为社会事物。故其努力之工作，全在史学，成就历史哲学。（以上本梁任公《儒家哲学》）

章实斋之自序曰："郑樵有史识而未有史学，曾巩有史学而不具史法，刘知几得史法而不得史意。"又曰："吾于史学，自信发凡起例，多为后世开山，而人乃拟吾于刘知几，不知刘言史法，吾言史意，刘议馆局纂修，吾议一家著述。"读此，知实斋于史学超过前人，然实因刘子元、郑渔仲之旧而加以扩大也。故梁任公论之曰："章氏生刘、郑之后，较其短长，以自出机杼，自更易为功，而彼于学术大原，实自有一种融会贯通之特别见地。故所论与近代西方史学家言多有冥契。"甘蛰仙论之曰："刘氏尊断代史，宁扬班而抑马；郑氏终以通史为主，则又宗马而贬班。及章实斋出，始集刘、郑之长而力避其短，一面更扩大史料之范围，提高史学之地位，而卓然有哲学的史学（一曰历史哲学，一曰历史观），思独树一帜。"

章实斋生于清乾隆三年戊午，卒于嘉庆六年辛酉，寿六十四岁。其同时名人有戴震（长实斋十四岁），袁枚（长实斋二十二岁），钱大昕（长实斋十岁），汪中（小实斋六岁）（皆据胡适《章实斋年谱》所载，以下实斋著作篇目下，注有某年及实斋年岁者，亦皆依据年谱）。戴震为当时经学大师，尚考据；袁枚诗文亦负盛名。实斋对彼等皆致不满，故著作中多驳斥之者。

章实斋平生著作，可考见者，多载章氏遗书中。今就浙江吴兴嘉业堂刊本所载各家序跋关于考核章氏著作存遗之语，撮要录之如下：

元和孙德谦《章氏遗书序》曰："先生（即章实斋，后例此）湛于史，年少时取左、国诸书，分为纪、表、志、传，作东周书几及百卷，其书虽不传……又尝为毕秋帆尚书撰《史籍考》，世亦未见传本。观其目录，自制度以下，凡为类者十二，至其条例，如所谓古逸宜存、家法宜辨者，析之为十有四大体，一准经义考。此书存，读史者所获裨益，必匪浅鲜，惜乎其有酒诰俄空之叹也。《湖北通志》，则为人所改窜。和州一志，散失之后，写定二十篇，非复全帙。只《永清县志》尚称为完本。而天门则非其主名，亳州又世所罕睹。"

按胡适《章实斋先生年谱》，嘉庆三年戊午，先生六十一岁，补修《史籍考》。毕沅死后，《史籍考》未成。先生"就其家访得残余，重订凡例，半藉原文，增加润饰，为成其志。"（史考释例末节）此事不知在何年，然次年毕沅家产即被籍没入官，而先生释例中，不言毕家籍没事，可见先生就毕家取得残稿，补成《史籍考》，似当在此年。《史籍考》全书不传，诸家自录皆不提及，此书不知流落何所。马夷初（叙伦）先生抄得杨氏藏先生未刊稿一卷，中有《史籍考》篇目。附录于此：

史籍考总目

一、制度：二卷。

二、纪传部：正史十四卷，国史五卷，史稿二卷。

三、编年部：通史七卷，断代四卷，记注五卷，图表三卷。

四、史学部：考订一卷，义例一卷，评论一卷，蒙求一卷。

五、稗史部：杂史十九卷，霸国三卷。

六、星历部：天文二卷，历律六卷，五行二卷，时令二卷。

七、谱牒部：专家廿六卷，总类二卷，年谱三卷，别谱三卷。

八、地理部：下分总载五卷，分载十七卷，方志十六卷，水道三卷，外裔四卷。

九、故事部：训典四卷，章奏二十一卷，典要三卷，吏书二卷，户书七卷，礼书二十三卷，兵书三卷，刑书七卷，工书四卷，官书三卷。

十、目录部：总目三卷，经史一卷，诗文（即文史）五卷，图书五卷，金石五卷，丛书三卷，释道一卷。

十一、传记部：记事五卷，杂事十二卷，类考十三卷，法鉴三卷，贯行三卷，人物五卷，别传六卷，内行三卷，名姓二卷，谱录六卷。

十二、小说部：琐语二卷，异闻四卷。

合此十二纲五十七子目，计三百二十五卷。

又据，年谱谓马叙伦之抄本中，有《史考释例》一篇，为遗书所无。其中义例，亦与遗书中之论修《史籍考》要略一篇不同。盖修《史籍考》要略为草创时的义例，而《史考释例》乃成书的义例，故后者更胜于前者。

论修《史籍考》条例，一曰古逸宜存，二曰家法宜辨，三曰剪裁宜法，四曰逸篇宜采，五曰嫌名宜辨，六曰经部宜通，七曰子部宜择，八曰集部宜裁，九曰方志宜选，十曰谱牒宜略，十一曰考异宜精，十二曰版刻宜评，十三曰制书宜尊，十四曰禁例宜明，十五曰采摭宜详。《史考释例》首论著录，极推崇朱尊彝之《经义考》。次论考订，谓刘歆为著录，而刘向“所为条其篇目，摄其旨意，辨而奏上之言”，乃是考订群书之鼻祖，其事难于著录。次言史部，占群籍三分之一（经为其一，子、集合为其一），而三部多与史相通。次分论十二纲五十七目之义例，文繁不具引。我们读此篇，有三点可注意。第一，史考原稿一百十二子目，先生为并省成十二纲五十七目，为书三百二十五卷，可见先生对于此书所费心力之巨。此稿今竟不传，藏书家亦未见著录，真是学术史上一大憾事。第二，释例末云，“予既为朱修补经考，因思广朱之义，久有斯志。”据此，则先生诚有补经考之作，此书今亦不传。第三，先生论史部，虽划分三分之一，而实“上采甲而下合丙丁”，此论为先生的一种特见。

钱塘张尔田《章氏遗书序》曰：“实斋先生著述宏富，易箦时，以全稿属萧山王谷塍（宗炎）编订。今所行世《文史通义》、《校雠通义》，盖不及全稿三分之一，且多其子侄丐人窜改，识者病之。吴兴刘翰怡京卿，得嘉兴沈寐叟丈所藏先生原稿，则谷塍所编次皆在焉。又益以未刻诸书，鸠集摄录，合若干种，若干卷。”

吴兴刘承干（翰怡）《章氏遗书序》曰：先生书曾一刻于大梁，再刻于浙江、贵州，乃其子侄改窜者，抄本流传，歧异错出。前岁始得见王谷塍原编于沈子培尚书，许发录而复刊之，又益以已刊未刊诸书，都为一集，以备先生一家之言。”

《章氏遗书》例言：（一）今假自沈乙庵尚书所藏抄本两《通义》外

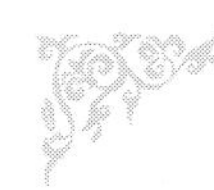

《文史通义》、《校雠通义》)，又有方志略例诸种，复从尚书处借得和州与永清县二志，予（刘翰怡）又获购《庚辛之间亡友传》，益以风雨楼印行信摭一卷。虽天门县志非出先生手纂，而《亳州志》、《史籍考》诸书未见传本。先生著述，犹不足窥其全豹。今为荟萃副刊，成一家之言。亦庶几告备矣。（一）先生遗书，抄本原有戊午抄存、庚辛闲草诸目。盖当时稿本，必分年铨次，各自为篇。今目录系萧山王谷塍先生所编，凡三十卷。其《和州志》、《永清县志》，则仅以篇计，不分卷数。今析和志为卷三，永清志为卷十，合之信摭五种，定为外编十八卷。加以目录一卷，及补遗、附录，都为五十卷云。

《章氏遗书》共五十卷，为《文史通义》九卷，《校雠通义》四卷，《方志略例》二卷，文集八卷，《湖北通志》检存稿四卷，外集二卷，《湖北通志》未成稿一卷，共三十卷。加外编十八卷，及目录一卷，补遗、附录各一卷，共五十卷。今分别考之于次。

一、《文史通义》内篇五卷，外篇三卷

实斋平生著作，其自视为最得意者，为《文史通义》与《亳州志》（今已不传）。实斋与汪辉祖书中有曰（此书写于嘉庆元年丙辰，五十九岁时）：“拙撰《文史通义》，中间议论开辟，实有不得已而发挥，为千古史学辟其榛芜，然恐惊世骇俗，为不知己者诟厉，姑择其尽情而可听者，稍刊一二（所刊当是选本，今已不见，并非今通行本之《文史通义》)，以为就正同志之质，亦尚不欲遍示于人也。”今本《文史通义》，其子华绂序之曰：“先君子……著有《文史通义》一书，其中倡言立意，多前人所未发，大抵推原官礼，而有得于向、歆父子之传，故于古今学术渊源，辄能条别而得其宗旨。易箦时，以全稿付萧山王谷塍先生，乞为校定，时嘉庆辛酉年也（时先父六十四岁）。谷塍先生，旋游道山。道光丙戌，长兄抒思，自南中寄出原草，并谷塍先生订定目录一卷。查阅所遗尚多，亦有与先人原编篇次互异者，自应更正，以复旧观。先录成副本十六册，其中亥豕鲁鱼，别无定本，无从校正。庚寅辛卯，得交洪洞刘子敬、华亭姚椿木二先生，将副本乞为复勘。今勘定《文史通义》内篇五卷、外篇三卷，《校雠通义》二卷，先为付梓。”则今本之《文史通义》，似为完帙。然就各家所言，尚有遗篇。今录其篇目，间考其遗篇，并采集各家之所说，于重要篇文，略加说明焉。

（一）文史通义卷一，内篇一（共十一篇）

易教上，易教中，易教下

实斋《易教》上首句，即曰六经皆史也。梁任公《历史研究法》及胡适《章实斋先生年谱》，对此有相同的解释。今引用胡适说，其言曰："先生作《文史通义》，第一篇——易教——之第一句即云，'六经皆史也'。此语百余年来，虽偶有人崇奉，而实无人深懂。其所涵之意义，我们须先懂得'盈天地间一切著作皆史也'（实斋《报孙渊如书》中语）这一句总纲，然后可以懂得'六经皆史也'这一条子目。'六经皆史也'一句孤立的话，很不容易懂得，而《周易》一书，更不容易看作史。故先生易教篇，很露出勉强拉笼的痕迹。其实先生的本意，只是说'一切著作都是史料'。如此说法，便不难懂得了。先生的主张，以为六经皆先王的政典，因为是政典，故皆有史料的价值。故他《报孙渊如书》说：'六经，特圣人取此六种之史以垂训者耳。'《史考释例》论六经的流别，皆有史部所不得不收。其论易只说'盖史律宪志，而卦气通于律宪，则易之支流通于史矣'……"

甘蛰仙曰："一以贯之，体用一原，故曰一用不离体，故能贯。变化而不可方物者，成象之事，言本体之超乎名相也。谨原不可假借者，效法之事，言作用之合乎定理也，达用所以精义也，明体所以安仁也，春秋所以达用也，易所以明体也。知《易》、《春秋》之所以同出一源，则先秦史家哲学之体要见矣。章氏谓《易》象通于《诗》之比兴，《易》词通于《春秋》之例，其语最精。象言乎最高的意象，词言乎最精的判断，比合意象而下判断，名学上事也。然非先明乎意象，则判断莫由成立。此认识论家进而治本体论，而易学家亦竟言尚其象也。"

书教上，书教中，书教下

实斋于乾隆五十七年壬子（时年五十五岁），《与邵二云论修宋史书》中有曰："近撰书教之篇，所见较前似有进境，与方志三书之议，同出新著。"胡适谓："书教三篇，实可代表先生晚年成熟的史学见解。"邵晋涵《答书评其书教》云："纪传史裁，参仿袁枢，是貌同心异；以之上接《尚书》家言，是貌异心同。是篇所推，于六艺为支子，于史学为大宗，于前史为中流砥柱，于后学为蚕丛开山。"书教下末节云："至于创立新裁，疏别条目，较古今之述作，定一书之规模，别具圆通之篇，此不具言。"与《邵二云论修宋史书》中亦曰："今仿纪传之礼，而参本末之法，增图谱之

例，而删书志之名，发凡起例，别具圆通之篇，推论其精，造次难量，须俟脱稿，便当续上奉郢质也。”是书是乾隆五十七年（壬子）年五十五岁时所写。则实斋之著作，应有圆通篇。然遗书中未有。华阳王秉恩曰：“书教下云，别有圆通篇，今亦不见，或即存原序，称尚有之篇中，亦未可知。”此亦未见圆通篇者。胡适曰：“很可惜的，是先生的圆通篇始终不曾作成。”今无他考证，姑从胡君之说。

诗教上，诗教下（乾隆四十八年癸卯，年四十六岁作）

实斋于嘉庆元年（年五十九岁）《上朱中堂世叔书》中，有论及易教、书教、诗教各篇之语曰：“近刻数篇呈诲，题似说经，而文实论史。议者颇嫌小子攻史而说经，以为有意争衡，此不足辩也……古人之于经史，何尝有彼疆此界，妄分孰重孰轻哉？小子不避狂简，妄谓史学不明，经师即伏孔贾郑，只是得半之道。通义所争，但求古人大体，初不知有经、史门户之见也。”（此段语并未指明，是说易教等篇。胡适《实斋年谱》谓：“有题似说经可证。”故附录之。）

经解上，经解中，经解下（乾隆五十四年己酉，年五十二岁作）

胡适曰：“经解三篇，大旨谓：‘古之所谓经，乃三代盛时典章法度，见于政教行事之实，而非圣人有意作为文字以传后世。’此亦实斋平生一大主张。”（以后凡引胡适语，皆见其所著《实斋年谱》。）

（二）《文史通义》卷二，内篇二（共十二篇）

原道上，原道中，原道下（乾隆五十四年己酉，五十二岁作）

邵晋涵曰：“是篇初出，传稿京师，同人素爱章氏文者，皆不满意。谓蹈宋人语录习气，不免陈腐取憎，与其平日为文不类，至有移书相规诫者。余谛审之，谓朱少白曰：‘此乃明其通义所著，一切创言别论，皆出自然，无矫强耳，诚虽浑成，意多精湛，未可议也。’”实斋族子廷枫曰：“叔父通义，平日脍炙人口……是篇题目虽似迂阔，而意义实多创辟……皆奇闻至奇，深思至确。通义以前，从未经人道过，岂得谓陈腐耶。诸君当日诋为陈腐，恐是读得题目太熟，未尝详察其文字耳。”

胡适曰：“原道上，论道起于三人居室，即今日所谓社会的生活也。又说，当日圣人创制，则犹暑之必须为葛，寒之必须为裘，而非有所容心。又说，道无所为而自然，圣人有所见而不得不然。此皆精到之言。他过崇周公，说他经纶制作，集千古之大成，虽然很可笑，但他认道在制作典章，故宁可认周公而不认孔子为集大成也，不能不算是一种独见。我们可以原谅他的谬误。原道中，说道不离器，犹影不离形，自是一种卓识。”

梁启超曰：“实斋讲道外无器，器外无道，此二语出自易经‘形而上者谓之道，形而下者谓之器’。东原主张相同，亦有近似这类的话。”

原学上，原学中，原学下（乾隆五十四年己酉，五十二岁作）

胡适曰：“原学上篇，论学者学于形下之器，而自达于形上之道也。中篇论学必习于事……诸子百家之言，起于徒思而不学。下篇论世儒之患，起于学而不思。荀子曰：‘凡事所以然，天下第一学问。’人亦何求所以然者，思之乎？下篇切中清儒弊病。”

博约上，博约中，博约下（乾隆五十四年己酉，五十二岁作）

胡适曰：“博约诸篇，与原学相发明，其中篇尤痛切。”

言公上，言公中，言公下（乾隆四十八年癸卯，四十六岁作）

胡适曰：“言公三篇，为先生得意之作。上篇论‘古人之言所以为公也，未尝矜于文辞，而私据为己有也。志期于道，言以明志，文以足言。道果明于天下，而所志无不申，不必其言之果为我有也’，此是三篇大旨。中篇论‘世教之，道不足而争于文，实不充而争于名’，尤痛切。下篇为赋体，泛论各篇文体之公。”

（三）《文史通义》卷三，内篇三（共十五篇）

史德（乾隆五十六年辛亥，年五十四岁作）

梁启超曰：“刘子元说，史家应有三长，即史才、史学、史识，章实斋添上一种史德，并为四长。实斋此种补充甚是。”又曰：“实斋以为作史的人，心术应当端正。譬如《魏书》，大家以为秽史，就是因为魏收心术不端的缘故。又如《左氏春秋》，刘歆批评他是非不谬于圣人，也是心术端正的缘故。简单说起来，实斋所谓史德，乃是对于过去毫不偏私，善恶褒贬，务求公正。”

史释，史注，传纪，习固，朱陆（朱陆篇是乾隆四十二年丁酉，四十岁作）

胡适曰：“正月二十七日（丁酉年），戴震卒于北京，年五十五岁。戴震为当日朴学第一大师，清代朴学，至戴氏而始大成。至戴氏诸弟子段玉裁、王念孙等，而始光大。先生对于戴氏，虽时有疑难，但他确能赏识戴学的好处。先生作《朱陆》篇，即为戴氏而作的。先生晚年复作《书朱陆篇后》，明言此篇为戴氏而作。此篇前半论戴学为朱学的正传，真是特识，非研究学术渊源有所得者，不能为此言。先生不满意于戴氏，凡有数端：

第一，戴氏论修志与先生不合。先生述戴氏语，有谓‘僧僚不可列之人类，因取旧迹名僧人于古迹’。此言若确，戴氏真该骂了。第二，先生述戴氏论古文，谓‘古文可以无学而能，余生平不解为古文词，后想欲为之，而不知其道，乃取古人之文，反复思之，忘寝食者数日，一夕忽有所悟，翌日取所欲为文者（适按，者自当删），振笔而书，不假思索而成，其文即远出左国史迁之上’。此言若确，当是戴氏大才本高，自述其经验如此，先生所引，或有未实。但先生是用过苦功学古文的（胡自注：今观段玉裁所作戴氏年谱，似戴氏实曾用过古文的功。故疑戴氏自欺欺人）。第三，最重要的是戴氏攻击朱子，先生述其口谈有云：‘自戴氏出，而朱子侥幸未世所宗，已五百年，其运亦当渐替。’先生是维持宋学的人，故对于此事最不满意……然先生对于戴震的学问，确有卓绝的了解。如书后云：‘凡戴君所学，深通训诂，究于名物制度而得其所以然，将以明道也。时人方贵博雅考订，见其训诂名物，有合时好，以为戴之绝诣在此。及戴著论性原善诸篇，于天人理气，实有发前人所未发。时人则谓空说义理，可以无作。是固不知戴学者矣。’此与先生平日论学宗旨一致。先生平日，深恨当时学者误把功力看作学问，见了学问反不认识，反以为不如功力，故他能为戴氏抱不平。”

梁启超曰：“他看不起东原，东原门下又看不起他。而东原声气广远，他的势力抵抗不过，自然在当时难以风行。他的价值，最近二三十年才被人认出来。”

文德（嘉庆元年丙辰，年五十九岁作），文理，文集，篇卷，天喻，师说，假年，感遇，辨似

（四）《文史通义》卷四，内篇四（共十二篇）

说林，知难，释通

实斋《释通》篇，谓通史之修，其便有六：一曰免重复，二曰均类例，三曰便铨配，四曰平是非，五曰去抵牾，六曰详邻事。其长有二：一曰具剪裁，二曰立家法。其弊有三：一曰无短长，二曰仍原题，三曰忘标目。

甘蛰仙曰：“然刘、郑之短，亦不容掩。尊断代太过，而乏通史之眼光，此刘氏千虑之一失也。贬孟坚太过，而迁怒向、歆，此又渔仲千虑之一失也。读《文史通义·释通篇》所陈通史之六大特长，及画代为断，何通之有云云。则实斋之新说，不落知己之窠臼，可以见矣。”

横通，繁称，匡谬，质性，黠陋，俗嫌，针名，砭异，砭俗

（五）《文史通义》卷五，内篇五（共十一篇）

申郑，答客问上，答客问中，答客问下，答问（答问作于嘉庆元年丙辰，五十九岁时）

古文公式（此篇系合丙辰札记二段，与丁巳年札记二段所成）。

古文十弊（嘉庆元年丙辰，五十九岁作）。

古文十弊：一、剜肉医疮。二、八面求圆。三、削足适履。四、私署头衔。五、不达时势。六、同里铭旌。七、画蛇添足。八、优伶演剧。九、井底天文。十、误学邯郸。

浙东学术（嘉庆五年庚申，六十三岁作）

实斋集浙东学派之大成（说见前）。

妇学，妇学篇书后，诗话

胡适曰："是年（指嘉庆二年丁巳），袁枚死，年八十二。先生对于同时的三个名人，戴震、汪中、袁枚，皆不佩服，皆深有贬词。但先生对戴震尚时有很诚恳的赞语，对汪中也深赞其文学，独对袁枚，则始终存一种深恶痛绝的态度。遗书中专攻击袁枚之文，凡有五篇：一、妇学，二、妇学篇书后，三、诗话，四、书坊刻诗话后，五、论文辨伪。攻袁之端，始见于此年。丁巳札记有一条云：'近有无耻妄人，以风流自命，蛊惑士女，大率以优伶杂剧所演才子佳人惑人。大江以南，名门大家闺阁，多为所诱，征诗刻稿，标榜声名，无复男女之嫌，殆忘其身之雌矣。此等闺娃，妇学不修，岂有真才可取，而为邪人拨弄，浸成风俗，人心世道，大可忧矣。此即妇学诸篇动机与目的。"

《文史通义》内篇，共六十一篇

梁启超在《清代学术概论》中，有论章实斋一段，多推崇其内篇之语，今附录于下。启超曰："在全盛期与蜕分期之间（梁划分清代学术盛衰时期，以朴学为中心），有一重要人物，曰会稽章学诚。学诚不屑于考证之学，与正统派异（正统派指戴、段、二王）。其言六经皆史，且极尊刘歆《七略》，与今文家异（今文家指龚、魏、康、梁）。然其所著《文史通义》，实为乾嘉后思想解放之源泉。其言'贤者学于圣人，圣人学于百姓'，'集大成者乃周公，而非孔子'（《原道》篇），言'六经皆史，而孔子又皆出于六经'（《易教》、《诗教》、《经解》诸篇），言'战国以前无著述'（《诗教》篇），言'古人之言所以为公，未尝据为已有'（《言公》

篇），言‘古之糟粕，可以为今之精华’（《说林》篇），言‘后人之学胜于前人，乃后人之智虑所应尔’（《朱陆》篇），言‘学术与一时风尚不必求适合’（《感遇》篇），言‘文不能彼此相易，不可舍己之所求，以摩古之形似’（《文理》篇），言‘学贵自成一家，人所能者，我不必以不能为愧’（《博约》篇）。书中创见，类此者不可悉数。实为晚清学者开拓心胸，非直史家之杰而已。”

（六）《文史通义》卷六，外篇一（共十九篇）

方志立三书议（乾隆五十七年，壬子，五十五岁作）

此篇大旨谓：“凡欲经纪一方之文献，必立三家之学……仿纪传正史之体而作志，仿律令典例之体而作掌故，仿文选文苑之体而作文征。三书相辅而行，缺一不可。”

州县请立志科议

此篇言史料之搜集，宜责成州县学校。

地志统部

《和州志》序例（共十六篇）

胡适曰：“据先生丁未上毕抚台书，和州志例，刻本有二十篇。今《文史通义》外篇只存十六篇。又灵鹣阁丛书四之《文史通义》补编，有志隅一篇，为二十篇之总序，此外尚多和州志，氏族，艺文，政略，列传第一、十二、二十三四篇，合共二十篇，汇成志隅二十篇，后刻成单行本。”

（七）《文史通义》卷第七，外篇二（共二十一篇）

《永清县》志序例（共十五篇）

《亳州志》人物表例议（三篇），掌故表例议（三篇）

《亳州志》一书，实斋自视甚得意，故与周永清论文曰：“近日撰亳州志，颇有新得。回视和州永清之志，一半为土苴矣……此志拟之于史，当与陈范抗行。义例之精，则亦《文史通义》中最上乘也……如有良史才出，读亳州志而心知其意，不特方志奉为开山之祖，即史家得其一二精义，亦当尊为不祧之宗。”此中自信颇真，言大实，非夸也。

惜《亳州志》各遗书未见，为世所罕睹。

（八）《文史通义》卷八，外篇三（共二十二篇）

答甄秀才论修志第一、二书（胡适谓此二书当作于癸未、甲申之间），与甄秀才论文选义例书（二）。

修志十议（乾隆二十九年，甲申，二十七岁作）

甲申冬杪，天门知事胡君议修县志，实斋为作修志十议。十议者，一议职掌，二议考证，三议征信，四议征文，五议传例，六议书法，七议援引，八议裁制，九议标题，十议外编。十议之中，征信一条，注重核实，征文一条，主张“一效班志、刘略，标分部汇，删芜撷秀，拔其端委，自勒一考”。胡适谓此：“皆可见先生此时对于修志一事的主张，已开后来的先路。”十议后有跋云，此篇“大意与答甄秀才前后两书相出入”。可知答甄秀才论修志二书，作于此议之前。

天门县志考序三篇

胡适曰：“天门志乃先生之父所修（原注，此据孙德谦君与孙毓修书中语），诸序当是代笔，大概作于甲申与戊子之间。”

与石首王明府论志例

记与戴东原论修志

实斋曰：“乾隆三十八年癸巳夏（时年三十六岁），与戴东原相遇于宁波道署（胡适曰：是时戴年已五十，方主讲浙东金华书院。先生与戴论史学多不合）。戴新修《汾州府志》（乾隆己丑，见戴氏年谱）及《汾阳县志》（辛卯，亦见年谱）。戴君经籍淹贯，而不解史学……见余《和州志》例，乃曰：‘此于体例则甚古雅，然修志不贵古雅。余撰汾州诸志，皆从世俗，亦无一定义例，但悉心于地理沿革。侈言文献，岂所急务哉？’余曰：‘余于体例求其是耳……但须从俗，又何须择人而后与哉。方志如古国史，本非地理专门，如云但重沿革，而文献非其所急，则但作沿革考一篇足矣。’又曰：‘修志者，非示观美，将求其实用也……若云但考沿革，而他非所重，则沿革明显，毋庸考订之，州县可毋庸修志矣。”可见实斋之方志学，高出戴氏远甚。

报广济黄大尹论修志书（乾隆五十八年，癸丑，五十六岁作）

复崔荆州书，为张吉甫司马撰《大名县志》序。

为毕秋帆制府撰《常德府志》序，为毕秋帆制府撰《荆州府志》

胡适曰：“先生在这几年之中（壬子、癸丑间），除主修通志外，尚修有湖北的几种府县志。一为《常德府志》，凡一年而成，为书二十四篇，

纪二、考十、表四、略一、传七，别有文征七卷，丛谈一卷。二为《荆州府志》，名为知府崔龙见撰，实亦先生所撰。首纪、次表、次考、次传，亦附有文征及丛话，卷数未详（参看复崔荆州书）。此二志年岁不可考，荆州大概成于癸丑、甲寅之间，故复崔荆州书有‘鄙人又逼归期’的话，当即指甲寅年离湖北，故附记于此年（乾隆五十八年癸丑）。”

为毕秋帆制府撰石首县志序，书武功志后，书朝邑志后，书吴郡志后，书姑苏志后，书滦志后，书灵寿县志后。

《文史通义》外篇，共六十一篇。

《文史通义》内、外篇所刻卷数与篇目，均按现在通行本，为人易于复按也，与吴兴遗书本多有出入（后《校雠通义》亦按通行本）。

二、《校雠通义》

实斋《校雠通义》自序曰：“校雠之义，尽自刘向父子，部次条别，将以辨章学术、考镜源流，非深明于道术精微、群言得失之故者，不足与此……郑樵生千载而后，既然有会于向、歆讨论之旨……而特以部次条别，疏通伦类，考其得失之故，而为之校雠……顾樵生南宋之世，刘氏所谓《七略》、《别录》之书，久已失传……独艺文为校雠之必究，而樵不能平气以求刘氏之微旨，则于古人之大体，终似有所未窥……故其自为《通志》，艺文、金石、图谱诸略，抵牾错出。又其论求书之法，校雠之业，既详且备，然亦未究求书以前，文字如何治察，校书以后，图籍如何法守。凡此皆郑氏所未遑暇……今为折中诸家，究其原委，作《校雠通义》。总若干篇，勒成一家，庶于学术渊源，有所厘别……”

实斋之《跋酉冬戊春志余草》中，有“己亥年（乾隆四十四年，先生四十二岁）著有《校雠通义》四卷。此书原稿，后两年游古大梁时，遇盗失去。前三卷有幸有朋友抄存本，其第四卷竟不可复得。”

（一）《校雠通义》卷第一（共九篇）

原道第一，宗刘第二，互着第三，别裁第四，辨嫌第五，补郑第六，校雠条理第七，著录残逸第八，藏书第九

（二）《校雠通义》卷第二（共三篇）

补校汉艺文志第十，郑樵误校汉志第十一，焦竑误校汉志第十二

（三）《校雠通义》卷三（共六篇）

汉志六艺第十三，汉志诸子第十四，汉志诗赋第十五，汉志兵书第十六，汉志术数第十七，汉志方技第十八

甘蛰仙曰："读《校雠通义》自叙，及其补郑篇、郑樵误校汉志篇，则章氏之伟识，能补渔仲之所未逮，而纠其未衷，可以见矣。研究刘、郑之学，用力最笃，而能不失刘、郑于研究中，所谓力避其短也。"

胡适曰："《校雠通义》，今存三卷，共十八篇。中多有极重要的见解，往往与《文史通义》互相发明。例如原道篇，说古代'官守学业，皆出于一，私门无著述文字'，又说'六艺非孔氏之书，乃周官之旧典也'。这都是《文史通义》的重要观念，但此略而彼详耳。他极力推重刘向、刘歆父子，故有宗刘之篇。他论校书之法很多，可注意的：一、互著（重复互注）。二、别裁（裁其篇章，别出门类，如管子之弟子职入小学）。三、辨嫌名（一书数名者，必当历注互名于卷帙之下；一人而有多字号者，亦当历注其字号于姓名之下）。四、采辑补缀（辑佚书）。五、书掌于官（平日责成州县官考求是正，著为录籍，略如人口之有版图）。六、广储副本备雠正。七、有所更正，必载原文。八、著录残逸。九、藏书。此外，他还有一条极重要的意见，曰：'窃以典籍浩繁，闻见有限，在博雅者，且不能悉委无遗，况其下乎？校雠之先，宜尽取四库之藏，中外之籍，择其中之人名、地名、官阶、数目，凡一切有名可治，有数可稽者，略仿《佩文韵府》之例，悉编为韵，乃于本韵之下，注明原书出处，及先后篇第，自一见再见，以至数千百，皆详注之，藏之馆中，以为群书之总类。至校书之时，遇有疑似之处，即名而求某编韵，因韵而检其本书，参互错综，即可得其至是。此则渊博之儒，究毕生年力而不可究殚者。今即中才校勘，可坐取于几席之间，非校雠之良法欤？'（见《校雠条理》）此即今所谓'索引'之法。后来汪辉祖的《史姓韵编》与阮元等的《经籍纂诂》，都是这类的书。"

三、《方志略例》

《方志略例》共二卷

《方志略例》卷一，共二十八篇，然多见今通行本《文史通义》外篇。兹检所无者列出：方志辨体，与陈观民工部论史学，姑熟备孝书后。

《方志略例》卷二，共十四篇，皆见《文史通义》外篇，不再详列。

四、《文集》

卷一，共三十二篇

乾隆乙卯重修扬州唐襄文公祠记，此外祠堂、城宅、寺院碑文共九篇，墓碑共三篇，墓志铭共十五篇，墓表二篇，均不详列。

订正庄方耕侍郎所撰朱中宪表，改订史苍言所撰会稽陈君墓碣并铭。

卷二，共二十三（四）篇

家传十七篇，传七篇（言几篇者，非原目若此，乃余总括之也）。

卷三，共二十一篇

别传八篇，书孝丰知县李梦登事，书孙氏母子贞孝，书宋孝女，书李孝妇事，书余贞妇事，书李节妇事，书董节妇事，书李义妇事，

记大名县志轶事，记永清官事。外尚有记事三篇，不详列。

卷四，一篇

庚辛之间亡友传（附顾文子传书后）（乾隆五十三年，戊申，五十一岁作）。

亡友传。各刻本遗书中皆无之，胡适于民国十年撰《实斋年谱》时，尚云未见。

据胡适《实斋年谱》谓，内藤（日本人）藏本章氏遗书目，有礼记所见二篇，题下皆注戊申录稿（此二篇旧刻各本及浙本遗书中皆无之）。

卷五，共十三篇

家传六篇，小传二篇，烈妇女传三篇，行实二篇。

卷六，共二十五篇

文学叙例，序十二篇，后序三篇，跋周氏家传集略书后八篇。

卷七，共二十篇

为欧阳先生撰奉使告祭勒碑记略，记十篇，与周次列举人论先集，书六篇（书谓书札），清漳书院会课策问四书大义六道，清漳书院会课策问（二题乾隆四十五年，辛丑，四十四岁作）。

胡适曰："清漳书院会课题七道，可以看出先生的教育方法。其四书大义策问六道，都是很能引起学者的怀疑态度与思考力的。"

卷八，共二十二篇

平金川文，为窦总宪撰杜封君七十寿序，屏风题词三篇，甄青关六十

序，似此等序者，尚有四篇，贺文忠公像赞，哀辞三篇，祭文五篇，家谱杂议，神堂神主议，节抄王知州云龙记略。

五、《湖北通志》检存稿四卷

胡适《实斋年谱》曰：“自壬子（乾隆五十七年，时年五十五岁），先生任湖北通志事。通志不知起于何年，按先生代毕沅作通志序，所说年代，甚不分明。初看来好像通志起于乾隆五十年己酉，但下文又说‘凡再逾年而始得卒业’。据此，则又似通志于壬子。先生壬子任志事，屡见遗书中，如李清臣哀辞、孝义合祠碑记等。以再逾年之语推之，当成于癸丑、甲寅之间。”

（甲寅）三月中，乾隆帝巡幸天津，毕沅入觐，嘱先生于湖北巡抚惠龄。惠龄不喜先生之文，余人谗毁先生者亦甚众。时有进士嘉兴陈烩者，乞先生推荐，为校勘之事。先生为宛转荐于当道，以为校勘，不过校正字句之讹错而已。不意陈烩受委后，即大驳通志全书之不当，以为宜重修。当事大赞赏其议，批云：“所论具见本源。”先生大愤。及毕沅回籍，令先生答复陈议，先生著有《驳陈议》一卷，辨例一卷。《湖北通志》全书分四大部分：

（一）通志，七十四篇

二纪：皇言纪，皇朝编年纪（附前代）。
三图：方舆，沿革，水道。
五表：职官，封建，选举，族望，人物。
六考：府县，舆地，食货，水利，艺文，金石。
四政略：经纪，循绩，捍御，师儒。
五十三传（见后检存篇）。

（二）掌故，六十六篇

吏科，分四目：官司员额，官司职掌，员缺繁简吏典事宜。
户科，分十九目：赋役，仓庾，漕运，杂税，牙行等。
礼科，分十三目：祀典，仪注，科场条例等。
兵科，分十二目：将备员额，各营兵丁技艺额数，武弁例马等。
刑科，分六目：里甲，编甲图，囚粮衣食，三流道里表等。

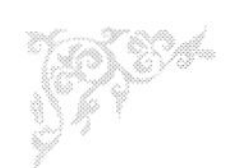

工科，分十二目：城工，塘汛，江防，铜铁矿厂硝矿，工科价值等。

（三）文征，八集

甲集上、下：裒撰正史列传。
乙集上、下：裒录经济策画。
丙集上、下：裒合词章诗赋。
丁集上、下：裒录近人诗词。

（四）丛谈，四卷

（甲）考据。（乙）轶事。（丙）琐语。（丁）异闻。

先生后来以箧中保存的志稿，汇订为《湖北通志》检存稿，二十四卷（此遗书分四卷）。又《湖北通志》未成稿一卷（见遗书卷三十）。

《湖北通志》检存稿卷一，共九篇

为毕制府撰湖北通志序，通志凡例，通志目录，皇言纪赞，族望表叙例，人物表叙例，府县考叙例，食货考，政略叙例（经济，循良，捍御）［按：王目（王谷塍编）以循绩略为正目，而经济、捍御则不载，实则经济诸目为政略之子目，宜附注于下，今更正。据原订目录，本有师儒一略，今佚其文，故从盖缺。循良，王作循绩，原目同，今以凡例作循良，改归一律］。此系吴兴本原注。

卷二，共十二篇

序传，宋臣规德安御寇传，开篇守里阳传，嘉定蕲难传，瞿九思郝敬传，李时珍尹宾商传，三耿二顾张绪传，复社名士传，四季寇难传，贺逢寿丘瑜方岳贡传（王目无，今据原定目录增，贺、方文佚。）

韩大图传，平夏逆传。

卷三，共十篇

顾天锡传，刘湘连传，欧魏列传，徐本仙陈良范传，武邑刘氏传，黄冈朱氏传，天门程氏传，黄安王秦氏传，黄安卢氏传，天门谭氏传。

卷四，共十三篇

陶叶张汪四节妇传，徐王卢马四节妇传，前志传（王目分上、下两篇，今抄本存其一，故删去上下两字），湖北掌故叙例，湖北掌故目录（王目只目录二字，湖北文征叙列，文征甲级乙级丙级丁级论，顾氏祠扁跋（以下王目无，当皆文征所录之文，故附于后），陈邵唐登黄鹤楼诗，陈绍唐秋日游子陵洞得秋字诗，前应城知县以稽章铁征君熊志懿墓志铭，黄万年茂乡宾林耐闲传，湖北通志辨例（王目无）。

梁启超新历史研究法，赞成合传体裁的良好，对于《湖北通志》检存稿有一段批评曰："章氏的《湖北通志》检存稿，原稿因为反对人多，当时未能采用。遗留下来的约三十余篇，几乎全部都是合传，独立者居极少数。合传之多者，每篇至百余人。原稿的内容，单记湖北一省的事情，单记湖北在正史中无传的人物，范围诚然很窄。但是，此种精神，可以应用到一代历史上去，亦可以应用到全部的历史上去。"

外集二卷：卷一，共四十二篇

碑文二篇，墓碣一篇，家传二篇，屏风题词四篇，寿序二篇，

家庆图题词一篇，记八篇，祭文三篇，乔氏三子字号，八座云说（为曾使君作，清漳书院条约（二篇），记姻缘二事，记馆谷二事，上朱中堂世叔（自此至宗人公祭继辉就窆文六篇，王目无，抄本传记小篇列记姻缘二篇，今附此）。与邢会稽，与邵山阴，修宋祠落成告祖文，宗人公祭继辉就窆文，记侠妾服盗事，宗人公祭杨儒人文，丁巳岁暮书怀投赠宾谷转运因以志别（胡适谓，实斋此时历叙一生的遭际，最可供转料，诗中自注尤重要）。为李使公记其尊甫封公家训（王目作为南路同知李使君撰封君家训，今从禹域丛书本）。敬惜字纸禁约文（王目无），跋甲乙剩稿（王目无），跋丙辰山中草。

卷二，共七十九篇

序四篇，赵立斋时文题式引言，为崔滦州叙其夫人诗草，秋梅唱和小引，书后三篇，跋十一篇，题壬癸尺牍。

壬午癸未两年中，实斋与同志往返论文，函稿烂然盈箧，笥辑为一卷，曰壬癸尺牍（此书不存）。

姑熟夏课甲编小引，姑熟夏课乙编小引，癸卯通义草书后，题温茈山房，题朱沧州诗册，题文丞相遗照，赠刘咏南北游书箧，赠史香海，书共三十一篇（书谓书札）。

咏史六首，观笔洞歌，吊杨太尉墓，望西岳歌，崍石，韩城，曲沃居，王猛墓，华佗墓，寇公祠，段太尉墓，邵平居，唐宫，屈原庙，贾谊祠，韩夫子祠堂，○开府摘句图赞，韩吏部摘句图赞。

六、《湖北通志》未成稿

共九篇

名宦（王目无。凡方志，本地人士有政绩者，类称宦绩。于官斯土者，始称名宦。今如此标题，据抄本中有题名宦张炳坤者，故即用以立目。此外，如大京官等，以及州县吏才、吏治诸目，均附于此。其名目繁多，编次亦前后错杂者，盖此卷本为未成稿）。理学，文苑，忠义，孝友，孝义（孝子、义行、尚义、义士、义仆附），艺术，列女（节妇、烈女、烈妇、才烈、侠烈、贞女、孝女、贤淑、才慧附）（王目以节妇为题，而以烈女以下附之，今从原定目录，改题列女），仙释（王目无）。

七、《章氏遗书》外编

凡十八篇

信摭，乙卯札记（胡适曰，今案此卷实非乙卯一年之作，中有远在六七年前者。如“得邵二云书，历域周书昌永年编修近矣”一条，可以周书昌别传考之，即是乾隆辛亥所记。此条在一卷之中间，见此卷之作，尚远在辛亥之前，题为乙卯札记，实是错误。风雨楼本卷末有“此册实斋先生五十八岁以前所记，复灿志”一行，此言近是。此卷末条论陆游入蜀记，乃驳陈桧之语，先生先已驳之，于此处又驳之，可见此条作于甲寅驳议之后，大概在此年。故此卷当订为始于辛亥以前，终于乙卯）。

丙辰札记（胡适曰，此卷亦非丙辰一年之作，其下半乃丁巳年作也），知非日札，阅书随札。

永清县志（原书二十五篇，不分卷数，今仿检存稿例，编为十卷）（此志起于丁酉，成于己亥。己亥为乾隆四十四年，先生年四十二岁）。

和州志（此志非全书，有缺失，亦无卷数，今分三卷）（此志成于乾隆三十九年，甲午，先生三十七岁时）。

《实斋年谱》将和州、永清二志作一比较，颇能见其异同。今抄录于下（凡和志下小注，皆和志例，永志稍有变更）：

和州志：皇言纪，官师表，选举表（先详制度，后列题名），氏族表（每姓推所自出，详入籍之世代，科目仕宦为目，无科甲仕宦，不入士族表为立表。科甲仕宦之族，旁支皆齐民，则及分支之人而止。虽有科甲仕宦而无谱者，缺之），舆地图（一曰舆地，二曰建置，三曰营讯，四曰水利），田赋书（田赋书注，具录田赋类，末附采私门著述，官府文移，有关田赋利病者），艺文书（艺文书注，部次、采例、治其要删），政略（次比政事，编著功猷），列传（以正史为通裁，特标列传，旁推互证，勒为专家，上稗古史遗文，下备后人采录），阙访（标名略注，事实难征，世过年湮，不可寻访者归之），前志（历叙前志，存其规模），文征（共八卷，计奏议二卷，征述二卷，论著一卷，诗赋二卷）。

永清志：皇言纪，恩泽纪，职官表，选举表，士族表，舆地图，建置图，水道图，六书（礼、吏、户、兵、工、刑），政略，列传，阙访，前志，文征（共四卷，计奏议、征实、论说、诗赋各一卷）。

实斋著《周笃谷别传》中，自述修《永清志》时事云："丁酉戊戌之间，君（指周）馆余修永清志。以族志多所挂漏，官绅采访，非略则扰。因具车从，橐笔载酒，请余周历县境优游，以尽委备……得唐宋辽金刻画一十余通，咸著于录。又以妇人无闺外事，而贞洁孝烈，录于方志，文多雷同，观者无所兴感。则访其见存者，安车迎至馆中，俾自述其生平。其不愿至者，或走访其家，以礼相见，引端究绪，其间悲欢情乐，殆于人心如面之不同也。前后接见五十余人，余皆详为之传，其文随人更易，不复为方志公家之言。"

叶廷琯曰："《永清志》思精体大，深得史裁，如职官、选举有表，年经事纬，先后不紊。又有士族表，以澄流品而劝睦姻。舆地、水道有图，开方计里，形势了如。又有建置图，但详制度，而略景物。至于烈女传，尤极匠心为之。但有一节可书，片言为则，无不描摹声咳，刻画仪容。欲慰饮冰茹蘖之贞，特改列名注略之陋。若夫阙访有传，防猥滥也，即以待参稽；前志有传，明渊源也，即以维废坠。其体裁皆足为后之修志家取法。各序因志例而推论史例，更有发前人所未发者。刘子元史通一编，独擅千古，实斋可谓继声矣。王亮生言其所修《和州志》，体例较此又变，而极精善。盖志家固有因地制宜之道，非可以格拘也。"

按：王亮生言："实斋所修《和州志》，体例较此（指《永清志》）又变，而极精善。"语疏于考核。实斋又与周永清论文书中曰："永清撰志，去今十二年，和州则十八年矣。"据此，则《永清志》大概成于《和州志》六年之后。是《永清志》多因《和州志》例而精益求精，非《和州志》因《永清志》也。

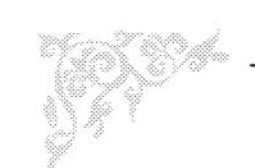

八、补遗一卷

九、附录一卷

以上章氏遗书竟。

附：章氏之著作未成书及其不传者

实斋之著作未成书者，前曾考出圆通篇，兹不赘。据其与邵二云论修宋史书云："但古人云。载诸空言，不如见诸实事。仆思自以义例撰述一书，以明所著之非虚语。因择诸史志所宜致功者，莫如赵宋一代之书。而体既与班马殊科，则于足下之所欲为者，不嫌同工异曲……仆于此役……恐如郑氏之通志，例有余而质不足以副耳。"则实斋实曾从事于修宋史，但始终未能成书。

其著作之不传者，《亳州志》既世所罕觏，《史籍考》亦不在世间，《补经考》与《壬癸尺牍》，今已不存。《校雠通义》第四卷，早已遗失，前已详言，兹不更述。据汪辉祖梦痕录，辉祖年七十，实斋为作七征（在嘉庆四年己未，六十二岁时），今亦不传。王秉恩序《文史通义》，谓实斋纂述有《纪元韵编》之作，各遗书中皆未见。

和读《聊斋志异》的商榷一下

（1928 年 9 月）

《聊斋志异》这部书，在文言小说里头，可以说是出类拔萃的作品。因为它颇有艺术上的价值，无论传人、说鬼或谈狐，都能够拿极简练的笔法，去描写那琐屑的物事。造句短峭，惜墨如金，将一切的情事，都能曲曲传出，惟妙惟肖，非熟于古名史家的作品，哪里能造诣到这步境地呢！他这部书有偌大的长处，所以看的人是特别的多。因着蒲留仙三字，就是那略识之无的冒牌先生，也没有不赞赏不置、有口皆碑的，又何劳不才如我的，向读者饶舌呢？但凡越是脍炙人口、家阅户读的小说，影响于人心风俗越大，吾人越得去讨论它，批评它，定一个阅看的标准来，免得受它的害。因为社会上阅看小说的人，才识高出于我们数倍或数十倍、或数千百倍的，固然是很多，但那不如我们的，也不能说是没有。拿我们平日研究的一得之愚，贡献给社会，也不能说是没有小补。所以我今天来和读《聊斋志异》的君子商榷一下。

一、聊斋是否可以摹拟

聊斋是杂记体的短篇小说，和章回体的长篇小说必须首尾连贯、穿插得当、衔接而不脱落的，性质大不相同，所以最容易摹拟。你看坊间那续聊斋和自命脱胎于聊斋的小说，真可汗牛充栋。但试一披阅，都是千篇一律、腐烂不堪，看了令人作三日呕。从这里一瞧，这《聊斋志异》，虽然是杂记体的小说，也是不可妄自摹拟的。其理由有数端：

（一）聊斋作者，天分是很高的，文学的造诣是很深的，古文笔法是很熟的，所以做出来的小说，价值很高。今日的人，没有聊斋作者的天分和学问，看了几遍聊斋，觉得眼熟技痒，就去摹拟，哪里知道“崔颢题诗在上头”，“松柏之下无茂草”，万也跟不上他的。况且聊斋不仅仅是谈鬼说狐，里面颇有一副真精神贯注。因为作者蒲松龄的遭际，是很不好的。胸怀志节，不遇于时，倚马才高，久困场屋，满肚皮的牢骚，无从发泄，才作了一部聊斋。你看他自序说：“浮白载笔，仅成孤愤之书，寄托如此，亦足悲矣。”唉，这孤愤两字，是催逼他作这部书的一种魔力。看他每写到愤世嫉俗的时候，常是激昂慷慨，痛快淋漓。虽然是短篇凑集的文字，总有真精神的贯注。所以《聊斋志异》是有意识的，有价值的。你并没有蒲松龄的那些孤愤，就使你有，也没有他那种艺术的文学以副之。偏去摹拟聊斋，几何不步东施捧心的后尘呢？你要不信，瞧那清乾隆时有位自命大才的袁子才（袁枚有子才子歌，自命为才子），不服气蒲留仙的《聊斋志异》，争着作了一部《子不语》，现行于世。他的价值，能够比得上聊斋吗？拿一代堂堂的大才子，他的作品，尚不能比肩老蒲，我说今日的大文豪，还是以不去摹拟聊斋为好罢。

（二）《聊斋志异》的短处，在多谈鬼狐的风月（恐是它受人欢迎的重要点）。稍微修养不到的人，看了青凤传以后，也就想着作个毕怡庵，摇精荡神，心为阴气所笼罩，侵消男儿的阳气，为害实在不小。一部聊斋已嫌他多，可以不必再摹拟的。

（三）聊斋谈鬼狐的风月，常有那最猥亵的句子。虽然他时加回护，煞尾多作因果报应之言，但也掩盖不住。这一点影响于人心风俗，实在是

大。而今日摹拟聊斋的，又变本加剧，专以二八丽人为主角，又没有聊斋那样的雅洁笔法，能够不每况愈下吗？我说还是以不去摹拟为是。

二、聊斋是否可译成白话

我说译聊斋为白话,是断断不可的。因为聊斋的价值,是在他造句古峭,或鲜艳。看聊斋的人,也多半是赏识他的笔墨。若专为讲鬼、说狐、谈风月,这类的小说,是浩如烟海,何必偏拿聊斋去糟蹋呢？要是把聊斋一译成白话,就失去他的精神,那蒲留仙,简直的连○○小说大家都不及了。然而我过虑了,哪里有有学问的去看白话聊斋的呢？但是想到这里,又不禁“哎呀”了一声说,越是学问不济的人,看聊斋越危险,还是不译最好。

现在坊间多有聊斋的译本。我这话是盼望此后的国语大家，有余力的时候，去精心结撰地作一部有价值的小说，不必贪图省劲，去翻译聊斋。但要专想去译呢，可拣选像《仇大娘》、《庚娘》、《大男》、《珊瑚》等篇，预备人作通俗讲演，较为有益。

三、聊斋是否可以讲演

聊斋迷信的色彩甚深，不宜于讲演。但是小书馆里常有讲演的，并拣那淫秽不堪或骇人听闻的讲演。然他是为赚几个钱起见，我也不去责备他们。独是家庭之中，茶余饭罢，父子家人，灯下团坐的时候，家长多讲聊斋给小儿女子听，奇奇怪怪，鬼鬼狐狐。小儿女好奇心盛，久而入瘾，最易养成迷信的观念。恐怖的心生出来，那进取的志气和冒险的精神可就无形消灭了。吴燕来作的某先生传，说这个道理，非常的透彻。负有家庭教育责任的，应当以不讲聊斋为好。纵使去讲，应当选《细柳》、《珊瑚》等篇，可以作家人模范的。

以上三端,是我的愚见。是否有当,还望读聊斋的,反过来和我商榷一下。

“民生”欢迎十八年莅任词

（1929年1月）

台旌莅华，万民迎节。街衢填溢，疆场绮纷。民生亦追随诸君子后，引瞻伟望，致礼欢迎，诚为荣幸。我先生大名，符十八变而成卦，先生大节，同十八公而比肩。当兹南北统一之初，青天白日之下，有道则荐，荣任我邦，必政见早定，成竹在胸。布总理之遗猷，震大名于寰海。奠安赤县，霖雨苍生，固可预卜也。虽然，治民者须审民情，保民者先察民隐。先生纵鸿猷在抱，究属地异人生，莅任之始，未谙民俗。仆生长中国，熟悉民风，敢贡区区，聊为建白。谅先生取人以善，盛德虚心，当不以唐突见怪也。窃自民国成立，今十八年。舜乐九成，恰将二阕。孔政三载，适届六周。而考政绩勋，不见功德在民，只有疮痍满地，岂彼旧令尹十七人者，尽为德不卒乎？要在不知所先务耳。盖举重治繁，务先大体。好高骛远，只博虚名。当水火刀兵之后，惟宜注重民生，去其疾苦。先生为政，不必他求也。谨举民生应兴废之事三：（一）宜注重农业，使民务本力田。军事不作，无害农时。土匪肃清，不妨民业。乡饶黍稻，户遍蚕桑。物阜年丰，家给人足。则民财以裕，社会谧宁。（二）宜提倡俭德。华人奢靡，相习成风。官场铺张，尤为特甚。不知会餐一席，产破中人。此风不除，民财必竭。国库必空，百废难兴，釜鱼待毙。（三）宜澄清吏治。党人服官，不尽廉洁。贪污打倒，未宜专对党外人也。盖去害马乃能牧民，任贤官始能理政。知人则哲，治可期于无为。苟多为政以德之官，好民所好，恶民所恶，于物有济，无怠无荒，则政绩人和，天心默挽，将见黄河澄清于今岁也。先生与民有缘，始当斯任，定能不弃葑菲，采纳刍言，与民更始。故敢于欢迎之下，哓哓上渎也。

匪窟中的生活

（1929 年 1 月）

在高粱地里行走，打得我头部隐隐作痛。旁边的匪人只是呼呼呼地向前直穿，并没一个人作声。当这热天，眼又蒙着，走一里直比走二里还要费力，累得浑身是汗，热气熏腾。但是哪里敢念诉一声呢！走了些时，听一匪说道："天黑了，这块地方，离四外的村很远，庄稼又茂密，就占据在这里罢。"说着就把我一曳道："请你坐下，有累财神爷了。"只听耳边咔哧咔哧的声音，把庄稼踏平了一大片，咕咚咕咚的都围着我坐下了。又觉着有人向我手里搁对象，说："请你吃烟罢！不要瘾着。"我哪里还有心

思吸烟！我哀告道："朋友们，看你们优待，是和我没仇没恨。求您发点慈悲，把眼布给我揭下去吧！我不认识朋友们。"听一匪道："别的都行，就是这个条件不行。倘或你要辨认我们，那时撒了你，在这个时代，你可未必敢声张，因为直鲁的军队，都跟我们有联络。你要告到他们手里，活该我们又买些贱枪子，该着你挨第二次绑。但是保不定有安静的那一天，那时你就不优待我们了。"我又说："朋友们若实在怕我认识，给我揭去以后，我整天价不抬头，还不行吗？"匪人道："任你怎么样说，蒙眼布是不能去掉的。"我听是没有指望，就默默的低下头去，不言语了。

在我右边的一个土匪很得意地说道："这块肉算吃到嘴里了。但是这些在咱们的财神单上，还居第五等。明天这些要是赎去，后天我们就去请那第三等某财神。"听在我前面的一个土匪道："咱们简直的就请那头二等的去，不多弄几个钱吗？"又听一匪插言道："不行，不行，那二等财神家倒软糊一点，但打探他防范得也是很严。那头等财神家煞是厉害，老得还好搪些，那年青的枪法，才是瞄准呢！去年老李疙瘩那伙伤了一个弟兄，就是那小伙子给打的。"右边绑匪道："一群脓包货，还能够成事吗？要咱们弟兄去，料量好了，给他一个前后夹攻，再点上一把火，他纵然有两手子，也就顾前顾不了后了，还怕不能成功吗？"面前匪道："还是小心点好。我说这话，既当泥鳅，还怕淤泥箍眼吗？还是放着肉头不取，怎必定找钉子碰呢？"他们嘈嘈杂杂，不是说谁家有钱，想着去抢，就是说谁和谁有仇，想着去报复。我听了心里像火烧的似的，不知我滦县匪祸，到什么时候方能消弭！

"吃些个点心罢！不要心焦，咱们都是有缘的。"说着就递进我手里一个包裹来。唉！我那里还能够下咽呢，只得搁在旁边了。听他们狼嚼狗啃似的，吃了一气。忽听一匪骂道："狗娘养的，信没有捎到罢，这时还不来。"打了我一枪柄，说："小心你的狗命，三天不来，就撕了你。"我这时心里突突乱跳，想着某人的信，果然要捎不到，土匪候的恼怒了，一时性起，把我毙了，也不算掐死个蚂蚁。想到这里，心里发窄，连一根头发都搁不下去了。又想，就使某人的信能够捎到，我家里因为答对兵差，只剩了几十元钱。村子里这几天里被兵搜刮的，也是空到极点。赎人的巨款，非得求亲靠友，一时哪里能够凑得上呢！耽误了时刻，是当然的。不对！不对！果然信要捎到了，我母亲准得吓死。家里死了人，暂时哪里还顾得这件事呢。想到这里，心中发酸，眼泪直流，又流不下去，把蒙眼布润得水汪汪的，浸得两眼发烧。

“在哪里呢？在哪里呢？”土匪说：“听——听——”一声铁笛，土匪都起来，枪声震耳，向空中乱射。片时听有哑音的高声嚷道：“不要放枪，我们是赎票的。”说话已离不远，听匪人迎接上去。约离着我有五六十步远近，只听一阵乱打，打得直哭乱叫。又听厉声说道：“谁叫你这晚才来。”又听两人哀告道：“老爷们！别打了。我们本来的很早，因为送信的吓得忘记一准的地点了，我们喊了半夜，也没找到老爷们的所在。您要不信，我们的喉咙不都喊哑了吗？”一边哀告一边哭泣，但也辨不出是谁的声音来。料定必是至亲好友，不然，谁冒这个险呢。哎！我这时心里，更加倍的难过了。吧——吧——吧，又听一阵打人声，说：“废物东西！欠毙了你。拿这么几元钱，简直的就是应对乞丐，可恶东西，打！”只听一个打字，又是吧吧的一阵声音。紧跟着说道：“滚蛋！赶紧将钱凑齐，稍晚了，我们就撕票。”霎时，土匪又集到我的跟前。想赎票的又办款项去了。

我在匪群里住着，转眼过了两天，只喝几口水，食物一点没往嘴里搁，但是也不觉得饿。白天还好过，就是到夜晚，野地里蚊虫实在的多，没有什么盖的，想着打个盹，无奈被蚊虫搅扰着，总是睡不着。第三天傍晚，匪人忽然将我拉起，左右各一人，将我的两胳膊曳起，作水平式。说道：“这些是不赎你来了，将他毙了罢。”我刚说一个：“老——”枪声从肋下过去，我的心随着跳了有一丈多高，还没有落下来，接着又是一枪。我的心随着枪声起落。心想，怎样挨了两枪，不觉得疼呢？哦！常听人说：枪弹速度最快，从肉中过去，顷刻觉不出疼痛来。但是挨上打，心里还能明白吗？还能一时支持着不死吗？唉！不死吗！还不如快快死了的好。神经吓麻木了，只听枪声连珠似的从两肋下经过，就糊糊悠悠的站着。片时听说：“你害怕——不？”我以为是死后灵魂见着家人了，就应声道：“我见着你们，就不害怕咧。”又听说：“哼！哼！这些人真有心根，再排他一排。”话未说完，又只听枪声从两肋下“吧吧”的经过。哦！我明白了，原来没有打杀我，是威吓我呢。我此时觉着没死，更真正害怕了。枪弹从两旁过，身子不敢微微晃动，只是一打往高里一跳。这时哀告着说道：“老爷们，饶了我吧。你们不是为的是钱吗？如今就是打杀我，我家人也不得而知，钱还是来不到。老爷们，耐着性儿等等罢！我家中准来赎的。”一匪道：“你倒逞强到底，总也不怕呀？”唉！说也惭愧，可真把我吓得胡说了。

第四天晚上，绑来两个票。一个说话的声很重浊，想是老年人。一个声音很尖锐，像是少年人。不用问了，准是把他们的三四等财神请到了。从此我们三人就在一起，但谁也不敢向谁说话，只有暗暗相怜罢了。这个老年人说话很拙，最讨土匪们的厌，常常挨打，常说把他的胡子薅去。末尾也挨了一顿枪排，吓了一裤裆屎。土匪们嫌臭，把他又痛打了一顿。终于的，问话也不敢答声，想是吓傻了。

“吧——吧——吧”，枪声连珠价响。土匪慌了，齐说：“不好，老卡子的民团来了（老卡子是一民团长的绰号，夙以能打匪称，故匪畏之），快跑。”于是带着我们乱窜。我因为蒙着眼，跌了一跤，挨了土匪两脚踢，爬起来还得跑。觉着跑上一个土岗，又跑下去。只听扑通扑通的全都卧倒了，说：“打——打上肉票去。”话犹未了，将我用枪柄打了好几下，就用枪柄支着脊背，把我支上了土岗。说道：“给你揭下蒙眼布罢，好望着弹流子一点。”唉！四日以来，这是我得见光明的头一次。但是眼睛蒙昏了，蒙布虽然揭去，依然是恍恍惚惚。又闭了闭目，用手揉擦了一番，才恢复视觉的能力了。听远远枪声，只向这边冲来。看我右边，立着一老一少，手也缚着。那边枪声逼近了，土匪都爬上岗来，枪口朝外，据居高临下之势。三个土匪立起来，一匪把枪搁在我的右肩上，那两匪同样把枪搁在那两人肩上，用我们的身子，蔽着他们的身子。所谓“挡炮眼“者，真亲尝之矣！一个挡水的（匪人谓探子为挡水的）跑到说：“坏了，坏了！东南角上，爬上二三十个人来了。”一匪向我道：“这必是你勾来的乡团，先打你俩眼儿。”一匪道：“这时候还吓唬票吗？”两边开火了，枪声像爆豆的一般，把耳鼓几乎震破，也听不出个数来。前边的枪弹，直从头上和身旁掠过。咯噔的一声，险些绊一跌，举足迈了进去。听土匪窃窃的私语，不知说些什么。把我就弄到一个高的所在，用棉布式的物体把我蒙盖上，四面并拿重量体物压上，仿佛怕我逃跑了似的。唉！当这六月炎天，把我搁在这么一个所在，还不是想要蒸杀我吗？热极了，空气沉闷极了，外面的声音一概隔绝，只觉两耳呜呜山响，像打沉雷似的。呼吸渐渐的不灵了，一丝一丝的缓下去。可想一个动物，塞入一个不通空气的瓶里，他的寿命还能延长吗？缴幸呼吸快要断绝的时候，他们把要命的盖物揭去了。我呼吸一口一口地缓回来。不多时又带着我经过了两道高的绊脚物，我知道是从屋里出来，又要出发了。我先前同他们在野地里食宿，受烈日和蚊虫的虐待，心常想他们怎么不去屋室中住呢？经过这一次，又怕他们往室中去住了。无奈这不自由之身，来去由人，偏偏有受了一回蒙盖的罪，较比前次时间还长，只是没有死去罢了。

某一日——不记得在匪窟中住的日数了——土匪带着我到得一个庄稼很茂密的所在，把我的蒙眼布揭去，说："今天放了你罢。"我怔了怔，说："朋友！我感谢你放了我。但是我不辨方向了，哪里知道我家的去处呢？这黑夜之间，不是教我寸步难行吗？"匪道："不要怕，你只向着那东南的亮星走去，就是去你家的方向，不远就有村子，你在那里站一站，天明了，就可以打探道路。"说罢指道："就是这个亮星。"一转身去了。我急忙面向他手指的方面立着，生怕迷失了。怔了一会，定了定神，慢慢地拨着很茂密的高粱走去，眼光只注定匪人指的亮星，不敢稍事移动。走了些时，见前面黑乌乌的，想是村子，又不敢进去，恐怕惊动了犬吠。这是各村都有防土匪的民团，把我当土匪打死，是无处诉冤的。只好坐在邻村近的一棵柳树下歇息罢。

天明了。走到村头一看，这村子有里门。哦！明白了，这是古冶南的吕家坨。因为附近各村子，都没有里门的，止于这个村子有，所以能够辨认出来，因此也就辨出方向来了。经了一次枪排，一次开火，两次蒙盖，整天价蒙着眼，精神已经疲惫到极点了。但是因为甫离匪窟，得庆更生，思家心切，支着精神，半路上没有总歇息，赶到午饭时到家了。老母见了，哭得像泪人儿一般。妻子儿女，也是无言可慰，只有啜泣。息了片时，打听着我在匪中住了七日，昨天才交六千元钱、两棵大枪，所以今天能够出来。正在思想这前后共花了八千元钱，破产偿还，也不够了。忽然我一个五岁的男儿，无识无知，向我问道："爸爸！你上我姥姥家去着吗？怎么吃胖了呢？"噫！我听了这话，很觉得诧异，用手摸了摸自己的脸，果然都浮肿起来。向妻子要了架镜子一照，唉！那里是胖咧！原来是在匪窟中蒙盖出来的痱子，脖子和脸上，都连成一片了！

【附记】这是我乡一个被土匪绑架的事实，是他被释后，患了两个月的痢疾，痊愈时，向我口述的。惜我的文学艺术有限，不能抒写他的痛苦十分之一。

黄大仙

（1929 年 4 月）

陈大娘有个黄大仙，治病的法儿妙玄玄，不吃药也不服丹，人夸他除

邪驱鬼，应验非凡。

这一天必是大仙离了壳，陈大娘清晨早起犯了感冒，偏偏东村里有个人来请叫，说他的孩子妈病得不得了！陈大娘闻言心内焦，今日个白白的扔了红粱一斗钱四吊，还吃不着黄米干饭炖鸡蛋糕，这个事儿怎不教人发急躁。

忽然一计上眉梢，连连说是妙妙妙！叫声儿媳妇：快来到，你今天替我出马走一遭。李氏闻听把头摇：这个事儿我干不了。不是儿媳妇我不孝，青年的妇女抛头露面的惹人笑。并且说没有附体的大仙怎把神跳，妈妈你不是和儿媳妇来取闹？陈大娘听闻把脸一沉，说：好没出息的个穷命人，老身我从二十岁上就出马，与你公爹赚地是地来银是银，举人秀才我都会过，那里像你扭扭捏捏没有仙根。要照这样不长进，我死后我儿的日子准受贫。快快去，莫因循，等我把黄大仙送在你的身。

李氏女闻言把笑脸陪，叫声：妈妈你老不用脸挂灰，传衣钵儿媳妇极愿意，不过是怕那黄大仙他不附儿来归。

陈大娘听闻把话诌：叫儿媳妇你不用担忧，黄大仙绝对能与你送去，不教你上不来神了把丑丢。

李氏女坐在人家炕上把话言：先得吃茶后用餐。水也足，饭也饱。吩咐声：烧香的红粱满满端，铜元要搁六十四片，这是仙规经我婆母传。谈着话儿合上了眼，装模作样地等大仙。伸腰打欠的多半天，并不觉黄大仙子附在身间。两点钟，三点半，看看四点就在眼前。心里急，流躁汗：黄大仙他怎么不赏脸，我狠心的婆婆今天把我赚。

他人在旁边话唠叨：媳妇不如婆婆的道行高，这半天没有把大仙请到，今日的事儿要糟糕。李氏听话心内焦，暗说：真真叫人怎么好？唉！屁老鸭子，干了干了我就这么干了，哪管他病人的死活我好把身逃。"呵！呵！呵！我来了，我黄大仙今来到，该你有病的人儿造化高，要不然五鬼缠身你可搪不了，单等今夜三更天，我来把五鬼驱逐病就好。"

说完了急急回了家。叫了声：要命的婆母妈，您因甚不把大仙送到，差一点没把你儿媳妇活急煞！陈大娘一听笑哈哈：大仙没有送到你怎会把钱拿。李氏说：要不是急中生智假装架，还不是丢人伤脸钱也白搭。唉！你不用埋怨你这婆母妈，你奶奶婆传授我就是用的这套法。那里有个黄大仙，装好了就能把财发。你这回算毕了业的活神仙，可以常常去出马。

战沟词（梨花大鼓）

（1929 年 4 月）

一犁春雨足郊原，众农民一年之计又去耕田。看他们平填战沟在南岗上，引起了一段的灾情痛史上心端。我如今提笔要诉村农苦，写一写滦民遭难在十七年。国军北伐如潮涌，五月初东北工兵退过了唐山。扎下连营百余里，众虎狼磨牙利爪要把民残。人马来把庄村占，妇女儿童一溜烟。众兵士号令森森把民夫要，说挖壕防敌要占先。大庄村得出人二百，小庄村也要壮丁六十员。在当初大家只当是讹诈，又谁知他认真办理不放宽。这才吓坏了村正副，手足无措东跑西颠。找了张三叫李四，刘大哥王二兄弟你们都来，这个事儿得大家办，要不然当村长佐的没法担。大兵他在旁发威吓，说是误了军事把你们的脑袋往两下搬。众庄农面面相觑惟愁闷，村长说咱们不用净为难，丑媳妇难免把婆婆见，讲不了大家伙儿齐上前。见了连长把名点，命庄农每人一锹一木锨。三麦将熟踏平地，青苗茁壮连根剜。小树儿砍倒把桩子钉，大树锯了把地穴瞒。门窗户牖都摘掉，砖石木瓦一齐搬。被褥抱去铺沟内，衣裳抢去垫身边。骡马一齐往外赶，鸡犬不留断人烟。各样什物收拾罄，金银财宝缠在腰间。这是村中遭不幸，再把那挖沟的难处表上一番。战壕大小要掘两道，莰线里外须钉三圈。天还未亮就把工做，若是挖的慢了拿棒子来锨。只打得咬牙咧嘴不敢出气，水汪汪的痛泪只在眼中含。每日两餐不管饱，若是渴了给你咸盐。直累得热汗淋漓吁吁喘，尘飞满面赛胶黏。骨软筋酥昏花二目，四肢无力心如油煎。白昼间东倒西歪把战沟掘，到夜晚横躺竖卧席地帷天。纵抱冤屈不敢言语，也只有仰参星斗把泪眼偷弹。有一日军官把名点，兵丁报到人数不全。霎时间查明了某某村的民夫短，不好了，那庄里的村长罪如山。军官说他私自把人放，故意的误我军事胆包天。喝令一声打打打，先打这些一顿鞭。直打得皮开与肉绽，然后用麻绳儿紧绑往梁上悬。吊的脚尖不沾地，两手倒背身子弯。人越难受他越欢喜，小百姓哪世与他们结下冤。叫你先受几天罪，末了罚款要洋钱。

别的工兵还有似可，最可恶的是二营第八连。众民夫恐怕开到关外去，一个个腰间携带着盘缠钱。贼丘八他们知道了，一天两次把工人们

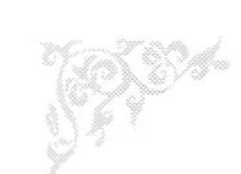

翻。搜出钱来算没有事，若无钱打得教你地上瘫。若问无钱何致挨打，他说不知你藏在了哪一边。丘八们搜钱得惯了劲，心生一计造谣言。他说是你们哪村有钱就赎了回去，若不然开差就得到奉天。这本是俺连长体恤你们的事，赶快往家乡去凑钱。众工人闻听这个话，竟千儿八百往军人手里送洋元。为赎人典房更卖地，这落得家倾产破、债积如山。更有一件最可惨的事，有个村长为挖沟他把生命捐。此人姓张家富有，范各庄内有家园。这老者年近七旬一生好善，他膝下生有四个儿男。那日里他村的人数短，连长把他拘留在营盘。老者受了折磨一日夜，众邻庄联名出保递哀怜。未承想他村的大队又开到，一家逃散东走西颠。丘八们反宾为主鹊巢鸠夺，强占民房当行辕。老者回家愁无生路，思想往事心痛酸。不如一死倒干净，利剪就望心窝里穿。直刺得鲜血喷满炕，呜呼哀哉归了天。这是他一家遭奇难，再把那临近的庄村表一番。丘八他抓人常来往，只闹得数里以内断炊烟。眼见着三麦已熟无人收获，莠草蔓延没人敢芟。这个说老百姓全被大兵裹了去，那个说工人们开往山海关。这个说饿死挖沟的人无数，那个说打死也不叫你回还。为爹娘的惦他儿子长号痛，子女们想他爹爹眼盼蓝。妻室啼哭至夜半，参星拜月望夫还。有着一日得实信，听说是饿得焦黄精瘦改了面颜。为娘的为他儿送饭千辛万苦，提竹篮移动残步泪涟涟。见大兵好话不知说多少，一路受翻被检胆战心寒。进战沟好比入虎穴，钻茨线犹如蹈龙潭。好容易觅得亲生深沟里，含痛泪竹篮递过与儿餐。为儿的见娘心酸意乱，说不出痛苦道不出话言。叫声娘还家去不用把儿惦念，生有处死有地命里该然。倘若蒙老天眷顾生还故里，到那时咱一家相聚再庆团圆。为娘的闻此言心如刀刺，手拉儿不敢哭泪如涌泉。嘱咐儿莫心酸保重身体，兵爷前须承顺切莫犯颜。开火时须得长眼力，枪子儿与炸弹要你防备得严。倘蒙佛天保佑不得死，咱一家不致愁食更愁穿。母子们泣涕涟涟把哀情叙，丘八在一旁开了言：这里紧等着把活作，用不着你这老没用的把战沟填。高年人无精打采回家转，身在家内心在壕边。说不尽挖战沟的灾民苦，真叫人追怀往事不忍言。秋七月直鲁残部方溃散，小民们脂膏枯竭血水干。当此时冬尽春来虽觉暖，这青黄不接的时期度日难。盼望着伟军阀把雄心戢，莫再使妖云战雾迷漫幽燕。小民人筋疲力竭，苟延残喘，无力再供给济养输送洋钱。你看一看农民播种犹不足，东求西借的才得耕田。

医国手

（1929 年 5 月）

好鸟啼红，柳丝摇绿。长日闷闷，人意恹恹。寂寞深闺，不觉纱窗倦绣矣！李佩兰及笄年华，天生丽质，又复聪慧可人。父母爱如掌珠，日留意择配，而未得惬心之人。今见佩兰患病，异常焦忧，巫医盈门，迎送不暇，但迄未见效。乃辗转托人，延医国手以施治焉。医国手者，海阳名医也。操术三十年，凡所视病，多应手奏效，立起沉疴，人因以医国手号之。惟不易延请，今年将耳顺，益自高傲。非卑礼厚币，不轻于出诊。其足迹所至，率为富室朱门。今佩兰之父，始托人求为先容，接驾之时，又复将以礼品，乃得医国手玉趾降临焉。医国手下车后，主人迎之入。甫进大门，见旁有三五童子，作尘饭涂羹之家庭游戏。闻一童子曰："添耶?"一童子应声曰："方才已添小子，汝不知耶?""小子"为一童子之小字，医国手误以为"添小子"（乡俗呼男婴为小子，甫产男婴，谓之添小子）。医国手闻之历历，入耳铭心，觉此次出诊，又构大好时运。病由既悉，则一举指之劳，百金不难致矣。

载欣载行，入于客室。茶点毕，主人导入病室。见患者侧卧床笫，锦被蒙首。乃索腕诊脉，既左复右。毕，复入客室。凝神片刻，正襟危坐而言曰："患者系产后风症，施治稍忽，性命有危!"主人闻言，面红耳赤，低首不语。医国手以为吓动其心，又继续言曰："症虽危险，然幸遇我，不难治愈，惟须假以时日耳。"主人复未语，少顷，起身而去。李某闻医国手之言，急奔入妻室，觅得其妻，一言未发，即力批其面颊曰："养若等不肖女，我一世声名，为汝母女斲丧尽矣!"其妻骤婴痛击，复不解所谓，亦怒曰："何事不明告?遽作虎狼威，宁欲食人耶?"

李某曰："医生谓汝女系患产后风，汝非聋聩，此事定当与闻。汝母女如此献丑，吾无面见人矣!"其妻闻言，力辩其诬，而欲寻向医国手质问。方争持间，其子放学自外至。子某名，年十五，颇聪敏，见父母反目，不敢进询，私问诸女仆，仆以实告。某生仰首而思，若有所得。进谓其父母曰："阿姊之贞洁与否，不能据医生之一言以为断。今儿思得一法，可立时解决此问题。即今阿姊暂移避他室，我卧姊病床上，请医生再诊，而以姊症追询之，据其所答，而可试知其医术之精浅。姊之病症，不难明矣。”其父许之，于是医国手又二度入病室焉。

锦衾依旧，玉腕殊非。而医国手闻主人言此刻病者转剧，求为再诊，则不问可知为风绞腹痛。且见病者于衾中，又似频以一手揿其腹状，愈觉所测无疑。诊毕，入客室曰：“病虽加剧，仍是前症，不过此时风紧腹痛耳，仍服前方加味可也。”主人闻言，欣恨交集，喜怒无施，频点其首而出。其妻已早窃听于屏风后，欲面斥医生。李某曰：“不可！此等人不足与较。倘事声张，风声传出，反多枝叶。不如速令彼离吾门也。”乃立命仆人驾车，送医国手回里。日影已西，饥肠辘辘，款宾之筵未设，逐客之令忽传。医国手虽经所未经，不免纳罕。然亦未便明质，只得忍饥上车，而主人并未送出，不觉愤怒满怀，以为平生耻辱事，将来见某友面，定讨其轻于介绍之罪焉。

蹄声得得，车声轧轧，而间有车夫之声喃喃，若有不忿事而诅咒人者。医国手仔细辨之，则闻其言曰：“何为产后风？放屁！放狗屁！产后风，谁患产后风？”则似詈己者。再细听之，知确是詈己。忍耐不下，而诘之曰：“汝一路行来，刺刺不休，果詈何人者？”车夫闻言，更触动怒气，大声曰：“詈汝！！”医国手曰：“我何得罪于汝？竟敢无礼如此？”车夫曰：“汝尚梦梦耶？我家小姐未曾嫁人，何得患产后风乎？即使女子不贞，容有是事，而吾家少爷，又何得患产后风乎？汝乃觍称医国手，据吾视之，直医中狗耳！”车夫愈言愈怒，至不可遏，曰：“我不惯为小人乘。”乃立逼医国手下车自行。医国手尚不肯，车夫用手掣下。医国手略以手挡之，车夫则拳脚交加，饱拷一顿，回车而去。医国手挣扎而起，懊悔万分，思己平生只恃闻窃人语，附会病源，百无一差，今乃失败若此，则童子之言，果何所指乎？一世英名，丧于是矣。踉跄回家，不日抑郁以死。

担　水　夫

（1929 年 7 月）

“喂！你快去给我们担水！我们人和马都渴极了。赶快！赶快！你还颟顸着吗？小舅子，不打你的肉不行。”

“是，是，老总！我去担，我这就去担。”

“快点回来，不然拧折你的狗腿。”

“我们才开到了一连人，正没水喝呢，快给我们担了去！

“这位老总，我是给村东头那一连担的，他们急等着在用呢。”

“哼！浑蛋！他们是军队，我们就不是军队吗？他们等着用，我们就不等着用吗？浑蛋！欠打。”说着就是一脚。一个老实的张三，不敢再分辩一句。终于得把这一担水，随着那兵，担进一个院里去了。

哗啦，哗啦。张三又把水汲满了。刚要担起来走。忽听背后：“站住！站住！给我们饮饮马。”

“老总，我是给村东头那一连担的，方才已经被一位老总截去一担了。再不送去，我这两条腿，恐怕要被拧折了！”

“浑蛋！你怕他们拧腿，就不怕我们拧腿吗？他们可以截留你的水，我们令你在井沿上汲一汲水，就不行吗？你真不识抬举。快汲！快汲！马渴坏了，拿你抵命。”

把一个很壮健的张三，累得浑身是汗。头上的汗，更淋淋漓漓的，赛雨点一般的往下落。好容易扶持得这一群老爷们走了。刚要担水走起，又来了一个老总。身上背着大枪，老远的幺喊而来。

“喂！我找了这半天担水夫，没找到一个，还有在这里磨洋工的呢。快！快给我们担去！”

“老总，我……”

一个字没有说完，“吧”的一声，臂上已着了一枪把子。

“老总，我担，我就担去。”

“唉！不行，不行，干不了的，干不了的！村东头的老总若是见着我，我这命还想有吗？怎好！怎好！”

这是很老实的张三，给拿枪的送去一担水之后，又来到井沿上，自言自语的打算着说。

“好，好！主意打定了，绝对得跑，绝对得跑。”

跑了，跑了。这凶恶的大兵，终于把一个平日很老实而又勤劳的张三，连打带使的弄跑了。

验　灾

（1929 年 8 月）

“弟兄，委员这时大概用过饭了吧？我们可以一见吗？”这是某村报灾的村长佐，向本区地方公安局警吏说，要见验灾委员。

“候一候！委员方才用过饭，得休息些时，才容见呢。”警吏回答村长说。

“呼呼呼——”验灾委员和本局局长，吞云吐雾地吸饱了大烟，随便捡吃了几个鲜果。传命，容报灾的村长佐见他。

“你们是灰气村的村长佐吗？”“是。”“你们村子离这镇有多少里路？”“八里。”“据你们报告，你村子受蝗虫水淹，灾情奇重，果然不虚吗？”“小民们不敢虚报。”“今天已经五点钟，太晚了，明天与你们去验。要调齐附近各村的保卫团，严防土匪，因为我只带十几名人来，不很济事。”“是。”这是验灾委员问和吩咐村长佐、村长佐答复和应承的话。

“这两三处的水，我已经验到了，虽然被河水冲刷，种水稗子的，尚可以收获些——还有哪处被水灾？今天太晚，须得明天去验，人呢！咱仍回某镇公安局！”这是第二日午后三点半钟，验灾委员来乡间验了两三处水灾，向村长佐说的话。

“你们领我看的这几处水灾，虽然被水漂没，禾稼未全淹死，尚可收获一二成，算不了什么大水灾。你们报告的蝗灾，想在高原之地，距这里有多少远？（村长答：二里。）今天太晚，须得明天去验。我仍回公安局。”这是第三日验灾委员于下午四点钟，又到乡间验水灾，向村长佐说的话。

“这蝗灾亦很厉害，但是未被水灾，余下的根苗，尚可收获一二成。我到县里，据实报告一下，省府或者发给你们些赈粟，也未可知。明天我就回城，我特别体恤你们，也不用赴镇上与我送行！”这是第四日验灾委员验讫蝗灾后，临行时向村长佐说的话。

第五日委员走了。村长佐等伺候了四天，闹得头晕目眩。算了算本村这回应酬公差，和给请来乡团的饭费零用等，共花了大洋十四元五角。正在叹嗟，公安局给送来一单。上面开：支委员车马费十八元，出委员饭费十元，出差役十二人饭费十四元，出杂费八元四角（鸦片费也），共出洋五十元零四角。

某村的村长佐看了，倒吸了一口凉气。因为在不可知之数的赈粟尚未领到手中，这无妄之灾的开销，已经临到头上。

别的受灾村镇，鉴于某村请验灾的“好处”，谁也不敢再报灾了。

编遣声中的村长

（1929 年 8 月）

砰！砰！砰！大家都关门了。

一个雄赳赳的大兵，肩荷着快枪，腰围着子弹，尻上并带着小水壶等等，从村东一直奔到村中。大声骂道：“小舅子，我又不是土匪，关你娘的哪家门！”

大兵正在骂，从村西头横掠过一人，被他一眼觑着，撒开大腿，直追过去。那人身上背着一个粪筐，见大兵追来，似燕雀见了鹰鹞的一般，欲待要跑，两条腿已不受意志的支配了，跑了没有两步，觉腿一发软，就趴在地上，背上撒了一堆牛马粪。他连人带筐向前乱滚，像屎壳郎拱牛粪盘似的。刚挣扎而起，大兵已来到背后。上前一枪把子，还带着骂道：“教你娘的跑，要了你的命。”捡粪人更慌了，跪下磕头如捣蒜。大兵道：“我不想打你，我问你村的村长住在哪里，快指给我。”捡粪人忙用手指道：“东头路南第三家油漆大门便是。”大兵听了，气呼呼地直奔过去。

嘭！嘭！嘭！敲得大门山响。走出一个半老的人来，将门开放，向大兵满脸赔笑地问道：“老爷有何公干？”大兵瞪眼道：“娘的！问甚公干吗？我们大队到在你们村头，并不来骚扰你们，还关你娘的哭丧门，真真不识抬举。就是学某军把你们赶走，将房占了，你们就不关门啦！等着，编遣回来，我若不落了伍，定照顾你这村子一下。”“老爷！不要生气，恕我们无知。你老到底有什么公干？吩咐给小人，好去照办。”“雇一辆大车，给我们分担着拉给养，到在某处，就打发回来，赶快！不要误了我们公事。”

村长听了，不敢哀求，只得无精打采地向村西头行去。因为老邢家，常拉兵差，胆子大一些，好跟他商量。

“一百五十元，我才去呢，少一个都不行，当这水势连天，又是拉兵差，少赚钱，谁去冒这份险呢。”

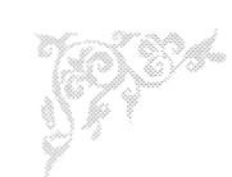

这是老邢答复村长雇车的话。村长与他议了半天价，老邢固执那一百五十元的数，少一个不肯。村长无奈，只得走出了老邢家的门。

村长见了大兵，还没发言，大兵急问道："你雇来了吗？耽误了公事，唯你是问。"村长强赔笑道："老爷，已雇妥了，车夫的牲口，尚在他亲戚家，就牵去了。"

"唠叨！赶快去催，套车快走。""是。"

村长离开大兵，毫无主意，只得又到了一殷实之家，商量雇他的车。

"不行！不行！给我们一万元钱，也不去拉这冒险的脚。"这是某殷实之家答复村长雇车的话。

村长又第二次折回，大兵急问道："车雇妥了吗？怎么还没套来？"

村长忙答道："正在料理中，片刻就来。"大兵发狠道："这些非打不办事！"

村长几番踌躇，终于把老邢的车，用一百五十元雇来，给大兵拉给养，赶受编遣去了！

哗啦！哗啦！门都开了。

这个问村长道："兵来做什么？"村长道："要车。"那个问村长道："花多少钱与他雇去？"村长道："一百五十元。"这个道："听说西庄昨天雇的车，是八十元，怎么咱们就花一百五十元呢？"那个说："……"这个说："……"七嘴八舌地就闹了一大阵。

村长长叹一口气，心中暗暗地说道："这差事真难办，兵来了大家关门，兵走了大家挑眼。这两头受热的事，我以为从去年大乱后，可避免了。谁想在这编遣声中，又尝到一次！"

富者怨之府

（1930年4月）

人莫不欲富，而不知富之为害实烈。小之足以丛诟，大之足以招殃，而皆肇于厚拥巨资，不思守之以义，散之以方也。语曰："富者怨之府。"总其为害之处至多，未易缕述，姑就其大者言之。

曰长傲。傲斯骄，鄙夷人之贫于己者。谩骂呵斥，气焰万丈。君子当之，或惩忿不较，望望然去。若当之者为小人，怨蓄于怀，积久愈忿，祸机未有不中于富者矣。

曰多贪。欲壑难填，贪欲无厌。既被文服纤矣，仍思乘坚策肥。既席丰履厚矣，仍思标黄挂紫。于是放利而行，垄断独登。多财善贾，见奇货而必居；守财如奴，吝一毛而不拔。富者日富，贫者愈贫。怨丛于身，不啻自招之也。

曰纵欲。人劳则操虑，佚则思淫。故养尊处优，必致情摇志荡。口腹之欲，既厌所求；姬妾之奉宠，须广所置。恃金钱之万能，惟百方以罗致。或夺人之爱，或诱人以财。力不能敌者，割恩忍痛；贫不能耐者，以人易财。敛怨之多，孰逾于此。

曰倚势。以金钱树党援，纳财贿结上宪。欺孤凌弱，使人不敢谁何；买法赂刑，俾人难申冤抑。气焰正盛时，则衔恨切齿者实多。一旦势败，而报复者纷至沓来矣。

如上所述论，富之敛怨，固已多矣，而犹不仅此也。求我者不应，则存觖望之心。应之若不厌所求，亦招求全之毁。而且嫉我者多讪谤之言，亲我者怀叵测之意。豪猾或加讹索，官吏亦复垂涎。至于盗贼之觊觎，尤其显焉者也。

呜呼！董卓财积郿邬，施崇豪，夸金谷，并致杀身之祸。蕴利生孽，为富不仁，财为怨府之言，洵不诬也！彼马伏波聚财钱而施赈，卓识堪钦；邹长倩遗扑满于公孙，寓意殊远。在上者散财聚民，可使政理而国治；为民者守财以义，不致多藏而厚亡。放利多怨，尼山有言。利诚乱始，史迁致慨。古训昭然，世之富者其鉴诸！

记一农家

（1930 年 4 月）

农家耕田而食，凿井而饮，绩棉为衣，结茅为屋，饱暖以居，无求无欲。而家人父子之间，又有非古而古之礼，融洽于慈爱孝悌之中。其风气之质直淳朴，绝非都市之席丰履厚、讲求繁文缛节者所可及。呜呼，其亦足以记矣！然当兹世风奢靡，嗤俭朴为卑鄙，目纯农为腐旧之时，而为田舍翁撰记，使都邑人见之，必且目笑存之也。第果静穆深思，两相称较，则征逐纷华者，自有以知其摇精荡神不能涵养天性也。故终以记之。

余乡岳翁东山，字云生。世业农，有祖田二百余亩，屋十余间。一子一孙，日用无匮。翁不慕奢华，不事张大，兢兢守成，五十年如一日。妇率媳以勤织，子侍父以理田。归熙甫所谓"家无闲人，室靡弃物"者，庶几似之！然翁力崇节俭，平居惟粝食藜羹而已！

翁每当春时，烟雨一犁，芒鞋短褐，叱牛而耕，高田麦牟，低田粳稻，终日辛勤，无疲劳状。每见其斜阳一线，缓缓归来，帽影鞭丝，弭增矍铄！呜呼！其精神之健旺，岂有赖于勤动欤？抑以淡然无求，而得其所养欤！

百谷既播，苗勃然生，雨露所滋，莠草亦茂，翁于是课工耘耨。而某田宜浅，某田宜深；某田土质松燥，宜锄于天阴；某田河淤卑湿，宜锄于晴燠。一日之间，二顷余田，顾虑皆到。于工人锄田之后，更必遍加巡察。某也苗根之草未尽芟，某也垅头之土未尽治，皆一一默识于心。待场事既毕，而某工留，某工去，早有成竹在胸矣。

夫犁雨锄云，翁之操作计划，既如是殷勤而周密矣。而金风一动，禾稼登场之时，翁之劬劳，又有足多者。红日既高，工人入田工作，则率家人操作于场圃。而朝暾初未上，暨夕阳西下之时，则巡行垅亩，看护禾稼。以故村中宵小，私谓其声东击西，出没不测，想诫莫敢犯。然翁非有恶于此曹也，其贫乏而谨愿者，亦不时周济之。呜呼！可以风矣！

夫以翁之勤劬，宜其获有黍稷麻棉之饶，园松离豆瓜蓏之肥，而饘粥肴羹鸡豚酒醴，莫不毕具。饱食而后，课孙自娱。孙甫七龄，绕膝欢跃。字有不识，则俯首直视，憨态可掬。翁顾而乐之，辄笑与以食物，令觅邻童嬉戏。已则观书之余，曝日篱根，谈古今事，娓娓不倦，村中老幼童稚，环听如堵墙焉。呜呼！所谓与时偕行，与造物同其流行坎止者，其在村野之盱欤？抑肉食之辈欤？

雪霏梅绽，腊鼓声催，翁则宰羔羊，置斗酒，聚家人而燕饮之。曰："业农之家，以血汗易货财，艰辛备矣！倘不勤不俭，即穷乏随之。汝等勿图目前乐，而忘后日忧也！"斯言也，每岁终必郑重申明之，其反复叮咛之意，至深切矣！余以邻居，尤敬其为人，时造其庐，数数聆此，未尝不为之警惕而戒惧也。诚以翁之所言，不特治家然也。始于修身，终于治国平天下，亦何莫不然。一朝失足，千古贻羞。薄冰深渊，可忽乎哉！

翁院中之屋，均上覆水苇，绝无雕饰。谓能耐久，且值霪雨连绵时，较瓦屋不易渗漏。余每入其宅，恍如置身太古之时，一种浑朴气象，洵有领受不尽者焉！院后古木苍郁，皆数百年物。院之西偏，有旷地三余亩，自翁叔拓为蔬圃，经营颇善。近岁因兵匪时扰乡村，翁乃围以高墙，用防不测。将蔬圃改为林园，内植桃、李、银杏、胡桃、葡萄之属。周边疏篱，麂眼参差，中通小径，颇饶雅致。每当春日融和，园花竞放，蝶舞莺啼，别有天地。翁于理田暇豫之时，尝携孙来此小憩，神气洒然！循墙之四周，有马樱花数株，继桃杏而开，微风一起，则落英缤纷，过墙飞来。儿辈追逐，以手承之，活泼天真，尤可爱玩！

翁幼颇耽读，因无昆仲，弱冠后，教读二载，即弃书专理田事。夙睦乡里，排难解纷，不辞劳瘁。邻近十余堡，有要务皆与商焉。翁处事以公平，待物以仁恕，不避险难，不畏强御。近年虽兵匪交乘，而每从容应付，以柔克刚，未尝偾事，地方之蒙其泽者厚矣！故处士张旭东先生谓其“见义勇为，运神化于谈笑之中”。刘慎斋先生谓其“见理明透，得妙解于书卷之外，百数十里中，未见其人也！”

翁闲居时，则意旷而趣远，语谐而不拘，泊然其无营焉，绰然其有容焉，自具一种严正之气，使人望而敬惮。以余之鄙陋，而与之相处既久，所以扩褊衷，抑矜气，定心志而澄念虑者，殆不知扑去俗尘几许也。呜呼！翁殆农中之隐者也！

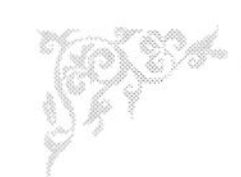

诗词

统一难　仿谪仙《蜀道难》，用原韵

（1922 年 10 月）

噫吁嚱，戛戛难哉！
统一之难，难于上青天。
各省诸大员，视国何茫然。
迩来民国逾十年，惟事击鼓竞烽烟。
国库罗掘已如洗，债台矗峙埒岳巅。
犹复攘利争权势，致令中原瓦解不相连。
明有嚣张跋扈之强督，暗有政客溃百川。
民六议员甫就范，民八议员又攀缘。
风潮滚滚涌议院，无奇不备巑层峦。
内阁亦复难组织，万众国民徒喟叹。
天道有往何无还，纵尔利徒任上攀。
但见铜臭纨绔类，往来运动京津间。
惟有中央如潼仙，坐空山。
统一之难，难于上青天。
回顾鱼电①颇汗颜。
统一之成隔千尺，如渡三峡攀绝壁。
党派如鲫争相豗，独立声传如震雷。
其难也若此，嗟尔黎山之人胡为乎来哉。
海关险要而崔嵬，

① 编者注：鱼电是指 1922 年 6 月 6 日黎元洪在直系军阀操纵下复任总统时发出的“废督裁军”的电报，一时颇获社会同情，旋即成为一纸空文和笑柄。

精力蓄足，栏圈即开。
关内苦瘠地，驱进狼与豺。
前有猛兽，后有毒蛇，
张牙吐舌，戕人如麻。
何望国统一，只恐难顾家。
统一之难，难于上青天，
极目四方徒咨嗟。

九日登高赋　仿王仲宣《登楼赋》

（1922 年 10 月）

丁寰宇之抌攘兮，登高山以销忧。
览莽莽之神洲兮，邑博大而寡俦。
据中土而称华夏兮，洵驰誉于五洲。
田地沃而民庶兮，又有江河之巨流。
北凭蒙古，西依阜邱。
宝藏满地，农民盈畴。
嗟兹丰美之土地兮，天诚亲睐为我留。
不意变乱频仍兮，自纪元以迄今。
总统诚难其选兮，阁员亦不称其任。
议员罔代表民意兮，只畅快其胸襟。
政客逞其阴谋兮，督军结彼为苔岑。
陷元元于非命兮，诚火热而水深。
念中国其不国兮，羌涕泣而难禁。
昔微子之去国兮，有麦秀之叹音。
正则之伤楚兮，有离骚之悲吟。
人情同于忧乱兮，岂今古而异心。
念来日其方长兮，盼承平其未极。
冀当轴之蠲私见兮，咸前征而努力。
保堂堂之共和兮，勿被外人之蚕食。

正缓步以萦思兮，夕阳忽其将匿。
乱雾涌于闽省兮，天黯黮而无色。
虎蹲伺以噬人兮，枭鼓翅而〇〇。
贤者棲岩以远隐兮，杞人忧天而太息。
心忉怛以苑结兮，謇凄怆而悲恻。
徇危径以下降兮，气哽咽于胸臆。
步踉跄以缓归兮，夜难寐而反侧。

哀五矿煤工　仿杜子美《哀王孙》，并用原韵①

（1922 年 11 月）

劳工金钱子虚乌，罢工停作将伯呼。
小民讵敢擅酿乱，亦岂受唆致行胡。
天赋贱骨志仍萎，只为衣食被驰驱。
万丈智井荧焚火，可哀愚氓凿暗隅。
偶尔煤崩石土坠，肝脑涂地糜肌肤。
吁嗟中华尽黄种，劳工宁与他人殊！
蝇头弗足供事畜，辜负此生五尺躯。
孰愿长此罢工作，增薪开工在斯须。
不见尸位素餐辈，钟鸣鼎食满京都。
劳工血汗易微利，岂因尊卑判智愚。
呼吁当事宜周济，勿斥此辈为单于。
那堪惯学狙公术，朝三暮四哄群狙。
环顾共和劳力者，曾享一日安乐无？

① 编者注：开滦煤矿公司由唐山、赵各庄、林西、马家沟、唐家庄五矿组合而成。矿工们受着中外资本家的残酷压迫和剥削，劳动条件恶劣，生活非常困苦。1922 年 10 月 23 日，开滦五矿代表向矿方提出改善生活待遇的要求，被无理拒绝后，五矿工人同时开展了长达 25 天的罢工斗争。

组阁难　仿李青莲《蜀道难》，用原韵[1]

（1922 年 12 月）

嘻吁嚱，组阁难哉！
组阁之难，难于上青天。
索薪更索饷，无日不骚然。
试观阁员退任日，哪个能不一溜烟。
抵押借款是熟计，致使债台如山巅。
十天内阁成话柄，命运已终弗能连。
军阀挟制诚掣肘，国会通过逾涉川。
谁人若将阁揆任，便是前身种孽缘。
风雨飘摇势危险，且攻且挽叠层峦。
近起阁潮尤剧烈，杞人对此益喟叹。
财长从此去弗还，阁揆亦复难久攀。
更换一般新角色，扭扭捏捏来其间。
日前已开幕，大唱滑油山。
组阁之难，难于上青天，
瞻前顾后增汗颜。
组阁之成隔千尺，倒阁之声如破壁。
国会军阀争喧豗，攻击声浪如震雷。
其难组若此，嗟尔新阁之员胡为乎来哉。
内阁高位诚崔嵬，
坐之不隐，立刻离开。
借箸献一策，迎麟驱狼豺。
今皆猛兽，兼伏虺蛇，
致令阁状，紊乱如麻。
告尔阁员辈，抱娃早还家。
组阁之难，难于上青天，怅望前途长咨嗟。

① 编者注：民国时期，由于各派军阀明争暗斗，政局极度动荡，造成政府组阁困难，内阁变化频繁，有的内阁只维持了十天，被称为“十天内阁”。

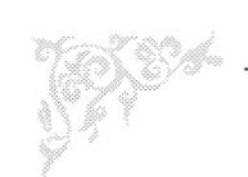

一年容易又春风　辘轳体（五首）

（1923 年 2 月）

一年容易又春风，民国依然闹困穷。
共管声传惊耳鼓，索薪浪起接天空。
司农仰屋诚无计，军阀殃民倍逞雄。
痛我芸生凋敝甚，苦哀只可诉苍穹。

狮子何时吼亚东，一年容易又春风。
如沙势散黎民体，赛笔头尖政客躬。
国用民膏胥告竭，贪囊欲壑总难丰。
中央只解争权利，不顾边防与内讧。

烽烟匝地日兴戎，南北何时水乳融。
万种凄凉悲乱世，一年容易又春风。
亡羊底事牢难补，纵虎宜防路不通。
废督裁兵成画饼，烝民佥在倒悬中。

遍地豺狼荆棘丛，官僚臭气满身铜。
爱民哪有三王道，树节难方百尺桐。
十目观瞻穷丑态，一年容易又春风。
素餐退食东郊去，驰骋青骢赏嫩红。

含烟堤柳显青葱，气象增添处处同。
宜共新年相长进，勿仍旧岁自昏蒙。
因循日月惊虚度，破碎山河惧鲜终。
怅望前途频喟叹，一年容易又春风。

书怀　次寄庵先生[①]书感韵（八首）

（1923 年 5 月）

藏珍何必重连城，深恐蹉跎误此生。
鹬蚌相持人不悟，驰驹过隙我常惊。
渊明遂志曾轻绶，季路无谋枉结缨。
杞客殷忧悲乱世，寻春懒作踏青行。

难消英气异秋蓬，破浪思乘万里风。
为国忘身怀岳帅，崇儒辟佛企韩公。
梦魇得意悲蕉鹿，爪迹难凭感雪鸿。
怅触中原频丧乱，挥戈谁返夕阳红。

志亢才铨可奈何，韶光已负廿龄多。
闻鸡故我晨思舞，爱国谁人夜枕戈。
既值时艰凭造物，且谋隐遁避风波。
嶙峋傲骨狂如昨，海阔天空任啸歌。

松柏经冬尚绿枝，骚人遣兴锻新诗。
繁华满月悲当路，笑傲平生重杰奇。
志立英年思济世，潮腾宦海亦乘时。
中流砥柱今何在，安得遨游一觅之。

书冀崖嵬拥百城，多文是富遂平生。
山为九仞劳何惮，品缺三行愧且惊。
天籁自鸣轻组绶，缁尘恐涴整冠缨。

① 编者注：罗寄庵，1922～1926 年任天津《益世报》副刊主编，主持副刊期间，刊发了不少倾向进步的文章。

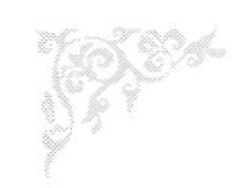

身逢乱世惟宜醉，拟效刘伶荷锸行。

叹彼萋萋陌上蓬，了无生意泣金风。
洁身我学巢由氏，忠国谁同李郭公。
十载当权悲猛鸷，五弦在手送飞鸿。
海天愁思浑无尽，午夜吟残烛影红。

顾影依然奈我何，苍茫家国感偏多。
年惭邓禹身居野，勇愧汪琦未执戈。
阶落残红堆欲锦，室生虚白静无波。
蛊逢上九非忘世，莫遣钟期再醉歌。

栖身奚必上林枝，风雨一庐且锻诗。
嗜古不防人笑腐，摛文讵敢自矜奇。
生逢猛虎蛟蠰日，神往祥麟出现时。
寰宇灾祲方盛炽，四陲环顾叹何之。

灾民行　仿高散骑《燕歌行》，用原韵

（1923 年 5 月）

嗷嗷哀鸿遍南北，水深火热遭残贼。
兵去匪来任屠割，罗掘供给承颜色。
尽室流离迈山关，老弱转于沟壑间。
尤痛川边民琐尾，地覆天翻崩火山。
天灾人祸极中土，元元何孽飘风雨。
呼庚无闻致鬻子，伟人堂前犹歌舞。
跋前疐后极萧衰，倾囊赈恤人总稀。
何吝仁浆与义粟，援民绝境解重围。
灾黎沦胥历年久，根本救济望今后。
疮痍满目欲断肠，十二年中忍回首。

民脂已尽赛骷髅，迎风欲僵力何有。
车薪纵非杯水救，涸辙鲋鱼望升斗。
杞人忧时万绪纷，叹无重华暨放勋。
惄焉如俦心孔棘，莫破愁城百万军。

哀丘八[①] 仿杜甫《哀江头》，步原韵

（1923 年 5 月）

小儿闻名止啼哭，老农被虐甚委曲。
头颅暂寄复何顾，哪管尸横血碧绿。
淫杀掳掠是本职，快乐须臾亦喜色。
战阵无非作虎伥，枪林弹雨身倾侧。
嗟叹健儿好身手，宜建茂勋金石勒。
胡为他人供刀俎，折断自己凌云翼。
相戕莫非黄种人，煮豆燃萁尚自得。
生于督军作牛马，死化虫沙无消息。
家人哭吊泪沾臆，染成杜鹃萧条极。
呜呼已矣丘八爷，白骨青燐余南北。

将共管[②] 仿李太白《将进酒》体，用其韵

（1923 年 5 月）

君不见，
兵燹匪氛一齐来，狂澜既倒难挽回。
又不见，

---

① 编者注：昔时，人们把旧军队的士兵称为丘八。

② 编者注：由于北京政府统治下法律废弛、财政紊乱、地方势力割据、盗匪焚掠横行无忌，致使中国国际地位每况愈下。临城劫车案发生后，英国等列强声称国际共管中国，引起举国震惊。

共和国脉细如发，易消有似春日雪。
人生得意莫忘国，岂宜争权误岁月。
国必自伐人始伐，须知百病乘虚来。
财将破尽诚支绌，何事不理只衔杯。
有某国，狡计生，
谋共管，调弗停。
列强表同意，当道充耳岂重听。
只为中华婞婴甚，猛狮长睡总不醒。
外侨难保遭俘掳，民国徒拥独立名。
各国使团佥弗乐，聚议纷纷讥且谑。
自来国事不维持，难免他人代斟酌。
劝当道，宜自裘①，
勒马悬崖亟回头，国权丧失实堪愁。

国耻歌　仿坡仙《石鼓歌》，用原韵

（1923 年 5 月）

国耻遗留后癸丑，经营缔结恨袁叟。
致使共和丧国权，奋争激烈民奔走。
忆昔欧洲战方殷，东邻要索哆鲸口。
兼值项城帝梦酣，无人提觉黄粱后。
媚外不顾国与民，条订十二还加九②。
大好金瓯减辉光，气象萧条磋秋柳。
王郎斫地欲问天，壮士愤懑撞玉斗。
危哉塌侧睡有人，受伊牵制频掣肘。
招得列强鄙中华，践踏不啻稂与莠。
难提热度五分钟，笑我弗如小雏鸪。

---

① 《诗》：熊罴是裘。笺注：裘，求也。

② 编者注：1915 年，日本帝国主义迫使袁世凯政府签订企图把中国的领土、政治、军事及财政等都置于日本控制之下的外交条款。这些丧权辱国的条款也称中日“二十一条”。

并讥民体似散沙，浑浑噩噩赛蝌蚪。
蒙兹奇耻与大辱，生存何必慕黄耇。
断头绝脰誓死争，毅力岂容奸人嗾。
只知爱国致此身，奚冀颁奖圭与卣。
经济绝交鼓精神，洞烛症瘕弗蒙瞍。
五七运动表热忱，民气直埒山岣嵝①。
敢告元首黎黄陂，此事无须秉忠厚。
莫徒饮恨并吞声，周旋有力军阀某。
国会否认廿一条，折冲樽俎人何有。
官僚速醒梦邯郸，勿但虐民陈械杻。
政客亦应变方针，莫为他人做走狗。
虎猛依愚悲军心，受人役使如木偶。
外交后盾盼尔曹，对日不可畏尾首。
牺牲性命有荣名，强胜同室相击掊。
凡有血气胥奋兴，神州莫任人割取。
哀哉奴隶有亡韩，终岁含羞兼忍垢。
国权操于木屐儿，一生辛苦为谁守。
我等众志允成城，防他摧枯并拉朽。
取消廿一旅大归，绵长民国万年寿。

民国之多　调寄浪淘沙（二首）

（1923 年 6 月）

兵额多

丘八额诚多，遍地干戈。
阋墙斗狠几时和。

① 编者注：北京等地群众于 5 月 7 日（二十一条签字之国耻纪念日），采取召开国民大会等形式，要求政府争回国权。

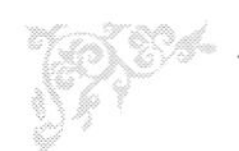

现又增师因抚匪，群聚妖魔。

军阀恶同科，鼓动风波。
甲兵日说洗天河。
一纸空文成惯技，奈不裁何。

国债多

国债埒山巅，何日偿还。
阁员舞弊攫金钱。
积满私囊心意足，一溜逃烟。

破产痛今年，共管声传。
饷薪尚且欠无边。
点石成金人总渺，唤奈何天。

次寄庵先生《消夏词》上下平韵三十首

（1923年8月）

夏日风光迥不同，炎官火炽蔽天空。
开轩踞坐挥葵扇，万顷烟波一望中。

芭蕉叶绿柳荫浓，夕暗朝明壑外峰。
呼与邻翁谭故事，何人似我性疏慵。

猗猗绿竹映纱窗，凉气能教暑气降。
小艇荡来芦苇外，水声遥听正淙淙。

半母方塘乐此池，新莲手植○○○。
○○○○荷下田，看取群鱼兢唼食。

不教夕照与朝晖，透入纱窗射幕帏。
人在幽居深处坐，无须尘尾手频挥。

心贮冰壶静且虚，何劳日浴暑先祛。
此身自获清凉福，不傍山居近水居。

畏热痴童弃茗炉，园蔬露采实香厨。
不衫不履墙阴戏，活泼神情未可图。

浮瓜沉李小桥西，放达庄生养木鸡。
此处软红飞不到，神仙漫诩掇丹荑。

闲坐弹琴一曲谐，悠悠意态傲三槐。
鸣蝉清脆声相应，况有熏风拂百骸。

麦熟时先酿绿醅，松风半塌漏频催。
枕余入梦疑成蝶，醒后除烦略举杯。

荷香十里爽宜人，斗酒双柑乐此身。
最是凉风来缓缓，不吹昇冕着云巾。

水阁招凉已十分，远山捧出万重云。
夕阳西下谁相伴，成市黄昏只有蚊。

解脱愁烦清净源，稻香村外酒旗翻。
陂塘雨后生秋气，翠盖摇摇戏彩鸳。

青瓜堆满水晶盘，却立分明仔细看。
会意佳人亲雪藕，幽斋六月觉生寒。

性嗜林泉野兴闲，批风抹月坐看山。
天公有意留佳景，环抱孤峰水一弯。

疏狂意态懒周旋，啸傲江村别有天。
月夜泛舟探妙境，笑他羽化说登仙。

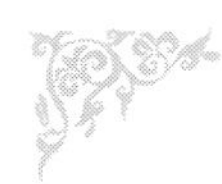

小苑良朋话半宵，科头跣足露侵腰。
清谈罢后饶余兴，卧听邻家弄玉箫。

新诗运夜梦中敲，醒后冰轮挂柳梢。
恼恨姬人风雅少，妙词烦记每轻抛。

奇云幻化手挥毫，放眼乾坤日月高。
利锁名缰谁解脱，拟邀太白饮葡萄。

枕流漱石伴渔蓑，渡过山陂又水波。
信步遨游忘远近，偶逢释子话禅那。

多情好友送新茶，踞石煎烹月影斜。
品罢清风生两腋，池边小立听鸣蛙。

牧童牛背送斜阳，饭后归来卧纳凉。
漫问斗牛河左右，蒲葵扇挟晚风香。

雨收滴断落红声，棋子轻敲罢局枰。
合署冰衔消暑处，桃园咫尺桨宜擎。

众醉无妨我独醒，荧荧灯火照围屏。
群儿闻说车生事，逐队空庭兢扑萤。

蕴隆为虐暑如蒸，信夏虫难与语冰。
且和渊明贫士韵，诗成窗外雨如绳。

新秋盼到冷云流，何日虫虫酷暑收。
好友思来消遣法，浅斟联句五更头。

流觞曲渚热难侵，浮藻沉苹讵有心。
纷堕轻沙风荡起，何人隔水弄瑶琴。

消夏湾头爽气涵，清奇高岸傲寒潭。
吴王巡幸游观乐，魂梦依稀每驻南。

懒把书函尽写岩，且观谿壑趣频添。
萦回如许波纹皱，疑是庐山春水帘。

渔山樵水自非凡，别墅清风傍暮寒。
和露手牵瓜蔓起，窗前绿满不须芟。

伟人　次杜子美《佳人》韵

（1923 年 10 月）

民国有伟人，府丽异幽谷。
崇楼式西洋，雕绘奇草木。
为扩地盘争，率民相残戮。
战场血成河，黄沙埋骨肉。
自娱酣舞歌，日暮继银烛。
打牌兼喷云，姬妾颜如玉。
不思众芸生，连年无安宿。
天灾人祸区，苦难终日哭。
甘为群黎的，弗顾讥贪浊。
竭力晙民脂，阿堵积盈屋。
一衣每千元，一饭银一掬。
院多牡丹花，罕见松梅竹。

哀猪仔[1]　仿杜陵《哀王孙》，用其韵

（1923年12月）

猪仔色泽浑似乌，群聚圈苙事嚣呼。
双瞳荧荧才如豆，香臭不辨闹玄胡。
燕云暗淡漫京衢，只为孔方攸驰驱。
人格全无澳涊甚，难言砥砺尚廉隅。
猪仔形神果如一，何怪服役作人奴。
已经终年同槽食，肥甘适口胖肌肤。
饱食嬉游时叫骂，此种果与他物殊。
迩今价值何腾贵，万金始买一猪躯。
寄语猪客好护持，豢养尔等聚斯须。
南方贩来北方卖，嘈嘈杂杂在京都。
可怜中国出特产，上智忽而爱下愚。
胡不一醒扬州梦，后唱喁兮前唱于。
勿贪狙公一束茅，被术愚弄作群狙。
熏心利禄误前途，臭名万古洗得无。

新春新禽言（五首）

（1924年2月）

不如归去，不如归去，
宦海何人饶名誉。
山谷幽兰自芳芬，秽恶堪嗟沾泥絮。
趁此阳春宜利民，莫徒误国惹咒诅。
不如归去，不如归去。

① 编者注：1923年10月，曹锟以一张选票相当于买一个猪仔的价格，行贿国会议员，选他为大总统。人称这次曹锟控制贿选的国会为“猪仔国会”，称被曹锟收买的议员为“猪仔议员”。

割麦插禾，割麦插禾，
何处能觅安乐窝。
天荆地棘无栖处，春光虽好奈穷何。
寄语当途宜改辙，发政施仁莫娮婴。
割麦插禾，割麦插禾。

鹁鸪鸪，鹁鸪鸪，
春气融合自可娱。
罂粟花开诚灿烂，收捐包庇各省区。
亡国灭种浑不计，只顾日将权利图。
鹁鸪鸪，鹁鸪鸪。

凤凰不如我，凤凰不如我，
伟人春兴非小可。
酒地花天不自羞，日造罪孽弗惧怕。
手腕灵活岂为民，别具肺肝测诚叵。
凤凰不如我，凤凰不如我。

得过且过，得过且过，
土匪杀人更越货。
愍不畏死胆包身，岂若君子惧受祸。
头颅暂寄几何时，分赃尚且恣庆贺。
得过且过，得过且过。

咏难　调寄浪淘沙（四首）

（1924 年 2 月）

统一难

赤县日兴戎，水乳难融，
军人气焰自熊熊。
肇祸萧墙甘鹬蚌，利属渔翁。

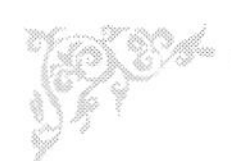

底事竟梦梦，权利萦胸，
致令民国若分封。
统一无期空浩叹，渺渺苍穹。

靖匪难

土匪遍神州，猖獗难休，
居然盗国拟王侯。
票绑洋侨成惯技，岂惧虔刘。

苦矣小民俦，难度春秋，
官僚熟视若无眸。
一任妖魔成巨患，大陆沉舟。

和议难

云雾漫幽燕，累月经年，
双方仇怨总难蠲。
空自口头传让步，和案①仍悬。

共戴一苍天，奚必争权，
致教说客苦唇干。
日使民心怀忐忑，望眼将穿。

选议长难

国会太腌臜，捣乱居心，
何时议长送佳音。
党派纷歧多如鲫，无数佥壬。

仆仆拜兼金，昼夜愔愔，

① 编者注："和案"指北京政府与南方军政府间时断时续的南北和谈。

谁云猪仔结苔岑。
利尽交疏推彼辈，愧煞胸襟。

春日三多　调寄临江仙（三首）

（1924 年 4 月）

战事多

十二年来多战事，今春画角仍传。
争城夺地竞强权。
青山堆白骨，赤县遍烽烟。

川省于今犹剧战，更加粤事缠绵。
依然雾露漫幽燕。
议和无效果，增防不迁延。

鸦片多

我国烟苗铺满地，皆成黑籍中人。
奄奄一息死将濒。
悬崖宜勒马，戒吸可回春。

青岛真成烟世界，销行恼恨商民。
纵教致富不忧贫，
身亡家莫有，国灭利归沦。

风潮多

汩汩风潮春日涌，枉温意见何深。
只因地位隙相寻。
和平添障碍，统一叹销沉。

内阁同床多异梦，为民谁具丹心。
极端各走愧苔岑，
前途诚险恶，大难恐来临。

国民五祸词　调寄蝶恋花（有序）

（1924 年 5 月）

《尚书·洪范》五福：一曰寿，二曰富，三曰康宁，四曰修好德，五曰考终命。此就人言，然就国论，亦自可通。怅望民国，适得五福之对方之五祸。五祸云何？一曰兵，二曰穷，三曰政客，四曰鸦片多，五曰盗匪炽。呜呼，中国不亡，亦幸已夫。爰作民国五祸词。

兵

百万貔貅难御控。
霸道横行，苦痛惟民众。
长此不裁真祸种，督军跋扈频交哄。

咄咄逼人将折栋。
大陆沉舟，看尔兵何弄。
骨植山丘心不动，终年弗醒邯郸梦。

穷

千级债台层累起。
筑尚频年，泰岱何曾异。
共管声声谁护庇，狮儿速醒休酣睡。

无着饷薪难措置。
索讨洶洶，扰攘京华地。
仰屋司农诚乏计，财濒破产何人赐。

政客

政客流氓多似鲫。
拍马吹牛，万恶诚无极。
挑拨是非思祸国，熏心利禄钻营力。

体血已凉心更黑。
媚外恬然，弗惧名加贼。
征诛赖有舆论直，其如不听甘迷惑。

鸦片

若许烟苗谁救弊。
灿烂花开，军阀诚无忌。
烟会被摈知否耻①，何缘只顾多抽税。

赤县祸苗终岁植。
黑籍中人，吐雾喷云气。
摆脱死亡荣辱事，果真民国人奇异。

盗匪

盗匪于今胡盛炽。
杀掠焚淫，只当为儿戏。
百姓流离心若毁，官僚有目奚无视。

何日驱除清丑类。
莽莽神州，庶道平如砥。
去掉祸梯谁祸始，蒸民鼓腹歌田里。

① 编者注：民国初年较大规模禁烟后，由于政局动荡，军阀谋利，鸦片种植、贩卖、吸食在全国泛滥，因此出现过中国被拒绝参加有关国际禁烟会议的事件。

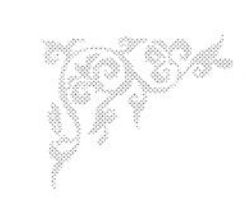

禁烟歌　嵌周易六十四卦名

（1924 年 6 月）

禁烟毋“复”日因循，奇耻大辱“临”己身。
“损”伤国脉非诞语，根本“艮”禁盼伟人。
忆昔与英兴“师”“旅”，只为鸦片“益”国耻。
国人弗悟更昏“蒙”，比户“咸”吸不惧死。
火焰“涣”飞万顷田，未亡人“恒”称为鬼。
“央”禁曾记光绪年，三令五申“大壮”观。
“中华”同人立条约，禁种烟苗不㧑“谦”。
海牙“随”创禁烟会，眼见“震”“旦”“否”转“泰”。
援人黑籍“离”苦海，“渐”次除掉深毒害。
禁烟不“履”大有“人”，“大过”烟瘾官与民。
膏土“大蓄”便“兑”悦，革“故”未济难“鼎”新。
纵有旋“乾”转“坤”力，无从“解”脱烟癖伦。
于今军阀“需”巨款，倚仗需粟济艰“坎”。
私囊更自得“丰”盈，不思国运日偃“蹇”。
种植区域“随”处有，供人“噬嗑”装烟斗。
公卖私贩云“屯”集，中国藏污真“萃”垢。
无怪“比”户大吸烟，明行“节”制暗勾连。
或更明目不“贲”饰，烟鸡肥“豚”如登天。
民国伟人图“豫”乐，“明夷”“家人”非不觉。
昧心“蛊”惑种烟苗，忍将人格自“剥”落。
细民吸烟遭诉“讼”，认为“大过”不释纵。
昔时朵“颐”吸美烟，此日“姤”灾受苦痛。
吁嗟犯罪“随”人异，万目“睽”睽何无忌。
禁烟非是大“困”难，“巽”顺法律无放恣。
莫待“临”渴始掘“井”，征吉曾未占“归妹”。
拒毒会今倍“中孚”，“晋”行禁烟展宏图。
“无妄”可“师”诚可法，“小畜”膏土欲禁无。
时间“小过”亦鼓吹，唤醒国人弗“困”睡。
太川“既济”得“升”腾，不让他国独拔“萃”。

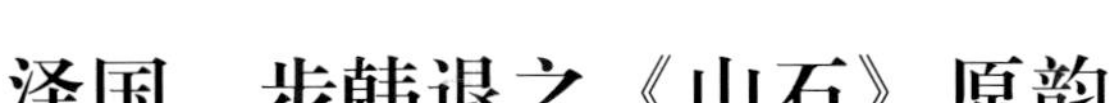

泽国　步韩退之《山石》原韵

（1924年7月）

霪雨为患岂细微，滇沔淼漫水势飞。
河流泛滥圩堤溃，哀鸿嗷嗷鱼鳖肥。
自是水利兴未善，沟洫支流森林稀。
诚能决壅排淤塞，人民得所不忧饥。
而今水患何汹涌，房圮壁塌漂门扉。
神州沦胥难躲避，冲瀜浩瀚穷烟霏。
天灾频至徒呼吁，拯溺何人效解围。
黄河永定皆暴涨，交通断绝阻征衣。
人事不修将谁怨，积恶不翅自絷羁。
中原已如洪荒世，人其鱼乎将安归。

仆已逾请缨之年，恰当入洛之岁，身世飘零，依然故我。丁兹酒酣耳热，读某君暨寄庵先生大作，不禁欲搔首问天，拔剑斫地。谨依原韵勉和二章，录呈吟坛，敬祈斧正

（1924年8月）

江河悲日下，有志竟难成。
慷慨提三尺，诗书误一生。
枕戈伤蠖屈，起舞听鸡鸣。
痛饮千杯酒，天瓶我欲倾。

雨晦风凄候，夜深梦不成。
常存投笔志，亟盼伏波生。

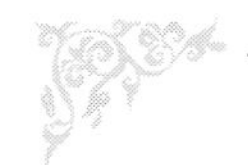

坎壈将身畀，难平为世鸣。
登龙无际会，葵每向南倾。

志感　次寄庵先生和某君诗原韵（三首）

（1924年8月）

嚣张跋扈涌烟氛，岂有铭钟勒鼎勳。
莫撩天河清兕甲，难扶地轴振鸿文。
羊头烂是封侯兆，蜗角争因竞利纷。
玷我中华民国史，千秋莸臭不堪闻。

唾壶击碎愧虚生，扰攘中原梦亦惊。
黩武不堪兵祸惨，近河已见水灾成。
政同猛虎空长喟，时见哀鸿倍怆情。
图绘流民无郑侠，伟人喻利弗趋名。

时多歧路半迷津，谁是休休一介臣。
腹笥空空思舍旧，头衔赫赫尽趋新。
鼠狐倚势奚知国，蚌鹬相争不恤民。
杞客忧天非过虑，神州已自丧精神。

步和寄庵先生《极目》原韵（二首）

（1924年8月）

长堤决口倏重开，初伏方过降水来。
禾叶甫生犹孔穉，稷华未秀只初胎①。
已尝雨晦风凄苦，更历天荆地棘灾。
中泽嗷嗷鸣雁满，猿啼三峡逊斯哀。

---

① 《诗经》：黍稷方华，司空图《诗品》：奇花初胎。

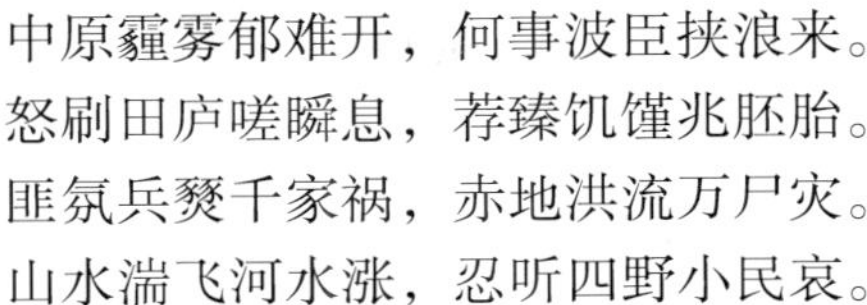

中原霾雾郁难开，何事波臣挟浪来。
怒刷田庐嗟瞬息，荐臻饥馑兆胚胎。
匪氛兵燹千家祸，赤地洪流万尸灾。
山水湍飞河水涨，忍听四野小民哀。

中秋韵事分咏　调寄浪淘沙（二首）

（1924 年 9 月）

月饼

玉镜挂中天，秋色无边。
饆饠佳饼月同圆。
玉屑云泥洵制雅，软似春绵。
政客食宜先，吞蚀洋钱。
滑圆手段有真传。
更喜质松刚适口，岂止芳鲜。

赏月

佳节晚风轻，雨敛云晴。
何时海宇若斯清。
今夜月明人尽望，百感丛生。
遍野雁哀鸣，呼癸呼庚。
伟人玩月洽欢情。
不顾灾黎身苦痛，美酒频倾。

双十节杂感　调寄浪淘沙（四首）

（1924 年 10 月）

民国十三年，匝地烽烟。

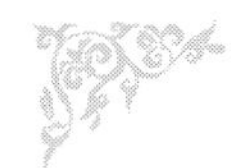

何堪今岁更绵延。
江浙风云仍紧急，民命难全。

国庆日当前，唤奈何天。
痛心赤县祸无边。
乱世人民鸡与犬，死活谁怜。

东北倍堪忧，奉不忘仇。
卧薪尝胆几经秋。
为问争持谁祸首，媚外无羞。

征讨遑戈矛，大展奇谋。
神州戡定挽沉舟。
只是兵与民受苦，佳节生愁。

国庆气堂皇，五色旗扬飏。
英雄热血洒疆场。
换得共和凭烈魄，万古芬芳。

当路好思量，莫只争强。
尊重民意必呈祥。
东亚雄飞声赫奕，先烈增光。

官吏可更弦，莫只吞钱。
宜思先烈记当年。
为国捐躯曾不惜，只顾民权。

今日庆喧阗，实意谁全。
奉公但作口头禅。
酒地花天寻快乐，镇日怡然。

步和某君叠韵诗原韵（二首）

（1924 年 10 月）

家国奚能卸仔肩，鹏博无日冀谁怜。
支离半为吟诗瘦，荏苒何堪对月圆。
中外大通崇物质，江河日下几名贤。
年周二纪惭虚度，身世飘零恨永悬。

长途重任一肩肩，肯向权门博宠怜。
古处有人风不坠，时髦做事月同圆。
维新守旧吾中立，秋实春华问孰贤。
每望瀛南心向往，云山莫隔意悬悬。

除夕志感　调寄临江仙（四首）

（1924 年 12 月）

甲子刹那成往迹，不堪回首前尘。
韶光易逝倍伤神。
苍茫悲国事，絮果证阑因。

徒事嬐婴无进步，已经十有三春。
鹰瞵虎视惕强邻。
亡羊牢亟补，除旧早更新。

往事溯回零涕泪，狂涛数载无穷。
军人跋扈逞雄风。
去狼来猛虎，残暴性佥同。

官吏腌臜鲁卫政，爰民孰发于中。
口头话总说从公。
捞钱多妙计，吹拍术尤工。

今岁波澜洶浩大，此僵彼起斯须。
招俦植党讵能无。
蝇营还狗苟，骄纵更谗谀。

谁是和平统一者，小民痛切肌肤。
仍思武力展宏图。
方殷伤国难，黯淡忾前途。

虚表共和堪太息，非关杞客愁多。
外交内政并蹉跎。
灾祲难悉数，债款埒山阿。

大好光阴虚牝掷，致令岁月空过。
今逢除夕发狂歌。
呻吟非不病，往事果如何。

元旦祝词

（1925 年 5 月）

维我共和，十有四祀。
惩前毖后，宜自今始。
莫谓地大，共管堪虞。
莫谓兵足，对外力无。
元气已戕，黾勉息养。
庶几永宁，福臻穰穰。
军人早悟，解甲释兵。
渔人伺侧，蚌鹬何争。

政府诸贤，亲仁为宝。
植党营私，终焉倾倒。
地方官僚，虑宜远深。
宁拂上意，莫逆民心。
财号万能，终属万恶。
试观贿选，钱佥铸错。
优秀分子，挑拨是非。
朝秦暮楚，末将谁归。
秉权勿骄，失位莫蹙。
果弗愧天，奚荣奚辱。
前途虽渺，荆棘芟除。
方针不变，到处康衢。
今逢元旦，敬歌数语。
四兆同胞，贺兹首序。
不陨不越，鼓勇直前。
俾我民国，亿万斯年。

哭李筱珊夫子（四首）[①]

（1925 年 5 月）

夫子将逾知命年，玉楼雕榭寿难延。
偿还岂了诗文债，拖欠仍多笔墨缘。
一世才名毓滦水，数椽茅屋傍岩巅。
执经问难嗟何处，苦风凄雨黯淡天。

渔人何处觅桃源，涛涌风狂雨打门。
怕听东风怨啼鸟，日拈楚些赋招魂。
才隆文筑宗经室，人去烟迷嗜古轩[②]。

---

① 编者注：李筱珊（？—1925 年），名溥芳，又名项生，河北省滦县人。前清举人，在乡间著述、教读为业。著有《宗经室文存》、《宗经室诗存》。岳美中曾从其学习古诗文。

② 编者注：宗经室、嗜古轩均为李筱珊先生的室号。

嗣响伊谁悲靡极，连宵有梦月黄昏。

拊棺滋痛忆平生，夫子髫龄着令名。
晚岁行同庄列达，一身洁似颖箕清。
婆心每欲援沉溺，健笔恒思荡甲兵。
目击沧桑多感慨，美人香草不胜情。

累世簪缨家道寒，文名久矣树骚坛。
酒酣尚记青萍舞，诗后难闻绿绮弹。
小草才看春意发，宫墙返照夕阳残。
向贤有子差堪慰，人道吾师殁亦安。

读《离骚》题后（四首）

（1925 年 9 月）

芝兰蕙莼总芊芊，众醉仍醒气浩然。
察察身心终不滓，汨罗江水咽千年。

离居回首暮云多，悱恻思君咏九歌。
河伯湘君相识否？泪流早溢楚江波。

国步民生一概艰，湘沅水势碧潺潺。
美人迟暮心于邑，愁锁荆蛮万里山。

艾萧荟蔚倍堪哀，谁集蓉裳佩玉瑰。
怅望前修多遇阨，岂惟天屈屈平才。

书价日贵，感而作歌

（1925 年 9 月）

二酉何处兮岳岳，石渠所藏兮空博。
四库聚兮有遗，豁石室兮无轮。

舶云集兮海上来，右行籍兮育新才。
聚珍便兮或石印，俾枣梨兮无斫灾。
时既省兮胡价昂，讵世运兮相迫催。
钱万贯兮多恃，能翩翩兮谁氏子。
目未寓兮典坟，日征逐兮未已。
邺架富兮饷蠹鱼，不惧贵兮洛阳纸。
彼何为兮书空存，愿难偿兮惟寒士。
家四壁兮徒立，已踵决兮敝履。
营财货兮未能，夙所慕兮经史。
图书馆兮限通都，游琅嬛兮怅迷途。
商贾登兮垄断，据版权兮利图。
多文兮为富，城欲筑兮无书。
企温舒兮曾编蒲，慨寒儒兮一长吁。

满城风雨近重阳　辘轳体（五首）

（1925 年 10 月）

满城风雨近重阳，民国依然未迪康。
菜色鹄形多饿莩，赤心忠胆乏元良。
自由半是军人享，平等难期黎庶尝。
荆棘铜驼谁惧惕，攘权夺利倍鸱张。

善政毫无痛我疆，满城风雨近重阳。
索车要草急星火，讨税催租似虎狼。
产破中人谁顾恤，官升大吏自猖狂。
可怜中国糟糕甚，杞客殷忧欲断肠。

繁腾谣诼岂荒唐，江浙鏖兵①势紧张。

① 编者注：1924 年发生直系与皖系军阀的江浙战争。1925 年直系孙传芳军突然向盘踞苏皖的奉系进攻，赶走奉军，江浙一带一时成为军阀争夺激烈、战事频繁的地区。

四海鱼虾兴巨浪，满城风雨近重阳。
呼爷唤子声声惨，拓地争疆日日忙。
南北何时融水乳，登民衽席课农桑。

执政难为民国光，佛冠枉自入中央。
早知此日伤心甚，何必当初补缺忙。
塞路荆榛悲震旦，满城风雨近重阳。
深怜百姓遭涂炭，痛恨军人作虎伥。

中原万里乏康庄，怅望前途倍感伤。
地北天南成水火，川边陇右动刀枪。
头尖政客皆如笔，腹大饕员半拟筐。
极目中原无净土，满城风雨近重阳。

闻雁（六首）

（1925 年 11 月）

终年异地满怀愁，日暮江天不尽流。
落落满庭秋露重，一声征雁下芦州。

凉宵寂寞月光明，遥望云山别有情。
最是离怀难道候，何堪征雁两三声。

洲渚烟寒独怆神，秋风吹醉别离人。
思家有客归来晚，声断衡阳月一轮。

萍梗蓬飘寄异乡，星垂四野月如霜。
商音一片南飞急，遥度云天夜色凉。

芦荻江干我独行，忽闻欸乃摇橹声。
来舟恐是归乡客，孤馆何堪塞雁鸣。

关山万里事长征，皓魄当空夜气清。
独骑何人沙碛上，惊心鸣雁正三更。

闻道长安似弈棋　辘轳体（五首）

（1926 年 9 月）

闻道长安似弈棋，如斯现象剧堪悲。
人甘下走供驱使，事属阴谋善转移。
在局多縻权利热，旁观更患吏官迷。
果同良匠经营苦，上下交争运巧思。

北京想象近何其，闻道长安似弈棋。
黑白对枰争胜负，青红不管恣意为。
中原破裂缘何起，内阁倾斜仗孰支。
大局阽危堪太息，胡为捣乱竟如斯。

节届中秋债迫眉，难将此子着相宜。
漫言总长能裁裤，闻道长安似弈棋。
筹款何人堪借箸，筑台有客善培基。
已濒破产成残局，徒手仍夸冠一时。

萧规漫说必曹随，异梦同床各自知。
鼓浪兴波常用力，钩心斗角弗辞疲。
不堪中国如累卵，闻道长安似弈棋。
首善京师犹若此，神州无怪乱频滋。

拍马吹牛品格卑，终朝捣乱祸当时。
排除异党施奸计，趋附高峰献媚词。
捭阖纵横称圣手，夤缘奋竞运精思。
五光十色谁呈技，闻道长安似弈棋。

三能主义　调寄临江仙（三首）

（1926年11月）

本月四日，本报某君提倡三能主义，谓能息内争，能御外侮，能有天良，则东方病夫之病，庶几稍瘳。嘻，此诚救国之良药，砭时之箴言也。爰分咏之，以昌其意。

能息内争

同室操戈残骨肉，终年萁豆相煎。
中原瓦裂倍堪怜。
阋墙兄和弟，只为利兼权。

兵火自焚原不假，何如止息烽烟。
从兹洗甲天河边。
澄清看宇内，安乐庆年年。

能御外侮

清季外交频失败，列强窥伺于旁。
瓜分豆剖日宣扬。
攘我商业利，占我海边疆。

大好男儿须卫国，俾令社稷安康。
请缨边塞气轩昂。
干城专御侮，青史永垂芳。

能有天良

窳恶世风今已极，半皆丧尽天良。
心怀叵测如豺狼。
奸回肠倍黑，险狠血常凉。

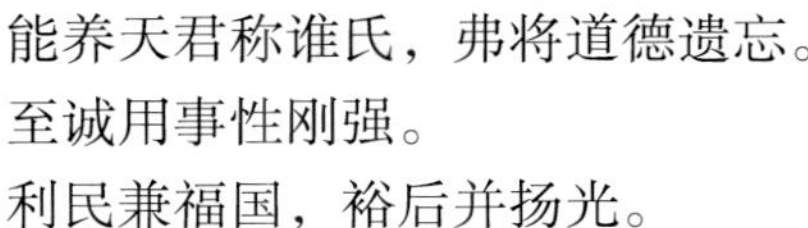

能养天君称谁氏，弗将道德遗忘。
至诚用事性刚强。
利民兼福国，裕后并扬光。

四和吟　调寄南乡子（四首）

（1926 年 11 月）

十月三十一号，本报谐阁言论栏内，谓和平宜于根本的和平，正义的和平，爱国的和平，保民的和平。嘻！此四种和平者，洵真正的和平也。爰作《四和吟》，以畅其意，备作国人欲谋和平之进行指南针焉。

根本的和平

军阀不争权，卸甲辕门乐隐田。
或驻边疆防外侮，年年。
为国干城利欲蠲。

幸福说无边，绮日祥云开丽天。
根本和平诚实现，完全。
民国从兹自稳坚。

正义的和平

南北倡和平，洗甲天河两罢争。
兄弟埙篪吹复和，输诚。
正义斯明不计名。

此举果能成，民国前途福不轻。
寄语军人速醒悟，销兵。
荡尽尘氛海宇清。

爱国的和平

爱国责难辞，同德同心共济时。
实现和平谋偃武，怡怡。
兄弟无争不竞私。

卫国展谋为，念兹在兹力不疲。
敌忾同仇能御侮，名垂。
百世芬芳自此基。

保民的和平

百姓是邦基，宜力安绥好护持。
暴厉残民终得祸，毋为。
实现和平亟救时。

民众叹流离，发政施仁莫缓迟。
援手深渊登衽席，存危。
强胜攘权日骋驰。

四和吟　前调（四首）

（1926年11月）

谐阁又谓今日之和平者，或因情急势绌而和平，或因政客怂恿而和平，或因别有所图而和平，或因志不得逞而和平。吁！此四种和平者，乃暂时表面之假和平，绝不可恃者也，亦分吟四首。

因情急势绌而和平

战地两交绥，胜者骄盈败者颓。

遣使求和缘势绌，难支。
肉袒牵羊吐语卑。

和好久难持，尝胆卧薪念在兹。
生聚十年加教训，兴师。
大报前仇羽檄驰。

因政客怂恿而和平

政客日包围，停战言和怂恿为。
云雾弥漫真相杳，依稀。
主义毫无难自持。

黑幕未能窥，愚弄任人剧可悲。
傀儡登场终是戏，离奇。
此际虽平悠交危。

因别有所图而和平

弦在手中挥，极目尚送远鸿归。
纵使干戈化玉帛，相欺。
非系开诚愿罢师。

攫势不匡时，彼诈此蒙运巧思。
背约寒盟终决裂，轻离。
此种和平未可期。

因志不得逞而和平

志在大施为，北伐南征不惮疲。
讵料前途多梗塞，难弛。
无那和平倡一时。

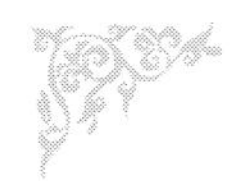

此举哄雏儿，今世人宁尽骇痴。
鬼蜮心肠能洞见，谁欺，
不为元元只为私。

苦乐词　调寄满江红（四首）

（1926 年 12 月）

小民苦乐词

同室操戈，是谁氏穷兵黩武。
最可怕横征暴敛，苛政如虎。
旱潦频仍多欠岁，兵燹连年弥寰宇。
度寒冬柴米两无存，小民苦。

兵匪少，无风鹤；
话桑麻，良朋约。
喜久旱甘霖应时而落。
烟雨一犁春郊足，日入而息出而作。
果秋收五谷庆丰登，小民乐。

军阀苦乐词

没路英雄，难再夸文武吉甫。
最可恨贪生将帅，两端首鼠。
逐鹿争雄徒有志，瞻眺徘徊心无主。
只弄得进退两为难，军阀苦。

时运好，地盘拓；
权利得，盈欲壑。

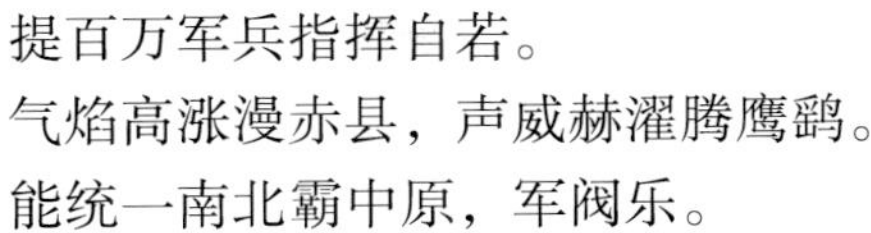

提百万军兵指挥自若。
气焰高涨漫赤县，声威赫濯腾鹰鹞。
能统一南北霸中原，军阀乐。

丘八苦乐词

弹雨枪林，供驱使身难自主。
最可叹临阵交绥，祁寒酷暑。
将帅心肠如虺蜴，敌方兵士似狼虎。
化虫沙猿鹤有谁知，丘八苦。

败阵走，无羁络；
乡村内，恣剽掠。
享珍馐美味身栖暖阁。
日向弱民威风抖，捉来村长施鼎镬。
得衣锦还乡大发财，丘八乐。

教员苦乐词

枵腹从公，叹冷淡生涯谁伍。
说甚底集英教育，春风化雨。
集团索薪空罢课，声嘶力竭仍无补。
纵舌敝唇焦有谁怜，教员苦。

款若发，囊中绰；
还旧债，新衣着。
任讲室操场优游自若。
五段教法口头熟，一榻青毹不愁薄。
转瞬间又复过星期，教员乐。

莫抛心力作词人　辘轳体（五首）

（1927 年 1 月）

代纨绔吟

莫抛心力作词人，行乐及时要认真。
走马章台频猎艳，呼卢博局不辞辛。
笑他罪苦常常受，逊我衣冠楚楚新。
今日谁思明日事，嬉游征逐趁芳辰。

代政客吟

拍马吹牛可显身，莫抛心力作词人。
吮痈舔痔虽污秽，得利升官自贵珍。
看我一腔多诡诈，胜他满腹灌经纶。
可怜多少寒酸辈，纵富诗文未救贫。

代丘八吟

枪林弹雨去栖身，杀掠焚淫志可伸。
宁舍头颅充武士，莫抛心力作词人。
胜来固是升官者，败走能为致富民。
堪笑世间迂腐士，心肝呕出日劳神。

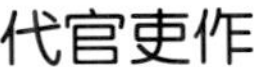

大患由来是困贫，宜谋救济勿因循。
奉公守法言违旧，舞弊营私计出新。
愿展才能为墨吏，莫抛心力作词人。
怜他头脑冬烘辈，此处不知来问津。

代绅辈吟

席丰履厚富金银，鱼肉乡邻作劣绅。
锦上添花能媚贵，居中取利善愚民。
声声好义终归假，刻刻营私总认真。
行去果然能快意，莫抛心力作词人。

和文友见赠四绝　步原韵（四首）

（1927年1月）

君乐求仁自得仁，义为正路德为邻。
敲诗日握生花管，佳句传来妙入神。

声应气求自匪遥，诗篇读罢想风标。
文章价值知何似，远接当涂迈六朝。

中原祸乱起萧墙，谁氏餐霞更漱芳。
我企先生脱物累，清高身世兴悠长。

猎猎风吹枯木林，坚贞松柏岁寒心。
文人自古甘贫困，诗句唱酬写素音。

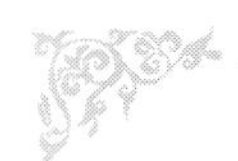

狂歌行　答杰民先生[①]

（1927 年 4 月）

昂头天外俯瞰云，高山小如数尺坟。
长江奔注来天际，到眼疑是海螺纹。
青春意气恣豪迈，到处招饮赊酒债。
醉来舞罢剑锋寒，天地何小身何大。
射虎贯石百夫雄，燕市何人屠狗卖。
擒龙不惮海江深，叶公好似古犹今。
茫茫四海钟期渺，瑶琴空抚无知音。
先生意气冠当世，顾我寒微不遐弃。
酒后狂歌望津门，心如海潮陡涨沸。
今读先生寄我诗，益令狂奴故态痴。
拔剑斫地地欲裂，斩尽佥壬弄玄机。
虽然斯辈无足较，誉不足荣毁何懊。
尽使天下人称奇，斯人未必道高妙。
草罢狂歌寄先生，斗酒欲将天瓶倾。
先生读诗须酌酒，共浇块垒慰生平。

七律三首

（1927 年 12 月）

藏书

邺架常虞饱蠹鱼，年年珍重曝秋初。

---

① 编者注：吴杰民，天津静海人。以衰柳、恬叟等笔名发表文章。对古音韵学深有研究，是当时天津著名汉学家。

他时未必孙能读，此日频教子善储。
一页千金圣人语，百年数卷壁中书。
期成脉望眠经史，咀嚼奚容限五车。

品画

好友多情赠画图，依稀栗里隐名儒。
院中灿灿花三径，门外垂垂柳五株。
令我忘机神欲化，是谁妙笔意先涂。
通灵自出尘凡界，眼底浮云半点无。

洗砚

洗就云溪趁晚清，一泓碧水倍澄清。
斜阳返照青苔上，古色才看玉砥平。
坚节堪禁沙滓矿，方田久赖笔耘耕。
不令涤荡十分尽，留取余香忆旧情。

我首如飞蓬

（1927 年 12 月）

我首如飞蓬，我心如铁石。
奉姑终我身，与姑同存殁。
搦管诉生平，非求人称述。
聊以抒悲冤，借舒此胸臆。
我生直晋间，古时燕赵地。
阿父精丹青，赏识多卿贵。
只生女一人，到老无子嗣。
爱视如掌珠，口授画与字。
十五学画成，能传父笔意。
十六父母亡，悲伤面枯悴。

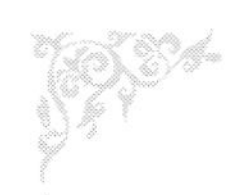

影只形复单，荏苒度弱岁。
清商动秋簃，深闺繁愁积。
执笔画鸳鸯，鸳鸯不成二。
君子终不逢，守志愿勿替。
北窗帷幔垂，南窗凉飙入。
河汉东西横，辰宿满天出。
星汉照我庭，宁知我所忆。
露冷秋已深，夜夜空伫立。
一夕月光浮，萧瑟满林秋。
琵琶声激越，声出西北楼。
清响动溪涧，慷慨寄殷忧。
谁能为此曲，曲曲寓深哀。
不惜指头苦，但恨知音稀。
闻者为感动，雨夜情意驰。
屏息复静听，斯人绝世奇。
我亦负奇才，今遇伟男儿。
愿为双鸣燕，奋翅起高飞。
明晨整妆毕，郑重讬良媒。
君子感知音，携手回车归。
微风动帷幕，皎日扬清辉。
斯时意欣欣，婉转歌古诗。
免丝生有时，夫妇会有宜。
千里远结婚，悠悠隔山陂。
思君令人老，轩车来何迟。
我歌良人和，道远弗知疲。
抵家拜慈姑，厨下调羹酏。
夕饮合卺杯，贱妾进酒卮。
君为弹琵琶，声清韵不哗。
曲奏凤求凰，洞房发光华。
喜气溢指尖，洋洋乐无涯。
我亦献微技，聊以答君子。
着笔划鸳鸯，裁为合欢被。
鸳鸯不孤栖，永以结相思。

如胶更如漆，恩爱蚕缚丝。
唱随期到老，时时相祈祷。
荏苒过三年，爱子已盈抱。
老母乐含饴，抱孙剥梨枣。
欢乐不可长，祸至不可防。
良人性孤特，夙不畏强梁。
县官盛气焰，嫡亲正当阳。
爱钱复爱画，搜索遍镇乡。
胥吏献殷勤，官前弄舌簧。
知我善丹青，派吏索画张。
良人闻此言，忿怒不可当。
我妻冰纨洁，赃官血已凉。
笔宁为尔污，速行莫猖狂。
斯语出诸口，横吏嗤而走。
旬日数兵来，索絷良人首。
良人愕且言，细民何罪咎。
兵闻詈贼徒，尔家乃盗薮。
前日某村中，尔辈架童叟。
勒银数千元，皆尔所指嗾。
此乃某盗供，尔尚装聋朽。
良人顿足呼，妾已魂魄无。
战栗呼苍天，冤哉吾丈夫。
欲辩兵且击，倏忽已首途。
邻里共悲愤，老母昏不苏。
倩人去营救，黄白无锱铢。
妾行仆且起，足堕泥淖里。
泥淖何能顾，步行四十里。
县官鞠良人，拍案而生嗔。
旁有数盗贼，扳赃话如真。
良人怒且詈，充耳若不闻。
酷刑几次更，良人死复醒。
纵令官如火，难挫纯金精。
罪谳不能论，系夫在狱中。

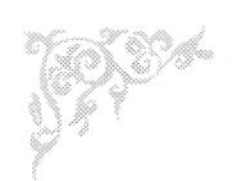

妾往亲探视，相对不成言。
泣涕零如雨，衷肠欲一吐。
狱卒频相催，委曲不得语。
良人益痛悲，郁郁何惨凄。
如鸟铩羽翼，故巢不得归。
日影稍昃稷，狱卒詈复逼。
两番相出入，未尽诉隐曲。
空房日相思，相思断何时。
牛女两相望，会和难卜期。
三年囹圄灾，烽烟遍九垓。
杀人盈城野，同胞互相催。
征兵及罪犯，罪犯的腾飞。
良人应兵役，缧绁为暂开。
前此笼中禽，后此旷野军。
回家别母妻，前后判两人。
入门询爱子，爱子在孤坟。
良人悲且忿，责妾不早云。
妾闻益伤悲，泪下不可挥。
狱中吐实语，恐愈增君哀。
妾言尚未毕，君泪流益急。
呼天我何辜，遭际凶无极。
人生当报恩，谁为娱慈亲。
汝父久不孝，汝母孱弱身。
汝今痛夭殇，后望尽沉沦。
移时泪始干，面面两相看。
君忽抱琵琶，欲弹先恸酸。
谓当远别离，珍重此一弹。
非复乐弗疲，此或成永辞。
念前结亲爱，聊以酬良媒。
未弹先踯躅，茫茫惨四顾。
人生痛别离，浮云漫野雾。
指下江河开，汩汩催山限。
中挟杀气声，英雄志不灰。

倏忽声转哀，凄凄风雨来。
妾泣不可仰，中心怆以催。
劝君收琵琶，祝君早日回。
良人投袂起，强笑作解语。
转劝妾勿忧，先民谁不死。
况我是充军，恩爱非中止。
无复儿女悲，百年终相与。
珍重须自爱，人生原如此。
去去赴战场，此后莫悲伤。
生当复归来，死当两相忘。
妾闻此言出，悲益不可遏。
君我为夫妇，相从匪朝夕。
何为出此言，令我悲无极。
前途好护持，妾能励苦节。
待君百年后，老母侍无缺。
肃肃役夫征，隆隆野炮鸣。
良人就远道，遗我身孤零。
谁与相劝慰，忧心日忡忡。
宝钗可耀首，明镜可鉴容。
我容如槁木，我首如飞蓬。
良人音信杳，盼归春复冬。
自期三年返，倏已九年终。
午夜啼杜宇，哀声催我胸。
转思古有谚，君子天所眷。
矧君怀绝技，天宁忍君陷。
何日可归来，琵琶不尘埋。
妾亦理丹青，一为拂尘埃。
思君无已时，夜夜梦见之。
梦见在妾旁，又觉在他乡。
他乡抑何处，茫茫古战场。
醒来兀自坐，耿耿夜何长。
白昼懒刺绣，徘徊以彷徨。
一日倍烦扰，噩耗来远道。

邻人昨逃归，言君葬荒草。
姑妇皆恸绝，移时苏气息。
老母不欲生，三日未进食。
劝解强支持，吞声泪皆赤。
祭夫出北门，遥遥望北郭。
白杨何萧萧，黮黮暮烟合。
长哭哭君夫，壮年何遽殁。
不顾老母衰，不顾妾寂寞。
碧血染黄沙，哀声啼猿鹤。
魂兮弗归来，千载不相识。
人生故如寄，孰能同金石。
百年终必亡，何为长恸哭。
怜君怀绝技，终为妾所误。
焉得不伤情，天涯一哭诉。
老母七十余，西山日将暮。
念兹未亡人，风烛难久住。
母亡妾亦亡，人生不可慕。
泣涕觅归途，模糊认旧路。
茅屋侍慈姑，岁星几周度。

杰民先生对余所作《十三经略论》多所补正，赋此致谢（三首）

（1928年4月）

纠谬绳愆不惮劳，切磋淬砺仰贤豪。
孝先腹笥江都笔，领袖群伦义气高。

津沽浪涌日滔滔，健笔横空镇怒涛。
古旧今新论学问，怜他畦畛未融消。

学与时潮共涌浮，当兹砥柱孰中流。
分梳整理新兼旧，报纸生涯讵可侔。

荒村

（1928 年 4 月）

庭树虬枝栖白鸦，凄凄惨树夕阳斜。
室空灶冷炊烟断，草没苔深屋角遮。
军至不时搜铟钏，人归何日话桑麻。
哀鸿中泽身无讬，仍说蒸民即国家。

旧砚

（1928 年 4 月）

曾涤云溪水，余香忆旧情。
研磨经岁月，笔墨久耘耕。
日暖残涡绿，天阴子露生。
案头常供视，古色午窗明。

破琴

（1928 年 4 月）

指下旧因缘，残琴忍弃捐。
写心多妙趣，寄意抚无弦。
江上峰相对，梁间韵早传。
子期虽莫遇，珍重自年年。

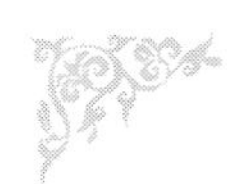

《桃花源记》题后（六首）

（1928 年 4 月）

世外桃源果有无，渊明撰记故含糊。
毵毵五柳门前绿，笑煞渔人不识途。

五陵咫尺即仙寰，漫道桃园觅孔艰。
彭泽高风羞斗米，挂冠肥遯隔人间。

意辟桃源境孔幽，渊明摆脱利名钩。
渔人莫会超然想，仍泛河边一叶舟。

垂髫黄发并怡然，信此桃源别有天。
刘子果称高尚士，何因偕隐竟无缘。

乱云四涌痛中华，无数灾民尽破家。
安得五陵多妙境，深宵无复听悲笳。

于今虐政迈嬴秦，避乱桃源孰问津。
中泽哀鸿佥救拯，偕行共作葛天民。

读陈简斋[①]诗集题后

（1928 年 5 月）

陈公诗途循正轨，超越西昆遵诗史。
天分绝人才卓荦，诗出辟易诸俗子。

---

① 编者注：陈与义，字去非，号简斋，河南洛阳人。南北宋之交的杰出诗人，属江西诗派而自具一体，人称“陈简斋体”。

自辟蹊径扫缛繁，雄词杰句笔尤泚。
意匠惨淡苦经营，上腾九天远千里。
况值汴京离乱时，辗转陈留风尘里。
抚时感事意苍茫，家国愁思何能已。
身逢百罹诗益高，雄浑壮阔奔涛似。
激宕盘旋远且深，冲瀜沆漾溢涯涘。
逶迤蜿蜒舞后先，蛟龙变化风云起。
苦心拔俗语警人，不第墨梅诗孔美。
建炎己酉庚戌年，留岳登衡涉湘水。
闻赦感作雷雨行，紫阳山前观虎兕。
江西诗派置一席，黄陈之间匪过耳。
庭坚前茅意气豪，师道后盾难轻视。
中权制胜有简斋，前驱后应固壁垒。
雄狮鏖战文阵中，车辙无乱旗无靡。
我读斯集感喟生，酌酒题诗致仰企。
吁嗟乎！
中原积弱与宋同，怀古伤今愁难止。

和恬叟《书怀·七律》二首，步原韵

（1928 年 5 月）

无端悲感逐时来，半世蹉跎我不才。
心力抛残名未就，夜灯独对志全灰。
寄怀笔墨繁愁积，极目乾坤倦眼开。
醉后狂歌人莫笑，每凭诗酒慰深怀。

生成未自解逢迎，白也撑腰傲骨生。
避弋思追云里鹤，冲波谁掣海中鲸。
登楼有感怀王粲，作赋中忧缅屈平。
雨打窗棂心欲碎，弹筝一曲不胜情。

咏贫士（五首）

（1928年6月）

穷居何所慕，寂寞自恬然。
悠悠岁月过，久矣耽清寒。
何乐耽清寒，静以养吾天。
贫贱以为常，老死终世缘。
守常而待终，庶几足达观。
熙熙攘攘人，分焉孰能安。

富贵滋畏惧，得失患纷然。
宁若洁斯身，无与富贵缘。
孑焉无所求，兴至理简编。
砚田无税租，官贪罔议捐。
茅庐不避风，土灶不见烟。
人弗思诈欺，盗弗日垂涎。
侧望一世间，贫士独能安。

贫贱何所忧，斯滥斯蒙羞。
仰不愧明明，俯不怍群俦。
藜羹弗常饱，意志仍夷犹。
岂不畏饥寒，富贵非妄求。
颜子陋巷居，所乐异王侯。
克坚固穷节，千载仰前修。

士励固穷节，不媚世与人。
千金与驷马，视之同灰尘。
岂不欲豪华，所惧浼斯身。
松柏当岁寒，丸丸节坚贞。
凄厉雪风交，蓊前翠竹筠。

望古贤贫士，不与世变新。

贫士何所尚，所尚在无求。
富贵〇〇人，〇贫居下〇。
苟无固穷节，俯仰难自由。
能不谄与谀，植节自坚遒。
旷观百代间，上下万千秋。
贫士何所有，节同天地侔。

恬叟许予为文家，又谓我清瘦好吟诗，因作二首

（1928年8月）

崚嶒瘦骨总痴狂，许我文家未敢当。
酷好吟诗艰妙句，不求甚解润枯肠。
闲来花下七弦弄，醉卧床头一梦长。
杰老何知吾状态，宁非静里洞垣方。

瘦比梅花骨未清，吟诗作字了平生。
常从静处参书味，每破愁城恃酒兵。
弄影窗移蓊外树，为文日证世间情。
何时得晤吴恬叟，指我迷津前路明。

新禽言（哀燕民也，六首）

（1928年11月）

架犁，架犁，
深秋种麦力不齐。
耕牛已遭兵宰食，怅望南亩空复啼。
将人代畜聊播种，明年天或悯灾黎。

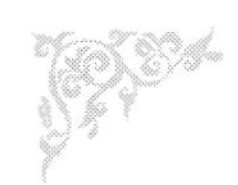

架犁，架犁。

思归乐，思归乐，
露宿行将委沟壑。
北风怒发寒复寒，吹上同云天雨雪。
无室无衣冬莫过，兵匪之迹何时绝。
思归乐，思归乐。

提葫芦，提葫芦，
何有闲心将酒沽。
大军占据民家屋，供给难言一概无。
庆功设宴需美酒，得与街头觅醨醽。
提葫芦，提葫芦。

打麦做饭，打麦做饭，
今岁收成至可叹。
麦秋正值大兵来，田亩之间践踏遍。
粟粒狼戾无人收，只供禽鸟恣意啖。
打麦做饭，打麦做饭。

婆饼焦，婆饼焦，
儿女饥寒啼复号。
瓮头只余麦一掬，将何作计炊明朝。
泪滴釜铛难成爨，兴嗟灶下蓬首挠。
婆饼焦，婆饼焦。

堂前捉绩子，堪怜纺织娘。
春蚕未得养，秋棉不盈筐。
薄袖单寒颤不已，未卜生共死。
凄清冷月照窗纱，欲寐何从眠复起。
堂前捉绩子。

滦县灾区纪实诗（十四首）

（1928 年 11 月）

兵至

夏历四月间，日在十八九。
国奉两交绥，联军大败负[1]。
收集残余部，仍期胜利取。
屯聚丰滦境，人民惊刁斗。
古冶茨镇间，只有兵驻守。
反客为主人，村氓远避走。
直鲁奉失和，备战相持久。
奉军气概豪，不欲马东首。
拘民掘战壕，细民无敢扭。

拘役

工兵凶且横，村长尽拘来。
高坐何堂皇，小民伏石阶。
老爷有所命，俯首不敢抬。
小村四十人，大村百人开。
各备锹一把，明晨挨次排。
若有不足额，或故迟迟至。
军机为尔误，责打难规避。
某堡一老农，未言先垂泪。
我村十余户，衰老兼弱细。
即使尽数来，亦不足半数。

① 编者注：1928 年 9 月，张学良的奉方与南京政府方面采取联合军事行动，消灭了盘踞于冀东滦县一带的直鲁联军残部。

营长吼如雷，大骂何昏愦。
军事不同他，宁能遂汝意。
掴颊二十余，雇人勿迟滞。
诘朝黎明至，共候军门外。

掘战壕

战壕如何掘，兵士详指说。
外壕九尺宽，深亦相等列。
内壕浚五尺，宽容二人立。
壕上筑女墙，堞口尺相埒。
廿步留隔壁，防飞炮弹屑。
五十步筑屋，形须同地穴。
上用门扉盖，下铺席与被。
令毕排队行，蚁阵村头结。
每连辖五里，监督兼布设。
掘沟要勤劬，不得稍休息。
小民胆既怯，力亦随之减。
少壮强支持，疲惫怜老弱。
倘有一人憩，全沟须受责。
每人敲一棒，聊作当头喝。
四月廿二日，开始此工作。
廿三晨点名，逃者十之七。
营长大震怒，村长速拘执。

扑村长

村长阶下伏，军官声暴烈。
问尔责何在，敢令人逃却。
既为一村长，罪即有应得。
喝令虎兕兵，扳倒打十百。
村长叫复号，其声倍惨切。
军官若不闻，仍令打宜力。

小兵发慈悲，不忍痛相扑。
军官骂狗头，捋棒目眦裂。
扑扑听数声，村长无气息。
兵用冷水喷，又得苏魂魄。
夹扶不能行，四人舁于侧。
二三村受责，余村股皆栗。
观者纵纷纷，相顾均结舌。
某人①素憨直，气愤胸中结。
挺身慷慨言，理宁不可说。
斯语尚未终，小兵持棒戳。
一棒身侧欹，再棒身倒扑。
呜呼嗤嗤氓，何辜罹此毒。

馈饭

炎炎烈日下，万千人掘壕。
村中妇与女，终日啼复嚎。
闭门不敢出，尤不敢远逃。
倘弗馈饮食，从公腹须枵。
少妇无敢去，老妪不惮遥。
哀乞卡道兵，放行莫阻挠。
兵士发慈悲，道旁手一招。
战沟宽九尺，上架独板桥。
老妇匍匐行，身欲坠摇摇。
二兵相顾视，吃吃笑声高。
老妇进沟内，远望人如潮。
老年人四五，列坐首皆翘。
颈伸同乳燕，待哺心中焦。
见有家人至，泪浸两眼泡。
饭虽触鼻香，饮食念旧交。
分润邻舍翁，各舀粥一瓢。

① 甘家庄人，名陈国辅。

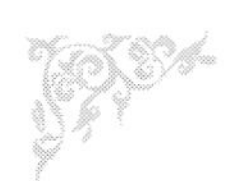

近旁一老者，先笑后号咷。
两日未进食，复得操重锹。
残饭昨日领，臭腐给一勺。
我家无老妇，谁任馈饭劳。
明日媪再来，绕道望食捎。
老妪闻此言，悲酸不自聊。
臭饭贮篮内，回家示女曹。
邻里遍传视，谁人不泪抛。

避兵

素不曾相识，今日亦相亲。
接视倍怜恤，慰语何频频。
姓名尚未知，款待甚殷勤。
呜呼何殷勤，同是患难人。
此刻为东主，明朝或西宾。
辗转远逃徙，山陬与海滨。
嗟嗟本同胞，奚分兵与民。
此理不可说，兵民显判分。
兵为残民者，劣马害其群。
滦阳兵燹遍，无地可避秦。
今东明复西，视兵何处存。
凄凄道上语，后日胡为邻。
妇女远逃亡，男子役于军。
待至兵乱后，音信两不闻。
探询常百里，相见泪纷纷。
更有散失者，惨恸尤难云。

拉夫

柴堆上群雀，啧啧噪声高。
愈噪声愈厉，嘲哳何嘈嘈。
有人厌恶此，云欲敌鸷鹞。

鹞来合力击，不必一哄逃。
谅渠蕞尔身，难敌我兜包。
一雀倡于前，众雀和于后。
议至奋激时，跃跃试身手。
眼前鹞若来，誓欲碎其首。
不防冷风过，鹞急下自右。
众雀魂魄飞，身不能自守。
知觉已全失，翼垂足难走。
纷纷堕柴中，僵卧同死朽。
待至片时余，魂气始昭苏。
缓缓集柴上，啁噍细声呼。
此呼彼相应，倏又声息舒。
但听所言者，远于前悬殊。
点观攫谁去，我仍瞻气虚。
呜呼乡村人，最惧兵拉夫。
情同小麻雀，抵抗力毫无。

露宿

掘壕人已足，遍更去拉夫。
拉夫为勒赎，与钱即释除。
距壕数里内，民不得安居。
或刈田间麦，或耘陇头锄。
四顾视仓皇，时防被牵拘。
白昼既若此，夜晚复何如。
乘人入睡乡，兵即来相图。
于是男女辈，空室暮登路。
不敢畏虎狼，青纱帐内住。
左右陇秫秸，索叶拢使附。
拢之意何居，用以遮野雾。
数夕未成眠，仍坐待晓曙。
闻有扬禾声，趋起远奔去。
最苦是孕妇，一步数颠仆。

产子田野间，难说风与露。

刈麦

五月南风吹，𦬁麦熟陇亩。
壕旁粒尽落，扫之堪用帚。
农夫应徭役，不遑来顾守。
农妇惧饥寒，乘隙偷割取。
某村婆与媳，早夜赴陇右。
侦防稍疏忽，一兵突来后。
少妇魂魄飞，全身直颤抖。
兵笑餍相逼，趋前挽以手。
老妇跪相求，崩角痛稽首。
彼为我侄妇，助我收升斗。
倘彼一辱身，难对其夫偶。
老爷发慈悲，天长地亦久。
远大看前程，升官绾印绶。
兵如充其耳，涎脸态尽丑。
少妇匍匐行，投怀依慈母。
畏缩如鼠蜷，闭目哆其口。
方在危急间，听有号声吼。
复有数兵至，巡察登高阜。
斯兵愕目顾，逡巡始避走。
麦宁弃田间，姑妇逃相偶。

老农自戕

范村一老翁，拘谨力于田。
二子常侍侧，家庭乐怡然。
不期灾祸降，战壕掘村前。
长子被拘去，其性亦硁坚。
一日数遭责，忿极立疯癫。
次子明日去，老翁意悬悬。

家中只一身，终朝心如煎。
况来兵驻院，更说有军官。
侍应稍疏懈，兵即打皮鞭。
和蔼一家庭，倏变荆棘园。
大儿病疯狂，小儿无日还。
前路痛茫茫，生不若死甘。
室内无他人，剪刀腹中穿。
刀钝不能入，持剪支床边。
身力扑其上，肠出一命捐。
血腥流满地，何人来视看。

少女吓亡

店子镇驻军，其民悲失所。
幼子呼其爷，慈母待其女。
奔避将何之，哪有安乐土。
东西乱窜移，不知安所处。
某姓女十八，见兵如见虎。
急走向镇南，一兵逞雄武。
鞭马望风追，顷刻距丈许。
少女奔极急，不顾荆与楚。
看看比及身，目前黑花舞。
嘤然啼一声，鲜血口中吐。
扑地一命绝，时当廿七午。
忍哉凶恶兵，依然探手抚。
谓其卑贱身，难与老爷伍。
乘马回镇中，气概何壮怒。
女尸无人取，曝露体臭腐。
麦浪翻悲风，路杨泣夜雨。
孤魂何所依，草木为凄苦。

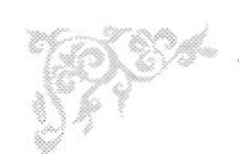

搜衣物

富贵轻绮罗，贫者重褴褛。
褴褛何足重，相依生与死。
乱兵村中过，穷搜可奈何。
衣饰共财物，打尽一网罗。
富者空箱箧，以次及贫素。
贫者所珍藏，破被兼败絮。
兵尽抱持去，黑夜铺身底。
不知一破被，所覆母子女。
夏日犹可说，冬将恃何活。
十室十括空，生命何所托。
搜衣堆成屋，民多冻死骨。
岂必持枪杀，此道亦良酷。

搜牲畜

耕牛性极驯，兵来易为藏。
骡马虽伟大，不鸣亦调良。
最是驴之牡，鸣声太激昂。
贫主人豢此，寄之院一旁。
房隅与墙角，或恐露毫芒。
兵来驴即鸣，一似逞强梁。
欲掩无能掩，出现在当场。
牵之出门去，主人追随忙。
马兵有良骑，步兵行荷枪。
何用牛与驴，其意耐参详。
村人养牲畜，载重春秋粮。
诚使牛马无，明岁必饥荒。
此理兵参透，搜牵以为常。
马骡银三十，耕牧廿圆强。
毛驴体矮小，五圆可赎将。

倘或吝不赎，宰食肉馨香。
更有笠内猪，搜捉如虎狼。
某日兵三五，割猪岳各庄。
营长适巡见，问此来何方。
兵对自随至，非我逞豪强。
营长莞尔笑，汝命何其臧。
我亦曾外出，何无猪宾光。
一兵近前言，某人话非狂。
四村民尽逃，纵猪在野塘。
喂饲久无人，其饥不可当。
见人即追随，自来寻死亡。
大人无所遇，缘未往外乡。
呜呼亦佞哉，听此民断肠。

勒赎

五月十八九，掘壕及一月。
工峻民脂枯，苦情有难说。
但冀早还乡，胜居虎狼侧。
孰意兵宣言，迅雷震耳膜。
后日集洼里，火车备数列。
开往秦皇岛，依然战沟掘。
役夫闻此言，惊散魂与魄。
此云在乡邦，尚弗得饱食。
彼云再远出，衣食将永缺。
此地人何辜，异乡填沟壑。
家人闻此讯，终朝惟泣啜。
妻哭夫难还，母哭子难活。
哭声干云霄，飞鸟为止遏。
寻向村长佐，嗷号群相聒。
我人尔雇去，赔偿难推托。
倘或有疏忽，我亦生不得。
村长如骇痴，木立沉默默。

军令不同他，百思无良策。
忽忆钱万能，险或能解脱。
小村集百十，大村集千百。
关说托人情，秘密相商酌。
上官允一言，不啻再造德。
纷纷款输将，充彼巨囊橐。

时事杂咏（四首）

（1929年2月）

报载河南灾民所食之物，尽是树皮、树叶、杂草、糠秕、棉子、薯茎、蚯蚓等。人民至此，真生不如死矣。当道诸公，何忍坐视不救耶！

灾情綦重叹河南，杂草皮糠当饭餐。
蚯蚓连同遭浩劫，弗能食壤饮黄泉。

距首都十余里之尧化门，竟发生土匪劫车案，则他地匪势之猖獗，不难想见。国府诸公不亟谋肃清之方，匪患蔓延，将无底止也。

尧化门邻首善区，成群土匪劫机车。
观瞻所系连中外，国府威严扫地无。

关外哈埠省议员孙某，枪杀其妾，行贿官厅，已宣腾全国。似此惨无人道之案，诚宜彻查而严办也。

无知妇女嫁狂且，如堕深渊溺弱躯。
恋爱自由宜慎重，须防荆棘满前途。

盗陵主犯倚仗势力，弁髦法律，以致国府威信，扫地无余，可胜叹哉。

窃国者侯钩则诛，盗陵谁敢缉狂徒。
解嘲代进遮羞语，宝物宁堪藏墓庐。

时事新歌　用苏武牧羊调（三首）

（1929年2月）

五三国耻①

中国人民最可怜。
去岁痛心事，惨案起五三。
木屐儿，太野蛮，大炮轰济南。
血染明湖畔，骨积千佛山。
遮天又蔽日，愁惨雾漫漫。
经年累月，日兵不撤，交涉久迁延。
转眼又新春，可怜济南民。
铁蹄下，度光阴，有冤不敢申。
日在水火里，拯救望何人。
少壮四方散，老弱沟渠寻。
廿万人民，罹此浩劫，痛苦实难云。

抵制仇货

帝国主义恨东邻。
倚仗兵力足，欺压中国人。
夺我土，戕我民，狼子真野心。
同胞四万万，急起莫因循。
极力抵仇货，反日要认真。
看尔岛国，财源断绝，苦恼终自寻。
根本谋改更，实业要振兴。

① 编者注：五三惨案，又称济南惨案（济案），指1928年5月3日，日本军队在山东济南大规模屠杀中国军民和外交官员的事件。

制国货，日求精，永久利自赢。
财源不外溢，漏卮可塞充。
木屐虽狡诈，奸计总难行。
凡事责己，力求自强，才可望成功。

兵灾

中华民国十八年。
岁岁闹大兵，军阀争地盘。
廿二省，和疆垣，无处不烽烟。
一片干净土，寻找委实难。
阋墙痛兄弟，不顾骨肉连。
百万男儿，虫沙猿鹤，碧血洒中原。
后果证前因，痛定更寒心。
元气丧，全国民，久病日呻吟。
精枯血已竭，只余骷髅身。
神州今统一，青白旗帜新。
归牛放战马，偃武快修文。
大兵之后，宜事休养，切莫再劳神。

驻军灾区杂咏（二十一首）

（1929年3月）

十八年冬，某军驻滦县某镇，百般肆虐，凌辱不堪。余亦身受其殃，饱尝痛苦。爰吟俚句，以抒灾情。

非为邦家非为民，大军屯聚果何因。
裁兵岂尽留精壮，筹饷浑忘恤困贫。
切己图谋思得位，问谁想念到安人。
愁云笼罩滦阳界，奚日真逢大地春。

叹遇兵灾复水灾，兵灾更甚且频来。
人民困苦谁关念，柴草诛求日逼催。
垫款计穷支应局，征粮括尽地方财。
是真饥馑加师旅，安得有为子路才。

一番经过一番惊，畏虎无如畏大兵。
军饷频征真暴虐，民房强占岂公平。
稍存顾及惟官长，敢肆行为是弟兄。
三月有余屯此镇，地方损失信非轻。

堪叹三月驻凶兵，扰害家家不太平。
拔尽藩篱因向火，搜空醯酱为调羹。
澣污补绽从心欲①，过屋穿房任意行。
军纪松弛无约束，岂能遐迩播芳声。

治乱循环自古传，个中主宰总由天。
遭逢世变翻江海，想望时来出圣贤。
苌楚兴歌怀昔日，箬华致慨感当年。
水深火热灾无极，谁为滦民解倒悬。

乾坤改变几经秋，世运迁移速置邮。
帝制推翻成伟绩，共和肇造赖奇猷。
归牛放马时虽现，救难恤灾款未筹。
富国足民施远略，莫将琐屑细追求。

大兵在境征粮草，去后仍须济养筹。
但愿军需无少缺，不思年谷未丰收。
脂膏已苦将枯竭，柴米何堪日索求。
弗幸人生逢乱世，彼苍数定更谁尤。

① 兵之衣服污垢破漏，即叱令村镇妇女澣补，不给分文。

列邦从古贵连和，一国相争害最多。
漫道阋墙能御侮，讵堪同室屡操戈。
兵戎恤弭仍开衅，江海波平复起波。
何日神州归大定，人民鼓腹播声歌。

突然开到某一师，底事牢牢驻在兹。
压迫欺凌须忍受，征求索讨不容辞。
无钱购物偏求物，因病延医转慢医①。
自古行兵严纪律，此军争奈未闻知。

乍到军人似虎狼，熊熊气焰势难当。
全区谁复能安堵，万恶无如强号房。
但愿尔曹温且饱，孰怜群庶饿兼凉。
如斯造孽终须报，头上明明有上苍。

连年战斗乱纷纷，蹂躏斯民恨大军。
但纵貔貅争土地，谁为龙虎会风云。
穷兵黩武伊胡底，箪食壶浆我未闻。
何日客军能出境，滦阳永久靖尘氛。

军中纪律贵严明，遗范当遵细柳营。
争奈长官无禁令，致教士众尽胡行。
拔篱斫树先横眼，觅菜寻茶不领情。
谩骂捶敲惟忍受，家家时听叹嗟声。

自古官兵殊土匪，而今土匪即官兵。
头衔纵以官兵冠，心地难将土匪更。
为匪为兵时变幻，是兵是匪不分明。
兵胡与匪常相契，匪也兵焉只异名。

① 余稍通医理，因之受侮不少。

大兵一到祸来临，兵驻之家祸更深。
桌椅门窗皆损坏，茶油煤炭任搜寻。
拂情即纵豺狼性，举念常存盗匪心。
何竟不知尊古法，秋毫无犯嗣徽音。

兵家何事最为先，坐饷行粮预备全。
争奈斯君无给养，尽从此地勒输捐。
但求私用归公用，哪管今年是歉年。
更有一端尤暴虐，鹊巢鸠占态安然。

招安土匪作官军，法制凌夷实罕闻。
但欲本身增势力，谁思为国立功勋。
是非有定翻无定，良莠应分竟不分。
盗贼公然蒙奖励，寇氛何怪密如云。

某某师中一官长，得蒙拔擢幸如何。
追踪往事尝撕票，夙擅专长是倒戈。
天网恢恢终有漏，兵权赫赫总怀他。
罪而免究仍加赏，土匪安能不日多。

官长前曾充匪首，军人法律未寻求。
师徒集聚皆乌合，兵士虽多尽狗偷。
故纵扰民如盗贼，罔知报国建勋猷。
苍天有眼能垂鉴，若辈当然不到头。

纷争扰攘数年多，帝制谁云改共和。
南北几经酣战斗，东西相继动干戈。
小民何日能安堵，大海无风惯起波。
焉得上苍心厌乱，消除灾患靖妖魔。

闻说大军将出发，喜如拔却眼中钉。
盼伊起队情何切，缘我遭殃日久经。
来记秋深枫染赤，去当春首柳舒青。

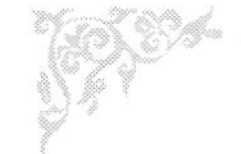
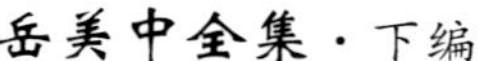

一冬浩劫谁堪告，呼唤苍穹冀有灵。

大兵一去万人欢，气象家家尽改观。
恍若润枯逢膏雨，更如起死获金丹。
见伊远徙心绽放，忆彼淫威胆尚寒。
从此商民安度日，亲朋互慰劝加餐。

早春即事（四首）

（1929 年 3 月）

温酒免教愁做伴，折梅供向案头看。
鸭炉不暖时添炭，未卷重帘怯晚寒。

一夜东风大地春，朝来酌酒共芳邻。
醉余相约东郊去，作个欢迎春意人。

寒烟弱柳绕平桥，俯视溪冰半未消。
水底流泉飞匹练，玲玲响似玉声敲。

东风犹自掠衣寒，梅花数点护茅檐。
儿童亦喜春光至，笑向枝头仔细看。

灾民行

（1930 年 2 月）

突发风寒气栗烈，河水复坚地坼裂。
狐裘不暖炉不温，矧兹灾民无衣褐。
足皆皲，指欲脱，雪虐风餐难存活。

呼庚吁癸人不闻，哀鸣嗷嗷棲中漯。
琐尾流离濒末日，躯体冻僵填沟壑。
陕西全省痛陆沉，天灾人祸叠相寻。
身无衣兮腹无食，朔风凛冽寒莫禁。
夫鬻妻，父食子，析骸爨骨倍惨矣！
人纵相食非长策，柴骨瘠肉难救死。
莫是斯民积罪殃？不然天道何塞否。
内乱纷纷年复年，看谁悔祸熄烽烟。
此偃彼起日构怨，兵戈相寻竞夺权。
猿鹤沙虫遍原野，谁酿斯乱谁承祸？
当身受者叹小民，政猛税苛深水火。
丁兹雪地冰天中，半作道殣沟瘠者。
盼当局，大施仁，仁浆义粟拯灾民。
三民主义民生重，莫使蒸黎尽患贫！

春闺怨　寄临江仙调（四首）

（1930 年 4 月）

记得暑砧应兵役，曾云客腊归期。
于今梁燕会双栖。
门前绝行迹，梦里寄相思。

柳绿桃红春最艳，难当一片忧悲。
恹恹病骨软腰肢。
书成鸿敛翼，愁积茧胶丝。

闻说中俄交涉起，去冬曾大兴师①。
我军败衄屡濒危。
寒城堆白骨，热血洒征衣！

① 编者注：1929 年 7 ~ 12 月爆发的中东路事变，是中苏之间一次大规模的武装冲突，战事持续近五个月之久，最终以东北军的失败而告终。

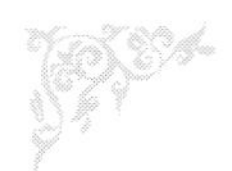

又闻中原争逐鹿，终年兵马奔驰。
此僵彼起乱频滋。
阋墙悲祸国，煮豆痛燃萁！

莫是沙场殉国难，强君伟大男儿！
雄魂烈魄护边陲。
英风飘飘飒，侠骨矗巍巍。

切勿私争殉军阀，虫沙作化长辞。
奇功纵立又何奇。
自残终耻辱，互杀不须眉。

近岁溃兵流匪寇，檀郎莫亦从同？
须知家室盼归纵。
鹊鸣晨日晓，花结夜灯红。

谁无父母妻孥者，祷君早戢雄风！
三春杨柳显青葱。
解刀归旧里，负耒作良农！

暮春怀古

（1930 年 6 月）

陟山斯踬，涉波斯危，
适彼乐土，何地可依？
鲁城之南，沂清切泚！
风浴咏归，曾皙乐此。
由求富强，赤也礼乐，
点也如何，意通圣学。
时维暮春，律中姑洗，
我至郊垧，悠悠意远。
万物并育，各不相害，

怀彼古人，孔道至大！
处顺安时，无妄于求，
富也何乐，贫也何忧。
谦谦受益，宜甘冲寂，
天道恶盈，勿骄勿溢！
泰山巍巍，东海滔滔，
鲁终未至，愁焉忧劳！

道情（六首）[①]

（1933年11月）

读诗书，已半生，
性愚迂，远世情，
而今恍悟机缄弄。
无求每觉人情厚，
历尽方知蜀道平。
利名终是戕身病。
命儿童倾囊买酒，
拌一醉当作前程。

懒参禅，不学仙，
觅奇方，烧妙丹，
针砭到处癥瘕散。
秋风橘井滋甘露，
春雨杏林别有天。
山中采药云为伴。
莫识我巫医小道，
且羞他做吏当官。

① 编者注：岳美中1925年患肺病吐血，其后边养病教书，边习医从医。1929年初，他在朋友的帮助下，到本县司集镇行医，直至1935年赴山东菏泽。这组《道情》，写的就是这个时期的生活。

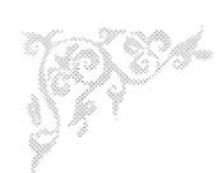

厌繁华，尝独居，
有朋来，自远区，
岐黄说罢谈书史。
吟风弄月诗多首，
论古评今酒一壶。
儿童又秉黄昏烛。
且争我棋秤黑白，
谁管他国事糊涂。

老牛车，亦快哉，
有乡人，晓扣扉，
殷勤接诊门前待。
平沙御辇迟迟去，
浅水行舟缓缓来。
路旁好景盈眸在。
闲来时车中小睡，
猛惊醒野鸟喈喈。

自行车，脚踏轮，
小行囊，挈在身，
康庄坦如骑牛稳。
无心路景云过眼，
得意春风马望尘。
遥遥百里家乡近。
进村来铃声阵阵，
堆笑脸稚子迎门。

老书生，性自狂，
效头陀，游四方，
逍遥驴背长途上。
蹄声得得斜阳晚，
鞭影摇摇晓月凉。
吟诗每作推敲样。
严冬里琼瑶踏碎，
归来后神惹梅香。

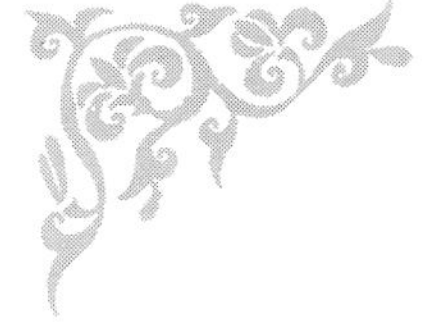
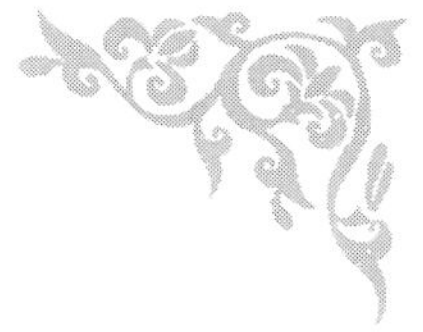

锄云诗集

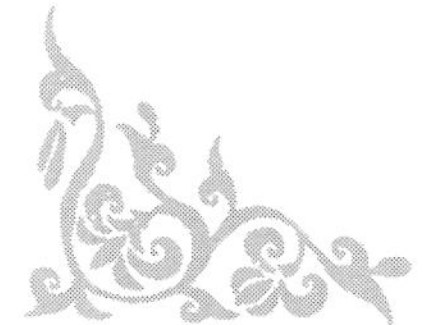

陈　序

岳美中教授是我国中医界一代宗师，临床医疗经验丰富，朋辈们称誉他“经方浩博寄君身”。他对重要经典著作可谓精研深考、倒背如流。作为岳老的学生，我们对此领会和体察甚多。岳老不仅长于《灵》《素》，也长于诗词，这与他的人品及勤学有关。医术精湛，行修而名立；品如兰馨，淡雅而不俗。他自称“半生误我是诗书”，这当然是自谦之词。正因为他对四书五经及诸子百家著作也涉猎甚广，所以能仰古俯今，心存往来，不激不随，时常于诊余、出访及日常生活中有感而发，成诗甚多。他医疗有业绩，诗作似梅香，实为中医药界及诗词界之一大家。在2000年4月7日岳老诞辰百年前，整理出版他的诗集，是一大喜事。读者不难从中了解到岳老的立德、立功、立言之三全了。

岳老诗作范围甚广，世事沧桑，奇书山水，梅菊芭蕉，放眼情怀，无不发而为诗。而贯穿其中的一个重要主题，是他对祖国医学的执著和对事业人生的追求。20世纪60年代，他与吴阶平院士、方圻教授等多次赴印尼，为苏加诺总统疗疾。中西医结合，效验卓著，佳话传九州。这是他医学生涯和诗词创作的一个高峰和辉煌时期。“仗有中西医策在，炎方攻疾此成行”，“刀圭岂必西欧好，医学东方自有真”和“四围山色青于黛，一路花光淡似金”，“芳草满山青护谷，红花一路笑迎人”等名句，不仅是抒发医疗建功的欣喜，更表达了他对中医学的深情。

岳老的诗反映了他对中医界同道的尊重和与朋辈的友情。他倡议创办的高级中医研究班邀请江南名医姜春华教授前来授课，欣喜不胜，称“公才公望重南天，表率唯尊孰与先。垂老不辞千里远，披颜恨晚十年前”；对江阴承淡安大师也深有共鸣，谓“独弹雅调凭谁赏，可有伊人水一方”；对北京医院名中医魏龙骧先生也多有称赞，认为他思路开放，“宜今宜古总推公”；对蒲辅

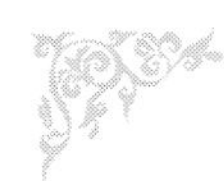

周老中医，称赞其“伤寒温病见多纷，中立如公始见真”。这类感发之作，表达了他乐在于志，业精于勤，天高地厚，峰回路转的实实在在心情和辩证务实的思维。岳老的诗中，许多是表达对师长的钦敬、与朋辈的友情、对后学的期许的，从中可以看到他对中医药事业重之如山，对个人名利淡之如水，所以有山不争高，宁静致远的胸怀。

我随岳老学习多年，受益良多。加上我对诗词也很有兴趣，所以相知很深。他说“深情我自知”。他赠送给我的诗也有好几首，多为肯定我学业的进步和鼓励我为中医药及中西医结合事业进一步努力的。有一年，岳老赠送我一套袁随园医话和诗集。他对随园的诗很熟悉，对其评论，有“篇衍落花真蕴藉，什成春柳信风流。爱他七绝诗都好，一字一珠稳更遒”，也有“随诗终觉类妖姬”。我和岳老讨论时都认为，袁枚的诗，当然以抒情为多，对于我们来说，还是要提倡不自轻自浅，而以能自重自尊为好。

感谢李雅清先生、岳沛芬女士等岳老家人将岳美中教授的诗词奉献给社会，我们从中必能学习到岳老对中医药事业的执著，对医疗生活的热爱，对人生的矜持和自爱精神。是为序。

陈可冀
1999 年 12 月
于北京西苑

杨　序

一个终生作诗不辍的人，在他生命成熟期写下一章，又于晚年珍爱不已，说明此诗已融入了他的生命情调，甚至可以作为他的生命体验的证明。一代名医岳美中早年在冀东组织锄云诗社，他一生既以“锄云”为号，又诗兴长葆不衰，存世的旧体诗多达一千二三百首。如果我们要写一本二十世纪中国旧体诗沿革史的话，岳诗的量与质大概都可跻身于甚有成绩的诗人之列。然而，诗过千篇，他唯独对《晚菘》眷念不已。此诗为其六十五岁所作，私下却愿以之为八十自寿。所谓“晚菘”，乃是深秋大白菜，过去北京罕见暖棚，大白菜被贮为冬天的时菜，既平常实用，又不可或缺，是为一宝。其诗云：

篱豆花残韭抱根，独当老圃正秋深。
金风不翦抽蕉叶，玉露常滋卷巨心。
青夺碧光看湛湛，肥添霜气待森森。
三冬贮去鲜无碍，膳佐来春箸喜寻。

这么一种经历风霜、生机坚韧，又给人间带来实惠的意象，寄托着这位出身农家的一代名医何等深厚醇正的人生价值追求。

我曾经亲炙过这种人生风范，与岳美中先生有过一面之缘。二十多年前，记不清是1974或1975年了，总之是大白菜只抽出碧绿的幼苗的秋天。当时我在房山周口店附近的北京石油化工总厂当宣传干事，与他的乘龙快婿李雅清兄为同事。两人都住单身宿舍，晚间难免要拉拉家常。他说起自己的岳父岳美中是中医研究院西苑医院的著名医生，多次出国为印尼总统苏加诺、越南国家主席胡志明和朝鲜委员长崔庸健治病。特别是为苏加诺总统治好肾结石顽症，被授予“伟大儿子勋章”，连周恩来总理也称赞他们，一个医疗组的作用比一个外交使团的作用还大。

不知是为了证明此事不虚，还是因为我喜欢诗文，雅清兄给

我出示了一本用荣宝斋稿纸工整抄录的《锄云印尼纪行诗集》。其中记述苏加诺总统1961年10月经奥地利维也纳医生检查出左肾功能消失，非割掉则有危险，乃转由中国医疗组治疗，肾功能得以恢复。岳美中先生为此赋诗志喜："绛雪玄霜鼎待开，电光镜上拂尘埃。药呈灵应魔潜遁，肾复功能影显来。旭日当檐喧喜鹊，英华满面视元魁。西风又被东风压，海外轩岐智网恢。"还有一首《四赴印尼纪行》诗，记述岳美中比苏加诺年长一岁，在接受勋章之后，被称呼为"哥哥"。诗中写道："汪汪雅度漾春波，病后欢肠情更多。挽别谓吾行不得，筵前也解唤哥哥。"

如此诗、医双绝的长辈，即便自己不生病，也想一睹风采的。何况我当时患有季节性的支气管炎，每年九月、十月间都要喘得连上四层楼也得歇两趟，有时还得在医院住上半个月。记得是一个星期天，雅清兄带我坐上长途汽车，又换市内车、市郊车，大概用了三四个钟头才赶到西苑医院。其时西苑一带还有点荒凉，水田衰草，道路坑坑洼洼。七拐八拐进了一处楼房，雅清夫人岳沛芬大夫已在等待，随即请出岳美中前辈。他留着平头，一身灰色中山装，脸型有北方农民的质朴和坚韧，举止却带几分儒者的风雅。让我在临窗方桌就座之后，就给我按脉，闭目沉思，我也调整气息。然后他看我的脸色、手色、舌色，再闭目沉思片刻，就指点在一旁静候的岳沛芬逐一记下药方。用了哪几味药，已记不清楚了，似乎有前胡、荆芥、防风、芦根之类，每味用量都甚费斟酌。令我多少有点惊讶的，是用了大剂量的石膏，也许觉得我患的是热咳，属于阳气上蒸。

岳美中先生治病用药，是非常讲究平衡阴阳、因势利导的。他精熟古方，又能因病施治，灵活变通，医术境界是非常高超的。《沧浪诗话》这样分辨李白、杜甫："少陵诗法如孙吴，太白诗法如李广，少陵如节制之师。"我隐约觉得，岳美中先生对唐以前古方的推重，颇有节制之师的意味，但从他对我重用石膏来看，又未尝不带点飞将军李广的风采。从他在《六十初度》的七律中谈论辨证论治，把握阴阳枢要来看，他宣称自己用的是岳飞“岳家军”的兵法：“兵法精微唯运用，医规欲嗣我家军。”一方面由于我的气管炎是季节性的，另一方面由于岳家军兵法的疗治，我的哮喘过了半个月就好了。

岳美中亦医亦诗，似乎也在以一实一虚、一阴一阳来把握自己生命的平衡。《壬子冬杂咏三十首》中有一首这样写道：“过我论诗复说医，衡量李杜辨轩岐。蓬瀛喜道古今事，对此终朝乐不疲。”至于他的古体诗造诣，我是最近蒙雅清兄嫂送来《锄云诗集》稿本之后，才得辨一二。他的文史根底丰厚，为诗质朴典重，或用他本人的用语，称得上是“醇雅清渊。”诗中遣词用事，往往随手拈来，少雕琢而得浑成。一些咏事、咏物之作，长达五十韵、七十韵，比如以颐和园匾额题名嵌于诗行的七律组诗，多达十八首，也可见其才力甚健。五言古诗《到家》三十韵，属中等篇幅。一开头就写得非常本色：“薄暮疾驱车，省亲惧亲老。那知才入门，老母待儿早。”随之写晚辈夸耀老母的健康勤劳，由此联想到自己幼时随母劳作的情形：“霜天秋气高，枯叶堕林表。背筐耙在肩，拾柴冒寒晓。清溪招远风，冷月挂树杪。只见木叶厚，那待旭日杲。它时亦无闲，种蔬调湿燥。瓜架实累累，豆棚青未了。”如此絮絮道来，如叙家常，做作俱无，却一韵到底，实在是以驾轻就熟之笔写尽人间母子天伦之情。

诗集中，记事、记游、赠友、咏物、述志之作甚多。虽然不能排除一些应酬、急就之什，却到底多数出自真诚。即便是直抒胸臆者，如1954年所作的《赴京就中医实验所之职，留赠唐山市人民医院中医科诸同仁》中有句：“治心何日能忘我？操术随时可误人。”其间可窥见作者医德之高和医责之严。又如《壬子冬杂咏三十首》中有一首记录他淡泊的人生：“丝袋筠笼挈向尘，自调风味倍新鲜。园蔬易饱酸儒腹，何苦一餐费万钱。”这种粗茶淡饭、自购自炊的平常人生活心态，令人联想到本文开头所说的北京大白菜精神。

然而这位前辈的人品可谓外润中刚，既有大白菜的平常一面，又有菊花的高洁的一面。他咏花木，尤其是咏菊的诗甚多，

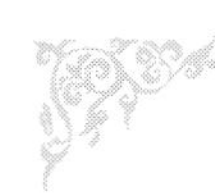

《契园赏菊》中一首写道："金英挺秀傲秋霜，不愧中华种族黄。战胜西风标劲节，清刚气骨压群芳。"他为了突现自己平凡而刚毅的心志，不惜把两种名花进行隐喻性的对比。《牡丹芍药》写道："宁甘芍药顽而贱，不屑牡丹贵以娇。娇贵难扶花早谢，顽强易植后方凋。"他从自然花卉体验人性人品，带象征意味地探讨速朽和后凋这类人生价值的命题。

淡泊人生和高洁志行，使他能够以亲切而宁静的心情，与自然万象交流生命信息，写出一些非常精粹的小品式诗篇来。《今春于寒食节前第一次游颐和园，玉兰尚怯寒未放》诗云："清明犹自冷云堆，春意含愁却步来。初向玉兰问芳讯，名花竟待我方开。"自然之美似乎与他有一分生死相依的至情，即使出游万里也未能忘怀。《印尼纪行诗》中一首写道："印尼四月看花回，余艳时时梦里来。可喜燕京春去晚，还留芍药待吾开。"颐和园地近西苑，千姿百态的湖光山色几乎成为先生的精神家园。《游颐和园杂咏十六首》这样写到乐寿堂观玉兰初开："栏边小立盼花开，冻蕾朝朝数一回。不觉东风嘘意足，枝头吹出玉兰杯。"又这样写《游西堤》："碧柳浸波池尽绿，荇钱浮水镜同圆。西堤好是人踪罕，烟景迷离耐泛船。"这些诗都清新颖秀，读来令人凡尘尽洗，心地空明。

从深秋的大白菜到初春的白玉兰，在在都证明岳美中先生追求着一种凡而不俗、平凡而高雅的人生境界和诗学境界。这种境界是中国文人平民化，或中国平民文雅化的精神结晶。他在《壬子冬杂咏三十首》中留下这样的人生剪影："半生积累老何如，诗债还同医债俱。若问冬宵忙底事，灯前金笔枕前书。"一代名医和千首古体诗，共构着一个富有魅力的人格形象。让我们从中感受文化的自豪吧！这种魅力源于醇雅清渊而又与时俱进的中国文化。

杨　义①

1999年12月26日

① 编者注：杨义（1946－），广东电白人。中国社会科学院学部委员，文学研究所所长兼学术委员会主任，中国社会科学院研究生院教授、博士研究生导师。

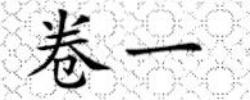

自遣

（1937 年）

日憩轩窗下，清琴偶一弹。
施医缘分好，茹素胃肠宽。
寡欲神何爽，无求梦亦安。
深居思简出，一任世途难。

自励

声闻终为累，枝柯最忌多。
何求能忘我？泯相自无他。
乐享现时际，珍持此刹那。
鼓吾大无畏，精进不蹉跎。

亡荆冯氏①三年祭日作

三年回首百端非，家道依然赋式微。
黄口解书唯我见，青毡在室共谁归。

① 编者注：冯氏，河北滦县人，岳美中原配夫人，1934 年病故。

春来苦恨风光好，晚坐独怜烛影辉。
最是伤心续弦日，群儿掩泣妹①沾衣。

见某报载稿友孙君泽民②揄扬于余，惭愧莫当，赋此寄赠

半生误我是诗书，说项何劳过分誉。
煮字当年贫作丐，悬壶今日役同胥。
凄凉身世悲蕉鹿，寂寞情怀托木鱼。
滦水潺潺流不舍，扮榆北望慕相如③。

挽历下郝芸衫④先生（二十首）

（1944 年）

甲申夏历六月，郝云衫先生赴音至，不胜悲悼。爰作哀词廿绝以志感，并寄济南，用申挂剑之思。

四十曾登仕版中，仁明绰有昔贤风。
请轻税率苏民困，赤子讴歌到处同。

清隆品望著儒林，孝友仁慈实可钦。

---

① 二妹孀居有年。

② 孙泽民，曾任唐山市某中学教员，岳美中早年投稿结识的文友。

③ 时余在山东菏泽县。

④ 编者注：郝芸杉（1870～1944），名玉章，山东省齐河县人。清朝末科举人。倾心中医事业，致力于中医教育。1934、1937 年，曾两次作为济南和山东代表赴南京，抗议取消和歧视中医。1934 年在济南创办中医专科学校，并任校长。1937 年岳美中曾被推荐到该校任教，因济南沦陷学校停办未果。1938 年博山沦陷时，岳美中正在此出诊，逃至济南后，得郝芸杉先生资助才返回家乡。此后时有书信往来。郝芸杉先生曾邀请岳美中在中医专科学校复校时，前往讲授《伤寒论》课程。

欲把生平传后世，名山事业费遐心。

先生藉术用行仁，妙手回春似越人。
救世情殷匪图报，鲰生谫陋愧望尘。

古道热肠孚友好，文章更复入人深。
儒林今日谁耆旧，不驻颓颜天意沉。

对校篇章论古医，英风直逼少年时。
投老情怀何傲兀，辛苦儒冠永不疲。

昔年湖畔咏新诗，庭角槐黄发绿枝。
此日月明花更好，何人复递倡酬词。

失去医林指路师，灵光殿圮数难知。
不堪重忆谈灵素，红蓼西风倍惨凄。

有道碑铭谁与撰，巨卿车马未容临。
萧条剩有重华庙，恺悌慈祥不可寻。

明湖月朗照吟卮，座上当年谁不知。
醇雅清渊足惆怅，夕阳下马舜皇祠①。

绿槐荫下一樽同，轻外轩中论最雄。
今日医流谁砥柱，几番挥泪向秋风。

忆昔鹊山曾有诗，大河东去叹华医。
效颦欧美吾何忍，流涕沾裳读旧词！

当年校长真青眼，落拓风尘肯一垂。

① 先生在祠中创立中医专校。

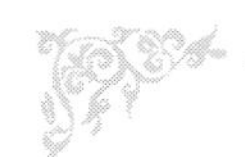

今日满庭秋雨滴，仲翔身世断肠时。

寇氛淄博乱山横，避地深叨馈赆情。
河水滔滔板桥路，燕云始不阻归程①。

离乱归乡已七年，几番梦里析医编。
从兹学路谁鞭策，几效灵均欲问天。

年来故旧半凋亡，风雨鸡鸣辄断肠。
每欲历城依宿老，那堪斯路又荒凉。

别后郊原草数青，频烦锦鲤出渊汀。
情深不啻潭千尺，雒诵回环几涕零。

医坛牛耳属吾公，尽纲才能入学宫。
它日风烟晴霁后，何人还复嗣高风。

未拔卷葹兴学情，余诚直与古人争。
它年济上重开校，无数青年泣老成。

赴音远达正中秋，读罢凭轩涕泗流！
它日再游齐鲁地，一瞻华表一生愁。

遥寄生刍并酒卮，愧无宝剑挂楸枝。
潺湲痛泪难收煞，半为人群半为私。

皮影戏

羯鼓鹍弦雅曲多，春祈秋报乐如何。
一窗痴梦常飘影，半夜轻飔好听歌。

---

① 1938年春，余由博山逃至历城，蒙先生厚赠路费，返里时仅一板桥渡过黄河。

野鹤山鸡疑对镜，回风无雪讶凌波。
休嫌幕上迷金粉，争似人间斗绮罗。

题小照（二首）

食肉封侯相本无，瘦梅体态自清癯。
偶腴莫掩崚嶒骨，乃识今吾即故吾。

十年蹇否运宁通，底事一朝剥转丰？
莫讶狂奴失故态，大千色相本皆空。

题施诊所合影（五首）

（1945 年）

夏五月，同杨德全、张荣久、傅振华、王凤亭共创贫民诊所于唐山。两月后，就诊者日多，更邀翟承祚相助，医药兼施①，半载间问病者达千数，爰摄影以志。

年来世味淡如水，只剩余情愿施医。
药里方笺自料理，群贤共此乐不疲。

欲凭苦作胜艰辛，赤手承当幸有邻。
但愿穷黎皆健旺，不妨我辈尽清贫。

态自萧疏神自闲，依然十载旧襕衫。
寒酸体相君休笑，且喜生平未改颜。

① 编者注：1945 年，岳美中与友人合作，在唐山市开办面向贫苦人群施医施药的诊所。杨德全，基督教牧师。张荣久，某药店经理。傅振华，大夫。王凤亭，经营文化娱乐业。翟承祚，中医，岳美中的学生。

大地重光万姓欢，忍遗无告日颠连。
好煎橘井甘泉水，广结贫民不了缘。

疮痍满地痛哀鸿，引手谁援疾困中？
一粒丹微惭利济，广望同志扬仁风。

八月十五日河山光复，喜赋四律

吉鹊声喧绕屋飞，河山灿烂发光辉。
欢腾稚子歌填巷，喜极衰妻泪满衣。
欲递音书传棣萼，先趋堂奥报萱闱。
乡关此去尘氛靖，收拾当年白板扉。

夷氛八载掩晴晖，漂泊身家感式微。
敢诩松筠风雪历，几经忧患死生非。
累多黄口难逃世，幸有青毡愿赋归。
丧乱须臾成过去，思来一一尚沾衣。

燕冀乡村付劫灰，挈家避地倚山隈。
频年凄苦英华谢，遍地流离戚鄗来。
陇畔犹存高壁垒，街头难认旧楼台。
最伤朋辈凋零甚，回溯前尘百感哀。

东瀛岛寇告沦沉，一介顽民喜气深。
点检诗书忘梦寐，布施医药乐苔岑。
迁乔自是春莺志，待嫁宁存老婢心。
兴至一时天籁发，和鸣惭愧九苞禽。

贺同学刘润斋[1]中医考试获中

（1947 年）

捷报传来各耸形，惊看龙蛰起春霆。
亲朋望切情深慰，童稚无知眼亦青[2]。
器合晚成资大用，丹经九转孕奇灵。
国医幸至复兴日，君正强年我鬓星。

有袁工程师者，病瘵，就诊于余，云尝在西湖交一二方丈，谓余亦有和尚相，病愈后，约同赴杭偕隐焉

江南景物杭州好，梦里时时欲一游。
谬许尘容同佛子，它年相约证湖头。

乐时歌

过去如云烟，未来如水火。
云烟灭无形，水火变不舍。
捉灭固大愚，虑变亦惑也。
宝贵此刹那，乐享现在者。
过无所踪迹，来无所沾惹。
精进大无畏，慈悲并喜舍。
薅除诸烦恼，善因奚恶果。
大千本皆空，底事分人我？

---

① 编者注：刘润斋，唐山市中医，岳美中的学生，1947 年赴北京参加全国中医资格考试，获中医师资格，曾在唐山市第三医院工作。

② 小侄沛海甫七龄，闻润斋获中亦愕然，以青眼视之。

咏史（四首）

由来仁术系天心，底事趋阳又转阴？
谮愬李醯终抵隙，秦威从未及医林①。

身后还同目见真，高皇远识在知人。
已明吴濞东南叛，更识王陵周勃驯②。

慢诩露台惜百金，文囊缀帐亦欺人。
邓通那得铜山筑，约己奚为富弄臣③？

籍梁怀董意何为，儒士身名系岂微。
自许进前难返步，报恩却是受恩非④。

绿菊（三首）

（1948 年）

东篱独处隔尘嚣，品自清幽韵自饶。
高士泛樽当九日，美人盈匊采终朝。
凉侵砌藓三分月，晴透窗纱半幅绡。
佳色自应超象外，宜深宜浅未妨描。

翠叶成荫瓣亦丰，应教小杜怅芳丛。
玉楼坠宠伤金谷，黄里忧谗叹国风。

---

① 咏扁鹊。
② 咏汉高祖。
③ 咏汉文帝。
④ 咏马融、蔡邕。

云罨疏篱秋意黯，人归荒径世途穷。
素窗伴结贫家女，不羡璇闺富贵红。

孤怀落寞淡秋园，真意欲探已忘言。
花细乍迷灯照壁，蕉分初看月临轩。
一番凉雨篱边色，几点苍苔烟外痕。
莫怪当阶凝翠黛，餐英谁是独醒魂。

红菊

凋零万卉逼初冬，谩诩襟披落落胸。
荒径归来人已倦，落英餐去世难容。
漫林霜叶心皆赤，一代朱门梦未慵。
寂寞东篱秋意淡，为谁点染为谁浓？

紫菊

史由赵宋说从头，黄白争看鼎足优。
望若明芝丛岭谷，迎如仙气满城楼。
倘教醉眼来元亮，应讶生花似仲谋。
漫道夺朱非正色，折腰从不事王侯。

闻上都围棋之风大减，感赋一律

棋风闻逐诗风减，冷落长安岘社门。
已是百年无国手，何堪一日息川源。
檐宜竹雨怀佳句，泉泛桃花怅晚痕。
谁氏烂柯瀛岛上，料他仙奕满山村。

返里

（1949 年）

今年真作太平民，返里莺花三月春。
绿柳驱车沙岸稳，青帘买酒画坊新。
比邻那有强梁辈，故旧谁非健壮身。
不信乡关同弱水，梦时能渡醒难真。

唐山市各界代表大会七律六首

会招各界继京津，民意听吾个个伸。
勤引农工支困敝，力扶商贾克艰辛。
五千年喜共和建，十二区期治化新。
广作河山群彦会，于今专政是人民。

会集清秋九月天，桂花香里雁来前。
贾生年少征虚席，尚父龄高聘上筵。
铅版刊来词九万，钢蓝写就牍三千。
陆沉数载连天劫，今日蒸黎始宴然。

慰劳新剧逼真情，绘影真能更绘声。
羯鼓鹍弦腾幛幕，鬓丝衫影入丹青。
娃儿卖豆钦还钞，婆子割鸡肯犒兵。
江上数峰流韵远，归途尽各诩文明。

空前盛况抑何朝？民意激昂似海涛。
最是劳工情热烈，难当妇女计清超。
提来案件千狐腋，携去精神万斛潮。
真个头头都是道，实施待看一条条。

宵衣旰食一身轻，只为同胞策厚生。
既得江山以劳动，更凭生产换繁荣。
积将力量天终补，历尽崎岖路转平。
建设地区非易事，要相团结励精诚。

双凤山前东阁开，碧油车莅如云排。
提供意见看皆好，映出情怀画不来。
攄兴固应推少壮，输诚谁肯认衰颓。
小医唐市羁留久，末座今朝也幸陪。

庆贺人民共和国成立中秋夕（三首）

中秋皓魄净无尘，铙钹喧阗庆此辰。
若尔来看今夜月，可知非复去年民。
六街灯火明无际，万户星旗飐各新。
喜唱国歌腔未叶，昨宵学向弱龄人。

妖氛帝孽据寰区，大义还成教后诛。
云贵旌旗新壁垒，幽燕士女旧舆图。
竞看赤帜飘中国，行见降幡出益都。
欲把文章鸣盛世，诗篇奈与杜陵殊。

劳动工农幸福奢，功圆政协说京华。
九州实现共和国，各地争开民主花。
电穗敷红腾赤焰，莲灯含烬吐奇葩。
乡傩散后天街静，归望西山月已斜。

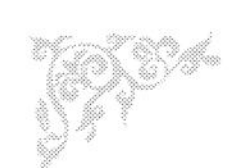

同孙旭初、阎识新、王筱波诸君侍高怀[①]师摄影（四首）

（1950 年）

怀师高叟，抱针灸绝技，专以砭石起大症，历年五十，名满幽冀，第从未传人。比来岁逾古稀，美中等恐斯道灭绝，共相执贽受学。每至乙夜，即趋集灯前，问难请业，无间风雨，袒臂跣足，按挢量度，力求一是。授受之乐，有非可言喻者。爰摄一影，用纪念焉。

斗室师生话丙更，漫夸甲乙是专经。
真传衣钵原无字，一穗灯光点穴明。

海上从难探秘方，应教镵石擅专长。
回生肉骨凭针刺，不恃笼中百药香。

不得传人宁密奇，道难中绝证今兹。
东风吹暖唐山麓，红杏林边艾满畦。

踏破蟾光一觅真，师承艺术等传薪。
河流环抱山南屋，共此春风又几人。

赠赵静一[②]同学

太医先世著仁声，家学相承嗣令名。

---

① 编者注：高怀，河北丰南县人，习武术，怀针灸绝技，五十年代初岳美中等曾向其学习大灸疗法。孙旭初，唐山市名中医，曾任唐山市中医院院长；闫识新，唐山市名中医，曾任唐山市中医院针灸科主任；王筱波，唐山市名中医，善诗文，早年曾随岳美中习医。

② 编者注：赵静一，河北滦县人。20 世纪 50 年代初岳美中主持的唐山市中医进修班学员。

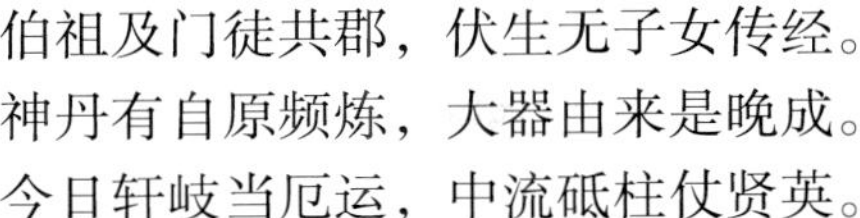
伯祖及门徒共郡，伏生无子女传经。
神丹有自原频炼，大器由来是晚成。
今日轩岐当厄运，中流砥柱仗贤英。

与旭初

树帜医坛著令名，幽燕两试冠群英。
慧延何永精思誉，才播苏过跨灶声。
甲乙有经应启秘，素灵多蕴待宣明。
修途我亦思同进，风雨鸡鸣觏友生。

与识新

珠榜仙郎独少年，英流声价重幽燕。
琳琅满目从吾好，技术充膺结世缘。
欲采仙芝医废疾，先凭砭石起枯偏。
山重水复长途阻，与子同行不惮前。

致筱波

卓荦高才许孰先，怜君雅致自翩翩。
干城常备诗书选，针灸方娴甲乙编。
祛疾镵锋飞紫电，联吟诗句重青钱。
寸阴检点还同惜，每听鸡声悉惕然。

感怀医事成长句，呈殊军[①]

国宝人人肯自牺，医人又孰惜珍奇。
岁填兰室菀多茂，风簸长沙路愈迷。

---

① 编者注：冯殊军，唐山市名中医，20世纪50年代初在唐山市中学任教，长于诗文棋艺，兼习医学，曾任唐山市人民医院中医科主任。

葴谷亡羊翻引誉，列庄观濮适遭嗤。
年来卖药归常早，欲向书丛决此疑。

和刘晓峰见赠，次原韵

卖药从真久慕韩，仙炉想见结烟团。
何当共炼奇方药，丹鼎开时月下看。

季夏应诊新庄，路经启新东厂，见马缨花盛开，有感而作

（1951 年）

幼时喜种杂花树，桃李成行每忆家。
一带柳荫石桥路，卅年又见马缨花。

读《秋吟集》，寄怀会川[①]、殊军、味辛、筱波

每当秋日读秋吟，人事年年感不禁。
壮貌已随秋色老，忧思更逐晚潮深。
只单有子羁边徼，寂寞怀人怆盍簪。
最是萧斋风雨夜，一回展卷一冥心。

寄针灸专家承淡安[②]先生（二首）

落落襟怀自寡俦，复兴学社展鸿猷。
几经忧患心无歇，已脱积疴气更遒。
图籍风行传异域，铎声日远播荒州。

① 编者注：裴会川，名学海，河北滦县人。岳美中总角定交的挚友。著名古文字学家，著有《古书虚字集释》，曾任教于河北大学。卢味辛，名振东，唐山市中医，善诗文，岳美中早年结识的诗友。

② 编者注：承淡安，江阴人，著名针灸学家，曾任中国科学院学部委员。

从知赤县金针客，群向姑苏暗点头。

国宝家珍孰肯藏，针砭今日赖君昌。
灵枢启秘声光远，皇甫抉微姓字香。
企足共欣刊杂志，倾心早见绘明堂。
独弹雅调凭谁赏？可有伊人水一方。

中央人民政府提倡复兴围棋，喜而赋此

漫云奕道自多真，一艺隆污只在人。
好月净明端待霁，名花开放总宜春。
往时圣哲尝超世，此日英贤熟绝伦。
国技应教警异域，家珍未许餍东邻。

自庆平[①]侄沛祯[②]儿从殊军先生学围棋，前进颇速，先生许以有成。近闻首都提倡围棋，赋一律寄示庆平并祯儿

南裴北岳曾驰誉，奕术承家尔欲为。
蜀道逢仙传奕谱，岘山流水有名师。
晋公雪夜兵神速，少保朱仙局绝奇。
悟彻一心存妙用，古今争战一枰棋。

五一年四月十九日夜半同旭初兄赴北京卫生部，呈请在唐山建立中医学校，适逢微雨，道中成长句一首

膏泽春霖喜及时，公车献策夜同驰。

① 编者注：裴庆平，河北滦县人。河北省柏各庄农场技术人员，岳美中挚友裴雪峰之子。
② 编者注：岳沛祯（1931－），河北滦县人，岳美中长子，现为唐山市中医。

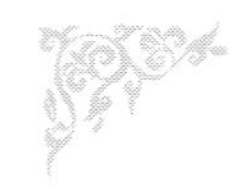

禹域江河循故道，轩黄医药重先师。
殊方精粹犹宜采，旧库瓌奇讵可疑。
东亚文明益人类，未可玄渺视中医。

因病返里

（1952 年）

蝎谮蝇谗几度侵[1]，黄杨厄闰讵相寻？
就衰病鹤飞鸣倦，投老春蚕困缚深。
已耻商门糜厚利，敢忘儒服负初心。
北园桃杏西原柳，愿复携书憩夏阴。

兰溪邵乐山[2]先生以何廉臣《实验药物学》暨《现代名医验案》见赠，感怀身世，赋以致谢，兼示同学国三[3]继述[4]（四首）

抱病山阿白发侵，蜗庐寂寞剩孤吟。
灌园锄陇它年梦，莳药收书此日心。
毁遭武叔羞鸣鼓[5]，赏遇钟期乐抚琴。
伏枕仍完灯下课，新栽桃李欲成荫。

有清温病透渊微，金宋名家梦想非。
天士椎轮垂始范，孟英大辂示高徽。
澄清尘滓秋潭净，消尽炎威玉露霏。
更喜廉臣传宝筏，迷津得渡与遄飞。

---

① 在“三反”运动中有某人几次加诬，终赖政府明察，此人被逐离唐。

② 编者注：邵乐山，浙江兰溪人。生前为浙江中医学院教师，系近代浙江名医张山雷之女婿。

③ 编者注：王国三（1930－），河北滦县人。主任医师、教授、博士研究生导师，全国老中医药专家学术经验继承工作指导老师，唐山市中医院原院长。早年随岳美中习医。

④ 编者注：王继述，唐山市著名中医，岳美中的女婿，早年随岳美中习医。

⑤ 毁诬我之人系一学生。

由来江表出名医，嘉定张公后辈师。
甥馆早年传奥窔，瑶篇篇日觌环奇。
交君翻恨十年晚，妙义常从五夜思。
仍望乞邻假全璧，何编药物写乌丝。

江南风好惠频仍，葵藿倾心感不胜。
寄盼书多来远道，读嫌晷短继春灯。
如君慷慨情何厚？愧我琼琚报未能。
滦水兰溪程万里，国医前路孰金绳。

返里养疴，同窗友子郁[①]见过

阻绝关山廿载遥，相看各讶鬓毛彫！
师门旧友今余几？节序端阳又此朝。
野鸟投林知倦翼，残碑剔藓认先朝[②]。
东皋话别情无那，去路前村月在霄。

河北唐山市中医进修班第一班同学张芝田以所画墨竹见赠（四首）

满纸琅玕接药栏，幽篁六月觉生寒。
如斯雅意将何拟，淇隩诗篇取次看。

青竹数竿好作师，虚心劲节许谁知。
喜峰唐市缘初结，雨后凉生处暑时。

诗画相酬两不疲，濡毫洒墨兴淋漓。
翻因会好添惆怅，三月进修只短期。

---

① 编者注：甘子郁，河北滦县人。岳美中早年同学挚友，性恬淡，力于学，后以教书为业。
② 曾同摸认小李庄东黑虎将军墓碑。

旧学新知汇亚欧，轩岐事业足千秋。
它年红杏开京左，争说唐山此日游。

故里宅后旧有老杏数株，为先祖母所爱，幼时常嬉戏其下，年久已无存者。夜忽梦西南一树著花，疑是梅开，醒后口占一绝

（七月二十五日）

杏园已逐流光去，童事重痕反映奢。
老树槎枒春再发，梦中错认是梅花。

上娄子先[①]先生

百里程途讯易通，逢人先问八旬翁。
春牛饮去溪流碧，秋稻肩来夕照红。
大寿还同东岳埒，冲怀时与太和融。
追随杖履情无歇，执卷高哦侍梦中。

惜别李荫芳[②]同学（二首）

昔岁余教读开平北大寺高小校时，荫芳正在髫龄，嗣余因咯血离职，曾相对挥泪。病愈后，去县南徐家庄教专塾，荫芳函求附读，学东执意不

① 编者注：娄子先，河北滦县人，教书为业，是岳美中的同郡文学前辈。
② 编者注：李荫芳，唐山开平人，20世纪20年代岳美中在开平大寺高小任教时的学生，50年代初岳美中主持的唐山市中医进修班学员。

允，余复函又为之泣下。事隔三十年矣，今河北省卫生厅在唐山市成立中医进修班，委余主任其事，荫芳适负笈来游。伯祖传经，张机同郡；人来立雪，我愧春风。三月卒业，惜别不禁，因口占二绝句以送。

北寺曾经挥别泪，徐庄亦自拂啼痕。
志坚那许终暌隔，三十年头又及门。

国政革新医运昌，进修事业重岐黄。
师生各自珍垂别，忙了诗囊又药囊。

赠李隆庵[①]大夫（三首）

班辟进修集众材，三专二市学员来。
春风桃李花何限，京左争看遍地开[②]。

三年百物竞芳华，更看医林灿烂花。
促膝午窗谈故事，中西今日不分家。

日似劳薪未忘诗，书生结习绝堪嗤。
那知十载拖诗债，积欠偿来快此时[③]。

赠邓亚新[④]大夫（四首）

真理还从科学明，敢轻仲景数函经。
中西昔日鸿沟划，爱我如君眼独青。

---

① 编者注：李隆庵，唐山市西医，20 世纪 50 年代初曾任唐山市中医进修班教师。
② 时隆庵教授进修班生理学。
③ 十年前隆庵曾索题。
④ 编者注：邓亚新，唐山市著名西医，曾任唐山市医师学会主任委员。

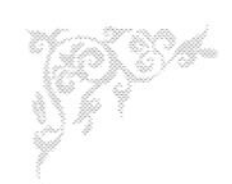

晚年豪兴未全除，负笈京师六秩余。
我亦难消儒士气，灯前夜夜读新书。

辩难析疑隔日来，冀东桃李手亲栽。
窗花亦恐君迟到，朵朵倾头向日开。

唐山白首老医王，化作春风百度忙。
不是中西团结好，医坛那得焕奇光。

赠郭焕章[1]（二首）

一只枯筇五鼓鸡，怜君白发尽成丝。
何当水冻天寒后，犹自神拳击夜堤。

顽躯五尺走风尘，莫笑癯梅力不禁。
酒后与君同把剑，一声弹去作龙吟。

送别卫协总会主委王博书[2]荣转中央铁道部

雪压风檐愁更愁，送君离思满幽州。
他年令誉腾京国，还记唐山此日不？

怀郝兰亭表兄

年来踪迹滞唐山，卖药韩康鬓渐斑。
已就颓龄亏进学，转怀弱岁竞从班。

---

① 编者注：郭焕章，20世纪40年代在唐山市经营盐业，善武术，岳美中曾随其研习武术。
② 编者注：王博书，著名外科医生，曾任唐山开滦医院院长，20世纪50年代初岳美中在唐山卫协总会工作时的同事。

莼鲈纵未思千里，烟瘴能无数百蛮？
历数枌榆推老辈，南风起辄忆苍颜。

上陆渊雷[①]先生

南栖沪渎重医宗，北上尤关盛世风[②]。
独挽长沙入科学，曾遭短眼笑愚公。
玉函展去思何极，星鬓侵来愿未终。
国策师传俱诏我，要将唯物泯西中。

赠宣济民同学

（1953 年）

千载玄虚诬国医，要将科学正偏欹。
壬辰岁里唐山市，炉火三冬第二期。

高濯风[③]同学研医以中说为主，而以科学证之，兼好文学，果能方轨徐进，不难臻于胜境。顷卒业旋里，因赋长句二律赠之，非仅惜别意也。癸巳上元后五日

五十人中识独真，九旬日里意尤亲。

① 编者注：陆渊雷（1894～1955），名彭年，江苏川沙人。上海著名中医，曾任上海市卫生局顾问。1929 年与徐衡之、章次公共同创办上海国医学院，任教务长。1932 年办遥从（函授）部，岳美中曾加入遥从部学习，对其执弟子礼。

② 编者注：其时有陆渊雷先生赴京就职之议。

③ 编者注：高濯风，河北乐亭人。著名中医。20 世纪 50 年代初唐山市中医进修班学员，岳美中的学生，曾任河北省人民医院中医科主任。

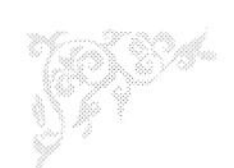

别当春节上元后，道去滦东渤海滨。
唐市乐亭不愁远，鱼书雁帛莫嫌频。
平生事业兹堪慰，共理陈编遣化新。

术自精纯理自圆，医承三世有真传。
当兹科学昌明候，喜子进修少壮年。
才忆及门秋尽日，可堪折柳岁初天。
原知吾党前途在，争奈临岐亦惘然。

病猫（二首）

案上书丛卧几重，药栏迹日绝行踪。
神难焕彩金睛陷，面已蒙尘玉爪慵。
戏汝每嗔儿自戆，扰人频讶鼠何聪？
阴阴四壁多奸窟，灭食凭谁尽殄凶。

几见龙骧腾夜瓦，曾看虎步踏朝霜。
颓唐公子怜无忌，困顿佳人忆窈娘。
已失齁齁通鼾鼻，难当嗢嗢呕枯肠。
杏林日守何多病？愧我千金少妙方。

三月十三日，同识新、筱波、张荣[①]、继述游观龙王庙水泉甚乐，成绝句四首，寄乾斋、濯风。筱波亦有作

名泉寻到小村西，三面环堤石径低。
泉外绿蒲泉上柳，春风吹皱浣纱溪。

---

① 编者注：张荣，河北滦县人，岳美中的外甥，早年长期跟随和协助岳美中行医。

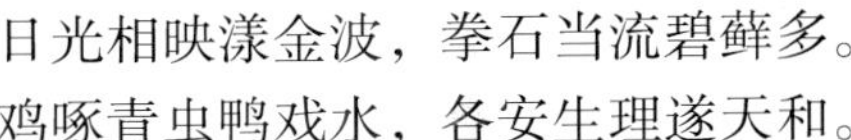
日光相映漾金波，拳石当流碧藓多。
鸡啄青虫鸭戏水，各安生理遂天和。

瓶罄重沽乐且耽，群贤欢谯古松南。
村人笑指清泉水，酒半酣时饮最甘。

回头市里罨尘埃，得赏清泉亦快哉！
游兴未阑重订约，稻香风起挈鳌来。

北戴河休养杂诗四十首

余于六月间，以协商委员身份到海滨休养，同行者有周芹墀、陆观伦、恽济、晁幼德、吴蕴山、刘秩升、茹誉鳌、董洗凡、王雪赓、汪公勤、金雪琴、李志云、张星五、高振声、李化君诸委员。

海岸山崖万木幽，炎蒸季节爽于秋。
风光闻说西湖好，避暑应教逊几筹。

楼馆昔曾丹麦居，凉亭敞阁倍清虚。
宅宽十亩多佳木，爽气迎来暑气祛。

抱海负山妙境开，洋氓曩昔建楼台。
人民胜利看今日，避暑劳模队队来。

崖悬刹寺树连云，海浸楼台花映门。
如此江山谁共乐，劳模休养快活园。

丛树联峰苍翠郁，遥天近水蔚蓝开。
山容海色浑相合，一种清光写不来。

翠柏平头一望齐，青槐夹道势高低。

清幽得境松林外，小径寻花路欲迷。

联欢晚会乐何饶，百数劳模气自豪。
门对海涛夜将半，清歌一曲月轮高①。

小桥北去观音寺，草馆东行朱氏坟。
南到莲峰转西向，柴中麇鹿自成群②。

刹外西过小石桥，茅亭风榭共飘萧。
霞飞空映丝丝柳，无复游人挂酒瓢③。

女儿豪气胜须眉，数次随波任所之。
银涛澡雪金沙曝，报国精神待有为④。

如钱小蟹可怜生，海上携来体自轻。
岂为无肠知识俭，如何蓑尔亦横行⑤？

西山别墅水云区，瓦屋石舫景更殊。
谁向笔端描绘得，放翁诗句范宽图。⑥

黄金砌壁今何用，卍字长垣讵永绥。
巢鸟年年啼自在，不知主客几迁移。⑦

风林云壑夜生寒，西馆洋楼月下看。
今日人民宜独步，临波一啸海天宽。

---

① 此六月廿八日在劳模晚会联欢即席口占。
② 此游观音寺、朱家坟、莲花石、鹿圈诸名胜。
③ 此咏旧霞飞馆。
④ 此咏李志云女委员海浴。
⑤ 此咏金雪琴女委员捕蟹。
⑥ 此咏唐山启新洋灰公司创办者周学熙别墅。
⑦ 此咏段家墙。闻此墙系段祺瑞所建，垣石一块，购价银币一圆。

胶囊身负一虚舟，付与沧波自在游。（成句）
豪气未除狂态发，解囊更复作深泅。

蘸露和烟试剪刀，院中童女摘樱桃。
充篮玛瑙红光溢，热意将来馈我曹。

明月贪从海上看，寒生五夜尚凭栏。
一宵喜见兼宵景，巨浸遥天两月团。

朝初寻胜过渔矶，步到河西露已晞。
缓步沙滩三五里，螺蛳拾得满巾归。

冈峦雾隐树笼烟，细雨濛濛好看山。
欲赁驴儿峰顶去，锦囊得句伴云还。

观渔浮海一尝新，同伴喧哗笑语频。
共说海船生趣事，心肝呕出是诗人。

浮海昨朝不辞晕，登山今日雨中行。
一无人处二人到，喜听松间滴翠声。①

细雨斜风压暑氛，青鞋湿透孰同群？
攀藤跻石穿云窟，雅兴深饶有李君。

山北山南植万松，丛林雨后益茏葱。
峰头眺望清辉里，八百楼台隐现中。

一步艰难一步登，北山走向最高层。
披风不止胸襟爽，渤海波涛此一凭。

① 此咏同李化君委员雨中游山。

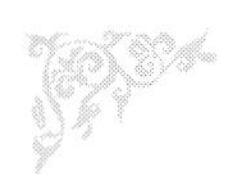

八人收入画图中，汪老写生雅意浓。
笑指锄云饶画意，长吟抱膝倚高松。

菌芝欲觅步维艰，独与刘君怪石攀。
同伴遥呼隔溪涧，闻声已自过前山。

时拂绿苔题妙句，更携碧镜摄鸿泥。
天机莫笑无悭惜，应识花开与鸟啼。

飙车早发东驰路，拂面轻风爽似秋。
万棵青林过秦岛，雄关第一作初游。

东穿小径疑无路，村女群观问去休。
翻喜汽车行最缓，海乡风味一朝收。

云叠山重两不分，海天波浪势连云。
群峰回抱长城窟，拥出雄开突碧氛。

天下长留第一关，秦皇雄建纪开端。
长城毕竟人民血，姜女千秋泪未干。

海边孤立小山峰，姜庙巍然尚峙中。
席踞望夫同一饱，坐听瞽者说遗风。

游罢归途亦快哉，车间俱乐各开怀。
葡萄美酒传杯尽，不觉海滨云雾霾。

滚滚银涛逐岸排，遥天风雨自南来。
衰翁酒后萌憨态，也唱新歌和众材。

晚来微雨送轻寒，醵饮黄昏谑语欢。
醉后棋枰争黑白，高悬电穗到更阑。

重行海浴趁晴朝，那惧银涛丈许高。
上下逐波凌少壮，共惊三老①气雄豪。

西山西去共寻芳，万绿丛中一径长。
采得山花盈掬把，归来赢得袖襟香。

雪峰白骨寄他乡，抗战牺牲痛蝶庄。
只剩顽躯今尚在，海滨来憩万松冈。

日日青囊得句新，医人不作作诗人。
浃辰领尽佳山水，不负江山不负身。

同游八老②尽憨狂，观海登山日日忙。
假满归来赢一著，家人道我黑而康。

为拟上中央如何发扬中医意见书重到北戴河杂诗（二首）

万绿丛中一雅堂，明窗净几趁秋光。
凉飔涤尽炎蒸气，笔下峥嵘数百行。

凄风竟夜睡难支，晨起凭栏凝苦思。
湿雨连朝鸦背重，东穿云窟去迟迟。

游颐和园同宋抱朴③大夫

清宴舫间小憩闲，更同好友划花船。

① 刘秩升、周芹墀与余。
② 指周芹墀、陆观伦、刘秩升、董洗凡、王雪赓、茹誉鳌、汪公勤与余。
③ 编者注：宋抱朴，中国中医研究院老中医。

明湖万顷波光碧，尽是人民自在天。

上中央关于中医意见书

昔年曾踏长安道，鏖战医场不惮劬①。
只惧中医将废坠，公车又上万言书。

赴京就中医实验所之职，留别唐山市人民医院中医科诸同仁（四首）

（1954 年）

难得知交聚一科，风晨雨夕共观摩。
毫厘析去针图细，兰茝填来药谱多。
诊后一枰挑棋友，茶余众口笑诗魔。
经年事事堪回忆，日丽晴天月印波。

汉唐辨证是吾师，印以苏联更信兹。
气化充周征动力，神经支配系能为。
探深负重方成大，骛异趋新未是奇。
南橘逾淮多化枳，于今海内几中医！

话别西轩夜茗温，人生对此最销魂。
都中信急鱼催道，梁上巢新燕惜痕。
疠后立言怀仲景，灾余著说感东垣。
伊谁更嗣前修志？且为诸君尽此樽。

八年浩劫书囊在，半载初营医迹新。

① 编者注：1946 年，岳美中曾赴京参加中医考试。

畴昔光阴成一梦，当前景物迓初春。
治心何日能忘我，操术随时可误人。
愿共朋俦同迈进，中医学术系生民。

留别殊军、味辛、濯生[①]诸友（二首）

又听春城腊鼓催，案头喜见玉梅开。
医宗敢抱中兴策，上令频征不弃材。
须发又添京路雪，衣巾犹拂诊床埃。
轩岐事业关文化，只惧前途作不来。

诗书误我悔生平，百艺轻尝百不精。
此去京华愧医术，漫从乡国说诗名。
盼来民主还何羡，拈断吟髭共孰争。
前路自知多后会，暂分只此亦伤情。

附：味辛和诗（二首）

拈毫检韵若相催，为柬锄云戒又开。
喜好友朋为国士，是新社会重人才。
钻研或藉他山石，潇洒应无明镜埃。
记得随园诗句好，“此官终见此人来。”

要尽余年乐太平，只愁陶铸业难精。
吹竽我滥齐王座，市药君高日下名。
得失寸心知早辨，毫厘千里岂无争。
东垣仲景俱千古，去腐推陈必以情。

附：濯生和诗（二首）

匆匆应畏简书催，未得樽前笑口开。
知己剧怜成小别，国家原自重良材。

① 编者注：查濯生，唐山人，岳美中早年诗友。

春明觅句无凡响，药室锄云绝俗埃。
闻对医宗曾抱策，中兴延伫好音来。

老上征车百感平，轩岐事业喜专精。
乡邦早擅文坛誉，都下应传扁鹊名。
余事未轻须我赠，苦攻犹合与灯争。
却怜云树寻常见，今日看来倍有情。

再叠前韵奉答味辛、濯生（二首）

玉札双颁诗句催，羁怀今日为君开。
苔岑夙结三生分，文苑争推二妙才。
漫谓耽吟成癖嗜，应怜煮石亦尘埃。
浮云未觉平生幻，橐笔长安市上来。

幽愤年来总不平，谁将学术判粗精。
医崇仲景惟唯物，岁近文成未忘名。
自分孤怀难俗入，那堪逐队与人争，
枌榆旧迹连宵梦，赋诵江淹怅别情。

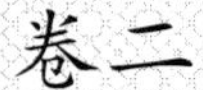

卷二

味辛以新秋患腹疾怀余诗见示，用原韵和之

（1954 年）

得君诗章菊花辰，对菊读诗如见人。
知君腹疾药石亲，旋即康强证夙因。
我生无才君知未？学剑学书两昧昧。
去而学医更误人，心已知非身艰退。
叶公好龙失求真，滥竽都下过相寻。
北馆蒲长怀共酌，东篱菊绽忆联吟。
每欲省亲返乡里，藉过君斋停不去。
促膝快论古今诗，秋霖滴檐不虞寂。
唐市诗风昔蔚兴，如君才调叹何曾。
黄华在迩人在远，独对秋窗念好朋。

附：味辛原作

我闻君名始戊辰，同作报端撰稿人。
读君文字欲相亲，瞻韩御李恨无因。
我识君面在癸未，君向医家穷三昧。
内人蛊疾小儿疳，二竖逡巡为君退。
似水交情淡愈真，文场酒阵相追寻。
药室风高秋赏菊，妙香雨细夜联吟。
国士终难滞乡里，蒲轮载入春明去。
梅鹤翩翩随后车，此行真不虞孤寂。
轩岐事业喜中兴，都下仓公得未曾。
嗟余未老身先病，常教伏枕忆良朋。

哭娄子先先生

平生低首拜娄翁，雅操坚持世可风。
至性常存如赤子，真诚莫及似愚公。
鳞鸿都上惊凶耗，风雨滦南泣博通。
大雅云亡空渤澥，连朝痛泪洒朝东。

同友人观越剧，演南山化蝶，口占

氍毹舞罢月横斜，恨海情天莫漫嗟。
今日南山双蛱蝶，纷纷化作自由花。

庆祝五一劳动节

佳节欣逢在凤城，暮春天气雨初晴。
天安门外千旗列，庆祝声中百炮鸣。
欲竞上流唯劳动，要凭大力致和平。
外宾观礼频加额，民主坚强结阵营。

寄怀筱波、味辛、濯生、乾斋

当年曾记小山前，胜日佳辰集雅筵。
九美斋中人伫玉，鹿鸣轩外月笼烟。
会招秋菊拈新韵，句赛诗钟堕古钱。
今日思君倍怊怅，独惊花事凤城边。

立秋后五日病中作

半载京尘鞅掌忙，病中一得读渔洋。
庭风吹过藤床面，满院秋花送晚香。

在林公宰平①处同梁公漱溟②、陈公亚三③谈雪峰④殉难事

济水地下流，东去过曹州。
疾首戊寅岁，伤心癸未秋。
易学钱同甫，英风鲁仲由。
友于施家政，道谊见朋俦。
生平俱可说，白叟话从头。

感怀旧游，寄识新、怀增⑤、国三、继述

最堪忆处西河岸，草长莺飞麦正长。

---

① 编者注：林宰平（1878－1961），名志钧，号北云，福建闵县人，著名学者，曾任教于清华国学研究院。

② 编者注：梁漱溟（1893—1988年），广西桂林人。著名思想家、哲学家、教育家、社会活动家。20世纪30年代梁漱溟先生在山东从事乡村建设实验期间，经裴雪峰介绍，岳美中曾应县长陈亚三（梁漱溟的学生）之约，到菏泽县医院任中医科主任，与梁先生彼此相知，但未曾谋面。1950年后，岳美中与梁漱溟先生多有交往，始终执弟子礼。

③ 编者注：陈亚三（1896－1964），名登甲，字亚三，山东郓城人，北京大学哲学系毕业后，随梁漱溟先生到山东从事乡村建设实验，曾任菏泽县县长。

④ 编者注：裴雪峰（？—1943），名占荣，河北省滦县人。少年向学，与岳美中有金兰之谊。1926年以同等学力考入清华国学研究院，曾在林宰平（志钧）先生指导下治周易之学，后随梁漱溟先生到山东从事乡村建设实验。抗日战争爆发后，组织学生和群众武装，开展抗日武装斗争，后又从事教育工作。1943年逝于山东菏泽之辛集。所著《周易汉象新证》稿嘱其女交岳美中保存，后经梁漱溟先生交存于中国社会科学院。

⑤ 编者注：闫怀增，唐山市中医，曾在唐山市中医院工作，岳美中的学生。

几树绿杨阴讲席，一湾白碛绕烟乡。
良朋竞著围棋静，顽稚垂丝举竹忙。
游兴未阑归路晚，一枰一钓趁斜阳。

寄怀会川

唐市分离后，苍茫七载余。
人寰经震荡，世路历崎岖。
古术崇耆学，遗经重宿儒。
故交半零落，有梦到津沽。

答友人问近况

近况辱君问若何，终朝半在过中过。
只缘白昼尘心重，累得深宵噩梦多。
话不思量常致悔，事从草率每贻讹。
头颅已自成斑白，忿懥依然未尽磨。

连日在都中旧书肆购得医书多种，喜占一绝

平生自问无它好，日数牙签酷嗜书。
踏遍都中旧书肆，医编购得喜盈车。

雪峰旧友张超然[①]君以雪峰遗诗见寄，良友殉国，屈指一纪。关河修阻，痛旅榇之难归；门户萧条，念遗孤其谁托。凄怀莫遣，聊付悲歌

旅榇遥悬十二秋，招魂不返古曹州。

① 编者注：张超然，裴雪峰旧友，20 世纪 50 年代岳美中为裴雪峰遗稿事与之有书信来往。

成仁浩气留山左，绩学深功动海陬。
救国空余千载恨，遗孤仍重九原愁。
惭余后死终何补，三复遗编涕泗流！

自咏

岁度五旬有五春，病躯翻作健康身。
步随宋子①行犹疾，发比殷翁②白未匀。
细字还从灯下草，小诗时向袖中珍。
更饶一乐人争羡，娱我慈亲彩戏频。

王易门③大夫以菊花四盆见惠，赋长句志谢（二首）

莳药栽花属雅人，老年赢得屈桥身。
怀同绿竹虚无碍，情比黄华淡愈真。
佳鞠喜从高士赠，新朋肯让故交亲。
年来久废吟香笔，获此芳华赞咏频。

三径芳丛辟宅隅，爱同元亮艺多株。
临池倦后和烟植，卖药归来带月锄。
性本耐寒花自晚，形原异态色因殊。
舆来数种胥珍贵，愧乏琼瑶报莫图。

梨园④赏菊（十首）

假日欣逢畅积怀，晨兴偕友步长街。

---

① 同仁宋抱朴，年四十八岁，行路每后于余。
② 同仁殷培芝，年五十四岁，发已尽白。
③ 编者注：王易门，河北省深县人。中国中医研究院著名中医，善丹青。
④ 编者注：刘梨园，名文嘉，湖北嘉鱼人。20世纪50年代在北京以养菊闻名，岳美中因赏菊与之结识，以诗文相交。

矮门石径亭边路，仰止庐前赏菊来。

东坡笠屐满清区，黄菊扶疏足众娱。
七十主人不知老，朝扶夕灌忘饥劬。

竹松绕作护花栏，展菊千盆种色繁。
除却清词幽画外，更无点涴到芳园。

步绕花轩取次移，贪看珍品故迟迟。
未防后客催前客，惹得花丝掠鬓丝。

芳华领略秋风里，指次诗龛菊室游。
见说后轩多异品，急趋不料竹撩头。

名士轩开丛菊图，黄花香浸一亭孤。
谁将妙手丹青笔，写出枝枝色态殊。

北海公园看菊展，花团锦簇竞奇葩。
那知城阙清幽地，犹有公园未见花。

金英挺秀傲秋霜，不愧中华种族黄。
战胜西风标劲节，清刚气骨压群芳。

点染秋光别有真，清标不屑竞芳春。
葺园岁岁添佳种，惹得诗人觅句频。

三径幽深尘不到，数畦芳卉显清奇。
主人韵溢黄华外，厚意将吾两页诗。

观菊歌

北地春寒苦多风，四序秋佳首都中。

霜清露洁净原野，云敛烟凝澄碧空。
今岁中华多盛事，宪法备出全民意。
国庆声中雅韵饶，菊会展览春明地。
平生爱菊胜瑶琼，青鞋踏遍长安城。
两月假日无闲暇，独领秋光赏菊英。
挈园佳种称浩博，逸品多它延晖阁。
中山公园四埸来，明丽高华端婥约。
北海公园萃菊多，日下佳种尽搜罗。
遮遍栏杆夹甬路，双虹榭满映清波。
幽芬淡沱秋光里，散花疑来九天女。
编珠络玉净无尘，千盆万盆无端绪。
佳色互矜炫，烂漫交璀璨。
高或拂檐宇，低或齐盆面。
大或逾盘盂，小或比金钿。
弄姿负势各逞妍，谁能品题分最殿。
鬟垂发鬈拟仙姬，劲挺松针柔柳丝。
鱼身簇簇鳞横比，猩首茸茸毛纷披。
或如燕剪舞风片，或如蛇戟振赤线。
长飘雉尾短鹤翎，薄鼓蝉翼肥莲瓣。
锦伞摇风仙袂飘，野鹤孤云松月高。
瘦寒驴背来诗客，潇洒云间隐道袍。
疏如婴发密刚鬣，愁蹙蛾眉笑绽靥。
雄竖虎尾气棱棱，健举鹰爪风猎猎。
或如沙鹭翘凉汀，或如修虺醒春霆。
翩如惊鸿疾天表，矫若游龙骧云溟。
雁落平沙鹘蹲崛，虾游水面蟹出窟。
金刚努目佛低眉，将军秉钺官措笏。
二乔一株姊妹花，南朝粉黛玉无暇。
朵朵朝霞出海角，垂垂立菊挂悬崖。
常州帅旗扬柳线，菊王尊称胥健羡。
瓣丝怒卷醒狮图，唤起华民六万万。
秋深老圃烟霭凝，月淡疏篱霜露清。
姿态纷繁难尽相，光色陆离尤莫名。

波斯之宝珊枝红，赤云瀼瀼朱华重。
酡颜拄杖扶汀蓼，醉眼停车瞩晚枫。
太白撑腰多傲骨，素女妆成笼淡月。
玉树几株临清风，春城万点飞白雪。
雨打云蓑水抱墩，当流泉石涨苔痕。
春水绿波春草碧，青螺捧出隔溪村。
窈然或如关塞黑，有客梦魂归不得。
荒野黄昏绝人踪，密林尽失乌鸦色。
有紫从教能夺朱，仙踪云窟采芝图。
望气令尹原隐士，于鬉仲谋终丈夫。
黄种久重中华族，金风腾霄拓天步。
鏖战西风压群芳，万紫千红难比数。
见到霜姿寒到魂，调铅杀粉难具论。
游人骋目各骇耸，共惊芳华有灵根。
忆昔岛夷猾大陆，更有内奸肆荼毒。
菑害宁止在人群，祸殃更复及草木。
榛荆塞途蒡满园，幽兰仙菊遗空谷。
劫火终难断灵苗，历险始见岁寒凋。
翠叶金英经霜茂，劲节深根凌雪骄。
观客品题覃妙思，见仁见智言各异。
高洁淡雅宜清疏，娇艳绮丽非逸质。
或云丰硕近鄙粗，高士品终非钝驽。
园艺培植失本性，秋篱何容艳鼠姑。
或云清宜远孤独，疏忌放荡堕慢黩，
淡蓄潜力持坚贞，雅宜用世不违俗。
胥云此花信可夸，宜山宜野更宜家。
易莳易培还耐久，此花合称大众花。
我云众说恐未至，尚有奇节尤足贵。
冬苗春叶夏含苞，秋绽繁英备四气。
不随群艳竞春光，擢秀东篱发晚香。
战胜艰难有余力，不屈不挠百炼刚。
本时本气自清肃，何云凌厉骄霜露。
多是浅人妄测词，本根未悉菊禀赋。

饮露餐霜原性情，不然深秋无以生。
中华大地最宜菊，来观斯会自分明。
秋菊目中无寒节，清刚骨格独超绝。
合标国花冠众芳，拟献愚诚邀上决。

李祝萱乡兄，年五十七，长余两岁，数年未见，相遇于国门，谓余颜少可退十年。余医学无成，自惭老大。口占一绝，用答良友，并志所感云

欧美刀圭弄亚东，衰年始见转医风。
劳君乡眼夸颜少，惭愧中央司命工。

谢祝萱[①]假《随园诗集》

随园恝置卅年余，好友牵情续藕丝。
三夜披吟难入睡，袁诗终觉类妖姬。

约同窗友王晋贤[②]明春共游陶然亭

相逢异地讶殊形，君鬓苍苍我鬓星。
逝水年华伤老大，侧身京国感伶仃。
无才似我耽诗赋，有志如君嗜素灵。
愿订明春修禊约，陶然亭畔话医经。

① 编者注：李祝萱，河北滦县人，20世纪40年代在唐山市做律师，善书法。
② 编者注：王晋贤，河北滦县人，岳美中少年时同窗学友。

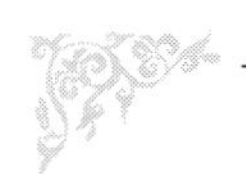

冬日早班

医稿难成诗易成，词人合是我前生。
晓风残雪长街路，犹自吟哦不绝声。

冬夜读诗，寄味辛、濯生、筱波、乾斋诸友

京尘一载鬓添霜，无复豪情昔日狂。
只有一桩消未尽，诊余犹为读诗忙。

代柬寄味辛、濯生

欲和君诗惹百忙，争多冻雨恼诗肠。
应知今夜春明梦，又过津沽到故乡。

上宰平[①]公

自怜诗骨太峻嶒，五夜吟成砚有冰。
赢得先生一青眼，卌年不负读书灯。

读《北云集》

养到功深气自和，性云风骨两无颇。
鲰生愧乏分宁笔，欲赞一辞已觉多。

---

① 编者注：林宰平，裴雪峰之师，著有《北云集》。

咏史（二首）

功成定远古无双，宁多奇策与高方。
知他任尚偏严急，明察终教失大纲。

伯符公瑾擅才华，分占乔家姊妹花。
休向人间夸艳福，问谁寿算享高遐。

观梅兰芳先生演剧

曲奏霓裳韵独清，九天得听凤鸾声。
八年忧国歌喉噤，留待今朝唱太平。

问泽民老友消渴病

侵晨几度亲君面，曾为早班话靳余。
又是一年思故友，应非昔日病相如。

劝兰亭[①]表兄学医（二首）

呼天吁地恐徒劳，求救争如自救高。
寄语乾坤壶内大，衰年也许一游遨。

同里学医有李君，晓翁更自接芳邻[②]。
采芝欲觅商山伴，有待穿云劚月人。

---

① 编者注：王兰亭，20世纪40年代在唐山经营木器，能诗文。
② 编者注：指李恩溥、刘晓峰。

盼诗，寄味辛

盼诗有切盼书来，一日三餐问两回。
未晓是痴还是病，老妻含笑犯疑猜。

赠亚三先生

雅量冲怀鼓太和，汪汪千顷漾春波。
一年受益从头计，每觉临床智慧多。

寄怀韩裕庭、王文峰[1]两旧友

商填药谱三冬雪，竞赛棋枰五夜灯。
二十六年一回首，锄云社里几晨星。

一年

得听名伶在夜余，得游名胜在星期。
一年所获从头计，半万方笺百首诗。

除夕候剪发挨次，读《随园诗集》

平生不喜修容貌，只为读书惜寸阴。
除夕深怜一岁去，先它短发一长吟。

---

① 编者注：韩裕庭、王文峰，均为岳美中在唐山组织锄云诗社时的旧友。

元旦寄怀味辛

（1955 年）

屠苏钦罢忆同群，回首词场七载分。
能使锄云低首拜，枌榆历数只吾君。

哭乡友王友仁（六首）

讣音递到古长安，一字读来一痛酸。
病里知君频念我，一言更使泪汍澜。

同乡同学又同心，更复相扶疾患深。
愧我京尘劳仆仆，竟难视疾一亲临。

梁燕营巢语话匆，客春愧对惠清风。
那知小别唐山日，竟是交期万古终。

去岁每嫌游约爽，今年重盼旧言馨。
如何便尔骑鲸去，不向春明向海溟。

知音曾托小男来，伯祖深怜仲景才。
异日看他鹏翮健，凭将医誉慰泉台。

返里君闻必过我，再还乡日最心伤。
哭君我去村南路，洒向坟前泪几行。

感谢世叔李恩溥先生为老母医疾

白发萱闱老病侵，施医馈药感恩深。
奉舆得遂毛生愿，尽出吾公济困心。

清明后五日侍母游中山公园

平明侍母到公园，景气清幽满古垣。
八秩高龄游旧地，十年老眼认前痕。
参天古柏如相识，盈坞唐花难悉论。
夹路牡丹添数畛，茁芽共迓北堂萱。

暮春同韩副部长纯德[①]游西山碧云寺周家花园（二首）

积年向往香山景，今日随公得一寻。
山水清音足高旷，松杉远翠隐幽深。
碧云长护衣冠塚，精舍犹存只树林。
信仰从风殊曩昔，游人礼敬可觇今。

周氏幽园隐峻冈，秾桃艳李竞芬芳。
琴音几处飘林表，野饮何人踞涧旁。
莫笑跨溪腾健步，应知投老惜春光。
天时人事俱温燠，沐此晴和涤俗肠。

---

① 编者注：韩纯德（1913－2009），山西定襄人，曾任国家纺织工业部、第三机械工业部、电机制造部副部长、纺织工业部顾问。20世纪五六十年代与岳美中多有交往。

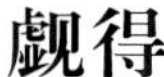

觑得

闲来觑得生生理，外物微牵亦损躯。
榴树当窗枝并茂，蛛丝一罥即偏枯。

侍母游颐和园[①]

园门车到甫朝曦，拂面东风料峭吹。
新雨初晴芳草嫩，晓烟刚破翠杨垂。
玉兰花发明如雪，春水波平绿满池。
八秩萱堂游兴足，后山观赏继前陂。

又绝句八首

堂前绕膝春晖暖，假日扶轮乐事多。
两次中山看花坞，凌晨今又到颐和。

板舆迎养遂乌私，捧檄初心慰此时。
京国寻春计三度，清漪奉母是初期。

装点湖山此暮春，名花夹路笑迎人。
松杉万树波千顷，水碧山青白发新。

春明景物此名区，花满冈峦绿满湖。
老母凭栏遥指点，山前一幅泛舟图。

堂坳殿角立雏姬，解说前朝话句宜。

① 老母年七十九龄。

最喜清晨游客少，老年抚古步前移。

东风吹暖艳阳天，秾李夭桃各逞妍。
解孝髫龄娇女慧，徐扶祖母到花前。

徐行拄杖一凝神，领略山阴画意真。
挟杖有时还疾步，同游争讶八旬人。

归来亭午日轮高，妻子趋扶慰母劳。
那晓慈闱神愈旺，游山余兴更天桥。

寄怀魏龙骧[1]先生

岐黄清浊久相蒙，泾渭谁成疏瀹功。
亦狷亦狂堪笑我，宜今宜古总推公。
瞻韩苦恨十年晚，御李欣当八月中。
最喜论医无滞碍，澄川印月两心同。

中山公园看牡丹（三首）

花师竞学米邱林，品种翻新见匠心。
若共唐人较园艺，开元讵个胜而今[2]。

春风吹绽几多枝，绘影楼东日影迟。
为爱花王明似锦，长廊不觉立移时。

---

① 编者注：魏龙骧（1911－1992）。著名中医，曾任北京医院中医科主任，中华全国中医学会副会长。

② 《龙城异人录》宋单父有种艺术牡丹者，变易千种，玄宗召至骊山种花，内人呼为花师。

魏紫姚黄次第开，天香国色未容猜。
中山园里春如海，假日看花三度来。

同王逸民、王明五[①]游陶然亭，补上巳修禊约也（二首）

修禊南城约已过，春光瞥眼又清和。
丹砂未就颜频改，黑厂初经迹半磨。
雨霁亭边花木艳，风微水面楫桡多。
劳生那许终尘扰，暖日晴天一寤歌。

公园拓辟署人民，种树穿池点缀匀。
鹦鹉孤坟留短碣，美人轶事葆贞珉。
木根突兀知槐古，土脚浮松识阜新。
老友情殷同一览，杖藜扶病说前因。

夏日移居太安侯三号，院中树木蓊蔚，幽雅宜人，因之有作

石奇木古比山庄，爽气凭将遣夏长。
崖砌雨过苔晕碧，冬青风到蕊飘黄。
红摇满院合欢树，翠滴高楼薜荔墙。
最爱后庭幽绝处，藤阴漠漠午生凉。

挽渊雷先生

一电飞传万里程，听来噩耗共心惊。

① 编者注：王逸民，河北丰润人。中医大夫，曾在唐山、北京等地行医。王明五，河北滦县人，岳美中旧友之子，曾随岳美中习医，现为北京关厢医院老中医。

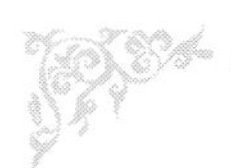

讲坛正自资开拓，古训何堪失老成。
京国人民哀表率，江南风雨泣耆英。
医林谁更多茹恸？桃李公门遍八纮。

曲剧

每伤老剧气横秋，新剧嫌它粗烂俦。
菊部谁能宜雅俗，应推曲剧擅风流。

哭友人王兰亭

人间何事最堪悲，好友翛然与世遗。
觌面记才旬日近，绝弦痛是廿年知。
文章肯许风尘里，宾榻曾悬丧乱时。
肠断郎君扶病至，哭君我亦病难支。

院中纳凉

杌子移来小院中，浮云散处净天空。
架藤多荫重重影，庭树无声淡淡风。
薜荔拖墙枝曳绿，马缨隔院蕊飘红。
石榴更自开檐下，觅句花前兴倍浓。

题书签分赠诸友（八首）

如旧耽吟饭践常，只添鬓上几茎霜。
知君珍重清癯态，故寄梅花数点香。（赠筱波）

伯祖颓唐两鬓丝，经传同郡切心期。
春明花影唐山月，一样情怀两地思。（赠乾斋）

故山东望慕云垂，一日三秋信有之。
莫哂秀才持赠薄，凭将片纸寄相思。（赠旭初）

半将山水供休沐，更复诗歌遣岁华。
浊酒一樽思旧雨，书签聊当寄梅花。（赠识新）

拈来红豆掌中看，两地相思总一般。
书就长函嫌语短，还将片语报平安。（赠兰亭）

结习年来扫未除，日从灯下捉蟫鱼。
小签寄去无它望，也愿君披万叶书。（赠濯风）

旧课重温喜不胜，一言寄去愿君听。
莫愁前路云山阔，跬步终成万里行。（赠高国贤）

会时草草别匆匆，家国云山怅几重。
何日共君一樽酒，小窗对月话医宗。（赠张明举）

赠刘绍增[1]君（二首）

曲格诗裁仔细商，何期同调更同乡。
濒行最感殷勤意，赠我鲜花归路香。

多君伉俪擅才华，古调新声两足夸。
俚句欲投还怯寄，色香终逊案头花。

游西郊公园

谁将景物巧安排，风榭云亭几处开。

① 编者注：刘绍增，河北唐山人，岳美中旧友之子。

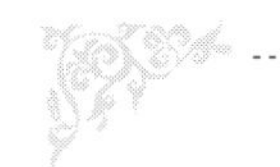

漫说昔年原禁苑，人民今作主人来。

挈眷游中山公园，见荷塘红白莲盛开，口占一绝

盈塘菡萏白兼红，踞石凝观趁晚风。
小女也知怜雅洁，拾来莲瓣献阿翁。

每当星期日读书中山公园荷塘旁有作

假日公园好纳凉，常携简册实青囊。
白莲池畔一长读，书味何如花味香。

过铁道门偶见

车马通行地，道门聚集多。
体大遮拦众，身微容易过。

和契园乙未菊展诗，用朱德副主席“且盼和平同处日，原将菊酒解前仇”句原韵（十四首）

千品发同根，沆瀣一气者。
和平持久开，英华匪晢泻。
不效春鼠姑，弹指呈艳冶。
兹意谁与会？篱畔伫姑且。

清气荡疏林，寒霜催白雁。

老圃绽孤芳，旦暮独赏惯。
为邻高洁姿，已绝尘俗患。
彼美隔匪遥，良晤时企盼。

清寒出肺腑，健瓣发坚柯。
坚贞见晚节，凌霜繁英多。
乘兴一往观，烦促散行歌。
悠哉万古怀，真气鼓大和。

挈园秋愈挈，轩敞人意明。
只有篱边菊，伴兹虚白生。
佳咏满四壁，朋来时一评。
襟怀共秋意，夷犹坦且平。

日下繁蓺菊，挈园称元戎。
只爱和平意，非为竞雌雄。
灵苗发奇葩，酬兹灌溉功。
群言挈园花，弗与它园同。

寒斋暗香流，欲向幽人语。
只疑遘逸仙，宁同伴美女。
顾兹平生欢，得同高洁侣。
愿我同心人，年年共相处。

寿客逾古稀，止止逢祥吉。
莳此晚节花，契彼养生术。
独惬淡泊怀，人花神与一。
诗歌娱晚年，恬愉日复日。

高情何处住，寄托在雅健。
虽届老残年，不共衰朽论。
吟成短长歌，朋好因以劝。
载和咏篇章，诗思抽甘愿。

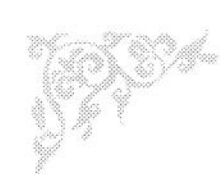

连岁展黄菊，深苑涵清光。
赏玩来同好，雅意契幽芳。
诗画酬晚节，纷披兴未央。
邮筒烦鳞鸿，远道寄相将。

松柏挺苍颜，筱荡披青服。
群草尽萎衰，不敢视正目。
独有东篱花，结伴来不速。
傲雪挺霜姿，健雅谁匹菊！

中华菊繁茂，显吾禹域寿。
我生无它好，唯欲与菊友。
种植勤栽培，葺园企刘叟。
明年再赏花，应挈千杯酒。

珍品凭赏鉴，不待携钱买。
雅亭傍幽轩，主人何潇洒。
会友以诗文，诸朋步范楷。
莫逆同濠梁，此意谁能解。

渭滨生佳卉，已历二千年。
唐人善莳植，宋有佳种传。
园林盛今日，兴起非偶然。
形色逐年增，园艺超从前。

东亚黄种强，共和民政修。
菊酒祝和平，元戎发远谋。
胞与展襟怀，宏量畴与俦。
世界跻大同，宁复有雠仇。

答刘绍光[1]教授见赠诗，用原韵（二首）

句成七步笔生澜，崔颢题诗步和难。
我本无才滥词翰，敢劳君作雅人看。

本草诠来句有澜，果然后获仗先难。
奇灵草木应泥首，词谱堪当药谱看。

有见

草细茎易摇，渊深波不起。
松柏根固蟠，翠色常韬止。

游明十三陵

崇岭郁嵯峨，群陵列山腹。
一气何盘旋，百里相环属。
紫峰峙丹岑，寒树森幽谷。
清秋多好风，登临浣尘俗。
危殿媲太和，香楠萃珍木。
长陵役万民，土邱瘗枯髑。
逞彼一夫心，亿兆罹荼毒。
民智终不泯，血汗留奇独。
岁历五百余，巍然屹高屋。
栋梁甫涂新，金碧耀人目。
中外胥惊叹，伟构称民族。
殿前卧古松，势如龙屈伏。

① 编者注：刘绍光，河北唐山人，岳美中旧友之子。

殿后醉霜茅，桧柏交映绿。
白日照愈妍，丹翠盈山麓。
濒行重一观，弥领秋光足。

夜坐于辽宁省松树麻风病院宿舍

（1956年）

室小灯明座耐欹，茶香细啜沁心脾。
忙中领略闲滋味，抱膝低吟往哲诗。

郭利生大夫，幼逢异人，授以治麻风医术。去秋应聘来辽东半岛麻风病院，应手见效者二百余人，西药望尘莫及。斯人斯疾，其命不亡；于国于民，厥功匪小。因上闻于卫生部。部委余来院观察，并总结疗效。余见郭大夫讷于言而勤于事，一诚笃君子也，术之所在有矣夫！爰赠诗一首，用作纪念

恶疾由来说大风，毁形灭相毒无穷。
凭谁只手援胥溺，仍属岐黄司命工。

赠马瑞麟大夫[①]（二首）

水色山光此共清，最怜同好是同行。
还应一脉医源处，不使污淤半点生。

① 辽宁中医进修学校教师。

千载积尘此一新，宁容苛毒祸吾民。
凭兹卓尔轩岐术，疠疾回它黍谷春。

辽宁考察医功毕，归途中清明日返里省亲兼扫墓

古道斜阳里，依稀忆幼时。
鞭丝牛背急，帽影辙旁迟。
千里归家日，三年展墓期。
明朝辞母去，客路又西驰。

又七律一首

衔命辽东毕考功，趁归桑梓旅途中。
凌晨扫墓才焚楮，傍午登车又转蓬。
再问归期伤母老，欲偕去路讶孙聪。
三年一夕家园话，传舍何如故里忽。

孟夏雨后游城西钓鱼台

阴雨连朝积潦生，钓鱼台畔踏泥行。
短芦浮翠凌平水，远树笼烟接古城。
湿气作云仍叆叇，岸容带雾未分明。
时禽似解劳农意，隔港声声为唤晴。

与王易老、郭士魁[1]医师游城西洪业寺，易老欲作画，嘱余赋诗备题（二首）

几户炊烟欲暮时，遥看古木俨虬枝。

① 编者注：郭士魁（1915－1981），北京人。中医研究院著名中医，曾任西苑医院心血管病研究室主任，第五届全国政协委员。

夕阳残塔城西路，写入幽游画里诗。

剔残碑藓认隋唐，草长颓垣寺久荒。
古塔未随兵劫去，插云仍自矗斜阳。

四月移居有感

生平南北又东西，每值三年必易居。
今岁四迁更忙煞，后车载破几多书。

游陶然亭

水浅舟轻同北海，人稀气爽似西郊。
春明毕竟多佳境，意景陶然雅韵饶。

赴西苑讲学道上

城中扰扰尘何重，郊外萧萧树已酴。
记得儿时拾霜叶，贫家滋味耐回甘。

十月十四日晚，易老[1]约游中山公园饮酒赏菊，吟谢（二首）

灯前菊愈妍，况又月当天。
人意孤芳淡，花容晚节坚。
谱笺添此日，莳植胜先年。

---

① 编者注：易老，即王易门先生。

小立闲评品，逸情雅欲仙。

电穗明金坞，蟾光耀玉墀。
菊凌霜雪气，人挺鹤松姿。
古柏虬枝兀，垂花凤尾披。
西轩叨饮酌，知止许相期。

题西苑中医研究院附属医院

（1957 年）

医院周边景物妍，小江南号未虚传。
层楼栏外皆平水，半是荷田半稻田。

游颐和园杂咏十六首

薄雾微云趁晓烟，小桥西去月河边。
嫩黄柳线娇啼鸟，画出园林二月天。①

二月园林未放寒，霏霏玉屑扑雕栏。
何人借挽阳和气，雪里催开白玉兰。②

雪后春寒晓尚阴，一无人际耐幽寻。
爱它园后崇阿景，径曲溪弯小院深。③

颐和园里颐和趣，花鸟晨兴各自亲。

① 农历二月初一日，步颐和园东宫门口外。
② 冒雪暖室观玉兰。
③ 晨游谐趣园。

料应此景人间少，赢得游人半外宾。①

住傍名园挈伴游，宫门初启即登邱。
良机天赐观佳景，归路西山雪满头。②

拂晓园林清气多，松堂独坐听莺歌。
最欣松势虬蟠甚，如盖幢幢植满坡。③

栏边小立盼花开，冻蕾朝朝数一回。
不觉东风嘘意足，枝头吹放玉兰杯。④

树底石崖齿尽乖，跻攀横踏叶残堆。
伊谁惹起晨游兴？绝妙湖山唤我来。⑤

西堤拂晓六桥寻，北折环沿绿柳林。
高阁登临一眺望，西南松壑最幽深。⑥

清明节后雪纷纷，桃李愁它欲损神。
谁料满山添妙景，秾华有似腊梅新。⑦

朝暾初上雪才晴，白玉山头黛并横。
夹涧杏桃花似锦，峰前伫望更分明。⑧

颐和景爱后山佳，桃李开时日日来。

---

① 见外宾群来游园。
② 同孙书棋大夫雪天游园。
③ 游松堂。
④ 观乐寿堂玉兰初开。
⑤ 游后湖。
⑥ 游后湖北阁。
⑦ 雪后观桃李花开。
⑧ 观山涧杏桃。

夹路秾华观不尽，赏当高处畅幽怀。①

塔旁东望日初红，松柏环坡挺碧空。
深翠丛中桃李艳，恍疑身在画图中。②

好友同游趁晓来，后山缓步共徘徊。
乐农轩外春如海，桃李无边花正开。③

碧柳浸波池尽绿，荇钱浮水镜同圆。
西堤好是人踪罕，烟景迷离耐泛船。④

莲瓣丰腴捧蕊香，冰肌玉骨未妨量。
辽东闻说逢天女⑤，何日移来一竞芳⑥。

雪峰因抗日救国，亡于山东菏泽，已寄榇十四年矣。今岁立春节后，其子庆平同其婿邢锡田迎榇而归，赋长句挽之

誓扫倭奴不顾身，英贤白骨剧嶙峋。
十年冷月凄菏泽，一代高风著海滨。
世治应消长夜恨，魂归恰是故园春。
绍先忠骨无寻处⑦，何日灵还似此辰。

---

① 观景福阁后桃李。

② 多宝塔旁观花。

③ 乐农轩同友人观花。

④ 游西堤。

⑤ 报载：辽宁省东部山中发现世界稀有之天女木兰，花大如拳，芬芳馥郁，采而藏之，其浓香三月不散。

⑥ 乐寿堂前睹荷花玉兰。

⑦ 亡友吴绍先起义抗日，牺牲于京西，遗骸迄无处所，至堪痛念。

赠同仁徐季含[①]老大夫

襟怀洒落气冲融，见晚常教恨此衷。
名企湘江老宗匠，行钦京国旧家风。
交情淡处神弥洽，书味深时术益工。
医业艰难前路迴，鸡鸣风雨覸吾公。

观北昆曲有作（六首）

曲旧翻疑世业新，萧萧白发又青春。
百花齐放中原日，未许昆山有恨人。

昔年众庶昧之无，今日人人尽识书。
漫道曲高难入俗，台前无客不欢娱。

白雪歌成莺燕啭，罗衣花簇凤鸾飞。
料应肠断当年事，舞袖婆娑带泪挥。

昆曲风流几度残，一声长笛倚楼栏。
白头几辈真痴绝，鏖战疾风未损颜。

花甲初临眼界开，诸师格调尽奇才。
怪来句挟幽燕气，演傍黄金骏骨台。

白头才听昆戈曲，扫尽胸中积俗尘。
十万凡花过眼去，来看梅占十分春。

① 编者注：徐季含，湖南长沙人，中医研究院著名中医。

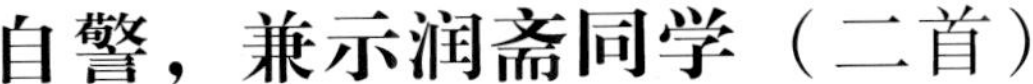

自警，兼示润斋同学（二首）

粹玉精金光内含，不同凡品耀人前。
吾贤悟此料应早，悔我迟知四十年。

品学兼修愧少成，相期共勉见诸行。
勤能补拙恒斯效，俭可养廉贞益清。

赠耿鉴庭[①]先生（二首）

友鹤挟琴伴玉梅，项斯标格蕴奇瑰。
箧中碑帖皆名迹，笔下言词尽史材。
霁月光风瞻雅度，江花谢草领清才。
弘开医阁招贤俊，万里风云日下来。

绿杨城郭忆渔洋，玉貌清神见未尝。
酌古商今穷辨证，雕章琢句焕辉光。
琼楼座上风云气，玉穗灯前翰墨香。
石识彝文原典则，轩岐史事赖宣扬。

赠谢诵穆[②]先生

遥聆风旨廿年前，咫尺何期领隽谈。
医著今辉高阁上，文名早重大江南。

---

① 编者注：耿鉴庭（1915－1999），生于江苏扬州。中国中医研究院著名中医，著名耳鼻喉科专家、医史学家、文献学家。

② 编者注：谢诵穆（1911－1973），名颖甫、仲墨，浙江萧山人。中国中医研究院著名中医。

论衡温热常摘藻，赏鉴图书自典签。
汲古成腴𡒉芳远，修途我愿备偏骖。

颐和园昆明湖东岸晓望

秀满园林四月中，朝看景物不从同。
掠山机影横银燕，印水桥光倒彩虹。
宝塔长新明晓霁，佛香重葺绚高空。
湖山大好招游兴，爪印不辞日日鸿。

颐和园山阴练八段锦

爱它山阴静，供我清晨玩。
戏游学五禽，衰躯资锻炼。

谐趣园赏夏（二首）

朝暾初照瞩新楼，竹外溪声入耳幽。
坐爱田田莲叶碧，鸟飞鱼跃各夷犹。

平生来去无留恋，何处安居不是家。
只有此间难遽舍，佳山胜水竟吾遮。

西苑医院宿舍楼北稻田新栽荷藕

楼窗北面水清浅，喜看劳农莳稻秧。
更为诗人添雅兴，新栽莲藕满池塘。

赠冉雪峰[①]老大夫

百代医编归朗鉴，千秋大业启珍藏。
席登政协仪容古，会集耆英岁月长。
药式咸钦张易老，医班尽拜鲁灵光。
春明自昔传经地，学问追随愿共商。

劳动节天安门观礼

生成草野村农性，路有青云未敢望。
宪政何期布劳动，憨痴也自沐恩光。
锦旗成队红霞绚，氢气腾球碧落翔。
国际观礼重医术，愧无精粹饷遐方。

吟声

人人寻乐事，高低总不同。
吾自乐吾乐，闲处一吟声。

赠陈可冀

我本无才最爱才，年来更复抱痴怀。
中医宝藏靠谁发，愿于吾君好自开。

① 编者注：冉雪峰（1879－1963），名敬典，字剑虹，别号恨生，四川黛溪人。著名中医学家，曾任中医研究院学术委员会副主任委员，第二届全国政协委员。

赠高辉远[①]大夫

鸡鸣窗外雨潇潇，抵掌论医契素交。
更为来时辟途径，不虞大陆莽榛蒿。
马怜齿秃仍迷路，燕喜泥新欲作巢。
器待陶熔人待铸，愚忱献曝未容抛。

游香山

假日郊原漫一游，苍然景物望中收。
黄花白草园容淡，瘦石寒泉古径幽。
冷雨催来半天雁，霜枫染出满林秋。
欲将积日尘襟涤，更上前峰最上头。

赏西山红叶

眺尽山头欲化烟，园林写出晚秋天。
夜池映月光弥远，午岭迎晴色愈妍。
泊岸句怀张水部，停车人忆杜樊川。
丹枫赤槲因谁醉，深浅酡颜夕照边。

和马秉乾[②]大夫观西山红叶原韵

多年向往香山景，今日郊西得一游。

---

① 编者注：高辉远，湖北蕲春人。著名中医，曾任解放军305医院中医科主任、中国中医研究院研究生部客座教授、中华全国中医学会副会长。

② 编者注：马秉乾，河北保定人。北京市中医院著名中医。

三面紫峰如静佛，满园红叶值深秋。
曾陪黄榜殊增愧，同踏白云足遣愁。
得证山林是情性，霜栌也向锦囊收。

上林宰平先生

（1958 年）

由来文事在承光，汉魏薪传递晋唐。
北宋风流足欣想，东坡几度谒欧阳。

忆昔

廿载襕衫弗易装，清贫滋味少年尝。
纵难狷介能安分，不克中行欲近狂。
但得读书无负腹，讵愁买醉屡羞囊。
儒生本色应如此，梅耐寒冰菊耐霜。

秋日会川自津至，喜作

蚕丛唯仗五丁开，古语殷周早孕胎。
新会未亡此高足①，余杭已死又真才②。
清秋佳气都中满，旧友欢情客里堆。
醉后狂言同迈进，未防醒觉逊前排。

---

① 会川为梁任公亲传弟子。
② 章太炎音韵学会川曾有微词。

颐和园后山漫步

十步移情因换景，一花一木尽殊姿。
迩来悟到探游法，数武回头最得奇。

晨兴颐和园长廊西望

阳春艳景晓来多，雪罨山林隔碧萝。
最爱西南一远角，亭台隐约锁烟波。

西郊公园西偏凉亭独坐

古柳长槐夹道旁，浓阴翠色蔽骄阳。
路深已是人游罕，地僻还容草茁长。
数亩畦胜粳稻绿，一湾溪水芰荷香。
小亭独坐冥搜句，栏际清风四面凉。

武英殿见香妃遗像

壁像霏香尚如生，君王昔日掠倾城。
任他六合皆如意，难屈西方一女英。

和赵颐盦[1]大夫见赠原韵（二首）

体系攸关要正名，愁看前路植榛荆。
枌榆燕会参医座，风雨鸡鸣遘友生。
论洽一元宗气化，视相莫逆达心声。
修途跃进无容后，蓝缕同君把臂行。

遇合岂真会有时，三生缘恨十年迟。
肯从扇底颁名画，还向笺端惠好诗。
松雪笔神应仿佛，倚楼句妙不参池。
河间医业伊谁嗣？绍继唯君匪溢词。

附：颐庵原作（二首）

久从报刊得闻名，数载钦迟未识荆。
会启交流欣厕席，坐聆妙论惬平生。
片言洞彻灵素奥，雅奏重闻正始声。
吾鄙自应推砥柱，中医政策待施行。

发省名言足药时，初逢转憾见公迟。
井天妙喻伤寒注，烟雾难留归国诗。
桃李早钦遍琼岛，春风今又到莲池。
畅谈偏感骊歌促，鱼雁还期时惠词。

① 编者注：赵颐盦（1907－1968），名果彰，河北清苑县人。著名中医，曾任河北医学院第二医院中医科主任。早年就学于莲池书院，诗、书、画均精，是20世纪五六十年代与岳美中诗词唱和、书画赠答较多的友人之一。

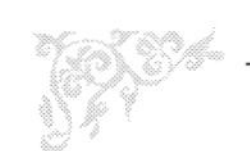

致朝鲜桂山某中医师

自古中朝本一宗，轩岐脉络更相同。
慢愁医业前途迥，两地宗风丕振中。

自诲二首

此生何用苦维持，终日营求只自私。
那晓求深翻自窘，由来史迹例无违。

已思学道未忘名，矛盾终朝自讼争。
一世能禁几番悔，敢非释子说无生。

病中口占一绝

人嫌卧病我偏不，小疾期它不压头。
料理诗笺料理信，偿还旧债与新求。

寄福建族人启鑫公[①]（二首）

千秋忠武传兵法，后代公门扫病氛。
我亦全家执刀匕，医坛争说岳家军。

运用从心祖训垂，朱仙战术更堪追。
后昆群习活人术，医药还循调遣规。

---

① 编者注：岳启鑫，福建中医，据云为岳美中远宗族人。

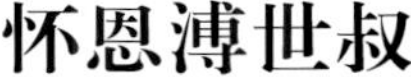

怀恩溥世叔

四载京尘少寸长，只将尺素报家常。
灯前温课寒冬永，都下寻诗假日忙。
故友不嫌居处僻，老妻仍觉菜根香。
回甘每涌乡关味，公我村头话夕阳。

怀子郁

向老情怀恋旧缘，吟窗谁复解相怜。
清谈让过高檐月，闲咏追还共砚年。
石舫青帘寒食节，西山红叶晚秋天。
凭君择取来游日，月夕花朝一敞筵。

送兰亭表兄返津门

相看各讶鬓毛凋，卅载暌违遘此朝。
叙阔方欣三日聚，送行又惜一程遥。
春随布谷声中去，愁向提壶酤处浇。
白首尚堪期后晤，值新社会鹤龄高。

赠诸同学（四首）

中医研究院内外科研究所，在党和政府的正确领导下，中西医以纯挚的情感自愿结合成师生关系。为赋长句，以资相互策勉云。

诸君绩学展鸿图，却喜中医道不孤。
且为来时辟天地，不愁前路莽榛芜。
同功每欲蚕成茧，投老还惭马识途。
最是苏联多赞助，而今亦已树规模。

有清学派极渊微，阐发伤寒悟化机。
天士椎轮垂始范，孟英大辂示高徽。
消来尘滓秋潭净，祛尽炎威玉露霏。
越地问谁传宝筏①？迷津得渡兴遄飞。

主见消除意气平，好从传统听公评。
木经移接花加茂，学到交流识始宏。
在术何曾分国界，无恒难以作医生。
千年文化原相重，启后承先敢自轻。

由来医道重传薪，衣钵相承赖替人。
一月空明原似镜，百花齐放总宜春。
往事圣哲尝超世，此日英贤孰绝伦。
事业应教惊异域，发扬光大戒因循。

题童子舞剑图

浑然真气无些杂，矫健肢躯慷爽姿。
慧剑凭他能立展，斩断情丝与妄思。

访日归国后师生合影纪念题句（八首）

去向三山访医药，归来京国证余门。

---

① 绍兴何廉臣有《感证宝筏》，选订颇精。

审知真谛还吾在，一病一方未足论①。

不嫌儿女生前债，添得芬儿七女齐。
海外归来多乐事，一双弟子小夫妻②。

万里迢遥蜀郡来，萧萧白发貌如孩。
研医伴我京华地，孰说青年是浪猜③。

通家子弟共求医④，应识长沙是众师。
大论千秋悬日月，要凭唯物证神奇。

我自怜才成癖嗜，逢君好学惜分阴。
中医宝藏苗荄富，愿共吾贤好自寻⑤。

日里临床夜著书，年年月月刻无虚⑥。
盼来休沐星期到，多煞门前问字车。

爇炭习医喜夜深，常怜余火一长吟。
老妻⑦怒掣灯丝断，谴说炉寒负暖衾。

京尘四载鬓生华，娱晚多聪数六娃。
尽有师哥交口说，传经将是女儿家⑧。

① 日本研求汉医，尚停留在一病一方、一证一药上。
② 陈邦瑛及内姪女王绍芬，正当结婚前夕。
③ 四川吴献之，年69岁。
④ 刘光宪与王明五均系旧友之子，余来京后，即执贽学医。
⑤ 王有维是西医愿学中医者。
⑥ 余年59岁。
⑦ 荆室王秀敏，年51岁。
⑧ 小女沛芬，年13岁。

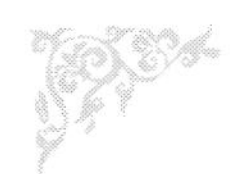

西安陈涛盦[①]先生 用赠同学韵以四律见赠，仍依韵奉答

开缄耀彩似披图，谁谓诗文道已孤。
雕鹗秋高盘碧落，鹧鸪春老戏烟芜。
凭将雄健归椽笔，信有风流在士途。
伫望西方频引领，长安自古盛规模。

序届初秋暑气微，清风西至涤尘机。
既从诗思占高格，更自医风想令徽。
功积三余笔花灿，丹成九转玉英霏。
论年后八吾还少，跃进齐贤步欲飞。

钟期侧耳慰生平，只愧琴音未足评。
炉鼎半封功欠到，驽骀十驾力难宏。
幸逢豹变兴医策，喜听莺鸣唤友生。
欲寄初心它日约，漪园共泛小舟轻。

年来踪迹胜劳薪，惯作东西南北人。
丹药一询三岛业，绿榕再阅五羊春。
北勘暑痉誉披远，东考疠风绩夺伦。
尽有精深服寰宇，要凭辩证细推循。

哭绍先[②]（四首）

凄风苦雨满斋堂，倭寇当年势欲狂。

---

① 编者注：陈涛盦，陕西中医，善诗，岳美中五、六十年代唱和较多的诗友。

② 编者注：吴绍先（1898－1942），名紫阳，河北滦县人。岳美中早年挚友。1938 年夏参加抗日暴动，曾任华北抗日联军第三军区十四纵队总队长、昌（黎）滦（县）乐（亭）联合县县长、京西纵队参谋长兼房山、涞水、涿县联合县县长。1942 年牺牲于京西斋堂。

死动边区全节义，名成革命重家乡。
枯骸廿载犹难觅，烈士千秋总不亡。
后死如余终愧对，未能杀贼一同行。

锄云组社几春秋，救国匡时励我俦。
种药莳花多韵事，轻裘缓带见风流。
义军相应云同涌，浩气长存岳与侔。
六亿神州飘赤帜，君应万古解长忧。

推襟送抱廿余年，雅量谦光信蔼然。
殉国一朝疑假讯，痴心十载盼生还。
一编竹简传先烈，阖郡人民泣大贤。
患难同婴况知己，难禁我泪总潸焉。

何年大鸟集茔隈，楚些空招魂不来。
故国山河怀旧雨，都门岁月老凡材。
天边枯骨儿孙泪，邑内高风父老哀。
姓字荣悬英烈馆，可堪一慰到泉台。

思乡味

少年粗粝颇能安，中岁清贫口不贪。
投老那堪作饕餮，每思乡味辄回甘。

松柏吟

欲知松柏情，须识松柏性。
味苦质斯坚，耐寒寿斯夐。
苦寒成其材，坚夐永其命。
丸丸易以直，幽幽香暗进。
雨溜龙鳞披，风打虬枝劲。

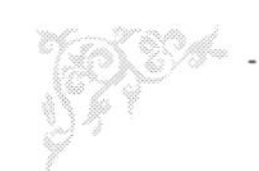

横柯自砥行，侧叶常居敬。
不效媚世花，姿态人前竞。

赠蒲辅周[1]先生（二首）

伤寒温病久多纷，中立如公始见真。
家学箕裘能绍世，师承桃李有传人。
虚怀拓自高名后，奖状颁同白发新。
不止医宗资楷范，即论风表亦生春。

术能济世渊兼博，德可延厘淡且和。
梦隐胸膺医律细，坡仙风度颔髯皤。
声华已共京华重，心法还同古法多。
馆院都门拓研究，名流几辈乐观摩。

赠郑守谦[2]先生

先生精妇科，善气功，一九五五年中医研究院成立，自长沙调来附属医院，主任妇科。

妙语常能解众颐，静功更自沁人脾。
读书有癖浑忘老，治案称神屡见奇。
不仅精专能作范，即论儒雅亦堪师。
每从西苑问无恙，公体康强系我医。

晓游颐和园归途作

小坐雕栏望翠微，归途朝露未全晞。

---

① 编者注：蒲辅周（1888－1975），原名启宇，四川梓潼人。著名中医学家，曾任中医研究院副院长，第三、四届全国政协常委。

② 编者注：郑守谦（1889－1969年），字家作，号啬园。湖南长沙人。中医研究院著名中医，曾任西苑医院妇科主任。

爱它碧稻村边合，中有红莲半亩肥。

夏秋间来西苑附属医院
主治脑炎，见景物绝胜，赋长句志之

三面环溪两面山，人言此院属神仙①。
西垣扉敞迎香稻，北阁窗开纳白莲。
楼爽恰宜填药谱，花明端合耸吟肩。
更饶佳处颐和近，日日游园趁晓烟。

凡俗

心一落凡尘，音自落凡响。
动自落凡俗，识自落凡赏。
不能卓尔立，从知少所养。
一本滋万枝，一源注巨港。

赠尤湘泉②大夫（二首）

今树轩岐帜，昔登班马坛。
草驯鞭叱赭，垩点笔挥丹。
几净摊诗卷，月明锄药栏。
研医常断代，还作史书看。

京阙云间矗，长江天际来。
山河无限美，医药正需才。
鸣合九皋上，花应百品开。

---

① 中医研究院附属医院人称神仙医院，状其环境景物之幽胜也。
② 编者注：尤湘泉，江苏江阴人，初学历史，后改习中医。

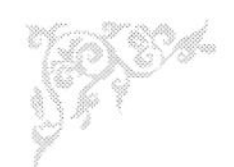

何时迎玉趾，轨范话兰台。

游颐和园西堤北段所见

妇女夹堤锄杂草，厚培佳木好成林。
勤劳滋味真堪嚼，余兴归来不绝吟。

雨后秋景

雨后云烟罨四区，春朝三月恰相如。
侍耕忽忆童时景，大气氤氲物与俱。

比来对医学问有著作，觉东西之医理均有未餍于心者，及命之于笔，又感到理诎词窘。此意欲商之于知己，因呈易老，并寄颐盦、涛盦、筱波

虚涵静敛又何加，物囿形拘只自遮。
浩浩洪波鼓灵素，涓涓细脉浚长沙。
欲融今古神难合，甫杂东西理便差。
老我未除庸俗见，敢烦攻错荡疵瑕。

一点

一点精光似火光，聚斯照物散斯亡。
摄收翕敛无容放，平淡能持始见刚。

怀锄云社旧友，寄晋瑞、筱波

昔日锄云社，欢情讵有涯。
年来常作客，东望倍思家。
案角灯敷穗，檐前雪堕花。
夜深拈句罢，兀自对窗纱。

昆明湖东堤知春亭晓憩

柳线垂桥荷满塘，披襟踞石倍清凉。
击拳亭畔多高叟，打桨湖心半女郎。
莫笑忙仍偷见隙，应知静始免乖方。
出门东望归还早，一片朝霞拥太阳。

论医

晚年悟道豁聪明，怕遣愚儿误后生。
桥下医星床上鬼，应伤早岁骛虚名。

约筱波、识新赏西山红叶未果

欲寻霜后秋林景，咫尺西山怅路遥。
纵遣游园成一梦，念头红叶亦风骚。

送别筱波、识新

相别已复久，相聚只斯须。

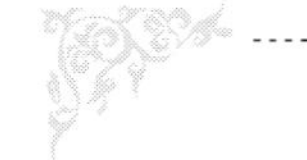

声歌犹在耳，送君又路歧。
城高夜气清，月明星光稀。
唯有兰台言，前路相与期。

游香山寄易老

为爱静宜园景好，寻幽踏过众山头。
拾来霜槲藏书底，归赠良朋一叶秋。

有感（二首）

浮生已近六旬年，回首前尘一惘然。
报国让先愧亡友，习医艰进负华颠。
平生幸未沦偏党，晚景求将补过愆。
满架牙签新旧籍，挈来尽欲读灯前。

柳下曾经三黜蒙，白云苍狗幻阴晴。
自怜萤火难成照，可喜蚊雷竟息声。
艰苦尝余心尚惴，崎岖历尽路方平。
驰驱不畏榛荆塞，盛世终堪直道行。

呈彭杰三[①]所长

不才似我百无成，丹灶青囊愧此生。
齿老辕驹难致远，尾焦爨木讵成声。
感深知己频挥泪，心切输诚再诉情。
学纵半荒愿温故，还期报国筑书城。

---

① 编者注：彭杰三，河北定州人，曾任华北中医实验所副所长，中医研究院内外科研究所副所长、总支书记，西苑医院副院长。

戊戌腊底，由苏返国，正当院策初颁，分我到协和医院协作（二首）

（1959 年）

万里程途视比邻，不愁归国梦非真。
抵家旧岁当除夕，纪节诗篇过立春。

离别才经三月后，亲朋群访就衰人。
一年之计当春首，医策欣逢展布新。

答辉远以赴苏返国诗见赠，用原韵（二首）

百科先进企苏联，医学宁容视等闲。
纵使阴阳握枢要，还应辩证识机关。
同心已契金兰泽，共学终惭饭颗山。
手掣红旗齐跃进，欲乘火箭月中攀。

医理惭虚静妙观，敢云怀抱在痌瘝。
大裘白傅思千袭，广厦杜陵欲万间。
应识渊源原有自，休言体系并无关。
凭谁术挟灵兰奥，拯遍环球载誉还。

寄颐盦、涛盦二君

年来忙里乐偏耽，翰墨缘深结二盦。
凭我别肠浓韵事，任人哆口笑儒憨。
绢商缀羽严诗阵，辨茝析兰翠药龛。
只愧初辰已周甲，医真始向静中参。

再叠前韵寄涛盦

涉趣随缘乐且耽，何须僻隐结茅盦。
林园梦惹儿嬉惯，棋酒情牵老态憨。
一卷医编披对烛，半囊诗句拣欹龛。
最难忘是村居日，夜课三冬得静参。

三叠前韵寄涛盦

敢夸兀兀学深耽，医畏髯蒲诗两盦①。
技乏专长身已老，句难一妙意偏憨。
都门炼石新丹鼎，乡国锄云旧药龛。
六载长安堪一告，肯将清课五更参。

致润斋

劲节虚心竹可师，愿同吾党共相期。
只愁生性粗豪甚，每觉人前不入时。

春初感赋寄欧荣轩②

居诸迭运速跳丸，如影前尘剧可怜。
成诵旧书常入梦，偶吟剩句不终篇。
丹升几点惭垆鼎，医落粗工愧岁年。
只有镜中赢若个，几茎白发鬓边鲜。

---

① 编者注：髯蒲指蒲辅周，两盦指赵颐盦、陈涛盦。
② 编者注：欧荣轩，岭南中医。余不详。

青草医

千林万卉日蕃滋，草木呈灵是此时。
古陌近旁收遍徧，白云深处采珍奇。
百花齐放谁非药，一脉相传自有师。
各界人民胥跃进，宁甘落后草头医。

赴南宁道中

神州大地一家庭，万里真成咫尺形。
北院风光山积雪，南园景物岭铺青。
仲春京国轮初发，隔岁衡阳路再经。
已幸桂林容目赏，转嫌阳朔不留停。

南宁市

邕宁史迹远探求，南越汉初置郡州。
四季无云皆溽暑，一朝有雨便清秋。
威权强制终离析，异族共和始自由。
青焰车驰梅岭外，黄金台枕桂江头。

南宁归途中，信宿桂林，因而成游（二首）

层峦叠嶂水纹重，争道沧溟去后踪。
百代石津结狮象，千年壑洞蛰蛟龙。
登高一极南天目，题咏聊摅北客胸。
自治繁荣看僮族，欢歌声浪撼高峰。

桂郡风光水石乡，江山如画况春阳。
崖丛松翠山弥秀，岸夹桃红水亦芳。
修竹茂林怀逸少，桐花疏雨忆渔洋。
探游镇日浑忘倦，余兴寻诗古洞旁。

游阳朔（二首）

神功疏凿几曾经？欲问山灵问水灵。
绕郭多纡一湾绿，插天作势数峰青。
波平如镜宜涵影，岩突成墩合筑亭。
我欲穿云荷锄去，溪山深处劚仙苓。

奇峰倒影入清江，阳朔风光信少双。
岑屹屹山临敞阁，碧油油水泛轻舱。
一楼雅宴樽前友，夹道明花画里窗。
雨细风微归路迥，烟峦更见绮斯邦。

自南宁返京游宣武公园

桃花已罢杏花残，嫩叶枝头作态憨。
应笑看花人意懒，不知前日去江南。

再游宣武公园清明后五日

东风送暖上花枝，莫道春光北地迟。
红玉碧桃争怒放，贪看小立为移时。

六十初度（十首）

少小家贫病不休，学耕无力累亲忧。
因规夜课迟安梦，为备束修早饭牛。
酒食屡谋精馔供，胶庠频遣远方游。
严亲纵逝慈亲在，六十孩儿也白头。

素体尪羸积弱身，迍邅无那病兼贫。
每支瘦骨常亲药，唯剩奇穷可傲人。
国难家艰交迫蹙，肺痨目疾两依因。
中年自分难撑过，那料今超三十春。

也曾彩笔吐春虹，夺锦骚坛意气雄。
北岳南裴驰郡誉，京刊津报竞文风。
只今苦读头忘白，往昔悲歌泪堕红。
敝帚摩挲时自赏，不妨人号太憨翁。

前尘回首愧难胜，不自矜怜只自惊。
烦恼每从欢念起，偏差多自感情生。
已抛儒学心难恝，欲著医编业未成。
寡过思从周甲始，庶将晚节慰生平。

八年抗日丧朋从，南恸绍先北雪峰。
已愧摛词逊三友，更惭报国后双忠。
招魂莫卜牛眠地，挂剑徒伤马鬣封。
并逝应刘只剩我，长安老却此凡庸。

敢云桃李盛锄云，后进峥嵘燕冀闻。
既向阴阳握枢要，更凭马列理丝棼。
家山昔日云霞蔚，京国今时蕙茝芬。
兵法精微唯运用，医规欲嗣我家军。

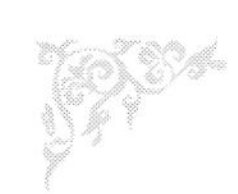

既往桩桩绝可怜，乱蓬蓬际蹴成团。
儒门已误拘迂说，医境仍虚静妙观。
六十年光忙里过，三千世界孔中安。
只缘草草劳生惯，欲学萧闲转费难。

几经沧海变桑田，回首前尘一惘然。
登籍已当民主日，悬弧正值国雠年。
亦狂亦狷仍兹际，学佛学仙是早前。
近喜萍踪半欧亚，欲将游兴托吾天。

于今才晓作医艰，敢道壶中日月宽。
研古渐深方悟细，临床愈久始知难。
星槎不惮一身老，雪案浑忘五夜寒。
假我数年非望寿，欲期补拙在衰残。

二竖三彭灭得无？樽前愧说度辰初。
医人欠克偏医国，了学未遑况了余。
半世文章功自苦，卅年刀匕术仍虚。
倘来戚友称觞祝，祝我头童肯读书。

北戴河东山游览三首

曩时曾踏西山麓，今日又寻东岭隈。
海色山光迎我笑，六年两度不迟来。

观于海者难为水，浪势滔天望欲迷。
及阅舆图翻讶小，从知物论未容齐。

鸽儿原是和平鸟，海岸争传鸽子窝。
鸽子飞来复飞去，和平实现十年多。

游老龙头题句

巨龙长万里，此处老龙头。
势欲吞沧海，威堪镇蓟幽。
烽烟纷昔日，统一看今秋。
祖龙徒自大，未克竟鸿猷。

养疴寓所，每晨到陶然亭小憩，一延爽洁（二首）

万木葱茏夏景饶，陶然亭雅隔尘嚣。
楼移云绘来南海①，院峙慈悲说北辽②。
芳爽风来翠松阁，迷离烟锁绿杨桥。
朝朝一憩莲湾侧，暑袖烦襟可尽消。

昔年丛苇污泥积，今日青山绿水偕。
七阜分罗形错落，双湖合抱趣幽佳。
槐荫竞戏多童子，桨影轻摇半女娃。
我喜清幽寻僻径，朝朝湛露湿青鞋。

临帖自嘲

手拙从教笔惧持，养疴今又一临池。
涂来仍似童时味，平正未能况入时。

---

① 云绘楼旧在南海中，1955 年移建于此。
② 慈悲院系辽金时所建，今仍屹然独存。

病中悟书法

六十年来未悟书，那知悟到在须臾。
病中伏案聊横腕，挥洒初看得自如。

陶然亭涉园成趣（二首）

消暑从宜暇处投，亭园趣事足寻求。
莲娃喜弄船衔尾，烟叟惯牵鱼掉头。
蹩躠衰翁操太极，婆娑老媪上高楼。
自怜自笑还吾属，扶杖偏登峻阜游。

多病衰年漫自伤，还从游憩觅仙方。
披蓑垂钓班芳草，傍柳听蝉趁夕阳。
曲沼舟摇一天碧，回栏风纳四边凉。
陶然亭僻游人少，自在消它夏暑长。

约素存[①]过斋小饮

知己何堪久别离，相逢惊喜复伤悲。
家山故旧今余几，京国文章又属谁。
老去难当孱息累，衰来易惹病魔欺。
君愁我病将奚遣，一醉萧斋应不辞。

---

① 编者注：桑素存，名麟祥，河北滦县人。曾在北京某中学任教。长于诗文，早年与岳美中有“南桑北岳”之乡誉。

购夹竹桃二年不花

繁枝厚叶盛杈桠，夹竹桃高拂宇牙。
应是郎中妻太妒，如何两载不开花？

陶然亭西湖南渚植有莲花，南白北红，雨后盛开，人多爱红莲艳丽，感而赋此

霜袖冰纨玉佩珰，凌波雨后步生凉。
月光照处凝圆顶，粉蝶飞来妒素裳。
薄雾还教迟见影，微风不觉暗飘香。
盈盈水隔红莲近，移徙人多赏艳妆。

得素存诗，知转调一二五中学，抑郁以舒，喜而赋此却寄

秋斋话旧喜重逢，玉札飞来情更浓。
赤县河山容白发，西畿邻里振黄镛。
春蚕愿做同功茧，老骥何甘伏枥悰。
自是申徒标格好，高风不属郭林宗。

中秋怀润斋因忆旧游

同游一忆绝堪怜，如梦如尘又眼前。
两月孱躯炎暑里，终朝云绘画楼边。
冰筵醉戏缅畴昔，皮影甘回味少年。
今我陶然慵独步，知君也自怅蟾圆。

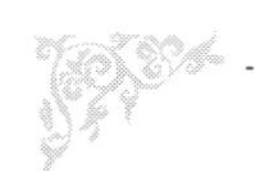

苏哲[1]同志以肝病告痊见谢，并念及余之肺疾，谨依原韵奉答（二首）

无限和风煦肝木，多源活水泽金方。
故人消息双鱼雁，君报平安我报康。

昌明此日庆岐轩，真似卫星飞上天。
只愧吾生已周甲，烧残丹灶未能仙。

赠陈可冀大夫日文医书，并媵小诗

东医虽亦学南阳，一病仍归重一方。
那晓论治凭辨证，此中精义耐思量。

谢熊古山[2]先生为画扇（二首）

碧玉依崖挺一枝，不殊淇澳竹猗猗。
殷勤雅意深深会，到老虚心总是师。

不予柳街蔽京兆，不从槐铉障荆公。
挈来兰室轻轻拂，挹取清芬解蕴隆。

谢苏哲同志赠昌黎鲜果

车声乙轧驻檐南，缟纻殷勤果满篮。

---

① 编者注：苏哲，河北丰润人。20世纪50年代初曾在唐山市公安局工作，与岳美中相熟，后调中央某机关。

② 编者注：熊古山，经友人介绍，曾为岳美中画扇。余不详。

故友远将情更重，乡园物到味弥甘。
苹同碧玉洵珍品，梨压鹅黄讵妄谈。
嘉贶纵能愈消渴，却教司马陷婪酣。

奉酬辉远见赠原韵

理有真诠论要公，多君浚智澈医宗。
地坛殄疫明秋月，西苑祛温肃爽风。
快意马驰春草路，澄心玉砌水晶宫。
年来最喜谈遥夜，治病同期达上工。

承诸亲友问病赋近况以答

不愁二竖惯凌人，新社会中百样春。
山水有缘容涉足，诗书结伴许随身。
鼠肝虫臂将何惜，泡影昙花那自真。
尘虑世情俱遣尽，乘兹病里作闲民。

中医研究院建国十周年献礼

轩岐学术极渊微，建院研几嗣令徽。
后起无量贤且俊，高年急进跃还飞。
玉函金匮同兹启，科学新知共与归。
礼品百余齐奉献，中医事业日腾辉。

病中辱刘志明[1]大夫关怀赠诗，依韵奉酬

绵夏经秋病历时，朵云飞到喜开眉。
案头黄菊还增色，壁侧苍松亦焕姿。
渐伏三彭唯仗药，犹余一业未抛诗。
殷勤盛意将何报，慎疾随时答故知。

陶然亭晚秋闲眺

何处秋光好？陶然泉石乡。
垂杨悬静水，芳草恋斜阳。
红叶深于染，黄华冷愈香。
时来餐沆瀣，已疾胜仙粮。

春雪游颐和园后山

（1960 年）

春昼初晴冷欲苏，桃花夹涧看朝初。
山头白雪山腰带，远近交辉一幅图。

六十一初度，与家人小饮万寿山

嫣红姹紫竞鲜妍，上巳初过一候天。
万寿称觞妻率女，人间何处有神仙？

---

① 编者注：刘志明（1927－），湖南湘潭人。中国中医研究院著名中医、主任医师、博士研究生导师，曾任中国中医药学会副会长、全国政协委员。

奉答颐盦病中见慰

芳草萋萋又满城，病中岁月倍心惊。
花逢春放愁当眼，鸟应时鸣怕入听。
不免亲朋多注念，可堪山水尚关情。
书章喜共诗章锡，使我沈疴得顿轻。

初夏养疴西苑即景

如锦碧桃衬柳丝，榆梅开罢又兰芝。
药香更逐花香到，积闷沈疴两得医。

西苑养疴二律

婴疴数月，颓废不胜。近住西苑附属医院，应体育号召，功习内养，拳操太极，并安步当车，涉园成趣，携卷偶读，且游且学，觉神日以旺，疾日以瘳。欣然命笔，赋成长句，用志疗养所验。

六秩年光又度初，宁嫌久病日闲居。
好乘宽缓颐和日，细读精微辨证书。
拳术娴时神渐旺，气功静处室生虚。
清漪更有佳山水，助我怡情病早除。

漫道六旬将近老，比他百五是娃娃。
苦艰化作坚贞力，枯朽摧为茁壮芽。
有党方知天地大，无忧始免疾殃遮。
人当盛世愁何在，养病依然乐事奢。

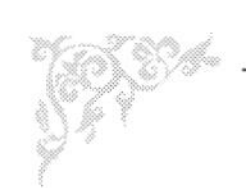

病愈试笔寄诸友

病里维摩一载强，雨花多际始云康。
抽丝才许三眠起，鼓翼仍思万里翔。
笔欲挥锋难作势，态非故我未斶狂。
新诗又向毫端觅，告慰亲朋一寄将。

病起返广安门医院

疗养归来转自怜，黄杨厄闰岂徒然。
同人半易原班职，旧册都如隔世缘。
盈砌宿榴重结子，当窗幼树已遮天。
棋枰仍在诗囊好，小别七千三百年①。

半年久旱，夏至节后七日始降雨，乘兴重游颐和园

小别才经月，山容又一新。
意迟云在处，雨后晓晴辰。
柏叶浮新绿，绒花堕细茵。
甘霖能易候，夏至气如春。

乐事

人人寻乐事，高低趣不平。

① 以一天等于二十年计。

吾自乐吾乐，闲处一吟声。

酬颐盦（二首）

旷观海内几同群，读罢瑶章齿颊芬。
中院迂儒只剩我，医林骚客总推君。
挥毫惯作抒情语，振铎常为寿世文。
我欲步尘愁蹇足，应嗤有愧岳家军。

君是忙人我倍知，知从忙里理新词。
爱吾情谊深堪感，乐此精神定不疲。
书画诗医成四绝，教研疗养是全师。
当前暑假应多暇，消罢炎蒸望惠诗。

读袁随园诗

篇衍落花真蕴藉，什成春柳信风流。
爱他七绝诗都好，一字一珠稳更遒。

立秋节，砚友陈晋瑞[①]莅京下榻于北楼，常作竟夜谈

久别惊看雪满头，同窗君我几朋俦。
中年哀乐灯前梦，一叶梧桐客里秋。
午夜论诗评甲乙，锄云话旧溯风流。
红专共订前途约，明岁相期证此楼。

---

① 编者注：陈晋瑞，字坤圃，河北滦县人。岳美中早年同窗、诗友。长期在唐山地区从事教育工作，曾任某中学校长。

自遣

件件桩桩自主张，任人笑我狷还狂。
参空不作来生想，有癖浑忘镇日忙。
屋僦长安居尚易，身为医士老无妨。
只愁目读千行字，岁近衰残善病忘。

哭宰平先生（二首）

会诊医斋泪暗倾，知公大寿有天争。
愧无海上长生术，剩有空门默祷声。
风雪满城沦诀绝，文章七载赖裁成。
何堪病起方闻耗，诗读北云①涕泗横。

爱我还同爱雪峰，斯文一脉望何浓。
无才枉荷深怜意，有梦空追太古容。
燕市风骚失诗哲，闽江雷雨泣儒宗。
化人天外城何处，东序难闻振大镛。

送别润斋兼寄晋瑞

方欣暑假肯相过，数日勾留一刹那。
快意诗文供赏玩，娱情优孟任消磨。
秋风客思樽前满，故国交期笛里多。
莫忘天坛青石约，明年依旧说诗歌。

---

① 先生著有《北云诗集》。

闻东城建成现代化新宿舍

移居愿遂卜居人，现代高楼样样新。
浴室盆宽宜澡雪，书斋橱密足藏珍。
机泉活活蔬翻绿，暖气温温花驻春。
更可北间安一榻，孟光远宿最宁神。

小病

小病才三日，得读千页诗。
痴心犹如此，老来不自知。

喜晋瑞和诗至

札到喜如狂，新诗拜和章。
笔花挟情灿，齿颊入吟香。
霜信蛩音急，云声雁阵忙。
离怀随序重，犹自忆河梁。

与乾斋同学话别

中秋聚国门，乐事不胜言。
志向高峰立，医从绝顶论。
耽吟追旧梦，唯物印新痕。
吾党前途业，沧溟气可吞。

同雅林[1]同学参观湘绣展览（二首）

湖湘绣誉满寰区，巧夺天工信不殊。
照水刺成斑竹影，戏烟纳就鹧鸪图。
鳞鳞水面鱼思跃，栩栩花间蝶欲苏。
绝妙金针谁度与，凌凌更绣洛神孤。

同来同学兴尤酣，指认花开活牡丹。
扪去方知非蕾绽，觑来那晓是丝攒。
真花却逊假花放，死马堪当活马看。
不是党团来领导，怎能神力涌针端。

再度参观湘绣（二首）

八十年光创此奇，高峰定自许攀跻。
百花奔放名花艳，一马当先万马嘶。
卓午又来前度客，细心重赏满楹题。
不教诊务纷忙甚，看到斜阳西复西。

素丝锦线供驰驱，妙手堪同造化俱。
我爱吼天巨狮子，人夸扑蝶活狸奴。
呼之欲出双麋鹿，得以不凋众鼠姑。
屋后青山门外水，更成主席故居图。

致晋瑞

晚岁难忘是旧缘，京门聚首早秋天。

---

① 编者注：张雅林，中医研究院中医，岳美中的学生，后调新疆工作。

酒痕棋影灯前话，一度思量一宛然。

善忘解嘲

老来善忘未堪哀，难得糊涂似小孩。
真个胸无半点墨，人前才可号书呆。

柬国三

对君何事系吾怀，几点叮咛语易猜。
夜里读书期早睡，都中作客盼常来。
图书架上尘勤扫，亲友班中信速回。
一事关心还切望，尖端攻破仗英才。

柬张克庄、程竹安①

迩时两得西陲信，万里遥知乐且康。
群众丛中容进学，江山到处好为乡。
一年之计从兹始，三月相思未或忘。
自入春来仍乏善，病躯幸健鬓加苍。

挽殊军（三首）

论交忆自廿年前，技艺文章两惜怜。
医术无惭孙赤水，诗才不减杜樊川。
棋关屡救痴儿劫，韵律频绳拙草愆。

① 编者注：张克庄，北京中医，早年曾随陈慎吾先生学医。程竹安，情况不详。

如此朋簪何遽逝，凄风吹满暮秋天。

清才一去冀东空，诗骨峻嶒孰与同。
莫道多情妨寿命，应从劲节论英雄。
题襟山馆冰轮皎，谱药医斋烛影红。
今日思量都隔世，唯与痛泪洒西风。

年来故旧半山邱，老泪哭君今又流。
常冀还乡能一面，那知闻讯已千秋。
琳琅遗墨倾人赏，零落残持仗孰收。
更有久要难去念，何时哀唱墓门头①。

赠乡友某

积习未能忘，年来兴更狂。
林泉觅佳句，晨夕索枯肠。
结识遍寰宇，知音在故乡。
痴心常默祷，诗运盛滦阳。

挽张简清②

如云亲友数乡关，知己如君实罕然。
既集多金相遗赠③，更劳一劝致缠绵④。
浭滦遥咽双江水，缟纻空怀卅载缘。
人最伤心唯哭友，况当鲍叔弃天年。

---

① 殊军生前最喜余唱诗，尝云伊死后要余过墓门一唱，则九原感念。
② 编者注：张简清，唐山市实业家，岳美中在唐山工作时的旧友。
③ 简清当余贫困时，曾募集多金相馈赠，虽力辞未受，但铭感终身。
④ 又曾劝我复明仁堂药店旧职，言词极为恳挚。

立春夜雪

（1961 年）

节候一年始，飞花六出匀。
云浓窗转淡，发白梦偏真。
麦蘖潜滋绿，柳梢欲酿新。
朝来梅映雪，开足案头春。

立春后二日，同学王占玺[①]之父猎得野鸡相馈

雪后寒森腊底天，凌晨荷弹猎荒田。
尝来美味感还愧，王老鞋泥烘未干。

春雪初晴，画梅恰至。盥手观赏，如睹高人。宿疾以瘳，嘤鸣更切。成五言五十韵，用摅欢情，藉申谢悃。径寄濯风，转递惠易唐[②]先生

罢炼丹炉药，起吟绿萼篇。
邮筒封启后，便面裹开先。
薇露忙湔手，桐琴暂辍弦。
知乘金背重，来卧铁枝坚。
烂漫盈全面，青妍溢幅员。

① 编者注：王占玺，辽宁朝阳人。中国中医研究院西苑医院主任医师。岳美中的学生。
② 编者注：惠易堂，河北乐亭人。教师，书画篆刻家，系高濯风的老师。

红梅光漾漾，黄雀态翩翩。
艳色疑霞举，幽情藉意传。
回春欣律转，出谷喜乔迁。
朱染彤云涌，膏涂赤羽鲜。
酡颜妆醉客，绛雪点婵娟。
杏俗难联袂，桃顽讵比肩。
道夸烟袅篆，佛炫火生莲。
那似寒姿发，因兹彩笔宣。
或言凭假物，常致失真诠。
画笔难臻妙，诗篇恐涉玄。
答云词泥矣，未可语超然。
执著终违佛，清虚始近仙。
此言非诳也，于事可征焉。
庾岭途诚远，孤山路更悬。
驴疲罔表雪，鞋遍陇头烟。
纵遣收身外，何如现眼前。
技能称妙绝，人物想红专。
斑竹资连股，仁风获久扇。
荆公掩槐路，京兆觑花廛。
挹爽逾噙药，招凉胜漱泉。
暗香引妆次，疏影漾灯边。
艳曳情何限，狂摇律自旋。
喜敲褒友背，闷扣小舟舷。
扑去堪迷蝶，挥来好听蝉。
驱蝇宜大展，捕蚋可轻牵。
逸致人争羡，闲情我自怜。
尘埃随拂几，色相不逃禅。
不啻杜陵句，还同公瑾筵。
醍醐灌颅顶，雨雪润原田。
骚客诗因富，郎中病以痊。
坐观睛定注，行赏步蹁跹。
暑酷常为伴，秋凉始作捐。
宠嘉叨此日，拜会卜何年。

琼玖难图报，葛藤幸结缘。
已教瞻晔晔，何以致拳拳。
把玩明灯穗，酬情奉锦笺。
端详还未足，珍惜不容偏。
什袭藏箱箧，展观耐斗躔。
身心常快活，感念永铭镌。
故旧来前看，儿孙向后沿。
嘱妻嫌笨伯，命女恐便嬛。
计就行斯践，躬亲虑可蠲。
拂暑洵称得，消寒莫笑颠。
请看今对雪，梅绽早春天。

春节杂咏（八首）

毫无可说在人群，又饮屠苏六二辰。
老母九旬书万卷，思量只此可骄人。

卅万大风刚脱稿，百千本草又开端。
蠹鱼架上应相妒，此老同它角胜难。

生涯原自在书乡，行政今教主任当。
一似老娃身待嫁，办装也自女红忙。

医生未脱书生气，老日不殊少日心。
两度肺痨都愈合，天公有意炼顽金。

人云善读要能忘，鱼饮水浆不实肠。
请看教条主义者，便便大腹总书囊。

既无喜爱又无嫌，从不期期望子贤。
却有痴怀难作遣，岁初切盼抱孙还。

书痴或不祖来绳，棋癖或终异乃翁。
三岁幼孙无表见，偏能邋遢绍家风。

莫笑顽躯老更顽，红专讵肯后鸳班。
一年之际今朝始，作要殷勤话要悭。

初春游宣武公园

惊蛰刚过后，晨游不自迟。
朝暾破晓霭，春意透花枝。
料峭风吹面，迷离雾罨陂。
幽香发松叶，小立为移时。

雨后侵晨游园

一日光阴欲不虚，精神常在晓时储。
何人先我来园早，南嘹喉音北读书。

游宣武公园，见红玉盛开，枝多有被折者，惜之

红玉满园寒食时，明霞比艳萼华滋。
朝朝对看深怜惜，不忍无端折一枝。

六二初度有悟（四首）

筹添花甲再逢春，上巳刚过一候辰。
欲把生初比今日，不知不识未能真。

真个糊涂也不挠，却将小智自鸣高。
生平有误缘何事，常理初知把不牢。

浑然一气又奚加，了悟应知属自家。
道法自然顺天则，更从何处觅无遮。

升清降浊倡东垣，清是先天浊后天。
悟彻生生原此理，胸中些子忌牵缠。

上巳后六日，志明约余与赵锡武①老大夫同游中山公园，因雨阻未果去。赋长句寄之，兼呈赵老

雅约游园愿伴君，晨兴何意阻阴云。
欢心款款情奚限，诗兴殷殷韵欲分。
病里慵怀成散漫，雨中春气感氤氲。
遥知桃李初多实，树下成蹊待有闻。

麻风书成，金笔磨秃，有作

金管尖看秃且粗，尽将点画入医书。
鸡窗宁许迟商古，驹隙从教不掷虚。
药谱重填磨此笔，书城高屹筑吾庐。
人间尚有未完业，天遣病魔远去予。

① 编者注：赵锡武（1902－1980），原名赵钟录，河南省夏邑县人。著名中医，曾任中国中医研究院副院长、中华全国中医学会副会长、第三届全国政协委员。

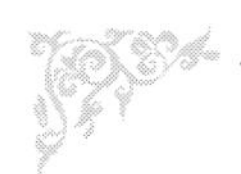

雅林听从组织分配，
赴乌鲁木齐支援医事，赋此送别（二首）

不让须眉独擅场，红旗巾帼赴遐荒。
业承京院兰台秘，春到边疆药裹香。
莫只乡邦尊伯祖，还应客舍礼长桑。
随时是处皆师友，尽有珍奇入笈囊。

十月心传即识机，私衷不忍远相违。
游云在望停还散，芳草开情绿更菲。
长聚那堪边塞别，修途唯仗柬笺飞。
锄云桃李西陲莳，切盼它年载誉归。

奉和俞长荣①同志

（1961 年）

瞻韩在厦门，快慰不胜言。
志向高峰立，医从绝顶论。
擎经徵旧学，唯物印新痕。
吾辈前途业，沧溟气可吞。

自警

六十二龄体已衰，知非未可待来兹。
铸人端赖模型正，理疾全凭技术奇。

① 编者注：俞长荣，福建永泰人。著名中医，曾任福建省中医研究所文献研究室主任，福建中医学院教授、院长。

尽括零缣入医话，不教妄念扰心思。
铭刊座右须持久，人若无恒怎作医。

自春徂夏，华北苦旱，近日华中又遭冰雹。我病中测验第一季度同学之医课，感而有作

无端愁绪漫填膺，春老花残感益增。
燕冀苗枯天靳雨，江淮云冻地腾冰。
残编苦校千年字，病体强支五夜灯。
欲向青年前路问，抟风谁是化鲲鹏。

怀时希[①]忆颐和园旧游

旧游回忆瓮山前，同病偕游景共怜。
北麓李花半山雪，西堤杨柳六桥烟。
竹亭小坐香生袖，水阁长谈舌粲莲。
记否颐和秋更好？来京盼及菊花天。

纪念中国共产党四十年诞辰

新运移四气，中共四十岁。
解放十二年，雄飞亚洲地。
六亿七千人，卫生绩优异。
人免夭与殇，国少沴与疠。
我院建六春，党领导备至。
济济萃人才，欣欣富生意。

---

① 编者注：何时希，上海青浦人。著名中医，江南何氏医学传人。20世纪50年代曾调中国中医研究院工作，与岳美中深有交谊。后回上海，曾任上海市人民政府参事。工戏剧艺文，为国内著名京剧票友。

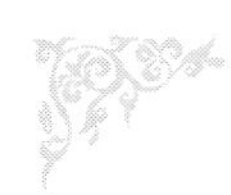

红旗飘且扬，跃进奋且励。
值兹党诞辰，纪念略志事。
中医多宝藏，发掘待开济。
艰钜畀仔肩，分阴忌委弃。
学术重学习，发扬在承继。
登高必自卑，求学贵循次。
口诵与心维，殷勤熟背记。
无间夕与朝，暑寒不忌畏。
莫谓斯法笨，适足与古契。
莫谓年齿大，白发犹激厉。
莫谓程途远，千里跬步致。
若拙斯大巧，若愚斯大智。
不作食蓼虫，不知苦多味。
成物在洪炉，陶铸初非易。
古籍医之珍，心法师之秘。
伤寒溯源流，温热辨经纬。
精心托往体，科学合今世。
妙解通中边，真理探交邃。
更复勤讨论，疑难析病例。
风雨一堂中，切磋并砥砺。
百家交争鸣，法则期以备。
智圆行欲方，胆大心欲细。
古今密商量，理论付实际。
如农事耕种，相时莳品类。
如工事斧斤，因材施斫制。
如女事剪裁，修短巧量计。
随物以赋形，辨证以论治。
师语自深沉，弟言亦犀利。
粼粼生波澜，齿齿露嵬岂。
骏发寓精纯，雄健生密致。
熏风开襟怀，皜日当窗丽。
檐外榴累累，树间婵嘒嘒。
辩难更析疑，万象资朗霁。

长才此中出，腾骧看骐骥。
共仰党力宏，能发中医粹。
远大瞩前程，新医鹏展翅。
师自无保留，弟亦思竟志。
循循善诱导，勤勤善承嗣。
持此悬款衷，用酬党深惠。

病中忆及去夏同雅林游颐和园事，赋寄索和（二首）

寻芳西苑去秋前，莲叶田田莲蕊妍。
记得先登夸老健，一年游梦佛香巅。

秋光媚客属春明，爽洁宜人玉殿清。
可记重阳仁寿侧，满楼湘绣任题评。

寄怀辉远（四首）

比来日日念苔岑，病榻尤令别绪深。
欲向西园同策杖，寻芳缓步碧云林。

病里孤吟苦忆君，畿西望断暮天云。
何时风雨南窗下，细与论医快论文。

娉雅如君见亦稀，如何久病困腾飞。
想因天意怜繁迫，欲遣闲中识化机。

报刊辩论理通玄，温热宗风海内传。
家学师承波浪阔，江流万里溯渊泉。

警好为师

谭高腹俭已堪嗤，何更沾沾自喜为。
始识定庵胸廓大，但开风气不为师。

鉴庭先生持一纸扇，十年如新，颇感于怀，赋此寄赠

纸扇十年尚若新，因君持洁见精神。
从知大处由微起，砺我粗疏浣我尘。

中秋赏月，同彭杰三所长、刘志明大夫

醅黄蟹紫鲤鳞鲜，旧友新居一敞筵。
秋色宜人濒国庆，流云吐月丽中天。
酒仙桥外晴初放，体育场头影正圆。
五斗懵腾仍劝醉，樽前助兴话丰年。

寄和颐盦见怀原韵

微疴甫愈切莺鸣，喜听南天伐木声。
诗句惊人征素养，文章报国值休明。
撷来妙解通三昧，搜尽奇书筑百城。
盛世庸才唯愧我，滥竽八载厕神京。

再和前韵

一一闻天跂鹤鸣，鼓钟彻外浃声声。
骚坛无敌诗名重，医席承专教旨明。
雨露垂毫灯晕碧，丹青入画锦为城。
艺林四事都称绝，如许兼才孰与京。

三和前韵

玉阶初听草虫鸣，金井梧桐夜有声。
学业宜勤偏懒散，秋心欲淡转分明。
胸中纵有三摩地，世上应无七宝城。
且向钟期商韵律，飞鸿南遣又离京。

四和前韵

理贵争鸣陋共鸣，百禽朝凤各呈声。
长桑授术方多禁，何永知人鉴自明。
医返汉唐宁复古，艺臻刘李始坚城。
张衡自有真科学，不仅名成赋两京。

五和前韵

又听遥空塞雁鸣，瑶章五和应同声。
深惭镜业终虚幻，那得垣方早洞明。
诗阵密虽严药阵，书城坚尚愧金城。
钦君博雅张华似，信必琅嬛览玉京。

六和前韵

（新楼中秋赏月）

楼峻传来天乐鸣，更兼笑语杂仙声。
团圞美眷尘寰好，解放诸区正义明。
飞舸尽堪通乐国，清蟾那耐坐愁城。
嫦娥信悔偷灵药，佳话报君满北京。

七和前韵

韵同蛙鼓似雷鸣，愧对敲金戛玉声。
一任方家嗤我拙，频拈俚句浊公明。
恨添太白崔题壁，巧夺公输墨守城。
许听说诗当更好，何时吟席肯移京。

八和前韵

（告卜新居）

高楼夜永晚蛩鸣，无限秋心听此声。
勿药纵占神畅旺，在躬仍阙气清明。
耽吟梦里亲山水，喜静年来厌市城。
告慰新居卜郊郭，尘嚣得避未违京。

九和前韵

潇潇风雨听鸡鸣，壁上钟传戌夜声。

十叠诗词情未了，八年研究旨难明。
白云白雁牵游子，黄叶黄花满古城。
颜色更逾秋色老，赢来丝鬓愧栖京。

十和前韵

怕听促织傍阶鸣，况杂檐前落叶声。
步韵和歌思正涩，苍葭白露月方明。
出奇计决纡筹策，免战牌悬暂闭城。
将已败军偏鼓勇，转移阵地再研京。

读龚自珍诗集

专制谋猷上下空，人才数代只科名。
文章笔墨风华事，马粪乌衣了一生。

应邀参加福建省中医辨证论治座谈会，福厦公路道上（二首）

十月将终草未黄，闽江罕见有飞霜。
水牛卧处溪萍碧，田妇担头晚稻香。
细细涧泉笼淡雾，迢迢山路化康庄。
喜看政治人和后，水涘岩隈满插秧。

朝发榕城出省垣，泉州卓午涉篱樊。
青疏遍野绿如海，丹荔成林密蔽村。
古渡桥头传轶事①，遥山塔影逐飞轩②。
夕阳返照看堤坝，直跨沧溟入厦门。

---

① 洛阳桥亦名状元桥，传系宋蔡襄为还母愿所建。
② 泉州开元观双塔。

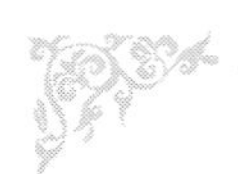

中医辨证论治学术座谈会四律

学会招从鹭岛开，来前尽是省中材。
高龄竟迈忘年步，壮岁争驰绝域垓。
书味药香酿满纸，海光山色净无埃。
新医药学前途景，辨证论治或是胎。

会启争鸣气贯虹，轩岐事业日崇隆。
汇通今古胸方扩，团结中西道始弘。
泛应既期臻曲当，单方还欲树专功。
屿临鼓浪涛声壮，辩论声高势与同。

灵素源头原活活，汉唐基石自嵌嵚。
张朱并世分攻守，刘李争鸣溯宋金。
辨证商量加邃密，论治探讨转精深。
最欣辩到归根处，唯物从知古逊今。

医师百卌集南阿，二百文章括众科。
源远分探灵素脉，声洪共鼓鹭江波。
渠渠夏屋尘无入，煦煦冬阳晴更多。
盛会我叨参末座，追随群彦一赓歌。

和赵正山[①]大夫见赠原韵

夜话鹭江边，江波碧且涟。
重逢喜今日，旧迹忆前年。
鸣放政双百，燕闽路八千。
三生应有约，此聚证因缘。

---

① 编者注：赵正山，福建中医研究院研究员。

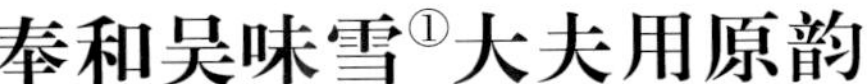

奉和吴味雪[①]大夫用原韵

谈心两夜兴何浓，放眼医坛孰俊雄。
师范早驰南国誉，豪怀不与俗人同。
雄浑诗述杜陵叟，精密脉探王叔翁。
吾辈所操期必信，鸡鸣风雨听晨钟。

附：原作

灵素罗胸道味浓，医林君是出群雄。
精忠鄂国宗风远，衍脉河间祖述同。
囊里金丹堪济世，樽前青鬓未成翁。
鹭江投分清言接，为我敲来午夜钟。

游集美镇鳌园

海光山色焕鳌矶，集美题名实所归。
花木四时春作主，亭台三面水成围。
何年羽鹤来华表，终古学村接翠微。
棫朴菁莪资楷范，陈公[②]墓貌永腾辉。

谢厦门大学陈可焜[③]讲师招饮并赠物（三首）

鹭岛群峰绕学宫，南游有幸得观风。

---

① 编者注：吴味雪（1908－1998），福州市人，福建著名中医，书画家，20世纪60年代与岳美中唱和较多的朋友。

② 编者注：陈公，指陈嘉庚。

③ 编者注：陈可焜，福建福州市人，20世纪60年代初为厦门大学讲师，陈可冀之兄。

羡他陈氏难兄弟①，棠棣花开分外红。

郁厨既感餍衰翁，又馈琼浆谊更隆。
古刹重游②劳指点，深情都在永怀中。

览胜探奇兴未阑，三冬尤爱气轻寒。
明年盼召中医会，厦校重寻握手欢。

迁居北京市丰台区岳各庄三〇二传染病医院协作，口占二绝

（1963 年）

野阔溪清傍首都，里名恰是合生初③。
男儿到处家乡在，海外归来此一居。

两番出国两迁居，八月龙光耗于兹。
照命百里星驿骑，漫云孤矢壮门楣。

寄赠何时希先生

椅衿连袵忆当年，自别芝颜倍黯然。
如我风尘仍仆仆，知君丰度总翩翩。
亦狂亦狷真名士，多艺多才迈众贤。
遥祝清躯占勿药，京门研究待医筵。

---

① 编者注：指陈可焜、陈可冀。

② 周游南普陀寺。

③ 编者注：1963 年岳美中带中医研究院专家组与解放军 302 医院合作开展肝脏病研究，家亦迁至 302 医院所在的丰台区岳各庄，其故里为河北省滦县小岳各庄。

与三〇二医院协作治疗和研究传染病，步卫生部郭老创造新医药学派原韵寄呈

奉使星槎数往还，丹炉许我透灵关。
久钦兴学光青史，敢道操圭震宇寰。
仲圣论精堪渡海，愚公志壮可移山。
纵无绝技酬知遇，岳岳尖端想折攀。

一九六四元旦展望，仍叠前韵奉答颐庵、味雪见和

前进宁容稍退还，雄心直破铁门关。
不教阴曀迷阳谷，竞看晴晖澈海寰。
九土光芒冲碧汉，百花繁茂遍春山。
漫云朗玛峰巅峻，指向峰巅高处攀。

近由北京医院体检发现糖尿病，肺痨未愈，又婴消渴，此身多病，深愧摄生。承领导关怀，迎回西苑，地迩颐和，有裨休养，成绝句八首

已非词客偏消渴，久作医工愧养生。
莫是天公垂戒意，故教体验病中情。

春蚕到死丝方尽，商隐此言未必然。
茧内尽多生命力，只争釜底避熬煎。

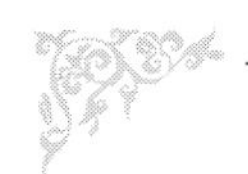

汽轮迎送等时还①，幢外清明好看山。
若问车中何物满？上峰厚谊倍相关。

又喜医星聚一堂，王徐钱郑赵朱黄②。
共云衰病无多碍，代谢新陈理有常。

寻芳还踏明湖路，携伴重游石舫斋。
病里探幽怜旧迹，闲花闲草亦关怀。

玉兰饱看数经年，不及今年分外妍。
蓓蕾如珠丛树半，顶巅初绽半开莲。

欲俯山头看戏舠，前坡拾级不辞劳。
可怜忘却身多病，直说峰巅比昔高。

弈棋友在北崖邀，松柏参天布荫饶。
坐傍“湖山真意”路，纹楸暖玉最宜敲。

忆泽民

追思聚首十年前，曾为君疏却病笺。
何意医生亦消渴，真成同病两相怜。

味辛有约来京，以诗代柬促之

清和有约莅都门，底事迟迟未动身。
婪尾殿春犹有待，莫令花事笑词人。

① 西苑医院派车相迎，三〇二医院派车相送。

② 王文鼎、徐季含、钱伯煊、郑守谦、赵锡武、赵心波、朱颜、黄坚白八位医师，均系中医研究院之耆宿。

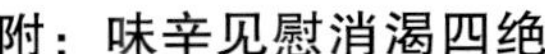
附：味辛见慰消渴四绝

一笑披笺又暗惊，转疑消息欠分明。
停杯老杜浑无事，消渴何能累长卿。

救疾扶衰忙又忙，人斯劳瘁马玄黄。
成春待着先生手，那可先生不健康。

深情款款与扶持，迎送飙轮白日驰。
我感上峰太周到，要为天下护名医。

我为先生进一筹，维摩何必药频投。
云烟供养江山助，即有沉疴亦易瘳。

答筱波、润斋、乾斋、继述问疾（二首）

又复黄杨厄闰时，吟窗镇日忆相知。
开缄一纸鱼鸿影，尽是缠绵故旧思。

老我颓唐医业荒，多君少壮各图强。
锄云要使天开霁，草自芬芳花自香。

首夏颐和园所见寄国三

颐和首夏富芬芳，小满刚过插稻秧。
幽沼新荷敷嫩叶，曲栏红药吐奇光。
长堤杨柳方多荫，浅碧牡丹犹有香。
黄菊开来园艺巧，嫌它未解斗严霜。

牡丹芍药

甯甘芍药颃而贱，不屑牡丹贵以娇。
娇贵难扶花早谢，颃强易植后方凋。

国三来京视疾，畅谈医学，喜赋一律

喜子来京十日淹，忧中尚有一欢兼。
诗风每冀宗秘续，医业还期远大占。
欲透真诠须辨证，要兴吾道得防检。
先难后获前贤召，养到功深在下檐。

颐和园日涉成趣，赋长句

括尽林泉台阁景，伊谁创建见真才。
寄澜堂构澜堪寄，谐趣园成趣自谐。
坞暖停霞新锦绣，亭虚纳月小蓬莱。
画中游去真如画，南瞩平湖巨镜开。

病中柬味雪

一别厦门鼓浪湾，倏经三载送春还。
才华的的君应显，体态瞿瞿我尚顽。
梦寐几回江海阔，诗词数和羽宫娴。
天都好作名园会，醉泛明湖绕瓮山。

答荣轩更索和

消渴文人有长卿，如何我亦步临邛。
痴从减食期延寿，酷欲求朋得抒悰。
北雪南烟虽远隔，燕台粤岭会相逢。
久亏诗债还思积，破我愁城起我慵。

同国三游颐和园

不止名园系我情，故人话旧更班荆。
知春亭爽观湖艇，眺远斋幽听晓莺。
步履倦时谈韵律，林泉深处对棋枰。
归来共踏明湖畔，柏翠花香水气清。

又同游碧云寺

碧云寺古溯金邦，带水环山势少双。
埋冢衣冠虚体魄，雕形罗汉异眉庞。
崇台塔像凌云屹，别院泉声溅石淙。
君是初游吾数览，留连一样赏心降。

又游香山静宜园

游向山崖又水涯，静宜园里踏青鞋。
探奇一入紫霞洞，览胜重过红药阶。
坐饮茶轩餐秀色，步移莲渚赏清斋。
园人指点南山腹，秋后霜枫分外佳。

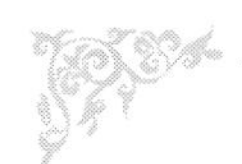

养疴颐和园，疾日以瘳，寄筱波

禳灾不屑倩巫咸，夏憩园林疾可劖。
晓色开时亲短帽，竹阴深处怯轻衫。
活鱼知彼新供馔①，游艇怜它亦挂帆。
后麓攀登忘病患，顽躯从不畏巉岩。

雨后游颐和园

雨后游园病眼明，晨行微觉嫩寒生。
朝阳送暖光犹弱，路树无尘荫更清。
小鸟蹴篁枝弄影，轻桡击水浪传声。
晚来更向长廊坐，月照明湖万顷晴。

示同学

得道灵狐百化身，工谗献媚惯愚人。
要当砥柱中流际，医学长沙自有真。

惠易堂先生为镌印绘画，情至深矣，无以为报，赋二律致谢

银丝铁线见功夫，想致深心拓壮图。
篆向东瀛印鸿爪，劖从北国峙丹炉。
萍踪中土留陈迹，囊颖南洋驻旧趋。

① 石舫新开活鱼食堂。

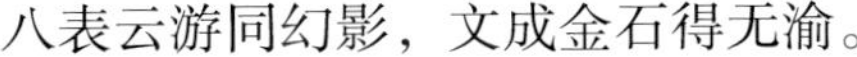

八表云游同幻影，文成金石得无渝。

尝向天然拟图画，今从图画拟天然。
低迷南国茶花际，髣髴孤山梅树边。
便往窗前浇玉蕊，更开药笼认香橼。
三仙壁上坚缘分，丽卉来从友谊妍。

答泽民

常为罹病客，有忝厕医林。
居易思安命，闲邪欲守箴。
源源痏病史，款款故交心。
兹后将何养，知从静处寻。

知春亭纳凉

杨柳垂枝拂碧波，小桥两侧满香荷。
知春争如改消夏，四面风来爽气多。

荷塘早步

窄径逶迤夹丛绿，清溪一带绕莲塘。
朝来不惜青鞋湿，为领荷花早吐香。

甲辰夏至前一日雨后游西堤六桥

颐和游遍未西堤，每坐长廊望欲迷。
乌柏黄花长至候，红莲碧叶宿云（檐）西。
畅观堂里探仙境，玉带桥头认别蹊。

更向南垣绕周匝，青鞋踏破绿苔泥。

唁泽民悼亡（二首）

开缄满纸安仁泪，读未终篇泪亦揩。
元稹悼亡今有作，渔洋哭妇昔伤怀①。
年华锦瑟三生梦，身世黔娄百事乖。
同病相怜唯一唁，芝兰尚自待安排。

要遣忘情情莫生，慢云太上足忘情。
鼓盆蒙叟歌当哭，营奠坡仙诔作旌。
天若有情天亦老（成句），地如不陷地长平。
愧吾手乏生花管，为写于飞断羽行②。

郭老③于今春由武汉搭江轮溯流抵重庆视察中医政策，依韵奉和

乘风壮志老尤多，砥柱中流矢靡佗。
上濑争前唯力量，狂澜待挽更云何。
长风万里过三峡，巨浪一程藐九河。
江上诗篇蜀医政，追随我愿溯层波。

---

① 前荆室冯氏适余二十年而亡。

② 夫人名于若兰。

③ 编者注：郭子化（1895－1975），原名郭邦清，江苏邳县人。时任卫生部负责中医工作的副部长。

四大洲（亚洲、非洲、拉丁美洲、大洋洲）北京科学讨论会（二首）

慢夸欧美文明富，应识四洲科技多。
今日明强胥造极，洲疆国界奈人何。

奋发图强各破坚，深研科学极人天。
百昌苏醒看兹会，史策辉煌第一篇。

朋寿以余参加北京科学讨论会见赠，依韵奉和

崔嵬燕市有高台，硕彦群从天上来。
千里骥奔追赤日，四洲龙蛰起春雷。
秋风那觉毗寒带，先进唯争作达媒。
科学欲探伤我老，枉陪末座听多回。

十五周年国庆观礼

宏伟庄严气象豪，红旗三面锦霞飘。
外宾莅止三千客，元首贲临十一朝。①
鸽鸟和平腾健翅，民师浩荡涌雄潮。
中华国庆看今日，斗志昂扬物阜饶。

① 柬埔寨元首西哈努克，马里共和国总统莫迪博·凯塔，刚果（布）共和国总统阿方斯·马桑巴一代巴。

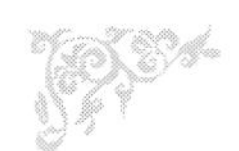

十月十六日爆炸第一颗原子弹

漫道睡狮醒未真，巨龙吐焰看华民。
美欧褫魄宁今日，近岁先声已夺人。

和朋寿[①]咏赫鲁晓夫下台暨我国原子弹爆炸成功，用原韵（二首）

谩云逞势快胸襟，应悔阴谋过去心。
台上指挥徒剩棒，空中讹诈枉联吟。
绝知一铁洪炉化，终见三泥大海沉。
不止个人崇拜谬，臭遗修正罪如林。

中华赫怒震霆雷，云敛天晴八表开。
直指体庞仍纸虎，莫夸垄断有高台。
和平实现唯全毁，讹诈失灵只自哀。
图霸应知终梦幻，迷途此际正堪回。

返里

夜夜灯前聚比邻，乡风古朴话天真。
宗支丁壮添双谱[②]，萱草年高庆九旬[③]。
里伴询庚夸我健，社员点卯逐时新。
艰难战胜唯群力，饥馑何忧暂荐臻。

① 编者注：吴朋寿，河北丰润人，曾任国家文史研究馆馆员。
② 40 年前仅百口，今倍之。
③ 萱堂今 88 岁。

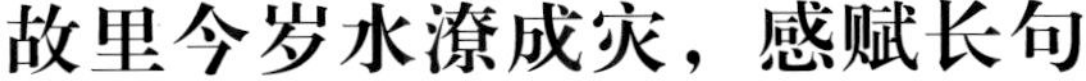

故里今岁水潦成灾，感赋长句

瘠土洼田窘我民，终年水潦更患贫。
粃糠充腹权挨岁，米谷存罂好备春。
菽稷败枯颓陇畔，牛羊瘦弱老河湄。
劳农不减图强志，来岁深筹展布新。

邻村恩溥世叔久疾，走视之

溰溰霜露满秋原，潦水渟泞半绕村。
古道寻来疑旧梦，童年戏处认前痕。
听言怆恍知忧重，失识瞢腾悉眼昏。
两载相逢伤问疾，匆匆握别更销魂。

告别唐山诸友好

秋风秋雨正重阳，三载京尘一返乡。
缟纻情殷金气暖，莼鲈味美齿芬扬。
胶轮冲破侵晨雾，棋局敲残午夜霜。
不是公忙催上道，痴心还欲驻留长。

游潭柘寺

西去路经黄叶村，盘旋山径驶飙轩。
丹枫翠柏秋容艳，流洁源清涧水奔。
鹫岭飞峰插天表，龙潭护寺据云根。
院东更有幽亭憩，曲水流杯足洗烦。

和颐盦见怀原韵

五色缤纷降朵云，故人无恙喜遥闻。
正愁风雨寒侵夜，却获醍醐惠荷君。
国庆观瞻尝卓午，专科讨论每斜曛。
只惭薄技难呈献，就正何时一沐芬。

早韭

（1956 年）

远峰输翠压园低，日暖村南雪欲泥。
淑气冲寒回大地，流澌解冻注方畦。
辛盘待荐三春始，夜雨初看一剪齐。
自具姜葱雄烈气，知它暖窖种难跻。

晚菘

篱豆花残韭抱根，独当老圃正秋深。
金风不翦抽蕉叶，玉露常滋卷苣心。
青夺碧光看湛湛，肥添霜气待森森。
三冬贮去鲜无碍，膳佐来春箸喜寻。

题乙巳正月家人团聚留影

久违乍聚倍相亲，六五年初京国春。
医学水平趋荡荡，围棋风格向彬彬。
村中农业争先进，湖上工人奋革新。

阖室写真清若是，后昆从此不劳神。

哭亚三先生（二首）

卅年道谊师兼友，十载都门过往频。
方谓冲襟能得寿，那知恶疾竟危身。
登龙菏泽私初遂，荐鹗历城记尚新。
从此知音难再觅，不禁呜咽泪沾巾。

不信龙蛇真厄运，如何辰病已骑鲸？
襟怀远拓黄公度，医术曾蜚梦隐声。
易注庄诠失耆旧，梅花春雪哭先生。
吾公溘逝应无憾，赤县江山红复清。

丰台路口旁人家

（乙巳春分后四日）

去岁篱根菊有花，今春芍药又抽芽。
畦长水足新蔬茁，雅致深韬此一家。

去成都返京[①]作

（四月十一日）

五日西南飞又回，秾桃艳李满园开。
成都花歇京都始，廿四番风易地来。

① 编者注：1965 年 4 月，岳美中与吴阶平等奉派赴成都为柯庆施会诊。

解放军三〇二医院西偏新栽桃树二百余株，其花盛开

千条万朵桃花开，铁干虬枝似古梅。
京国名园抡指遍，陈根都逊此新栽。

今春久旱，谷雨后六日始降雨

菜花满地似铺金，瓜甲初看展绿襟。
我为劳农频额手，翻风麦浪注甘霖。

为高级西医学习中医班讲课

卅年未执教堂鞭，讲席今分半片毡。
廿八乒球传捷报，医坛我亦奋忘眠。

赴重庆参加肾炎座谈会，车过秦岭①

漫说崎岖陇阪难，康庄万里走秦川。
参加肾病群贤会，冲破峰高翠接天。
隧道镗镗饶节奏，金轮轧轧故盘旋。
座谈预卜英才众，尽括奇方入蜀笺。

---

① 编者注：1965年岳美中赴重庆参加全国肾炎座谈会，随行的有中医研究院西苑医院时振声大夫。

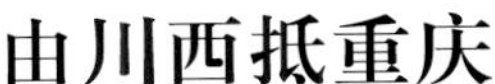

由川西抵重庆

阳平初出万山丛，南到成都路转东。
起伏冈陵长轨外，浅深红绿夕阳中。
座间客话前程驿，江面帆扬上水风。
磴道山城是巴郡，巍然会址屹青空。

肾炎座谈会

得叨末座此追陪，高会山城夏日开。
好案不嫌深夜读，良朋多自远方来。
已从古学探精义，更向新诠见典裁。
老病忘怀神转旺，还期它日尾群才。

和重庆中医院院长龚志贤[①]见赠

风采初瞻在国门，渝州今又乐苔岑。
医林会友功成茧，丽泽同心利断金。
涤暑秋风王梦隐，回春黍谷龚云林。
汪汪雅度双江水，惠我兰言感不禁。

重庆人民大礼堂眺望

凭栏时眺望，朝夕异晴阴。
雾压峰头重，云迷洞口深。

---

① 编者注：龚志贤，四川巴县人。著名中医。曾任卫生部中医司科长，北京医院中医科主任，重庆市中医研究所所长，重庆中医院院长。

城形依列嶂，水势合双浔。
千里堪穷目，楼基奠紫岑。

重庆杂咏（十首）

山城是处耸奇观，觅胜探幽不肯闲。
屋下有楼桥下屋，车缘缆索直登山①。

夕阳西下拾阶登，同伴相扶接迹升。
亭上两江来眼底，左看扬子右嘉陵②。

小石桥头泉外泉，群儿桥下习划船。
温池游泳争先后，尚武精神是少年③。

闻说女童甫九龄，长江横渡显奇英。
武装爱好占天性，解放台湾后备兵④。

青崖翠嶂势巉巉，瀑布飞泉泻峻岩。
伫立桥头贪久看，风旋细沫溅轻衫⑤。

茏葱纠缪叶兼根，奇性天生石上存。
沆漭长江宽百丈，根穿江底作龙奔⑥。

古洞谽谺别有天，岩浆石乳久凝坚。

---

① 重庆是国内有名山城，依群山形势筑屋架桥，屋下有楼，桥下有屋，随处堪赏。缆车爬山，亦他处所少见。

② 枇杷亭上晚眺双江。

③ 观南温泉群儿作水戏。

④ 今夏儿童长江竞渡，有某女童九岁，竟安渡无虞。

⑤ 飞虎泉瀑布高百尺，急下入河流。

⑥ 黄桷树喜生石上，其根蔓长，从江底之此岸能达彼岸，俗呼此种根为过江龙，可作药用。

佛龛座下深无底，虎啸声中涌沸泉[①]。

万里风尘此一栖，四围山色罨清溪。
最喜温泉新蓄水，王池快似浴凫鹭[②]。

投分新交胜故交，山楼移席酒盈瓢。
清谈懒说前朝事，佳木名花舌喜饶[③]。

急水横前三面山，白公渣滓锢奇冤。
只今干净山城土，来吊英雄烈士魂[④]。

谢张华[⑤]院长赠石竹盆景

拳石钱苔勺水盆，几枝荆竹托幽根。
终朝坐对思良友，仿佛山城几案存。

渝汉放歌，同时振声[⑥]同学返京，取道长江

嘉陵水助长江潮，山城雨过江波高。
水府之病竣高会，括奇携术回星轺。
峨峨艅艎指武汉，鲸鱼跋浪冲洪涛。
初发渝州足豪兴，晚舣万邑游城皋。
夔门山形陡戌削，翠嶂绚彩当霞朝。
巍巍双阙山门辟，瞿塘滟滪遥相邀。

---

① 古仙女洞中有深泉涌出，其声滋滋，如狮虎吼啸，南流至悬崖，飞为瀑布。

② 浴室砌石池引温泉之水，澡雪尘躯，精神顿爽。

③ 成都中医学院院长张华设筵温泉南酒楼，座上平章花木，终席不倦。

④ 红岩之白公馆、渣滓洞，是美蒋残害革命烈士处。

⑤ 张华，20 世纪 60 年代曾任成都中医学院院长。

⑥ 编者注：时振声（1930－1998），江苏镇江人。曾任中国中医研究院西苑医院主任医师、博士研究生导师，中医研究院研究生部副主任。曾长期随岳美中学习。

两岸危峰若屏障，通天绝地何嶕峣。
江流汤汤从此仄，势逼气聚鼋鼍摇。
瓒岏巀嶭列天仗，横流泛溢归其槽。
自是造物弄奇巧，水如游龙山连鳌。
水性难驯郁濆薄，湍急欲作天门跳。
雄崖当之崩百丈，锐礁逆之声咆哮。
客立船头肆指顾，哗言白帝城孤辽。
八阵图碛堆乱石，风云蛇鸟归沉寥。
楚宫湮没空陈迹，巫山十二峰凌霄。
青翠扑面崖咸绿，绝壁危岩森松毛。
厜㕒崱屴不见日，栈道逶蛇悬山腰。
西陵一峡尤高峻，绝巘阻路舟难操。
此际群愁轮驶疾，撞崖破灭同烟消。
巨艑忽然如神骏，掉尾驰去排闼逃。
奔电疾电走其内，两岸不复啼猿猱。
俄顷云雾四荡潏，天风鸣谷冯夷骄。
疑是蛟虬起江底，喷云吐雨摇须毫。
江心立即迷澒洞，孤轮荡漾浮枯匏。
倏又云开天宇净，南涯怪状兴群妖。
森然拏攫怒相向，奇诡尖险难摹描。
黄牛滩屈舟人指，与滟滪堆同危挠。
昔也舟破难计数，夜深江鬼常啾号。
今也人民勇建设，不容当路拦桅桡。
铲削炮击除阻碍，弘舸轻艘随灵飙。
世事岂复天为主，人力争服滩平调。
坦荡江路七百里，夜航三峡欣船艄。
荆门一过水益放，溷猊奔海驰琼艘。
时子在旁一吁气，天险初经心劳忉。
得勿医学如江海，浩瀚漭沆云天遥。
望之生畏难尽读，奚择无使神徒劳。
我闻斯言长太息，吾子所云殊萧骚。
运用从心医者意，立说庞杂滋纷嚣。
掇英撷华匪易事，往往哺啜唯糠糟。

灵素秦汉托古笔，醇驳互见难爬搔。
五运岁露淆其说，泥沙俱下须澄淘。
仲圣思精克践实，总结前哲标高标。
万古不废江河水，利民济物通航漕。
后学谈天坐井底，于今大论无承祧。
稚川烧丹将何济，华原求仙终无聊。
浪淘不仅英雄尽，仙骨亦复随波漂。
金元四家有创获，偏处适足窥其超。
温热克发医中秘，堪与著作分扬镳。
历代名家亦可数，杳如芥艓浮堂坳。
余子碌碌哙以下，断潢绝港涸立招。
驽骀难与比骥足，鷦鷯难与论鹏翱。
近代欧美侵赤县，庸夫无识迷其遭。
枘凿龃龉强思合，非驴非马骡同僚。
汗牛充栋终何用，世充沉水秦皇烧。
江河之流资灌溉，医学与同调肥硗。
提高发展须得法，浚瀹如禹功斯昭。
唯物辩证指前路，撑舵无容心惊摇。
兹会肾炎罗治法，现代医绩陈前茅。
更应上溯源头水，俾与古法纵横交。
中西共研创新学，银河倒泻江滔滔。
我与医书有瓜葛，吸取亦仅掬微瓢。
医工腹忌成书笥，岂必尽读拘科条。
时子起立貌瞿瞿，似欲遏余发豪嘈。
江轮忽闻鸣汽笛，长桥挂月迎吾曹。

赴上海江南道上

江南景物看沿途，晚稻千程绿满铺。
肥萉嫩蔬拱村落，秋原写出乐农图。

和辽宁松树麻风防治院郭涛老大夫于上海麻风座谈会见赠，步原韵

晚岁缔交幸此游，漫愁暮景似川流。
清标我爱陶公菊，俭德君崇晏子裘。
松树春花芳峻岭，申江秋月满高楼。
救灾扶患无嫌老，健臂群夸惯射侯。

青囊红豆，携自南洲，南国之南，色深颗重，持以相赠，用申渴怀，吟余把玩，当如晤对也，并媵小诗以上蘅村兄

异乡得读故人诗，齿颊扬芬乐不支。
愧乏新词难和答，只凭红豆寄相思。

暮秋返里，同味辛、翰樵、维周、泽民、蘅村、晋瑞、筱波、润斋等十三人雅集凤凰山公园，限元韵

得自山前占岁月，不徒枕上梦家园。
菊花台畔论诗席，枫叶廛头拍影门。
交向淡中寻至味，老从劲处识深根。
当新社会无容朽，日日新堪洗旧痕。

到家

一年一度感征鸿，重九重来类转蓬。
九秩倚闾伤白发，盈庭尾背喜黄童。
扉开拂晓迎多病，话到深宵别众翁。
老杏儿时种场畔，如梅铁干尚横空。

傀儡（二首）

腹内由来少胃肠，木鸡瓦犬与同行。
空空头脑徒张像，楚楚衣冠只化装。
唯己昧心甘走狗，是谁拖鼻惯牵羊？
应知粉墨失颜后，投火终须被毁伤。

不是瑶台即玉墀，绘声绘色效形仪。
逢迎意旨翻新调，修正风规弄异姿。
炫技何须夸有味，乞怜总是说随时。
棍头生意终无赖，底事依依尚苦支。

步院外菘圃中口占

冷露娟娟百卉零，晚菘老圃独昌龄。
霜严风疾都无惧，越是秋深越显青。

十周年院庆（五首）

（十二月十九日）

放任医研几万年，院之建也史无前。

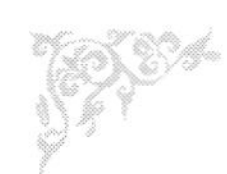

人才荟萃钻探力，政策昭明领导坚。
忧患身经民瘼日，坚贞性禀岁寒天。
先难后获看兹际，铅椠刀圭两斐然。

业继歧黄发展中，院开十稔叙医功。
金针拨去云雾散，药线穿来核漏空。
浊逐水消清坎府，脉随血复谧离宫。
科研室室争先进，行见高峰帜插红。

积功喜与岁增强，东阁梅开占早芳。
断制陈编裁史乘，诠详新籍正医纲。
月明沧海森珠树，霞起赤城屹锦坊。
旭日朱华光九有，群从宝库发珍藏。

成绩班班日有加，十周院庆纪京华。
法崇仲圣思常沛，志壮愚公山不遮。
晋井橘分敷嫩叶，农林杏满发红花。
明年恰是开新运，计划迎头赶弗赊。

阵间队伍壮尤精，眼底江山康复清。
象外不虞迷道路，圜中尽见握权衡。
源头活泼通天奥，归宿汪洋举世惊。
独我红专俱欠到，十年叨窃愧医名。

到家

薄暮疾驱车，省亲惧亲老。
那知才入门，老母待儿早。
拄杖倚窗外，孙曾膝下绕。
癯瘦固天赋，今秋抑何槁？
大侄前致词，祖母体尚好。
室内常拂尘，庭除时洒扫。

前日北场下，陇头拾秸稿。
孙媳群劝归，答胜安温饱。
侄言感我心，憧憧影呈脑。
念幼随母劳，母劳良非少。
霜天秋气高，枯叶堕林表。
背筐耙在肩，拾柴冒寒晓。
清溪招远风，冷月挂树杪。
只见木叶厚，那待旭日杲。
它时亦无闲，种蔬调湿燥。
瓜架实累累，豆棚青未了。
辛丑来京师，栽葱劳手爪。
率媳更呼儿，荷锸瓮在抱。
教子唯以勤，劳作厌量小。
待人唯以诚，迂拙不识巧。
九十仍未衰，耳聪目明了。
隔壁能闻声，穿针自缝袄。
岂兹即养生，村人羡寿考。
木叶年年飞，儿长走城堡。
居业惰筋骸，母训恒不保。
扶病来省亲，一夕殊短藐。
灯前话未终，晨兴又上道。
母将儿出门，低言责草草。
闻声泪暗吞，游子心如捣。
朝霜犹未晞，去路何杳杳。

寄和朋寿冬至诗

老真益壮比彭铿，佳句推敲午夜天。
一穗灯前三老影，遥知冰与墨同研。

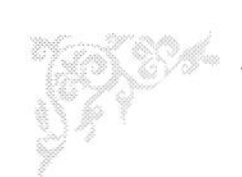

送别子郁

旷年一会别偏匆，雪北烟南岁暮踪。
远道肯来情挟纩，清时有味老归农。
同窗梦绕丁年景，叙阔谈过午夜钟。
明岁游京深盼早，春秋佳日胜于冬。

和颐盦丙午元旦寄怀原韵

（1966 年）

明窗虚壁对闲云，岁首缅怀正忆君。
快读词翰当霁雪，遥知诗兴在微醺。
山中愿采兵农药，灯下思论辨证文。
樽酒为君常日备，何时使我浥清芬？

再叠前韵答子郁

腊鼓催残急景匆，故人远道驻云踪。
晚年益壮无忘学，时政当前肯力农。
佳境羡君啖倒蔗，清言惠我撞晨钟。
同乡同砚谁称健，争说童颜寿百冬。

和颐盦再叠前韵

韶华莫漫感流云，时值承平我共君。
抱膝不辞檐际雪，衔杯何吝案头醺。
荒村病处知无药，青草医间待有文。
宁惜竹车与湘管，韬潜不遣一扬芬。

春朝试笔，用泽民元旦试笔韵

阅尽浮生六六冬，屠苏又醉此孱翁。
还乡秋暮颜随老，试笔春初句未工。
愧说长安多种杏，敢夸异国惯乘风。
锄云桃李乡园茂，梓里情深瘖寐同。

对雪寄怀味辛、泽民、颐盦、朋寿

策策空际雪，冉冉当户飞。
天宇流清光，幽林明且辉。
江山齐色貌，粲粲耀京畿。
原隰净浮烟，川岳添媚妩。
凤城沍春色，身在玉壶里。
越冬久苦旱，盈尺积琼瑶。
泱漭后土满，淑气扇春苗。
天境落明湖，王泉摇画景。
入目感流年，愁添双鬓影。
蹇余近孱弱，良图半弃捐。
药炉久困顿，两度蟾魄圆。
对此惜颓光，乃更怀友辈。
虽有剡溪船，未能夜访戴。
何当如白云，飞与君相会。
同此餐沆瀣，郢歌歌至再。

和颐盦自寿（二首）

累累诗债怯相催，雅咏花笺今又开。
既际岁华当岁稔，更看春雪降春台。

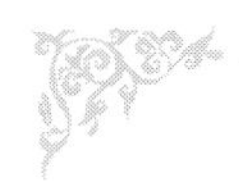

欢情喜是称觞祝，好句难从步格来。
海内朋俦一抡指，又谁多艺复多才。

书来真个慰相思，六秩依然黑鬓丝。
酌兕敲枰医馆月，梅英雪蕊寿辰诗。
风光明媚何多态，儿女红专共一时。
遥祝吾君再周甲，不徒风雅系吾医。

病愈寄友

莫嗤岁岁疾相寻，病鸟栖巢返故林。
喜隔闲窗看霁雪，怕惊间壁噤高吟。
桥边苔泛溪波绿，栏外风飘柳线金。
已是疾蠲身返健，题诗更自满衣襟。

读焦裕禄事迹八首

吹到东风淑气生，神州六亿尽欢情。
龙门鱼跃波千尺，羊角鹏搏路万程。
尽见枯杨稊蘖茁，争看眢井水泉清。
无边瘠土成膏壤，浩荡春光物物荣。

中华儿女多奇志，一介病夫敢斗天。
不信沙窝非宝地，要教水国变桑田。
摭来今日二三事，超过前人亿万年。
好学生兼好班长，光辉榜样影常圆。

健步雄心走县疆，五千里路只寻常。
尽收事业蓝图里，分付光阴夜烛旁。
群众是师绝堪恃，痌瘝在抱总难忘。
红心一颗留兰考，死葬沙丘骨亦香。

难关突破失途穷，政治从来力最雄。
红庙社中青未了，张公墓外水如空。
天开地辟看今代，雷动风行震亚东。
改造克期争日月，红旗处处舞临风。

峰高朗玛亦曾攀，人世谁云有险艰。
忘我胸怀何磊落，斗灾意志倍坚顽。
风平碱灭苍茫外，洲绿澜安指顾间。
裕禄精神原不死，长留浩气壮河山。

裕禄精神原不死，化为裕禄万千身。
般般样板摹无尽，历历风标迹尚新。
斗碱斗风还斗水，怜盲怜老更怜贫。
问他所作何能尔？毛著学来用自神。

阶级从知不两存，敢于革命斗乾坤。
一时豪杰风雷发，万古江山德业尊。
县委只应沥肝胆，党勋自合树旗幡。
成名若止归焦氏，怕辱忠魂到九原。

几番读报泪频垂，细细紬思有老医。
敢斗天灾恢壮志，能遵毛选决迟疑。
试看万丈干霄气，尽在平生革命时。
对此如何发深省，要真救死始无亏。

春分后一日游颐和园

春分已过北风飘，有兴游园趁旦朝。
花事颐和玉兰早，枝头怯冷尚含苞。

邢台地震，颐龛有诗来，因和之

土德厚载物，如何不永康？
地震报邢台，灾落天一方。
友函来石市，有诗言尤详。
宁晋与隆尧，患难婴非常。
屋塌伤多人，祸并及牛羊。
阶级有同情，各方救不遑。
呜呼此巨灾，丁丑曾身尝。
夏季山左地，菏泽罹天殃。
大震午夜间，地轴摇雷硠。
高岸乃为谷，深谷为陵冈。
烈风挟雷雨，屋倾崩垣墙。
人伤三千余，百里无完疆。
我命告仅存，三月宿荒凉。
饥溺嗟载胥，庚癸呼无望。
官吏恣搜括，军兵逾虎狼。
群盗乱劫夺，倭寇方披猖。
哀哉蚩蚩氓，岂唯地震伤！
天人交困之，仰面呼穹苍。
穹苍呼无济，谋诸人斯臧。
今时世如何？制度新且良。
震灾甫闻讯，号令发中央。
内务部长曾，率属莅现场。
居近罄室赴，救护相扶将。
津沪奔远道，军队尤激昂。
拯救成主力，感情深且长。
婴儿得军人，瓶头吮乳浆。
盲媪得军人，饔飧饱饥肠。
病危得军人，痰涎豁喉吭。
河道得军人，三日成桥梁。

居民得军人，抗灾力增强。
思想人人红，困难万堪当。
时虽值忧患，事贵重开张。
农业不违时，重建好家邦。
救灾多奇迹，报章载辉煌。
新旧两相量，善与恶斯彰。

勉力于医赠孙正熊

门外三年多苦志[①]，帷中十载有奇行。
高峰必待千盘上，大药终须九转成。
小草锡名为远志，巨鹏息翼以遥程。
川辉岳媚因珠玉，只要吾医术济生。

奉答泽民垂念病情（二首）

良友锡言逾药石，老年同病更相怜。
梦中过访尤垂爱，莫逆心应两哑然。

消渴书生自古多，医生患此竟如何！
仙方在握浑难恃，不及嘉言善理疴。

赵小寿保卫国旗[②]歌

头可断，胸可揞，五星红旗誓死守！
英风烈烈不可当，中国男儿赵小寿。

① 指朱丹溪从罗太无学医事。

② 编者注：1965 年岳美中第五次访问印尼归国不久，印尼即发生排华事件，中国驻印尼使馆工作人员赵小寿英勇护卫国旗而负伤。

印尼右派势狓猖，漫天蔽日腥风吼。
国际法律恣践踏，使馆门前聚群丑。
红旗飘舞贼胆寒，径欲斫竿夺旗走。
先烈鲜血泼旗红，岂容么么强劫取！
八人联臂气贯虹，拱如城圜捍卫久。
正言侃侃责群凶，寇似长鲸哆巨口。
见危授命冲前锋，小寿攘臂神抖擞。
旗存与存亡与亡，旗在心头身何有？
杂遝狐犬逼身来，狺狺狂吠群相嗾。
白日无光尘埃昏，饮血弹头巨创负。
气吐红云冲碧霄，血涌红潮慑瘈狗。
壮怀刚胆与红心，并入胸膺凌南斗。
辟易魍魉却蛟螭，轰雷激电挥天帚。
归来祖国壮河山，外长陈公亲执手。
慰词琅琅诵长诗，闻声如醉醇醪酒。
吁嗟乎！
那有毛挚不伤人，更无勇士畏丧首。
君不见，
王耀庭等树英模，战胜巴西人有九。
又不见，
周勤文等在加纳，硬骨硌硌抗击殴。
不必马革裹尸还，何处青山埋骨朽？
中华儿女奇绩多，海外标节争先后。
小寿毛著学习坚，横绝炎洲事岂偶。
有待伤愈一走慰，国旗之下酌陈醆。
使馆红旗插寰球，醉舞东风伴吾友。

偶成

一花才谢一花开，寒冱为招春到来。
最是诗人无赖甚，眼前失意即悲哀。

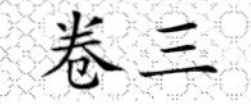

卷三

日本纪行诗

（1957 年）

访日束装前[①]秉乾兄以诗见赠，依韵奉答

欲冲巨浪向三山，先和瑶章尺牍间。
最感书中三致意，愿从忙里一偷闲。
春郊修禊流觞去，秋月联吟踏月还。
待得蓬瀛归日里，佳辰酬倡遂愚顽。

参加访日医学代表团试装自嘲二十韵

（12 月 1 日）

出国装初试，平生第一遭。
狂奴失故态，老赶学时髦。
指甲长斯剪，唇髭短偏刨。
发推刚十日，澡洗不三朝。
领带松围颈，皮条紧系腰。
雪膏涂面侧，毡帽压眉梢。
口罩天天戴，衣尘点点捎。
油敷头顶秃，镜架鼻梁翘。

① 编者注：1957 年 12 月，岳美中参加以柯麟为团长、吴阶平为秘书的访日医学代表团访问日本。这是新中国第一个访日医学代表团。

橐橐皮鞋曳，登登手杖敲。
痰来盂解觅，涕至帕知掏。
竖脊平腰背，挺胸凸肚包。
口巾摺丝绢，手套衬茸毛。
腐旧形虽脱，时新语欠调。
男婚当隔日，女嫁是前宵。
天冷泪频拭，衣单体屡摇。
我云媸毕露，人道老来标。
东国原相约，中医亦自豪。
骄心虽强抑，躁气奈难消。
顾步偏怜影，搔头每弄娇。
亲朋应笑我，洋相出多高。

访日途中夜过长江大桥

飙轮渡此向番禺，坐扼四千八百途。
巨水汤汤飘一带，明灯点点彻三区。
玄龟背稳终成驾，黄鹤楼空别启图。
漫道江流仍险堑，长江飞跨现通衢。

衡阳道中

夹路冈峦起伏殊，冬时景似夏来初。
深红嫩绿斜阳里，窗外依稀展画图。

冬至前十日到广州

羊城到日将冬至，豁眼风光物物新。
到处楼台三面水，无边花木四时春。
渔歌夜半来江上，鸭队朝初戏水滨。

好是日斜眺晚景，微风拂面最宜人。

乘飞机途中

揽镜独怜鬓有霜，衰年奉使向扶桑。
碧空直上干霄汉，黄海横凌渺下方。
顾我排云真驭气，嗤他破浪托乘航。
飞仙亦是寻常事，汗漫追求笑始皇。

由北京抵日本东京

医团发自春明地，旆指扶桑路几重。
岂仅三山求妙药，还期两国见和悰。
长桥灯火过三镇，万里风云到九龙。
最是掠洋银燕疾，终朝瀛岛践游踪。

访森田幸门[①]先生，先生即席以所著《伤寒入门》见赠，因口占一绝奉谢

长沙大论日同悬，东洞千秋阐秘玄。
积岁勤研企汤本，先生今又嗣前贤。

赠大塚敬节[②]先生

禹域医宗原仲景，瀛洲药法亦长沙。
初逢海外人如旧，学问由来是一家。

---

① 编者注：森田幸门，日本大阪汉方医学家。
② 编者注：大塚敬节，日本汉方医学家，时任日本东洋医学会理事长。

赠矢数道明[1]先生

胸中尽有奇书悟，世上无将峻药疑。
瞑眩方能瘳厥疾，摧锋陷阵仗雄师。

赠针灸医师柳谷素灵[2]

皇甫传经编甲乙，继洲集腋广搜罗。
镵锋大化充真气，腕底诸灵走病魔。

赠妇科医师津村重舍[3]

精研慎制竭深思，扁鹊常为带下医。
一剂汤成号中将，壶闺救患有雄师。

赠汉药学专家清水藤太郎[4]

密析精分入细微，须弥芥子俾同归。
莫云药理终玄秘，今是应知昨已非。

---

① 编者注：矢数道明，日本汉方医学家，时任日本东亚医学协会理事长。
② 编者注：柳谷素灵，日本著名针灸医师。
③ 编者注：津村重舍，日本著名妇科医师。
④ 编者注：清水藤太郎，日本汉药学家，时为东祁大学药学部教授。

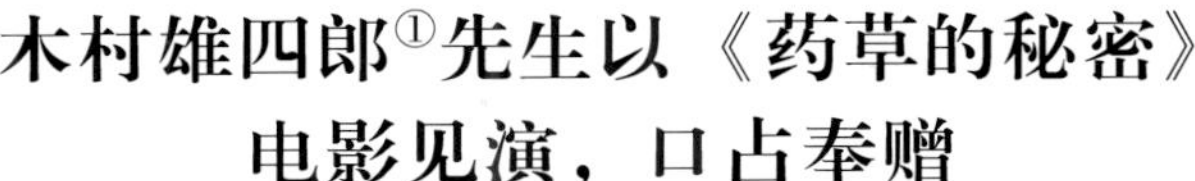

木村雄四郎[①]先生以《药草的秘密》电影见演，口占奉赠

今朝药草能宣秘，应使濒湖一点头。
珍木名花银幕现，东洋会上影常留。

赠医史学家石原明[②]先生

先生曾于东亚医学会学术交流座谈会上报告东洋藏有《黄帝内经太素》、《黄帝内经明堂类成》，东方孤本，至堪珍贵。第不以瓌宝自秘，许以摄影相赠。雅量高情，弥足钦佩！谨赋小诗，用申私悃。

古训由来贵，遗经匪易求。
谁知千载缺，尚有一编留。
价比兼金贵，名当万国游。
破空防逸去，早日望传流。

日接待团在奈良佛堂以素食款我代表团

佛斋清静精神肃，素食清茶有异香。
甘苦从同前路事，和平滋味最堪尝。

游奈良

何处观光好？观光到奈良。

---

① 编者注：木村雄四郎，日本汉药学家，医学博士，时为日本大学教授。
② 编者注：石原明，日本医史学家，时为横滨市大学讲师。

有山皆绿树，无野不青秧。
戏饲群麋囿，清餐大佛堂。
只逢兵燹地，微觉有余伤。

游奈良山

车从山路驶，到处转回峰。
绿柏云间合，红楼眼底丛。
漫山黄叶淡，几树晚花浓。
玩火何人罪？痕余野烧重。

游东京椿山堂

何处观光好？椿山有雅堂。
浮屠三级古，清沼一湾凉。
淡竹韬残绿，疏花酿晚芳。
小停坡草地，驻影摄清光。

参观千叶大学

何处观光好？一行千叶游。
眼科崇汉药，手术重中州。
沧海蛟螭伏，山村劫火留。
担簦来此地，方老①话从头。

① 代表团副团长方石珊。

五八年元旦由东京乘机返国

访日医团毕使功，钟声百八别瀛中。
银鹰元旦归来候，恰是东方晓日红。

又五律一首

一朝万里程，壮矣是兹行！
子夜离瀛岛，黄昏抵穗城。
胸前红日满，足下白云生。
五八年元旦，新新万象呈。

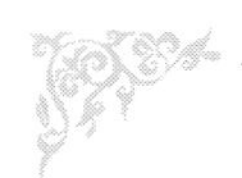

苏联纪行诗

（1958～1959 年）

十一月十六日飞赴莫斯科[①]途中，口占一绝

去岁曾飞三岛地，今年又到莫斯科。
环球愿绕一周匝，医学终看何处多。

奉酬某君见赠《发扬国宝》，用原韵[②]

身健斯为宝，如何长相保。
先哲殚精神，立极诚好好。
合一说天人，片言已非少。
正气持其中，天地终不老。

莫斯科别墅仲冬赏雪（二首）

凭栏遥望白无垠，一派清光接远岑。
瑶树琼花供逸赏，银蛇蜡像足豪吟。
风吹屋角霏霏玉，日照林梢淡淡金。
预识田苗明岁稔，三冬瑞雪即甘霖。

闻说苏联饶雪景，我来旅次恰冬时。
路旁到处银围壁，檐外随时玉砌墀。
寒树有梢皆著蕊，游人无鬓不添丝。

---

① 编者注：1958 年 12 月至 1959 年 2 月，岳美中与针灸大夫李志明奉派赴莫斯科为王明（陈绍禹）治病。时王明为中共中央委员，在苏联养病。

② 编者注：某君，即王明（陈绍禹）。

童年曾记朝探舅，古道疏林霰满枝。

别墅林境绝佳，冬雪又日飞不断，大地皆白，厚积三尺。诊余之暇，对雪读书，心神爽朗，因赋长句五首，呈某君兼寄国内诸友好

山庄精舍隔烟萝，小住深宜一浩歌。
医理静探灵素脉，道源洪鼓稚川波。
桦林点雪白无际，湖玉凝霜清更多。
美景逸情无限好，栖迟有幸莫斯科。

苏联逸景属三冬，云罨烟笼雪几重。
稚子寒嬉撑木筏，青年冷浴凿冰封。
衰躯易感征衣薄，旅邸频惊腊意浓。
喜是病家精辩证，同参灵素话神农。

触目清光满四围，遥天澹沱影依微。
云鬟明灭横银海，岭带逶迤映夕晖。
碧镜摄来人驻玉，琼花著处树添肥。
群儿雪戏寒乘兴，划遍长林总不归。

树树琼瑶莫浪猜，岁寒只许玉梅开。
三春李放桃欺艳，首夏梨华芍妬才。
小品评来怀玉局，轻喉歌去忆灵胎。
闲吟每喜当窗立，无限清光扑面来。

别墅幽斋绝点污，明窗雪映更清虚。
假兹三月聊宽日，补我十年未读书。
月满屋梁怀旧雨，室生虚白悟真如。
诗成万里遥相寄，伫望瑶章迅付鱼。

某君以病榻对雪诗见示，余适读《内经》，即依原均和之

问谁能启轩岐秘，怅望前朝几代秋。
只视人生多草草，便云天道总悠悠。
功深佛面十年壁，柁稳工撑三峡舟。
一语钦公诠素问，要从辩证溯源流。

闻国内整理民间药方

救患医灾敢自夸，锦方百万集中华。
南阳大业功长在，思邈千金价不赊。
莫把细微当琐屑，应持慎重汰泥沙。
苏联获见时珍像，几度瞻依忆老家。

寄内

去冬访日劳瞻注，今岁游苏又如何。
料得门前风雪里，频携小女北望多。

苏联向月球发射火箭成功，成绝句四首

漫说游仙话不经，今朝真见实扬舲。
吴刚伐桂应加速，好建人民会议厅。

玉杵殷勤万亿年，今持一语问当前。
臼中果具灵丹药，何必披毛号兔仙。

莫自扬辉诩宝蟾，应来人世趁回船。
五洲尚有蝇无数，可展神通尽一餐。

嫦娥昔惧暴夫家，窃药遥奔剧可嗟！
假道今应回祖国，神州已放自由花。

留别某君

（1959 年）

苏都别墅作居停，病客医工两忘形。
愧我无才发斑白，辱公谬爱眼垂青。
雪景一帘参易理，艾烟半榻话医经。
更将马列频相诏，三月韶光浥德馨。

旅苏归途中作

银燕横空掠碧霄，云程万里不崇朝。
南天旭日光同翥（成句），北地雄风响更高。
人世和平看实现，月宫开辟听非遥。
凭谁尽发轩岐秘，满载菁英是处翱。

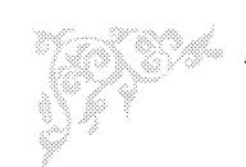

印尼纪行诗

（1962～1965 年）

中国医疗组[①]于一九六二年一月十二日乘飞机赴印度尼西亚为苏加诺总统治疗肾石病，道经西安、重庆、昆明及缅甸之仰光，赋长句纪之

敢云鲲化赴南溟，也事鹏搏万里程。
俯瞰函关丸更小，横飞秦岭砥逾平。
滇池五百朝云霁[②]，金塔三千午日晴[③]。
仗有中西医策在，炎方攻疾此成行。

夜游雅加达海滨

元宵次夜夜光辉，游兴酣因酒兴挥[④]
电穗万家夹路照，几琴数事傍堤围[⑤]。
一星灯塔凌空耀，几片风帆戴月归。
挟有医图涛并壮，乡心不共海云飞。

---

① 医疗组共九人。组长：吴阶平，北京第二医学院院长，泌尿外科专家。组员：胡懋华（女），北京协和医院放射科主任；岳美中，中医研究院内外科研究所内科副主任；方圻，北京协和医院内科副主任；邓学稼，中医师，上海第一医学院；杨甲三，针灸中医师，北京中医学院；张增林，中药调剂师，中医研究院中药研究所；艾祥五，放射科技师；姜洪东，放射科技师。

② 第一日宿于昆明，次晨云雾綦重，待晴后始起飞。

③ 仰光大金塔旁有小金塔多数，我组跣足观光于第二日午刻。

④ 壬寅元宵次夜，印尼医疗组（共五人：组长，苏哈多，医学博士；副组长，西瓦柏西博士，电疗科专家；组员，胡永良，医学博士，内科专家；鲁比奥诺上校，放射科专家；格列达多上校）邀我组夜宴后，共游海滨。

⑤ 海滨设有几椅，临堤坐观，海涛侵足，旁有儿童弄小钢琴，其声泠然，清越可听。

游万隆，赴覆舟山观火山口

花园城市美名真，雨后郊原乏点尘。
芳草满山青护谷，红花一路笑迎人。
盘峰雾里飙轮缓，观火山头眼界新。
余焰岸边丛返绿，喜它枯木也逢春①。

赴梭罗泗水道上

游览从教眼界宽，况当海外骋辎轩。
藤花高挂悬崖紫，稻穗平铺沃野蕃。
里轨百千椰夹路，民居三五竹围村。
泗城苑囿②梭罗塔，此去奇观取次扪。

苏丹大佛塔

苏丹胜迹寻，宝塔一观临。
石佛千尊像，菩提十亩阴。
绣花妆古刻，洗礼洒余霖③。
火焰曾罹劫，护持系众心④。

① 时在壬寅仲春下旬。
② 闻泗水动物园有恐龙之苗裔，有如成人大之猩猩。
③ 是日微阴雨，垣檐滴沥，游人多靧面，若受洗礼焉。
④ 古塔曾被附近火山焰尘埋没多年，数十年前，经民众发掘而出。

游历万隆、日惹、梭罗、泗水四大市，归椰京后纪之

览胜归来一息槎，椰城传舍视为家。
万隆会议功何伟①，日惹民风朴不华。
盘岭梭罗山月小②，探骊泗水③午阳斜。
兹游六日堪追记，历遍中东两爪哇。

六三初度，于雅加达

堕地男儿志四方，蓬门曾自一弧张。
东瀛衔命求新药，北国携囊理宿殃。
术浅何时能化石，春深异地自称觞。
六三初度椰城里，万里白云罨北堂。

四月十七日游巴厘岛

南岛巴厘景物殊，风光旖旎匹西湖。
清泉秀石佳山水，丹屋绿椰好画图。
妙舞善材遍村落，精雕美誉满寰区。
民风坤德堪称厚，顶上常圆载物趋。

① 1955 年在万隆召开第一次亚非会议，订出五项和平共处原则。
② 夜乘汽车，盘上梭罗城外山顶就宿。
③ 参观泗水动物园中之括末托龙。

五月四日早九时，苏加诺总统在肾造影照片下，见肾功能有所恢复，喜赋一律

绛雪玄霜鼎待开，电光镜上拂尘埃。
药呈灵应魔潜遁，肾复功能影显来。
旭日当檐喧喜鹊，英华满面视元魁。
西风又被东风压①，海外轩岐智纲恢。

医疗告捷，游皇后港观印度洋潮汐

医疗奏功红五月，游观奇景兴难禁。
四围山色青于黛，一路花光淡似金。
列嶂成屏遮烈日，奔涛滚雪激遥岑。
几经国外观潮壮，无限豪情海样深。

六日晚六时，茂物宫发出治愈苏加诺总统肾病公告

记者倾听满四围②，广颁公告趁斜晖。
鹿群成队环宫睇③，蝠大如轮绕屋飞④。
绮错华筵灯吐焰，琳琅银器室腾辉⑤。
电台祖国传音捷，此夕遥知遍九垓。

---

① 苏加诺总统在1961年10月经维也纳医生检查，云左肾功能消失，非割掉则有危险，乃转由中国医疗组治疗，肾功能得以恢复。

② 各国记者参加发布公告。

③ 茂物夏宫豢鹿二百余头。

④ 宫外乔木上栖有蝙蝠无数，皆大如纺轮。

⑤ 总统赠我全组每人咖啡银器各成具。

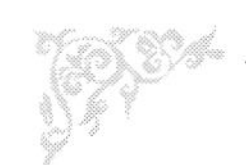

印尼治疗结石

医组中西抵印尼，重洋万里展轩岐。
针奇既葆高年健，法妙还教顽石移。
爱克镜光洞癥结，精微脉理握机宜。
寰球将被新医药，许此南天奠始基。

新医前景

中西结合视将来，司命谁为天下才？
千载斑斑医迹在，九州处处学宫开。
也门曾博神仙誉①，南岛还消肾石灾。
但愿新医遍寰宇，人人寿算跻春台。

印尼即事

骄阳照北坡，千岛矗沧波。
乔木参天碧，和风镇日多。
雨师冬布令，旱魃夏催科。
物阜饶天助，田宜竟岁禾。

印尼即景

炎方景物饶，不虑岁寒凋。
浮翠家家竹，垂黄处处蕉。

---

① 同仁叶心清大夫，曾为也门国王治愈宿疾，彼邦誉为东方神仙。

树高夹路荫，花密傍篱娇。
料应民食足，四季稻香飘。

五月十五日晨，乘京粤车抵首都，亲友欢迎备至

信宿飙轮道里长，朝暾甫上达京乡。
共云报纸闻风早，齐集车台握手忙。
楼外同人携箧急，院中学友问方详。
殷望如此将奚报？学习从头理药囊。

印尼纪行诗三十首

草木平章老我身，逢人著手易成春。
岂缘飞渡千重岛？合作南天司命人①。

半生寒俭作书蟫，药笼常教伴苦吟。
那料南洋初到日，医生姓字值千金②。

残冬大雨日倾盆，万紫千红处处新。
生面今年真别辟，居然一夏顶三春③。

浑圆品觅小龙眼，酷辣味寻老鼠牙。

---

① 在印尼四阅月，除与苏加诺总统诊治外，更医治其高级官员及家属等百零一人，均获得疗效。

② 到印尼不久，美国使馆在暗中以五百美元一名购求中国医疗组人名单。

③ 印尼十月至次年四月为雨季，不崇朝即大雨一二次；五月至九月为旱季，雨少，甚至干旱。

更有榴莲含异臭，果王尝听岛人夸。①

热带兰花饶异种，纷然难与细分科。
得能入室香频领，一任芳名若个多。②

蹍蹀跷趋佝偻身，也移革履踏芳尘。
年来事事甘居后，只有游园不让人。③

猩猩猿干比人体，啄木鸟身拟鹫躯。
禽兽炎方原自伙，却还国内缺驼驴。④

庭中观影衣沾露，帘外谈联月漾波。
院境无遮檐际爽，椰城夜夜好风多。⑤

水榭风廊曲槛斜，不须沈李与浮瓜。
炎洲亦有清凉地，燕市中秋拟弗差。⑥

担头蹲守卖花翁，巷口朝朝紫间红。
南岛种花好经纪，一年四季有春风。⑦

学术应教不独鸣，苦寒温燥任交争。
面红耳赤都无忌，真理从知辩愈明。⑧

鲜艳一丛竟岁年，殷红如此绝堪怜。

---

① 印尼向无龙眼，近年始自吾国移植之，但结实较小；又有朝天椒，号老鼠牙，味奇辣；又榴莲号称果王，南人酷嗜之。

② 茂物总统别墅东偏植物园中，有兰花隖，异种綦多，难与悉数。

③ 我组九人中，吾年最高，游吉马赞山植物园时，张增林、艾祥五两青年常欲扶拽于吾，吾辄却之。

④ 四水动物园展有骆驼与驴，系由我国赠予者。

⑤ 所寓格波恩里西总统宾馆，院内幽敞，常为我组演露天电影，又常于凉台上畅谈谐联。

⑥ 游吉巴纳斯总统别墅，爽如北京地带之清秋。

⑦ 印尼家家案头瓶花不断，均购自街头。

⑧ 我中医组在疏方时，三人共同讨论、争辩，趋于一致后始定方。

摘来几叶藏书底，归与霜枫互比妍。①

喘无善症最难痊，冷汗淋漓苦息肩。
身是西医艰自疗，针砭一及告安然。②

由来湿疹最难医，况又常多反覆时。
中药轻投偏速愈，苍风扫尽满怀疑。③

漫云心疾最堪伤，药给中西各展长。
二竖纵教多诡谲，负隅难再据膏肓。④

梭罗二百里程赊，三宝途中笑语哗。
七剂汤投顽石下，赢来少将为开车。⑤

遣药诚难效必期，草情木性待深窥。
作强端赖当归复，惹我读书更下帷。⑥

天际银桥接绮宫，绕阶流水听淙淙。
游来恍似西湖地，秀媚山川是处同。⑦

利刃牢牢系距根，天生智勇却难论。

① 印尼红树，常年鲜艳，似我国霜余枫叶。

② 雅加达市长苏玛诺，出身西医，患虚喘症，我组为针灸之，三月告痊。

③ 印尼前总理阿里，患手指湿疹症，每岁必犯，且缠绵难愈，经投苍术、防风等燥湿之剂，即告霍然。彼夙不信中医，今则到处宣扬中医之精妙矣。

④ 印尼首席部长朱安达，患心疾梗死症，极危笃，经我组中西医抢救廿余日，告愈。

⑤ 印尼空军副参谋长阿布少将，患尿石症，服药七剂，下小石五块之多。后我组由梭罗赴三宝隆游历，曾亲为开汽车，行驶二百余里，并时时歌唱，众语喧哗。

⑥ 某患者服苦寒药后，肾之作强力减退，群议以兴奋药投之。我以为在阳亢阴虚体质下，再进燥热剂，则强虽作而阴必伤，将至病难收拾。苦思良久，想到当归，对肾既有作强功能，且养血而不伤阴，加服三剂，果如所期。

⑦ 巴厘总统别墅有空中银桥一座，下临崇阶百级，阶下有清泉数池。

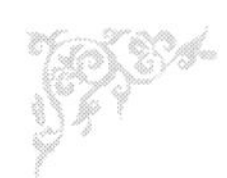

贪残惯缚牺牲者，多少英雄泣壮魂。①

有客东来说斗牛，空中旋舞四蹄遒。
角端挂有红绫彩，胜利昂头尾作钩。②

诋毁暗中百口腾，扬言针药决无灵。
那知金镜呈光彩，名播环球响疾霆。③

轩岐妙术获呈灵，端赖多方诊察精。
电镜光芒金鼎焰，中西结合益彰明。④

肾复功能治绩新，济生那得不推陈。
刀圭岂必西欧好，医学东方自有真。⑤

语重心长动众听，恩情终古要心铭。
只因总统词锋激，席上多人半涕零。⑥

细刻精雕彩绘施，江山人物尽牛皮。
憧憧一似家乡影，枨触童心不自持。⑦

曾说海滨蟾魄小，曾看楼顶月华圆。

---

① 巴厘村民多斗鸡作赌，鸡距根缚三寸许如韭叶有毒之利刃，两鸡作斗，顷刻间胜负立决，并多两败俱伤者。

② 印尼东岛荒远处有斗牛习俗。

③ 美国特务扬言我组为苏加诺总统虽进治三月，无效果可言，将命我组回国，赴美医治云云。

④ 我组由西医检查，中医治疗，中西医共同观察，获得了疗效，足征中西医结合相得益彰。

⑤ 苏加诺总统在欢送会上，谓我组此次治好了他的肾病，说明了优秀医学不一定在西方。

⑥ 总统在欢送会上又云："我此次肾病得愈，以万分感激心情，感谢中国政府，感谢中国医疗组。我印尼有两句谚语：'欠人钱，则容易还清；欠人恩情，则终身还不清，只有带到坟墓中去。'中国医疗组之恩，是终身难以偿还的。"言时语调沉重，闻之多泪下者。

⑦ 印尼牛皮影，有似故乡滦州驴皮影。

巴厘更惹乡心重，共指冰轮挂树颠。①

四月高楼寂静居，科头跣足暑堪祛。
最欣异地无来客，镇日凉台得读书。②

草草丹炉短短期，却教妇孺亦吾知。
六三衰叟重洋路，约我来归再施医。③

印尼四月看花回，余艳时时梦里来。
可喜燕京春去晚，还留芍药待吾开。④

窃袭随园策一筹，勾当诗草付朋俦。
游踪医迹凭观取，省得纷纷问不休。⑤

印中友好万古长青四首

顷见印尼印华经济报社文苑丛书，内载中国医疗组治愈苏加诺总统肾病经过，因即题吟成长句，并向海内吟坛方家征和。

难辛缔造两共和，南北相望互助多。
为召和平宏会议，因完解放预于戈。
九州茂绩民同乐，千岛元功海不波。
更看修盟通友好，真诚终始誓山河。

嗤彼帝邦尚诈欺，弁髦信义等儿嬉。
依愚侍虎迷真性，雉习成媒祸本支。

---

① 在印尼四阅月，三度月圆。初次于椰京海滨观月，同仁艾祥五云：“印尼月视中国为小”，招得大家赞叹不已；次于宾馆楼顶观月；又次于巴厘，同仁胡懋华曾指圆月挂椰树梢头。

② 居印尼四月，非公事不下楼，得读《丹溪心法》、《儒门事亲》、《王旭高医书六种》。

③ 回国前，病家纷纷约我再到印尼。

④ 于5月13日到京，后三日见中山公园芍药方开。

⑤ 回国后，友好纷纷问在印尼之经过，因追忆前景，吟成三十首，分付爱我之亲友。

日月中天愁晻翳，鲸鲵四海幸阽危。
谁欤竟肯方舟济？金石交成永切偲。

交期风义旧规模，云汉槎通两上都。
炉鼎袅烟丹蕊结，镜光显影浪花趋。
康强元首欣逢吉，解放西伊健运谟。
万古长青绵永好，懋庸群许叙卢柎。

华民侨处乐南洋，旧迹新踪尽有光。
三宝祠存敦夙谊，万隆会倡建宏纲。
炎洲亚运云霞蔚，赤县医团羽旆扬。
中印人民输悃欵，丸丸柏翠与松苍。

再赴印尼纪行诗（十六首）

（1963 年）

又驶椰城碧玉车，盈盈一水望红渠。
庭前花鸟犹相识，海外居然有故庐。①

仙鹿呦呦满苑鸣，池荷坪草筑芳城。
晚来轮翅遮明月，殿角群飞蝙蝠精。②

三百余年沦陷久，西伊国土缺金瓯。
今兹解放人民力，我地台湾何日收？③

皇甫遗编甲乙经，灼砭万病各呈灵。

---

① 1963 年初，参加访印尼医学代表团，于 2 月 17 日重到印尼，又下榻在格波恩里西总统宾馆。红渠在椰城内，是昔年荷兰统治印尼时，华侨与印共起义军牺牲万余人，血流染渠水为红，因以名之。

② 茂物总统别墅风物绝佳，因即景成吟。

③ 2 月 19 日，印尼独立宫前开解放西伊里安授勋大会。

慢夸医术西方好，针灸交流聚一厅。①

楼外洪湖湖外山，湖心翠岛亘中天。
抗荷胜迹留高阁，点缀湖山亿万年。②

浅浅湖湾菡萏花，捉鱼挈布聚群娃。
客来海外如相识，笑脸倾盆示小虾。③

芳屿楼高挂夕阳，轻衫脱却憩华堂。
南洋此是最闲日，橘汁清凉映月尝。④

客中休沐讵还优，高阁临崖坐上头。
挥扇观书时一望，碧波送到小渔舟。⑤

老我婆娑步履摇，好从山水一愉敖。
未防国外出洋相，此是生平第一遭。⑥

汽艇题诗兴自豪，重洋渡过戏波涛。
天池拔海千公尺，更绕群山万丈高。⑦

风静游湖信快哉！旗飘轮驶浪鸣雷。
湖摇碧绿山输翠，山色湖光画不来。⑧

崖名少女迹诚奇，藤蔓茏葱薜荔垂。

① 2月20日，印尼卫生部开传统医学委员会，我团赠以铜人针灸模型一具、钢制针多枚。

② 3月8日，游苏门答腊之棉兰省多巴湖，湖畔屹有苏加诺总统抗荷兰时被拘留之高阁。

③ 3月9日，晓起闲步多巴湖畔，见荷花浅处，数娃以方布兜鱼，大者不过五六岁，见予至，欣然倾盆，示以所捉之小鱼虾。

④ 湖畔华堂夜坐纳凉。

⑤ 湖畔高阁独坐观书时，望渔船欸乃而至。

⑥ 华侨与湖周土人合组晚会，欢迎我团，强曳我跳舞。老婢初嫁，举止失常，事后思之，仍不禁哑然，当场丑态，可想见也。

⑦ 乘汽艇游多巴湖，在万山环绕中，碧波荡漾，油然万顷，诗兴因之轩举。

⑧ 环山苍松、翠柏、绿竹、青桐倒影入湖，湖内百尺，碧波如画。

争得自由花满壁，贞高不许浪摧枝。①

夹道竹林廿里长，碧油幢过午风凉。
只因贪看沿途景，镇日车窗四目忙。②

重译献呈元首前，缓吟低唱韵悠然。
已惭笔札黏存念，更愧分颁布管弦。③

当空火伞照机场，拥抱依依鬓各苍。
银燕已高窗口望，云端仍见手挥忙。④

海南江表遍观春，归国刚过上巳辰。
红杏未凋桃始放，芳园留待看花人。⑤

游多巴湖

两年有幸游炎岛，炎岛初逢此地凉。
朝日射波光潋滟，晚烟笼屿色昏黄。
山峰高并云峰峻，水气连同天气苍。
次宿游观难尽兴，还期三次到南洋。

---

① 土人相传多巴湖东岸有少女，貌殊美，对岸酋长欲强聘之作妾，少女怒而坠岸，身挂树杈上，倒垂而死。至今山半腰有一肖女像石倒立，因名之曰“少女崖”。游人过此，多指点赞叹焉。

② 从多巴湖回棉兰，道上风物甚美，因贪看路景，镇日未少寐。

③ 题抗荷兰拘留阁诗，经司徒眉生译献苏加诺总统，总统低唱已，即粘于笔记册上，并欲谱歌命全国唱之。

④ 协商评议会议长阿鲁季送我等至机场，拥抱依依，不忍作别。

⑤ 3月29日（前二日为农历上巳）自印尼返京后，即往颐和园看花。

由茂物赴吉巴纳斯途中

甫过茂物关，疑已入仙山。
岭暗云迷岫，峰回路转弯。
茶芽看茁茁，涧水听潺潺。
道侧花依旧，迎人展笑颜。

吉巴纳斯别墅

竹林丛簌簌，草坂绿芊芊。
石隙清流迸，桥头花架悬。
树荣看四季，荷放喜长年。
澡雪神何爽，温汤出地泉。

三赴印尼纪行二首

（1963 年 8 月）

二年三度赴南洋，飞去飞来两翼忙。
但得亚非增健旺，三年六度又何妨。

又当旱季莅椰京，气自清空日更明。
不独故人温旧谊，一花一草亦生情。

贺印尼华文首都日报复刊

印中文化赖宣扬，又见华文有报章。
采撷东西充艺苑，沟通南北架桥梁。

绿椰红树晴弥艳，秋菊冬梅冷更香。
万里羁人多旅思，晨昏得以慰离肠。

九龙街衢所见

繁华竞利区，交织分驰路。
汽车毂击间，贫儿索钱处。

四赴印尼纪行（五首）

（1964 年 11 月）

连年飞去复飞来，屈指今年第四回。
但得两邦坚永好，年年愿尽斗筲材。

浮生六十五春秋，六度飞翔①作远游。
不是身逢新社会，如何国外展医猷。

不容今日忘从前，一废一兴讵等闲。
此际勋章②膺海外，电闻应亦到台湾。

不吾菲薄不吾奇，术在吾躬只自知，
才既凡庸功更欠，惭居伟大好男儿③。

汪汪雅度漾春波，病后欢肠情更多。
挽别谓吾行不得，筵前也解唤哥哥④。

① 1957 年赴日本，1958 年赴苏联。
② 苏加诺总统病愈，授余二等伟大儿子勋章。
③ 伟大儿子勋章，亦译为好男儿勋章。
④ 我年长总统一岁，询及中国唤作哥哥，故挽留时相呼以此。

抵雅加达仍安榻旧宾馆

男儿事业梦宁真，弧矢四方老愈勤。
又掠层溟飘燕影，重来旧馆话兰因。
拔渠疾厄疲癃苦，劳我东西南北人。
不止病家缘不解，医家道故更相亲。

椰城杂兴（三首）

医组中西客岛岑，椰城四驻乐朋簪。
推襟送抱泯人我，参外衷中自古今。
老少忘年长聚首，旧新异趣各关心。
金兰投分应如此，况复星轺负荷深。

槎浮碧汉几经秋，药笼书囊又此游。
客惯已安炎地热，主贤早忘旅居愁。
欲从㧑挹争风格，先把骄矜作寇仇。
喜是炎农崇海外，民间药草蔚南洲。

三冬风雪辞寒地，满箧参苓驻熇天。
智慧由来存疢疾，斗争从不畏强权。
靖边昔补金瓯缺，退会今持玉玦坚。
有副亚非殷祝望，敢云医药竭尘涓。

一九六五年元旦次日，印尼总统授予中国医疗组勋章（三首）

履端客邸缀繁红，四别南洋消息中。
银燕逐年穿赤道，丹炉计日启玄宫。

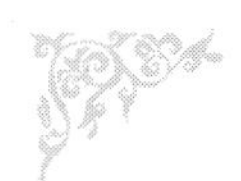

己颁公告传寰宇，又据明章赏懋功。
国际荣名宁不忝，依然朴拙旧医风。

茂物璇宫宝炬然，百僚盛服玉墀前。
授勋典获盈廷贺，祝岁欢同彻夜联。
嘹亮清歌纷绣座，蹁跹雅步簇花砖。
万几余兴犹恒舞，元首精神压少年。

律管回阳充淑气，中医展术助天和。
灵泉活活供烹药，仙鹿呦呦解侑歌。
兰畹重观生意满，琼筵又肆别情多。
扶持疾病原承责，劳作勋章赏赉何？

六日乘中印首次通航鹰机返国

持节凌虚泛玉舲，初航路指故乡星。
南溟风便辞千岛，北岭云开瞰八陉。
风雨一天过粤郡，山川万里到燕廷。
不教两国邦交睦，那得终朝鹫翮停。

贺中印通航

喜见银鹰翔碧落，漫夸一苇渡重溟。
雅京椰接燕京桧，友谊深深万古青。

余初学医，经雪峰力劝，今将近四十年矣。受勋海外，怀及亡友，不禁泫然

学书学剑两无成，力劝学医忆友生。
今日微名闻国际，不禁涕泪读嘤鸣。

朋寿兄因余膺勋海外，以南翔北翼篇见赠，珠玑络绎，藻采纷披。更推敲至再，两次函商，厚意谦光，照人眉宇。感佩无似，爰赋俚句，用达谢忱（二首）

宏篇巨制寓深情，掷地铿锵金石声。
如此文章如此友，令吾朝夕诵嘤鸣。

奇才得誉有东坡，倚马行文信不讹。
容易万言艰一字，者般滋味亦尝过。

附：南翔北翼篇

吴朋寿

去年秋山好，闻君飞向南天道；
今日冬山明，喜君载誉动八纮。
秋山冬山才几日，此间变化真堪忆。
穷凶栽倒主席台，中天霹雳天为开。
四海翻腾如鼎沸，苍蝇碰壁徒悲哀。
野心不死更肆虐，图穷匕见成祸胎。
马来西亚胡为者，塞进联合国里来。
岂知天下东风劲，压倒西风归于正。
人人皆存解放心，处处显示优越性。
印尼总统真贤豪，能使万国皆仰镜。
挥动手中七宝刀，斫断联合国之柄。
一呼百应九天高，同仇敌忾遥相映。
胜兵一千五百万，奇才猛士思过硬。
总统患病已有年，君能疗治奉使命。
病痊愤发大有为，举国欢腾俱相庆。
邦交永固万古春，并肩携手空前盛。
功成酒酌鹦鹉螺，南翔北翼别离多。

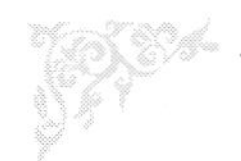

年长总统仅一岁，每闻总统唤哥哥。
勋章伟大男儿志，声望奔腾电火波。
椰城游兴幽兰赋，燕树归云重海歌。
北国青囊南丹鼎，使星四度海山迥。
锦囊诗句日日飞，云蓝纸上光炯炯。

亲友索观勋章

炜炜紫函涵锦带，璘璘银色间金光。
只惭不识佉卢字，详细无从解证章。

味辛以余四赴印尼获得勋章见赠，附录于此（二首）

二年胸次盘旋久，事有期然而必然。
此去椰京膺懋赏，算来青史恐无前。
精心妙术惊元首，博带褒衣弹两肩。
斯即回天多力者，其人非佛亦非仙。（成句）

椰子城边离别歌，筵前也解唤哥哥。
九州逼仄声名大，两袖龙钟干济多。
君白㧑谦怀若谷，人皆传颂口疑河。
良朋地下知能有，未识渠侬乐如何？

晨起散步印尼雅加达新区总统宾馆

（1965 年 7 月）

南洲景物佳，四时如春昊。
幽园多好风，况乃是清晓。

习习循檐至，微动池蒲杪。
池沼石砌成，磊砢瓢形小。
金鳞映明砾，悠悠荡芳藻。
扶疏四周花，纤茸满坪草。
清梦不能忘，散步晨来早。
持久能医衰，星槎不愁老。
小憩玉阶立，红日迎杲杲。

咏石斛花

一九四七年，锄云室石斛盛开。今夏莅南洋，见案上插花，灿烂如锦，亦石斛也。前尘廿载，不禁枨触不置。

廿年回梦影，石斛发华葩。
灿烂曾乡国，芬芳又爪哇。
蝶来宜结伴，兰会是通家。
归拓锄云室，药栏广此花。

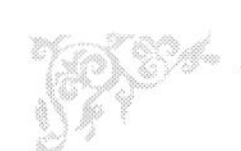

附：和诗

岳锄云先生游印尼诗，裒然成帙，蔚为国光，敬题一律，以志景仰

八十六叟　陈云诰①

精研轩帝灵兰秘，博识神农本草经。
代有名医书著录，世传仁术效通灵。
炎洲元首资康复，邻国同胞颂德馨。
吾道大昌翘足待，岂徒伟绩著南溟。

美中先生治愈苏加诺总统肾疾，有诗见示，即以答贺，并贺吴阶平先生（二首）

陈叔通②

不施手术恃神针，元首康强福降临。
万口欢呼千岛遍，印尼友谊更加深。

中西两组共研求，不惮辛勤四月留。
胜利归来完任务，盛名流播到南陬。

奉和岳美中主任见寄《七律》四首

福建中医学院附属医院内科　朱梅南

东风酝酿气冲和，举世欣然额手多，
敢把真诚熔铁石，好将玉帛化干戈。
立功不羡班都护，著绩何须马伏波。
我与印尼坚信义，辉煌史乘胜先河。

---

① 陈云诰，号紫纶，河北易州人，清光绪癸卯翰林院编修。
② 陈叔通，钱塘人，清光绪癸卯翰林院编修侍讲衔，时年86岁。

美帝谰言只自欺，敢将征战习相嬉。
独行直使千夫指，大厦难凭一木支。
科技竞争分胜败，中苏出处系安危。
果能悔悟翻然改，原则遵从可切偲。

乘槎万里树宏模，星使频繁出两都。
元首采薪遑独处，医团视疾急前趋。
中西综合收奇效，针灸兼施展大谟。
三月疗程占勿药，上工岂肯让雷跗。

曈曈晓日耀重洋，一纬经天发异光。
扫荡邪氛扶正义，清除阴翳奋乾纲。
老闻乐事心犹壮，病得良方气易扬。
两国人民团结好，譬如松竹永苍苍。

印中友好，万古长青，敬步美中先生原韵（四首）

福州　吴味雪

邦交敦睦比春和，又见梯航两地多。
与国谊宜通玉帛，万方念切息兵戈。
情深可喻潭中水，政美无扬海上波。
为答苍生殷属望，共谋洗甲挽天河。

积健为雄讵易欺，由来治国戒荒嬉。
共存敌忾宜同德，更念侨胞本一支。
南海风云方际会，西山寇盗已孤危。
太平事业今施设，借镜还资切与偲。

力反殖民立楷模，中兴气象满神都。
春生南国知长驻，日落西方笑异趋。
万众同心恢旧业，百年大计树宏谟。
相关痛痒宜存问，起疾功齐上古柎。

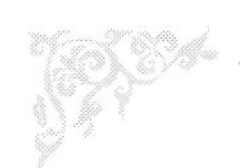

嘉谟开国见洋洋，功业如争日月光。
更喜两邦联旧好，共看今日正乾纲。
星辊绩可前人继，药笼名能远道扬。
万古不磨中印谊，真同松柏郁苍苍。

奉和美中仁棣题《印中友好万古长青》四律原韵

同邑　桑麟祥，字素存

弭兵反帝致中和，中印同心响应多。
期以精诚联血肉，誓将玉帛化干戈。
万隆会集春如海，三宝祠高影在波。
友好情真金石固，何忧谗间口悬河。

帝国欺人只自欺，磨牙吮血肆荒嬉。
虎皮蒙马形全现，螳背当轮势不支。
蹂簸秕糠清宇宙，驱除敌虏扫忧危。
台湾沦陷西伊没，地老天荒足切偲。

医组混同正楷模，星槎驭气抵椰都。
电光影显洞症结，妙用心存接步趋①。
功建十全颁大诰，时凡四月展嘉谟。
英明元首难为报，语重心长饯缓柎。

伯休姓字播重洋，文苑留题日月光。
肾石根除完使命，邦交端赖系维纲。
情通南北常探索，医合东西续发扬。
声应气求昭万古，凌霜松柏永青苍。

① 当归复阳方剂，戛然独造，运用之妙，唯存乎一心，得武穆克敌制胜心法。

步和美中先生《印中友好万古长青》四律原韵

同邑　李恩溥

三宝南洋颂郑和，应知史乘例尤多。
星槎东汉曾持节①，锡杖初唐更止戈②。
旅寄青箱依马帐，扬来商舶涉鲸波。
同仇敌忾侨英众，红血长殷纪念河。③

恃强凌弱肆诬欺，尚力真同角觝嬉。
依树沐猴终失据，凭黏纸虎总难支。
行犹妄媵居心嫉，势若棋枰入角危。
争似竭诚沥肝胆，交融水乳永怡偲。

中西结合乏前模，益矩增规美且都。
大诰策勋飞电播，群官就诊夹车趋。
权衡在手无毫爽，方药从心有定谟。
慢诩欧西擅刳割，无形灭病视榆柎。

和声鸣盛韵锵洋，南北休明万丈光。
百政雍雍征国是，四方亹亹见民纲。
同心共促和平现，互助宁求淑问扬。
仁术何时遍寰宇？长教人类不皴苍。

岳美中先生以读《印华文苑丛书》赋成四律嘱和，并述曾参与为苏加诺总统治疗肾疾，欣佩曷胜，依均奉答

福建中医药研究所六十七叟　陈逸园

善邻伫见致祥和，与我东风便处多。

---

① 朱英等。

② 惠明等。

③ 荷兰统治印尼时，华侨曾同印民抗荷，壮烈牺牲万余人，血流成渠，爪哇红河，即因此命名。

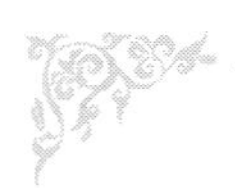

一视同仁皆纳轨，不萌异志底操戈。
义昭可证高天日，气壮终降大海波。
信守两邦从此固，往来译使口悬河。

为奸狼狈枉售欺，寸土奚容付戏嬉。
雪耻睡狮声一吼，盗名纸虎力难支。
必端取友长修好，犹甚佳兵直履危。
愿抱同舟相济意，摅诚各自见偲偲。

针砭药石出奇模，载誉惊传盛返都。
独起邻邦元首疾，益令学者众心趋。
见垣适足推神技，数典终能启国谟。
藉此敦交垂弗朽，肤公岂仅媲俞拊。

印中友好乐洋洋，典重修盟蔚国光，
睦谊长存三宝迹，会谈重振万隆纲。
侨民比户常安处，医圣殊方亦远扬。
省识邦交无至极，长如乔木共葱苍。

奉和美中仁兄《印中友好万古长青》四律原韵

颐龛赵果彰

举世纷纷议战和，人民营阵倍增多。
吴刀莫断长河水，螳臂难回落日戈。
起废广宏中外法，睦邻远渡海天波。
印中友好千秋永，万古光腾禹贡河。

十载狮醒不可欺，人民乐业共游嬉。
拟消浊浪收东海，更断蛮云斩右支。
马列道宏争实践，轩岐术擅足扶危。
与荣幸结同声契，直谅时传伐木偲。

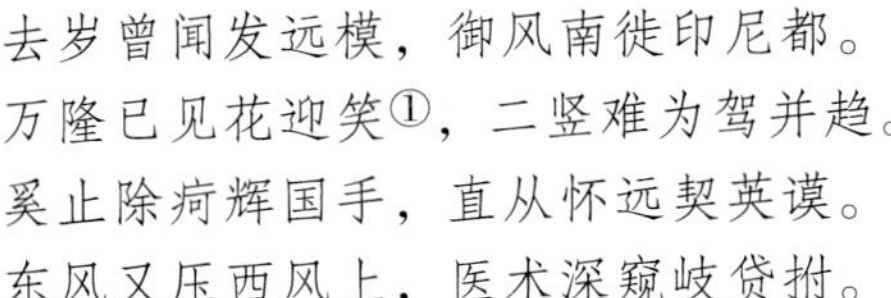

去岁曾闻发远模，御风南徙印尼都。
万隆已见花迎笑①，二竖难为驾并趋。
奚止除疴辉国手，直从怀远契英谟。
东风又压西风上，医术深窥岐贷拊。

相望南北隔重洋，旧迹仍存三宝光。
谊挟长青传报苑，春回七政动星纲。
君真指下鸿名副，我亦眉头喜气扬。
仰见澄空天远大，难从正色辨苍苍。

印尼行

颐盦赵果彰

锄云先生去冬奉使印尼，为苏加诺总统治疗肾石，往返四月余，不但总统之疾霍然，同时治愈印尼官员甚多。回国后，附纪行诗三十余章，以函见告，狂喜之极，发为长歌。

去年遗我书一纸，言将南游行万里。
今年燕市寓书来，盥诵回环增我喜。
印尼海国隔重洋，击水掊风越仰光。
五百滇池供眼底，南溟半载足翱翔。
印尼总统苏加诺，二竖为灾肾石作。
澳医束手谓难痊，六月之间耗化噩。
美特扬言中难期，还须手术为穿凿。
岂识轩岐自有真，东方医术早惊人。
先生更具通天手，百日能回杖履春。
功能恢复证全消，茂物宫前喜气饶。
捷报传来齐额手，闻知欣羡笔难描。
正企光仪思问讯，恰接琅函喜风迅。
异乡景物形诸诗，医术辉煌全世震。
同时治愈百一人，瘠者能肥枯者润。

① 君游万隆，有“芳草满山青护谷，红花一路笑迎人”句，故云。

少将参谋长阿布，症患尿石病有素。
七剂中药下五石，病气消亡难负固。
骖乘迎游三宝隆，二百公里如飞度。
市长苏玛诺虚喘，总理阿里湿疹痼。
是皆信西不信中，一旦疴除齐增慕。
始识中医精妙多，广事宣扬反故步。
首席部长朱安达，心肌梗死症堪怖。
中西抢救两旬余，沉疴顿起一无苦。
总统感激几涕零，言此恩情铭到墓。
熏蒸气候属炎方，夏旱冬霖却少凉。
万紫千红终岁满，果然南政异寻常。
鼠牙酷辣榴莲臭，嗜好原知有偏溺。
曾闻柳说黔无驴，此兼少驼来同枥。
不知虎见更若何？啄木大如鹫搏击。
恐龙之裔今仅存，想未点睛难破壁。
兰蕙传知异种多，水仙兜棒瓣梅荷。
画师老去幽居在，形未图传只听歌。
斗鸡走狗事平庸，一入诗篇便不同。
角觝更言牛竖尾，新诗雅比厉图工。
卅首诗来纪盛行，游踪医迹两堪称。
东风今又压西风，不负南洋万里程。
忝居谊末与有荣，会当趋晤春明城。
相逢叙别一称觥，雄谈抵掌四座惊。
岐黄要妙更恢宏，东方新医学昌明。
时相晤对咏承平，想公定亦同斯情。
临风北望暮云生。

和美中大兄题《印中友好万古长青》原韵（四首）

涶水　卢振东，字味辛

风雷将以导晴和，遥望南云快慰多。
大志要填精卫石，壮怀长握鲁阳戈。

红毛鬼蜮应寒胆，碧海鲸鲵早息波。
同德同心同建设，从容收拾旧山河。

多难兴邦匪我欺，兢兢相与戒荒嬉。
老成当作千年计，群力强于一木支。
战伐由来亦艰苦，光荣宁复较安危。
更同中夏通盟好，万古交亲切切偲。

救患亲邻树楷模，星轺指日出燕都。
只缘元首疾良苦，使我高和步亦趋。
术合中西筹妙策，用非刀匕即良谟。
参苓自有回天力，何必硁硁拟续跗。

宣传嘉话遍南洋，海宇澄清日月光。
震旦医坛增重价，炎方庶政振宏纲。
兆民赖有一人庆，仙乐声随羽旆扬。
使我喜心翻倒极，几回额手向穹苍。

闻中国医疗组治愈苏加诺总统肾疾，喜而有作

卢振东

一天喜气溢南洋，朝野欢呼举国狂。
齐向国家元首贺，政躬恢复寿而康。
天风吹海海水怒，革命潮来天地肃。
中国铲除三大山，印尼也渐脱桎梏。
印尼总统人中豪，人民爱戴威信高。
领导人民驱红毛，建造共和不辞劳。
劳以致疾危计日，病中肾宫宜凿钵。
累他博士尽攒眉，不施凿钵恐无术。
中华印尼早建交，两国情亲似漆胶。
真诚互助敦交谊，遂教和缓乘星轺。

组中闻有相知者，敢以其一例其彼①。
为信诸君肘后方，预卜极峰勿药喜。
学术精深草木灵，何须刀匕易参苫。
疢疾难禁药石攻，果然四月奏肤功。
万姓欢虞元首起，嘉话新添友好史。
两字平安谨祝公，完成任务吾归矣。
载得光荣入国门，衡茅有士发长吟。
巩固斗争领导力，岂唯声价重医林。

奉和岳美中先生《印中友好万古长青》七律四首原韵

溧阳　吴朋寿

同争同斗语相和，均被敌人凌辱多。
一岛尚须呼解放，十年曾此枕干戈。
相逢莞尔求中道，共遏轩然起大波。
放眼要看天外远，不同水伯见秋河。

敌意东方肆诈欺，要加警惕莫西嬉。
中流本是同舟济，大厦焉能一木支。
携手共开新境地，举杯犹虑旧安危。
万隆当日关心处，交道时时切所偲。

南天此去具规模，行色堂堂壮且都。
永固邦交夸独步，荣膺使命羡同趋。
周庐候馆开新例，朔雪炎风显令谟。
天下共推医国手，功能岂特比庐柎。

版图曾毋亦南洋，两大相邻各有光。
历历侨胞如在抱，年年使节若维纲。
欧风到处乌云扰，亚运开时正气扬。

① 友人岳美中医术精湛，二十年前曾愈内人痼疾。

我读君诗投袂起，欢欣忘却鬓毛苍。

印尼行

吴朋寿

印尼总统苏加诺，经纬万端犹组阁。
一身能系国安危，沉疴难起常不乐。
谁欤着手可成春？扁鹊华佗尚有人。
一朝飞来自中国，不比和缓空来秦。
同行九人成一组，一诊一治各分主。
气归权衡辨三渊，心识分铢救一缕。
道家尚冷医尚温，不使药成伐性斧。
使命光辉不可当，相看意气何扬扬。
排空驭气自天降，肆筵设席开华堂。
探病得原药难下，几经讨论方处方。
果然应手能奏效，诸病尽去身康强。
其余达官多就诊，百治百效非寻常。
声闻四腾惊海外，纵有谍者难中伤。
行有日矣见颜色，争奈苦留留不得。
信是炎方司命人，群情约候南飞翼。
欢送当前各致辞，国家元首感恩施。
欠债当偿原易了，唯有恩情无了期。
语重心长多感动，有客座上多泪垂。
白云万里归来路，银光下降蓟门树。
友好纷纷问胜游，新诗纪事从头赋。
残冬当夏碧成围，啄木鸟大如鹫飞。
兰属国香多异品，桥垂天际下石矶。
曾怪骆驼肿马背，难言驴畜代骖騑。
空中旋舞牛能斗，距上缠刀鸡可挥。
总无翠减红销际，日日云开喜雨霁。
腾地名区好畅游，园庭别墅堪留憩。
家家喜待卖花翁，处处皆见江山丽。

唯有敌人购姓名，悬赏曾至千金系。
出使宁复虑死生，荣归真足叙阔契。
传来好句似欧苏，连篇吟到唾成珠。
今从坛坫开生面，大国泱泱誉满途。
我有堂堂之鼓正正之旗长相往，
视彼鬼鬼祟祟阴谋颠覆当何如？
高山景仰岳主任，起病能遣当归扶。
从知上报周总理，更有一百一人同欢呼。

岳美中同志见寄《七律》四首，敬步原韵

福建　孙朗川

大德能教酿太和，吉人天眷得春多。
真诚友谊殷投辖，虚伪邦交易倒戈。
士气伸张天复旦，国徽灿烂海无波。
殖民腐政知终败，纸虎何堪强渡河。

邦交首要不相欺，缔约非同作戏嬉。
孤注掷空心必乱，众擎举易力能支。
还看修正千秋错，直指行凶末日危。
保我健康俱永好，庄严友谊在偲偲。

良医医国肇宏模，旌旆乘槎出汉都。
衔命关山无受阻，献方朝野有争趋。
政躬复豫资能手，友谊重申感善谟。
万里功成名大震，始知学术绍俞柎。

红旗照耀出重光，任务完成显国光。
藉此亲邻仁有术，笑他好战乱无纲。
两邦玉帛诚相见，一路旌旄喜气扬。
是亦凯旋勋在史，风光不损鬓毛苍。

步和岳美中先生《印中友好万古长青·七律》四首原韵

福建省中医研究所　李健颐

回春妙手匹医和，配合君臣信足多。
莫谓功只驱草木，已看力可化兵戈。
天逞雪霁望如玉，海外风恬喜不波。
利主同心修永契，两邦各有好山河。

六亿神州不我欺，饮和食德笑嘻嘻。
昭辉日月饶多彩，绮丽河山壮本支。
酷爱和平联远迩，坚持敦睦系安危。
遥知尽藉东风力，相见贤明切与偲。

共和建国著宏模，瑞草芝兰满首都。
月映海程千影转，云兴岳渎百灵趋。
军民团结循规制，中印联盟守典谟。
万古长青添锦绣，春风送暖吐花柎。

协和相与乐洋洋，结驷兼观重译光。
元首康宁资妙药，西伊解放具宏纲。
互通海运商艟济，永结邦交使旆扬。
民主阵营基础定，春阳浩荡满空苍。

步韵奉和美中先生载誉归国诗四律

郑守谦

由来政洽致民和，盛代人文喜气多。
休怪老庄唯道德，也同卢扁戢干戈。
早知国手良如相，澈照灵心静不波。
者度輶轩钦使命，环窥中外好山河。

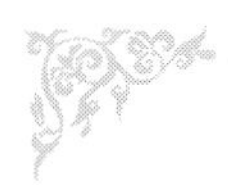

否认千茎白发欺，杯盘驿馆逐群嬉。
友邦问疾医来好，仁术关怀乐不支。
精诚一致真团结，内外平调易拯危。
听说同舟堪共济，由他虎视亦偲偲。

印华刊物纪新模，万古长青蔚此都。
迷梦已除心佛佞，专家能效鼎调趋。
还元喜见苏加诺，敬业虔遵汉典谟。
入境斯文如问好，诗吟韵脚鄂通柎。

载誉游归曳海洋，岳云高处普祥光。
中医去病联西法，四诊回春又八纲。
金匮几函堪熟玩，红旗三面永飘扬。
丹炉妙有延龄药，老返童颜鬓转苍。

敬和岳美中先生为印尼总统治愈肾病《七律》四首原韵

福建仙游县八十四岁　阮景北

功逾熊胆与丸和，医疗工夫少胜多。
历尽梯航施药石，预修玉帛化干戈。
青天放彩云间月，赤地流膏雨后波。
民族斗争资指导，欢呼声浪析山河。

民族奚容受侮欺，起来革命莫酣嬉。
长城原靠万夫志，大厦非徒一木支。
抵抗强权须合力，寻求安定要思危。
直将同病相怜恤，还冀诸般共切偲。

国交从此扩规模，人士同声咏彼都。
愤恨强权频虎视，支援友好快凫趋。
设施方案无成局，运用心裁有远谟。
从此同胞同泽谊，宛同乃履结于柎。

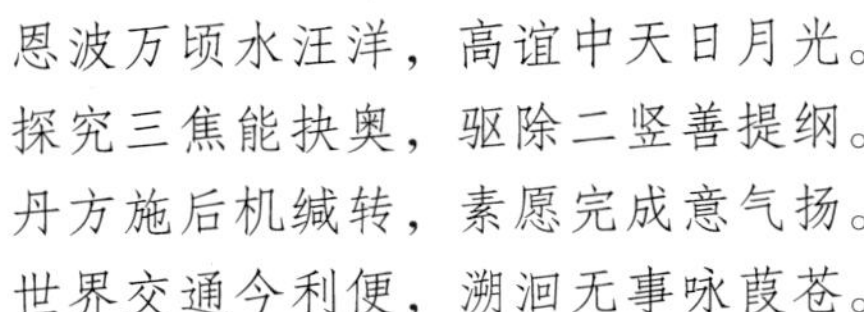

恩波万顷水汪洋，高谊中天日月光。
探究三焦能抉奥，驱除二竖善提纲。
丹方施后机缄转，素愿完成意气扬。
世界交通今利便，溯洄无事咏葭苍。

次美中先生《印中友好万古长青》七律四首原韵

不周山农　孙墨佛　时年七十八岁

九州千岛两共和，彼此得天独厚多。
整理乾坤均福利，协商礼让化干戈。
云霞东海升红日，锦绣南洋泛绿波。
自力更生新国策，同盟约法壮山河。

正义昌明自不欺，阴谋帝国等儿嬉。
诚中表外能相保，诡计强权岂可支。
宇宙澄清观解放，乾坤剥复见安危。
和平互助终无二，共济同舟更切偲。

国际高风重远模，天南地北两京都。
五洋八海群龙会，万水千山众壑趋。
元首康宁宏伟略，中尼发展验奇谟。
四时疾病消除净，万古长青续扁柎。

华侨乐土是南洋，黄胄安居日月光。
三宝祠堂观旧迹，万隆会议见新纲。
星罗千岛英雄出，医使九人姓字扬。
请看中尼真友好，虬枝乌柏永苍苍。

和美中先生印尼纪行诗三十首原韵

孙墨佛

一九六二年十二月廿五日，即夏历壬寅十一月廿九日，余在北海史馆，吴公朋寿以美中先生所作《印中友好万古长青·七律》四首属和，余次韵奉答，并阅读先生《印尼纪行诗·绝句》三十首。展诵之下，爱其诗立言精深博大，创体造句，真能融会汉魏，陶淬风骚，深得三百篇群观兴怨之妙，明如春水，化若春风，使事事物物活跃纸上，令人读之，仿佛亲临其境。反复展诵，爱不释手，遂逻辑先生诗中辞汇，效颦依韵奉和三十首，以博一笑，诗之拙劣，概所不计。

经方浩博寄君身，客到南天有脚春。
配合阴阳鞭百草，才知赤县有真人。

良医半是老书蟫，橘井杏林自在吟。
博得西人购名姓，医师一字值千金。

春冬两季雨翻盆，万卉千花一色新。
今岁夏秋炎暑日，甘霖阵阵似初春。

桂圆渡海成龙眼，椒角朝天作鼠牙。
最好果王奇味美，风传岛国万人夸。

热带繁花难指数，天香凡卉不同科。
名园最好兰花坞，异种惊人入眼多。

南来恰好是良辰，悦目园林不染尘。
自觉身躯非老大，登临不让年轻人。

天南鸟兽具形殊，不少猩猩七尺躯。
为伴飞来两家畜，骆驼吼笑倒黔驴。

瑶岛风光飞白雨，海洋气候漾青波。
炎方到处如图画，银幕重重好片多。

水榭风亭竹树斜，豆棚累累系匏瓜。
海天妙景堪吟绝，媲美燕京不觉差。

印京到处卖花翁，万样千般紫白红。
多少名花人不识，一年四季是春风。

名医重视百家鸣，温热苦寒更力争。
寄语东西诸国手，处方越辩越分明。

喘遇良医便易痊，投方疾失可仔肩。
西医患此无仙着，一砭而瘳体泰然。

嫣红一树看终年，点缀庭前惯取怜。
花木我邦谁得似，秋深枫叶恍同妍。

湿疹缠绵不易医，年年发作验天时。
疾除始信中医妙，到处宣传永不疑。

心肌梗死最堪伤，医道东西互短长。
谁有灵方驱二竖？能攻腠理出膏肓。

梭罗三宝客程赊，一路讴歌笑语哗。
七剂灵方逐顽石，将军亲自驾飙车。

选药疏方暗自期，阴阳配合细心窥。
苦思妙运凭灵活，如此工夫赖下帷。

别业虹桥入绛宫，泉声活活水淙淙。
天然一幅西湖景，中土南洋两处同。

赌博斗鸡刃距根，机心费尽与谁论。
从来胜负多伤败，不是英雄也断魂。

东岛遗风好斗牛，两相角逐较精遒。
红绫彩舞双睛转，比到输赢看尾钩。

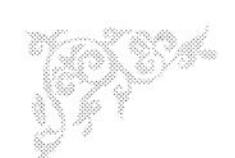

流言蜚语更无凭，妄说金针法不灵。
知否回天医国手，大名赫赫响雷霆。

岐黄和缓妙通灵，变虑化心诊断精。
结合东西验医理，辨声辨气更高明。

肾病清除政务新，医家功用在推陈。
谁称医学东方好，笑尔西人认不真。

饯别赠言动众听，同盟友好作心铭。
深情总统苏加诺，感激座中客涕零。

鞲斫成形五色施，高台银幕夜张皮。
自由行动将何赖，领导英明好扶持。

楼头望月感流年，海外蟾光三度圆。
喜是医功能奏凯，不愁家在白云颠。

小楼雅洁乐攸居，镇日清幽俗累祛。
喜是凉台容独坐，重温汉晋古医书。

临行握手话来期，多少病夫暗自知。
更有初过花甲叟，掀髯含笑送中医。

南游四月驭风回，翘首炎方入梦来。
最爱还都春未了，一丛芍药待君开。

君比随园胜一筹，吟成妙句赠同俦。
行医足迹分明记，省得亲朋问不休。

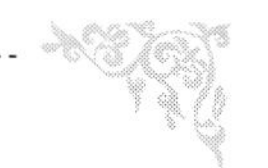

岳美中先生参加中国医疗组治愈印度尼西亚苏加诺总统肾病，赋诗四章见示，成此报之，以志景仰

任应秋

一九六二年十月于北京中医学院

和平互惠树良模，唯德有邻必不孤。
巽岛元良婴痼疾，重洋远涉遣臾区。
明堂刺法传征士①，至齐调和赖邺都②。
慢道为医难活国，一人有庆兆民苏。

庆贺中国医疗组治愈印尼元首肾疾四首

裴学海，字会川

一九六二年于河北大学

赤县医团赴印尼，悉其元首疾堪为。
不施手术沉疴愈，举世咸知技最奇。

一国安危系一身，印尼元首即其人。
上医医国吾曾惑，今日方知此语真。

至彼炎方仁术施，活人的确甚繁滋。
虽云友好由来久，万古长青亦赖斯。

载誉翩然返国中，东风更是压西风。
中医发达谁之力，主席应居第一功。

① 《千金翼方》述征士甄权针愈深州刺史肿疾，《明堂图》遂传遍华裔。裔者，夷也。
② 《太平广记》载邺都张福医为塞外蕃王治疾有名。二君者，均名驰于国外较早之医人也。

闻美中兄治愈苏加诺总统宿疾，成《七绝》六章奉和

溧阳　孙泽民

皇汉医学满四瀛，时珍像又立苏京。
回春妙手翻新样，飞入南洋享盛名。

非关迁地自为良，莫向西医竞短长。
事实果然胜雄辩，由来不必费评章。

海天万里喜春成，友好殷勤此一行。
元首康强新纪录，载将医史最光荣。

国手临床病立除，十年前愈渴相如①。
大名今播东南亚，美我中华信不虚。

天南海北望迢遥，揆策丹方一例钞。
真个良医比良相，羡他固国睦邦交。

三指勤从双腕过，盟邦携手意如何。
中心相印垂千古，地老天荒永不磨。

闻吾师治愈印尼总统苏加诺结石症，喜赋《七绝》四首

刘善元

传来消息满江关，妙法回春耸听观。
兀自灯前暗猜测，是何方药挽狂澜。

南洋自古往还通，文史交流未绝踪。
今日轩岐能出国，东风真个压西风。

---

① 1953年美中曾一度治愈余消渴险症。

历经寒暖费心裁，四月攻坚石可开。
万里迢迢江海阔，一航载得誉归来。

故乡传遍印尼行，桃李分辉也及名。
只愧程门空立雪，锄云派里后群英。

美中先生以《印中友好万古长青》诗寄示，爰成七截句八章奉和

弢庵李鸿文　时年七十又六

元首沉疴已获痊，全民庆祝尽欣然。
完成任务归京国，从此中医海外传。

往古通商岁月长，今膺使命度重洋。
华侨百万安居久，仿佛它乡作故乡。

良医著手即成春，恢复康强领导人。
两国友情更增益，群称扁鹊是前身。

天南地北幸同洲，不负平生此壮游。
苦忆南洋好风景，九州千岛记从头。

解放西伊里安岛，人民跂望待来年。
会当疆土珠还后，举国欢呼庆瓦全。

万隆会议宏规远，三宝崇祠胜迹留。
最是邦交风义笃，真堪松柏共千秋。

华筵美酹屡追陪，歌舞声中数举杯。
荣誉挚情兼别绪，航空满载赋归来。

岛名曾母划南疆，争说名医姓字香。

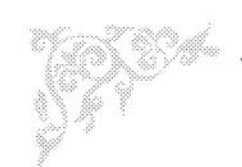

濒别匆匆一回首，南天山水尽苍茫。

题《印中友好万古长青》小册，兼和美中仁兄（四首）

河北省滦县　王筱波

一九六二年十月于唐山第一医院

亚洲分处隔沧溟，睦若一家树典型。
银燕冲云通使节，丹心誓日结宗盟。
支援革命谁能敌，解放边陲自有程。
南北山川佥富庶，更同海宴与河清。

天祸人间有白夷，毒流四海肆凌欺。
鹰瞿小鸟资馋食，虎裂孱羊发惨悲。
断手昔闻巾业罢，征牙频见卵巢危。
欲延种族求生路，却反精诚汇万支。

宵旰万几总统楼，勤劳忽抱采薪忧。
域中医缓愁无术，客里长桑致远求。
针药细推才一序，影云突现自千秋。
从兹元首资康复，决使丰功遍五洲。

樯帆林立海天风，碧浪滔滔一望中。
久矣侨胞通客籍，夷欤群岛记行踪。
民崇夙谊祠三宝，功满寰区颂万隆。
中印无疆延永好，苍苍古柏与长松。

岳美中大夫赋《印中友好万古长青》四律，步和以志景仰

同邑　张超然

炎天花屿锦山河，四序皆春染黛螺。
历世侨胞资货殖，方今国策启祥和。

万隆会议规模远，三宝祠堂岁月多。
戮力同心谐永好，不愁沧海起风波。

荷兰枉肆殖民图，帝国于今势已孤。
堪笑关心偏叵测，可怜到骨尚求诛。
和平口倡违原则，团结心乖树棘途。
我遣医工拯灾患，蜚言诬蔑嫉卢柎。

灵兰秘授溯轩岐，源远流长万古垂。
更汇中西宏智慧，还从理法辨毫厘。
炎洲元首沉疴重，赤县华佗良药施。
司命南方真不忝，印中友好奠崇基。

星槎远道越重洋，允矣医团蔚国光。
著手成春除二竖，肆筵设席敞华堂。
八方风雨东方劲，一德敦槃旧德良。
此举两邦荣史乘，有如松柏共青苍。

美翁老伯，儒学渊深，医术精湛，昔访日本，已蜚声中外，近又去印尼参与苏加诺总统肾疾治疗，着手成春，祖国医林，平添佳话矣。今来诗索和，余搜尽枯肠，勉成四律

孙又权

南洋日暖更风和，胜地观光乐最多。
友好联盟欣救助，同舟共济鄙干戈。
飞行南渡机何稳，回忆东询海不波。
着手成春真妙术，名标青史壮山河。

帝国欺人亦自欺，处堂燕雀乐姱嬉。
升平粉饰浑如梦，群众纷争已不支。
臂欲当车多软弱，势同累卵太倾危。
应知必建新民主，终见盟邦共切偲。

阵营民主大规模，各国旌旗灿丽都。
痛痒相关心共切，提携互助步同趋。
两邦友好推中印，万古长青壮显谟。
克奏肤功谁第一？完成艰巨让卢柎。

中华医术播南洋，海角天涯竞放光。
索隐洞垣操电技，论治辨证运璇纲。
保康总统人咸庆，解放西伊世共扬。
千岛一家同大陆，江山相望两苍苍。

致和美中先生《印中友好万古长青》四首原韵

桐乡　蔡璐　时年八十有一

筚路先驱忆郑和，陈编搜异记偏多。
从戎士庶争投笔，卫国精神望止戈。
浚跡千秋绵岁月，奔驰廿载定风波。
沧瀛陆地东南隔，万汇朝宗始灌河。

正义堂堂讵可欺，阴霾沉黯等儿嬉。
同舟事业还相济，砥柱乾坤重互支。
宁使鹊巢遭进占，安居燕幕不忘危。
防维夕惕皆明智，更向狂言肆责偲。

济世经纶仰楷模，雅加达市建洪都。
伫看成就同衷曲，细述安排视步趋。
独抱真诚施妙术，却因康健献嘉谟。
携来绝技还师古，记取良医扁与柎。

千岛相连隔远洋，遥觇潜德发幽光。
成城众志看黎庶，建国精神在纪纲。
友谊苔岑终巩固，和平旗帜共飘扬。

新诗盥诵饶钦敬，松柏冲寒永郁苍。

和岳美中先生颂扬中印友好，并为苏加诺恩统治愈肾病，用原韵（四首）

闽侯七十叟　竹均林筠

中印诚心缔共和，年来互助实为多。
联欢会上同签字，偃武场间在止戈。
两国普天瞻化日，兆民薄海沐恩波。
精神端要敦团结，信义何须誓河。

交好坚持在不欺，毋相侵犯各欢嬉。
沧波要与同舟济，大厦终非一木支。
歉岁赈饥宜仗义，邻邦急难共扶危。
莫论远迩输诚久，友谊千秋笃切偲。

羲农吾国著鸿模，冠盖联翩赴印都。
灵素医经遗产掘，皇华使节远邦趋。
奇方内外参针灸，新法中西具楷谟。
水饮上池洞癥结，论才不愧继卢跗。

乘槎万里历重洋，为我医林大有光。
学究六经先撷要，工参八脉在提纲。
内科早已京中著，美誉今还海外扬。
深羡治痓元首疾，是真妙手挽穹苍。

读岳美中医师《印中友好万古长青》诗，欣奋无已，谨依原韵勉和四首

仙游县　郑炳章

远下西洋拟郑和，良医还胜史才多。
生春自有回天手，驱疾如挥逐日戈。
满载归帆饶骏誉，健全领袖靖鲸波。
印中友好加强甚，隔海相看尽爱河。

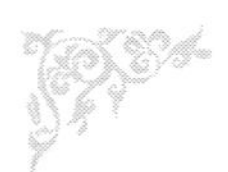

华佗破骨莫相欺，医疗那堪等戏嬉。
众议纷纭刀欲试，专心研究药能支。
窍门找出真多术，险境临来竟不危。
保卫共和要团结，盟邦切切更偲偲。

遐迩共同奉楷模，海邦元首庆俞都。
丰裁永作高山仰，学术允宜众嫠趋。
本此精神摧帝国，应知策略挦神谟。
深情厚谊遥联系，环佩随身履结跗。

创举同声叹望洋，南天日月喜重光。
维持革命资精力，缔造共和振纪纲。
寰宇风行消掠夺，黎元民主遍传扬。
于今会晤频来往，迅羽尝看达九苍。

敬步岳美中先生《印中友好万古长青》原韵四首

一九六二年仲冬下浣古暨阳　章琴山

尘霾戾气化祥和，寰宇腾欢幸福多。
万里江山成玉帛，四方兄弟绝金戈。
红霞捧出朝阳景，碧水澄清海国波。
寄语和平爱好者，桥通银汉接天河。

白帝秋风彼惯欺，阴谋挑拨习成嬉。
幸灾世界凶心逞，乐祸环球毒计支。
日月不明玩手段，山川失色弄机危。
群贤识破黔驴技，风雨同舟切切偲。

睦邻有道悉宏模，遥望京华好锦都。
社会跟随形势转，国交同志步调趋。
南洋淑气祯祥结，北塞风光景色谟。
一览无边波壮阔，心胸开展志其柎。

郑和永乐下南洋，祠庙常新日月光。
医病宛如医国手，擘谋运用擘维纲。
红旗三面金声振，赤角五星海外扬。
中印人民团结好，拿龙松柏永苍苍。

岳老为印度尼西亚总统苏加诺治愈肾疾，印尼印华经济报社出版《印中友好万古长青》刊物，就题赋成四律见示，并嘱和韵

（四首）

中医研究院内科研究所内科医师　高辉远

四时日暖与风和，千岛花香鸟语多。
愿致康强资砭石，永将玉帛化干戈。
听闻胜地逢贤主，不远重洋涉巨波。
珍重此行真不负，睦邻奚必誓山河。

药可通神信不欺，夺回造化岂夸嬉。
消除肾石肱三折，显出机能影一支。
直代西医施剖割，有同良相系安危。
东方优秀医宗许，记得开筵话永偲。

中国印尼具远模，邦交缔结两名都。
医团密切声名重，上药烹调步伐趋。
深厚友情标右史，崇高荣誉出嘉谟。
夫人访问曾陪奉，共赏西湖花有柎。

先生令闻满南洋，四首诗笺蔚国光。
振奋华侨逢泰运，欢呼总统握乾纲。
亚非团结增牢固，中印交期获发扬。
友谊北京雅加达，长青松柏总苍苍。

奉步岳美中大夫《印中友好万古长青》原韵四律

厦门　盛国荣

印华谊结弟兄和，互把深情付浩歌。
为爱和平宏建设，化成玉帛戢干戈。
九州共唱卿云曲，千岛不扬巨海波。
从此修盟通友好，倾肝沥胆誓山河。

帝国欺人亦自欺，背盟失信等儿嬉。
邦交昔日称亲善，衅启而今变戟支。
谈道愚人知世味，悬崖勒马避山危。
何如共济同心楫，金石不渝永切偲。

订交协议有前模，递换国书两上都。
垆冶氤氲呈气象，灯光潋滟快凫趋。
联邦领袖欣重健，四海人民颂圣谟。
地久天长绵永好，谷风习习上花柎。

侨居海外隔重洋，爱国输诚尽耿光。
南北相望敦夙谊，东西互惠重条纲。
祠存三宝云霞蔚，会创万隆道义扬。
中印民心情悃悃，长青万古媲松苍。

读美中先生赴印尼诊治苏加诺总统肾疾，恭步原韵，勉和四章，聊致对《印中友好万古长青》景仰之意

林德威

或攻或补或清和，医术精深奏效多。
已疾肯容施针药，救危岂必动刀戈。
兰台秘授养生诀，太液常存不逝波。
元首健康齐祝贺，中华医术重山河。

由来市药重无欺，忍把生灵付笑嬉。
六气循环推甲子，五行生克衍干支。
望闻不误斯除痼，问切精详得救危。
防治兼施泯痛苦，人民康健乐偲偲。

师师传授有成模，法备长沙显汉都。
金匮灵方勤着意，青囊妙术乐从趋。
针茅徙柳饶奇法，玉版灵枢具圣谟。
深羡先生传绝学，回春再造等俞跗。

中医驰誉遍南洋，出手便为祖国光。
西学菁华随撷取，中华医术正维纲。
盟邦外国齐钦感，别派它流尽颂扬。
丹灶烟浮春不老，口碑万里满空苍。

步岳美中大夫《印中友好万古长青》四律原韵

张志豪

传闻中土有医和，应召南天载誉多。
能易金刀为药艾，喜将玉帛化干戈。
西洋宣德明三宝，交趾立功汉伏波。
今日勋劳同相业，两邦永好固山河。

战后群摧帝国欺，人民解放乐嬉嬉。
众邦曾集万隆议，大厦宁依一木支。
领袖即今瘳痼疾，西南亦藉释忧危。
印中万古长青史，马列谊风勉切偲。

祖国医风树楷模，诸邦此日向燕都。
艾因久病三年蓄，术拯元躬万里趋。
海外霸图矜战伐，中原王道重嘉谟。
刳肠剖肾多危事，十治十全重扁跗。

欣报医团涉彼洋，椰蕉环翠富风光。
三春燠沐回元气，二竖驱除固政纲。
使命专承无忝辱，轩岐令誉远飞扬。
睦邻尽自多良策，不及壶中有老苍。

奉和岳老《印中友好万古长青》四律原韵

单玉堂

中印相望两共和，邦交缔结友情多。
同仇敌忾坚歼帝，尝胆卧薪誓枕戈。
光耀九州完决策，海清千岛不扬波。
西伊收复边疆固，固若金汤带玉河。

蠢尔帝邦尚诈欺，翻云覆雨等儿嬉。
燎原野火须消焰，滋蔓长藤要斩支。
日薄西山将永夕，势如累卵自濒危。
阴谋勾结同狼狈，矛盾丛生背切偲。

中西合作树医模，九万扶摇自首都。
鲲化鹏飞看远大，天南海北效驰趋。
保康元首庆逢吉，奠定金瓯展大谟。
借问医家去多少？神农华扁共俞跗。

银翼高瞻渡远洋，侨居华众沐祥光。
万隆会议标原则，三宝祠堂忆引纲。
两国人民歌永好，环球声誉韵高扬。
殷勤接待真诚挚，友谊长春万古苍。

步美中兄《印中友好万古长青》原韵（四首）

马秉乾

名重南洋忆郑和，于今事迹更多多。
睦邻高谊崇修礼，共处盟言敉止戈。
已使九州成乐土，尽教千岛不扬波。
雍容揖让无猜忌，一任凶残指测河。

强梁帝国惯奸欺，非亚人民受侮嬉。
须识同舟应共济，要知孤木总难支。
西伊光复终非远，台岛收回永脱危。
华夏印尼同沆瀣，经常切切又偲偲。

轩岐研讨具规模，医界群英聚雅都。
中药奇方争奏效，西欧新技竞来趋。
南邦元首新康复，中国医坛树典模。
公报刊登传宇内，果然今世有卢跗。

加深邻好喜洋洋，医术超群蔚国光。
辨证略施通肾剂，懋功深副外交纲。
彼民额手齐称颂，记者挥毫广播扬。
今后邦交金石固，印中友谊永青苍。

奉和美中夫子《印中友好万古长青》诗

张雅林

佳话传来满九州，轩岐国外展嘉猷。
肾源开处金波漾，石颗消时体魄遒。
湛湛清空新社会，偲偲厚谊旧朋俦。
向荣小草频翘首，银燕高瞻万里游。

次和美中先生《印中友好万古长青》四律原韵

安次医院　张晓江

谩将妙理颂医和，今世轩岐胜迹多。
渡海蜚声光汉胄，烛微知著锐神戈。
功留南国超前代，势压西风又一波。
共念伊台须解放，同仇气可壮山河。

邦交端赖不相欺，置腹推心忌醉嬉。
三宝舟联通友谊，多民侨处重琼支。
帝邦蓄谲图侵略，邻国输诚泯阽危。
同德同心齐雁序，情亲真个互偲偲。

医通造化具奇模，大雅雍容美且都。
日炼硝丹垆不熄，兼施针灸步徐趋。
参同新旧古今义，结合中西内外谟。
保健元躬非异绩，东方原自有俞柎。

肾病难瘳叹望洋，西方只恃藉刀光。
岂知刳割多伤正，那及协调自摄纲。
妙术功高顽疢愈，神机默运美名扬。
岐黄遗范真科学，厚谊敦交万古苍。

谨步岳老《印中友好万古长青》原韵（四首）

刘志明

燕雅两京气洽和，频添友谊盛情多。
两邦互助垂无止，万代相亲永不戈。
寰宇人民齐仰镜，跳梁小丑妄生波。
通盟岂仅修邻好，反帝须成势塞河。

忠诚相处两无欺，国际何尝杂戏嬉。
抵御强梁咸恐后，扶持弱小尽多支。
和平本在先戡乱，道义原应共济危。
中印邦交成美范，交融水乳切偲偲。

共和事业树宏模，高唱入云两胜都。
好是东风群怪扫，猗欤红日众尧趋。
南洋胜地人文聚，北国名城风物谟。
逢吉康强元首庆，万家欢乐诩榆枌。

岐黄义理浩汪洋，博采旁搜放异光。
朴茂医风超世界，精深药理挈提纲。
友邦元首蠲顽疾，吾国医团获显扬。
此后两邦添盛谊，有如松柏永青苍。

和美中老师《印中友好万古长青》四律原韵

尤湘泉

印尼南国体共和，岛屿星罗玮宝多。
椰橡繁荣充府库，荷兰萎败息干戈。
西伊行见脱灾难，台岛今犹阻浪波。
外患正同宜互助，砺兵誓复旧山河。

礼仪之邦不尚欺，通盟订好戒娉嬉。
鹿宫病石求排解，星使挟方作远支。
南海风涛旋息灭，下焦水府绝忧危。
山膏诅咒徒遗臭，中印交期永切偲。

经文纬武树魁模，物海人山上国都。
南北比邻波纵隔，印中携手步同趋。
三尼善变偏思乱，一铁诚顽总异谟。
信义昭彰谁万古？救灾扶患遣俞枌。

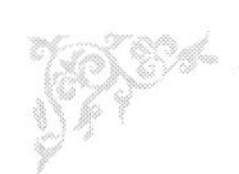

羽旆星槎渡大洋，南洲阅尽好风光。
绿椰丹屋方经雨，国运民风正振纲。
遣使中医常例破，飞将岛国赤旗扬。
中西结合攻坚垒，互助同心松柏苍。

奉和美中先生奉使印尼五首原韵

欧荣轩

争传展翼到南溟，佳句吟来纪历程。
远大前途酬壮志，一新境界慰生平。
书驰万里知垂念，鹊噪多番喜趁晴。
医案待观频拭目，燕云翘首祝兹行。

春满杏林花竞开，丹升仙鼎隔尘埃。
新医学派规模具，祖国奇珍发掘来。
前辈少方驱二竖，今人有术救元魁。
堪称国手惊中外，药到健康即复恢。

任务完成战果辉，方针贯彻力初挥。
部门细致分工作，疾病猖狂合力围。
吐焰火山留史迹，闪光银器贶荣归。
东风习习吹无歇，药草纷纷海外飞。

凯歌欲奏早知真，美酒先沽备洗尘。
事出空前光国史，欢腾座上会同人。
风和日丽飞行速，蝠大鹿多触见新。
感奋两邦增友谊，南洋景物四时新。

光明电穗照周围，昼景何如晚景晖。
岁月不妨催老至，海天无限任高飞。
名花相顾多惭色，野草自娱映采辉。

浅学终难酬雅意，嘉言常惠望京圻。

又和印中友好万古长青

欧荣轩

印尼奋起建新邦，中国侨胞见曙光。
友爱修盟防帝祸，热情问疾虑神伤。
万民欢庆元魁健，古法安全国手良。
长久誓同谋幸福，青山永在柏松苍。

一九六二年一月十二日，吾师参加中国医疗队，赴印尼为苏加诺总统治疗肾病。五月七日，报载肾功能有所恢复，健康情况良好。披读之余，至为振奋，口占二绝

陈可冀

喜闻海外报佳音，笔墨难抒激荡心。
举院同工奔告语，吾师妙手杏林深。

略展刀圭结石清，它邦敢不胆肝倾。
长沙万里鸿功奏，更切绵绵中印情。

奉和美中先生《印中友好万古长青》诗原韵一首

陈世哲

万隆会议乐融和，促进亚非响应多。
原则公平昭宇宙，纪纲宏伟息干戈，
资源互济通南北，使节输诚涉浪波。
关键为瘳元首疾，修盟通好誓山河。

和美中先生《印中友好万古长青》原韵一首

留章杰

中华从古有医和，敦睦邻邦互惠多。
造劫祸源皆纸虎，和平宏力化干戈。
泰山自不犯它壤，大海宁无容险波。
莫谓壶中些小技，生人白骨庇山河。

吾师治愈苏加诺总统肾疾，喜赋一律

王继述

中国印尼情谊深，神州医药擅奇新。
术留群岛传佳话，义永千秋证夙因。
和缓共能宏峻业，岐黄切盼有传人。
沉疴得免刀刳苦，结合中西自有真。

和美中先生《印中友好万古长青》

庄 庸

治病救人两邦和，妙手回春古术多。
延誉五洲充四海，俞跗今日起沉疴。

吾师奉使出国为印尼总统苏加诺治愈肾结石症，一九六二年五月胜利归来。雀跃之下，勉成俚句（二首）

刘润斋

捷报传来乐若何，南洋妙术起沉疴。
同声猜测应奚药，欲问根源请达摩？

漫道仙方刻救危，中医声誉世先知。

轩岐妙术宁隅限，举世推行可预期。

和美中先生《印中友好万古长青》原韵一首

蔡增范

反侵胜利建共和，北国南邦继起多。
抗美援邻昭日月，驱荷平乱戢干戈。
针除障碍祛顽疾，恢复功能靖滥波。
万古长青坚友好，和平共处壮山河。

和美中先生《印中友好万古长青》

八十叟中医　陈克绳

华人足迹遍环球，特性勤劳种族优。
此日联盟成手足，从兹反帝展鸿猷。

闻美中在印尼治愈苏加诺总统肾疾，胜利归来，喜赋长句以贺

甘子郁

燕京万里接椰京，捷报传来战果丰。
合阵几窥炎岛月，临床独见汉医风。
黄蕉绿橘观尝惯，碧镜丹炉指顾空。
朋好故山群想像，红心白首建殊功。

和美中先生《印中友好万古长青》原韵一首

张圣怀

载将医誉返重洋，友谊前途放曙光。
针灸术精收速效，药石心细验良方。
邻邦举国胸襟畅，组织成团姓字扬。

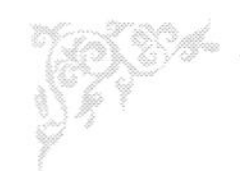

万古长青绵永好，松杉本色蔚苍苍。

闻美中自印尼治肾疾胜利返国，赋此致贺

陈晋瑞

鞭石轩辕过海雄，中医声誉满寰中。
银鹰屡鼓神州翼，天马长嘶异国风。
执匕名因星使重，锄云诗到雅城工。
它时日下如相见，倾听医师陷阵功。

和美中先生《印中友好万古长青》

仙游枫亭防保院　杨嘉端

友邦领袖抱深忧，手足交亲同气求。
丹灶烟浮石汞气，青囊底裹砭镵俦。
泛槎果遂凌云志，回国争传拯疾谋。
共道吉人占勿药，待收伊岛展鸿猷。

和美中先生《印中友好万古长青》原韵一首

仙游榜头防保院　张渊如

中尼友好致祥和，高谊良方两足多。
团结一心逾铁石，驱除二竖弭干戈。
群黎争贺苏元首，医界如生马伏波。
吾道居然扬海外，轩岐学术耀山河。

美中师治愈印尼总统肾结石，载誉回国，咏此志喜

张克庄

喜听星槎载誉归，私心庆贺欲遄飞。

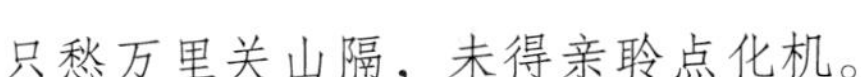

只愁万里关山隔，未得亲聆点化机。

吾师治愈印尼总统苏加诺肾疾，胜利归国，赋诗以贺

程崇禧

轩岐妙术展南洋，不负浮槎万里航。
元首沉疴得除去，印中关系固而彰。

吾师在印尼治愈苏加诺总统肾病，喜赋一律

王国三

医肾高名满亚东，使星躔次入南中。
一庭丹鼎天边月，万里银鹰海外风。
药达炎洲登玉陛，石除水府靖玄宫。
故园小草皆南向，化雨重沾极望同。

临江仙

沈兆芝　一九六二年十月

美中先生参加赴印尼医疗组，完成任务，胜利归来，以词申贺。

持节一行医国手，东风送过重洋。
相携使命不寻常。
会医元首疾，诊治费商量。

融和中西齐奏力，回春勋绩辉煌。
不施手术庆康强。
邦交增友谊，风义海天长。

过龙门

长沙　徐季含

美中先生自印尼载誉归来，以诗章见示，奉和一阕。

奉使渡南洋，圣惠传方，
喜东风载誉归航。
赤县神州春浩荡，山仰韶光。

高会印尼堂，医话岐黄，
中西学术互参详。
手把刀圭随取予，群岛流芳。

朝鲜纪行诗

（1971 年）

一九七一年奉委同方圻、吴德成、谭铭勋三医师赴朝鲜为崔庸健委员长治疗中风前驱症，往来二月，共成古今体诗数十首，亦纪行之作也。

七一年春九度出国志感

生是男儿志四方，老来云路不辞航。
南天丹鼎英华结，北国青囊药草香。
鸿爪昔尝印东岛，萍踪曾自踏西洋。
凭谁更拓轩岐业？宝库珍藏未可量。

平壤长寿园别墅赋作

群山环抱小楼台，长寿园林信美哉！
流汇聚泉湖水碧，声传空谷鸟鸣谐。
正当春日阳和候，得识名花金达来。
好共朝医相结合，邻邦友谊赖栽培。

幽栖

山表松杉映窗绿，清光满室涤烦心。
竟日无人来净地，啼禽向我索清吟。

晨起陪同崔庸健委员长散步

锻炼朝朝不失时，饱餐沆瀣趁春曦。

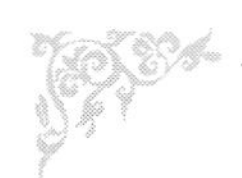

容颜长驻生机旺，步履初调动态宜。
山色四围涵静默，湖光十里漾涟漪。
烟霞供养江山助，却病延年信可期。

长寿园主人谓今年金达来迟开半月

笑指阶前金达来，往年花瓣早如裁。
若非有待邻邦客，底事迟迟作态开？

钓鱼

金笔年来秃更频，最难偷暇做渔人。
抛丝手拙遥还近，觑漂眼花浮当湮。
亭柱未多移晷影，手竿便自举银鳞。
精厨炙鲙姜芽紫，晚膳尝来味倍新。

出游晚归·七绝

出游镇日沐春风，不惜归来晚照中。
夹路杏花红十里，油幢驶进碧峰丛。

晨兴散步

隔岸朝阳好，湖光分外明。
层峦横翠黛，细浪漾澴潆。
行去胸襟豁，归来步履轻。
谁令消渴愈，应是太虚情。

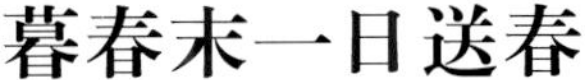

暮春末一日送春

骚客伤春总多事，由来万物与时行。
送春莫叹春光尽，花落才看子始生。

登大成山

（四月廿五日）

飙轮驰若电，盘折达高冈。
长寿崇台屹，苏文古殿荒。
江流叹浩荡，史迹感苍茫。
平壤瞰新市，鸿图展四旁。

游牡丹峰最胜台

江干花事盛，竞放势如潮。
赏去真迷眼，穿过屡折腰。
连翘黄赛艳，杏蕊粉争娇。
金达来尤美，樱花色失娆。

劳动节雨中赴祖国驻朝大使馆八韵

回首白云乡，山房入渺茫。
车飞油路滑，水注稻塍瀼。
影没投林鸟，步跄冒雨郎。
客虽殊域寄，卉愿满城芳。
桃李盘根大，兰蘅展叶长。

甘霖霑既足，晚会舞应狂。
今日田畴润，明朝来耜忙。
恰当劳动节，预兆岁丰穰。

湖边亭子

亭子何时来最好？朝阳初上夕阳斜。
正当柳绿兼波渌，喜傍山崖又水涯。
鹊噪枝头天展幕，鱼跳水面浪生花。
周边艇系常三两，觅伴还堪乘兴划。

五月四日雨晴，晨起陪同崔委员长散步，委员长沿途询问农事，视察民情，病中仍关怀人民

晨来喜放晴，山色倍空明。
林鸟声尤脆，溪流水更清。
谆谆问农事，细细察民情。
吾人来保健，医事系非轻。

梨花盛开

劳动逢佳节，花开恰满枝。
岩前梅可拟，月下雪堪疑。
皎皎欺冰骨，娟娟压玉肌。
秋来成硕果，志远树堪思①。

---

① 金日成主席之父曾建革命志远学校于烽火台，校旁手植一株梨树，每年结硕果累累，遗爱堪思。

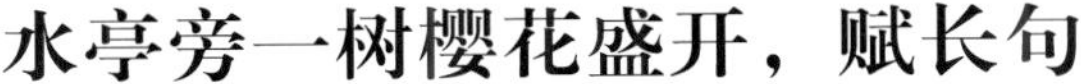

水亭旁一树樱花盛开，赋长句

樱花有树植亭边，簇簇花团信可怜。
映水开来饶妩媚，临风舞去自蹁跹。
夕阳返照添红晕，朗月初升重皎然。
芳躅莫伤归去早，来春再晤自年年。

山村

明窗爽户短围垣，几处山坳幸福村。
战后犹防恶雕鹫，灾余重建好家园。
苗争早育针披叶，草怕深耕蘖拔根。
千里奔驰多马力，一元领导富灵魂。

旅居咏怀

趋阶东征复西征，东边桃李西亭楹。
东向花开春明媚，西移亭静湖澄泓。
庆渠老病渐全愈，幸我残疴也暗轻。
海外医团纷报捷，援朝常虑负吾行。

水亭朝坐得长句

漫云老病起多慵，不后朝曦上岭松。
平水无波光益澈，垂杨倒影绿添浓。
微风欲动来幽径，薄雾初开露远峰。
涤尽尘氛归雅舍，目加清晰耳惺松。

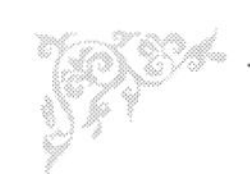

崖间一小树，枝条簇密，著花如马鞭

栏外崖间近水边，生根托土寄其天。
爱它枝细花偏密，簇聚周遭似马鞭。

五月十三日崔委员长招同乘汽艇游湖，赋长句

浩渺烟波任驶行，招同并坐感深情。
浮槎奉使堪抡指，破浪乘风许计程。
岂恋湖山安晚岁，欲医痿躄利前征。
退船退病终何赖？大气充周两有成。

南窗外崖间一株小桃盛开

（五月十三日）

山表群芳纷谢去，小桃犹有几枝斜。
何人解种山阴里？赏供窗前晚发花。

湖中打浆

环山松桧满崖巅，雨后晴和近午天。
绿水一湖供打浆，漫夸天上杜陵船。

观农民插秧

四山布谷遍催耕，田野插秧势欲盈。
男妇勤劳争早作，雨旸时若喜初晴。
抛机翻地培多茂，塑布覆苗育易生。
种不失时秋望厚，一年大计在春营。

楼前牡丹开放

（五月十八日）

阳春三月远离家，未觏公园发艳葩。
今日楼前惊粉赤，邻邦补见牡丹花。

水亭垂钓

四围山色丛繁绿，一派湖光浸碧空。
好是日斜波稳候，把竿垂钓坐亭中。

参观平壤动物园纪实

异兽珍禽取次排，奇名诡状费疑猜。
才闻鹦鹉呼重见，又听八哥唤那来。
雅爱雄姿标虎豹，绝憎恶性出狼豺。
麒麟或是非洲鹿，童象戏人酷似孩。

朝鲜党中央号召全国于五月廿五日全部完成插秧，现已基本完成，赋长句呈崔委员长

上级颁来春种令，完成克日不违时。
稻秧出水披针叶，农队夺标决胜旗。
活机初降人工雨，伟绩深关社会师。
船上进言多保健，人民属望在于兹。

游元山观海

飙车晨到一观潮，山抱成湾吞吐豪。
滉漾晴时堪浴日，风涛险际足停锚。
明砂十里海唐艳，古木千章石凳饶。
喜听海军围美盗，操来谍舰等牵瓢。

通川参观丛石亭并观渔

中道通川作海游，蓝天碧浸共沉浮。
捕鱼初识垂筒电①，抛饵群招戏海鸥②。
丛石成山自标屋③，焦岩映日蜃为楼。
生啖海参尤足记，渔民水底为深求。

---

① 用如水筒粗、两丈余长之橡皮筒，内安电灯，投入海中吸引鱼蟹。
② 大家割鱼肉，投海空，则群鸥相逐啄食。
③ 岸石形如积木，叠而成亭。

游朝鲜外金刚山九龙岩

平壤群山东向走，千里蜿蜒巨龙嵺。
结为内外金刚山，更负奇势奔海口。
主人招游礼遇隆，高楼款客万山中。
面对层峦围青松，背倚水晶之明峰。
向导佳说龙潭九，八仙女降胜迹有。
有翁七六岁曾游，我年尚未及彼叟。
农历四月正清和，晴日当空佳气多。
飙轮驶进丛山口，结队挈榼登崇阿。
扶杖陟巘入幽阒，岚翠迎人暖然滴。
石与厚地裂双岩，涧深积石流荡激。
峰峰嵚崎高插天，绝景究在真山川。
自是造化钟灵秀，不假雕琢存天然。
峭壁黝黵如积铁，无寸土著似削刿。
松杉合抱悬崖生，高枝虬屈皮惨裂。
同游酷爱涧水清，蹲踑掬饮洽游情。
老天亦饮遑逸兴，野流漱齿轻寒生。
窄路逼侧数惊惋，铁索撑桥渡彼岸。
手扳足踏空中摇，越桥数武路又断。
第四桥西金刚门，巨石开处割朝昏。
玉流洞外斜板石，波溜飞激声潺湲。
积成潭水如碧玉，联珠深渊迤逦属。
波涛滟滟动不居，云影日光繁刺促。
行行山势如抱瓮，再欲前行愁无径。
入耳前潭落浪声，路转峰回境尤胜。
残年侵我膝胫衰，拄杖倚栏移步迟。
力惫觅向石根坐，谛视今古树参差。
友朋个个抒高谊，推挽扶持情备至。
十公里程第八桥，桥头分路景各异。
上八池在桥之北，桥西龙岩欻扪陟。

少壮健步奋先登，争欲一睹快胸臆。
空谷谽谺风怒号，晴蔼忽飞半岭腰。
岩壑相应松涛吼，高阁欲撼石飘飖。
瀑布高悬七十米，疾风怒卷烟雾起。
风缓直下展天绅，喷玉泻珠龙潭里。
九龙潭在九龙岩，上有八潭下一潭。
九龙飞上九天去，潭水悠悠万千年。
上八潭在龙岩巅，径有百丈梯通天。
游伴过桥齐跃上，惜我老迈不能攀。
想见水通银汉路，九龙飞舞戏云雾。
上天仙女降随云，潭水洁身澡玉露。
龙女恍惚应意会，万事须付形骸外。
神倾气注意豁然，高视乾坤破翳蔼。
龙慕升天女慕凡，牧童朴实堪姻联。
天上自是多岑寂，快乐毕竟在人间。
人间物事般般好，男女勤劳足温饱。
集体合作力最强，共产主义迎来早。
吁嗟乎！
国内几历佳山水，桂林秀拔西湖美。
泰岳巍峨三峡奇，阳朔江山娇无比。
国外兹游洵堪纪，金刚雄杰叹观止！

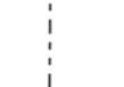

游万象山

万象高绝竖地轴，油轩迅疾奔岩麓。
曲纤长径势逶迤，林峦叠翠诸额绿。
外金刚万二千峰，多峰为宝兹称宗。
山口诸石迎人揖，似引游客兴起浓。
茀郁回旋兼深邃，峪岍岈窔纡青翠。
松鼠侁侁腾松枝，竖尾招俦具奇致。
突然绝壁摩崖起，下临涧壑深无底。
窒寥窈冥倍澒蒙，停筇俯瞰骇神髓。

水晶峰与观云峙，嵚巇参嵯势对比。
杉桧蓊蔚悬崖生，列岫规模连脉理。
横皴竖裂疑斧攻，密缝缜联似云封。
硊硊门旁列石鼓，琅琅崖上悬金钟。
近视屹崒障两目，前进岑峨涩双足。
身心不觉顿茫然，嗒然无措神慑伏。
三仙峰是万象岩，三峰并列高插天。
上天梯在西峰麓，众友鼓勇争跻攀。
老我却步心起畏，安心台畔足暂寄。
坐观山椒险而奇，石齿叆叇生云气。
再上闻有忘杖泉，故事怪诞争相传。
有叟山间采灵药，饮泉白发变朱颜。
归来老妻不相识，亦饮亦变妙婵娟。
再上天门六千米，天成台到绝顶矣。
瓌奇作意有天公，同人向我述形似。
山头攉㟪列天仗，簪崟峻锐各殊状。
奔来万象显神奇，造物及兹乃一放。
鹫雕欲作九霄搏，蛟虬匝地多萦蟠。
长剑锐锋天空倚，濯濯青莲云际攒。
或藉草茵卧羊豕，或负山嵎蹲虎兕。
或如老衲披袈裟，或如渔翁戴笠子。
怪似鸧颈九首加，险如鹿角挺双叉。
四面儿孙执书册，几束玉笋抽萌芽。
磊砢轮囷呈万象，一一赋形丛异样。
自是人心幻诡奇，何方可资辨六相。
我哆口听耳神倾，眼前忽置一瓶罂。
云是仙泉水清冽，饮之不仅消渴平。
一吸还童殊可庆，反旆趣事足反映。
白发出使青鬓归，老嫂迎门惭对镜。
我闻戏言频噱笑，虚传无如现实妙。
社会主义中朝同，工农建设能各到。
遍地清泉胜仙泉，人人漱饮胥年少。

由万象温井路驰游内金刚山

山非巨灵劈，路非五丁辟。
昔岁美寇祸三韩，温井路开因势迫。
丝萝蔓葛冒山巅，松针柏叶密遮天。
兵甲深韬固有赖，军械运输咫尺难。
琢凿拟神工，经营想天匠。
雷锤鬼斧惨淡中，崩崖裂石穷殊状。
气象具万千，乾坤空依傍。
筚路蓝缕忆往年，今日驰骋油路间。
寒空鸟道疑飞渡，深壑狭涧空谷联。
遥青与天分，近绿将人裹。
倏忽形突兀，云中插箭笴。
鬼臼有岩欲攫人，悬崖若坠车惊奔。
有时缓进斗石齿，有时直折急回轮。
油幢千仞上，万峰幻异象。
高达翠微巅，云路直相让。
千回百折绕羊肠，蚁附蛇行未可方。
俯视巉岩何巀嶭，遥瞻云树极苍茫。
隆崇嵂崒测难亘，嵕冥郁岪惧或堕。
绝崖断壁岂等闲，油轩奔驰获尽妥。
隧道直穿岩穴瞑，千盘万转出山径。
路渐平兮心渐宁，气为之舒魂为定。
山麓茅屋围稻塍，道上横溪耀眼澄。
林间声声鸣布谷，似代布令催春耕。
前行云到长安寺，寺遭美祸剩遗址。
导游伴觅大将坛，道是崔公司令部。
旧垒迢迢十余里，烟岚冥濛罨涧水。
喈喈啼鸟巧弄簧，队队游鱼戏掉尾。
前进乏桥梁，路绝意彷徨。
蹴石跃彼岸，硉矶心弥惶。

倏又去路断，仍跃归旧岸。
水碧波漾清，石青峭冈灿。
诘曲复崎岖，青鞋踏几遍。
老柏参天松蟠云，蓊茸浓荫郁翠繁。
老迈步涩喜一憩，时抚松干时蹲根。
徐缘石脉上，石气侵肌冷。
拾级登将坛，四周环峻岭。
矮屋生蓬蒿，榛莽密周遭。
仙鼠守灵洞，尚看戎气豪。
冰雪竞聪明，雷霆走精锐。
所用皆鹰扬，四方受大计。
鸟惊出死树，龙怒拔老湫。
吹角向月窟，旌旆苍山稠。
连峦暗烽燧，快马金缠辔。
令激石上水，机奋天空翅。
云汉击飞船，川原摧锋镝。
长策蓄老谋，美寇讵强敌。
指挥常若定，凌厉势无前。
胜利终得控，抗战逾三年。
国之社稷如磐石，武定祸乱功赫奕。
回顾山势何崔嵬，想见当年军令宅。
吁嗟乎！
军威永振身就老，我来保健修邻好。
但愿中朝友谊万古青，共产实现均能早！

游三日浦

木石郁周边，心知是游所。
杰阁森丹岑，茂树蔽船坞。
绝磴回宠岚，磊硌大逾鼓。
下磴入窅深，穿岩移步武。
崖水相盘纡，千顷铺明溆。

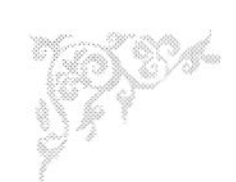

琉璃比澈莹，佳名三日浦。
闻昔暹罗人，慕景来斯土。
本拟一日归，三朝恋浦谱。
幽境名因彰，景物增媚妩。
名胜了不凡，空明廓天宇。
三面环峰峦，东望海奔沮。
游侣兴遄飞，乘舟缓摇橹。
行近水中央，泊涯登岛屿。
鸥鸟自由翔，群鱼游可数。
晴日烟霭开，潋滟金光舞。
渔人各撑桡，欸乃鸣轻橹。
我辈荡移时，逸趣各领取。
日晚岩更明，岸长树列序。
回棹夕照红，瞥见石工组。
岩壁镌石文，主人相告语。
此刊纪念词，烈迹昭明炬。
美寇昔如狼，搜村急箭弩。
八十捕村民，民气猛如虎。
骂贼毫不屈，敌匪肆刀斧。
流血尽牺牲，悲风挟惨雨。
岩间血斑斑，岩上字举举。
言毕重欷歔，我闻怆肺腑。
中朝交谊深，鲜血凝多许。
不经抗战坚，国几遭铩羽。
海甸气清明，端赖驱外侮。
革命永向前，继续负艰巨。
居安应思危，食荠宁忘苣。
回首浦水清，一镜照今古。

游海金刚

年来寰宇半践履，老去新罗观海水。
不减幽燕士气豪，踞石领取谷王美。
三山一浦赏未倦，海金刚山游作殿。
山势积威无尽藏，怒奔东溟矗海面。
巨鳌十五定群山，形成重地海防线。
华盖一峰展画图，宛如玉笏翘犀株。
鼓石磕匝群环抱，脽尻股脚俨全躯。
百丈澄莹海透底，漭漭无能测其尾。
潜龙无声老蛟息，唯见水中壁崖举。
艨艟冲露雾，弹炮郁云烟。
天吴镇海终虚语，钢铁长城力无边。
南三八线隆防范，美帝猖狂偷进舰。
一弹命中逐波沉，群寇慑伏惊破胆。
横鼍起舞睡蛟醒，贝阙开张鲎帆闪。
海水三山回，风涛四月和。
晴昊无云气，武划分止戈。
军民团结强无敌，溟渤清宁不扬波。

卷四

劳动中夜梦得“毛著求深转更深”句，周总理在侧频颔其首，醒而足成七绝一首①

（1968 年 11 月 20 日）

毛著求深转更深，周公见梦点头吟。
介民劳动寒风里，傥许梅花喜雪心。

感怀

数遍中年哀乐事，感深比岁变迁情。
妇人醇酒吾何敢，晚节还期葆自贞。

沛芬②师范学院毕业，到宣化军垦农场受劳动教育

（1969 年 1 月）

从小最怜行末女，归将革命勖爷娘。
急搽仪器操持手③，奔向农场学垦荒。

---

① 编者注：1968 年夏，岳美中被迫中止与解放军 302 医院的协作，回西苑医院接受批判和劳动改造，直至 1969 年 9 月在周恩来总理直接安排下赴越南参加胡志明主席的治疗后，得到"解放"。此诗作于被批判和劳动改造中。

② 编者注：岳美中的小女儿，河北师大毕业后曾到部队农场劳动，后随父习医，现为海淀医院主任中医师、北京市名中医。

③ 小女沛芬毕业于化学系。

七十初度（八首）

生平误我是诗书，到老残存未尽除。
奉使当年浑若梦，归田今日只成虚。
希贤未跻遑希圣，了学多歧况了余①。
幸值神州红尽遍，从心所欲乐华胥。

回首昔年不可论，群魔乱舞黑云屯。
相残物不如人酷，度劫谁能与世存。
幸届颓龄逢郅治，得于深处触灵魂。
夕阳莫叹黄昏近，柳暗花明爱晚村。

半世收来书万卷，更无长物供搜罗②。
书生面目原非假，狷士情怀自有多。
寒素还吾真少累，丛残辞彼别无拖。
终年故纸堆中客，从此萧闲乐得过。

廿载京尘岁月奢，鬓边对镜满霜华。
黄杨厄闰翻成力，白璧攻瑕信可嘉。
惯跃龙门看锦鲤，难禁风雨笑唐花。
谁云劳动非锤炼，杖国衰颜貌转娃。

浩荡东风正始辰，恰当今岁作新民。
不经受戒难成佛，得到挨批好作人。
敢倚残年惜余力，好将后果证前因。

① 中年曾梦入幼时学塾，见悬有“了学了余”匾额。
② 造反派收书物之时，嫌我财物俭薄。

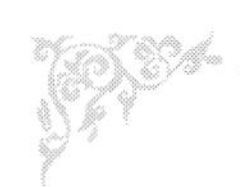

古稀莫诮知非晚，革命分阴值万缗。

每当疾困常怀旧，况复衰年感益深。
已是劫余频顾影，尚存海内几知音。
南裴北赵①伤违面，东滇西川②剩系心。
京国论交无数子，一师一友乐尊寻。

莱衣舞祝母期颐，时听乳名一唤儿。
寿秩九旬还溢算③，孙曾四世迭含饴。
不邀长寿丹相助，常使忘忧草自滋。
兆应悬弧曾未料，堂前犹说我生时。

西学移中未许精，更无仙药出蓬瀛。
长探自喜勤追始，近取常嫌迈远情。
万国它年传共贯，百家今日看争鸣。
假吾数岁无它愿，愿听新医告有成。

寒食游颐和园

（1970 年 2 月 29 日）

寒食玉兰未弄姿，今年暖候故迟迟。
乐农轩外春才到，桃杏含苞欲笑时。

自医

欲医痼疾在膏肓，除却澄心少妙方，

① 裴会川、赵颐龛。
② 吴味雪、龚志贤。
③ 堂上九三高龄。

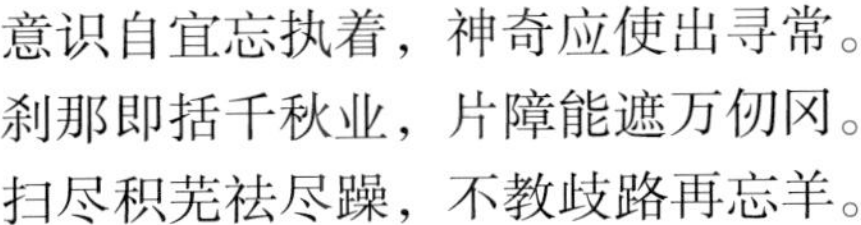

意识自宜忘执着，神奇应使出寻常。
刹那即括千秋业，片障能遮万仞冈。
扫尽积芜祛尽躁，不教歧路再忘羊。

游颐和园，憩意迟云在阁

海棠竞放遍前峰，树树呈妍晓日烘。
最喜意迟云在处，东偏缓步柏香浓。

反帝医院[①]会诊，车行颐和园南新河岸

首都节候春归晚，端午新河晓尚凉。
喜是飒车驰岸侧，镜平油路夹垂杨。

雪峰易稿[②]，宰平师颇重之，曾有序，并加议。几经兵燹，转徙鲁冀间，存乎吾箧中二十余载。一九六八年，余之多架丛残暨自著医稿均遭人所劫，亦及雪峰遗著。乃于去年归还故物时所有简册都荡然无存，独易稿于乱纸堆中拾得，且完整无阙。嘻！亦奇矣！漱溟师与中央某君相识，近托经管哲学古籍者藏诸秘阁，使余得无愧于亡友。容有数存乎其间欤？爰赋此以纪

几经劫火几沧桑，蓍草占来讵有常。
早岁金兰堪忆谱，积年旅榇得还乡。

---

① 编者注：协和医院在“文化大革命”中曾改名为反帝医院。
② 编者注：易稿，指裴雪峰所著《周易汉象新证》书稿。

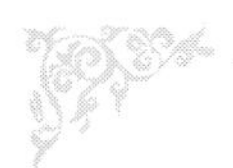

鬼神未信真呵护，数理应教久蕴藏。
莫叹宰师终宿草，漱师老手抚生光。

病中有感

终南漫说接龙宫，卅载学医愧上工。
自笑频年空折臂，谁知短日竟成翁。
崭新马列充寰宇，出色江山峙亚东，
老病不妨凌斗志，春光浩荡最宜红。

哭李恩溥世叔

世谊兼同砚，情亲海共深。
菁莪惭了学，桑梓失知音。
蛇蛊防难及，蝇谗感不禁。
酸风时北向，南望泪沾襟。

庆祝中国共产党成立四十九周年（五首）

四九年来领导强，南针所指不迷航。
长征二万行程迥，建国廿年庶物昌。
红雨随心翻作浪，雄鸡唱晓焕为光。
倚天抽剑昆仑断，三截安排世永康。

赤县红云灿烂明，群情欢颂发心声。
既从谦抑争风格，更向高深见水平。
党史凝成艰苦奋，人才育自工农兵。
年丰物阜边防固，如此江山举世惊。

浩荡东风淑气匀，神州八亿尽欢欣。

卫星后果方惊世，导弹先声早夺人。
羊角鹏搏云外翮，龙门鱼跃浪头鳞。
不缘我党来领导，那得今朝物物春？

兴废由来是自招，苏修美帝罪难饶。
行看纸虎成灰烬，终见泥牛没浪潮。
奋斗精神征往史，风流人物数今朝。
喜当此日民咸庆，处处歌声入碧霄。

抡指科研十五年，深探医药极人天。
掘从宝库常防浅，炼就红心好带专。
毛著学来唯恐后，农村走去各争先。
休云朗玛峰高峻，誓把红旗插顶巅。

七一自勉

——参加活学活用毛主席著作讲用会并作讲用

楼外晨来鹊噪频，似呼吾勿负兹辰。
衰残莫道难辞旧，奋励还期得自新。
七秩嫫婴伤鬓影，廿年奔走愧京尘。
今朝讲用重宣誓，决向红专见我真。

老病

（1971 年）

春来愁对镜，衰谢果成翁。
目自青年暗，耳随白发聋。
积痨缠肺部，消渴发胰中。

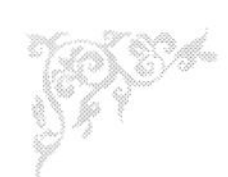

子体何多病，殊惭司命工。

寄沈仲圭[①]医师

得覆书知德与日新，白首益坚，钦迟无已。吟诗代柬，再致歉切。

燕市研医馆，鹓班素业人。
癯梅真傲雪，劲竹自标神。
书到同言接，德知与日新。
敢辞双鬓白，缓进后车尘。

挽会川

二阮清华曾媲美[②]，道山先后竟同归。
既悲逝者成长绝，复念颓龄越古稀。
精自醇来钦楷范，古为今用惜依违。
岩山南麓滦河畔，梦里凭棺泪满衣。

五好战士七○年总评，又继初评获选，题诗自勉

战士称多好，年终此一评。
如斯多病客，毋乃太憨生。
浩荡东风满，恢弘玉宇清。
高年逢泰运，跃进要兼程。

---

① 编者注：沈仲圭（1901－1986），浙江省杭州市人，中国中医研究院著名中医。
② 编者注：裴会川、裴雪峰均毕业于清华国学研究院。

酬邓子琴[1]见寄随四时文科六系迁往忠县途次寄兴诗原韵（四首）

朴棫菁莪乐育情，长干想见布船旌。
嘉陵扬子双江水，几度中流汽艇征。

语惊神鬼杜陵诗，飘泊三川白发时。
晚节渐于诗律细，细于医律我初知。

涪井石留稽古情，襟怀冲雅驻吟旌。
东风浩荡迎人面，春到帆樯又薄征。

医编药裹催吾老，无复当年肆志时。
记得中秋曹郡月，灾痕寇警话相知。

今春于寒食节前第一次游颐园，玉兰尚怯寒未放

清明犹自冷云堆，春意含愁却步来。
初向玉兰问芳讯，名花竟待我方开。

晨游万寿山北麓，见桃李盛开

晨来淑气浓，桃李竞春风。
喜是花丛际，虬蟠挺劲松。

---

① 编者注：邓子琴，著名学者，早年与岳美中相识于山东，曾任西南师范学院教授、中国西南民族研究学会和四川省历史学会顾问。

昆明湖水南接八一湖，架桥十座，植柳四行，塔影依稀，风景绝美，去来赏之无厌。因题此段曰“十桥路”，缀绝句一首

朝阳两岸映垂杨，塔影依稀夕照长。
廿里周行竭来惯，十桥河畔领风光。

归还书籍，感赋长句二首

黄金散尽悔收书，故纸埋头效蠹鱼。
方谓去身为散客，那知反尔再亲予。
痟灾困处真多病，脉望成来只是虚。
自合衰躯逃物外，丛残又奈我何如？

钝根偏欲作书生，三载情牵卷轴倾。
怕看飞鸢终跕跕，幸来啼鸟自嘤嘤。
诗魔经笥尝遗诮，玉笈牙签枉近名。
已识读多成蠢拙，依然兀兀筑书城。

医事

素灵细读嫌言运，思邈潜修懒学仙。
足蹑层云攀朗玛，光生芒斗淬龙泉。
搜探今古难偏废，罅漏中西赖互填。
一落畛畦终自限，神州医事写新篇。

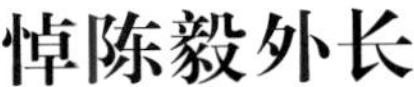

悼陈毅外长

奉使几番承面命，披诗历次感神来。
党员队里留先范，革命营中纪帅才。
外寇内奸惊胆识，光风霁月企襟怀。
纷驰唁电来寰宇，万国人君致悼哀。

有戒

（1972 年）

绡绸积处常招蠹，雨露多时亦累苗。
安乐应知滋惰性，从来业绩出忧劳。

怀味辛

消息从旁也自闻，何如瑶札锡纷纷。
京郊林苑惊繁露，家国山城怅暮云。
舜日尧天当此际，浭流唐市系斯文。
年来旧雨堪谁忆，那得无时不忆君！

酬孙佑佺①以和诗见寄，兼呈张乃凡

幽燕气聚多英俊，数到浭滦足溯洄。
魏武难挠田士志，少荃雅爱幼樵才。
鹭行共笔腾佳话，雁翼传诗喜妙裁。

① 编者注：孙佑佺，唐山市人，岳美中旧友之子。

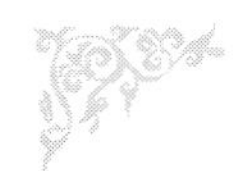

形脱骊黄劳赏识，自惭驽马异龙媒。

酬味辛屡以和诗见寄

别后七逾劳动节，常从梦里访交期。
函堆案上良朋意，草绿窗前故国思。
亦狷亦狂空自负，非夷非惠竟谁师？
拈灯细读卢纶句，老健输君屡和诗。

答项冠生[①]以诗见赠

言归欲返绿杨村，邀友蓬庐倒酒樽。
灯下谈心忘老态，茶余分韵慰吟魂。
名唯太盛难征实，药贵常施忌计恩。
学得希夷方悟到，梦中蕉鹿总无痕。

老画师　（有序）

晨游颐和园，邂逅一老人。问之，系专操绘画栋宇，已退休十年之老画师，今又起用重葺廊庙者。问：不惮劬乎？曰：青年已久不习此，须传授之，不敢辞劳也。余闻而感中医亦复如是，又谁继承可以传授者？因赋长句。壬子季春望日。

晨起偶逢老画师，自言退职十年期。
雕梁尘积龙难舞，彩宇云封凤不仪。
万国观光迷赏古，一朝葺旧怕违时。
垂传宁止丹青术，启后承先敢忽医。

① 编者注：项冠生，名来慧，河北滦县人，晚年从事中草药研究。岳美中与之有诗文交往。

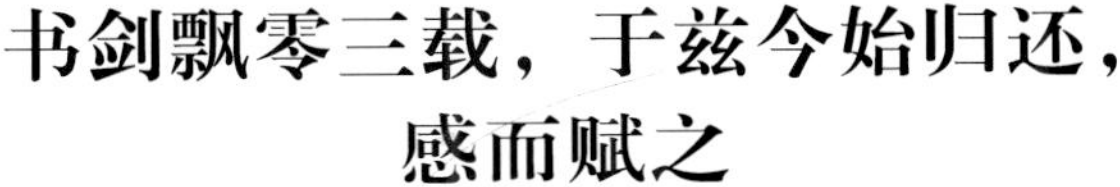

书剑飘零三载，于兹今始归还，感而赋之

曾夸郧架逐年高，腰佩龙泉气自豪。
谁付焚如成毁烬，自分化去逐波涛。
飘零曾自愁终古，来复何期获此朝？
喜读旧篇过五夜，更抽故剑舞重遭。

苏哲同志久别来访

嗟我头全白，怜君鬓亦苍。
离悰慰西苑，旅况话南洋。
云艇盘雄翮，橱书发古香。
相看都不厌，远近共辉光。

味辛问小儿一臂偏枯治法，苦无以应

幼树偏伤有槁枝，非关雨露不常滋。
南阳已没华原死，问向何人一拯之？

味辛和诗綦多，口占一绝，聊以作答

骛得贪多笔有神，清初秀水自无伦。
何人得嗣篇章富，和韵今钦卢味辛。

睹遗孤感旧

情深革命忘头颅，惊煞当年几俗夫。

安处还宜思患难，残年敢懈砺廉隅。
由来热血多燕士，岂尽轻生在狗屠。
欲抑牢骚难遣旧，只缘眼底有遗孤。

感事

从知后果即前因，不爽毫厘万古新。
打入牛棚防变鬼，焚来马厩问伤人。
甘趋谀佞谁非假，得许顽强自有真。
惯弄巧言施令色，到头赢得是焚身。

何处秋光好（四首）

何处秋光好？颐和别有天。
廊清宜散步，湖静好划船。
阁影佛香朗，桥光玉带圆。
园工精艺卉，取次展花妍。

何处秋光好？田园策杖寻。
菘畦盈目碧，稻束满肩金。
波冷漂菰米，霜寒醉柿林。
老来多逸兴，得句辄长吟。

何处秋光好？秋斋雅兴饶。
新诗拈烛检，明月举杯邀。
砌冷蛩鸣激，天高雁影遥。
朋来多莫逆，煮茗话清宵。

何处秋光好？秋光医院深。
园桃丹晕顶，篱豆绿垂襟。
荷湛娟娟露，蕉披密密针。

葵花开更遍，向日尽倾心。

梦中得“宁为菩萨不成佛”句，醒后足成一律

好自修持换俗胎，梦中得句亦奇哉。
宁为菩萨不成佛，愿作医王奈少才。
忘我方能先救己，无私庶可弗招灾。
涅槃不住斯为智，彼岸原从此岸来。

仲秋游颐和长廊

金风荐爽送微凉，四序秋佳语意长。
一带湖滨饶馥郁，长廊三里桂花香。

晚秋游颐和园

桂花才谢绽黄华，满苑秋光一望赊。
却步暂停观不舍，太湖石上菊悬崖。

熊猫出国（二首）

生长白云青嶂间，佳名谁与赐般般。
梦游周室罴占吉，谱入宣和蝶扑欢。
环目云漫擎墨镜，周身雪簇滚毡团。
寄言迁地宜珍重，良嗣好从异域繁。

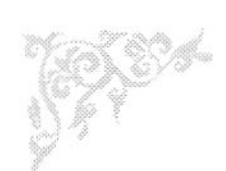

奉使仙槎候国门，西川不恋竹香村，
月明纽约堪怜静，日涌扶桑恰得温。
美满漫徒夸月貌，和平端的出天根。
誉腾万国人争说，大使初从动物抡。①

附：桑素存君和熊猫出国诗（二首）

不逢盛世搜岩采，难得祯祥破格传。
白玉乌金光北国，青筠翠叶忆西川。
岐周梦兆三更后，祀典身膺八蜡先。
谁锡嘉名兼二美，星槎熠耀国门前。

驰电追风海外游，耻随鸥鹭共沉浮。
清廉自厌蛇吞象，饕餮堪惊鼠食牛。
纽约扶桑开馆第，干戈玉帛化朋俦。
普天同庆和平使，猘犬何须吠不休。

味辛和熊猫出国作（二首）

岂必罴相类，曾因狸得名。
浑身如许白，两眼为谁青？
难忘峨嵋月，空翻尔雅经。
对人呈淑气，驯雅象和平。

此去从君去，和乎好作媒。
交亲西国复，来往大门开。
明月三仙岛，长风纽约街。
繁昌频祝尔，似续遍埏垓。

① 熊猫有动物大使称号。

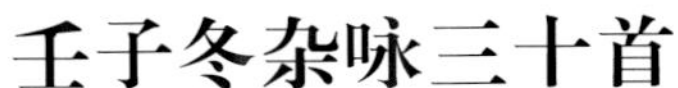

半生积累老何如？诗债还同医债俱。
若问冬宵忙底事，灯前金笔枕前书。

大风何术熄飞扬，猛士如林守四方。
更向兰台探秘宝，刀圭勤执验临床。①

跳梁顽石性多端，辨证论治析燠寒。
漫道衰年难挫锐，还凭金笔扫凶残。②

莫道颓龄七十三，假吾数岁约非贪。
邺侯架上牙签满，欲续攻读破万函。

银鹰鼓翅势摩天，欧亚飞腾二十年。
白发还思扬健翮，五洲医药视谁先。③

在躬竟日要清明，辩证学来识始精。
蚕做茧成春意足，慢云丝尽是无生。④

不愁消渴困衰躯，医术神州富扁卢。
五两梅花仙鹿角，六旬健状又还吾。⑤

故园一老抱焦桐，清韵泠泠奏晚风。
阅尽沧桑倍惆怅，灯前犹自诵诗钟。

---

① 1961年撰成《麻风汇编》10册，近10年又成《锄云医案》4册，《锄云医话》4册，《杂俎》4册。

② 近著《治疗尿结石手册》将成。

③ 自1957年出国，迄今已九次，足迹遍欧亚。

④ “春蚕到死丝方尽”，诗人漫语也，余反其意而言之。

⑤ 消渴久病，得鹿茸治之，渐复健康。

枌榆低首拜卢纶，风致翩翩远胜人。
彩笔云笺传挚语，白头念旧更情真。①

卢老投笺致叹噫，濯生音渺死生疑。
风流未泯留佳句，拯溺何妨乘势为。②

解经细处傲余杭，说易难时质证刚。
半佚全存宁命数，江河不废两滦阳。③

诗文晚节敛才华，欲袅丹炉五色霞。
赭焰灯前研肘后，当年冯岳不分家。④

鹭江投分缔神交，酒后论诗涌海涛。
块磊难消焚旧稿，闽垣风雨挟寒潮。⑤

忽闻隽乂返仙山，三绝空怜擅雅娴。
画意诗情留玉版，藏来难拂泪痕斑。⑥

诗格摹唐入彀英，丰腴不减玉溪生。

---

① 老友卢味辛，诗名藉甚，是仅存之硕果也。近颇追念昔年锄云诗社之旧友，诗钟记诵，尤枨触余怀。

② 查濯生，当年唐山诗社之一旧友，隔绝数载，有传其已归道山者。卢老函述其“放怀每觉长吟好，拯溺何妨乘势为”之遗句，殊令人感念无已也。

③ 亡友裴学海会川及其族侄雪峰均清华国学研究院毕业。会川著《古书虚字集释》问世后，又补著颇多，其细处可傲余杭章老，惜于1967年亡失。雪峰所注《周易》尝问难于李证刚先生，自其殉国后，由余保存，辗转历数劫而仍完帙无缺，今已置诸秘阁矣。岂有数乎！旷观今世，学古者稀，死者不作，悠悠我心。

④ 冯殊军老友才华丰赡，诗名闻华北，晚年同余研医。当时冯曾有“昔日张朱同并世，于今冯岳不分家”句。今冯已亡数年矣！读之不禁凄然。

⑤ 友人吴味雪，音问隔绝数年矣。每忆其焚掉丛残，下乡改造，愁肠壮举，殊足多者。

⑥ 友人赵颐庵擅郑虔之三绝。岁甫六旬，即辞世而去。其唱和之作盈尺，惜皆亡失，仅存所绘画册。人去物留，弥足珍贵。

文章大雅光桑梓，北岳肩随与有荣。①

文事医工两擅场，锄云队里属前行。
东垣脾胃自千古，说广还凭王海藏。②

卓越全凭壮岁成，休将琐细贸虚名。
深研辨证积真识，万代轩岐待剖明。③

过我论诗复说医，衡量李杜辩轩岐。
蓬瀛喜道古今事，对此终朝乐不疲。④

偕游往岁记颐和，雪打雕拦发浩歌。
抡指十年南北隔，梦中晤对石垣多。⑤

每当客邸数诗人，心上先温故国春。
卢老飞翰曾赞许，张孙诗笔各清新。⑥

大论应教无字求，由来窔秘字难周。
况它竹简无多字，伯祖师传在口头。⑦

情景相生风遇水，襟怀所寄月当天。
若随境界求真意，不落筌蹄自斐然。⑧

短幅应教万象涵，尤宜善结记师谈。

---

① 乡友桑素存诗文古茂，名满燕赵间。邑人有“南桑北岳”之誉语。惜余中年弃文事而就医业，学殖荒落已半世矣，对此乡誉，殊觉赧然。

② 王筱波同学，为锄云医社及门之长。能文善诗，滦邑人杰也。

③ 致唐山市中医医院王国三、王继述同学等。

④ 同学徐守中留日回国后，执教首都，日相过从。

⑤ 高濯风同学昨有信来，在石家庄省垣执教与临床，甚慰所思。

⑥ 张乃凡、孙佑佺二同志，乡邦隽才也。

⑦ 外孙李庆瑞攻《伤寒论》甚力，书此遗之。

⑧ 致诸同学。

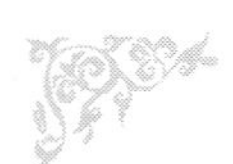

神通自具谁先哲，要许随园与定庵。①

留仙奖许鼠姑花，艳甲神州岂浪夸。
丰压环肥供春赏，卅年蝶梦在南华。②

平生所好唯书耳，散尽黄金尚歉收。
老眼欲从天际落，何时拓我藏书楼？③

湛湛深情浸碧潭，函来如对座中谈。
相交有恨十年晚，古帙何时共面参。④

轩岐事业忌谈虚，廿载中央三上书。
欲使中医根柢厚，提高端赖集贤初。⑤

丝袋�向尘，自调风味倍新鲜。
园蔬易饱酸儒腹，何苦一餐费万钱。

光回寒谷暖檐芽，腊尽春还感岁华。
七字酷吟冰在砚，窗梅映月影横斜。

白卤繁霜集晚冬，吟成月小万山空。
问方问字还多事，待叩身同野寺钟。

① 记先师林宰平公言，七绝寥寥二十八字最难得，概括性结句更难。唯袁随园、龚定庵均尺幅千里，尤善于结尾。

② 忆旧游曹州东郊观牡丹。

③ 西苑领导因我藏书难容，欲拓室居之。奈患房荒，尚未果行。

④ 致新交河北大学黄绮教授，其关怀会川身后事綦殷切。

⑤ 为中医继承不力上书中央，呼吁成立中医高级进修班，业经批准，责令卫生部领导，中医研究院承办。

感谢沈仲圭大夫赐消渴方

（1973 年）

频年消渴困相如，感荷颁方并赐书。
湖水昆明深且广，用方厚谊信无虚。

季春游颐和园

幼条茁壮多苞蕾，老树槎枒亦著花。
浩荡春风吹各遍，漫从衰白发咨嗟。

一九七二年七月十七日，《光明日报》刊登中医研究院老年中医前进事迹[①]，于我揄扬过分，不禁汗颜，口占二绝，聊作解嘲

消渴渐平目眚痊，还能细字作灯前。
如何积弱翻成健，许我读书倘有年。

溷迹京华二十春，流光消逝软红尘。
黄金台下头颅白，惭愧轩岐未创新。

① 编者注：光明日报的文章为《青春焕发的老中医》。

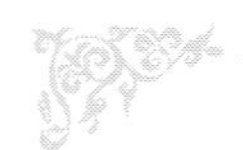

近中央为创办中医高级进修班批拨巨款，用事建筑[1]，感愧纪此（九首）

冬作田畴忌误期，漫云终岁有镃基。
一年树谷唯春始，大计百年须及时。

内经比象南阳证，推理金元到晚清。
只今耆旧悭新语，唯物何人肯共鸣？

医学争夸欧美才，盈床刀剪普天开。
独怜灵素方形字，不见降幡片片来。

幅幅泼成翰墨浓，夏云原自富奇峰。
中医宝库珍前代，金匮玉函拜秩宗。

振衣千仞冈头好，濯足应从万里流。
争不祛尘凭马列，中医事业更千秋。

欲严辨证唯唯物，汇合中西药与医。
最喜定盦诗句好，但开风气不为师。

欲识峰峰向背工，名山须跋翠云丛。
群编读破胸方拓，此趣如何语夏虫，

机械从知不值钱，玄虚也自混真传。
非经马列规医学，那得恢弘畅八埏？

前路自知有不平，不平才足验经营。

① 编者注：为解决岳美中倡办的全国中医研究班教学用房，经国务院领导批准，拨专款建设教学用房九千多平方米，1975 年落成。

楼高百尺宁虚构，寸木尺砖敢自轻。

附：吴味雪见和创办高级中医班原韵（八首）

流水高山仰子期，溯从灵素立根基。
百年大计关心事，脱手雄文震一时。

金元派起歧仁智，泾渭流分判浊清。
喜有弥天道安在，不教瓦缶作雷鸣。

何曾盛世叹遗才，咫尺天门浩荡开。
曝背事微犹有献，昌言喜复见今来。

百花齐放正春浓，更有风光在险峰。
呼吸星辰高立极，下看万派共朝宗。

相看白首际升平，生事何须苦自营。
故纸钻研期晚获，继开应识责非轻。

昔日蹉跎治病工，生涯真似历蚕丛。
天惊石破乾坤转，烂漫春光起蛰虫。

岐黄旧学费深思，屈指朋交更有谁？
不弃刍荛劳下问，心虚端的是吾师。

形上何曾值一钱？要从实践得薪传。
刷新医派资群策，会见光芒射际埏。

五女生子刚三岁近半，似有五官并用之聪慧，第性情暴烈，讵破车之犊耶

五官并用露聪明，得否神童许莫轻。
就范不愁破车犊，今兹社会富师贞。

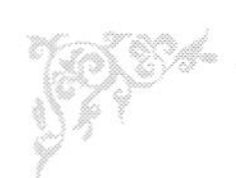

甲寅游园即事（九首）

（1974 年）

游园年老更移前，公历初临三月天。
今岁春来抑何晚，湖冰未泮腹犹坚。

杨柳枝头晓日红，游人个个沐东风。
衣冠万国多宾客，争摄觚棱建筑工。

松柏幽香来四围，意迟云在集清辉。
最宜此地读诗句，坐久不妨冷袭衣。

珍奇花木几摧残，比岁勤培显壮观。
乐寿周遭雪香海，陈兰群诩逊新兰。

老妻相伴挈孙孩，七五初辰小宴开。
雨后晴光春水绿，十年此馆又重来。

晴空万里净尘氛，玉宇楼边人簇群。
数十女童年稚幼，舞刀击剑势排云。

是处为家新社会，何妨异地过清明。
玉兰新莳依时放，识得根荄随遇生。

松杉隙里看花放，几树芳姿掩映开。
小鸟枝头迎晓唱，似云幽处少人来。

明湖北岸小亭旁，散步堪当却病方。
最是朝阳初上候，松杉小径饫幽香。

晋瑞来就诊疾

长期消渴盼相知，老友遥临喜不支。
话到当年朋辈少，生逢斯世事功奇。
心头不逐盈湖浪，目底相惊两鬓丝。
廿载京尘羸一病，羞君问疾许名医。

送别晋瑞

鹧鸪啼暖艳阳天，送别车前倍黯然。
久隔那堪还远阔，同窗共惜是残年。
昨朝心醉名园景，今晓轮冲绿柳烟。
此后唯期君我健，重扶鸠杖踏湖边。

永寿堂外芍药盛开，口占四绝

漫说牡丹足赏观，纵饶丰艳易凋残。
争如婪尾殿春末，长日芬芳耐久看。

每当小满繁红芍，园里轻寒尚袭人。
春去春来由尔便，北方婪尾不争春。

雪貌霜姿大若盘，团团开向碧雕栏。
题名傻白真无愧，秀挺风前态兀憨。

莲瓣芍根种自奇，晓来移坐赏多时。
牡丹谢去藤花罢，独此孤芳挺一枝。

扇面殿前木香开放

花发木香继牡丹，扬仁风殿晓多寒。
微风动处浓香郁，石阶高踞喜闲看。

六一儿童节

儿童节届燠氛来，又见颐和泳域开。
多少干城好儿女，浮沉随意练身材。

张简老①年逾八旬，病后转健，游园余兴，品松有所独到。蓟树燕云，一怀共揽，雅人深致，弥足重也。近日旧雨重逢，每晓偕游，喜谈联语，逸趣横生。爰赋四律以赠之

廿载相违倍怆神，望衡常忆接芳邻。
须眉入镜同嗟老，联语交谈各赏新。
直把劲铎豪风笔，来评霜老岁寒身。
竹梅应自多欣羡，知己偏逢信可珍。

可庆高年都下游，昆明湖畔瓮山头。
难忘明月松间照，喜映朝霞天际流。
浓荫唯求圆若盖，高枝还选屈如虬。
八旬寿外身何健，万绿丛中兴独遒。

---

① 编者注：张简老，北京退休教师，岳美中晚年游颐和园结识的朋友，其名失记。

喜得颐和拂晓开，知春亭憩水心台。
清氛涤垢胸襟畅，朝气凝光沆瀣恢。
几代湖山民独有，一园花鸟友同来。
谧平最合衰残境，泉石性灵静里该。

纡盘险磴步多艰，偕入苍崖翠窈间。
酣咏升平同起舞，穿探古奥共登攀。
石龛镌佛殊添静，玉洞扪诗竟忘还。
倦扫松阴倚根憩，风光坐领好湖山。

知春亭同友闲坐（二首）

敞亭筑在水东堤，杨柳枝飘四面丝。
恰似江南好风景，坐观游客划船嬉。

朝阳曝罢柳荫息，顿觉清襟和气融。
知己并肩谈故事，知春亭扬舜尧风。

长廊坐咏

细雨廉纤长至近，游廊晓坐兴如何。
山间戴胜传声早，雾里烟波隐趣多。

养生家云百练不如一散，散谓坚持散步也（二首）

各练柔拳欲扫陈，诸翁晨即集知春。
我行我素唯安步，顺遂天然自健身。

性如猢狲活动强，七三老叟关东王。

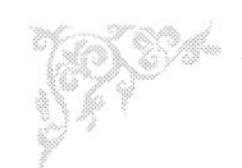

逢栏必跃逢冈跑，骨健筋坚寿且康。

诸孙来京，携游颐和园摄影

摄影争攀狮子头，孙儿活泼像堪留。
一门三代团圆乐，照遍颐和景物幽。

登景福阁

辉煌金碧映青松，景福新髹绚岭东。
最合西甬低处望，恍疑天上矗琼宫。

听董铁瑜[①]老谈园史

听罢昔时与现时，茫茫人代几迁移。
人民终是园林主，真理常须念在兹。

数日来燠热不解，处暑前夕一雨，炎氛顿消

凉飔一夜涤炎氛，天际晨多一抹云。
遍地劳农庆丰稔，赖它风雨布调匀。

乐寿堂西苑玉簪开有感

终年摛藻习词章，少壮从师肄业忙。
记得吟哦初学步，回甘触忆玉簪香。

① 编者注：董铁瑜，岳美中晚年游颐和园结识的朋友。

园花陆续开放不绝（二首）

畿辅名园四序佳，群芳取次竞年华。
东罗逞艳扶桑蕊，西致呈妍大丽花。

秋风先入静园来，莲瓣凋零剧可哀。
幸有园工精莳卉，常山花并紫薇开。

小街观花

缓步朝朝一径斜，常看小艳秀篱笆。
何人陋处偏多雅，住傍名园解种花。

鱼藻轩西望

晓来鱼藻轩中坐，波漾金光望欲迷。
最是长堤工设计，无涯水面想桥西。

秋桂特茂密

春兰秋桂各依时，玉粟飘香不爽期。
培植更教花簇密，从知人力贵施为。

廿五周年国庆节（五首）

四序北京秋最佳，天高气爽远天开。
湖山坐领清真意，景物承平国庆来。

苑外菊兼一品红，苑中桂粟发香酞。
齐当国庆资装点，园艺能移造化工。

总理酬庸宴席张，乐声腾奏烛辉煌。
欢情各界齐奔放，末座叨陪愧弗遑。

万树花开点染浓，无人不道夺天工。
模型游艺湖山遍，显示群民创造功。

焰火缤纷布满天，非关天女散花仙。
精专游艺渊源远，延誉环球历有年。

闻治海河工告竣（二首）

一叟昌言疏浚篇，海河今日变桑田。
人民力量无边大，发自坚强领导权。

社会繁荣何自出？人民劳动是根荄。
鳄鱼池内无财富，自力更生富始来。

近况答友人问

十年消渴虞朝露，那料今时向愈移。
节食常思宽胃腑，游园趁早去清漪。
乐同旧雨拈新韵，勉助枯肠酿幼稚。
只是读书成癖嗜，老妻絮聒也难医。

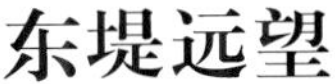

东堤远望

一路毵毵柳线飘，东堤西望景偏饶。
朝阳初上玉泉塔，影落昆明玉带桥。

乐寿堂玉兰开放即景（二首）

（1975 年）

今春早暖玉兰知，苞蕾向阳破晓时。
最喜幼株满庭院，先它老树炫新姿。

阳和时序玉兰开，着意东风妙剪裁。
爱惜芬芳雪香海，有人拂晓护花来。

题赵颐盦诗书画册（四首）

（1975 年）

赵子颐盦，工诗善画，又精岐黄之术，而书法直追董香光，犹其余事耳。与余订交有年矣。不意岁甫六旬既归道山，生平艺品散佚殆尽。同学张君松龄痛梁木之遽坏，惧遗墨之终泯，摄影留念，函告于余，余且感且佩。念微张君即兹仅存，亦难永葆，则此吉光片羽，弥足珍贵。爰缀俚句以志不忘。

莫笑书痴与酒徒，流传四绝是狂夫。
河间祠（医）接莲池院（书），
摩诘吟成（诗）入画图（画）。

当年画笔信传神，喜获残存入眼新。
付与镜光留旧影，常教人赏麝煤真。

碧油宝匣几回开，云霭冈岚玉楮裁。
赖有心人勤护惜，不愁虫蚀与潮霉。

遥闻隽义返仙山，才艺空怜擅雅娴。
画意诗情余版底，藏来难拂泪痕斑。

许君家骏[①]记颐和园一年花信谱示余

颐和花信注成章，四季群芳取次详。
我亦爱花成癖嗜，朝来品论坐长廊。

海棠开放人来摹画

夺目移神满院芳，花光娇艳映朝阳。
先吾更有红颜到，展袖挥毫画海棠。

院周麦后插秧

习常蹈故讵难降，计划种田利少双。
金粒碧秧衔接紧，各超百石过长江。

---

① 编者注：许家骏，曾在全国工商联工作，岳美中晚年游颐和园结识的朋友。

登景福阁

携童伴友晓登临，薄雾轻烟罨密林。
景福直疑天上坐，饱餐沆瀣涤尘襟。

凉台莳一左旋拳卉，三年未著花，忽于六二六辰奇葩怒放，瓣似玉兰，复而小，中攒莲蕊心。骄阳当空则开，入夜则合，艳丽夺目，诗以纪之

六月时当二六辰，拳端花发胜三春。
高檐雨过晴才放，小室香生梦亦珍。
檀箑摇来风袖馥，莲心倾向太阳频。
茜腮疑晕宵深酒，醉态瞢腾自可人。

栀子花开

荼蘼罢后百花残，剩有栺桃耐独看。
更喜晚开花瓣大，浓香远扬溢雕栏。

红白莲相继开放

夏日游园爱水边，朝朝荷叶看田田。
每当薄雾初晴后，数罢红莲又白莲。

长廊东尽小憩乘凉

暑气熏蒸湿雾重，游园散步意懵憧。
那知邀月门才进，水面吹来缓软风。

有悟寄李苏[1]同志

记来妙语香山句，不但荣空辱亦空。
无我才能泯苦乐，此身原在自然中。

颐和园七律十六首并序[2]

（嵌园中匾额名）

乙卯夏，与许子家骏日下相逢，今雨恍同旧雨。山前投分，晴朝无间阴朝。尘绁不羁，瞿瞿致悃，幽情可状，罨罨竭诚。吟绪顿生，古怀遥集。于是一筇驻绿，双屐梯青。或披榛于涧户，或班草于岩扃。跋涉忘疲，崎岖必达，泉石尽记其标志，轩亭各录其名称。夏扇扬风，秋衫迓爽。百日把臂于泥爪，终朝闲话乎湖山。作濠濮上观，心神俱畅；有松石间意，歌咏益清。物趣弥澄，天怀有契。殚心博采，竭力旁搜。端牍构思，敛襟抽韵。别开生面，藉以炼心。竟缘笔墨之烟霞，还我胸中之云梦。移宫换羽，俪白妃红。准字约绳，摅情緦矩，扬风扢雅，摛藻撷芬，山水争辉，亭台竞巧。信松茂而柏悦，羌琼璚而鸿纷。解节分支，园林毕贯，裁章剪句，详略咸宜。铸期矿铁之就型，嵌欲天衣之无缝。意来造境，情至文生。山水相逢，自然鼓舞。文章假我，咸入陶钧。即此尘尘念念之因，尽入离离奇奇之句。捃摭既富，篇页滋多。时正玉露斜飞，银河暗转，承平多暇，国庆腾欢。额嵌百六宗律，诗成一十六首。石丈亭外，

① 编者注：李苏，河北滦县人，在解放军装甲兵某部工作。

② 编者注：这组嵌颐和园匾额名七律，原题和序文均言十八首，复核稿本，实作抄存十六首。今依实存改。

鸥影于今，玉带桥边，潮痕终古。及时行乐，逐日皆是良辰；随地开怀，到处无非佳境。观水木之明瑟，瞻金碧之辉隍。湖光晓静，入画之塔影全呈；雨响廊迷，绕梁之燕剪相接。为留纪念，各咏新词，结觚棱于胸中，收氤氲于目际。膏沐初出，秀袭若鬟，阴雾所交，崇睇犹影。语幽而旨，思旷以深。松菊悦心，韦弦交赞，遂使葫芦河畔尽洗烦襟，清宴舫头时喧雅谑。各精思绪，并妙推敲，陈无已之闭门，薛道衡之踏壁。节文自会，跗萼相衔，写实追虚，竭才钻邃。或击节而赏全篇之就，或拈髭而求一字之安。著经五浴，米出三舂。其发端也，先批判乎封建，其告阕也，终歌颂乎人民。前后喁于，左右采获。当晨兴偕游之候，皆操觚染翰之时。或芳澄一章，或敷华全什，纵归于游戏，亦见乎性情，所以契灵襟畅幽抱也。独惜我难争速藻，深惭钝根。强随紫陌之车尘，徒兴灞桥之诗思。勉拈旧韵，别谱俚词，空欲椎拍无痕，难希铄觌兼密。类集狐裘于羔袖，等导大辂于椎轮。绮札不芳，青灯徒老。逞枯肠之芒角，开笑口之胡卢。结习难除，余情自奋。蝉曳将残之响，茧抽未尽之丝。泛列题名，莫罄受辛之妙；遍付吟咏，不无移旧之嫌。殊未能高下在心，洪纤合度，电穗明耀，白发刁骚。阜运妄参，讵敢与公输媲美；邯郸学步，实等诸东施效颦。有愧骚人，敢云达士，痴无由悟，狂固难辞。未免惹人讥评，聊供自我陶醉。锄云二十六届国庆前一日于北京。

帝王“福荫”（轩）在何方？剩有“芳辉”（殿）无尽藏。
“仁寿”（殿）虚空成过眼，“排云”（殿）寂寞看收场。
亭轩“罨秀”“承辉”（殿）景，殿合“凌霄”“映日”光。
“万象光昭”供众览，人民“智慧海”天长。

开放“宜芸”（馆）敞“玉澜”（堂），门前“船坞”荡蒿竿。
“文昌阁”峻出云表，“大戏台”高耸壮观。
“永寿垒”前婪尾放，“德和殿”里“玉华”（殿）寒。
“墓”封“耶律”留元代，卉号“国花”（台）艳牡丹。

崖镌“小有趣”生怜，下瞰“含新亭”更妍。
“斧藻群言”留彩笔，“意迟云在”润方椽。
“恩风长扇”谁经受？“乐寿堂”深总寂然。
“岫”有“青芝”传故事，“泻秋”（轩）新葺幻云烟。

“颐和”（园）四序供游观，“如意延清赏”（楼）不阑。
“益寿堂”幽冬日暖，“知春亭”敞夏犹寒。
依稀松影“门邀月”，壮阔湖涛“亭寄澜”。
美“石丈”里（亭）邈无际，“长廊”缓步玉雕栏。

如“画峰”峦翠黛铺，“悦欣”（庄）策杖倩人扶。
“烟云献彩”湖山媚，“日月承辉”景物殊。
不是“葫芦”依样画，却成“水木自亲”图。
一到“东堤”迟步履，爱他杨柳绕“南湖”。

“云辉玉宇”自悠悠，“山色湖光共一楼”。
夏到独寻“方外”（游）乐，春深最合“画中游”。
“荇桥”栏畔宜观雪，“石舫”舷边耐“洗秋”。
四季“留佳”饶逸兴，“千峰彩翠”任夷犹。

“云松巢”外暮山苍，“饮绿”清流响曲廊。
“五圣祠”前摇画桨，“养云轩”里话衷肠。
游人群向“佛香阁”，高叟独栖“藻鉴堂”。
“澄爽”（斋）“临河”（殿）觇殿阁，“霁清”（轩）山色映湖光。

“卍字河”清水自流，“平台亭”外鸟声幽。
诗情悦性园“谐趣”，波影摇光舫“对鸥”。
冬雪人夸“景福阁”，晚霞我爱“夕佳楼”。
“湖山真意”谁能领？“无尽意”（轩）藏眼底收。

“十七孔桥”隐约看，小舟曳雾“昆明”（湖）间。
临流“鉴远”（堂）秋纹皱，“挹爽”“廓如”（亭）夏气寒。
“龙庙”奠中留古迹，“铜牛”卧岸俯清湍。
“月波”（楼）闲旷“云香”（阁）静，每坐“涵虚”（堂）“淡会”（轩）观。

残存“多宝塔”摩云，“灵境须弥”低夕曛。

那有“转轮”因果“藏”，空留“梵塔”涅槃坟。
人间“小有天”难觅，世外“长生院”罕闻。
“四大部洲”人尽有，谁能“妙觉”（寺）出尘氛。

“香岩宗印”空存“阁”，“善观寺”中岂有仙。
“岚沼”（桥）涓涓通“半壁”（桥），“绿畦”（亭）叠叠望遥天。
“清遥”（亭）红玉连枝艳，“圆朗”（斋）苍松并月妍。
“扇面殿”幽“清可”（轩）爱，“苏州河”古静堪怜。

“寻诗迳”里寻诗句，“撷秀亭”前撷秀华。
“介寿堂”宏瞻殿阁，“乐农轩”好话桑麻。
“松堂”散步翁携杖，“鱼藻”（轩）娱情女泛槎。
“清宴舫”头宜远望，“藕香榭”碧信堪夸。

“涵远堂”明玩水波，“瞩新楼”静“湛清”（轩）多。
“寺”欣独赏丹“云会”，“殿”愿幽栖觅“邵窝”。
“淡碧”拈来饶妙句，“荟亭”坐去发高歌。
“寄澜”（亭）迎旭（楼）多佳地，“殿”诩“德辉”本自讹。

“德兴殿”去“穿堂”（殿）过，“琴峡”“栖霞”最喜来。
起“阁承花”奇景现，“堆云积翠”万芳开。
“凤凰墩”侧香莲放，“岚翠间”前碧艇回。
天外银河出眼底，“大观”屈指数“燕台”。

名园游遍未“西堤”，“秋水亭”前望欲迷。
“布实舒华”平水外，红莲碧叶“宿云”（檐）西。
“畅观堂”里寻幽境，“玉带桥”头认别蹊。
跨过“豳风”“练”“柳”“镜”（皆桥名），青鞋踏破“界湖”泥。

“戴日腾愉”国庆节，良辰十一“借秋”光。
“承平豫泰”歌声放，“草木贲华”喜气扬。
红紫灯悬“云锦”（殿）彩，横“斜门”（殿）簇玩游场。
“驩胪荣曝”工农乐，“万寿”（殿）无疆永永昌。

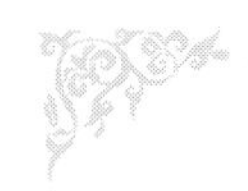

患偏枯

久病生医语意长，要知梨味口亲尝。
廿年消渴资磨炼，又遣偏枯试一场。

时光（二首）

百年瞬息此时光，撮尔一身广阔场。
若遣空空付流水，文明人世在何方？

一寸时光寸命光，时光丢掉命斯亡。
试观懦夫与懒汉，一世空空只饭囊。

怀卢味辛

雪夜灯寒想念频，乡关常恨隔京尘。
长年消渴虞朝露，一旦偏枯困病身。
我却妒君争斗疾，君应笑我枉医人。
莫伤老树生机短，来岁发条不让春。

案头文竹弥足赏玩

案头供小品，叶片展云姿。
卧爱遮窗纸，坐怜拂砚池。
欣欣足生意，脉脉引幽枝。
四季都堪赏，青青无了期。

挽郭子化先生

急景雕年正岁终，难当晚节哭衰翁。
五老凋零唯剩我①，十年规划竟无公②。
恩过平生感知己，身膺使节愧归功。
屡思请命悭于病，班创科研恐落空。

挽周总理（二首）

惊世大星殒亚东，环球唁电致哀衷。
外交永播千秋誉，元辅能完绝代功。
白雪当前凝大地，丹砂无力续长风。
悲伤化作前征力，绝顶能攀矢志同。

博大精深弘气象，温文尔雅焕仪光。
江山红遍春长在，骸骨芳流水永香。
卓越折冲腾誉望，忠贞佐命见肝肠。
丰功伟绩垂千古，共哭同哀及万方。

全国中医研究班于三月二十六日开学（四首）

夜雨初晴破晓烟，新楼高处萃英贤。
南邻绿水桥光迴，西接青山塔影圆。
鸟语和谐来陌柳，药香浓郁沁医编。

---

① 郭老任中医部长时，尝招集蒲辅周、秦伯未、宗维新、齐振华与余定期讨论学术，名五老会。

② 近日拟十年规划，公未及参加讨论。

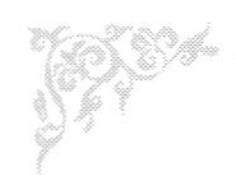

满园桃李迎人笑，正是莺歌燕舞天。

浩荡东风淑气多，神州新貌绚山河。
漫云以太符唯物，尽见图腾逐逝波。
舞燕于人如有识，啼莺到处好闻歌。
医门真理资探讨，团结中西信不颇。

一堂济济课开初，研究成班足启予。
生气自随春意盎，冲怀时与太和舒。
花光灿若云铺锦，医味清于水养鱼。
学子莘莘来各地，研几探赜兴何如。

结合中西道不孤，新医创造展鸿图。
病蚕差幸衰成茧，驽马难言老识途。
细雨风徽红小苑，芳菲日暖绿平芜。
真源深处多瓌宝，山媚川辉识得无。

赠陈可冀

英年绩学展鸿猷，结合中西喜善收。
鸟影不移参窔邃，梅枝独俏企风流。
力从辨证求吾是，弗去分型相尔由。
山媚川辉蕴珍宝，只看我辈识耶不。

赠全国中医研究班第一届毕业生（四首）

东阁宏开廿七年，尘飞紫陌集高贤。
名师喜自天边降，学子欣看国内全。
奇锷干将经屡淬，道心古瑟领常弹。
提高发掘应挨次，继述须居创造先。

中医政策日星悬，坚决执行莫再延。
红与专兼堪裕后，古为今用足光前。
中西结合规模远，辩证通明理法圆。
继往开来挪寰宇，卫生保健万斯年。

去岁班成桃李丛，年余时序又秋风。
云开山色赪枫叶，日照湖光映昊穹。
雪北烟南知已近，天涯海角比邻同。
临歧莫要伤离别，八达通邮陆海空。

钝根累我困陈编，研究无功愧卅年。
灵素粗通嫌五运，金元分读恶专篇。
渊源何取寒温辩，派别其如新旧偏。
医说中西各争是，愁听朝野议纷然。

谢姜春华①医师为研究班讲学

公才公望重南天，表率唯尊孰与先?
垂老不辞千里远，披颜恨晚十年前。
清江自足胜常溉，明镜何曾惫久悬。
白露蒹葭思靡极，京门仍盼敞经筵。

惜别致筱波

天教吾齿数年留，老境唯思会旧俦。
最喜论医森妙理，不堪忆昔数同游。
诗聆一字占风雅，文说全篇乐讲求。
四序秋佳深惜别，明湖来岁约划舟。

① 编者注：姜春华（1908－1992），江苏南通人。著名中医，曾任上海第一医学院附属中山医院中医科主任、全国中医学会常务理事、上海中医学会名誉理事长，第五届全国人大代表。

金希聪[1]以《星夏之歌》见寄并附诗，依韵和之（二首）

（1977 年 6 月）

倾盖班荆苦未逢，鱼书雁帛赖披胸。
札颁珠玉情无限，药锡菁英妙有功。
立得求真唯物志，赢来探赜研几风。
中医自是千秋业，纵隔山川学习同。

本草功能各得宜，钦君采药接天池。
时荒世乱往难谏，术妙丹灵来可追。
不是洞明自然物，安能创造新中医？
真源倘得深搜掘，寰宇何愁不我知。

参加中医研究院、中医学院科学代表大会喜赋（二首）

建院今逢廿二年，钻深探赜召科研。
掘从宝库应防浅，炼就红心好带专。
灭喘灭癌兼灭疟，攻难攻险更攻偏。
休云郎玛峰高峻，誓把红旗插顶巅。

神州医药倡炎黄，发掘提高运值昌。
有所创新更前进，要教奇迹出寻常。
龙门鲤跃千层浪，羊角鹏搏万仞冈。
结合中西齐努力，医研业绩焕辉光。

---

① 编者注：金希聪（1918－ ），浙江东阳老中医，善诗文。对南星、半夏等药物的使用有独到的研究。20 世纪 70 年代与岳美中多有交往，唱和之作，编有《岳金酬唱集》。

七八初辰有作，用叶副主席《八十书怀》原韵

医政科研喜倡兴，承先启后有多人。
内经岁露嫌迷路，宋代局方待洗尘。
新学自宜勤汲取，遗猷讵可任湮沦。
夕阳莫叹黄昏近，晚霁风光分外明。

庆祝第五届人民代表大会召开

（1978 年 2 月）

大礼堂中气象新，会开五届正芳春。
誓凭浩浩抓纲策，唤起洋洋治国民。
继往开来弘大业，如花似锦庆今辰。
果教毛著遗徽展，岂独中华造福真。

祝贺上海中医杂志复刊（六首）

悉复医刊顿耸形，如闻龙蛰起春霆。
寒温混杂犹蒙黑，灵素抛荒待返青。
真伪辨明钦药谱，毫厘析定企针经。
如何卅载共和建，独让西方醒醉醒。

中医杂志又刊行，继往开来责匪轻。
重任在肩固艰巨，前程似锦信光荣。
漫怜旧貌随时去，得识新颜应运生。
促进新医速创造，完成使命洽舆情。

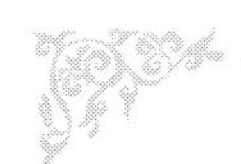

召开科学导迷航，治医政策在抓纲。
肃清流毒端方向，发掘珍藏贡力量。
理论验征凭践履，机缄消息视阴阳。
新医创造将何始，基础工夫是现场。

杂志刊从沪渎开，编员尽是国中才。
既从古籍探精义，更向新编见典裁。
书味药香浓满纸，墨光楮色净无埃。
新医创造前途迥，辨证论治早孕胎。

医围队伍壮尤精，眼底江山康复清。
尽见枯杨梯蘖茁，更多眢井水泉生。
惊人著作征风格，报国文章见水平。
万邦它时期共贯，百家今日乐争鸣。

百科竞进世纷然，万马齐奔挟紫烟。
探取针麻防落后，研求方药贵争前。
黄金台下襟怀壮，青鸟书中风谊坚。
乐见中西争上进，耻闻日美著先鞭。

题《春晖寸草卷》①

林间一乌乌，恻恻哀音吐。
风木久衔悲，报哺啼不已。
幼苗甫萌蘖，周晬遽失怙。
母不知所终，我亦忘身始。
惨弃此藐孤，孑身剩一死。
托我育婴堂，暂活等细虮。

① 编者注：林乾良（1932— ），浙江中医药大学药学院教授，西泠印社社员。林乾良教授感己之身世，泣祭其先慈，制《春晖寸草卷》，请海内名家题咏。岳美中于1978年3月为题是篇。此依底稿排印。

只供群儿嬉，酣戏忘日晷。
忽来一老姥，抱我加沫煦。
哺育疗饥寒，护持勤摩抚。
蜾蠃负螟蛉，怜爱如己子。
培养渐长成，送入庠序里。
朝夕倚门望，望儿明书理。
逮升大学苑，老母心倍喜。
有念鞠育恩，惰学引为耻。
外科习解剖，刀剪堆案几。
何期负笈归，两江疲行李。
孝养諐平生，积罪实难比。
呜呼我何辜，复又遭失恃。
荏苒二十年，孺慕无时止。
荒坟蔽青障，幽泉滴寒水。
鸡豚难逮存，椎牛将何补。
忆往心憯怛，感伤胸塞痞。
短景惊修途，鬓发斑白矣。
天高地何厚，踟蹰徒移徙。
画荻常萦目，熊丸时返苦。
废读蓼莪诗，愁听机声起。
欲报鞠育恩，昊天罔极只。
东亚气回春，赤县红旗舞。
大地尽春晖，党是大考妣。
浩荡德无涯，爱汝并教汝。
寸草吐芬馨，报恩发萋斐。
莫惭体细微，合力力无似。

八十自寿诗拟稿[①]（八首）

八十初辰寿纵延，前尘回首总茫然。
少学诗书余影响，晚攻医药负钻研。
轩歧事业言虽大，马列精神践尚悬。
何幸残龄值昌盛，正当国庆卅周年。

八十光阴转瞬过，前尘回首感如何。
使槎九次经凌斗，人代浃朝感逝波。
万马奔腾看跃进，百花齐放听讴歌。
倘容晚景弘医业，加速还争一刹那。

忽忽浮生八十春，恒赋人间性最真。
腊雪有情头共白，春山无伴眼双青。
玉函在左兰台右，洗手焚香读二经。
四海宾朋书懒答，一灯儿女话缠绵。

衰龄不必伤哀乐，世味无如党性坚。
茗饮炉熏午梦余，名山玉羽紫霞茶。
残阳返照如初地，宿习重新是旧书。
不信肥甘能养老，野翁灵府本清虚。

身膺多职岁当颓，重任在前待有为。
填海有心虽树志，负山无力奈无施。
育人能计百年久，谱药常防一篑亏。
人老心红志犹壮，长征路上好为师。

枉自残丛作蠹虫，未成脉望已成翁。

① 编者注：这是一组自寿诗的草稿，写于1978年重病卧床前，未及推敲定稿。考虑到这是先生最后的诗稿，其中一些拟句，约略反映出老人回首平生的心境，故选取部分整理载入。

灵素难熟头先白，马列粗通心欠红。
保健编来新药谱，学班展得大黉宫。
驽骀十驾无多力，八十仍惭司命工。

初辰姑洗艳阳天，正值解放三十年。
医名黍播殊方外，常委愧居代表前。
纵使颓龄当八秩，仍思医籍著成篇。
锄云倘许芟芜著，创造新医敢让前。

家珍国宝寓东方，赤县医药创炎黄。
真理从知验实践，机械端的埋阴阳。
灵枢素问文奇奥，金匮玉函态老苍。
述往开来谁嗣响，独对晴窗舞一场。

锄云诗余

高阳台　题中医研究院西苑附属医院

（1960 年 5 月）

楼绕溪流，院依山麓，垂杨弱柳环遮。
万寿林峦，斜阳掩映檐牙。
山容水态遥相引，小江南惹得人夸。
更多它，苑内桃林，院外荷花。

莫道维摩多病里，看白衣战士，红色专家。
技术革新，人人竞泛云槎。
疗程缩短寻常事，又何曾，误尔韶华。
尽凭他，结合中西，不稍倾斜。

百字令　贺薄辅周同志入党

（1962 年 11 月）

芬芳柎萼，看黄花，独秀小阳时节。
飒飒寒风腓百草，不啻摧枯飞屑。
赏此幽芳，青枝如铁，挺拔凌霜雪。
老当益壮，人同冷菊争烈。

中医科学研求，党颁政策，迈进争前列。
我院人才称济济，信可高峰标碣。

桃李争荣，青年奋发，更具新营血。
锦标夺得，指挥端赖耄耋。

沁园春　一九六四岁咏

紧我中医，哲学宏深，历史悠长。
溯轩岐发轫，规模远大，南阳继轨，成就辉煌。
巨著纷缊，名家络绎，黄卷青囊放宝光。
合观取，克保吾民族，既寿而康。

继承发掘坚强，俾旧术昌明得远扬。
看排云驭气，一飞东岛，乘风鼓翼，三下南洋。
银燕腾空，苏京驻足，雪窟春回展妙方。
宁止此，将挟新医药，寰宇翱翔。

鹧鸪天　怀旧寄国三

（1964 年 12 月）

雪满燕京腊鼓频，遥知故国正迎春。
椰城此际多芳草，只是天涯少故人。

烟缥缈，月黄昏，登楼望断海天云。
诗成欲寄无由寄，长夜漫漫独展吟。

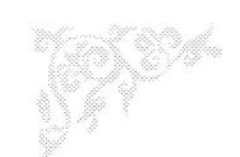

风蝶令　雅加达南郊路

油路胶铺底，芳坪树护边，
车同春水稳乘船，路指名区茂物恰回湾。

客思椰城满，霜毛鬓角添，
者番数遍市头尘，又个新营金屋贮婵娟。

小重山　过茂物东大山头观采茶

几缕云飞袅作团，依稀丹屋隐，翠松间。
山腰山腹与山弯。茶田处，绿比去年添。

嫩叶采争先，竹篮盈欲堕，夕阳残。
崖边归去步姗姗。灯前话，户户是丰年。

拜月星慢　题《兰摧叶落集》

（泽民悼亡征诗小册）

带叶飘残，畹香销歇，苦雨酸风疾厉。
寸寸柔肠，被凄凉揉碎。
问残更，消渴相如，几案斜倚，短梦飘尘奚寄？
苦诣冥心，只添人憔悴。

任和诗尽有多滋味，更勾起无限伤心事。
欲取浊酒浇愁，未饮心先醉。

怜潘郎白鬓荀郎思，垂红泪，难入鳏鱼寐。
独对那一穗银光，读酸词苦句。

凤凰台上忆吹箫　戏贺王翰樵六十续弦

白雪诗香，青毡梦暖，天台更遇奇缘。
问几生修到，福慧双兼?
漫说夕阳虽好，破题是晚霁晴天。
应记取，宫砂深护，锦瑟华年。

堪怜！妆台镜里，学新样扮她短袖青衫。
著高跷革履，鬘髮狮鬈。
玉色莲花并蒂，携手处伴舞蹁跹。
人争羡，是乡不老，何处神仙。

长相思慢　谢颐盦为绘画册

辛丑冬，颐盦在百忙中为绘画册，并分题诗句，卷尾更殿七古一首，历叙缔交之经过，意至厚也！积久未能报，时歉于怀，顷寓成都稍暇，倚此略达谢忱，望勿以过迟见谴。一九六五年四月。

绮腻风怀，逍遥逸志，郑虔三绝名扬。
烟浮永夜，霞举遥天，书魂画意诗肠。
腕底横翔，看才豪力猛，气挟风霜。
活色信生香。挹精灵，室溢光芒。

是净屋瓌奇，清时文物，新思锐想轩昂。
萧兰偕瘦菊，标劲节两绘疏篁。
偃卧匡床，当暇日神游目尝。
病相如成都可愈，神丹不待相将。

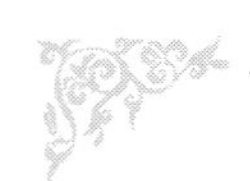

法曲献仙音　惜别

国三以去年七月来中医研究院进修内科，为期八阅月。春秋佳日，既讲习无荒；炉火寒宵，更教学相长。顷理箧返唐，不无惜别之感，因倚声以送，并勖前进。一九六五年四月。

岸柳舒条，园桃破萼，愁听骊歌声起。
一室灯明，双桥月白，匆匆系书归矣！
甚无限别时恨，犹余未言意。

应识取，正中年峥嵘岁月，纵江山大好，韶华易逝。
漫把万千程，认为伊迩途次。
医药艰难，都莫非峰矗崖峙。
想攀登高顶，红透专深斯济。

醉太平

颐盦五日内惠寄三函，倚此答谢。

愁中病中，灯红酒红。
频年梦里声容，是愚衷曲衷。

三封两封，清风古风。
鱼书雁帛连踪，感情浓意浓。

如此江山　参加重庆肾炎座谈会

天梯曳叠铺长练，飙轮碾云驰处。
高山低头，大河让步，蜀道谁云险阻？
会招巴郡，认百代丛才，九州多侣。
接力同心，凿开医学五丁路。

胜事今朝记取，正中西结合，共商今古。
高会新痕，俊游旧迹，都是光明贯注。
真诠妙谛，看后轸方遒，先鞭谁著。
如此江山，壮图酬指顾。

后　记

在我岳父岳美中教授去世18年之后，终于把他的诗稿交付出版，使之得以在2000年4月7日他百年诞辰纪念日前与读者见面，总算放下了一桩沉重的心事。

岳美中以成就卓著、享有盛誉的中医学家知名于世，其实他也是一位文史根柢深厚、终生写作不辍的诗人。他出生于河北省滦县的一个农家，二十多岁因病习医前，追求的本来是一条读书求学、研治文史的道路。他读过八年私塾，上过师范，随乡间举人李筱珊先生研习诗文多年，并与好友裴学海、裴雪峰等相携苦读，一起报考过梁启超、王国维等人主持的清华国学研究院。后来虽然以医为业，但早年养成的对文史和诗词的浓厚兴趣终生不衰。早年，曾邀集同好组织"空中诗社"、"锄云诗社"，在天津《益世报》等报刊发表了大量诗文，写过《灾民泪》、《郑兰英告状》、《民瘼鼓兄词》等反映战乱年间冀东人民苦难生活的作品。中年以后特别是中华人民共和国成立以后，生活环境比较安定，他过的基本是一种"日里临床夜著书"的生活。他一面孜孜不倦地致力于中医学术研究和临床，一面乐此不疲地从事诗词写作。如同对医学一样，他对诗词投入之深，到了一种生命交融、倾心忘返的程度。早班路上，出访途中，公园的林中湖畔，冬夜的灯下枕边，无时不牵惹着诗思；举凡世事沧桑、人生感悟、事业兴衰、亲情思眷以至日常生活的情趣，无不见之于诗词。早年他还有吟唱诗词的习惯，据说声调韵味十分动人，以至一位早年与他以诗文定交、后又随其习医的友人曾经发愿，如先其而亡，无需祭奠，只愿听到他在墓前的吟唱。可以说，寄情诗词，已经成为他生活、学养、人格和生命的一部分。

岳美中对自己的诗词很珍视，每有所作都抄录下来，存之于册。其二三十年代的诗文多失落于战乱。其中发表于报刊的，有友人收集保存过，也在"文化大革命"中散失了。尚存的，少数写于三四十年代，多数是五十年代以后的作品，主要是旧体诗，少量长短句，总数约一千余首。内容上大体可分为四类：一类是抒发人生感悟、反映事业兴衰、歌吟社会进步的，一类是交往中表达对师长的钦敬、与朋辈的友谊和对后学的期许的，一类是出国访问和执行医疗任务时记述事件、描写游况和抒发心境的，一类是日常生活中咏事、咏物、述写生活情趣的。岳美中写作这些诗词不是为发表，绝大多数只在比较小的范围内传读。师友中交往较多又有同好的，如梁漱溟、林宰平、陈叔通、孙墨佛、吴朋寿、赵颐盦、耿鉴庭、陈涛盦、吴味雪、刘契园、何时希、王易门等先生，陈可冀、刘志明、高辉远、王国三等以及早年的诗友，对其诗词知之较多，评价甚高。1977 年左右，叶剑英元帅读了他的部分诗稿后，称其为“善此道之老手”。但总体上说，由于岳美中的诗词绝大多数没有发表过，世人知之者不多，研究者更少，其价值有待社会和历史的评价。我所能说的是，一位学养深厚、经历丰富、成名于医学而又终生酷好诗词的中医学家，几十年勤奋写下的如许数量的诗词，应当是有其独特的文学价值、史料价值和社会文化价值。

我接触岳美中的诗词是在他的晚年，集中研读则是 1978 年他重病卧床之后。在北京医院和西苑医院的病房里，我一边陪侍，一边翻读他的诗稿，感到这是老人一生心智的结晶，应当整理出来，献给社会，留给后人。我把他的诗逐首抄录，准备趁他病情稳定时，在他的指导下试着做些整理。结果是只断续地谈了一些有关他诗词写作的一般情况。比如怎样对待旧体诗的格律问题，他认为写旧体诗格律要严，格律不整，会让人笑话。我问他存诗中出访记游诗颇多，为什么访问越南没留下诗作？他说写诗要有真情实感，1969 年去越南前他还在“牛棚”里，是周恩来总理在人民大会堂坐等、派人硬接出来的，在那样的境遇和心情下他写不出诗。具体谈到每首诗的背景时，因为一涉及故人往事他就激动不已，怕影响他的治疗和康复，只好刚开头就停了下来。十几年来，我时时想做，却一直未能完成，心中总是涌动着一种如同怀宝自匿的负罪感。

这次出版前，限于学力和时间，也只是做了些简略的整理。总的想法：一是力求收录得全些。补入了部分原来未抄入的作品。其中《八十自寿》诗写于患病卧床前，是未及完成的一组自寿诗草稿的一部分。考虑到这是老人力图回顾一生的最后诗作，把其中较完整的几首整理收入了。他曾表示愿以《晚菘》作为八十自寿诗，在病中过八十岁生日时，耿鉴庭先生曾将此诗印出，分送友好为其志寿。这是需要说明的。二是力求保持原貌。对收集到的诗作大体按年代排列，编为四卷。其中国外纪行诗有的排列顺序略有调整，集中编为一卷；词则另编，放在最后。除个别作者生前明确表示删弃的外，未作删节。少数应酬急就之作和带有时代烙印的词句，也原样保留了。因为这是作者人生轨迹的真实反映，何况作者已是辞世的历史人物，历史和人生毕竟是不能也无需改易的。三是力所能及地做

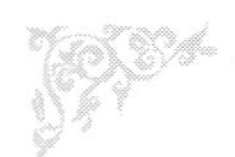

了一些注释。这是一件很要紧、但却未完全做好的事。除保留作者自注外，只对部分诗的背景作了简略注释，还有一些该作注释的未能注释，这增加了阅读的困难，希望将来有机会补救。《锄云诗集》的书名是岳美中生前自拟并亲笔书写的。

岳美中诗词的整理出版，得到了各方面的关心和支持。中国科学院院士陈可冀先生对整理出版岳美中的著作不遗余力，主持了《岳美中医学文集》的汇编出版，又在百忙中为诗集作序。中国社会科学院文学研究所所长、著名学者杨义先生认真研读诗稿后，也写了深有见地的序文。北京出版社社长朱述新先生、总编辑陶信成先生、副社长钟制宪女士大力支持诗集的出版，古籍编辑部主任杨璐先生和赵晓华女士为诗集的编辑付出了辛勤的劳动，他们热情而严谨的作风给人留下了深刻的印象。岳沛祯、岳沛芝、岳沛芬、唐晓峰、李春生、连建伟、王医东等岳美中教授的家人和学生对收集整理工作给予了许多帮助。人们会记住他们为这项有益的文化事业所献出的真情。

李雅清

于1999年12月31日

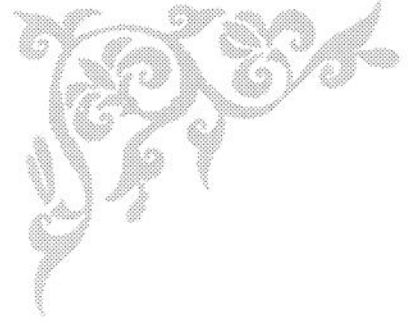
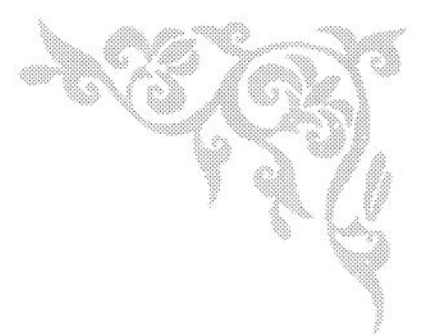

信函与序铭

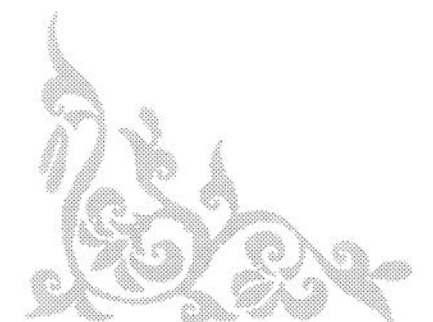

书信拾零

给弟弟的一封信

一封函札付邮传，血浴毫端泪满笺。
吾弟读时勿轻过，兄心早到弟身前。

滦弟：

我欲规劝你的话，不知从何处说起了！因弟弟你如今已至成人之年，不同小孩；且已读书数年之久，对于人情事理，当然稍微的明白些，也不同小孩。为兄的若絮絮相聒，恐怕你厌烦；若不相聒，又恐怕你流于下流，将来不能自立，自己献丑不算，岂不教父母痛心吗？

弟弟！咱的家境，你是知道的，念书不同旁人。父亲赶车出去，一天赚几角，籴米供给家人吃，剩下的除偿还钱债的利息外，还得供着你念书。六十岁的老翁，终日奔波，风吹雨打，不辞劳瘁。为人子的，就是铁石心肠，思想起来，能够不往好里办，而忍心的拿钱浪费吗？（这几处是兄的泪痕所染，以致字迹模糊。）

我家的饥荒，现在还有四百余元，每年出利息，就得一百二十圆；你所花的钱，都是用三分利钱借来的；但是为你念书成名计，也顾不了许多。若是浪费，弟弟，你也不小了，这个可以吗？

再说：此时父亲已是六十岁人了，往后就要奔波不动了。兄我守着几本破书，是个没能力的，你二兄是个庄稼人，也是不能赚钱的，四百元的饥荒，我二人还不了，咱家连父母二老，十三四口人，不得瞪着眼挨饿吗！弟弟，你不小了，想想我说的话对不对。

我二人既然没能力，所以我常想让你念书升学，日后发达了，不但父母得你济，就是你这没能力的哥哥们，也要沾你的光。唉！我写到这里，眼泪不知从何处流起，揩也揩不过来了。

弟弟，我盼望你上体父母望子成名的心，更可怜你哥哥盼望你的心，

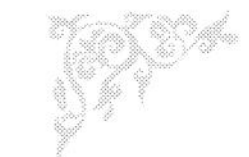

好好念书，不要浪费钱。你现在借的你友人的钱，等我给你还了，不要被父母知道，免得二老伤心。此后力从节俭，用心读书。我不是心疼的花几块钱，因为染成坏习惯，是永远去不掉的。你不记得“由俭人奢易，由奢人俭难”的吗？那是最有经验的两句格言。

再说，若是染成坏习惯，好吃好穿，心思就被夺了去，不想着用功念书了。你看那好好念书的人，有好吃好穿的吗？他不是不知道好吃的食物适口，好看的衣服彰身；他是一则恐怕染成坏习惯去不掉，一则他的心思没有工夫往那里想着办。弟弟，你试试看！好好的念书，昼夜用功，就不想着好吃好穿了。因为人只一颗心，不能够分到两下里去，好习这个，就不好习那个了。

为兄的在幼年时候，也常常想着好的好吃，美的好穿，但是知道那个危险，不敢往上头走。然而心中依然是时时的跃跃欲试，我就想了一个法子，好好地去念书，就不想着干别的了。

到了现在，父亲年老，我未能成名，饥荒又多，一家更嗷嗷待哺，望你升学又得供着你念书，想到这里，我是忧心如焚。不但我一年教书得的薪金，不肯妄花一个；就是卖文赚的几个钱，除购书外，连一双鞋也舍不得买。现在我手中有六七元钱，不知你借了你友人几元钱？来一封信，叙叙现在校中的情形，及你花钱的经过，不要瞒着我。人孰无过，过而能改，便没过了；不但没过，还称得起是有志的青年呢！

弟弟，你果然能够从此节俭，用心读书，毕了业可以升学。否则兄到了秋季，辞馆归家，找几个学生，伴你念点诗书，以备日后谋生，免得流荡忘返。

我因为心思乱，忘了一段话，没有向你先说，在此处说了吧。

我想你六月就要毕业了。昔年我在那个学校时，学生到了快毕业的当儿，就嚣张起来，往坏道上走，恐怕你现在也染上那种习气吧！唉！学生年幼无知，往往不知名声的好坏，关系前途甚巨。在这个学校里名誉不好，风声传出去，到那个学校里，老师也看不起，轮到做事，社会上的人，也对你怀疑，不加信任。所以往坏处学，不是和别人过不去，简直的是给自己挂招牌、撒传单，教人不来亲信我们。

弟弟！我盼望你知道我这篇信，是泪和血写出来的。纸上斑斑，全是泪痕，湿透四张纸，可知不止一滴，望你永久保存着，置在座右，当作箴铭，永不犯过。父母自然欢喜，为兄的心也就安贴而欣悦了。

四月二十一日兄秀（1929年）

致裴雪峰、王小波

钟秀卅年来，儒也，释也，彷徨中道，不知所从。而今始悟，切己者方为学问。有分寸之隔，可须臾之离，非学问也。盖可享受而不合实用者，则蹈于空；可实用而不能享受者，则近于窒。我之学医，始欲傍儒以行道，继欲依佛以活人。研读《内经》，方知中国医学，实发源于道家，为医者非于道家深造有得，则不能见垣一方，洞烛征结。何者？如《灵》《素》中所谓脏腑经隧，皆返观内照之言也。砭刺灸焫，皆导引按跻之术也。洋洋数千言，殊少药治，非阴阳家言。呜呼如此！兹后，拟专门从事道家，以精研人体外内究竟如何。惟既无师承，又难觅道友，不知终能达到目的否耶？

己卯四月初三（1939 年 5 月 21 日）

复李恩溥[1]先生

示悉。现代天肆秋心，物伤凋落，非天地不仁，乃运会使尔。我辈生为劫中人，既毋庸生怨尤意，更无须存侥幸心。应合眼放步，静待空间与时间之解决而已。倾者同舍妹丈高尚和磋商，拟在唐市附近赁小房三椽，同叔生绿豆芽菜，自可维持生活。尝思种瓜东郭，贤者所为。卖菜为生，实胜敛眉乞食于他人也。吾辈何求，只求心安而已。吾叔愿为否？如何之处，尚希裁复。

七月十三日（1939 年 8 月 27 日）

致王筱波

兹后吾辈读书学医，宜探赜研几，力求正学。勿沿门托钵，得小道小

① 编者注：李恩溥，河北滦县人。岳美中的远亲和读私塾时的同学。早年一度生活困顿，岳美中几次为之介绍工作、安排生活。后改学中医有成，在唐山市和滦县家乡行医。

智即沾沾自喜。不但误己，且误人也。近日诊务尤加多，兼之教读两月，益形忙碌，顾精神尚好。倾悟出二语：终岁纷纷无一事，只作人生应酬观。愿持此共勉，以进道养生。

八月廿二日（1940 年 9 月 23 日）

致某君①

钟秀近悟到，利名皆浮幻，必淡泊自甘，始克潜心于学问艺术。故除应诊外，别无酬酢事，惧害正也。人生百不能自主，惟求学问道，造物无靳与，可尽吾力以赴之。此知不敢自私，愿与吾贤共勉。

辛巳四月（1941 年 5 月）

复裴雪峰

敬复者：今日奉到一月廿九日之函，展读回环，无任感慰。钟秀生活近况，在志巽口中，当已得大概，惟六年来学问之经过，从未得一谈。今倾囊倒箧而出，愿共先生一商榷之！

一、学医宗旨。六年中已数变异，初温读陆渊雷先生所著之《伤寒今释》等，解经间有新义，且颇倾向西医；继读西医余云岫作品，剖切或深，然多怀疑中医之见。又曾涉猎叶、王派温热之作，似略有所建。乃近一年中，得冯友殊军之切劘，方向又变，转向金元四大家寻讨路径，结果对医术仍无多进步，不过稍能窥见大体，不似从前常堕支离而已。故截至现在，以为学医之路，宜以仲圣《伤寒》、《金匮》为必读之专经，理疾之绳墨。次则李东垣氏之治脾胃是神方圣手，迥异凡流。叶王派之理温热，亦意密格严，足资取法。盖此三家者，胥有创作之精神，而更有裨于实际，非傍人门户以理论取胜者所可比拟也。至于沟通中西，似为学术上事，于治疗上无多重要。

二、著作趋向。吾之学问与经验，在近日细细体认，殊未敢自信有得。即临床执匕，偶起一二病症，亦多属幸中，非有真知灼见、绝对命中

① 编者注：某君似应为岳美中的学生，余不详。

之本领。故自觉临诊以来之医案，实无足宝贵者。前此虽曾随记几十案，在今日视之，亦土苴耳。此后对于医案一项，拟暂搁置，俟医术得有进境，再引执笔。尝思治病之要，一在辨证，一在用药。倘辨证虽精而用药不当，则为张佩纶之用兵，徒成纸上空谈，难免乌江失利。但用药非意度所能取效，非泛用所可中式，苟杂药乱投，等于小人行险侥幸。钟秀近年于药理学旁搜博采，已积成两卷，内以药性有无组合力为取舍。例如用五味子治咳，则须加入干姜、半夏，始不涩痰。用川、羌治风，加入苍术则发汗，更益以川芎则治风湿骨节痛之类。更积有《习医日记》两册，内多前贤言行，及自己对于医学稍有发明者。

三、诊病志愿。此时，宁愿少临证，不愿多治病。少临证则可节省精神，休养脑力，得以读书；若多临证，不特不能读书，当精力不足时，反致敷衍病家，误人匪浅。盖医生不在治病多为贵，而在治好病为归也。又宁愿治乡间病，不愿治都市病。乡间多贫苦人，贫苦者非真罹病不延医，治愈一人胜十人。且乡间人无习气，开方用药一听诸医生，医生可以尽量发挥自己能力。都市人则反是（唐市尚少此种习气，若京津一带，医生临证，唯病人之意旨是求，伤寒则荆防柴葛不敢犯诸笔端，内伤则硝黄芩连不敢轻于一试。畏首畏尾，医生之能力，能余几何哉!）故宁终老乡间，以完成此志。千里遥隔，聊抒积怀，权当面晤。是、否之处，还祈教正为祷！日前所赐之联①，已倩人代写，悬于壁间，终日相对，有如对君，每令人气壮。

癸未二月二日（1943 年 3 月 7 日）

复董君树远

昨承枉书，极见恳款，并稔冲襟怡乐，履尚绥和，益复欣慰。先生清衷渊深，逸气猋发，抱真养素，守默希玄，旷览时人，渺兹旨趣。向获抚尘之雅，谬邀拂席之知。契德斯殷，吐言见赏。更复议论相发，帮助良多。风雨晦暝，思之曷已。弟质菲材铨，赋性迂拙；浮云世事，百不挂

① 编者注：裴雪峰赠联为：众口誉名医，忆昔年青云有路，遄赴玉京，黄榜无缘，同遭铩羽，别径骋英姿，树立轩岐真事业；孤心皈正佛，喜此日白骨当前，能完大地，丹砂可化，竟续长风，奇功媲良相，依然狂狷老书生。

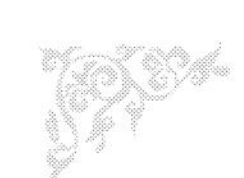

怀；凌云振采，久绝予心；乘坚策肥，差无鄙愿。独于学术，未能恝置。惟念四十年华，瞥焉已去，每览子桓“日月逝于上，体貌衰于下，忽焉与万物迁化”之言，未尝不掩卷而悲，并日而学。思探长沙之奇，抉千金之秘，赭鞭叱药，丹鼎驱风，非必能救夭札于当时，实欲偿我生之夙愿也。习医之外，余晷尚多，即以䌷绎心学，藉资检束，稍有所得，辄以自怡。夫人之智力有限，岁月不居，乃今世之士，或悬心于贵势，或役志于高名，在人者未来，在己者已失。奚若从吾所好，荣辱不牵，坚蔡荟夷白之行，悟向子损益之理，一逢知己，放意欢谈，契庄趣于濠梁，得相视而莫逆，实人生之至乐事也。何日遘面，一罄斯怀，翘企为劳，无任悒悒。春风寒洌，诸惟自爱，不宣。

二月十七日（1943年3月22日）

复郝芸杉校长

逴离辉荫，数历寒暄。思念云劳，结辖靡释。明湖十里，夜梦时萦乎故人；历山四圃，晚霞犹忆乎秋色。连岁更频荷手教，顾念辁才，倍承眷注之勤，益深知己之感。徘徊哲范，若见之墙；抚拟贤容，欲图之壁。讵意尊体违和，日久不愈，每一念及，不胜焦愁。今幸药饵有灵，病魔远去。雪后之松益茂，霜余之竹弗凋。纵缘服食有方，足征得天独厚。从兹鸠居既获，鹤算可期，寿考无疆，福绥弥永矣。并蒙不弃，时而下询。欲献曼倩之桃，愧乏安期之枣。敢效盍各，还望甄裁。

原夫长沙不作，《千金》见遗，宋尚《局方》，元多别派。或谓乌头而可帝，或壹蝭母以为君。完素则损阳益阴，彦修则坠离升坎。香岩清淡，欲避谤以邀功；孟英寒凉，实就轻而遗重。不知春燠者生之时，秋凄者杀之令。道家贵冷，医家尚温。必乞录藉于阳春，方驻颓颜于连石也。我公既饵中和，询为上策。东垣识卓，治每重乎中州；念祖术深，必顾及脾土。此真理所在，宝籍宜参者半。第豹才疏，敢夸窥管，全牛识浅，未便操刀。谨贡蒭荛，尚希采酌。

秀自身归冀北，记取六年。伯休卖药，欲避名于市中；青竹乘车，每疲神于途次。巢痕易扫，爪印难寻。事迫饥驱，义兼负米。固尝读书自慰，有意忘贫。无如煮字难餐，终伤久厄。于是刻意矫除，刮剥豪习，孤行峭厉，消磨壮心。报蠹简以终年，托萤编而永日。非儒非医，亦狂亦狷

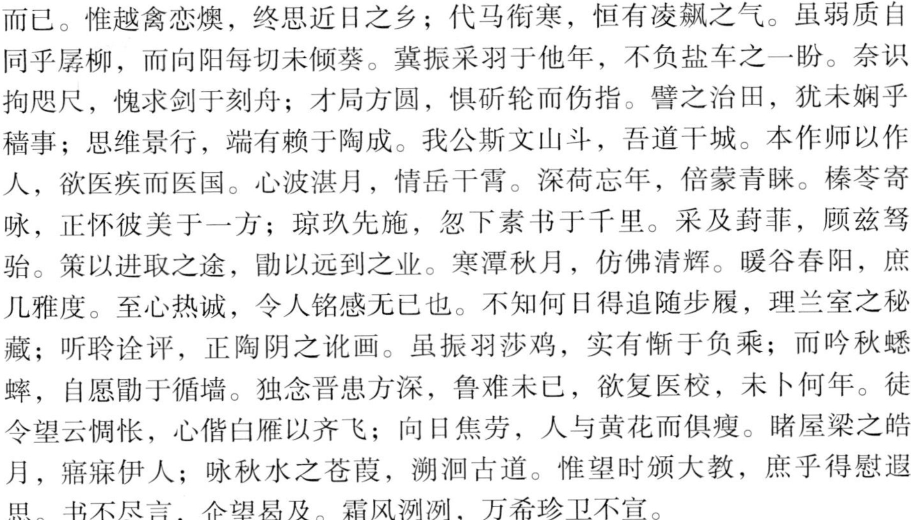
而已。惟越禽恋燠，终思近日之乡；代马衔寒，恒有凌飙之气。虽弱质自同乎孱柳，而向阳每切未倾葵。冀振采羽于他年，不负盐车之一盼。奈识拘咫尺，愧求剑于刻舟；才局方圆，惧斫轮而伤指。譬之治田，犹未娴乎穑事；思维景行，端有赖于陶成。我公斯文山斗，吾道干城。本作师以作人，欲医疾而医国。心波湛月，情岳干霄。深荷忘年，倍蒙青睐。榛苓寄咏，正怀彼美于一方；琼玖先施，忽下素书于千里。采及葑菲，顾兹驽骀。策以进取之途，勖以远到之业。寒潭秋月，仿佛清辉。暖谷春阳，庶几雅度。至心热诚，令人铭感无已也。不知何日得追随步履，理兰室之秘藏；听聆诠评，正陶阴之讹画。虽振羽莎鸡，实有惭于负乘；而吟秋蟋蟀，自愿勖于循墙。独念晋患方深，鲁难未已，欲复医校，未卜何年。徒令望云惆怅，心偕白雁以齐飞；向日焦劳，人与黄花而俱瘦。睹屋梁之皓月，寤寐伊人；咏秋水之苍葭，溯洄古道。惟望时颁大教，庶乎得慰遐思。书不尽言，企望曷及。霜风洌洌，万希珍卫不宣。

九月廿四日（1943 年 10 月 22 日）

致坤圃书

坤圃仁兄大鉴：

自隔芳辉，数更蓂荚，临风轸结，不胜愿望之怀。吾兄缁衣夙好，风教是司。本作师以作人，更惠乡而惠国。弟素钦高谊，屡求友生。忝在知交，又呼将伯。缘我乡有裴雪峰者，弱年擢秀，盛齿知名。接人推传义之诚，论交笃雷陈之好。与弟盟当总角，悦比濠梁，虽历死生，不渝金石。彼今年四月，病殁山左。旅榇悬寄于鲁西，弱息旋归于冀北。终身逢掖，道虽咀乎生前；半载荒凉，境已窘于殁后。痛孤嫠之槁砧突裂，伤孽子之门户顿摧。案荻萧条，屋萝憔悴。南华苦雨，问白骨其谁归；北雪飘风，呼青天而不应。叹逝者之如彼，悼穷途之若斯。即路人未免尽心，在故交实难袖手也。嗟乎！巢颓老凤，啼彻群雏，景迫崦嵫，时逢丧乱。哀萦独云无告，叶小霜高；怅生计之多艰，汲长绠短。得安存者之地位，庶慰九原；无如秀才之人情，仅有片纸。深惭蚊负，敢作莺鸣。谨布短言，冀宏鼎力。其长女名志巽，年廿五岁，程度相当于高中，履历曾任乎初小。其次女志丽，年十八岁，初中未得卒业，谋事苦无他能。果能就近于杨各庄乡立小校委任志巽一教职，于孟各庄小校委任志丽一教职，则长者可携其

幼弟以读，次者得依其姑母以居（孟各庄校址为其姑母前院）。托身其乡，可倚族党；教学相长，不废诗书。自爱屋而及乌，诚怜孤而恤寡矣。呜呼！气千丈以干霄，谁不如我；血三年而化碧，岂忘报君。敢祈鸿便，勿却蚁私。不胜瞻依，敬愿珍厚。愚小弟岳钟秀顿首上。

十二月十九日（1944 年 1 月 14 日）

复师某

友人裴子雪峰，于今（1943 年）夏四月病殁于山左之南华。余千里往吊，痛逾骨肉。感钟期之既逝，念人生之无常。半年以来，时萦梦寐。近其门生师某来函，询及雪峰身后事。书以作答，用抒余哀。

穷谷日短，孤檐雪深。冻雀无温，寒灯欲烬。幽忧纷于长夜，哀禽怆夫旧朋。方释遣之靡从，忽瑶函之远赉。快同促膝，伸复咨嗟。意念独殷，情感均戚。君引声若泣，吾隐几而悲矣！方钟秀与裴公之绩学青春、煮字终岁也。既缉商缀羽，飞诗筒于空中（曾与裴会川等共组空中诗社）；更辨莸析兰，填药谱于社里（曾在司各庄共组锄云医社，余主其事）。刻烛坐咏，申旦忘疲。幕德业以交修，倡斯文于类聚。洎夫同游山左，寄迹南华。或瀹茗敲棋，窗前话旧；或命俦歗侣，垧外看花。相处既望衡而居，无日隔知交之面。疑义必质，私事亦咨。箴诫时规，风期互励。不意风云骤变，苏李远离，一滞鲁西，一归冀北。犹谓萍梗纵令十年，鲈鱼定当一箸。不过琴樽之暂别，终为桑梓之相逢。每值南皮高会，时尚念乎元瑜。不意东海仙龛，今遽迎乎白傅。片云易散，独鹤难留，谶应龙蛇，灾闻鹏鸟，相隔七载，一别三生矣！呜呼痛哉！岂水仙王庙，合配诗人，白石洞天，真虚座主也耶？叔牙知我，徒慨乎归人；子罕云亡，畴与夫为善。学成而名徒存，道隆而年不永。仁者得寿，斯语难凭；天道无知，于今益信。生者零落，死者飘摇。川迅舟潜，问黄垆其安在；波驳雨滞，梦青枫而不归。万念俱灰，百忧若结。嗟嗟！展禽未谥，有道谁铭。千里风云，渺孤魂之莫望；异乡灯灭，嗟白骨之空悬。读向子期思旧之篇，伤心鬼录；咏陆士衡哀逝之赋，流涕人文。痛庄周之入梦，蝶化南华；效范生之驱车，鹃啼北郭。招魂不返，祭献生刍；问道无从，泪沾新麦（裴公之柩浮厝于辛集北郭之麦田中，故云）。溪毛荐止，悲逝者而复自思；薤露歌翻，集新忧而增旧感。向寝门以痛哭，伤异地之淹留。挂剑风凄，碎琴音切。过曹州之旧馆，但有唏嘘；睹秣陵之遗文，徒增呜咽。卜首邱其何日，扶旅榇而无时。顾思林宗之葬，执绋而会者千；延陵之封，好礼而观者百。日月有待，生死多交，当不致使其终沦衰草，久滞尘涂也。且裴公竹素有缘，文章未死，神明可接，慧性难磨。兰椒之英，因委灰而弥烈；斗牛之气，虽埋剑而亦明。风自立懦以廉顽，书将传世而行远，亦足独步于千载，瞑目于九原也。不胜悲伤，备陈宿昔。笔犹难尽，心与俱驰。此上志仁贤弟阁下。愚兄岳钟秀谨覆。

癸未，十二月初一日（1944 年 12 月 27 日）

复崔继勋

孟春获亲芝宇，鄙吝全消；初夏又接瑶函，饥渴载慰。廿年久阔，一旦相逢，共话兴亡，追怀离乱。友朋半归于零落，家国曾变乎沧桑，气咽肠回，相看欲涕。又转念八年万里，得促膝联床。顾兄既硕果仅存，视弟犹微躯健在。复返悲为喜，相庆更生。此景此情，永资纪念。更蒙佳惠银耳一囊，种传西蜀，味佐八珍。欲遣北客之尝，端赖南机之运。宛舒萼以耸听，乍伸耳而生香。未忍遽付庖丁，专用备充药饵。果沉屙之数起，庶厚爱之长存。惟书成在秋，札到经夏，寒潭千尺，惭愧同深，云树万重，瞻望何极。劳苦未已，尘俗相因。营梁燕之新巢（前半年之时间都耗在建筑新居矣），踏磨驴之陈迹。真热恼困人，清凉无地。刻秋光已晚，别思弥加。三尺凉波，情怀莫喻。一眉冷月，颜色常新。引领而南，无日不念班荆、劳杼柚也。

雪峰请奖之事，夏间既与其女公子去函，询其殉难经过。后得其复音，知山左诸贤，先吾辈而举办已。当仁不让，见义勇为，邹鲁遗风，足钦足学。当时即欲答吾兄一函，第每念雪峰之为人，辄欲追述其生平，阐扬其德行，拟展禽之谥，制有道之碑，用纾积哀，用砭末俗。惟自惭拙笔，难绘仁人。已迟三年，未克一述，顾终不能不有言也。缘雪峰与弟，总角定交，弱冠竞学，不渝金石，莫逆濮濠。箴诫时规，风期互励。倡斯文于类聚，砉德业以交修。力争上游，宁甘小就。方期共弘孔学，何意遽碎牙琴。佛果成空，诗真作谶。生者百感，死者九原。万叶呼风，难堪乎旧迹；一灯摇雨，频梦夫故人。天问无辞，魂招不返。念江山其已复，痛人物之全非。愁闻子夜之歌，怕听秋坟之唱。芭蕉影黑，枫树根青，知己

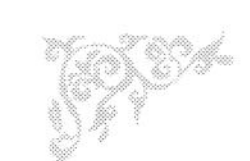

一生，悲怀万古，能不痛哉！

稽雪峰之一生，濯足于清流，振衣于绝壑，志除三祸，心慎四知，品重若金，神清似水，热血酬友，古道照人。奋翦水之思，作藏山之业。刚日柔日，枕葄于前修；今人古人，居稽其成轨。茶烟一榻，米汁三升。炼汞为丹，窨花成蜜。同辅好易，理堂说经。蜚声闻于清华，成等身之著作。迨其游学山左，任事南华，凭其汪洋恣肆之才，挟其肮髒磊落之气，纻交缔于海内，茧足遍于鲁西。星饭忘劬，风尘耐苦。积力弥勇，瘁志不挠。老诗名于曹州，标清誉于学院。篪负牖民之责，铎余警世之心。由由然为道德之归，罢罢然树政治之本。钟秀此时亦逢弹冠之荐，应医院之招，相处既望衡而居，无日隔知交之面。提琴召侣，命酌邀宾。入门而小婢呼名，具馔而贤妻脱钏。扫苔踞石，隔叶敲枰。赌吟则钵响先催，得句而笔花争舞。希踪前哲，追芳昔娱。更谋偕隐之欢，预办青鞋之约。不意波翻东海，日寇中原，辽沈云屯，幽燕祸起。苏李远隔，劳燕分飞。一归冀北而遁迹壶中，一滞鲁西而献身军界。皋牢义队，号召戎围。义不帝秦，心图存汉。朗志拔俗，雄心回天。奋意孝忠，竭诚致命。子房博浪，冀快意于韩雠；孤竹空山，洵无心于周粟。翰洒洗兵之雨，胸罗破阵之图。募死士以所营，犯长围而告急。旌旗在眼，肝胆照人。一旅孤提，危村屡入。观其夺汽车、掠倭寇，纵横决敌，慷慨誓师。战鼓齐鸣，将军似从天下；匈奴未灭，男儿何以家为。白日无惭，青天可质。又岂肯草间求活，尘世偷生也哉！何意贝锦潜昌，雕儿统制。纵欲一身以报国，难防三字之锄忠。既已陷蝇营蝎谮之场，得不惕虎尾春冰之戒也欤！拊心河洛，欲尽弃其前功；唾手幽燕，更徐图夫后效。此报国之诚也，抑亦揆几之哲也。于是立释戎容，仍还逢掖。陶才聚学，校行开黉。鲈渚秋波，不寻乡味。鳣堂春雨，又作经师。枕义而居，惟道是倡。藉宣风化，取禅生灵。欲凭礼乐之熏蒸，净扫氛祲之迷闷。束修羊满，问字车忙。温饱不以居心，文章思以救国。万丈之灯欲落，一枝之笔未干。不知来日大难，动以古人自策。同侪号为风汉，当世例以顽民。迨其青州被拘，敌寇相劝。言惟吐实，志不欲生。慷慨陈词，列柏之风何劲；从容赴义，长松之气同遒。不作谦益之觍颜，愿同文山之碎首。甇甇义士，噭噭孤臣。救国直侃侃而谈，敌人反肃肃起敬。贼不加害于贤者，时兢惊企乎完人。虎口生还，马帐再榭。断头可续，此舌尚存。念国难之方殷，仍讲学而不已。力勖气节之士，日陈忠孝之经。不屈不挠，再接再厉。然而，凌兢无歇，虽松柏而终凋；剥蚀太深，即金石而亦敝。一惊于匪，再耗于病。迫余生于短日，荡危魂于悬崖。身之瘁也，志之劳也。蕉心抽尽，而生意难回；鹃血啼残，而春风已去。水浆尽却，毡雪无吞。桑靳寄生，草无独活。志之莫济，身随以亡。嗟嗟！破窗风雨，铁砚空磨。中岁龙蛇，玉棺遽下。王蒙不禄，谢朏无年。天实难知，善不获报。良朋怛化，旧事苍茫。能不重秦失之三号，发张翰之一恸哉。

鸣呼！辞山有梦，流水无声。风乍急于桃园，日忽斜于鹏舍。青松黯黯，挂剑何栖。白马啸啸，执绋尤惨。效西台之痛哭，击石歌长；诵楚国之离骚，招魂调苦。叫巫咸而不应，延神翁其未来。堕凉句于灯边，吹泪痕于纸上。曲终人去，空留江上之风；读罢魂消，如咽山阳之笛。更堪伤者，补已缺之金瓯，徒闻泉下；颁褒忠之玉楮，未逮生前。水剩山残，付黍离于一叹；途修路阻，归杜宇以何年。石难觅乎三生，诗惟余乎一哭。卷中名字，疑是魂归；座上虎贲，徒存形似。每欲爇灵犀而索影，召海若而圆形，不可得也，岂不痛哉！且雪峰商瞿子晚，崔慎儿迟，仅可读楹书，未能支门业。念其孤魂远寄，遗榇遥悬，风火荒郊，垂杨废垒。又孰忍其遗碑藓蚀，矮竭苔黏，怪鸟啼云，孤蛰吊月也乎！四年返榇，告我前知；平生有约，谓予敢忘。幸其遗著甚多，卷箎不死，梓行问世，大有足传。今日既嬍著史书，荣邀绰楔；他年更名垂后叶，功在儒林。亦可稍慰亡友于幽泉，一振颓风于季世也。

因君义气，触我悲怀，不觉其言之过长，只缘此情之难已。秋风过劲，诸希珍卫。不宣。

九月二十一日（1945 年 10 月 16 日）

复梁漱溟先生

漱师道席：

奉读手谕，知自蜀来京，尊颜咫尺，拜谒有日矣。雪峰遗榇，尚悬于山左。长女病瘵，亡于济南，次女在丙戌年参加革命，冻毙于海滨。身后萧条，述之泪下。刻间只余寡母孤儿。自土地平分后，有地三亩。裴母自种自薅，聊足糊口，虽至荒年，明春亦能渡过。庆平现年十六岁，其才雅似其父，其性躁亦雅似其父（时教之读明儒学案，以期改变其气质，读词章以导引其能看古书）。今命其抄奉昔复崔君一函，一以见其字体亦酷肖其父，一以见雪峰抗战及身后之略史。庆平学习国医，今夏虽感勉强，中秋后已略识门径。长此不息，可期深造。

生尝思中医导源于道家，体验天人，关合气候。取草木平和之性，扶助人体自然之抗毒力，以已疾疫。征之于医史，按之于实际，古今悉合，绝非自欺自炫自回护也。不同夫西医，先规取病灶，继用金石峻烈之药，突击猛治。纵云对症，究寓强制。故其于伤寒热病及慢性疾患之疗法迄未尽善，因常欲保持国医寸有所长之优点。惜生非道家，不能返观内照，于脏腑经络之微妙内景，无由窥见。虽竭力体勘，而梼昧之资，究未克有契于心。顾终不愿舍己之田而耘人之田。刻政府提倡中医科学化，窃意科学化云者，宜归纳旧说，使之合乎逻辑也。若必尽取西说，则是自弃家珍。一切洋化，非惟无补于理疾，即于学术，亦塞一途路矣。盖中西医学，其立场各有不同，故其取径，亦因之以异。若谋改进，在医理方面，私意以为，宜发皇古义，融汇新知。在药物方面，私意以为，宜证诸古方，求其实效，淘尽金元玄渺之说。若必欲尽取中药，纳之于化验室中，提炼各味之精华而分贮待用，则是新药，非旧有本草之功能也。和合各药之精华而组织成剂，则是新方，非古方剂之主治也。此理至浅近，但局外人不知，或卫生当局亦未措意及此。故于号召中医科学化，迄未见有准确之规定。致令浮躁浅进之徒，则倾向西说，袭取皮毛。颟顸拘墟之辈，又迷于旧说，不自振拔。中医前途，殊为晦暗，甚可惜也。生虽不才，颇思黾勉赴志，并欲以所志告人。以庆平之才慧，之年龄，日后或能有进于斯焉。区区管见，定多违失。今谨请教于夫子，祈赐纠正，并请指以更正确之道路。俾生有所遵循，而庆平前途亦不致歧误也。雪峰遗著，虽几遭劫难，经生保存，幸无残缺。裴会川君，年来在天津市立第三中学教读，兼事训诂学之撰著。

生目疾适发，致稽迟奉复，歉仄无似，伏祈原谅。谨请道安。

后学岳钟秀敬复

1950年2月6日

附：梁漱溟先生原函

美中先生：

十数年前，尝闻亡友裴雪峰谈及先生，深怀倾慕，惜未得机缘一承大教。胜利后至今，时局扰攘，消息阻绝。弟于雪峰身后之事，虽留心访问，始终未得其便。顷从巴蜀到京，乃闻雪峰之子庆平，今方从学于先生，一切承先生照顾，风义入古，且敬且感。用特奉书左右，求以雪峰家属景况、庆平学业如何见告。又雪峰学《易》多年，抗战中不废著述，积有成稿。闻稿存其女之手，而其女亦亡故，不知此稿犹得保存否？此一事尤在念中，必求示及幸甚！又雪峰同族裴雪（学）海君，比在何处，景况如何？如先生知之，并望示及也。手此，敬问道安。

梁漱溟顿首

一月廿八日

致王兰亭[①]

月前过访尊寓，适值回京，至今怅怅。眷承久留徐孺之塌，铭感无似。弟本意在此春光明媚、牡丹盛开之时，去京一游，以答吾兄爱我之盛意，并一晋谒梁漱溟先生。无如近日有一旧交，为介绍一针灸专门之老医师、名高怀先生者，使弟从之学针灸术。先生挟有秘穴，善起大症。弟思为己身增技艺，为病家除痛苦，为中医留种子，于百忙中毅然从之学习。每晚三句钟，约三阅月可卒业。因此羁絷，拜晤之期又需时日矣。屋宇念非兄所固有，可暂赁出以免旷闲。若无必要，弟于后半年或能摒挡一切，赴京隐居著书，暇则至图书馆纵览旧籍，晚间更互相切劘而研讨之，亦人生之一乐事。能行医与否，非所计也。

1950 年 4 月 27 日

致邵乐山

乐山道兄：

多年疏候，忽接琅函，欣悦无已！

弟青毡阅岁，白发催年，短鬓徒羞，斜阳易老。十年消渴，朝露常虞，隔岁中风，左偏殆废。近又目生白内障，几不能作字。老态毕呈，徒唤奈何！幸领导关怀备至，在衰残余力下，创办了全国中医研究班，并在去年总结了《论医集》、《医案集》各一册，明年可能出版，届时当寄奉呈政。小诗抄呈，希赐斧削！专此布复，望时锡教言为祷。

敬颂

① 编者注：王兰亭，北京市中医，早年在北京南城行医，与岳美中交好。

大安

弟　岳美中
1952年11月14日

致何时希[1]

（一）

菊绽重阳，友隔千里，满城风雨，我怀何似。所幸虽白衣乏送酒之人，而青鸟来衔书之使。坐对花笺，如亲芝宇。并悉宿恙见捐，返旗在望，欣慰益复无似。惟肝功能未尽恢复，还宜好自将爱。领导于足下依仗方殷，嘱代将意，并命笔致候。我室舌诊任务已半就荒矣……全组人员风流云散，惟盼阁下早占勿药，旌指春明，挥庖丁之余刃，批隙导窍，一日快解二十牛，得完成斯业。弟叨沐余光，免贻覆悚，快何如之。谅促膝谈心时，定在梅花香里也……

附移居小诗，祈赐吟定（略，见《锄云诗集》）。（1960年）

（二）

……月运而往，怅久隔于偕游；道阻且长，承远辱于两问。情文并至，感怍兼深。足下江南望族，沪上名流，高韵照人，清言绝俗。孟公尺牍，每什袭以珍藏；炳无舌评，必三复而雒诵。论古若权衡之审，酌今若镜鉴之明。规模甚远，足为后学之师；分析尤精，堪折今人之角。锥能自见，及果有余。方幸舌诊得克日完成，何意病体则不时发作，焦虑无似，驰系弥殷……弟拳曲散材，聱牙末学，心劳术拙，意广识迂。身当盛世，无尺寸之可称；境困病魔，耗岁月而徒活。虽抱宿道乡方之志，了无趋事赴功之能。乃仍欲破万卷之读，辑众家之长。幸阁下开益新知，使不佞激昂懦志。谨当增所不逮，用以修其可期。刮翳膜以细绎群书，扶衰残以蹁

① 编者注：岳美中致何时希先生的信，均转录自何时希《名闻东亚岳美中》一文，有的是摘录，而非全札。据何时希先生云，其存有岳美中遗札十余通，另劫失者尚不在少数。

跬寸步。想典型于往哲，自愧空疏；竭精力于是编，敢忘策励。（1960 年）

（三）

大作曾浏览一过，于古诗、新诗之间别创一格，具见魄力。弟结习难除，作忆旧诗一律，附呈郢正。老舍云：“歪诗怪字愧风流”，泰系知己，故此献丑。

旧游回忆瓮山前，病里维摩两可邻。
北麓李花半山雪，西堤杨柳六桥烟。
竹亭小坐香生袖，水阁长谈舌粲莲。
记否漪园秋更好，来京盼及菊花天。
时希仁兄吟正。

锄云岳美中未定草
辛丑榴月（1961 年）

（四）

蒙惠书，非眷念特达，何以及此。病境难耐，雅量克有以处，佩慰兼至……承劳注及刻印事，故人于我尽矣。近已在京粗具，祈勿念及，第感激之情与岁时俱深矣。附呈小诗两份，希神健兴至时赐一和章，荣幸无既；并望于素好之诗坛耆宿代为征和，尤为感盼！

壬寅腊月五日（1962 年）

（五）

赐诗奉读，感荷无似。赋成俚句，用答时希仁兄，即希雅正。

弟岳美中未定草
癸卯重阳（1963 年）

椅衿连襼忆当年，自别芝颜倍黯然。
如我风尘仍仆仆，知君风度总翩翩。
亦狂亦狷真名士，多艺多才迈众贤。
遥祝清躯占勿药，京门研究待医筵。

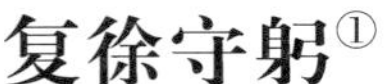

复徐守躬[①]

来函不以老朽见遗，信加淬砺，属望甚殷。厚谊深情，且感且慰！

我在近年，因衰病交侵，精神不免颓废，浮思梦想，时形于怀，不能自主。但身值盛世，殊不甘自弃。每日写些《锄云医话》，内容包罗甚广，即君所谓验方、土方药，都具有专栏。现在所辑虽还不多，在日积月累下，将来分别摘出，可能成帙。日后或合印或分印，再同君等共商之。针灸一项，我无多研究，有些验穴，已见《临床实用针灸学》中，兹同日人管沼周圭之《针灸纲要》（此书以简御繁，可熟习之）一并寄去。以君之壮志锐意，公余从事针灸研究，定克大弘斯学，前途勉旃，不胜跂望！我对针灸学是主张经络之说的，这在序《针灸学》中可见。当时是五〇年，不期与朝鲜金凤汉之发明暗合，但他只限于生理方面。我国在两千年前之经络，即包括了生理、病理、诊断和治疗学等，是用什么方法得出来的呢？这个问题应当深思，加以研讨。

致龚育之[②]

得来函，并赐《自然科学争鸣》一册，无任感激。又承以中医事业相勖，更不胜振奋之至！

毛主席运用历史唯物论和辩证唯物论，综合古今，洞察中外，高瞻远瞩地提出，中西医结合创造统一的新医学新药学，为全人类卫生保健事业作出更大的贡献。我虽衰老，愿尽所能，贡献出自己力所能及的一份力量。

中医的方剂学，从历史上看，是不断在发展着的。从方剂本身上看，它是具有多方面的组合性，内中自然有物理、化学的运动，并且有它们之

---

① 徐守躬，河北省滦县人。岳美中早年教私塾专馆时的学生。新中国成立前参加革命，长期在东北工业系统工作。晚年协助岳美中抄录文稿，做了很多工作。此信系底稿，约写于1970年左右。

② 龚育之（1929－2007），著名理论家，曾任中共中央宣传部副部长、中央党校副校长。1975年前后岳美中在与之通信中，曾就阴阳五行学说和中医复方等问题有所讨论。此信依底稿排印。

间错综复杂的相互联系和相互作用，以及药量多少的关系。要认识这样一个事物和掌握它的规律，并应用到解决疾患上去，是需要刻苦研究、加深理解的。

例如治阴疽凹陷平塌、流淌稀脓、长年不愈的外科疾患，西医对此是办法不多的。中医创造出来的阳和汤，若审证确凿，并坚持服药，多会收到显效，有的达到痊愈。方剂的组成不过是几味常用的普通药，假使由浅见不懂方义的人去看，可能认为是一个杂乱无章的方剂。因方中熟地是滋腻的阴药，用于寒凝湿滞性阴疽，适助长阴邪，延长病期；麻黄是发散性的阳药，阴疽体力衰退，哪里经得住发表药的投入呢？不知麻黄量是五分，熟地量是一两，以五分麻黄对一两熟地，只起节制阴凝、推动静止的力量，是熟地得麻黄则补血而不腻膈，麻黄得熟地则通络而不伤阴，起到相互促进又相互制约的作用。在采取炮姜、肉桂、炙草、鹿角胶正面温阳药和白芥子通经络、祛寒痰药的共同伸阳煦寒的功能中，奏到日光一照、阴寒悉解的效验。此中微妙，非对方剂学素有修养者莫解。当然，治疗阴证，有的用促进细胞生活力的黄芪为主药，组合得法，也会治愈，不独阳和汤是特效药，主要在辨证施治的准确性上。学术是钻研获得的，只要方向正确，把中医方剂纳入到现代科学研究领域中去，其应用和发展是有着无限潜力和无限前途的。在这里，要防止一切舍弃复合方剂，过分强调单味药物的作用，要把专病专药与辨证论治的关系摆好。

再从应用单味药上谈一谈。中医的复合方剂，是在用专病专药的基础上，更辅以辨别阴阳寒热、表里虚实所表现的证候组合而形成的。若能熟知药性，精于配伍，运用之妙，存乎一心，就能收到治疗的满意效果。例如治疗慢性肝炎，要参考西医的化验指标，谷丙转氨酶高，不能不注意治疗，但若一味追求消退转氨酶的单味特效药，则往往得不到预期疗效。现在和过去，西医在这方面付出很大力量，想找出一种始终能控制慢性肝炎的单纯特效药。在长期研究中，西药发明出一些；在西医协同下，中药也发明出一些。可是有的验于此而不能验于彼，有的有短期效验而得不到巩固，结果，闹得歧路彷徨，无所适从。这当然与肝炎原属变动不居的传染病的性质有关，但在辨病辨证上也是有问题的，有时只好推到中医队伍里想办法。中医主要是使用复合方剂调理疾病的，很少用单味药，这是传统上的驱遣药物的优越性，是以辨证论治为依据的。然而，在现在也有的中医持特效方的观点，治疗慢性肝炎。一般认为肝炎是湿热蕴积所酿成，采取清热利湿的特效方，有的恰合病机，投药有效，达到治愈；有的不但无

效，而且越治越弱，缠绵难愈。这是什么道理呢？是犯了专执特效药的形而上学观点。单味药与复合方，只要不辨证，不随着疾病的变化发展随机以赴，都会落到机械唯物论的窠臼中去，并无什么中西医之分。从肝炎原因论，清热利湿，是有针对性的办法，但肝炎日久，体力渐衰，一味清利，肌体能存多少湿热之邪？久久清热，势必伤阳，久久利湿，势必伤阴，阴阳两伤，削减了肌体的抗病能力，难怪久病不愈，反而有的病势增加。这种病例，在临床遇到很多，不是徒托空言，肆意批判。当然，肝是多血之脏，肝炎常导致淤血，在辨证论治时也不能忽略这一点。

《内经》云：壮火食气，少火生气。所谓壮火，是亢盛的热，所谓少火，是正常的体温。气，是肌体的生活力。壮火或因外感侵袭，或因其他因素而发生的高热。热盛，则很快会灼伤体力，变生不测，非立即扑灭，将会成燎原之势，危候立至。此时不但应投以清利之剂，更应大量以投，迎头痛击，务期火熄。若少延缓，或至死亡，或演成慢性肝炎（慢性肝炎多因传染而得，不都是急性肝炎之所遗）。慢性肝炎虽有残余湿热，但无壮火，即少火且受到影响。少火，人赖之以养以生，若使受损，则不独抗病力减弱，反会枝节横生，杂病丛至。医生是司命使者，若不了解和注意机体的生机，善为调整维护、保养、珍惜，则不仅对慢性肝炎一类传染性变化多端的疾病难以控制，即对一般性的内伤杂病也不会得心应手。

尝谓，张仲景一部《伤寒论》，是治外感病有价值的书，内容 397 法，113 方，看去复杂得很，似乎很难学习，很难掌握。的确，外感病症变动不居，发展迅疾，表里不同，寒热各异，确实难以掌握，非熟读谙习，弄通弄懂，是会动辄得咎的。不过从原则上论，也有它一定的规律性，可以执简御繁，不至出轨越范。三阳病是壮火食气，以祛邪为主。太阳证居表，则取汗法，虽属素体积弱，抗力较差之患者，汗出恶风，亦以桂枝汤较强壮性之剂以解肌施治；少阳证居半表半里，则以柴胡剂和之；阳明证在经则清之，在腑则攻之。只要邪去，肌体则得安，即是“治病留人”的措施。若三阴病，或因病的传变，若因医以药误，趋向恶化，伤及正气，不独壮火已熄，即少火亦有所不足，此际唯以扶正为主，投予回阳救逆之四逆汤辈，以保持体温，增强心力。必待阳回逆转，再相度病机，或表、或和、或攻，辨证施治，转危为安，化险为夷，此则为“留人治病”。我们在平日要加强学习辩证唯物论，并加深学习中医的理法方药，多多临床实践，掌握治疗法则，才不致停止在特效方、特效药的形而上学的观点上。

1975 年

致金希聪

（一）

金希聪先生道席：

奉到华函，及见寄大作，盥读再四，感企无已。谨步韵奉和，用答盛情，乞赐正和。

所云滴水珠能疗消渴，不胜喜出望外。祈颁赐一帖，说明用法，以便啜服。

鄙人积年著有论医集多卷，经我院派人整理出一册初稿，征求海内贤达意见，以备正式出版。容寄奉成册，祈锡指正！

天降繁霜，地凝白卤。当兹寒月一湾，梅花三九，想起居康胜为无量颂！弟近又重读《滴水珠咏》、《星夏之歌》，更觉诗味隽永，钦佩无似。拟作一骈体序文，用附骥尾，但因久病体弱，未能脱稿。一俟春暖，再足成之，以希斧正！

握翰心驰，临风踵企，冰雪保重，不胜区区。

岳美中

1977 年 1 月 7 日

（二）

希聪先生道席：

接奉云翰，并承赐针剂，铭感五衷，刻不能忘。所颁佳章，勉呈俚句，敬希郢政。承寄滴水珠原药，因弟感冒住院治疗，迄未能用。昨赐针剂已注射两日，感觉良好，俟完成一个疗程，总结效果，再行奉告。

兹有进者，《滴水珠咏》、《星夏之歌》均已拜读。珠圆玉润，传世之作，不敢赞一词。所和草稿亦承登记，殊增愧怍！惟思此旧格律之作，现代懂者不多，不附以详细说明，恐有碍实用。不知有无副本？于制药法、用药法、剂量等，写出标准，使劳动人民一目了然，既可便于推广，又能为无产阶级服务，不只限于知识分子知之。

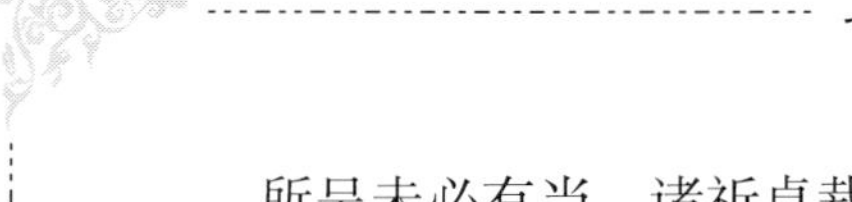

所呈未必有当，诸祈卓裁为祷。

此致

敬礼

弟　岳美中

1977 年 10 月 4 日

（三）

金老道席：

蒙惠手札，并锡火腿一只。丹灶烧成，柏屑炙透，知金华之精品，原出东阳；饷燕市之老饕，遥投北地。辱承嘉惠，得味珍滋。熊莫争肥，鱼难比美。不羡鹅掌之四，甘弃鳌裙之双。欲喜从心，梦犹戴德！幸尝南土之产腴，转觉北方之味逊。配以豌豆而尤美，裹以粽叶而偏宜。尽解清馋，频供细嚼。剔香味于残齿，感深情于短笺。染笔难酬，编蒲莫颂。谨致谢意，并候吟安。

弟　岳美中拜上

六月九日上午

是否有意整理旧作，俟机出版，请告，好代作规划。

又者，所嘱代转《滴水珠咏》、《星夜之歌》，此事正在考虑中。因共全国中医学会诸同仁讨论之后，凡现在出版之书籍，均须符现代之要求。一要语体通俗，二要详尽落实，三要有具体总结病案。我辈律诗，常人难解，且无注释，即有旧文学知识者，亦难彻底了解，须加以语译。在滴水珠药味上，宜原原本本地阐明。星夏用途，更宜详细。凡此种种，均待商量，有合时宜，才得卫生部门审核批准。我定当尽心，寻机会作出计划。如足下前赐滴水珠针剂，已注射完毕。对于消渴，虽无大效，但于腿疼艰步，颇获大验。拟写一医案呈教，为所咏之药作证。一切容相机进行，请稍安待报。可否将针剂推广，拟商诸卫生部，再奉告。

滴水珠星夏针剂，可否再邮寄一些。请开发票，以便汇款，用供报账。

岳美中又启

六月九日

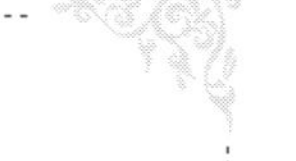

复连建伟函

建伟同志：

奉到华函，读悉书是。关心中医事业，钦佩无既。

鄙人青囊阅世，白发催年，短鬓徒羞，斜阳易老。廿年消渴，朝露常虞。前岁中风，左偏几废。今年目益昏，耳益聋，几不能捉笔作书矣（看所写之字即知）！时愧友朋加以奖借，尤愧谈论学术，每接到海内贤达所致之函，则阅后不敢作复，非简慢也，实力不从心也。同志所赐之书，语言畅快，字体娟好，医案总结，简练恰当，一时有兴，勉强一答。

惟愚平生爱才若命，见足下英俊之材，愿为代筹前途。现在中央卫生部前月召开中西医结合十年规划工作会议，注重中西医发展工作。各省市都要成立中医学院，以壮大中医队伍。有条件的省份，分别成立中医研究班，以提高中医。我院于去年曾创立全国中医研究班，系中央委卫生部所办，每省市招收一名学员，今年国庆前结业，明年仍拟招收第二班，拓充名额。似此全国中医勃然兴起，足下年富力强，在广阔天地间，不患无用武之力。勉旃前途，与日俱进。

便血一案的总结，基本上很好。惟内中提出“胃气虚则不能运化”，似有语病。胃主受纳，脾主运化，且胃有血则吐出，不至便血，似可不提出胃府为妥。草此布复，并致

敬礼

岳美中

1977年9月10日

附：连建伟原函

尊敬的岳老医师：

我叫连建伟，现年28岁，是浙江省嘉兴县建设公社卫生院中医。

我从小就对中医学怀有深厚的感情，因为她是中华民族古代文化的结晶，对中华民族的繁衍昌盛有着极大的贡献。她有着勤求古训、博采众方的张仲景、李时珍等杰出的代表人物，他们的治学精神永远值得人们推崇学习。1966年，我刚满15岁，就开始自学中医学。无师指点，我便处处留神，从较浅的《药性歌括四百味》、《药性赋》学起，5年内学完了全部中医学院教

材,通读了某些中医经典的著作。我怀着决心学好中医学的志气,到处向有实践经验的老中医、老药工请教,向书本知识请教,主动义务为人民群众治病,努力使理论与实践相结合。1970 年 3 月,我到嘉兴县凤桥公社永红大队插队落户,当了 5 年赤脚医生。在为贫下中农服务的同时,也提高了自己的医学理论和临床实践的水平。1973 年,我的第一篇文章《对〈肝炎的辨证论治〉一文的商榷意见》在《新中医》杂志第 4 期发表后,得到了各地读者的支持。业务之余,我总结了自己学医 10 余年的心得体会,陆续写成近 5 万字的《中医临证体验》。其中《胃阴大伤治验》一文又在《新中医》杂志 1977 年第 1 期发表,更坚定了我钻研中医学的决心。

岳老医师,近年来我由上级领导抽调到建设公社卫生院工作。由于我没有上过一天中医院校,全凭自学,肯定对中医学的学习缺乏完整的理论体系。但我深信"有志者事竟成",主要取决于自己如何善于学习、刻苦学习罢了。在这数年中,我反复认真地学习了您在各种医学杂志上发表的文章,深受教益。从您的很多文章中,可以看到您善于吸取各家精华,认真细致的辨证论治,刻苦研读的治学精神,极端负责的工作作风。您的这些高贵品质,永远是我们年轻一代学习的榜样。我决心作为您的私淑弟子,更加刻苦认真地学习中医学,为继承发扬祖国医学事业贡献自己的毕生精力。

岳老医师,今寄上医案2篇,均系我在农村中治疗的病例,请您指正。谬误之处,望多赐教。老医师乃我国中医界老前辈,德高而望重。您宝贵的临证经验也望能寄一些给我,让我这个中医后学拜读研习。老医生年高体弱,贵体望多保重。愿您身体健康,这是国家与人民的需要,也是远在千里之外的我——您老医师的私淑弟子的衷心愿望。

敬祝

工作顺利,身体健康!

您的学生连建伟敬上

1977 年 9 月 1 日

致张德超[①]

（一）

张德超同志：

捧读华函，盛愧交并。仆晚际昌明，中医政策，推行禹域。纵草木无识，尚荣枯候时。况我在党培育之下，实不容不觅路自效。全国中医研究班，在中央大力支持下，于今年三月开班。惟露早梧桐，风先蒲柳，眼暗日剧，难阅细书。肢痿日增，艰于趋走。虽涓流赴海，诚怀屡竭；轻尘集狱，功力盖微。中医研究，任重道远，非菲薄蚊力所能胜任，只有赖海内贤达共襄此举，以培育中医骨干力量，促进中西医结合，为创造新医药学准备条件。

全国中医研究班由中央卫生部承办，每个省市招收学员一人。敦聘全国名老中医来京讲学，性质等于集体带徒。为西医学习中医准备条件，为创造我国统一的新医药学奠定基础。以继承毛主席遗志，聊尽我平生对中医工作微薄之私。望在远不遗，时赐教益！并寄上拙著《医案选集》一册，希多提修改意见，并予校对是荷！

专此，恭致

敬礼

岳美中

1977年3月20日

附呈小诗，敬祈郢政。

（二）

德超同志：

两函均捧读。承您关心拙作校对工作，拟亲莅国门从事，中怀感激，

---

① 编者注：张德超（1937—），江苏高邮人。高邮市中医院原内科主任，江苏省仲景学术研究会委员。20世纪70年代向岳美中投书问学，多有交往。

实难言喻。惟限于我院住宿条件，不能安排，致违盛意，遗憾无已！

关于大作，因鄙人视力模糊，只凭小女口诵，我以耳代目听了一遍，未能深入地研读，提了些不够成熟的意见，仅供参考（另纸寄呈）。

我很同意谢海洲同志在篇末所提看法，因杂志社一般要求稿件尽可能篇幅短些，即使我代寄，他们还要缴回。所以我速予寄奉，望加以压缩，俾得在杂志刊出，供海内阅读，有裨中西医结合的前进（改好可直接寄杂志社）。

专此敬复，并问近好。

岳美中

1977年6月1日

附：对文稿的几点意见

一、病案前言，是否可引经典及有代表性著作的几段，简而赅地说明问题就够了。若征引过多，不免有架床叠屋之嫌。不如在各病案后引证，扣得紧凑一些。

二、凡风湿性疾患，多有反复的可能性。各例很少有长期追访的记载，即下结论，恐阅者背后有指责。

三、例5，觑准病因，据以施治，是合乎辨证论治的。且在分析中从正反两面论证之，以肯定为气虚证，尤好！

四、例10，似应署三痹汤，因为方中有黄芪、川断。

五、例11，用甘露饮合陈修园葛根、淫羊藿、银花方，更切合些。

六、各条中选方用药，均合矩镬，足见读书有得！

以上意见，未必有当，提出来仅供参考。

（三）

德超先生：

久未通信，因入冬以来病体更形衰弱，觉狐裘不暖，暖气失温，不仅不能出门一步，且对朋好来函及医稿艰于作复，力量所限，徒唤奈何！

近得卫生部消息，仆所创办之中医研究班，已纳入高教部全国招收研究生计划，同卫生部合办。今年招五十名，明年招五十名，二年毕业，年龄限36岁报名。课程以四部经典为学习课本，主要以继承为主。这样则中医前途庶几有豸矣！

在去年夏季，经刘寿山先生介绍，我提议我院领导，将足下调来中医研究院，帮助我整理《伤寒》、《金匮》，已经承他们允诺，并说已发函贵省商调，但迄今未见动静。不知是省、县有障碍，抑不知您院不肯放，甚盼了解到情况，以便再进行。

腊鼓催年，爆竹报岁。寒到南天，诸维珍重不宣，问好。

岳美中

1978年年1月14日

致田震洲[①]

（一）

田震洲同志：

九月十七日函早已奉到，因鄙人南北奔驰，迄无宁息，致稽裁答，希加原谅。

所嘱探购之书籍，昨曾向各书店询问一次，只有《循经考穴编》，其余均无有。足下亦可从本地新华书店探询一下，若有，可就近购买，免往来耗费邮资（《循经考穴编》定价六角）。

足下年富力强，从事中医研究，前程自无限量。衰朽如余，愧难帮助。惟思研求学术，必须先培养根基，本固者枝荣，源远者流长。经典著作，最低限度，要上口成诵，在临床之际，方能左右逢源。此外再广搜博览，以开拓胸襟，终之由博返约，而渐及于成矣。

老悖之言，未必有当，还希卓裁。

此致

敬礼

岳美中

1962年10月14日

---

① 编者注：田震洲，陕西绥德县路家坬村中医。20世纪60年代初开始，长期与岳美中书信往来，情谊甚笃，但未曾谋面。

（二）

震洲同志：

来函敬悉，知起居佳胜，无任欣慰。此次在印尼获得勋章，主要是党的领导正确，应归功于党。不然的话，我们中医不配出国，哪里还谈得上授勋呢。抄寄俚词数首，用见近况。

专此布复，并祝进益，兼贺春釐。

岳美中
己巳元旦

复田岳丽①

岳丽小同志：

接到你五月廿二日挂号信，足见惠我之深，不胜感谢。

喜你在童年，即能写那样明晰恺切的信，将来前途定然无量，欣慰之至！

吾老矣，消渴廿年，常虞朝露，旷闲家居，无善可陈。谨附一拙作，望呈令尊，用以存念。

临书不尽，盼望你有日来京。

专此布复，并祝进益。

岳美中
6月8日

① 编者注：田岳丽，系田震洲的女儿，其父因笃于与岳美中的友情，命其名为“岳丽”。此次信中所提有意来京事，未能成行。岳美中病重时，田岳丽曾奉父命专程来京探望。

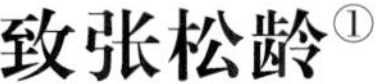

致张松龄[①]

（一）

松龄同志：

昨接瑶函，知于筹备文物之余，更为尊师遗画谋付影刊，高情雅谊，且感且佩。我因畏寒冷，宿疾增剧，近难平复，懒于捉笔。俟稍缓，定奉上题词，以备遴选。先此布复，并致

敬礼

岳美中

1月5日

（二）

张松龄同志：

新春伊始，想工作顺遂，起居佳胜为祝！

客冬所嘱，为先令师遗墨题词，久未能应命，抱歉实深。近乘春假，勉一染翰。奈腕弱手颤，字类涂鸦，贻笑方家，曷胜惭怍（内中图章，因心粗眼花，亦致颠斜，可笑）。

专此，并致

敬礼

岳美中

2月17日

---

① 编者注：张松龄，石家庄市书法家协会原主席，曾随赵颐庵（果彰）先生学习书画。

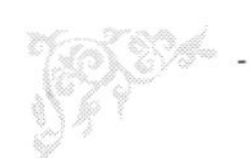

致孙孟垣[①]

（一）

孟垣表弟：

惠函敬悉，你荣调滦南县医院工作，不胜欣慰之至。以后离老家近，对表叔表婶可以随时问候，并可照料点家务，对安心工作、为人民服务大有好处，真是可贺的事。

以后有什么问题，望常通讯。

我们这里还好，绍连在这里也很好，均希释念。

专此敬复，并致

敬礼!

岳美中

1974 年 1 月 11 日

（二）

孟垣表弟：

函悉。关于眩晕症有多种类型，不好泛泛地施治。兹寄上一补虚治晕方，试服几剂，以观后效。

酸枣仁五钱　柏子仁四钱　怀山药四钱

五味子三钱　川当归三钱　龙眼肉四钱

水煎服

骨楚，即骨痠痛；跪脚，疑是走路时脚欲折跪之称。

专此，即问

近好!

岳美中

1974 年 7 月 27 日

---

① 编者注：孙孟垣，河北滦南县人。原为唐山市中医院药工，1974 年初调滦南县医院工作。

复薛近芳[1]

（一）

薛近芳同志：

奉到琅函，谬蒙称许，愧不敢当。我青囊阅世，白发催年，短鬓徒羞，斜阳易老。廿年消渴，朝露常虞，去岁偏枯，几成残废。幸领导照顾周全，疗养兼施，逐渐向愈，尚能支持半日工作。然衰朽之躯，病与年增，对国家、对人民，所贡献者无几矣！

足下英年，钻研祖国医学，且钦且佩。希前进不息，定有大的成就。

我院在中央号召之下，于今春创办一所中医研究班，招收全国有根柢之青壮年中医。资格：政治可靠，中医理论通晓，临床在七年以上，或西医学习中医者。报名手续：自愿报名、群众推荐、领导批准（县卫生局呈省卫生局批）、学校审察，合格后即可入学。大约明年暑期可招第二班。每省市二名，一年至一年半毕业，仍回本省工作。

你若有意进修，可设法争取报名，强胜自修（届时必有招生简章到省卫生局）。

前列腺炎医案很好，使我得到学习。唯根据尤怡所说，仲景治下焦病症不用甘草，因甘草是中焦药，恐留滞他药，减弱功效。如金匮肾气丸、栝楼瞿麦丸、五苓散、猪苓汤等都无甘草，可参考。

又补中益气汤用于（治疗）前列腺炎甚好。该方为李东垣所创，可称只立千古之方剂，不但用于前列腺炎后期巩固疗效，如（血常规）白细胞减少症、前列腺肥大症（初、中期），多服均可获效。唯有效之方范畴比较严格，有它效果的一面，就有它反应的一面。补中益气是中焦脾阳虚弱与清阳下陷之神剂，但在肾脏无根、肾气上浮之证，若服升提之剂，则肾气益浮，拔根拨本，消亡立至，甚或牙齿动摇，因肾气喜纳喜藏故也。

---

① 编者注：薛近芳，河北省景县卫生学校原校长，中医主任医师，著有《国医汇谭》。上世纪70年代在习医过程中投书岳老求教，从而相识。忘年相交，求学心切，书信频繁。岳老每信必答，最后一封信写于发病卧床前一个多月。这里收入的，是薛近芳先生保存的部分书信。

草此布复，并致

敬礼。

岳美中

1976. 10. 30

（二）

近芳吾贤：

接到惠函，并所寄东西，收之有愧，谨此致谢。

关于河北卫生局为君说项事，须得找机会，不能期必。因为我素无熟人，又缺少联系。

我的意见，应极力从各方面争取，若争取得上最好，否则埋头苦读中医书，如《伤寒》、《金匮》，李东垣《脾胃论》，吴鞠通《温病条辨》，熟读牢记，打好中医学基础。明年争取得上更好，否则第三届、第四届也不为晚。不必心急，“有志者事竟成”。

君之作品，我改了一下。但因近日北京闹地震，兼之我的精力不足，目昏手颤，我自己看来都不满意，请你自己再裁夺一下为好。

书不尽言，望常事联系！

此致

敬礼

岳美中

1976. 11. 28

（三）

近芳贤契：

惠函敬悉，诗之规律，另纸抄奉。

我在西苑工作，中医研究班即在院内。唯你所拟的入学申请书，须俟卫生部招生简章下达到省卫生局，大约在七七年六月间，方可呈递，此时递上无用。因为卫生局平素事多，不到时候他们不注意，把申请扔在抽屉里，日子多了就忘了。等听到招生信息后，我那时通知你，再递申请不晚。至于我院，我可以介绍一下。只要省卫生局批准，报名料无问题。

“以太”、“图腾”解：以太，极小体的物质，谭嗣同曾定为唯物的基本分子。图腾，原始社会中有假借自然物为符号，以表示一团体或一氏族之血统，尊为神圣而崇拜之者，谓之图腾。

北京近日地震情况比较平稳，勿念！

学旧诗比较难，要多读、多作，非有几年工夫作不好。你正当求医的当儿，可把工夫专用到医学上为好。

蒋厚文君，未通过他，不便贸然作介绍，请原谅。专复，即问

近好

岳美中

1976．12．8

要在读医学书中，同时读些马列著作、毛主席著作。最要须读《矛盾论》、《实践论》及恩格斯的《自然辩证法》，以增加分析问题、解决问题的能力。这是我们共产党员必须做到的事，不可等闲视之。又及。

旧诗的规律

五绝的韵脚和平仄

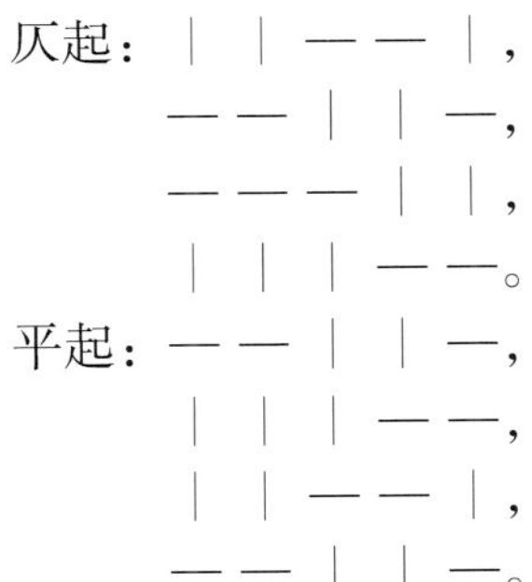

仄起：｜｜——｜，
——｜｜—，
———｜｜，
｜｜｜——。

平起：——｜｜—，
｜｜｜——，
｜｜——｜，
——｜｜—。

｜代表仄，— 代表平。仄起，第一句末若入韵，则可作｜｜｜——。第二句末一字必入韵，一般取一（平）声韵。第四句末一字必入韵。

五律的规律

两绝句合成四韵八句，中间二韵必须对仗工稳，方合格。

七绝的规律

仄起：｜｜——｜｜—，

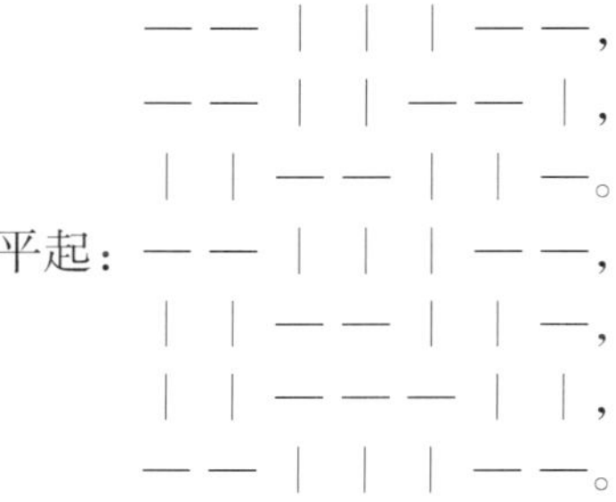

平起：— — ｜ ｜ ｜ — —，
｜ ｜ — — ｜ ｜ —，
｜ ｜ — — — ｜ ｜，
— — ｜ ｜ ｜ — —。

七律的规律

两七绝合成四韵八句，但中两联必须对仗工整，方为合格。

五言古诗和七言古诗

五古都是五个字一句，用平声韵可，用仄声韵亦可，篇幅长短随便。

七言古有的七个字一句，有的三个字甚至十余字亦可。平仄韵随意。五古、七古只讲韵，不讲平仄。

做旧诗须守这些清规戒律，所以毛主席曾说不教人学旧诗，太束缚思想。若必愿学，则须多读旧诗，最低限度《唐诗三百首》要常在手头，诵在口头，使之烂熟，才能学作，才能合乎律与古的格调风味。

君之所作，不合旧诗规律，所以未动笔，请原谅。

我想赠送给你一册学旧诗的格律，但找了很久，没有找到，很抱歉。请你自己寻找一本好了。

（四）

近芳吾贤：

两信均接到。你的《胜利歌》我阅读了，可是我没有学过作新诗，也不懂新诗的规律，只在字句里略斟酌了一下，还请你裁夺，并向其他高明请教！

北京前些时震情沸腾了一阵，现在比较安定下来，勿念！

关于申请进修一事，你既各方请求，承上级支持，省局也似有把握，届招生之际，再临时申请一下，报名谅无问题了。至于研究院，到时也无什么问题。但招生归卫生部发简章办手续，我们事先不能也无权要求批准

（省局批准，届时卫生部也不会批驳），不必过于担心。这事（报名）据你说的已算成功，研究院也不会出问题，请稍安毋躁为好！

我近日要出版一部医话，届时必邮赠一册。

有机会来京很好，晤面畅谈，甚盼！此问

近安

岳美中

1976. 12. 18

（五）

近芳吾贤：

接奉手函，承赞许拙著，愧不克当。所提宝贵意见，已交审定小组研讨。

读后感有过分揄扬处，已签意见，希卓裁。

近有《蒲辅周医疗经验》出版，由各地新华书店发行。望就近觅购一本，勿失时机，因京中现已抢购一空。故此函告，以免向隅（我已得到一册）。

新春在即，即问

春禧

岳美中

1977. 2. 12

（六）

近芳吾贤：

惠函尽悉。谬承赞许，愧不克当。杂稿录出，聊申己见，无足轻重，还恐有人反对，坐待回响，再从长探讨。

关于全国研究班招生事，我院尚未呈请卫生部批示，大约第一届学员卒业，约在今年国庆节前后，于时还要总结此届教学经验和存在问题，再进行招生，须推迟到明春。拟招生六十名，每省市二名（无有河北无名额之说），手续是“自愿报名、群众推荐、省局批准、我院考试”。届时有无变动，再随时函告。好在会面不远，伫候玉趾光临，以畅积愫。

1977. 6. 11

论肝炎的信和与云霞同志的信我都展阅过了。肝炎我只写了我治疗的

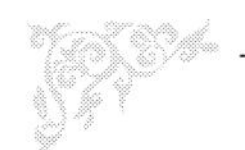

经验，于肝炎审证用药上还不够全面，待会晤时细加讨论。云霞青年热心，是新社会的同志，且敬且佩。

岳又及

（七）

近芳贤契：

前接手函，正值我感染湿气，治疗半月，方始痊愈。

所云明年招考中医研究班事，你所提的通融办法，是不合理并不合法的办法。卫生部是最高卫生领导机关，是执行一切法令的，谁敢去通关节，又谁敢允许非法。你想得比较简单。我直言不讳地告诫你一下，不能在个人私愿下，想入非非，那会犯错误的。

投考问题，我考虑再四，只有从准备好医学基础课入手。如《内经》的知要与选篇、《伤寒》、《金匮》都搞个粗通，在答案时胜过他人，最低不落他人下，这可能争取到研究班。这一道路虽然远些，在现在无人肯用功读书的情况下，也是有效的办法之一。

在可能范围内，我尽力帮助于你，请安以待之。第二班争取不上，第三班也可争取。

我正在参加卫生部十年规划会议。恐你着急，故草此作复，并致

敬礼

岳美中

1977. 7. 18

（八）

近芳贤契：

月前接到7月21日两函，正值我参加中西医结合十年规划工作会，未能及时作复。此后我又因病住了二十天医院，懒于捉笔，希见谅！

昨又接到琅函，知关怀中西医结合会议。兹简述如下：

该会确定了在十年间要加快中西医结合步伐，创造我国统一的新医学新药学。具体做法，要加强中西医学习，中医在各省市都要成立中医学院，有条件的成立中医研究班。我院第二届全国中医研究班要扩充招生名额，六十名至一百二十名。现正总结第一届教学的经验和教训，以备再

战。西医学习中医要一年至二年，为创造新医药学打好基础。其余尚多措施，与中医无大关系，不多写。

你说的广交朋友，为集益学术是好的，但也须慎重，现我正在与你物色，尚未得到结果，容后再说。

你对律诗的规律没有学过，故对平仄、押韵不能合格。（我的）旧作于平仄韵脚尚合，你所改，意思高于旧作，唯嫌犯七律之规。这个问题，我不想多说，因为不是几句话能说完的。最好没正式学过，不要谈旧诗。

你说有一篇稿子要我改，我未见到。我正在编写老年病的治疗，很忙。容后再谈。草此布复，并祝

进益。

岳美中

1977. 9. 10

（九）

近芳吾贤：

前接手书，一因诊务累身，二因意懒，故迟于作复，谅之。

关于为你物色友伴作研究，我很慎重地考虑了很久，今得二人。一为江苏高邮县临泽公社卫生院张德超，他给我校正了《论医集》、《医案集》，见到他心细手高，中医颇有根柢。不过听说他也很自负，你若想与他联系，要尊敬他。因为我与他没有什么认识的交情。

又有一名连建伟其人者，系浙江嘉兴县建设卫生院医生。与我通了两封信，我回了他一信，并没有交情。但他是个青壮年，有研究性，有前途，可以适当地取得联系。

这二人取得联系后，进行的如何，望随时告诉我。

你说梦的稿，我签了一点意见，供参考。

要摒除一切，专心致志地研读医学，以期有所成就。

我还好。只是目生白内障，视力模糊，写作困难，但是无可奈何之事，听之而已。

专复，并问

好

岳美中

1977. 10. 9

（十）

近芳吾贤：

两信均收见。庆贺你的医稿被选登，同时又交了两个医友，不胜欣慰。

对张、连二同志的联络，持谦虚谨慎态度，很好！刻间接到连同志一封信，他很高兴同你以文会友，共同切磋医学。慢慢来，不要急促。

写医稿，在初步先写医案，很对。以实事求是的精神，不掺杂一点虚假的症状和脉象、舌苔，疗效要准确，确经得起追访；其次再参考古今方剂书，把所用方药都解释清楚，恰恰扣住病症；结束写点体会，要合乎辩证唯物论，就不愁不能选登。

至于医学理论的东西，要有创见和新意，不能尽抄书，也不能违背现实社会的意识形态，要有新社会的新气象，才可着笔，否则很难入式合格。

刊登在《新中医》的稿子，现已接到增本否？我这里也未定阅，打算按定价寄些邮票去，订购一份。你那里早晚可能有赠阅本，若着急也可订购一份。

专此布复，并祝

进益

岳美中

1977. 10. 31

我的身体还好。知注奉闻。

多读、多记、多作，是写文章的诀窍。多熟读始生新意，多阅读始开展思路，多写作笔调始熟练。又及。

（十一）

近芳贤契：

连接三函，分复如下：

十一月三日函。你同连建伟同志取得联系，以文会友，两相切磋，互受教益，甚慰我心。

所赠枣、花生等已由车站取回，合家围食甚乐。此致谢忱！

十一月四日函。红花油如何吃法？是同普通油炒菜或做饺子吃均可，便中祈告。

（诚恳是“恳”字，误为“肯”字）

十一月廿日函及《新中医》增刊均收见。关于痉症，似《金匮》之刚痉、柔痉，中医对病症多以见证命名，因限于条件，不能穷其病原体。据证施治，是合乎治疗规律的，不必强求是西医什么病。因按病施治，往往扣不住当时见证。此病之有汗无汗，是中医审证用药之关键问题，西医多不辨也。必欲求它是何病，只有采取化验有菌无菌，有病毒无病毒，不必责诸中医强拟病名，凭证用药，不可自毁其例。因灭菌灭毒，未必是妥善办法，其义甚长，容慢慢论列之。

写信体例，在冠首称呼，或以字、或以名。若篇中，则不需屡屡呼名，可以“您”字代之。

研究班性质尚在讨论中，如何招生，何时招生，还无具体办法，俟决议后再函告。

专此布答，并候

近吉

岳美中

1977. 11. 27

（十二）

近芳吾贤：

来函尽悉。及时总结出治疗痉症的经验很好，写得也很清晰。只举刚痉、柔痉一样两个病例就够了。

我在后面写了一点体会。请你斟酌一下，可否采用。

专复，并问

好

锄云

1977. 12. 1

附：体会

从这种疾病体验到祖国医学对外感急性病的治则，是辨证论治，不是辨病论治。在证候上抓住空间的“证”的客观存在，在病理上抓住时间“候”的变化发展，不失机宜地控制空间，掌握时间，选方用药，加以因势利导、祛邪外出，就能很快地达到治愈目的，这是祖国医学几千年从实践再实践中仔细观察、缜密总结，得出治疗外感急性病规律性的宝贵遗产。遵循着这个规律，不论是西医所谓细菌、病毒，只要辨证明确，施治得当，都能应手奏效。

以上治愈的病例，是遵照古籍《金匮》所载外感痉症。柔痉发热不高、有汗项强、抽搐的情况下，施以解肌生津的栝楼桂枝汤，助正祛邪；在刚痉无汗、项强抽搐的情况下，施以葛根汤发汗祛邪，均获得满意的疗效。不是见热退热，抑制外感，遏止病邪，使邪无出路的办法。观西医治疗，病多反复，可证。在现在大搞中西医结合运动时期，我们应当在辨证论治方面加以大力的推广，很好地为广大人民解决疾苦。

（十三）

近芳贤契：

入冬以来，因久病体衰，觉狐裘不暖，暖气失温，不仅不能出门一步，而对朋好来函及医案，堆如山积，不能执笔作复矣。体力所限，徒唤奈何！

刻得卫生部讯，知中医研究班要与高教部合办，全国在三月份通知研究生报名，四五月统一招生，录取后九月份入学，年龄限36岁，中医考试课，仍以四部经典著作为题。这可有时间准备投考，特此通知。

此后拟将旧时所存考试题目选抄一份，用作参考。

我在五届人大会议被选为代表，虽自感光荣，不胜鼓舞，但足躄力弱，颇愁参加。只有进行锻炼，力行争取。

专此布达，并祝

进步

锄云

1978. 1. 14

（十四）

近芳贤契：

开会忙了几天，未能及时复你的信。知你切盼，兹分答如下：

（一）报名表填写如式，可以照填。论文已邮到与否，我尚未见。

（二）不必再拟题目，考试不必定出太难的题。

（三）我是忌讳宣扬自己的。对于我参加全国人大常委，不要逢人揄扬，反倒使人轻视。

（四）你若想来北京，可于4月5日以后，因科学技术大会自3月18日开，到4月5日闭幕，我可能参加。

专此布答，并祝

进步

岳美中

1978. 3. 9

（十五）

薛近芳同志：

现在我院招收研究生考试，已把初试分数总结出来。无论录取与否，均以书面通知，望待是幸！

足下初试，未经录取。在年龄许可之时，努力温习功课，以待来年再以投考。这次虽失意落榜，对于学习，亦是很好的一次督促，望勿丧志为祷。

附小诗以慰，希留念。

岳美中

1978. 6. 24

教育科研势建瓴，开来继往响春霆。
鲤跳常被千波阻，鹏举应须万里经。
器合晚成资大用，丹惟九转孕奇灵。
莫伤名落孙山外，猛进宜乘两鬓青。
上致薛近芳同志文儿

岳美中

6. 10

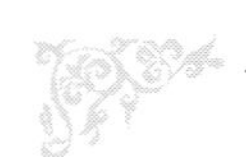

致郭信[1]

郭信同志：

奉到大作及墨宝成幅，拜受之余，感激无似，谨赋小诗，聊表谢意。鄙人白发催年，青囊阅世，斜阳易老，短鬓徒差。十载消渴，朝露常虞；客岁中风，左偏几废；今又目生内障，阅书写字，均感困难。文章既已逊人，科研焉能报国。但时逢昌运，且重任在肩，固不容倚老卖老，懒散颓废也。所望不弃在远，时赐教益为盼。附奉旧作一联，乞椽笔一挥，俾悬诸座右，用匡不逮[2]。握颖心驰，临风踵企。

专此，并致

敬礼。

岳美中

1978 年 5 月 3 日

① 编者注：郭信（1942—），山西平遥人，字晋文，号寿山。主任医师、教授，太原市第二人民医院理疗康复科原主任，山西省文化研究会、书法家协会会员。

② 编者注：即“治心何日能忘我，操术随时可误人”联，岳美中晚年医室所挂此联为郭信所书。

序铭

王瑞通墓志铭

民国十一年旧历四月，奉军与直军战，败绩。奉军军古冶，溃逃四出，指公讹诈财物，吾乡既被祸。邻村甘庄，因逼窃急，王瑞通忿之，持械击贼，中弹殉难。拼获渠魁，予与其兄瑞亭，缚送奉军麾下，目视正法。归，瑞亭泣曰："君为吾弟雪仇，既助予毕事。在九京者，亦当衔恩。第其殉难之心，未由阐发，恐后人议其徒勇无谋，不知其积忿固深也。先生既夙与之厚，望勿惜手笔，为吾弟铭。"秀嘉其笃于友爱，复痛其殉难之烈，乃不复辞。

君讳瑞通，滦县茨镇甘庄人也。其先世自江六庄徙此。世为木工，技出他人上。君因兄既攻木，己则务农与力田。曰：农工不可偏废。故君兄得无牵于琐务，而专精于木工。君于暇时，即助兄攻木，兄弟共作，怡怡如也。性耿直，怀奇负气，不屑阿人意。与乡人处，每枘凿不合，闻人有议胥吏兵将官府徇私灭公、枉法殃民者，未尝不决眦痛讥曰：天何生此等人以祸世！尝言拟从戎报国而无由。人辄哂曰：田舍翁又作妄想矣。憾乏知己，不得有所籍手，心常怏怏不自释。壬戌孟夏十三日午，来奉军六名，索车三百辆，否必与银若干元，势强甚。君适荷锄自田归，怒斥之曰：尔等既奉公来，献尔公文，吾等固乐于趋公，虽赴汤蹈火均惟命，矧区区车马财物乎？贼曰：来时猝，亡之。君曰：诳耳，吾固知尔辈徒耗军饷，临阵则逃死废公，殃民肥己。若等，吾素不齿，速去休，勿触吾怒。贼叱曰：止，多言必杀汝。君大怒，绕贼后，举锄斫贼首，铿然有声，再斫贼仆，旁贼发枪击，君亦扑，贼畏窜。兄闻声奔至，见状大恸。君犹曰：兄勿尔，亟逐贼，乡患除，弟目瞑矣，吾死，命也。瑞亭持棓逐贼，贼回击，众伏地，弹声飕飕，伤二人，然随伏即起，终不怯追。追十五里，贼弹尽，被创四溃，卒见获。兄归视君，枪弹洞脑贯心，已死半日矣，年仅二十九岁。当是时，奉军逃溃不止六人，被其蹂躏亦不止一村，曾莫敢一撄其锋。王君殉难后，贼未敢再至，其功岂在一乡一村哉！君于

某年丧妻，兄欲与谋续娶。君曰：侄成人，嫂勤足为我兄弟缝纫，家敝，何必增一人食，况弗得淑女，反有害，吾终鳏助兄，固无累也。君无子女，以兄子某为嗣，四月某日葬君于某郊。

铭曰：乱云四涌，无纪军溃。击贼捍患，勇克除憞。感时爱国，抑郁蕴结。一朝愤怒，千古刚烈。乡里被泽，贼匪气折。义肠侠骨，忠肝热血。友爱天成，终鳏无悔。俗易风移，蔚为正轨。功瞬息建，名垂百世。英魂毅魄，身陨心绥。

1922 年 10 月

《宗经室文存》《宗经室诗存》[①] 序

钟秀从筱珊师学古文辞，普被春风，已三期月。每读《宗经室文存》辄爱不释手，力请于师，拟付手民以嘉惠后学，且可不朽。师曰：吾于文恐浅，不足传世行远，刊之徒资后人覆酱瓿耳夫。师于古文诚深造而有心得，顾不自足若此，又见吾师自己酉戢曜以来，尤不肯屈身逢世，不亚于李供奉腰有傲骨，然晋接文学士退然逊且和。又尝谓钟秀曰：他日子学成文工，俾吾名附子以传，我心斯慰。于戏，何其谦也。

吾师性刚直，于不义富贵者，远之唯恐不速，端人虽贫，见之必加礼貌。又尝曰：我无他可取，然施诸人者，必忖度己心愿否以为施，于恕字不敢不勉。我论古人，必使死者复生无辞以对，至责今人，必使其退无后言，心悦诚服。又力戒吾等，颂人不可为溢量之语，否则言者失言，受者滋愧，斯两失之。于戏，吾师之性可谓直矣，吾师之德可谓恕矣。当晚清时，师亦颇思仕进以振中国、泽斯民为己任，而欲大有所为，庶不至虚生而于世无补。洎己酉后覩时事日非，遂韬光匿采，趋步元亮，枕流漱石，别号思潜，屡和陶诗，寂寞自甘，廉洁自守。于戏，克遏利欲，岂不勇哉。

甲子暮春。钟秀等又力请刊刻文存，师迫不得已始蒙允许。师于古文颇好子长、退之、永叔，于赋则好子云、孟坚，于桐城派中则好姬传、涤笙。幼受庭训，故学有渊源。经说多宗汉唐，选字用韵必衷乎古。至于文

---

① 编者注：《宗经室文存》和《宗经室诗存》，是 1924 年李筱珊先生在岳美中等学生的协助下编辑印刷的文集和诗集。

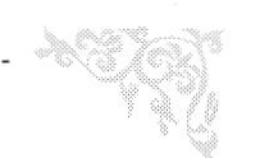

赋之足以传世行远者，当有公评。钟秀谨守力戒溢量称颂之训，实不敢妄赞一辞云。甲子槐月下浣受业岳钟秀谨撰。

《恬庐文谭》[①] 序

杰民先生任天津《益世报》馆编辑，余因裴君会川，得蒙教于二年之前。客夏去京师，欲一拜谒，因病未得留津，至今怅怅然。先生日操觚捋诗文报章，谋面固无间乎一日也。今岁夏，揭《恬庐文谭》于报端，问序于余。余以病，久久无以报。今体气稍振，谨引其端曰：曾忆曾文正公云，文者，道德之钥，经济之舆也。自古文周孔孟之圣，周程张朱之贤，葛陆范马之才，鲜不藉以文传，苟能探厥奥妙，足以自淑淑世。呜呼，涤笙所谓奥妙者，非文章之法度乎？桐城文派，以神理气味、格律声色教学者，后世靡然宗之。其末流虽至浅弱不振，而曾涤笙益之以雄奇弘阔，复以博辩训诂以实之，而文章之道，臻于至极，非其所谓探得奥妙者耶！诚以文法者，文章之准绳也。公输之巧，不以规矩不能成方圆；师旷之聪，不以六律不能正五音。谁谓摛文不遵法度，而能焕然成章乎！韩文公曰：未有词不工且雄，而文能造其极者。夫以韩氏、曾氏之才之学，尚谨守文之法律，始成其不朽之业。今之学者每号于众曰：文章天成，法乌乎用。呜呼！是殆未能好学深思者也。杰民先生英才特出，所有作品，迥异恒蹊，而于古文诗词，尤断断论列，其所用心固深远也。今复以此《文谭》揭发报章，值兹道丧文敝之时，有志文学者，宜知所从法矣。是为序。中华民国十六年双十节滦县岳钟秀谨识。

1927 年

《医界春秋》五载纪念，敬告同人

粤自神农倡药物之功，岐轩开医术之径，先圣阐奥，后学研精，各科尽有夫专书，医界奚需乎月报？不知海通以还，艺术竞进，百科胥有发

① 编者注：《恬庐文谭》是吴杰民讲论古文写作的一组文章，曾作为《恬庐碎墨》的一部分，连载于天津《益世报》。

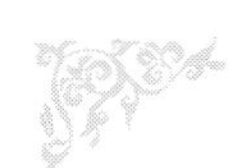

展，医学胡容痿痹。矧药物纷杂乎东西，体质悬殊乎种族。苟重古轻今，则动辄得咎；倘轩中轻外，则故步自封。而医药月刊之设，集合古今，沟通中外，补先贤之所不及，采西法之所专长。或析药物之精英，或揭医理之窔秘。传方案以铅椠，治疾疫以鳞鸿。楚材晋产，咸列简编。东箭南金，同归搜集。无畛域之分，无畸重之弊。俾僻壤之区，寒畯之士，胥得各科之知识，疾病之咨诹，并现代之趋势。则医药月刊，顾不重哉！

上海张赞臣先生所创之《医界春秋》，出版已届五载之期。今征文集稿，汇而刊之，作为纪念，甚盛事也。盖救人之道，莫越乎医药一途；而医药宣传，莫逾乎月刊之速。斯编之录，既以记多年之成绩，又可策后日之前驱。钟秀忝列社员，欣窥医报。因于反复展览之余，复不禁深有感焉。

夫孤陋则寡闻，集思则广益。我辈社员，固多耆宿名家，湛深医术之士，第自足既非所宜，就荒尤多可惜。思加邃密，端赖商量。盖纯钩尚资灌辟，始露锋芒；瑾瑜犹待磨砻，方成美器。将欲潜修于尔室，必资攻错于他山。故当发箧陈书之后，折肱诊病之余，或有疑未释，既须摘录于素笺；或有案称奇，亦宜披陈于瑶札。但得新知之启发，不嫌远道之邮传。集腋成裘，俾月刊之光彩焕发；协力同德，俾医社之声誉日隆。一篑之土，必合负以积邱；十仞之泉，必共掘而为井。此我同人宜勉者一也。

我辈社员，笙磬同音，沆瀣一气，形体虽分乎数百，精神不啻乎一人。纵遐迩之踪迹靡恒，而毁誉之传闻孔易。盖鹤鸣在野，一一上天，鼓钟于宫，声声彻外，不胫而走，众口难防。他日者，展阅医报，社员之名，一一在录。则某也优，某也劣；某也勤，某也惰；某也志在活人，某也功专谋利；某也依然故态，某也卓尔名家。十目十指，不恶而严。我同人宜如何自励励人，相勖进取，不有白圭之玷，不贻医社之羞乎。此我同人宜勉者二也。

呜呼，医学渊深，修途浩荡。我辈既宜交儆，尤应自修。社员为众才之储，医社负前导之责。整理旧籍，归纳之方法诚良；镜鉴西医，化验之成绩最钜。千古之业，工岂刹那；万里之程，积于跬步。我同人其勉乎哉！

1933年3月

《临床实验针灸学》序言[①]

《临床实验针灸学》，某生为唐山研究会讲习作也。

自汉以来，著针灸者多矣。晋皇甫谧《甲乙经》，上继《素》、《灵》。宋王惟德铸铜人为式，纂《铜人腧穴针灸图经》，搜集旧闻，订正讹误，得其传者，名家辈出。他如王执中《资生经》，可为治疗之法程。窦汉卿《标幽赋》，雅为后世所宗仰。明之针灸，著作独多。杨继洲撰《针灸大成》，尤称钜制。是中国针灸，精于汉晋，衍于唐宋，而盛于元明。清代多重汤液，斯学反传及东邻矣。管周圭氏，以七十穴统治百病。其国操针灸术者，多以科学释之，谓刺激孔穴，系兴奋或镇静神经，艾焫所及，则谓能振机能，增加营养。其说视中土为易循。该生采择中土诸说，更参以东方之所发明，成针灸学三卷。缘其少时曾从余治方剂之学，强于记忆，且具抉择识力，临床往往起大症。近年从军万里，随营学习西法之诊断，治疗则舍方剂而趋重针灸，更历观北方如承淡安、曾天治所倡立之针灸研究社。客冬返里，又遍访各地精于针灸之老师宿学，僶俛从学。治疗之余，纂著是编。书成示余，余以为承继绝学，通诣神旨，使中国医学在世界有所振拔，虽犹未也；要能矫前人之汗漫无当，俾临床者得所拣择，有所依据，则该生之功，亦匪小也。抑余以为针灸之学，宜先问二大端，然后其学始由此益明。二大端者何？

一曰十二经、奇经八脉。丁此科学昌明时代，医学建树其上，日有发明，此陈旧之说，早遭摈弃，无容提及。第真理所在，新旧无分。虽今日脏器各立，发掘殆尽，而针灸术之理疾，或近取诸病所，或远取诸经隧，有头痛而医足者，有胸痛而刺膊者，癫痫风疾，多取诸四肢之末。苟取穴不谬，其奏效辄如影响。以神经为是耶？何远西生理、解剖之精，久无此发明！而神经干与神经末梢，又何专隶属于刺穴之黍厘地位，不可左右前后微妙之一孔也？郭玉言，针石之间，毫芒即乖。以是常疑神经纵或有当，而仍未尽中土之针灸术也。十二经导源于《灵》、《素》，似专为针灸而发，其理至赜，历代针灸家遵守施治，万不失一，并饶奇异治绩。古人果无研究，其说必泛而无当，早归蜕

① 编者注：《临床实验针灸学》系岳美中的一名学生所编著，其出版情况不详。

灭，何至历数千年而不朽耶？东人度边溪氏谓：人胚胎之初，阴阳六经，先后生长赋形，循一定程序，而成所谓十二经与奇经八脉者。斯说虽未明其所根据，要亦有其灼然之真见。余尝与某公论医，谓中医发源于道家，以返观内照之功，洞见人体内径，而成中医之生理病理。某公颇然其说。今人精神外驰，事事注重于外景，斥道家为诞妄，为无稽，固难强其必信，顾亦非尽人所能信也。夫科学发明，永无止境，今日针灸虽隶属于神经与内分泌系，相信异日必有超神经与内分泌系而仍属于十二经之时。世多智者，当不河汉余言。

二曰师承家法。汉魏各种学术，皆秉师承，重家法，而医学尤是。扁鹊从游于长桑君，仲景负笈于张伯祖，仓公元化，并多及门，非珍视传授而故示秘密也。心法指诀，非口授不明；奇穴要术，非指点莫悟。有非其人不能，非其人不传者。狄梁公针坠鼻中息肉，黄石屏术褫德人之魄，非天生而能、无遇而获者也。人谓针灸治官能性病，但瘿瘤实质性病之治愈，亦时有所闻，无师承家法，而能有此神术乎？自剞劂术兴，书籍易得，著述者或欲猎虚名而率尔操觚，学习者多因易摹拟而轻于尝试，以致艺术肤浅，真道欲绝。针灸一科，尤丛斯弊。尺度不明，腧穴不确，即敢于操砭石、爇艾绒，使病人脏戕气泄，焦骨伤筋者，比比皆是。呜呼！救人之术，一变而为害人之具，无真实根柢，而厕足于著作之林者，宜废然思返矣。夫经络之说，虽与神经分泌等格不相入，若同五运六气弁髦视之，恐有负古人之珍贵发明。而师传秘授，又多视书说为明确详尽。学术重于衣钵，治疗积于经验。

今该生本其所得，撰成斯籍，购取者并负指导之责。其热心毅力，固基于其政治学习之精神，顾亦为其天性好学之所独有。虽以师礼事余，而启发余者实多。余就衰矣，恐难毕所志。顾高生更精研斯学，发皇古义，融会新知，续辑所获，中医或得因针灸术而振拔于世，亦未可知也！一九五〇年五月，序于锄云医室。

《卫生保健，发扬国医》① 序

我国各地中医的一贯作风，因为历史和环境造成，对于技术和方药往往是秘而不宣。有的是书上一个普通小方，因为自己偶尔试验有效，就把他的真面目掩盖起来，作为囊中秘宝，从事虚伪宣传，希图炫售，这是最下等巫觋式的行为的一种。又有药方本属平常，因为祖传有效，就敝帚自珍，视为至宝，名心与利心并重，子孙相承，绝不示外，这是糊涂无识行为的一种。又有海上奇方、人间秘药，世界医师束手之大症，一经使用立起沉疴，在中国这种实事是数见不鲜，可是始终是居奇保密，非其人不传，这是傲岸自喜，不顾群众利益行为的一种。统计以上种种的行为，当然过去的历史环境负有责任，很难单独谴责秘密方药的人，但是在今日新时代中，都应当立改前非，趋向正规。

这一小册，是唐山市各中医师在共产党领导之下，于工业安全卫生展览大会之前，自愿地供出一些验方，署姓名，具住址，表示负责有效。这种举动，颇能扫除以前陋习，树立起为人民服务的精神。

但是这些方药，本不足尽各地中医界之秘，或亦未能尽唐山市中医界之秘，不过是抛砖引玉，将来还望有这样的汇集出版。因为好善之心，谁肯让人。奇方密药，当更不断地在社会公开。那么中医能否进展，要将视此为一征验。

1952 年 1 月

《星夏之歌》《滴水珠咏》诗集序言②

抗怀于千载之上，启秀于千载之下，旷代疏落，闻见悬殊。而欲叶调宫商，抑扬南薰，纠药谱之谬误，通方剂之津梁，苟非朗志拔俗，澄心究

① 编者注：《卫生保健，发扬国医》是唐山市征集民间验方的合集。岳美中时任唐山市中医公会主任。

② 编者注：这是 1978 年 3 月为金希聪先生所撰咏药诗集《星夏之歌》、《滴水珠咏》所写的骈体序言，依金希聪先生存稿排印。

奇，焉能存道味之真，发天资之妙也哉。窃念神照乎先，有类蓍龟之观；视返于内，洞察经络之存。持领振衣，贵提其要；悬镜程物，莫慝其形。力积于实，乃有负声之功；气运于虚，遂成伏采之发。在研讨本草，商量古今，厥要有二：曰考，曰验。

先生医门上工，兰台老辈。承家学之渊源，绳其祖武；传丁师之衣钵，绍彼樱花。发独有之真藏，矫千载之流弊。日新厥业，利涉大川。登斯民于寿城，应景运于今朝。当兹科研猛进，形势大佳，重任在肩，前程似锦。霞蔚云蒸，鹏抟鲲徙。揭星夏之窍邃，使显于时；研水珠之专长，俾裕于后。甘拥彗之使者，作嚆矢之先声。脑后星施，额前夏用，前后攸宜；夏偏左效，星偏右痊，左右有当。为海立云垂之咏，约年经国纬之篇。响叩钟唇，音喧铎舌。转寒燠于毫端，寓褒贬于碗底。著《星夏之歌》一百一十首，成《滴水珠咏》一百一十首。权舆秦汉之际，笔削相承；上下唐宋之间，真膺自辨。不畏众阻，力释群疑；证诸史乘，付之实验。琴调古法，药种新苗。著等身之书，发呕心之语，孜孜终日，兀兀穷年。破雷敩之常规，还古方之本色。《局方》用南星于补剂，南阳入半夏于润方。半夏生煎，能消毒性；水珠单用，可奏奇功。随药性之通补，调体质之阴阳。效显中和，旨在燮理；看似相反，实则相成。曲当隐微，泛应普遍；婆心可敬，毅力堪钦。此所谓考之详也，此所谓验之实也！

先生善诗，专精七律。得樊川之情韵，兼义山之藻思。匠心独工，俾星夏得展千里之足；异军特起，使水珠能效一味之长。际兹泰阶既平，治日方永；医事偶闲，吟笺立展。惟以工整为准，不惮妃俪之劬。一灯摇雨，如梦古人；万叶呼风，时来好句。水澄双玉，月耀一珠。状氤氲于日际，结窈窕于胸中。白公乐府之篇，可称诗史；元结舂陵之作，实为苍生。放以歌吟，形诸慨叹；几髭捻断，双手叉来。陈无己之闭门，薛道衡之踏壁。性灵所钟，韵语独隽；华不外泄，气自中腴；泥滓不加，风气益上。击鳞皮之鼓，岩处同宣；燃凤髓之灯，昏衢毕照。沧海涛回，入尾闾而竞纳；泰山云起，积肤寸而成奇。跨越旧规，孳甲新意。每申一解，则吻纵波涛；或下一笺，则潮回渤澥。称量珠玉，如入波斯之船；襞染湘纨，足当金刚之杵。其言可重，斯业乃传。

更有时唱彻湖溪，啸应赤壁，棹歌间发，烟梦遥通。风波唱定，乐溪钓之相寻；云月候升，挟仙灵而共话。灵机一启，吕律自调。华实相扶，唇吻无滞。江山有助，吟咏斯多。诗著两篇，名成八阵。

又多友朋酬唱，函牍往来，无愆应和，弥见殷拳。流云自鲜，芳风互煽。凉月来寻，恣情于松竹；闲云往被，辅润于苔岑。冥契圆灵，旁通定慧。清词复发，逸兴遄飞。乐此不疲，老当益壮。飘飘然蝉蜕乎五浊，鹤鸣于九皋矣！

美中绮札不芳，青灯徒老，罕剖玉之技，乏济世之才，宙合难窥，水端莫测。所幸交无半面，缘结三生，屡辱荛谘，远锡雅什。先以光明召我，继以序言付予。虽葵藿之心，愿输于亭午；但驽骀之质，惧蹶于平途。惟值盛代德化之辰，难却良朋切磋之望。敢申愚管，用助引喤。测大海之深，有望蠡腹；托高山之仰，得附骥旄。敬抒窥管之私，略竭扪槃之见。愧予偃蹇风尘，萧条楮墨，菲质焉树，久病致衰。此时炫言纸上，腾口行间，文章既以逊人，科研乌能报国？惟望菊花晚节，尚希勖我以冬心；雁影寒波，敢不慎旃于前路。身值郅隆之会，常抱慎疾之怀。握翰心驰，临风踵企，不胜劳伫，并候起居！谨呈

希聪先生吟席乞加郢削

七十九岁岳美中上言

戊午姑洗月于北京西苑中医研究院

《慈禧光绪医方选议》[①] 序

庚申初秋，余卧病西苑医院病榻，可冀副院长前来看望，叙及正与周文泉、江幼李医师和中国第一历史档案馆明清档案专家等合作整理研究清代宫廷医学档案，此诚极有价值之历史性壮举。旧有“清史难作”之说，清宫医疗经验之整理研究，虽不同于整理清史，属医学科学技术范畴，但脉案医方，精湛丰富，需作入细分析，任务艰辛繁重。

或谓宫廷御医临证遣方，多平和之品，余意不然。实则宫中“太医难当”倒是可信的，无效或用药不当，则要责难或问罪。旧时北京医生似有喜用王孟英、吴鞠通、叶天士医方之趋向，仲景派之经方或有不被承认者，麻桂柴葛，硝黄知膏，多不应用。今据清宫旧存医案得知，宫中时方经方兼用，实属可贵。

清代有几位皇帝多少也算是知医的。六十年代初，溥仪偕夫人曾到我家求治，溥仪也称小时不仅看药书，也学医书，能够处方，对中医中药有

① 编者注：《慈禧光绪医方选议》，陈可冀主编，中华书局出版。

一定之修养。于多次诊病之余，曾就中医之学理与用药之经验，结合其病情，彼此均有所讨论。一九六二年，我受命赴印尼为苏加诺总统治疗泌尿系结石病，归国时，溥仪曾来看我，并赠以所著之《我的前半生》，书中也论及医药，可以参考。

宣统元年，我十岁，彼时举国为西太后及光绪帝病故"戴孝"，现仍记忆犹新，三个月不许剃头，不许穿红戴绿及唱戏看戏，也不准杀鸡宰羊。民间有传说光绪帝是慈禧太后和太监李莲英害死者，也有谓彼时对光绪帝病未予认真治疗者，今清宫所存光绪帝脉案较全，当可一解此惑。传说同治帝死于"杨梅上天"，可冀告我同治帝脉案及翁同和日记不支持此说，可见清宫医案之整理研究实有必要，对继承有清一代中医学术经验及清史研究，都有现实意义，可谓旧案中能出新知了，我乐之为序。

岳美中辛酉三月于北京
时年八十二岁

《名老中医之路》第二辑序[①]

卧病既久，家里人常在病室的案头摆放一盆花卉，用慰我孤寂。苍翠的玉树，芬香的茉莉，矜贵的君子兰，橙黄的金橘，花鲜果实，各异情趣，却未见我最喜爱的菊花。询及小女，谓虽曾植养，因不得要领，少有成功。记得五十年代每逢秋日，女儿常随我寻访菊景，或其未留心菊的生长习性。可见有意于花者，既要晓花实之奇美，还需知莳养之要领。由此想到中医的继承。随着时间的推移和实践的深入，抢救和继承老中医学术经验的工作，越来越为人重视。近年来，一些老中医的医论、医案、医话等学术著作陆续出版。许多是毕业生研究所得，自足珍重。比较地讲，对老中医治学道路和治学方法的总结研究工作，似觉不够，而这又恰恰是老中医学术经验的一个有机组成部分。研究这些过来人是在何种具体历史条件下取得这些成就的，探讨蕴成他们各自学术特长的因素和造成其学术弱点的原因，寻求他们吸取知识和运用知识的共同规律，可以使人们对老中医学术经验的理解更活、更深、更全。食蜜果，又知其所由来，会增其甘

① 编者注：《名老中医之路》，周凤梧、张奇文、丛林主编，山东科学技术出版社出版。此文作于1981年冬，系岳美中于病榻口述，由其女儿岳沛芬参照其他文稿代笔整理而成。

美。而这些过来人的经历和道路对后继人才的启示作用，又往往是单纯的学术著作所不能代替的。正当痛感解决中医后继乏人问题急迫之时，山东中医学院的同志们不惜精力，征集全国名老中医的治学经验，先发表于学报，又编辑成书，贡献在中医工作的领导者、教育工作者、广大中医和有志于中医事业的青年一代面前，其用意可谓深矣。

进一步整理和研究老年中医的治学道路和经验，还具有一定的医史意义。新中国成立以来，我们对中医史的研究不无成绩。衡之于历史本身的丰富和当前的需要，则还不甚相称。其中对现代中医发展史的研究尤觉薄弱，诸多方面都有待于开拓和深入。而许多前辈中医的经历和经验本身，就具有史料价值。倘加以系统的整理和研究，对于了解现代中医发展的特点和趋势、流派和渊源、重要医史事件，实具重要意义。比如丁甘仁、陆渊雷、萧龙友、施今墨先生等都曾致力于中医教育，许多名医出其门下，教育方法是有特点的。总结出来，既可供今日中医教育者借鉴，又便利后来治医史者之研究，何乐而不为之。相信《名老中医之路》的出版，会引起更多的人重视这方面的工作，走出一条路，做出更多的成果。我甚至希望有一个侧重于现代中医史料积累和研究的刊物出现，以推动这一工作。

当前，中医事业的发展正处于一个重要时期。在实事求是的原则指导下，许多有远见的领导者、敏感的科学家和第一线的广大中医工作者都在积极审慎地总结中医工作的经验教训，探讨中医发展的规律和远景。从这种总结和研究中，必将形成更有利于中医发展的环境、政策和措施。这是历史提供的发展契机。但是，中医的发展，归根结底要靠中医本身科学研究和临床实践的不断推进、不断深入。这不但要有明确的目标和坚定的信念，更要有脚踏实地、扎扎实实的工作。本书编辑者那种“手里如同捏着一团火”的责任心，看准了的事就要做到底、做出成果来的作风，精心设计、虚心征求、细心组织的工作方法，正是值得赞许、需要提倡的。

周凤梧教授、张奇文、丛林同志赐书问疾，并告以《名老中医之路》第二辑付梓。谨寄数语，姑充其序。

1982 年 2 月 21 日

《张仲景药法研究》[①] 序

药物与方剂，是中医学术至为重要的组成部分。它发源于远古民间，集成于东汉张仲景，开拓于唐代《千金》、《外台》，发展于金元四家，而明、清诸家更较为入细，新中国成立后又有许多新的发现。在药物方剂学几千年积累发展过程中，仲景占有开创性的地位。他从当时的医疗实践出发，“勤求古训，博采众方”，所成之经方大论，经受住了数千年实践的考验。治医者若能从研究仲景药物配伍和方剂组织的特点和规律入手，参酌后世医家的见解，验之于当前的临床，以求继承和提高，源流相济，不失为中医药物方剂学研究的一条途径。

早年，曾把以上认识述及于诸同学，多有赞同。王占玺医师从六十年代初着手仲景药法的研究，经过长期努力，终成此书。经营所得，当可提供参考于同道。惜乎余困卧病榻，未能全读书稿。用寄数语，权表欣慰之情。

岳美中辛酉冬日

① 编者注：《张仲景药法研究》，王占玺著，科学技术文献出版社出版。

附：岳美中年表

1900 年	4 月 7 日出生于河北省滦县小岳各庄，父岳玉峰，母岳蒋氏，生育了六个子女，岳美中居长。
1908 年（8 岁）	春，入本村财主岳东山家的私塾附读，从刘慎斋先生学，所学为《三字经》、《千字文》、《弟子规》和《大学》、《中庸》、《孟子》、《诗经》等，略解音韵学。
1911 年（11 岁）	学东改聘张旭东先生任教。先生诲人不倦，于岳钟秀尤循循善诱，并为其命字“美中”，取《易经》“正位居体，美在其中”之意。感先生之诚与父母之艰，乃知勤学。《六经》而外，读古文多卷，诗词多卷。
1914 年（14 岁）	成婚，娶妻冯氏。
1915 年（15 岁）	在本村小学任教，同时温理旧课，兼涉书史。
1916 年（16 岁）	春，到古冶镇师范讲习所短训三个月，结业时，成绩名列前茅。秋，考入滦县师范讲习所。
1917 年（17 岁）	秋，师范讲习所卒业，仍在本村小学教书。
1918 年（18 岁）	到本县大赤口村小学任教。
1921 年（21 岁）	经人介绍，从李筱珊先生学。先生为前清举人，精研文字学，私淑桐城文派，未谋仕途，专事著述，广揽好学之士。岳美中家距先生所住茨榆坨村十余里，无间寒暑，趋而请业。历时三年，于经学、训诂及古文诗词渐有心得。

1922 年 （22 岁）	夏，为便求学，到李筱珊先生邻村教村塾。 8 月，作《高小教员诉苦词》，开始向报刊投稿。本年在报刊发表文章 9 篇，诗词 56 首。
1923 年 （23 岁）	边教村塾，边随李筱珊先生学习。 本年在报刊发表文章 13 篇，诗词 66 首。
1924 年 （24 岁）	6 月，协助李筱珊先生编辑出版《宗经室文存》、《宗经室诗存》，并为之作序。 秋，应校长常树雨之聘，任开平高级小学教员。自觉新学缺乏，乃入上海商务印书馆函授学社国语科学习。 本年在报刊发表文章 6 篇，诗词 64 首。
1925 年 （25 岁）	春，函授学社国语科卒业，又入函授高级国文科学习。闻梁启超、王国维等办清华国学研究院，乃与裴学海、裴雪峰相携苦读，重温经学，兼研小学、史学。暑期赴考，虽铩羽而归，然读书转益兴趣（裴学海当年录取，裴雪峰次年考入）。 本年在报刊发表文章 14 篇，诗词 33 首。
1926 年 （26 岁）	春，因素体羸弱，加以教书、求学、投稿并进，劳累过度，患肺病吐血，教职被辞。床笫呻吟之中，萌研求中医之念，乃购置医籍，日事浏览，间就师友探询。 秋，到本县徐庄徐姓人家教塾，生徒不多，得以将息身体，并有余力攻治医书。三年中得读医学名著多种。 本年在报刊发表文章 18 篇，诗词 101 首。

1927 年 （27 岁）	仍在徐庄教塾并研习医学。学东知道岳美中习医，家人和亲友患病，多请其诊治。 10 月，发表关于教育和报纸副刊的文章《对一个问题的答案》、《又一个问题的答案》。 本年在报刊发表文章 9 篇，诗词 23 首。
1928 年 （28 岁）	仍在徐庄教塾并研习医学。辨证投方，偶起大症。 2 月，发表《诗三百篇言志之比较观》。 3 月，发表《十三经略论》。 4 月，发表《声韵与诗歌之关系》。 5 月，发表《章实斋之著作考略》。 11 月，发表滦县灾区纪实诗数十首。 本年在报刊发表文章 12 篇，诗词 39 首。
1929 年 （29 岁）	仍在徐庄教塾并研习医学。求医者日众，学东允半日教读，半日接诊。 8 月，在《益世报》发表《噤口痢之病原及其治法》，为《河北卫生》和《国民卫生》杂志转载。这是岳美中公开发表的第一篇医学论文。 本年在报刊发表文章 18 篇，诗词 41 首。
1930 年 （30 岁）	秋，经友人裴雪峰（占荣）力劝，在吴紫阳（绍先）等友人和学东的协助下，到本县司各庄（司集镇）开办锄云医社，正式行医。初，仍有学童数人随其读书，边行医，边教读。 本年在报刊发表文章 6 篇，诗词 18 首。
1931 ~ 1933 年 （31 ~ 33 岁）	仍在司各庄行医，并继续在报刊投稿。先后在《唐山日报》等发表《灾民泪》、《郑兰英告状》、《掌上血》等反映民瘼的作品多篇。其中《郑兰英告状》曾由当地著名影戏艺人周文友组织过演出。

1934 年（34 岁）	妻冯氏病逝。
1935 年（35 岁）	夏，得读陆渊雷先生《伤寒论今释》、《金匮要略今释》，觉有自己未见之义。当年冬，即加入先生所办上海国医学院之遥从（函授）部学习。 续弦王氏。
1936 年（36 岁）	春，经裴雪峰介绍，应县长陈亚三之邀，赴山东菏泽，任县立医院中医部主任。临证的同时，授徒数人。 临证授徒之余，坚持函授学习。8 月，陆渊雷先生在岳美中的一份课卷上加了“中医界得此文才，大堪吐气”的评语，发表在《中医新生命》上。
1937 年（37 岁）	为形势和环境所迫，一度生搬硬套地学点衷中参西的学说以应付门面，结果疗效不仅没有提高，反而降低了。苦闷之中，害了三个月眼疾，不能看书，有时闭眼苦思其故，总结出两句话：“人是精神的，不是机械的；病是整个的，不是局部的”，由此，又转回来专心研习古老的祖国医学。 冬，陈亚三先生推荐到济南中医学校任教，因济南沦陷、学校停办未果，与校长郝芸杉先生交契。
1938 年（38 岁）	春，日寇进攻博山，岳美中适在此出诊，被困五日。城破后逃至济南，书物尽失。得郝芸杉先生资助，千折百难地回到家乡，到司各庄做小学教员。 6 月，到唐山聚顺药局坐堂行医。 7 月，友人吴紫阳参加共产党领导的冀东暴动失败南撤后，家属被日寇通缉，其夫人携五个子女逃至唐山，亲友避拒。岳美中以亲属的名义将其安排在友人张简清开办的裕丰饭店躲避数月，得免于遇害。

1939 年 (39 岁)	春，仍在聚顺药局坐堂行医，由雇用改为靠诊费收入，诊费3角，后升至5角。 5月开始，在临证的同时，潜心于诊断学、方剂学、特别是药物学的研究。以张仲景经方用药为重点和标准，从单味、两味药入手，广辑各家论列，验之于临床，探索药物配伍、用量的规律。此后十余年中，编著《实验药物学》初稿2卷，形成《药物学辑要》6卷，辑录了150多味单味药、280多组双味和多味药的药性和作用的论述。同时，形成《诊断学辑要》和《方剂学辑要》。
1940 年 (40 岁)	离开聚顺药局，到唐山京州饭店挂牌行医。
1941 年 (41 岁)	到唐山穿心店街挂牌行医，诊费5角，出诊1元。同时，在诊室外挂出“贫者减半，赤贫免费”的牌子。
1942 年 (42 岁)	经学生刘润斋劝说，与之合办明仁堂熟药店，初为小药铺，以行医为主，兼卖熟药。岳美中在此行医，兼任药店经理。
1943 年 (43 岁)	2月，复友人信，谈对医学之认识：“以为学医之路，宜以仲圣《伤寒》、《金匮》为必读之专经，理疾之绳墨；次则李东垣氏之治脾胃是神方圣手，迥异凡流；叶王派之理温热亦意密格严，足资取法。盖此三家者，胥有创作之精神，而更有裨于实际，非傍人门户以理论取胜者所可比拟也。” 4月，挚友裴雪峰病逝于山东菏泽，岳美中千里赴吊，并筹划后事，安排遗属。随后，又作长文数篇，悼念亡友。 春夏之交，唐山市传染性肝炎大流行，诊室内外，无分昼夜，患者盈庭，在日夜接诊的同时，让家人在院子里用大锅熬茵陈蒿汤，免费供人服用，活人无算。

1944 年 （44 岁）	济南中医学校校长郝芸杉先生病逝，作七绝二十首致祭。 与裴雪峰家人赴山东菏泽处理其后事。
1945 年 （45 岁）	春，唐山和乡间友人入股，明仁堂改为生药店，扩大规模，岳美中仍任经理兼坐堂大夫。 学生高某（时为中共党员）潜入唐山，住在明仁堂为八路军买药，出城盘查时被捕。由岳美中保出送走后，以柳青为首的日本特务每日或隔日上门追询。岳美中既不承认，也不找人疏通，硬扛了三个多月，后柳青调走才缓和下来。 5 月，同友人创办贫民诊所，医药兼施，半年间问病者达千数。 8 月 15 日，日本投降，河山光复。岳美中喜赋七律四首志庆。
1946 年 （46 岁）	夏，赴北京参加全国中医统一考试，获得中医师资格。 12 月 15 日日记："近日知自己太不能收敛翕聚，多言妄动，有小恶则欲掩文，有小善辄欲曝白，俗人俗气，时令人不可向迩。从今日始，须立志：一、寡言；二、慎动；三、早晚静坐，要从静中养出个端倪来；四、看书宜少宜精；五、著述《药物学》绝对不可间断。"
1947 年 （47 岁）	2 月 20 日日记："治心何日能忘我，操术随时可误人。" 春，唐山市脑炎大流行，昼夜接诊。患者以儿童居多，死亡无数。其小女亦染是疾，与弟岳钟溹中西医兼治得愈。
1948 年 （48 岁）	12 月，唐山市解放。

1949 年 （49 岁）	由中医界推选，当选唐山市人民代表大会代表（连任四届），继又担任唐山市防疫委员会委员、唐山市中苏友好协会干事、唐山市抗美援朝分会代表、唐山市卫生工作者协会副主任委员、唐山市中医公会主任委员、唐山市卫生局顾问。
1950 年 （50 岁）	2 月，复梁漱溟先生函，告以裴雪峰身后事，并述及对医学的认识。 4 月，同孙旭初、闫识新、王筱波等随高怀医师学习大灸疗法。 在第一届全国卫生会议之前，作《上中央卫生部整理国医学术意见书》，阐述对整理中医学术之意见。
1951 年 （51 岁）	4 月，为举办唐山市中医学校事，自筹路费，同孙旭初（唐山市中医公会副主委）到中央卫生部和河北省卫生厅申述意见。在京停留期间，到颐和园拜访梁漱溟先生。 5 月，为举办唐山市中医学校事上书唐山市李力果市长。认为“医事教育，为卫生行政发展之根本、民族和民生进步向上之大关键。” 冬，参加唐山市联合诊所，担任半日诊疗工作。
1952 年 （52 岁）	1 月，主持唐山市民间验方征集工作，并为验方合集《卫生保健，发扬国医》作序。 在“三反”中，为一在主持中医资格审查时未被通过的学生所诬，旋即澄清，该人亦被政府逐离唐山。“五反”中明仁堂药店被评为“基本守法户”。提出将明仁堂药店交国家，政府以无此政策未收。返里养疴。 7 月，当选为唐山市政协委员。 8 月，辞去明仁堂药店的一切职务和诊务，参加政府工作，任唐山市中医进修班副主任，主持中医进修班教学和工作。 冬，闻渊雷先生调京之说，作七律《上陆渊雷先生》。

1953 年 (53 岁)	春,任唐山市人民医院中医科主任,兼中医进修班主任。 6 月,同唐山市政协委员赴北戴河海滨疗养,做杂咏诗 40 首。 8 月,在唐山市领导的支持下,赴北戴河起草关于整理和发扬中医的意见。 10 月,完成关于整理和发扬中医意见的三个材料:《整理和发扬中医的意见》、《中国医学简史》、《整理中国医药的初步方案》,共四万余言。
1954 年 (54 岁)	1 月,调京任华北行政委员会卫生局中医实验所医务主任。该所所长为李振三,副所长(党支部书记)彭杰三,医师陈慎吾、王易门、郑毓林、宋抱朴、步玉如、郑魁山等。 7 月,对关于整理和发扬中医意见的三个材料(《关于整理和发扬中医的意见》、《中国医学简史》、《整理中国医药的初步方案》)修改补充后,与李振三先生一起,经习仲勋、范长江上报政务院。 8 月,入京后,经梁漱溟介绍,结交林宰平先生。两先生均为裴雪峰之师,又钦敬其道德学问,即认两先生为老师。 9 月,中医实验所与中医进修学校合并,转为卫生部中医研究院筹备处门诊部,任内科主任。 秋,因赏菊结识刘翆园(文嘉)先生,往来唱和,作赏菊长诗数首。 本年发表《慢性气管炎喘息治疗验案》、《中药夏枯草的近代观察与实验及其文献的记载》、《外科验方一束》等医学论文。

1955 年 （55 岁）	春，完成《诊断学辑要》、《方剂学辑要》、《药物学辑要》。此后，以此为基础形成了若干篇论文，但未及完成计划编著的药物学方面的著作。 6 月，学习《矛盾论》、《实践论》及李达对两书的《解说》等著作，作有笔记。 12 月，卫生部中医研究院成立，任内外科研究所内科副主任、肾病组组长、传染病组组长。 本年发表《咳嗽的认证与施治》等医学论文。
1956 年 （56 岁）	年初，奉卫生部委派，赴辽宁省考察麻风病治疗，写出《辽宁省麻风病院中医治疗麻风病的考察报告》，并着手收集资料，从事《中医麻风病学》的写作。 4 月，为西学中人员和年轻大夫讲授《金匮要略》等中医经典，历时近一年。 8 月，参加流行性乙型脑炎治疗。开展脑炎治疗的初期，会同蒲辅周先生为参加治疗的西医和研究班实习大夫讲授温热病的治疗理论，并到辽宁考察。随后进驻地坛传染病院，主持中医研究院传染病院组的脑炎治疗。 9 月 5 日，在北京市作《治疗脑炎的体会与对祖国医学的印证》的报告。 11 月 8 日，由彭杰三、信淑贞介绍加入中国共产党。 本年发表《黄芪之应用及禁忌》、《辽宁省麻风病院中医治疗麻风病的考察报告》、《中医治疗麻风病经验介绍》、《关于祖国医学对麻风病史事及其著作的叙述》等医学论文。

1957 年 （57 岁）	春，亡友裴雪峰遗榇由其家人迎回故里安葬，有诗记之。 仍在地坛传染病院，主持流行性乙型脑炎的治疗，取得中医治疗乙型脑炎无后遗症的良好疗效。 12 月，参加以柯麟为团长、吴阶平为秘书的中国医学代表团访问日本。考察日本医学，介绍新中国的中医政策和中医发展状况，与汉方医学界名流进行学术交流。回国后写出《访日医学代表团关于访问专业（中医）的报告》。 本年发表《中医治疗慢性肾炎的初步经验》、《肾脏炎水肿 32 例初步疗效观察》、《我对金匮百合狐惑阴阳毒篇的见解》、《温病综述》、《治疗麻风病的药物选要》等医学论文。
1958 年 （58 岁）	2 月，卫生部发出《关于继承老中医学术经验的紧急通知》，中医研究院实行师带徒制度。陈可冀、周霭祥、时振声、王占玺、翁维良、黄静、史庆敦等先后随岳美中学习。 6 月，参加河北省中医内科经验交流会，在发言中纵论中医学术。 8 月，赴西苑医院，主持中医研究院附属医院流行性乙型脑炎治疗工作。发表《治疗流行性乙型脑炎典型病例的讨论》。 11 月，奉卫生部保健局之命，与针灸大夫李志明一起赴苏联莫斯科为王明（陈绍禹）治病（1959 年 2 月归国）。其间，还为列宁的亲属、刘晓大使夫妇等多人治病。 本年发表《治疗痢疾的点滴经验》、《蝮蛇的产地形态及其应用》、《介绍治疗麻风病有效方药》、《安脑丸治疗流行性乙型脑炎的初步疗效报告及其使用方法的介绍》等医学论文。
1959 年	年初，赴广西南宁参加中医学术会议。 3 月，到协和医院开展临床学术合作研究。 5 月，作《六十初度》七律十首。到北戴河参加全国性病麻风病研究工作会议。参加《麻风病防治手册》编辑工作。 6 月，任《性病麻风病防治工作》杂志副总编。 夏，肺病复发，调治休养近一年，渐愈。

1959 年 （59 岁）	本年发表《祖国医学对肺结核的论述和治疗》、《祖国医学对传染性肝炎的认识和治疗》、《对于仲景使用大枣的研究》、《二例尿毒症的治疗介绍—附高血压脑病治验》、《一例治疗流行性乙型脑炎典型病例的讨论》、《对现代治疗麻风方剂的分析》等医学论文。
1960 年 （60 岁）	春，养疴寓所。 夏，到西苑医院治疗、休养。 8 月 2 日，为中医研究院内外科研究所消化道溃疡综合疗法组讲课。 本年发表《对流行性乙型脑炎的治法和防止后遗症的体会》、《麻风医案选按》等医学论文。
1961 年 （61 岁）	4 月，历时四年余，完成《中医麻风病学》书稿，计三十余万言。 5 月，向卫生部提出培养高级中医人才的书面建议。 11 月，参加福建省卫生厅主办的中医辨证论治座谈会，阐述辨病与辨证相结合、辨证论治与专方专药相结合的主张。 本年发表《方药用量在施治上的重要性》、《治疗麻风病应采取综合疗法运用针灸法》、《介绍大灸疗法》等医学论文。
1962 年 （62 岁）	1 月，参加中国医疗组，赴印度尼西亚为苏加诺总统治病，5 月回国。 9 月，印度尼西亚总统苏加诺的夫人哈蒂尼访华，奉派参与接待并陪同在国内的访问。 本年发表《辨证论治实质的探讨》、《附子临床应用的研究》、《仲景方中应用石膏附子及其配伍的探讨》等医学论文。

1963 年 （63 岁）	2 月 19 日，二赴印度尼西亚，为苏加诺总统治疗并访问，3 月 29 日归国。 8 月，三赴印度尼西亚，为苏加诺总统治疗并访问。本年两次赴印尼期间，还诊治印尼各界人士 101 人，疗效甚佳。 率中医研究院专家组赴解放军 302 医院，进行肝炎的临床研究合作。 本年发表《治疗泌尿系结石病的点滴体会》、《中药治疗慢性肾盂肾炎的初步观察》、《内服中药治疗慢性湿疹》等医学论文。
1964 年 （64 岁）	春，在北京医院体检发现糖尿病，回西苑医院短期疗养后，返 302 医院。 在西苑医院，由王文鼎主持，同王伯岳等为青壮年医师讲授古文。 8 月，参加四大洲（亚洲、非洲、拉丁美洲、大洋洲）北京科学讨论会。 9 月，和蒲辅周、秦伯未、宗维新、齐振华一起，参加由卫生部郭子化副部长召集的中医“五老座谈会”。一般每月一次，持续到 1966 年上半年。 11 月，四赴印度尼西亚，为苏加诺总统治疗并访问。 本年发表《读书与临床要注意些什么》、《怎样练基本功》等医学论文。
1965 年 （65 岁）	1 月 2 日，印度尼西亚苏加诺总统向中国医疗组授勋，荣获二级“伟大男儿”勋章。1 月 6 日，乘中印（尼）首次通航班机归国。 4 月，为高级西医学习中医班讲课。 4 月 6 日，根据周恩来总理的安排，与黄树则、吴阶平等赴成都，参加对柯庆施的抢救治疗。

	7月，五赴印度尼西亚，为苏加诺总统治疗并访问。 赴上海参加麻风病防治学术座谈会。 本年发表《治急性病要有胆有识，治慢性病要有方有守》、《肝病用药法的初步整理》、《顽固性腹胀治验》等医学论文。
1966年（66岁）	仍在解放军302医院进行肝炎治疗的临床研究合作。 2月，作《读焦裕禄事迹》七律八首。 5月8日，参加“五老座谈会”的最后一次会议。 5月，作《邢台地震，颐盦有诗来，因和之》长诗。 10月，印度尼西亚发生冲击中国大使馆事件后，作长诗《赵小寿保卫国旗歌》。
1967年（67岁）	仍在解放军302医院，但研究工作无从进行。
1968年（68岁）	5月，被造反派从解放军302医院“揪”回中医研究院西苑医院，作为“反动学术权威”，边接受批判、作检查，边从事搬运大白菜、清扫男女厕所、喂羊、喂兔等劳动。家被抄没，夫妇二人被赶到工房厕所旁一间潮湿、霉暗的小屋居住。
1969年（69岁）	8月24日晚11时，受周恩来总理委派，乘专机赴越南参加胡志明主席的抢救治疗。9月11日回国，在北京饭店住了一段时间后，回西苑医院全面恢复工作，稍后恢复了党的组织生活。
1970年（70岁）	5月，参加活学活用毛主席著作讲用会。 经与梁漱溟先生商量，将亡友裴雪峰遗著《周易汉象新证》交中国社会科学院哲学研究所保存，做诗纪之。

1971年（71岁）	3月，按照周总理的要求和安排，同方圻、吴德成、谭铭勋赴朝鲜为崔庸健委员长治病。历时两月余，取得满意的效果。 7月下旬起，为董必武治疗咳嗽，为邓子恢治疗慢性尿毒症，为何香凝治疗高年体弱感冒引起的变症，均获满意疗效。此后，更加注重老年病例的积累和对老年病的研究。 部分被抄未毁的书籍归还，感赋七律二首。
1972年（72岁）	2月，美国总统尼克松访华前，进驻305医院，参加对毛泽东主席疾病的治疗和尼克松访华期间的保健工作。 6月30日，参加邓颖超同志接待著名女作家韩素音的活动和韩素音的告别酒会。 9月，鉴于中医界老成凋零、后继乏人的状况，上书中央领导同志，建议举办高级中医进修班，培养中医骨干人才，得到李先念、汪东兴等中央领导同志的支持。 11月，提出关于全国中医研究班招生问题的补充建议，坚持用考试的方法招收学员。 11月16日，参加接待墨西哥医务社会代表团。
1973年（73岁）	全力投入全国中医研究班筹备工作。中央批准全国中医研究班教学用房建设经费，喜赋七绝九首。 9月30日，参加中华人民共和国成立二十四周年游园联欢活动。 本年发表《挟热下利》、《产后关节炎治验》等医学论文。
1974年（74岁）	9月30日，出席周恩来总理举行的国庆招待会。作七律五首。 10月19日，参加全国中医研究班筹备工作讨论会。 本年发表《淋病（肾盂肾炎）医案》、《顽固性癫痫》、《溃疡治验》、《心痛、胸痹的探讨》等医学论文。

1975年 （75岁）	1月23日，参加全国中医研究班筹备工作讨论会，介绍研究班筹备情况和办学设想。 9月，经国务院批准，卫生部成立以钱信忠为组长的中西医结合领导小组，岳美中为成员。 10月11日，参加中西医结合领导小组第二次会议。在会上就中医典籍出版、老中医带徒、中医治疗传染病的研究、解决中药材缺乏等问题提出意见和建议。 11月，在耿鉴庭、王雪苔协助下，拟定中医典籍书目，建议中西医结合领导小组组织全国出版机构出版发行。 12月，最后一次为周恩来总理会诊。 本年发表《评论五行学说，先要懂它》、《泌尿系结石诊治的研讨》等医学论文。
1976年 （76年）	1月，周恩来总理逝世，悲痛欲绝。作七律二首。 3月，全国中医研究班开学。喜赋七律四首。 本年发表《辨证论治的浅识》、《风水（慢性肾炎）》、《风痱、风泄之证候及治法》等医学论文。
1977年 （77岁）	3月，全国中医研究班第一届学员毕业。 8月，参加全国中西医结合规划工作座谈会，并作《对全国中西医结合工作十年发展规划的浅见》的发言。 参加中华全国中医学会筹备委员会会议，任筹委会副主任。 冬，为叶剑英副主席治病。 本年发表《如何开展中药研究之我见》等医学论文。

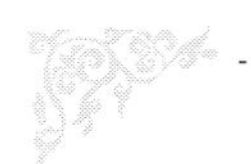

1978年（78岁）

2月26日，参加五届全国人民代表大会第一次会议。3月5日当选为全国人大常委会委员，是中华人民共和国成立以来担任此职务的第一位中医。

3月7日，参加五届人大常委会第一次会议。

3月，陈可冀协助整理的《岳美中老中医治疗老年病的经验》出版。该书系新中国成立后第一部关于老年病的中医专著。

4月，中医研究院成立岳美中学术经验研究室，由陈可冀、时振声、李春生、江幼李、岳沛芬等进行学术经验的整理研究。

全国中医研究班改为中医研究院、北京中医学院研究生班，岳美中为主任，方药中、任应秋、董建华、刘渡舟为副主任。

5月4日，被推选为五届全国政协医药卫生组副组长。

5月23日，参加五届人大常委会第二次会议。

5月，参加中华全国中医学会第一次会员大会，当选为副会长。

6月，参加全国医药卫生科学大会并发言。其后向有关方面提出《关于加强中医文献整理的意见》。

7月，《岳美中论医集》、《岳美中医案集》出版。《医案集》获得全国优秀图书奖。

7月30日，在一次讲课后突然发病，从此卧床不起。

11月，在北京医院病房接受《人民日报》记者采访，呼吁落实中医政策。

本年发表《试谈辨证论治和时间空间》、《谈谈补益法的运用》、《论凉散风热药之应用》、《老年病失眠症原因》、《温热药治愈鼻衄》、《大灸疗法治疗虚弱证》、《颤抖瘀血症》、《泻心汤治疗肝炎腹胀》、《口疮》等医学论文。

1979年（79岁）	在北京医院住院治疗。 病情稳定时，以提案等形式，呼吁推进中发（78）56号文件《关于认真贯彻党的中医政策，解决中医队伍后继乏人问题的报告》的落实。 秋，回中医研究院西苑医院治疗、休养。病情稳定时，在病房向研究生和青年大夫介绍医疗经验。 中医研究生班安排李春生、项琪跟随岳美中学习，并协助处理有关工作。 10月20日，在病房接待印度尼西亚华侨。 11月3日，向研究生班学员和年轻大夫介绍妇科病治疗经验。 本年发表《〈伤寒论文字考〉部分条文补正》、《水饮呕吐一例》、《黄疸、胆石症》等医学论文。
1980年（80岁）	在西苑医院治疗、休养。病情稳定时，多次为研究生和年轻大夫讲授医疗经验。 5月，嘱人代笔，致信卫生部和中医研究院领导，请求安排人员协助，争取多整理出一些学术经验，受到高度重视。中央电视台和中央人民广播电台在《新闻联播》节目中作了报道。 在病房会见著名作家姚雪垠先生，诊病以外，论及明史。
1981年（81岁）	在西苑医院治疗、休养。 4月，岳美中学术经验研究室陈可冀、李春生、江幼李、岳沛芬协助整理的学术经验稿交中医古籍出版社。 7月，《岳美中医话集》出版。 本年在学生的协助下，发表《＜慈禧光绪医方选议＞序》、《试谈分型论治的局限性》、《＜张仲景药法研究＞序》、《无恒难以作医生—医学生涯的一些回顾》和《＜名老中医之路第二集＞序》。

1982 年 （82 岁）	4 月，《岳美中医话集》被评为卫生部乙级科研成果。 5 月 12 日，与世长辞。 5 月 26 日，岳美中先生追悼会在北京举行。

后　记

这部《岳美中全集》，是为纪念岳美中先生诞辰110周年，由陈可冀院士提议和主持，作为岳美中学术经验研究室的工作项目，由陈可冀、李春生、岳沛芬、李雅清、谢元华等整理完成的。中国中医科学院领导给予了大力支持。中医药出版社社长王国辰先生、学术部华中健主任、周艳杰博士从本书的策划、编辑到出版，都主动参与、积极配合。王国三教授对全集的编辑工作十分关注，对早期文稿的搜集和整理提供了重要的帮助。在外地的编委连建伟教授不仅对全书的编写工作提出了宝贵意见，还在百忙中认真核阅部分文稿，校对句逗，进行标点。张德超、张松龄、薛近芳、郭信等先生热情提供了有关文稿。中国人民大学郭湛教授和中国人民大学出版社李伟博士协助安排了对早期诗文的录入和其中部分学术性文稿的核对。北京社会主义学院卢梭老师和北京中医药大学董菲同学承担了部分文稿的录入与核对。北京海淀医院“中医药薪火传承3+3工程”岳沛芬老中医传承工作室的王红宇、顾建明大夫也参与了部分文稿的核对和标点。在此一并致以诚挚谢意！

如果说这部全集是对一代名医岳美中先生的切实而有益的纪念，那么积极参与和支持本书编辑出版的人们在投入这项工作时所体现的，则是对中医事业的热爱与执著，对前辈学者的感念与敬重，对尊师重道、笃信守义优良传统的认同与遵循。这种精神，在当前和今后，都是值得尊重、体味和记住的。

《岳美中全集》编委会
2012年3月

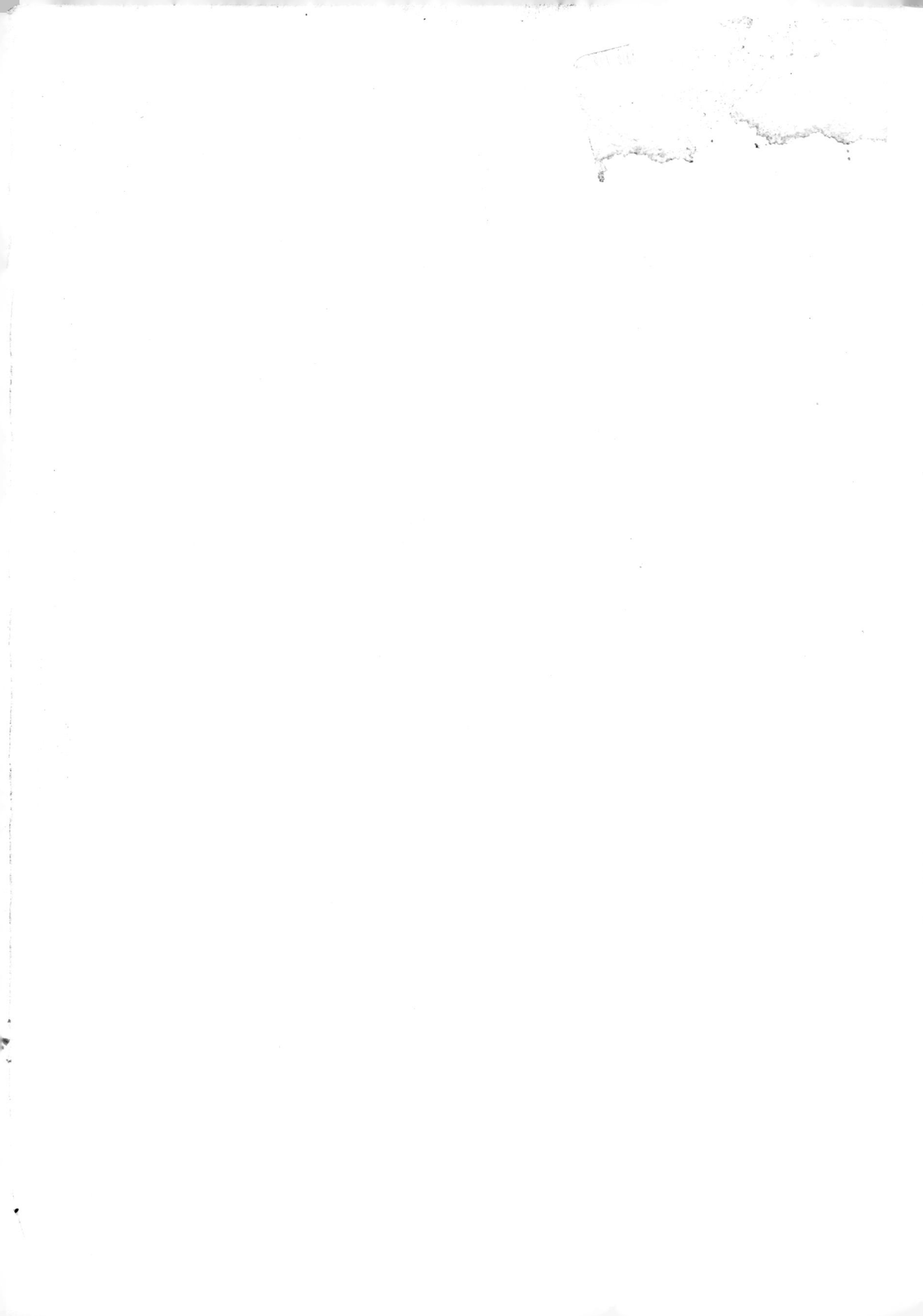